AF357793

ENCYCLOPÉDIE FRANÇAISE

D'OPHTALMOLOGIE

ENCYCLOPÉDIE FRANÇAISE

D'OPHTALMOLOGIE

Publiée sous la direction de

MM.

F. LAGRANGE	E. VALUDE
Professeur agrégé à la Faculté de médecine de l'Université de Bordeaux.	Médecin de la Clinique nationale ophtalmologique des Quinze-Vingts.

TOME SIXIÈME

AFFECTIONS DU TRACTUS UVÉAL — TUMEURS DU TRACTUS UVÉAL

MALADIES DU CORPS VITRÉ

MALADIES DE LA RÉTINE — TUMEURS DE LA RÉTINE

PAR MM.

Venneman — Lagrange — Rohmer — Dufour — Gonin

Avec 133 figures dans le texte.

ET 11 PLANCHES EN COULEURS

PARIS

OCTAVE DOIN, ÉDITEUR

8, PLACE DE L'ODÉON, 8

1906

AFFECTIONS DU TRACTUS UVÉAL

Par M. Émile VENNEMAN, de Louvain.

Les maladies du tractus uvéal comprennent : les *inflammations* de la membrane, ses *anomalies fonctionnelles*, ses *dégénérescences*, ses *blessures*, ses *tumeurs*, ses *parasites animaux* et ses *anomalies congénitales*.

Comme les tumeurs, les parasites animaux et les anomalies congénitales du tractus uvéal seront traités dans des chapitres à part, il ne nous reste donc à parler ici que des quatre premières espèces d'affections pouvant attaquer une des trois parties constituantes du tractus uvéal : l'*iris*, le *corps ciliaire* ou la *choroïde*.

CHAPITRE PREMIER

INFLAMMATIONS DU TRACTUS UVÉAL : UVÉITES

Classification. — Au premier rang des maladies du *tractus uvéal* se placent, tout naturellement, les *inflammations* de cette membrane formée presque tout entière de vaisseaux sanguins et très richement pourvue de fibres nerveuses et de cellules ganglionnaires de toutes sortes.

L'inflammation peut s'étendre à toute la membrane uvéale ou n'en occuper qu'une partie. Dans le cas d'inflammation *généralisée*, étendue aux trois parties constituantes : l'iris, le corps ciliaire et la choroïde, l'affection oculaire s'appelle ou bien *panophtalmie*, ou bien *irido-choroïdite*.

Dans la *panophtalmie* l'inflammation est très violente, suppurative ; de la membrane uvéale elle ne manque jamais de s'étendre aux autres parties du globe et, si l'affection est abandonnée à elle-même, elle peut encore se propager aux tissus de l'orbite et jusqu'aux enveloppes du cerveau, à travers les fissures orbitaires.

L'*irido-choroïdite* est une *irido-cyclo-choroïdite* non suppurante. Accompagnée de symptômes beaucoup moins violents, l'inflammation, de nature plutôt plastique, reste mieux localisée dans le tractus uvéal ; si les autres membranes ou milieux transparents de l'œil souffrent avec la membrane uvéale, c'est bien plus souvent par simple perversion de leur nutrition, que par inflammation véritable.

Quand l'inflammation du tractus uvéal est *partielle*, et non généralisée, cette inflammation reste *circonscrite dans un des deux domaines circulatoires artériels* de la tunique vasculaire. Ou bien, l'inflammation occupe tout le segment antérieur de la membrane uvéale, comprenant l'iris et le corps ciliaire, c'est-à-dire la partie du tractus uvéal correspondant à l'*irrigation sanguine du cercle artériel de l'iris* ; ou bien, l'inflammation se localise dans le segment postérieur : la choroïde, qui représente le *domaine de distribution des artères ciliaires postérieures courtes*. Dans le premier cas il s'agit d'une *irido-cyclite* ; dans le second, d'une *choroïdite*.

Cette délimitation précise du foyer inflammatoire, d'après le domaine de la circulation artérielle correspondante, est une loi générale de pathologie, à laquelle les inflammations oculaires ne pouvaient se soustraire.

Pathogénie des inflammations du tractus uvéal. — UVÉITE TRAUMATIQUE. — Quand un organe profond est blessé et que le corps blessant a déposé, dans les tissus meurtris, une ou plusieurs espèces microbiennes virulentes, il se déclare infailliblement, au lieu d'inoculation, un foyer d'inflammation. Ce foyer, d'abord strictement limité aux tissus lésés dans leur vitalité, ne manquera pas de s'étendre au loin. Son expansion marchera dans la direction des courants osmotiques emportant les toxines sécrétées par les microbes en pullulation. Successivement les tissus éloignés, qui avaient échappé à la violence, sont attaqués et mis en ébullition inflammatoire ou, au contraire, affaiblis dans leur vitalité jusqu'à devenir, à leur tour, un milieu de culture pour la germination des microbes. Ainsi, une piqûre accidentelle du corps ciliaire, avec introduction de microbes virulents dans l'intérieur du globe, entraîne presque fatalement ou une irido-choroïdite traînante, ou une panophtalmie aiguë, suivant le degré de virulence ou l'abondance des microbes introduits. D'autant plus facilement que, dans l'œil, l'extension de l'inflammation ne se fera pas seulement de proche en proche, comme nous venons de le dire, lentement du point lésé aux autres parties du corps ciliaire ; puis du corps ciliaire à l'iris, en avant, et du corps ciliaire à la choroïde, en arrière ; mais elle marchera aussi par bonds, envahissant dès les premiers jours la choroïde aussi bien que l'iris. Voici pourquoi.

Avec plus de promptitude encore qu'à travers le tissu conjonctif de charpente, les toxines du foyer d'inflammation ciliaire diffusent du côté des espaces séreux du voisinage. Avant que les courants osmotiques aient pu atteindre, par la voie directe, et le bord ciliaire de l'iris et la zone équatoriale de la choroïde, l'iris tout entier, et la choroïde, par sa surface extérieure, baignent dans les humeurs contaminées des deux chambres et de l'espace

suprachoroïdien. C'est là, pour l'œil, une complication au mode d'envahissement du processus inflammatoire; complication, qui n'est cependant pas particulière à cet organe, car l'œil la partage avec tous les autres organes du corps
entourés, en partie ou en totalité, par des cavités séreuses.

Nous verrons, plus loin, que le corps vitré est une autre voie largement
ouverte pour les principes diffusibles, par laquelle la rétine et le nerf optique
peuvent être atteints avant que l'inflammation ait eu le temps de se propager
du corps ciliaire, par exemple, à la zone équatoriale de la choroïde.

Uvéite essentielle. — Quand les principes phlogogènes sont apportés aux
organes profonds par le sang vicié ; quand l'infection est *endogène* ou *hématogène* et que l'inflammation consécutive n'est plus *traumatique* mais *idiopathique, essentielle* ou *spontanée*, la localisation des foyers inflammatoires
et leur extension se règlent d'une tout autre façon. Ici, l'infection choisit un
territoire vasculaire déterminé, parfaitement limité : le domaine de distribution d'une artère terminale, tout entier, grand ou petit, suivant l'importance
de l'artère terminale elle-même, dans laquelle se sont engagés les principes
phlogogènes. Et l'inflammation, consécutive à cet empoisonnement, ne s'étendra jamais au delà des limites précises de ce territoire, tant qu'elle n'aura
pas dépassé un certain degré d'acuité, tant qu'elle ne sera pas devenue franchement purulente : auquel cas nous retombons dans l'extension de proche
en proche de tout à l'heure.

Ainsi, pour l'œil, il n'y a que dans le cas d'abcès métastatique du tractus
uvéal, compliquant la pyohémie, que les choses marcheront comme lors de
la blessure grave du corps ciliaire avec infection microbienne simultanée.

En tout autre circonstance, l'infection et l'inflammation consécutive se
cantonneront dans un territoire anatomique, délimité d'avance ; mais aussi
elles occuperont ce territoire tout entier.

Si le sang vicié par la présence de microbes virulents, de toxines microbiennes ou d'autres poisons phlogogènes, envahit, par exemple, le cercle
artériel de l'iris, il s'en suivra une *irido-cyclite*. Jamais il n'y aura d'iritis
sans cyclite, ni de cyclite isolée sans iritis ; à moins que la viciation du sang
ne soit à ce point bénigne, qu'elle permette l'infection de tout petits territoires artériels terminaux *secondaires*, soit par exemple, dans un secteur de
l'iris ou dans quelque coin du corps ciliaire : ce qui est possible. Ainsi, pour
citer un exemple typique, le bacille de Koch peut faire naître des tubercules
discrets, disséminés dans l'iris, à côté d'un corps ciliaire parfaitement sain ;
ou, inversement le corps ciliaire peut se tuberculiser dans un de ses procès,
alors que l'iris reste parfaitement normal.

Si le sang infecté choisit une des artères ciliaires postérieures courtes, il
se développera une *choroïdite*. Jamais une cyclite ne compliquera cette choroïdite. Si l'inflammation s'étend en avant au delà de la choroïde — et la
chose est possible — elle englobera à la fois l'iris et le corps ciliaire ; il y
aura irido-choroïdite : non pas parce que l'inflammation se sera étendue de la
choroïde au corps ciliaire d'abord, à l'iris ensuite, mais parce que la viciation

du sang était d'emblée assez intense pour entreprendre, *successivement,* le domaine circulatoire du cercle artériel de l'iris après celui des artères ciliaires courtes postérieures.

Pour expliquer l'extension de l'inflammation du segment postérieur au segment antérieur, on peut admettre encore que l'infection endogène de la choroïde ait amené dans cette partie du tractus uvéal un virus capable de se reproduire sur place et d'envoyer ses principes phlogogènes dans la cavité supra-choroïdienne, jusqu'au niveau du corps ciliaire et, à travers le tendon du muscle accommodateur, dans la chambre antérieure, pour y atteindre l'iris. L'infection de l'humeur aqueuse devant suivre de très près l'infection de la sérosité de l'espace supra-choroïdien, il ne reste pas assez de temps entre l'inflammation secondaire du corps ciliaire et celle de l'iris pour que le clinicien puisse noter une *cyclo-choroïdite* avant l'*irido-choroïdite.* D'autant plus, que l'inflammation du corps ciliaire entraîne inévitablement la congestion collatérale de l'iris, et que la congestion collatérale prépare tout spécialement le terrain à l'extension de l'inflammation infectieuse.

Uvéite séreuse. — Les principes phlogogènes, quels qu'ils soient : ferments figurés ou substances solubles, peuvent atteindre l'iris, le corps ciliaire ou la choroïde par une troisième voie. Il s'agit encore d'infection *endogène ;* car c'est toujours le sang qui leur apporte les principes phlogogènes, non plus directement toutefois, mais par la voie détournée que nous allons indiquer.

Dans les conditions habituelles d'une infection endogène les principes phlogogènes diffusant à travers la paroi des vaisseaux, exercent immédiatement leur action nocive, irritante, sur les tissus qu'ils imprègnent : l'inflammation suit, aussitôt, l'exosmose des principes phlogogènes. Il faut croire que, exceptionnellement, la virulence de ces principes peut être atténuée au point que le parenchyme irien, par exemple, subisse impunément leur passage. Ces faibles substances irritantes, traversant alors toute l'épaisseur du parenchyme irien, sans y provoquer le moindre désordre, diffusent jusque dans l'humeur aqueuse des deux chambres. Là, ils s'accumuleront ; car les liquides qui n'ont pas d'écoulement canalisé — et c'est le cas des séreuses en général et des chambres de l'œil en particulier — se renouvellent fort lentement : ce sont presque des liquides stagnants. C'est une erreur bien grave de croire que, dans les conditions normales, l'humeur aqueuse se renouvelle plusieurs fois dans les vingt-quatre heures. Leber, revenant sur une opinion autrefois exprimée par lui, a reconnu au neuvième congrès international d'ophtalmologie d'Utrecht, que toutes les expériences physiologiques de ces derniers temps tendaient à faire croire que l'humeur aqueuse se renouvelât avec une lenteur extrême, en tout cas beaucoup plus lentement qu'on ne se l'était imaginé jusqu'ici.

Accumulés dans la chambre antérieure, s'y étant multipliés peut-être ou ayant augmenté autrement leur puissance phlogogène, les principes irritants n'attendent que le moment favorable pour agir : l'incident désastreux pour l'organisme qui affaiblira la vitalité de ses tissus. Alors seulement l'inflammation éclatera. Bénigne, insidieuse et traînante, elle attaquera plutôt la séreuse de la chambre antérieure ; par exemple, son épithélium de revêtement : l'endothélium de Descemet de la cornée et celui de la surface antérieure de l'iris, tout en respectant le stroma irien. Il y aura bien iritis, mais ce ne sera pas l'iritis parenchymateuse de tout à l'heure, ce sera une sorte d'*iritis endothéliale* : *l'iritis séreuse*. Cette iritis séreuse rappelle la pleurésie, dans la cavité thoracique, comme l'iritis parenchymateuse rappelle la pneumonie. Et, comme la pleurésie accompagne infailliblement toute pneumonie superficielle, l'iritis parenchymateuse ne saurait exister sans iritis séreuse.

C'est ce qui fait que beaucoup de symptômes appartenant en propre à l'iritis séreuse se retrouvent dans l'iritis parenchymateuse.

Que la chambre *antérieure* accumule de préférence les principes irritants versés par le sang dans l'humeur aqueuse, l'expérience clinique nous le démontre tous les jours. L'*iritis séreuse endothéliale* est beaucoup plus fréquente que la *cyclite épithéliale*. Mais, ainsi qu'il fallait s'y attendre, de l'iris, l'inflammation, en s'exaltant petit à petit, s'étend rapidement au corps ciliaire et devient une *irido-cyclite séreuse*, faussement désignée sous le nom d'*irido-choroïdite séreuse*.

Au bout d'un certain temps d'existence de cette *irido-cyclite épithéliale* ou *séreuse*, l'inflammation pénètre aussi dans le parenchyme de l'iris et dans le stroma des procès ciliaires, et l'irido-cyclite perd son caractère primitif *séreux ;* elle devient alors, en fin de compte, une irido-cyclite *parenchymateuse* ordinaire.

Bien que plus rarement, les principes phlogogènes du sang peuvent encore être versés dans l'espace séreux supra-choroïdien et y provoquer des inflammations ordinairement beaucoup plus vives que dans les chambres aqueuses. Le cloisonnement de cet espace favorise, d'ailleurs, la formation de foyers inflammatoires enkystés. Je suis intimement convaincu que les *boutons de scléro-choroïdite* correspondent à des inflammations limitées de l'espace supra-choroïdien.

On ne peut exiger de moi que j'explique ici toutes ces localisations, aussi précises qu'étranges, du processus inflammatoire dans l'œil et que je dise, par exemple, pourquoi le sang vicié dans toute sa masse choisit, pour exercer son influence néfaste, tel territoire artériel de l'œil, de préférence à tous les autres ; l'une des séreuses oculaires, à l'exclusion des autres cavités voisines. De tout temps on s'est contenté d'indiquer une résistance affaiblie du terrain : je n'ai rien à substituer à cette théorie du *locus minoris resistentiæ*. Une chose suffit, c'est le fait clinique de cette localisation arbitraire ; et ce fait est là, absolument incontestable.

Les théories microbiennes nous ont désappris à invoquer les *constitutions* mauvaises et les *diathèses* morbides. Trop peut-être. Mais une chose est certaine, c'est qu'à côté de ces prédispositions, constitutionnelles et diathésiques, pour les inflammations, existent des anomalies circulatoires, sanguines ou lymphatiques, héréditaires ou acquises, jouant un rôle prépondérant dans la pathogénie des iritis et des choroïdites. Ce sont ces anomalies qui appellent et retiennent dans le tractus uvéal les principes phlogogènes charriés par le sang. Puis, à côté des anomalies anatomiques du système circulatoire, se placent les troubles fonctionnels du système nerveux, également capables de préparer les tissus aux inflammations, soit directement, soit, encore une fois, par l'intermédiaire du système vasculaire. C'est une dernière classe d'uvéites à ajouter aux précédentes.

Uvéite neuropathique. — Il existe aussi, dans la région orbitaire quelques congestions neuropathiques, auxquelles le clinicien ne saurait refuser le caractère et l'importance d'inflammations réelles. Ces inflammations d'origine réflexe se distribuent également en foyers bien délimités. Mais ces foyers sont toujours très petits, couvrant le réseau capillaire des dernières ramifications artérielles terminales. Ils s'échelonnent le long des branches nerveuses dont le tronc commun se trouve être le siège de l'irritation primordiale. Ils peuvent couvrir de larges surfaces, mais toujours en restant discrets, distincts les uns des autres, alors même que leur rapprochement intime semble les avoir fusionnés en une plaque unique. Chose remarquable, toutes les branches du tronc irrité ne participent que rarement, à la fois, au processus inflammatoire, quelques rameaux privilégiés se couvrent de foyers, à l'exception des autres ; et souvent les rameaux malades se trouvent séparés par des branches absolument saines. Voilà comment, dans le *zona-ophtalmique*, il peut exister une inflammation limitée à l'iris ou au corps ciliaire, à côté de vésicules herpétiques discrètes au front, au nez et sur la cornée. Iris, corps ciliaire, cornée, front, nez, tous sont innervés par les différentes branches d'un même tronc, celui du nerf ophtalmique de WILLIS ; à la suite d'une irritation partie du tronc, quelques branches choisies ont préparé dans leur domaine de distribution un terrain favorable à l'inflammation : une congestion réflexe exagérée, peut-être, dont les principes phlogogènes, accidentellement présents, ont immédiatement profité. Ici ce n'est pas la distribution artérielle qui règle l'extension de l'inflammation, c'est l'élément nerveux : la fibre nerveuse sensitive.

Dans les inflammations oculaires, d'ordre neuropathique, nous rencontrerons donc quelques iritis simples, quelques cyclites indépendantes. Elles sont aussi rares qu'exceptionnelles toutefois ; et elles sont loin d'avoir une importance aussi grande que les précédentes inflammations vulgaires.

Résumé. — Nous avons ainsi établi une division rationnelle des maladies inflammatoires du tractus uvéal. Conformément à cette classification, toute naturelle nous décrirons :

1° La *panophtalmie* ou irido-choroïdite purulente ;
2° L'*irido-choroïdite plastique*, non suppurative ;
3° L'*irido-cyclite parenchymateuse* ;
4° La *choroïdite parenchymateuse* ;
5° L'*irido-cyclite séreuse* ;
6° La *scléro-choroïdite* ou la *suprachoroïdite*.

La pathogénie de toutes ces affections inflammatoires nous enseigne qu'elles forment quatre groupes distincts :

1° Les inflammations *traumatiques* ;

2° Les inflammations *parenchymateuses* ;

3° Les inflammations *séreuses* ;

4° Les inflammations *neuropathiques*.

Les inflammations traumatiques sont seules des inflammations *accidentelles* ou *exogènes*. Les trois autres espèces sont *essentielles* ou *spontanées : endogènes*.

D'après la nature du principe phlogogène engendrant l'inflammation, les maladies inflammatoires du tractus uvéal se divisent en deux grandes classes : les uvéites *infectieuses* et les uvéites non infectieuses ou *toxiques*.

L'*uvéite infectieuse*, générale ou partielle, est produite par des microbes, vivant et se reproduisant à la surface ou dans l'intérieur de la membrane uvéale.

L'*uvéite non infectieuse* ou *toxique* a pour cause des principes phlogogènes non figurés, solubles dans les humeurs de l'organisme. Le pouvoir irritant de ces poisons solubles pousse les cellules à la prolifération et fait naître dans les tissus les désordres circulatoires, propres à l'inflammation.

Ces principes toxiques sont de source variée. Ils peuvent quand même être fournis par des microbes, *vivant à distance :* à *courte* distance, dans la cornée par exemple, lors de l'ulcère purulent non encore perforé ; à *grande* distance, dans le poumon, pendant la phtisie pulmonaire ; dans l'intestin, pendant la fièvre typhoïde ; dans les voies génito-urinaires, pendant la blennorragie, etc. Dans le premier cas, les toxines microbiennes diffusent directement dans l'œil ; dans le second, elles passent d'abord dans le sang et le sang les apporte ensuite dans l'œil.

Une autre fois les toxines viennent de notre organisme même, troublé dans sa nutrition. Encore une fois, ils viennent ou *de près* ou *de loin*, suivant que la perversion de la vie cellulaire atteint les tissus de l'œil même ou ceux d'organes éloignés. Tantôt c'est le cristallin blessé, dont les fibres cristalliniennes se désagrègent dans l'humeur aqueuse, qui fournit ces éléments chimiques irritants, capables de faire naître l'inflammation dans l'iris et le corps ciliaire. Tantôt c'est le rein et le foie, ou d'autres viscères encore, dont le fonctionnement anormal fabrique ces principes nuisibles que le sang emporte et vient déposer dans l'œil exceptionnellement irritable : à la suite d'excès de travail ou autrement.

Programme. — Dans la description des maladies inflammatoires du tractus uvéal, nous ne suivrons pas l'ordre adopté dans cette introduction. Nous commencerons par décrire sous le nom d'*iritis* l'inflammation de l'iris et du corps ciliaire ; nous continuerons notre exposé en faisant l'étude des différentes *choroïdites* et ce n'est que tout à la fin que nous parlerons de la *panophtalmie aiguë* et *chronique*. Il vaut mieux procéder ainsi parce qu'il est préférable d'étudier d'abord en détail les symptômes des affections partielles du tractus uvéal avant d'entreprendre l'étude des symptômes de l'inflammation générale de la membrane tout entière ; d'autant plus, que cette inflammation générale se complique inévitablement, ainsi que nous l'avons vu, d'autres désordres, inflammatoires ou dystrophiques, dans plusieurs parties voisines.

Quant à la *scléro-choroïdite* ou *suprachoroïdite*, elle trouvera sa place naturelle tout à la fin. Cette maladie occupe une situation à part dans les affections inflammatoires du tractus uvéal ; sa pathogénie jusqu'ici n'a pas été complètement élucidée, pas plus que son anatomie pathologique.

§ 1. — IRITIS OU IRIDO-CYCLITE

Ainsi que nous le disions dans notre introduction, il n'existe pas d'*iritis simple*, d'iritis solitaire ou indépendante. L'inflammation de l'iris se complique habituellement, sinon toujours, d'une inflammation semblable du corps ciliaire. Nous conserverons néanmoins cette expression consacrée par un long usage et nous parlerons, par exemple, d'*iritis* tuberculeuse ou d'*iritis* syphilitique, tout en sachant fort bien que nous devrions dire, plus correctement, *irido-cyclite* tuberculeuse, *irido-cyclite* syphilitique, etc.

Classification. — Ainsi comprise l'*iritis* se présente à nous sous des formes cliniques très variables. Cette diversité du tableau clinique d'une seule et même maladie : l'inflammation de l'iris et du corps ciliaire, a convaincu tout le monde de l'impossibilité qu'il y a à ranger toutes ces formes cliniques sous une seule et même dénomination. Une classification rationnelle des iritis s'est donc imposée de tout temps.

Les tentatives pour aboutir à ce résultat, hautement désirable, n'ont pas manqué. Mais le succès n'a pas toujours couronné ces efforts louables. Jusqu'à ce jour, nous pouvons le dire, une classification parfaite reste à trouver.

On peut prendre comme base de classification ou bien les *causes* qui font naître les iritis ; ou bien les *symptômes* dominants de chaque forme ; ou bien encore les *lésions anatomiques* qui caractérisent chacune d'elles.

La classification *clinique* ou *symptomatique* est la plus ancienne. Elle date presque d'Hippocrate. Quelques auteurs la considèrent, encore aujourd'hui, comme la meilleure et l'ont adoptée dans leurs traités.

La division *étiologique* serait, certes, plus rationnelle, si les notions étiologiques ne variaient pas sans cesse avec les théories médicales régnantes. Le nombre de ses défenseurs est très grand, mais leurs classifications se superposent mal. Tel croit au froid. Tel autre n'accepte qu'une infection microbienne. Pour celui-ci la scrofulose n'existe plus ; il n'y a plus que de la tuberculose. Pour celui-là il n'existe plus ni tempéraments, ni diathèses : la théorie humorale est définitivement enterrée. Et ainsi pour toutes les causes invoquées pour caractériser les nombreuses espèces d'iritis de la nomenclature étiologique.

Il reste les *lésions anatomiques*. Indubitablement ces lésions offrent la base la plus sûre pour une classification inattaquable ; mais l'étude anatomo-pathologique des lésions inflammatoires de l'iritis est trop peu avancée encore, pour permettre d'établir des lignes de démarcation précises entre les formes cliniquement et étiologiquement distinctes. Ou mieux, pourrait-on dire, elle est trop avancée déjà, pour que la conviction ne nous soit pas venue, que toute classification anatomique est arbitraire ; que l'une espèce se transforme insensiblement dans l'autre : qu'entre deux iritis, radicalement différentes dans leurs symptômes ou dans leur étiologie, on trouve toujours quelques formes intermédiaires, qui établissent comme une transition naturelle, insensible de l'une à l'autre. Ces mêmes études anatomo-pathologiques, renforcées par les connaissances acquises en pathologie expérimentale, nous ont d'ailleurs appris que l'organisme réagit toujours de la même façon contre les irritants les plus variés. Mais nous avons aussi appris que cette réaction affecte différents degrés, dont la modalité est réglée suivant le rapport qui existe entre la force des agents irritants et la puissance de résistance et l'énergie de réaction dont dispose l'organisme.

Nous savons parfaitement, d'autre part, que, dans la lutte, notre organisme mesure ses efforts aux forces de l'ennemi. Mais nous savons aussi que, suivant ses dispositions individuelles, notre organisme évalue différemment les forces ennemies et que souvent son estimation s'en trouve faussée. Pour une excitation de même intensité, tel tempérament réagira toujours par une inflammation vive, franche, tel autre répondra par une réaction tranquille, insidieuse.

Nous savons enfin qu'un tissu solidement charpenté et convenablement nourri, résiste sans peine à des attaques auxquelles succombent d'emblée des organes débiles, épuisés, insuffisamment restaurés par un excellent et abondant liquide nourricier.

En tout état de cause, la forme anatomique de la réaction présente toujours quelque chose de plus stable que le principe phlogogène qui la provoque, que le tempérament ou la constitution de l'organisme qui en détermine la forme. Néanmoins, si c'est une chose excellente de s'appuyer sur les lésions anatomiques pour décrire d'une façon générale l'iritis, il n'en est pas moins vrai qu'il n'est pas utile, au point de vue clinique, de se servir de la forme de ces lésions pour établir une classification rationnelle des différentes modalités que peut affecter l'inflammation de l'iris et du corps ciliaire.

Programme. — Nous renoncerons donc aux classifications radicales basées sur l'origine différente des iritis, ou sur le groupement particulier de leurs symptômes ou sur la nature de leurs lésions anatomiques. Nous nous en tiendrons, pour la division des iritis, à ce que nous avons dit d'une façon générale des inflammations du tractus uvéal tout entier. Nous étudierons d'une manière générale les phénomènes réactionnels qui accompagnent les deux iritis : séreuse et parenchymateuse. Nous marquerons, pour chacune de ces deux formes d'iritis, les lésions anatomiques qui correspondent à chaque degré du processus inflammatoire et nous essayerons de les mettre en parallèle avec l'intensité des symptômes cliniques. Nous tracerons, après cela, un tableau clinique d'ensemble de la maladie. Alors, seulement, nous parlerons de quelques espèces d'iritis universellement reconnues et nous dirons en quoi elles diffèrent des autres et quel est l'intérêt du praticien à ne pas les confondre dans la masse commune des iritis banales.

Historique. — Notre *iritis séreuse* correspond à l'*hydro-méningite* ou inflammation de la membrane de l'humeur aqueuse des anciens auteurs (VAN HASNER, 1847), à l'*iritis superficielle* ou *séreuse* de RUETE (1855), à la *lymphangite antérieure* de DE WECKER.

Elle s'étend aux deux chambres, l'épithélium seul étant malade.

À la rigueur et tout à fait exceptionnellement, l'inflammation séreuse peut se localiser dans la chambre antérieure et n'atteindre, par conséquent, que l'endothélium qui revêt la cornée, le ligament pectiné et la face antérieure de l'iris. Mais une subdivision plus grande de l'inflammation séreuse, autrefois admise par les auteurs, ne peut être maintenue. À notre avis, il n'y a pas de *Descemétite* ou inflammation de l'endothélium de la cornée, exclusivement, ni de *kératite ponctuée postérieure* (SICHEL) ou *kératite pointillée*. Il n'y a pas d'*aquo-capsulite* (WARDROP, 1808) ou inflammation du seul endothélium de la cornée, à opposer à l'inflammation de celui qui revêt la face antérieure de l'iris.

Quant à l'*uvéite* (RUETE) ou inflammation de l'épithélium recouvrant la face postérieure de l'iris et les inégalités des procès ciliaires elle n'existe pas davantage, isolée, en dehors de l'iritis séreuse.

L'*uvéite*, dans le sens de cyclite épithéliale, était aussi admise autrefois par quelques auteurs anglais : les HUTCHINSON, père et fils, MACKENZIE et d'autres. Plus récemment BOUCHERON et GRANDCLÉMENT ont également admis son existence. L'*iritis silencieuse* ou *insidieuse* de HUTCHINSON, **quiet iritis**, ressemble beaucoup, au début — avant la formation des synéchies postérieures — à la *cyclite minima* de BOUCHERON et à l'*uvéite* de GRANDCLÉMENT.

L'idée de considérer l'iritis séreuse comme une inflammation de l'épithélium soi-disant *glandulaire* de la portion ciliaire de la rétine n'est pas plus soutenable. Faire de cette iritis insidieuse une sorte d'*adénite*, une inflammation de la glande chargée de sécréter l'humeur aqueuse, c'est s'aventurer sur un terrain où l'on se trouve immédiatement en contradiction avec tout ce que nous enseigne l'anatomie, la physiologie et même la clinique au sujet du revêtement épithélial de l'iris et du corps ciliaire. Personne jusqu'ici n'a démontré d'une façon irréfutable que l'humeur aqueuse est exclusivement versée, *par sécrétion*, dans la chambre postérieure. L'épithélium de la portion ciliaire de la rétine n'a, d'ailleurs, aucun des caractères histologiques des cellules glandulaires. L'humeur aqueuse n'a pas non plus la composition chimique d'un produit de sécrétion. Dans l'inflammation séreuse, les précipitations fibrineuses de la chambre antérieure vont directement à l'encontre de l'opinion qu'il s'agisse d'une inflammation de tissu glandulaire. Quant aux observations anatomiques de Knies, dont nous aurons à parler plus loin, nous verrons qu'elles aussi contredisent absolument la théorie nouvelle d'une inflammation glandulaire.

Anatomie pathologique.

Exsudat de l'iritis séreuse. — L'inflammation d'une séreuse : de la plèvre, du péritoine et aussi de la chambre antérieure de l'œil, par conséquent, varie dans sa forme clinique d'après la nature de l'exsudat qui remplit la cavité. L'exsudat inflammatoire est tantôt *séro-albumineux*, tantôt *séro-fibrineux* et tantôt *séro-purulent*. Quelquefois du sang se mêle à l'exsudat et l'inflammation est qualifiée d'*hémorragique*.

L'*iritis séreuse* peut affecter toutes ces variétés inflammatoires :

Séro-albumineuse, son humeur aqueuse est coagulable — ce qu'elle n'est pas à l'état normal — mais non spontanément coagulable, du moins aux yeux du clinicien qui explore l'œil vivant ;

Séro-fibrineuse, des flocons de fibrine, petits ou grands, nagent dans l'humeur aqueuse et une couche de fibrine s'est déposée partout sur la surface épithéliale ;

Séro-purulente, un nombre incalculable de cellules rondes, mortes pour la plupart et transformées en globules de pus, par dégénérescence graisseuse de leur protoplasme, occupent les parties déclives de la chambre, sous forme de collection purulente, jaune (*hypopyon*) ;

Hémorragique, du sang liquide se mêle à l'humeur aqueuse ou se prend en caillot dans le bas de la chambre antérieure (*hyphéma*).

La forme *séro-albumineuse* et la forme *séro-purulente* sont deux degrés d'une seule et même inflammation séreuse de l'iris. La forme séro-albumineuse ou *iritis séreuse proprement dite* représente le degré inférieur. La forme séro-purulente ou *iritis purulente* est le degré supérieur. Comme dans toute inflammation, c'est la forme non suppurative opposée à la forme suppurative ou purulente : cette dernière étant toujours plus grave que la première.

La forme *séro-fibrineuse* et la forme *hémorragique* représentent deux modalités propres aux inflammations des membranes séreuses. Pour les muqueuses enflammées la formation à leur surface d'un exsudat fibrineux ou fausse membrane est l'exception ; pour les séreuses la coagulation de membranes fibrineuses sur leur surface endothéliale et de flocons fibrineux au milieu de la sérosité qui remplit leurs cavités, est la règle. Comme si le revêtement endothélial, toujours simple et excessivement mince, favorisait la transsudation des principes fibrinogènes fournis par le sang ; alors que les cellules épithéliales des muqueuses, beaucoup plus élevées et souvent superposées en rangées multiples, opposent au passage de ces principes albuminoïdes, spontanément coagulables, une résistance beaucoup plus grande.

Les inflammations des séreuses et des synoviales affectent plus souvent la forme *hémorragique* que les inflammations des muqueuses ou des organes parenchymateux. Le sang sorti des capillaires brisés pendant la congestion inflammatoire, rompt plus facilement la mince barrière endothéliale qui s'oppose à son épanchement au dehors.

On admet encore couramment que les globules rouges peuvent sortir des vaisseaux, par diapédèse passive, comme le font les globules blancs, par diapédèse active, en passant directement à travers leur paroi altérée par l'inflammation. Cette diapédèse passive, si tant est qu'elle existe réellement, ne suffit pas pour donner à l'inflammation de l'iris son caractère hémorragique. Il faut une véritable rupture de vaisseaux, rupture de *capillaires* artériels ou veineux.

Transsudat de l'iritis parenchymateuse. — L'*iritis parenchymateuse* est *purulente* ou non purulente, suppurative ou *plastique* : c'est ce que nous avons vu déjà dans notre étude générale d'introduction.

L'inflammation plastique représente un degré inférieur de l'inflammation suppurative. Selon la qualité ou la quantité du principe phlogogène, selon son degré de virulence ou son abondance, l'iritis sera purulente ou non ; virulence et abondance représentant toujours quelque chose de relatif, en présence de l'énergie réactionnelle du tissu sur lequel agit le principe irritant.

L'exsudat inflammatoire *interstitiel* de l'iritis parenchymateuse, suppurative ou plastique, renferme ordinairement de la fibrine se coagulant en partie sur place et du sang formant de petites collections ou caillots ; mais la présence de ces petits foyers hémorragiques et de ces réseaux fibrineux n'importe pas assez pour caractériser ces inflammations autrement que sous le nom d'inflammations plastiques ou purulentes. L'usage en a décidé ainsi pour les autres inflammations parenchymateuses de notre organisme.

A côté de l'exsudat interstitiel ou parenchymateux, l'iritis parenchymateuse, quelle qu'en soit la forme, déverse aussi dans les chambres de l'œil un exsudat *libre* se mêlant à l'humeur aqueuse. Cet exsudat libre est le même que celui que fournit l'iritis séreuse : le plus souvent fibrineux ou purulent, plus rarement hémorragique, très exceptionnellement — dans l'*iritis minima* — séro-albumineux.

Nous allons étudier maintenant la source de tous ces exsudats et la façon dont ils se comportent dans les chambres et dans le stroma de l'iris et du corps ciliaire.

Commençons par l'exsudat libre dans les deux chambres.

Genèse de l'exsudat libre. — Dans l'*iritis séreuse* simple, et dans l'*iritis parenchymateuse*, naturellement et constamment compliquée d'iritis séreuse au moins partielle, l'exsudat inflammatoire qui occupe les chambres de l'œil, arrive dans ces espaces séreux à travers le revêtement épithélial, *modifié*, de l'iris et du corps ciliaire. Sous l'influence de l'action nocive des principes toxiques, les cellules, endothéliales ou épithéliales, qui composent ce revêtement, se troublent dans leur nutrition et dans leur agencement réciproque. La couche épithéliale se disloque. La filtration de la sérosité sanguine n'est plus convenablement réglée, soit qu'elle passe maintenant en abondance à travers le ciment intercellulaire élargi et œdématié, soit qu'elle traverse le corps même des cellules. Le courant de sérosité peut aussi soulever les cellules, les détacher en lambeaux ou les entraîner en petit nombre, isolées ou par groupes, en placards, dans l'humeur des deux chambres.

L'humeur aqueuse ainsi chargée de sérosité sanguine et de débris d'épithélium, renferme beaucoup de principes albumineux, qu'elle ne contient pas à l'état normal. Ces principes albumineux sont spontanément coagulables ou non : fibrineux ou d'une autre nature. La proportion entre les deux dépendra moins de l'essence du principe phlogogène que de la constitution de l'organisme : de la nature de son sang, de la qualité de ses humeurs, de la solidité de son protoplasme cellulaire. Nous ne savons pas exactement pourquoi une inflammation est séreuse ou fibrineuse.

Dépôts fibrineux. — La fibrine se dépose dans les chambres oculaires :

1° Sous forme de *membrane homogène* revêtant, comme d'une tapisserie, toutes les parois : la cornée, l'angle irido-cornéen, l'iris, le corps ciliaire, le ligament suspenseur du cristallin, et le cristallin lui-même ;

2° Sous forme de *flocons* ou de *masses réticulées*, adhérant à la membrane pariétale ou flottant librement au milieu de l'humeur aqueuse.

Dans la chambre antérieure, pendant que l'œil est tenu volontairement immobile, ces flocons libres viennent s'accumuler dans les parties déclives, sous l'aspect d'un faux hypopyon grisâtre ; appelé, pour le distinguer du vrai hypopyon jaune, *hypopyon cyclitique*.

Cyclitique signifie ici de *provenance ciliaire* : on croyait autrefois et beaucoup d'auteurs croient encore maintenant, que cet hypopyon a sa source exclusive dans l'exsudat fourni par le corps ciliaire.

La précipitation de la fibrine dans les chambres oculaires entraîne deux conséquences cliniques très importantes :

1° La diminution de la vue ;

2° La formation d'adhérences entre l'iris et le cristallin.

Diminution de la vue. — La *diminution de la vue* s'explique tout naturellement. A travers la couche de fibrine qui tapisse la face postérieure de la cornée, à travers l'humeur aqueuse troublée par les flocons fibrineux qui lui donnent quelquefois un aspect cailleboté, à travers la membrane fibrineuse qui couvre la capsule du cristallin au niveau du champ pupillaire, les rayons lumineux ne passent pas avec la même facilité qu'à travers une chambre normale et un cristallin parfaitement limpide.

Adhérences. — La formation des *adhérences* entre l'iris et le cristallin demande de plus longues explications.

Un des symptômes les plus caractéristiques des inflammations des séreuses, c'est la formation d'adhérences entre le feuillet viscéral et le feuillet pariétal du sac séreux : *inflammation séreuse adhésive*. Semblables adhérences, entre l'iris et le cristallin, se forment dans presque toutes les iritis. La fibrine qui s'épanche entre la face postérieure de l'iris et la surface antérieure du cristallin, en se coagulant, fait adhérer la membrane irienne à la lentille oculaire : *synéchie postérieure* de l'iris.

Dans l'iritis séreuse et dans l'iritis parenchymateuse assez modérée pour ne pas désorganiser complètement le revêtement épithélial de la chambre postérieure, la fibrine ne se forme que dans la chambre antérieure. Dans ces conditions il n'y a, dans la chambre postérieure, ni flocons dans l'humeur aqueuse, ni membrane *gélatineuse*, homogène, ou *fibrineuse*, réticulée, sur l'épithélium rétinien de l'iris et du corps ciliaire. La surface antérieure du cristallin reste parfaitement transparente jusqu'au bord pupillaire.

Malgré cela, dans ces iritis relativement peu intenses, il se forme des synéchies postérieures comme dans les iritis les plus graves. La synéchie postérieure ne manque presque jamais dans l'iritis, si bénigne qu'elle soit. Mais l'adhérence, dans ces conditions, reste limitée au bord pupillaire. Elle ne s'étend pas à toute la surface postérieure de l'iris. Il n'y a que des *soudures marginales* et non des *soudures pariétales* (de WECKER) ou soudures en surface.

Synéchies postérieures. — En effet, si nous remarquons que le dépôt de fibrine ne se fait pas seulement là où la sérosité sanguine, fibrinogène, passe à travers l'endothélium : sur la surface antérieure de l'iris, mais aussi ailleurs : sur la face postérieure de la cornée et sur le cristallin, dans le champ pupillaire ; nous pouvons comprendre comment une certaine quantité d'humeur aqueuse de la chambre antérieure, chargée de fibrine en coagulation, se glisse entre le bord pupillaire de l'iris et le cristallin, en utilisant spécialement les creux du froncement radié que communique au bord de l'iris la contraction énergique du muscle sphincter de la pupille. Ce n'est vraiment que par son bord pupillaire que l'iris prend attache au cristallin, et par des points séparés, d'abord. C'est surtout le long du bord inférieur et latéral de la pupille que ces attaches s'établissent, rarement en haut, pour commencer.

Si la synéchie se fait d'abord et le plus largement en bas de la pupille, c'est que l'humeur aqueuse chargée de fibrine non encore coagulée, *descend* plus facilement qu'elle ne *remonte*, entre l'iris et le cristallin.

Si l'iris ne se soude au début que par *points isolés* et non en *ligne continue*, c'est que le froncement de la zone pupillaire donne à la surface postérieure du bord irien une forme cannelée ou tuyautée, de telle façon que ce bord ne glisse sur le cristallin que par les lignes de crêtes de ses plis radiés. Entre ces crêtes existe du vide que la fibrine coagulante remplit comme avec un ciment.

Soudures postérieures. — Dans l'iritis parenchymateuse très violente et dans l'iritis moins violente mais prolongée, l'inflammation *simple* du revêtement épithélial de la face postérieure de l'iris et des procès ciliaires devient une inflammation *croupale*. A travers cet épithélium disloqué, désorganisé, la sérosité fibrineuse filtre maintenant comme à travers l'endothélium de la chambre antérieure. La fibrine coagulée remplit désormais toute la chambre postérieure sous forme d'un réseau délicat englobant quelques cellules rondes.

Dans ces conditions les synéchies postérieures, ayant une origine toute différente, ont aussi un aspect dissemblable. La fibrine soude complètement l'iris au cristallin : *synéchie postérieure en surface, soudure* de l'iris avec le cristallin.

Nous aurons à parler plus longuement de cette large synéchie à propos des irido-choroïdites plastiques et de la panophtalmie. Revenons pour le moment aux petites synéchies marginales des iritis de moyenne intensité.

Synéchies postérieures périphériques. — Lorsque, pendant l'inflammation de l'iris, la pupille n'a été dilatée qu'à moitié par l'atropine, il peut encore se former des synéchies postérieures entre l'iris et le cristallin, mais beaucoup plus périphériquement que les premières qui sont ordinairement très rapprochées du sommet de la lentille, à cause du rétrécissement constant de la pupille dans l'iritis. En s'ouvrant, sous l'influence du mydriatique, la pupille continue de glisser, par son bord, sur la face antérieure du cristallin, comme si le contenu de la chambre antérieure pesait sur l'iris et l'appliquait avec une certaine force contre la lentille. L'iris en se dilatant semble effectivement reculer en arrière, tandis que le cristallin paraît s'avancer vers la cornée. Des synéchies *périphériques* peuvent donc encore se produire. Mais, comme le froncement de la zone pupillaire a complètement disparu, il faut admettre que, si elles se produisent, c'est qu'un gonflement irrégulier de la membrane irienne, à ce niveau, a pu favoriser leur formation. En tout cas ces adhérences périphériques ne sont jamais ni larges ni nombreuses.

Quand la pupille est dilatée à l'extrême et que le bord pupillaire ne touche plus du tout la cristalloïde, les synéchies postérieures ne sont plus à craindre. D'ailleurs, quand on en est arrivé à dilater la pupille à ce point, il ne se forme plus de précipités fibrineux. La maladie est coupée ou du moins fortement réduite en intensité.

Destinée des synéchies centrales et périphériques. — Les synéchies *centrales* sont très solides : elles résistent aux mouvements normaux de la pupille et souvent l'atropine même ne parvient pas à les rompre. Les synéchies *périphériques* cèdent plus facilement. Quand la pupille revient prendre sa place normale, la contraction du sphincter de la pupille, plus puissante que celle du dilatateur suffit ordinairement pour les rompre. Et si la rupture n'a pas lieu d'emblée, au bout de quelque temps le jeu régulier des pupilles suffit pour les faire disparaître : on ne les retrouve pas, plus tard, comme les adhérences plus centrales.

Les synéchies *centrales* peuvent devenir tellement solides, tellement résistantes que les instillations les plus prolongées des plus forts mydriatiques sont impuissantes à les déchirer. Ces fortes synéchies centrales ne sont cependant pas beaucoup plus hautes que les premières adhérences par points séparés, c'est-à-dire qu'elles ne s'étendent pas beaucoup plus loin entre l'iris et le cristallin dans la direction du rayon de la membrane irienne. Les premières synéchies en points séparés se fusionnent et se renforcent au bord même de la pupille. De nouvelles couches fibrineuses s'étalent sur le cristallin. dans le champ pupillaire, et sur la surface antérieure de l'iris, nivelant pour ainsi dire le fond que représente le trou pupillaire. Quand on fait une pupille optique après oblitération totale de la pupille. à la suite d'une iritis fibrineuse, on est étonné de trouver le cristallin aussi transparent, aussi libre d'exsudats fibrineux, immédiatement en dehors du cercle d'adhérences qui correspond à peu près exactement au bord de la pupille. Si la couronne de débris plastiques qui restent sur la cristalloïde antérieure, paraît d'autant plus large que le rétrécissement de la pupille fut plus grand, ce n'est pas parce que les adhérences ont remonté entre l'iris et le cristallin. La fibrine qui remplit le trou pupillaire et, de là, s'étend au-devant de l'iris, représente une substance rétractile, dont la condensation ou rétraction commence à se faire presque immédiatement après son dépôt. Tandis que la membrane obturante de la pupille se tasse, elle attire vers le cristallin, qui ne cède pas, la face antérieure de l'iris, qui suit docilement l'effort de traction, que la fibrine exerce sur elle. La synéchie s'élargit donc constamment ; en réalité dans le sens du méridien, mais aux dépens du bord et de la face antérieure de l'iris, plutôt qu'au dépens de sa face postérieure.

Nous parlerons plus loin des synéchies marginales beaucoup plus larges, propres aux iritis syphilitiques et à quelques iritis tuberculeuses.

Synéchies partielles et totales. — Tant qu'il reste une partie du bord pupillaire de l'iris non soudée au cristallin, la synéchie marginale reste *partielle, incomplète*. C'est toujours la partie supérieure de l'iris qui garde le plus longtemps son indépendance : d'où une sorte de déplacement de la pupille vers le haut, quand on cherche à la dilater par l'atropine ou que cette dilatation se produit spontanément sous l'influence d'une élévation de la tension intra-oculaire.

Quand tout le bord pupillaire est uni au cristallin la synéchie est *totale, annulaire* ou *circulaire*.

Influences des synéchies sur la pupille et sur les chambres de l'œil. — Quand la pupille est fermée par un bouchon épais de fibrine, de coloration blanc grisâtre ou blanc jaunâtre, on désigne cet état pathologique sous le nom d'*occlusion pupillaire*. Et quand la rétraction de cette masse fibrineuse obturante a resserré encore davantage la pupille, on parle d'*atrésie pupillaire*.

L'existence d'une synéchie annulaire totale, avec ou sans atrésie pupillaire coupe complètement la communication existant *virtuellement* entre les deux chambres oculaires. A l'état normal la chambre postérieure n'est pas en communication permanente avec la chambre antérieure (HAMBURGER). L'iris est appliqué si intimement sur le cristallin que cette membrane fait office de soupape entre les deux chambres. Les rainures entre les crêtes de froncement du bord pupillaire contracté, ne remontent pas assez haut pour permettre aux deux humeurs aqueuses de se mélanger à tout instant. Cette libre communication ne s'établit que par intermittence : fréquemment il est vrai, à chaque relâchement important du muscle sphincter. Quand la synéchie annulaire est devenue totale la communication intermittente n'existe même plus.

Il ne faut pas croire cependant que dans le cas de synéchie annulaire totale — de *séclusion pupillaire* comme on dit quelquefois — l'humeur aqueuse va toujours augmenter dans la chambre postérieure, soulever tout l'iris entre ses deux bords adhérents, ciliaire et pupillaire, et transformer la surface plane ou légèrement convexe en avant du diaphragme irien en une figure compliquée rappelant un entonnoir, ouvert en avant, ou simulant une corolle de fleur de liseron, la partie ciliaire de l'iris représentant la partie évasée de la fleur, et la partie pupillaire reproduisant le fond tubulaire du calice, adhérant au cristallin.

S'il était vrai que l'humeur aqueuse est *exclusivement* sécrétée dans la chambre postérieure par l'épithélium rétinien du corps ciliaire, cela se produirait certainement ; cela devrait même *toujours* se produire. Mais il doit en être autrement, car ce soulèvement de l'iris en avant et sa poussée vers la cornée, ne se produisent que dans certaines circonstances données.

Ces circonstances présupposent la coexistence de deux phénomènes physiologiques, entièrement indépendants l'un de l'autre : le départ de l'humeur aqueuse de la chambre antérieure et une augmentation proportionnelle de l'humeur aqueuse de la chambre postérieure.

L'humeur de la chambre antérieure peut s'en aller, et s'en va même souvent, sans que le liquide augmente dans la chambre postérieure. Dans ce cas, au fur et à mesure que la chambre antérieure se vide et s'efface, le cristallin, ensemble avec l'iris, se rapproche de la cornée. A ce moment la tension de l'œil est très basse et le ligament suspenseur du cristallin très relâché : le déplacement en avant de tout le diaphragme irido-lenticulaire, ne formant plus qu'un, se fait sans difficulté. L'iris viendra prendre place tout contre la cornée et y restera tant que la tension ne se relèvera pas dans cet œil. Avec la tension intra-oculaire, reviendra aussi la chambre antérieure et son humeur aqueuse. L'iris reprendra sa place primitive, à moins que des adhérences antérieures avec la cornée n'aient eu le temps de s'établir ; ce qui est rare en dehors de la zone périphérique.

L'humeur aqueuse de la chambre antérieure, loin de s'en aller, peut augmenter dans un œil présentant la séclusion pupillaire. Il suffit pour cela que le liquide de la chambre antérieure devienne hypertonique par rapport à la tension osmotique du plasma sanguin. Aussitôt ce liquide fera un appel d'eau à tous les vaisseaux capillaires superficiels de l'iris et augmentera rapidement en quantité, développant dans tous les sens sa tension supérieure à celle de l'humeur aqueuse de la chambre postérieure, restée normale. Ou, pour parler plus correctement, la forte tension osmotique de l'humeur aqueuse de la chambre antérieure appelle l'inondation séreuse de cette chambre par la sérosité sanguine : il s'établit une véritable hydropisie de la chambre antérieure. Tout cela ressort des études physiologiques récentes sur la tension osmotique des liquides organiques.

L'hydropisie de la chambre antérieure est toujours accompagnée d'une exagération de la tension intra-oculaire, notable.

Cette hydropisie de la chambre antérieure avec tension glaucomateuse peut même exister dans l'iritis, sans qu'il y ait séclusion pupillaire ni même adhérence quelconque. L'iris cédant alors sous la pression du liquide qui pèse sur sa face antérieure, glisse, en ouvrant sa pupille, sur la capsule du cristallin et s'enfonce plus ou moins profondément dans la chambre postérieure.

De même que l'humeur aqueuse de la chambre antérieure, le liquide de la chambre postérieure peut devenir hypertonique et appeler hors des vaisseaux des procès ciliaires la quantité de sérosité nécessaire pour diluer convenablement ses solutions salines et rétablir l'équilibre rompu entre sa propre tension et celle du plasma sanguin. Alors, l'iris sera poussé en avant pour former l'entonnoir dont nous parlions tout à l'heure.

Ici, encore une fois, la tension intra-oculaire s'élèvera pour tout le globe : des *accidents glaucomateux* ne tarderont pas à se manifester.

Précipité gélatineux. — Dans quelques iritis séreuses chroniques la pupille peut conserver longtemps toute sa mobilité. Dans la forme la plus bénigne, quand l'exsudat ne renferme que peu ou pas de fibrine, quand cet exsudat ne tient en solution que des albumines solubles en même temps que peu coagulables spontanément, il n'y a pas de raison pour que le bord pupillaire s'accole à la face antérieure du cristallin.

Cependant, dans ces conditions mêmes, on trouve toujours, sur la face antérieure de l'iris, une mince membrane hyaline : espèce de membrane *gélatineuse* sur l'origine de laquelle on n'a pas toujours été d'accord. Il est incontestable, aujourd'hui, qu'il s'agit ds substances albumineuses coagulées qui pendant la vie conservent une consistance plutôt gélatineuse, différant en cela de la vraie fibrine, toujours beaucoup plus dense. La membrane est aussi plus homogène que la fibrine coagulée ; ni granuleuse, ni réticulée comme l'est généralement cette dernière. J'ai vu cette couche hyaline atteindre entre trente et quarante micromillimètres.

Cliniquement on ne s'aperçoit pas de sa présence à moins qu'elle ne s'étende aussi sur le champ pupillaire, recouvrant la capsule du cristallin. C'est alors elle qui rend la vue du malade trouble et provoque de la part du patient la plainte si tenace qu'il n'y voit plus aussi clair qu'auparavant.

C'est aussi cette membrane hyaline qui produit le reflet gris bleuâtre, plus accentué, que montre dans le champ pupillaire, l'éclairage latéral. Le cristallin est comme moins limpide, il reflète plus de lumière que d'habitude.

C'est encore elle qui trouble l'image du fond de l'œil, à l'examen ophtalmoscopique ; mais pour voir ce trouble, naturellement fort léger et difficilement constatable, il faut employer un éclairage faible et un miroir plan ou juger, si possible, par comparaison avec l'œil sain.

Il arrive fort souvent qu'une conjonctivite, d'intensité même modérée se complique, comme on dit, d'hyperémie de l'iris. La pupille est plus rétrécie que celle de l'autre côté ; l'iris a changé de coloration et les mouvements de la pupille sont un peu lents : mais les dessins de l'iris sont peu altérés, presque intacts et il n'y a pas la moindre synéchie postérieure. Et cependant les malades se plaignent, sans exception, d'avoir la vue troublée. Cette légère diminution de la vue ne peut s'expliquer, pour moi, que par la présence de cette membrane gélatineuse dont nous venons de parler. On peut, comme je viens de le dire, la voir directement chez le vivant; et il m'a été donné de la retrouver anatomiquement sur l'iris dans un œil devenu amaurotique après blessure de l'orbite et souffrant depuis lors de conjonctivite purulente chronique avec hyperémie de l'iris. Ayant obtenu cet œil tout frais, j'avais voulu l'utiliser pour l'imprégnation de l'endothélium de la face antérieure de l'iris. Après avoir laissé écouler tout doucement l'humeur aqueuse, j'injectai dans la chambre antérieure un mélange d'acide osmique, d'acide picrique et de nitrate d'argent, en solution. A mon grand désappointement je ne trouvai pas l'épithélium imprégné : une membranule homogène recouvrait tout l'iris et c'était cette membranule que l'argent avait noircie. Sur la face postérieure de la cornée, il n'y avait aucun dépôt gélatineux semblable. Le nitrate d'argent avait très régulièrement marqué l'endothélium de DESCEMET.

Précipité lentiforme, dans la chambre antérieure. — Parfois toute l'humeur aqueuse *antérieure* se prend soudainement en gelée ; puis la rétraction survenant dans la masse coagulée, la sérosité est exprimée et le caillot lui-même, primitivement moulé sur la concavité de la cornée prend l'aspect d'une perle diaphane, simulant, à s'y méprendre, un cristallin luxé dans la chambre antérieure (H. SCHMIDT 1871, GUNNING 1872, de WECKER).

Ou bien quand l'intensité de l'inflammation tombe tout à coup, la doublure fibrineuse de la chambre antérieure peut se séparer en entier de la paroi de cette chambre. J'ai vu ce curieux phénomène se produire chez un homme, ayant eu toute la figure brûlée par l'ammoniaque, au moment où l'inflammation diphtéritique de la muqueuse conjonctivale bulbaire avait sans doute fermé le plus grand nombre des vaisseaux alimentaires, extérieurs, du cercle artériel de l'iris et fait baisser rapidement les symptômes inflammatoires de l'iritis concomitante. A ce moment, la cornée étant encore suffisamment transparente pour permettre l'exploration de la chambre antérieure par un intense éclairage latéral, on voyait descendre, petit à petit, une poche dégonflée et plissée, glissant sur la face postérieure de la cornée. Cette poche fibrineuse grisâtre se tassa plus tard tout à fait vers le bas en une masse jaunâtre informe.

Résorption des exsudats fibrineux et gélatineux. — Le plus souvent l'exsudat, d'aspect gélatineux, simulant une lentille luxée disparaît rapidement; il peut se résorber en moins de vingt-quatre heures. La cornée, qui paraissait opaque, à son niveau, reprend alors immédiatement sa transparence.

On a vu récidiver cette production fibrineuse dans le cours d'une même iritis. KEYSER (1874) a décrit un cas semblable, qui se compliqua plus tard d'un épanchement abondant de sang dans la chambre antérieure.

Tous les autres exsudats fibrineux ou gélatineux, dont nous venons de parler, se dissolvent de même, petit à petit, dans l'humeur aqueuse, après la guérison de l'iritis. Dès le premier amendement des symptômes inflammatoires, on les voit fondre et disparaître lentement sans laisser de traces. Les synéchies postérieures rompues, seules, persistent sous forme d'un cercle de points ou d'une couronne de petits bâtonnets rayonnants, gris, bruns ou noir foncé ; une partie du protoplasme cellulaire de l'épithélium rétinien de l'iris étant resté encastré dans le dépôt fibrineux, avec ses granulations pigmentaires spécifiques. Jamais, ou presque jamais, dans l'iritis les caillots fibrineux ne s'organisent dans la chambre antérieure.

Dans l'iritis, même bénigne, il faut faire exception pour l'épaisse couche de fibrine qui remplit la pupille. Après avoir acquis une certaine épaisseur, ce bouchon fibrineux du trou pupillaire ne se laisse plus attaquer par l'humeur aqueuse. Il persiste indéfiniment. Quelquefois il continue de se tasser, de se rétracter. D'autrefois, il se laisse pénétrer par de jeunes cellules de l'iris et de nouveaux vaisseaux, poussés par les capillaires du petit cercle. Il s'organise alors en membrane conjonctive cicatricielle, comme la couenne inflammatoire que nous trouvons dans la chambre postérieure, dans les iritis très violentes ou très traînantes, et pour laquelle l'organisation en fausse membrane rétractile est la règle.

Les petites masses fibrineuses qui encombrent l'encoignure de la chambre et s'y sont fixées sur la cornée, peuvent aussi opposer une grande résistance à leur dissolution dans l'humeur aqueuse. Si elles persistent elles s'organisent et se vacularisent, tout comme le bouchon fibrineux de la pupille, tirant leurs cellules et leurs vaisseaux de la cornée préalablement vascularisée elle-même ; le tout aboutissant à une sclérose cornéenne qui cache à nos yeux la destinée ultérieure de ces dépôts fibrineux organisés. Si la sclérose cornéenne ne survient pas, si les vaisseaux anormaux de la cornée disparaissent, et que la cornée reprenne sa transparence, ces dépôts, même organisés, disparaissent à leur tour et à la longue.

Exceptionnellement, dans les yeux où l'iritis récidive souvent et toujours sous la forme fibrineuse, l'une attaque succédant pour ainsi dire à l'autre, l'exsudat fibrineux peut gagner une telle épaisseur au-devant de l'iris et de la pupille, qu'il ne peut plus se résorber assez rapidement dans l'intervalle des accès, pour empêcher son organisation. Cette couenne fibrineuse, organisée en fausse membrane rétractile, forme corps avec l'iris désorganisé et atrophié.

La rétraction de cette membrane couenneuse s'exerce de la périphérie de l'iris, où elle est la moins forte, vers le centre pupillaire où elle est naturellement fort épaisse. La rétraction est quelquefois assez énergique pour détacher l'iris de son insertion ciliaire, sur un point où cette membrane était plus mince. Il se forme alors spontanément une pupille artificielle périphérique. Cette pupille n'est utile que pour autant qu'il n'existe pas de membrane inflammatoire organisée sur le cristallin.

Exsudat cellulaire. — Après l'exsudat fibrineux et gélatineux de l'iris, étudions maintenant l'exsudat cellulaire dans les deux chambres, toujours en parlant de l'iritis séreuse d'abord.

Recouvertes ou non de membranes fibrineuses, les cellules épithéliales des chambres oculaires entrent en prolifération pendant l'*iritis séreuse*. C'est la destinée commune à tous les endothéliums des séreuses enflammées, comme à tous les épithéliums des muqueuses malades. Tout en ne l'admettant pas, Knies (1880) a très bien vu et décrit ce processus de prolifération pour l'endothélium de la membrane de Descemet et de l'iris, dans les yeux d'une jeune fille de dix-neuf ans morte de maladie au moment où elle souffrait d'iritis séreuse. La prolifération des cellules épithéliales de la chambre postérieure a été vue et décrite comme telle par plusieurs auteurs, ainsi que nous le dirons plus loin.

Dépôts descemétiques. — Occupons-nous d'abord du revêtement endothélial de la chambre antérieure.

Knies et avec lui la plupart des auteurs soutiennent que dans l'iritis séreuse l'endothélium de la cornée et de l'iris conserve longtemps sa structure normale. S'il se forme sur la membrane de Descemet de nombreuses petites taches grises, les unes grandes comme des pointes d'aiguille, les autres aussi volumineuses qu'une tête d'épingle, c'est qu'il vient se déposer sur cette membrane ce qu'ils appellent un détritus cellulaire : mélange de fibrine, de cellules ambulantes et de pigment de l'uvée. Ces entassements d'éléments disparates sur la face postérieure de la cornée sont connus depuis longtemps, en clinique (Ahlt). Ils portent le nom de *dépôts* et sont considérés par les auteurs modernes comme propres à l'iritis séreuse. Autrefois ces dépôts servaient à diagnostiquer plutôt une inflammation de la cornée : la *kératite ponctuée* ou *pointillée postérieure*. Et effectivement, comme l'anatomie pathologique nous l'a appris, ainsi que nous le verrons plus loin, il existe toujours au-devant de ces dépôts, dans les lames profondes de la cornée, un foyer d'infiltration inflammatoire. La cornée participe donc en réalité à l'inflammation du revêtement séreux de la chambre antérieure.

Pour ma part, je crois qu'il y a erreur à considérer les masses saillantes dans la chambre antérieure comme des précipitations sur la membrane de Descemet. Je pense que l'endothélium de la face postérieure de la cornée, stimulé par les principes phlogogènes, contenus dans la chambre antérieure et provoquant l'inflammation de la séreuse de cette chambre, doit entrer en prolifération, comme tout autre endothélium de séreuse enflammée, et fournir ces petites édifications cellulaires disséminées sur la moitié inférieure de la cornée.

Comme favorable à mon interprétation des dépôts de la membrane de Descemet, je cite l'observation de Jung. Dans un œil atteint d'irido-choroïdite tuberculeuse, Jung a vu que l'épithélium de la membrane de Descemet présentait en un endroit unique, un nombre de noyaux beaucoup plus grand qu'ailleurs. Or, cet endroit recouvrait exactement le seul foyer d'infiltration cellulaire qui existait dans la cornée. Ce qui démontre bien que les principes phlogogènes de l'humeur aqueuse, avant de pénétrer dans la cornée, attaquent les cellules endothéliales de Descemet et les poussent à la prolifération.

Quoi qu'il en soit, la plupart des auteurs continuent de soutenir que les dépôts de la face postérieure de la cornée sont une accumulation de cellules ambulantes, agglutinées entre elles par de la fibrine et collées contre l'endothélium de Descemet par une autre couche de fibrine. Il leur répugne d'admettre pour l'endothélium de Descemet et de l'iris, ce qui est parfaitement admis pour les endothéliums des autres séreuses.

Ils croient, toujours, avec Knies, trouver l'endothélium de Descemet intact sous les petits dépôts, quand il n'y a encore que quelques rares cellules rondes qui le recouvrent : une ou deux rangées seulement. Mais il n'y a là qu'une intégrité apparente : les premières cellules de division d'un épithélium simple, en prolifération inflammatoire, se mettent toujours au-dessus de la couche épithéliale, laissant à celle-ci son arrangement primitif tandis qu'elles-mêmes prennent une forme arrondie et une vie plus indépendante. J'ai vu cela nombre de fois pour l'épithélium pigmenté de la choroïde : grâce à l'existence de grains de pigment caractéristiques dans le protoplasme des cellules, on poursuit très facilement cette prolifération pendant le cours des choroïdites à évolution lente. Là, on voit parfaitement comment, dans la rangée épithéliale, certaines cellules grossissent puis se divisent. On les voit d'abord, s'élargir un peu, arrondir leurs contours, s'élever surtout au-dessus du niveau des autres cellules voisines. Puis, la séparation en deux se fait, perpendiculairement au grand axe de la cellule ; c'est-à-dire tangentiellement par rapport à la choroïde. La cellule fille du côté interne prend la forme d'une cellule arrondie ; la cellule fille du côté externe *redevient cellule hexagonale*. Il n'y a pas à s'y tromper : les granulations pigmentaires et les caractères du noyau disent clairement l'origine épithéliale de la cellule ronde. Qu'elle soit semblable, pour le moment, à une cellule ambulante, chargée de grains de pigments phagocytés, ramassés par elle au passage à travers l'épithélium pigmenté de la choroïde, cela n'est pas douteux ; mais cette ressemblance ne suffit pas pour laisser contester son origine épithéliale. Quand la prolifération continue pour cette cellule ronde, comme pour l'autre redevenue polygonale, on voit d'ailleurs qu'à chaque division nouvelle, tant pour l'une que pour l'autre, le pigment diminue en abondance dans les cellules nouvelles. Les cellules rondes deviennent ainsi de plus en plus claires ; le pigment devant se répartir entre toutes ces jeunes cellules provenant de la division successive d'une première cellule hexagonale pigmentée. S'il s'agissait de globules blancs émigrés, il faudrait croire que les dernières cellules émigrées eussent renoncé à absorber des granulations pigmentaires au passage et que les premières arrivées eussent perdu, dans l'entretemps, celles dont elles étaient farcies au début.

Ainsi, pour les cellules endothéliales de Descemet ; ainsi, d'ailleurs, pour toutes les cellules endothéliales de n'importe quelle séreuse enflammée. L'endothélium de Descemet ne saurait faire exception à la règle générale.

Pigmentation des dépôts descemétiques. — Quant aux granulations pigmentaires jaunes, brunes ou noires, que l'on signale dans le corps des cellules des dépôts et qui donnent à ces dépôts leur teinte si étrange : grise ou chamois, qu'elle frappe immédiatement tous les observateurs, elles peuvent être absorbées par les jeunes cellules des foyers de prolifération, celles-ci jouissant du même pouvoir phagocytaire que les cellules ambulantes lymphatiques. Cette absorption aurait donc lieu sur place, les granulations pigmentaires étant amenées à la portée de ces cellules par les tourbillons qu'on suppose si volontiers exister dans l'humeur aqueuse. Pour ma part, j'admettrais plutôt que ces granulations pigmentaires sont d'origine hématique. L'hémoglobine, que la congestion inflammatoire amène en quantité notable dans la chambre antérieure, passe directement dans le corps des cellules endothéliales en prolifération et vient se fixer sur les granulations contenues dans leur protoplasme cellulaire. Cette hémoglobine fixée, attachée à la vie des grains protoplasmatiques, subit les transformations habituelles qui la font aboutir au pigment naturel. Le fait est difficile à démontrer pour les inflammations ordinaires, à cause de la petite quantité de pigment qui se rencontre dans les cellules endothéliales. Mais, dans les iritis séreuses qui compliquent les mélano-sarcomes de la choroïde, la démonstration est beaucoup plus facile. Ici, le pigment que l'on trouve dans la chambre antérieure, est tellement abondant, qu'on comprend aussitôt que tout le pigment, qui existe dans les cellules encombrant les espaces de Fontana et dans les autres cellules endothéliales, ne peut être fourni par les épithéliums pigmentés de l'iris et du corps ciliaire. Ces cellules épithéliales sont d'ailleurs trop peu altérées elles-mêmes pour que cela soit admissible.

A la rigueur on pourrait m'objecter que les cellules pigmentées, rondes, et formant comme une sorte d'hypopyon noir dans l'encoignure de la chambre antérieure, sont des cellules sarcomateuses libérées, devenues ambulantes et ayant passé dans la chambre antérieure, après avoir traversé le corps ciliaire. Mais sur la face antérieure de l'iris je trouve les cellules endothéliales ayant conservé leur emplacement et leur caractère de cellules de revêtement pavimenteux, plus ou moins remplies des mêmes granulations mélaniques. Les plus farcies de pigment sont les unes fusiformes sur la coupe optique, les autres tout arrondies et très saillantes, comme prêtes à se détacher, pour tomber dans l'humeur aqueuse.

J'ai remarqué, au surplus, que ces iritis séreuses. *mélaniques,* accompagnent les sarcomes les plus noirs eux-mêmes ; c'est-à-dire les sarcomes qui fournissent aux éléments de la tumeur même, comme aux cellules des tissus environnants, le plus d'hémoglobine, grâce aux nombreuses thromboses veineuses survenues dans leur masse. Ces thromboses hyalines troublent beaucoup la circulation veineuse, provoquent des stases sanguines et des hémorragies nombreuses et inondent tous les tissus d'une sérosité fortement chargée d'hémoglobine, la seule et véritable source de tout pigment organique.

En manière de conclusion, je dirai, que les soi-disant dépôts de l'iritis séreuse ne sont ni des dépôts de fibrine, comme on le croyait avant KNIES, ni des accumulations de cellules ambulantes, comme on le pense depuis la description de cet auteur ; mais bien des édifications cellulaires, nées sur place, aux dépens de cellules endothéliales entrées en prolifération inflammatoire. Ce sont de vrais petits foyers d'inflammation, disséminés sur la cornée, comme le microscope en montre d'autres sur la face antérieure de l'iris.

Cette opinion autrefois admise a perdu tout son crédit depuis les travaux de COHNHEIM sur l'émigration des globules blancs du sang dans l'inflammation. Petit à petit elle semble reprendre un commencement de vogue. Espérons que nous ne tarderons pas d'avoir la preuve évidente de sa véracité.

Orientation triangulaire des dépôts. — Cette opinion, d'ailleurs, n'est pas en contradiction, ainsi qu'on le croyait, avec la localisation assez particulière des dépôts sur la cornée. On suppose que les cellules ambulantes fournies par le corps ciliaire et parvenues dans la chambre antérieure, tombent, grâce à leur poids, au fond de cette chambre. Alors, les mouvements oscillatoires de l'œil aidant, ces cellules seraient chassées vers le milieu de la cornée, comme les grains de froment dans la vanne, quand on nettoye le blé. De là, affirme-t-on, cet arrangement des dépôts en figure triangulaire : la base du triangle touchant au bord inférieur de la cornée et le sommet arrondi du triangle atteignant, ou à peu près, le centre de la cornée.

Mais cette disposition particulière des dépôts, pour fréquente qu'elle soit, n'est pas constante. Les dépôts peuvent occuper les parties latérales de la cornée et même les parties centrales, exclusivement. Ils sont alors très peu nombreux et très souvent plus grands que d'habitude. D'autrefois encore les dépôts recouvrent tout à coup toute la surface postérieure de la cornée, d'une façon diffuse, sans arrangement spécial aucun.

Pour que la disposition triangulaire se réalise, il faut généralement une iritis très modérée : voici comment je m'explique la chose.

Il arrive que la quantité de principes phlogogènes versée dans l'humeur aqueuse par le sang faiblement intoxiqué, soit assez minime pour qu'il soit nécessaire que ces principes s'accumulent d'abord dans les chambres oculaires, avant d'agir efficacement sur le revêtement épithélial de ces chambres et pousser ses cellules à la prolifération. Cette accumulation se fera tout naturellement dans les parties déclives des chambres : voilà pourquoi, dans la chambre antérieure par exemple, les premiers symptômes cliniques de l'iritis séreuse, les dépôts sur la face postérieure de la cornée, apparaîtront dans la moitié inférieure de cette membrane.

Qu'il n'en soit pas toujours ainsi et que, à l'occasion, les premiers dépôts prennent le milieu de la cornée ou ses parties latérales, cela s'explique par le déplacement fréquent de ce qu'on appelle les parties déclives de la chambre antérieure, selon la position habituelle donnée à la tête, par les exigences du métier, par exemple. Plus la tête s'incline sur la poitrine, plus les parties déclives se rapprochent du sommet de la cornée.

Quand l'humeur aqueuse est soudainement envahie par de nombreux agents phlogogènes, l'iritis séreuse est plus violente et les dépôts se répartissent sur toute la cornée.

Et s'il fallait, après tout, pour convaincre les dernières hésitations, renverser cette théorie de la vanne, il suffirait de superposer dans un dessin les différentes positions de la moitié déclive de la chambre antérieure, suivant l'orientation de nos yeux pendant que nous sommes debout, assis ou couchés, pour se convaincre que le dépôt en triangle est une chose toute naturelle, à laquelle il ne faut pas de longues explications.

Si l'on consulte la figure 1, on constate aisément que :

Dans la position verticale du corps les octants 1, 2, 3 et 4 de l'œil représentent la moitié déclive de la chambre antérieure (fig. 1, A).

Dans la position couchée sur le côté droit, dans un lit avec oreiller, la tête

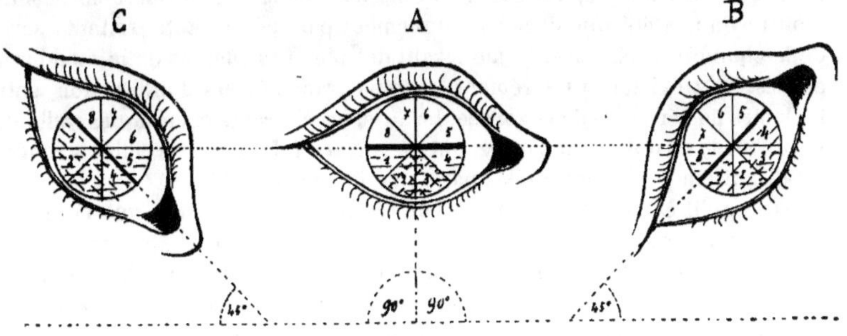

Fig. 1.

par conséquent un peu relevée sur l'axe du corps, les octants 8, 1, 2 et 3 représentent la moitié inférieure de la chambre (fig. 1, B).

Dans la position couchée sur le côté gauche, les octants 2, 3, 4 et 5, représentent à leur tour la partie basse de la chambre (fig. 1, C).

Dans les trois positions représentant les positions habituelles, extrêmes, dans la vie normale, les seuls deux octants, 2 et 3, appartiennent constamment aux parties déclives de la chambre antérieure. Leurs cellules endothéliales sont donc toujours, la nuit comme le jour, soumises aux influences irritantes des principes phlogogènes. Pas étonnant dès lors que ce soient elles qui marquent par leur prolifération le début de l'inflammation de la séreuse.

Les conditions sont encore plus favorables pour l'accumulation des principes phlogogènes dans les portions déclives des deux chambres quand ces principes ne sont pas des substances solubles, mais des ferments figurés : des microbes. Le cas pourrait se présenter, et se présente effectivement, pour les bacilles de la tuberculose dont les manifestations inflammatoires, les nodules tuberculeux, apparaissent si souvent dans l'encoignure inférieure de la chambre antérieure, quand il s'agit d'iritis séreuse, bien entendu.

Obstruction des espaces de Fontana. — Nous comprenons maintenant parfaitement pourquoi certaines parties du ligament pectiné de l'iris sont complètement obstruées par de jeunes cellules rondes : c'est dans l'encoignure de la chambre antérieure, surtout dans les parties inférieures et latérales de cette chambre, que les principes phlogogènes ont eu l'occasion de pousser les cellules endothéliales, de revêtement, à la prolifération inflammatoire.

L'encombrement des fentes du ligament pectiné, considérées comme la principale voie de filtration pour l'humeur aqueuse, amènerait, d'après la plupart des auteurs, une augmentation rapide de la tension intra-oculaire. Ce serait à l'obstruction des espaces de Fontana qu'il faudrait, d'après eux, attribuer les complications glaucomateuses qui accompagnent certaines iritis séreuses. Mais rien ne prouve que ces bouchons cellulaires, dans le tissu trabéculaire de l'angle de filtration, arrêtent les courants osmotiques. Knies trouve l'infiltration cellulaire aussi bien au dehors de la capsule fibreuse du globe, que dans l'iris ou dans la cornée par exemple. Tout le tissu épiscléral de la région scléro-cornéenne, montre qu'il a été influencé énergiquement par les courants irritants sortis de la chambre antérieure. Et au-devant des plus gros dépôts de la membrane de Descemet existent précisément les plus grands foyers d'infiltration, entre les lames postérieures de la cornée. Là aussi les courants osmotiques irritants, venant de la chambre antérieure, ont dû traverser des amas de cellules rondes, soi-disant cimentées entre elles par de la fibrine coagulée.

Quoi qu'il en soit de la filtration de l'humeur aqueuse, dès que la tension intra-oculaire s'élève, et même avant, la profondeur de la chambre antérieure augmente considérablement. Le liquide qui remplit cette chambre refoule en arrière l'iris et le cristallin ; et. bien souvent, les parties périphériques de l'iris sont repoussées en arrière vers le fond de la chambre postérieure jusque contre le ligament suspenseur du cristallin. La pupille montre une tendance à s'élargir, surtout du côté supérieur où elle est restée le plus libre.

Voilà pour l'iritis séreuse non purulente. Étudions maintenant l'apparition de l'hypopyon aux dépens de l'exsudat cellulaire.

Hypopyon. — Si l'inflammation devient tant soit peu plus vive, la prolifération endothéliale, surtout celle de la membrane séreuse de l'iris, devient tellement active dans l'iritis séreuse, que beaucoup de jeunes cellules rondes, superficielles, se détachent des autres plus profondes, tombent dans l'humeur aqueuse et viennent s'accumuler dans le bas de la chambre antérieure pour y constituer un *hypopyon*.

L'hypopyon de l'iritis séreuse se distingue des autres hypopyons par deux caractères : d'abord il n'est pas grand. il mesure à peine un ou deux millimètres de hauteur, rarement davantage ; ensuite il n'est pas franchement jaune, il est de teinte jaune paille, presque blanc.

L'hypopyon de l'iritis séreuse ne se prend pas non plus en caillot, car la précipitation de la fibrine sur le revêtement endothélial de l'iris est plutôt défavorable à sa formation ; mais quelques hypopyons de l'iritis parenchymateuse restent de même fluides, par défaut de fibrine.

En communiquant à la tête du malade quelques mouvements oscillatoires brusques, on peut faire disparaître le petit hypopyon de l'iritis séreuse. Ces oscillations de la tête chassent les globules blancs de tous côtés dans l'humeur aqueuse, qui devient légèrement trouble. Les anciens Grecs connaissaient cette manœuvre et l'employaient pour guérir l'hypopyon (Hirschberg).

Avec l'apparition de l'hypopyon jaune pâle, séreux, nous nous rapprochons beaucoup de l'*iritis parenchymateuse*. Dans le nombre des cellules formant cet hypopyon, il s'en rencontre déjà quelques-unes qui proviennent des vaisseaux du parenchyme irien. Il suffira que l'inflammation envahisse davantage le stroma de l'iris pour que les vaisseaux iriens envoyent dans la chambre antérieure un nombre considérable de globules blancs émigrés, qui viendront mourir dans l'humeur aqueuse et former, en s'accumulant dans le bas de cette chambre, le véritable hypopyon jaune de l'iritis parenchymateuse.

Il dépendra de la quantité de fibrine versée en même temps dans la chambre antérieure pour que le pus garde sa fluidité ordinaire ou prenne la forme d'un gâteau plus ou moins compact.

Quand le pus de l'hypopyon parenchymateux se prend en caillot, il arrive que le chirurgien, ayant fait la paracentèse de la chambre antérieure pour évacuer le pus, soit forcé de saisir avec une pince à iridectomie et de tirer de force au dehors cette masse ferme, moulée entre la cornée et l'iris.

Dans la formation de l'hypopyon nous n'avons pas cru devoir faire intervenir les cellules ambulantes de la chambre postérieure. Dans l'iritis séreuse les cellules rondes, libres dans la chambre postérieure, sont plutôt rares. Cela ressort, avec toute l'évidence voulue, du travail même de Knies. Dans l'iritis parenchymateuse ces cellules sont naturellement plus abondantes, mais les synéchies postérieures sont souvent tellement étendues que ces cellules doivent éprouver quelque peine à passer au devant de l'iris. Les capillaires superficiels de l'iris et ceux du corps ciliaire qui avoisinent la chambre antérieure, suffisent amplement pour fournir les éléments constituants de l'hypopyon : cellules et fibrine.

Le pus de l'hypopyon vrai, de l'iritis parenchymateuse, remplit un tiers, la moitié, les deux tiers de la chambre antérieure. Rarement la chambre entière est occupée par du pus.

Si le pus reste liquide dans la chambre antérieure, le niveau supérieur de la collection purulente forme un plan régulier qui coupe, d'une ligne droite, toute la largeur de la cornée. Si la fibrine coagulée forme avec les globules de pus un gâteau ferme, la surface supérieure de l'hypopyon est plutôt arrondie, en courbe régulière, convexe en haut, ou avec des bosselures irrégulières, tant que l'épanchement augmente ; en courbe concave continue ou irrégulière, par contre, dès que la production purulente s'arrête et que la résorption a commencé.

Tous les hypopyons se résorbent spontanément. Il n'est jamais nécessaire de vider la chambre antérieure par une paracentèse. Les gâteaux purulents fibrineux offrent naturellement plus de résistance à la résorption que les hypopyons fluides.

Régénération de l'endothélium séreux. — Si à la fin de l'inflammation purulente de l'iris on trouve l'endothélium irien à sa place normale, avec son aspect ordinaire (Berger), cela ne veut pas dire que pendant toute la période inflammatoire ce revêtement cellulaire s'est conservé intact et que les jeunes cellules que l'on trouvait, attachées à sa surface ou libres dans l'humeur aqueuse, devaient leur origine à des globules blancs émigrés ayant traversé les interstices de l'endothélium. Pour l'iris, cet endothélium s'est reformé après l'inflammation comme il se forme chez l'embryon au premier creusement de la cavité oculaire au milieu du tissu mésodermique. Comme alors, les cellules conjonctives superficielles se sont arrangées en cellules épithéliales de revêtement.

Cette reconstitution régulière d'un revêtement endothélial est un phénomène banal, aujourd'hui parfaitement connu, dans le processus de restauration des séreuses guéries de leur inflammation. Il en est de même pour le revêtement épithélial des muqueuses; par conséquent, pour la double rangée épithéliale de l'iris et du corps ciliaire.

Quant aux placards d'endothélium détachés de la cornée, ils sont remplacés par la prolifération des cellules endothéliales périphériques persistantes.

Prolifération des cellules épithéliales de la chambre postérieure. — Si nous avons dû insister longuement sur la prolifération des cellules endothéliales de la chambre antérieure, nous pourrons passer plus rapidement sur celle des épithéliums de la chambre postérieure. Ici nous ne rencontrerons plus la même opposition radicale. La multiplication des cellules épithéliales de l'iris et du corps ciliaire, dans certaines iritis, n'est plus sérieusement contestée.

Épithélium de la portion plane du corps ciliaire. — C'est au niveau de la portion plane du corps ciliaire que cette multiplication a été le mieux étudiée : dans les récessus ou arrière-cavités de la chambre postérieure. C'est là aussi que KNIES, dans son iritis séreuse, a trouvé ces foyers de jeunes cellules, ressemblant aux dépôts de la membrane de DESCEMET. En avant, sur les procès ciliaires et sur la face postérieure de l'iris, l'épithélium paraissait à peine légèrement gonflé.

Les cellules cylindriques superficielles de la zone plane, très claires à l'état normal, deviennent plus granuleuses, dès que l'iritis s'est déclarée. Ces cellules augmentent de volume, de longueur surtout. En même temps leur noyau grossit; il se charge davantage de nucléine, car dans les préparations microscopiques il se colore plus intensément qu'à l'état normal.

Les cellules devenues plus ductiles s'étirent en fuseau ou, poussant plusieurs prolongements dans différentes directions, se transforment en cellules étoilées. Cette espèce de poussée de pointes protoplasmiques a lieu exclusivement quand une couche de fibrine coagulée recouvre la surface libre du revêtement épithélial du corps ciliaire.

Quand cette couche fibrineuse fait défaut, les cellules épithéliales entrent directement en prolifération et fournissent immédiatement un contingent plus ou moins considérable de jeunes cellules rondes, qui se comporteront comme les cellules émigrées ou ambulantes, dont elles ont d'ailleurs la forme et les propriétés physiologiques.

Ces cellules d'origine épithéliale n'ont été que trop souvent prises pour des globules blancs émigrés. Mais l'agrandissement des cellules cylindriques et la division répétée de leurs noyaux montrent d'une façon irréfutable quelle est la source de toutes ces jeunes cellules.

Le fait a été vu d'abord par SATTLER. HŒNSELL a décrit cette multiplication des cellules cylindriques du corps ciliaire dans les bulletins de l'hospice des Quinze-Vingts et me l'a démontrée personnellement sur des préparations inattaquables. En 1883, dans les Archives de Graefe, II. SCHAFER a confirmé les observations précédentes. Depuis lors, beaucoup d'auteurs autorisés se sont ralliés à cette manière de voir. Pour moi, la chose est incontestable.

Couenne rétro-irienne. — Aux dépens de toutes les cellules nées de la transformation et de la prolifération des cellules épithéliales cylindriques, se forme, ensemble, avec la fibrine coagulée, une sorte de mortier ou ciment remplissant toute la chambre postérieure : une *couenne inflammatoire*. Ce n'est pas cette couenne même qui s'organise, dans la suite, en fausse membrane conjonctive, vascularisée. Très probablement les cellules rondes, isolées, prises dans le réseau de fibrine ne servent pas de pierres édificatrices pour la néomembrane conjonctive. Ce sont les cellules fusiformes et étoilées, dont nous parlions tout à l'heure, qui poussent leurs prolongements dans le caillot fibrineux et qui fournissent, par accroissement et division successive, les éléments de la nouvelle construction cellulaire. La couenne fibrineuse périlenticulaire s'organise indirectement, de la même façon que s'organise, à l'occasion, un caillot sanguin dans l'intérieur de l'œil, au dépens des cellules enveloppantes, ainsi que je l'ai démontré ailleurs ; de la même manière qu'un thrombus, hyalin ou cruorique, s'organise à l'intérieur d'un vaisseau, au dépens des cellules endothéliales de l'intima.

La couenne inflammatoire occupant toute la chambre postérieure, la fausse membrane organisée, qui la remplace, recouvre toute la face antérieure du cristallin et se confond au niveau de la pupille avec la membrane pupillaire exsudative, restée fibrineuse ou également organisée en néomembrane vascularisée. Elle attache si intimement l'iris et le corps ciliaire au cristallin que ces trois organes ne font plus qu'un seul tout.

Les vaisseaux nouveaux qui se sont formés dans la couenne organisée, sont en communication directe avec les capillaires des procès ciliaires, dont ces jeunes vaisseaux sont d'ailleurs l'émanation directe.

Quand la couenne *rétro-irienne* est arrivée à ce degré d'organisation, il n'est plus possible, cela se comprend, de songer à faire une iridectomie classique. La pince ayant saisi l'iris, ne pourrait attirer celui-ci au dehors de l'œil, sans déchirer la néomembrane qui l'attache au cristallin. Et comme la résistance de ce tissu cicatriciel est plus grande que celle du tissu mince, friable, qui représente encore l'iris atrophié, la pince ne ramène au dehors que des débris noirâtres.

Le sort des cellules épithéliales pigmentées de la rangée profonde — Sous la couche des cellules cylindriques superficielles, les cellules pigmentées de la portion plane peuvent garder leur forme et leur arrangement normal. Leur pigmentation aussi se conserve intacte, habituellement. D'autres fois la teinte du pigment a pâli et le nombre des granulations colorées a diminué. Les granulations restantes sont comme refoulées vers les limites de la cellule par le protoplasma périnucléaire, clair et turgescent.

Cependant si l'inflammation se prolonge, les cellules pigmentées de la rangée profonde peuvent à leur tour entrer en prolifération et mêler leurs jeunes cellules à celles qui descendent des cellules cylindriques incolores. Leurs propres descendantes se distinguent toujours par la présence de quelques granulations noires, échappées à la dissolution générale.

Corps vitré. — La partie du corps vitré qui touche au revêtement épithélial du corps ciliaire participe toujours, comme nous l'avons déjà insinué, à l'inflammation de son voisinage immédiat. Les couches périphériques du vitréum se remplissent de cellules rondes. Contre la membrane hyaloïde, du côté de l'humeur vitrée, les cellules rondes se rangent en séries linéaires, sur plusieurs rangées, parallèles en avant, de plus en plus divergentes en arrière.

Ces lignes de cellules en séries dessinent élégamment le contour du corps vitré et probablement aussi la structure lamellaire de son réseau de charpente dans les couches périphériques.

Nous ne discuterons ici ni la valeur morphologique de ces cellules rondes, ni leur origine, ni la raison pour laquelle elles se disposent si régulièrement.

Les auteurs classiques les considèrent comme de simples cellules ambulantes, arrêtées contre la membrane hyaline, comme devant une barrière infranchissable et que, cependant, elles ont dû traverser quelque part déjà, en sens inverse, puisqu'elles sont venues sensément des vaisseaux du stroma ciliaire.

Je rappelle toutefois que c'est contre sa membrane hyaline périphérique que le vitréum normal conserve le plus grand nombre de ses cellules constitutives d'autrefois. Et j'ajoute, que dans des yeux énucléés pour irido-choroïdite plastique débutante, l'imprégnation négative au nitrate d'argent de la membrane hyaloïde montre ces cellules en place, régulièrement espacées, plutôt indépendantes les unes des autres, mais avec les signes d'une prolifération commençante incontestable : agrandissement du corps cellulaire, double noyau, groupes de deux jeunes cellules, équivalentes à une grosse cellule mère d'à côté, etc., etc.

Mais nous sortons ici de la description de l'anatomie pathologique de l'iritis. Nous devrons reprendre ce thème à propos de la panophtalmie purulente et de l'irido-choroïdite plastique.

Épithélium des procès ciliaires. — Revenons à l'épithélium qui recouvre les procès ciliaires, en avant de la portion plane du corps ciliaire, et, aussi, la face postérieure de l'iris.

Au niveau des procès ciliaires, la couche épithéliale non pigmentée peut subir les mêmes transformations que celles que nous avons vues se produire tout à l'heure pour les cellules épithéliales cylindriques de la portion plane. Mais ici la prolifération est beaucoup plus lente à s'établir. A plus forte raison devra-t-on attendre plus longtemps encore avant de voir l'épithélium pigmenté sous-jacent entrer, à son tour, en multiplication.

Nous savons, par Knies, que les cellules incolores se gonflent, même dans l'iritis séreuse. Le gonflement de cet épithélium est bridé par la cuticule qui recouvre le revêtement du corps ciliaire, du côté de la chambre postérieure. D'où deux phénomènes fort diversement interprétés par les auteurs : le *décollement de la cuticule* et la formation de *boules sarcodiques* aux dépens du protoplasme cellulaire sous la cuticule détachée et soulevée.

L'exsudat liquide que les vaisseaux malades des procès ciliaires envoient vers la chambre postérieure, traverse plus ou moins facilement la double rangée épithéliale, ciliaire ; mais, le flot s'arrête devant la cuticule qui recouvre la face interne, ou libre, de la couche épithéliale rétinienne, non pigmentée. L'exsudat, se trouvant sous pression exagérée, soulève cette cuticule en forme de cloches plus ou moins grandes. Sous la cuticule ainsi détachée, des fragments de protoplasme épithélial se gonflent en boules, semblables aux boules de myéline et ayant fréquemment à leur centre comme une sorte de nucléolule très réfringent, que la safranine, dans les préparations selon la méthode de Flemming, colore comme un centrosome cellulaire.

La cuticule limitante peut céder à la forte poussée de l'exsudat et se rompre, donnant alors un libre écoulement à la sérosité sanguine inflammatoire. Plus souvent, elle résiste et ne se rompt pas.

Mais, si l'inflammation traîne en longueur, petit à petit la cuticule se laisse pénétrer par l'œdème, et finit par se ramollir et par se dissoudre dans la sérosité exsudée. A partir de ce moment, les cellules débarrassées de la cuirasse qui les enserrait, s'épanouissent à l'aise, grandissent et entrent en prolifération, tout comme les cellules de la portion plane.

Le gonflement des cellules claires des procès ciliaires, le décollement de la cuticule limitante interne, les boules myélinoïdes, tout cela a été considéré comme le témoignage éclatant d'une sécrétion glandulaire exagérée. Avec raison ? En aucune façon ! Ce n'est pas ainsi que se marque anatomiquement l'activité sécrétoire exagérée dans une glande irritée. Toutes ces altérations anatomiques ne rappellent que les lésions d'œdème épithélial et rien d'autre.

Épithélium postérieur de l'iris. — Tout ce que nous venons de dire à propos de l'épithélium des procès ciliaires peut s'appliquer sans réserve à l'épithélium postérieur de l'iris, avec cette seule différence que toutes les jeunes cellules renferment ici, des grains noirs comme leurs ascendantes, pigmentées, et que les cellules de la rangée profonde ne prennent généralement aucune part à la prolifération.

Nous avons déjà insisté sur la forme croupale que prend l'inflammation dans la chambre postérieure immédiatement après la désorganisation de l'épithélium muqueux. Nous ne reviendrons donc plus sur la formation des synéchies ou soudures postérieures de l'iris avec le cristallin. Mais nous profiterons de l'occasion pour expliquer les larges synéchies pupillaires des iritis nodulaires, syphilitiques ou tuberculeuses. Quand l'inflammation syphilitique ou tuberculeuse a son foyer dans les couches profondes de la zone pupillaire, immédiatement en avant de l'épithélium pigmentée, celui-ci participe d'une façon si intense à l'inflammation, qu'au niveau de la gomme spécifique, l'iritis affecte toujours la forme croupale. L'épithélium postérieur, complètement désorganisé, livre passage avec la plus grande facilité à de la fibrine coagulable et toutes les conditions favorables se réunissent pour la formation d'une large synéchie fibrineuse, pupillaire ou centrale.

Exsudat hémorragique. — Après avoir étudié l'exsudat fibrineux et l'exsudat cellulaire ou purulent, disons un mot de l'exsudat hémorragique.

Il ne sera question ici que du sang épanché dans les chambres oculaires. Les petites hémorragies intra-parenchymateuses n'ont pas assez d'importance et les hémorragies plus grandes dans le corps vitré trouveront leur place ailleurs.

Le sang répandu dans la chambre antérieure s'accumule dans les parties déclives et constitue ce qu'on appelle un *hyphéma* ou *hypoéma*. Ce sang provient de capillaires brisés au devant d'un obstacle, gênant la circulation normale de retour, obstacle apparu subitement dans un vaisseau *veineux* quelconque. Le rétrécissement ou l'oblitération du vaisseau veineux est consécutive à une endophlébite oblitérante avec thrombose hyaline ou prolifération excessive de l'endothélium de son intima.

L'oblitération d'une artériole donne rarement lieu à une rupture de vaisseau avec hémorragie consécutive. Les inflammations iriennes qui se compliquent d'endophlébite, exposent donc davantage à l'hyphéma que les inflammations accompagnées d'endartérites oblitérantes. Les iritis tuberculeuses se compliquent plus souvent d'hyphéma que les iritis syphilitiques.

Grâce à la fibrine de son plasma, le sang peut se prendre en un caillot très ferme, qui résiste longtemps à la résorption : des semaines entières; d'autant plus longtemps que l'iris est plus atrophié ou sclérosé.

Si le sang reste liquide, ses globules se décolorent insensiblement, se désagrègent et disparaissent assez rapidement; pendant que leur hémoglobine s'en va se fixer sur les granulations du protoplasme des cellules de l'iris, communiquant à cette membrane une teinte franchement jaunâtre ou d'un vert doré, suivant que l'iris est brun ou bleu.

Au fond de la chambre antérieure le caillot sanguin se résorbe lentement comme les exsudats fibrineux. Par exception, il s'organise quelquefois comme eux.

L'iritis hémorragique succède assez fréquemment aux opérations pratiquées sur des iris malades ou chez des personnes atteintes d'artério-sclérose généralisée. Dans ces cas, l'opération ayant fermé un certain nombre de veinules de la circulation de retour et la circulation collatérale supplémentaire étant déjà moins bien garantie, par la réduction du calibre de toutes les voies de dérivation, à la moindre congestion inflammatoire, la tension sanguine s'élève assez haut pour briser les faibles parois des capillaires ou faire sauter les bouchons fibrineux, qui fermaient les vaisseaux coupés.

Exsudat intraparenchymateux. — Occupons-nous maintenant de l'exsudat inflammatoire *intraparenchymateux,* c'est-à-dire de l'exsudat qui reste autour des vaisseaux dans le parenchyme.de l'iris et dans le stroma du corps ciliaire.

L'infiltration inflammatoire des tissus parenchymateux est suffisamment connue pour nous permettre de ne pas nous arrêter longuement devant les altérations anatomiques que nous rencontrons dans l'iris et le corps ciliaire enflammés, examinés au microscope.

Comme partout ailleurs, l'*œdème,* ici, gonfle la substance fondamentale intermédiaire du tissu conjonctif : homogène dans l'iris, fibrillaire dans le corps ciliaire; et de nombreuses cellules rondes se trouvent éparpillées dans cette substance fondamentale gonflée (*infiltration cellulaire*). Les petites cellules rondes sont ou disséminées, sans ordre ni arrangement particulier, dans toute l'étendue de la coupe microscopique, ou se ramassent, par endroits, en foyers, formant des nodules ou des tubercules, qui n'ont rien de commun avec les gommes de la syphilis ou les follicules de la tuberculose, et qui, cependant, possèdent une structure ne différant pas énormément de la structure de ces derniers. Ces tubercules vulgaires, communs à toutes les inflammations parenchymateuses, peuvent contenir, à côté des cellules rondes, des cellules plasmatiques, des cellules épithélioïdes et jusqu'à des cellules géantes. Ils représentent, d'ailleurs, des *granulomes* infectieux ou toxiques ; ils renferment des microbes cultivables ou constituent des édifications stériles. Ils se forment dans le voisinage des vaisseaux sanguins, exclusivement, — les vaisseaux lymphatiques manquant ici absolument; ils se forment autour des vaisseaux restés perméables ou autour des vaisseaux oblitérés par une thrombose hyaline ou par un bouchon de cellules endothéliales, proliférées pour cause d'endartérite oblitérante.

Quant à l'origine de ces cellules rondes, ce n'est pas ici le lieu pour la discuter à fond. Proviennent-elles du sang sous forme de globules blancs émigrés ? Ou naissent-elles de la prolifération des cellules fixes ? Au dernier congrès international de Paris (1900) les rapporteurs chargés d'étudier cette question, BAUMGARTEN en tête, ont été unanimes à admettre que les cellules fixes du tissu conjonctif participent largement au processus inflammatoire dans toutes les inflammations.

Et effectivement rien de plus facile ici, dans l'iris et le corps ciliaire enflammés, que de voir l'épaississement des cellules fixes pigmentées, le renforcement de leurs bras protoplasmatiques, l'élargissement de leurs corps cellulaires, l'agrandissement et la division de leurs noyaux.

Dans beaucoup de ces cellules fixes pigmentées on trouve deux noyaux accolés. Ailleurs, à la place d'une grosse cellule mère on trouve deux cellules filles, plus petites. Enfin, au début, les jeunes cellules rondes ne sont jamais séparées fort loin d'une cellule étoilée.

Les faisceaux de fibres musculaires lisses, des muscles intrinsèques de l'œil, et les fibres nerveuses des différents nerfs qui innervent l'iris et le corps ciliaire, conservent longtemps, au milieu du champ inflammatoire, leur structure normale, comme si la différenciation physiologique du protoplasme de leurs cellules, garantissait celles-ci contre la stimulation inflammatoire et leur prolifération immédiate. Mais quand l'inflammation se prolonge ou qu'elle atteint une violence extraordinaire, leur entrée en inflammation est annoncée par leur dégénérescence préalable; fait suffisamment connu, pour me permettre de ne pas insister sur ce processus particulier. Après dégénérescence, les éléments musculaires et nerveux disparaissent à jamais et un tissu conjonctif cicatriciel les remplace.

Espace suprachoroïdien. — Dans l'iritis parenchymateuse, la quantité de sérosité qui sépare normalement le muscle ciliaire de la sclérotique est toujours augmentée. A ce niveau l'espace suprachoroïdien paraît comme agrandi et rempli de caillots fibrineux ou d'un liquide coagulable que les réactifs fixateurs transforment en une masse solide bien homogène, légèrement teintée en jaune. A la place de la minime quantité de sérosité incoagulable il existe donc un liquide albumineux on fibrineux abondant.

Extension des lésions inflammatoires aux parties voisines. — Dans l'iritis, tant séreuse que parenchymateuse, le processus inflammatoire ne reste jamais strictement limité à l'iris et au corps ciliaire.

L'iritis la plus bénigne s'accompagne toujours de quelques altérations anatomiques du corps vitré. Et l'iritis séreuse, avec dépôts de la membrane de Descemet, comme seul symptôme clinique appréciable, montre quelques lésions pathologiques dans la cornée. Nous allons dire un mot des unes et des autres.

Kératite profonde. — Dans l'iritis séreuse chronique, insidieuse, les cellules endothéliales protectrices de la cornée et de l'iris sont stimulées par les principes phlogogènes versés petit à petit par le sang dans la chambre antérieure. Irritées, elles entrent en effervescence : leur protoplasme se trouble, devient granuleux, augmente de volume. Leurs noyaux se colorent davantage, sont plus saillants et plus larges. La *cuticule*, leur cuirasse protectrice, s'en est allée, comme le montre la mauvaise nitratation des contours cellulaires, au procédé de von Recklinghausen. Alors la membrane dialysante que représente, pour la cornée, l'endothélium de Descemet est faussée dans son fonctionnement. L'humeur aqueuse, avec tout ce qu'elle contient de matériaux nutritifs et de principes stimulants, pénètre plus librement dans la cornée et pousse à la prolifération les lames cellulaires des couches profondes de la cornée. Aussi, aux dépôts de la membrane de Descemet correspondent autant de foyers d'infiltration cellulaire des lames profondes de la cornée.

Infiltration du corps vitré. — Dans les couches antérieures du corps vitré, immédiatement en arrière du cristallin, l'inflammation de l'iris et du corps ciliaire verse le même exsudat que celui qu'elle écoule dans les chambres oculaires. Cet exsudat arrive au corps vitré, *directement*, de la portion plane du corps ciliaire, attenante au vitréum, ou *indirectement*, des vaisseaux de l'iris et du corps ciliaire, par l'intermédiaire de la chambre postérieure.

L'exsudat est tantôt séro-albumineux, tantôt séro-fibrineux, tantôt séro-purulent et tantôt hémorragique.

On voit ces exsudats divers, avec leurs aspects caractéristiques, descendre derrière le cristallin, surtout d'en haut, et amener un trouble plus ou moins intense de ce milieu transparent. En proportion de son intensité, ce trouble gêne l'exploration du fond de l'œil, pour le médecin, et fait baisser l'acuité visuelle pour le malade.

Quand l'exsudat est séro-albumineux, on ne découvre avec l'ophtalmoscope aucune trace de cet envahissement du corps vitré. On ne voit ni poussière, ni flocons, pas même avec le miroir plan et un verre grossissant derrière le miroir. On ne constate que la présence d'un nuage vague dans lequel aucun détail ne se détache. A l'aide de l'éclairage latéral, on peut se convaincre cependant de la difficulté plus grande que doivent éprouver les rayons lumineux pour traverser ce milieu moins limpide que d'habitude. La surface antérieure du corps vitré, ou, comme nous disons faussement, la cristalloïde postérieure réflète maintenant autant de lumière que la cristalloïde antérieure sur laquelle s'était déposée la première couche mince gélatineuse ou fibrineuse de l'iritis séreuse.

C'est dans l'iritis séreuse pure, sans flocons fibrineux cliniquement constatables, que l'on trouve cet obscurcissement particulier des couches antérieures du corps vitré. D'autre part, dans la chambre antérieure existent les dépôts de la membrane de Descemet. De cette réunion de symptômes, les auteurs ont fait l'*irido-choroïdite séreuse*, alors qu'il s'agit d'une simple *irido-cyclite séreuse*, la plus bénigne au point de vue de l'intensité inflammatoire, une des plus dangereuses, par contre, dans ses conséquences, du fait de sa grande ténacité.

Dès que l'exsudat des couches antérieures du vitréum renferme de la fibrine, qui se coagule dans l'humeur vitrée comme elle se coagule dans l'humeur aqueuse, nous découvrons, avec le miroir ophtalmoscopique soit une poussière noire, soit des lames ondulantes obscures, sur le fond rouge plus ou moins clair de la rétine. Poussière fibrineuse et flocons fibrineux sont généralement moins mobiles dans les couches antérieures du corps vitré que ceux qui existent dans les couches profondes, comme complication des chorio-rétinites, des papillites ou des accidents de la myopie progressive. Le vitréum se liquéfie moins facilement en avant que dans le fond. Les productions kystiques séreuses dans le corps vitré sont moins fréquentes derrière le cristallin qu'au milieu et en arrière du vitréum : or, c'est dans l'un de ces kystes qu'évoluent les corps opaques formant les *mouches volantes*.

Pendant l'iritis séro-fibrineuse, ces symptômes profonds nous échappent facilement, grâce à l'existence des exsudats fibrineux pupillaires. Mais les exsudats coagulés du corps vitré persistent souvent plus longtemps que les membranes fibrineuses de la chambre antérieure et alors nous les découvrons après la guérison de l'iritis.

L'*infiltration cellulaire* du corps vitré n'accompagne guère les iritis séreuses, même l'iritis séreuse purulente. Elle complique l'iritis parenchymateuse grave, plastique ou purulente. Il s'agit alors d'une inflammation plastique ou d'un commencement de suppuration du corps vitré, c'est-à-dire d'une extension de l'iritis plastique ou purulente aux autres parties du globe; du début, en un mot, d'une *panophtalmie*. Nous reprendrons cette étude à la place qui lui convient.

Les *hémorragies* du corps vitré compliquent aussi exclusivement les panophtalmies. Ce n'est donc pas ici le lieu pour en parler.

Symptomatologie.

Nous avons déjà rencontré maint symptôme de l'iritis dans le chapitre précédent. Nous ne pensons pas qu'il y ait nécessité de revenir sur tous, ici. La plupart sont d'ordre secondaire et les plus importants d'entre eux reviendront tout naturellement. Quant aux grands symptômes de l'iritis, ceux qui caractérisent vraiment cette maladie et en font une ophtalmie à part, nous allons les étudier dans le chapitre présent. Comme toujours nous mêlerons l'iritis séreuse avec l'iritis parenchymateuse, mais en indiquant d'abord tout ce qui concerne exclusivement l'iritis séreuse.

Voyons comment se manifestent dans l'iritis — séreuse et parenchymateuse — les quatre vieux *symptômes cardinaux* de toute inflammation : la rougeur, la tumefaction, la douleur et la chaleur.

Rougeur. — La rougeur d'un organe enflammé est due à la masse de sang rouge qui remplit ses vaisseaux capillaires. Quand un tissu est normalement incolore ou de faible teinte rosée, comme la conjonctive tarsienne, ce tissu devient rouge vif, sang de bœuf, dès que la congestion a dilaté ses capillaires. L'iris ne devient pas rouge pendant la congestion inflammatoire parce que l'iris a une couleur propre et que cette couleur propre doit se mélanger avec le rouge du sang des capillaires engorgés. Puis, comme le réseau capillaire sous-endothélial de l'iris n'est pas extrêmement riche, comme il est plutôt pauvre, la congestion inflammatoire n'apportera pas assez de sang pour laisser dominer le rouge dans le mélange.

Décoloration verte de l'iris bleu ou gris. — Grâce à l'infiltration séreuse et cellulaire qui accompagne toujours la congestion inflammatoire, l'iris augmente considérablement en épaisseur en même temps qu'il perd beaucoup de sa transparence normale. C'est cet épaississement du milieu trouble, que représente ici l'iris enflammé, plus que le sang des capillaires dilatés par la congestion inflammatoire, qui fait virer la coloration normale du diaphragme oculaire.

Dans ce virage de la coloration de l'iris, il ne s'agit, bien entendu, que de la coloration apparente de la membrane, la coloration bleue. Cette coloration bleue tourne au vert. Voici comment :

En s'épaississant, pendant l'inflammation, le stroma mince et transparent de l'iris bleu, prend la teinte jaunâtre de toutes les membranes vivantes, translucides, ayant une certaine épaisseur. Le jaune du parenchyme irien enflammé s'ajoutant au bleu d'interférence du pigment noir de l'épithélium uvéal donne la teinte verte caractéristique de l'iris bleu enflammé.

L'iris gris se comporte comme l'iris bleu pendant l'inflammation et devient vert. En s'œdématiant l'iris gris, plus épais que l'iris bleu, reprend plutôt de la transparence et laisse, par conséquent, mieux percer la teinte bleue d'interférence ou d'emprunt de l'iris, ce qui nous ramène aux conditions de tout à l'heure.

Si le vert de l'iris enflammé est sale, comme effacé ou flou, c'est à cause des nombreux dépôts de fibrine sur l'iris, dans la chambre antérieure et contre la face postérieure de la cornée, dépôts dont nous avons parlé au chapitre de l'anatomie pathologique. C'est à travers ces nombreux dépôts que nous regardons l'iris quand nous voulons inspecter l'œil malade d'iritis.

Après un certain temps d'existence de l'inflammation, le trouble de la circulation sanguine inhérent à l'inflammation même, augmente dans l'œil le pigment jaune, contenu dans les cellules étoilées du stroma irien : une quantité notable d'hémoglobine est mise en liberté par les globules rouges, malades dans un sang plus ou moins stagnant, et fixée sur le protoplasme des cellules étoilées du tissu muqueux de l'iris. Cette hémoglobine s'attache à toutes les granulations solides que renferment ces cellules. Et, comme l'hémoglobine a une coloration jaune rosée et perd rapidement la teinte rose quand elle est fixée, cette coloration par l'hémoglobine du parenchyme irien peut, jusqu'à un certain point, concourir à la décoloration inflammatoire de l'iris.

Décoloration de l'iris sans iritis. — Nous avons une preuve évidente de cette décoloration par l'hémoglobine dans la décoloration verdâtre de l'iris sain pendant la résorption des épanchements sanguins, survenus dans le voisinage de l'iris : dans la chambre oculaire, dans le corps vitré ou sous la conjonctive bulbaire. Seulement, dans ce cas, à cause de l'abondance plus grande de l'hémoglobine retenue par le protoplasme granuleux, la teinte verte est comme une teinte de vert doré. Il va sans dire que la teinte reste, ici franche, qu'elle ne se voile pas comme dans l'iritis, parce qu'il n'y a pas de précipitations fibrineuses au-devant de l'iris pour la cacher en partie à notre regard.

On prétend que l'hyperémie à elle seule peut suffire pour modifier la couleur de l'iris, comme dans l'inflammation. Pour l'iris brun, cela est vrai, le rouge du sang s'ajoutant ici, comme nous le verrons tantôt, à la coloration vraie de l'iris ; pour l'iris bleu, c'est une erreur, l'hyperémie ne peut qu'assombrir la zone pupillaire, elle ne saurait faire verdir la zone ciliaire qu'à la longue. Quand on fait la paracentèse de la chambre antérieure, la congestion énorme, qui suit la détente brusque du globe, occasionne quelquefois un pointillé rouge sur l'iris bleu, mais jamais celui-ci ne devient vert dans son entier.

Décoloration spécifique de chacune des zones iriennes. — Le virage de la couleur bleue normale de l'iris vers le vert se voit surtout dans la portion ciliaire de l'iris. Il est moins net ou même absolument invisible dans la portion pupillaire où la coloration, comme nous le savons, est naturellement plus sombre. Là, aussi, le réseau capillaire sous-endothélial est plus riche et concourt davantage aux changements de la coloration primitive. Mackenzie a parfaitement raison quand il détaille de la façon suivante le phénomène de décoloration de l'iris. « La couleur de l'iris change d'abord au niveau de son petit cercle qui devient d'une teinte plus sombre et ensuite au niveau du grand cercle qui revêt une teinte verte, si l'iris était gris ou bleu. » A l'arrivée du sang en abondance, la zone pupillaire change immédiatement de teinte ; il faut attendre l'œdème et l'infiltration cellulaire pour voir apparaître la décoloration de la zone ciliaire.

La décoloration de l'iris enflammé persiste tant que dure le gonflement de la membrane jusque pendant la période de déclin de l'iritis, et alors même que tous les autres symptômes, y compris l'injection périkératique, ont disparu.

Absence de décoloration de l'iris dans l'iritis minima. — Dans l'*iritis séreuse* simple, très bénigne, la décoloration verte de l'iris peut manquer durant tout le cours de la maladie, même au moment de la formation des synéchies postérieures. Il faut, comme nous l'expliquions, que le stroma irien soit lui-même malade pour que le changement de coloration se manifeste. C'est une des raisons pour lesquelles l'iritis séreuse peut échapper longtemps au clinicien même expérimenté. Dans l'*iritis parenchymateuse*, sans exsudats fibrineux apparents dans la chambre antérieure, non seulement la décoloration verte existe toujours, mais elle porte constamment la marque de la décoloration inflammatoire, elle est floue, effacée, sale ; une preuve que, même avec un épanchement séro-albumineux, il se dépose contre la paroi de la chambre antérieure une couche de substance fibrineuse ou gélatineuse.

Virages ultimes de la décoloration. — Au fur et à mesure que l'infiltration cellulaire augmente dans le stroma irien et prend la place de l'œdème inflammatoire du début, la teinte verte de l'iris devient plus grise. Au beau milieu d'une inflammation parenchymateuse plastique, l'iris paraît plutôt gris sale que vert sale. Et quand les cellules d'infiltration commencent à subir la dégénérescence graisseuse et à tourner vers le globule de pus, l'iris prend une teinte jaune paille. Rarement l'iris présente une teinte jaune franche, avec de petites collections purulentes, disséminées dans son intérieur. Avant la purulence, quand l'inflammation est très vive, comme dans le phlegmon de l'œil au début, l'iris présente un aspect lardacé, à cause de l'œdème inflammatoire fibrineux, coagulé dans l'intérieur de son parenchyme.

Décoloration jaune chamois de l'iris brun. — Sur l'iris brun on voit beaucoup mieux le rouge du sang qui remplit les capillaires sous-endothéliaux. La zone pupillaire au commencement de l'iritis devient vraiment rouge et l'on distingue souvent de petites touffes vasculaires faisant saillie, comme les granulations d'une plaie bourgeonnante. Ces bourgeons rougeâtres se rencontrent spécialement près de la ligne de séparation des deux zones, au niveau des arcades anastomotiques des artérioles radiées. La zone ciliaire montre encore une coloration d'un vert sombre, si la quantité de pigment brun, répandu dans les cellules fixes, n'est pas assez grande pour supprimer complètement la coloration d'interférence par une coloration propre, brune plus ou moins foncée.

Même si l'iris est très foncé en couleur, le brun vire plutôt vers le jaune chamois, comme le dit très bien Panas, après d'autres auteurs plus anciens. Le tissu œdématié et coloré d'hémoglobine jaune verdâtre apporte cette teinte jaune qui éclaircit quelque peu la couleur sombre naturelle de l'iris brun. En même temps le trouble qui résulte de l'infiltration cellulaire intra-irienne et des coagulations de la fibrine de l'humeur aqueuse, salit fortement cette teinte : la couleur jaune chamois apparaît comme fanée, déteinte, voilée.

Ce n'est que dans les iritis de longue durée, quand de nouveaux vaisseaux capillaires ont eu le temps de se former dans la zone ciliaire que le grand cercle de l'iris devient rouge sombre comme le petit cercle.

Après de longues iritis chroniques on trouve quelquefois de larges vaisseaux, tout à la surface de l'iris. Leur trajet irrégulier les fait distinguer facilement des vaisseaux normaux. Ce sont probablement des vaisseaux veineux, nouvellement formés pour suppléer, comme vaisseaux de dérivation, aux réseaux fermés par l'inflammation. J'ai vu ces vaisseaux courir à la surface de l'iris, obliquement en travers des vaisseaux radiés et recouvrir au moins le quart ou le tiers de la membrane.

Nous le répétons encore une fois, l'aspect terne de l'iris enflammé ne tient pas tant au trouble de l'iris lui-même ou de l'humeur aqueuse qu'aux dépôts fibrineux ou gélatineux *sur* l'iris et *contre* la face postérieure de la cornée.

Comme pour l'iris bleu, la décoloration de l'iris brun n'appartient qu'à l'iritis parenchymateuse.

Injection du corps ciliaire. — La rougeur inflammatoire de l'iritis, ou ce qui la représente, ne reste pas limitée à la membrane irienne elle-même ; elle s'étend beaucoup au delà. Le corps ciliaire qui reçoit son sang, ensemble avec l'iris, par de petits troncs communs venant du cercle artériel de l'iris, s'injecte autant et même davantage que l'iris. Le corps ciliaire possède d'ailleurs un plus grand nombre de capillaires et des capillaires de calibre plus large. Mais cette injection nous échappe, le corps ciliaire étant caché derrière l'iris. Verrions-nous même les procès ciliaires à travers une brèche faite à l'iris, que nous ne constaterions pas encore la rougeur congestive des procès à travers l'épaisse couche épithéliale pigmentée qui les recouvre.

Congestion collatérale périkératique. — Si l'inflammation de l'iris et du corps ciliaire n'est pas tout à fait insignifiante, il existe aussi une congestion collatérale des vaisseaux épiscléraux péri-cornéens. Ces vaisseaux représentent les branches collatérales externes des artères ciliaires antérieures ou plutôt des rameaux perforants de ces dernières.

Cette injection épisclérale collatérale porte le nom d'*injection périkératique*, de *cercle péri-cornéen* ou *ciliaire*.

Pour mieux faire comprendre la disposition et l'aspect de ce cercle d'injection dans l'iritis, je dois rappeler ici succinctement la distribution des **vais-seaux épiscléraux** antérieurs. Les rameaux perforants des artères ciliaires antérieures, avant de pénétrer dans leur canal sclérotical, envoient vers la cornée des branches qui, par leur division et leurs anastomoses réciproques, forment dans le tissu épiscléral un réseau artériel fort délicat, à mailles allongées dans le sens des méridiens du globe. Ce réseau artériel, renforcé d'un réseau veineux analogue, mesure 5 ou 6 millimètres de largeur. La prédominance des travées longitudinales sur les anastomoses transversales donne à ce réseau un aspect strié. Il existe comme un rayonnement de vaisseaux rouges autour de la cornée. Seulement, comme le réseau se trouve placé profondément, dans le tissu conjonctif épisclérial, sous la conjonctive bulbaire, le rouge du réseau est légèrement voilé, d'une teinte faiblement bleuâtre. Ce double *réseau vasculaire épiscléral* (LEBER) artériel et veineux, se vide difficilement, sous la pression du doigt à travers la paupière, surtout quand ce réseau est gorgé de sang comme pendant l'inflammation de l'iris.

On se sert en clinique de cet essai d'évacuation du réseau sanguin pour distinguer entre l'injection périkératique profonde, dont nous venons de parler, et une autre injection plus superficielle, localisée dans la conjonctive et dont nous aurons à parler tout à l'heure. Si la rougeur disparaît par la compression, il s'agit d'une injection *conjonctivale;* si elle persiste, malgré la compression, c'est de l'injection profonde, *épisclerale*, qu'il est question.

Cercle arthritique. — Chez les personnes dont la muqueuse conjonctivale bulbaire est bien étoffée, solidement construite. le limbe conjonctival forme sur le bord de la cornée un anneau légèrement saillant, sous lequel la rougeur périkératique profonde se trouve complètement cachée. L'injection ciliaire n'atteint pas chez ces personnes le bord cornéen. Il reste entre la cornée transparente et le rouge ciliaire une bande annulaire blanche, légèrement bleuâtre, à laquelle on attribuait autrefois une valeur diagnostique qu'elle ne possède pas en réalité. On appelait cette bande le *cercle arthritique;* sa présence dans l'iritis, était considérée comme un symptôme caractéristique, pathogonomique de la nature arthritique ou goutteuse de l'ophtalmie.

Injection perikeratique conjonctivale ou superficielle. — Si l'inflammation est très vive, l'injection collatérale s'étend jusqu'au réseau artériel et veineux de la conjonctive bulbaire. Ce réseau. qui se branche sur le réseau épi-scléral précédent, s'étale dans le tissu conjonctif *sous-muqueux* de la conjonctive bulbaire. Il est donc placé beaucoup plus superficiellement que le premier et comme réseau superficiel paraît d'un rouge garance beaucoup plus vif. Il est d'ailleurs à mailles irrégulières et fort larges. A travers ces mailles on peut voir le réseau strié profond, tant que la congestion collatérale n'a pas rempli aussi le réseau capillaire, *sous-basal*, correspondant, de la muqueuse. Du côté de la cornée. le second réseau ou réseau conjonctival touche au bord même de la membrane transparente. Il dépasse même ce bord avec le limbe conjonctival; à ce niveau, capillaires conjonctivaux et épiscléraux se confondent. De l'autre côté. le réseau conjonctival se perd dans le réseau vasculaire commun de la conjonctive, que forment les vaisseaux conjonctivaux postérieurs. Entre le réseau conjonctival périkératique et le réseau conjonctival bulbaire général il y a continuité immédiate, anastomose à plein canal. Cette communication large entre les deux réseaux conjonctivaux, périkératique ou antérieur et bulbaire ou postérieur, permet à la rougeur ciliaire de l'iritis de s'étendre de plus en plus sur la sclérotique blanche, au fur et à mesure que l'inflammation s'exalte. La rougeur peut ainsi atteindre les culs-de-sac conjonctivaux et se répandre ensuite sur toute la muqueuse tarsienne.

Dans l'iritis non purulente, quelle qu'en soit d'ailleurs la violence, l'injection collatérale ne va pas plus loin. Quand la rougeur et, comme nous le verrons plus loin, l'œdème s'étendent à la peau des paupières, et spécialement à la paupière supérieure, l'iritis tend à perdre son caractère d'iritis plastique et à devenir une iritis purulente, voire même une panophtalmie. Il y a cependant une exception à cette règle générale. Ainsi que nous le verrons plus loin, dans l'iritis rhumatismale, l'œdème collatéral s'étend facilement jusqu'aux paupières et même au delà, à la face.

Dans l'*iritis séreuse* où il existe à peine une congestion des vaisseaux de l'iris même, il ne saurait y avoir d'injection périkératique d'aucune sorte. Pour que l'injection ciliaire apparaisse, il faut déjà que l'inflammation s'étende de l'épithélium au parenchyme irien. Une nouvelle raison pour laquelle l'iritis séreuse nous échappe si souvent, jusqu'au moment où les dépôts sur la face postérieure de la cornée ou les synéchies postérieures nous révèlent son existence.

TUMÉFACTION. — La tuméfaction de l'iris enflammé est due, comme toujours dans l'inflammation, à la congestion sanguine, d'abord, à l'infiltration séreuse et cellulaire de son parenchyme, ensuite. Bien qu'on ne puisse pas se rendre un compte exact du degré de gonflement de la membrane irienne enflammée, puisque nous n'en voyons pas la surface de section, nous avons cependant la conviction, rien qu'à regarder l'œil, que l'iris s'est épaissi et que sa surface antérieure s'est rapprochée de la cornée. Nous voyons cela d'autant mieux que l'épaississement de l'iris est le plus souvent irrégulier, que de véritables saillies ou excroissances nodulaires s'élèvent en certains endroits, au-dessus du niveau ambiant. La différence de hauteur qui existe déjà normalement entre la zone pupillaire et la zone ciliaire s'accentue encore par la congestion inflammatoire des nombreux vaisseaux capillaires, qui occupent le petit cercle de l'iris. Aussi la petite circonférence de l'iris perd-elle son bord tranchant, affilé. Le bord pupillaire paraît épaissi et dirigé en arrière vers le cristallin (MACKENZIE). La pupille subit un véritablement entropionnement, comme au moment de la dilatation forcée de la pupille par l'atropine.

Dès ce moment et avant même la formation de synéchies postérieures, la pupille peut paraître *irrégulière* : il suffit pour cela que, par le hasard de la distribution des capillaires, telle partie du bord pupillaire se gonfle et se déforme plus que telle autre partie voisine.

Inégalités de surface. — D'autres irrégularités, à la surface irienne, sont dues à la répartition inégale de l'infiltration séreuse ou cellulaire. La localisation par endroits de l'œdème inflammatoire et l'accumulation en foyer des cellules rondes font naître des nodosités hémisphériques, claires, transparentes quand il s'agit de sérosité, opaques, grises ou jaunâtres, s'il s'agit de cellules. Ces nodosités ou *tubercules* apparaissent aux endroits les plus vascularisés de l'iris, là où existe le plus riche réseau capillaire sous-endothélial : à la zone pupillaire et près du bord ciliaire. Dans la zone pupillaire, le bord pupillaire même et la ligne de séparation entre le grand et le petit cercle de l'iris sont deux endroits de prédilection pour la localisation de ces nodules.

Les foyers d'infiltration cellulaire existent aussi bien dans la profondeur du parenchyme irien qu'à la surface, mais ces tubercules profonds ne sont pas visibles pour le clinicien. L'anatomiste seul les trouve, à l'examen microscopique, dans les lambeaux d'iris excisés, par exemple, lors d'une iridectomie.

Comme je le disais, les nodosités sont claires, translucides ou grises opaques au début. Ce n'est que plus tard qu'elles se dorent, deviennent jaune orange ou franchement rouges : au fur et à mesure que leur trame tend à s'organiser en tissu et se laisse envahir par des vaisseaux nouveaux.

Dans l'intérieur du stroma irien ou ciliaire, l'accumulation des cellules rondes en foyer se fait toujours autour d'un petit centre d'infection. Ce centre d'infection est représenté par un vaisseau artériel ou veineux. Le vaisseau est tantôt ouvert, tantôt oblitéré. Ouvert, il doit posséder un endothélium très malade, laissant passer, en abondance, sérosité inflammatoire et globules blancs. Fermé, le vaisseau constitue un corps étranger autour duquel de jeunes cellules d'infiltration s'accumulent, comme pour constituer un rempart de défense.

Dans les granulomes de la surface de l'iris, les cellules endothéliales fournissent certainement le plus fort contingent de jeunes cellules nées de la multiplication des cellules fixes, ainsi que cela a lieu pour toute séreuse enflammée.

Les cellules géantes distribuées au milieu des nodules, tant superficiels que profonds, sont nées du fusionnement de jeunes cellules en *plasmodie* ou *syncytium*. Quelques-unes, certainement, résultent de l'oblitération d'un vaisseau par une prolifération active des cellules endothéliales et leur fusionnement ultérieur en plasmodie. Dans les cellules géantes, de forme très irrégulière, les noyaux sont uniformément distribués dans le protoplasme du syncytium. Dans celles qui sont plus régulièrement arrondies ou ovalaires, les noyaux affectent une disposition périphérique caractéristique, en couronne continue tout autour de la cellule. De grandes cellules épithéloïdes, renfermant deux ou trois noyaux, peuvent être considérées comme des intermédiaires entre les cellules plus petites et les grandes cellules géantes.

Œdème. — L'infiltration séreuse de tout l'iris rend cette membrane extraordinairement brillante tout au début de l'inflammation. L'iris est humide et son humidité reflète vivement les rayons lumineux. Mais l'infiltration cellulaire qui suit de très près l'infiltration séreuse lui enlève ce brillant et le rend trouble, opaque, d'aspect terne, gris.

Dans l'iritis violente qui s'accompagne des deux injections périkératiques, dont nous avons parlé, au symptôme rougeur, l'œdème suit pas à pas l'injection collatérale au dehors de l'œil. Autour de la cornée le tissu conjonctif sous-muqueux se laisse distendre par la sérosité : ce gonflement œdémateux de la muqueuse bulbaire s'appelle *chémosis*. Le chémosis forme comme une cloche annulaire autour de la cornée, s'élevant plus ou moins haut au-dessus du niveau de la cornée, suivant l'abondance de l'œdème collatéral. Si la sérosité est très liquide, reste claire et renferme peu de fibrine, elle s'accumule en bas de la cornée, formant une poche flasque dont le contenu glisse, à droite et à gauche, pendant les mouvements du globe, le long du rebord de la paupière inférieure : *chémosis séreux*. Cela se présente surtout chez les personnes débiles, anémiées ou affaiblies par l'âge. Chez les adultes vigoureux le chémosis est plus ferme, s'élève moins haut, est moins transparent et prend une teinte jaunâtre, grâce à l'hémoglobine abandonnée par les globules rouges. L'œdème collatéral forme ici comme une sorte d'épaulette rouge, circulaire autour de la cornée ; car ordinairement la conjonctive bulbaire conserve son injection au-dessus du soulèvement chémotique. Quand sous la pression d'un chémosis volumineux la conjonctive pâlit de nouveau et laisse voir la teinte lardacée d'un exsudat fibrineux, à moitié coagulé, nous n'en sommes plus à l'iritis ordinaire, la panophtalmie a commencé : *chémosis phlegmoneux*.

L'exsudat inflammatoire, à l'intérieur de l'œil, ne reste pas cantonné dans le parenchyme irien : la sérosité albumineuse et fibrineuse passe à travers l'endothélium et envahit la chambre antérieure, où elle modifie considérablement la composition chimique de l'humeur aqueuse ainsi que son aspect physique. La fibrine se coagule spontanément en flocons imperceptibles qui enlèvent à l'humeur aqueuse sa transparence, sa limpidité parfaite. Ces petits flocons tourbillonnent comme une poussière fine dans la chambre, spécialement dans les parties déclives et contre la face postérieure de la cornée, ainsi que nous l'avons dit déjà. Le dépôt de fibrine sur l'iris même enlève à cette membrane son aspect poli et brillant ; il rend sa surface *terne* ; il trouble et *efface ses dessins*.

Il ne faut pas une iritis suraiguë ou même aiguë pour produire cet aspect louche, caillebotté de l'humeur aqueuse, comme le pensent et le disent beaucoup d'auteurs ; une simple iritis séreuse suffit pour cela, qu'il s'agisse d'une iritis épithéliale ou que cette iritis épithéliale complique une inflammation bénigne du parenchyme. Certaines iritis torpides, de nature probablement tuberculeuse, peuvent se présenter sous cet aspect tout à fait particulier.

Rétrécissement et immobilité de la pupille. — La tuméfaction de l'iris en largeur se fait aux dépens de son orifice pupillaire. Dans l'iritis la *pupille est rétrécie*. Elle se resserre d'autant plus que l'inflammation est plus violente et le gonflement correspondant de l'iris plus marqué. Les contractions du muscle dilatateur de la pupille ne peuvent vaincre le rétrécissement inflammatoire de la pupille : on a beau cacher l'œil enflammé sous sa paupière ou derrière la main, l'autre œil étant au préalable tenu couvert et mis à l'abri de la lumière, la pupille ne se dilate plus proportionnellement à la diminution de l'éclairage ; elle ne change plus son diamètre ou le fait avec une extrême lenteur : la pupille est *paresseuse* ou complètement *immobile*.

Quelques auteurs continuent de prétendre que le rétrécissement de la pupille est dû en grande partie au spasme tétanique du muscle sphincter de la pupille. Mais il n'est pas de règle que dans une membrane musculaire enflammée les faisceaux de fibres lisses se mettent en état de contraction permanente. Au moment où une incitation, consciente ou réflexe, pousse les muscles lisses de l'œil à la contraction, un spasme clonique douloureux les saisit, mais ce spasme ne dure pas. Il existe pour le malade atteint d'iritis une *photophobie douloureuse* qui est sous la dépendance de ce spasme pathologique ; mais cette sensation douloureuse ne persiste pas, alors même que l'éclairage ne change plus ; elle n'est que momentanée, et dure jusqu'à ce que l'œil se soit adapté à cette augmentation de l'intensité lumineuse. Aussi le malade redoute-t-il beaucoup plus les variations brusques de l'éclairage qu'un éclairage modéré, mais constant.

Douleur. — L'œdème inflammatoire ne comprime que légèrement les nombreux filets nerveux que renferme le parenchyme irien et le stroma du corps ciliaire. C'est pourquoi l'iritis par elle-même est peu douloureuse. Dans le corps ciliaire, toutefois, où le tissu conjonctif de charpente est plus ferme et mieux bridé par la lame vitrée qui borde les procès ciliaires, sous le double épithélium, les filets nerveux sentent plus promptement que dans l'iris la compression de l'œdème inflammatoire. Si l'inflammation s'exalte donc suffisamment pour que le symptôme douleur éclate, c'est du côté de la région ciliaire que les premières sensations douloureuses vraies se manifesteront : douleurs gravatives, éveillées et exaltées par les mouvements volontaires du globe, par l'effort d'accommodation ou le contact d'un corps étranger avec le globe au niveau de la région ciliaire : spécialement au haut du diamètre vertical de la cornée. Le malade tient ses yeux immobiles derrière les paupières fermées : à chaque mouvement de l'œil sain, à chaque effort pour regarder un objet rapproché, les mouvements synergiques, qui se passent en dehors et à l'intérieur du globe malade, lui sont devenus extrêmement pénibles. Il redoute aussi l'exploration avec les doigts, comme, par exemple, la recherche de la tension intra-oculaire, par le médecin. Mais tant que l'œil malade reste immobile et qu'on ne le tourmente pas par une exploration intempestive, le patient ne se plaint guère de son œil même. Pour lui les élancements douloureux dont la source se trouve cependant dans l'intérieur du globe, s'irradient dans les ramifications voisines de la cinquième paire. Il souffre, en réalité, dans les os du front, de la tempe, dans ceux du nez ou de la mâchoire supérieure. Étonné du fait, le patient lui-même en avertit son médecin. Il fait remarquer que ce n'est pas dans l'œil qu'il souffre surtout, mais dans tous les os qui entourent l'orbite. On cite des cas où l'iritis fut confondue avec une névralgie dentaire, par le médecin aussi bien que par le malade.

Exacerbation vespérale et nocturne des douleurs. — Les *douleurs périorbitaires* affectent, comme nous le disions, le caractère névralgique ; c'est-à-dire, qu'elles ne sont pas continues mais intermittentes et qu'elles surviennent par véritables accès sous forme d'élancements douloureux, s'irradiant au loin dans toute la moitié correspondante de la face, dans tout le domaine du trijumeau. Les accès s'aggravent et se multiplient vers le soir.

Les douleurs ciliaires augmentent encore aussitôt que le malade s'est mis au lit. On prétend que c'est la chaleur du lit qui les provoque. Je pense que c'est aussi quelque peu la position horizontale qui est cause de cette aggravation du symptôme douleur. La position horizontale favorise la congestion des parties supérieures du corps. Elle ralentit en même temps les mouvements du cœur. Deux conditions qui doivent favoriser l'emcombrement circulatoire dans un organe enflammé. J'ai vu dernièrement un homme de cinquante ans, atteint d'iritis rhumatismale à droite, chez lequel les douleurs ciliaires très supportables pendant la journée devenaient très agaçantes aussitôt qu'il était couché dans son lit. Les douleurs périorbitaires se localisaient dans la tempe et descendaient jusque dans la mâchoire supérieure, tant qu'il était couché sur l'oreille droite ; s'il se retournait pour se coucher sur l'oreille gauche, la douleur lui paraissait comme s'écouler de la mâchoire et de la tempe droite vers le plan médian, pour se fixer dans le nez. Le poids du sang semblait donc régler l'engorgement circulatoire collatéral et la douleur qui en résultait.

Réflexes morbides. — Une sécrétion plus abondante de larmes, une sensibilité plus grande à la lumière et une occlusion involontaire de la fente palpébrale accompagnent toujours le symptôme douleur dans toutes les ophtalmies. Ces symptômes existent donc aussi dans les différentes inflammations de l'iris. Mais, d'une façon générale, dans l'iritis, ces phénomènes réflexes ne ressemblent que de loin au larmoiement, à la photophobie et au blépharospasme des affections cornéennes. Ils se manifestent avec beaucoup plus de modération. Leur intensité se règle d'ailleurs sur celle de la douleur elle-même. Et cela se comprend : l'irritabilité pathologique des filets nerveux de l'iris et du corps ciliaire ne trouve pas à se manifester aussi facilement dans l'iritis que dans les inflammations superficielles du globe. Les filets nerveux des organes profonds ne sont pas, comme ceux de la cornée ou de la conjonctive, directement accessibles aux substances irritantes que peut renfermer l'atmosphère ambiante.

Chaleur. — Dans l'iritis, le malade sent lui-même que son œil s'échauffe. Il raconte quelquefois, dans l'iritis rhumatismale, *a frigore*, comment il avait remarqué que son œil, devenu tout à coup froid comme glace, se fut échauffé petit à petit jusqu'à devenir brûlant dans l'orbite. Mais le médecin lui-même ne peut constater cette élévation de la température, à moins d'employer des thermomètres spéciaux dont aucun avantage clinique ne justifie l'emploi toujours incommode, sinon douloureux pour le malade.

Les'larmes que la suractivité réflexe de la glande lacrymale fait couler en plus grande abondance, sont des larmes chaudes pour le malade ; moins brûlantes cependant que dans les inflammations de la cornée ou de la conjonctive. Il est à supposer que les larmes de l'iritis ne sont pas moins élevées en température que les larmes réflexes des autres affections oculaires ; mais il faut croire qu'avec ses nerfs cornéens et conjonctivaux irrités le malade sente plus vivement la température élevée de la sécrétion lacrymale, pendant les kératites et les conjonctivites. Pendant l'iritis, les larmes ne touchent que les nerfs normaux de la cornée et de la conjonctive saines.

Récapitulation. — Avant d'aller plus loin, récapitulons tous les symptômes recueillis par notre étude des quatre symptômes cardinaux, hippocratiques, appliqués à l'iritis, et groupons-les dans l'ordre de leur présentation à l'observation du clinicien qui explore l'œil atteint d'inflammation de l'iris.

1° Injection périkératique profonde ; quelquefois *a*) chémosis et *b*) injection périkératique superficielle ;

2° Décoloration de l'iris ;

3° Effacement des dessins de l'iris ;

4° Rétrécissement de la pupille ;

5° Paresse ou immobilité de la pupille ;

6° Irrégularité du contour pupillaire ;

7° Douleurs névralgiques périorbitaires ;

8° Sensibilité de la région ciliaire ;

9° Photophobie douloureuse ;

10° Faible larmoiement ;

11° Chaleur du globe.

Ajoutons à ce tableau les autres symptômes étudiés antérieurement au chapitre de l'anatomie pathologique.

12° Trouble de l'humeur aqueuse ;

13° Trouble des couches antérieures du corps vitré ;

14° Dépôts sur la membrane de Descemet ;

15° Tubercules ou gommes de l'iris ;

16° Synéchies postérieures ;

17° Occlusion pupillaire ;

18° Séclusion pupillaire ;

19° Atrésie pupillaire ;

20° Diminution correspondante de l'acuité visuelle ;

21° Variations de la tension intra-oculaire ;

22° Modifications correspondantes des dimensions de la chambre antérieure.

Tout iritis ne réunit pas tous ces symptômes. Loin de là. Et, souvent, la présence d'un symptôme empêche le clinicien de rechercher les autres.

Ainsi, dans l'iritis séreuse, insidieuse, la synéchie postérieure ou rien qu'un simple abaissement de l'acuité visuelle constitue l'unique symptôme.

Ainsi, le trouble de la chambre antérieure peut être assez grand pour empêcher l'exploration de l'iris et du corps vitré.

On s'aperçoit immédiatement combien la forme clinique de l'iritis peut varier d'après cela. Nous allons, pour fixer les idées, donner deux tableaux cliniques des deux formes extrêmes de la maladie : *l'iritis inflammatoire franche* ordinairement *parenchymateuse* et *l'iritis insidieuse*, traînante, le plus souvent *séreuse*.

Tableau clinique.

a. **De l'iritis parenchymateuse.** — Un homme jeune, bien portant, de vingt à quarante ans, souffre sérieusement d'un œil : le plus souvent à gauche. L'œil malade n'est pas fermé complètement : car la photophobie n'est pas grande. Le blanc de la sclérotique est tout rouge et l'éclat de la prunelle est tout différent de celui de l'œil sain. Le patient se laisse bien examiner, si le médecin a soin de ne pas comprimer inutilement le globe à travers les paupières, qu'il cherche à écarter. S'il opère maladroitement, le patient retirera vivement la tête en déclarant que l'examinateur lui fait mal. Les paupières sont sèches, et nos doigts les saisissent facilement : l'œil est plutôt humide que larmoyant et aucune sécrétion muqueuse ou purulente ne souille la conjonctive. La rougeur de la conjonctive bulbaire est très vive : elle est à la fois superficielle et profonde, conjonctivale et épisclérale, rouge garance à la surface et rouge bleuâtre dans le fond. Autour de la cornée la muqueuse bulbaire se soulève en épaulette légère, pas en vrai chémosis. La cornée paraît transparente, sa surface est brillante et polie, son parenchyme semble limpide et cependant on voit mal à travers elle et l'humeur aqueuse. L'iris paraît terne, décoloré, vert sale ou couleur chamois flétrie et ses dessins se confondent en une surface labourée, bouleversée. La pupille est fortement rétrécie, irrégulière, immobile devant tout changement de lumière. Le noir limpide du trou pupillaire est couvert d'une buée blanchâtre ou d'une couche grisâtre. Le malade voit fort mal à travers cette pupille obstruée. C'est sa grande plainte, d'y voir si trouble. Il n'a pas mal dans l'œil, le globe est un peu lourd, un peu sensible au toucher ou au déplacement : mais c'est dans les os du front qu'il éprouve des élancements douloureux, surtout le soir, quand il se couche. Au milieu de la nuit il se réveille avec des douleurs terribles, mais il se rendort vers le matin, et tout redevient plus calme pendant le jour, comme au moment où il consulte. Pour le reste, le patient ne se sent pas dans son assiette : il est réellement malade, l'appétit lui manque et chaque nuit d'insomnie augmente son indisposition. C'est *l'iritis parenchymateuse*.

b. **De l'iritis séreuse.** — Cette fois c'est une femme qui se présente : une jeune fille de quinze à vingt ans ou une femme de quarante à cinquante ans. Elle se plaint que sa vue baisse rapidement depuis quelques mois et des deux côtés à la fois : mais un peu plus du côté où le mal a commencé, que de l'autre. Au premier aspect aucun symptôme extérieur n'explique cet abaissement de la vision. Les yeux ne sont point rouges, à peine légèrement veinés, et l'ont rarement été davantage. A vrai dire, la personne ne souffre pas et n'a jamais souffert, mais les yeux lui pèsent quand même ; peut-être parce que le travail lui est devenu pénible, surtout le soir à la lumière artificielle. Elle n'y voit d'ailleurs plus assez ni pour lire, ni pour coudre. Elle n'est pas des plus fortes en santé, mais elle n'est pas réellement malade, ni même maladive. Ses règles, toutefois, sont en souffrance et l'ont toujours été ; ou elles viennent mal ou elles viennent trop ; elles se sont établies tard ou ont disparu trop tôt. Les époques coïncident fréquemment avec une augmentation du trouble de la vue, mais cette aggravation ne persiste pas toujours avec toute son intensité.

Au médecin la vivacité des prunelles paraît quelque peu voilée ; l'œil semble éteint, l'iris est terne, la pupille petite et irrégulière. Aux changements de lumière on la croirait encore très mobile, mais, il est impossible de la dilater franchement, rien qu'en couvrant les yeux avec les paupières ou la main. L'atropine ne produit qu'une dilatation incomplète et irrégulière : de nombreuses synéchies ponctiformes en fixent le bord à la surface du cristallin.

Voilà tout ce que l'on constate s'il s'agit d'une femme adulte ; chez la jeune fille il existe en plus sur la face postérieure de la cornée des dépôts nombreux, la plupart gros comme des pointes d'aiguilles et disposés en figure triangulaire à sommet arrondi, derrière la moitié inférieure de la cornée. La partie correspondante de l'épithélium cornéen antérieur peut être légèrement dépolie, piquetée, et les lames conjonctives sous-jacentes sont guillochées.

C'est l'*iritis séreuse*.

Prodromes.

Toute iritis est précédée de quelques symptômes prémonitoires : troubles de la vue, légère tension douloureuse intra-orbitaire ou intra-cranienne. Dans l'iritis séreuse, cet état anormal de la vision constitue une véritable période *préparatoire*, prodromique, précédant les symptômes caractérisés de l'affection.

Se répétant à chaque menace d'invasion de la maladie sans jamais passer à la période d'état, cette période *prodromique* peut à elle seule constituer toute l'ophtalmie, laquelle, de longtemps, n'en vient ni aux synéchies postérieures, ni aux dépôts sur la cornée. Dans quelques iritis séreuses bénignes donc, la pupille peut conserver toute sa mobilité. Dans cette forme d'iritis, la moins grave, l'exsudat inflammatoire ne renferme que peu ou pas de fibrine, et cet exsudat ne tenant en solution que des albumines solubles en même temps que peu coagulables spontanément, il n'y a pas de raison pour que le bord pupillaire s'accole à la face antérieure du cristallin. La présence de ces albumines enlève cependant à l'humeur aqueuse une partie de sa transparence. Dans ces conditions, on trouve toujours, pour expliquer la légère diminution de la vue, le fond de l'œil comme voilé et, si l'on y regarde de plus près, avec la loupe, soit directement, soit en se servant en même temps du miroir ophtalmoscopique, on découvre sur le cristallin ou dans les couches antérieures du corps vitré un pointillé blanchâtre, un peu brillant, qui ne peut être autre chose que de la fibrine coagulée et précipitée sur la cristalloïde antérieure ou sur la charpente trabéculaire du vitré. Sur la face postérieure de la cornée et sur la face antérieure de l'iris, où ces mêmes fines précipitations doivent également se rencontrer, il est difficile, même avec la loupe et l'éclairage latéral ou réfléchi, de noter leur présence avec certitude. Ces dépôts délicats apparaissent et disparaissent à différentes reprises. Ils ne restent que quelques jours jusqu'à ce que les dépôts ordinaires arrondis, grisâtres ou brunâtres, viennent un beau jour, s'y ajouter. Ces dépôts plus grossiers mettent toujours beaucoup plus de temps à se résorber.

Déjà MACKENZIE savait que l'iritis séreuse peut exister sans précipitations apparentes, sans adhérences pupillaires et sans tubercules d'aucune sorte. Pour lui aussi, ces derniers symptômes appartenaient à une deuxième période de la maladie et l'affection pouvait fort bien évoluer sans jamais atteindre ce degré.

Marche, durée, terminaison.

Division de l'iritis en quatre périodes. — L'iritis, surtout l'iritis parenchymateuse, a une marche aiguë, cyclique, régulière, comme les affections infectieuses en général, avec trois *périodes : d'augment, d'état* et de *déclin*. Une période de préparation ou d'*incubation*, pendant laquelle le malade éprouve une sensation désagréable dans l'œil menacé d'iritis, précède même régulièrement les trois périodes classiques. Dès avant l'éclosion des véritables symptômes de l'inflammation, le futur malade se sert avec difficulté de ses yeux. La vision est plus ou moins troublée par un vague nuage recouvrant tous les objets. Ce nuage ou bien est constant, et alors il s'agit d'un léger trouble des milieux transparents; ou bien il est passager et ne survient qu'au moment où la personne veut lire, écrire ou s'occuper de tout autre travail rapproché, il s'agit alors d'une fatigue du muscle ciliaire survenant rapidement.

Cette période préparatoire ne manque jamais, mais elle échappe souvent au médecin. Fréquemment, les malades eux-mêmes ne s'en souviennent qu'après coup. Ils s'en aperçoivent mieux quand, après guérison de l'iritis, ils se trouvent tout à coup menacés de récidive. Ils ne manquent pas alors de nous dire qu'ils sentent le mal revenir, puisque c'était de la même façon qu'il s'était annoncé, lors de la première atteinte. Les désagréments de maintenant leur rafraîchissent la mémoire au sujet des troubles inexplicables d'alors, et dont ils n'avaient pas gardé grand souvenir.

Cette période préparatoire dure quelques jours. Puis tout à coup l'œil rougit et devient douloureux. C'est la période d'augment qui survient brusquement et marche rapidement, par l'accentuation de tous les symptômes, vers la période d'état. En moins de deux, trois jours, la maladie atteint son plus haut degré.

Les symptômes demeurent ainsi, avec quelques alternatives de mieux et de moins bien, d'amendement léger et d exacerbation nouvelle, pendant une, deux ou trois semaines. Puis l'amélioration s'établit franchement ; nous sommes arrivés à la période de déclin. Le malade, pendant cette période, se sent tout changé : son indisposition a disparu. il mange de bon appétit et dort fort bien. Cependant l'amélioration des symptômes locaux est plus lente à s'établir : rougeur et décoloration ne diminuent que petit à petit. Aussi pour le moindre écart de régime, pour la moindre faute dans le traitement, les symptômes reprennent et la douleur réapparaît.

Quand toute rougeur et toute douleur ont disparu et que le patient se sent tout à fait bien, la décoloration de l'iris persiste encore. Tant que cette décoloration existe, la récidive est à craindre.

Les récidives sont effectivement fréquentes. Rarement elles atteignent l'intensité du premier accès et plus rarement encore elles se prolongent sur un aussi grand nombre de semaines. Pour une première attaque on compte six semaines de maladie. Pour une récidive on estime la durée à deux ou trois semaines seulement, quelquefois moins encore.

L'iritis séreuse n'a pas toujours la marche franche, cyclique, de l'iritis parenchymateuse. Elle naît insidieusement et prend d'emblée une marche chronique ; ce qui correspond, chez elle, à la période préparatoire de l'iritis parenchymateuse, s'étend sur des semaines et des mois. S'il n'y avait pas de temps en temps comme un commencement d'iritis : un peu de trouble des milieux transparents, quelques dépôts sur la face postérieure de la cornée, on jurerait que ces personnes n'ont absolument rien d'anormal aux yeux et que leurs plaintes sont sans fondement.

Il se passe ainsi une très longue période avant qu'apparaisse la première synéchie, le premier vrai symptôme qui caractérise la maladie. A partir de là, l'iritis séreuse marque mieux ses autres symptômes inflammatoires. L'œil s'injecte de temps en temps et le trouble visuel concomitant augmente.

La longue période qui vient de s'établir, est coupée de petites poussées subaiguës fort courtes, d'un jour quelquefois, d'une ou deux semaines, en d'autres circonstances.

On constate que la maladie marche et dure toujours parce que le nombre des synéchies augmente sans cesse. Abandonnée à elle-même, la maladie ne finit pas avant d'avoir complètement soudé la pupille au cristallin.

Puis surviennent les complications qui mènent l'œil à l'atrophie complète, à la phtisie du globe.

Traitée convenablement, l'iritis séreuse peut être généralement enrayée dans sa marche et radicalement guérie. D'autrefois, malgré le traitement le plus rationnel et le mieux conduit, la maladie ne peut être retardée dans son évolution. Après des années d'existence les formes les plus graves aboutissent quand même à la triste terminaison que nous disions tout à l'heure.

A l'opposé de ce qui existe pour l'iritis séreuse, l'iritis parenchymateuse, même abandonnée à elle-même guérit spontanément. Il y aurait même retour complet à l'état normal, s'il ne s'était pas formé des adhérences avec le cristallin, synéchies postérieures que les mouvements spontanés de l'iris ne peuvent malheureusement pas rompre. Bien traitée, de façon à empêcher la formation de ces synéchies, l'iritis parenchymateuse guérit sans laisser de traces. L'iris reprend toute son intégrité anatomique et fonctionnelle. Rien ne le prédispose à une nouvelle inflammation. S'il y a des récidives, immédiatement ou plus tard, c'est que l'iris continue à représenter pour ces personnes l'organe de moindre résistance, sur lequel la même diathèse continue à faire agir ses mêmes principes phlogogènes. Les synéchies postérieures qui ont pu persister et auxquelles on a attribué une prédisposition aux récidives, à cause des tiraillements exercés par elles sur l'iris, pendant les mouvements normaux de la pupille, ne favorisent en aucune façon le retour de l'inflammation.

Il est à noter, cependant, que les iritis infectieuses, en général, et l'iritis syphilitique, en particulier, laissent après elles des troubles vasculaires qui ne sont pas sans exercer quelque influence sur la nutrition ultérieure de cette membrane. Après ces ophtalmies, l'iris est toujours le siège d'un certain degré d'atrophie. Mais il n'y a pas dans cette atrophie du parenchyme une cause prédisposante immédiate, pour l'apparition d'une nouvelle iritis. C'est ce que nous démontre l'expérience clinique.

Complications. — De nombreuses complications peuvent s'ajouter à l'iritis pendant le cours de cette affection. D'autres complications se rattachent à la maladie évoluée, et représentent une suite interminable de désordres se greffant les uns sur les autres et entraînant petit à petit la destruction complète de l'organe.

Nous allons passer en revue les principales d'entre ces deux sortes de complications.

Nous connaissons déjà les *infiltrations profondes de la cornée* au-devant des dépôts de la membrane de DESCEMET et la *sclérose cornéenne* à laquelle cette sorte de kératite profonde circonscrite peut exceptionnellement donner lieu. Cette sclérose ne gêne que pour autant qu'elle soit centrale : ce qui est plutôt rare.

Dans certaines iritis traînantes l'infiltration et la sclérose peuvent s'étendre aussi aux lames antérieures de la cornée. Contrairement à ce qui se passe pour les lésions exclusivement profondes, la sclérose, ici, persiste avec une rare ténacité. Au-dessus du parenchyme cornéen opaque l'épithélium devient quelquefois le siège d'hyperplasies irrégulières. Il se forme des plaques épithéliales épaisses, des espèces de *durillons épithéliaux*. La surface de la cornée est inégale, comme écailleuse. Au début ces plaques épithéliales sont molles, mais bientôt elles s'incrustent de sels calcaires et deviennent dures, blanches, crayeuses ou d'un jaune sale. Ces incrustations coïncident avec une augmentation constante de la tension intra-oculaire, gênant la circulation osmotique dans les parties centrales de la cornée. Ce qui a commencé par être une simple *kérato-iritis,* est maintenant une sorte de *panophtalmie plastique,* dont on ne débarrassera le malade qu'avec beaucoup de peine. Autrefois nous étions même forcés d'énucléer ces yeux, parce qu'ils devenaient un danger pour leur congénère. Aujourd'hui l'arrachement du nerf nasal, d'après la méthode de BADAL, et, mieux encore, un traitement général approprié, avec quelques applications calmantes locales, sauvent un assez grand nombre de ces yeux, au moins pour ce qui regarde la forme du globe. Depuis dix ans je n'ai plus énucléé un seul de ces yeux. Quand j'ai pu entreprendre le traitement avant le ramollissement complet de l'organe et la formation de plaques osseuses dans son intérieur, j'ai toujours réussi à conserver à ces yeux une forme convenable et bien souvent à y réveiller un faible degré de vision ; assez, quelquefois, pour permettre au malade de se guider à l'aide de cet œil, déjà condamné à l'énucléation par d'autres oculistes.

L'iritis purulente seule se complique d'une véritable *conjonctivite catarrho-purulente.* Les autres formes ne provoquent qu'une simple hyperémie de la conjonctive ou catarrhe sec. Pendant les grandes chaleurs de l'été, l'hyperémie conjonctivale s'élève rapidement jusqu'à l'inflammation catarrhale. Les instillations nombreuses d'atropine favorisent cette transformation.

Dans l'iritis il existe toujours un certain degré de diminution de l'acuité visuelle. Les anciens auteurs (MACKENZIE) croyaient que l'abaissement de la vue tenait à une complication du côté de la rétine, à une légère inflammation de cette membrane. Ils pensaient que toute iritis était accompagnée d'une *rétinite* plus ou moins violente. Pour eux la rétinite pouvait même précéder les premiers symptômes de l'iritis. C'est ainsi qu'ils expliquaient les légers troubles de la vue, qui précèdent effectivement, ainsi que nous l'avons vu, les grands symptômes cliniques de l'iritis aiguë. Mais, comme nous l'avons dit, l'abaissement de la vue s'explique beaucoup mieux par le trouble de l'humeur aqueuse ou du corps vitré et par les dépôts fibrineux, sur la cornée ou sur le cristallin, dans le champ pupillaire. La *rétinite* n'est pas une complication habituelle de l'iritis.

Quand l'iritis est guérie et que tous les exsudats fibrineux sont résorbés, si la diminution de la vue persiste malgré tout, c'est dans une complication des membranes profondes qu'il faut néanmoins chercher la cause de l'abaissement de la vision ; la *choroïdite* notamment ou même la *chorio-rétinite* compliquent assez souvent l'iritis. Après la disparition du trouble des milieux transparents on trouve, dans ces cas, avec l'ophtalmoscope, les traces de ces maladies.

Mais, en dehors de la syphilis, ce seront moins souvent des lésions choroïdiennes ou rétiniennes que l'on recueillera avec l'ophtalmoscope, que des traces de *névrite optique.* Souvent il existe dans le liquide céphalo-rachidien les mêmes principes phlogogènes que ceux qui se rencontraient dans l'humeur aqueuse, au moment où l'iritis a éclaté. J'ai vu, assez souvent, cette inflammation du fond des gaines du nerf optique précéder l'apparition des symptômes de l'iritis pour admettre avec MACKENZIE, PANAS et d'autres que la papillite complique assez fréquemment les différentes formes d'iritis. Les personnes chez lesquelles se rencontre cette coïncidence de deux inflammations séreuses : celle de l'endothélium de la chambre antérieure et celle du fond de l'espace intervaginal du nerf optique, souffrent habituellement de maux de tête, localisés tantôt en avant au niveau du front, tantôt en arrière au niveau de la nuque. D'autres se plaignent de douleurs rachialgiques avec irradiations vagues dans les nerfs du plexus brachial ou du plexus lombaire.

Ces observations cliniques ont récemment trouvé leur confirmation dans le cytodiagnostic du liquide céphalo-rachidien. Dans l'iritis syphilitique, comme aussi dans l'iritis plastique d'autre origine, de LAPERSONNE a trouvé la lymphocytose caractéristique d'un état irritatif de l'arachnoïde cérébrale.

L'inflammation du nerf optique est une inflammation séreuse comme l'inflammation de l'iris. Les deux sont de même origine. Elles peuvent être l'une et l'autre de nature infectieuse ou toxique, syphilitique ou arthritique par exemple.

L'inflammation de la séreuse vaginale, qui tapisse d'un côté la gaine durale et de l'autre côté la gaine piale du nerf optique, n'est pas à vrai dire une complication de l'iritis séreuse, c'est une double localisation d'une même maladie constitutionnelle. Ce sont deux séreuses malades, en même temps, chez un individu atteint de la diathèse prédisposant aux inflammations des séreuses : la *diathèse rhumatismale*.

La coïncidence de l'iritis et de la névrite optique, dans l'iritis séreuse, a été établie anatomiquement depuis longtemps. En étudiant l'anatomie pathologique d'un œil atteint d'iritis séreuse, KNIES s'est aperçu que le processus inflammatoire rayonnait autour de deux centres : l'un antérieur, la chambre antérieure ; et l'autre postérieur, le nerf optique dans le fond de sa gaine intervaginale.

De la chambre antérieure, l'infiltration cellulaire se propageait en avant, aux lames postérieures de la cornée ; en arrière, à l'iris ; et latéralement, autour de l'angle de la chambre antérieure : au corps ciliaire, à la zone antérieure de la choroïde et, à travers la sclérotique, au tissu épiscléral.

Du cul-de-sac antérieur de la gaine du nerf optique, l'infiltration cellulaire se propageait en avant, dans la papille du nerf optique ; latéralement à la zone péripapillaire de la rétine et à la portion choroïdienne correspondante ; en arrière, le long du nerf optique jusqu'au chiasma et probablement plus loin encore, le long du nerf optique de l'autre côté, en direction descendante vers l'œil congénère.

Cette propagation d'un nerf à l'autre expliquait pour KNIES, la bilatéralité de l'affection. Pour nous, nous avons mis la source des principes inflammatoires dans les deux liquides stagnants, l'humeur aqueuse et le liquide céphalo-rachidien. C'est dans le fond de la gaine du nerf optique, en dehors du crâne, que s'accumulent les principes phlogogènes, toxines ou microbes, comme ces agents irritants s'accumulent dans les parties déclives des chambres oculaires.

Les *douleurs glaucomateuses* constituent une autre complication très importante de l'iritis.

En se mêlant à l'humeur aqueuse, la sérosité sanguine, transudée hors des vaisseaux pendant l'inflammation de l'iris, change beaucoup la constitution chimique et physique du liquide des chambres oculaires. Le changement est moins important quand il s'agit de substances fibrinogènes transsudées, qui se coagulent spontanément contre les parois ou dans l'humeur aqueuse elle-même. Il est d'une importance capitale, au contraire, quand il s'agit de sels solubles et de substances albumineuses solubles et non coagulables spontané-ment.

Ces substances albumineuses avec les sels également solubles, qui les accompagnent, font varier promptement la tension osmotique de l'humeur aqueuse : tantôt la rendent hypotonique par rapport au plasma sanguin, tantôt la rendent hypertonique, au contraire, par rapport au même liquide sanguin. Jusque maintenant nous ignorons le motif du changement dans telle ou telle direction. Mais, ce qui est certain, c'est que de ces variations dans la tension osmotique de l'humeur aqueuse résultent aussitôt des troubles dans la direction des courants osmotiques, existant naturellement et constamment entre ces deux liquides : le sang et l'humeur aqueuse. Ou bien la quantité d'humeur aqueuse augmente rapidement et considérablement, ou bien ce liquide diminue promptement et d'une façon apparente. Il se pro-duit une hydropisie de la chambre antérieure ou bien cette chambre se vide en majeure partie. Dans le premier cas, la chambre s'approfondit visiblement, l'iris est refoulé sur le cristallin, vers la chambre postérieure, la pupille se dilate et la tension oculaire s'élève : il survient des *accidents glaucomateux*.

Dans le second cas l'humeur aqueuse quitte la chambre antérieure, étant reprise par le sang. L'iris et le cristallin s'avancent vers la cornée, effaçant de plus en plus la cavité de la chambre. La tension intra-oculaire baisse de plus en plus : l'œil devient mou comme un globe menacé de ramollissement ou de *phtisie essentielle*.

Nous savons déjà, de par l'observation clinique, que toutes ces variations dans la tension de l'œil, se présentent de préférence dans l'iritis séreuse pure, sans exsudats fibrineux, ni hypopyon. Dans l'iritis parenchymateuse les mêmes variations de tonicité oculaire sont dues, de préférence, à des chan-gements dans la composition chimique de l'humeur vitrée.

L'augmentation de la tension intra-oculaire peut alterner avec la diminu-tion de la pression oculaire. Cette alternance s'établit quelquefois brusque-ment et peut se répéter plusieurs fois à quelques jours d'intervalle. Beaucoup d'iritis chroniques sont dans ce cas.

Le pronostic de ces variations rapides est toujours peu favorable. Mieux vaut une élévation constante de la tension que ces alternatives d'hypotonie et d'hypertonie.

MACKENZIE connaissait déjà la dilatation de la pupille, au lieu et place de son rétrécissement dans l'iritis. Il savait que cette dilatation de la pupille était accompagnée d'une augmentation de la dureté du globe. Il cite textuel-

lement la nécessité de cette hypertonie intra-oculaire pour que l'iritis séreuse
s'écarte de la forme habituelle de son évolution. Nous savons aujourd'hui
que c'est l'hypertonie elle-même qui fait baisser la vision en même temps
qu'elle dilate la pupille. Ne connaissant pas assez le glaucome il expliquait
cette dilatation de la pupille par la coexistence d'une amaurose.

Malgré tout, le pronostic de cette complication n'a pas la gravité qu'on
croirait devoir lui attribuer. De simples instillations myotiques, au besoin des
ponctions répétées, la sclérotomie ordinaire ou la sclérotomie équatoriale,
quelquefois l'iridectomie sauvent assez facilement ces yeux. Après l'intervention chirurgicale, l'iritis débarrassée de sa complication glaucomateuse
se laisse très favorablement influencer par le traitement médical habituel,
même par l'atropine, à l'occasion.

Diagnostic.

Nous savons déjà combien il peut être difficile de dépister une iritis
séreuse latente ou torpide, lorsque nous ne sommes pas prévenus, d'une
façon ou d'autre, de la possibilité de son existence. Quand aucun symptôme
extérieur apparent n'éveille notre attention, nous passons facilement à côté
d'un diagnostic en somme fort aisé à établir ; car il suffit d'instiller une
goutte d'atropine pour voir apparaître le symptôme pathognomonique de
l'affection : les *synéchies postérieures*.

Mais il importe de ne pas confondre avec les synéchies postérieures de
l'iritis, les débris de la *membrane pupillaire embryonnaire*, qui peuvent
persister sous forme de brides rattachant l'iris au cristallin, à peu près
comme le font les adhérences fibrineuses inflammatoires dans l'iritis. Cependant les brides congénitales partent de la face antérieure de l'iris et s'insè-
rent sur le cristallin, plus près du centre que les synéchies inflammatoires.
Ces brides sont aussi beaucoup plus élastiques que les adhérences fibrineuses :
sous l'influence de l'atropine elles se laissent étirer considérablement. Elles
ne gênent pas, au même point, la dilatation de la pupille, que les véritables
synéchies postérieures. A côté de ces brides, en cas de persistance de la membrane pupillaire, il existe souvent sur la cristalloïde d'autres restes de la
membrane embryonnaire : des plaques blanches ou légèrement pigmentées.

On pourrait aussi prendre pour des synéchies postérieures les *villosités
uvéales* du bord pupillaire (WICKERKIEWICZ), dans cette autre anomalie congénitale, qu'on appelle : l'*ectropion congénital de l'uvée irienne* (COLLSMANN).
Ces petites tumeurs occupent exactement le bord pupillaire, comme les
synéchies ; mais elles ne contractent aucune adhérence avec la cristalloïde
antérieure. Elles garnissent le bord pupillaire, sans aucun choix dans
leur emplacement. Assez souvent elles sont régulièrement espacées les unes
des autres ; ce qui donne au bord pupillaire un aspect frangé, fort élégant,
peu en rapport avec la disposition irrégulière des synéchies inflammatoires.

Le diagnostic de l'iritis parenchymateuse aiguë, par contre, ne présente aucune difficulté sérieuse. Les symptômes de cette ophtalmie sont trop nombreux et trop caractéristiques pour que l'on puisse faire erreur.

Il n'est certainement pas permis de confondre l'iritis avec la *conjonctivite aiguë*. Commettre une faute aussi grave serait faire preuve d'une ignorance impardonnable ou d'une légèreté dans l'examen du malade tout aussi peu excusable.

La confusion est faite fréquemment, je le sais d'expérience, hélas ! Mais la confusion est faite par des praticiens, ignorants de notre spécialité, et qui, bien certainement, ne liront pas ce traité.

Une distinction autrement délicate est celle qui consiste à séparer l'iritis aiguë d'avec le *glaucome inflammatoire*.

Tant qu'on s'en tient à la théorie absolue, qui prétend que le glaucome n'est en aucune façon, une affection inflammatoire de l'œil, la distinction entre les deux maladies peut se faire aisément. Il suffit de noter l'existence ou l'absence de synéchies postérieures.

Mais en réalité le glaucome complique aussi souvent l'iritis que l'iritis complique le glaucome. Dans le premier cas, les synéchies existent avant les accidents glaucomateux ; dans le second, elles s'établissent après l'apparition des symptômes glaucomateux. Entre l'iritis et le glaucome le diagnostic n'est possible qu'au début, alors que pour l'iritis il n'y a pas d'exagération de la tension et que pour le glaucome il n'y a encore que des accidents prodromiques ou des accès courts qui disparaissent sans laisser de traces sur le cristallin, sous forme de dépôts fibrineux.

Plus tard glaucome inflammatoire aigu et iritis avec accidents glaucomateux se confondent. Le résultat de notre intervention chirurgicale, dans le but de faire cesser l'hypertonie dangereuse, nous dira, mieux que tout raisonnement, le sens dans lequel notre diagnostic doit incliner. Si l'iritis continue d'évoluer, il s'agissait d'iritis glaucomateuse. Si tous les symptômes d'apparence inflammatoire disparaissent avec l'abaissement de la tension intra-oculaire, il s'agissait de glaucome pur. Sachons toutefois que le glaucome inflammatoire aigu est bien souvent une iritis glaucomateuse. L'iritis qui se complique ainsi de glaucome, jusqu'à paraître une attaque de glaucome aigu, n'est souvent qu'une iritis séreuse.

Le diagnostic entre l'iritis, sans complications glaucomateuses, et le glaucome inflammatoire ne mériterait pas de nous arrêter, si on voulait une bonne fois se convaincre de la nécessité de rechercher toujours l'état de la tension intra-oculaire. La dilatation plus grande de la pupille sera là d'ailleurs, en cas de glaucome, pour éveiller notre attention.

Les anciens ne connaissaient pas le glaucome : ils qualifiaient d'*ophtalmie arthritique* ou d'*iritis-variqueuse* (VON AMMON) le syndrome que nous appelons aujourd'hui *glaucome*. MACKENZIE ajoute fort judicieusement que l'iritis arthritique, comme il l'appelle, débute de deux façons. Tantôt l'affection est primitive, et c'est la seule maladie dont l'œil soit atteint. Tantôt, chez un individu prédisposé, une ophtalmie commune, une iritis ordinaire, dégénère en ophtalmie arthritique. Et l'iritis arthritique débute plus souvent de cette dernière façon que de la première.

C'est ce que nous disions tout à l'heure.

J'ai remarqué aussi que dans l'iritis compliquée d'accidents glaucomateux la description de l'injection bulbaire, telle que la faisait MACKENZIE, répond parfaitement à la réalité. La rougeur a une teinte pourpre. Les veines ciliaires antérieures manifestent, dès le début, une forte disposition à devenir variqueuses et finissent par être tellement dilatées, qu'elles constituent un des symptômes caractéristiques de l'iritis arthritique. La sclérotique perd son aspect naturel et devient d'une couleur violette, grisâtre et sale.

Avec les douleurs glaucomateuses compliquant l'iritis, la photophobie et le larmoiement deviennent beaucoup plus intenses qu'auparavant. Le blépharospasme est tel que le médecin éprouve beaucoup plus de peine à examiner l'œil ; ce qui n'existe pas dans l'iritis non compliquée.

Le terme *irido-choroïdite séreuse*, très souvent employé de nos jours, prête à confusion et devrait être radicalement écarté. Ce nom fait supposer qu'il existe dans l'œil une inflammation, ni fibrineuse, ni plastique, ni purulente, s'étendant à l'iris, au corps ciliaire et à la choroïde, et versant dans les chambres, antérieure et postérieure, dans le corps vitré et peut-être dans l'espace suprachoroïdien un exsudat séro-albumineux. Or, dans ces conditions, réalisées par ce que les auteurs appellent une irido-choroïdite séreuse, la choroïde reste complètement saine ou n'est, tout au plus, que le siège d'une congestion collatérale, sans importance, et d'une infiltration cellulaire négligeable. Cela ressort des observations mêmes de KNIES et de PANAS.

L'iris et le corps ciliaire seuls sont malades dans l'iritis séreuse et ne versent leur exsudat que dans les deux chambres et dans le corps vitré.

Dans quelques formes particulières, il est possible que l'inflammation se soit propagée à l'espace suprachoroïdien. Mais il s'agit dans ce cas de *sclérochoroïdite antérieure*, compliquant une iritis rhumatismale. Les principes phlogogènes, de nature arthritique, qui se trouvaient primitivement dans l'humeur aqueuse de la chambre antérieure, peuvent avoir passé dans l'espace suprachoroïdien : une autre séreuse également inflammable, à cause de la diathèse rhumatismale existante. Ou bien, le sang arthritique peut déposer simultanément ses agents irritants dans la chambre antérieure et dans l'espace suprachoroïdien.

Dans les deux occurrences, il y aura une sorte d'irido-choroïdite séreuse, mais d'une forme différente de celle que représente l'irido-choroïdite classique. L'inflammation rhumatismale se localisera de préférence dans les parties antérieures de l'espace suprachoroïdien, là où existe, sous l'endothélium, la circulation capillaire assez abondante des lames musculaires de l'accommodateur. Plus loin en arrière, où il n'y a guère de capillaires sous le revêtement endothélial des travées de la *lumina fusca*, les conditions ne sont pas favorables pour l'inflammation. Ce sera donc la scléro-choroïdite antérieure jointe à l'iritis séreuse.

Une kératite parenchymateuse, de forme sclérosante, ne manque généralement pas de s'ajouter au tableau clinique de cette grave ophtalmie rhumatismale.

Terminons le chapitre du diagnostic par quelques observations pratiques, qui n'ont pu trouver place ailleurs.

Influence des troubles cornéens sur la teinte de l'iris. — Il importe de ne pas confondre l'aspect trouble que donne à l'iris le dépôt de fibrine sur sa surface antérieure, pendant l'iritis, avec l'aspect terne que prend également l'iris derrière l'*opacification cornéenne* de la kératite parenchymateuse.

A la première inspection l'erreur est possible. Mais avec l'éclairage latéral on voit sans peine si le parenchyme cornéen est trouble ou parfaitement transparent et si la surface antérieure de la cornée a conservé le brillant habituel que lui donne le nivellement parfait de son épithélium humide.

Soudures irido-ciliaires. — Les *synéchies* postérieures irido-ciliaires ou *soudures* unissant l'iris au premier procès ciliaire ne sont pas fréquentes. Pour qu'elles puissent se produire, il faut que le revêtement épithélial de ce procès ou celui de la partie correspondante de l'iris s'altère profondément. Or ces conditions ne se trouvent réalisées que dans les iritis gommeuses ou tuberculeuses, quand une gomme syphilitique ou un nodule tuberculeux se développe immédiatement en dessous de cette couche épithéliale et entraîne celle-ci dans son champ inflammatoire.

Les synéchies entre l'iris et le corps ciliaire se marquent par un enfoncement périphérique de la membrane irienne vers le fond de la chambre antérieure. L'adhérence n'est jamais circulaire ni même fort étendue, soit en hauteur, soit en largeur. Un refoulement de toute la grande circonférence de l'iris indique tout simplement une hydropisie de la chambre antérieure. Quant à la soudure partielle ou totale de la face postérieure de l'iris au cristallin, elle donne lieu à une rétraction en arrière de l'iris qui s'étend à toute la surface de la membrane, sans cet enfoncement périphérique profond qui fait supposer que la chambre postérieure est restée vide d'exsudat fibrineux coagulé.

Synéchies postérieures traumatiques. — La *synéchie postérieure* n'est pas un symptôme absolument démonstratif d'une inflammation infectieuse ou toxique de l'iris, existante ou passée. Un froissement de l'épithélium postérieur de l'iris suffit pour produire une adhérence fibrineuse avec la surface antérieure du cristallin. En chirurgie abdominale on connaît fort bien ces inflammations adhésives *aseptiques* soudant entre elles les anses intestinales. Les synéchies postérieures consécutives à la désorganisation mécanique de l'épithélium pigmenté de l'iris sont aussi peu solides que les adhérences aseptiques entre les anses intestinales ; les unes et les autres se rompent spontanément par le jeu naturel de leurs muscles lisses.

Ces synéchies postérieures aseptiques se rencontrent après une contusion du globe, surtout quand l'iris est atteint par un corps plus ou moins pointu, qui a pu déprimer la cornée et presser la membrane contre le cristallin. Elles sont très fréquentes après les opérations sur l'iris et le cristallin. Dans l'iridectomie, quand la section de l'iris n'a pas été faite franchement, les bords de la pupille artificielle se soudent quelquefois très largement avec le cristallin. Dans l'opération de la cataracte, quand le noyau, au passage de la pupille, a froissé violemment l'épithélium du bord pupillaire ou lorsque les manœuvres de toilette ont désorganisé le revêtement postérieur de l'iris, les synéchies avec les lambeaux de la capsule déchirée sont inévitables, même alors qu'aucune complication inflammatoire septique ne soit venue troubler la cicatrisation du globe.

Les synéchies non inflammatoires dont nous venons de parler se forment d'ailleurs sans que l'œil rougisse le moins du monde. Il ne s'agit, en effet, que d'une restauration d'un épithélium froissé. Cette restauration ne saurait se faire sans exsudat séreux. Or l'exsudat séreux renferme toujours assez de fibrine pour réaliser une adhérence semblable aux synéchies postérieures ordinaires, pour cause d'inflammation.

Amblyopies par dépôts fibrineux transparents. — Dans certains cas d'iritis chronique l'*abaissement de la vue* est si grand et les symptômes inflammatoires concomitants, par contre, si peu évidents, que l'on songe naturellement à une maladie profonde de l'œil. Qu'on examine bien, dans ce cas, la face antérieure du cristallin dans le champ pupillaire et les couches antérieures du corps vitré ; et qu'on n'oublie pas que la diffusion de la lumière, obligée de passer à travers les exsudats translucides, qui se rencontrent en ces endroits, peut aussi fort gêner la vision que des membranes presque opaques.

S'il ne s'agit pas de ces dépôts fibrineux presque complètement transparents, l'ophtalmoscope saura nous renseigner sur la nature de la complication profonde, qui doit expliquer une diminution aussi notable de la vue.

Étendue des lésions inflammatoires, uvéales, dans l'iritis. — Les auteurs se sont toujours donné beaucoup de peine pour délimiter exactement l'étendue des lésions inflammatoires dans l'iritis.

Les études anatomiques ont simplifié beaucoup la question. Tout le segment antérieur du tractus uvéal participe à l'inflammation, dans n'importe quelle iritis, aussi loin que s'étend le domaine de distribution du cercle artériel de l'iris : c'est-à-dire, je le répète, à l'iris, au corps ciliaire et à une bande circulaire de la choroïde nourrie par les petites artères récurrentes de LEBER.

Cliniquement il ne s'agit donc plus de restreindre à telle ou telle partie les troubles inflammatoires.

Ainsi, l'hypopyon n'indique pas que, de l'iris, l'inflammation ait envahi le corps ciliaire, mais bien que l'inflammation elle-même s'est élevée d'un degré.

Ainsi, le trouble du corps vitré n'indique pas l'existence de la cyclite, mais bien une augmentation de l'exsudat séro-albumineux ou séro-fibrineux dans l'humeur vitrée.

Ainsi encore, les variations de la tension intra-oculaire ne constituent pas un symptôme propre à la cyclite, mais indiquent une modification survenue dans la composition physique de l'humeur aqueuse de l'une ou de l'autre chambre ou du liquide du corps vitré.

Ainsi, enfin, la douleur spontanée du globe ou sa sensibilité aux attouchements dans la région ciliaire n'indiquent pas l'établissement d'une iridocyclite à la place d'une iritis simple, mais bien que l'inflammation a augmenté d'intensité.

De même, l'œdème de la paupière supérieure ne signifie pas que le corps ciliaire participe à l'inflammation de l'iris, mais il indique que l'iritis est plutôt grave.

De même encore, les précipitations, ou dépôts de la membrane de DESCEMET, ne peuvent pas indiquer une cyclite, puisque ces productions inflammatoires naissent sur place.

Enfin, la synéchie postérieure en surface ou la soudure de l'iris avec le cristallin et le corps ciliaire correspond à une forme particulière de l'iritis : à une iritis très grave, plastique ou purulente.

Étiologie.

Caché dans l'intérieur du globe, l'iris se trouve bien abrité contre l'attaque des microbes de l'extérieur. L'infection de l'iris se produit moins facilement que l'infection de la conjonctive ou de la cornée : l'iritis infectieuse est aussi moins fréquente que la kératite ou la conjonctivite microbienne.

Sur 2.456 malades fréquentant la clinique des Quinze-Vingts, à Paris, pendant le troisième trimestre de l'année 1884, il y avait 456 personnes souffrant d'affections diverses de la conjonctive, 760 atteintes de maladies de la cornée et seulement 90 présentant des affections de l'iris: Pendant l'année 1889-1890, il y eut dans l'institut ophtalmique de New-York, sur 6.052 maladies oculaires, 2.338 affections de la conjonctive, 1.066 affections de la cornée et seulement 150 affections de l'iris.

Causes efficientes. — Les microbes du sac conjonctival ne peuvent atteindre l'iris qu'après avoir ulcéré et perforé la cornée. Ces mêmes microbes et d'autres, ne venant pas de la muqueuse conjonctivale, sont accidentellement et violemment introduits dans l'œil par des blessures ou des opérations non aseptiques (iritis *traumatique*).

En dehors de ces deux conditions les microbes et autres agents virulents vivants, moins bien déterminés, ne peuvent atteindre l'iris que par la voie détournée de la circulation sanguine. C'est l'iritis infectieuse *endogène*, de cause générale, opposée à la première, l'iritis *exogène*, traumatique ou de cause locale.

L'iritis infectieuse, endogène, peut compliquer toutes les grandes et petites infections du sang. Parmi les maladies avec infection du sang, les principales sont ici : la syphilis, la tuberculose, la blennorragie uréthrale, toutes les fièvres infectieuses, parmi lesquelles tout spécialement la fièvre récurrente et l'influenza, puis la fièvre typhoïde, la malaria, la pneumonie, l'érysipèle (Cornwell), la fièvre puerpérale (Galezowski), la septicémie opératoire ou chirurgicale.

L'apport dans l'œil, par le sang, d'un *parasite animal* : cysticerque ou filaire, donne lieu à une iritis infectieuse semblable aux iritis infectieuses microbiennes. Les déchets de la vie animale de ces parasites agissent de la même façon que les toxines que distillent les parasites végétaux; seulement leur degré de virulence n'est pas très élevé ; aussi l'iritis tarde-t-elle longtemps à se manifester.

L'arrivée de quelques microbes *dans* ou *sur* l'iris, ne provoque pas immédiatement une iritis violente. Pour qu'une inflammation franche s'établisse, il faut une prédisposition particulière du terrain, tolérant la culture sur place des microbes apportés par le sang. Il faut que les tissus soient suffisamment affaiblis dans leur vitalité, pour que les microbes puissent vivre à côté d'eux et à leurs dépens; se multiplier et sécréter les toxines qui représentent les agents phlogogènes, nécessaires pour toute réaction inflammatoire proprement dite.

A côté de la cause *efficiente* : le microbe ou le parasite phlogogène, il y a donc une autre cause, *prédisposante* celle-là, capable de préparer le terrain sur lequel le microbe doit vivre et agir comme agent pathogène. Nous indiquerons ces causes prédisposantes plus loin, après avoir épuisé les causes efficientes.

Nous avons dit, d'autre part, que le microbe n'agit que par les poisons qu'il sécrète. Un exemple frappant de l'importance du rôle joué par les toxines dans l'inflammation nous est fourni par l'ulcère purulent de la cornée, compliqué d'iritis avec hypopyon.

Dans l'*ulcère purulent de la cornée*, les microbes pyogènes restent cantonnés entre les lames cornéennes. Aucun d'eux n'est capable d'arriver jusque dans la chambre antérieure ; le tissu ferme de la cornée et la membrane plus compacte encore de Descemet constituent, pour lui, des barrières infranchissables. Jamais, non plus, un seul globule blanc ne peut arriver par migration et par la même voie dans la chambre antérieure. Si néanmoins l'iris s'enflamme, si un hypopyon vient compliquer l'ulcère cornéen, c'est parce que, à l'opposition des microbes et des cellules ambulantes, les toxines pyogènes diffusent avec la plus grande facilité à travers la cornée et la membrane de Descemet et viennent se mélanger à l'humeur aqueuse qui baigne l'iris. Ce sont ces toxines qui stimulent l'iris et le poussent à une inflammation violente accompagnée de suppuration.

L'iritis purulente qui complique l'ulcère non perforé de la cornée est donc une iritis toxique, non microbienne; c'est l'exemple le plus typique de l'iritis *toxique,* opposée à l'iritis *infectieuse.*

Parmi les iritis toxiques les unes sont d'origine locale, comme celle qui accompagne l'ulcère à hypopyon, les autres sont de source générale, hématogène.

Les premières sont considérées, en majeure partie, comme des inflammations de voisinage ou d'extension. iritis *symptomatiques* (Panas) ou iritis *secondaires*. Comme complication d'une autre inflammation voisine, nous venons de citer l'iritis compliquant l'ulcère de la cornée.

Quelques *conjonctivites* très virulentes se compliquent également d'iritis toxique, symptomatique, avant même que la cornée participe manifestement à l'inflammation. Cliniquement ce sont des conjonctivites fort douloureuses, l'iritis affectant toujours la forme séreuse, rhumatismale.

La conjonctivite diphtéritique, spontanée ou suite de brûlures de l'œil, se complique aussi d'iritis : les produits de décomposition des fausses membranes fournissent les principes phlogogènes pénétrant dans l'œil pour y provoquer l'inflammation de l'iris : iritis *putride*, toujours très sérieuse.

Dans la *kératomalacie* et dans la *kératite neuroparalytique*, c'est la cornée qui fournit ces principes putrides phlogogènes

Les iritis symptomatiques qui compliquent les *inflammations intra-oculaires* : scléro-choroïdite antérieure, choroïdite, etc. sont d'ordre toxique ou d'ordre infectieux selon que ces inflammations elles-mêmes sont de nature toxique ou infectieuse.

L'iritis qui complique le *décollement de la rétine* est généralement considérée comme l'extension d'une inflammation de la choroïde: Mais il se peut très bien qu'il s'agisse ici d'une véritable iritis toxique. Dans l'exsudat, qui a détaché la rétine de la choroïde, comme dans tous les exsudats pathologiques stagnants, s'accumulent des principes irritants soustraits au plasma sanguin. Ces principes diffusent ensuite jusqu'aux tissus du voisinage et provoquent une inflammation lente, de forme chronique et de nature plastique. L'iritis peut de même compliquer tous les autres décollements dont notre œil peut devenir le siège, décollements accompagnés d'épanchements liquides et stagnants. Ainsi, je citerai le décollement du corps vitré et le décollement de la choroïde.

L'iritis, qui accompagne la *kératite parenchymateuse*, n'est pas une iritis symptomatique ou secondaire. L'inflammation de l'iris est de même origine que l'inflammation de la cornée. L'iritis est une seconde manifestation de la même diathèse, syphilitique ou tuberculeuse. S'étant d'abord attaquée à la cornée, la diathèse affecte ensuite l'iris, comme elle entreprend quelquefois l'iris, surtout la diathèse rhumatismale, avant de toucher à la cornée.

Le *cancer* de l'œil : le sarcome de la choroïde ou le gliome de la rétine, se complique également d'iritis toxique au bout d'un certain temps d'existence. Il s'agit ici certainement d'une inflammation de l'iris et non d'un envahissement de la membrane diaphragmatique par le néoplasme malin. L'activité vitale des éléments cellulaires de la tumeur cancéreuse est à ce point exaltée que le résidu de leurs échanges moléculaires constitue pour l'iris un véritable principe phlogogène. Dans les préparations d'un œil énucléé pour sarcome de la choroïde, j'ai vu manifestement la prolifération inflammatoire du revêtement endothélial de l'iris et du ligament pectiné.

Une autre iritis toxique, locale, succède à la *cataracte traumatique*. Au moment de la dissolution dans l'humeur aqueuse d'un grand nombre de

fibres cristalliniennes, bien vivantes jusque-là, il se déverse dans les chambres
oculaires assez de substances albuminoïdes décomposées et transformées en
véritables principes phlogogènes, pour faire apparaître les symptômes les
plus évidents de l'iritis : injection périkératique, décoloration de la membrane
irienne, formation de synéchies avec la capsule cristallinienne, légère douleur
frontale. Ces symptômes sont suivis immédiatement de l'apparition dans
l'ouverture pupillaire d'un champignon de masses cristalliniennes boursouf-
flées et, ultérieurement, de la chute dans la chambre antérieure d'un fragment
de la cataracte.

Avec FUCHS j'ai vu plus d'une fois, en pareille occurence, les dépôts descemétiques de la kératite ponctuée ; ce qui prouve que l'iritis de la cataracte
traumatique est une iritis séreuse, comme son origine : par principes phlogogènes versés directement dans l'humeur aqueuse, le faisait prévoir.

Les inflammations toxiques de l'iris, de source sanguine, sont la conséquence d'un véritable empoisonnement du sang ou bien d'une toxémie par
auto-infection.

Comme *empoisonnement du sang* capable de faire naitre l'iritis nous ne
pouvons citer aucun exemple, pas même l'empoisonnement chronique du
sang par l'alcool ou le plomb. Mais, si l'alcoolisme et le saturnisme ne
provoquent pas directement l'inflammation de l'iris, par les désordres vasculaires qu'ils font naitre partout, ils peuvent favoriser l'éclosion des iritis
banales : tuberculeuses, rhumatismales ou syphilitiques.

L'auto-infection, cause d'iritis, est de source intestinale ou de nature organique.

La *constipation* habituelle favorise certainement l'apparition de l'iritis
chez les personnes autrement prédisposées aux inflammations oculaires. *L'en-
térite* chronique agit dans le même sens; certaines dyspepsies en font autant.

L'auto-infection organique est la suite de certains troubles nutritifs, constituant les *diathèses* rhumatismale, goutteuse et arthritique, et quelques *maladies constitutionnelles*, comme le diabète, l'albuminurie, la leucocythémie,
l'anémie, la chlorose.

La *tuberculose* peut agir comme maladie infectieuse ou comme diathèse
constitutionnelle; envoyer à l'iris ou ses bacilles ou ses toxines et y provoquer
la tuberculose bacillaire ou une simple inflammation toxique.

La *lèpre* peut agir de la même façon.

La *blennorragie* uréthrale, généralisée, agit sur l'iris par ses microbes;
non généralisée, par ses toxines résorbées à la surface de la muqueuse.

Les inflammations aiguës et chroniques de la *muqueuse du nez*, surtout
les suppurations des sinus et l'ozène ont été signalées comme source d'infection de l'iris (ZIEM, TROUSSEAU, FROMAGET). Il est plus que probable qu'il
s'agisse encore ici d'un transport de toxines plutôt que d'un transport de
microbes. Je crois aussi moins à une diffusion directe des sinus vers les tissus
orbitaires qu'à une résorption par les vaisseaux lymphatiques ou sanguins
et transport ultérieur au globe par le sang.

La *scrofulose*, avec le sens moderne attribué au mot, ne prédispose pas à l'iritis. La scrofulose réserve toutes ses faveurs aux inflammations de la muqueuse conjonctivale et de la cornée. L'ancienne iritis scrofuleuse·est sûrement une iritis tuberculeuse, avec *nodules*, renfermant des bacilles de Koch, ou avec *tuberculides* d'origine purement toxique.

Etudions maintenant les causes qui favorisent l'action des principes phlogogènes que nous venons d'énumérer, à propos de toutes les maladies, accidents ou diathèses, qui se compliquent d'iritis.

Causes prédisposantes. — Aucun *âge* ne prédispose par lui-même, plus que tout autre, à l'inflammation de l'iris. Seule, l'extrême vieillesse pourrait avoir des tissus suffisamment affaiblis par usure naturelle pour permettre qu'une infection banale, bénigne, parvienne à se compliquer d'iritis; et encore ces cas d'iritis survenant sans cause spéciale, chez le vieillard, sont-elles fort rares. J'ai vu cependant, dans ces conditions, une iritis séreuse double, chez un homme de soixante-dix ans, à moitié paralysé par une petite attaque d'apoplexie, faiblement myope et lisant beaucoup.

Par contre, dans une infection grave du sang, il n'y a pas d'âge qui garantisse d'une façon absolue contre l'inflammation de l'iris. Toutefois, pour le même degré d'infection, les jeunes gens et les adultes ont plus fréquemment l'iritis que les enfants et les vieillards.

Si nous voyons l'iritis s'attaquer à l'âge moyen de la vie et respecter davantage la vieillesse, c'est que le vieillard a bien d'autres lieux de moindre résistance pour la localisation de ses infections : sa faiblesse de partout le sauve de l'inflammation d'un organe dont il a cessé de faire un fréquent usage.

Il est plus difficile de dire pourquoi l'enfant est si rarement atteint d'iritis. Est-ce parce que, chez l'enfant, il y a tant d'organes en pleine évolution dans lesquels la maladie se localisera de préférence? Notons, à ce sujet, que l'iritis traumatique est particulièrement grave et tenace chez l'enfant et expose fort à l'ophtalmie sympathique.

Quelle est l'influence du *sexe* sur la forme et la fréquence de l'iritis?

La forme parenchymateuse est certainement plus fréquente chez l'homme ; la forme séreuse par contre, chez la femme.

L'influence prédisposante du sexe est, autrement, peu marquée dans l'iritis. L'homme par son mode de vie s'expose davantage aux causes reconnues de l'inflammation de l'iris. Mais la femme par quelques-unes de ses maladies sexuelles se trouve tout aussi sérieusement menacée.

Avec les périodes critiques de la vie sexuelle chez la femme : la puberté et la ménopause ; avec les troubles périodiques qui peuvent accompagner chez elle les époques menstruelles, coïncide fréquemment une inflammation de l'iris, le plus souvent de forme séreuse et de nature bénigne : l'iritis *sexuelle* (Panas).

Vers l'époque de la puberté le jeune garçon est aussi souvent pris d'iritis que la jeune fille. L'iritis de la puberté chez le jeune homme est souvent une iritis tuberculeuse.

L'iritis sexuelle est une iritis infectieuse ou toxique. Les accidents de la vie sexuelle ne constituent que des causes prédisposantes : ils affaiblissent l'organisme ou le troublent dans sa nutrition et le préparent de la sorte aux infections et aux intoxications banales.

La *grossesse normale* exerce plutôt une action favorable : elle peut devenir comme une sorte de traitement révulsif d'une iritis existante. Ainsi TROUSSEAU raconte l'histoire d'une jeune femme qui, à chaque période menstruelle offrait une inflammation irienne avec formation de pus dans la chambre antérieure. La malade étant devenue enceinte, l'affection disparut, mais pour se montrer à nouveau au moment des premières règles.

Les maladies infectieuses du vagin, de l'utérus et des trompes, quand elles donnent l'iritis, — *iritis métritique* de de Wecker, — agissent comme les maladies infectieuses locales en général, après leur généralisation; comme la blennorragie uréthrale, par exemple. Le foyer d'infection génital peut envoyer dans l'œil des toxines ou des microbes; bien plus souvent ces maladies ne font qu'affaiblir l'organisme et préparer le terrain à d'autres infections.

Il reste quelques influences purement *physiques* capables de favoriser l'éclosion d'une iritis dans un organisme en puissance d'inflammation infectieuse ou toxique.

Ainsi la simple contusion du globe suffit quelquefois pour provoquer l'iritis. La pénétration d'un petit corps étranger dans l'œil peut de même faire éclater une iritis. J'ai vu des dépôts d'iritis séreuse se former sur la membrane de Descemet pour un simple éclat de fer implanté dans la cornée. Ces dépôts persistèrent tant qu'un traitement convenable n'eut pas débarrassé l'œil de la lésion cornéenne. Des cas semblables ont été signalés par MACKENZIE, DE WECKER et d'autres.

Tout ce qui peut amener la congestion dans un œil ou l'entretenir prédispose cet œil à l'iritis : ainsi l'irritation que provoque la présence d'un corps étranger, surtout d'un corps étranger lourd, anguleux ou capable de se décomposer sous l'influence des liquides organiques; ainsi encore l'excitation qui résulte de la pesée sur les procès ciliaires d'un cristallin luxé, d'un grain de plomb de chasse, etc.

Le refroidissement, l'insolation ou coup de chaleur peuvent à leur tour intervenir comme causes adjuvantes ou occasionnelles, soit en affaiblissant directement la vitalité de l'œil, soit en l'atteignant indirectement par une action débilitante, étendue à tout l'organisme.

Le surmenage de l'œil, le travail prolongé, dans de mauvaises conditions d'éclairage surtout, ou l'épuisement de l'œil par une lumière éblouissante préparent de même le terrain pour la localisation sur l'iris d'une inflammation diathésique quelconque.

Aussi bien que la conjonctivite, l'iritis peut représenter l'ophtalmie des montagnes et des plaines couvertes de neige.

L'iritis fait partie des manifestations du *zona ophtalmique*. Elle complique aussi ceux de la kératite neuro-paralytique, autrement qu'en s'allumant aux produits de décomposition des tissus cornéens.

Paralysie et *hyperesthésie* du nerf trijumeau aboutissent au même résultat : à l'inflammation de l'iris. L'une et l'autre altération du nerf préparent le terrain irien à l'infection ou à l'intoxication ; l'hyperesthésie, en augmentant sa sensibilité aux principes irritants, toxiques, et la paralysie, en affaiblissant sa réaction défensive contre les microbes.

Les névralgies dentaires et les maladies dentaires, en général, ont été signalées comme causes d'iritis : encore une fois il ne peut s'agir ici que d'influences nerveuses.

Étiologie compliquée. — Plusieurs causes, prédisposantes ou efficientes, se réunissent souvent chez le même individu. Les diathèses et les maladies se confondent et se renforcent fréquemment les unes les autres. Ainsi MACKENZIE avait remarqué que « si le goutteux prend facilement l'iritis, ce n'est pas pendant la période de santé brillante, de pléthore sanguine, au milieu de ses excès de table, que survient le premier accès, mais lorsque déjà sa santé affaiblie ne supporte plus les libations abondantes et les excès de nourriture dont son robuste corps ne s'offusquait pas auparavant ». Ainsi encore, dans l'iritis subaiguë et très rebelle, que HUTCHINSON signale chez les enfants nés de parents goutteux, j'avoue qu'il est difficile de distinguer ce qui peut représenter, dans cette iritis, d'ailleurs rare, la part d'intervention de la goutte, de la tuberculose et de la syphilis héréditaires. Beaucoup d'iritis sont à la fois rhumatismales et syphilitiques, ou rhumatismales et tuberculeuses : les deux diathèses imprimant à la forme inflammatoire leur cachet particulier.

Il reste une iritis de cause tout à fait exceptionnelle : l'*iritis sympathique*. L'existence de l'iritis, traumatique surtout, dans un œil suffit pour faire naître, au bout de quelque temps, une inflammation semblable dans le globe congénère de l'autre côté. Dans tout le règne animal il n'existe peut-être pas deux organes symétriques dont la vie se confonde au même titre que celle des deux yeux, chez l'homme. Ces organes se meuvent ensemble ; ils regardent et voient simultanément le même objet ; la lumière les influence au même degré, quelle que soit la différence de l'éclairage de l'un et de l'autre. Tout leur est commun, la nutrition et la vie fonctionnelle. Rien d'étonnant, qu'un œil étant malade, l'autre se prépare insensiblement à le devenir du côté de l'iris, comme son congénère, avec lequel il a sympathisé toute sa vie. C'est dans cette communauté intime de fonction et de nutrition qu'il faut chercher avant tout la cause de l'ophtalmie sympathique.

Traitement.

Le traitement de l'iritis comporte plusieurs indications.

Il faut, avant tout, écarter la cause qui a produit l'iritis et qui, par sa persistance, serait capable de l'entretenir ; c'est l'*indication causale*.

Il faut, ensuite, combattre la maladie elle-même : l'inflammation, par tous les moyens reconnus capables d'en modérer l'intensité ou d'en raccourcir la durée ; c'est l'*indication morbide*.

Il faut, enfin, éviter qu'un des symptômes ou conséquences de la maladie
ne devienne une cause nouvelle d'aggravation de l'iritis ou une raison secondaire pour la faire traîner en longueur ou même la faire renaître et récidiver
après la guérison ; c'est l'*indication symptomatique*.

Indication causale. — Je ne puis passer une seconde fois en revue toutes
les causes capables de faire naître une iritis. Je renvoie pour cela au chapitre
précédent sur l'étiologie de l'iritis. Je n'ai pas non plus à reprendre successivement les diverses interventions thérapeutiques que l'éloignement de toutes
ces causes peut comporter. C'est là une question de thérapeutique générale
dont je n'ai pas à m'occuper ici. Je citerai seulement deux exemples pour faire
comprendre ma manière de voir.

Premier exemple. — Si une cataracte traumatique se complique d'iritis,
pour remplir l'indication causale, il faut, avant tout, éloigner les masses cristalliniennes en ramollissement. Ces masses, ainsi que nous l'avons vu dans le
chapitre : étiologie, fournissent les principes phlogogènes capables de provoquer l'inflammation de l'iris. Par une large paracentèse de la chambre
antérieure, avec le couteau lancéolaire à arrêt de de Wecker, il faut évacuer
doucement ou laisser sortir spontanément tous les débris cristalliniens mobi-
lisés. Cette intervention chirurgicale, en remplissant une indication causale
urgente, fera plus pour la guérison de l'iritis que n'importe quel autre traitement. L'évacuation des fibres cristalliennes, opacifiées et détachées, sera
répétée autant de fois que nécessaire, sans aucun danger de complication,
si l'intervention a lieu selon les règles de l'asepsie opératoire. La réapparition
de la douleur et l'élévation de la tension intra-oculaire annonceront le
moment où l'intervention chirurgicale devient nécessaire.

Second exemple. — Dans l'iritis syphilitique, avant tout autre traitement
ou du moins simultanément avec lui, il faut instituer le traitement antisyphilitique au mercure ou à l'iodure de potassium.

Il en est de même pour toutes les autres causes efficientes, prédisposantes
ou occasionnelles de l'iritis. C'est ainsi que pensaient les anciens Grecs, depuis
Hippocrate, et leur enseignement est parvenu jusqu'à nous, en se perpétuant
à travers tous les siècles, qui nous séparent d'eux. Les Égyptiens songeaient
moins au traitement général ou causal. Ils préféraient le traitement local et
leurs recettes, excellentes d'ailleurs, sont restées oubliées, dans les tombes
antiques des Pharaons, où on les découvre maintenant.

Certainement, et quoi qu'en pensent d'autres, l'expérience clinique, chez
tous les peuples qui se sont succédé, a porté un jugement définitif sur la
valeur comparative de ces deux méthodes de traitement des maladies oculaires,
en général, et de l'iritis, en particulier, et cet enseignement de tous les jours
n'a pas peu contribué à faire tomber l'une de ces méthodes dans un profond oubli et à faire vivre constamment l'autre. Les théories médicales nouvelles de ces dernières années, les théories microbiennes n'ont rien changé à
ce jugement consacré par le temps. Et si, au début, nous avons pu penser
un moment que nous avions versé dans l'erreur, aujourd'hui nous savons

que les idées des Grecs survivront à côté des grandes découvertes de Pasteur. Ces dernières découvertes auront servi à éclairer d'une lumière plus vive les théories anciennes : des notions expérimentales précises se sont jointes aux conquêtes de la pure observation médicale; mais, les unes ne se sont pas substituées aux autres.

C'est donc à étudier l'étiologie de chaque cas d'iritis que l'oculiste doit dépenser le plus d'intelligence. La valeur de son traitement dépendra de la peine qu'il s'est donnée pour élucider la question d'étiologie, question à la fois obscure et compliquée. Question obscure, parce que la cause de l'iritis, maladie interne, se cache dans les désordres intimes de la nutrition cellulaire. Question compliquée, parce que, fréquemment, tout un cortège de causes concourt pour faire apparaître l'iritis, ou pour l'entretenir, quand l'inflammation est née accidentellement.

Indication morbide. — L'inflammation de l'iris peut être combattue avec avantage par tous les remèdes *antiphlogistiques*, consacrés excellents par l'usage. Ces remèdes sont très nombreux. Tous ne méritent peut-être pas le nom qu'ils portent : antiphlogistiques; mais c'est une erreur grave de refuser à tous, *a priori*, une influence quelconque sur la marche et la durée de l'inflammation irienne.

Le premier remède antiphlogistique, le plus ancien peut-être, c'est la soustraction sanguine : la *saignée* soit générale ou phlébotomie, soit locale ou l'application de *sangsues*.

Jouissant autrefois dans le traitement de l'iritis d'une vogue inouïe, la saignée était pratiquée journellement par tous les médecins avec ardeur et conviction. Aujourd'hui, même la saignée locale a perdu aux yeux du plus grand nombre presque toute sa vertu antiphlogistique. A peine si on lui reconnaît encore le pouvoir de calmer les douleurs violentes de l'iritis.

Ce qui est incontestable, c'est qu'aucune saignée, pas plus la saignée générale que la saignée à l'aide de sangsues, n'est capable d'éteindre soudainement une inflammation en pleine évolution. Mais cela ne veut pas dire que l'iritis ne peut pas être favorablement influencée par elle, heureusement modifiée dans son cours, diminuée dans ses symptômes, raccourcie dans sa durée et débarrassée de bien des complications autrement inévitables. J'ai la conviction que les saignées peuvent tout cela et je reste, malgré tout, partisan de l'utilisation des sangsues.

Quand l'iritis est bénigne, que tout marche d'emblée au gré du médecin vers une prompte guérison, sans accidents probables, il est inutile de recourir à des soustractions sanguines. Le remède est toujours encombrant et généralement peu goûté des malades et de leur entourage. Dans ces circonstances heureuses les sangsues ne pourraient pas améliorer davantage la situation. Leur emploi serait donc pour le moins inutile.

Mais quand les symptômes sont violents, quand la douleur surtout est grande, l'application de quelques sangsues à la tempe ou à l'apophyse mastoïde rendra de grands services. Ces services sont immédiats : la douleur se calme parfois instantanément. Ils sont aussi médials : les symptômes qui ne s'amendent pas rapidement et d'une façon tangible n'atteignent jamais, dans la suite, ce degré d'intensité qui les rend si dangereux, à cause des complications graves qui en découlent.

Quand l'iritis est double et que l'on partage les sangsues entre les deux apophyses mastoïdes, il arrive souvent que, du côté où les annélides ont tiré le mieux et en plus grand nombre, les phénomènes inflammatoires tombent plus fortement et se maintiennent dans ces conditions favorables pendant toute la durée de la maladie, et cela quelquefois, au détriment de l'autre œil moins soulagé, qui prend alors comme toute la charge dont s'est débarrassé l'œil le mieux saigné.

A titre de document en faveur des soustractions sanguines, je citerai ici l'opinion d'un grand oculiste du milieu du xixᵉ siècle, Mackenzie. Praticien habile et observateur consciencieux, il affirme que dans aucune autre maladie la saignée ne produit des effets aussi soudains et aussi remarquables que dans l'iritis.

La saignée favorise même l'action des autres remèdes antiphlogistiques, employés contre l'iritis : l'action de l'atropine entre autres. Ainsi le même Mackenzie raconte qu'un monsieur étant venu le consulter, un matin, pour une iritis, il lui avait prescrit des applications de belladone et quelques pilules mercurielles. Rappelé le même soir, il trouva la pupille irrégulière mais non dilatée. Il fit une saignée au bras du malade et, deux heures après, il trouva la pupille dilatée, bien que l'application de la belladone n'eût pas été renouvelée.

Nous avons vu personnellement les mêmes effets favorables succéder à l'emploi d'une demi-douzaine de sangsues.

La plupart des auteurs conseillent de placer les sangsues le soir. Je ne sais s'il y a réel avantage à choisir cette heure tardive de la journée. Si la soustraction sanguine a été réellement efficace il n'est pas à craindre que l'exacerbation vespérale fasse perdre tout le profit du traitement. D'un autre côté on aime toujours voir l'hémorragie consécutive complètement arrêtée avant la nuit.

Faut-il mettre un grand nombre de sangsues à la fois ? Il est certain qu'un des facteurs importants de la thérapeutique antiphlogistique par la saignée générale est la déplétion brusque ou très rapide de la canalisation veineuse, déplétion suivie presque immédiatement d'un abaissement considérable de la tension artérielle. C'est donc par l'utilisation d'un grand nombre de sangsues, dix, douze et davantage que l'on obtiendra le plus sûrement un effet approximativement semblable dans une section de la distribution sanguine, où des causes locales ont élevé momentanément la tension artérielle. C'est aussi ce que l'expérience nous démontre. Mais l'observation prouve de même qu'avec un chiffre d'animaux beaucoup moindre, on peut encore atteindre le but désiré et combattre utilement les symptômes inflammatoires de l'iritis. Les malades sentent un réel soulagement de leurs souffrances tant que les sangsues tirent du sang et tant que le sang continue de couler des morsures après que les sangsues sont tombées. J'ai l'habitude de prescrire de 4 à 6 sangsues et je fais appliquer sur les morsures saignantes des gâteaux d'ouate stérilisée par l'ébullition, encore tièdes et non complètement exprimés. Au-dessus je fais tenir, à l'aide d'une bande en gaze, un gros paquet d'ouate hydrophile, neutre et sèche, qu'on renouvelle au fur et à mesure que l'ouate s'imbibe de sang. Si la saignée consécutive se prolonge trop, on n'a qu'à serrer davantage la bande pour arrêter la perte de sang, qui pourrait devenir excessive.

Où faut-il placer les sangsues ? A la tempe, sur l'arcade zygomatique ; ou derrière l'oreille, sur l'apophyse mastoïde : toujours aux endroits où la peau repose directement sur un os. A côté, le tissu conjonctif sous-cutané est trop abondant et trop lâche ; on s'expose donc à voir survenir des suffusions san-guines étendues et des œdèmes énormes, qui ne sont pas sans occasionner quelques désagréments aux malades.

La *sangsue artificielle de Heurteloup* ne présente ici sur les sangsues ordinaires aucun avantage digne d'être signalé.

La *phlébotomie oculaire* de Desmarres consistait en une section des veines ciliaires distendues par le sang, à l'aide de son scarificateur. L'effet de cette saignée locale est effectivement favorable, du moins immédiatement ; mais l'oblitération définitive, par thrombose, d'une partie de ces canaux de dériva-tion pourrait avoir des conséquences funestes. MACKENZIE n'aimait pas cette opération ; aujourd'hui, le procédé n'est plus guère en usage.

Le deuxième remède antiphlogistique, dans le traitement de l'iritis, con-siste dans l'instillation d'une solution d'*atropine* dans le sac conjonctival. Ce deuxième remède antiphlogistique devient le premier dans la grande majo-rité des iritis où l'on peut s'abstenir des soustractions sanguines. CUNIER a beaucoup contribué à la vulgarisation de l'emploi de l'atropine dans le trai-tement des maladies oculaires. Avant l'atropine ou plutôt avant ses sels neutres, sulfate ou chlorhydrate, on employait des infusions ou des extraits dilués de belladone. L'emploi de la belladone remonte à la plus haute anti-quité. Les Egyptiens et les Grecs s'en sont servis.

L'atropine exerce une action antiphlogistique et analgésique réelle dans l'iritis. Son instillation soulage positivement le malade : la douleur se calme, en même temps que tous les autres symptômes inflammatoires s'amen-dent.

Tandis qu'elle exerce son action antiphlogistique, l'atropine remplit encore une autre indication, symptomatique plutôt que morbide. Elle prévient la formation de synéchies postérieures, parce qu'elle écarte le bord pupillaire de la surface antérieure du cristallin. En paralysant le muscle sphincter de la pupille, elle permet à la tension intérieure normale de l'œil d'ouvrir large-ment la pupille, comme le fait, sans paralysie du muscle constricteur, la ten-sion intérieure exagérée, dans le glaucome.

Cette dilatation mécanique de la pupille se fait avec suffisamment de force pour rompre des synéchies, petites ou récentes, qui ont pu s'établir, parce que le malade avait trop tardé avant de consulter le médecin.

L'atropine étend aussi son action au muscle ciliaire. En paralysant le muscle accommodateur, elle évite aux malades les contractions douloureuses d'un organe compris, avec tout le corps ciliaire, dans l'inflammation du segment antérieur du tractus uvéal.

Du fait de toutes ces paralysies musculaires, intra-oculaires, la photophobie douloureuse dont nous parlions dans le chapitre de la symptomatologie se trouve notablement amoindrie. La photophobie ordinaire, d'origine rétinienne, par contre, est considérablement augmentée à cause de l'ouverture plus large de la fenêtre pupillaire pour l'entrée des rayons lumineux. Mais contre cette photophobie le remède est facile : lunettes foncées, visière, demi-obscurité aménagée dans la chambre du malade, bandeau noir flottant ou bandeau occlusif ordinaire.

La paralysie des deux muscles, sphincter et accommodateur, et probablement, sinon sûrement, aussi du dilatateur — je ne sais vraiment pas pourquoi il en serait autrement pour ce dernier muscle lisse, absolument semblable, comme valeur physiologique, aux deux autres — met l'œil dans un état de repos absolu, pour ce qui regarde tous les mouvements intérieurs du globe. Ce *repos* intérieur devient un nouveau remède antiphlogistique fort apprécié contre toute inflammation intra-oculaire.

L'atropine s'emploie de préférence en collyre liquide : en solution aqueuse et à la dose de 1/2 à 1 p. 100 de sulfate neutre.

Les succédanés de l'atropine sont la *duboisine* et l'*hyoscyamine*, à même dose ; l'*homatropine*, à dose double ; et la *scopolamine*, à dose deux fois moindre.

Panas recommande d'ajouter un faible antiseptique à la solution, acide borique ou eau de laurier cerise, pour tenir le collyre propre.

Les instillations doivent être fréquentes, *pour commencer* : une goutte toutes les deux heures jusqu'à effet obtenu, c'est-à-dire jusqu'à dilatation complète de la pupille. Une fois cet effet obtenu on n'instille de l'atropine qu'autant qu'il est nécessaire pour maintenir la pupille à ce degré de dilatation. L'indication se précisera d'elle-même pour le médecin bon observateur, qui voit tous les jours son malade ; ce qu'il ne peut manquer de faire au début d'une inflammation de l'iris.

C'est quand l'atropine n'agit pas sur la pupille et que nous sommes convaincus, d'autre part, que la pupille ne reste pas petite à cause des synéchies la fixant au cristallin, que l'application de quelques sangsues se trouve naturellement indiquée. La paracentèse (Desmarres, Mackenzie, de Wecker) rend souvent le même service.

À chaque instillation, il faut employer le moins d'atropine possible, pour ne pas augmenter les chances d'un empoisonnement local ou général, pouvant gêner très fort le traitement dans la suite. Pour chaque instillation d'atropine, une fraction de goutte seulement reste dans le sac conjonctival, attachée à la muqueuse, et pénètre ultérieurement dans l'œil. Tout le reste s'écoule sur la joue ou est repris par les voies lacrymales, si l'on ne prend pas la précaution d'incliner la tête du côté opposé à l'emplacement des points lacrymaux. Il est donc inutile de mettre plutôt deux gouttes qu'une dans l'œil à chaque pansement.

Je ne fais que signaler quelques procédés exceptionnels d'atropinisation. Pour ma part, jamais je n'emploie ces traitements intensifs.

On a fait ajouter de la cocaïne à l'atropine pour en renforcer l'action : à dose égale ou même double.

Fuchs recommande l'atropine en poudre d'après Homberger.

Panas préconise les disques de gélatine de Hart et Streatfield.

De Wecker recommande la pommade à la vaseline comme Cunier employait la pommade à l'axonge.

Lagrange préfère une pommade forte à la lanoline (15 centigrammes d'atropine pour 10 grammes d'excipient). Le même auteur va jusqu'à conseiller l'injection sous-conjonctivale de 4 à 6 gouttes de la solution aqueuse d'atropine usuelle.

Meyer tâche d'accumuler l'effet curatif de plusieurs instillations successives dans un court espace de temps. Il fait instiller une goutte de la solution ordinaire toutes les cinq minutes pendant une demi-heure.

À ce moment de la maladie, il s'agit moins de rompre *toutes* les synéchies postérieures que de combattre l'inflammation elle-même et de prévenir la formation de synéchies nouvelles. Plus tard, ces procédés intensifs trouveront leur application quand il ne s'agira plus que de combattre les conséquences de la maladie irienne. C'est d'ailleurs aussi l'idée de la plupart de ces auteurs.

L'instillation alternative des myotiques et des mydriatiques, pour agir dans les deux sens sur les synéchies récalcitrantes, rentre dans la même catégorie de traitements intensifs contre les synéchies postérieures, restantes.

L'iritis déclarée ne supporte pas l'application de *compresses froides*. Ce troisième remède antiphlogistique n'est utile que comme traitement préventif de l'iritis traumatique, lors des blessures ou contusions du globe. J'emploie avec grand succès le froid sous forme de compresses ichtyolées, à 2 p. 100, renouvelées fréquemment et maintenues jour et nuit.

Les compresses mouillées, tant froides que chaudes, doivent être appliquées d'une façon continue et non intermittente. S'il existe un empêchement à leur renouvellement fréquent, mieux vaut l'application d'un pansement aseptique, ou légèrement antiseptique, avec bandeau occlusif, dans le cas où l'on préfère le chaud, et rien qu'un linge humide, dans le cas où l'on veut utiliser le froid.

Les *fomentations chaudes*, sous forme de compresses ou mieux encore de cataplasmes, constituent le quatrième remède antiphlogistique utilisé avec grand avantage dans le traitement de l'iritis.

Les malades rejettent quelquefois le bandeau occlusif ou les compresses chaudes et recourent d'eux-mêmes à des applications froides, prétextant que la fraîcheur les soulage davantage, alors que la chaleur du lit suffit pour rappeler leurs douleurs. Il faut alors tâcher de les convaincre de l'utilité de la chaleur : au bout d'un jour, si vous êtes parvenu à leur en faire accepter l'essai, leur opinion se sera complètement modifiée.

Le *mercure* est le type du *médicament* antiphlogistique. Les iritis fibrineuses et plastiques sont le plus heureusement influencées par lui. Tous les procédés d'introduction du mercure dans le sang peuvent être utilisés dans le traitement général de l'iritis aiguë. La friction mercurielle reste toujours le procédé le plus commode. Les injections sous-cutanées et intra-musculaires doivent être réservées aux cas spéciaux, aux formes les plus graves.

Si l'on veut à la fois utiliser l'effet antiphlogistique mystérieux de ce médicament, dit *altérant* ou *résolutif,* et l'effet purgatif de certaines de ses combinaisons, on peut prescrire le calomel, comme le faisaient couramment les vieux praticiens : 12 à 15 centigrammes de calomel par jour, chez un adulte, à dose fractionnée, en poudres. Si au contraire on désire éviter l'action purgative, on ajoute à la préparation mercurielle la dose convenable d'extrait d'opium et l'on fait faire des pilules.

Jamais il ne faut rechercher la salivation mercurielle, comme les praticiens d'autrefois. La stomatite mercurielle est une complication inutile au point de vue du traitement de l'iritis et très désagréable par elle-même. A tout prix il faut l'épargner au malade.

Dans les iritis chroniques le sublimé, en pilules avec l'extrait thébaïque, selon la formule de DE WECKER — 1 centigramme de sublimé pour un demi-centigramme d'extrait d'opium — rend quelquefois de grands services. Pendant fort longtemps le malade peut prendre une ou deux de ces pilules par jour, au commencement des repas, sans en être le moins du monde incommodé.

De même l'*iodure de potassium* ne convient que dans les iritis traînantes ou au déclin des iritis aiguës. Aux fortes doses d'iodure de potassium, 2 à 4 grammes par jour (PANAS), je préfère les petites doses de protoiodure de mercure. Le protoiodure est une forme médicamenteuse excellente que l'on peut administrer fort longtemps en pilules, à la dose de 1 à 5 centigrammes par jour au moment des repas.

Les *alcalins*, spécialement le carbonate de lithine, et les eaux minérales renfermant ces composés médicamenteux sont prescrits avec avantage à certains malades arthritiques.

La *tartre stibié* et la *térébenthine* sont des médicaments aujourd'hui oubliés dans le traitement de l'iritis. Mais je donne encore volontiers une potion hyposthénisante à l'*ipéca*.

Viennent maintenant toutes les médications antiphlogistiques adjuvantes.

Tous les traitements *révulsifs* sont ici à leur place. Je n'en exclus pour ma part aucun et je les emploie, à l'occasion, les uns aussi bien que les autres : *purgatifs, diurétiques, diaphorétiques* et *révulsifs cutanés* ordinaires.

Parmi les diaphorétiques, les injections sous-cutanées de pilocarpine, autrefois très employées, paraissent fort en défaveur maintenant. Le remède est énergique, mais non exempt de danger ; il peut provoquer des troubles sérieux du côté de l'estomac et du cœur (PANAS).

D'autres diaphorétiques moins efficaces dans leur action curative, mais plus doux dans leur administration, sont les boissons chaudes, les infusions de salsepareille, de bois de gaïac, etc., que le malade boit chaudes le matin, au lit. Le salicylate de soude est donné de préférence le soir, au moment du coucher, dans une tasse de tilleul ou de sureau : 1 à 3 grammes par tasse.

Les bains de vapeur et les draps mouillés peuvent également provoquer une abondante transpiration.

On prétend que les révulsifs cutanés locaux, vésicatoires, cautères, etc., trouvent leur indication seulement au déclin de l'inflammation irienne. Je m'en suis servi à toute période de la maladie et non sans succès. PANAS cite comme lui ayant particulièrement réussi le cautère à la tempe ou derrière l'oreille.

DE WECKER qui déconseille absolument les mouches de Milan, et autres petits révulsifs à la tempe, concède cependant l'emploi de la teinture de cantharide, coupée de moitié d'alcool, avec laquelle on fait badigeonner, tous les huit ou dix jours, sur une surface large comme la main, le dos, au voisinage de la nuque.

Je préfère l'application d'un demi ou d'un quart de rigollot, à la même place, pendant un quart d'heure. En lavant, immédiatement après, la peau irritée, avec de l'eau froide, et saupoudrant ensuite avec de la poudre d'amidon, on peut revenir plusieurs jours de suite à cette révulsion sans trop léser les téguments.

Dans les iritis chroniques douloureuses je pratique, avec succès, l'application de quelques pointes de feu, avec le charbon cautère, dans la région périorbitaire.

Nous sommes beaucoup moins sévères, aujourd'hui, quand nous composons le régime diététique de nos malades. Nous n'avons qu'à prêcher la modération et combattre énergiquement tout abus ou excès, en boisson tout spécialement.

Indication symptomatique. — *Douleur*. — Le symptôme *douleur* se traite certainement le mieux par les soustractions sanguines, quand les souffrances annoncées par le malade indiquent réellement une exagération du processus inflammatoire. Mais la douleur peut être exaltée pour un autre motif et dans ces conditions le traitement morbide ne suffit plus pour la combattre, il faut un traitement symptomatique spécial.

Chez les personnes nerveuses, irritables, la douleur n'est plus en rapport direct avec l'intensité inflammatoire et les soustractions sanguines restent sans influence sur ce symptôme. Il faut s'adresser aux calmants, pour combattre l'extrême sensibilité du malade. L'application de nombreuses sangsues ne pourrait servir qu'à exalter leurs souffrances, en les affaiblissant encore davantage. Chez ces personnes, il s'agit seulement de ramener les sensations à ce qu'elles devraient être, normalement, pour une maladie dont elles s'exagèrent la violence. Le sulfate de quinine à haute dose, 1 à 2 grammes ; l'inonction de la peau du front et de la tempe, avec l'onguent mercuriel belladoné, le soir et la nuit quand les douleurs réveillent le malade ; l'antipyrine,

2 à 4 grammes, et surtout la morphine en injection hypodermique se trouvent tout naturellement indiqués ici.

Ces êtres nerveux sont aussi des malades qui ne dorment pas la nuit et chez lesquels l'absence de sommeil semble encore augmenter les souffrances, sinon l'inflammation elle-même. Le chloral, la morphine, le sulfonal, tous les nouveaux hypnotiques sont ici à leur place.

Le symptôme douleur peut être encore exalté par une élévation extraordinaire de la tension intra-oculaire. Ce n'est plus la douleur inflammatoire vraie, ni la douleur nerveuse faussement exagérée, mais la douleur glaucomateuse. Ici la paracentèse avec l'aiguille à arrêt de Desmarres (Mackenzie) est tout à fait indiquée. Nous sommes souvent moins hardis aujourd'hui et nous commençons par employer les myotiques, la pilocarpine, l'ésérine et non sans succès, je dois en convenir. Chacun sait qu'il est absolument contre-indiqué de persévérer dans ces conditions, avec les instillations d'atropine.

DARIER a récemment recommandé la dionine, à 5 ou 10 p. 100. On instille quelques gouttes de la solution dans l'œil. Celui-ci éprouve aussitôt une sensation de vive brûlure, suivie de bien près d'une vive injection et d'un œdème de la conjonctive bulbaire et des paupières, qui ne laisse pas, quelquefois, d'effrayer le malade et son entourage. L'application du médicament, après tout, n'est pas douloureuse. Peu de malades s'en plaignent sérieusement et le soulagement qui suit immédiatement les engage à réclamer une nouvelle instillation du médicament dès le soir ou le lendemain. Cette médication toutefois n'a pas encore fait ses preuves définitives. Elle reste à l'essai, bien que sa vogue s'accentue de jour en jour.

Un autre remède, également vulgarisé par DARIER, consiste en des injections sous-conjonctivales d'une solution saline quelconque. On a commencé par employer le bichlorure de mercure, dans l'espoir d'introduire dans l'œil, un antiseptique énergique. L'injection au sublimé ayant été considérée comme trop douloureuse et se compliquant fréquemment d'escarre de la conjonctive, a été remplacée par une autre composition mercurielle, le cyanure, à la dose de 1 pour 5 000 jusqu'à 1 pour 1 000. Au lieu de quelques gouttes, comme pour la solution au sublimé, l'œil tolérait bien un quart, une demi-seringue et davantage de cyanure.

Convaincu de l'inutilité de choisir des liquides antiseptiques et voyant les effets destructeurs des solutions hydrargyriques sur le tissu conjonctif lâche sous-muqueux, on s'est rabattu sur les solutions de chlorure de sodium, dont les plus actives paraissent être celles entre 2 et 10 p. 100.

Les avis toutefois restent fort partagés sur l'utilité de ces injections dans les iritis douloureuses. Je préfère leur emploi dans les iritis chroniques avec trouble du corps vitré et synéchies postérieures nombreuses. Là elles rendent positivement de grands services. Mais je dois dire que les solutions de sel de cuisine ne remplacent pas complètement les solutions de cyanure de mercure et de sublimé, auxquelles je suis fréquemment revenu dans ces derniers temps. Comme DARIER, je fais quelquefois précéder l'injection sous-conjonctivale de la parencentèse de la chambre antérieure et suivre la double opération de l'application de deux ou trois sangsues.

En ajoutant à la solution de cyanure de la cocaïne ou mieux encore de l'acoïne on peut diminuer de beaucoup les douleurs des injections sous-conjonctivales. Les rendre tout à fait indolores, c'est difficile et je ne sais même pas si c'est tout à fait avantageux.

Contre la douleur à caractère névralgique je prescris volontiers du sulfate de quinine, à dose journellement décroissante depuis un gramme jusqu'à 25 à 30 centigrammes, à prendre entre trois et quatre heures de l'après-midi.

LAGRANGE recommande d'y ajouter de l'extrait de belladone : 10 centigrammes pour 80 centigrammes de sulfate de quinine en pilules.

Hypopyon. — Autrefois on vidait la chambre antérieure dès que l'hypopyon remplissait la moitié de sa cavité. Aujourd'hui beaucoup d'oculistes abandonnent l'hypopyon à lui-même. Les plus grandes collections purulentes se résorbent sans qu'on ait besoin d'intervenir chirurgicalement. Quant à moi, je base mon traitement sur la distinction suivante : si le pus est stérile ou qu'on puisse le supposer tel, je ne touche pas à l'hypopyon ; mais si l'hypopyon est l'œuvre d'un microbe pyogène, introduit par blessure dans l'intérieur du globe, je me hâte de vider la chambre antérieure et je répète cette opération autant de fois que cela devient nécessaire. Je n'y ajoute aucun lavage intraoculaire (ALF. GRAEFE). Je ne compte pas davantage utiliser les crayons d'iodoforme de Haab, bien que GOLDZIEHER croit aussi leur devoir quelques succès.

La paracentèse réalise quelques autres indications symptomatiques.

DESMARRES et von GRAEFE (1856) employaient la paracentèse de la chambre antérieure, même dans l'iritis aiguë ou chronique non purulente ; SPÉRINO utilisait la poussée de l'humeur aqueuse de la chambre postérieure pour aider à la rupture des synéchies postérieures.

Quelques iritis chroniques, de nature probablement tuberculeuse, se laissent favorablement influencer par des paracentèses répétées. KOSTER y ajoute l'injection d'air atmosphérique stérilisé en cas d'iritis tuberculeuse.

Dans n'importe quelle espèce d'iritis les douleurs, quelle que soit leur nature, peuvent toujours être calmées par la paracentèse cornéenne.

Synéchies. — STREATFIELD, AD. WEBER, PASSAVANT et JOFFRIES rompaient chirurgicalement les synéchies avec la pince à iridectomie ou avec des instruments crochus et mousses, introduits entre l'iris et le cristallin, à travers une incision de la cornée, faite avec le couteau lancéolaire. L'opération s'appelait *corélysis*. Personne ne la pratique plus aujourd'hui.

DESMARRES faisait l'iridectomie ou l'iridorexis contre la synéchie totale.

En 1856 von GRAEFE recommandait l'iridectomie pour détruire la majeure partie des synéchies, dont la persistance lui paraissait comme la cause immédiate de toutes les récidives survenant après la guérison d'une première attaque d'iritis.

Nous savons aujourd'hui que les synéchies les plus étendues sont incapables de faire renaître l'iritis. Après l'iritis compliquant l'ulcère purulent de la cornée, il n'y a jamais de récidive, malgré le nombre et la solidité des synéchies qui restent après la maladie (FUCHS). L'iritis ne récidive que comme affection locale d'une maladie constitutionnelle (SCHWEIGER 1885 et NETTLES-CHIP 1887).

VON GRAEFE crut un moment avoir trouvé dans l'iridectomie un traitement aussi efficace contre l'iritis que contre le glaucome. Comme il avait vu l'hypertonie s'abaisser dans le glaucome, il voyait aussi la tension fortement abaissée dans l'irido-cyclite chronique, se relever par l'iridectomie et le globe reprendre sa tonicité normale. Aussi, pendant quelque temps, attribua-t-il à l'iridectomie la propriété d'arrêter l'atrophie commençante du globe.

Tout oculiste occupé compte dans sa clientèle un bon nombre de malades opérés pour iritis récidivante, heureusement guéris par l'iridectomie. Mais à côté de ces succès brillants combien de résultats moins favorables! Combien de fois n'a-t-on pas vu l'iridectomie hâter les progrès de la maladie? Il est vrai, le choix du moment pendant une période d'accalmie, et la correction opératoire importent beaucoup ici. Aussi, si l'on redoute le moins du monde que l'indocilité du malade ne gêne sérieusement l'opérateur dans son intervention, faut-il ne pas hésiter à recourir au chloroforme. Je pense aussi qu'il ne faut pas faire l'incision cornéenne trop périphériquement. Quand la plaie est trop près de la sclérotique on amène difficilement au dehors l'iris retenu par de nombreuses synéchies, tout près de l'axe du globe. Je me suis bien trouvé d'autre part de préparer l'œil à l'opération par une série d'injections sous-conjonctivales. Le traitement général est toujours à instituer dès avant l'opération. Il faut aussi le continuer pendant la période de cicatrisation de la plaie opératoire et encore longtemps après. Un traitement antiphlogistique mercuriel modéré, tempéré au besoin par l'administration des toniques, immédiatement après l'opération favorise singulièrement le résultat opératoire.

L'*occlusion pupillaire* exige l'opération de la pupille artificielle, faite en dedans et aussi petite que possible par le procédé de l'iridectomie ordinaire ou par un des procédés d'iritomie extérieure récemment recommandés.

La *séclusion pupillaire* exige plus impérieusement encore l'iridectomie : afin de rétablir la communication entre les deux chambres. Cette libre communication est une garantie indispensable pour la bonne conservation de l'hydrostatique oculaire, sans laquelle le globe dégénère et s'atrophie infailliblement.

La *soudure postérieure totale* ne peut être guérie par l'iridectomie. Il faut à la fois extraire le cristallin et pratiquer une large brèche dans l'iris confondu avec la membrane couenneuse qui double celui-ci.

Quand le cristallin est déjà à moitié résorbé, une iridotomie simple ou une iridotomie double avec excision d'un lambeau triangulaire peut sauver l'œil de l'atrophie qui le menace.

Photophobie. — J'épargne à mes malades le supplice de la chambre noire. Il suffit de les préserver de la lumière trop vive du soleil ou des éclairages éclatants. Une chose plus importante c'est d'éviter les grandes variations dans l'éclairage.

Accidents glaucomateux. — Contre le glaucome primitif compliquant l'iritis et contre le glaucome secondaire dans le cas de synéchie postérieure totale, il n'y a que l'iridectomie ou la sclérotomie. Une simple augmentation de la tension intra-oculaire se traite par l'instillation des myotiques, seuls ou associés à la dionine. Chez des personnes jeunes, avant d'en arriver à l'iridectomie il faut épuiser toutes les ressources du traitement médical. Je suis tout à fait de l'avis de SAMELSOHN et de GOLDZIEHER, qui trouvent l'opération de l'iridectomie inutile, presque contre-indiquée dans l'iritis glaucomateuse. Sans doute l'intervention chirurgicale supprime les accidents glaucomateux, mais n'influence pas en bien la maladie essentielle, qui peut ou continuer son évolution ou récidiver avec de nouvelles poussées glaucomateuses, malgré la première iridectomie. Ce que le traitement antiphlogistique local ne peut obtenir, le traitement général antirhumatismal l'obtient presque sûrement : l'amendement prompt des symptômes alarmants et une guérison parfaite dans le délai normal. Ainsi traité, l'œil sera moins exposé à des récidives rapides que si on avait employé des remèdes plus radicaux combattant la complication et non l'essence même de la maladie.

L'*hypotonie* de l'œil est aussi favorablement influencée par l'iridectomie que l'hypertonie. Les injections sous-conjonctivales ou les instillations de dionine soutiennent et renforcent cette heureuse influence.

Anatomie pathologique microscopique spéciale de l'iritis.

L'anatomie pathologique de l'iris et du corps ciliaire enflammés a d'abord été étudiée par von MICHEL. Cette étude a été complétée ensuite par FUCHS. Depuis lors de nombreux auteurs se sont encore occupés des lésions histologiques de l'irido-cyclite. Il est juste d'accorder, pour finir, quelques pages aux résultats de tous ces travaux. Déjà nous avons signalé, en passant, toutes les altérations microscopiques qui pouvaient éclairer le processus pathologique de l'irido-cyclite et nous faire mieux comprendre les différents symptômes auxquels ces lésions anatomiques donnent lieu. Pour le moment, nous allons insister sur le côté scientifique de la question, en prévision des services que cette étude théorique pourra encore rendre à la clinique, dans un avenir peut-être fort peu éloigné. Cette étude servira en même temps d'introduction à l'exposé clinique des variétés étiologiques d'iritis, que nous donnerons après.

Deux reproches mérités peuvent être adressés aux travaux scientifiques de nos ophtalmologistes expérimentateurs et micrographes. Trop facilement ils ont transporté dans la pathologie oculaire humaine les résultats expérimentaux obtenus dans les laboratoires et trop souvent on a négligé de mettre d'accord notre anatomie pathologique spéciale avec les lois fondamentales de la pathologie générale. Ces reproches s'adressent tout spécialement, me semble-t-il, aux travaux concernant l'anatomie et la physiologie normale et pathologique du tractus uvéal.

Que l'inflammation expérimentale de l'iris du lapin ressemble à l'inflammation traumatique ou spontanée de l'iris de l'homme, on devait s'en douter ;

mais que toute iritis humaine reproduise exactement tous les détails de l'iritis expérimentale du lapin, cela n'est pas soutenable.

Endothélium de la membrane de Descemet et l'exsudat fibrineux. — Dans la plupart des iritis spontanées chez l'homme, l'endothélium de la face antérieure de l'iris ne se détache pas en membrane continue, sous forme de grands placards, comme dans l'iritis, provoquée, chez le lapin, par une injection de nitrate d'argent en solution dans l'eau distillée (Michel). L'inflammation de la cavité séreuse que représente la chambre antérieure, évolue, chez l'homme, selon les divers types inflammatoires établis pour les autres séreuses humaines. A travers l'endothélium resté en place, mais légèrement modifié dans sa structure protoplasmatique ainsi que dans l'assemblage de ses éléments cellulaires, le sang envoie dans la chambre antérieure une lymphe albumineuse différente de la sérosité aqueuse normale.

Pour que l'endothélium se détache en petits ou grands placards, il faut ou une congestion tumultueuse ou une destruction rapide et totale du revêtement séreux de l'iris par un liquide caustique, agissant au même titre que le nitrate d'argent dans les expériences de von Michel. La première condition ne peut se réaliser dans l'œil humain à cause de la tension intra-oculaire, trop bien en équilibre osmotique avec la tension sanguine. La seconde se réalise exceptionnellement, lors des brûlures de l'œil par des caustiques chimiques, tout particulièrement par l'ammoniaque liquide, le plus diffusible des alcalis. L'emploi industriel des vapeurs ammoniacales dans les appareils réfrigérants nous a fourni l'occasion de voir quelques accidents de ce genre.

Le dépôt de fibrine, homogène ou granuleuse, ne se fait donc pas *sous* l'endothélium, mais *au-dessus*. Si von Michel n'a pas trouvé la couche endothéliale normale, chez l'homme, sous la membrane fibrineuse plus ou moins homogène, qui recouvre tout l'iris et la surface antérieure pupillaire du cristallin, c'est que sous cette couche de lymphe coagulée, l'épithélium perd son rôle physiologique de membrane limitante protectrice et se transforme en couche cellulaire indifférente, se confondant avec le tissu embryonnaire, superficiel, du stroma irien.

Dans l'iritis très violente il n'y a pas de dépôt fibrineux spontané. Il y a bien de la fibrine dans l'humeur aqueuse, mais cette fibrine ne se coagule que quand l'œil, énucléé, est plongé dans un liquide fixateur coagulant. Nous étudierons ce phénomène dans la panophtalmie, avec ses détails et ses exceptions.

Après résorption de la membrane fibrineuse pendant la période de convalescence, les cellules superficielles de l'iris, en dépit de toutes les transformations et multiplications qu'elles aient pu subir, se réorganisent en revêtement endothélial, continu, normal. Il arrive cependant qu'un endothélium stratifié, à plusieurs assises de cellules plates, superposées, remplace l'épithélium primitivement simple et forme comme une sorte de durillon séreux. Ce durillon peut se transformer plus tard en une masse homogène, hyaline, sans noyaux.

Dans l'iritis ordinaire, jamais le dépôt fibrineux ne dépasse le bord pupillaire dans la direction de la chambre postérieure. La chambre antérieure seule a ses parois tapissées par la couche de fibrine déposée partout à la surface interne de la cavité séreuse. Quand l'épithélium de la face postérieure de l'iris et de la surface intérieure du corps ciliaire est suffisamment malade pour permettre, lui aussi, la filtration d'une sérosité fibrineuse, nous sortons de la forme simple pour entrer dans la forme grave panophtalmitique, plastique ou purulente, selon le cas. Il n'y a à cette règle générale que deux exceptions, c'est 1° quand il se forme près de l'épithélium postérieur de l'iris ou superficiel interne du corps ciliaire un nodule tuberculeux ou une gomme syphilitique, et 2° dans le cas d'ophtalmie sympathique. Dans ces cas, alors même que l'inflammation reste localisée entièrement dans le segment antérieur du tractus uvéal, il se forme entre le cristallin et l'iris une *soudure* organisée en fausse membrane vascularisée. Encore, cette soudure reste-t-elle limitée au point enflammé, dans l'iritis tuberculeuse ou syphilitique.

La synéchie postérieure ordinaire, pupillaire, provient donc de l'inflammation dans la chambre antérieure. Elle est de nature fibrineuse au début. La fibrine coagulée qui la produit n'est pas un précipité réticulé mais une cristallisation membraniforme, homogène ou tout au plus granuleuse. C'est dans cette fibrine compacte que s'infiltreront plus tard les cellules épithéliales pigmentées, entrées en prolifération. Ce sont ces jeunes cellules d'origine épithéliale qui transformeront la fausse membrane fibrineuse en fausse membrane cellulaire, puis conjonctive et vascularisée à l'occasion. Il va sans dire que cette organisation ne se fait qu'à la longue et seulement dans les exsudats qui résistent à la liquéfaction et à la résorption générales des précipités.

Stroma de l'iris. — Cependant le stroma de l'iris s'est infiltré de jeunes cellules rondes à noyaux globuleux, petits et granuleux ou grands et vésiculeux avec nucléoles. Les vraies cellules migratrices à noyau lobulé sont toujours très rares, avant que la suppuration ne commence. Mais même les mononucléées ordinaires ne sont pas extraordinairement nombreuses. Les cellules d'infiltration sont plutôt des cellules plasmatiques, se rapprochant plus ou moins des cellules éphithélioïdes, quand elles sont serrées en masse les unes contre les autres, au voisinage des vaisseaux. Il semble donc qu'ici la cellule fixe participe plus que partout ailleurs au processus inflammatoire.

A propos des cellules étoilées et pigmentées de l'iris, ce qui frappe le plus c'est leur décoloration rapide. Si elles conservent leurs granulations pigmentées, ces granulations quittent les longs prolongements anastomotiques et se tassent autour du noyau pour former de gros amas de pigment où il est difficile, sans décoloration préalable par l'eau de Javel, de reconnaître encore la présence du noyau, lequel d'ailleurs ne manque jamais. Quelques-unes de ces cellules décolorées, mais possédant encore leurs granulations fondamentales, se colorant intensément avec les anilines, constituent des clasmatocytes (RANVIER) ou des cellules à grains des Allemands (*mastzellen ou macrophages*).

Dans les cellules débarrassées de leur pigment, comme dans toutes les cellules claires du stroma, le noyau vésiculeux grossit, prend plus de chromatine colorable, se déforme et se divise par division directe ; très rarement par division indirecte.

Dans certaines inflammations lentement progressives — tuberculeuses et syphilitiques — les cellules plasmatiques, rondes ou épithélioïdes, s'accumulent contre la gaine lamellaire des vaisseaux, en cercles plus ou moins concentriques, tout autour du vaisseau. Ceci se rencontre dans les inflammations parenchymateuses, compliquées d'endovasculite d'une partie ou de la totalité des vaisseaux sanguins du stroma irien ; ainsi, par exemple, autour des artères dans la syphilis, ou autour des veines dans la tuberculose. C'est ainsi que se forment les nodules microscopiques de ces deux maladies infectieuses. Le fusionnement de plusieurs de ces nodules invisibles à l'œil nu forme les petites gommes syphilitiques et les tubercules miliaires. Au milieu des cellules épithélioïdes se trouvent des cellules géantes du type de LANGHANS.

Si l'inflammation reste plus concentrée dans les parois mêmes des vaisseaux et ne diffuse que faiblement dans le parenchyme irien, sur un côté seulement du canal sanguin, l'infiltration phlegmasique, néoformative, constitue des nodules appendiculaires très petits, mais facilement reconnaissables au microscope à cause de l'aspect normal que garde le reste de la membrane.

Moins de principes phlogogènes encore ne produisent que de l'endovasculite ; tout spécialement l'endartérite syphilitique.

Cette endovasculite se caractérise, ainsi que je l'ai démontré ailleurs, par un gonflement des cellules endothéliales, une saillie plus grande du noyau dans l'intérieur du canal, une colorabilité plus intense de ces mêmes noyaux et leur division rapide à l'intérieur des cellules ; par la prolifération des cellules endothéliales elles-mêmes et la stratification des jeunes cellules, plates et cimentées entre elles, en rangées superposées ou, rondes et libres, serrées comme des globules blancs, arrêtés en masse contre la paroi du vaisseau. Ces dérivés de l'endothélium s'étagent jusqu'à former des coins s'avançant jusque tout près de l'axe de la colonne des globules rouges. D'autres fois sur les cellules endothéliales gonflées, ramollies et dépouillées de leur cuticule glissante, les plaquettes sanguines s'arrêtent et la fibrine se précipite, pour former des thrombus hyalins. Les thromboses hyalines sont tantôt complètes, obstruant totalement le canal, arrêtant toute circulation sanguine, et tantôt incomplètes, pariétales, permettant une circulation ralentie, au centre du vaisseau, à moitié fermé, ou latéralement, quand la thrombose occupe un côté du vaisseau seulement. Les bouchons cellulaires sont définitifs, les bouchons fibrineux peuvent encore se liquéfier et disparaître.

Conséquences des thromboses vasculaires. — La thrombose partielle entraîne l'ischémie des tissus et cette ischémie amène l'atrophie de l'organe avec dégénérescence homogène des substances fondamentales intercellulaires : habituellement *hyaline*, rarement *calcaire*, et tout à fait exceptionnellement *osseuse* (PANAS).

La dégénérescence *amyloïde* des cellules iriennes ou ciliaires est aussi très rare. Best a récemment trouvé, au milieu du tissu conjonctif, des blocs d'une substance homogène, aux réactions caractéristiques du *glycogène*.

Ces blocs occupent des cellules dégénérées ou remplacent celles-ci, comme les masses de pigment qu'on croyait, autrefois, s'être formées aussi en dehors des cellules fixes.

La thrombose totale artérielle provoque l'anémie complète et la nécrobiose consécutive : le tissu prend un aspect homogène, les limites cellulaires s'effacent et les noyaux ne se colorent plus que vaguement. Autour de ces masses mortifiées s'allume comme une inflammation éliminatrice, avec de petites cellules rondes, si la réaction inflammatoire est vive, avec de nouvelles cellules épithélioïdes ou plasmatiques et des cellules géantes si la réaction est modérée et se prolonge.

La thrombose totale veineuse produit des engorgements sanguins au-devant de l'obstacle, des hémorragies interstitielles et les dégénérescences ischémiques ou anémiques de tout à l'heure suivant qu'une circulation collatérale s'établit ou demeure absente.

Comme dans l'iritis il s'agit souvent de syphilis et de tuberculose, nous rencontrons ici la dégénérescenec particulière de ces inflammations chroniques infectieuses : la *caséification* des tissus. Cependant à cause de la vascularisation nouvelle qui, dans l'œil, envahit si facilement les foyers tuberculeux et syphilitiques, la dégénérescence caséeuse est vraiment rare. Elle ne se trouve que dans les tumeurs les plus volumineuses : les gommes syphilitiques et les grands tubercules solitaires ou granulomes.

La vasoformation dont nous venons de parler peut être si abondante dans l'iritis tuberculeuse ou syphilitique, qu'au lieu de nodules caractéristiques il se forme un tissu de granulation richement vascularisé, remplissant presque toute la chambre antérieure et arrivant parfois à perforer la sclérotique, comme les tumeurs.

Revêtement épithélial des deux chambres. — Toutes les cellules épithéliales des deux chambres participent à l'inflammation de l'iris et du corps ciliaire.

L'amollissement inflammatoire des cellules endothéliales de Descemet est précédé ou accompagné de la disparition de la cuticule limitante, intérieure, qui protège ces cellules et le tissu cornéen sous-jacent, contre l'envahissement de l'humeur aqueuse de la chambre antérieure. Dès que cette cuticule, témoin de leur état de turgescence s'opposant à toute hydratation maladive, a disparu, cellules endothéliales, membrane basale de Descemet et lames postérieures de la cornée se laissent pénétrer par un courant d'humeur aqueuse. C'est l'origine de l'œdème de la cornée et de son infiltration cellulaire, caractérisés cliniquement par l'opacification des parties profondes de cette membrane.

L'œdème et l'infiltration peuvent rester limités aux lames postérieures de la cornée. Quand l'inflammation devient plus vive, ils envahissent toute l'épaisseur du parenchyme cornéen ; l'épithélium antérieur lui-même participe à l'œdème et devient irrégulier. La surface de la cornée est dépolie.

Elle prend un aspect granité : l'épithélium apparaît comme piqué avec des aiguilles et les lames cornéennes antérieures apparaissent comme guillochées.

ARLT, le premier, soutint que les taches de la *kératite ponctuée* ou *hydro-méningite* provenaient de l'iris enflammé et les appela les *dépôts* descemétiques de l'*iritis séreuse*. FUCHS renchérissant sur les idées du maître, qui d'ailleurs, savait et enseignait que dans l'iritis séreuse, le corps ciliaire et la zone antérieure de la choroïde participent à la maladie, fit provenir les dépôts de la zone plane, ciliaire, et des vallées interciliaires, lesquelles, dans les inflammations parties de l'humeur aqueuse contaminée, sont les premières portions malades, quand il s'agit de processus chroniques. FUCHS suppose que des globules blancs sortis des vaisseaux traversent la double rangée épithéliale et viennent s'amasser dans les recessus de la chambre postérieure et au fond des vallées interciliaires, pour s'y souder ensemble par des précipitations fibrineuses et constituer des blocs cellulaires arrondis. qu'on trouve effectivement en masse dans ces endroits. Ces conglomérats de globules blancs seraient entraînés, dans la suite, à travers la chambre postérieure et l'ouverture pupillaire, par le courant normal d'humeur aqueuse allant de la chambre postérieure à la chambre antérieure. Arrivés dans cette dernière chambre, les blocs cellulaires, d'abord descendus vers les parties déclives, seraient ensuite rejetés contre la paroi cornéenne et se colleraient à la membrane de Descemet par la fibrine déposée sur celle-ci. Nous savons effectivement qu'en faisant la paracentèse de la chambre antérieure quelques-uns de ces dépôts se détachent et sont emportés avec le flot d'humeur aqueuse qui s'écoule.

Parmi les cellules des dépôts descemétiques, quelques-unes, en traversant la couche épithéliale pigmentée, se seraient emparées, par phagocytose, d'un certain nombre de granulations pigmentaires. Pour FUCHS la présence de ces granulations constitue la preuve indiscutable de leur origine lointaine.

Cependant, le système de câbles, qui forme le ligament suspenseur du cristallin, doit mettre beaucoup d'obstacles à ce que les conglomérats cellulaires, tombés, comme des fruits mûrs, de leur membrane épithéliale, s'écoulent vers les parties plus libres de la chambre postérieure. Puis nous savons aujourd'hui que l'humeur aqueuse ne passe pas, par flots, de la chambre postérieure à la chambre antérieure. La pupille ne s'ouvre d'ailleurs jamais assez pour laisser passer des corps aussi volumineux. Le pigment, enfin, peut être formé sur place dans le dépôt descemétique, ainsi que nous l'avons vu antérieurement. Somme toute, la prolifération de l'endothélium de Descemet lui-même explique bien mieux l'origine des dépôts de l'iritis séreuse.

En 1897, LEBER appela l'attention de ses confrères sur la rareté des dépôts inflammatoires sur la face antérieure du cristallin, en opposition avec le nombre, la fréquence et les dimensions de ces dépôts sur la face postérieure de la cornée. Quand les dépôts descemétiques se cantonnent dans la moitié inférieure de la cornée, on pourrait supposer que la portion pupillaire, libre, du cristallin, se trouvât en dehors du rayon de projection des conglomérats cellulaires de FUCHS. Mais quand les dépôts se répartissent sur toute la membrane de Descemet, il n'y a pas toujours des dépôts semblables sur la cristalloïde antérieure. Quand j'en trouve sur le cristallin de véritables, gris brunâtres, arrondis, c'est encore plutôt en dehors du disque pupillaire, après large dilatation de la pupille ; et là existent sur la face antérieure du cristallin des reliquats de la membrane capsulo-pupillaire qui peuvent s'enflammer et proliférer, comme les cellules fusiformes des câbles du ligament de Zinn, de même origine. Quoi qu'il en soit, c'est toujours dans les iritis séreuses les plus menaçantes, syphilitiques, sympathiques (WEBER), que les vrais dépôts de la membrane de Descemet, se retrouvent aussi sur le cristallin. Nous ne savons d'ailleurs pas très bien jusqu'à quel point les cellules épithéliales de la cristalloïde antérieure pourraient aider à simuler des dépôts sur le cristallin. Dans la sidérose de l'œil, alors que nous savons pertinemment bien que la coloration brunâtre ferrique siège dans les cellules épithéliales cristalliniennes, nous rencontrons quelque chose d'analogue aux dépôts descemétiques.

GROENOW admet que les conglomérats cellulaires prennent adhérence à la membranule fibrineuse recouvrant le champ pupillaire, comme on peut constater la même chose pour l'iris recouvert sur sa surface antérieure d'une même membrane fibrineuse; et encore, pour la membrane formant cataracte secondaire, après extraction du cristallin, compliquée d'iritis.

Mais à cela j'oppose les expériences de BIEHLER qui, avec la réaction à la fluorescéine de E. V. HIPPEL, a coloré, dès avant les dépôts, les endroits de la membrane de Descemet où se feront plus tard ces petites édifications inflammatoires.

Qu'on veuille bien remarquer que les cellules, qui se trouvent entre la membrane homogène de Descemet et la couche hyaline de fibrine, sont complètement différentes des cellules qui recouvrent la surface opposée de la couche fibrineuse, du côté de la chambre antérieure. Celles-ci sont de véritables cellules ambulantes à noyau lobulé, ou très souvent des cellules mortes, dégénérées et transformées en globules de pus. Les petits renflements du noyau lobulé sont très compacts, très fortement colorés par l'hématoxyline ou le carmin. Quelques-uns de ces petits noyaux se sont séparés de la chaîne moniliforme nucléaire et constituent des fragments de noyaux isolés. L'imbibition aqueuse a déjà commencé la vacuolisation cadavérique de quelques-uns d'entre eux. Ces sphérules nucléaires sont creuses, et l'eau, qui a pénétré dans leur intérieur, a rejeté leur chromatine à la périphérie : régulièrement, pour former un anneau coloré complet, ou irrégulièrement, pour former un grand croissant, fortement teinté, d'un côté, ou deux petits croissants, aux deux côtés opposés.

Les cellules qui touchent à la membrane limitante interne de la cornée sont les anciennes cellules endothéliales de Descemet transformées par l'inflammation. Elles gardent longtemps leurs caractères de cellules épithéliales aplaties, et polyédriques, avec noyaux ovalaires, également aplatis et régulièrement espacés comme dans une membrane tégumentaire normale. Puis quelques noyaux indiquent un commencement de division cellulaire. Ils grossissent, font une saillie plus grande du côté de la chambre de l'œil et se colorent diffusément et davantage. Les figures de division indirectes sont rares ; l'étranglement plus ou moins profond de la division directe est plus fréquent. A un stade plus avancé deux noyaux, un peu plus petits, paraissent fort rapprochés l'un de l'autre : une cellule mère contient deux noyaux; ou deux jeunes cellules filles n'ont pas encore attiré leur noyau au centre de leur corps cellulaire. Dans une préparation à plat on voit bien que la disposition pointillée des noyaux a changé : par endroits ils sont sortis des rangs et ont formé des groupements irréguliers et fort serrés.

Jusque maintenant la prolifération s'est faite dans le plan même de la lame protoplasmatique, et la division, perpendiculairement à la surface même des cellules endothéliales. Désormais les cellules vont croître en épaisseur et la division se fera tangentiellement à la membrane. Les jeunes cellules non adhérentes à la limitante de Descemet, ne peuvent être que des cellules rondes. Eussent-elles plus tard le noyau moniliforme, lobulé du globule blanc polynucléé, qu'il faudrait encore leur reconnaître l'origine que nous venons de leur attribuer. A travers la membrane fibrineuse, déposée avant la prolifération, aucune cellule ambulante ne peut arriver jusque-là. Et du côté opposé — du côté de la cornée — elles n'arrivent pas plus facilement. La membrane limitante de Descemet est pour elles une barrière infranchissable. Jamais on ne trouve de cellule émigrée, engagée dans sa trame.

Endothélium de l'iris et des espaces de Fontana. — Le phénomène de prolifération endothéliale se reproduit du côté de l'iris et sur les travées du ligament pectiné.

Pour l'iris, surtout, si des dépôts fibrineux n'entravent pas la prolifération de l'endothélium, les jeunes cellules rondes détachées de la membrane continuent leur évolution dans la sérosité albumineuse inflammatoire de la chambre antérieure. Elles agrandissent leur corps protoplasmatique, divisent leur noyau et se transforment en cellules géantes avec deux, trois, quatre noyaux et davantage.

Mais la déchéance suit de bien près cette magnifique évolution : un seul noyau le plus grand, persiste comme noyau vésiculeux, les autres plus petits, plus compacts, dégénèrent en corps vacuolisés, avec bordure colorable en anneau ou en croissant, en tous points semblables aux corps colorables de Flemming, que cet anatomiste avait trouvé dans les follicules clos des ganglions lymphatiques et que le premier j'ai vus et dessinés dans les centres de prolifération des nodules trachomateux. Ces grandes cellules se retrouvent d'ailleurs partout où existe du pus bien frais.

Le premier aussi j'ai indiqué la valeur morphologique de ces grandes cellules et de leur contenu, en leur attribuant la constitution anatomique de cellules vaso-formatives avortées, dans lesquelles les petites cellules incluses, après individualisation de portions protoplasmatiques autour des noyaux, au lieu de devenir hématoblastes, deviennent des corps colorables par chromatolyse nucléaire. Les granulations jaunâtres que renferment presque toujours ces cellules géantes indiquent que déjà il y avait de l'hémoglobine dans le protoplasme des jeunes hématoblastes. Cette hémoglobine au moment de l'avortement de la vaso-formation, s'est fixée sur les grains protoplasmatiques que renferment si souvent les cellules en croissance exagérée et, en s'attachant à ces grains, a pu évoluer physiologiquement vers le pigment naturel.

Toujours donc, la présence de ces grandes cellules, nées, par génération endogène, d'une cellule plasmatique, telles qu'on en trouve en masse dans le voisinage, indique une tendance à l'organisation d'une couenne inflammatoire de tissu conjonctif jeune avec vaisseaux nouveaux. Dans les iritis subaiguës ou chroniques, c'est ainsi que se forme la couenne, *préirienne, pupillaire, rétroïrienne* et *rétrolenticulaire,* ainsi que le *tissu intercalaire* (Schies) qui oblitère le ligament pectiné de l'iris. Dans les iritis suraiguës, purulentes, cette organisation avorte et les cellules se désagrègent, petites et grandes, et s'éparpillent dans l'humeur aqueuse de la chambre où elles dégénèrent en pus.

Les cellules endothéliales des travées du ligament pectiné traversent les mêmes phases inflammatoires que celles de la cornée et de l'iris. Leur prolifération active amène rapidement une oblitération temporaire des espaces de Fontana. On attache une grande importance à l'oblitération de ces espaces, considérés comme étant la voie de filtration principale de l'humeur aqueuse. On l'accuse, généralement, d'être cause de l'hypertonie glaucomateuse qui complique certaines iritis.

Le plus souvent les jeunes cellules qui encombrent les fentes du ligament pectiné, dégénèrent, se désagrègent et sont résorbées. Ce processus régressif rouvre alors la soi-disant voie de filtration.

D'autrefois, quand l'inflammation persiste à un degré modéré, tous ces jeunes éléments se fusionnent et forment un jeune tissu cellulaire qui s'organise plus tard en tissu conjonctif cicatriciel. L'oblitération temporaire des espaces de Fontana devient ainsi une obstruction définitive. Dans les yeux plus ou moins atrophiés, après iritis plastique, grave et traînante, on ne trouve plus trace du ligament pectiné et de ses mailles. La racine de l'iris est soudée directement à la face postérieure de la cornée.

De même dans beaucoup de moignons atrophiques le canal de Schlemm a disparu comme les espaces de Fontana. Déjà en 1864 Bolling Pope a signalé la disparition du canal de Schlemm dans l'irido-choroïdite plastique.

Si, pendant la vie, le canal de Schlemm communiquait librement avec les fentes du ligament pectiné, cette disparition ne peut nous surprendre. Les choses doivent se passer dans l'espace circulaire lymphatique que représente alors le canal de Schlemm, comme elles se passent dans les espaces de Fontana. Si le canal de Schlemm était au contraire tout à fait indépendant des espaces de Fontana, étant occupé par une veine ouverte à la circulation sanguine, il ne pouvait disparaître que par une endophlébite oblitérante. Berger admet cette inflammation du plexus veineux circulaire de Leber. J'attache à la disparition du plexus veineux de Leber par endophlébite une importance très grande.

Dans l'iritis séreuse, purulente, le ligament pectiné, par ces cellules endothéliales proliférantes, concourt autant que l'endothélium de la face antérieure de l'iris, à la formation de la petite collection purulente, formant l'hypopyon.

Epithélium du corps ciliaire. — Du côté du corps ciliaire les premiers désordres anatomiques de l'iritis aiguë, hématogène, apparaissent dans la portion plane près de l'*ora serrata*. Plus tard, les mêmes lésions atteindront les procès ciliaires, sur les crêtes ciliaires, pour commencer ; dans les sillons ou vallées interciliaires ensuite. On constate d'abord l'œdème du tissu épithélial. Entre les cellules, le ciment augmente et se vacuolise ; dans les cellules, le protoplasme devient plus clair et se vacuolise également. Si le micrographe ne soigne pas particulièrement l'équilibre osmotique de ses liquides fixateurs la couche épithéliale enflammée en sortira complètement désorganisée : les cellules rétractées et déformées ne tiennent plus ensemble que par des bras anastomotiques étriqués ; tout le reste du protoplasme est ramassé sur le noyau, et de grandes vacuoles communiquantes remplacent le ciment intercellulaire. La cuticule interne est soulevée en cloches petites et nombreuses, ou grandes et recouvrant tout ou partie d'un procès ciliaire, par exemple. Entre la cuticule et ce qui reste de l'épithélium se trouve un liquide coagulé et des débris cellulaires : des boules myélinoïdes et des granulations pigmentaires. De l'autre côté de la membrane épithéliale la lame vitrée est comme sollicitée par la même force expansive. Bien que reposant sur un tissu qui ne peut céder, elle paraît comme retenue en rapprochement de l'autre par les trames unissantes.

Des cellules jeunes, petites et arrondies, cellules ambulantes ou globules de pus, existent en plus ou moins grand nombre dans l'espace vacuolisé, séparant les deux membranes élastinoïdes.

Des trois membranes limitantes de la double couche épithéliale — la lame vitrée de la choroïde, la cuticule libre, intérieure, et la couche de ciment qui sépare ou unit les deux rangées de cellules épithéliales superposées, — c'est la dernière que l'inflammation fait disparaître d'abord. Ou, si l'on préfère, l'individualité cellulaire se perd entre la cellule superficielle claire et la cellule profonde pigmentée et leurs protoplasmes se fusionnent. Les granulations pigmentaires de l'une fusent ensuite dans le protoplasme de l'autre. Entre les deux lames vitrées intérieure et extérieure, il n'existe plus deux rangées superposées de cellules mais une plasmodie étendue, remplie de noyaux en prolifération. Cependant, dans cette masse uniforme de protoplasme embryonnaire quelques cellules rondes, nouvellement isolées — derechef individualisées, — se reconstituent en soi-disant cellules d'infiltration ou cellules d'émigration.

L'écoulement des grains de pigment dans le protoplasme des cellules claires donne à la couche profonde un aspect strié, à prolongements filiformes, que généralement on suppose appartenir aux épithéliums uvéaux et s'être engagés dans l'interstice des épithéliums rétiniens. Du côté de la lame vitrée uvéale les mêmes dentelures se présentent : les forts courants osmotiques, inflammatoires, repoussant dans les lignes de moindre résistance les granulations inertes, insolubles.

En même temps qu'elle se frange des deux côtés, la zone profonde, uvéale, paraît beaucoup plus mince que la zone superficielle rétinienne qui s'allonge dans le vide de la chambre postérieure.

Cependant le pigment se décolore, les grains s'hydratent, fondent et disparaissent dans le protoplasme transparent. Les crêtes sont déjà toutes blanchies que les vallons gardent encore leur teinte foncée.

Quand déjà la couche épithéliale rétinienne est fusionnée avec la couche épithéliale uvéale, le protoplasme garde encore une sorte d'individualisation cellulaire près de la cuticule intérieure. Et quand celle-ci s'est hydratée et ramollie à son tour, assez pour se laisser distendre, les têtes de ces cellules épithéliales s'élèvent inégalement les unes au-dessus des autres. Parfois le gonflement se fait avec une si grande élégance et régularité, qu'on dirait une série de glandules néoformées dans la couche épithéliale même.

L'œdème du stroma en donnant plus de surface à chaque procès ciliaire permet à la prolifération perpendiculaire de s'ajouter à la prolifération tangentielle. Sur les flancs des crêtes, les incisures pénètrent si profondément dans le parenchyme conjonctif, qu'on dirait voir des néoformations glandulaires, tubuleuses ou acino-tubuleuses. Dans les inflammations chroniques, longtemps entretenues, par la présence de corps étrangers ou autrement, ce développement de fausses glandes devient tel que beaucoup d'auteurs ont cru pouvoir parler de tumeurs malignes : adénomes ou carcinomes alors qu'il ne s'agissait en réalité que d'inflammations hypertrophiantes (Pergens, Alt, Schlipp ; — Michel, Treacher-Collins, Badal et Lagrange, Hirschberg et Birnbacher, Hanke et Robertson).

Les vaisseaux capillaires des crêtes et les veinules de la surface plane envoient des pointes d'accroissement protoplasmatiques dans ces masses plasmodiales de provenance épithétiale. Ces pointes d'accroissement se creusent sous la poussée sanguine et s'ouvrent à la circulation. Les vaisseaux néoformés des procès envahissent la couenne fibrineuse rétro-irienne en pleine organisation cellulaire conjonctive, et ceux de la portion plane s'avancent jusque dans les couches antérieures du corps vitré. Ceux-ci peuvent dans le vitré contracter des anastomoses avec d'autres jeunes capillaires provenant des vaisseaux rétiniens, dans la panophtalmie plastique.

Épithélium de la face postérieure de l'iris. — L'épithélium postérieur de l'iris est le dernier atteint dans l'inflammation de l'iris et du corps ciliaire.

A la face postérieure de l'iris les deux feuillets épithéliaux se séparent assez facilement dans les préparations microscopiques. Mais comme alors il n'existe entre elles ni épanchement liquide, coagulé en masse homogène ou granuleuse, ni réseau de fibrine, ni collection purulente, on s'aperçoit bien vite qu'il s'agit d'une séparation artificielle. Près du bord pupillaire cependant, et spécialement au niveau de l'angle de réflexion de l'uvée irienne, dans l'orifice pupillaire, les cellules de la rangée profonde ou antérieure, qui n'ont pas été transformées en cellules contractiles du dilatateur de la pupille, entrent facilement en prolifération et alors sous l'influence des mouvements pupillaires réflexes, qui persistent, ou à la suite de la rétraction de la fibrine précipitée, les deux plans épithéliaux se séparent : l'épithélium rétinien reste

alors sur le cristallin, pendant que l'iris, légèrement rétracté, entraîne les
cellules qui tapissent en arrière le stroma conjonctif. Entre les deux couches
épithéliales dissociées s'étale une petite collection de cellules rondes libérées,
plus ou moins pigmentées. Très souvent quelques globules rouges, provenant
d'un capillaire rompu, se trouvent mélangées à ces jeunes cellules épithéliales,
semblables à des cellules émigrées et farcies de granulations pigmentaires,
phagocytées par elles, au passage à travers l'épithélium uvéal, dit-on.

Les cellules épithéliales de la portion ciliaire de l'iris ne participent à
l'inflammation que dans les iritis très graves, panophtalmitiques ou sympathiques. Nous étudierons leur anatomie pathologique à propos de la panophtalmie purulente et plastique.

La rangée rétinienne peut aussi se séparer de la rangée uvéale ou choroïdienne pendant la vie sur le corps ciliaire et sur la portion ciliaire de l'iris.
Une cavité plus ou moins grande se creuse alors entre les deux couches épithéliales et une sérosité albumineuse la remplit. Cette sérosité en augmentant constamment peut transformer la fente primitive en un véritable petit
kyste arrondi ou ovalaire. Quelquefois ce petit kyste s'étire en longueur vers
l'axe du globe et forme une sorte de villosité creuse qui flotte dans l'humeur
aqueuse.

Dégénérescence graisseuse des productions épithéliales. — Vers la fin
de l'inflammation toutes les productions épithéliales de l'iris et du corps
ciliaire peuvent subir la dégénérescence graisseuse et se désagréger dans le
liquide de la chambre postérieure. En passant ensuite à travers la pupille
dans la chambre antérieure les gouttelettes graisseuses qui résultent de la
désagrégation de ces produits épithéliaux, dégénérés, peuvent faire naître ce
symptôme particulier qui consiste dans l'apparition de petits globes huileux,
brillants, dans l'humeur aqueuse de la chambre antérieure.

Corps vitré. — Toujours dans les inflammations des membranes immédiatement voisines du corps vitré, celui-ci est envahi par les mêmes albumines
inflammatoires que celles qui encombrent ces membranes. L'irido-cyclite, à
cause du rapprochement intime de la portion ciliaire plane et des couches
antérieures du vitré, déversera donc derrière le cristallin, les mêmes albumines que celles qui tombent dans l'humeur aqueuse de la chambre antérieure. Mais ces albumines spontanément coagulables ne peuvent dans la
masse poreuse du corps vitré former des flocons mobiles. La précipitation
se fait sur les travées fibrillaires du réseau délicat qui traverse de toute part
le corps vitré. La substance homogène, mucoïde (MÖRNER) qui remplit les
mailles du réseau trabéculaire doit aussi gêner cette précipitation en masses
compactes. Il en résulte une opacification diffuse, formant un voile plus ou
moins impénétrable à la lumière. Ce n'est que dans les parties liquéfiées du
vitré et transformées en kystes séreux, que la précipitation fibrineuse inflammatoire peut se faire en flocons plus volumineux ; mais cette dégénérescence
kystique du vitré est assez rare dans les couches antérieures, rétro-lenticu-
laires. Sur la cristalloïde postérieure le dépôt devient parfois tellement

abondant, qu'à la longue il se forme une vraie cataracte capsulaire postérieure.

L'envahissement de l'humeur vitrée par les albumines des transsudats
inflammatoires fait baisser la tension osmotique de ce liquide : le vitré perd
de sa turgescence naturelle et le globe se ramollit, devient hypotone.

Tuméfaction inflammatoire générale de l'iris. — L'iris enflammé n'est
pas beaucoup plus épais qu'un iris normal. Le tissu muqueux ne peut pas se
gonfler comme le tissu conjonctif fibrillaire lâche. Le corps ciliaire où il y a
plus de tissu conjonctif fibrillaire que dans l'iris grossit considérablement
pendant l'inflammation, surtout au niveau de son muscle. Entre les faisceaux
plats des portions longitudinales et radiaires du muscle ciliaire existent
des lames conjonctives qui se laissent développer par l'œdème comme s'il
s'agissait de cavités closes, à parois extensibles.

Si déjà le gonflement du tissu conjonctif des procès ciliaires et la dislocation œdémateuse du muscle accommodateur font saillir davantage le corps
ciliaire vers l'axe du globe, l'épanchement séro-fibrineux, qui s'accumule
dans l'espace suprachoroïdien, augmente encore le rapprochement du sommet des crêtes contre le bord équatorial du cristallin. Le ligament de Zinn
s'en trouve considérablement relâché, pendant que la lentille cristallinienne,
cédant à son élasticité naturelle, tend à se rapprocher de la forme sphérique.
C'est ce changement du milieu réfringent qui explique l'augmentation du
degré de la réfraction de l'œil dans l'iritis.

Tuméfaction circonscrite en gomme. — Le nodule tuberculeux ou syphilitique mesurant 1/2 à 2/3 de millimètre, occupe, par conséquent, presque
toute l'épaisseur de l'iris près de son attache ciliaire, où ces tubercules se
rencontrent le plus fréquemment (Fuchs). Il n'y a pas de vaisseaux traversant
cet aggloméré cellulaire, mais il s'en trouve beaucoup dans le voisinage. Il
est vrai cependant que parmi ces derniers, beaucoup sont rétrécis ou complètement oblitérés par endovasculite. Ce qui ferait supposer que les vaisseaux
qui occupaient primitivement l'emplacement de la petite tumeur ont subi le
même sort et ont été éliminés du réseau circulatoire irien. Les cellules d'infiltration et peut-être aussi les cellules nées de la prolifération de l'endothélium ont pu se fusionner par la suite en petites plasmodies, dans le protoplasme commun desquelles les noyaux ont pris alors un arrangement en
couronne périphérique. Même alors qu'il ne s'agit pas manifestement de
tuberculose, on trouve très souvent de nombreuses cellules géantes dans ces
nodules. Ces cellules géantes renferment des granulations pigmentaires,
comme s'il s'agissait d'un résidu du sang ayant circulé dans le petit vaisseau
oblitéré et transformé.

Atrophie de l'iris par sclérose inflammatoire. — L'organisation ultérieure du tissu conjonctif muqueux, infiltré de cellules en plus ou moins
grand nombre, aboutit à la formation d'une mince lame de tissu conjonctif

fibrillaire, complètement décolorée et, laissant voir à travers elle le noir de
l'uvée épithéliale. Celle-ci transparaît en bleu ardoisé comme dans l'iris
incolore et transparent du nouveau-né. C'est ce qu'on appelle l'atrophie de
l'iris. L'atrophie peut être générale ou partielle. En cas d'atrophie partielle,
l'iris présente des taches ardoisées, irrégulières, ou des trous borgnes, arrondis, nets comme s'ils étaient faits à l'emporte-pièce.

Dégénération scléreuse des couennes. — Comme tous les tissus conjonctifs jeunes, les couennes inflammatoires se condensent, se tassent en
tissu fibrillaire cicatriciel. Comme le cristallin ne peut céder à cette rétraction cicatricielle, et que, d'autre part, le revêtement épithélial du corps
ciliaire qui a fourni les matériaux pour la construction de ce jeune tissu est
intimement uni à la couenne, c'est le corps ciliaire tout entier qui cède. Il
peut, d'ailleurs, le faire facilement, étant libre de toute adhérence intime avec
la sclérotique, grâce à l'existence de la cavité supra-choroïdienne. S'il existe
encore alors une chambre antérieure avec de l'humeur aqueuse comme je l'ai
vu à différentes reprises, cela démontre bien que la surface antérieure de
l'iris sécrète de l'humeur aqueuse. L'espace supra-choroïdien élargi se
remplit aussi de liquide par aspiration de sérosité sanguine — *ex vacuo;* —
et cette sérosité, de nature albumineuse, se coagule en masse homogène, un
peu jaunâtre, dans nos liquides fixateurs.

Renforcement des membranes basales, élastinoïdes. — Dans les iris atrophiés et soumis à des pressions insolites, la membrane de Descemet se renforce sur la cornée et une membrane analogue naît entre la couche endothéliale superficielle de l'iris et le tissu sous-jacent. C'est WAGENMANN, le premier,
qui a vu cette disposition dans un œil glaucomateux.

La calcification et l'ossification de l'iris ou du corps ciliaire, sièges d'inflammation chronique de très longue durée, est plutôt rare.

I. — IRITIS SYPHILITIQUE

Quand le virus syphilitique du chancre dur a envahi le sang, celui-ci trans-
porte l'agent pathogène de la maladie spécifique dans tous les organes parenchymateux, vascularisés, de l'organisme, entre autres dans le tractus uvéal
du globe oculaire.

Cependant, l'agent phlogogène de la syphilis n'est pas une substance
extraordinairement irritante. L'inflammation qu'elle provoque est plutôt
bénigne : dans le tissu qu'elle empoisonne, il y a plus souvent une hyperplasie cellulaire qu'une inflammation véritable. Aussi, lui faut-il souvent,
pour faire éclater une iritis franche, par exemple, l'aide d'une cause occasionnelle ou prédisposante.

L'œil étant, jusqu'à un certain point, aussi exposé aux traumatismes extérieurs et aux variations de la température ambiante, que la peau et certaines

muqueuses, la syphilis trouve assez facilement occasion de localiser ses effets inflammatoires dans les membranes vasculaires de cet organe; spécialement dans les parties antérieures de ces membranes : l'iris et le corps ciliaire.

Aussi, l'iritis est-elle une manifestation fréquente de la syphilis, apparaissant ensemble avec les lésions spécifiques de la peau et des muqueuses ou immédiatement après elles, pendant la deuxième période de la maladie constitutionnelle.

L'iritis syphilitique sera donc une iritis essentiellement parenchymateuse et de forme non suppurative : plastique.

Toutefois le revêtement épithélial de l'iris prend part à l'inflammation du stroma conjonctif et l'exsudat qui, de ce fait, se déverse en abondance dans la chambre antérieure, est franchement fibrineux.

La fibrine coagulée s'étend en couche homogène, épaisse, sur l'iris et sur le cristallin, dans le champ pupillaire. Aussi les synéchies postérieures, si l'on n'y prend pas garde, seront-elles larges et solides. Epaisse aussi sera la membrane qui obture le champ pupillaire ; si un traitement convenable n'est pas promptement institué, elle présentera beaucoup de résistance à la résorption et offrira toutes les conditions voulues pour sa transformation en fausse membrane organisée.

C'est ici qu'on observe surtout les coagulations en masse, *gélatineuses*, de toute l'humeur aqueuse et la formation de corps et de vésicules lentiformes dans la chambre antérieure.

Ces vésicules et corps fibrineux se résorbent après quelques jours, comme les membranes ordinaires, au fur et à mesure des progrès de la guérison.

Condylomes. — Dans l'iritis syphilitique, la membrane irienne est fortement tuméfiée, irrégulièrement épaissie par places ; ces épaississements occupent spécialement la zone pupillaire et la périphérie de la zone ciliaire, près du ligament pectiné : deux endroits où la couche de tissu conjonctif embryonnaire est la plus épaisse et renferme le plus de capillaires sanguins.

Indifféremment, sur l'un et l'autre point, l'iris montre assez souvent — une fois sur cinq environ, d'après KNIES — des nodosités saillantes, véritables tubercules spécifiques ou *condylomes* syphilitiques.

Ces nodules mesurent de deux à trois millimètres. Leur dimension dépasse rarement celle d'une tête d'épingle.

Dans les coupes microscopiques, ces condylomes ressemblent aux granulations d'une plaie suppurante, à cause de l'absence de l'endothélium normal de l'iris, entraîné dans la prolifération inflammatoire.

Les condylomes syphilitiques présentent une coloration grise d'abord, jaune ensuite, orange plus tard. Autour de leur base et quelquefois à leur surface, on distingue, avec la loupe, de petits vaisseaux remplis de sang. La présence de très nombreux vaisseaux donne à ces tubercules un aspect cuivré (BEER) : le rouge du sang se mêlant au jaune de la tumeur.

Au début, les nodules de la zone granuleuse antérieure de l'iris sont formés exclusivement par une agglomération en foyer de jeunes cellules, rondes la plupart, et petites ; quelques-unes cependant sont plus grandes et se rapprochent davantage des cellules épithélioïdes.

A côté des nodosités superficielles, visibles à la loupe ou même à l'œil nu, il y a toujours d'autres nodules plus petits et plus profonds, occupant la zone vasculaire et que le clinicien ne peut pas voir ni même deviner. Ces nodules profonds, parenchymateux, que l'on ne peut voir que dans les préparations microscopiques, ont la même constitution anatomique que les condylomes superficiels (Michel).

Une troisième espèce de tubercules syphilitiques naît dans les couches profondes de l'iris, en avant de l'épithélium postérieur. Ces tubercules sont quelquefois très volumineux et arrêtés dans leur développement du côté du cristallin, soulèvent manifestement la membrane irienne dans la chambre antérieure. On les rencontre dans les mêmes endroits que les tubercules superficiels. Près du bord pupillaire, ils formeront de larges et solides synéchies avec le cristallin. Car l'épithélium postérieur, entraîné dans le processus hyperplasique, spécifique, se désorganise et laisse filtrer une lymphe de transsudation fibrineuse ; cette lymphe fibrineuse se coagule entre l'iris et le cristallin.

Près du bord ciliaire, le tubercule syphilitique provoque d'autres *soudures* entre l'iris et le corps ciliaire. La membrane irienne, après avoir fait, d'abord, une saillie plus ou moins grande dans l'angle de la chambre antérieure, recule petit à petit en arrière, vers le ligament suspenseur du cristallin, dès que commence la sclérose.

Les agglomérations de jeunes cellules rondes, constituant les tubercules syphilitiques, se forment dans le voisinage immédiat des vaisseaux sanguins : près des capillaires de la zone embryonnaire ou granuleuse antérieure, pour les condylomes superficiels ; autour d'une petite artériole, pour les nodules profonds ; près des vaisseaux du sphincter et dans les plis vascularisés périphériques, pour les tubercules postérieurs.

Les nodules profonds se forment surtout autour d'artérioles plus ou moins complètement thrombosées ; autour de vaisseaux oblitérés par un caillot fibrineux homogène, constitué sur place, ou fermés par un bouchon composé de jeunes cellules nées de la prolifération active des cellules endothéliales de l'intima.

Ces vaisseaux oblitérés constituent comme des corps étrangers, dont la présence irrite le tissu environnant et provoque l'infiltration cellulaire inflammatoire ultérieure.

D'autres foyers profonds entourent latéralement ou circulairement un vaisseau resté perméable, indiquant comme le lieu d'exosmose sanguine des principes irritants syphilitiques, qui provoquent l'hyperplasie des cellules fixes ou leur prolifération inflammatoire.

Ces lésions vasculaires et périvasculaires sont très fréquentes dans la syphilis, mais elles ne sont pas particulières à la syphilis. Elles se rencontrent aussi dans les inflammations les plus banales, mais surtout dans les inflammations infectieuses.

Au début, tous les nodules syphilitiques sont dépourvus de vaisseaux sanguins propres, dans leur intérieur. Placés superficiellement sous le revêtement épithélial, antérieur ou postérieur de l'iris, ils constituent de vrais tubercules spécifiques de la syphilis : des *condylomes* ou des *papules*. Leur dégénérescence graisseuse, singulièrement favorisée par l'oblitération des vaisseaux artériels nourriciers, peut, si elle est rapide, leur donner l'aspect de pustules remplies de pus.

D'où les noms d'iritis *condylomateuse*, *papuleuse* et *pustuleuse*, donnés tour à tour à l'inflammation syphilitique de l'iris.

Gommes. — Plus tard les vaisseaux qui entourent la base de ces condylomes pénètrent dans l'intérieur de ces tumeurs, ou plutôt envoient dans le jeune tissu néoplasique des pointes vasculaires qui s'ouvrent ensuite à la circulation sanguine. Dès lors le condylome monte d'un degré : il s'est vascularisé, il devient une petite *gomme*. Le développement de la gomme sera bien plus rapide. Si les circonstances sont favorables à son agrandissement, la gomme acquiert un volume considérable ; depuis les dimensions d'un grain de chanvre jusqu'à celles d'un demi petit pois. Nous avons maintenant l'iritis *gommeuse*. Les tubercules de la face postérieure sont souvent des gommes.

Résorption des nodules syphilitiques. — Tant que le condylome est resté avasculaire, il peut disparaître complètement par résorption lente et sans laisser de trace de son existence antérieure.

Quand le condylome vascularisé est devenu gomme, la résorption complète n'est plus possible. Grâce aux vaisseaux renfermés dans la tumeur, le stroma cellulaire de la gomme s'organise en tissu conjonctif adulte, en tissu cicatriciel.

A la fin de la maladie oculaire, la petite gomme s'affaisse et disparaît, sans doute, mais elle laisse comme traces de son passage un point atrophique, une sorte de trou borgne, frappé, dirait-on, à l'emporte-pièce dans l'iris. A travers le parenchyme aminci, décoloré, à travers le fond du trou borgne, on voit transparaître en bleu très foncé le pigment de l'épithélium postérieur.

Les nodules du stroma irien, dans la couche vasculaire, subissent le même sort que les condylomes avasculaires ou les gommes vascularisées de la couche superficielle. On ne peut voir ces transformations qu'à l'aide du microscope, mais le clinicien constate néanmoins que leur évolution a ajouté quelque chose à la décoloration et à l'atrophie de l'iris.

Au moment où les cellules pigmentées de l'iris entrent en prolifération, elles perdent toujours une partie de leur pigment ; et, pendant l'évolution ultérieure de l'hyperplasie syphilitique, ces granulations pigmentaires ne se régénèrent plus. De là cette décoloration caractéristique de l'iris chez le syphilitique.

Sclérose atrophique de l'iris. — L'endartérite syphilitique, dans l'iritis spécifique, entraîne la sclérose d'un grand nombre de vaisseaux sanguins, radiés, de la membrane irienne. Dans l'iris aminci et décoloré on voit maintenant beaucoup plus distinctement les vaisseaux radiés, à parois épaisses et blanches.

Comme une conséquence inéluctable de l'équilibre mécanique, rompu entre les vaisseaux, sans turgescence désormais, et le tissu lâche, muqueux, qui remplissait les mailles du réseau vasculaire, la sclérose des vaisseaux entraîne la sclérose du stroma irien tout entier. A la place du tissu muqueux, on trouve plus tard un tissu conjonctif fibrillaire, comme dans les iris normaux et peu riches en vaisseaux de beaucoup d'animaux domestiques.

Symptômes réactionnels. — Les symptômes réactionnels de l'iritis syphilitique sont de moyenne intensité ; l'injection périkératique est plutôt profonde, la conjonctive bulbaire et le tissu épiscléral ne participant guère à l'inflammation intérieure du globe. Quelquefois l'injection périkératique reste partielle, bordant seulement le secteur de l'iris dans lequel sont apparus les petits condylomes ou la gomme (Mackenzie).

La photophobie n'est pas très grande, mais l'œil paraît tellement lourd au patient que celui-ci laisse instinctivement tomber sa paupière supérieure.

La douleur est sourde. Elle s'exalte cependant par moments. Des élancements douloureux, ayant le caractère des douleurs névralgiques, traversent alors l'œil, le front et la tempe. Ces exacerbations de la douleur viennent surtout la nuit, mais ne se distinguent pas pour cela des douleurs des autres iritis, qui s'exaltent également aux heures du sommeil.

L'apparition des gommes *vascularisées* semble coïncider toujours avec une exaltation de tous les symptômes inflammatoires de l'iritis syphilitique et avec l'accentuation du caractère fibrineux de son exsudat dans la chambre antérieure (Goldzieher).

La gomme syphilitique, surtout si elle a acquis un certain développement, peut se ramollir, subir la dégénérescence graisseuse ou caséeuse, se désagréger avec la plus grande facilité et se répandre dans l'humeur aqueuse sous forme d'une bouillie jaunâtre, semblable à du pus. En s'accumulant dans la partie déclive de la chambre antérieure, cette bouillie forme un faux hypopyon, très petit naturellement, d'aspect moins uniforme que le pus vrai, étant composé de grumeaux dont on soupçonne facilement l'existence à l'œil nu et que l'on reconnaît à la loupe.

Cette désagrégation de la gomme est le résultat de la nécrobiose des tissus, à la suite de l'obstruction des artérioles nourricières par thrombose ou endartérite proliférante spécifique.

Exceptionnellement — et il faut dans ce cas supposer une infection mixte — la gomme peut suppurer réellement et former, dans son intérieur et alentour d'elle, un abcès ou collection purulente. La production de cet abcès est annoncée par une exacerbation insolite de tous les symptômes inflammatoires. Quand cet abcès crève ou que la suppuration s'étend aux autres parties de l'iris — ce qui est plus naturel — un hypopyon vrai, formé de pus véritable, s'ajoute aux autres phénomènes. Knies prétend qu'avec l'ouvertur de l'abcès, les symptômes inflammatoires baissent ; que les douleurs se calment et que l'injection diminue.

Marche, durée et terminaison. — Le *début* de l'iritis syphilitique n'est point brusque. Son explosion s'annonce quelques jours à l'avance par des troubles vagues dont les malades nous entretiennent volontiers, mais auxquels nous n'attachons généralement pas assez d'importance pour en écouter patiemment le récit et les analyser ensuite avec intérêt. Nous avons parlé antérieurement de cette période d'incubation.

La *marche* de l'affection est régulièrement ascendante à partir de l'apparition du symptôme rougeur. La période d'état dure une couple de semaines. Le déclin arrive lentement avec quelques retours offensifs de temps en temps. La guérison n'est pas complète avant deux ou trois mois.

Les *suites* de la maladie varient selon le traitement qui a été institué. Dans les conditions, même avantageuses, les synéchies sont souvent nombreuses et très larges ; mais la pupille s'éclaircit fort bien et la vision redevient normale.

Après inflammation syphilitique, l'iris montre très souvent des atrophies locales. Le stroma est aminci par places au point de laisser transparaître le noir de l'uvée épithéliale. Les cicatrices atrophiques occupent l'ancien emplacement des tubercules vascularisés ou gommes syphilitiques.

Une autre tare plus importante encore, qui reste à l'iris guéri d'inflammation syphilitique, c'est la sclérose de ses vaisseaux (WIDDER). Cette sclérose ne peut être vue qu'au microscope, mais le clinicien la soupçonne à l'aspect décoloré, jaunâtre de la membrane et à son apparence plus fibreuse. La sclérose des vaisseaux est la suite naturelle de l'endartérite accompagnant toute inflammation syphilitique et la stigmatisant.

Pendant la maladie, l'endovasculite syphilitique, comme toute endovasculite d'ailleurs, se complique de thromboses incomplètes, pariétales, ou complètes ; mais, après la guérison, toutes ces coagulations fibrineuses ou gélatineuses se résorbent, paraît-il, et la circulation normale reprend partout où il n'y a pas eu de sclérose de la paroi, d'épaississement des tuniques aux dépens de la lumière du canal.

Complications. — Les *complications* de l'iritis syphilitique sont celles de l'iritis en général : tout spécialement les *synéchies postérieures* indestructibles, l'*occlusion pupillaire* et la *séclusion pupillaire* avec toutes ses conséquences graves.

Plus que toute autre inflammation, l'inflammation syphilitique s'étend facilement de l'iris à la choroïde et à la rétine, sous forme de *chorio-rétinite diffuse*, ou bien sous forme de *choroïdite disséminée* avec destruction concomitante de la rétine au niveau des foyers de choroïdite.

La *rétinite* pure ne complique pas plus l'iritis syphilitique que les autres iritis. Si les troubles des milieux transparents n'expliquent pas la diminution considérable de la vue, qui accompagne quelquefois l'iritis syphilitique, c'est dans une névrite optique qu'il faut chercher la cause de cet abaissement extraordinaire de la vision. La *papillite*, légère ou grave, est l'expression ophtalmoscopique habituelle de cette inflammation du nerf optique. Il s'agit d'une inflammation séreuse du fond de la gaine intervaginale. L'apparition des symptômes ophtalmoscopiques de la papillite s'accompagne en effet de douleurs de tête assez violentes. La céphalalgie frontale, quelquefois occipitale, persiste aussi longtemps que durent les symptômes inflammatoires du côté de la papille.

La papillite syphilitique, dont nous voulons parler, est différente de la papillite gommeuse de la troisième période. Elle est beaucoup moins grave que cette dernière et ne ressemble en rien à cette névrite parenchymateuse, qui est une inflammation spécifique du nerf, provoquant la dégénérescence rapide des fibres nerveuses.

Il ne s'agit ici, je le répète, que d'une inflammation de la séreuse intervaginale avec retentissement sur la papille plus ou moins étranglée dans le trou scléro-choroïdien ; et non pas des lésions de l'endartérite syphilitique des vaisseaux de la papille, avec formation de gommes spécifiques et destruction rapide des fibres nerveuses. Cette dernière manifestation de la syphilis appartient à une période un peu plus avancée de la maladie, entre le huitième et le vingtième mois, d'après KNIES.

Etiologie. — La *fréquence* de l'iritis syphilitique est diversement estimée par les auteurs compétents. MAUTHNER, à Vienne, pense que 75 p. 100 des iritis sont d'origine syphilitique ; de WECKER à Paris et A. v. GRAEFE à Berlin se contentent de 60 p. 100 ; mais ARLT, également à Vienne, ne veut compter que 29 p. 100 d'iritis syphilitique et STELLWAG VON CARION, encore à Vienne, en admet encore moins.

La différence est grande entre ces diverses estimations et l'écart de ces chiffres ne peut pas s'expliquer, comme on le voit, par des influences locales. Il est certain, néanmoins, que dans les grands centres urbains ou industriels, l'iritis syphilitique est plus fréquente qu'à la campagne ou dans les centres de moindre importance. Mais, même en plein pays, l'iritis est fréquente, et cette fréquence même, en l'absence de preuves positives permettant de soupçonner à chaque fois la syphilis, nous donne le droit de penser que quelques-uns de ces chiffres sont réellement exagérés. Nous le croyons d'autant plus qu'en admettant même que la syphilis soit une maladie fort répandue, il n'y a quand même qu'une faible fraction parmi tous les syphilitiques qui sont pris d'iritis spécifique : 0,42 à 5,37 p. 100 selon GOLDZIEHER.

Date d'apparition de la manifestation syphilitique irienne. — D'après RICORD, LANGLEBERT et ROLLET, l'iritis syphilitique survient six, huit, dix mois après le chancre, rarement plus tard. Mais l'iritis, comme tous les symptômes secondaires de la syphilis d'ailleurs, peut se manifester plus tôt : dans les syphilis graves, notamment, à marche rapide, où les trois périodes semblent se confondre. Dans ces cas, l'iritis coïncide avec les syphilides cutanées ou muqueuses, ou même les précède de quelques jours ; alors que dans les conditions ordinaires, elle marque plutôt la transition entre la période secondaire et la période tertiaire.

Dans le tableau statistique dressé à la clinique de Badal, à Bordeaux, l'iritis syphilitique est déjà fréquente à trois mois ; elle a son maximum de fréquence à six mois et va ensuite en diminuant de fréquence. Après deux ans et neuf mois BADAL n'a plus vu d'iritis syphilitique.

Causes occasionnelles. — Chez un individu en puissance de syphilis, la moindre excitation du globe oculaire peut fournir la cause occasionnelle qui fera naître l'iritis syphilitique (MACKENZIE). Des coups légers sur l'œil, un éclat de fer dans la cornée (de WECKER), un excès de travail, l'éblouissement par un éclairage intense, peuvent aider puissamment à l'éclosion de l'ophtalmie spécifique. Une influence débilitante générale peut produire le même effet : le refroidissement, l'intempérance, l'épuisement par n'importe quel excès sont, tour à tour, les causes occasionnelles qui font apparaître l'iritis syphilitique. Voilà, sans doute, pourquoi l'homme, est plus fréquemment atteint d'iritis syphilitique que la femme.

Unilatéralité de l'iritis syphilitique. — Une chose remarquable dans une maladie constitutionnelle, comme la syphilis, c'est la monolatéralité de l'affection irienne. On voit rarement les deux yeux pris à la fois d'iritis syphilitique. Sur 126 cas, BOCK n'a trouvé l'iritis syphilitique bilatérale d'emblée que deux fois.

Ce n'est que de trois à six mois plus tard que le second œil se prend à son tour (PANAS) ; et encore cela n'arrive-t-il pas fréquemment.

Alors que, certainement, l'inflammation d'un œil prédispose l'autre, par sympathie, à une inflammation symétrique de même nature, le second œil échappe souvent à l'infection syphilitique. Il faut croire que les manifestations *aiguës* de la syphilis ne durent qu'un temps relativement court et que ce temps, constituant la deuxième période de l'infection spécifique, s'épuise souvent avant que le second œil soit préparé convenablement à la localisation de la maladie dans son tractus uvéal. Ceci expliquerait aussi pourquoi l'iritis syphilitique ne récidive pas les années suivantes comme le font les autres iritis constitutionnelles.

Récidives. — Cependant, durant toute la période secondaire, un œil guéri d'iritis syphilitique reste fort sensible au froid, à l'humidité et à toute cause irritante venant de l'extérieur ou de l'intérieur. Ainsi, immédiatement après la guérison, même complète en apparence, l'iridectomie est fort dangereuse : l'inflammation ravivée par le traumatisme risque fort d'obstruer rapidement la nouvelle pupille.

Si la récidive lointaine n'existe pas pour l'iritis syphilitique comme pour l'iritis rhumatismale ou tuberculeuse, la rechute, immédiate ou à courte échéance, est très fréquente.

Néanmoins, l'iritis syphilitique survenue chez un rhumatisant prédispose l'œil de celui-ci, dans l'avenir, pour les manifestations rhumatismales. Après l'iritis spécifique de la deuxième période, cet individu prendra des iritis rhumatismales, de ce même côté, les années suivantes.

Iritis syphilitique infantile. — La syphilis congénitale, *avec période secondaire*, expose les nouveau-nés à l'iritis syphilitique aussi bien que la syphilis acquise y expose l'adulte. MACKENZIE a signalé l'iritis syphilitique héréditaire chez l'enfant. ALEXANDRE, TROUSSEAU, WATSON et LIEBRECHT ont vu chez les enfants, comme chez l'adulte, les condylomes et les gommes pathognomoniques.

Il en est tout autrement pour la diathèse syphilitique héréditaire, qui respecte l'œil pendant les premières années de la vie, mais lui réserve des complications pour plus tard, entre dix et vingt ans.

La diathèse syphilitique héréditaire est comme un résidu d'une infection spécifique intra-utérine, ayant évolué avec une telle rapidité, qu'on n'en voit plus, après la naissance de l'enfant, que des manifestations *très tardives* ou *parasyphilitiques*. Pendant la vie intra-utérine, la syphilis a parcouru tout son cycle. Après la naissance la syphilis n'existe plus en réalité, mais elle a laissé derrière elle un état constitutionnel particulier, une sorte de diathèse spéciale qui prédispose l'œil aux inflammations banales. Il ne faut plus attendre à voir se développer sur l'iris enflammé ni condylomes, ni gommes. Aussi la médication mercurielle ou iodurée, *intensive*, devient-elle dès lors sans objet et sans utilité.

Pronostic. — L'iritis syphilitique abandonnée à elle-même montre peu de tendances à s'épuiser spontanément, sur place. Toute autre inflammation de l'iris ne manque pas au bout d'un certain temps de s'éteindre d'elle-même, sauf à récidiver après. De l'iris, le virus syphilitique au contraire étend son influence nocive à toutes les autres parties du globe. C'est ce qui aggrave singulièrement le *pronostic* de l'iritis syphilitique. Si un traitement rationnel, énergique ne vient pas couper son cycle fatal, l'iritis syphilitique aboutit à la désorganisation complète de l'organe.

L'iritis est donc une manifestation grave de l'infection syphilitique, en elle-même; mais un traitement approprié lui enlève fort heureusement une grande partie de sa gravité.

Variétés. — A côté de l'iritis aiguë plastique, avec ou sans condylomes ou gommes, nous connaissons deux autres formes d'iritis syphilitique : l'*iritis syphilitique séreuse* et la *gomme syphilitique*. La *gomme syphilitique* est plutôt une tumeur de l'iris qu'une inflammation de l'iris. Elle se comporte comme la tuberculose de l'iris avec grand tubercule solitaire envahissant.

Les petites gommes de l'iritis syphilitique spécifique peuvent se fusionner, se développer extraordinairement et former lentement une véritable tumeur emplissant toute la chambre.

Une autre fois, chez l'adulte spécialement, la gomme naît solitaire d'emblée et s'accroît lentement, comme une tumeur, sans poussées inflammatoires aucunes.

Ces grosses tumeurs syphilitiques, qu'on ne distingue pas toujours facilement des granulomes tuberculeux, désorganisent peu à peu, par leur marche envahissante, tout l'intérieur du globe, attaquent ses membranes d'enveloppe et finissent par les perforer. La perforation de l'enveloppe fibreuse dans la région scléro-cornéenne est suivie de très près de l'affaissement du globe et de l'atrophie complète de l'organe, qui se transforme en un moignon informe.

D'après DE WECKER ces grands syphilomes sont propres aux syphilis malignes et galopantes.

L'iritis séreuse syphilitique se rapporte au contraire à une syphilis fort bénigne et souvent non reconnue, à cause de sa bénignité. ALEXANDRE cependant a vu coïncider chez la même personne la forme séreuse et la forme parenchymateuse plastique : des dépôts descemétiques dans un œil et des gommes dans l'autre.

Pas plus que l'iritis tuberculeuse, l'iritis syphilitique n'affecte une marche suraiguë. De leur nature les deux diathèses ou infections produisent des maladies inflammatoires peu violentes. Mais on s'y tromperait gravement si on refusait à une iritis franche, suraiguë, avec symptômes inflammatoires violents, injection forte, douleurs intenses, etc., le caractère syphilitique, tout simplement parce que les symptômes inflammatoires sont violents. L'infection syphilitique peut coïncider avec la diathèse rhumatismale, par exemple ; dans ces conditions, l'iritis, bien que essentiellement syphilitique, peut évoluer avec toutes les allures de l'iritis rhumatismale.

Traitement. — En dehors du traitement commun des iritis, l'iritis syphilitique exige un traitement particulier, promptement institué et largement appliqué. Il s'agit tout naturellement de la médication spécifique, antisyphilitique.

Il n'y a pas dans l'iritis syphilitique d'indication pour les composés d'iode ; c'est le mercure seul qui doit être administré. Le traitement mixte, à l'iode et au mercure, ne vaut pas mieux que la médication hydrargyrique simple ; exception faite, peut-être, pour la grande gomme syphilitique, évoluant lentement, sans symptômes inflammatoires concomitants.

Tous les procédés d'administration du mercure sont bons. Au médecin de faire un choix judicieux entre tous et de faire en sorte que le malade l'accepte. Bien souvent les convenances du client nous contrarient dans nos préférences raisonnées.

Il s'agit moins, toutefois, de faire entrer dans le sang beaucoup de mercure à la fois, que d'en faire entrer à coup sûr, à la dose utile et durant tout le temps que l'organisme en demande.

Le mercure est le contre-poison du principe phlogogène, que représente le virus syphilitique ; comme de beaucoup d'autres agents irritants d'ailleurs. Mais le poison syphilitique paraît être très sensible à l'action destructive du mercure et se laisse, en général, très promptement neutraliser par ce médicament. Le poison syphilitique toutefois renaît sans cesse de ses cendres, peut-on dire, et au fur et à mesure que le principe inflammatoire réapparaît il faut du mercure pour l'éteindre. C'est peut-être le secret de la faveur dont

jouissent, à juste titre, les injections intramusculaires des composés insolubles de mercure, qui, au moment opportun, cèdent à la circulation la dose
de mercure utilisable par l'organisme.

II. — IRITIS OU IRIDO-CYCLITE TUBERCULEUSE

Historique. — Autrefois on considérait la tuberculose de l'œil comme excessivement rare. Longtemps les auteurs ont mis en doute la justesse du diagnostic de la plupart des observations publiées sous le titre d'*iritis, d'irido-cyclite
ou d'irido-choroïdite tuberculeuses*. Ils inclinaient à croire que, dans ces
observations, il s'agissait plutôt de syphilis que de tuberculose : de syphilis
acquise chez les adultes, de syphilis héréditaire chez les enfants (Baumgarten, 1878). Dans les tubercules de la face antérieure de l'iris ils préféraient
voir des gommes syphilitiques; et, quelquefois, le succès d'un traitement
mercuriel, méthodiquement institué, servait à les raffermir dans leur façon de
penser. La grande tuberculose de l'œil, le *granulome* de l'iris ou *tubercule
solitaire* envahissant, qui remplit toute la chambre antérieure et entraîne le
ramollissement et la perforation de l'enveloppe fibreuse du globe, était considéré comme une tumeur néoplasique ordinaire. On le décrivait sous le nom
de *fongus médullaire* (Lincke, 1834) et plus tard sous celui de *granulome*
(Virchow, von Graefe, 1854) ou de *granulie iridienne* (de Wecker, 1884).

Les premières observations d'iritis tuberculeuse furent publiées dans les
annales d'oculistique par Gradenigo en 1870 et dans les archives de von
Graefe par Perls, en 1871.

Quand on eut reconnu la nature tuberculeuse du granulome par l'étude
histologique de la tumeur (Haensell, Haab, 1879) le pour cent des tuberculoses
oculaires s'éleva petit à petit. En 1882, Mules ne comptait encore qu'un seul
cas de tuberculose oculaire pour 30.000 malades. En 1885, trois ans après la
découverte du bacille de Koch, Hirschberg cite déjà une douzaine de cas pour
60.000 malades; exactement un pour six mille, sans compter les tuberculoses
de la choroïde, complication habituelle de la méningite tuberculeuse et de la
tuberculose miliaire généralisée. En 1889, Horner donne un pour cent plus
élevé encore : un pour quatre mille.

Aujourd'hui, les tendances sont tout à l'opposé des convictions d'autrefois : l'iritis tuberculeuse serait devenue fréquente au point de primer l'iritis
syphilitique. Toutes les iritis scrofuleuses des anciens seraient à classer dans
la catégorie des iritis tuberculeuses. Toutes les iritis insidieuses, traînantes
devraient rentrer sous la même rubrique (Wagner, 1891).

Nous devons certainement nous tenir en garde contre ces sortes d'entraî-
nements tendancieux, basés sur une vague conception théorique, plutôt que
sur une observation clinique rigoureuse. Nous possédons actuellement un
moyen diagnostique sûr pour connaître la tuberculose et nous devons y tenir
absolument : la démonstration du bacille de Koch dans les coupes microscopiques ou l'inoculation, avec succès, du tissu suspect dans la chambre anté-

rieure ou le péritoine des animaux tuberculisables, le cobaye et le lapin. Il est vrai que cette démonstration, pour absolue qu'elle soit, n'est pas facilement réalisable. L'excision des nodules de l'iris n'est pas considérée comme une opération recommandable. Quant à la ponction de la chambre, pour l'aspiration et l'examen bactériologique de l'humeur aqueuse, elle ne suffit généralement pas pour établir la présence ou l'absence du bacille spécifique. Quelques cliniciens ont mieux réussi cette recherche, en y ajoutant la centrifugation de l'humeur aqueuse, extraite avec la seringue de Pravaz, et recommandent la méthode comme précieuse et dépourvue de danger (Gourfein).

On peut même transformer en méthode de traitement ce procédé nouveau d'examen en le faisant suivre, séance tenante, d'une injection d'air stérilisé, pendant que la seringue tient encore dans l'œil (Koster).

La manipulation est délicate et ne peut être appliquée aux personnes pusillanimes, sans narcose; si bien que, pour le diagnostic des iritis, se présentant avec les apparences de la tuberculose oculaire, nous en restons le plus souvent réduits, aujourd'hui comme autrefois, à l'étude clinique approfondie de chaque cas en particulier.

Pathogénie. — La tuberculose intérieure du globe oculaire ou *tuberculose intra-oculaire* est la suite naturelle de la pénétration d'un certain nombre de bacilles de Koch dans les membranes ou milieux transparents de l'œil. La réaction provoquée par la présence de ces microbes spécifiques n'est pas toujours la même. Tantôt l'infection bacillaire de l'œil est suivie d'une inflammation diffuse, plutôt vive, s'étendant en surface, à une grande partie ou à la totalité de la membrane envahie. Tantôt cette infection ne donne lieu qu'à une hypertrophie limitée : à la formation d'une ou de plusieurs tuméfactions infectieuses, dont le volume varie depuis le petit nodule, ou tubercule miliaire, jusqu'à la tumeur volumineuse, remplissant tout le globe oculaire et provoquant, par son accroissement continu, l'usure et la perforation de l'enveloppe fibreuse.

Dans le premier cas — d'*inflammation diffuse* — l'ophtalmie tuberculeuse n'est qu'une manifestation locale de l'*infection générale du sang* par une quantité considérable de bacilles et de toxines, provenant d'un foyer tuberculeux important. D'autres phénomènes infectieux, généraux ou locaux, accompagnent alors l'éclosion de la tuberculose oculaire : la fièvre, la céphalalgie, l'anorexie, l'engorgement des ganglions lymphatiques, spécialement des ganglions du cou, etc., etc.

S'agit-il d'un envahissement du sang par un nombre immense de bacilles spécifiques, la tuberculose oculaire ne représentera, pour ainsi dire, qu'un symptôme secondaire dans le grand tableau clinique de la tuberculose miliaire généralisée. L'affection oculaire s'effacera devant les accidents graves d'une maladie devant se terminer, à courte échéance, par la mort.

S'agit il, au contraire, avant tout d'intoxication du sang par les toxines du bacille tuberculeux : à la fièvre générale et aux troubles dyspeptiques s'ajouteront, par exemple, les symptômes d'une iritis aiguë, de forme plastique, ne différant en rien de l'iritis rhumatismale ou de l'iritis syphilitique. J'ajouterai même que, à mon avis, la diathèse rhumatismale est souvent le facteur principal de l'inflammation de l'iris; l'apport accidentel des toxines tuberculeuses n'est alors que la cause occasionnelle qui a permis à cette diathèse rhumatismale de localiser ses manifestations inflammatoires sur l'iris.

Quoi qu'il en soit, pour que le sang puisse être envahi soudainement par une telle abondance de bacilles ou de toxines, il faut que les foyers tuberculeux, extraoculaires, soient ou grands ou très nombreux. Chez les personnes prises d'iritis tuberculeuse aiguë, les signes de la tuberculose sont fréquemment très manifestes : aussi arrive-t-il souvent que ces malades succombent, peu de temps après, au progrès de la phtisie pulmonaire.

Dans le second cas — de *productions tuberculeuses discrètes*, sans inflammation aiguë concomitante — il s'agit plutôt d'une *métastase tuberculeuse isolée*, d'un transport jusqu'à l'œil, par la voie du sang, d'un petit nombre de bacilles vivants et virulents, mis en liberté par le ramollissement d'un petit foyer tuberculeux en dégénérescence caséeuse. Ces petits foyers originels, extra-oculaires, peuvent être si bien cachés, quelque part profondément dans l'organisme, que rien dans l'examen clinique ne démontre l'existence de la diathèse tuberculeuse. Ce sont spécialement les ganglions bronchiques qui renferment ces petits foyers caséeux, mal garantis contre la dissémination de leurs bacilles.

Tuberculose oculaire et santé générale. — Les personnes qui présentent ces métastases tuberculeuses oculaires peuvent se montrer avec toutes les apparences de la plus florissante santé. La phtisie ne doit exister ni chez leurs ascendants, ni chez leurs collatéraux. Aussi guérissent-elles généralement fort bien de leur affection oculaire, comme elles ont guéri de leur bronchite tuberculeuse, dont les ganglions caséeux sont restés comme les témoins irrécusables. Après guérison de leur ophtalmie, elles fournissent une longue carrière sans nouvelles manifestations tuberculeuses. D'autre fois, malheureusement, il n'en est plus ainsi. La tuberculose oculaire marque chez elles comme le début de toute une série d'infections locales successives et la phtisie pulmonaire finira quand même par les emporter tôt ou tard.

Dans une statistique établie par LIEBRECHT (1890) sur 43 individus atteints de tuberculose oculaire, 26 paraissaient absolument sains au commencement de l'observation; 17 seulement présentaient d'autres lésions tuberculeuses. Relativement peu de temps après, les rôles étaient complètement renversés. Des 38 malades restés sous le contrôle du médecin, 14 étaient morts de tuberculose pulmonaire ou de méningite tuberculeuse, 17 étaient manifestement tuberculeux, 7 seulement continuaient à se bien porter. Cette statistique comprenait, il est vrai, beaucoup d'enfants; et les enfants présentant les symptômes de la tuberculose oculaire meurent facilement de méningite tuberculeuse : sur les quatorze décès dix concernaient des enfants. Nous verrons d'ailleurs plus loin que le pronostic *quoad vitam* de la tuberculose oculaire est beaucoup plus grave chez l'enfant que chez l'adolescent ou l'adulte.

Lesions pathologiques de voisinage. — Le *pouvoir phlogogène* des toxines tuberculeuses n'est pas très grand. Autour des tubercules miliaires, comme autour des grandes gommes tuberculeuses, la zone inflammatoire n'est pas très large. La tuberculose de l'œil, sous la forme hyperplasique, peut donc évoluer sans grande réaction inflammatoire, pourvu que le nombre des tubercules ne soit pas très considérable. Mais, quand la tuberculose de l'œil est la suite d'une grave intoxication du sang, l'inflammation tuberculeuse peut être très vive et ressembler, comme nous le disions, aux inflammations rhumatismales ou syphilitiques. Les productions tuberculeuses hyperplasiques se trouvent alors comme étouffées par la réaction violente qu'allume l'organisme luttant contre l'implantation des bacilles : il ne se montre ni tubercules miliaires ni granulomes plus volumineux.

C'est ici le moment de rappeler ce que nous disions dans notre introduction générale : que l'organisme humain, pour combattre un agent phlogogène, mesure sa réaction à la puissance d'irritation de cet agent; mais, avons nous ajouté, notre organisme se trompe quelquefois dans son appréciation et alors sa réaction s'élève au-dessus ou reste en dessous de ce qu'elle devrait être. Cette erreur d'estimation est le fait de nos troubles organiques ou dispositions morbides *constitutionnelles*. Ainsi, pour se défendre contre la toxine tuberculeuse, l'arthritique allume une inflammation très violente, quelquefois fort douloureuse, mais toujours franche et, en plus, très efficace, au point de vue défensif : jusqu'à étouffer les bacilles avant qu'ils aient pu coloniser sur place dans l'iris. D'autre part, le scrofuleux n'organise qu'une défense incomplète contre le même poison : assez forte, toutefois, pour ne pas permettre l'extension illimitée de la tuberculose irienne, mais trop faible pour tuer immédiatement les bacilles. Pour rendre ces bacilles inoffensifs il a besoin d'édifier, autour de chaque colonie bacillaire en formation. un rempart dont l'ensemble constitue le tubercule. C'est l'ancienne *iritis scrofuleuse*.

Quant à l'homme franchement tuberculisable, le tuberculeux diathésique, héréditaire, il reste complètement au-dessous de sa tâche. Sa réaction est tellement faible qu'il ne peut même pas empêcher la colonisation envahissante des microbes spécifiques. Les toxines des bacilles continuent, presque sans interruption, d'irriter ses tissus et cette irritation aboutit à la destruction lente, à la phtisie de ses organes. Heureusement que pour l'œil la phtisie tuberculeuse est rare, grâce, comme nous le verrons, aux conditions spéciales dans lesquelles se trouvent les membranes internes du globe.

Division et histoire clinique. — En médecine générale, à propos de tuberculose d'une séreuse, on a l'habitude de faire une distinction radicale entre l'inflammation plus ou moins généralisée, étendue à toute la membrane séreuse et les lésions tuberculeuses mieux localisées. Les praticiens ne confondent pas la péritonite tuberculeuse avec la tuberculose du péritoine, la méningite tuberculeuse, surtout, avec la tuberculose méningée. Nous pouvons comme eux séparer l'*iritis tuberculeuse* d'avec la *tuberculose oculaire*. C'est la conclusion du paragraphe précédent.

Cependant au point de vue clinique cette distinction ne peut pas toujours être maintenue. Nous verrons bientôt que l'une des deux formes procède de l'autre et que, d'autre fois, elles entremêlent tellement leurs symptômes que leurs descriptions se confondent. Tout en maintenant la distinction, nous étudierons par conséquent les deux maladies simultanément.

Variétés de tuberculose. — La *tuberculose de l'iris* peut se présenter sous les deux formes que nous avons indiquées : 1° sous forme de tubercule unique, solitaire ; grosse tumeur infectieuse se développant, lentement et d'une façon continue, dans le parenchyme de l'iris et dans le stroma du corps ciliaire ; 2° sous forme d'un nombre restreint de tubercules plus petits, ne dépassant généralement pas les dimensions du tubercule miliaire. La première forme représente la *tuberculose maligne* de l'œil ; la seconde constitue la forme *atténuée ou bénigne*.

La tuberculose irienne maligne, désignée autrefois sous le nom de *granulome* ou de *granulie iridienne* est propre à l'enfance. Vers l'âge de la puberté la tuberculose irienne affecte plutôt la forme bénigne. Plus tard encore, après trente ans, la tuberculose de l'iris devient exceptionnelle. Cependant vers la ménopause surviennent chez la femme des iritis traînantes qui ressemblent jusqu'à un certain point à la tuberculose irienne de la puberté, mais sans éruption de tubercules. La tuberculose irienne est, pour ainsi dire, inconnue chez le vieillard.

Théorie des tuberculoses atténuées. — C'est donc l'âge qui rend la tuberculose oculaire dangereuse ou non pour la conservation de l'organe. Ceci concorde parfaitement avec les observations de la médecine générale, qui établissent que la tuberculose locale est très grave chez l'enfant au-dessous de dix ans : chez le plus grand nombre l'infection locale se généralise et tue par méningite tuberculeuse ou tuberculose miliaire. Sauf prédisposition héréditaire, les sujets ont de moins en moins à redouter l'extension des tuberculoses locales au fur et à mesure qu'ils avancent en âge. Nous ne devons donc pas, en ophtalmologie, distinguer entre une infection par bacilles virulents et une tuberculose intra-oculaire par bacilles atténués (MORAX, LEBER, VAN DUYSE). L'œil par lui-même est un mauvais terrain pour la culture du bacille de la tuberculose ; et les bacilles, virulents au point de provoquer, plus tard, des maladies mortelles, se trouvent naturellement atténués par leur localisation dans le globe. Cette atténuation est proportionnelle à l'âge du sujet : l'enfant ne peut empêcher que le bacille tuberculeux ne détruise insensiblement son œil, l'adulte lutte avec avantage contre l'envahissement du bacille de Koch et son œil se rétablit sans graves conséquences pour le fonctionnement ultérieur de cet organe.

C'est aussi l'avis d'EPERON qui divise les tuberculoses oculaires en *tuberculoses malignes* chez les enfants au-dessous de douze ans, et en *tuberculoses bénignes* chez les personnes plus âgée.

Il va sans dire, toutefois, que des conditions particulières peuvent faire en sorte qu'avant douze ans la tuberculose suive une marche plus lente, moins envahissante et que, par contre, après cet âge, l'état constitutionnel aidant, la tuberculose évolue rapidement vers la perte de l'organe. C'est ainsi que dans un cas observé par MARCKWORT, et étudié anatomiquement par WAGENMANN, la tuberculose devint envahissante et destructive chez un homme de soixante-deux ans. Il s'agissait, il est vrai, de tuberculose de la choroïde avec envahissement des tissus de l'orbite.

Traumatisme et tuberculose oculaires. — J'ai la conviction que beaucoup d'yeux d'enfant, gravement blessés, deviennent le siège d'inflammations tuberculeuses, sous forme d'irido-cyclites malignes, avec ou sans formation de tumeurs tuberculeuses. Je pense aussi que ces yeux traumatisés et rendus tuberculeux par métastase, occasionnent fréquemment l'ophtalmie sympathique du congénère de l'autre côté. Chez l'enfant, l'ophtalmie sympathique est fréquente, après de simples traumatismes, sans persistance de corps étranger dans l'intérieur du globe. Chez l'adulte, au contraire, l'irido-cyclite traînante post traumatique est plus rare et l'ophtalmie sympathique n'est fort à craindre que s'il persiste un corps étranger quelconque dans l'œil blessé. Chez une jeune fille de douze ans et chez un petit garçon de dix ans, j'ai vu l'ophtalmie sympathique se présenter sous forme d'iritis tuberculeuse et récidiver plus tard, après énucléation de l'œil sympathisant, sous la même forme.

Dans les cas dont je viens de parler, le traumatisme de l'œil n'a fait que préparer le terrain pour la localisation d'une métastase tuberculeuse. FUCHS cite le cas d'une tuberculose inoculée directement par un traumatisme accidentel de l'œil.

Alternance des deux formes tuberculeuses. — La *tuberculose* du segment antérieur du tractus uvéal est assez souvent précédée d'une *iritis tuberculeuse*. L'*iritis tuberculeuse* qui précède l'apparition des tubercules, grands et petits, affecte la forme parenchymateuse aiguë ou la forme séreuse chronique.

Variétés d'iritis tuberculeuse. — L'*iritis tuberculeuse parenchymateuse* est de nature *plastique*, non purulente. La réaction inflammatoire qui la caractérise est moins vive que celle qui accompagne l'iritis syphilitique ou l'iritis rhumatismale. Les exsudats fibrineux des deux chambres ne sont pas non plus aussi abondants. En conséquence les *synéchies postérieures* sont moins larges, moins solides que dans les deux autres espèces d'iritis. Quand on instille de l'atropine dans l'œil, la pupille se dilate irrégulièrement, en figure foliolée très compliquée. Le bord pupillaire ne demeure attaché au cristallin que par des points séparés. Entre ces points d'attache la pupille se dilate en arc ogival. Après un certain temps d'existence de la maladie, des adhérences plus larges s'établissent.

Les synéchies postérieures de l'iritis tuberculeuse sont aussi moins solides que celles des autres iritis plus fibrineuses. L'atropine parvient assez facilement à les rompre. Il reste alors sur le cristallin une couronne plus ou moins complète de points noirs ; chacun de ces points correspond à une attache irienne rompue et ayant laissé sur la cristalloïde quelques fragments du revêtement épithélial pigmenté de l'iris. Ces points noirs demeurent presque indéfiniment ; on les retrouve encore après des années sur le cristallin.

Les *douleurs* qui accompagnent l'iritis parenchymateuse tuberculeuse sont modérées. Elles atteignent rarement l'intensité des douleurs inflammatoires de l'iritis syphilitique et surtout de l'iritis rhumatismale. Quand cela arrive, il faut songer à la coïncidence de deux diathèses : la diathèse tuberculeuse et la diathèse rhumatismale, par exemple, ce qui n'est pas rare.

J'ai vu l'iritis parenchymateuse, tuberculeuse, double se compliquer d'accidents glaucomateux nécessitant l'iridectomie des deux yeux. La vue totalement abolie ne revint que lentement, après huit jours, bien que le retour à la tension normale eût suivi immédiatement l'opération. Il est vrai qu'il y avait un tel exsudat fibrineux contre la face postérieure de la cornée, et sur la face antérieure du cristallin, et probablement aussi dans les couches antérieures du corps vitré, qu'il était impossible d'éclairer la rétine. Trois jours après l'opération, il ne sortait du fond de l'œil éclairé par le miroir ophtalmoscopique, qu'une vague lueur rouge ; à ce moment la malade, une femme de quarante ans, commençait à reconnaître les gros objets. La personne, de conformation délicate, avait eu de nombreuses tuberculoses osseuses pendant son enfance. Cinq ans auparavant elle avait été fort malade d'une bronchite traînante. Depuis quelques années elle souffrait aussi de douleurs rhumatismales musculaires et articulaires. La vue se rétablit plus tard, assez bien pour permettre la lecture des caractères ordinaires d'imprimerie.

L'iritis tuberculeuse peut aussi être une iritis *séreuse* de nature séro-albumineuse ou fibrineuse. Quelquefois, mais exceptionnellement elle est purulente. Plus fréquemment que l'iritis parenchymateuse, elle affecte le caractère hémorragique. L'*iritis hémorragique* est considérée par beaucoup d'auteurs comme étant toujours de nature tuberculeuse (Michel).

L'iritis tuberculeuse séreuse suit la marche de l'iritis séreuse en général. Comme celle-ci, elle peut se compliquer de grandes variations dans la tonicité de l'œil. Mais l'exagération de la tension intra-oculaire va rarement jusqu'aux accidents glaucomateux comme dans l'iritis parenchymateuse de même nature.

Emplacement des tubercules. — Dans l'iritis tuberculeuse séreuse, les *tubercules* naissent sur la surface antérieure de l'iris, à fleur de membrane. Il en naît d'autres, invisibles pour le clinicien, sur la face postérieure de l'iris surtout près du bord pupillaire, ainsi que dans les anfractuosités du corps ciliaire. D'autres encore, ordinairement plus petits, moins élevés, plus étalés en surface, naissent sur la membrane de Descemet et sur les cordons du ligament pectiné de l'iris dans l'encoignure de la chambre antérieure. Chez une jeune femme d'une trentaine d'années j'ai vu apparaître un tubercule gris jaunâtre, ayant les dimensions d'une grosse tête d'épingle, au milieu du quadrant inféro-interne de la cornée. Peu élevé, il ressemblait davantage à une sorte de tache tuberculeuse. Autour de lui, existait en outre un petit groupement d'une dizaine de taches plus petites, de dimensions très variables, et dont la coloration allait du jaune sale au gris brunâtre. La personne était manifestement tuberculeuse, avait craché autrefois du sang et portait à la région sus-claviculaire les traces d'adénites suppurées.

Dans l'iritis tuberculeuse parenchymateuse, les tubercules naissent dans le parenchyme même de l'iris et du corps ciliaire. Un grand nombre échappent donc à notre observation. Il n'y a que les tubercules des couches antérieures de l'iris qui se montrent à nous. Ils s'élèvent, sous forme de petites tumeurs hémisphériques, de l'intérieur même de l'iris. Leur surface arrondie paraît plus lisse, n'étant pas hérissée de dépôts fibrineux irréguliers comme les tubercules qui se sont formés aux dépens de l'endothélium irien, à fleur même de membrane.

Caractères cliniques des tubercules. — Les tubercules parenchymateux paraissent plus jaunes que les tubercules séreux, qui sont ordinairement plus gris. Dans les productions endothéliales il n'y a pas de vaisseaux, alors que toute la base des hyperplasies parenchymateuses est colorée en rouge par les nouveaux capillaires sanguins qui se sont formés autour de la nodosité tuberculeuse. Le tubercule parenchymateux de l'œil se différencie justement des tubercules d'ailleurs par sa plus grande richesse vasculaire. Nous reviendrons encore là-dessus plus loin.

C'est le tubercule parenchymateux qui prend ce développement extraordinaire — chez l'enfant — pour constituer le granulome irien. Chez les adolescents un des tubercules — quelquefois deux — montrent une tendance très grande à l'hypertrophie et s'élèvent davantage dans la chambre antérieure, comme s'il s'agissait du début d'un granulome malin ; mais ordinairement cette croissance exagérée s'arrête, le tubercule déjà gros s'affaisse, diminue et fond comme tous les autres, ne laissant, comme trace de son existence, qu'une tache atrophique grisâtre, dépourvue de pigment, un peu plus grande que les autres.

Quelle que soit l'iritis tuberculeuse initiale, parenchymateuse ou séreuse, jamais les tubercules n'apparaissent ensemble avec les premiers phénomènes inflammatoires. Et cela se comprend, d'après ce que nous avons dit de la pathogénie de l'affection. Les bacilles importés ensemble avec les toxines phlogogènes ont besoin de s'implanter, de coloniser, pour fournir à leur tour les faibles quantités de toxines nécessaires pour produire autour d'eux la réaction hyperplasique du tissu irien ; pour former, en un mot, les tubercules. Les premières nodosités tuberculeuses n'apparaissent donc qu'au bout d'une période d'incubation, dont le temps varie suivant l'abondance des bacilles et la puissance de résistance du terrain. La forme parenchymateuse aiguë retarde davantage l'apparition des tubercules que la forme séreuse. Il se passe quelquefois plusieurs semaines avant que l'on puisse diagnostiquer le caractère tuberculeux de l'iritis aiguë par l'apparition des nodosités tuberculeuses.

Adhérences à la cornée. — Vers le milieu de la chambre antérieure les tubercules superficiels, tant ceux de l'iris que ceux de la cornée, n'arrivent pas à rejoindre la paroi opposée, à travers la cavité séreuse. Mais dans l'encoignure de la chambre, où la profondeur de la cavité séreuse est très réduite, il arrive fréquemment que le sommet du tubercule arrive à toucher la membrane opposée. Un cordon de jeunes cellules, englobé de fibrine, traverse alors la chambre antérieure de part en part. L'organisation conjonctive de cette trainée cellulo-couenneuse peut attirer l'iris vers la cornée et donner lieu à une *synéchie antérieure*, sans ouverture préalable de l'œil. Cette synéchie antérieure, si elle n'est pas très large, peut se briser ultérieurement : l'iris reprend alors sa position primitive.

Évolution des tubercules. — Les petits tubercules miliaires se présentent sous forme de nodosités grisâtres, d'autant moins transparentes qu'elles sont plus avancées en développement. Les uns gardent leurs dimensions primitives tout le temps de leur existence, dans ou sur l'iris. Les autres grossissent, deviennent plus jaunes et entourent leur base d'une couronne de vaisseaux nouveaux. A moins d'évoluer vers le granulome, jamais ils ne dépassent le volume d'une grosse tête d'épingle.

Le grand tubercule solitaire se présente comme une masse jaune, parcourue à sa surface par de nombreux vaisseaux. Il évolue comme une tumeur ordinaire : lentement, d'une façon irrégulièrement continue, avec des périodes d'arrêt alternant avec des poussées d'accroissement plus rapide. L'inflammation qui accompagne la tumeur infectieuse est plutôt bénigne. Au début, lors de l'apparition de la petite tumeur qui va devenir granulome, et pendant toute la première période de son développement, alors qu'elle ne remplit encore qu'une petite partie de la chambre antérieure, toute inflammation concomitante peut même faire défaut. Ce n'est qu'aux périodes de croissance exagérée ou au moment de l'apparition soudaine de jeunes tubercules dans le voisinage immédiat de la grosse tumeur que les symptômes inflammatoires s'accentuent. Cette espèce d'essaimage ou extension de la tuberculose aux parties saines de l'iris est un fait bien connu (Samelsohn, Hirschberg).

Accidents glaucomateux. — L'accroissement rapide du granulome peut aussi bien que l'iritis concomitante, augmenter soudainement la tension intra-oculaire et provoquer des accidents glaucomateux.

L'élévation excessive de la tension intra-oculaire, avec les symptômes glaucomateux qui en découlent, peut encore tenir à autre chose. L'inflammation tuberculeuse s'accompagne toujours d'endovasculite, comme l'inflammation syphilitique et comme toute inflammation infectieuse d'ailleurs. Dans l'inflammation tuberculeuse ce ne sont pas spécialement les petites artères qui sont atteintes d'inflammation intérieure, mais aussi les capillaires veineux et les petites veinules ; il en résulte l'obstruction d'un certain nombre de vaisseaux appartenant à la circulation de retour, soit par thrombose hyaline, soit par prolifération de l'endothélium vasculaire. Cet obstacle à la circulation de retour produit une inondation séreuse, un œdème intérieur du globe, qui constitue le glaucome secondaire ou en prépare l'éclosion.

C'est ce même obstacle dans la circulation veineuse qui provoque les hémorragies spontanées si fréquentes dans les yeux tuberculeux. Miche prétend même que l'apparition spontanée d'un épanchement de sang dan la chambre antérieure indique l'imminence d'une tuberculose oculaire.

Dégénérescence caséeuse. — L'oblitération des vaisseaux artériels autant que l'influence toxique des poisons sécrétés par la bacille de Koch amène la dégénérescence caséeuse des parties anémiées, au centre de la masse tuberculeuse. Le processus de caséification est rare d'ailleurs dan l'intérieur de l'œil tuberculeux. Nous y reviendrons à propos de l'anatomi pathologique du tubercule intra-oculaire.

Un œil atteint d'iritis tuberculeuse présente assez souvent un petit *hypopyon cyclitique*.

Il peut aussi se produire dans la chambre antérieure de l'œil atteint de tuberculose, un *hypopyon vrai*, réellement purulent. Chez une femme de trente-cinq ans atteinte de tuberculose pulmonaire et d'iritis double, sans tubercules apparents, j'ai vu, pendant une de ses périodes menstruelles l'iritis chronique devenir purulente à droite. Un hypopyon de deux à trois millimètres de hauteur occupait le bas de la chambre. En même temps le trouble de la vision et les douleurs frontales avaient augmenté. Les crachats étaient devenus sanguinolents. Cet hypopyon persista pendant plusieurs jours et ne disparut qu'avec l'amélioration des symptômes généraux.

Il est possible que le bacille de la tuberculose produise à lui seul une inflammation purulente dans son voisinage; mais il est plus probable que, dans le cas d'hypopyon vrai, il ne s'agisse plus de tuberculose pure, mais bien d'une infection mixte. Des microbes pyogènes vulgaires, staphylocoques, streptocoques ou autres, peuvent arriver par la voie du sang dans l'iris tuberculeux, s'y arrêter et trouver dans le terrain malade un milieu de culture favorable pour leur pullulation.

Avec le pus de l'hypopyon d'un œil atteint de tuberculose de l'iris, mais énucléé après perforation de la région scléro-cornéenne, Wagenmann obtint une culture pure de staphylocoques blancs. L'infection par bactérie pyogène avait certainement pu se faire après l'ouverture spontanée du globe, mais on ne peut pas exclure non plus d'une façon absolue l'idée d'une infection endogène ayant précédé l'apparition du pus dans la chambre antérieure.

Dans le cas d'infection mixte, successive, on voit les symptômes inflammatoires s'accentuer. L'iritis tuberculeuse modifie son caractère traînant pour évoluer rapidement comme les iritis ordinaires à marche aiguë, cyclique. L'iritis purulente, qui dans ce cas complique l'iritis tuberculeuse, peut agir comme une inflammation substitutive et débarrasser l'œil du parasite tenace qui y entretenait une inflammation chronique sans fin.

Revêtement épithélial des tubercules. — Au-dessus des tubercules parenchymateux de l'iris, le revêtement endothélial peut passer intact, tandis que le revêtement épithélial paraît toujours plus ou moins modifié.

Au-dessus des tubercules de la région ciliaire l'épithélium pigmenté uvéal et l'épithélium blanc rétinien sont souvent disloqués, désorganisés, aplatis ou complètement détruits. Si les tubercules touchent à la lame vitrée et la

soulèvent notablement cette destruction est la règle : les cellules épithéliales
insuffisamment nourries par le tissu tuberculeux, peu vascularisé, qui les
supporte, n'ont pu s'étaler en proportion de l'extension donnée à leur membrane basale. La même disposition se rencontre pour l'épithélium pigmenté
de la choroïde au-dessus des grands tubercules de la chorio-capillaire ou
de la couche intervasculaire ou dermique, située immédiatement en dehors.

Cellules géantes. — Dans les tubercules des procès ciliaires, les cellules
géantes typiques avec leur couronne de noyaux périphériques sont très
fréquentes. Les grands capillaires veineux n'y manquent pas, comme nous
savons, et ces vaisseaux atteints d'endophlébite proliférante peuvent fournir
le matériel d'édification de ces cellules gigantesques.

La membrane vitrée du tractus uvéal résiste mieux à l'envahissement et
à la destruction par le processus tuberculeux que la sclérotique. Tandis que
la lame élastique se laisse soulever et se distend considérablement avant
d'éclater, la sclérotique s'infiltre rapidement de jeunes cellules rondes. Cette
infiltration prépare la perforation. Et celle-ci est prompte à venir. Souvent
on la trouve déjà lorsque la tumeur tuberculeuse adjacente est encore relativement petite (HAAB, JUNG, MANZ, SCHÄFER).

Bilatéralité de la tuberculose. — Les deux yeux peuvent être pris simultanément d'iritis tuberculeuse parenchymateuse aiguë ou subaiguë. L'iritis
tuberculeuse séreuse commence souvent par attaquer un œil avant d'entamer
l'autre. La tuberculose miliaire de l'iris, qui succède plus souvent à l'iritis
séreuse qu'à l'iritis parenchymateuse, attaque moins souvent les deux yeux
et toujours successivement l'un après l'autre. Encore reste-t-elle dominante,
presque toujours dans un des deux, souvent le premier atteint. Le granulome
tuberculeux, enfin, est et reste unilatéral. Sa gravité, d'ailleurs, est souvent
telle que la mort survient avant qu'une nouvelle métastase puisse atteindre
le second œil, après l'énucléation ou la destruction complète du premier. Et
tout le temps que dure la maladie du premier œil, les infections successives
du sang, par le foyer tuberculeux initial, semblent rechercher cet œil, comme
plus prédisposé que l'autre aux nouvelles localisations tuberculeuses.

Infection double ou infection sympathique. — Quand les deux yeux se
prennent successivement de tuberculose, il y a lieu de se demander si le
second œil devient malade par sympathie, à cause de l'ophtalmie du premier,
ou si le foyer tuberculeux, source d'infection, envoie indifféremment aux deux
globes toxines et bacilles, à l'un d'abord, à l'autre ensuite. Au transport des
bacilles ou des toxines d'un œil à l'autre par les voies désignées pour l'ophtalmie
migratrice il n'y a pas, me semble-t-il, à songer. L'extension de l'inflammation
tuberculeuse du segment antérieur du globe au segment postérieur est déjà
rare. On voit plutôt le contraire : la tuberculose de la choroïde se propageant
au corps ciliaire et à l'iris. On ne connaît pas un seul exemple où le nerf optique
ait été successivement envahi du pôle postérieur du globe au trou optique
pendant l'évolution, souvent si lente, de la tuberculose irienne ou ciliaire.

Inversement on voit fréquemment descendre la tuberculose méningée le long
du nerf optique, ou se métastaser à distance au fond du cul-de-sac de la gaine
vaginale du nerf optique près de la papille. Qu'on se convainque donc que
l'ophtalmie migratrice ne joue ici aucun rôle. D'ailleurs Haab a vu le second
œil s'infecter après phtisie complète du premier et Costenholz a cité le cas
où la tuberculose du second œil ne survint qu'après l'énucléation du premier.

Tuberculose oculaire primitive ou secondaire. — Existe-t-il une tuberculose irienne *primitive* ou les productions tuberculeuses intra-oculaires sont-
elles toujours *secondaires*, consécutives à l'existence d'un autre foyer tuberculeux dans un organe quelconque de l'organisme, plus exposé à l'infection
directe par les bacilles venus du dehors? A l'exception de l'iritis tuberculeuse
traumatique, nous pouvons affirmer, sans crainte de nous tromper, qu'il n'y a
pas de tuberculose intra-oculaire primitive. La tuberculose de la conjonctive a
beaucoup de peine pour introduire ses bacilles dans l'intérieur du globe.
Quant aux ulcères tuberculeux de la cornée et de la sclérotique ils sont
excessivement rares et au moment de leur perforation les bacilles tuberculeux
ne montrent aucune tendance à s'introduire dans l'intérieur du globe.

Les bacilles spécifiques n'arrivent donc dans l'œil que par la voie du sang.
Toute infection bacillaire tuberculeuse du sang doit nécessairement entraîner
une manifestation tuberculeuse métastatique : l'œil n'est pas fréquemment
mais au moins de temps en temps, le siège de la localisation secondaire de
l'infection générale.

Structure des tubercules superficiels et profonds. — Ainsi que nous
l'avons dit, il existe des tubercules de surface et des tubercules noyés dans le
stroma de l'iris ou du corps ciliaire : des *tubercules épithéliaux* et des *tubercules parenchymateux*. La structure histologique n'est pas la même pour les
deux espèces. A fleur d'iris, les tubercules sont formés au centre d'un certain
nombre de cellules épithélioïdes autour desquelles se rangent plusieurs
cellules rondes. Ce n'est pas, comme le pense Jung, la structure d'un jeune
tubercule en pleine évolution, dans lequel les cellules épithélioïdes centrales
se confondront plus tard en cellule géante. C'est la structure ordinaire du tubercule né sur une séreuse. Quelques cellules, cependant, peuvent se fusionner
dans son intérieur et former des cellules géantes irrégulières. Mais les noyaux
de ces cellules géantes n'affectent pas la disposition marginale caractéristique
pour les cellules géantes occupant le centre des tubercules miliaires classiques. Tandis que ces dernières cellules géantes indiquent souvent l'emplacement primitif d'un petit vaisseau oblitéré par les cellules endothéliales et
pariétales, proliférées et fusionnées, avec, disposés en couronne marginale,
tous les noyaux repoussés à la périphérie, les cellules géantes irrégulières des
tubercules épitheliaux provenant des séreuses enflammées, constituent plutôt
des cellules vaso-formatives résultant de l'accroissement du cytoplasme
d'une cellule endothéliale avec multiplication du noyau.

La dégénérescence caséeuse n'atteint les tubercules séreux que quand ils

sont devenus très grands et que les cordons vaso-formatifs ne se sont
pas ouverts à la circulation ou se sont refermés par thrombose ultérieure.

Les tubercules séreux disparaissent par fonte insensible de toute la masse
néoplasique.

Le tubercule parenchymateux miliaire de l'iris et du corps ciliaire possède
rarement, lui aussi, la structure typique du tubercule miliaire des autres
organes. La cellule géante centrale du type classique est entourée de
tissu de granulation plutôt que de cellules épithélioïdes et de cellules lymphoïdes.

Il en est de même encore pour le grand tubercule solitaire. D'abord, les
foyers de dégénérescence caséeuse y sont rares : la tumeur est beaucoup trop
vascularisée pour que la nécrose atteigne plusieurs parties de sa masse. Le
nombre des tubercules miliaires éparpillés dans son parenchyme est très
petit. Les cellules géantes sont disséminées dans un tissu conjonctif jeune,
d'aspect cellulaire avec peu ou pas de substance fondamentale intermédiaire.
S'il existe une substance fondamentale entre les cellules, elle affecte la forme
d'un réseau dans les mailles duquel se logent les cellules. Celles-ci sont
grandes, arrondies, polyédriques ou allongées en fuseau. Rien, par conséquent, ne rappelle la structure classique des tumeurs tuberculeuses ordinaires. Tout fait penser à un tissu de granulation, à une tumeur jeune, de
nature conjonctive et à développement plutôt rapide. Ceci fait comprendre
comment des hommes comme VIRCHOW et BILLROTH n'ont pas su reconnaître
la nature tuberculeuse de la tumeur intra-oculaire que v. GRAEFE avait soumise
à leur examen. C'est pourquoi le tubercule solitaire de l'iris fut appelé par
eux *granulome* (1854). D'autres histologistes ont cru reconnaître dans ces
tubercules solitaires la structure des sarcomes à cellules géantes. La constatation de la présence des bacilles de Koch, retrouvés dans ces mêmes tumeurs,
réexaminées dix années et plus après, a enfin permis de rectifier ces erreurs
parfaitement compréhensibles (WAGENMANN).

Vascularisation du tubercule oculaire. — Le nombre des vaisseaux sanguins perméables, qui sillonnent le granulome, donne aussi à cette production
tuberculeuse un caractère particulier, qui l'éloigne des masses tuberculeuses
ordinaires.

La présence de ces vaisseaux, dont plusieurs sont de formation nouvelle,
l'absence de nombreux foyers de caséification, la rareté des tubercules
miliaires et la forme même de l'hyperplasie conjonctive montrent que le tissu
vascularisé de l'iris et du corps ciliaire lutte avec avantage contre l'influence
destructive des bacilles de la tuberculose. L'ensemble de ces caractères anatomiques fait comprendre la bénignité relative de la tuberculose oculaire.
Même chez l'enfant, la lutte paraît avantageusement soutenue par le tissu
conjonctif, abondamment fourni de vaisseaux, que constitue le tractus uvéal ;
mais la réaction hyperplasique constamment entretenue par de nouvelles
infections du sang, parties d'autres foyers tuberculeux, devient dangereuse

par le développement même que prend le tubercule. En même temps qu'elles étouffent le bacille, les masses néoplasiques écrasent pour ainsi dire les membranes délicates de l'œil, à l'intérieur de la coque fibreuse, et, quand celle-ci s'ouvre pour donner de l'air à ces productions sans cesse croissantes, l'organe est déjà détruit.

Dans la masse tuberculeuse du granulome on ne rencontre que peu de cellules rondes d'infiltration, irrégulièrement disséminées en foyers ou disposées en traînées anastomotiques à travers la tumeur. Ceci est conforme à ce que nous disions sur le faible pouvoir phlogogène des toxines tuberculeuses et sur l'absence de réaction inflammatoire violente pendant l'évolution de la tuberculose intra-oculaire.

Le sort de la membrane limitante postérieure de l'iris. — Les fibres musculaires lisses du dilatateur de la pupille résistent longtemps à la stimulation inflammatoire et n'entrent pas immédiatement en prolifération. D'où les auteurs ont conclu que cette sorte de membrane limitante se laissait d'abord soulever par la production néoplasique et finalement trouer.

Dans un cas de tuberculose solitaire de l'iris, BERGER décrit la perforation de la membrane de BRUCH par la masse tuberculeuse, développée au dépens du stroma irien. Du côté de la chambre postérieure, la tumeur tuberculeuse avait continué de grandir, mais la plupart de ses cellules renfermaient du pigment semblable à celui qui remplit les cellules épithéliales postérieures de l'iris. Dans un œil énucléé pour accidents glaucomateux compliquant une tumeur intra-oculaire et que je dois à l'obligeance du Dr DEFRASNE, de Mons, j'ai trouvé de même une masse tuberculeuse de l'iris, se développant à la fois du côté de la chambre antérieure et du côté de la chambre postérieure. Sur des coupes de cet œil, j'ai pu poursuivre nettement le développement de cette tumeur et j'ai pu me convaincre qu'il ne s'agissait pas d'une perforation de la membrane limitante, mais de l'envahissement de la couche épithélio-musculaire, que représente cette membrane, par le processus pathologique. De là, la prolifération abondante de ces cellules, ayant perdu leur différenciation fibrillaire, comme aussi la multiplication excessive des cellules pigmentées rétiniennes de l'iris. Déjà MICHEL avait signalé la prolifération de cette dernière couche pigmentaire et BERGER lui-même insiste sur la présence de deux noyaux dans certaines cellules plus grandes et relativement pigmentées. JUNG, comme beaucoup d'autres encore, admet aussi la prolifération de l'uvée épithéliale dans la tuberculose de l'iris.

Couenne rétro-irienne. — Les productions épithéliales tuberculeuses de la face postérieure de l'iris s'entourent de dépôts fibrineux, comme les nodosités endothéliales de la face antérieure. Elles subissent la même régression ou la même organisation progressive que les couennes inflammatoires des procès ciliaires des iritis ordinaires.

Pigment libre. — La nécrobiose ou dégénérescence de ces cellules épithéliales est considérée comme la principale source des granulations pigmentaires que l'on retrouve si fréquemment dans l'humeur aqueuse.

Marche. — Rien ne varie comme la marche de la tuberculose oculaire. Souvent la tuberculose irienne commence par une inflammation franche, à marche aiguë ou subaiguë, cyclique, comme les iritis ordinaires. D'autres fois, l'inflammation du début est chronique d'emblée, traînante, insidieuse comme une iritis séreuse en général.

A l'iritis tuberculeuse, proprement dite, parenchymateuse aiguë ou séreuse chronique, succède la tuberculose irienne avec ses tubercules miliaires multiples ou son gros tubercule solitaire.

Dès lors la marche devient lente, irrégulière. Tantôt les symptômes s'amendent; petit à petit les tubercules fondent et disparaissent. Tantôt le mal reste stationnaire : les tubercules ne diminuent pas, mais ils ne grandissent pas non plus. Puis tout à coup l'inflammation du début se rallume, les tubercules grossissent à vue d'œil, d'autres petits poussent dans le voisinage des anciens : la tuberculose oculaire s'est retransformée, pour un moment, en iritis tuberculeuse. Cette nouvelle poussée ne dure pas plus que la première inflammation. Mais beaucoup d'autres semblables, ou plus fortes ou plus faibles, peuvent la suivre. Dans l'intervalle des poussées aiguës, les petits tubercules poursuivent leur évolution, les plus anciens disparaissent, laissant une lame atrophique dépigmentée ; les plus récents achèvent leur développement, grossissent d'abord pour s'affaisser et disparaître ensuite. Chez l'enfant, le gros tubercule peut bien rester stationnaire un instant, mais il ne diminue jamais, il s'accroît toujours.

C'est la réapparition de la douleur et des troubles généraux, qui annonce le retour des poussées inflammatoires et la marche progressive de la maladie. Les accès de glaucome secondaire ne changent pas la marche de la tuberculose miliaire. Ils coupent seulement l'évolution traînante de cette affection, comme les véritables poussées d'iritis. Mais dans la tuberculose solitaire, quand le granulome a provoqué par l'envahissement de toute la chambre, l'état glaucomateux définitif du globe, le retour à la marche insidieuse, traînante, devient extrêmement rare. Le calme ne revient qu'avec la perforation de l'œil et l'éruption au dehors des masses fongueuses, trop serrées dans la capsule fibreuse de l'œil. Avec la perforation, pour ainsi dire, la maladie tuberculeuse cesse : la douleur se calme aussitôt, la tumeur s'affaisse rapidement, le globe devient mou, l'atrophie de l'œil commence et s'achève en un temps relativement court.

Nous savons qu'après une iritis aiguë de nature certainement tuberculeuse, il ne se développe quelquefois pas de tuberculose irienne. De même une iritis parenchymateuse intercurrente peut débarrasser l'œil d'une tuberculose traînante.

Durée. — La durée de la tuberculose de l'iris et du corps ciliaire n'a rien de fixe. L'évolution de la tuberculose secondaire reste constamment sous la dépendance du foyer primitif, originel. La tuberculose oculaire, malgré sa tendance à guérir spontanément, ne saurait s'éteindre complètement avant la disparition du foyer extra-oculaire : par enkystement parfait, calcification ou de toute autre manière. Chez l'enfant, toutefois, le granulome solitaire constitue une tuberculose indépendante, quoique secondaire ; elle progresse toujours et aboutit fatalement à la destruction du globe. Pour arriver à ce terme elle met souvent plusieurs mois.

La première poussée d'iritis parenchymateuse ne dure que quelques semaines, comme les iritis parenchymateuses en général, souvent un peu moins longtemps que celles-ci. Mais la tuberculose qui suit, a une durée indéfinie : elle traîne des mois, des années, avec des exacerbations intercurrentes de huit à quinze jours de durée.

L'iritis séreuse d'emblée est encore plus lente à guérir que la forme précédente. Elle s'étend presque sur toute la vie du sujet.

Terminaison. — Nous savons déjà qu'après une iritis parenchymateuse aiguë, dont la nature est manifestement tuberculeuse, il ne se développe quelquefois pas de tubercules dans l'iris. De même une iritis parenchymateuse aiguë intercurrente peut débarrasser rapidement un œil d'une tuberculose ayant résisté depuis longtemps.

La guérison est d'ailleurs la règle dans toutes les tuberculoses bénignes ou miliaires. Le granulome seul aboutit presque infailliblement à la destruction de l'organe. Nous avons déjà dit que l'enfant atteint de granulome, même après guérison spontanée de la tuberculose oculaire, succombe généralement à la localisation ultérieure de la tuberculose sur les méninges. L'adolescent et l'adulte atteints de tuberculose miliaire de l'iris, peuvent mourir dans la suite de tuberculose pulmonaire, mais ils peuvent aussi survivre à leur ophtalmie et fournir une longue carrière sans nouvelles manifestations tuberculeuses locales.

Diagnostic. — *D'après l'emplacement des nodules.* — Il n'est pas prudent de vouloir juger de la nature de l'iritis d'après l'*emplacement* occupé par ses produits nodulaires. Sauf pour les tubercules de l'angle inférieur de la chambre antérieure, il n'y a pas de localisation de choix ni pour les gommes syphilitiques, ni pour les nodosités tuberculeuses (WAGENMANN, HAAB, ALEXANDRE).

Le siège d'élection de la gomme syphilitique est, prétend-on, le quart externe et supérieur de l'iris. C'est là aussi qu'on trouverait de préférence les petits produits syphilitiques de la deuxième période : les condylomes. DE WECKER indique le quart inféro-interne de l'iris, vers le bord pupillaire, ou la circonférence ciliaire ; jamais, dit-il, une gomme n'apparaît dans l'étendue même du plan iridien.

Je crois que les auteurs se sont trop avancés en donnant un emplacement aussi précis aux productions syphilitiques, comme aussi aux granulations tuberculeuses. Il faut toujours se souvenir que deux zones de l'iris présentent un réseau capillaire plus riche dans la couche granuleuse sous-endothéliale : à savoir, la zone pupillaire et la partie marginale de la zone ciliaire, près de l'insertion de l'iris sur le corps ciliaire. C'est autour de ces capillaires, dans le tissu embryonnaire de la limitante antérieure des auteurs, qu'évoluent de préférence les processus pathologiques de la syphilis et de la tuberculose iriennes. Condylomes, gommes, tubercules se retrouvent tous aux mêmes endroits très vascularisés de l'iris : dans les deux zones, dont nous venons de rappeler l'existence et que choisissent, pour y produire leurs effets, les principes phlogogènes charriés par le sang, quelqu'en soit la nature, syphilitique ou tuberculeuse. Seuls les tubercules endothéliaux, nés d'une autre manière, par inoculation sur la surface séreuse de l'iris, choisissent leur terrain d'implantation d'une façon plus précise. Les bacilles de Koch tombés dans l'humeur aqueuse obéissent aux lois de la pesanteur et glissent vers les parties déclives de la chambre antérieure. Là ils s'attachent à la face antérieure de l'iris, ou sur le ligament pectiné qui remplit l'encoignure. ou bien encore contre la face postérieure de la cornée. Partout ils provoquent l'apparition de nodules tuberculeux superficiels, saillants dans la chambre antérieure (ANGELUCCI). SNELLEN, fils, y a trouvé les bacilles spécifiques.

Dans la position verticale du tronc, quand l'homme se tient assis ou debout, les parties déclives de la chambre antérieure correspondent à la moitié inférieure du cercle cornéen. Dans la position couchée, la tête étant légèrement relevée par rapport au tronc, c'est le quadrant inféro-interne ou le quadrant inféro-externe de la chambre qui représente les parties basses, suivant que le sujet a l'habitude de dormir sur le côté gauche ou sur le côté droit. J'ai vérifié plusieurs fois la coïncidence de la localisation des lésions séreuses, tuberculeuses ou autres, sur la cornée, sur l'iris ou dans l'encoignure de la chambre, avec la manière de se coucher adoptée par le malade. Chez les personnes travaillant la tête baissée, le front très penché sur leur ouvrage, les lésions de la kératite postérieure, ponctuée et tuberculeuse, occupent fréquemment le centre de la cornée. Dans cette position de la tête c'est au sommet de la cornée que correspond la partie déclive de la chambre antérieure.

D'après la coloration des nodules. — La *coloration* de l'excroissance nodulaire n'a pas plus d'importance au point de vue diagnostique, que la localisation des tumeurs (WAGENMANN). Nous avons vu que le tubercule de l'iris ne reste pas avasculaire comme le font les tubercules d'autres régions. L'excitation produite par la présence du bacille de Koch sur le tissu embryonnaire, que représente une partie du stroma de l'iris, donne lieu à une hyperplasie cellulaire avec formation ultérieure de vaisseaux nouveaux. Rien donc ne distingue le jeune tubercule avasculaire du condylome syphilitique non vascularisé. Semblablement, il n'existe aucune différence entre la gomme syphilitique très vasculaire et le tubercule plus développé de l'iris, également pourvu de capillaires nouveaux. Le petit tubercule jeune est gris, transparent comme le condylome avasculaire ; le tubercule moyen vascularisé est jaune comme la gomme syphilitique. Le nombre des vaisseaux capillaires est toutefois plus grand dans la production syphilitique que dans la production tuberculeuse. Plus les vaisseaux sont nombreux dans la tumeur plus la teinte rouge du sang se mêle au jaune de la tumeur et communique à celle-ci une teinte cuivrée ou jaune dorée.

D'après l'âge du sujet. — Un point important du diagnostic est l'âge du sujet. La tuberculose oculaire est propre à l'enfance. La syphilis oculaire se présente dans l'âge adulte. Trente ans, c'est la ligne de séparation entre le jeune tuberculeux et l'adulte syphilitique. Il est d'autant plus important de faire état de l'âge du sujet que le jeune syphilitique devient facilement un être tuberculisable.

D'après l'utilité du traitement mercuriel. — Quant à l'importance du diagnostic basé sur la réussite du traitement mercuriel, elle a perdu toute sa valeur depuis que nous savons que le mercure, à dose modérée, commence toujours par influencer favorablement les manifestations tuberculeuses et peut à l'occasion aider à leur guérison.

Cependant l'amélioration de la tuberculose oculaire par le traitement mercuriel intensif ne se maintient pas. Poussée trop loin cette médication est même directement nuisible. Dans un but de pur diagnostic il n'est pas permis de pousser si loin ses essais.

Nodules vulgaires. — Toutes les petites nodosités que l'on trouve à fleur de membrane sur l'iris, dans l'iritis séreuse, ne sont pas de véritables tubercules miliaires. Tous les dépôts arrondis de la face postérieure de la cornée peuvent encore moins prétendre à être assimilés aux tubercules vrais. Les uns et les autres peuvent n'être que d'innocentes accumulations de cellules jeunes, nées de la prolifération active des cellules endothéliales, irritées par les substances excitantes que renferme l'humeur aqueuse de la chambre antérieure. L'existence dans leur intérieur de grandes cellules multinucléées ne suffit même pas pour leur donner cette valeur. Ces grandes cellules sont de banales plasmodies ou syncytiums, formés par le fusionnement de plusieurs jeunes cellules plastiques. Semblables nodosités naissent sur toutes les séreuses enflammées quel que soit l'agent phlogogène qui mette en ébullition le revêtement endothélial de ces cavités : la solution de nitrate d'argent aussi bien que la toxine bacillaire, un corps étranger aseptique aussi bien que le bacille tuberculeux. Ce qui ne veut pas dire cependant que jamais l'iritis séreuse ne soit une iritis d'origine tuberculeuse. Fréquemment, au contraire, chez les tuberculeux les toxines bacillaires, résorbées par le sang ou la lymphe, peuvent être versées lentement dans la chambre antérieure et y provoquer une inflammation traînante sous la forme d'une iritis séreuse avec dépôts iriens et cornéens : *tuberculides stériles*. De temps en temps aussi, chez ces mêmes tuberculeux, quelques bacilles sortis des foyers en ramollissement et apportés par le sang, arriveront directement dans la chambre antérieure et y feront naître des nodosités, capables d'extension et allumant autour d'eux une faible inflammation semblable à celle qui accompagne l'iritis séreuse : *tubercules fertiles* ou *tubercules vrais*.

Les nodosités intra-parenchymateuses, de coloration grise, légèrement rougeâtres, grandes comme une tête d'épingle ou plus grandes encore, apparaissant en nombre et par poussées, mettant beaucoup de temps à éclore et pas moins de temps à disparaître semblent être souvent, mais pas toujours, de nature tuberculeuse (KNIES).

Les lymphomes diagnostiqués par HORNER et MICHEL dans le parenchyme irien chez de jeunes personnes présentant des engorgements ganglionnaires plus ou moins considérables demandent à être reétudiés. La leucocythémie vraie et l'adénie bien reconnue ne montrent généralement pas de productions lymphoïdes dans le stroma du tractus uvéal.

Je rappelle ce que j'ai dit plus haut, que les poussées d'iritis tuberculeuses s'accompagnent fréquemment d'engorgements notables des ganglions du cou chez les phtisiques avérés.

Complications. — L'iritis tuberculeuse se comporte vis-à-vis des autres parties de l'œil comme les iritis ordinaires, simples ou vulgaires. Les tubercules restent localisés dans l'iris et dans le corps ciliaire, c'est-à-dire dans le domaine circulatoire du cercle artériel de l'iris ; ils n'envahissent ni la choroïde, ni la rétine, ni le nerf optique. Il est tout à fait exceptionnel de voir autre chose que l'infiltration du corps vitré. On ne connaît pas d'exemple authentique d'infection générale ou de tuberculose miliaire ayant sa source dans la tuberculose oculaire. On doit s'en souvenir à l'occasion du traitement de l'iritis tuberculeuse. Si les bacilles tuberculeux n'entrent déjà pas facilement dans l'œil, il leur est encore plus difficile d'en sortir. Même la voie postérieure du nerf optique menant au cerveau et que l'on redoute tant, ne leur est pas ouverte. Anatomiquement cette voie n'existe pas. Et la clinique nous démontre que la méningite tuberculeuse ne succède pas à la tuberculose oculaire ; c'est la tuberculose oculaire qui succède à la méningite tuberculeuse et seulement sous forme de névrite tuberculeuse avec, comme point de départ, la formation de tubercules séreux dans le fond de la gaine intervaginale.

Cependant si l'iritis tuberculeuse persiste longtemps ou qu'elle se rallume sans cesse après chaque guérison, la tuberculose peut s'étendre du corps ciliaire à l'espace suprachoroïdien. L'irido-cyclite tuberculeuse devient alors une irido-supra-choroïdite ou irido-scléro-choroïdite tuberculeuse, de forme plastique, qui entraîne inévitablement la phtisie du globe.

Bien plus fréquemment l'infection bacillaire envahit, à la fois, la circulation artérielle antérieure du tractus uvéal et la circulation artérielle postérieure. L'irido-choroïdite tuberculeuse diffuse qui en résulte aboutit de même à la destruction atrophique du globe.

Simultanément avec l'envahissement des vaisseaux de l'iris, les bacilles tuberculeux pourraient aussi pénétrer dans l'artère centrale de la rétine. L'infection se localise alors généralement dans la papille du nerf optique, audevant de la lame criblée et dans le tissu conjonctif qui remplit l'excavation physiologique de la papille (MANFREDI).

Étiologie. — La tuberculose de l'iris affecte de préférence les personnes lymphatiques et scrofuleuses : la scrofulose prédisposant aux inflammations tuberculeuses des muqueuses et le tempérament.lymphatique favorisant l'infection des voies lymphatiques conduisant au cœur. La tuberculose oculaire respecte les individus à diathèse arthritique, chez lesquels on ne rencontre que l'iritis tuberculeuse. Les scrofuleux sont des sujets à réaction inflammatoire beaucoup moins vive que les arthritiques. Chez eux on ne voit pas la lutte énergique, la réaction inflammatoire violente qui suit, chez l'arthritique, la pénétration des bacilles et de leurs toxines dans les vaisseaux sanguins du globe.

Traitement. — Partant de l'idée que tout foyer tuberculeux peut devenir le point de départ d'une tuberculose généralisée, ou fournir la source de nouvelles localisations tuberculeuses métastatiques, il était rationnel de songer à extirper le foyer tuberculeux oculaire, aussitôt qu'il eût été diagnostiqué. C'est dans cette conviction qu'on avait, avec beaucoup d'apparence de raison, proposé l'excision du tubercule irien *solitaire*, par une large iridectomie et l'énucléation du globe entier pour une tuberculose irienne *disséminée*. Treitel, Terson père et de Wecker ont réussi à enlever de petits tubercules de l'iris par l'iridectomie, sans que l'ophtalmie récidivât dans l'œil opéré. Mais d'autres opérateurs ont été beaucoup moins heureux et leur intervention n'a souvent servi qu'à stimuler davantage l'inflammation concomitante, à transformer le caractère torpide du processus tuberculeux en une affection rapidement destructice pour l'organe. Les productions tuberculeuses de l'iris sont excessivement friables et les manipulations avec la pince à iridectomie ne les font éclater que trop facilement. Nous rappelons le cas malheureux de Wolf, dans lequel la tentative opératoire fut suivie d'un ensemencement de nombreux tubercules nouveaux sur l'iris.

Si l'opération peut être nuisible — et elle l'est la plupart du temps, — la clinique nous enseigne d'autre part qu'elle est inutile.

La tuberculose oculaire spontanée, nous l'avons déjà dit, n'est pas une manifestation primitive ou initiale de l'invasion de l'organisme par le microbe tuberculeux. L'œil n'est pas l'organe de prédilection pour la localisation du bacille de Koch, accidentellement introduit dans la circulation sanguine.

Non seulement la tuberculose de l'œil n'est pas une tuberculose initiale, mais elle est une tuberculose locale peu grave, au point de vue de l'envahissement des autres organes de l'organisme. Ce n'est pas une tuberculose dangereuse en ce qui concerne les complications mortelles possibles. Sans doute elle peut détruire un organe important, mais là s'arrêtent ses méfaits.

La tuberculose oculaire expose beaucoup moins qu'on ne l'a cru jusqu'ici à la méningite tuberculeuse, à la phtisie pulmonaire ou à la tuberculose miliaire généralisée. Probablement à cause de l'absence de vaisseaux et de cavités *lymphatiques* dans l'intérieur du globe oculaire ; ce qui empêche, comme nous le disions, la formation de tubercules de résorption à distance du foyer primitif, dans l'intérieur de l'œil même ; et, au dehors, l'infection du courant lymphatique général.

Si l'observation nous a appris que quelques personnes, les enfants surtout, ont succombé dans la suite à la tuberculose méningée ou pulmonaire, rien ne prouve que l'infection soit partie de l'œil malade. Au contraire, l'expérience démontre que le plus souvent la tuberculose oculaire s'éteint sur place, avant que ces accidents mortels surviennent. D'un autre côté, malgré l'énucléation, les enfants meurent de méningite tuberculeuse, des mois, des années après l'opération, comme je viens d'en faire l'expérience, tout récemment encore.

Les recherches expérimentales sont venues corroborer ces constatations cliniques. Le lapin, cet animal si facilement tuberculisable, ne meurt pas toujours de tuberculose généralisée, après inoculation de tubercules humains dans la chambre antérieure de l'œil. (PANAS, VASSAUX, VAN DUYSE.)

A la question, faut-il énucléer un œil atteint de tuberculose ? — Nous répondrons donc catégoriquement : Non ! Il est infiniment plus sage de laisser l'organe en place, même dans le cas de tuberculose solitaire, et d'attendre de la guérison spontanée — qui est la règle — le plus grand bénéfice possible. Il faut se contenter de seconder la nature dans ses efforts pour lutter contre les bacilles qui se sont introduits dans l'intérieur du globe. Et quand même le sujet meurt plus tard de tuberculose nous n'aurons rien à nous reprocher pour avoir tenté ce traitement ultra-conservateur.

Les accidents glaucomateux mêmes ne constituent pas immédiatement une indication pour l'énucléation. Il faut tâcher de les combattre par les myotiques et les opérations hypotonisantes : la sclérotomie surtout, et souvent j'y ai réussi. Ce n'est que quand le traitement médical est incapable de calmer les douleurs qu'il faut se résoudre à la mutilation devenue inévitable.

III. — IRITIS RHUMATISMALE

Pathogénie. — La diathèse *rhumatismale* expose l'homme adulte aux inflammations des *séreuses,* comme la diathèse *scrofuleuse* expose les enfants aux inflammations des *muqueuses*. Le rhumatisme suppose une faiblesse constitutionnelle des endothéliums séreux, comme la scrofule implique une vulnérabilité très grande des épithéliums muqueux. Par elles-mêmes, les deux diathèses ne sont pas capables de faire naître une inflammation quelconque. Mais chez une personne sujette aux manifestations rhumatismales, par exemple, si un principe phlogogène vient à pénétrer dans le sang, c'est dans une cavité séreuse que le sang contaminé versera cet agent irritant ; d'où une inflammation plus ou moins violente de cette séreuse suivant le degré de sensibilité de son endothélium et la puissance phlogogène du principe virulent. Tantôt l'inflammation sera bénigne, plutôt torpide, avec épanchement séreux abondant : une simple *hydropisie* de la cavité séreuse ; tantôt la réaction sera franche, aiguë, et très douloureuse.

L'inflammation rhumatismale de la cavité séreuse, que représentent les chambres oculaires, l'*iritis rhumatismale,* en un mot, peut affecter l'une et l'autre de ces deux formes inflammatoires.

Il y a une iritis rhumatismale torpide, chronique d'emblée et une irit rhumatismale violente, aiguë.

L'*iritis rhumatismale chronique* commence par être une iritis séreuse (reste une iritis séreuse pendant tout le cours de l'affection.

L'*iritis rhumatismale aiguë*, après avoir commencé par être une iriti séreuse, devient promptement une iritis parenchymateuse : du revêtemen épithélial l'inflammation s'étend rapidement au parenchyme de l'iris.

Cependant, l'*iritis rhumatismale suraiguë*, comme on dit, avec accident glaucomateux, très douloureux, reste plutôt une iritis séreuse. Si l'on pai vient à combattre l'hypertonie qui complique l'affection, l'iritis repren aussitôt sa marche bénigne. La dénomination suraiguë est faite d'ailleur pour nous induire en erreur, puisque ce sont les complications glaucomateuse seules qui donnent à l'iritis présente son caractère d'extrême violence. Ai fond l'inflammation est plutôt modérée, ainsi qu'on s'en convaincra aussitô après traitement hypotonisant heureux.

Fréquence. — Si j'ai placé l'iritis rhumatismale en troisième ligne, aprè l'iritis syphilitique et l'iritis tuberculeuse, c'est pour me conformer à l'opi nion du plus grand nombre des auteurs. A mon avis personnel, l'iritis rhu matismale mériterait d'occuper la première place, même avant l'iritis syphi litique. Je puis difficilement me contenter des 15 à 20 p. 100 qu'accord de Wecker aux inflammations rhumatismales de l'iris. Un très grand nombre d'iritis, chez les syphilitiques mêmes, comme aussi chez les tubercu leux, sont plutôt des iritis rhumatismales que des iritis spécifiques : syphi litiques ou tuberculeuses.

Sur 100 syphilitiques avérés il en est à peine trois ou quatre qui prennent l'iritis. Si tant de syphilitiques reconnus échappent à la localisation oculaire de leur maladie, c'est qu'il n'y avait pas chez eux la prédisposition, qui existe chez la minorité. Et cette prédisposition c'est justement le rhumatisme. Car dans beaucoup de cas d'iritis syphilitiques, chez des personnes manifestement contaminées, la maladie ne présente aucun des caractères spécifiques de l'infection : on ne trouve sur l'iris ni condylomes, ni gommes. Leur iritis n'est pas une iritis parenchymateuse, réellement spécifique avec nodules syphilitiques, mais une iritis séreuse simple, véritable iritis rhumatismale.

Il en est de même pour bien des iritis tuberculeuses.

Encore la diathèse rhumatismale influence-t-elle singulièrement les iritis spécifiques vraies, parenchymateuses avec gommes ou tubercules. Elle en modifie souvent l'expression jusqu'à les rendre totalement différentes de ce qu'elles devraient être. D'une inflammation plastique syphilitique, d'une tuberculose de l'iris à marche chronique, la diathèse rhumatismale fait une iritis séreuse aiguë, où les douleurs glaucomateuses dominent très souvent.

A vrai dire, il n'existe pas davantage d'iritis blennorragique, ni d'iritis métritique, ni d'iritis albuminurique, ni même d'iritis diabétique. C'est plutôt l'iritis rhumatismale survenant chez un diabétique, chez un albuminurique, chez un homme atteint d'uréthrite gonorrhéique, chez une femme affaiblie par des leucorrhées abondantes, des métrorrhagies fréquentes et copieuses ou par les souffrances qu'occasionnent les autres troubles dysménorrhéiques.

Caractérisée de cette façon, l'iritis rhumatismale est très fréquente, plus fréquente que l'iritis syphilitique ou tuberculeuse. Presque toutes les iritis *séreuses* reposent sur cette base commune : le rhumatisme.

Dans la forme séreuse de l'iritis syphilitique ou tuberculeuse, la syphilis, la tuberculose sont bien réellement causes de l'inflammation, mais elles en ont été plutôt les causes occasionnelles que les causes efficientes. Deux diathèses, syphilis et rhumatisme, ou tuberculose et rhumatisme, se sont rencontrées chez un même individu ; mais c'est la diathèse rhumatismale qui a décidé de la localisation sur l'iris de l'affection syphilitique ou tuberculeuse.

Nous concluons, que l'iritis rhumatismale n'est pas une inflammation spécifique, mais une inflammation banale évoluant sur un terrain spécial. L'agent phlogogène varie à l'infini, la forme inflammatoire reste invariable, comme la matière du terrain lui-même sur lequel elle évolue.

Iritis arthritique ou idiopathique. — Il existe cependant une inflammation rhumatismale de l'iris que les auteurs ont considérée comme une affection spécifique, depuis BEER et VON AMMON; c'est l'iritis rhumatismale des arthritiques et des goutteux. Les Allemands l'avaient appelée *ophtalmie arthritique* et MACKENZIE adopta cette dénomination.

L'arthritisme et la goutte sont deux états constitutionnels qui se caractérisent par un ralentissement marqué des combustions organiques. Les produits immédiats de cette combustion incomplète constituent de véritables poisons repris par le sang. Chez les personnes atteintes en même temps de diathèse rhumatismale, ces poisons du sang exercent leur action nuisible sur les endothéliums séreux. C'est ainsi que l'iritis rhumatismale survient fréquemment chez les arthritiques et chez les goutteux sans qu'aucune autre cause ait besoin d'intervenir, si ce n'est, par exemple, un refroidissement, une fatigue extraordinaire, une émotion morale ou une cause occasionnelle banale quelconque de même nature. C'est pourquoi quelques auteurs lui ont réservé le nom *d'iritis idiopathique* (FUCHS).

Histoire clinique. — Entre toutes les formes d'iritis, l'iritis rhumatismale est la mieux caractérisée (ARLT).

L'iritis rhumatismale se distingue par l'extension exagérée de *l'œdème collatéral*. Non seulement il peut y avoir, dans l'iritis rhumatismale aiguë, du chémosis, mais le gonflement œdémateux s'étend aux paupières et à une partie de la face. La peau du front, de la tempe et de la joue est souvent tendue comme celle des paupières. Si le gonflement est grand, la *rougeur*, au contraire, est moins marquée. A moins qu'il ne s'agisse de manifestations goutteuses, la peau est blanche, exsangue, ou si elle est hyperémiée, la teinte rouge vire vers le bleu.

Au premier abord l'extension de l'œdème collatéral peut effrayer le malad
et le médecin. Mais celui-ci s'aperçoit bien vite que les autres symptômes objec
tifs ne sont pas en rapport avec ce que semblait annoncer ce gonflemen
étendu.

Cependant, les symptômes subjectifs aussi sont plutôt exagérés. Le lar
moiement est très abondant et la photophobie est réellement intense. Les sujet
se laissent difficilement examiner : involontairement ils ferment les paupière
avec énergie.

L'examen attentif du chémosis nous montre que l'exsudat qui le form
n'est point fibrineux, ferme et de coloration jaunâtre comme dans l'iriti
purulente. La muqueuse bulbaire qui le recouvre peut être pâle. Chez l
vieillard le chémosis forme une poche flasque dans laquelle l'exsudat aqueu
a l'air de se mouvoir librement.

C'est ARLT le premier qui a insisté sur cet œdème exagéré, s'étendant au
paupières, comme il a insisté sur le larmoiement abondant et sur la photo
phobie intense dans l'iritis, chez les personnes arthritiques ou rhumatisantes

Dans la forme chronique de l'iritis rhumatismale, tous ces symptômes son
naturellement beaucoup moins marqués que dans la forme aiguë.

La *douleur* varie d'intensité. Dans l'iritis rhumatismale aiguë elle es
toujours très vive, avec des exacerbations vespérales et nocturnes. Souven
les malades sont privés de sommeil pendant plusieurs jours de suite, ce qu
contribue à les abattre au delà de toute mesure. Dans la forme séreuse les dou
leurs sont presque nulles, à moins que des accidents glaucomateux s'ajouten
à la maladie, ce qui est fréquent. Dans ce cas les douleurs deviennent intolé
rables.

L'exagération de la tension peut prendre naissance dans le corps vitré o
dans la chambre antérieure, suivant que l'exsudat versé dans l'un ou l'autr
de ces milieux liquides, provoque l'hydropisie dans le segment postérieur o
dans le segment antérieur de l'œil. Avec l'hydropisie de la chambre anté
rieure, l'iris est refoulé en arrière dans la chambre postérieure et l
pupille peut être fortement dilatée. Avec la turgescence du corps vitré, l
chambre antérieure est presque effacée et l'iris, avec sa pupille dilatée irrégu
lièrement vers le haut, touche presque à la cornée.

Pronostic. — Le pronostic de l'iritis rhumatismale est plutôt favorable
contre toutes les apparences.

L'iritis rhumatismale est plutôt menaçante que réellement dangereuse
L'impétuosité avec laquelle les symptômes apparaissent et l'intensité de quel
ques-uns de ces symptômes font craindre une maladie oculaire très grave
compromettante pour le bon fonctionnement ultérieur de l'organe. Mais l
réaction inflammatoire disparaît aussi rapidement qu'elle est venue, san
laisser, pour ainsi dire, de trace de son passage. La vision, qui un momen
parut fort compromise, revient dans toute son intégrité. Aujourd'hui, er
pleine crise, le malade y voit à peine pour se guider, un épais brouillard
recouvre tous les objets ; quelques jours plus tard le nuage s'est dissipé ; s

l'atropine ne paralysait pas l'accommodation de son œil le convalescent pourrait lire et écrire, travailler aux plus fins ouvrages.

De même, pendant la crise, le globe est très sensible, les douleurs névralgiques périorbitaires sont presque intolérables ; la crise une fois passée, le
malade ne souffre plus et se sent tout à coup tout à fait bien.

Malgré la violence des symptômes subjectifs, l'exsudat de l'iritis rhumatismale est peu fibrineux. Aussi, les synéchies postérieures sont-elles plutôt
faibles. Une fois l'accès terminé, la pupille reprend sa forme arrondie et toute
sa mobilité.

Une iritis séreuse due à une intoxication plus profonde du sang, comme
l'iritis tuberculeuse par exemple, est autrement tenace que l'iritis rhumatismale pure. Les toxines constamment préparées par les foyers tuberculeux en
activité ne laissent pas si facilement tomber l'inflammation. Celle-ci ne s'éteint
qu'à moitié pour reprendre bientôt après.

Si l'organisme est profondément atteint par le rhumatisme ou l'arthritisme les récidives sont également fréquentes ici.

Étiologie. — Chose assez remarquable, l'iritis rhumatismale complique
moins fréquemment le rhumatisme articulaire aigu, que le rhumatisme articulaire ou musculaire chronique.

L'iritis rhumatismale des goutteux est plus fréquente encore que celle des
rhumatisants ordinaires.

L'anémie qui complique l'arthritisme et la goutte avancés, favorise l'éclosion de l'iritis (MACKENZIE). Mais à mesure que le patient faiblit la forme
devient plus traînante; mais aussi plus grave, en rapport avec sa ténacité qui
va en augmentant.

Influence du froid. — Les anciens auteurs signalaient en tête des causes
capables de provoquer l'iritis rhumatismale, le refroidissement. Nos auteurs
modernes ne peuvent comprendre comment un courant d'air froid dirigé
directement sur l'œil ou enveloppant tout le corps, échauffé par le travail ou
la marche, puisse produire une inflammation intérieure du globe. Aussi se
tiennent-ils sur la réserve : la plupart n'insistent plus sur l'iritis *a frigore*.

Néanmoins l'expérience clinique d'autrefois et l'observation non prévenue
de maintenant sont là pour dire que de temps à autre c'est réellement à l'occasion d'un refroidissement que l'iritis rhumatismale se déclare. Depuis
longtemps peut-être le principe irritant, qui seul est capable d'allumer l'inflammation, circulait dans le sang et s'accumulait lentement dans les liquides
organiques stagnants — dont l'humeur aqueuse — ; et c'est à l'occasion de la
perturbation de la nutrition provoquée par le brusque abaissement de la
température superficielle du corps, que l'inflammation a éclaté sur l'iris.
L'expérimentation nous démontre aujourd'hui ce que la vivisection autrefois
avait combattu à outrance.

Quel est ce principe irritant, l'*ultimum movens*, qui pousse à l'inflammation de l'iris chez le rhumatisant? Nous l'avons dit, ce sont les microbes
vulgaires ou les virus spécifiques d'autres affections infectieuses dont souffre

en même temps la personne atteinte de diathèse rhumatismale ; ce sont aussi les poisons organiques fabriqués par la diathèse arthritique ou goutteuse.

Récidives. — Dans l'iritis rhumatismale par auto-intoxication arthritique ou goutteuse, les poisons organiques s'épuisent rapidement. Soit que ces poisons se détruisent sur place, dans l'œil, grâce à l'inflammation elle-même, soit que les tissus de l'iris ne se sentent pas longtemps incommodés par leur présence : l'iritis rhumatismale arthritique ou goutteuse est de courte durée, même alors que l'attaque fut très violente. Mais au bout d'un laps de temps, souvent très court, d'autrefois beaucoup plus long, l'inflammation renaîtra à la moindre occasion nouvelle : un second refroidissement, par exemple, ou une émotion morale un peu vive, un chagrin profond, avec des crises de larmes surtout, une indigestion ou un autre dérangement quelconque de l'organisme.

Une maladie intercurrente, en ajoutant des agents phlogogènes au principe irritant de l'arthritisme. favorisera, de même — nous le savons déjà — la récidive de l'iritis.

A cause de cette grande prédisposition aux récidives, l'iritis rhumatismale arthritique a été appelée souvent l'*iritis récidivante* ou l'*iritis à rechutes*. Quelquefois on l'a appelée *iritis périodique* comme l'iritis récidivante des chevaux : la *fluxion périodique* qui est de même nature.

Pour récidiver, l'iritis rhumatismale choisit ordinairement une saison déterminée, encore plutôt humide que froide : le printemps ou l'automne.

Influence réciproque de l'iritis et de la conjonctivite. — La conjonctivite peut être la cause occasionnelle qui fait éclater l'iritis rhumatismale depuis longtemps menaçante. Et après l'avoir fait naître, elle est capable de la prolonger au delà du terme habituel de sa durée ou de la rappeler pour la moindre exacerbation de ses propres symptômes.

En retour, l'iritis favorise le passage de la conjonctivite aiguë à la forme chronique et c'est ainsi que l'on voit traîner longtemps certaines conjonctivites auxquelles s'ajoutent de temps en temps ce qu'on appelle des congestions de l'iris. C'est l'explication d'un bon nombre de conjonctivites granuleuses unilatérales.

Cette conjonctivite compliquée d'iritis rhumatismale récidivante est toujours fort douloureuse : généralement elle est unilatérale. Unilatérale d'emblée, parce que la conjonctivite a été provoquée par une cause antérieure qui n'a agi que sur un œil ; ou bien, unilatérale après coup, parce que la complication irienne commence toujours par un œil et que la muqueuse de l'autre œil a eu, dans l'intervalle, le temps de guérir.

Je n'ai pas besoin d'ajouter que ces conjonctivites traînantes compliquées de poussées d'iritis rhumatismale ne se rencontrent que chez les arthritiques et chez les goutteux.

Traitement. — Le traitement de l'iritis rhumatismale ne diffère pas du traitement de l'iritis ordinaire. en général.

Le traitement spécial ne comprend que quelques indications peu nombreuses.

Quand l'iritis est manifestement la suite d'un refroidissement, il est utile de mettre le malade au lit ou de le tenir dans une chambre bien chauffée et de le soumettre aux différentes cures de transpiration qui sont d'usage en pareilles circonstances : bains chauds, enveloppements chauds, boissons chaudes, potions sudorifiques, le jaborandi ou son principe actif : la pilocarpine, le salicylate de soude.

Le salicylate de soude a d'ailleurs une action directe sur l'inflammation rhumatismale : c'est le spécifique de l'iritis rhumatismale à côté de la colchique. Le salicylate de soude ou de lithine, comme aussi l'extrait de colchique (2 à 6 centigrammes en pilules) ou la colchicine (1/2 à 2 milligrammes en granules) agissent favorablement à la fois sur l'inflammation elle-même et sur les accidents glaucomateux qui peuvent l'accompagner.

L'aspirine est un succédané, souvent supérieur, du salicylate de soude. Elle s'administre à la dose de 1 à 2 grammes par jour.

J'attache une énorme importance au traitement diététique, renforcé par l'usage régulier des eaux minérales de Vittel, Vichy, Karlsbad ou Salzbrunnen, et par les cures régulières dans ces stations thermales.

IV. — IRITIS DIABÉTIQUE

Il n'y a pas longtemps que l'iritis diabétique a pris définitivement place dans le cadre nosologique des maladies inflammatoires de l'iris. La première observation date de 1863 : elle a été faite par DEMARQUAY et publiée par MARÉCHAL DE CALVI ; suivirent quelque temps après, les publications de NOYES (1869) de WICKERSHEIMER, du service de CHAUVEL (1874), de UMMAN (1881), de CONDOURIS, des cliniques de GALEZOWSKI, ABADIE et PANAS (1883) et enfin celles plus complètes de WIESINGER, du service de LEBER (1885). Nous ne connaissons bien l'iritis diabétique que depuis ces dernières publications de LEBER. Vinrent encore après, les observations de HIRSCHBERG (1886) et celles de SCHIRMER (1887), toutes en confirmation de l'opinion émise par les auteurs précédents, si bien que l'iritis diabétique peut être considérée aujourd'hui comme une affection définitivement classée.

En dehors de son étiologie particulière, parfaitement établie, l'iritis glycosurique se caractérise par son début plutôt lent, insidieux, par la bénignité relative de ses symptômes inflammatoires, par la formation constante d'une membrane exsudative délicate dans le champ pupillaire et par l'apparition fréquente d'une petite collection purulente dans le bas de la chambre antérieure. La formation de cet *hypopyon* contraste étrangement avec la faible intensité des symptômes réactionnels. L'iritis diabétique affecte donc l'allure d'une iritis constitutionnelle, bénigne.

Si les *douleurs ciliaires* sont nulles ou très supportables, pendant le jour, elles peuvent présenter, pendant la nuit, des exacerbations qui empêchent le malade de dormir ou le réveillent après un premier sommeil, de plus ou moins longue durée. Ces douleurs ciliaires nocturnes sont fréquemment citées dans les histoires des malades. Les patients ne manquent d'ailleurs jamais de s'en plaindre auprès de leur médecin, comme étant le seul inconvénient sérieux de leur affection oculaire, en dehors, bien entendu, des troubles de la vue qui les ont le plus souvent amenés à notre consultation.

Les douleurs ciliaires nocturnes de l'iritis diabétique doivent être rapprochées de douleurs semblables compliquant toutes les iritis où intervient la diathèse rhumatismale.

Il ne faut pas confondre ces douleurs périorbitaires, d'origine inflammatoire, avec celles que provoquent les accidents glaucomateux qui peuvent soudainement compliquer l'iritis diabétique, en dehors de l'existence d'une synéchie postérieure, annulaire, totale. L'observation d'une iritis diabétique compliquée de glaucome, à la clinique d'Abadie, est très démonstrative à cet égard et montre l'importance de cette distinction. Chez une jeune femme de vingt-huit ans, atteinte de cataracte diabétique et tellement affaiblie par sa glycosurie, qu'il était impossible de songer à l'extraction du cristallin opacifié, survint soudainement, à droite, une iritis avec douleurs excessives et élévation extrême de la tension intra-oculaire. Abadie fit le diagnostic d'irido-choroïdite diabétique avec glaucome. Quelques jours plus tard, tandis que l'état général de la malade allait toujours en s'affaiblissant et que le diabète faisait lui-même des progrès constants, l'iritis survint aussi à gauche mais sous la forme bénigne, peu douloureuse, ordinaire, sans glaucome ni accidents glaucomateux.

L'observation de Galezowski n'est pas moins instructive. Il y eut chez le même sujet et dans le même œil trois attaques glaucomateuses successives. A la deuxième on fit l'iridectomie; à la troisième il fallut procéder à l'énucléation. Il est vrai qu'on avait diagnostiqué auparavant la rétinite apoplectique qui à elle seule aboutit au glaucome, avec ou sans irido-choroïdite.

Les *synéchies* postérieures se forment rapidement dans l'iritis diabétique. Elles ne sont point larges ; plutôt fines et nombreuses, distribuées sur tout le pourtour du bord pupillaire. Elles ne sont pas non plus de grande hauteur ; ce n'est, pour ainsi dire, que l'extrême bord pupillaire qui s'attache au cristallin. Aussi ces synéchies se laissent-elles facilement rompre par l'emploi judicieux des mydriatiques.

L'*exsudat fibrineux* du champ pupillaire reste toujours fort mince. Quand survient la guérison, il disparaît petit à petit, fondant dans l'humeur aqueuse, sans laisser de traces sur la cristalloïde antérieure. Au fur et à mesure que l'exsudat se résorbe, la vision, souvent assez notablement abaissée, se relève insensiblement et, dans les conditions habituelles, revient à la normale.

L'*hypopyon* n'est pas constant ; il n'est cependant pas rare. Leber l'a vu deux fois sur les 9 cas qu'il a rencontrés et le cas d'Unnam était également compliqué de pus dans la chambre antérieure. L'apparition de l'hypopyon dans une ophtalmie relativement bénigne ne manque pas de donner une

allure particulière à l'iritis diabétique. Il n'y a guère que dans l'iritis tuberculeuse et dans l'iritis blennorragique que cet hypopyon spontané se retrouve
à peu près dans les mêmes conditions. Encore les symptômes inflammatoires
sont-ils dans ces dernières ophtalmies plus marqués que dans quelques iritis
diabétiques purulentes.

L'*hémorragie* dans la chambre antérieure est rare ; ce qui peut surprendre,
puisqu'on voit si souvent l'apoplexie rétinienne compliquer le diabète. L'hyphéma est toujours annoncé par des douleurs ciliaires. Ces douleurs cessent
souvent immédiatement après l'hémorragie. Ceci n'est d'ailleurs pas particulier à l'iritis diabétique ; des douleurs semblables, suivies d'épanchements
sanguins dans la chambre antérieure se rencontrent aussi, et plus fréquemment même, dans l'iritis des tuberculeux. Nous voyons aussi quelquefois après
des iridectomies heureusement supportées par des yeux malades, des douleurs
survenir la nuit, quelques jours après l'opération. Les malades nous avertis-
sent le matin de la complication douloureuse survenue la nuit et, après avoir
défait le pansement, nous constatons que l'œil est rempli de sang jusqu'au
tiers ou jusqu'à la moitié de la chambre antérieure.

Toutes ces hémorragies intra-oculaires s'expliquent naturellement par
l'engorgement vasculaire qui accompagne, par exemple, le sommeil profond.
Mais je n'attribue pas la rupture des vaisseaux à la fragilité exceptionnelle de
leur paroi. Pour moi, la thrombose d'un certain nombre de petites veines
peut à ce point élever la tension dans les capillaires, quand la circulation
collatérale de retour est insuffisante, que ces petits vaisseaux, à paroi délicate,
éclatent et répandent, à l'entour d'eux, le sang qui les remplissait sous trop
haute pression. Nous voyons ces faits se passer sous nos yeux, dans le fond
de l'œil, à l'aide de l'ophtalmoscope, quand les apoplexies rétiniennes succèdent à la thrombose de la veine centrale de la rétine ou d'une de ses
branches terminales. Quand une des branches d'origine de la veine centrale
est fermée par thrombose, c'est dans son domaine capillaire seul qu'apparaîtront les taches hémorragiques (VENNEMAN, HAAB).

Le diabète, la tuberculose et l'opération de l'iridectomie provoquent ces
thromboses veineuses iriennes.

Variété d'iritis diabétique, compliquée. — LAGRANGE attribue à l'iritis diabétique une tout autre évolution que celle que nous venons de donner d'après
LEBER et d'après nos propres observations. D'après lui l'iritis diabétique
débute brusquement ; son inflammation est très aiguë ; ses symptômes sont
très marqués ; souvent apparaissent des accidents glaucomateux et plus souvent encore de l'hypopyon et de la kératite suppurative. Il soutient que
l'iritis diabétique est une forme grave, d'autant plus grave qu'elle précède
souvent les apoplexies rétiniennes et les désordres choroïdiens. Sa conclusion
est, que LEBER serait tombé sur une série particulièrement heureuse, à moins
que, ajoute-t-il, il n'ait observé que des iritis simples chez les glycosuriques.

C'est ce dernier avis que nous partageons. Les formes graves ne sont pas
des iritis simples, mais des iritis dangereusement compliquées par la forma-

tion de thromboses multiples, à la suite d'une dyscrasie particulièrement mauvaise du sang. Ces thromboses vasculaires, très souvent veineuses, entraînent le glaucome hémorragique; peu importe que les thrombus hyalins ferment la lumière de la veine centrale de la rétine ou celle d'un certain nombre de veines radiculaires vorticines de la choroïde. Les suppurations de l'iris et de la cornée doivent être attribuées à une altération profonde de la vitalité des tissus par les progrès rapides de la maladie constitutionnelle.

D'autrefois il s'agit d'altérations trophiques : de kératite neuro-paralytique.

Dosage du sucre contenu dans l'urine. — La quantité de sucre contenue dans les urines n'a pas une influence directe sur l'apparition de l'iritis, ni même sur la durée de la maladie. On a vu la proportion du sucre varier dans la plus large mesure, depuis des traces jusqu'à 20 p. 100, et l'iritis évoluer selon le cas habituel. Il semble néanmoins que la disparition momentanée du sucre, à la suite de la diète antidiabétique, exerce une influence favorable sur le cours de la maladie. Il paraît même que, après guérison de l'iritis, le retour aux conditions moins favorables du régime ordinaire ne fait pas récidiver nécessairement l'affection. Malgré cela, il demeure incontestable que plus la quantité de sucre est grande et plus l'organisme souffre de cette perte quotidienne, plus aussi le diabétique est exposé à l'apparition de la complication oculaire irienne.

Cause prédisposante. — Néanmoins, il est à supposer qu'une cause prédisposante quelconque doive exister pour que le diabète se complique d'inflammations oculaires. Et il semble que cette prédisposition réside, non pas tant dans l'organe visuel lui-même, mais dans un état constitutionnel particulier : la diathèse arthritique ou rhumatismale. Pour ajouter foi à cette supposition il existe une foule de raisons. Ainsi il n'est pas rare que les diabétiques atteints d'iritis aient eu d'autres manifestations rhumatismales antérieures (LEBER) ou se trouvent atteints d'arthrites rhumatismales ou de rhumatisme musculaire (GALEZOWSKI) au moment même où apparaît l'iritis diabétique. Quelques-uns ont eu de l'iritis avant même que le sucre ait apparu dans leur urine. Les douleurs ciliaires nocturnes de l'iritis diabétique ressemblent aux douleurs rhumatismales, se réveillant le soir sous l'influence de la chaleur du lit. Le salicylate de soude, ce spécifique des affections rhumatismales, paraît être aussi le médicament de choix de l'iritis diabétique (LEBER, ABADIE).

Diabète constitutionnel et diabète symptomatique. — Le diabète, symptôme d'un empoisonnement du sang par l'alcool, l'arsenic, etc. et la glycosurie compliquant les lésions du cerveau dans le voisinage du quatrième ventricule, ne provoquent généralement pas l'iritis diabétique. Ce n'est que le diabète constitutionnel, expression d'une altération survenue dans les échanges organiques, comme l'arthritisme, qui présente ces complications oculaires, dès le début de la glycosurie.

Les avis sur la *fréquence* de l'iritis diabétique sont quelque peu partagés.

Leber trouva l'iritis diabétique 9 fois sur 39 malades atteints de glycosurie et souffrant à la fois du côté des yeux. Galezowski, sur 144 cas, ne vit l'iritis que 7 fois. Pour 20.000 maladies oculaires, Lagrange ne note que 3 iritis diabétiques. Il n'en est pas moins vrai que pour les iritis à étiologie obscure l'oculiste ne doive jamais négliger de faire l'analyse des urines. En effet parmi tous les cas d'iritis la proportion des iritis et irido-choroïdites diabétiques s'élève environ à 5 ou 6 p. 100 (Schmidt-Rimpler, Galezowsky, Lagrange).

Complications. — L'iritis diabétique se complique fréquemment de kératite. Il s'agit ordinairement de kératite profonde : soit de kératite ponctuée, soit de kératite striée, soit de kératite parenchymateuse centrale. Ces kératites sont des complications directes de l'iritis séreuse : les altérations de la cornée partent de la membrane endothéliale de Descemet.

Les autres complications usuelles ou maladies concomitantes de l'iritis, chez les diabétiques, sont : la choroïdite, la rétinite, la névrite optique et le glaucome. La cataracte diabétique existe pour son compte ou survient dans la phtisie oculaire, terminaison ultime de l'irido-choroïdite diabétique.

Pronostic. — L'affection de par elle-même est plutôt bénigne. Elle guérit facilement à l'aide d'un traitement dirigé plutôt contre la maladie générale que contre la complication locale de celle-ci. Il suffit que le sucre diminue dans l'urine et que la santé générale se relève pour voir les symptômes iriens s'amender rapidement. C'est une chose remarquable que la facilité avec laquelle se résorbe l'exsudat pupillaire qui fut l'occasion des premières plaintes des malades.

Ces yeux, pourtant, supportent difficilement les interventions opératoires. L'iridectomie est très fréquemment suivie d'une nouvelle poussée d'iritis, avec hémorragie plus ou moins abondante. Bien souvent tout le bénéfice de l'opération se perd à la suite de ces complications presque inévitables : la pupille artificielle se remplit de sang et de fibrine coagulée, les bords du colobome se rapprochent et la brèche s'obture par une couenne bien plus difficilement résorbable que la membrane fibrineuse de la première affection. Ce n'est donc qu'en cas de nécessité absolue et alors que l'inflammation a été considérablement amendée, par un traitement général approprié, que l'on pourra entreprendre l'opération. Tout ceci semble en opposition avec la facilité avec laquelle les diabétiques supportent l'opération de la cataracte, quand l'iris n'est pas malade, et démontre d'autre part que la coïncidence de la diathèse arthritique ou rhumatismale n'est pas sans jouer un rôle important dans l'apparition des complications iriennes.

Diagnostic. — Le diagnostic de l'iritis diabétique repose exclusivement sur la présence du sucre dans les urines. Les symptômes que nous avons donnés comme particuliers à l'iritis diabétique ne sont pas assez spéciaux pour empêcher que l'on ne confonde cette maladie avec l'iritis en général et avec l'iritis rhumatismale en particulier. Il est même plus juste de dire que l'iritis diabétique est une iritis rhumatismale survenue chez un diabétique.

L'origine diabétique d'une iritis échappera facilement à l'oculiste qui n'examine pas systématiquement l'urine de tous ses malades. Les symptômes de la maladie constitutionnelle peuvent être si peu apparents que le sujet lui-même ne s'en trouve nullement incommodé. Il faut d'ailleurs tenir compte avant tout de la quantité totale du sucre éliminé en vingt-quatre heures. Plus cette quantité est grande, plus il faut considérer le diabète comme grave et prédisposant aux pires complications.

Le *traitement* spécifique de l'iritis diabétique commande le régime antidiabétique et l'administration du salicylate de soude. La quinine a donné quelques bons résultats entre les mains de LEBER. PANAS a employé contre le diabète, l'antipyrine.

V. — IRITIS BLENNORRAGIQUE

Alors que, autrefois, on croyait si fermement à la conjonctivite purulente métastatique, dans la gonorrhée uréthrale, on s'est refusé longtemps à admettre l'existence d'une iritis blennorragique. MACKENZIE le premier s'est efforcé à faire admettre la nature infectieuse et métastatique de l'iritis survenant chez une personne atteinte d'un écoulement blennorragique. « Dans la gonorrhée, disait-il, l'écoulement uréthral agit comme un virus qui infecte le sang.»

Les théories microbiennes, de nos jours, nous ont permis de comprendre cette infection : le virus qui s'introduit dans la circulation et provoque l'infection constitutionnelle, dont parle MACKENZIE, est le microbe lui-même de la blennorragie : le *gonocoque*.

Les cas d'infection gonococcique généralisée, dans lesquels la présence du microbe de NEISSER a été dûment constatée dans le sang, sont encore fort peu nombreux. Il s'agissait le plus souvent d'arthrites blennorragiques multiples, purulentes aiguës. Les patients, dans ces conditions, doivent être considérés comme atteints d'une véritable pyoémie : une *gonococcémie*. Chez eux l'inflammation purulente s'étend parfois aux grandes séreuses et ils meurent plus souvent de méningite, de péricardite ou d'endocardite, avant que les manifestations oculaires aient eu le temps d'éclater.

Chez les malades atteints d'arthrites blennorragiques moins graves, à forme fibrineuse aiguë ou purulente chronique, jamais on n'a pu déceler la présence du gonocoque dans le torrent circulatoire. Par contre sa présence a été signalée maintes fois dans les foyers extragénitaux : dans les épanchements des synoviales articulaires et tendineuses. Nous devons en conclure que le nombre de microbes circulant dans le sang, en dehors de la période aiguë, est trop peu élevé pour que le hasard de la prise du sang en amène nécessairement la découverte.

Il reste toujours possible d'admettre la pénétration dans le sang des toxines gonococciques et la localisation de leurs effets nuisibles, phlogogènes, dans les synoviales et dans la cavité séreuse oculaire, dans laquelle plonge l'iris.

S'il en était réellement ainsi l'iritis blennorragique représenterait le type parfait de l'inflammation toxique endogène par intoxication à distance.

Les toxines, versées dans le sang et apportées jusqu'à l'œil, ont un pouvoir phlogogène intense, mais leur effet s'épuise rapidement et si de nouvelles doses ne viennent pas entretenir et activer l'inflammation, celle-ci tombe rapidement. Cela rappelle les toxines de l'ulcère purulent de la cornée, qui provoquent également une iritis très violente, laquelle cesse immédiatement après la destruction des microbes pyogènes par un curettage à fond de l'ulcère cornéen ou par une cautérisation ignée très énergique de toute la surface suppurante.

Symptômes pathognomoniques. — Trois *symptômes* caractérisent l'iritis blennorragique : la violence des douleurs ciliaires et périorbitaires, le développement exagéré du chémosis et l'abondance des précipitations fibrineuses dans la chambre antérieure.

Les flocons de fibrine sont quelquefois tellement abondants qu'ils remplissent toute la chambre antérieure et donnent à l'humeur aqueuse un aspect caillebotté : la totalité de l'humeur aqueuse semble s'être coagulée en une masse gélatineuse. Selon Mackenzie ce symptôme n'existe nulle part à un aussi haut degré que dans l'iritis blennorragique.

Pour abondants qu'ils soient, les exsudats fibrineux ne s'en résorbent pas moins facilement. Ils disparaissent si rapidement qu'ils n'ont jamais le temps de s'organiser en véritables fausses membranes.

L'intoxication du sang par la gonotoxine n'est probablement pas continue ; elle procède par poussées. Pour une cause quelconque les produits de sécrétion des microbes, végétant sur la muqueuse uréthrale, sont absorbés par le sang et entraînés vers l'œil.

Forme anatomique de l'ophtalmie. — Selon la virulence et l'abondance des toxines emportées par le torrent circulatoire, l'iritis sera parenchymateuse d'emblée ou séreuse après une période d'incubation, pendant laquelle les toxines auront eu le temps de s'accumuler dans l'humeur aqueuse. Cette dernière forme d'iritis blennorragique s'accompagne quelquefois de la formation d'un petit hypopyon, sans que pour cela la maladie atteigne un haut degré d'intensité.

Récidives. — Si l'iritis blennorragique guérit promptement, elle récidive avec d'autant plus de facilité. Elle possède le caractère instable des affections erratiques rhumatismales. Elle alterne avec les inflammations des synoviales et les recrudescences de l'écoulement uréthral. Elle revient lors d'une rémission des manifestations articulaires ou avec la cessation brusque de la suppuration de la muqueuse génito-urinaire. Elle récidive à chaque nouvelle blennorragie frappant le même individu. Mackenzie et Förster citent même des exemples où, sans nouvelle infection de la muqueuse uréthrale, l'iritis et l'arthrite blennorragique récidivèrent plus tard. Depuis que nous connaissons la longue persistance du gonocoque sur la muqueuse uréthrale, le fait ne peut plus nous étonner. Pour Goldzieher les filaments muqueux, caractéristiques, de l'urine suffisent pour trancher la question de l'étiologie de cette iritis.

Date d'apparition. — Quel est le moment de l'apparition de l'iritis blennorragique ?

L'inflammation des synoviales qui se déclare pendant le cours d'une gonorrhée, dit Mackenzie, se présente rarement avant que l'écoulement de l'uréthre soit au déclin. L'iritis suit promptement l'apparition de la première arthrite, le plus souvent celle du genou. Les auteurs modernes admettent que les complications viscérales, articulaires et oculaires, peuvent survenir aussi bien pendant le stade d'invasion de la maladie, avant l'apparition de tout écoulement, ou au cours d'une blennorragie chronique très vieille, à gonorrhée insignifiante, que pendant la période d'état (Balzer).

Prédisposition à la métastase oculaire. — Nous ignorons complètement le motif de la généralisation des affections blennorragiques, chez certains malades. Ni la localisation de l'inflammation dans telle ou telle partie du tractus génital, ni l'intensité des phénomènes inflammatoires, ni les infections mixtes ne sauraient expliquer cette fréquence des complications viscérales, extragénitales, chez ces personnes.

Leber et Knies invoquent la présence de lésions de la muqueuse, des blessures accidentelles ou des ulcérations.

Mais on ne saurait nier l'influence d'une prédisposition spéciale quand on voit certains individus présenter à chaque nouvelle atteinte de blennorragie de graves complications à distance (Balzer).

Panas fait observer que dans le service des vénériens à l'hôpital Lourcinne il avait été frappé de la moindre fréquence de l'iritis et des autres manifestations blennorragiques articulaires métastatiques chez la femme atteinte d'uréthro-vaginite. Ce fait qu'avait également signalé Cuillerier semble confirmer, ajoute-t-il, que le terrain arthritique intervient pour beaucoup.

Knies et de Wecker sont aussi d'avis que l'iritis blennorragique n'est qu'une variété de la forme rhumatismale.

Il est de fait que l'arthritisme et aussi le diabète favorisent singulièrement la généralisation de l'infection blennorragique locale. Mais au lieu de voir dans cette prédisposition maladive le résultat d'une altération des humeurs de l'organisme, facilitant la culture des microbes spécifiques, j'admettrais plutôt la simple coïncidence de deux diathèses ou maladies, concourant tous les deux à faire éclater une infection inflammatoire d'une séreuse chez un rhumatisant, c'est-à-dire chez un individu prédisposé aux inflammations des membranes endothéliales.

Complications. — Comme dans beaucoup d'autres iritis on retrouve quelquefois après guérison de la maladie, après éclaircissement des milieux transparents, des traces de *choroïdite* immédiatement en arrière de l'ora serrata. (Panas, Lagrange). Il en sera ainsi de l'iritis blennorragique compliquée de trouble poussiéreux intense du corps vitré, c'est-à-dire à chaque fois que l'inflammation s'est étendue jusqu'à l'extrême limite du domaine circulatoire artériel *antérieur* du tractus uvéal, du côté de la choroïde.

Quelquefois la zone pré-équatoriale de la choroïde, nourrie par les artères récurrentes de Leber, et la portion plane du corps ciliaire sont surtout en ébullition inflammatoire et alors les troubles du corps vitré peuvent exister presque isolément. Pendant que la vision est profondément altérée l'iris présente peu de troubles inflammatoires, la pupille ne contracte aucune synéchie postérieure. Cette maladie particulière est ordinairement double; on peut aussi la considérer comme une hyalite indépendante de toute iritis.

Une *conjonctivite* blennorragique bénigne, également de nature métastatique, sans gonocoques, et avec faible sécrétion catarrhale, complique quelquefois l'iritis blennorragique. Sur 5 cas où cette conjonctivite coïncidait avec l'iritis, van Moll prétend cependant avoir trouvé une fois quelques gonocoques vrais dans la sécrétion conjonctivale. Mais la découverte de gonocoques sur des muqueuses absolument saines enlève quelque peu de sa valeur à cette observation.

Bilatéralité de l'affection. — En sa qualité de maladie constitutionnelle, métastatique, l'iritis blennorragique devrait être bilatérale très fréquemment. C'est ce que disent aussi la plupart des auteurs. Cependant Mackenzie avait soutenu qu'elle attaquait rarement les deux yeux à la fois, que l'un se prenait d'abord, l'autre ensuite, quelquefois beaucoup plus tard : à la première récidive seulement.

Traitement. — Le traitement spécial de l'iritis blennorragique doit s'attaquer naturellement aux toxines préparées par les gonocoques : il faut instituer le traitement de la blennorragie aiguë ou chronique, selon le cas. Pour le reste, le traitement de l'iritis blennorragique se confond avec celui de l'iritis rhumatismale. L'iodure de potassium est prôné par quelques-uns comme un véritable spécifique (Goldzieher).

VI. — IRITIS ALBUMINURIQUE

L'iritis albuminurique est encore plus rare que l'iritis diabétique. Leber cependant avait cru remarquer une certaine coïncidence entre l'éclosion de l'iritis chez les glycosuriques et l'apparition d'une certaine quantité d'albumine dans leurs urines ; comme si les complications rénales prédisposaient encore davantage ces malades aux inflammations de leur tractus uvéal.

Pathogénie. — Quand survient la rétinite albuminurique, les lésions va:
culaires propres à cette maladie : endovasculite, thromboses hyalines et ce
lulaires (duc Charles Théodore en Bavière), et que l'on peut, jusqu'à un certai
point, considérer comme le point de départ de l'inflammation de la rétine
n'existent pas seulement dans la membrane nerveuse. L'examen microscopiqu
d'yeux enlevés à des personnes mortes d'albuminurie, avec rétinite albuminu
rique reconnue pendant la vie, montre que des lésions semblables à celles de
vaisseaux rétiniens, existent aussi dans toute l'étendue du tractus uvéal. Ce
lésions vasculaires de nature inflammatoire, y existent même plus abondam
ment que dans la rétine. Il n'est donc pas surprenant que l'iris devienne ma
lade pendant l'albuminurie et se prenne, à son tour, d'inflammation, à la
suite des troubles circulatoires, favorisant la localisation des principes
inflammatoires contenus dans le sang, du fait de la maladie générale elle-
même, de la diathèse spéciale à l'individu ou d'une introduction accidentelle
de substances phlogogènes.

Des trois parties du tractus uvéal, c'est certainement la choroïde qui s'enflamme le plus facilement dans l'albuminurie.

Mais la maladie de Bright, qui se complique de lésions oculaires, est ordinairement d'une telle gravité que les affections inflammatoires du tractus
uvéal n'ont pas le temps de s'établir ou, du moins, d'acquérir suffisamment
d'importance pour retenir l'attention du médecin, tellement leur évolution
est lente et insidieuse.

Que l'iritis annonce quelquefois l'albuminurie, comme le prétend Lagrange,
j'ai de la peine à le croire. L'iritis, au début d'une maladie de Bright encore
ignorée, est plutôt une affection contemporaine d'une infection générale à localisations multiples, qu'un signe révélateur d'une maladie spécifique des reins.

Dans quelques rétinites albuminuriques, avec trouble notable du corps
vitré, il faut bien admettre la participation du tractus uvéal à l'inflammation
spécifique qui atteint la rétine. Dans le cas de décollement de la rétine, les
auteurs pensent que c'est plutôt la choroïde qui est malade et provoque
par son œdème excessif la séparation des deux membranes. Nous savons
combien facilement ce décollement disparaît et reparaît, diminue ou augmente, selon les variations qui surviennent dans les troubles circulatoires intra-
oculaires. Je crois, pour ma part, que nous devons porter toute notre attention
sur les vaisseaux de la rétine et, spécialement, sur l'état de la circulation veineuse, dont les troubles constants peuvent très bien expliquer et les hémorragies rétiniennes multiples et les épanchements rétro-rétiniens. Les lésions
choroïdiennes, autres que les lésions vasculaires, ne consistent, le plus souvent, qu'en proliférations localisées de l'épithélium uvéal, que l'écartement
de la rétine a permise, pour cause de suppression de la contre-pression des
cellules épithéliales visuelles absentes, au moment où s'achevait la résorption
de l'exsudat inter-rétino-choroïdien.

Histoire clinique. — Les deux iritis albuminuriques que vit Knies évoluèrent sans présenter aucun symptôme particulier.

Traitement. — L'iritis albuminurique est une iritis banale survenant chez une personne souffrant de maladie de Bright. Le traitement de cette forme d'iritis ne comporte donc pas d'indications spéciales.

VII. — L'IRITIS DES MALADIES INFECTIEUSES AIGUES

Souvent les maladies infectieuses aiguës réveillent des iritis anciennes, depuis longtemps éteintes. Elles peuvent aussi devenir l'occasion d'une iritis nouvelle, *idiopathique*.

Ce n'est pas toujours le virus *spécifique* de la maladie infectieuse qui provoque l'inflammation de l'iris. D'autres virus ou microbes vulgaires, qui se sont ajoutés au principe virulent spécifique, peuvent aider celui-ci à faire éclore l'inflammation de la membrane irienne. Ou bien ces microbes vulgaires, évoluent isolément, pour leur compte, sur un terrain favorablement préparé, pour leur multiplication, par la maladie infectieuse.

Dans le cours des maladies infectieuses compliquées d'iritis, il faut donc distinguer entre une localisation, dans l'iris, de l'agent spécifique, au début de la maladie, *pendant la période d'état*, et une localisation d'un agent banal, surajouté, *pendant la période de déclin ou de convalescence*.

La plupart des iritis infectieuses appartiennent à cette dernière catégorie : elles ne surviennent que *tardivement* dans le courant de la troisième ou de la quatrième semaine de la maladie infectieuse, alors que déjà a commencé la période de déclin sinon la vraie convalescence. Il n'y a que la *variole* grave, *hémorragique*, qui se complique de bonne heure d'iritis aiguë, également hémorragique. On signale moins ces iritis précoces de la variole grave, parce que, la plupart du temps, ces cas sont rapidement mortels et ne laissent pas au médecin le temps de constater et de suivre la complication oculaire.

Pathogénie. — L'iritis infectieuse coïncide le plus souvent avec l'apparition d'autres *complications de la convalescence* : tels que furoncles, abcès, phlegmons, etc. Avec ces dernières elle constitue ce que les Allemands ont appelé les complications tardives ou *nachkrankheiten*. A la suite de la maladie infectieuse, il persiste un état dyscrasique particulier du sang facilitant les infections secondaires par les microbes vulgaires de la suppuration ou quelquefois aussi par le bacille de la tuberculose. Cet état dyscrasique crée des foyers d'endovasculite, points de départ de thromboses hyalines ou cellulaires, partielles ou totales, qui favorisent l'arrêt des microbes ayant pénétré accidentellement dans la circulation. Ces microbes, trouvant un terrain favorable à leur pullulation dans les tissus affaiblis par la maladie générale et rendues encore plus fragiles par l'insuffisance soudaine de la circulation sanguine, provoquent des inflammations dont l'intensité varie naturellement avec leur nombre et le degré de leur virulence.

Dans l'iris où la circulation collatérale est suffisamment garantie par les deux cercles artériels, l'oblitération, même complète, d'une branche radiée ne suffit ordinairement pas pour faire éclore une inflammation suppurative, ou simplement plastique. Mais dans le corps ciliaire, où la circulation de chaque procès reste plus indépendante, les conditions favorables pour l'inflammation se trouvent plus facilement réalisées : voilà pourquoi on parle plus fréquemment de *cyclite* infectieuse que d'iritis infectieuse, l'affection oculaire prenant effectivement sa source dans cette partie du domaine circulatoire antérieur du globe.

Hyalite comme complication. — Dans le cas de thrombose veineuse complète mais aseptique, dans un ou plusieurs procès ciliaires ou sur la portion plane du corps ciliaire, les troubles circulatoires, qui en résultent, ne peuvent s'élever jusqu'à l'inflammation véritable ; mais les couches antérieures du corps vitré s'inondent d'exsudat séro-albumineux ou hémorragique. Il en résulte une diminution dans la transparence de cet organe, qui parfois peut être très grande. Le trouble de la vision qui complique cet accident est toutefois passager. Il ne dure que le temps nécessaire pour que le sang trouve des voies de déversement collatérales, nouvelles : un jour ou deux, s'il n'y a pas eu d'épanchement sanguin ni d'infiltration cellulaire. Pour disparaître, le sang et les cellules d'infiltration exigent des semaines ou des mois.

Dans ces troubles passagers de la vue, l'obscurcissement peut aller jusqu'à la cécité presque complète. Le pronostic cependant reste toujours favorable. Même les précipitations vitréennes qui accompagnent les iritis le mieux caractérisées se résorbent lentement et après quelques semaines ou quelques mois la guérison est parfaite, s'il n'est pas survenu, dans le cours de la maladie oculaire, d'autres complications graves, comme l'occlusion pupillaire, le décollement de la rétine ou un ramollissement définitif du globe. Des plus grosses opacités il peut cependant rester indéfiniment des débris non résorbables.

Ces *épanchements dans le corps vitré* sont jusqu'à un certain point caractéristiques des iritis infectieuses.

Nous les avons déjà rencontrés comme complication de l'iritis diabétique ou plutôt comme variété d'iritis diabétique ; mais j'avais réservé pour maintenant l'interprétation pathogénique de cette ophtalmie particulière des diabétiques.

Iritis de la fièvre récurrente. — Parmi toutes les maladies infectieuses, c'est la *fièvre récurrente* qui se complique le plus fréquemment d'iritis. Presque jamais cette complication ne survient pendant les accès fébriles, ni entre ces accès. Le plus souvent c'est pendant le cours de la troisième semaine, pendant la période de convalescence, ou plus tard encore, après la guérison complète, qu'apparaissent les premiers symptômes de l'iritis.

L'iritis de la fièvre récurrente est de nature séreuse avec dépôts sur la cornée. La forme fibrineuse est rare ; la forme purulente tout à fait exceptionnelle. C'est dans les complications de la fièvre récurrente que les auteurs ont vu ce trouble intense du corps vitré, partant du corps ciliaire et descendant derrière la face postérieure du cristallin, dans les couches antérieures du vitréum. Quand la choroïde et la rétine participent à l'inflammation de l'iris — ce qui est fréquent — le trouble s'étend à tout le corps vitré et est capable d'abolir totalement la vue ou de la réduire à une simple perception lumineuse.

La fréquence de l'iritis, dans la fièvre récurrente, varie avec les épidémies. Si, dans certaines épidémies, 90 p. 100 des personnes atteintes sont frappées de complications oculaires, dans d'autres épidémies l'iritis est rare. L'intensité de la maladie n'exerce, d'ailleurs, aucune influence sur cette fréquence. Les hommes sont plus fréquemment attaqués que les femmes. Dans environ 20 p. 100 des cas la maladie oculaire est double (KNIES).

Iritis de l'influenza. — Après la fièvre récurrente il faut placer l'*influenza*. Nombreux sont les auteurs qui ont signalé des iritis, des irido-cyclites ou des irido-choroïdites, comme complications tardives de l'influenza. Ces inflammations affectent le caractère séreux ou plastique, plutôt que la forme purulente ou hémorragique. C'est cependant après l'influenza qu'on voit les complications les plus graves. Comme pour la fièvre récurrente la fréquence des complications oculaires de l'influenza varie avec les épidémies.

Iritis de la variole. — Si l'*iritis variolique précoce* est purulente et hémorragique, comme nous l'avons dit ci-dessus, l'*iritis variolique tardive* est séreuse ou parenchymateuse, plastique, comme les autres iritis infectieuses.

Iritis métastatiques. — Dans la *méningite cérébro-spinale épidémique*, l'iritis est plastique, mais aussi quelquefois purulente.

Dans la *septicémie* ou *pyoémie puerpérale, chirurgicale* ou *médicale*, l'uvéite est toujours purulente ; ce qui est en rapport avec l'intensité de cette fièvre infectieuse. En effet, contrairement à ce qui se passe pour les autres maladies fébriles infectieuses, de grandes quantités de substances toxiques ou de nombreuses colonies bactériennes pénètrent ici à la fois dans le sang des malades. La complication irienne confirme l'état grave dans lequel sont tombés les accouchées, les opérés ou les malades, mais n'annonce pas nécessairement un dénouement fatal, ainsi que nous le verrons encore, plus loin, à propos de la panophtalmie métastatique.

Iritis des autres maladies infectieuses. — L'iritis de la pneumonie, de la méningite simple, de l'érysipèle, de la syphilis et de la tuberculose sont autant d'iritis métastatiques relativement fréquentes pour les maladies infectieuses aiguës et très fréquentes, comme nous le savons, pour les deux dernières maladies infectieuses chroniques.

L'iritis infectieuse a encore été signalée, comme fait exceptionnel, dans :

La fièvre thyphoïde abdominale ;

La fièvre exanthématique ;

Le choléra (WILLIAMS) ;

Les oreillons (Schies, Péchin) ;
La fièvre intermittente (Peunoff, Poncet) ;
Le rhumatisme articulaire aigu ;
La rougeole (Hirschberg) ;
La varicelle (séreuse : Fuchs) (purulente : Goldzieher).

Iritis infectieuse des tropiques. — Certaines *maladies infectieuses* (*tropiques* se compliquent d'iritis ou d'irido-choroïdite comme les malad infectieuses de nos contrées. Plus souvent que celles-ci elles présentent (troubles intenses du corps vitré, sans symptômes apparents d'iritis ou choroïdite. L'obscurcissement de la vue qui en est la conséquence est qu quefois très intense mais, fort heureusement, toujours passager. Il attaq successivement et alternativement, à plusieurs reprises, les deux yeux. complication survient aussi toujours pendant la convalescence de la fièv que celle-ci ait été grave ou bénigne. Les Européens sont quelquefois pris ces obscurcissements à leur retour en congé de convalescence, au mome de leur embarquement ou peu de temps après, pendant le voyage : sur bateau ; aussi, quelquefois beaucoup plus tard : après leur rentrée dans le famille.

Le pronostic de cette iritis ou *ophtalmie des tropiques* (Venneman) e donc bon. Les troubles du corps vitré se résorbent et la vue revient compl tement, s'il n'existe pas d'autres lésions plus sérieuses de l'iris ou de la ch roïde, qui rendent cette résorption illusoire.

VIII. — IRITIS LEUCÉMIQUE

Il a été fait assez de bruit autour de cette forme particulière d'iritis. Si o la voit rarement compliquer la véritable leucocythémie, on en parle asse fréquemment comme pendant de l'iritis tuberculeuse, présentant comm celle-ci des tubercules grisâtres sur la face antérieure de l'iris et survenan précisément, chez des personnes jeunes, lymphatiques ou scrofuleuses, mai de santé générale trop bonne pour être taxées de tuberculose. Nous savon aujourd'hui combien sont fréquentes les tuberculoses cachées, absolumen silencieuses et pouvant, quand même, donner lieu à des métastases oculaire ou autres. Il est probable que toutes les iritis qualifiées de leucémiques ou pseudo-leucémiques devront rentrer dans la classe des iritis tuberculeuse: métastatiques.

Michel a décrit le premier exemple d'iritis leucémique, double, chez une femme de trente-six ans. L'augmentation du volume de la rate, de nombreux et volumineux ganglions lymphatiques et la présence d'un très grand nombre de globules blancs dans le sang justifiaient le diagnostic : *leucocythémie*. Dans le morceau d'iris enlevé par iridectomie, Michel trouva des nodules nombreux formés de cellules rondes et de cellules épithélioïdes. Certains nodules étaient le siège d'incrustations calcaires. On n'avait pu soupçonner à la simple inspection de l'œil malade, l'existence de ces petits lymphomes.

Plusieurs oculistes, depuis, ont diagnostiqué l'iritis leucémique sur présence de nodules grisâtres à la surface de l'iris, avec ou sans symptômes de leucémie ; mais ce diagnostic, même confirmé par l'examen histologique, n'est pas inattaquable. Nous savons trop bien aujourd'hui que l'absence du bacille de Koch dans les préparations microscopiques ne justifie pas suffisamment la négation de l'origine tuberculeuse de la maladie. Quant aux petits nodules microscopiques, semblables à ceux trouvés par MICHEL, ils existent dans toutes les inflammations *chroniques circonscrites* et d'origine *endogène* quelque soit d'ailleurs le principe phlogogène qui attaque la paroi du vaisseau et le tissu conjonctif enveloppant ce vaisseau.

IX. — IRITIS LÉPREUSE

Les deux variétés de lèpre, la forme *maculeuse* ou plate et la forme *tubéreuse* ou nodulaire peuvent se compliquer d'iritis.

La forme tubéreuse, surtout, présente, comme localisation oculaire, l'iritis spontanée, métastatique. La forme maculeuse entraine l'iritis, secondairement, après lésions extérieures des annexes du globe (lèpre anesthésique). Mais les lépromes de la sclérotique et de la cornée aboutissent au même résultat et plus directement.

A Trondhjem (Norvège), LYDER BORTHEN a vu relativement peu de lépromes de l'iris. Les malades se présentent tardivement quand ces tumeurs déjà ont disparu par fonte spontanée et résorption complète.

Sur 87 cas d'ophtalmie lépreuse, l'uvée était prise 32 fois, soit dans 36,7 p. 100 des cas observés par lui. L'auteur a vu souvent l'iritis à répétition. Dans les pièces qu'a pu examiner son collaborateur, LIE, la choroïde n'était jamais aussi malade que le corps ciliaire et l'iris.

L'iritis affecte tantôt la forme séreuse, avec dépôts descemétiques, et tantôt la forme parenchymateuse. Elle peut se montrer dès la première année de la forme tubéreuse. Dans la forme plane elle succède aux ulcérations cornéennes, après lagophtalmie (paralysie du muscle orbiculaire).

Les troubles du corps vitré s'ajoutent de bonne heure aux symptômes de l'iritis séreuse ou parenchymateuse.

Les tubercules lépreux sont gris. Ils occupent toujours la périphérie de l'iris, surtout dans la moitié inférieure de cette membrane. Les plus petits nodules peuvent se résorber mais réapparaissent souvent plus tard. Développés en grands lépromes ils ectasient la sclérotique et la perforent comme les granulomes tuberculeux.

La lèpre du tractus uvéal cause beaucoup plus souvent la cécité, directement, que la lagophtalmie, indirectement (LYDER BORTHEN).

Le bacille de Nansen (1880) vit en dehors des cellules, mais pénètre aussi dans leur intérieur où il s'amasse, en bottes, dans les petites cellules, ou en masses irrégulières, dans des espèces de cellules géantes : un certain temps

au moins, parasites et cellules conjonctives humaines font bon ménage;
celles-ci grandissent pendant que les premiers font colonie. Le tubercul
lépreux ressemble le plus au nodule sarcomateux.

Je n'ai aucune expérience pour ce qui concerne la lèpre oculaire, mais s
je mets ensemble l'exposé clinique fourni par tant d'auteurs différents (Bou
THEN, BULL et HANSEN, JEANSELME et MORAX, DÜRING et TRANTAS, BISTIS et beaucou
d'autres) et les études microscopiques les plus complètes de LIE, je suis forc
de conclure que l'ophtalmie lépreuse, spontanée, endogène, est une supracho
roïdite ou scléro-choroïdite antérieure : mélange d'une maladie, qui ressembl
à la tuberculose, et de manifestations rhumatismales. Je pourrais presqu
répéter ici la pathogénie et l'anatomie pathologique de la scléro-choroïdit
scrofuleuse, sans être le moins du monde en contradiction avec les homme
compétents. En attendant, c'est à cet exposé que je renvoie le lecteur.

En dehors du traitement général de la maladie infectieuse elle-même et d
traitement local banal de l'iritis, il n'y a que l'excision des tubercules iriens
par l'iridectomie, qui soit à signaler ici.

PANAS recommande l'huile de Schaulmoogra, dont on peut augmenter
progressivement la dose, suivant la tolérance de l'estomac, jusqu'à 400 gouttes
par jour.

EL SIGLO propose un sérum antilépreux.

PEDRAGLIA donne l'iodure de potassium.

X. — IRITIS TRAUMATIQUE

L'iritis traumatique ne constitue pas un type inflammatoire à part. Il faut
cependant distinguer entre l'iritis *opératoire* et l'iritis *traumatique accidentelle*.

L'iritis opératoire est entièrement sous la dépendance de l'infection microbienne, qu'une faute contre l'asepsie a rendu possible dans une opération
sur l'œil, pour le reste correctement exécutée. Le nombre et la virulence
des microbes, malheureusement introduits dans la chambre antérieure, régle-
ront à eux seuls le degré de l'inflammation infectieuse, qui ne tardera pas à
survenir, et l'extension que cette inflammation prendra, ensuite, dans le
globe.

L'iritis traumatique accidentelle est influencée, en dehors de toute infection possible, par beaucoup d'autres facteurs. Parmi ceux-ci les principaux
sont : 1° la contusion concomitante ; 2° la constitution du blessé ; 3° la persistance de corps étrangers dans l'intérieur du globe ; 4° le mode de pansement employé par le médecin.

C'est la *contusion* concomitante qui rend les blessures accidentelles de
l'œil si graves, si promptes à s'enflammer. Ici l'inflammation surviendra pour
un nombre de microbes de loin inférieur à celui qu'il faut pour infecter une
blessure opératoire. Dans le sac muqueux de la conjonctive, dont l'aseptisa-
tion absolue est presque irréalisable, il est bien difficile de réussir une opé-

ration complètement aseptique et de maintenir aseptique le champ opératoire tant que dure la période de cicatrisation. L'habileté opératoire et la perfection de l'instrumentation ne sont pas sans jouer ici un rôle important quand il s'agit de garder à la plaie oculaire son caractère de simple solution de continuité, sans tiraillements maladroits des membranes et sans écrasement des bords de section.

La *contusion* par elle-même, met les tissus de l'œil dans un état d'infériorité manifeste, dont profitent aussitôt les microbes infectieux. Le ramollissement constant du globe est un témoignage frappant de cet ébranlement de la vitalité de l'organe. L'hypotonie de l'œil existe pour une simple contusion du globe, sans que celui-ci n'ait été ni coupé, ni perforé. Elle se maintient durant plusieurs jours, tant que dure la douleur oculaire concomitante. C'est à l'abaissement de la tension intra-oculaire que je mesure les souffrances *réelles* du blessé et cette méthode d'estimation me trompe rarement.

La *constitution* ne joue pas un moindre rôle dans l'évolution de l'iritis traumatique consécutive aux blessures contuses. Toute septicémie, aiguë ou chronique, si bénigne soit-elle, profite d'une blessure accidentelle de l'œil, pour y localiser sa métastase inflammatoire banale. Les diathèses constitutionnelles donnent ensuite à l'inflammation banale son caractère spécifique. Nous avons déjà dit que pour une blessure légère de la cornée, un syphilitique peut être pris d'iritis syphilitique, à laquelle il aurait peut-être échappé sans ce minime accident. L'iritis traumatique accidentelle sera souvent tuberculeuse chez les enfants, en puissance de tuberculose. Chez un ouvrier adulte, l'iritis traumatique affectera de préférence la forme violente, douloureuse des inflammations rhumatismales.

Les *corps étrangers*, même aseptiques, restés dans l'intérieur du globe oculaire blessé, entretiennent dans l'organe un état d'irritabilité propice aux inflammations, accidentelles ou constitutionnelles, de l'iris. Les corps métalliques oxydables deviennent, dans la suite, des causes directes d'inflammations aseptiques, si la réaction immédiate des tissus d'alentour n'est pas parvenue à les envelopper complètement d'une couenne enkystante, supprimant la diffusion au loin de leurs sels solubles et irritables.

Un magnifique exemple d'iritis traumatique, *pseudo-tuberculeuse*, est fourni par la kérato-iritis qui succède à la chute dans l'œil ouvert, d'une de ces grandes chenilles, à poils piquants, tellement effilés que le poids léger de l'animal suffit pour les faire passer à travers la cornée, jusque dans l'iris, où ils s'implantent en se cassant. Autour de chaque bout de poil, dans l'iris, s'établit une inflammation chronique hypertrophiante donnant lieu à des productions tuberculeuses semblables à ceux de la tuberculose vraie. Il n'y a que l'excision de ces tubercules qui amène une prompte guérison de cette iritis traumatique; comme il n'y a que l'éloignement de tout corps étranger qui soit capable d'arrêter une ophtalmie traumatique avec persistance d'éclats métalliques ou autres.

Reste enfin le *pansement* qu'applique le médecin. Pour éviter toute complication infectieuse immédiate ou éloignée, mieux vaut, à mon avis, ne procéder à aucun lavage ou nettoyage antiseptique, énergique. Un œil blessé et contusionné ne supporte déjà plus ce que supporterait un œil intact. Je trouve dans l'application de mes compresses d'ichtyol le pansement idéal. Surtout pas de bandeau occlusif, qui ne sera jamais aseptique ni antiseptique que de nom. Les interventions opératoires immédiates — sous chloroforme, toujours — que les circonstances imposeront, ne changent rien à la chose. Il en sera autrement pour les opérations entreprises alors que les compresses analgésiantes et antiphlogistiques à l'ichtyol auront calmé la sensibilité exagérée du globe oculaire.

Le traitement opératoire des blessures de l'œil doit être exposé dans tous les détails ailleurs; je me permettrai cependant d'ajouter que je retire les plus grands bénéfices d'une iridectomie, pratiquée deux ou trois semaines après l'accident, quand l'œil ne se calme pas, reste rouge, sensible et tend à devenir plus mou, pendant que la pupille se resserre et se prépare à contracter des adhérences solides avec le cristallin intact ou cataracté. Mais encore ici je réduis au strict nécessaire le temps d'application du bandeau occlusif, pour en venir, tout de suite, aux compresses, décongestionnantes et calmantes, d'ichtyol. Malgré ces précautions, chez les enfants indociles et turbulents, je vois encore parfois survenir un petit hypopyon menaçant. Je crois cependant par cette méthode avoir sauvé des yeux qui se seraient perdus autrement et auraient peut-être entraîné l'ophtalmie sympathique du congénère.

---

§ 2. — CHOROIDITE

Définition et classification. — La *choroïdite* est l'inflammation de la troisième et dernière partie du tractus uvéal : celle qui recouvre tout le segment postérieur du globe, depuis la ligne frangée de l'*ora serrata*, en avant, jusqu'au pourtour de la papille, en arrière. Cette partie postérieure du tractus uvéal correspond, ainsi que nous l'avons dit, au domaine circulatoire des artères *ciliaires postérieures courtes*.

Il est dans les habitudes de diviser les inflammations de la choroïde en choroïdites *séreuses*, en choroïdites *plastiques* ou *parenchymateuses* et en choroïdites *purulentes*.

Cette classification à base anatomique et, en apparence, tout à fait rationnelle, n'est nullement conforme à celle qu'on adopte, communément, en pathologie générale, pour distinguer entre les inflammations des organes parenchymateux profonds. Elle correspond plutôt à la classification admise pour les inflammations des organes superficiels, ou tégumentaires : pour les *séreuses* tout spécialement. Aussi, je comprends parfaitement l'ahurissement des débutants en ophtalmologie, devant cette division inattendue des inflammations d'un parenchyme vasculaire, cadrant si mal avec les notions de pathologie générale déjà acquises par eux.

Ces inconséquences ne sont rien moins que scientifiques et ce désaccord de l'ophtalmologie avec la médecine générale suffit, à lui seul, à mon avis, pour justifier le désir de posséder une classification nouvelle, mieux en harmonie avec nos connaissances générales.

La même pensée a dû préoccuper Fuchs quand, pour son *Manuel d'ophtalmologie*, cet auteur a divisé les choroïdites en choroïdites *non purulentes* ou *exsudatives* et en choroïdites *purulentes* ou *suppuratives*, reléguant la *choroïdite séreuse* avec les iritis et irido-cyclites de même nature.

Effectivement les organes parenchymateux, non tégumentaires, ne présentent que deux formes inflammatoires ; deux degrés d'une seule et même perturbation fonctionnelle : l'inflammation *plastique* et l'inflammation *purulente*.

Les oculistes anatomo-pathologistes se sont empressés d'adapter cette division des choroïdites en choroïdites *plastiques* et en choroïdites *purulentes* (GINSBERG).

Plus fréquemment que pour les organes superficiels tégumentaires, l'inflammation, dans les organes parenchymateux profonds, accumule des produits pathologiques en foyers distincts, laissant complètement, ou presque complètement intactes les parties intermédiaires à ces foyers. C'est la source même de l'inflammation, source constamment endogène ou hématogène, qui permet cette localisation en foyer, ainsi que nous aurons encore l'occasion de le dire plus loin.

Il en résulte que, parmi les choroïdites, il a fallu séparer les inflammations diffuses des inflammations en foyer ; créer, en un mot, des choroïdites *diffuses* à côté des choroïdites *discrètes* ou *disséminées*.

Nous admettons donc, en premier lieu, la division de toutes les choroïdites en *Choroïdites parenchymateuses, plastiques, non suppuratives*, et en *Choroïdites purulentes* ou *suppuratives*.

Et nous subdivisons ensuite chacune de ces deux classes en *Choroïdites diffuses*, et en *Choroïdites discrètes, disséminées* ou *choroïdites en foyers*.

Les choroïdites *suppuratives* sont presque toujours des choroïdites *diffuses*.

Les choroïdites *non suppuratives* sont plus souvent des choroïdites *disséminées* que des choroïdites *diffuses*.

La choroïdite *diffuse* est généralement compliquée d'inflammation de la rétine et s'appelle pour cette raison aussi du nom de *chorio-rétinite*.

Enfin la choroïdite diffuse est une choroïdite *aiguë* ; la choroïdite disséminée est une choroïdite *chronique*.

La *choroïdite diffuse* est *généralisée*, étendue à toute la choroïde, ou bien *circonscrite*, c'est-à-dire limitée à une partie seulement de la membrane.

La choroïdite diffuse généralisée étant constamment accompagnée de rétinite et ayant le plus souvent pour cause la syphilis, s'appelle aussi *chorio-rétinite syphilitique*.

La choroïdite diffuse circonscrite occupe, le plus souvent, la région maculaire. Etant également accompagnée de rétinite maculaire, elle a été désignée sous le nom de *chorio-rétinite centrale* (DE WECKER) ou *maculaire*.

La *choroïdite disséminée* localise ses foyers tantôt au pôle postérieur, tantôt à la région équatoriale, tantôt enfin dans la région prééquatoriale ou rétrociliaire.

La plupart des auteurs ont adopté cette localisation spéciale. Ils appellent *choroïdite aréolaire* (FÖRSTER) la choroïdite polaire postérieure ; *choroïdite disséminée simple*, la choroïdite équatoriale ; et *choroïdite antérieure*, la choroïdite rétrociliaire (FUCHS).

La choroïdite aréolaire de Förster respecte la macula. Elle place des foyers autour de la papille du nerf optique, en dehors de la macula et les étend de proche en proche jusqu'à l'équateur.

Cette division des choroïdites disséminées repose, d'ailleurs, sur un fait anatomique important : sur la délimitation de certains domaines circulatoires dans la choroïde. Les foyers de choroïdite se localisent en somme comme se classent les branches terminales des artères ciliaires postérieures, courtes. Nous pourrons donc distinguer : des foyers correspondant aux branches maculaires, des foyers correspondant aux branches péri-papillaires et péri-maculaires ; des foyers correspondant aux branches équatoriales ; des foyers correspondant au domaine de confluence des ciliaires postérieures courtes les plus longues et des artères récurrentes du cercle artériel de l'iris.

A côté des *choroïdites* évoluant avec tous les caractères de l'inflammation franche, existe une autre série d'*affections choroïdiennes* dans lesquelles les processus de dégénérescence et d'atrophie prédominent largement sur celui de l'inflammation banale. Dans ces affections, les symptômes cliniques de l'inflammation sont souvent à peine représentés. On leur a gardé néanmoins le nom de *choroïdites*.

Quelques auteurs prudents les ont qualifiées du nom de *choroïdites atrophiques*.

Ces affections, plutôt *dégénératives* qu'inflammatoires, ne sont propres ni à l'œil, ni à la choroïde. Elles se rencontrent partout, dans tous les organes parenchymateux, profonds, *vascularisés* ; mais elles ont été peu étudiées jusqu'ici. Dans ces derniers temps, quelques neurologistes ont été frappés du caractère dégénératif de certaines myélites; ils ont reconnu que leur origine réside dans une altération inflammatoire des vaisseaux : une endovasculite oblitérante.

Voici de quoi il s'agit. A la suite d'un état particulier, *dyscrasique*, du sang, survenu pour des causes variées, les vaisseaux sont frappés d'inflammation dans leur tunique interne ou *intima*. Le saturnisme, l'alcoolisme, l'anémie, la chlorose, le diabète, l'albuminurie, l'arthritisme, la syphilis, la tuberculose et en général toutes les maladies infectieuses, aiguës et chroniques, amènent cet état dyscrasique du sang. Toutes ces maladies et diathèses versent dans le sang des poisons irritants qui stimulent, au passage, le revêtement endothélial des artères, des capillaires et des veines. Les cellules endothéliales soumises à cet état d'excitation permanente se gonflent, se désorganisent ou entrent en prolifération. *Désorganisées*, elles provoquent la coagulation spontanée du plasma sanguin à leur surface et il se forme des thromboses hyalines. *Entrées en prolifération*, elles épaississent l'intima et remplissent elles-mêmes la lumière du vaisseau. Les deux processus rétrécissent le calibre des canaux vasculaires ou même l'oblitèrent totalement. Très souvent ils combinent leurs effets.

Les troubles circulatoires importants qui doivent en résulter, sont suffisamment connus pour qu'il soit nécessaire d'insister sur eux. L'oblitération complète entraîne les désordres les plus graves et les plus immédiats. Au foyer de dégénérescence qui lui succède, s'il ne peut s'établir une circulation collatérale supplémentaire, s'ajoute nécessairement un processus inflammatoire secondaire, protecteur ou défensif de l'organisme : une sorte de processus d'*enkystement*.

Nous étudierons encore plus loin et plus en détail tous ces phénomènes à propos de l'anatomie pathologique des *choroïdites*.

Comme les choroïdites inflammatoires franches, les *choroïdites atrophiques* se distinguent en choroïdites *diffuses* et en choroïdites *disséminées en foyers*.

La forme diffuse représente l'*atrophie* ou la *sclérose généralisée* de la choroïde. La forme disséminée reproduit une sorte de *sclérose en plaques*.

Il est à noter que les choroïdites diffuses ordinaires peuvent compliquer les simples atrophies choroïdiennes. Cette fusion de deux maladies essentiellement différentes, donne lieu à une image ophtalmologique fort embrouillée. C'est là l'origine et l'explication de la confusion qui n'a cessé de régner, jusqu'ici, dans la classification et la description des choroïdites. Il est fort bien admissible que des lésions atrophiques, précédemment survenues, aient fait naître des troubles circulatoires permanents qui favoriseront désormais la localisation dans la choroïde des principes phlogogènes, circulant accidentellement avec le sang.

Cependant, la choroïde, tout en étant une membrane vasculaire située profondément dans l'œil, est néanmoins recouverte, sur ses deux faces, par un revêtement épithélial : un revêtement *endothélial* ou *séreux* du côté externe, qui regarde la sclérotique ; un revêtement *épithélial* ou *muqueux* du côté interne, qui touche à la rétine. A la rigueur, l'inflammation de la choroïde peut donc comporter la présence d'un véritable *exsudat libre* : séreux, fibrineux ou purulent, voire même hémorragique, sous forme d'*épanchement* s'accumulant tantôt du côté externe, dans l'espace séreux suprachoroïdien ; tantôt, du côté interne, dans la cavité virtuelle de l'ancienne vésicule oculaire embryonnaire secondaire, qui sépare la choroïde de la rétine. Mais quand un épanchement de ce genre existe, surtout quand cet épanchement prend quelque importance, nous parlons de préférence, de *décollement* : décollement de la rétine, ce qui est très fréquent ; décollement de la choroïde, ce qui est beaucoup plus rare.

Suivant les auteurs anciens il existe constamment, dans toute choroïdite, un léger exsudat séro-fibrineux, détachant la rétine de l'épithélium pigmenté, d'où le nom de *choroïdite exsudative* (ARLT).

Nous verrons plus loin qu'on a fait erreur et que cet épanchement inter-choroïdo-rétinien est très rare; qu'il appartient plutôt à la rétinite concomitante qu'à la choroïdite elle-même.

Par contre, l'épanchement séro-fibrineux dans l'espace supra-choroïdien est très fréquent. L'inflammation de la séreuse supra-choroïdienne, dont cet épanchement est le témoignage, provoque souvent l'adhérence des deux membranes contiguës, la choroïde et la sclérotique. Mais comme cet épanchement est habituellement peu abondant et n'influe pas autrement sur l'image ophtalmoscopique de la choroïdite, on a beaucoup négligé cet exsudat inflammatoire libre.

Mieux vaut donc renoncer à cette qualification d'*exsudative,* attribuée à la majorité des choroïdites. Le plus souvent l'expression est absolument incorrecte. Elle s'applique surtout mal à l'espèce à laquelle cette appellation avait été réservée.

Nous aboutissons ainsi au tableau général suivant :

I. Choroïdites inflammatoires franches,
    1. Choroïdite inflammatoire diffuse :
        a. Généralisée = La chorio-rétinite syphilitique ;
        b. Circonscrite = La chorio-rétinite maculaire.

    2. Choroïdite inflammatoire disséminée :
        a. Maculaire et peripapillaire :
        b. Circum papillo-maculaire ou péripolaire postérieure = **La** choroïdite de FORSTER :
        c. Équatoriale = La choroïdite disséminée simple ;
        d. Rétrociliaire = La choroïdite antérieure.

II. Choroïdites frustes ou choroïdites atrophiques.
    1. Choroïdite atrophique diffuse.
        a. Généralisée = Sclérose des vaisseaux de la choroïde.
        b. Circonscrite = α. Colobome de la macula.
                β. Croissant myopique.

    2. Choroïdite atrophique disséminée.
        a. Maculaire et péripapillaire, *myopique* et *sénile*.
        b. Circum papillo-maculaire dans la myopie.
        c. Équatoriale (non classée).
        d. Rétrociliaire, *congénitale* ou *sénile*.

Symptomatologie.

Comme pour les iritis nous étudierons d'abord d'une manière générale la sémiologie de la choroïdite. Autant que possible nous séparerons l'exposé de la choroïdite diffuse de celui de la choroïdite disséminée, mettant en première ligne tantôt l'un et tantôt l'autre, suivant l'ordre qu'imposeront les circonstances et le besoin de rester clair.

Pour l'exposé méthodique de la symptomatologie générale des choroïdites nous utiliserons, encore une fois, le fil conducteur des quatre grands symptômes historiques de l'inflammation : rougeur, tuméfaction, chaleur et douleur.

ROUGEUR. — *Absence d'injection bulbaire.* — Tant que l'inflammation reste exclusivement limitée à la troisième portion, postérieure, du tractus uvéal, aucune rougeur ne se montre extérieurement sur la conjonctive bulbaire. Celle-ci reste parfaitement blanche. Toutes les branches terminales des artères ciliaires postérieures, courtes, s'épuisent dans la choroïde proprement dite ; les quelques rares collatérales, *extra-oculaires*, fournies par elles au tissu épiscléral de l'hémisphère postérieur, ne se remplissent pas suffisamment de sang pour produire une congestion collatérale superficielle, extérieurement visible : capable par conséquent de faire rougir le blanc de l'œil. Ce n'est que quand l'inflammation choroïdienne s'exalte et s'avance sur les deux portions antérieures : corps ciliaire et iris, que l'injection bulbaire apparaît sous forme d'injection périkératique profonde d'abord, superficielle ensuite. Cette injection périkératique affecte tout particulièrement le caractère d'une injection veineuse : sa coloration est d'un bleu foncé et les tortuosités des veines ciliaires antérieures sont très marquées. L'encombrement étant déjà grand dans les veines vorticines à cause de la choroïdite, le sang veineux revenant de l'iris enflammé devra utiliser les veines ciliaires antérieures.

Œdème de l'épisclère équatorial. — Dès le début de la choroïdite aiguë, il peut cependant exister un état de succulence particulière de la conjonctive bulbaire, recouvrant le globe très profondément en arrière, vers les culs-de-sac conjonctivaux. Cette partie de la conjonctive bulbaire est un peu gonflée, œdémateuse et prend une teinte rosée légèrement jaunâtre. Son aspect extérieur tranche très nettement avec celui de la partie antérieure de la sclérotique, restée parfaitement blanche. Sur cette partie de muqueuse quelque peu saillante, courent des vaisseaux foncés et flexueux : des veines probablement.

Cette succulence de la conjonctive bulbaire peut n'être que partielle, se limiter à un des quadrants obliques ; supéro-interne ou externe, ou bien, inféro-interne ou externe. Car cette injection veineuse, accompagnée d'œdème, correspond aux orifices de sortie des veines vorticines.

Teinte du fond ophtalmoscopique. — Avec l'ophtalmoscope, nous ne trouvons pas davantage, dans le fond de l'œil, une rougeur particulière, caractérisant l'inflammation de la choroïde. Déjà à l'état normal, le réseau de la chorio-capillaire avec ses mailles étroites et ses travées tout gorgées de sang rouge, nous donne l'impression d'une rougeur uniforme, très vive, couleur de sang de bœuf ou de sang artériel. La rétine, de transparence quasi parfaite, en estompe à peine la teinte et la jaunit légèrement ; comme nous pouvons nous en assurer quand, par hasard, dans un décollement partiel de la rétine, il existe une déchirure de cette membrane. A travers la fente étinienne nous pouvons alors directement observer la choroïde et comparer sa teinte avec celle des parties recouvertes régulièrement par la membrane nerveuse encore adhérente.

La congestion inflammatoire de la choroïde ne saurait donner au fond de l'œil une teinte plus vive que celle de l'état normal; au contraire, le ralentissement du courant sanguin, compliquant par endroits l'engorgement inflammatoire, et la désoxygénation plus rapide des globules rouges tendent plutôt à assombrir cette teinte. Quelques auteurs ont même prétendu diagnostiquer l'inflammation de la choroïde à l'aide de cette teinte modifiée, à la fois plus *sombre* et moins *uniforme*, du fond de l'œil.

Mais nous ne pouvons pas oublier que dans les conditions normales la couche épithéliale pigmentée assombrit le rouge clair de la chorio-capillaire d'une façon quelquefois très irrégulière, à cause de la distribution très inégale du pigment dans les cellules du stratum épithélial. Puis, la quantité absolue du pigment varie, dans des proportions considérables, d'un individu à l'autre, suivant le degré de pigmentation de ses téguments. Il serait donc imprudent de prétendre juger du degré de réplétion des vaisseaux de la choroïde, d'après la teinte plus ou moins foncée du fond de l'œil; à moins d'avoir à sa disposition, pour la comparaison, l'autre œil resté sain, dans le cas de choroïdite unilatérale par exemple.

Hyperémie de la papille. — A l'intérieur de l'œil l'ophtalmoscope nous montre une rougeur collatérale, presque constante, sur la papille du nerf optique, spécialement dans la moitié nasale, qui est plus vascularisée. Cette partie nasale de la papille peut être franchement rouge. Nous connaissons les anastomoses vasculaires entre la choroïde et la papille, qui doivent expliquer ce phénomène. Nous apprendrons d'ailleurs plus loin que la papillite complique fréquemment les choroïdites, même les choroïdites disséminées, lorsque leurs foyers se rapprochent de l'entrée du nerf optique.

TUMÉFACTION. — **Tuméfaction diffuse.** — Dans l'inflammation violente de la choroïde, cette membrane peut s'épaissir jusqu'au double de son épaisseur normale et au delà. Les auteurs indiquent, pour la plupart, des épaississements de beaucoup supérieurs : 6 à 8 fois et davantage; mais nous avons fait remarquer, qu'on estime à beaucoup trop peu l'épaisseur normale de la choroïde, pendant la vie, quand les vaisseaux sont remplis de sang et que le stroma inter-vasculaire est gorgé de sa lymphe turgescente. Dans l'œil non pathologique, pris sur le cadavre, la choroïde, vidée de son sang et soumise à la pression normale du corps vitré, qui la refoule contre la sclérotique, a été considérablement aplatie pendant l'agonie et dans les premières heures qui ont suivi la mort. Cette choroïde exsangue et tout exprimée, privée de ses sucs interstitiels, ne répond pas à l'idée que nous devons nous faire d'une choroïde vivante.

Une tuméfaction générale de la choroïde, dans les inflammations diffuses généralisées, ne peut être constatée à l'ophtalmoscope; pas plus que nous ne pouvions le faire, à l'inspection directe, pour l'iris, dans l'iritis parenchymateuse. Par contre dans la choroïdite disséminée, comme dans l'iritis nodulaire, tous les foyers inflammatoires discrets nous apparaissent avec un certain relief. Au début de la maladie, bien entendu, ils soulèvent manifestement la rétine au-dessus du niveau ambiant.

Pour constater ce soulèvement, nous n'avons même pas besoin de recourir, ni à l'ophtalmoscope binoculaire, ni à l'épreuve du parallaxe avec l'image renversée, ni aux verres correcteurs avec l'image droite ; nous avons dans un seul œil une puissance d'estimation suffisante des différences de niveau pour apprécier le relief des *boutons choroïditiques*. Au besoin la courbe d'un vaisseau rétinien passant au-dessus de ces boutons pourra nous tirer d'affaire.

Causes du gonflement inflammatoire. — Comme pour l'iris enflammé, le gonflement de la choroïde, dans la choroïdite, est dû à la congestion vasculaire de la membrane et à l'engorgement de son parenchyme conjonctif muqueux, par les exsudats inflammatoires habituels : la *sérosité* et les *cellules d'infiltration*.

Nous n'avons plus rien à ajouter à ce que nous avons dit déjà de la congestion vasculaire à propos du symptôme *rougeur*. Mais nous devons étudier en détail le sort du *transsudat liquide* et de *l'infiltrat cellulaire*. Cette étude est particulièrement intéressante pour la choroïdite disséminée avec ses foyers inflammatoires discrets. C'est à elle que nous donnerons toute notre attention.

Transsudat liquide. Exsudat sous-rétinien. — On a prétendu pendant longtemps et on continue, même aujourd'hui, de prétendre que le soulèvement de la rétine, au-dessus des foyers choroïditiques, est dû à un épanchement liquide, étalé entre l'épithélium pigmenté et la couche des cônes et bâtonnets ; épanchement de lymphe plastique, de nature plus ou moins fibrineuse, quelquefois même hémorragique. Cet épanchement serait fourni par les vaisseaux congestionnés de la choroïde. Or, cela n'est pas. L'épanchement, quel qu'il soit, qui s'accumule par places, entre la choroïde et la rétine, est le plus souvent fourni par les vaisseaux de la rétine. Ces épanchements discrets, peu abondants, accompagnent plutôt les rétinites que les choroïdites. Même dans la choroïdite purulente, au début, il n'existe pas d'épanchement détachant la rétine de la choroïde ; il faut que la maladie ait fait de grands progrès, ou que l'inflammation se soit étendue à la fois à la choroïde et à la rétine, pour que les épanchements apparaissent sous forme de soulèvements rétiniens. C'est ce que démontre l'examen anatomique des yeux énucléés pour panophtalmie commençante.

Exsudat suprachoroïdien. — Quand l'inflammation, dans la choroïde, se localise autour des grands vaisseaux de la couche externe, il arrive fréquemment que l'exsudat séro-fibrineux envahisse l'espace suprachoroïdien. Cet exsudat dissocie les lamelles scléro-choroïdiennes : dans toute l'étendue de la cavité séreuse, quand il s'agit de choroïdite diffuse ; ou sur un espace limité, en un point exactement correspondant au foyer d'inflammation, si l'on se trouve devant une choroïdite disséminée. Dans ce dernier cas, c'est la coagulation spontanée de la fibrine, sur les limites du foyer inflammatoire, qui aide à la formation d'un *kyste séreux*. A l'intérieur de ce kyste le liquide peut augmenter sans cesse, soulever fortement la choroïde avec la rétine et former, ce qu'on appelle, le *bouton interne de scléro-choroïdite*.

En effet la sérosité inflammatoire qui occupe la cavité ne se coagule pas, sur le vivant, à la fois dans toute sa masse. Si la coagulation spontanée survient, c'est lentement, de la périphérie au centre et après résorption partielle de la masse liquide. Petit à petit, par inflammation adhésive, la choroïde se soude alors définitivement avec la sclérotique, de la périphérie vers le centre de la cavité kystique.

Cavités dans les exsudats coagulés. — Dans les liquides fixateurs employés pour l'examen micrographique d'yeux énuclées, l'exsudat quel qu'il soit, suprachoroïdien ou suprarétinien, enkysté ou non, se prend toujours en masse homogène, gélatineuse. Une condensation progressive de l'albumine déjà coagulée, creuse ensuite, dans cette masse homogène des cavités lenticulaires remplies d'eau ou de gaz, exprimés de la masse. Autour de ces creux la substance s'est condensée davantage et a formé comme de petites voûtes de renforcement, rappelant les *capsules* cartilagineuses autour des cellules du cartilage hyalin. Les anilines colorent ces lames enveloppantes plus intensément que le fond uniforme du coagulum, et les rendent très apparentes dans les préparations microscopiques. Ces creux plus ou moins organisés en capsules, dans le coagulum albumineux, n'ont pas d'autre signification.

Si l'exsudat renfermait des cellules ambulantes, la formation de boules sarcodiques autour de ces cellules, au moment de leur désorganisation par les liquides fixateurs, fait apparaître d'autres creux analogues aux premiers, dans le coagulum albumineux artificiel, au voisinage immédiat de ces cellules en désagrégation.

Les cristaux de cholestérine, qui peuvent également se rencontrer dans ces exsudats, laissent, après leur dissolution dans les réactifs fixateurs ou éclaircissants, des cavités plus anguleuses au milieu du coagulum gélatineux.

Tuméfaction en foyers. — *Boutons choroïditiques sans exsudat.* — L'absence de tout exsudat liquide n'empêche pas pour cela, ainsi que nous le disions plus haut, que, dans la choroïdite disséminée, la rétine soit réellement soulevée au-dessus du niveau ambiant, partout où existe un bouton choroïditique ou foyer d'inflammation. Sous la rétine, demeurée adhérente à l'épithélium pigmenté, la choroïde elle-même a doublé, triplé son épaisseur.

Nous allons étudier maintenant les caractères anatomiques de l'épaississement de la choroïde enflammée et nous déduirons immédiatement de cette étude les symptômes cliniques auxquels ces altérations anatomiques donnent lieu.

Nodules inflammatoires des choroïdites chroniques. — Si, dans la choroïdite disséminée, la *congestion sanguine* peut difficilement se limiter aux quelques points malades de la choroïde, il en est tout autrement de *l'infiltration séreuse* et de *l'infiltration cellulaire* : celle-ci surtout reste parfaitement circonscrite, localisée dans quelques foyers isolés.

C'est donc au niveau de ces foyers d'inflammation seulement que le stroma choroïdien est œdématié. Là, exclusivement, de nombreuses cellules, jeunes, rondes s'accumulent en *nodule* ou *noyau d'infiltration*.

C'est autour des vaisseaux moyens ; autour des artérioles terminales et des veinules initiales, dans la couche *intervasculaire* ou *dermique* de la choroïde, que se fait cette accumulation de produits inflammatoires. On ne trouve des cellules d'infiltrations, en grande abondance, ni dans la chorio-capillaire, en dedans, ni dans le stroma du réseau artériel et des plexus ou tourbillons veineux, en dehors (SATTLER).

Quand l'infiltration cellulaire devient très abondante, envahissant la chorio-capillaire au dedans et surtout le grand réseau vasculaire en dehors, le nodule devient un véritable *tubercule :* tubercule miliaire ou gomme syphilitique. C'est ce qui distingue le *tubercule infectieux du nodule banal*, commun aux inflammations les plus vulgaires.

Infiltration diffuse des choroïdites aiguës. — Dans les choroïdites *diffuses* endogènes, à marche aiguë ou subaiguë, c'est par la chorio-capillaire, au contraire, que commence l'infiltration. Ainsi nous verrons, plus loin, dans la chorio-rétinite syphilitique, que les endothéliums du réseau capillaire choroïdien se gonflent, laissent leurs noyaux épaissis s'élever dans la lumière du capillaire, jusqu'à obstruer celle-ci presque complètement. La division des noyaux suit de près le gonflement des noyaux et les jeunes noyaux, nés de cette division, emportant une partie du protoplasme cellulaire amolli, revivifié, forment de petites cellules rondes qui tombent dans la circulation, comme globules blancs, ou s'aventurent du côté opposé, comme cellules ambulantes, dans la substance homogène molle qui remplit les mailles du réseau. Ce n'est qu'après, que l'infiltration cellulaire se produit plus en dehors de la membrane choroïdienne, autour des artérioles terminales et autour des veinules initiales, et même plus loin, dans le stroma intervasculaire des grands réseaux artériels et veineux.

En résumé, plus la choroïdite affecte la forme diffuse, plus la chorio-capillaire participe à l'inflammation. Dans les formes franchement disséminées, à foyers absolument indépendants les uns des autres, la chorio-capillaire est souvent intacte, tandis que le stroma intervasculaire des couches externes est abondamment infiltré de cellules rondes. C'est que les principes phlogogènes, les plus diffusibles sortent du sang par les capillaires, tandis que les éléments phlogogènes, non diffusibles, comme les microbes, s'arrêtent de préférence sur l'endothélium des vaisseaux plus volumineux, à circulation sanguine plus ralentie, et de là envoient, au dehors des vaisseaux, leurs toxines irritantes dans les tissus ambiants.

Dimensions et forme du nodule. — Le *nodule inflammatoire* vulgaire est petit, *microscopique :* il échappe complètement à notre examen ophtalmoscopique. Le *tubercule infectieux* est plus grand, toujours accessible à l'inspection du fond de l'œil vivant. Ce tubercule mesure depuis un quart de millimètre jusqu'à plusieurs millimètres de diamètre. Agrandi dans l'image ophtal-

moscopique, on le compare avec les dimensions de la papille et l'on dit qu'il
mesure un quart, un tiers, un demi-diamètre papillaire ; un ou plusieurs
diamètres papillaires. Le plus souvent le tubercule infectieux n'atteint pas
les dimensions de la papille. Ce tubercule, visible à l'ophtalmoscope, constitue le *foyer choroïditique* de la choroïdite disséminée, le *bouton* ou la *tache*
suivant le degré d'évolution auquel il est arrivé, comme nous allons le voir.

La forme du foyer choroïditique est arrondie : circulaire ou ovalaire (fig. 2).

Genèse du nodule. — Jusque maintenant le nodule inflammatoire vulgaire
est considéré comme un centre *d'accumulation* de globules blancs, émigrés, autour des vaisseaux, d'où ces globules sont sortis. D'autres globules
blancs, encore retenus dans l'intérieur du vaisseau, s'adossent en rangs serrés
contre l'intima, comme prêts à passer au dehors, à la suite des premiers.

Nous savons, depuis peu, que les tubercules infectieux sont des centres de
prolifération, plutôt que des foyers d'*infiltration*. Dans ces tubercules,
quelques cellules sont plus grandes (*plasmatiques*), ou ressemblent aux cellules épithéliales (*epithélioïdes*) ; d'autres ont augmenté considérablement
leur protoplasme et multiplié leurs noyaux (*cellules géantes*). Les éléments
cellulaires du tubercule infectieux s'écartent donc beaucoup des petites
cellules d'émigration d'un nodule inflammatoire ordinaire.

Mais pourquoi les petites cellules rondes du nodule inflammatoire banal
n'auraient-elles pas la même origine que les cellules plus grandes, *plasmatiques*, *épithélioïdes*, ou *géantes* des nodules infectieux ? Et pourquoi les soi-
disant globules blancs arrêtés dans leur course, contre l'intima des vaisseaux
élargis par le processus inflammatoire, ne seraient-ils pas de jeunes cellules
nées de l'endothélium irrité et proliférant comme dans les endo-vasculites
chroniques, oblitérantes ? Les accumulations de cellules rondes à l'intérieur
des vaisseaux, sur un point limité de la circonférence, en masses saillantes,
s'enfonçant comme des coins triangulaires dans la colonne des globules
rouges ou remplissant complètement le calibre des vaisseaux, avec, encore,
quelques rares spécimens d'éléments rouges ; ces accumulations, s'explique-
raient certainement mieux par une multiplication endothéliale sur place que
par une aggrégation cellulaire de hasard, à laquelle nous ne savons quel
génie préside.

La présence des cellules rondes dans le stroma choroïdien et à l'intérieur
des vaisseaux, quelque soit d'ailleurs le nombre des nodules, ne modifie pas
très sensiblement la teinte du fond de l'œil, tant que la chorio-capillaire
reste ouverte et que la couche des cellules épithéliales pigmentées de la choroïde n'est pas altérée. L'image ophtalmoscopique ne se modifie d'une façon
très apparente qu'à partir du moment où cet épithélium lui-même participe
au processus inflammatoire. C'est ce que nous verrons plus loin quand nous
parlerons des modifications inflammatoires de l'*épithélium uvéal*.

Évolution du nodule. — Le nodule inflammatoire vulgaire et le tubercule
spécifique peuvent se *résorber* et disparaître sans laisser de traces apparentes. Le retour à la structure anatomique primitive s'accompagne d'un
affaissement progressif du bouton saillant. La tache de décoloration du fond

s'efface à son tour, et partout le fond reprend sa teinte normale. Pendant ce temps la rétine retrouve *intégralement* sa fonction visuelle.

Le tubercule infectieux se résorbe déjà moins facilement que le nodule simple. Plus fréquemment il subit la dégénérescence caséeuse du centre, et

Fig. 2.

Taches choroïditiques jaunes, au stade de boutons de choroïdite disséminée, dans la moitié supérieure ; au stade de taches atrophiques de choroïdite disséminée, dans la moitié inférieure de l'image ophtalmoscopique. Deux petits foyers, rapprochés, dans le quadrant supérieur droit, se résorbent sans laisser de taches correspondantes.

s'organise en tissu conjonctif cicatriciel, à la périphérie. D'autrefois il s'organise dans son ensemble. Toujours, à son niveau, la choroïde sclérosée s'affaisse, entraînant dans son effondrement, non seulement l'épithélium uvéal pigmenté, mais l'épithélium sensoriel visuel et la rétine tout entière. Celle-ci perd tous ses éléments nerveux et se sclérose à son tour, au-devant de la choroïde affaissée. Au soulèvement de la rétine se substitue, de la sorte, un enfoncement de la rétine dans le *godet cicatriciel* de la choroïde. Au lieu d'être une ou deux fois plus grosse qu'à l'état normal, la choroïde est maintenant réduite à une fraction minime de cette épaisseur.

Avec l'ophtalmoscope nous constaterons l'existence de la dépression atrophique par les mêmes procédés d'estimation des différences de niveau, signalés à propos du bouton lui-même. Nous verrons le vaisseau rétinien, qui passe en cet endroit, descendre brusquement dans la dépression atrophique, traverser le fond déprimé, puis, par un second crochet, remonter de l'autre côté de la tache blanche : c'est la *tache atrophique* de la choroïdite disséminée.

Dépigmentation du stroma. — A la formation du tubercule infectieux participent, sans le moindre doute, les cellules fixes du stroma choroïdien. Avant d'entrer en prolifération, ces cellules étoilées et colorées perdent leur pigment. Dans toute la largeur du bouton choroïditique la membrane vasculaire devient incolore.

Cette *dépigmentation*, par places, de la choroïde donne lieu à un des principaux symptômes ophtalmoscopiques de la choroïdite disséminée commençante. C'est cette dépigmentation vague, bien que nettement appréciable pour l'initié, localisée en foyers discrets, qui attire immédiatement notre attention sur les points d'épaississement de la choroïde. Sans cette vague décoloration caractéristique du fond de l'œil, nous ne verrions probablement pas les différences de niveau de la rétine ; même en portant notre attention sur les petites courbes brusques des vaisseaux rétiniens à leur niveau. Plus tard, quand l'épithélium uvéal se sera décoloré, à son tour, aux endroits correspondants, le débutant lui-même diagnostiquera sans difficulté ces foyers choroïditiques.

Dans les inflammations plus vives et plus diffuses de la choroïde, où l'on suppose que les cellules fixes restent absolument étrangères au processus d'infiltration cellulaire, la dépigmentation des corpuscules étoilés ne s'en fait pas moins. Après évolution complète de la choroïdite diffuse, le fond de l'œil paraît pâle dans son entier, montrant le gaufrage de son réseau vasculaire le plus grossier, réseau rouge sur fond blanc, plus ou moins voilé, jaunâtre, de la sclérotique.

Dépigmentation de l'épithélium uvéal. — Cependant l'*épithélium pigmenté* hexagonal qui recouvre la choroïde enflammée, est un tissu fort délicat. Il se laisse plus facilement et plus rapidement encore que les cellules fixes, influencer dans sa nutrition par le trouble circulatoire survenu dans la chorio-capillaire sous-jacente (ZEHENDER).

Mais avant de commencer à parler des altérations de cet épithélium, pendant la choroïdite, j'ai à justifier ma manière de voir au sujet de ces altérations, dans leurs rapports avec les inflammations de la membrane vasculaire de l'œil.

Quand on parle d'une inflammation de la peau, d'une *dermatose* ou *dermatite* quelconque, on ne songe pas à séparer les altérations de l'épiderme de celles du derme ; on réunit, en un seul processus pathologique, les lésions anatomiques du revêtement épithélial et celles de la membrane conjonctive qui constitue à la fois la membrane nourricière et la membrane sustentatrice du tissu tégumentaire épithélial.

Pourquoi en serait-il autrement pour la choroïde et son épithélium de revêtement : l'épithélium hexagonal pigmenté ? Cet épithélium ne peut guère être malade, indépendamment de sa membrane nourricière : la chorio-capillaire. Et, la choroïde ne peut être enflammée sans que son épithélium de revêtement ne souffre de cette inflammation.

Si cet épithélium pigmenté présente donc des lésions inflammatoires, pourquoi ne pas songer à la choroïdite, au lieu de parler de rétinite ?

Ceci dit, reprenons notre exposé pathogénique.

Pour maintenir sa pigmentation normale, l'épithélium choroïdien exige une irrigation sanguine constante du côté de la chorio-capillaire. Il ressort des études *embryologiques* et des observations *pathologiques* que le pigment des cellules uvéales hexagonales se forme à l'aide des chromatines du sang et que, de même, il ne s'entretient qu'à l'aide d'un apport constant d'hémoglobine nouvelle. L'hémoglobine des globules rouges, dissoute dans le plasma sanguin, passe avec les courants osmotiques nourriciers dans l'intérieur des cellules épithéliales et vient se fixer sur les corps albumineux solides, édifiés, sous forme de grains grossiers, par le protoplasme de ces cellules. Unie à ces corps protoplasmatiques, l'hémoglobine subit une transformation lente, aboutissant au pigment caractéristique des membranes intérieures du globe oculaire. Privé du courant sanguin, chorio-capillaire, et de l'apport constant d'hémoglobine dissoute, l'épithélium pigmenté uvéal ne tarde pas à perdre sa pigmentation naturelle. Dans l'anémie générale et dans l'ischémie locale de la choroïde, cet épithélium se décolore lentement.

Nous retrouverons cette décoloration pathologique de l'épithélium uvéal, par anémie de la chorio-capillaire, dans les choroïdites atrophiques, plus loin.

L'inflammation franche de la choroïde aboutit à la même dépigmentation de l'épithélium uvéal. Voici comment.

Un *excès* de circulation aboutit au même résultat qu'un déficit de circulation, parce que les courants de transsudation surabondante lavent trop énergiquement le pigment formé et ne laissent pas au nouveau pigment le temps et le repos nécessaires pour se reformer. Les grains protoplasmatiques se décolorent de leur vieux pigment et n'élaborent pas de nouveau pigment, pour maintenir leur coloration primitive.

Influence de l'exsudat sur la coloration du fond . — Dans les choroïdites, pour expliquer les altérations dystrophiques de la couche épithéliale pigmentée, on songeait autrefois à un exsudat. Cet exsudat hypothétique, que je contestais déjà tout à l'heure, fourni par la chorio-capillaire, était supposé assez abondant et tenu sous pression suffisamment élevée, pour détacher les cellules hexagonales pigmentées de leur membrane basale : la *lame vitrée* de la choroïde.

Mais cet exsudat n'a pas été retrouvé dans les coupes microscopiques des globes oculaires énucléés, *bien conservés* et *bien préparés* pour l'étude anatomique. Le décollement de l'épithélium uvéal en placards est un phénomène cadavérique. Sur le vivant, pendant les choroïdites, les cellules épithéliales restent parfaitement attachées à la membrane vitreuse, choroïdienne. Les cellules uvéales pigmentées absorbent elles-mêmes la sérosité qui a réussi à passer la membrane élastinoïde, et s'en gorgent tout plein. Leur protoplasme devient à la fois plus abondant et plus clair. Quelquefois même les cellules se vacuolisent; leur protoplasme s'œdématie ou subit, comme on dit, la dégénérescence aqueuse. L'épithélium pigmenté uvéal n'offre réellement pas assez de consistance et de fermeté pour opposer une barrière infranchissable au flot de sérosité sorti de la chorio-capillaire, et faire en sorte qu'il soit soulevé comme une membrane continue, sous forme de cloches plus ou moins grandes, ainsi que cela se présente pour d'autres revêtements épithéliaux, mieux tissés, au-dessus de leur derme enflammé.

Le transsudat inflammatoire ayant traversé l'épithélium choroïdien, la rétine ne se laisse pas davantage écarter de la choroïde. A son tour, elle absorbe la sérosité inflammatoire et devient le siège d'un œdème, sans qu'il se produise le moindre décollement. De la rétine, l'œdème se propage au corps vitré ; encore une fois, sans qu'il se forme entre la rétine et le vitréum un espace quelconque où la sérosité inflammatoire puisse s'accumuler sous forme d'exsudat. Près de la membrane limitante interne de la rétine, le corps vitré s'œdématie, se trouble et se liquéfie; et, s'il se creuse dans le corps vitré, près de la membrane limitante interne, des cavités kystiques, remplies de sérosité, limpide comme de l'humeur aqueuse, c'est grâce à ce ramollissement, à cette liquéfaction du vitréum, et non pas par suite du décollement du vitréum, comme beaucoup d'auteurs le pensent.

Il n'existe pas, dans l'œil normal, de *membrane hyaloïde*, distincte de la *membrane limitante interne* de la rétine. Entre le corps vitré et la rétine existe une cloison commune, d'où naissent, du côté de la rétine, les pieds des fibres radiaires de H. Muller et, du côté du vitré, les attaches du réseau filamenteux, fibrillaire, délicat, que l'on ne voit bien que dans les vitrés des embryons. Le vitré ne pourrait donc pas se décoller de la rétine, ni se laisser soulever par un exsudat liquide, venu du côté de la rétine. Mais la cloison commune, comme il arrive pour bien d'autres membranes, à l'état pathologique, peut s'œdématier, se gonfler, se vacuoliser, pour se cliver ensuite par le milieu et se séparer en deux lamelles distinctes, l'une restant attachée à la rétine et l'autre suivant le vitré dans sa retraite vers l'axe du globe. Il n'est pas rare, en effet, de trouver des dispositions semblables dans des yeux malades, dont le vitré est le siège d'infiltrations inflammatoires diverses. Entre ces deux membranes on trouve quelquefois des globules rouges du sang ou de jeunes cellules rondes.

Néanmoins, il vaut mieux ne pas considérer les *grandes* cavités intravitréennes et leur contenu comme des décollements par un exsudat fourni par la rétine ou même par la choroïde. Il y a avantage à s'en tenir à l'idée d'un simple ramollissement ou d'une liquéfaction locale du corps vitré.

L'œdème inflammatoire de l'épithélium uvéal, de la rétine et du corps vitré, se marque naturellement d'une manière évidente sur l'image ophtalmoscopique du fond de l'œil ; beaucoup plus même que l'œdème et la dépigmentation du stroma auxquelles nous avons déjà fait allusion. Les altérations anatomiques consécutives à cet œdème inflammatoire imprimeront encore mieux leur cachet sur cette image ophtalmoscopique, spécialement en ce qui concerne la désorganisation du tissu épithélial pigmenté. C'est donc dans les altérations survenues dans la structure de l'épithélium de la choroïde que nous devons chercher l'explication des symptômes ophtalmoscopiques primordiaux de la choroïdite (SCHWEIGGER).

La dépigmentation de l'uvée conjonctive, se poursuivant de son côté, complètera, après coup, l'image clinique des choroïdites en pleine évolution, comme aussi à leur période de déclin.

Le tout premier symptôme objectif de la choroïdite, manifestement visible à l'ophtalmoscope, est précisément dû aux altérations de structure survenues dans l'épithélium uvéal pigmenté, du fait de son œdème inflammatoire. Dès le début de la choroïdite le fond de l'œil se *décolore* : dans son ensemble, quoique très *irrégulièrement*, dans la forme inflammatoire diffuse ; localement, *en foyers* délimités, dans la forme disséminée

Décoloration générale de la choroïdite diffuse. — Étudions d'abord la *dépigmentation* de la choroïdite diffuse. Si dans la choroïdite diffuse le fond de l'œil se décolore *irrégulièrement*, cela peut tenir à deux causes tellement différentes, que l'une est positivement l'antipode de l'autre.

Une première façon de décolorer irrégulièrement le fond de l'œil, consisterait à rendre ce fond moins sombre, plus clair, par places, alors que partout ailleurs ce fond conserverait sa coloration normale primitive. Les courants exsudatifs inflammatoires, puissants, produisent cet effet en lavant irrégulièrement le pigment du stratum épithélial. Il est de fait qu'une cellule pigmentée, comprise dans un foyer inflammatoire un peu vif, se décolore rapidement : son pigment noir déteint, devient brun puis jaunâtre ; les grains, qui le formaient, se gonflent, se vacuolisent et se dissolvent, les uns après les autres, dans le suc cellulaire, devenu plus abondant et plus fluide. Il faut donc, pour que le fond de l'œil prenne cette teinte rouge jaunâtre inégalement lavée, caractéristique de la choroïdite, que l'inflammation de la choroïde soit assez vive et ait au moins quelques jours de durée : conditions que réalise la choroïdite diffuse aiguë, peu de jours après son début.

Une deuxième façon de tacher irrégulièrement le fond de l'œil consisterait à accentuer la teinte du pigment de certains groupements de cellules épithéliales ou d'augmenter le nombre des granulations noires qui remplissent ces cellules. Ceci semble se produire, toujours en dehors des inflammations vives ; dans l'inflammation plutôt chronique, ou, du fait d'une simple hypernutrition provoquée par une congestion passive, non inflammatoire. La quantité de pigment augmente effectivement autour de toute stase veineuse.

Les taches de *surpigmentation* ne sont jamais aussi vastes que les placards de *dépigmentation*. Dans la choroïdite diffuse chronique, les premières affectent deux aspects différents : 1° une sorte de forme corpusculaire grossière, avec des arborisations et des ramifications anastomotiques, qui les font ressembler aux corpuscules noires de la rétinite pigmentée ; 2° un genre de taches en placards irréguliers, à contours découpés en dessins géographiques.

Si on ne constate pas, immédiatement, toutes ces décolorations dans chaque choroïdite diffuse, c'est que la plupart du temps la rétinite complique l'inflammation de la membrane vasculaire ; le trouble de la membrane nerveuse empêche de voir ce symptôme dès le début. Plus tard, quand la double inflammation se sera calmée et que la rétine sera redevenue transparente, on retrouvera ces décolorations irrégulières dans toute leur netteté.

Les deux processus, de décoloration et de surcoloration, peuvent évoluer simultanément, côte à côte, dans la même maladie oculaire. Au même moment, dans une même choroïdite, le pigment peut pâlir ici, se foncer et s'accumuler ailleurs. Il en résulte des dessins tellement compliqués qu'il est presque impossible de reproduire l'image ophtalmoscopique de la choroïdite diffuse, à moins d'être un artiste consommé, dont l'œil exercé a appris à se débrouiller instantanément au milieu de tant de teintes différentes, enchevêtrées. Ces images ophtalmoscopiques de la choroïdite diffuse ont été souvent mal interprétées et rapportées à des choroïdites disséminées récidivantes.

Au congrès de la Société française d'ophtalmologie (1901), AURAND, élève de GAYET de Lyon, nous a apporté de très belles planches photographiques, où ces troubles de pigmentation de l'épithélium choroïdien (rétinien ?) se trouvaient admirablement reproduits.

Vaisseaux de la choroïde et de la rétine dans les taches claires. — A travers l'épithélium uvéal décoloré, notre œil perçoit parfaitement les dessins vasculaires de la choroïde. Et, comme généralement la décoloration des cellules pigmentées du stroma choroïdien suit de près ou précède même la dépigmentation des cellules épithéliales, le fond de l'œil en paraît encore plus pâle. Ce fond d'un jaune pâle, gaufré est alors comme saupoudré d'une poudre grise et noire. La poudre grise (reste de la pigmentation épithéliale normale) recouvre irrégulièrement les larges étendues claires. La poudre noire forme les agglomérés irréguliers dont nous parlions plus haut. Les aggrégats noirs, corpusculaires ou en larges placards, semblent sortir du fond et s'élever franchement au-dessus du niveau général. Ils paraissent beaucoup plus rapprochés de notre œil ; ils sortent vraiment du tableau , bien que la situation des vaisseaux rétiniens, qui passent librement au-devant d'eux, nous prouve à l'évidence, qu'ils appartiennent toujours au stratum épithélial pigmenté de la choroïde.

Décoloration en plaques de la choroïdite disséminée. — Après la décoloration générale du fond de l'œil dans les choroïdites diffuses, étudions maintenant la *décoloration en plaques* de la choroïdite disséminée.

Suivant l'abondance et la nature de la sérosité que le foyer choroïditique laisse filtrer à travers la lame vitrée, l'épithélium pigmenté éprouve des modifications variées, dans le sens déjà indiqué pour la choroïdite généralisée. C'est-à-dire, que, généralement, au début de l'inflammation locale, l'épithélium pigmenté pâlit, devient plus transparent. Sur le fond rouge sombre de l'œil se détachent des saillies plus claires, couleur chamois, sous forme de taches arrondies, circulaires ou ovalaires. Si la différence de teinte marque nettement ces taches sur le fond homogène, les contours de celles-ci sont néanmoins indécis, diffus. Sur les bords, la coloration anormale s'estompe et se perd insensiblement dans la teinte uniformément sombre, normale.

Encore une fois, tous les auteurs attribuent à la couleur jaune de l'*exsudat interchoroïdo-rétinien*, la teinte gris jaunâtre des boutons de la choroïdite disséminée.

S'il en était réellement ainsi, après résorption de l'exsudat, à la guérison de la maladie oculaire, la choroïde devrait réapparaître, non pas modifiée, avec un aspect nouveau, comme on le voit en réalité, mais avec son aspect antérieur; ce qui n'est pas, comme déjà nous le savons : une tache atrophique, blanche, succédant au bouton jaune grisâtre.

Un exsudat de peu d'importance serait parfaitement transparent et la petite teinte jaune qui colore les coagulums albumineux, que nous trouvons parfois dans nos préparations microscopiques, entre les membranes oculaires, ne saurait communiquer au bouton choroïditique sa couleur jaune chamois si caractéristique. Un exsudat plus abondant créerait, au-devant du fond rouge de la chorio-capillaire, un milieu trouble, qui ne donnerait pas au rouge du fond ophtalmoscopique une teinte jaune, mais un ton bleu grisâtre sale ; comme, par exemple, on trouve colorée la rétine péripapillaire par l'épanchement sous-rétinien et l'œdème de ses différentes couches, qui existent précisément dans la thrombose de la veine centrale. Un petit décollement de la rétine ne produit d'ailleurs jamais une voussure jaune mais une tache saillante gris bleuâtre ou une ligne toute blanche, si la rétine forme un pli au niveau du point de soulèvement.

C'est donc la transformation anatomique que subit la choroïde, du fait de l'inflammation, au niveau du foyer choroïditique, qui produit elle-même la teinte anormale chamois, et non pas l'exsudat pouvant exister entre la choroïde et la rétine.

Nous savons déjà qu'au milieu des foyers inflammatoires, qui sont ici — dans la choroïdite disséminée — des centres de prolifération active, le pigment se décolore et disparaît : aussi bien dans les cellules conjonctives étoilées que dans les cellules épithéliales hexagonales. La choroïde en devient plus blanche et plus transparente; de noire opaque qu'elle était, elle devient translucide. Et le sang de ses vaisseaux ajoutant sa teinte rosée au jaune d'interférence du milieu translucide, devant la sclérotique blanche, donne au bouton sa coloration jaune orangée un peu sale, couleur chamois.

Vaisseaux de la choroïde dans le bouton choroïditique. — Si, au niveau du bouton de choroïdite, la décoloration du stratum épithélial ne permet pas de voir le gaufrage vasculaire de la choroïde, comme dans la choroïdite diffuse, complètement évoluée, décolorée dans son stroma et dans son épithélium, c'est que, dans le foyer choroïditique, tout le stroma choroïdien est noyé dans l'exsudat séreux et cellulaire, inflammatoire. Ces exsudats rendent invisible le feutrage des vaisseaux entre-croisés, parce qu'ils font de la choroïde un milieu trouble. C'est, comme nous le disions, ce milieu trouble au-devant de la sclérotique blanche, qui donne l'illusion de la couleur jaune.

Nous verrons d'ailleurs plus loin que, même au microscope, nous retrouvons difficilement l'emplacement des vaisseaux, tellement l'infiltration cellulaire de leur adventice les cache à notre regard. D'autre part, un grand nombre de canaux vasculaires sont remplis à tel point de cellules blanches, qu'ils se confondent avec le tissu d'infiltration ambiant.

Pigmentation exceptionnelle du bouton. — Le jaune du bouton est d'autant plus grisâtre, plus sale, que le pigment des cellules épithéliales et conjonctives s'est mieux conservé. La tache choroïditique sera même *tigrée* si ce pigment a résisté à la décoloration dans quelques-unes des cellules pigmentées, épithéliales ou conjonctives; comme cela se présente assez fréquemment dans les immenses taches choroïditiques résultant de la coalescence de plusieurs boutons discrets. Mais cet aspect tigré se montre surtout à la période atrophique, quand la choroïde amincie, transformée en tissu cicatriciel, laisse voir la sclérotique blanche.

Encadrement noir de la tache atrophique. — En effet, vers la fin de la choroïdite disséminée, à la période de résolution, au moment où les boutons s'affaissent et s'éclaircissent, les cellules épithéliales pigmentaires, qui entourent immédiatement les foyers choroïditiques, entrent en prolifération. Les jeunes cellules nées de cette prolifération, noires comme les cellules épithéliales mères, se superposent les unes au-dessus des autres, s'étagent en épithélium stratifié et forment autour du bouton, qui devient de plus en plus blanc, un cadre noir plus ou moins complet, plus ou moins régulier.

Quelques-unes de ces cellules épithéliales jeunes, douées, comme toutes les jeunes cellules, du pouvoir amiboïdien, glissent, au dire de quelques auteurs, vers le centre du bouton et concourent à donner à la tache atrophique cet aspect tigré, dont nous parlions tout à l'heure.

L'apparition du cadre noir, autour de la plaque atrophique blanche, marque la fin de l'évolution du bouton choroïditique : à partir de ce moment l'aspect du fond de l'œil ne change plus, si ce n'est pour des poussées nouvelles de jeunes foyers; — ce qui, comme nous le verrons, est fréquent, la choroïdite disséminée étant une maladie essentiellement récidivante.

Vaisseaux choroïdiens et rétiniens dans la tache atrophique. — Au milieu de la tache atrophique blanche persistent fréquemment quelques gros vaisseaux choroïdiens — artères ou veines — qui ont résisté à l'étranglement du tissu conjonctif fibrillaire cicatriciel, remplaçant le tissu conjonctif muqueux primitif ou, pour mieux dire, qui n'ont pas été compris dans le foyer inflammatoire et ne se sont pas oblitérés par endo-vasculite thrombosante. Ces vaisseaux choroïdiens traversent, en ligne droite ou courbe, le fond de la tache atrophique ; sur un plan postérieur donc à celui qu'occupent les vaisseaux rétiniens, qui passent librement au-devant de ces taches.

Embrun recouvrant les boutons. — Au-dessus du bouton jaune plane comme un voile translucide qui en ternit la couleur et en estompe les contours. C'est l'œdème de la rétine et, peut-être aussi, la dégénérescence granuleuse, inflammatoire des éléments rétiniens, autrement si transparents. Ni cet œdème, ni cette dégénérescence ne dépassent cependant les couches externes de la rétine. La couche des fibres nerveuses garde sa transparence parfaite et sa constitution compacte normale ; à preuve que les vaisseaux qui occupent cette couche conservent toute la netteté de leurs contours et tout le brillant de leur coloration rouge, en passant sur le bouton choroïditique. Dès que l'œdème atteint la couche des vaisseaux visibles à l'ophtalmoscope, les artères et les veines se foncent en couleur et disparaissent partiellement dans le nuage strié qui les enveloppe. Il existe alors de la chorio-rétinite.

La dégénérescence des couches externes de la rétine peut s'accentuer à tel point, que toute la lumière projetée dans l'œil par le miroir est réflétée par cette partie de la rétine devenue opaque et alors la tache devient blanche : aussi blanche que la tache constituée par les fibres myéliniques, opaques, que l'on trouve anormalement au voisinage de la papille. Seulement, ici, les vaisseaux rétiniens continuent de passer au-devant de ces taches blanches inflammatoires, librement et avec toute leur netteté habituelle. Cette décoloration particulière des taches choroïditiques appartient à certaines choroïdites spécifiques. Elle apparaît soudainement sur un grand nombre de points autour de la papille et autour de la macula, quelquefois dans un secteur périphérique. Ces taches blanches sont toujours très petites. On les considère généralement comme étant de nature syphilitique.

Résorption du bouton d'inflammation. — Exceptionnellement le bouton choroïditique jaune peut ne pas s'éclaircir, ne pas pâlir, ni devenir blanc transparent, par atrophie. L'évolution s'interrompt tout à coup, les exsudats inflammatoires se résorbent ; œdème et cellules d'infiltration rentrent dans la circulation ou se désagrègent et disparaissent sur place ; les vaisseaux redeviennent perméables et le sang, reparaissant dans la chorio-capillaire, fait revivre les cellules épithéliales uvéales et leur rend, avec usure, les granulations pigmentaires dissoutes dans le courant exsudatif. La tache jaune devient petit à petit *noire,* aussi noire que du charbon et peut rester noire un temps indéfini pour finalement reprendre la coloration uniforme du fond ou subir l'évolution d'une autre forme de boutons dont il nous reste à parler encore.

Bouton choroïditique noir. — De même que nous avons vu dans la choroïdite diffuse que la décoloration irrégulière du fond avait sa source, tantôt, dans une *dépigmentation* inégale de l'épithélium uvéal, et, tantôt, dans une *surpigmentation* du même épithélium ; de même nous trouvons dans la choroïdite en foyers, un bouton avec dépigmentation des éléments colorés et un bouton avec surpigmentation. Nous venons d'étudier et de poursuivre dans toute son évolution le bouton choroïditique, qui débute par la dépigmentation de ses cellules épithéliales uvéales, qui se complète par la décoloration de ses cellules conjonctives et qui achève son évolution par une repigmentation de sa bordure épithéliale. Nous allons étudier, maintenant, le bouton choroïditique qui débute par la surpigmentation de son épithélium uvéal ; c'est le bouton *noir*, en opposition avec le bouton *jaune*.

Le *bouton noir* présuppose une inflammation locale moins vive que le *bouton jaune*. La congestion inflammatoire n'est que juste suffisante pour suralimenter les cellules épithéliales, accroître lentement leur protoplasme et augmenter proportionnellement le nombre de leurs granulations pigmentaires ; comme cela se produit autour du bouton jaune à la fin de son évolution, quand l'inflammation tombe et concentre ses derniers effets stimulants, amoindris, sur l'épithélium en bordure. C'est dans les choroïdites disséminées bénignes, à évolution très insidieuse, très lente, que se rencontrent les boutons noirs. Non pas, que ces choroïdites, éminemment chroniques, soient moins dangereuses pour la vision de l'œil que les autres ; au contraire, elles sont souvent très désastreuses à ce point de vue. La gravité de ces affections ne dépend pas du nombre des foyers, ni de l'activité inflammatoire, qui se développe dans chacun de ceux-ci, mais bien de la localisation de ces foyers dans les endroits les plus délicats du fond de l'œil, dans la macula et au voisinage immédiat du nerf optique.

Nous n'avons pas, pour le moment, à insister sur ces pronostics différents et nous en revenons à notre étude pathogénique du bouton noir.

Forme et nombre. — Sur le bouton noir, donc, l'épithélium uvéal se surpigmente. La surface de surpigmentation n'est jamais aussi régulièrement arrondie que la surface de dépigmentation du bouton jaune. Si quelquefois le bouton noir est d'emblée rond, circulaire ou ovalaire, il est bien plus souvent, pour commencer, anguleux, en flammèche allongée. Il est aussi très petit à l'origine, mais il grandit rapidement et arrondit ses contours, au fur et à mesure qu'il gagne en étendue. Les boutons noirs sont isolés les uns des autres et restent isolés pendant toute la poussée éruptive. Ce n'est que dans des éruptions successives, que les nouveaux boutons se collent aux préexistants et forment des *plaques polycycliques*. Conformément à la notion de bénignité relative, que nous avons attribuée à la choroïdite à boutons noirs, le nombre de ces boutons est souvent très petit : un, deux, une demi-douzaine, tout au plus, par éruption. Chose remarquable, j'ai trouvé très souvent dans les deux yeux, les boutons occupant des places absolument symétriques.

Mais si chaque poussée ne comprend qu'un petit nombre de boutons, la répétition multipliée de ces éruptions finit, quand même, par recouvrir tout le fond de l'œil. Il est vrai que, dans ces circonstances, les *boutons jaunes* se mêlent souvent aux *boutons noirs* et que des *choroïdites diffuses circonscrites* compliquent les poussées de *choroïdites disséminées*. C'est ainsi qu'on aboutit finalement à ces images ophtalmoscopiques compliquées, dont nous

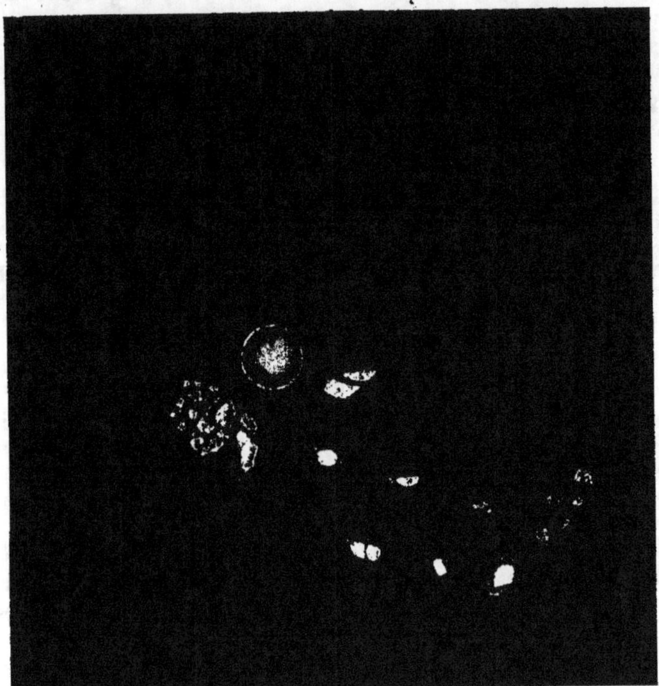

Fig. 3.

Taches choroïditiques noires (DE FOERSTER). A gauche et en haut : taches de la choroïdite disséminée ; à droite : placards charbonneux de la choroïdite diffuse circonscrite. A gauche et en bas : taches atrophiques blanches comme les boutons jaunes de la choroïdite disséminée ; le plus souvent plus grandes que les boutons noirs originels. A droite et en bas : résorption sans trace, ou réseaux noirs avec mailles claires presque saines ; les plus graves transformés en taches jaunes, avec dessins de la choroïde, mais conservant la fonction visuelle, tout à l'opposé des taches atrophiques blanches. A gauche et en bas : un réseau pigmenté dont chacune des mailles correspond à une tache atrophique d'un bouton choroïditique noir.

parlions déjà tout à l'heure, où le diagnostic : choroïdite, se pose d'emblée, mais où l'exploration du détail demande une faculté d'observation que donne seulement une très longue expérience clinique (fig. 3).

Autour de chaque bouton noir on trouve une zone mince, une véritable bordure de décoloration qu'on appelle *zone d'envahissement*, comme si l'inflammation se diffusait tout autour du bouton noir. Cette zone d'envahissement ne survient, effectivement, que plus tard ; elle n'existe pas dès le début, et marque comme le moment de la restauration commençante. Elle rappelle la zone d'inflammation *éliminatrice* des tissus sphacélés ou la zone de *défense*, organisée par l'organisme autour d'un foyer toxique. L'apparition de cette zone claire coïncide effectivement avec la désagrégation cellulaire qui suit l'hypernutrition inflammatoire. Quand cette désagrégation ne s'établit pas, quand le bouton reste noir, la zone claire n'apparaît point.

Donc, à un moment donné, au milieu du bouton noir, la teinte s'éclaire, devient grisâtre, jaune ou blanche. Quand le bouton est petit, c'est comme un phare minuscule qui s'allume dans cette tache de nuit sombre.

Du centre, l'éclaircissement s'étend vers la périphérie. Tout le bouton devient blanc, d'un blanc aussi nacré, que celui de la tache atrophique, qui succède au bouton jaune. Et comme il reste, autour de la tache blanche du bouton noir, un liséré noir, tout comme autour du bouton jaune complètement évolué, la distinction, finalement, entre les deux n'est plus possible.

Le bouton noir ne s'élève, jamais, aussi haut vers l'intérieur de l'œil que le bouton jaune. Les vaisseaux de la rétine glissent, sans déviation ou courbe appréciable, au-dessus de la tache noire.

Le bouton noir a commencé par être plus petit que le bouton jaune, mais il grandit lentement et après atrophie complète et transformation du liséré jaune d'envahissement en bordure noire, il peut être aussi grand et même plus grand que ce dernier. Et si, comme je l'ai vu, la zone d'envahissement poursuit la même évolution atrophique que le centre, la plaque sclérosée blanche peut être très grande à la fin.

La coalescence de plusieurs petits boutons noirs donne des figures polycycliques compliquées, dans lesquelles on retrouve toujours, avec un peu de bonne volonté, les contours arrondis des boutons constituants. Après éclaircissement central de chacun de ces boutons composants, la tache polycyclique noire se transforme en un réticulum noir, avec des mailles blanches, tantôt petites, tantôt plus grandes, au point de ressembler aux réseaux pigmentés des choroïdites disséminées jaunes, à la période atrophique.

La tache atrophique du bouton noir présente un affaissement aussi grand que la tache atrophique cicatricielle du bouton jaune. Les vaisseaux de la rétine descendent dans un godet également profond. Ceci s'expliquerait difficilement si l'on n'admettait pas que le stroma choroïdien participât à l'inflammation au même degré que dans le bouton jaune. Nous ne connaissons pas suffisamment l'histologie pathologique du bouton noir, dans toute son évolution, pour interpréter convenablement le fait. Nous pensons que, dans le bouton noir, il s'agit moins d'une atrophie par sclérose inflammatoire que d'une atrophie par ischémie accidentelle ou sclérose sénile, succédant à des infarctus veineux. Le cercle orangé qui entoure le bouton noir pourrait alors être un commencement de décoloration de l'épithélium pigmenté se marquant plus rapidement dans la zone périphérique non surpigmentée.

L'affaissement de la tache choroïditique noire, pendant la période régressive, n'est pas une preuve matérielle de l'existence d'un exsudat interchoriorétinien, pendant la période d'état. La résorption des infiltrats de la choroïde même et l'atrophie, consécutive à l'organisation cicatricielle de ces infiltrats, expliquent suffisamment cet effondrement du bouton et sa transformation en petit cratère très peu profond. Dans ce godet atrophique ou cicatriciel, succédant au foyer choroïdien complètement éteint, les vaisseaux rétiniens descendent par le bord un peu surélevé, comme les branches des vaisseaux centraux de la rétine descendent dans l'excavation atrophique de la papille, lors de l'atrophie grise du nerf optique.

Troubles fonctionnels de la rétine. — Aux désordres anatomiques que nous venons d'étudier, dans la choroïde enflammée, doivent correspondre des altérations fonctionnelles du côté de la rétine restée saine. Le fonctionnement régulier de cette membrane sensorielle est très intimement lié à l'intégrité anatomique de la choroïde : de toute la choroïde, mais avant tout de son épithélium pigmenté. En tout cas, il n'est point probable que les troubles visuels de la choroïdite soient dus exclusivement aux désordres inflammatoires de la rétinite concomitante ou à l'infiltration du vitréum (FUCHS).

Rectifions d'abord une erreur d'interprétation d'autrefois, concernant les troubles visuels de la choroïdite.

Puisqu'il n'y a pas dans la choroïdite plastique de vrais exsudats séparant la choroïde de la rétine, ce n'est pas à leur interposition, entre ces deux membranes, que l'on peut attribuer les troubles de la vision qui surviennent si promptement dans la choroïdite. Si les patients se plaignent de nuages, qui glissent devant leurs yeux, venant assombrir momentanément ou d'une façon définitive une partie ou la totalité de leur champ visuel, c'est aux troubles circulatoires de la choroïde, à l'inflammation de cette membrane, et non à l'interposition d'exsudats variés qu'il faut attribuer ces obscurcissements. Nous savons que dans un tissu enflammé le courant sanguin subit des variations brusques dans sa marche : l'arrêt complet de la circulation alterne avec des accélérations extra-rapides. Avec le ralentissement du courant sanguin dans le réseau de la chorio-capillaire et surtout avec la stagnation complète du sang doivent coïncider des abaissements de la vision. Aux accélérations du courant doit correspondre une plus grande excitabilité de la rétine. Aussi, à côté des nuages sombres, les malades accusent des visions lumineuses entoptiques (*photopsies*), blanches ou colorées, sous forme de bluettes, éclairs, roues de feu, flammes d'incendie, lueurs éblouissantes, nuages blancs, flocons d'ouate ou flocons de neige, etc., etc. La succession rapide de ces alternatives d'excitation et de dépression fonctionnelle, réalise une sorte d'éblouissement ou de papillotage très fatigant pour le malade.

Non seulement la diminution de la vue est prompte à survenir dans la choroïdite, mais elle atteint rapidement un degré inquiétant, soit que la circulation sanguine s'arrête complètement dans la chorio-capillaire, soit que les principes phlogogènes, que charrie le sang, diffusent jusqu'à la rétine et viennent porter leur action paralysante jusque sur les cellules visuelles de cette membrane. A cela il faut encore ajouter le trouble occasionné par l'infiltration poussiéreuse du corps vitré, quand la rétinite vient compliquer la choroïdite.

Discordance entre les symptômes visuels et ophtalmoscopiques. — Pendant toute l'évolution de la choroïdite, tant diffuse que disséminée, aussi longtemps que la couche des cônes et bâtonnels ou, pour mieux dire, les cellules visuelles épithéliales tout entières demeurent intactes, la rétine reste sensible à la lumière. Quelle que soit la coloration du fond de l'œil la vision persiste, à ce niveau, avec un degré de perfection d'autant plus élevé, que la nutrition des cellules neuro-épithéliales reste mieux garantie par la partie correspondante de la choroïde ou par les parties avoisinantes, moins troublées par l'inflammation. C'est ce qui explique comment l'image ophtalmoscopique nous trompe, si facilement et si fréquemment, sur l'état de la vision réelle de nos malades. Le rouge du fond de l'œil peut être à peine modifié, alors qu'il existe un scotome absolu, quelque part dans le champ visuel. Par contre, la vision, centrale et périphérique, peut paraître parfaite, alors que les altérations ophtalmoscopiques sont extraordinairement étendues et compliquées.

Néanmoins — et nous ne pouvons pas manquer d'insister encore là-dessus — aux lésions ophtalmoscopiques devraient correspondre des troubles visuels équivalents, s'il n'y avait pas une suppléance de circulation choroïdienne, capable de nourrir les éléments nerveux, à distance, jusque sur les foyers choroïditiques. Aussi, malgré les lésions anatomiques choroïdiennes les plus évidentes à l'ophtalmoscope, les fonctions physiologiques de ces parties de la rétine ne paraissent-elles pas troublées d'une façon sensible; et, en sens inverse, lors d'une nouvelle poussée de choroïdite, voit-on souvent des scotomes apparaître qui ne correspondent pas à des foyers nouveaux, mais recouvrent les anciennes lésions ophtalmoscopiques. La poussée nouvelle a, dans ces cas, privé de leur nutrition supplémentaire, à distance, les portions de la rétine qui continuaient à fonctionner normalement, au-dessus des premiers foyers choroïditiques.

Nous reprochons quelquefois à nos malades d'avoir attendu trop longtemps, avant de venir nous consulter; d'avoir différé la visite jusqu'au jour où leur vision fut considérablement abaissée; et nous ne songeons pas assez que, pour eux, une première attaque a pu complètement passer inaperçue. Le succès inespéré de notre traitement vient nous prouver qu'il n'y a pas eu de leur part de la vraie négligence : en arrêtant, par notre traitement, les nouveaux foyers dans leur évolution destructive, en y ramenant une circulation normale, nous parvenons à restituer aux vieux foyers la nutrition collatérale, dont ils profitaient, et nous rendons à nos malades une vision que ni eux, ni nous-mêmes, n'avions osé espérer.

Scotomes. — La diminution ou la perte de la vue dans une partie du champ visuel, correspondant à des altérations choroïdiennes circonscrites, s'appelle *scotome*. Le scotome est *relatif* ou *absolu*, suivant que la perte de la vision est partielle ou totale. Le scotome relatif peut n'exister que pour les couleurs, alors que le blanc est perçu avec sa clarté naturelle. Une diminution de la perception du blanc et des couleurs est encore un scotome relatif : dans ce scotome les objets apparaissent légèrement voilés, bien qu'avec leurs couleurs naturelles.

Le scotome reste *positif* aussi longtemps que le malade s'aperçoit lui-même de sa présence. Il est *négatif* quand le médecin seul peut le révéler au malade, pour lequel cette partie de son champ est devenu un véritable trou, une aire d'aperception lumineuse absolue, d'insensibilité visuelle complète. Notre cerveau ignore complètement l'existence d'un pareil scotome, comme il ignorait l'existence de la tache aveugle de MARIOTTE, avant qu'on nous eût enseigné le moyen de la rechercher dans notre champ visuel.

Un scotome positif nous poursuit et nous gêne sans cesse, un scotome négatif nous échappe, ne nous cause aucun tourment, mais il nous cache tous les objets qu'il recouvre.

Un scotome positif, visible pour le malade lui-même sous forme de nuage, de tache sombre, de brouillard ou de fumée noire, de toile d'araignée ou de voile en gaze foncée, le tout situé à une distance variable au-devant de l'œil, peut exister, dans la choroïdite, sans lésion anatomique concomitante de la rétine, ni trouble de la transparence du corps vitré. Il suffit pour cela que du fait des lésions choroïdiennes, la partie correspondante de la rétine perçoive moins bien la lumière et la transmette plus difficilement aux centres nerveux psycho-sensoriels, intra-craniens, parce que, la restauration fonctionnelle de cette partie de la rétine est devenue insuffisante.

Un bel exemple d'un scotome positif de ce genre, bien que de source différente, est vu, dans le centre de son champ visuel par celui qui vient de regarder une lumière éclatante, comme un soleil couchant, un bec Auer, etc. Les histologistes qui travaillent au microscope le soir, avec une lampe à éclairage plutôt vif, sont souvent fort incommodés par semblable scotome ; non pas, tant qu'ils restent dans leur laboratoire bien éclairé, mais dès qu'ils descendent en ville. Dans les rues moins bien éclairées, ils voient un disque noir occupant presque toute la largeur de la chaussée, voilant les becs de gaz des lanternes lointaines et donnant aux flammes une teinte rouge de sang. S'ils ferment les yeux, ils voient au contraire un disque blanc, à peu près du diamètre du globe oculaire, en avant d'eux, à la distance de la cornée ou des paupières. Sans doute, il s'agit toujours ici d'un épuisement de la rétine, que la circulation normale de la choroïde restaure mal, mais dans la choroïdite, où la rétine fonctionne normalement, tandis que la circulation chorio-capillaire reste en déficit, le résultat nutritif de la rétine est le même et le trouble fonctionnel identique. A un moment donné même, la rétine peut se trouver, pendant la choroïdite, dans les conditions propices pour un épuisement plus rapide et alors les nuages sombres doivent s'interpréter absolument de même que pour la rétine éblouie par un trop grand ou trop long éclairage.

Scintillation ou papillotage. — Le scotome positif d'origine choroïdienne a ceci de particulier qu'il est fugace et changeant, comme les troubles circulatoires qui le provoquent. Le scotome apparaît et disparaît successivement à des intervalles plus ou moins rapprochés. Tantôt il demeure longtemps et tantôt il est de fort courte durée. Il n'est pas toujours complet ; il se montre par parties sur des points variant constamment. Une grande lettre, comme la première lettre E du tableau de Snellen, apparaît soudainement sur un fond primitivement sombre et s'évanouit aussitôt après, pour reparaître ensuite sous forme d'un L ou d'un F ou d'un trait noir vertical ou horizontal, suivant le hasard de l'éclaircissement du scotome. C'est la raison pour laquelle les malades parlent constamment d'ombres mouvantes et de photopsies mobiles.

Exsudat hémorragique. — Après avoir épuisé à peu près tout ce qu'il y a à dire sur l'exsudat séreux et cellulaire de la choroïdite, disons un mot de l'exsudat hémorragique.

Alors qu'ils compliquent si facilement la rétinite, les exsudats hémorragiques sont très rares dans les inflammations de la choroïde. Dans la forme purulente, qui est plus souvent hémorragique, le sang extravasé ne rencontre pas dans la substance fondamentale molle du tissu muqueux lamellaire, qui forme le stroma choroïdien, suffisamment de résistance, pour amasser les globules rouges en collections sanguines. Le sang diffuse partout et se fraie un chemin vers l'espace supra-choroïdien ou vers la fente choriorétinienne.

Presque tous les auteurs admettent l'épanchement de sang, d'origine choroïdienne, entre l'épithélium pigmenté et la couche des cônes et bâtonnets. Pour moi, il paraîtrait vraiment surprenant que la lame vitrée n'opposât pas plus de résistance à cet envahissement du sang du côté intérieur de l'œil. Aussi je doute fort que le sang fourni par la choroïde enflammée, puisse passer ailleurs que dans l'espace supra-choroïdien, avant que la suppuration ait dissout et troué la lame vitrée. Il en est ainsi même dans l'hémorragie expulsive post-opératoire.

Les hémorragies qui décollent la rétine de la choroïde, sont d'origine rétinienne.

Un épanchement hémorragique dans l'espace supra-choroïdien se présente cliniquement comme un décollement de la rétine. La rétine d'aspect bleuâtre est soulevée en boule hémisphérique ; la tumeur paraît toutefois moins transparente, plus sombre et aussi un peu plus rouge quand on éclaire fortement le fond de l'œil. La tumeur est d'ailleurs réellement rouge quand on éclaire le globe par transparence à travers la sclérotique.

DOULEUR. — La choroïde n'est pas riche en nerfs ciliaires sensitifs, comme l'iris et le corps ciliaire. Il s'ensuit que la douleur ne doit pas être fort grande pendant l'inflammation de cette membrane. Mais les nerfs sensitifs ne manquent pas absolument dans le stroma choroïdien ; et, à la surface externe de la membrane, courent les nombreux nerfs sensitifs de passage destinés au corps ciliaire et à l'iris ; une douleur sourde, tensive, mal déterminée, quoique localisée par le malade dans l'intérieur de l'orbite, ne fait donc jamais défaut dans les choroïdites, surtout dans les formes aiguës et subaiguës. Dans les choroïdites compliquées d'accidents glaucomateux et particulièrement dans les choroïdites suppuratives aiguës, la douleur peut devenir intolérable.

D'une façon générale, l'intensité de la douleur est proportionnelle à la rapidité avec laquelle évolue la maladie.

Avec un stylet mousse on peut rechercher l'emplacement des foyers de la choroïdite disséminée, par la douleur que provoque une légère pression sur la sclérotique (SICHEL). Cette recherche donne toujours un résultat positif quand l'inflammation s'est fort approchée de l'espace supra-choroïdien. Dans la scléro-choroïdite partielle, enkystée, le malade en avertit lui-même le médecin ; les seuls mouvements du globe ou le frottement des paupières lui ont révélé ce foyer de douleurs inflammatoires.

CHALEUR. — Inutile de s'arrêter à ce symptôme quand il s'agit de choroïdite pure et simple. Dans la choroïdite suppurative, devenant le phlegmon du globe, ce symptôme est mieux marqué que dans n'importe quelle ophtalmie. Il est perçu par le malade qui sent que son œil lui brûle dans l'orbite et il est constaté par le médecin quand celui-ci touche aux paupières gonflées et injectées qui recouvrent le globe en exorbitis.

Tableau clinique. — Je n'ai pas besoin de donner ici un tableau clinique de la choroïdite, résumant tous les symptômes objectifs et subjectifs, que l'étude anatomo-pathologique précédente nous a fait connaître. A propos des choroïdites spéciales, nous aurons suffisamment l'occasion de montrer dans quel ordre apparaissent et se succèdent tous ces symptômes.

Je passe immédiatement aux complications nombreuses que peuvent entraîner les diverses choroïdites. Bien souvent ces complications constituent comme des symptômes secondaires, dont la valeur égale les symptômes essentiels ou spécifiques de la pure choroïdite.

Complications.

L'inflammation de la choroïde se propage encore moins facilement au corps ciliaire et à l'iris que l'inflammation de ces deux derniers organes ne passe au premier.

Abusivement on a employé l'expression irido-choroïdite pour désigner l'inflammation du corps ciliaire et de l'iris, alors que la choroïde restait complètement étrangère au processus inflammatoire du segment antérieur du tractus uvéal. Autrefois on croyait que le trouble du corps vitré suffisait pour témoigner de la participation de la choroïde à l'inflammation de l'iris et du corps ciliaire. Nous savons maintenant qu'il est sous la dépendance de l'irido-cyclite, pour ce qui regarde le trouble des couches antérieures, et sous

la dépendance de la papillo-rétinite, pour ce qui regarde les couches post
rieures. La choroïdite pure, non compliquée de rétinite, laisse le corps vit
absolument transparent.

Avec l'apparition du trouble antérieur du corps vitré coïncide toujou
une injection épisclérale (FOERSTER) ; preuve évidente que de la choroïde l'i
flammation s'est étendue au corps ciliaire. Ici aussi, comme dans la chori
rétinite syphilitique, il s'agit d'un trouble poussiéreux qu'il faut recherch
avec un éclairage faible : celui du miroir plan, et en s'aidant d'une lentil
grossissante, placée derrière l'ouverture de l'ophtalmoscope.

Avec persistance on parle encore aujourd'hui d'une *irido-choroïdi
séreuse*, qui n'est certainement pas autre chose que l'irido-cyclite que no
avons décrite sous le nom d'iritis séreuse. PANAS, à propos d'un œil énucl
pour irido-cyclite séreuse, compliquée de glaucome absolu, note expréss
ment, que la choroïde était saine, tandis que la rétine présentait une inf
tration séreuse vacuolaire dépendant des troubles circulatoires que peut pr
voquer le glaucome dans cette membrane.

Quand, exceptionnellement, l'irido-cyclite séreuse s'étend, *par voie coll
térale,* en arrière vers la choroïde, les lésions inflammatoires restent local
sées dans la zone antérieure, rétrociliaire ou prééquatoriale de cette men
brane, c'est-à-dire, dans la zone qui avoisine l'ora serrata, là où les a rtèr
récurrentes de Leber se confondent avec les branches terminales des plu
longues ciliaires, courtes, postérieures. L'irido-cyclite séreuse qui compliqu
la kératite parenchymateuse hérédo-syphilitique s'étend jusque dans cet
région de la choroïde (FUCHS).

L'*infiltration pigmentaire* de la rétine exclut aussi la choroïdite pur
Ces taches noires, semblables à des corpuscules osseux, indiquent la partic
pation de la rétine au processus inflammatoire du fond de l'œil. Jamais l i
filtration du pigment choroïdien ne se fera dans une rétine saine, ni mêm
dans une rétine devenue plus tard atrophique, après que l'inflammation s
fût complètement éteinte dans la choroïde.

Les auteurs sont d'accord pour admettre que la *papille du nerf optiqu*
et la *rétine* tout entière s'enflamment fréquemment de concert avec la ch
roïde ; non seulement parce que les mêmes causes qui ont engendré l'inflan
mation de la choroïde, provoquent aussi l'inflammation du nerf optique et d
la rétine, mais aussi parce que le processus inflammatoire de la choroïd
déborde, pour ainsi dire, sur le sommet intra-oculaire du nerf optique et de
sur la portion avoisinante de la rétine.

L'*atrophie jaune, choroïditique,* de la papille du nerf optique est la con
séquence de cette *chorio-papillo-rétinite.* Après guérison de la chorio-rétinit
la papille du nerf optique prend une teinte sale, gris jaunàtre ; les vaisseau
paraissent moins nombreux et beaucoup plus minces qu'à l'état normal. Cett
atrophie particulière coïncide avec la sclérose d'une grande partie du résea
de la chorio-capillaire. La simple *papillite* qui complique toujours la choro
dite diffuse et la choroïdite disséminée postérieure, péri-papillaire, n'est pe
capable de faire naître cet état de désorganisation profonde.

L'opacification des couches postérieures ou profondes du corps vitré, dont nous avons parlé, comme aussi leur ramollissement et leur liquéfaction constituent des complications immédiates de la papillo-rétinite, concomitante de la choroïdite disséminée postérieure. Dans le corps vitré liquéfié nagent des flocons opaques qui se meuvent en sens inverse des mouvements communiqués inconsciemment au globe par le malade. Celui-ci perçoit la présence de ces corps opaques et leur déplacement, par l'ombre qu'ils étendent sur la rétine. Le malade projette dans l'espace ces ombres perçues, et les qualifie de *mouches volantes*. Cette perception entoptique (*myodopsies*) persiste même après la guérison de la maladie oculaire pendant des temps indéfinis. Un corps vitré liquéfié reprend difficilement sa consistance et sa transparence primitives.

Le *ramollissement du corps vitré* peut prendre une extension très grande. La dégénérescence aqueuse ou liquéfaction du vitréum ne laisse quelquefois intactes que les parties antérieures du corps vitré, sous forme d'un gâteau plat, appliqué sur la face postérieure du cristallin et rattaché au sommet du nerf optique par un cordon plus ou moins délicat, parfois filiforme. Ce mince cordon peut même se rompre. Il flotte alors par une extrémité effilée, libre, dans le liquide aqueux, qui remplace l'humeur vitrée normale. Exceptionnellement, on constate directement avec l'ophtalmoscope la présence de ce corps flottant.

La tension osmotique ou le pouvoir isotonique de ce liquide est naturellement différent de celui de l'humeur vitrée naturelle. C'est cette variation du pouvoir isotonique de ce liquide pathologique, qui explique les variations de tension intra-oculaires auxquelles sont sujets les yeux atteints, comme on dit, de *décollement du corps vitré* : les tensions glaucomateuses alternant subitement avec des hypotonies considérables. Ce liquide stagnant ne saurait représenter l'humeur vitrée qui est un tissu vivant, une sorte de tissu conjonctif muqueux, œdématié à l'extrème.

La *cataracte polaire postérieure* suit de près le ramollissement du corps vitré. Nous savons la marche désespérément lente de cette opacification du cristallin et l'influence désastreuse qu'elle exerce d'emblée sur la vision, de par sa situation dans l'axe même du globe. L'extraction de cette cataracte est particulièrement délicate ; je partage toujours cette opération en deux temps : l'iridectomie supérieure d'abord, l'extraction du cristallin six semaines après.

Le ratatinement du corps vitré, son organisation en tissu conjonctif fibreux, ne survient que pour autant que, de la choroïde, l'inflammation s'étende au corps ciliaire et à l'iris. La *phtisie du globe oculaire* n'est pas une conséquence directe de la choroïdite.

A mesure que, dans la choroïdite chronique ou récidivante, les petits vaisseaux s'obstruent par sclérose et que les grands vaisseaux diminuent de calibre, le tissu conjonctif pigmenté intervasculaire se décolore. En même temps, ce tissu lui-même se sclérose : de muqueux qu'il était à l'état normal, il devient fibrillaire, scléreux. A l'état sain la choroïde représente une sorte de *tissu érectile*, capable de résister à toute la pression du corps vitré turgescent ; aussi dans les mailles de son réseau vasculaire le tissu conjonctif de remplissage conserve-t-il sa structure fœtale, c'est-à-dire qu'il garde la forme muqueuse. Tout au plus, quelques fibres élastiques naissent dans sa substance fondamentale intercellulaire. Au fur et à mesure que le tissu érectile perd de ses vaisseaux, la membrane conjonctive supporte davantage le poids de la tension intra-oculaire et, forcément, achève son organisation : le tissu muqueux devient tissu conjonctif adulte ou tissu fibrillaire, c'est la *sclérose* de la choroïde. Chez le porc, dont la choroïde est construite sur le type de la choroïde humaine, et, chez lequel, la choroïdite maculaire et périmaculaire est très fréquente, on trouve un magnifique exemple de cette sclérose choroïdienne.

Quand la sclérose choroïdienne entraîne la destruction complète de la chorio-capillaire, la rétine se soude avec la choroïde. Les cellules visuelles, avec leurs cônes et leurs bâtonnets, disparaissent et les cellules épithéliales pigmentées envoient leur pigment jusque dans les couches internes de la rétine. Cette sorte de *rétinite pigmentaire* suit fréquemment la chorio-rétinite diffuse et quelques choroïdites disséminées à poussées aiguës.

La plupart des auteurs anciens signalent des *hémorragies* intra-oculaires, dans les différentes choroïdites. C'est en partie à ces épanchements de sang qu'ils attribuent l'obscurcissement général et les flocons volumineux du corps vitré.

Dans la choroïdite purulente, comme dans la panophtalmie suppurative, on trouve assez régulièrement des collections sanguines dans les parties antérieures du corps vitré, au milieu des amas de globules qui infiltrent cette partie du vitréum ; mais ces hémorragies viennent des vaisseaux de la rétine ou des vaisseaux de la portion plane du corps ciliaire. La simple choroïdite ne saurait répandre du sang ailleurs que dans l'espace suprachoroïdien ; et encore, cette complication est-elle excessivement rare. Même dans l'espace rétro-rétinien, entre l'épithélium uvéal et les cellules visuelles, la choroïde enflammée ne peut déverser du sang, qu'après avoir usé et troué la lame vitrée ; ce qui n'arrive que dans les choroïdites suppuratives et dans les choroïdites bourgeonnantes ; et ces hémorragies ne sont jamais assez violentes pour percer la rétine et se répandre dans le corps vitré.

Le *décollement de la rétine* est une complication, également très rare, de la choroïdite pure et simple. Même l'exsudat qui, dans les chorio-rétinites, sépare assez fréquemment les deux membranes et donne l'image ophtalmoscopique de cette complication, est plutôt fourni par la rétine que par la choroïde.

Un épanchement dans l'espace supra-choroïdien provoque le *décollement* simultané de la *choroïde* et de la *rétine* et, sauf un aspect plus foncé de la tumeur, donne la même image ophtalmoscopique. Cet épanchement suprachoroïdien peut être séreux, purulent ou sanguinolent et appartient à la scléro-choroïdite plutôt qu'à la choroïdite tout court.

Un décollement tardif de la rétine est la suite naturelle de beaucoup de choroïdites maculaires, péripapillaires ou périphériques antérieures, rétrociliaires. C'est là une complication indirecte qui succède à la liquéfaction (ou décollement) du corps vitré, complication elle-même de la rétinite concomitante de ces choroïdites.

Marche et pronostic.

La marche de la choroïdite est lente et intermittente. La choroïdite purulente, n'aboutissant pas à la panophtalmie, traine six à huit semaines, avant de s'éteindre complètement. Les choroïdites plastiques sont des affections essentiellement chroniques et récidivantes. On ne sait jamais quand la choroïdite est complètement guérie. Les récidives nombreuses la prolongent indéfiniment. Et plus les récidives sont rapprochées plus le pronostic s'aggrave. Après chaque poussée nouvelle il reste des reliquats inflammatoires, auxquels, une accalmie trop courte n'a pas laissé assez de temps pour se résorber complètement dans l'intervalle. Dans ces conditions la cécité finale est fort à craindre. Cette issue fatale est d'autant plus à redouter que le nerf optique et la rétine participent, ici, davantage à l'inflammation.

Des opacifications du corps vitré, même très épaisses, peuvent cependant se résorber à la longue.

La cataracte est une complication sérieuse à cause du danger que présente son extraction.

Diagnostic.

Pour diagnostiquer sûrement une choroïdite, il faut l'examen ophtalmoscopique. Les renseignements fournis par le malade sur les troubles visuels qui le tourmentent, ne donnent qu'un diagnostic de présomption ; pour établir un diagnostic ferme, le médecin doit explorer l'œil souffrant, à l'aide de l'ophtalmoscope. Mais si le trouble du corps vitré rend impossible l'éclairage du fond de l'œil, pour faire son diagnostic provisoire, le médecin procédera par voie d'exclusion.

Nous l'avons déjà dit et nous le répétons, l'obscurcissement des zones antérieures du corps vitré est dû à l'irido-cyclite ; le trouble des couches profondes, au-devant du pôle postérieur est une complication de la papillo-rétinite. Dans la choroïdite pure et simple le corps vitré reste parfaitement transparent et permet en toute circonstance un examen approfondi et détaillé du fond de l'œil. La choroïdite maculaire seule fait ici exception : les transsudats inflammatoires choroïdiens passent trop facilement à travers la mince rétine maculaire pour ne pas obscurcir rapidement les couches superficielles du vitré au-devant et autour de la fovéa. Tous les détails et reflets de la fossette centrale sont recouverts d'un nuage d'autant plus sombre que déjà antérieurement cette portion de la rétine présentait une coloration rouge plus foncée.

Des altérations anatomiques du stroma choroïdien nous ne voyons que ce que l'épithélium pigmenté nous permet d'observer par transparence. Mais les modifications survenues dans la coloration et la disposition de cette couche épithéliale nous servent de renseignements précieux sur l'état du reste de la choroïde. L'étude anatomo-pathologique précédente nous a suffisamment renseigné là-dessus. Inutile d'y revenir encore.

Situation des vaisseaux rétiniens dans l'image choroïditique. — Tous les dessins anormaux que la choroïdite fait apparaître sur le fond uniforme de l'œil normal, ont ceci de commun : que les vaisseaux de la rétine passent, constamment, au-devant d'eux, librement et sans interruption.

En revanche, il ne suffit pas de constater le passage de ces vaisseaux rétiniens au-devant des taches de différentes couleurs, pour conclure à une affection choroïdienne. Les rétinites, qui s'accompagnent d'un épanchement suprarétinien, avec soulèvement ou décollement partiel de la rétine, donnent aussi lieu à des taches blanches, grises ou bleues au-dessus desquelles s'avancent, en courbe plus ou moins prononcée, les artères et les veines de la rétine.

Dans ces conditions, néanmoins, il s'ajoute ordinairement au décollement rétinien, un certain degré d'œdème ou d'infiltration de la rétine, qui masque en partie les vaisseaux, les fait paraître plus minces ou les interrompt complètement sur quelque point de la courbe. Le plus souvent les taches appartenant en propre à la rétine malade, englobent les vaisseaux de cette membrane, au moins partiellement. Nous ne pouvons cependant pas oublier que les vaisseaux les plus gros courent dans la couche des fibres nerveuses et que quelques-uns parmi eux touchent directement à la membrane limitante interne. Les obscurcissements pathologiques de la rétine transparente ne sauraient donc les couvrir et les soustraire à notre regard.

Taches blanches choroïditiques et rétinitiques. — Les taches blanches de la rétinite sont complètement privées de pigment. Les taches choroïditiques sont ordinairement encadrées de noir.

Dans les taches atrophiques qui succèdent aux hémorragies rétiniennes en foyer on peut cependant rencontrer du pigment hématogène, dont la couleur ne trahit pas suffisamment l'origine. Ce pigment peut être aussi noir et d'aspect aussi régulier, — cristallin au microscope — que celui de la choroïde. Cependant la rareté des granulations pigmentaires et leur situation dans le voisinage des vaisseaux rétiniens, font songer naturellement à une pigmentation résiduelle de la rétinite hémorragique.

Œdème et dégénérescences. — En dehors de la rétinite concomitante, la choroïde enflammée est-elle capable d'envoyer assez d'exsudats inflammatoires dans la rétine pour troubler suffisamment la transparence de cette membrane au point de voiler le rouge de la chorio-capillaire ? Je n'oserais l'affirmer, comme beaucoup d'auteurs se hasardent à le faire. Je songerais plutôt à rapporter à une simple imbibition collatérale de la rétine, ce reflet humide, luisant comme du marbre poli et mouillé, que présente quelquefois le fond de l'œil au commencement d'une choroïdite ou d'une rétinite, surtout chez les jeunes gens.

Il ne faut pas confondre les taches de choroïdites avec les toutes petites taches blanches de la dégénérescence sénile de la lame vitrée. Ces *verrucosités séniles* ne se rencontrent pas seulement chez le vieillard mais aussi dans quelques choroïdites atrophiques. Leur origine est toute différente comme nous le verrons dans le chapitre où nous étudierons les dégénérescences du tractus uvéal. Elles sont plus petites que les taches atrophiques et toujours réunies en grand nombre dans le fond de l'œil.

L'âge des boutons. — Nous avons suffisamment insisté sur le caractère ophtalmoscopique des boutons de choroïdite, aux différentes périodes de leur évolution, pour ne plus devoir y revenir ici, afin d'établir le diagnostic entre les foyers anciens et les foyers nouveaux.

Quant au diagnostic entre les choroïdites vraies et les choroïdites frustes, atrophiques, nous nous en occuperons spécialement lorsque nous traiterons cette seconde variété de choroïdites.

Lésions ophtalmoscopiques rétrociliaires. — Les taches foncées, brunes ou noires, que l'on découvre dans les parties tout à fait antérieures du fond de l'œil, ne sont pas toujours les témoins irrécusables d'une ancienne inflammation de la partie correspondante, rétro-ciliaire de la choroïde. Ces plaques de pigmentation exagérée de l'épithélium hexagonal peuvent représenter un état parfaitement normal. Quant aux plaques atrophiques blanches de cette région elles ne sont pas non plus un témoignage inattaquable d'une inflammation évoluée jusqu'à la sclérose. Quelques-unes du moins trouvent leur explication dans les hémorragies par stase veineuse qui surviennent si facilement dans l'intérieur de l'œil pendant les accouchements laborieux, avec étranglement du cou ou compression exagérée du crâne de l'enfant. On trouve de semblables taches, résidus d'anciennes hémorragies et provoquées par la même cause, au voisinage du nerf optique. Il n'est pas permis d'en faire constamment des tares de syphilis congénitale. Quand, chez l'adolescent, la kératite parenchymateuse se complique de scléro-choroïdite antérieure — ce qui n'est pas aussi rare qu'il semblerait, après la lecture des auteurs classiques — des lésions choroïdiennes semblables à celles qui nous occupent maintenant se retrouvent dans la zone antérieure de l'image ophtalmoscopique. Mais l'extension de l'inflammation à l'espace séreux suprachoroïdien indique moins une diathèse syphilitique qu'une diathèse rhumatismale. La choroïdite rétro-ciliaire est souvent la complication d'une scléro-choroïdite antérieure.

Étiologie.

Si l'on excepte la choroïdite *traumatique* et la choroïdite *secondaire*, par extension à la choroïde de l'inflammation voisine, toutes les choroïdites sont dues à une infection du sang. Le sang infecté, chargé de toxines et de microbes, apporte directement à la membrane nourricière principale de l'œil, les substances phlogogènes qui doivent y allumer l'inflammation.

Choroïdites traumatiques. — La choroïdite traumatique est *suppurative* ou *plastique*. Comme les opérations sur la choroïde sont rares (ponction sclérale, incision du globe pour extraction de cysticerque ou de corps étrangers), la choroïdite traumatique est plutôt *accidentelle* qu'*opératoire*. Parmi les choroïdites traumatiques nous devons ranger, comme inflammations *ectogènes*, les suppurations qui envahissent les hernies de la choroïde, longtemps après guérison d'une blessure ou en cas de staphylome, après scléro-choroïdite antérieure, ou d'ectasie scléro-choroïdienne, compliquant certains glaucomes. L'usure de la membrane fibreuse protectrice a préparé ici la voie pour l'infection de la membrane vasculaire profonde. Endéans les vingt-quatre ou les quarante-huit heures qui suivent l'accident, les corps étrangers, chargés de substances infectantes, provoquent l'inflammation suppurative de la choroïde ; mais, par sa seule présence, le corps étranger complètement aseptique peut tenir pendant longtemps, plusieurs jours et même plusieurs semaines, l'œil comme préparé pour une infection endogène, si par hasard le sang vient à se charger de microbes.

Les éclats métalliques, non contaminés, ayant pénétré accidentellement dans l'œil peuvent provoquer directement la choroïdite ou la panophtalmie plastique. LEBER a démontré que les éclats métalliques oxydables se dissolvent en partie dans la lymphe tissulaire. Il en est ainsi pour le fer, le plomb et le cuivre. Les solutions faibles de sels de fer, de plomb ou de cuivre, constituent pour l'œil de véritables principes phlogogènes. Les membranes vasculaires et nerveuses — dont la choroïde —, sont spécialement sensibles à leur influence irritante. Les sels de cuivre poussent l'irritation jusqu'à donner le caractère suppuratif à l'inflammation (suppuration *amicrobienne* comme celle provoquée par le mercure). Ces choroïdites traumatiques, même plastiques, sont particulièrement graves, à cause de l'action exercée par ces sels métalliques sur le corps vitré, qui dégénère, se ratatine et se rétracte, entraînant le décollement de la rétine et l'atrophie du globe.

L'enkystement capsulaire, conjonctif, du corps étranger peut arrêter les progrès de la choroïdite, en suspendant l'oxydation du métal et sa dissolution plus complète. L'inflammation cesse alors et l'œil revient au repos pour un certain temps, jusqu'à ce que survienne un déplacement accidentel du corps étranger, qui brise l'enveloppe fibreuse protectrice et rétablit les conditions premières, d'immédiatement après le traumatisme. Inversement, l'inflammation traumatique, oxymétallique, peut être arrêtée aussi par un afflux d'humeurs fortement chargées d'albumine. L'albumine dissoute se combine avec les sels solubles des métaux lourds et leur enlève toute propriété irritante.

Choroïdites secondaires. — Dans la catégorie des choroïdites par *extension* ou choroïdites *secondaires*, à côté des nombreuses irido-choroïdites dont nous avons parlé à propos de l'iritis, il faut ranger au moins une partie des choroïdites compliquant la méningite cérébro-spinale, épidémique ou non ; les autres, moins nombreuses, rentrent dans la classe des choroïdites infectieuses, endogènes, ou choroïdites *métastatiques*.

Choroïdites spontanées. — Les dyscrasies sanguines, capables de faire naître la choroïdite *idiopathique*, appartiennent aux maladies infectieuses et aux états diathésiques suivants : la syphilis, la tuberculose, la septicémie, l'anémie infectieuse, la pneumonie, toutes les fièvres infectieuses aiguës.

Quelques auteurs y ajoutent : la scrofulose (Arlt, Fuchs); la chlorose (Fuchs); l'anémie simple (Fuchs).

Jusque dans ces derniers temps on ne connaissait que la syphilis et la tuberculose comme maladies infectieuses capables de faire naître des choroïdites. Il y a vingt ans à peine, toutes les choroïdites étaient considérées comme étant de nature syphilitique. Depuis quelques années il existe une tendance à faire prédominer l'infection tuberculeuse.

Quand l'infection syphilitique n'est pas avouée et qu'aucun symptôme clinique ne parvient à fixer là-dessus notre opinion, nous ne supposons que trop facilement l'existence d'un foyer de tuberculose caché : source permanente de métastases successives, telles qu'il s'en présente dans toute choroïdite idiopathique. Même alors que notre client présente un aspect de santé des plus brillants, nous n'hésitons pas à croire à quelque ganglion bronchique, médiastinal ou mésentérique, tout rempli de bacilles vivants ou de spores dormants. Nous ferions mieux, je pense, si nous revenions aux conceptions de nos prédécesseurs et si nous admettions d'autres dyscrasies sanguines, capables de préparer le terrain pour une inflammation de la choroïde, tant que nous ne pouvons leur attribuer le pouvoir d'allumer cette inflammation pour leur propre compte. Dans ce sens, c'est un réel progrès des derniers temps d'avoir admis l'existence d'une *choroïdite hépatique*. Et, à mon avis, il faudrait de même accepter une choroïdite gastro-intestinale, génito-urinaire et peut-être d'autres encore.

Le caractère diffus ou disséminé de la choroïdite *endogène* ou *spontanée* dépend du degré de virulence du principe phlogogène qui la provoque.

Dans la syphilis bénigne et dans la tuberculose légère, le virus spécifique et les toxines tuberculeuses dépassent à peine la paroi du vaisseau frappé d'endovasculite; il ne se forme que des foyers d'inflammation discrets autour des quelques vaisseaux malades : la choroïdite est *disséminée*.

Dans la syphilis grave et dans la tuberculose aiguë, les principes phlogogènes se répandent dans tout le stroma choroïdien et provoquent une choroïdite *diffuse*.

Dans la pyoémie, dans l'infection purulente chirurgicale ou médicale, dans la fièvre puerpérale, les principes septiques, qui ont envahi le sang, sont trop virulents pour localiser leurs effets sur quelques vaisseaux de la rétine ou de la choroïde et sur leur voisinage immédiat; l'inflammation s'étend à toute la choroïde et à toute la rétine. La rétinite et la choroïdite diffuses qui en résultent, sont même ordinairement purulentes. Souvent même la purulence s'étend aux autres parties du globe et la rétino-choroïdite purulente initiale se transforme en *panophtalmie*.

La rétino-choroïdite métastatique purulente de la pneumonie est souvent plus bénigne : le pneumocoque se cultive mal, semble-t-il, dans les milieux intra-oculaires.

Pendant une pneumonie Fraenkel vit apparaître dans le fond de l'œil cinq ou six taches blanches, à contours arrondis et mesurant chacune un demi-diamètre papillaire environ. Un seul de ces foyers était manifestement saillant, car un vaisseau de la rétine qui passait au-dessus faisait une courbe accentuée. Après six mois tout avait disparu. Fraenkel pense qu'il y eut dans le cas présent, une métastase de pneumocoques dans la choroïde.

Comparativement à l'étiologie de l'iritis, la syphilis et la tuberculose sont des causes aussi fréquentes de l'inflammation de la choroïde — partie postérieure du tractus uvéal, — qu'elles le furent de l'inflammation du segment antérieur du même tractus : de l'iris et du corps ciliaire. Mais la syphilis congénitale ou héréditaire attaque plus fréquemment la choroïde que l'iris. La choroïdite syphilitique et tuberculeuse est plus rarement une inflammation suppurative que l'iritis de même nature.

Quant à la diathèse rhumatismale, elle n'est pas considérée comme capable de provoquer l'inflammation de la choroïde, comme elle le faisait si facilement pour l'iris et le corps ciliaire. Quand cette diathèse s'attaque à la choroïde, c'est du côté de l'espace suprachoroïdien, une véritable séreuse, et sous forme de scléro-choroïdite.

Anatomie pathologique.

Nous avons donné dans le chapitre consacré à la sémiologie des choroïdites, les principaux détails d'anatomie pathologique pouvant expliquer les symptômes généraux et spéciaux de ces ophtalmies. Nous avons réservé pour le chapitre présent tous les autres détails anatomiques ne présentant qu'un intérêt scientifique ou n'exerçant qu'une influence indirecte sur la symptomatologie des choroïdites.

Matériel d'examen. — Les lésions anatomiques du *début* et de la période d'*état* des choroïdites diffuses nous ont été révélées à l'occasion de l'examen microscopique d'yeux énucléés pour cause de panophtalmie traumatique. La choroïdite, dans ces yeux traumatisés et infectés, affecte toujours un caractère diffus : l'inflammation s'étend uniformément à tout un secteur, pour le moins, de la choroïde. L'examen anatomique de cette choroïdite traumatique nous renseigne parfaitement sur les désordres matériels qui accompagnent les formes spontanées, ne nécessitant jamais une intervention aussi radicale que l'énucléation.

Quant aux lésions anatomiques des périodes de *déclin* et de *restauration* des choroïdites diffuses, nous les avons trouvées dans les yeux énucléés tardivement, pour cause d'ophtalmie sympathique imminente ou déjà déclarée.

C'est aussi dans ces yeux sympathisants et dans les yeux énucléés pour accidents glaucomateux graves, compliquant des affections variées du tractus uvéal, que nous avons appris à connaître les lésions de la choroïdite disséminée. Quelques yeux atteints de cette choroïdite en foyers obtenus à l'occasion de la mort accidentelle de sujets qui en étaient porteurs, ont permis de contrôler et de compléter nos connaissances, en ce qui concerne cette anatomie pathologique.

Sans donc avoir eu sous les yeux toutes les affections choroïditiques elles-mêmes et aux phases successives de leur longue évolution, nous avons pu réunir, de cette façon, tous les renseignements nécessaires pour reconstituer le tableau complet des désordres anatomiques qui caractérisent ces différentes choroïdites.

Concordance avec les lésions inflammatoires banales. — Nous pouvons, sans restriction aucune, affirmer que les lésions inflammatoires des choroïdites se ressemblent pour toutes les espèces, quelle qu'ait été leur cause originelle. Puis, nous pouvons ajouter qu'au même degré d'acuité inflammatoire correspond toujours un ensemble de lésions anatomiques parfaitement déterminées, toujours les mêmes, sauf quelques menus détails, sur lesquels nous aurons soin d'insister à chaque fois que cela deviendra nécessaire. La description anatomo-pathologique sera donc identiquement la même pour toutes les espèces étiologiques et pour chacune des formes cliniques de ces espèces.

Les lésions inflammatoires des choroïdites ne sont d'ailleurs pas différentes des inflammations banales, communes à toutes les inflammations de tissus richement vascularisés et revêtus, comme la choroïde, d'un épithélium. L'intensité de ces lésions et leur extension, seules, varient, selon la qualité, l'abondance, la virulence et la diffusibilité des principes phlogogènes, qui les ont provoquées, dans les différentes choroïdites. De la *diffusibilité* de ces substances phlogogènes les auteurs n'ont pas suffisamment tenu compte, jusqu'aujourd'hui ; et, cependant, c'est du degré de diffusibilité avant tout que dépend le plus ou moins d'extension que prennent les désordres inflammatoires autour des vaisseaux, par lesquels les principes phlogogènes sont constamment amenés, puisqu'il s'agit ici toujours d'inflammations endogènes et hématogènes.

Une substance phlogogène peu diffusible, telle qu'en renferme le sang dans le saturnisme, l'alcoolisme, le diabète, l'albuminurie, etc. n'attaque que l'intima du vaisseau choroïdien. Dans la dyscrasie sanguine, qui suit les maladies infectieuses, immédiatement après la crise finale, la mystérieuse substance, qui gâte le sang de ces convalescents, ne s'attaque même qu'à l'endothélium de cet intima, favorisant la formation des thromboses hyalines, si dangereuses pour l'œil.

Au contraire, un principe virulent plus diffusible, comme en fournit la syphilis ou la tuberculose, étend ses désordres inflammatoires jusqu'à l'adventice du vaisseau choroïdien, artériel ou veineux.

Enfin, les substances pyogènes des septicémies, strepto-pneumo- ou staphylococciques, diffusent jusqu'au milieu du stroma intervasculaire et entraînent toute une zone du parenchyme choroïdien dans une pullulation cellulaire telle, que le processus inflammatoire aboutit presque fatalement à la fonte purulente de la membrane et au phlegmon de l'œil : la diffusion ne s'arrêtant pas à la choroïde, mais englobant les autres parties du globe.

Altérations cadavériques. — Dans un œil normal pris sur le cadavre et préparé ensuite pour l'analyse microscopique, les vaisseaux de la choroïde sont pour la plupart affaissés, renfermant peu ou point de globules sanguins. C'est encore dans la chorio-capillaire que l'on trouve le plus de globules rouges, surtout dans cette partie du réseau capillaire qui représentait les portions déclives de l'œil, au moment de son imbibition par les liquides fixateurs. Dans l'œil mort, le sang obéit aux lois de la pesanteur, précipitant facilement ses globules dans les *larges* vaisseaux de la choroïde.

Toutes les ramifications des *artères* ciliaires ont gardé leur lumière circulaire ; mais cette lumière est rétrécie par la dernière contraction agonique ou cadavérique de leur musculature. Les *veines* sont aplaties dans le sens de l'épaisseur de la membrane, sous la pression du corps vitré turgescent, hypertonique au moment de l'arrêt de la circulation ; mais elles ne sont pas complètement fermées, vides de tout sang. Les *artérioles terminales* de la couche dermique ou tapis choroïdien humain, sont peu ouvertes et ne renferment guère d'hématies. Mais les *veinules initiales* en renferment davantage comme les capillaires. Effectivement, les *capillaires* sont gorgés de sang et, pour ce motif, plus reconnaissables que partout ailleurs, sur les coupes microscopiques ; moins bien cependant sur les coupes perpendiculaires que sur des préparations en surface, où le sang dessine lui-même, magnifiquement, le riche et large réseau capillaire de la choroïde.

L'*épithélium uvéal* pigmenté se détache facilement de sa membrane basale ou lame vitrée, si l'œil n'a été recueilli que plusieurs heures après la mort. Cet épithélium se décole en placards, d'autant plus grands que l'œil a été pris plus tardivement au cadavre. Cependant, au bout de vingt-quatre heures, les cellules épithéliales hexagonales sont devenues très fragiles ; elles se brisent pendant les manipulations et répandent autour d'elles leurs granulations pigmentées.

Une petite couche liquide, venue, suppose-t-on, de la chorio-capillaire ou plutôt, envoyée, je soupçonne, par le vitré hypertonique, s'étale entre la choroïde et la rétine et permet à cette dernière membrane de se plisser légèrement, par endroits : à la région maculaire, entre autres.

De même, l'endothélium des vaisseaux rétiniens et choroïdiens, vides de sang, se détache en placards du reste de l'*intima*, par une sorte de macération dans l'eau du plasma sanguin.

La choroïde tout entière est écrasée contre la sclérotique, grâce à la turgescence du corps vitré, persistant quelque temps après la mort. La rétine, cellulairement mieux bâtie que la choroïde avec son tissu muqueux intervasculaire, résiste davantage à cette pression et ne se laisse pas autant aplatir. L'amincissement cadavérique de la choroïde persiste, même après que le ramollissement *post mortem* du globe a permis à cette membrane de se détacher de la choroïde. Un peu de sérosité albumineuse remplit alors l'espace suprachoroïdien, ouvert par l'écartement de la membrane vasculaire, vers l'intérieur. Cet épanchement cadavérique suprachoroïdien, comme l'autre suprarétinien, se coagule dans les liquides fixateurs en formant un délicat précipité granuleux.

Dans les tissus encore chauds, certains *microbes*, ayant circulé en petit nombre avec le sang, pendant la vie, ont pullulé avec abondance pendant l'agonie et durant les premières heures qui ont suivi la mort. D'autres, au contraire, privés soudainement d'oxygène, quand la circulation s'arrête, meurent, se laissent envahir par la sérosité ambiante, se dissolvent dans le plasma organique et ne se retrouvent plus dans les coupes microscopiques.

Dans le premier cas, on ne trouvera pas, dans le stroma choroïdien, les désordres qu'auraient produits un aussi grand nombre de microbes, dont les vaisseaux sont remplis. Dans le second cas, les lésions inflammatoires des parois vasculaires et du stroma sont trop importantes pour ne pas faire soupçonner des principes phlogogènes abondants, dont les générateurs ont disparu.

Tous ces détails doivent être connus de ceux qui examinent les yeux malades pour qu'ils ne confondent pas les lésions cadavériques avec les désordres pathologiques survenus pendant la vie, sous l'influence de la maladie.

Lésions pathologiques, vasculaires. — Dans un œil souffrant de choroïdite, énucléé sur le vivant et préparé pour l'examen microscopique, le sang remplit à tel point les petites et grosses veines que l'on découvre à peine le stroma muqueux qui doit remplir les mailles de leur réseau anastomotique. Ces vaisseaux empiètent largement sur le tissu conjonctif muqueux intermédiaire. Mais c'est là, en partie du moins, un effet de l'action constrictive des liquides fixateurs, qui ont retiré au tissu œdématié une grande quantité d'eau. Quand l'œdème est fibrineux, comme au début du phlegmon de l'œil, cela paraît beaucoup moins.

Les artères ne renferment pas beaucoup plus de sang qu'à l'état normal : la contraction de leur *média* musculaire a chassé, en partie, le sang aux derniers instants de la vie individuelle de l'organe, immédiatement après l'énucléation faite sur le vivant. L'action stimulante des liquides fixateurs sur la fibre musculaire lisse, a pu aider à débarrasser encore davantage ces artères de leur sang.

Les capillaires et les petits vaisseaux du tapis choroïdien renferment d'autant plus de globules rouges que l'aspect de leur endothélium s'est moins modifié. Suivant que les cellules endothéliales ont participé directement à l'inflammation ou non, suivant que ces cellules ont développé leur protoplasme et leur noyau, aux dépens de la lumière du canal, ou sont demeurées plates, le nombre des globules rouges variera largement. Au degré le plus élevé de l'inflammation localisée dans la région chorio-capillaire, devant la purulence imminente de ces couches de la choroïde, le réseau capillaire semble avoir disparu. A la place des travées de globules rouges, existent maintenant des cordons blancs, formés de jeunes cellules en série linéaire : globules blancs arrêtés dans leur course ou plutôt jeunes cellules rondes, nées, sur place, de la prolifération des cellules endothéliales enflammées. Les mailles homogènes du réseau capillaire primitif s'encombrent d'autres cellules rondes, de même origine. Puis, toute circulation sanguine étant arrêtée, les jeunes cellules dégénèrent et meurent, devenant de véritables globules de pus avec leurs noyaux en chromatolyse.

Dans les gros vaisseaux des réseaux artériels et des plexus veineux, il existe, contre la paroi endothéliale, un nombre également considérable de jeunes cellules rondes, dont nous avons déjà discuté l'origine. J'insiste encore particulièrement sur le petit nombre de globules blancs, véritables, polynucléaires, dispersés au milieu de la colonne sanguine centrale et sur l'abondance extrême des globules mononucléaires accumulés périphériquement contre la paroi.

Au point culminant de l'inflammation diffuse, au moment où tout va tomber en purulence, les grands vaisseaux choroïdiens sont aussi pleins de globules blancs que, tout à l'heure, les capillaires du réseau sous-épithélial.

A ce moment de l'inflammation, la paroi des veines, beaucoup moins celle des artères, et tout le reste du stroma choroïdien, entre les vaisseaux, sont gorgés de jeunes cellules rondes, encore avec un seul noyau arrondi, ou déjà avec un noyau lobulé ou même fragmenté.

Transformation des cellules fixes. — Toutes ces cellules d'infiltration représentent au dire des auteurs, des globules blancs émigrés. Cependant on ne trouve plus au milieu des cellules d'infiltration réunies en masses compactes, les cellules fixes pigmentaires du stroma choroïdien. A peine reste-t-il quelques grains de pigment épars dans quelques cellules rondes ou entre celles-ci. La substance fondamentale intermédiaire aux cellules étoilées et anastomosées, elle aussi, a complètement disparu : les fibrilles élastiques, les plus grosses comme les plus minces, se sont dissoutes dans le plasma inflammatoire; plus aucune substance colorante spécifique ne peut les faire réapparaître dans la préparation microscopique.

Que sont devenues les cellules fixes, étoilées et pigmentées de la choroïde ? Dans les inflammations à évolution moins tumultueuse, ces cellules n'assistent pas aux remaniements profonds de tout ce qui les entoure, sans subir elles-mêmes quelques changements. Le corps de ces cellules, autour du noyau, grossit. Le pigment émigre des prolongements anastomosés, pour venir s'amasser dans le corps de quelques cellules déterminées. L'accumulation de ces granulations cache le noyau des cellules et enlève à ces corps pigmentaires globuleux, quelquefois très grands, le caractère cellulaire : bien des auteurs en ont fait de simples aggrégats de pigment devenu libre. D'autres ont pensé à des cellules épithéliales uvéales détachées de la lame vitrée et venues par migration amiboïdienne dans le stroma choroïdien. La décoloration de l'élément pigmentaire par l'eau de Javel, en découvrant le noyau, montre toujours son caractère cellulaire.

D'autrefois, malgré l'entraînement passif des granulations pigmentaires vers un centre commun, le corps de la cellule favorisée peut paraître moins foncé. Grâce à l'accroissement simultané du protoplasme cellulaire, les grains de pigment sont moins serrés que dans le maigre corps primitif de la cellule et dans les prolongements étriqués du réseau plasmodial. Les grains eux-mêmes peuvent devenir moins noirs, plus transparents, plus jaunâtres, avec les progrès de l'inflammation. Ces grains sont alors plus gros, plus arrondis, comme imbibés de sérosité. Cette serosité lave la substance colorée et dissout le substratum protoplasmatique. Tous ces grains finissent par fondre dans le plasma tissulaire.

Que les noyaux des cellules fixes de la choroïde se divisent, autant dans les cellules colorées que dans les cellules blanches, je ne puis m'empêcher de le soutenir. Certainement, on ne trouve pas de figures de karyokinèse, démontrant la division *indirecte* de ces cellules. Mais le double noyau, que je trouve dans le corps de plusieurs d'entre elles, après beaucoup d'autres auteurs (KNAPP, BERGER, etc.) indique tout aussi sûrement la division cellulaire *directe*, momentanément arrêtée après la segmentation complète du noyau primitif. D'ailleurs, c'est à côté des cellules encore reconnaissables, accolées contre leur corps et faisant avec ces cellules comme un groupement de commune origine, que l'on trouve, au début de l'inflammation diffuse, les cellules rondes d'infiltration. On en trouve également, c'est vrai, dans la paroi épaissie des grands vaisseaux et sur la surface externe de cette paroi, dans la partie du stroma qui, par l'orientation particulière de ses cellules, parallèlement à l'axe du vaisseau, a mérité le nom d'adventice du vaisseau. Mais il y a là, partout, les mêmes cellules conjonctives, susceptibles des mêmes transformations et multiplications.

Si l'on ne prend pas sur le fait toutes ces transformations successives des cellules fixes du stroma et des parois vasculaires, on ne peut pas non plus établir, d'une façon irréfutable, que ces cellules disparaissent par simple fonte dans les plasmas inflammatoires, comme de vulgaires fibrilles conjonctives ou élastiques. Nous savons, d'autre part, que dans beaucoup de choroïdites chroniques, du tissu conjonctif nouveau se forme sur place, comme dans toutes les inflammations plastiques d'ailleurs, et nous nous sommes habitués d'attribuer à ces cellules fixes le pouvoir créateur de ces tissus jeunes d'inflammation ou bourgeons charnus.

Variétés de cellules d'infiltration. — Dans les inflammations aiguës, il n'y a, dans le parenchyme choroïdien que de petites cellules d'infiltration ; rondes, dans le stroma, un peu ovalaires, aplaties, entre les lamelles de la paroi vasculaire ; même dans les choroïdites spécifiques : tuberculeuses, syphilitiques, sympathiques, le plus souvent autrement constituées. Dans les inflammations moins tumultueuses, plus longues, beaucoup de cellules nouvelles suivent une autre évolution ; on rencontre :

1° Des cellules globuleuses, ovalaires, de dimensions doubles, à contours très nets, à protoplasme plus clair sur un côté du noyau : cellules *plasmatiques* ou cellules de Unna ;

2° Des cellules plus grandes encore, à contours moins nets et moins réguliers, présentant parfois des prolongements protoplasmatiques et renfermant surtout des granulations, grosses comme des staphylocoques, se groupant comme ces microbes et retenant plus énergiquement même que ceux-ci les matières colorantes d'anilines ; mais de dimensions trop inégales et aussi un peu trop fortes pour être des parasites schyzomycètes : ce sont les *cellules granuleuses*, *Kornchenzellen* ou *mastzellen* des Allemands, *clasmatocytes* de RANVIER.

3° Des cellules plasmatiques, très grandes, très turgescentes : par conséquent très claires et à contours énergiquement marqués ; devenues polyédriques ou allongées, en se serrant les unes contre les autres, comme les cellules épithéliales des tissus de revêtement : les *cellules épithélioïdes*.

L'existence des cellules épithélioïdes indique une marche continue, mais très lente de l'inflammation.

4° Dans certaines inflammations, exceptionnelles, caractérisées par la présence d'un corps étranger ou d'une substance organique quelconque, faisant office de corps étranger, il apparaît dans le foyer inflammatoire des cellules immenses, avec un très grand nombre de noyaux : *cellules géantes*. Les noyaux de ces cellules géantes se disposent généralement en couronne continue, tout à la périphérie de la masse protoplasmatique ou plasmodiale.

Les corps étrangers irritants, comme les métaux oxydables, ne forment jamais de ces grandes cellules multinucléées, autour d'eux ; sans doute que l'irritation que provoquent leurs sels solubles est trop grande pour permettre cette évolution cellulaire d'ordre pacifique.

Il se pourrait aussi que ces cellules géantes fussent des *syncytiums*, résultant du fusionnement d'un grand nombre de cellules rondes, dont tous les protoplasmes nus se sont trouvés, à un moment donné, animés de la même tension osmotique uniforme ; condition nécessaire, mais aussi suffisante, pour provoquer la coalescence instantanée de toutes ces cellules. La concentration de toutes ces tensions individuelles autour d'un centre unique (*cytocentre*), occupant le milieu de la masse syncytiale, refoule ensuite à la périphérie tous les noyaux primitivement éparpillés dans le corps cellulaire commun.

On trouve des cellules géantes de cette espèce dans les inflammations tuberculeuses, syphilitiques, sympathiques (SCHIRMER) et quelques autres, d'origine moins bien déterminée (WEILL et BOCK, FRIEDLANDER). Faut-il croire que toutes ces inflammations à évolution lente, comprennent des foyers de nécrobiose ou de dégénérescence, agissant comme les corps étrangers inertes et aseptiques, sur les cellules du tissu ambiant ? Pour les choroïdites syphilitiques et tuberculeuses du moins, nous connaissons les endovasculites oblitérantes, sources de foyers nécrobiotiques et de dégénérescence caséeuse.

Lame vitrée de la choroïde. — La *lame vitrée* résiste plus longtemps à l'action dissolvante de la sérosité inflammatoire que les fibrilles élastiques éparpillées dans le stroma choroïdien. Dans les choroïdites suppuratives, cette membrane finit cependant par se trouer par places. Les cellules épithéliales uvéales qui existaient au niveau de ces perforations, étaient déjà entrées en prolifération dès avant le commencement de la dissolution de la membrane élastinoïde. Maintenant que la membrane de séparation n'existe plus, les globules de pus de la choroïde se mêlent avec les cellules rondes d'origine épithéliale, qui remplissent la cavité inter-chorio-rétinienne.

Une inflammation plastique, longtemps prolongée, peut aboutir au même résultat de perforation de la lame vitrée et au mélange des éléments inflammatoires jeunes de la choroïde et de son épithélium pigmenté ; mais sous forme de tissu de granulation dans lequel on reconnaît fort longtemps les cellules d'origine épithéliale, grâce au pigment caractéristique qu'elles renferment.

Rôle des cellules épithéliales, pigmentaires, uvéales. — Que les *cellules épithéliales uvéales*, pigmentées participent au processus inflammatoire de la membrane conjonctive de la choroïde malade et entrent en prolifération active, comme les cellules fixes du stroma choroïdien, plus personne, je pense, n'osera le contester. Beaucoup d'auteurs, cependant, se refusent encore à attribuer aux jeunes cellules nées de cette prolifération, une destinée édificatrice quelconque. Ils estiment que ces cellules, devenues libres, rondes et moins pigmentées, sont vouées à une déchéance prochaine. Quelques-uns de ceux-là admettent, néanmoins, leur migration ultérieure jusque dans les couches internes de la rétine et croient les retrouver plus tard dans l'adventice des vaisseaux de cette membrane. Là, elles céderaient leur contenu pigmenté aux cellules fixes préexistantes, pendant qu'elles-mêmes se désagrégeraient et se laisseraient résorber, jusqu'à leur dernière granulation protoplasmatique.

D'autres auteurs, admettant également la migration des jeunes cellules épithéliales pigmentées, soutiennent que ces cellules se transforment ultérieurement en corpuscules du tissu conjonctif adventitiel.

Nous croyons, nous, que ces cellules épithéliales jeunes, devenues des cellules indifférentes, n'émigrent pas, mais restent sur place et se fusionnent avec les cellules conjonctives ou neurogliques rétiniennes, revivifiées et amollies par l'inflammation. Après fusionnement, elles infusent à celles-ci une partie de leur contenu pigmenté.

D'autres fois ce fusionnement n'a pas lieu et l'infiltration pigmentaire de la rétine ne se produit pas. Les jeunes cellules épithéliales, en nombre considérable, s'accumulent au-devant de la lame vitrée, parfaitement conservée, s'aplatissent entre la choroïde et la rétine demeurées indépendantes, et se tassent en un tissu d'aspect lamellaire, plus ou moins pigmenté. Ce tissu, de composition exclusivement cellulaire, sans substance fondamentale ni vaisseaux nourriciers, simule à s'y méprendre un tissu conjonctif fibrillaire, avec ses longs noyaux en bâtonnet entre les plans de fibrilles. Ce tissu est le même que celui de la cataracte capsulaire. Comme ici, chaque cellule rubannée dessine son corps cellulaire par un simple trait foncé. Tous ces traits foncés rectilignes ou légèrement ondulés, parallèles entre eux, donnent l'illusion d'une striation délicate comme la striation fibrillaire conjonctive. Les noyaux visibles sur la coupe rappellent, d'un autre côté, les noyaux allongés des cellules du tissu conjonctif fibreux, lamellaire.

Tout à côté de ces foyers lenticulaires de tissu scléreux, en apparence, d'autres cellules épithéliales restées plus indépendantes, subissent une transformation différente. Elles deviennent le siège d'une dégénérescence graisseuse très particulière. Ces cellules grossissent considérablement, tandis que leur protoplasme s'éclaire, en se vacuolisant. Les vacuoles dans le protoplasme cellulaire sont tellement turgescentes, qu'elles dépriment le noyau au point d'en faire un corps anguleux, comme le noyau des cellules glandulaires des acinis de Meibomius. A la dégénérescence graisseuse succède bientôt une désagrégation complète de ces cellules. Le détritus, qui en résulte, renferme un nombre considérable de cristaux de cholestérine, le tout dilué dans un exsudat albumineux qui accompagne constamment ces choroïdites ou chorio-rétinites.

Ces choroïdites *proliférantes*, qui soulèvent la rétine au-dessus des proéminences épithéliales néoplasiques, se comportent absolument comme les tumeurs de la choroïde ; c'est-à-dire qu'elles décollent aussi la rétine dans l'intervalle des foyers choroïditiques saillants et remplissent la cavité du décollement rétinien d'un exsudat albumineux quelquefois très abondant. C'est à ces choroïdites *proliférantes* qu'on réserve actuellement le nom de choroïdites *exsudatives*, donné autrefois à des choroïdites disséminées ordinaires.

Ces choroïdites exsudatives représentent, au dire des auteurs, des formes suppuratives bénignes. C'est donc à la choroïde qu'on attribue la transsudation du liquide qui sépare les deux membranes oculaires. Mais comme la rétine est ici tout aussi malade que la choroïde, rien n'empêche que nous songions à un exsudat rétinien. On ne trouve d'ailleurs ni dans la choroïde ni dans la rétine les reliquats d'une suppuration antérieure.

Dans ces exsudats supra-rétiniens, les cristaux de cholestérine se présentent sous forme de minces tablettes transparentes, rhombiques, dont les bords sont fréquemment brisés en escalier. Ils scintillent comme des paillettes argentées dans les épanchements liquides et ressemblent à une poussière de verre concassé dans l'exsudat coagulé par les liquides fixateurs. Traités par l'acide sulfurique, ces cristaux se colorent sur leur bord en rouge pourpre ou présentent une teinte rouillée violette. Cette coloration réussit encore mieux en associant l'iode au réactif acide.

Les cristaux de cholestérine se dissolvant dans l'alcool et l'éther employés pour l'inclusion des pièces anatomiques, l'épanchement albumineux coagulé montre, dans les préparations microscopiques, des vides, des creux occupés primitivement par ces cristaux. Il ne faut pas confondre ces creux, irréguliers comme les cristaux eux-mêmes, avec les cavités lenticulaires que creusent dans l'exsudat en coagulation les gaz renfermés dans l'épanchement.

Les cellules épithéliales en dégénérescence et les cristaux de cholestérine, qui restent après leur désagrégation, font office de corps étrangers, non virulents, autour desquels s'édifient des cellules géantes, au dépens d'autres cellules épithéliales non envahies par la dégénérescence graisseuse. Entre la jeune cellule épithéliale encore fortement pigmentée et la cellule géante parfaite, ne renfermant plus que quelques rares grains noirâtres, se trouvent toutes les formes intermédiaires : des cellules de plus en plus grandes, de plus en plus pâles et renfermant, deux, trois, quatre noyaux, et ainsi de suite. Un cristal de cholestérine peut occuper le centre d'une cellule géante, comme si de petites cellules amassées autour du corps étranger s'étaient fusionnées en *syncytium*.

Épanchement suprarétinien. — L'exsudat albumineux coagulé par les liquides fixateurs : en masse *homogène* par la formaline et le liquide de Müller ou en masse légèrement *granuleuse* par l'alcool, a toujours une légère teinte jaune d'hémoglobine dissoute. Quelques globules rouges plus ou moins intacts, mêlés aux cellules épithéliales transformées, indiquent qu'il y a eu quelques petites hémorragies, sources de cette hémoglobine.

Les cellules épithéliales libérées, suivant en cela les lois de la pesanteur, descendent dans l'épanchement liquide. Quelques-unes, dirait-on, à voir les coupes microscopiques, se sont laissées surprendre, dans leur déplacement, par la coagulation artificielle de l'albumine dissoute. Très souvent, au moment de mourir, ces cellules ont émis des boules sarcodiques, formant autour de leur corps des creux hémisphériques dans la substance solidifiée, homogène.

Quand une notable partie des cellules épithéliales est tombée sur la surface externe de la rétine soulevée, la substance coagulée semble avoir déchiré en deux lames le tissu néoplasique. Il se pourrait même que, en réalité, l'épanchement, qui entoure les foyers chorio-rétiniques, ait clivé, après coup, les masses continues, remplissant d'abord tout l'espace, entre la choroïde épaissie et la rétine soulevée.

Organisation des productions épithéliales. — Rarement les masses cellulaires néoplasiques, d'origine épithéliale, se laissent envahir par des vaisseaux nouveaux, branchés sur les vaisseaux de la choroïde ou sur ceux de la rétine. Quand cela arrive, les durillons épithéliaux grossissent et par leur vascularisation donnent aux plaques jaunes d'or du décollement de la rétine, une teinte plus rosée qui fait immédiatement conclure à l'existence d'une tumeur vascularisée, par le clinicien qui examine le fond de l'œil. Ces tumeurs inflammatoires de la choroïde ont été classées parmi les *pseudo-gliomes*.

Abcès choroïdiens. — Au milieu de la choroïde, succédant à de petits abcès métastatiques bien limités, on a signalé des foyers de dégénérescence graisseuse, avec cristaux de cholestérine, analogues à ceux qui s'étaient entre la choroïde et la rétine et que nous venons de décrire dans tous leurs détails. (Cramer et Schultze).

Lésions rétiniennes. — La *rétine* elle-même ne peut pas rester indifférente devant les courants osmotiques phlogogènes, qui lui arrivent du côté de la choroïde. Les couches externes de la rétine participent à toutes les inflammations vives de la choroïde (SOEMISCH, SCHWEIGGER, POPE, VIRCHOW). Les cônes et bâtonnets ne se conservent intacts que dans les choroïdites les plus bénignes, disséminées, et dans les choroïdites atrophiques. Dans les choroïdites extravirulentes, le processus inflammatoire s'étend à toutes les couches de la rétine et dépasse même la limitante interne, pour envahir le vitré.

Tous les auteurs connaissent le gonflement des cônes et bâtonnets dans l'œdème inflammatoire, collatéral des choroïdites d'intensité moyenne. Mais le même gonflement existe déjà dans la simple dégénérescence, par défaut de nutrition ou cessation prolongée du fonctionnement physiologique des cellules visuelles. Aucun détail histologique ne marque une différence tranchée entre ces deux processus de désintégration d'éléments aussi hautement différenciés. Peut-être le phénomène de désorganisation marche-t-il plus vite dans l'inflammation.

C'est aussi dans l'inflammation des couches externes de la rétine, accompagnant l'inflammation aiguë non purulente, de la choroïde, qu'on a vu des noyaux apparaître dans le segment interne, élargi, des cônes (STOEHR, TARTUFFERI). L'opinion la plus accréditée est celle qui admet un simple déplacement du noyau correspondant, occupant normalement la couche des grains externes. Rien ne s'opposerait cependant à une multiplication des noyaux des cellules visuelles. Puisque la multiplication existe positivement pour les cellules épithéliales uvéales de vis-à-vis, elle peut tout aussi bien exister pour les cellules épithéliales rétiniennes.

Une dégénérescence rapide des cônes et bâtonnets ne laisse que des boules de myéline sur la limitante externe de la rétine (KLEBS). C'est le sort de ces éléments dans la choroïdite purulente.

Si l'on peut douter de la prolifération des noyaux des cellules visuelles, les noyaux des cellules neurogliques, qui s'étalent sous les pieds des cellules visuelles, entrent positivement en division. Ce sont ces cellules revivifiées et agrandies, ainsi que leurs descendantes, qui se fusionnent plus tard avec les cellules pigmentées de l'épithélium uvéal.

La prolifération nucléaire existe de même dans les couches réticulées ou plexiformes, anciennement appelées les couches moléculaires. Dans la couche granulaire interne, on ne sait si les éléments neurogliques seuls prolifèrent ou si les éléments ganglionnaires participent à la division inflammatoire.

À moins de choroïdite extrêmement violente, la couche ganglionnaire et la couche des fibres nerveuses restent intactes. Cellules nerveuses et fibres nerveuses gardent leur intégrité fonctionnelle, à moins que les courants osmotiques, venant de la choroïde enflammée, ne les attaquent énergiquement; ce qui n'arrive, comme nous venons de le dire, que dans les choroïdites très virulentes.

Dans les rétinites, c'est tout l'inverse qui arrive : ces cellules et ces fibres sont les premières à dégénérer, pendant que les noyaux neurogliques interposés grossissent et se multiplient en abondance.

Dans toute la rétine la destruction des éléments nerveux permet l'accroissement de la masse neuroglique, autant dans sa charpente ou réseau de soutènement que dans ses corpuscules protoplasmatiques nucléés. Dans ce réseau neuroglique, il faut comprendre les fibres radiées de H. MULLER.

La longue survivance des fibres nerveuses, au delà des cellules ganglionnaires de la rétine, dans la direction du cerveau, explique la persistance indéfinie de visions entoptiques, quelquefois fort gênantes pour les malades porteurs d'yeux atrophiés, après inflammation non suppurative du tractus uvéal.

La rétine atrophiée et sclérosée se laisse facilement envahir par le pigment de la choroïde. Pour la majorité des auteurs c'est le pigment des chromatophores épithéliaux, qui pénètre dans les couches rétiniennes, et non celui des chromatophores conjonctifs, étoilés du stroma.

Pigmentation de la rétine. — Comment se fait l'envahissement de la rétine par le pigment épithélial ? Sont-ce les cellules épithéliales elles-mêmes ou les jeunes cellules dérivées de leur prolifération qui émigrent dans les couches de la rétine, après avoir pris le caractère de cellules ambulantes, se déplaçant activement à l'aide de pseudopodes? La plupart des auteurs le disent ou le laissent sous-entendre. D'autres font intervenir les véritables cellules ambulantes, globules émigrés des vaisseaux choroïdiens et qui se sont chargés de granulations pigmentaires, au passage du stratum épithélial noir. Quant à nous, nous pensons que l'infiltration pigmentaire de la rétine se fait d'une toute autre manière.

A la suite des altérations dégénératives survenues dans les éléments nobles de la rétine : cellules sensorielles visuelles, plexus fibrillaires nerveux et cellules ganglionnaires, le tissu neuroglique rétinien se gorge des sucs nourriciers qui continuent d'affluer, en excès, vers la rétine dégénérée, pendant la dernière période inflammatoire et même après l'extinction complète de ce processus de réaction pathologique. En toute circonstance, ces courants nourriciers sont certainement trop abondants pour le rôle effacé que doit jouer un simple tissu de soutènement, comme est le réseau neuroglique. Celui-ci voit donc le protoplasme de ses cellules grossir et devenir plus plastique. D'un autre côté les cellules épithéliales uvéales, trouvant vide la place occupée primitivement par les cônes et bâtonnets, grossissent également et se dédoublent ; leur protoplasme rajeuni est devenu aussi plus mou, plus ductile. Le rapprochement de ces deux protoplasmes ravivés suffit pour provoquer leur fusionnement et donner lieu à la formation de *syncytiums* étendus, traversant, sous forme de réseau plasmodial continu, toute l'épaisseur de la rétine dégénérée. Ce fusionnement des éléments cellulaires, choroïdiens et rétiniens, prépare la marche du pigment, primitivement contenu dans les cellules épithéliales uvéales, à travers toute la rétine, à l'intérieur des bras protoplasmiques des cellules anastomosées en plasmodie réticulaire. Nous connaissons parfaitement, aujourd'hui, ces écoulements de granulations colorées d'une cellule dans une autre, anastomosée en plasmodie avec la première. Et nous reproduisons expérimentalement, à volonté, cette marche du pigment, en tatouant superficiellement la cornée d'un animal et en provoquant, après coup, le ravivement inflammatoire des corpuscules conjonctifs contenus dans son stroma ou parenchyme fibreux.

L'envahissement de la rétine par le pigment épithélial uvéal, ne peut s'opérer qu'après cette dégénérescence *gliomateuse* de la rétine (*sclérose* ou *gliose*). C'est cette dégénérescence, qui permet la soudure de la rétine avec l'épithélium uvéal en prolifération. Après cette soudure, le protoplasme des cellules épithéliales se confond, se solidarise avec celui des cellules neurogliques ; ce qui permet aux granulations pigmentaires des premières cellules de s'écouler dans les bras protoplasmatiques des secondes, puis plus loin dans les prolongements des cellules étoilées conjonctives de l'adventice des vaisseaux.

Par l'intermédiaire de ces cellules conjonctives de l'adventice, le pigment peut, exceptionnellement, s'introduire jusque dans les cellules endothéliales de l'intima : également ravivées et épaissies, dans ces conditions, au point de ressembler parfois à des globules blancs accolés à la surface interne du vaisseau et en passe d'attaquer celle-ci pour émigrer au dehors. On dirait des cellules ambulantes, qui, après avoir phagocyté du pigment au dehors, se sont réintroduites dans la circulation, et qui restent encore plus ou moins étalées sur l'intima. C'est plutôt ainsi, d'ailleurs, que le fait est généralement interprété. Bien à tort, selon nous.

Si ces cellules endothéliales, épaissies et pigmentées, continuent de grossir, leur division par voie directe ou indirecte, peut jeter dans le courant circulatoire de jeunes cellules rondes, chargées de pigment, et, alors, la ressemblance avec des phagocytes rentrés dans le sang devient parfaite.

Mais pourquoi le pigment s'accumule-t-il le plus souvent autour des vaisseaux de la rétine ? C'est que les vaisseaux de la rétine sont enveloppés d'une couche adventitielle conjonctive, dont les cellules s'anastomosent par leurs prolongements protoplasmatiques avec ceux des cellules neurogliques, ainsi que Ranvier l'a démontré depuis longtemps pour les capillaires et petits vaisseaux du cerveau. Ces cellules adventitielles sont beaucoup plus protoplasmatiques que les cellules de la neuroglie ; peuvent, par conséquent, accumuler dans leur intérieur un plus grand nombre de grains de pigment. Les courants endosmotiques des tissus vers le plasma sanguin intravasculaire, parallèles, quoique inverses, aux courants exosmotiques du sang nourricier, amènent ces grains noirs du côté des vaisseaux et les laissent finalement dans les grosses cellules du tissu adventitiel, où s'arrête tout à coup leur déplacement facile, devant les cellules musculaires de la média et les cellules conjonctives trop aplaties de l'intima.

C'est ainsi donc que le pigment noir uvéal arrive de la couche épithéliale choroïdienne : son origine, jusque dans la couche des fibres nerveuses où courent les plus grosses branches vasculaires, avec leur adventice importante, en suivant, à travers les couches moyennes de la rétine le chemin plus ou moins oblique des artérioles et veinules qui unissent les deux réseaux capillaires de la membrane nerveuse.

Pigmentation hématogène. — Mais il existe une deuxième source de pigmentation de la rétine : le sang des choroïdites dites *hémorragiques*. Dès qu'un épanchement pathologique renferme de l'hémoglobine, encore fixée sur les globules rouges qu'il contient, ou déjà dissoute dans la sérosité qui le constitue, nous devons nous attendre à des pigmentations anormales de certaines cellules conjonctives du voisinage, ayant un protoplasme abondant, avec des granulations tant soit peu grossières. Ici, dans la choroïdite hémorragique, ces cellules conjonctives du voisinage, aptes à se colorer par le pigment hématogène, sont représentées, avant tout, par les cellules de la neuroglie rétinienne, revivifiées, grossies et devenues granuleuses, par le départ des éléments nerveux, dont elles ont pris la place restée libre et dont elles ont absorbé les débris, comme nourriture supplémentaire. L'hémoglobine dissoute dans les courants osmotiques, diffuse jusque dans le protoplasme de ces cellules et se fixe sur les grains solides que ce protoplasme surnourri renferme. Attachée à ce grain vivant, l'hémoglobine se transforme en pigment successivement jaune, ocre jaune, ocre brun et finalement noir, comme le pigment organique parfait.

Distribution des microbes pathogènes. — C'est dans les larges vaisseaux veineux de la choroïde que l'on trouve les *microbes* pyogènes des choroïdites purulentes et les bacilles de Koch de la choroïdite tuberculeuse. C'est là que ces parasites allument les premiers foyers d'endo-vasculite, d'où rayonne ensuite le processus inflammatoire toxique, autant vers l'espace supra-choroïdien que du côté de la chorio-capillaire.

Dans le réseau capillaire on trouve moins de bactéries ; à moins que le globe n'ait été tardivement énucléé, après le décès. Nous savons avec quelle abondance se fait la pullulation de certains microbes, des streptocoques en particulier, sur un cadavre non refroidi. L'absence de lésions inflammatoires correspondantes, autour des vaisseaux engorgés de bactéries, nous dira que ce développement extraordinaire a eu lieu pendant l'agonie du sujet ou après sa mort.

Le calibre du vaisseau a moins d'importance pour l'arrêt des microbes circulant avec le sang et pour leur colonisation ultérieure, que la rapidité du courant et l'état de la surface de l'endothélium vasculaire. Dans un courant ralenti et sur un endothélium malade, les microbes s'arrêtent beaucoup plus facilement et colonisent avec abondance. C'est individuellement que les microbes circulent dans le sang, avant leur colonisation métastatique dans l'œil, et non pas collés à des emboles fibrineux, comme on le croyait trop facilement autrefois.

C'est aussi dans les vaisseaux à circulation ralentie et sur les endothéliums dégarnis de leur cuticule glissante, que se précipitent les plaquettes sanguines, qui favorisent la fixation des microbes et protègent leur colonisation ultérieure.

Parmi les microbes pyogènes, les streptocoques sont considérés comme les plus virulents, les pneumocoques comme les moins dangereux pour l'œil. L'expérience (Axenfeld) et la clinique le démontrent.

De l'intérieur des vaisseaux, les progrès de la colonisation et les hémorragies interstitielles amènent les microbes dans le stroma choroïdien et dans les cavités intra-oculaires. C'est ici que les parasites trouvent leur meilleur terrain de culture : dans la cavité supra-choroïdienne, dans l'exsudat qui sépare la rétine de la choroïde ; et dans le corps vitré, qui, s'il ne l'est pas en réalité, ressemble néanmoins beaucoup à une cavité remplie d'un liquide albumineux.

Résolution ou organisation scléreuse. — Quand l'inflammation de la choroïde ne s'élève pas jusqu'au suprême degré, représenté par la suppuration, avec fonte purulente, la membrane infiltrée se débarrasse insensiblement de ses cellules rondes, intra- et extra-vasculaires. La circulation sanguine revenant aux conditions normales, les cellules supplémentaires dégénèrent, se désagrègent et se dissolvent complètement dans le sang et dans les sucs interstitiels ; cependant que le stroma se dégage avec ses caractères anatomiques primitifs, normaux. Je crois difficilement à une rentrée active des cellules émigrées, dans l'intérieur des vaisseaux sanguins. Et, quant aux voies lymphatiques plus accessibles, il n'en existe pas dans l'œil, en communication ouverte avec l'arbre lymphatique aboutissant au cœur.

Les cellules supplémentaires apportées par l'inflammation dans le stroma même, et qui ne subissent pas la désintégration radicale, se constituent en cellules fixes et édifient un tissu conjonctif nouveau, jeune, qui parcourt lentement tous les stades d'organisation du tissu conjonctif adulte et dépasse même assez souvent ce dernier, pour aboutir au tissu fibreux cicatriciel, bien connu, des inflammations aiguës, — trop violentes pour se résoudre complètement sans laisser de trace, — et des inflammations chroniques, longtemps prolongées.

A la choroïde de la première période inflammatoire, infiltrée de cellules et de sérosité, gonflée au double, au triple de sa largeur normale, se substitue, dans ces conditions, une choroïde atrophique, réduite à une fraction de son épaisseur antérieure normale, presque sans vaisseaux, et composée d'un tissu conjonctif fibrillaire blanc, transparent.

Conséquences anatomiques de l'endovasculite choroïdienne. — L'oblitération permanente des artérioles, qui présentent le caractère des artères terminales de Cohnheim, fait naître dans la choroïde enflammée des foyers de nécrose, suivie de dégénérescence, graisseuse ou caséeuse. Les noyaux des cellules, tant rondes qu'étoilées, se colorent uniformément en entier ou sont tombés en karyolyse. Les corps cellulaires se fusionnent et leur protoplasme se désorganise. Le tout finalement se transforme en une masse granuleuse informe. C'est autour de ces masses nécrosées et dégénérées, que s'édifient, dans le tissu de réaction, qui tend à les enkyster, les cellules géantes des choroïdites syphilitiques et tuberculeuses.

De son côté, l'oblitération permanente des veinules provoque des foyers d'infarctus hémorragiques, si la circulation de retour ne trouve pas un facile débouché dans les anastomoses collatérales des tourbillons vorticins. Ces infarctus jouent, de même, le rôle de corps étrangers. Ils peuvent subir les mêmes dégénérescences, que les foyers de nécrose, et provoquer les mêmes réactions.

Une oblitération incomplète de certaines artérioles ne donne lieu qu'à l'ischémie des tissus désorganisés par l'inflammation et n'arrête pas l'évolution régulière des jeunes tissus conjonctifs cellulaires vers la forme fibrillaire adulte. Mais, alors, survient fréquemment une autre dégénérescence, de nature colloïdale, enveloppant à la fois les éléments cellulaires et intercellulaires. C'est ce qu'on appelle le plus communément la dégénérescence *hyaline*. De tout petits grains d'une substance homogène, très réfringente parfois, apparaissent dans le protoplasme cellulaire et dans la substance fondamentale. Pendant que certains grains juxtaposés se fusionnent, d'autres croissent individuellement par apposition (?) de couches concentriques, restant parfois longtemps visibles. Des deux façons se forment des masses homogènes, arrondies ou irrégulières, appelées *boules* ou *blocs hyalins* (ou encore *masses amyloïdes* ou *fibrineuses* si elles montrent plutôt les réactions de coloration de la substance amyloïde ou de la fibrine ; mais, ces dernières dégénérescences sont plutôt rares dans la choroïde).

La substance *colloïde*, qui forme ces productions étrangères, est assez avide d'eau. Aussi se gonfle-t-elle notablement, à la longue, de sucs interstitiels. C'est pourquoi ces plaques prennent une ampleur telle, qu'elles doublent ou triplent, à leur niveau, l'épaisseur du tissu conjonctif sclérosé. Aussi, au milieu des vastes champs d'atrophie poussée jusqu'à la sclérose, rencontre-t-on souvent des épaississements de forme lenticulaire ; des sortes de *durillons* plus ou moins homogènes et habituellement dépourvus de tout vaisseau : les vaisseaux ayant été compris dans le processus dégénératif avec le restant du tissu.

Les plaques hyalines, surtout les plus grosses, précipitent les sels calcaires des courants osmotiques, qui les traversent. La dégénérescence du tissu conjonctif passe ainsi par un nouveau stade de désorganisation : *l'incrustation calcaire*. Ces incrustations ont lieu suivant des travées à extrémité effilée, *aiguilles de tissu ostéoïde*, auxquelles on attribue un pouvoir irritant, capable de provoquer des douleurs intra-oculaires lancinantes, spontanées ou provoquées par l'attouchement du globe. On les rend aussi responsables des symptômes d'irritation sympathique que peut présenter l'autre œil, et, dans certaines conditions données, de l'éclosion de l'ophtalmie sympathique dans cet organe congénère.

Entre ces travées d'incrustation, le tissu conjonctif sclérosé, se réorganise en tissu jeune, médullaire, comme dans les membranes fibreuses en ossification régulière. Au dépens des cellules accolées contre la surface des travées et devenues de véritables ostéoblastes, se forme ensuite du tissu osseux vrai, par apposition méthodique de lamelles d'osséine. Quelques-unes des cellules centrales (vaso-formatives de RANVIER) servent à former des vaisseaux nouveaux, en communication avec les vaisseaux du voisinage, qui y envoient leurs globules rouges. D'autres se transforment en cellules adipeuses. Il se constitue, en un mot, une véritable moëlle osseuse.

Les caillots sanguins organisés et les épanchements spontanément coagulables, ultérieurement envahis par une prolifération conjonctive, peuvent subir le même sort que le tissu sclérosé et hyalin de la choroïde et donner lieu à des productions osseuses nouvelles analogues : dans le stroma choroïdien lui-même, dans l'espace suprachoroïdien et dans la fente de l'ancienne vésicule oculaire secondaire, que l'épanchement avait rouverte. Un bourgeonnement hypertrophique du stroma choroïdien, ayant traversé la lame vitrée, pour s'étaler dans la même cavité suprarétinienne, peut, après sclérose, subir les mêmes transformations successives. Le tout est réuni par les anatomopathologistes sous le nom de *couennes inflammatoires organisées* et *ossifiées*.

L'ossification des couennes inflammatoires choroïditiques est aussi fréquente, que l'ossification de la choroïdite sclérosée, elle-même, est rare.

Résidus d'inflammation. — Tous les auteurs ont remarqué qu'autour des vaisseaux et autour des petits filets nerveux, l'infiltration cellulaire persiste longtemps après disparition de tout phénomène inflammatoire dans l'œil. Ces accumulations de jeunes cellules n'indiquent pas précisément que l'inflammation couve toujours, mais elles démontrent au moins que les conditions primitives de bonne circulation sanguine et d'innervation trophique normale, ne sont pas complètement revenues et qu'à la moindre alerte : contusion douloureuse du globe, congestion active ou passive, pour quantité d'autres raisons, l'inflammation renaîtrait avec la plus grande facilité. Nous savons d'ailleurs qu'un œil, qui a souffert autrefois d'uvéite traumatique, par exemple, est un œil extrêmement délicat qui tolère fort mal des opérations chirurgicales. Déjà cet œil s'injecte, rien que pour un examen un peu prolongé. Ce sont, sans doute, ces conditions défavorables de circulation et d'innervation, qui entretiennent dans cet œil la prédisposition aux inflammations nouvelles et la tendance toujours vivace à porter sympathiquement son inflammation sur son congénère, plutôt que la persistance de microbes pathogènes, vivaces ou dormants.

Traitement.

Le traitement des choroïdites doit être basé sur les mêmes principes que celui des iritis ou irido-cyclites.

Indication causale. — L'indication causale a ici autant d'importance que dans les maladies inflammatoires du segment antérieur du tractus uvéal. Beaucoup d'auteurs pensent devoir accorder à l'indication causale, dans le traitement des choroïdites, une attention qu'ils ne croient pas indispensable pour les iritis. L'iris et le corps ciliaire leur semblent plus accessibles aux médications locales, que la choroïde, profondément cachée dans l'organe. Mais, je suis persuadé que c'est là un grand tort, et, que la choroïdite peut autant profiter du traitement topique réservé à l'iritis, que l'iritis trouver avantage à être combattue par des moyens généraux, comme la choroïdite.

Indication morbide. — Les traitements *antiphlogistiques* de l'iritis peuvent tous, les uns après les autres, être essayés contre la choroïdite. La *saignée*, qui n'est justifiée dans l'iritis, que par l'indication symptomatique : combattre la douleur, semble jouir ici, auprès de beaucoup d'oculistes, d'une vogue que je crois justifiée. Mais la déplétion sanguine dans la choroïdite doit être plutôt rapide qu'abondante ; c'est pourquoi la sangsue artificielle est préférable.

Elle vaut tout autant, appliquée sur la tempe qu'ailleurs. A la tempe, son application est facile et sans danger. La soustraction sanguine doit être suivie d'un repos absolu de la rétine, plus que dans toute autre affection oculaire. Le chambre obscure est ici nécessaire. Selon l'intensité de la maladie et sa ténacité, on tirera un, deux ou trois cylindres de sang. La médication doit être renouvelée plusieurs fois. Les séances d'application peuvent être espacées de plusieurs jours ou de plusieurs semaines, selon les circonstances. Ainsi employées périodiquement, elles peuvent prévenir des poussées nouvelles, annoncées par certains symptômes particuliers ou fixées d'avance par le retour régulier des rédicives antérieures.

Nous ne constatons pas directement l'action antiphlogistique favorable de l'*atropine* dans le traitement de la choroïdite ; nous voyons par contre immédiatement les désavantages de la dilatation de la pupille par les symptômes : éblouissement et photophobie. Nous redoutons beaucoup d'un autre côté, les accidents glaucomateux, qui peuvent compliquer certaines choroïdites, accidents que l'atropine pourrait faire éclore. C'est ce qui nuit beaucoup à la vogue de l'atropine. Mais dans les choroïdites accompagnées de ramollissement du globe, les instillations méthodiques et modérées d'atropine sont très appréciées par les malades ; et le médecin constate lui-même leur utilité par le retour de l'œil à sa turgescence normale. La chambre noire, la visière ou les lunettes foncées peuvent d'ailleurs remédier à la photophobie, qu'entraine la dilatation de la pupille.

Le repos musculaire intra-oculaire que fournit l'atropine ne peut être que favorable pour la choroïde malade, sur laquelle l'accommodation agit inévitablement, quelle que soit la théorie accommodatrice qu'on adopte.

La complication : iritis, rend son emploi absolument nécessaire. Mais il est inutile de penser aux instillations du mydriatique dans le but de prévenir des synéchies probables, pour quand l'inflammation passera de la choroïde à l'iris. Nous avons vu que cette marche d'arrière en avant de l'inflammation est extraordinairement rare.

Les *applications humides, froides* ou *chaudes*, trouvent ici, les mêmes indications que dans l'iritis. Je renvoie le lecteur au traitement de cette ophtalmie par de semblables moyens.

En dehors de toute infection syphilitique, le *mercure*, administré avec discernement, est un excellent antiphlogistique des choroïdites même des choroïdites chroniques. J'en dirai autant de l'*iode*, s'il est donné avec mesure et savoir-faire. Beaucoup de cliniciens redoutent ce dernier médicament et l'accusent des pires méfaits. Je n'ai jamais eu à m'en plaindre, mais aussi je ne recours jamais à des doses trop fortes, ni même élevées. C'est par faible dose que l'iode doit arriver dans les vaisseaux de la choroïde chroniquement enflammée. Puis l'iode ne *remplace* pas le mercure dans les choroïdites syphilitiques.

Je reste un partisan convaincu des injections sous-conjonctivales de cyanure de mercure, selon la dernière formule de DARIER,

Cyanure de mercure.	0 gr. 01
Chlorure de sodium	1 — 00
Eau distillée.	50 — 00

mélangée avec un peu d'acoïne, et j'injecte entre un quart de seringue et une seringue entière, selon la tolérance du patient et les résultats obtenus.

Pour tous les autres remèdes antiphlogistiques je renvoie purement et simplement au traitement de l'iritis. Je n'aurais ici qu'à me répéter inutilement. Seulement, à propos des *sudorifiques*, je ferai remarquer que, c'est dans les choroïdites tenaces que les injections de pilocarpine avaient fourni les cures les plus brillantes, au point qu'on avait, pour cette médication plus commode, abandonné le traitement dans les stations thermales, par les sources sulfureuses chaudes. Aix-la-Chapelle jouissait d'avantage, autrefois, d'une réputation justifiée. Maintenant qu'on est devenu moins hardi avec la pilocarpine, on ferait bien de renvoyer les malades à ces eaux réputées. Les transpirations forcées, avec de nombreux dispositifs inventés récemment, bains turcs, caisses-étuves : à vapeur ou aux lampes électriques, ne remplaceront jamais la cure de trois à six semaines dans ces lieux de distraction et de repos, alternant avec des bains minéraux et des exercices corporels bien réglés.

D'autres sources minérales peuvent être recommandées contre les mêmes affections oculaires, dans un but tout différent, celui d'activer les fonctions nutritives et d'obtenir une dépuration plus complète du sang. Ici, c'est sous forme de boisson que les eaux minérales, alcalines, salines ou arsénicales, etc. doivent être prescrites. Les stations de ce genre se rencontrent dans presque tous les pays.

Indications symptomatiques. — Nous avons étudié l'action des calmants et des narcotiques au chapitre des iritis. Nous insistons encore spécialement ici sur la dionine, l'analgésique par excellence du globe enflammé, instillée soit seule, soit associée à l'atropine, à la cocaïne ou à l'adrénaline. Elle trouve surtout son indication quand *l'hypertonie* menace.

L'*hypotonie* est combattue avantageusement par les différentes injections sous-conjonctivales dont nous avons déjà parlé. L'atropine n'agit pas directement sur la turgescence oculaire, mais son action antiphlogistique peut aider à relever la tension dans un œil hypotone, dont la mollesse seule démontre que l'inflammation couve toujours au fond du globe, très souvent derrière un cristallin cataracté.

A. — CHOROIDITES DIFFUSES

Les choroïdites diffuses comprennent la choroïdite diffuse généralisée ou chorio-rétinite syphilitique et la choroïdite diffuse circonscrite ou chorio-rétinite maculaire.

1° CHOROIDITE DIFFUSE GÉNÉRALISÉE

I. — CHORIO-RÉTINITE SYPHILITIQUE

Définition et historique. — La chorio-rétinite syphilitique n'est pas, pour commencer, une simple choroïdite, dont l'inflammation spécifique se propage ensuite à la rétine, après diffusion osmotique, jusqu'à la membrane nerveuse, des principes virulents, primitivement localisés dans la choroïde ; ni, inversement, une rétinite toute simple, au début, qui s'est ultérieurement compliquée de choroïdite, par extension du territoire d'inflammation du côté de la membrane vasculaire. Non, la chorio-rétinite est une inflammation double, s'établissant simultanément, et dans la choroïde et dans la rétine, sous l'influence de la même cause : le virus syphilitique, apporté par le sang. à la fois, dans les vaisseaux des deux parenchymes. L'espace de temps qui peut, à la rigueur, séparer l'infection d'une membrane de l'infection de l'autre membrane, doit, en tout cas, être fort restreint.

Toutefois, l'inflammation prend souvent plus d'extension ou plus d'importance, tantôt, du côté de la choroïde, tantôt, du côté de la rétine. Et comme, d'autre part, l'inflammation de la rétine cache les lésions inflammatoires de la choroïde, de telle façon que celles-ci ne sont reconnues à l'ophtalmoscope, qu'après l'éclaircissement du fond de l'œil, vers la fin de la maladie, on comprend l'hésitation des auteurs pour ranger cette ophtalmie parmi les rétinites ou avec les choroïdites ; comme aussi, la divergence d'opinion qui fait parler les uns de *chorio-rétinite* et les autres de *rétino-choroïdite*.

Autrefois la chorio-rétinite syphilitique était classée parmi les *rétinites* spécifiques (JACOBSON, 1859). Mais les travaux de MAUTHNER et de NETTLESCHIP ayant démontré que, dans cette maladie, il existait des lésions anatomiques de la choroïde, IWANOFF créa le terme mixte : *chorio-rétinite*. FOERSTER, le premier (1874), en fit une *choroïdite*, prétextant que tous les symptômes cliniques de la maladie appartiennent à l'inflammation de la membrane vasculaire ; il la désigna sous le nom de *choroïdite syphilitique disséminée*. Cette dénomination ne s'applique bien, en réalité, qu'à une des variétés, que nous décrirons plus loin, à savoir, à la forme subaiguë, qui se présente avec des foyers choroïditiques, discrets, devenant visibles seulement après résorption de l'exsudat vitréen.

La plupart des auteurs ont adopté la manière de voir de FOERSTER et mettent tous les symptômes de la maladie, y compris le scotome annulaire (SCHOEN), sur le compte des altérations de la choroïde. Les recherches anatomo-pathologiques de BAAS ont semblé confirmer cette opinion. BAAS a fait l'autopsie de six yeux atteints de chorio-rétinite syphilitique et il a trouvé qu'en dehors des troubles rencontrés dans la couche des cônes et bâtonnets, troubles qui sont, d'après lui, sous la dépendance des lésions choroïdiennes, la rétine se montre très peu malade : ainsi, il existe très peu d'infiltration cellulaire dans ses couches internes. Cependant, les cloisons conjonctives du nerf optique sont toujours légèrement atteintes d'inflammation.

Aujourd'hui semble se dessiner un nouveau revirement, et, derechef, on tend à faire de l'ophtalmie syphilitique profonde, aiguë, sinon une rétinite pure et simple, du moins une inflammation double, de la rétine et de la choroïde, mais dans laquelle les désordres anatomiques débutent constamment par la rétine (OLE BULL, PANAS) et y acquièrent une importance prédominante d'où la préférence accordée à l'expression *rétino-choroïdite*.

Tant qu'on admettait que la choroïdite, seule, pouvait troubler profondément la transparence du corps vitré, dans ses couches postérieures comme dans ses couches moyennes et antérieures, on pouvait avec raison, considérer l'ophtalmie syphilitique profonde, dont nous nous occupons, comme une choroïdite ; et cette choroïdite spécifique devait être qualifiée de *disséminée* ou de *diffuse* suivant qu'on trouvait ou non, dans le fond de l'œil, après l'évolution de la maladie, des foyers choroïditiques atrophiques. Mais nous savons aujourd'hui, que la choroïdite pure et simple ne trouble en aucune façon l'humeur vitrée ; les altérations de transparence du vitréum, qui sont caractéristiques de la présente maladie, témoignent donc de la participation d'une autre membrane à l'inflammation spécifique, localisée dans le fond du globe oculaire. Il n'y a que l'inflammation de la papille et de la rétine qui puisse troubler la transparence des couches profondes du vitré, comme l'irido-cyclite est la seule inflammation qui puisse rendre opaque les couches antérieures.

Une chose est absolument certaine, c'est que, si à l'ophtalmoscope nous ne voyons pas les lésions inflammatoires choroïdiennes, à cause de l'inflammation même de la rétine, une partie du moins des symptômes subjectifs de cette rétinite spécifique affectent un caractère particulier, que seule l'inflammation de la choroïde peut leur donner.

Allure clinique et pathogénie. — La chorio-rétinite syphilitique est une maladie traînante. Bien qu'elle apparaisse assez brusquement, elle ne présente jamais les caractères d'une inflammation violente, douloureuse, à évolution rapide et d'une durée approximativement déterminée. Sa marche n'est pas continue, régulièrement progressive, avec terminaison toujours la même ; son évolution est très inégale : des périodes d'amélioration alternent avec des poussées de recrudescence et la maladie se termine tantôt brusquement, tantôt d'une façon lente, insensible. Sa durée est illimitée, la maladie se prolonge des mois, des années entières. Elle traîne d'autant plus, que le médecin, ayant méconnu son origine, a négligé plus longtemps d'instituer un traitement spécifique énergique. Une médication antisyphilitique, qui pouvait encore arrêter la maladie au début, n'est plus capable plus tard d'empêcher la destruction totale du globe. C'est ce dont nous rend parfaitement compte l'anatomie pathologique de cette affection.

Nous savons que le virus syphilitique dans les affections de la deuxième période de la maladie spécifique, affecte spécialement et profondément les vaisseaux, dont il épaissit petit à petit les parois et ferme insensiblement la lumière. Nous savons, d'autre part, que le virus syphilitique attaque spécialement l'intima des artères et qu'à l'endartérite succède naturellement l'atrophie du parenchyme, privé de nutrition suffisante. Aussi verrons-nous l'ophtalmie syphilitique, insuffisamment traitée, aboutir à l'atrophie du nerf optique et de la rétine et, d'autre part, à la dégénérescence de l'épithélium pigmenté de la choroïde, sinon à l'atrophie d'autres parties de cette même membrane.

Cependant le virus syphilitique circulant dans le sang ne diffuse à travers la paroi des vaisseaux, avec ses propriétés stimulantes, que jusque dans le voisinage immédiat des canaux vasculaires, l'inflammation du parenchyme reste donc toujours limitée et jamais elle n'atteint le degré que lui feraient acquérir, par exemple, les toxines violentes des microbes pyogènes.

Donc, maladie insidieuse, maladie interminable, si le mal n'est pas convenablement traité, maladie qui se termine le plus tristement, si la cause en est méconnue ; alors que bien diagnostiquée et bien comprise, elle peut, sauf les cas exceptionnels, facilement être arrêtée et complètement guérie.

Nous nous efforcerons, en conséquence, de bien exposer la symptomatologie et la marche clinique de cette affection.

Histoire clinique. — **Scotome papillottant**. — La chorio-rétinite syphilitique s'annonce par un trouble visuel tout à fait particulier : un brouillard caractéristique qui recouvre tous les objets que le malade regarde. Ce brouillard est représenté par une vacillation lumineuse de l'air au-devant des objets fixés : on dirait ces colonnes d'air animées de vibrations rapides, dansant au-dessus d'un corps chauffé et brillamment éclairé par le soleil. Le symptôme s'explique en partie par une sensibilité morbide de la rétine, donnant lieu à une sorte de phénomène d'interférence mobile des rayons lumineux ; en partie par la présence dans les couches profondes du corps vitré, au-devant de la rétine, d'une fine poussière opaque, continuellement mise en branle par les mouvements inconscients du globe. En effet, cette fine poussière nage dans le vitréum anormalement liquéfié, en formant des tourbillons, comme tourbillonne, au souffle du vent, la poussière du chemin.

Poussière du vitré. — La poussière du corps vitré dans la chorio-rétinite syphilitique est formée par de nombreuses cellules rondes, globules blancs émigrés hors des vaisseaux de la rétine et de la papille du nerf optique (Nettleschip), ou, selon Leber, par des points blancs brillants, couvrant en abondance de toutes minces membranes transparentes. Les globules de Nettleschip et les membranes de Leber, renforcement pathologique du réseau filamenteux normal du vitréum, flottent librement dans le corps vitré ramolli, liquéfié, œdématié, au-devant des lésions chorio-rétiniennes.

Pour constater la présence de cette fine poussière dans le corps vitré il faut examiner l'œil du malade sous un faible éclairage, avec le miroir plan, et suivant le procédé de l'image droite en ayant soin de grossir encore les détails, à l'aide d'une lentille convexe (+ 4 D), placée derrière le trou ophtalmoscopique.

Les deux symptômes que nous venons d'indiquer, l'un subjectif et l'autre objectif ont une importance diagnostique de premier ordre.

Ils appartiennent cependant, l'un et l'autre, à la rétinite plutôt qu'à la choroïdite. Dans cette dernière affection, avons-nous vu, le corps vitré reste parfaitement transparent, jusqu'à ce que la maladie s'étende au corps ciliaire, en avant, ou à la papille du nerf optique, en arrière. Or, ici la papillo-rétinite est l'associée constante de la choroïdite syphilitique diffuse.

Image ophtalmoscopique de la rétine et de ses vaisseaux. — Grâce à la papillo-rétinite, les couches profondes du corps vitré s'infiltrent de sérosité et de cellules ambulantes pendant que sa charpente filamenteuse se renforce : un nuage s'étend au-devant du disque optique et son voisinage immédiat, y compris la macula. Ce nuage poussiéreux rend flou les détails de ce disque et en voile les contours. La papille, tranchant moins sur le fond de l'œil, nous apparaît rouge et congestionnée : illusion ou vérité, entre lesquelles l'état des vaisseaux ne nous permet pas de choisir, à cause du caractère particulier des inflammations syphilitiques. Dans l'image ophtalmoscopique, les artères ne sont certainement pas plus grosses : elles paraissent même plus petites, pré-cisément à cause du rétrécissement de leur calibre, par endovasculite, au profit de l'épaisseur de leur paroi. Plus tard, quand le vitréum se sera éclairci, on trouvera le long des vaisseaux, comme témoignage de l'épaississement définitif des parois artérielles, un encadrement blanc particulier : deux bandes parallèles, d'épaisseur égale ou variable, poursuivant les grosses branches artérielles depuis la papille jusque plus ou moins loin vers la périphérie de la rétine. Et, si la maladie a eu le temps d'accumuler ses désordres et d'achever son travail désorganisateur, on trouvera, à la place d'une ou de plusieurs branches artérielles, des cordons blancs, dans lesquels persiste à peine une petite ligne rouge, représentant la toute mince colonne de sang qui passe encore dans ce vaisseau, au calibre presque réduit à rien. A cause du rétrécissement même de la lumière des vaisseaux artériels, les veines ne peuvent guère se gorger de sang pendant l'inflammation syphilitique. Elles aussi ne gonflent pas, ni sur la papille, ni dans le voisinage de la papille. Elles ne se montrent ni plus larges, ni plus flexueuses.

Les mêmes lésions vasculaires existent dans la choroïde, mais à cette période de la maladie, on ne peut pas les voir à l'ophtalmoscope. On les retrouvera plus tard, après éclaircissement du vitré et de la rétine, si l'épithélium pigmenté devient transparent, après dégénérescence atrophique.

Le virus syphilitique, à moins de circonstances particulières, *semble* épuiser ses effets phlogogènes sur les grosses branches de l'artère centrale de la rétine ; on ne poursuit pas très loin vers la périphérie l'encadrement par endovasculite et périvasculite. Le trouble rétinien, qui accompagne constamment les lésions vasculaires, apparentes ou non, ne va guère au delà du domaine de ces gros vaisseaux. La coloration gris bleuâtre de la rétinite syphilitique reste concentrée autour de la papille et de là se prolonge sous forme de franges rayonnantes, dans la direction de ces vaisseaux et des prin-

Fig. 4.

Chorio-rétinite syphilitique.

On ne voit bien que les vaisseaux de la périphérie de la rétine. Le nuage du corps vitré obscurci voile la papille avec tout ce qui la recouvre, dans l'étendue de trois à quatre diamètres papillaires. Les veines restent visibles, se dirigeant vers le centre de la papille, elles sont plus noires et plus ondulées, mais pas beaucoup plus grosses. Les artères, dans l'aire embrumée, ne se voient pas.

cipales branches qui en partent, notamment des branches maculaires. A ne considérer que ce détail de l'image ophtalmoscopique, on diagnostiquerait plutôt une péripapillite qu'une rétinite totale. Mais comme en témoigneront les symptômes subjectifs, l'action paralysante du virus syphilitique s'étend à toute la rétine.

La décoloration de la rétine, par trouble œdémateux ou dégénératif (granulo-graisseux), ne peut naturellement être reconnu avec l'ophtalmoscope que pendant les périodes d'accalmie, quand soudainement le corps vitré s'est éclairci.

La distribution de la poussière opaque du vitréum correspond exactement au trouble rétinien. C'est à la même place qu'on voit tantôt l'un et tantôt l'autre, suivant les alternatives à travers lesquelles passe la maladie : au pourtour immédiat de la papille, tout le long des gros vaisseaux rétiniens et au-devant de la macula. Le nuage qui enveloppe la papille s'étend à une distance de un diamètre et demi, à deux diamètres papillaires, du contour du disque optique (de WECKER). Il se prolonge tant soit peu le long des grosses branches vasculaires.

Au niveau de la macula, on doit attribuer le trouble poussiéreux du corps vitré, aussi bien à la choroïdite qu'à la rétinite. A ce niveau les couches de la rétine sont si peu épaisses, que l'exsudat inflammatoire de la choroïde arrive sans difficulté jusque dans la zone périphérique, correspondante, du vitré adjacent. Dans la chorio-rétinite maculaire, c'est au-devant de la région maculaire, seule, qu'existe une opacification plus ou moins grande du vitré.

Les alternatives de mieux et de moins bien, dans la chorio-rétinite spécifique, se répètent durant des semaines et même des mois. Mais, à mesure que la maladie se prolonge, son pronostic s'aggrave. La poussière fine et subtile du début se condense, se tasse et se transforme en flocons épais, en membranes absolument opaques, beaucoup moins mobiles, qu'aucune médication ne pourra plus faire disparaître complètement.

L'apparition de ces grosses membranes opaques nous amène à un mauvais tournant de la maladie. Elle indique l'organisation cicatricielle du corps vitré. Si cette organisation n'est pas arrêtée dans ses progrès constants, elle aboutit fatalement au ratatinement du vitré, qui, à lui seul, provoque l'atrophie du globe oculaire, par décollement de la rétine.

Au fur et à mesure que la maladie progresse, avons-nous dit, le trouble du corps vitré augmente : le nuage poussiéreux devient plus dense et étend ses limites d'arrière en avant, dans l'axe du globe ; latéralement les progrès sont beaucoup plus lents. Dans la ligne axiale on n'aperçoit plus que vaguement les détails du fond de l'œil : une ombre de disque optique ou seulement la convergence des vaisseaux rétiniens, indiquant encore l'emplacement de la papille. Mais périphériquement, dans les régions excentriques du fond de l'œil, au plus fort de la maladie, la rétine garde sa coloration rouge, normale, et ses artères et ses veines parfaitement reconnaissables (FŒRSTER, DE WECKER).

Cette image ophtalmoscopique n'est pas moins caractéristique pour la chorio-rétinite syphilitique, que l'éblouissement lumineux et la poussière du corps vitré. Il importe d'autant plus de bien connaître cette image ophtalmoscopique, pathognomonique de la chorio-rétinite diffuse, qu'elle se caractérise plutôt par des signes négatifs. Au premier coup d'œil, notre regard plonge difficilement dans l'intérieur du globe : tout paraît nuageux, embrumé, au-devant de la papille et aux alentours. Mais périphériquement on retrouve la rétine, toute dégagée du nuage avec sa coloration vive et ses vaisseaux parfaitement dessinés. Rien donc, de prime abord, n'attire spécialement l'attention de l'observateur, peu ou point prévenu par l'interrogatoire antérieur de la direction qu'il doit donner à ses recherches. Le débutant en conclut qu'il ne voit rien, et il s'étonne de se retrouver tout à coup si mal parmi des détails ophtalmoscopiques, que déjà il se flattait pouvoir facilement reconnaître et analyser, ailleurs. Il est là, devant son malade, comme au début de son apprentissage ophtalmoscopique, quand il ne savait pas encore regarder dans le fond du globe.

Avec les variations survenant dans le cours de la maladie, dont la marche comporte — nous le savons — une succession d'améliorations et de recrudescences, cette image ophtalmoscopique change sans cesse. D'un jour à l'autre, l'œil s'obscurcit ou s'éclaire et rend l'examen ophtalmoscopique plus facile ou complètement impossible. Corrélativement, le malade constate que sa vision se relève ou s'abaisse. Un jour il y voit passablement bien et l'espoir en une guérison prochaine renaît en lui — car déjà la maladie est longue — mais le lendemain la cécité est redevenue presque aussi complète qu'avant et le patient est replongé dans sa désespérance.

Micropsie centrale. — Dès le début de la maladie, avec l'apparition du nuage, les malades signalent de la *micropsie :* tous les objets *familiers*, plongés dans le nuage vacillant, leur paraissent plus petits. La micropsie, dont nous étudierons plus loin la nature et l'origine, est un symptôme aussi caractéristique que les précédents. Ce symptôme est connu depuis fort longtemps : au moyen âge, déjà, il servait au diagnostic de l'*ophtalmie syphilitique*. Quand un œil, seulement, est malade, ce qui est fréquent, le sujet se rend plus facilement compte de cette micropsie ; puisqu'il dispose de la faculté de comparer la vision défectueuse de l'œil malade avec la vision restée normale de l'œil sain ; il s'aperçoit, tout de suite, qu'il voit plus petits tous les objets, même ceux dont il ne connaît pas, de souvenir, les dimensions.

Micropsie paracentrale. — De la micropsie centrale, maculaire, les malades s'aperçoivent facilement par eux-mêmes et ils le disent au médecin. Mais la micropsie est plus fréquente encore pour d'autres parties de la rétine que la macula, dans les parties plus excentriques du champ visuel : elle est aussi *para-centrale*. Là, elle s'étend souvent sur de grandes étendues ; mais, pour rendre le symptôme sensible aux malades, le praticien doit savoir convenablement diriger l'examen périmétrique. Dans la sphère de micropsie la mire mobile, blanche, du périmètre paraît jaune. C'est ce changement de la coloration du carré de papier, employé pour la recherche des scotomes dans le champ visuel, qui facilite la découverte des aires de micropsie. Il suffit alors d'interroger le malade sur les différences de dimension que présente la mire au niveau de ces points (OLE BULL).

Macropsie. — La *macropsie* ou *mégalopsie* n'est pas rare non plus, dans cette maladie. Elle n'existe qu'ensemble avec la micropsie, entourant plus ou moins complètement le domaine de celle-ci. Tout en paraissant plus clairs, que dans le champ de micropsie, les objets vus plus grands restent toujours plus voilés que normalement.

Métamorphopsie. — La juxtaposition des champs de micropsie et de macropsie donne fréquemment lieu à la déformation de l'image de grands objets recouvrant à la fois les uns et les autres : *métamorphopsie*. La silhouette d'un homme, par exemple, peut s'en trouver complètement déformée : un côté du corps paraît plus grande que l'autre ; la tête est allongée à droite ou à gauche, ou élargie en haut ou en bas ; une épaule descend ou remonte, vis-à-vis de l'autre, et ainsi de suite.

Cependant une véritable métamorphopsie centrale avec déformation irrégulière des images maculaires, brisures ou interruptions de leurs contours, n'existe pas dans la chorio-rétinite syphilitique (DE WECKER). Si par hasard elle se rencontre, elle annonce un foyer de choroïdite disséminée dans la macula.

Héméralopie. — Un autre symptôme, contemporain des précédents, quoique d'apparition un peu plus tardive, est l'*héméralopie*. L'acuité visuelle, déjà diminuée dans les conditions d'éclairage normal : en plein jour, baisse encore, dès que l'éclairage diminue ; et cela dans des proportions beaucoup trop fortes pour être normales. Le soir, au crépuscule, ou, le jour, dans une place assombrie, ou encore, le matin, dans leur chambre aux persiennes baissées, les malades s'orientent fort mal, retrouvent avec peine les menus objets ou se heurtent aux obstacles.

L'héméralopie est la conséquence de la *torpeur* de la rétine, qui est elle-même la résultante de la paralysie toxique qui frappe les éléments nerveux. Cette paralysie rend ces éléments insensibles aux excitations lumineuses modérées et les expose à un épuisement rapide de leur activité fonctionnelle spécifique par les rayons lumineux d'intensité même moyenne. Dès lors cette rétine est incapable de surveiller convenablement les réflexes vaso-moteurs, qui, du côté de la choroïde comme du côté de la rétine, doivent garantir son fonctionnement normal et régulier. Du coup la rétine est frappée d'un grave défaut dans son pouvoir d'adaptation physiologique, normale, prompte et précise aux variations multiples de l'éclairage.

La mauvaise irrigation sanguine, tant choroïdienne que rétinienne, à travers des artères au calibre réduit par l'endo-vasculite spécifique, accentue encore cette faiblesse fonctionnelle de l'œil.

La *torpeur rétinienne* peut être facilement constatée et mesurée à l'aide des appareils qui servent en clinique pour contrôler et évaluer la finesse du sens lumineux : l'*appareil photométrique* de FŒRSTER entre autres, ainsi que les *échelles photométriques* de DE WECKER et de beaucoup d'autres.

Au début, la torpeur rétinienne se localise exactement sur certains points de la rétine : *zones héméralopiques* de FŒRSTER. Ces zones héméralopiques couvrent exactement les parties correspondantes aux *scotomes du champ visuel*. Plus tard la torpeur rétinienne s'étend à toute la rétine et se marque, cliniquement, par un *rétrécissement périphérique du champ visuel*.

De ce qui précède nous concluons que l'héméralopie dans la chorio-rétinite syphilitique est un symptôme à la fois choroïdien et rétinien. Les cellules visuelles empoisonnées sont devenues insensibles aux faibles impressions lumineuses. Par là même elles sont rendues incapables de régler convenablement les réflexes vaso-moteurs rétiniens, et surtout choroïdiens, utiles pour le bon fonctionnement du sens visuel. Et fussent-elles encore capables de surveiller ce mouvement vaso-dilatateur, que les troubles circulatoires spécifiques dans la chorio-capillaire les empêcheraient d'atteindre ce résultat. Voilà pourquoi les malades, dans la demi-obscurité, voient mal ; dans la nuit, ne voient rien du tout ; et dans les chambres éclairées à la lumière artificielle, aperçoivent tous les objets directement éclairés par les lampes et ignorent absolument tous ceux qui restent dans l'ombre.

Défaut d'adaptation de la rétine. — Un autre trouble visuel non moins particulier, mais se rapportant plutôt aux lésions de la choroïde, consiste dans l'éblouissement éprouvé par le malade à chaque variation notable de l'éclairage. La rétine a perdu son pouvoir d'adaptation rapide aux variations de l'intensité lumineuse. La nutrition choroïdienne des cellules épithéliales pigmentées et des cellules neuro-épithéliales de la rétine, par la chorio-capillaire, est considérablement troublée. Au lieu de voir tout de suite, en passant d'une chambre bien éclairée dans une chambre moins éclairée, le malade est dans la situation d'une personne qui se trouve soudainement transportée dans une chambre noire. Au premier abord cette personne est complètement aveugle, et ne voit plus rien ; il lui faut un certain temps pour qu'elle distingue convenablement les objets dans cette obscurité, qui ne saurait être absolue. Pour notre malade un petit changement dans l'intensité de l'éclairage, une petite diminution du stimulant lumineux agissant sur sa rétine, suffit pour produire le même phénomène. Il lui faut tout autant de temps pour adapter sa rétine et revoir dans la demi-obscurité qu'à nous dans l'obscurité complète.

Inversement, le passage de la lumière d'une chambre moyennement éclairée, à celle du grand jour, au dehors, éblouit le malade à l'extrême et l'aveugle complètement, pour de longs instants. Positivement la lumière lui fait mal, parce que le réflexe vasculaire choroïdien n'est plus adéquat à la stimulation de la rétine. Ou bien ce réflexe est exagéré et il en résulte de l'éblouissement ; ou bien il est en déficit et l'obscurcissement se prolonge au delà du terme normal.

Dans les deux circonstances le malade éprouve une sensation désagréable d'effort perdu, qui peut s'exaspérer jusqu'à la vraie sensation douloureuse.

Photopsies. — Dans un sens opposé, avant que survienne la torpeur rétinienne, les cellules visuelles et les autres éléments de la rétine, rendus plus irritables par le processus inflammatoire, avaient manifesté leur réaction spécifique, avec une promptitude et une énergie morbides remarquables. De simples irritations mécaniques, comme le choc du sang en circulation dans la rétine, le tiraillement des enveloppes externes du globe par les contractions musculaires, un effort brusque d'accommodation, faisaient naître des sensations lumineuses : *phosphènes* (GALEZOWSKI, FŒRSTER). C'est spécialement au moment des grandes variations d'éclairage de la rétine, en passant brusquement d'une chambre peu éclairée à la lumière du plein jour, ou inversement (de WECKER), que les malades voyaient des lueurs animées d'un mouvement oscillatoire rapide, ou giratoire : suivant des cercles enchevêtrés. Ces flammes, lignes ou points brillants sont de couleur blanche (*photopsies*) ou de teinte variable, bleu jaunâtre ou jaune rougeâtre (*chromatopsies*).

Quelquefois, au début surtout, quand la rétine n'est pas encore fortement influencée par l'intoxication spécifique, les malades comparent ces photopsies à la réverbération de la lumière du soleil à l'horizon, sur les carreaux de vitre d'une serre. Pareille photopsie se confond, pour beaucoup d'auteurs, avec le *scotome scintillant*. Nous verrons encore plus loin en quoi consiste la scintillation du scotome central, où l'obscurcissement et la sensation lumineuse se succèdent rapidement, comme par interférence : l'ombre suivant l'éclat ; la cécité interrompant la perception lumineuse.

Périodes d'apparition des phosphènes. — La *vision lumineuse entoptique* précède la maladie proprement dite, quelquefois de plusieurs jours ou de plusieurs semaines (HIRSCHBERG). Elle revient à la fin ou persiste tout le temps, jusqu'après la guérison, et cela pendant fort longtemps. Ceci doit être attribué aux troubles circulatoires qu'ont provoqués, dans la rétine et dans la choroïde, l'endovasculite spécifique. Au moment d'un changement d'éclairage, lors d'une émotion morale ou pendant un effort corporel quelconque, ces troubles circulatoires s'accentuent et la stimulation mécanique, soudaine, de la rétine peut aller jusqu'à la production de visions lumineuses.

Pendant la maladie, c'est au niveau des zones héméralopiques que se localisent les photopsies dont nous venons de parler ; donc, près du centre de vision. Avant la maladie, c'est dans le centre de vision même que les photopsies apparaissent : au point de fixation.

Le repos prolongé dans l'obscurité fait cesser le phénomène.

Le symptôme, avons-nous dit, persiste tout le temps que dure la maladie : son exagération momentanée annonçant fréquemment un retour offensif de l'affection. Il n'est interrompu que pendant les périodes de torpeur rétinienne extrême et dans les scotomes absolus, après destruction définitive des éléments rétiniens sensoriels, au niveau des scotomes négatifs.

Altération du sens chromatique. — Aucune *dyschromatopsie* caractéristique n'existe dans la chorio-rétinite syphilitique. Le sens des couleurs est surtout influencé par la névrite optique concomitante, quand celle-ci prend de l'importance. Rétinite et choroïdite laissent ce sens assez intact. Les modifications dans la perception des couleurs, signalées par quelques auteurs, ne sont pas différentes de celles du sens normal, opérant avec des variations d'éclairage. Sous cette réserve, seulement, on peut admettre, avec ces auteurs, que la diminution du sens chromatique est aussi constante que la diminution du sens lumineux.

Périphériquement, dans le champ visuel, les couleurs semblent avoir pâli ; centralement, les malades se trompent de couleur et confondent les nuances comme le fait l'œil normal avec un faible éclairage : jaune leur paraît rouge, vert leur semble bleu.

Rouge et jaune paraissent aussi plus sombres que vert et bleu. Mais ceci n'est pas constant.

A quelques malades le vert semble le plus sombre des quatre couleurs. D'autres voient comme gris les faibles nuances de vert et de violet.

Dans toute l'étendue du scotome annulaire, dont nous allons nous occuper tantôt, les couleurs sont complètement perdues ; et dans le voisinage immédiat de cette lacune les couleurs sont plus mal définies par la rétine malade. comme dans la périphérie du champ visuel, par la rétine normale.

Scotome annulaire. — Un autre symptôme, encore, non moins précoce et de valeur diagnostique équivalente, est le *scotome annulaire*.

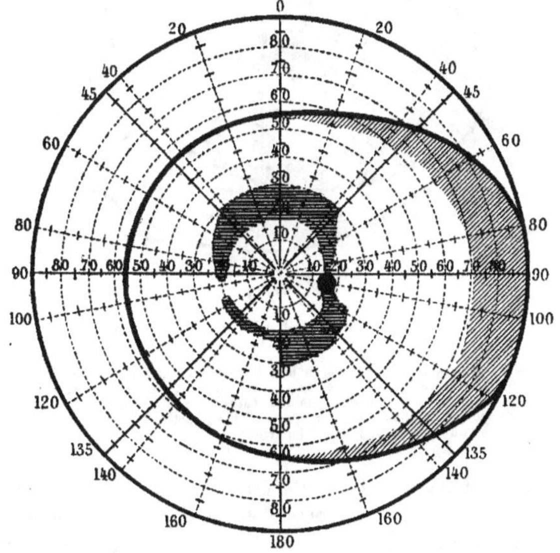

Fig. 3.

Champ visuel d'une chorio-rétinite, un an après l'infection ; œil droit,
d'après OLE BULL.

Scotome annulaire complet : rétrécissement périphérique, concentrique.

Le scotome annulaire a été signalé par FOERSTER, LEBER, MOOREN, ALEXANDRE, IMRI et PERLIA. Il a été étudié dans tous ses détails par OLE BULL et HIRSCHBERG.

Plus que dans toute autre affection de la choroïde. l'examen périmétrique présente de l'importance dans la chorio-rétinite syphilitique. Cet examen sert autant à déterminer l'étendue des lésions organiques de la maladie qu'à établir son diagnostic (OLE BULL, 1884). L'existence de *scotomes* ou lacunes est un des phénomènes les plus constants de la maladie. Et si ces lacunes ne manquent presque jamais, ils présentent par-dessus le marché, une forme particulière, que l'on ne rencontre nulle part ailleurs.

Le scotome spécifique de la chorio-rétinite syphilitique débute tout contre

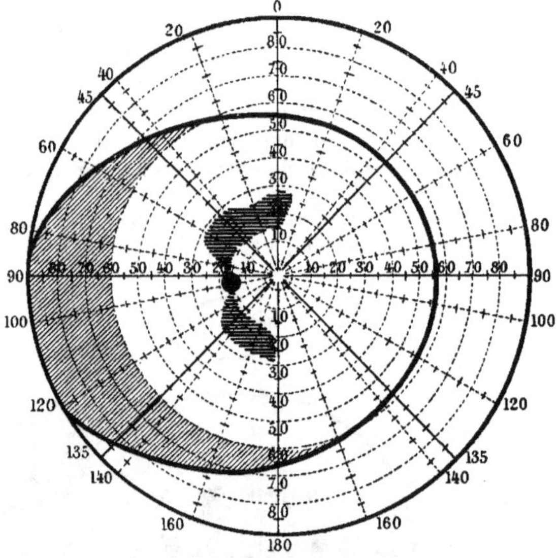

Fig. 6.

Champ visuel d'une chorio-rétinite, un an après l'infection ; œil gauche,
d'après OLE BULL.

De la tache de Mariotte partent, en haut et en bas, un aileron supérieur et un aileron inférieur, ébauches du scotome annulaire, caractéristique de l'affection. Il ne s'agit pas encore de scotome absolu, le sens lumineux est seulement diminué ; le blanc dans le scotome paraît gris et les couleurs ne sont plus reconnues. De même la périphérie temporale du champ visuel ne perçoit plus la petite mire grise de 1 centimètre carré qu'on promène de la périphérie au centre, sur l'arc périmétrique.

le bord de la tache aveugle. Il semble être une expansion de cette tache, sous forme d'aileron horizontal, recourbé en demi-cercle, encadrant la moitié supérieure ou la moitié inférieure de la région maculaire. Souvent le scotome est double : un supérieur, l'autre inférieur. Les deux réunis forment le *scotome annulaire*, pathognomonique de la chorio-rétinite syphilitique (fig. 5).

A mesure que le scotome, aileron, s'éloigne de la tache aveugle, il va en s'élargissant. L'arc s'élève en courbe oblique, vers la ligne médiane et jusque dans la zone comprise entre le vingtième et le trentième degré ; pour redescendre ensuite du côté temporal de la macula, tout en conservant le même écartement périmétrique.

Quelquefois le scotome s'arrête à la ligne médiane verticale qui passe par la *fovea*. Il atteint cette ligne par une pointe effilée ou se trouve coupé brusquement, dans toute sa largeur habituelle, par cette ligne fictive (fig. 6).

La largeur de la bande obscure varie sur toute sa longueur. Le scotome commence en pointe et finit en pointe, à son extrémité temporale; c'est au milieu, sur la ligne médiane, qu'il est le plus ample.

Sa largeur est difficile à déterminer, avec toute la précision désirable, puisque les bords s'estompent ou s'effilochent fréquemment, en suivant les collatérales rétiniennes importantes. Ce n'est que du côté de la périphérie que l'on peut bien délimiter le scotome. De ce côté il ne part guère de collatérales volumineuses des branches temporales. Du côté central ou maculaire, où les collatérales sont nombreuses et importantes, le trouble visuel s'efface graduellement et il n'est pas possible de préciser l'endroit où finit exactement l'altération fonctionnelle.

L'obscurcissement dans le scotome annulaire va depuis une simple diminution dans la perception des couleurs, jusqu'à l'abolition complète de toute perception lumineuse. Le scotome absolu est toutefois fort rare et n'occupe toujours qu'une minime fraction de l'anneau d'obscurcissement. Il forme ordinairement un simple élargissement ou prolongement, supérieur ou inférieur, de la tache de Mariotte. Près de la ligne médiane, dans la partie la plus large du demi-cercle supérieur ou inférieur, il existe de temps en temps une autre tache, fort limitée, de cécité absolue.

Élargissement de la tache aveugle de Mariotte. — Le scotome annulaire *péripapillaire* élargissant tout simplement la tache de Mariotte, dans tous ses diamètres, et dont parle Hirschberg, avec d'autres, appartient à la papillite plutôt qu'à la chorio-rétinite diffuse. L'œdème inflammatoire de la papillite s'étend latéralement jusque dans la fente interépithéliale ou chorio-rétinienne et s'y accumule en véritable épanchement. Il en résulte la formation d'une sorte de décollement circulaire péripapillaire de la rétine, avec scotome correspondant. Ce processus anatomo-pathologique et le trouble fonctionnel qui en découle, existent dans toutes les papillites intenses inflammatoires ou purement congestives, dites *de stase*. Dans la thrombose de la veine centrale de la rétine, ce décollement péripapillaire existe dans une large mesure, dépassant de beaucoup les limites restreintes des affections précédentes; c'est cette maladie qui nous montre le mieux comment, dans les papillites, se produit le scotome péripapillaire, par la gêne apportée à la circulation de retour au niveau de la papille.

Second scotome annulaire : périfovéal. — Presque aussi fréquemment que le large scotome annulaire dont nous venons de parler, existe, à l'intérieur de celui-ci un second scotome annulaire, naturellement plus petit. Il s'inscrit dans le cercle du dixième degré et laisse au centre un petit champ intact, de cinq degrés environ de diamètre, comprenant l'aire de la fovea. De tout côté cependant ce petit anneau fuse vers les parties maculaires centrales. Il finit même de temps en temps par les comprendre dans le scotome. Devenu de la sorte lacune centrale ou maculaire, le scotome annulaire intérieur impose aux malades la vision excentrique comme dans la chorio-rétinite centrale. La situation anormale de ce scotome explique alors la grande gêne qu'éprouvent les malades pour vaquer à leurs occupations habituelles et justifie les plaintes amères dont ils nous accablent, dans ces conditions.

Ce second cercle obscur part du bord temporal de la tache aveugle ou bien du premier cercle un peu au delà de la tache de Mariotte (fig. 7), con-

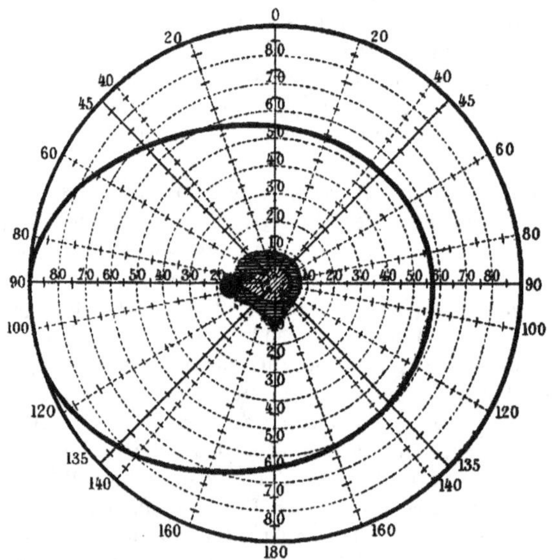

Fig. 7.

Champ visuel d'une chorio-rétinite, quatre ans après l'infection; œil gauche : d'après OLE BULL.

Ici existe le scotome annulaire périfovéal, complet, avec scotome moins accentué du centre maculaire lui-même. Comme l'affection chorio-rétinienne date d'un an, le grand scotome annulaire pathognomonique a eu le temps de disparaître. De même le rétrécissement concentrique.

formément à la distribution variable des artères maculaires horizontales ou artères maculaires proprement dites.

Le scotome annulaire intérieur, *périfovéal,* est souvent plus dense que le scotome extérieur ou *périmaculaire.* La diminution de la vue y va souvent jusqu'à la cécité complète d'une partie de la rétine maculaire. Le scotome positif se change alors en un scotome négatif et devient une tache aussi aveugle que celle de la papille du nerf optique. Le malade en ignore l'existence, comme il ignore l'existence de sa tache de Mariotte. Pour que le malade n'en soit pas incommodé, il faut nécessairement que la tache soit petite, entre deux et quatre degrés périmétriques. Au-dessus de ces limites le trou dans le champ visuel devient sensible pour lui, en ce sens qu'il perd facilement de vue les petits objets qui occupent son champ visuel et dont l'image rétinienne ne dépasse pas l'étendue du scotome. L'homme de bureau perd son crayon, sa gomme, son encrier, etc. L'ouvrier à chaque instant ne retrouve plus les petits outils nécessaires à son travail.

Le scotome toutefois est trop petit et surtout trop excentrique pour gêner sérieusement la lecture ou l'écriture.

Si, sur des schémas périmétriques, l'on teinte de noir les deux scotomes annulaires, suivant le degré de diminution du sens lumineux ou du sens des

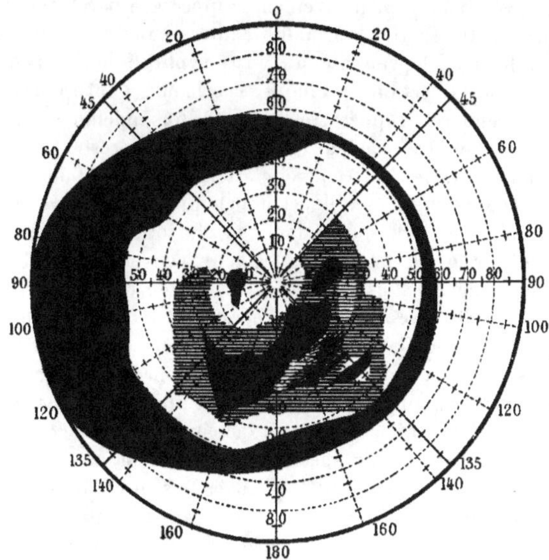

Fig. 8.

Champ visuel d'une chorio-rétinite syphilitique, neuf mois après l'infection : œil droit, d'après OLE BULL.

Dans la moitié inférieure, très élargie, du scotome annulaire ordinaire et déjà en voie de régression, existent des scotomes absolus, correspondant à des foyers de choroïdite qu'on ne voit pas encore à l'ophtalmoscope et qui probablement persisteront après évolution atrophique des foyers d'inflammation choroïdiens. La tache de Mariotte est agrandie en bas, la papillite aura provoqué de ce côté des altérations définitives des cellules visuelles. Le champ visuel présente aussi un rétrécissement définitif considérable, concentrique avec quelques pointes en secteur, comme dans les névrites optiques. Une iritis avait précédé la chorio-rétinite et annoncé des lésions, plus profondes qu'habituellement, du tissu vasculaire de la choroïde.

couleurs, on obtient des tracés très compliqués rappelant les cartes géographiques teintées d'après la densité de la population ou la nature physique du sol (fig. 8).

Existence éphémère des scotomes. — Le scotome annulaire finit toujours par disparaître. A moins de cas extraordinairement graves, jamais il ne persiste la moindre trace de ce symptôme. Il faudrait des désordres profonds dans les couches rétiniennes ou un foyer choroïditique, correspondant à l'emplacement du scotome spécifique, pour retrouver plus tard des lacunes dans le champ visuel, sous forme de scotome absolu. Cette destruction d'une partie du champ visuel s'annonce toujours d'avance par la qualité même du scotome annulaire devenu rapidement, au niveau de ce point, une tache complètement opaque.

Les scotomes annulaires n'occupent pas constamment la même place dans le champ visuel. Leur tracé diffère d'un individu à l'autre comme la distribution des vaisseaux rétiniens ; et, chez le même individu, dans le cours de la maladie, leur emplacement et leur forme varient plus d'une fois. Tandis, que les zones rétiniennes primitivement frappées de paralysie se restaurent et reprennent leur fonction normale, d'autres bandes voisines subissent à leur tour l'influence déprimante du virus syphilitique. A l'occasion d'un retour offensif de l'infection spécifique, ces bandes sont saisies de stupeur, alors que les premières frappées restent cette fois indemnes. On dirait vraiment que celles-ci, relevées de leur état de dépression, restent pour un certain temps, immunisées contre une nouvelle atteinte des substances infectieuses.

Variétés de scotomes. — S'il est à peu près constant que le scotome annulaire commence au bord de la tache de Mariotte, exceptionnellement un des deux demi-cercles ou même tous les deux peuvent ne pas tenir au bord papillaire, dès le début. Plus tard, à la période de restauration, c'est même là la disposition ordinaire : le scotome persistant toujours le plus longtemps dans les parties les plus larges, à quelque distance de la tache de Mariotte, au niveau des parties primitivement les plus foncées. Ces scotomes isolés, disséminés dans le champ visuel, ne rappellent plus le scotome annulaire que par l'emplacement qu'elles occupent : exactement dans la courbe classique.

Le plus souvent le scotome spécifique apparaît en même temps que les premiers troubles visuels, subjectifs. D'autres fois, il est impossible de trouver le moindre scotome, même en apportant dans l'examen du champ visuel les soins les plus méticuleux. Cela dépend du degré de virulence du virus syphilitique et de la part que prend, dans la maladie, la rétine, la choroïde et le nerf optique. Les scotomes annulaires appartiennent à la rétinite ; le scotome central, à la choroïdite ; le rétrécissement périphérique irrégulier non concentrique, à la névrite optique.

Rétrécissement du champ visuel. — Le scotome annulaire s'accompagne régulièrement d'un rétrécissement périphérique du champ visuel. Pour le déceler il faut encore plus d'attention que pour trouver le scotome annulaire. Le rétrécissement périphérique est concentrique à la tache de Mariotte, sur tout le pourtour du champ normal. Rarement il se restreint à un arc plus ou moins étendu ; plus rarement encore il s'enfonce en secteur vers la tache aveugle, considérée comme centre. Ces dernières lacunes appartiennent plutôt à la névrite concomitante.

Le rétrécissement périphérique, quel qu'il soit, s'avance plus ou moins à la rencontre du scotome annulaire. Il peut ne rester qu'une mince bande sensible entre les deux. D'ailleurs le sens lumineux a baissé pour toute la rétine : aussi bien pour la distinction entre les teintes colorées, en chambre claire, que pour la sensibilité aux différentes intensités lumineuses, en chambre plus obscure.

La résistance à l'épuisement est fort diminuée pour toute la rétine : ce qui permet, quelquefois, de trouver à la fin d'un examen un peu long, un scotome qui avait passé inaperçu au début.

Incidents d'évolution au cours de la maladie. — L'évolution régulière, classique, du scotome annulaire, telle que nous venons de la donner, peut être modifiée notablement, comme tous les autres symptômes d'ailleurs, par plusieurs incidents ou circonstances particulières. Cette évolution peut être accélérée, retardée ou arrêtée, temporairement, suivant les influences qu'exercent momentanément sur la maladie oculaire, la santé générale de l'individu ou les ambiances atmosphériques que celui-ci subit. Nous devons aussi compter avec les retours offensifs de la maladie générale, avec la réapparition de manifestations syphilitiques nouvelles. Enfin, nous devons prendre en considération sérieuse l'influence favorable que peut exercer sur l'infection syphilitique un traitement énergique, convenablement conduit.

Terminaison. — Le retour à la vision normale après une chorio-rétinite syphilitique, convenablement traitée dès le début, n'est point rare, avons-nous dit. Malheureusement, il est loin d'en être toujours ainsi ; pour une quantité de raisons, parmi lesquelles ne compte pas toujours un traitement nul ou insuffisant. C'est qu'il existe alors des complications souvent plus graves que la maladie elle-même.

Quand persistent des scotomes limités, incurables, ceux-ci tiennent aux lésions anatomiques profondément désorganisatrices des foyers de choroïdite disséminée.

Un rétrécissement périphérique du champ visuel, sensible et rebelle au traitement, appartient à la papillite ou à une névrite rétrobulbaire concomitante. OLE BULL a remarqué que c'est dans le sens vertical, en haut et en bas, que le champ visuel est rétréci dans cette occurence.

A côté des scotomes typiques des troubles rétiniens, il peut exister des taches obscures provenant des altérations choroïdiennes. Ces scotomes sont de grandeur et de forme variables et peuvent occuper n'importe quelle région du champ visuel, comme nous l'apprendrons plus loin pour les foyers de la choroïdite disséminée.

Explication pathogénétique des principaux troubles visuels. — Comment faut-il interpréter tous ces symptômes quasi-spécifiques de la chorio-rétinite syphilitique ? Ici les avis sont très partagés.

On attribue la *diminution de l'acuité visuelle centrale* et le *rétrécissement périphérique*, concentrique, du champ visuel à l'ischémie artérielle de la rétine, consécutive à l'endovasculite syphilitique.

On a songé aussi à l'inondation séreuse des couches rétiniennes superficielles et à l'obscurcissement des couches vitrées correspondantes (FUCHS).

Quelques auteurs invoquent l'exsudat inflammatoire choroïdien détachant les cellules visuelles de leur membrane nourricière, la chorio-capillaire ; épanchement hypothétique dont nous contestons l'existence.

OLE BULL invoque un principe infectieux qui, dans sa répartition à l'intérieur de la rétine, suivrait le chemin tracé par les troncs vasculaires. Pour lui, l'apparition, après coup, de la pigmentation de l'adventice de ces grands vaisseaux, parlerait en faveur de son interprétation. Nous avons donné ailleurs le pourquoi de cette pigmentation adventitielle des vaisseaux.

Nous pensons, pour notre part, que c'est le poison syphilitique lui-même qui frappe de stupeur les éléments nerveux de la rétine et en particulier certaines cellules visuelles, plus sensibles, à savoir : les cônes délicats de la macula, et les bâtonnets, les moins éduqués pour la vision, de la périphérie de la rétine.

La *torpeur* générale de la rétine et ses conséquences : l'héméralopie et le défaut d'adaptation rapide aux variations d'éclairage, sont positivement le résultat de cet empoisonnement des cellules visuelles par le virus syphilitique. FOERSTER avait pensé à une compression des cellules visuelles par l'exsudat inflammatoire et beaucoup d'auteurs avaient accepté cette interprétation (de WECKER). Nous savons que cet épanchement n'existe point.

La *micropsie* s'explique tout naturellement, pensent la plupart des auteurs, par le gonflement œdémateux et l'élargissement des champs rétiniens correspondants. L'image rétinienne des objets fixés par le malade, recouvrant un nombre de cellules visuelles inférieur à la normale, ces objets semblent plus petits ; sur une rétine saine les mêmes objets étendraient leur image sur un plus grand nombre d'éléments sensoriels. Mais nous ne connaissons pas cet œdème qui doit espacer anormalement les cônes et les bâtonnets. Et il n'y a pas non plus de soulèvement de la rétine par un exsudat, étalant en éventail les éléments récepteurs du sens visuel.

La *mégalopsie* ou *macropsie* serait due, de l'avis de la majorité, au tassement des cônes et bâtonnets tout autour des parties gonflées et élargies de la rétine, atteintes de micropsie. Un plus grand nombre d'éléments sensoriels seraient ainsi recouverts par l'image des objets : d'où erreur d'interprétation dans le sens opposé à celui qui donne lieu à la micropsie. Mais le tassement n'existe pas plus, anatomiquement, que l'écartement par œdème. Et autour de l'aire de micropsie *maculaire* — la plus importante — il n'existe jamais de zone de macropsie (OLE BULL).

D'après quelques auteurs, dans la macropsie, le malade aurait son jugement faussé parce que l'image étant plus diffuse, la distance de l'objet lui paraîtra plus grande comparativement aux autres objets d'à côté vus dans les conditions normales de clarté et de précision. Pour lui, cet objet plus diffus, plus éloigné que les autres, est alors jugé plus grand.

La mégalopsie peut s'étendre sur de larges bandes périphériques. Or comme le sens lumineux commence toujours par baisser dans les parties périphériques, les moins éduquées de notre rétine, il faut plutôt songer à la seconde interprétation : une erreur de jugement pour cause d'ombre jetée sur les images périphériques, alors que les centrales gardent encore toute leur clarté et leur netteté.

Macropsie et *micropsie* sont indépendantes l'une de l'autre. Toutes les deux résultent d'une mauvaise comparaison avec les visions que donnent les parties saines de la rétine; de la rétine saine d'à côté, pendant la maladie même, pour la *macropsie;* de la rétine saine avant la maladie — comparaison de souvenir par conséquent — pour la *micropsie.* Voilà pourquoi la métamorphopsie centrale ne donne jamais que de la micropsie. Les autres parties de la rétine, paralysées par le virus syphilitique, donnent de la micropsie ou de la macropsie suivant que le malade juge de souvenir, pour des objets familiers dont les dimensions lui sont bien connues ou qu'il apprécie les dimensions des objets par comparaison avec celles des autres, se trouvant dans le même champ d'observation.

Nous avons un examen anatomique de Baas qui nous montre que dans les parties correspondantes au scotome annulaire, les éléments de la couche externe de la rétine étaient dégénérés, tandis que les autres couches avaient conservé leur structure normale. A côté de la lésion rétinienne, il y avait aussi les marques d'une choroïdite étendue.

L'emplacement du scotome annulaire, dans le champ visuel, correspond exactement à la situation périmétrique des vaisseaux de la rétine (Ole Bull) L'irrigation choroïdienne, par contre, n'a pas de territoire couvrant exactement le scotome pathognomonique, comme le pense Schoen.

Symptômes tardifs. — Dans les phases ultimes de la maladie, alors que le processus inflammatoire est complètement éteint, il survient quelques symptômes objectifs nouveaux ; non moins caractéristiques que ceux de la période d'état. Ces symptômes correspondent aux phénomènes de dégénérescence dont les tissus du fond de l'œil deviennent le siège.

Flocons du corps vitré. — Les troubles du corps vitré persistent longtemps après la guérison de la chorio-rétinite : des semaines, des mois et jusqu'à des années. Quelquefois ils ne disparaissent pas du tout et persistent sous forme de membranes ou de vésicules flottantes. Cela se passe surtout après que la maladie a récidivé plusieurs fois ou qu'elle s'est compliquée d'iritis.

Pigmentation de la rétine. — Après l'éclaircissement des milieux transparents apparaissent seulement les altérations organiques de la choroïde. Le pigment épithélial, uvéal, s'est notablement décoloré tout autour de la papille et dans la région de la macula; un peu moins dans les parties périphériques de la rétine. Ici pointent, par contre, de petits amas de pigment noir, arrondis ou étoilés dont la teinte foncée attire immédiatement l'attention. Ces dépôts de pigment entourent les vaisseaux rétiniens, les encadrant d'un côté seulement ou des deux côtés à la fois. Au niveau des bifurcations des vaisseaux ces bordures noires s'anastomosent. C'est ainsi que naissent ces formes corpusculaires rappelant les cellules étoilées du tissu conjonctif et du tissu osseux.

A l'examen ophtalmoscopique on ne peut établir les rapports intimes de l'infiltration pigmentaire avec les vaisseaux rétiniens que pour les gros vaisseaux, déjà visibles avec le faible grossissement que procure le miroir ou la lentille, mais au microscope nous constatons que ces rapports se maintiennent jusque dans les couches externes de la rétine autour des capillaires sous la réticulaire externe.

Dans l'ordre de leur apparition, les taches pigmentaires s'avancent des régions antérieures ou périphériques de la rétine vers l'équateur, sans toutefois dépasser cette limite. Ce n'est que tout à fait exceptionnellement que quelques taches apparaissent aussi dans le pôle postérieur du globe.

Halo atrophique péripapillaire. — Dans les régions, péripapillaire et périmaculaire, on trouve plutôt un grossier pointillé blanc ou de petites taches blanches arrondies, brillantes. Ici le pigment épithélial a donc pâli notablement. Tout autour de la papille le pigment de l'épithélium uvéal peut faire complètement défaut: une large zone blanche entoure alors de tous côtés le disque optique dans le genre du halo glaucomateux ou du cercle sclérotical, mais souvent plus irrégulier et plus large.

Atrophie jaune de la papille. — La papille du nerf optique montre des lésions atrophiques tout à fait particulières. La papille atrophique n'est ni blanche comme après la destruction rétrobulbaire du nerf optique, ni grise ou bleuâtre comme dans le tabes, mais jaunâtre (FÖRSTER) ou rose chamois. (PANAS) : *atrophie jaune de la papille* (FÖRSTER) *atrophie choroïditique de la papille.* Sur la papille les vaisseaux paraissent très minces, — les artères surtout, — et sont encadrés de lignes blanches.

Variétés. — L'état de santé générale du patient, son âge, sa constitution, ses maladies et ses diathèses, antérieures ou actuelles, peuvent modifier profondément l'aspect clinique de la chorio-rétinite syphilitique. Toute tare constitutionnelle prolonge la durée de la maladie et aggrave singulièrement son pronostic.

À un âge avancé, comme d'autre part pendant le développement intra-utérin, la maladie prend un caractère de malignité extrême; la marche en est précipitée et les accidents s'y multiplient. Sur un terrain plus résistant, chez un individu jeune, sans autre tare constitutionnelle, la syphilis chorio-rétinienne évolue franchement : les tissus réagissent par une inflammation franche : derrière la rétinite diffuse, la choroïdite aussi est diffuse, aiguë. Une autre fois la réaction est moins franche dans le parenchyme choroïdien : le cours de la maladie est plus lent et l'affection est elle-même plutôt chronique, traînante, et récidivante. La choroïdite présente alors les caractères de la choroïdite disséminée, avec ses foyers discrets (FOERSTER, MASSELON). C'est de préférence autour de la macula que l'on trouve ces foyers choroïditiques, dès que l'état du corps vitré permet l'inspection minutieuse du fond de l'œil.

La rétinite syphilitique peut ressembler à la *rétinite albuminurique*, par l'exagération de l'œdème rétinien. Dans un tiers des cas FOERSTER prétend avoir rencontré la figure stellaire périmaculaire de la rétinite brightique. Mais de WECKER conteste le fait et n'admet que des taches choroïditiques dis-

séminées dans la région périmaculaire. Dans la rétinite syphilitique le rétrécissement du calibre des artères empêche que l'œdème monte, jusqu'à produire les taches exsudatives blanches et brillantes des rétinites ; ou l'oblitération partielle des veines occasionne une inondation séreuse extrême des
couches de la rétine. L'endophlébite est beaucoup plus rare dans la choriorétinite syphilitique que dans la rétinite albuminurique.

L'œdème de la rétine, avec papille saillante, peut dominer dans l'image
ophtalmoscopique de la chorio-rétinite, quand exceptionnellement l'endovasculite s'est localisée de préférence sur l'intima de la veine centrale de la
rétine, après maladie infectieuse concomitante par exemple, ou quand il
existe en même temps une inflammation des gaines du nerf optique avec
épanchement dans l'espace intervaginal.

Les plaques maculaires rayonnantes disposées en étoile caractéristique
de la rétinite albuminurique, existeront alors sans traces d'albumine, ni de
sucre dans l'urine (LAQUEUR).

Les groupes de petites taches exsudatives blanchâtres, n'ayant qu'une
existence éphémère, rentrent dans la même catégorie (MASSELON).

Une autre fois encore, l'inflammation affecte la forme hémorragique et aux
symptômes de la choroïdite diffuse ou disséminée s'ajoutent ceux de la *rétinite hémorragique* (MASSELON). C'est au milieu de ces hémorragies rétiniennes
qu'on a de la chance de trouver les plaques d'œdème.

Les hémorragies papillaires montrant une tendance particulière à l'organisation conjonctive, la *rétinite proliférente* de MANS peut également compliquer l'image ophtalmoscopique ultime de la chorio-rétinite spécifique (MAS
SELON).

Quelques auteurs considèrent la *rétinite syphilitique centrale* et *récidivante* de v. GRAEFE, comme une chorio-rétinite maculaire diffuse. L'absence
de symptômes ophtalmoscopiques autres qu'une légère obnubilation de la
région, parle en faveur de l'origine choroïditique de cette affection. L'exsudat
inflammatoire, choroïdien, imbibe et traverse facilement la portion maculaire,
très amincie, de la rétine et peut occasionner un certain trouble des couches
du vitréum adjacent. Cette affection est d'ailleurs excessivement rare. Elle
doit l'être à cause de la difficulté avec laquelle on affirme son diagnostic,
devant la pauvreté des symptômes et la facilité avec laquelle la maladie guérit
sans conséquences défavorables. Il n'y a d'ailleurs pas de raison anatomique
spéciale pour expliquer cette localisation des accidents syphilitiques, comme
nous avons pu en fournir pour l'inflammation syphilitique de l'iris et pour
celle de la papille du nerf optique : deux organes entourés de lymphe stagnante.
Pour la macula très pauvre en vaisseaux on ne peut même pas invoquer
l'infection directe par le sang, qui coule dans le réseau capillaire. Cependant
du côté de la choroïde le réseau capillaire est plus riche, au niveau de la
macula, que partout ailleurs dans la chorio-capillaire. La quantité de sang
contaminé qui passe là, en un temps donné, est donc beaucoup plus grande
et les chances de localisation de la syphilis s'en trouvent augmentées ; surtout
si le sujet présente une fragilité idiosyncrasique du système nerveux. UTHOFF

cite un cas de cette rétinite récidivante, où, un an après, survint la démence paralytique, en confirmation du premier diagnostic : *syphilis oculaire*.

Étiologie. — La chorio-rétinite syphilitique est beaucoup plus rare que l'iritis syphilitique. Elle complique plus souvent l'iritis, qu'elle n'évolue seule, comme maladie isolée de la syphilis oculaire. La choroïde renferme beaucoup plus de vaisseaux que l'iris et le corps ciliaire, c'est vrai ; mais ces derniers organes sont comme plongés dans une sérosité stagnante, l'humeur aqueuse, où le virus syphilitique peut s'accumuler. Dans l'espace suprachoroïdien il n'y a habituellement que très peu de sérosité et l'ancienne cavité de la vésicule oculaire embryonnaire n'existe plus chez l'adulte qu'à l'état virtuel : la choroïde est donc mieux garantie que l'iris contre l'action du virus syphilitique. Pendant la période primaire et secondaire, les manifestations de la syphilis ne se développent que là où la lymphe coule lentement, stagne pour ainsi dire : à la surface de la peau et des muqueuses, dans le réseau lymphatique sous-épithélial ; à l'intérieur des ganglions lymphatiques ; sur la papille du nerf optique, au fond de l'espace intervaginal, etc.

La chorio-rétinite peut bien être considérée comme la maladie la plus caractéristique de la syphilis localisée dans le fond de l'œil, mais elle n'en est certes pas l'expression la plus fréquente. La papillo-rétinite pure et la névrite optique se rencontrent plus souvent comme manifestations syphilitiques et complications de la syphilis cérébrale. Dans la moitié des cas de syphilis cérébrale le nerf optique est gravement atteint.

Sur 100 cas de syphilis cérébrale, UTHOFF ne trouve que quatre fois des lésions anciennes de choroïdite ou d'irido-choroïdite de la période secondaire.

La chorio-rétinite spécifique étant une manifestation de la syphilis acquise, est naturellement plus fréquente chez l'adulte. Elle peut naître aussi sous la dépendance de la syphilis héréditaire ou congénitale. Cependant, chez l'enfant, on a rarement l'occasion d'examiner ces choroïdites, parce qu'elles datent généralement d'avant la naissance. La maladie étant contemporaine de l'époque du développement de l'organe visuel, nous n'en voyons que les reliquats, sous forme d'anomalies congénitales. D'autres fois quand la maladie n'est survenue que dans les derniers mois de la grossesse, alors que le développement de l'œil était complètement achevé, nous en voyons quelque récidive, dans les dix ou quinze premières années de la vie. La chorio-rétinite hérédo-syphilitique est une manifestation tardive comme la kératite parenchymateuse.

On supposera la nature syphilitique d'une chorio-rétinite, chez l'enfant n'ayant présenté aucun autre symptôme de syphilis, quand plusieurs enfants de la même famille souffrent successivement de la même affection.

On ne trouve pas toujours chez l'enfant le scotome annulaire, alors même que la syphilis héréditaire doive être considérée comme probable sinon certaine ; pour la raison que chez l'enfant la complication rétinienne manque souvent. C'est à peine si nous trouvons la papille un peu plus rouge, ses contours un peu indécis et quelques striations troubles autour du disque optique. Et si le trouble du corps vitré démontre une participation plus large de la rétine à la maladie, l'acuité visuelle est tellement réduite que l'examen périmétrique en est rendu presque impossible.

La date d'apparition de la choroïdite syphilitique est postérieure à celle de l'iritis de même nature. L'iritis syphilitique appartient à la deuxième période. La choroïdite syphilitique est une manifestation plus tardive de la syphilis. Quand les deux existent ensemble on apprend généralement que les premiers symptômes se rapportaient à l'iritis. Et ce n'est que dans les syphilis à évolution très rapide, chez l'enfant ou chez le vieillard, ou chez l'adulte autrement taré, qu'on voit l'affection se propager immédiatement de l'iris à la choroïde.

C'est entre quatre et six mois, après le chancre initial, qu'apparaissent les premiers symptômes de la choroïdite syphilitique (OLE BULL). Un traitement énergique au mercure et à l'iodure de potassium recule toujours l'apparition de la maladie. Quand le traitement mercuriel a été suffisamment intensif, l'affection choroïdienne se montre des années après la première manifestation de l'intoxication spécifique. Rarement avant un an et demi, d'après de WECKER; quelquefois quatre ans après, suivant les observations de KNIES.

C'est pourquoi il importe beaucoup d'insister longuement sur l'interrogatoire du malade atteint de choroïdite, pour qu'il se rappelle les premières manifestations de son infection. Il a eu d'autant plus de raisons pour oublier ces manifestations spécifiques que celles-ci ont été moins graves et peu récidivantes et n'ont nécessité un traitement ni très énergique ni très encombrant.

C'est la syphilis tardivement acquise, après quarante ans, qui prédispose le plus à la chorio-rétinite spécifique (DE WECKER).

La chorio-rétinite spécifique des adultes et celle des enfants attaque rarement les deux yeux à la fois. Mais étant de nature fort insidieuse et de marche plutôt traînante elle n'effraie pas suffisamment le malade, qui attend pour nous consulter que le second œil ait commencé à souffrir à son tour.

Traitement. — Le traitement de la chorio-rétinite syphilitique est tout indiqué par la nature étiologique de la maladie. La cure antisyphilitique doit être énergique. Selon la gravité du cas et selon la marche plus ou moins rapide des accidents, on choisira les frictions mercurielles ou les injections hypodermiques ou intra-veineuses. Quel que soit le mode d'administration adopté, il faut que le médecin n'oublie pas de ménager la constitution du malade. Il faut autant songer au traitement de la diathèse, qui pourrait aggraver la syphilis, qu'au traitement de la maladie spécifique elle-même. C'est le seul moyen de ne pas nuire à la santé générale du malade et de réussir en même temps le traitement local.

Les auteurs insistent avec raison sur le danger des boissons alcooliques chez les syphilitiques : l'alcool agissant dans le même sens que la syphilis sur l'endothélium artériel, nous comprenons avec quelle sévérité nous devons défendre à nos malades les excès alcooliques de toute sorte (bière, vins ou liqueurs).

Il ne faut pas oublier que la maladie récidive facilement. Un traitement d'extinction de la maladie constitutionnelle servira donc de traitement préventif contre les rechutes toujours possibles.

Dans l'intervalle des cures mercurielles, on prescrira avec avantage l'iodure de potassium à haute dose quatre à huit grammes, par jour.

Quand la maladie paraît définitivement arrêtée, il faut songer à l'atrophie consécutive des éléments nerveux et instituer le traitement stimulant approprié : électricité et strychnine.

Au contraire, lors des phénomènes aigus, la membrane nerveuse exige un repos fonctionnel absolu : il faut écarter, dans une mesure convenable, le stimulant habituel de la rétine : la lumière. Selon les indications du moment, on mettra le malade en chambre noire, en chambre obscure ou on abritera ses yeux derrière une paire de lunettes fumées où sous une visière.

2° CHOROIDITES DIFFUSES CIRCONSCRITES

Définition et historique. — Il n'y a que deux choroïdites diffuses circonscrites : la *choroïdite diffuse maculaire* et la *choroïdite diffuse péri-papillaire*. La première est de beaucoup la plus fréquente : tous les auteurs en parlent, la désignant sous le nom de *choroïdite postérieure*. La seconde a été confondue, le plus souvent, avec la papillo-rétinite.

Il peut arriver que les deux choroïdites diffuses, péri-papillaire et maculaire, se confondent en une seule choroïdite diffuse plus étendue, recouvrant tout le pôle postérieur de l'œil. Cette choroïdite *combinée* devrait s'appeler la *choroïdite diffuse polaire postérieure*. Elle a été décrite autrefois sous le nom de *papillo-rétinite syphilitique*. BERGMEISTER et SCHWEIGGER en ont fait une choroïdite. Plus tard on a reconnu son vrai caractère de chorio-rétinite.

Que les choroïdites diffuses circonscrites qui nous occupent en ce moment, soient isolées ou réunies en une seule choroïdite combinée, elles ne représentent jamais des choroïdites pures et simples. Toujours on trouve des lésions anatomiques à la fois dans la choroïde et dans la rétine. Il est vrai que, cliniquement, on ne voit d'abord que les lésions de la rétine, le trouble qui se trouve dans la rétine et au-devant de la rétine, nous empêchant de constater les altérations que présente aussi la choroïde ; et ce n'est que plus tard, après que le corps vitré se sera éclairci et que la rétine aura, en partie, retrouvé sa transparence, que nous verrons, avec l'ophtalmoscope, les désordres de la choroïde elle-même : de son stroma ou de son revêtement épithélial pigmenté, selon les circonstances.

II. — CHORIO-RÉTINITE MACULAIRE

Pathogénie. — La *choroïdite diffuse maculaire* est une chorio-rétinite comme la chorio-rétinite syphilitique généralisée.

Il est remarquable que la choroïdite, circonscrite à ce petit domaine de la macula, affecte si facilement le caractère de l'inflammation aiguë, diffuse. Mais, au niveau de cette partie importante de la rétine, la circulation dans la chorio-capillaire est si bien garantie par les anastomoses nombreuses entre les artères ciliaires maculaires, que les troubles circulatoires survenus dans le domaine d'une de ces branches et pouvant donner lieu à un foyer choroï-ditique, s'effacent promptement par une circulation collatérale, complémen-taire, laquelle en atténue aussitôt les conséquences. Il faut un envahissement général du réseau artériel maculaire choroïdien, par des principes phlogo-gènes abondants ou très virulents, pour qu'une inflammation éclate à ce niveau dans la choroïde et de là s'étende à la rétine, par diffusion ou propa-gation osmotique.

D'ailleurs, quand il s'agit de syphilis, une chorio-rétinite aiguë, généra-lisée, a ordinairement précédé de quelques mois, d'un an ou de plusieurs années la choroïdite maculaire syphilitique, comme l'a très bien établi Mas-SELON. La vision centrale, conservée jusque-là, s'éteint à l'occasion d'une der-nière poussée de chorio-rétinite moins violente, mais particulièrement grave à cause précisément de sa localisation dans la région maculaire.

Histoire clinique. — *Symptômes d'hyperesthésie rétinienne.* — Le tableau clinique de la chorio-rétinite maculaire diffuse se résume comme suit : les malades se plaignent d'abord d'une altération vague de la vision. Il leur est difficile de déterminer avec précision la nature du trouble visuel qui les tourmente. Ils ne voient devant leur œil ni vrai nuage, ni véritable tache occupant le point de fixation ; mais déjà la perception centrale est troublée et ce trouble de la vision, dans la partie la plus importante de leur champ visuel, les gêne beaucoup. Ils voudraient se débarrasser de cette gêne, et pour cela ils se frottent inutilement les yeux ou nettoyent, sans plus de succès, leurs binocles. Ou bien encore, ils tournent les globes oculaires dans tous les sens — quelquefois aussi la tête — pour contourner du regard l'obs-tacle invisible qui trouble leur vision centrale. Ces tentatives infructueuses les irritent et les fatiguent. Très préoccupés d'un trouble visuel qu'ils ne s'expliquent pas, ils parlent au médecin d'éblouissements, de fatigue oculaire, de douleurs orbitaires ou cérébrales, mais toujours avec une certaine réserve, sentant bien qu'ils ne rendent pas un compte exact de ce qu'ils éprouvent. Aussi, reprennent-ils fréquemment leurs explications, corrigeant leurs expres-sions, tantôt pour les atténuer, tantôt, au contraire, pour les renforcer.

Pendant tout un temps, ils ignorent si les deux yeux sont souffrants ou si un seul est malade : ils hésitent quelquefois entre les deux. Pour qu'ils se renseignent là-dessus, nous devons souvent nous-mêmes les engager à fermer alternativement un œil, puis l'autre, et les faire lire en notre présence. A ces troubles vagues s'ajoutent bientôt des visions lumineuses, blanches ou colorées. Les malades voient passer des flammes, semblables à des étoiles filantes, traversant en ligne droite leur champ visuel ou tournoyant autour du centre de vision comme une bande de girons qui jouent à la surface de l'eau.

Les lumières colorées, moins vives, sont rouges ou jaunes, jamais ni vertes ni bleues.

Quelques auteurs prétendent que les malades voient plutôt les objets en rouge, en bleu ou en vert.

Les *photopsies* et les *chromatopsies* sont réveillées par les variations brusques de l'éclairage ambiant. C'est en passant d'une chambre obscure dans une place mieux éclairée, ou inversement, que les malades constatent ces visions entoptiques. Les mouvements brusques des yeux ou de la tête font naître de semblables phosphènes, plutôt blanches que colorées ou jaunes tout au plus.

Les malades supportent d'ailleurs fort mal les variations d'éclairage et redoutent avant tout un éclairage très vif qui leur occasionne de vraies douleurs.

Symptômes d'anesthésie rétinienne. — A tous ces symptômes d'ordre irritatif, succèdent maintenant d'une façon presque soudaine les symptômes d'ordre paralytique ou anesthésique.

Un nuage épais se glisse subitement devant un œil, au beau milieu de son champ visuel. Maintenant, les malades n'hésitent plus à localiser leur affection, dans l'œil droit ou dans l'œil gauche : tout naturellement, ils sont amenés à fermer le bon œil pour constater que l'autre est obscurci. Le nuage n'est pas toujours uniforme et alors les patients affirment que les objets, qu'ils regardent, sont couverts de taches d'encre ou d'un réseau noir. C'est dans ces cas que, plus tard, quand le scotome négatif aura remplacé le scotome positif, les objets paraîtront troués, découpés en fragments, tenant à peine ensemble ou même plus du tout.

Sur un papier blanc les malades trouvent très bien la tache grise, qui leur paraîtra d'autant plus foncée que l'éclairage est plus faible. Pour diminuer le scotome central ou le faire disparaître tout à fait, il suffit souvent d'augmenter l'intensité de l'éclairage: en plein jour, quand le soleil luit, le patient le voit à peine, au dehors dans la rue ; mais dans une place sombre ou par temps brumeux, il le voit sous forme de nuage gris, qui a l'air de planer dans l'espace, à une distance relativement courte et qui ne se laisse déterminer, avec quelque précision, que lorsque la tache repose, sous forme de disque, sur une surface quelconque fixée par l'œil. Aussi cette tache se déplace-t-elle avec les mouvements du globe. N'importe quel objet le malade regarde, la tache se met toujours exactement sur l'objet fixé. Elle grandit d'ailleurs avec la distance des objets regardés, dans les proportions indiquées par les lois connues de l'optique physiologique.

A force de regarder et d'analyser leur scotome, les malades le connaissent par cœur et nous le dessinent avec tous ses détails. Nous avons intérêt cependant à leur déconseiller la recherche de ces détails. Car à éplucher constamment les particularités de leur scotome central ils rendent celui-ci tellement apparent que leur vision binoculaire s'en trouve notablement gênée.

Quand le malade ferme les deux yeux, il voit encore son scotome central sous forme d'un disque blanc ou coloré, mais, de rechef, il ne saurait dire à quel œil il faut attribuer le trouble fonctionnel. S'il ne ferme qu'un œil, le malade, et garde le bon ouvert, il ne s'aperçoit plus de rien.

La vision du disque derrière les paupières fermées est d'autant plus sensible pour le malade, qu'avant de fermer les deux yeux, son œil ait été exposé à une plus grande lumière. D'abord, l'œil malade ne voit que des points clairs, vacillants, qui s'éteignent insensiblement ; puis apparaît le disque. Primitivement clair, incolore, ce disque devient promptement bleu ou vert.

Le sens des couleurs est diminué comme nous l'avons dit pour la chorio-rétinite généralisée. Seulement ici la perception des couleurs est normale en dehors du champ du scotome. Cette perte des couleurs, pour la vision centrale uniquement, n'en est que plus dangereuse pour tous ceux qui sont appelés à régler leurs actes d'après des signaux colorés, placés à grande distance, de façon à devoir être observés avec la macula seule. De près, quand les parties extramaculaires de la rétine peuvent suppléer à la paresthésie des éléments maculaires, les intéressés ne se croient pas atteints de cécité pour les couleurs, et, de bonne foi, ces hommes continuent de faire leur service journalier, sous la menace continuelle d'accidents redoutables qu'ils ignorent complètement.

Métamorphopsie. — La choroïdite maculaire s'accompagne aussi de métamorphopsie (Förster, Sichel fils). Mais si la métamorphopsie est ici constante, le symptôme est de courte durée. Le scotome positif, qui s'est montré simultanément, se transforme rapidement en scotome négatif et ce progrès rapide de la paralysie rétinienne supprime à la fois la métamorphopsie et la vision centrale. Il existe dès lors une véritable lacune dans le milieu du champ visuel, aussi nettement délimitable au périmètre que la tache aveugle de Mariotte et généralement pas beaucoup plus grande que celle-ci.

Le scotome négatif n'est d'abord que relatif : pour les couleurs ; puis, absolu : pour toute perception lumineuse. Les parties centrales de la rétine comprises dans le foyer inflammatoire cessent alors toute fonction visuelle. Au milieu de son champ visuel, à l'endroit même où il fixe, le malade ne voit plus ni les contours des petits objets, ni leur couleur, ni même la luminosité qu'ils reflètent. Il existe pour lui un véritable trou : un objet vivement éclairé, comme la flamme allongée d'un bec de gaz, est coupée en deux par le milieu ou échancrée largement sur le côté : un grand mot d'imprimerie n'est vu que par des lettres de tête et de queue : la syllabe du milieu échappe complètement. Du grand E du tableau de Snellen, le malade ne voit que les fragments extrêmes, ou rien du tout ; même alors qu'il s'en rapproche à un mètre et moins, tandis qu'il lui suffit de fixer le bord du carton pour voir la lettre tout entière.

Au périmètre la lacune mesure entre cinq et dix degrés de diamètre horizontal, un peu moins dans le sens vertical.

Douleurs. — A côté des symptômes optiques et entoptiques, les malades se plaignent d'une douleur gravative profonde (de Wecker). Sichel pensait même que les parties périphériques étaient douloureuses au toucher. Dans quelques formes particulières de la myopie progressive les douleurs hemicraniennes, frontales et occipitales, deviennent presque intolérables. Nous verrons plus loin qu'il vaudrait mieux classer toutes ces variétés douloureuses parmi les scléro-choroïdites.

Image ophtalmoscopique. — L'ophtalmoscope nous expliquera généralement fort bien toutes les anomalies bizarres de la vision, dans la choroïdite maculaire.

Au début, toutefois, tant que les plaintes des malades restent dans le vague, nous ne trouvons pas grand'chose de changé dans le fond de l'œil. A ce moment il est bien difficile de dire si une macula, que nous voyons pour la première fois, est ou plus claire ou plus foncée qu'à l'ordinaire; ou si elle est d'une teinte différente de celle qu'elle présentait antérieurement. En général, nous concluons pour un assombrissement de la région si tous les détails sont *noyés* dans un nuage rouge sombre. Si tous les détails maculaires et péri-maculaires ont au contraire conservé toute leur netteté habituelle, la teinte plus foncée du pôle postérieur du fond de l'œil n'annonce aucune altération choroïdienne. Nous savons que normalement la région maculaire et péripapillaire peut être beaucoup plus noire que le restant du champ rétinien.

Cependant, même si l'examen reste négatif, nous devons nous abstenir de rassurer trop vite nos malades. Si nous voulons obtenir d'eux qu'ils suivent ponctuellement nos prescriptions hygiéniques et médicamenteuses, qui leur éviteront peut-être de graves accidents, nous devons montrer que nous acceptons leurs plaintes et que nous partageons toutes leurs appréhensions.

Plus tard, l'examen ophtalmoscopique nous donnera des renseignements beaucoup plus précis. Nous reconnaîtrons facilement dans la région maculaire des teintes évidemment anormales et des dessins extraordinairement variés, absolument caractéristiques de cette grave affection.

1° *Image de la forme aiguë*. — Dans la chorio-rétinite maculaire diffuse *suraiguë*, l'épithélium pigmenté peut se décolorer uniformément sur toute la macula et donner lieu à une grande tache homogène, d'abord rouge jaunâtre, couleur chamois, mais qui plus tard sera aussi rouge foncé que le sang qui distend tous les capillaires rétiniens et choroïdiens.

La décoloration jaune uniforme de la région maculaire se marquera d'autant mieux que le fond de l'œil est normalement plus sombre; que l'individu a son épithélium hexagonal, comme ses téguments externes, plus pigmentés. Si le virage vers la teinte jaune marche très rapidement, c'est que la décoloration des cellules étoilées conjonctives suit de près la décoloration de l'épithélium, et que de nombreuses cellules rondes infiltrent uniformément le stroma muqueux de la choroïde. Ce sont ces choroïdites maculaires graves qui, plus tard, aboutissent aux lacunes atrophiques blanches de la choroïde, semblables aux colobomes, dits congénitaux, de cette membrane. Ici, aussi, quelques gros vaisseaux, artères ou veines, traversant seuls la plaque blanche atrophique, représentent tout ce qui reste de la membrane vasculaire, réduite à une mince lame conjonctive, et montrant par transparence le blanc luisant de la sclérotique dénudée. La rétine peut ne pas avoir subi l'atrophie complète de la choroïde et l'on voit alors les vaisseaux rétiniens descendre jusque tout près de la plaque atrophique ou même s'engager dans le champ de cette plaque.

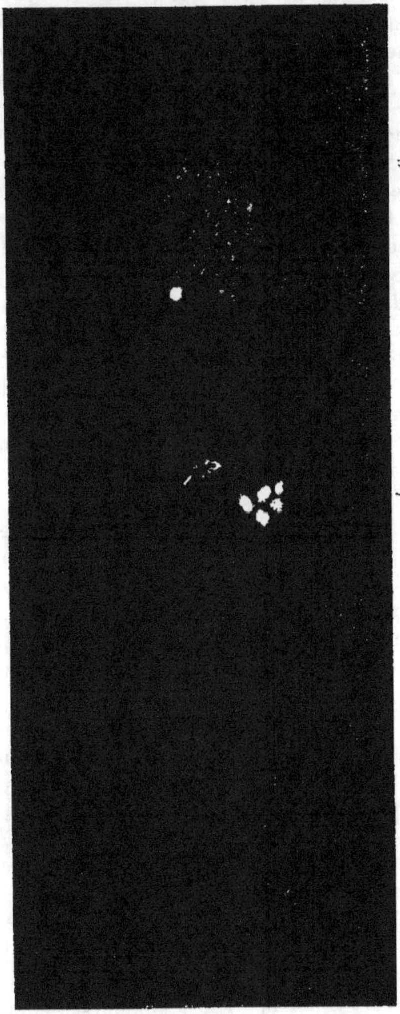

Parfois un cercle noir encadre toute la tache jaune rougeâtre, ou la plaque atrophique qui remplace celle-ci plus tard, comme dans les choroïdites en foyer.

2° *Image de la forme subaiguë*. — Dans une variété *moins aiguë* l'épithélium choroïdien sera irrégulièrement lavé et l'infiltration cellulaire sera moins diffuse, se concentrera en nodules distincts dont les contours se marqueront nettement par une tache plus claire, plus jaunâtre. Cette deuxième variété de chorio-rétinite maculaire diffuse est certainement plus fréquente que la première.

Dès le début de l'affection, la macula se présente avec un aspect marbré. Au lieu de la teinte uniforme de la variété précédente, jaune clair ou rouge

Fig. 9.

Les trois formes principales de la chorio-rétinite maculaire.

a, Foyer noir dans le centre de la macula. — *b*, Foyers noirs à la périphérie de la macula. — *c*, Décoloration irrégulière du pigment épithélial uvéal avec de tout petits foyers jaunes d'inflammation discrète de la choroïde. Dans *b* et *c* les foyers sont à différents stades de développement ; *a* est le début de l'affection.

foncé, un mélange irrégulier de teintes disparates occupe toute la région maculaire. Le diamètre de la tache bariolée, occupant le pôle postérieur, mesure deux ou trois fois celui de la papille. Le diamètre vertical est généralement un peu plus petit que le diamètre horizontal : la tache affecte donc plutôt la forme ovalaire. D'autres fois, cependant, elle est tout à fait circulaire ou s'approche même d'un ovale vertical ou légèrement oblique. La forme anguleuse et irrégulière, en étoile à trois branches ou en croix de Saint-André (HAAB) est très rare.

Dans la tache marbrée, qui occupe la macula, les veines du marbre, les plus claires, forment quelquefois des lignes brisées, très fines, zigzaguantes : toute la tache présente alors l'aspect de la faïence craquelée.

Très peu de pigment existe au début. Plus tard, sur un fond déjà pâlissant, le pigment charbonneux se montre sous forme de poussière grossière, de points arrondis, de fines mouchetures, de taches irrégulières, anguleuses ou étoilées, de cercles délicats encadrant plus ou moins complètement des taches d'un jaune plus clair, pour le moment, et pouvant devenir, plus tard, grises ou entièrement blanches, comme les taches atrophiques de la choroïdite disséminée.

De petites hémorragies se rencontrent fréquemment au milieu de la macula altérée : tout près de la *fovéa*; ou bien les tissus tout engorgés de sang à demi-stagnant simulent des hémorragies (infarctus).

3° *Image des formes à congestion passive : veineuse.* — Une surpigmentation uniforme de toute la région maculaire ne se rencontre que tout à fait exceptionnellement, comme troisième variété de chorio-rétinite maculaire, dans la myopie progressive et dans les choroïdites maculaires qui compliquent le développement de tumeurs cancéreuses et autres dans le fond de l'orbite, gênant la circulation veineuse intra-orbitaire et vorticine.

La tache noire recouvre à peine la fossette centrale ou dépasse les limites de la macula entière.

Toutefois les placards charbonneux sont, tout aussi souvent, placés un peu excentriquement et ne se rencontrent dans la fovéa que quand il s'en trouve d'autres semblables dans la région périmaculaire et péripapillaire; le tout ensemble constituant une sorte de choroïdite aréolaire de FÖRSTER, plus diffuse, avec lésions maculaires concomitantes, plus ou moins prononcées. Ces placards sont polycycliques d'emblée, à contours découpés comme des dessins géographiques.

Qu'il s'agisse ici vraiment de surpigmentation épithéliale, dans une choroïdite diffuse, l'évolution ultérieure de la maladie nous le démontre péremptoirement : tous ces placards disparaissent petit à petit, presque sans laisser de traces. Néanmoins il reste toujours quelques plaques atrophiques, régulièrement encadrées, comme c'est la règle après la choroïdite disséminée; seulement l'atrophie n'est pas poussée jusqu'à la tache blanche; une plaque jaune laissant voir les réseaux choroïdiens normaux, c'est tout ce qu'on trouve.

Sur l'emplacement des grands placards noirs on peut aussi trouver plus tard un réseau de lignes pigmentées dont les mailles correspondent à autant de foyers atrophiques incomplètement sclérosés.

Saillie de la tache maculaire. — La tache choroïditique maculaire ne montre aucune proéminence vers le corps vitré ; de WECKER prétend cependant avoir constaté le trajet courbe des artères rétiniennes maculaires rendues visibles par l'inflammation et grimpant sur la voussure du foyer maculaire. Cette saillie indique la participation de l'espace supra-choroïdien à l'inflammation (voir les *scléro-choroïdites*).

Pas plus ici que dans les autres choroïdites, il n'existe, à aucune époque de la maladie, un exsudat liquide quelconque entre l'épithélium pigmenté appartenant à la choroïde et les cellules neuro-épithéliales limitant en dehors la rétine. Si les cellules visuelles fonctionnent mal, c'est parce que ces cellules subissent l'influence paralysante des principes phlogogènes apportés du côté de la choroïde et peut être aussi parce que les cellules hexagonales pigmentées de la choroïde sont encore plus malades et n'apportent plus dans l'acte physiologique de la vision le concours habituel, nécessaire à une bonne perception lumineuse.

Symptômes ophtalmoscopiques résiduels. — La différence qui existe entre les multiples images ophtalmoscopiques, laissées par la chorio-rétinite maculaire, diffuse, s'expliquent tout naturellement par la marche variable qu'affecte le processus inflammatoire *régressif*, dans la choroïde et dans la rétine. Quand la résorption des transsudats inflammatoires intrachoroïdiens est complète, la choroïdite maculaire ne laisse aucune trace ; tout au plus la quantité de pigment, conjonctif ou épithélial, peut-elle rester inférieure à la normale dans la couche épithéliale hexagonale ou dans le stroma muqueux choroïdien. Une simple tache de décoloration, claire, uniforme ou légèrement saupoudrée de grains grisâtres ou charbonneux est tout ce qui reste de la grave maladie. Les cellules visuelles, d'autre part, ayant pu résister à l'assaut destructeur des courants phlogogènes, ont repris leur fonctionnement et l'acuité visuelle est revenue à sa perfection antérieure.

Une autre fois la résolution aura été incomplète dans la choroïde et par contre-coup aussi dans la rétine. Certains points du stroma choroïdien auront organisé leurs cellules d'infiltration ; un tissu conjonctif cicatriciel se sera substitué au tissu normal primitif, en y comprenant la chorio-capillaire dont l'intégrité ne garantit pas seulement l'existence de l'épithélium uvéal mais aussi celle de l'épithélium rétinien.

Des taches et des traînées cicatricielles, grises ou blanches selon le degré d'atrophie de ces parties, sillonnent le champ maculaire décoloré. Les dentelures périphériques et les franges qui compliquent les contours de certaines plaques maculaires atrophiques s'expliquent de la même façon. Et cette image est encore compliquée par les bordures charbonneuses qui encadrent presque toujours les taches atrophiques blanches de la choroïdite.

Enfin tout le placard inflammatoire maculaire peut subir la dégénérescence scléreuse, cicatricielle, et ne laisser qu'une immense tache blanche, encadrée de noir et traversée par quelques vaisseaux veineux, qui passent par la région pour atteindre leur veine vorticine correspondante.

Complications. — *Hyperémie de la papille*. — Dans les premières phases de toute choroïdite maculaire, la papille du nerf optique est congestionnée, autant dans sa partie temporale que dans sa partie nasale; ce qui correspond à la situation temporale des artères maculaires se rendant au foyer inflammatoire dans la myopie progressive.

Si le croissant scléro-choroïditique postérieur se forme ou s'agrandit en même temps qu'existe l'inflammation maculaire, toute la papille sera encore plus congestionnée. C'est alors surtout que l'on trouve au niveau de la portion nasale de la papille, cette rougeur et cette légère tuméfaction caractéristiques des yeux myopes surmenés. D'après HAAB ce n'est là qu'une hyperémie fonctionnelle et nullement un symptôme inflammatoire de névrite concomitante; d'autres en font une névrite.

Apoplexie maculaire. — La complication la plus fréquente de la chorio-rétinite centrale est, sans contredit, l'hémorragie ou apoplexie maculaire. Le sang épanché, toutefois, vient de la rétine et non de la choroïde. A cause de la grande minceur de la rétine au niveau des parties centrales de la macula, le sang se fraie facilement un chemin du côté du corps vitré qu'il refoule, en même temps que la limitante interne. C'est le cas le plus fréquent quand l'hémorragie est petite. Quand l'hémorragie est plus grande et plus brusque, le sang peut envahir le vitré lui-même. Si l'hémorragie n'est abondante que parce qu'elle se prolonge, le sang s'accumule en bas de la macula, comme un hyphéma, entre la rétine et le corps vitré; probablement en dehors de la limitante interne, détachée des fibres nerveuses et soulevée du côté du corps vitré.

Les hémorragies entraînent toujours la destruction définitive d'une partie de la couche neuro-épithéliale rétinienne; ce qui, naturellement, aggrave de beaucoup le pronostic de la chorio-rétinite centrale. Autant les hémorragies rétiniennes de la couche des fibres nerveuses sont peu graves et guérissent facilement sans laisser de traces, autant les hémorragies des couches externes de cette membrane sont désastreuses pour la fonction visuelle.

Après résorption du sang épanché, l'hémoglobine transforme pour un temps indéterminé les cellules de la neuroglie et les jeunes cellules néoformées en corpuscules pigmentés.

Les infarctus inflammatoires, simulant des hémorragies maculaires, disparaissent avec la remise en marche du courant sanguin et ne laissent pas d'autres traces.

Cataracte polaire postérieure. — La cataracte polaire postérieure et le décollement de la rétine sont deux autres complications graves de la chorio-rétinite centrale.

La cataracte polaire s'annonce aux malades sous forme de *mouches fixes*, un peu en dehors de la ligne du regard; mouches *paracentrales*, fuyant constamment devant l'effort que font ces malades pour les fixer.

Il peut exister un grand nombre de mouches fixes à la fois, autour de la ligne du regard : aucune ne se confond complètement avec cette ligne avant l'établissement définitif de la cataracte polaire, sous forme de disque noir pour le malade, blanc grisâtre pour le médecin.

Un caillot sanguin dans le corps vitré ou une accumulation de cellules néoformées, quelquefois pigmentées, peuvent également donner lieu à une mouche fixe paracentrale ou même centrale ; mais ces corps faisant office de mouches, par leur ombre projetée sur la rétine, se résorbent plus facilement que les dépôts sur la cristalloïde postérieure.

Décollement de la rétine. — Le décollement de la rétine ne complique que très rarement, tout à fait exceptionnellement peut-on dire, la choroïdite disséminée. Cette complication appartient aux rétinites et c'est à cause de la coexistence de la rétinite qu'on la signale comme une suite assez fréquente de la chorio-rétinite diffuse, généralisée ou circonscrite à la macula.

Déjà la présence de troubles variés du corps vitré exclut la choroïdite pure et ces troubles du corps vitré, sous forme de mouches volantes, précèdent constamment, pour ainsi dire, le décollement rétinien.

Lorsque, dans un cas de décollement de la rétine, on trouve dans la zone périphérique du champ ophtalmoscopique, les lésions caractéristiques de la choroïdite en foyers, parvenues à la période atrophique, il n'est plus possible de nier la préexistence de cette maladie, mais rien ne prouve, cependant, que le décollement soit une complication tardive de celle-ci ; il peut aussi être survenu spontanément dans un œil rendu plus délicat, plus vulnérable par une affection précédente.

L'iritis qui accompagne certains décollements, ne prouve pas que la choroïde soit également malade d'inflammation. Nous savons d'ailleurs que l'iritis complique tardivement un décollement rétinien ayant existé longtemps sans anomalie inflammatoire d'aucune partie du tractus uvéal.

L'irido-choroïdite syphilitique aiguë s'accompagne toujours de névro-rétinite. S'il existe du décollement rétinien. c'est à cette affection concomitante qu'il faut attribuer la complication. Il est cependant parfaitement admissible que les exsudats choroïdiens, liquides, abondants favorisent le décollement.

La rétinite albuminurique, la rétinite hémorragique qui complique la thrombose de la veine centrale de la rétine et la rétinite syphilitique provoquent toutes, à l'occasion, des soulèvements de la rétine tout le long du trajet des veines rétiniennes (GOLDZIEHER) en plis irréguliers croisant de temps en temps ces vaisseaux et les soulevant pour passer de leur gauche à leur droite, ou vice versa, et filer ensuite tout à coup à travers le champ rétinien, loin de tout vaisseau directeur visible.

Il est vrai qu'on ne peut pas dans tous ces cas exclure des lésions vasculaires du côté de la choroïde et que v. GRÆFE et SCHWEIGGER ont précisément dans ces cas trouvé des altérations de la paroi des vaisseaux de la choroïde ; ce que le duc CHARLES THÉODORE en Bavière a confirmé, et d'autres après lui, pour la rétinite albuminurique ordinaire.

Les épanchements supra-rétiniens péripapillaires, dans les papillites de stase, ont également leur source dans les vaisseaux rétiniens. Ici les vaisseaux de la choroïde ne sont point malades; ils pourraient, tout au plus, être le siège d'une congestion collatérale veineuse. Mais quand l'obstacle siège dans la veine centrale, au-devant de la membrane criblée, comme c'est le cas pour beaucoup de thromboses, cette congestion collatérale n'est même plus possible et le décollement péripapillaire de la rétine n'en existe pas moins.

De tout ceci, nous concluons que l'on ne peut pas attribuer à la choroïdite, même diffuse, le décollement de la rétine et que l'origine de cette complication doit être cherchée dans les troubles circulatoires rétiniens et dans les désordres du vitré qui découlent de ce trouble.

La chorio-rétinite centrale traumatique, plus fréquemment que les formes essentielles, se complique de décollement maculaire de la rétine; précisément parce qu'ici le vitré est manifestement malade.

Troubles du corps vitré. — Les mouches volantes représentent plutôt un symptôme de l'infiltration et de la liquéfaction concomitante du corps vitré, qu'une véritable complication. Elles annoncent la maladie très souvent, l'accompagnent constamment, pour autant que la sensibilité maculaire, amortie, permette de constater leur présence, et elles persistent après la guérison un temps indéfini. Le médecin les voit lui-même, avec le miroir ophtalmoscopique, seul, si les opacités du corps vitré qui les provoquent sont plus grossières; ou il les trouve avec la loupe ajoutée au miroir plan, si ces opacités sont fines, poussiéreuses. La pigmentation des cellules d'infiltration du vitré par l'hémoglobine du sang épanché, rend ces corps flottants très visibles. La couleur noire du pigment, que révèle le microscope, n'est cependant pas visible avec l'ophtalmoscope. La pigmentation hématogène succédant aux hémorragies rétiniennes échappe toujours à notre examen de la rétine vivante.

Le *synchisis scintillant* (PANAS) n'est pas fréquent. Il en est de même de la *luxation du cristallin*. PANAS a observé la luxation du cristallin aux deux yeux, successivement. Cette luxation arrive subitement pour le moindre effort corporel ou pour le plus léger traumatisme de l'œil.

Glaucome simple. — Le glaucome chronique n'est point rare (PANAS); je dirais même qu'il est plutôt fréquent. Dans combien d'yeux myopes mal corrigés, n'ai-je pas trouvé une élévation constante de la tension intra-oculaire et une atrophie progressive de la papille, qui n'avaient pas d'autre cause que cette élévation de la tension ?

Diagnostic. — La chorio-rétinite maculaire n'est souvent qu'une *scléro-choroïdite postérieure maculaire*. Ces deux maladies se confondent à tel point, qu'il est difficile de faire un diagnostic entre les deux, autrement que par le degré de participation de la rétine à l'affection. Sans rétinite, sans troubles du corps vitré prémaculaire, il vaut mieux diagnostiquer franchement une scléro-choroïdite ou, pour écarter toute amphibologie, une suprachoroïdite postérieure maculaire. Avec rétinite et opacification du corps vitré, il faut songer à la chorio-rétinite pure; bien que la suprachoroïdite suraiguë envoie aussi ses exsudats inflammatoires jusque dans le vitréum. La scléro-choroïdite ou suprachoroïdite est toujours beaucoup plus douloureuse que la chorio-rétinite et la saillie maculaire beaucoup plus apparente.

Dans la myopie progressive, il faut distinguer entre une progression lente, continue ou intermittente, et une progression brusque, instantanée, pour ainsi dire, apportant des accroissements de plusieurs dioptries en quelques jours. Dans ce dernier cas, il s'agit toujours de suprachoroïdite. Dans la myopie progressive ordinaire, la chorio-rétinite maculaire se présente sans complications du côté de la séreuse suprachoroïdienne. Il faut cependant se convaincre que l'inflammation des membranes oculaires dans la région maculaire précède toute augmentation *rapide* de la myopie; que ce n'est donc pas la myopie progressive ou progressante qui fait la choroïdite maculaire, mais que l'allongement de l'œil est la conséquence de l'inflammation. Ce qui n'empêche que l'allongement un peu brusque du globe ne prédispose à la localisation, sur la partie maculaire de l'œil, d'une inflammation déjà prête à éclore autre part dans l'organisme.

En somme, myopie progressive, myopie maligne, chorio-rétinite centrale et scléro-choroïdite postérieure centrale ou maculaire sont autant de noms différents d'une même maladie.

L'apoplexie maculaire donne *brusquement* lieu aux symptômes apparaissant *lentement* et *successivement* dans la choroïdite maculaire. La période d'éréthisme de la rétine se confond ici avec la période de paralysie; tellement vite le scotome succède aux visions entoptiques. L'apoplexie maculaire fait apparaître au centre de la rétine une tache arrondie sanglante qui se résorbe plus tard et laisse subsister après elle un ou plusieurs îlots blancs et des accumulations pigmentaires d'aspect charbonneux (PANAS). À cette période ultime de la maladie, il est difficile de dire si nous nous trouvons devant les lésions résiduelles de la choroïdite ou de l'apoplexie maculaire : la disposition du pigment en cercle autour de petits foyers atrophiques parle en faveur de la choroïdite; une immense tache blanche avec un encadrement de pigment en bordure régulière, en faveur de l'apoplexie. Les grandes taches maculaires congénitales que nous trouvons plus tard dans les yeux des jeunes gens sont la plupart des apoplexies datant de la naissance et nullement des choroïdites maculaires intra-utérines; aussi ces yeux ne sont-ils point myopes. Deplacés en strabisme interne ou externe et fortement amblyopes, ces yeux, qui n'ont jamais été utilisés pour la vision binoculaire, ont gardé le diamètre antéro-postérieur court de l'œil hypermétrope.

Nous avons déjà indiqué la similitude d'aspect clinique de l'infarctus maculaire et de l'hémorragie maculaire.

Étiologie. — La chorio-rétinite centrale a une étiologie toute spéciale; la *syphilis*, la *myopie* et les *traumatismes* oculaires en sont les causes habituelles.

Forme traumatique. — Les traumatismes oculaires comprennent la contusion du globe, la pénétration d'éclats métalliques et, indirectement l'ophtalmie sympathique après blessure de l'autre œil. Parmi les corps étrangers les éclats de cuivre offrent le plus de danger. Dans son atlas d'ophtalmoscopie, HAAB donne de magnifiques exemples de chorio-rétinite maculaire après pénétration de corps étrangers dans l'intérieur du globe ou de simples contusions : coup de marteau ou de baguette sur l'œil, chute sur l'œil. Des éclats de cartouche, des coups de feu à blanc, une boule de neige lancée avec violence (VENNEMAN), etc., ont déterminé des lésions analogues.

Le plus souvent l'altération de la macula dans la choriorétinite maculaire traumatique, est à peine sensible à l'ophtalmoscope, alors qu'existent déjà des troubles fonctionnels très importants. Les fines mouchetures et les vastes altérations de couleur viennent assez tard. Au bout de quelques semaines elles s'accentuent et l'on voit alors distinctement des taches blanches atrophiques entourées de cercles foncés. Parfois il n'existe, comme dans les altérations myopiques ou séniles de la macula, qu'un peu de pigment granuleux, irrégulièrement distribué dans la zone de la fovea (HAAB). Un autre trouble maculaire, franchement rétinien celui-là, succède immédiatement à la contusion du globe, sous forme de tache blanche. Ce trouble, décrit et étudié pour la première fois par BERLIN disparaît rapidement sans laisser de trace. Le trouble chorio-rétinien maculaire au contraire laisse une tache persistante.

Il ne faut jamais accuser de simulation un individu traumatisé, avant d'avoir pratiqué un examen soigneux de la macula, après dilatation de la pupille par l'atropine. L'altération, d'ailleurs, n'apparaît souvent qu'au bout de quelques semaines (HAAB).

HAAB croit, dit-il, que le processus inflammatoire atteint spécialement les couches externes de la rétine, parmi lesquelles il range, d'ailleurs, l'épithélium pigmenté. Il pense que la choroïde n'y participe que secondairement, tantôt plus et tantôt moins. En faveur de cette opinion plaiderait, d'après lui, le fait que, pour de faibles altérations maculaires, le myope signale de notables troubles de la vision ; au contraire, dans la choroïdite disséminée, la choroïde peut montrer des altérations très graves derrière la macula, sans que la rétine s'en ressente, ni pour son aspect ophtalmoscopique, ni pour son fonctionnement physiologique. Ce qui ne veut pas dire toutefois, ajoute-t-il, que chez le myope, la maladie ne peut pas débuter par la choroïde et rester concentrée dans cette membrane tout le temps de son évolution.

Effectivement, dans la myopie forte, il peut exister des troubles visuels très sérieux, auxquels ne correspondent pas des altérations ophtalmoscopiques apparentes, mais cela ne prouve pas que la choroïde soit restée intacte. Au début, l'oblitération du réseau capillaire choroïdien n'altère pas d'une façon apparente l'épithélium pigmenté et encore moins les éléments rétiniens, et cependant leur fonction visuelle est aussitôt supprimée. Mais ce qui n'existe pas au début, existera plus tard ; par exemple, si la circulation ne se rétablit pas assez tôt pour garder intactes les cellules épithéliales uvéales ou trop tard pour permettre aux cellules nerveuses de la rétine, toujours plus sensibles, de reprendre leurs fonctions visuelles.

Dans le cas de rétablissement tardif de la circulation artérielle rétinienne après l'embolie de l'artère centrale de la rétine, nous voyons si clairement l'influence désastreuse sur la rétine d'une anémie trop prolongée.

Nous devons cependant admettre qu'une partie des lésions choroïdiennes — épithéliales et conjonctives — ne sont que les suites atrophiques d'une suppression de fonction du côté de la rétine maculaire. Telles doivent être bien certainement les décolorations vagues de la région maculaire et les pigmentations délicates dues à la prolifération des cellules épithéliales uvéales, non contenues dans leurs limites naturelles, depuis la dégénérescence des cônes et bâtonnets qui autrefois pressaient sur elles.

Forme syphilitique. — La choroïdite maculaire est un accident tardif de l'infection syphilitique, apparaissant dix-huit mois à cinq ans après le chancre et toujours sur un œil (BADER, 1858; GALEZOWSKY, 1862; HUTCHINSON, 1869; BERGMEISTER, 1874; ALEXANDRE, 1888; PANAS, 1885). MASSELON cite cependant des cas de choroïdites maculaires doubles ; symétriques dans la forme.

MAGERS cite un autre cas de chorio-rétinite diffuse à la fois péripapillaire et maculaire, double et symétrique, chez deux frères jumeaux de seize ans, où ni la syphilis acquise ni la syphilis héréditaire ne pouvait être invoquée comme cause de la maladie. Il range ces deux cas parmi les choroïdites héréditaires. Je n'ai pas davantage pu établir la syphilis héréditaire chez deux sœurs, de dix et de douze ans, chez lesquelles la maladie n'était apparue qu'après qu'elles eussent appris facilement à lire et à écrire.

Une marche traînante et une terminaison malheureuse, surtout, parlent en faveur de l'étiologie syphilitique de l'affection. Heureusement, que dans ces conditions elle n'attaque généralement qu'un seul œil, ce qui précise encore le diagnostic étiologique.

Elle peut survenir brusquement dans un œil parfaitement sain jusque-là. Mais on l'a vue survenir dans un œil déjà atteint de choroïdite disséminée. Dans un cas de ce genre (BERGMEISTER) le second œil a été pris de la même affection, mais à un moindre degré : deux ans plus tard, l'homme mourait de syphilis cérébrale.

BERGMEISTER a pu réexaminer plus tard plusieurs cas de choroïdite postérieure aiguë : depuis six mois jusqu'à deux années après la dernière visite. Sur les cinq cas, un œil était perdu avec occlusion pupillaire, compliquée de glaucome secondaire. Trois yeux présentaient encore des taches blanches avec scotomes correspondants. Une seule fois il y avait eu résolution complète, sauf au centre de la macula qui gardait son scotome central. Partout la syphilis était certaine. Une seule fois les deux yeux avaient été pris successivement.

Forme myopique. — La chorio-rétinite maculaire n'est pas très fréquente dans la myopie, même forte. SCHWEIZER ne l'a trouvée que dans 6 p. 100 des myopies supérieures à 10 D. La distension du pôle postérieur, dans la myopie en progrès, ne constitue donc qu'une cause prédisposante à laquelle d'autres causes efficientes, comme la syphilis, la tuberculose ou l'arthritisme doivent s'ajouter. Comme l'affection semble plus fréquente chez la femme adulte, on pourrait aussi songer à la dysménorrhée ou à une affection utérine quelconque.

Les deux yeux se prennent successivement chez les myopes, dans la moitié des cas au moins (SCHWEIZER).

Hérédité. — A côté de toutes ces causes occasionnelles existe une grande cause prédisposante : l'hérédité. La chorio-rétinite centrale est une affection héréditaire, comme la myopie elle-même est une maladie familiale, avec sa prédisposition naturelle, n'attendant pour éclore que les conditions favorables qui la font naître.

Je ne crois pas que la fente fœtale joue ici un rôle quelconque dans l'éclosion de la maladie : s'il ne reste pas de traces évidentes d'une soudure incomplète ou mal assurée, pourquoi un phénomène d'évolution naturel, se reproduisant chez tous les hommes, servirait-il à prédisposer l'œil pour une maladie, laquelle, d'ailleurs, évolue en dehors du siège classique de la ligne de soudure ?

Traitement. — Les médications *antiphlogistique* et *antisyphilitique* ont ici une action d'autant plus heureuse qu'elles sont plus promptement instituées et plus énergiquement menées. Un traitement hésitant permet à la vision centrale de se perdre irrévocablement. Au plus vite le traitement est institué, au plus certain sera le succès. Un retard sérieux dans l'administration des médicaments diminuera notablement les chances de la guérison. Dans cette partie délicate de l'appareil nerveux visuel : la macula, les troubles circulatoires ne peuvent durer, sans entraîner les plus fâcheuses conséquences.

Cependant il ne faut jamais désespérer trop tôt ; souvent les apparences sont trompeuses. La destruction définitive du champ visuel maculaire ne coïncide qu'avec une désorganisation complète des cellules sensorielles visuelles ou une oblitération complète des voies nourricières, précédant la désagrégation de ces éléments. Des cellules nerveuses profondément paralysées par l'inflammation, parce que leur nutrition sanguine est devenue en même temps insuffisante, sous l'influence stimulante d'un sang nouveau, sain et abondant, se reprennent facilement à vivre et à fonctionner normalement. Avec confiance, toujours, il faut instituer le traitement. On ne sait jamais ce que l'avenir nous réserve de bon. Dans cette maladie, on verra cent fois les succès ou les insuccès en flagrant désaccord avec ce qu'annonce l'image ophtalmoscopique.

La première indication c'est le repos des yeux. Ce repos doit être prolongé, absolu, pendant les périodes aiguës ; relatif, dans l'intervalle des poussées inflammatoires, telles qu'elles se présentent comme complications de la myopie destructive. Le repos absolu, en chambre noire, est très fatigant pour les malades ; trop affaiblissant pour leur santé souvent délicate. Mais son effet curateur est incontestable. Sans lui, parfois, la guérison ne saurait venir. A l'oculiste de déterminer son opportunité. Le repos relatif commande encore l'abstention de tout travail rapproché et le port de lunettes protectrices teinte fumée pendant toute la journée.

Les saignées locales, plusieurs fois répétées et à intervalles réguliers, ne peuvent que faire du bien ; autant comme traitement préventif que comme traitement curatif : antiphlogistique. Mais il faut éviter qu'une réaction inopportune vienne contre-balancer l'effet déplétif, que cette médication exerce sur l'organe de la vision. C'est après une saignée que le séjour en chambre noire et le repos absolu du corps sont le plus impérieusement indiqués. Sans ces précautions les saignées demeurent sans effets utiles ; elles ne servent qu'à affaiblir inutilement le malade et à le tourmenter sans profit.

J'en dirai autant des sudations énergiques avec les injections de pilocarpine ou dans les étuves sèches. Ces médications ne nuisent que quand il existe de véritables contre-indications, que l'on a pas su prévoir, ou si certaines règles du traitement ont été négligées.

Le mercure est le grand médicament de la situation présente ; qu'il s'agisse de syphilis ou non, ce sont les composés d'hydrargyre, qui doivent amener la guérison et la consolider. La médication hydrargyrique devra être intensive, sans toutefois perdre de vue que le malade doit pouvoir supporter ce traitement énergique.

Les injections mercurielles, sous-conjonctivales, selon le procédé de DARIER, doivent soutenir le traitement général hydrargyrique. Leur utilité ne peut être sérieusement contestée.

Les purgatifs conviennent quand existe la constipation habituelle, prédisposant aux auto-intoxications. C'est pour combattre les dyscrasies sanguines par auto-intoxications, intestinales et autres, que de petites doses de mercure ou d'iodure de potassium sont prescrites avec succès par tous les médecins.

Le massage méthodique des yeux peut être chose excellente après les périodes aiguës et dans les accalmies complètes. Mais la meilleure gymnastique de l'œil est encore sa gymnastique naturelle : l'accommodation, faite dans d'excellentes conditions. Je renvoie ici au chapitre du traitement préventif et curatif de la myopie par les verres correcteurs.

L'emploi des courants électriques ne peut venir utilement qu'à la fin de la période inflammatoire quand l'élément nerveux a besoin d'être réveillé de sa torpeur, après son empoisonnement par les principes phlogogènes stupéfiants. Alors que la médication électrique a donné des résultats splendides entre des mains expertes, elle ne fera que malheur sous la surveillance d'un médecin inexpérimenté. Depuis qu'on nous a démontré les effets sensibles des rayons X et des effluves des substances radio-actives, on ne sait plus, sans présomption, mettre en doute l'influence que peuvent exercer sur la rétine, les courants électriques appropriés à la délicatesse du tissu nerveux.

III. — CHOROIDITE DIFFUSE, CIRCONSCRITE, PÉRI-PAPILLAIRE

La choroïdite *péri-papillaire* est beaucoup moins fréquente que la précédente choroïdite circonscrite *maculaire*. En revanche, elle affecte plus franchement que celle-ci la forme diffuse, surtout au début. Plus tard, à la période régressive, on y voit, tout aussi souvent que dans les autres choroïdites diffuses, apparaître des foyers isolés sur l'emplacement de la zone d'inflammation diffuse. C'est même sur la présence de ces foyers que l'on base habituellement le diagnostic de *choroïdite péri-papillaire,* sinon on préfère, généralement, s'en tenir à celui de *papillo-rétinite.* Et de fait, quand l'inflammation de la papille accompagne l'inflammation de la zone choroïdienne péri-papillaire — ce qui est la règle — l'image ophtalmoscopique est celle de la simple papillo-rétinite. Les troubles inflammatoires de la zone rétinienne péripapillaire cachent complètement les altérations de la choroïde.

Il doit cependant être admis que la zone péri-papillaire de la choroïde est plus exposée à une inflammation autochtone que la zone péripapillaire de la rétine. Celle-ci ne peut s'enflammer indépendamment de la choroïde, que dans les inflammations franches de la papille du nerf optique, par propagation collatérale du processus inflammatoire. Et même dans ce cas, l'inflammation secondaire doit aussi bien s'étendre à la zone circumvoisine de la choroïde qu'à celle de la rétine.

La chorio-rétinite péri-papillaire diffuse est surtout de nature syphilitique.

Je l'ai vue, avec de tout petits boutons de choroïdite disséminée dans la région équatoriale chez un homme adulte. La maladie affectait les deux yeux et d'une façon absolument symétrique. La macula n'était pas complètement indemne : il y avait au-dessous de la fovea quelques semis de pigment noir et tout le centre maculaire semblait avoir pâli. La vision d'ailleurs était tombée à 5/24.

Dans sa dissertation MAGERS, un élève de WAGENMANN, cite le cas de deux frères jumeaux, âgés de seize ans, atteints de la même affection aux deux yeux, avec des lésions absolument symétriques. Bien que la macula parut intacte pour les quatre yeux, la vue était réduite, à la fin, à compter les doigts à cinq mètres, tant chez le premier, que chez le second. WAGENMANN fait classer la maladie parmi les choroïdites familiales, héréditaires.

On voit la chorio-rétinite péri-papillaire fréquente chez les myopes et on l'a désignée sous le nom de *scléro-choroïdite postérieure.* On entend par là le croissant atrophique circum-papillaire, temporal, si répandu dans les yeux myopes. Ce croissant n'est pas le résultat d'une inflammation franche de la choroïde au côté temporal de la papille. Il ne représente qu'une zone atrophique de la choroïde soumise, du côté externe de la papille, à une pression exagérée, gênant fortement sa circulation sanguine, capillaire et veineuse. C'est donc au chapitre des choroïdites frustes, *atrophiques,* que nous aurons l'occasion d'en parler.

La chorio-rétinite péri-papillaire se rencontre cependant de temps en temps chez les myopes, tout comme chez les emmétropes ou les hypermétropes. Et si chez eux nous rencontrons peut-être plus souvent les reliquats d'une chorio-rétinite péri-papillaire, c'est que la diminution de la vue qui est résultée de la maladie elle-même, a plus tard donné occasion au développement de la myopie.

Le traitement de la chorio-rétinite péri-papillaire ne comporte pas d'indication spéciale. Tout a été dit dans le chapitre correspondant des choroïdites en général, et dans celui de la choroïdite maculaire.

IV. — CHORIO-RÉTINITE MACULAIRE ET PÉRI-PAPILLAIRE COMBINÉE
CHOROIDITE POLAIRE POSTÉRIEURE, DIFFUSE

Comme nous l'avons dit, les deux choroïdites diffuses circonscrites peuvent se fusionner en une seule choroïdite diffuse, recouvrant entièrement le pôle postérieur du globe. La combinaison est même fréquente dans la choroïdite postérieure syphilitique et déjà nous en avons parlé précédemment. Mais il est une forme de choroïdite diffuse postérieure très caractérisée, dont nous devons encore dire quelques mots ; c'est celle qui complique la myopie maligne, destructive, dite *myopie progressive*.

Ce qu'on appelle la *myopie progressive* ou mieux la *myopie maligne* est une chorio-rétinite péri-papillaire, compliquée de chorio-rétinite maculaire. Tout le pôle postérieur de l'œil est le siège d'une inflammation plus ou moins vive, plus ou moins *douloureuse*, et cette inflammation recouvrant tout le fond, avec la fovea comme centre, englobe dans sa circonférence non seulement toute la macula, mais aussi la zone péri-papillaire, de façon à comprendre la papille toute entière et jusqu'à une partie du champ rétinien nasal. Ce cercle d'inflammation se marque très nettement dans l'image ophtalmoscopique par des courbes en arc, reluisantes, retrouvées spécialement du côté nasal de la papille par MASSELON, mais connues et décrites depuis longtemps tout autour de l'aire circulaire, inflammatoire.

Sous la rétine malade, c'est surtout la choroïde qui est enflammée et peut-être avec elle la sclérotique correspondante ; ou mieux encore, l'espace supra-choroïdien qui se trouve entre les deux. En tout cas, la choroïde désorganisée supporte mal le poids de la tension intra-oculaire et laisse peser en grande partie cette tension — souvent exagérée — sur la sclérotique qui cède, s'éctasie et forme une myopie axile, correspondante à la déformation staphylomateuse du globe. Tant que la sclérotique résiste, il y a des accidents glaucomateux avec des douleurs souvent intolérables.

La marche de cette affection est très différente suivant les cas. Une marche trainante, insidieuse, constitue la myopie progressive ordinaire ; l'une dioptrie après l'autre s'ajoute au chiffre de dioptries antérieur, lentement dans le cours de quelques mois ou de quelques semaines. Le sujet souffre peu. Le travail oculaire cependant le gêne beaucoup, des céphalalgies frontales ou occipitales, des migraines, des douleurs gravatives intra-orbitaires succèdent à toute application soutenue des yeux ; mais s'il garde le repos, s'il ne lit ni n'écrit, il se sent bien. La lumière vive toutefois l'irrite, c'est pourquoi il préfère rester chez lui, alors que nous lui conseillons d'aller se promener et de se distraire hors de sa chambre de travail.

Une marche suraiguë ressemble toujours au glaucome avec des douleurs intolérables, des nausées, de l'inappétence, de la constipation et une langue chargée comme s'il s'agissait d'un dérangement gastrique violent. La tension intra-oculaire est sans doute plus élevée, mais la sclérotique cède aussitôt et en vingt-quatre ou quarante-huit heures de temps, on se trouve devant une myopie de cinq, dix, quinze dioptries, là où il n'y avait auparavant qu'une ou deux dioptries ou même pas de myopie du tout.

Cette maladie est unilatérale. Elle s'ébauche quelquefois, comme par une sorte de sympathie, de l'autre côté. Mais, si le second œil s'entreprend réellement, c'est ordinairement plus tard : six mois, un an, deux ans après.

Les deux chorio-rétinites diffuses, circonscrites, *maculaire* et *péripapillaire*, étant ainsi combinées, tout le grand ovale, polaire postérieur, de l'ectasie myopique ou staphylome postérieur est alors le siège de lésions inflammatoires, choroïdiennes et rétiniennes, diffuses, avec les marbrures caractéristiques de la période d'état et celles de la période régressive, comme aussi avec les petites hémorragies des complications.

Après l'évolution de la maladie, il reste toujours aussi un staphylome myopique, circum-papillaire, circulaire complet, plus large naturellement au côté temporal, où existe déjà, dans les conditions ordinaires, le croissant atrophique de la myopie. Cependant, le staphylome circulaire présente très souvent des contours très irréguliers : il empiète largement sur le fond rétinien, ailleurs encore que du côté de la macula. C'est ce qui donne au staphylome circulaire ses contours frangés, festonnés, caractéristiques de la choroïdite diffuse circum-papillaire. Le cercle *atrophique* circum-papillaire de la myopie simple et celui du glaucome à grande tension intra-oculaire a des contours beaucoup plus réguliers, tout à fait parallèles au bord papillaire.

Le traitement a été suffisamment développé à propos de la chorio-rétinite maculaire.

3° CHORIO-RÉTINITES DIFFUSES NON SYPHILITIQUES

Il y a quelques chorio-rétinites qui ne sont point de nature syphilitique. Toute dyscrasie sanguine capable de provoquer des altérations vasculaires, semblables à celles que fait naître la syphilis, peut à la rigueur, en localisant ses effets dans le fond d'un œil, et s'attaquant à la fois aux artères de la rétine et aux artères de la choroïde, offrir à notre examen une ophtalmie profonde, de la même forme clinique que la chorio-rétinite syphilitique. Mais ce qui se présente fréquemment et facilement, dans la syphilis, se présente exceptionnellement dans la *leucémie*, par exemple, dans certaines *ophtalmies sympathiques*, dans les *septicémies bénignes*, médicales, chirurgicales ou puerpérales, et très, très rarement dans la *tuberculose*. Certaines dyscrasies sanguines par *auto-infection gastro-intestinale* me paraissent capables de provoquer une affection oculaire fort semblable à la chorio-rétinite diffuse ; mais cette chorio-rétinite commence toujours par une iritis. Il en est de même pour les chorio-rétinites survenant chez la femme pour cause d'*affections utérines* chroniques, à l'époque de la puberté ou, plus tard, au moment de la ménopause. Les inflammations chroniques de la muqueuse utérine ou vaginale et les ovario-salpingites donnent plus rarement lieu, par elles seules, et en dehors de ces périodes critiques, à la chorio-rétinite.

Derrière la *rétinite albuminurique* et derrière la *rétinite glycosurique*, les vaisseaux de la choroïde sont aussi malades que ceux de la rétine (duc CHARLES-THÉODORE en Bavière). Beaucoup d'accidents ou symptômes appartenant à la choroïdite diffuse peuvent donc compliquer ces rétinites. C'est là l'origine des formes anormales qu'on rencontre si fréquemment en clinique.

La choroïdite diffuse complique fréquemment les maladies du foie, maladies inflammatoires franches ou désordres variés accompagnant les dégénérescences cancéreuses de l'organe. Quelques auteurs en ont fait une choroïdite spéciale : la *choroïdite hépatique*.

V. — CHOROIDITE HÉPATIQUE

C'est la choroïdite qui complique les maladies du foie et dont BAAS, le premier, a fait une entité morbide spéciale. NORI et PURTSCHER en ont décrit et analysé, depuis, de nouveaux exemples. Déjà WEISS avait signalé quelques particularités des choroïdites survenant au cours des maladies du foie, particularités sur lesquelles nous insisterons plus loin.

La maladie se caractérise anatomiquement par une endophlébite *progressive* très étendue, qui commence aux veinules de la portion plane du corps ciliaire et marche lentement, d'avant en arrière, vers les grosses veines vorticines ; donc, de la région ciliaire vers le segment postérieur du globe. Bien que la maladie se localise dans les couches externes de la choroïde — où se trouvent les veines les plus volumineuses — et laisse à peu près intactes les couches internes, avec la chorio-capillaire, les cellules épithéliales pigmentées de la choroïde, et après elles, les cellules neuro épithéliales de la rétine subissent une dégénérescence aqueuse, hydropique, très lente. Comme cette dégénérescence commence à l'ora serrata, un rétrécissement périphérique du champ visuel marche graduellement, concentriquement, vers la tache aveugle, au fur et à mesure du progrès que fait la double dégénérescence.

A l'inflammation des veines, dans les couches externes de la choroïde, succède, plus tard, la sclérose du stroma correspondant. Ce qui se produit dans le foie malade semble se répéter dans la choroïde : les veines s'oblitèrent lentement et le tissu intervasculaire, — glandulaire dans le foie; conjonctif, muqueux, pigmenté dans l'œil — se transforme en tissu cicatriciel blanc (*sclérose de la choroïde* : BAAS). A la sclerose extérieure de la choroïde ne s'ajoute que beaucoup plus tard l'atrophie scléreuse de la chorio-capillaire. La destruction du réseau capillaire achève la désorganisation des couches épithéliales, choroïdienne et rétinienne. La rétine se soude définitivement avec la choroïde, partout où disparaissent les cônes et bâtonnets.

La choroïde s'est soudée de même avec la sclérotique : une preuve que la maladie appartient aux affections rhumatismales ou goutteuses et commence

dans la séreuse supra-choroïdienne. La choroïdite hépatique ne serait donc
en définitive qu'une manifestation de l'arthritisme chez des individus à tempérament bilieux ou chez des alcooliques. L'affection représente un mélange
de *scléro-choroïdite* et de *sclérose vasculaire de la choroïde* : car les artères
aussi bien que les veines présentent les lésions anatomiques de l'endovasculite sclérosante.

Quand l'évolution de la choroïdite hépatique touche à sa fin, la membrane
choroïdienne n'est plus qu'un tissu scléreux cicatriciel (*cirrhose de la choroïde* : Baas).

En pleine évolution de la maladie une inflammation modérée peut attaquer le restant de la choroïde, provoquer le gonflement et la prolifération lente
des corpuscules fixes étoilés et pigmentés et faire apparaître des placards
foncés brunâtres, visibles à l'ophtalmoscope (*choroïdite ictérique* : Baas).

La dégénérescence aqueuse ou hydropique des cellules épithéliales choroïdiennes et rétiniennes s'explique parfaitement par le trouble qu'apportent à
la circulation capillaire les obstacles qui vont en se multipliant dans les tourbillons veineux de la circulation de retour. Pendant tout un temps, les capillaires paraissent très inégalement dilatés : le sang stagne par endroits et distend outre mesure ces petits vaisseaux ; tandis que le plasma sanguin, filtré
sous pression, va imbiber les cellules épithéliales voisines. Weiss connaissait
cet état hydropique des cellules pigmentées uvéales et avait signalé dans l'intérieur du protoplasma de celles-ci, des boules hyalines, arrondies et d'un
rouge magnifique.

Cette maladie est rare. Elle est confondue avec la sclérose généralisée de
la choroïde. Comme pour celle-ci, il faut s'attaquer à la cause même qui provoque l'endovasculite, tant dans le foie que dans le globe ; ou dans le globe
oculaire seulement, quand la glande biliaire, la glande dépurative du sang
nouveau, venant de l'appareil digestif, laisse passer, — parce qu'elle est
malade, — jusqu'au globe oculaire un sang contaminé, attaquant l'endothélium des vaisseaux de la membrane vasculaire uvéale.

B. — CHOROIDITE DISSÉMINÉES

Définition. — Les choroïdites avec foyers d'inflammation discrets, disséminés sur tout le fond ophtalmoscopique, appelées choroïdites *disséminées*
ou choroïdites en *foyers*, ont un caractère inflammatoire beaucoup moins
prononcé que les choroïdites *diffuses* : le principe phlogogène qui les provoque, quelle qu'en soit d'ailleurs la nature, est beaucoup moins virulent, beaucoup moins puissant. Aussi ces choroïdites affectent-elles une marche encore
plus lente que la chorio-rétinite syphilitique. Même alors que les boutons
choroïditiques apparaissent soudainement, leur développement ultérieur
dure toujours très longtemps. Pour arriver au terme de leur évolution complète, il leur faut des semaines, des mois entiers.

De plus, ici, comme dans les choroïdites diffuses, des poussées inflammatoires successives peuvent s'enter les unes sur les autres, de manière à faire traîner indéfiniment la maladie, à la prolonger, pour ainsi dire, sur toute la vie du patient. Ces poussées successives sont tantôt très rapprochées les unes des autres, pouvant même constituer des affections subintrantes, et tantôt, espacées par de longues périodes d'accalmie ou de guérison apparente.

Au fur et à mesure que de nouveaux foyers s'ajoutent aux précédents, les désordres récents renforcent les désordres préexistants. Chaque éruption nouvelle aggrave doublement la situation : elle désorganise des portions nouvelles de la choroïde et elle arrête ou fait rétrograder la restauration des anciennes parties, déjà à moitié reconstituées.

C'est pourquoi ces choroïdites, malgré leur apparence bénigne, ont néanmoins des pronostics très graves. La vue finit presque toujours par se perdre, tôt ou tard, à peu près complètement. La cécité viendra d'autant plus vite que les foyers atteindront plus tôt les régions maculaires. Il ne reste plus alors aux malades qu'une faible vision excentrique, suffisante toutefois pour leur permettre de se guider dans les lieux bien connus par eux. Au dehors, dans la rue, ce sont de vrais aveugles.

La choroïdite disséminée est caractérisée par l'apparition brusque, sur le fond uniformément rouge, de taches apparentes, dont déjà nous avons étudié la forme, les dimensions et les colorations successives, depuis leur origine jusqu'au terme de leur évolution.

MAUTHNER, STELLWAG et LIEBREICH ont les premiers décrits et dessinés les taches proéminantes : *exsudatives*, de la choroïdite disséminée. Ils parlent de taches jaunes oranges, subissant ultérieurement l'atrophie blanche. Pour eux le processus tout entier évoluait sous la rétine demeurée intacte, et au-devant de la choroïde, dont les tissus enflammés fournissaient l'exsudat jaunâtre qui décollait les deux membranes. Nous savons aujourd'hui que très peu de choroïdites se compliquent d'un épanchement supra-rétinien avec décollement des deux membranes : la choroïde et la rétine. Tout le processus, — un processus inflammatoire ordinaire, — évolue dans les couches de la choroïde elle-même, l'épithélium pigmenté, — qu'on a eu tort de séparer de la choroïde pour le rattacher à la rétine, — participant très largement aux phénomènes de surnutrition et de prolifération, qui caractérise l'inflammation chronique. Jamais, dans aucune rétinite, l'épithélium pigmenté hexagonal ne prolifère ; jamais même, quand la circulation chorio-capillaire reste parfaite, sa coloration ne se modifie. Mais quand, à la suite d'une rétinite atrophique, les cellules visuelles avec leurs cônes et bâtonnets ont dégénéré au point de laisser un vide entre la choroïde et la rétine, les cellules épithéliales choroïdiennes entrent en prolifération par une sorte d'appel *ex vacuo* : phénomène très connu pour les tissus épithéliaux.

Quant aux cellules visuelles de la rétine, adjacentes aux foyers choroïditiques, elles ne peuvent survivre à la destruction complète de l'épithélium uvéal. Les principes phlogogènes diffusant jusqu'en dedans de l'épithélium choroïdien, influencent et paralysent les cellules visuelles et les préparent à une déchéance rapide suivie d'une désintégration, sans espoir de retour. Vouloir pour cela constituer une *rétinite externe* (LEBER) en opposition avec la *rétinite interne*, la seule rétinite vraie, évoluant autour du réseau vasculaire de cette membrane, c'est sacrifier une vérité clinique à une théorie embryogénique, laquelle, au fond, constitue une erreur d'interprétation des faits, ainsi que nous l'avons soutenu dans la description anatomique du tractus uvéal.

Nombre des foyers. — Il peut n'exister qu'un ou deux foyers choroïditiques ou bien les foyers apparaissent par demi douzaines ou douzaines entières. J'ai toujours remarqué que, sauf peut-être dans la tuberculose, les choroïdites, à foyer solitaire ou à foyers rares, appartenaient plutôt à la classe des choroïdites atrophiques. Les choroïdites inflammatoires franches montrent constamment de nombreux boutons choroïditiques à chaque poussée éruptive.

Le nombre des foyers se règle d'ailleurs d'après l'intensité de l'inflammation : si cette inflammation est assez vive, les boutons seront nombreux ; si au contraire l'inflammation concomitante est nulle, les foyers seront rares.

Le bouton solitaire évolue d'une manière spéciale, comme nous le verrons à propos de la choroïdite aréolaire. Les boutons multiples évoluent normalement, comme nous l'avons décrit pour les foyers choroïditiques en général.

Emplacement des boutons. — Dans la description anatomique du tractus uvéal, nous faisions remarquer que la choroïde est construite sur le type des membranes tégumentaires, comme la peau et les muqueuses, ayant un épithélium de revêtement, une membrane basale, un derme ou chorion et du tissu conjonctif plus lâche sous-dermique ; et que, à l'instar de ses membranes, la choroïde possède comme circulation sanguine, un réseau capillaire sous-épithélial ou sous-basal, un réseau artériel et un plexus veineux sous-dermique, avec, comme raccordement entre les deux, des artérioles terminales et des veinules initiales réunissant les réseaux sous-basal et sous-dermique, à travers la couche dermique, que nous avons considérée comme le *tapis* de l'œil humain (la *couche intervasculaire* des anciens ou la *membrane de Sattler*). C'est autour de ces trois circulations différentes qu'évoluent les processus inflammatoires endogènes de la choroïde. Nous connaissons déjà les placards inflammatoires, scarlatiniformes, de la choroïdite diffuse, dans la région de la chorio-capillaire. Nous étudions en ce moment les foyers inflammatoires discrets : *petits* autour des artérioles ou veinules du tapis ; *grands* dans les réseaux, artériel et veineux, sous-dermiques.

Les petits foyers du derme ou tapis choroïdien achèvent leur évolution en gardant constamment les mêmes dimensions primordiales et, la plupart du temps, disparaissent sans laisser de traces apparentes. Les grands foyers sous-dermiques étendent sans cesse leurs diamètres, pendant toute la durée du processus inflammatoire, et, à moins d'arrêt brusque, avec résorption rapide des exsudats, dès les premières phases de l'inflammation, ces foyers achèvent

leur évolution en laissant des plaques atrophiques considérables, beaucoup
plus grandes que les boutons initiaux. Cette distinction rappelle la différence
qui existe, par exemple, entre un bouton superficiel de la peau ou furoncle
intra dermique, d'un côté, et un phlegmon sous-cutané, de l'autre côté.

Avec ZEHENDER. DE WECKER et beaucoup d'autres, nous estimons que toutes
les choroïdites disséminées présentent les mêmes désordres anatomo-pathologiques. Seulement ces lésions peuvent se localiser différemment. Les *variétés*
nombreuses de choroïdites disséminées admises par les auteurs ne diffèrent
donc entre elles que par la localisation spéciale de ces lésions anatomiques.
d'essence toujours les mêmes. Ce n'est que par la place occupée par ces lésions,
dans des parties plus ou moins importantes du fond de l'œil, que la distinction entre ces variétés peut acquérir une importance clinique réelle.

Il est d'observation que l'emplacement choisi par les premiers foyers
inflammatoires, dessine de bonne heure les tendances ultérieures de la maladie et décide de la forme qu'affectera, définitivement, la choroïdite. C'est
ainsi que le médecin apprend à lire le pronostic de l'affection dans l'image
ophtalmoscopique du début.

Dans une inflammation d'origine endogène, c'est bien autour des vaisseaux
que rayonne le processus pathologique, comme autour de sa source. Aussi,
les foyers choroïditiques règlent leur emplacement d'après les vaisseaux malades, dans chaque espèce ou variété de choroïdite disséminée.

C'est à NAGEL que nous devons l'idée de classer les choroïdites disséminées d'après la localisation des boutons d'inflammation dans le fond ophtalmoscopique. Longtemps il fut fait opposition à cette division en espèces
d'une maladie toujours la même, dans sa forme anatomique, et demandant un
traitement invariable. Aujourd'hui cette classification est admise de droit,
bien que nous ne soyons guère plus avancés qu'alors, pour ce qui regarde
l'étiologie et le traitement de ces différentes formes de choroïdites disséminées.

Déjà ZEHENDER avait distingué entre un arrangement par zones des foyers
choroïditiques et une disposition en secteurs ; le tout en opposition avec une
répartition irrégulière, diffuse, dans tout le champ ophtalmoscopique. Mais
la disposition en secteur est fort rare ; et dans les distributions les plus irrégulières en apparence, la répartition par zones ou plutôt par domaines circulatoires se laisse toujours retrouver.

Mais quelle peut être la raison de cette localisation particulière des boutons éruptifs de la choroïde dans les différentes variétés cliniques, que nous
sommes bien forcés d'admettre ? Est-ce un fait purement accidentel ; ou cette
localisation répond-elle à une disposition anatomique quelconque ?

Nous rappelons ici la distribution par zones du sang artériel de la choroïde ;
il y a la zone postérieure, péri-papillaire, la zone moyenne équatoriale, et la
zone antérieure, rétro-ciliaire ou pré-équatoriale. En plus la circulation indépendante des artères ciliaires maculaires s'isole au milieu de la portion temporale du domaine circulatoire péri-papillaire, ensemble avec la circulation
péri-papillaire du réseau de ZINN.

C'est dans cette disposition particulière des vaisseaux qu'il faut chercher la cause de la localisation des foyers choroïditiques, leur apparition première dans un point déterminé, toujours le même, et leur marche dans deux directions opposées, vers deux terrains mieux irrigués.

Dans les conditions ordinaires, pour une inflammation bénigne, mais franche, c'est la zone équatoriale qui est constamment le siège de la première éruption choroïditique. Dans les éruptions consécutives les boutons envahissent la zone rétro-ciliaire en avant et la zone péri-maculaire en arrière. Les zones maculaire et circum-papillaire sont le plus longtemps respectées. C'est là la forme la plus commune parmi les choroïdites disséminées. C'est celle que nous prenons comme type de description.

Symptômes objectifs. — *Période d'état*. — Au début de la maladie, on trouve donc, à différents endroits du fond de l'œil, des taches d'un rouge plus clair que le restant du champ rétinien, ou de teinte jaune chamois et d'aspect toujours terne.

Ni sur les bords, ni au centre de ces taches n'existe, à ce moment, du pigment noir. Ces taches ne sont nettement circonscrites que par le contraste des couleurs. Leurs bords, d'ailleurs, s'estompent et se noient, sans limite précise, dans la teinte uniformément rouge du fond.

Dans les yeux où l'on voit normalement le gaufrage de la choroïde, celui-ci est complètement masqué par les taches choroïditiques. Par contre, les vaisseaux de la rétine passent librement au-dessus de ces taches.

Les dimensions des taches varient beaucoup. Dans l'image renversée, les petits foyers ne mesurent pas plus d'un à deux millimètres, en apparence ; c'est un quart ou un tiers de diamètre papillaire. Aussi, les faut-il rechercher avec beaucoup de soin. A un examen superficiel, elles échappent avec la plus grande facilité, quand elles ne sont pas nombreuses.

Les petits boutons (*dermiques*) sont ordinairement très nombreux, mais il existe aussi des exemples de choroïdites ne montrant que deux ou trois boutons dans toute l'étendue du champ ophtalmoscopique, entre autres dans la choroïdite sympathique, dans la choroïdite tuberculeuse ou dans la choroïdite hérédo-syphilitique chez les enfants ou chez les adolescents.

Les grands boutons (*sous-dermiques*) sont rarement beaucoup moins larges que le disque papillaire du nerf optique. Ils grossissent encore pendant leur évolution ; leurs contours s'élargissent régulièrement, en s'arrondissant. Jamais, cependant, les différents foyers d'une même éruption n'arrivent à se toucher et à confluer. Les grandes plaques polycycliques, que l'on rencontre beaucoup plus tard, témoignent toujours d'une succession d'éruptions. Elles sont formées par la coalescence de taches anciennes avec des foyers récents, survenus après coup, dans le voisinage immédiat des premiers en date.

Aux grands boutons sous-dermiques se mêlent souvent de petits boutons dermiques, surtout à la limite de la surface d'éruption première, comme on trouve de tous petits boutons superficiels, à la peau, autour d'un gros furoncle ou d'un anthrax.

Petites et grandes taches s'élèvent légèrement au-dessus ou en avant du niveau général de la rétine. Le soulèvement des vaisseaux rétiniens, qui passent au-devant de ces taches choroïditiques, est déjà sensible à la simple inspection, à cause de la courbe légère, mais assez brusque, qui interrompt la ligne de leur trajet. Le déplacement parallactique des deux images : celle de la boucle du vaisseau glissant au-devant de celle du vaisseau occupant le niveau général du fond rouge, démontre positivement l'existence de cette ondulation antéro-postérieure du vaisseau. Avec l'ophtalmoscope à réfraction, on peut mesurer la hauteur de la courbe vasculaire.

Les grandes taches, comme les petites, forment des îlots discrets, irrégulièrement espacés sur le fond rouge ; ou bien, se réunissent en groupements, constellations ou archipels, surtout les toutes petites.

Période régressive. — Après un certain temps d'existence, les taches pâlissent. Insensiblement elles virent vers le jaune clair ; puis disparaissent, s'il s'agit de petits foyers, ou tournent au blanc pur, s'il s'agit, au contraire, de boutons plus volumineux.

C'est le blanc de la sclérotique, que l'on voit par transparence à travers la choroïde décolorée et atrophiée. Ce blanc est d'autant plus pur, plus nacré, que la dégénérescence fibreuse de la choroïde est plus complète et la dépigmentation de la membrane vasculaire poussée plus loin, depuis l'épithélium uvéal jusqu'à la lamina-fusca. Une légère teinte bleue ou verdâtre indique un commencement d'ectasie de la sclérotique. Cette ectasie révèle qu'il y a soudure de la choroïde et de la sclérotique et probablement aussi soudure de la rétine et de la choroïde.

Pendant le virage de la coloration primitive du bouton, un liséré sombre, de pigment noir, s'est dessiné autour des taches choroïditiques. Autour des taches atrophiques blanches, ce liséré est d'un noir charbonneux. L'encadrement noir se trouve toujours au niveau de la couche épithéliale uvéale, assez profondément en arrière des vaisseaux rétiniens pour que ceux-ci passent au-dessus, avant de descendre dans le godet atrophique qui remplace maintenant le bouton.

Jamais il n'y a d'infiltration pigmentaire de la rétine, dans la choroïdite disséminée simple. Au niveau du bouton même, là où la rétine se soude avec le tissu atrophique de la choroïde, l'épithélium pigmenté a complètement disparu. Tout à l'entour du bouton, au contraire, où il n'y a pas eu d'inflammation adhésive, seul l'épithélium a proliféré : les cellules visuelles, avec leurs cônes et bâtonnets terminaux, sont aussi bien conservées, que les cellules épithéliales, pigmentées, elles-mêmes. Les deux épithéliums : choroïdien et rétinien, restent indépendants l'un de l'autre, comme à l'état normal.

Au milieu de la tache blanche atrophique se rencontrent fréquemment des traînées de pigment analogue à celui du liséré périphérique et de même origine épithéliale. Cette pigmentation supplémentaire survient lorsque, dans un grand bouton choroïditique, se sont formés plusieurs petits centres distincts d'atrophie, entre lesquels l'épithélium pigmenté uvéal a pu persister. Effectivement, quand on y regarde de plus près, ce pigment forme une sorte de réseau, autour et entre ces petits foyers blancs juxtaposés. Le réseau pigmenté, il est vrai, est parfois si incomplet, si rongé, dirais-je, qu'il faut un peu d'imagination pour le reconstituer, avec ses mailles fermées et de dimensions fort inégales.

Au niveau des taches blanches, surtout au niveau des taches verdâtres, les vaisseaux rétiniens s'enfoncent brusquement dans la dépression qui résulte de l'atrophie et de la soudure entre elles des trois membranes de l'œil, la rétine, la choroïde et la sclérotique. C'est un fait certain, que la soudure de la choroïde avec la sclérotique favorise l'ectasie de cette dernière membrane, au niveau de la plaque atrophique.

La tache cicatricielle, qui succède à l'organisation du jeune tissu inflammatoire, formant le bouton choroïditique, ne correspond pas toujours exactement à la forme et aux dimensions de ce bouton même. La tache atrophique blanche peut être beaucoup plus petite. Elle peut aussi ne plus être arrondie, mais avoir pris la forme d'un croissant, d'un triangle ou d'une figure irrégulière, compliquée, avec des contours tantôt nets, tantôt déchiquetés ou frangés.

Quand la tache est grande, l'atrophie cicatricielle peut être complète dans une partie du foyer primitif seulement. A ce niveau, on verra le chatoiement blanc de la sclérotique. Mais ailleurs, il y a eu plutôt résorption des exsudats inflammatoires, et des vaisseaux plus ou moins bien conservés, avec des éléments choroïdiens pigmentés, ont persisté, donnant à cette partie de la plaque un fond blanc, bariolé de rouge et de noir.

L'atrophie complète de la choroïde prédispose à l'ectasie de la partie correspondante de la sclérotique. Cette ectasie se produira d'autant plus facilement que la sclérotique a participé davantage à l'inflammation sous forme de scléro-choroïdite circonscrite. Une coloration bleuâtre ou légèrement verdâtre annonce l'excavation scléroticale.

Une disposition et une coloration semblables existent souvent au niveau des colobomes congénitaux de la choroïde, qui ne sont probablement pas autre chose que des résidus de choroïdites intra-utérines ou des atrophies choroïdiennes, compliquant des thromboses artérielles d'origine toxi-infectieuse. Pendant le développement fœtal, le tissu peu ferme de la sclérotique, encore en croissance, doit se prêter facilement à de semblables ectasies.

L'ectasie sclérale existe aussi au niveau de quelques croissants atrophiques myopiques.

Enfin, le staphylome postérieur myopique de Scarpa qui se confond avec la vraie myopie progressive, succède à l'atrophie choroïdienne, qui suit la scléro-choroïdite postérieure.

Avec l'ophtalmoscope binoculaire on peut, dans tous les cas, se convaincre aisément que la partie blanc bleuâtre de ces taches atrophiques correspond au fond d'une excavation (de WECKER).

Entre les foyers et périphériquement par rapport à ceux-ci, le fond de l'œil paraît toujours gaufré, comme si, pendant l'évolution de la maladie en foyers, l'inflammation s'était étendue, quand même, d'une manière diffuse à toute la chorio-capillaire et avait provoqué une décoloration du stratum épithélial pigmenté. Toujours, on voit à travers les cellules hexagonales le rouge des vaisseaux, contrastant avec le fond pigmenté du stroma choroïdien ou avec le fond blanc de la sclérotique, qui transparaît.

C'est dans ces choroïdites mixtes et anciennes qu'on trouve l'infiltration pigmentée de la rétine sous forme de corpuscules étoilés ou en lignes moniliformes, encadrant les gros vaisseaux rétiniens. Ces infiltrations de pigment occupent naturellement un plan antérieur à la choroïde, ensemble avec les vaisseaux de la rétine, qui passent librement au-devant de tous ces dessins anormaux de la choroïde.

Résumé. — L'image définitive de la choroïdite disséminée, guérie ou momentanément stationnaire, est donc tout à fait différente de l'image que donne la maladie en pleine efflorescence. Cela tient : 1° à ce que tous les foyers ne subissent pas la même dégénérescence atrophique, avec sclérose cicatricielle : quelques-uns se résorbant complètement sans laisser de trace de leur passage ; 2° à ce que d'autres foyers ne se sclérosent qu'incomplètement : à une plaque arrondie se substitue une tache irrégulière, frangée, réduite en surface et mal encadrée de pigment. Il n'y a vraiment que les foyers se sclérosant complètement, qui gardent leur forme et leurs dimensions primitives et s'encadrent de pigment noir.

Suivant la profondeur à laquelle la sclérose pénètre dans le stroma choroïdien, de l'épithélium pigmenté vers la *lamina-fusca*, la plaque atrophique montrera le réseau artériel ou plus rien que les veines radiculaires des vorticines, ou quelque grosse artère située au même niveau.

Les vaisseaux de la rétine passent toujours librement au-dessus de tous ces dessins.

Dispositions exceptionnelles. — 1° En dehors de quelques rares confluences formant les taches polycycliques indiquées, je crois que la choroïdite disséminée garde toujours ses foyers discrets et ne donne jamais lieu à cette image compliquée de la choroïdite diffuse, à sa période atrophique, dans laquelle on voit bien de larges plaques de teinte différente, mais pas de taches arrondies nettement circonscrites. Et, si par hasard il existe quelques rares foyers discrets, c'est qu'une poussée de choroïdite disséminée a compliqué la choroïdite diffuse, soit avant, soit après l'évolution de cette dernière.

2° Les petites taches blanches que l'on trouve parfois au milieu des dessins de la choroïdite disséminée, surtout chez les vieillards, sont semblables aux dégénérescences verruqueuses séniles de la lame vitrée. Toutefois, ces dégénérescences elles-mêmes, peuvent quelquefois provoquer une irritation circumvoisine ; ce qu'indique aussitôt l'apparition d'un cercle de pigment plus ou moins complet autour de chacune d'elles.

3° Fuchs prétend que, par exception, les taches blanches peuvent redevenir noires. Je n'ai jamais vu cette répullulation tardive des cellules pigmentées. J'ai vu des taches noires conserver indéfiniment leur pigment, mais je n'ai jamais vu une tache atrophique blanche reprendre du pigment au voisinage.

4° Après éclaircissement du centre, il reste généralement autour du foyer choroïditique atrophique un anneau, plus ou moins complet, de pigment noir. Si plusieurs foyers se touchaient de près, le fusionnement de leurs encadrements noirs respectifs donne lieu à une image caractéristique que l'on trouve dans toutes les vieilles choroïdites : un réseau à travées noires et à mailles plus ou moins arrondies et de dimensions variables. La grosseur des travées varie à l'infini : depuis le trait ayant à peine un millimètre de largeur, jusqu'à des bandes de plusieurs millimètres d'épaisseur. Les travées ne sont jamais nettement délimitées, elles paraissent toujours irrégulières, comme effilochées. C'est autour de la papille et derrière la macula qu'on trouve spécialement ces dessins compliqués. Plus périphériquement, les foyers sont plus dispersés et tandis que les uns sont restés tout noirs comme au début de leur apparition, mais sans cercle orangé, les autres, ayant achevé plus ou moins complètement leur évolution, sont jaunes, gris ou blancs chatoyants, toujours avec l'encadrement noir caractéristique. C'est d'ailleurs cette abondance de pigment d'un noir d'ébène qui attire, avant tout, notre attention et fixe aussitôt notre diagnostic. Les taches atrophiques, toutes blanches qu'elles soient, et plus grandes souvent que la papille, n'arrêtent notre regard qu'après et viennent après coup confirmer nos premières conclusions.

Symptômes subjectifs. — Pendant tout un temps les malades ne se plaignent que de troubles visuels sans importance : vision de mouches fixes ou volantes (*myodésopsie*), vision de lumières fixes ou de flammes mobiles (*phosphènes, photopsies, visions entoptiques*).

Ces visions entoptiques les tourmentent souvent très fort, bien plus que les scotomes positifs légers.

Beaucoup plus tard apparaît une véritable diminution de la vue centrale.

Raisons de l'abaissement de l'acuité visuelle. — Le foyer choroïditique discret se complique cependant fréquemment de lésions rétiniennes véritablement inflammatoires et devient, de ce chef, ou d'emblée, ou plus tard, un foyer de chorio-rétinite Dans ses couches externes, la rétine est facilement influencée par les principes phlogogènes qui enflammèrent la choroïde. Mais les couches internes, avec leur circulation propre, résistent mieux à la destruction. Les effets désastreux, au point de vue de la vision, restent donc, dans la chorio-rétinite disséminée, aussi limités que dans la choroïdite simple. Les fibres nerveuses qui passent au-dessus des boutons continuent de transmettre la sensation lumineuse avec la même rapidité que les fibres qui se trouvent entre les foyers.

Au niveau de chaque bouton choroïditique, la rétine doit donc pour le moins être frappée d'une certaine torpeur et si les boutons sont nombreux, cette torpeur étendue à un grand nombre de points de la rétine doit occasionner un trouble fonctionnel de cette membrane constituant le défaut d'adaptation rapide aux variations d'éclairage. Il est rare cependant que les malades se plaignent d'héméralopie.

Dans la choroïdite disséminée il existe, à côté de la diminution de la vue, sous forme de scotomes correspondant aux foyers, une hyperesthésie rétinienne dans le voisinage immédiat de ces foyers. C'est elle qui donne lieu aux différentes espèces de photopsies. Et comme cette hyperesthésie persiste pendant toute la période d'évolution du bouton, les phosphènes peuvent se reproduire à tout instant de la maladie.

Cependant tout au début de la choroïdite disséminée, l'hyperesthésie rétinienne recouvre tout le foyer choroïditique et donne lieu à un *scotome brillant*. Ce phénomène, toutefois, est de courte durée et est remplacé bientôt par le *scotome opaque*, par hypoesthésie rétinienne. Les deux scotomes, brillant et opaque, occasionnent de l'éblouissement, par scintillation ou interférences.

Tant que la rétine n'est pas complètement détruite au niveau du foyer choroïditique, le scotome opaque reste *positif* : le malade voit une tache grise, plus ou moins foncée. Plus tard, quand les éléments sensoriels percepteurs sont désorganisés, le scotome devient *négatif* : le malade a un trou dans son champ visuel. S'il est un peu grand et central le scotome négatif rend toute lecture impossible.

J'ai toujours vu que le bouton, en pleine période d'évolution progressive, exerçait-une influence désastreuse plus grande sur la vision des parties avoisinantes que pendant la phase d'atrophie consécutive. Ainsi au début et à la période d'état, de la maladie, un bouton de la région périmaculaire peut réduire considérablement la vision centrale. Au contraire l'acuité visuelle se relève immédiatement quand l'examen ophtalmoscopique permet de constater un commencement de régression atrophique ; et, au fur et à mesure que la cicatrisation s'achève, l'amélioration de la vision s'accentue : le malade recommence à lire, ce qu'il ne pouvait pas faire auparavant.

Discordance des lésions ophtalmoscopiques et des troubles visuels. — Quand le malade consulte, pour la première fois, pour une choroïdite disséminée, l'oculiste est souvent fort surpris de trouver déjà tant d'altérations dans le fond de l'œil (von STELLWAG, 1870 ; PAGENSTECHER, 1871). Ordinairement la maladie s'établit si insidieusement : sans occasionner le moindre trouble visuel, que ce n'est qu'à l'occasion d'une nouvelle poussée, atteignant tout à coup sa vision centrale et la diminuant considérablement, que le malade effrayé court voir aussitôt son médecin. La diminution de la vision centrale tient à une papillite concomitante ou à l'apparition d'un foyer choroïditique dans le voisinage immédiat de la macula ou sur la fovéa elle-même. Dans cette dernière occurrence, il se déclare un scotome central. Ce scotome est positif pour commencer.

A chaque éruption dans le voisinage immédiat de la papille, correspond une diminution soudaine et notable de la vue. Le trouble péripapillaire de la rétine, le gonflement et la rougeur de la papille témoignent d'une complication : la papillo-rétinite, par extension collatérale de l'inflammation choroïdienne à la partie voisine du nerf optique (GOLDZIEHER). D'autre part, la macula rétinienne est facilement influencée par l'inflammation choroïdienne voisine et l'empoisonnement de cette partie délicate de la rétine peut aider à expliquer la diminution brusque de la vue. Cet abaissement de l'acuité visuelle est d'ailleurs passagère, à moins que la région maculaire choroïdienne ne se trouve réellement envahie par le processus inflammatoire. Beaucoup de troubles visuels de la choroïdite disséminée appartiennent d'ailleurs aux altérations fonctionnelles des éléments sensoriels servant à l'acte physiologique de la vision. Ces éléments sont comme paralysés par les principes inflammatoires ; mais si cet empoisonnement ne s'accentue pas et surtout s'il ne dure pas, la désintégration cellulaire complète ne survient pas. Après restauration, ces éléments sensoriels reprennent aisément leur fonction.

Périmétrie. — Le *champ visuel* de la choroïdite disséminée n'a rien de caractéristique. Aux foyers épars dans le fond ophtalmoscopique correspondent des lacunes équivalentes dans le champ visuel. Encore n'est-il pas chose aisée de rechercher ces lacunes, ni de les rendre sensibles aux malades, si les dimensions des foyers restent petits, ou si plusieurs foyers successivement apparus n'ont point formé des placards atrophiques importants. Pour rechercher ces lacunes du champ visuel il faut souvent beaucoup de patience ; revenir fréquemment à la charge, abaisser l'éclairage ou employer des mires mobiles, colorées et réduites à quelques millimètres de côté. Ces recherches ne présentent d'ailleurs pas grand intérêt, puisque, comme je le disais, le champ visuel de cette maladie n'offre rien de caractéristique.

Complications. — Rien n'est moins prouvé que l'atrophie supplémentaire de bandes de choroïde saine, séparant les taches choroïditiques, laquelle surviendrait, d'après SCHWEIGGER et de WECKER, au moment où les foyers se transforment en tissu cicatriciel (*atrophie par distension*). L'excellente vision centrale et périphérique que peuvent conserver des malades atteints de choroïdite disséminée, tant que leur macula demeure intacte, parle éloquemment contre cette assertion. L'influence que peut exercer sur la vision le léger plissement qui rayonne autour des cicatrices adhérentes, chorio-rétiniennes, est tellement petite que ce n'est qu'avec beaucoup de patience et en multipliant les épreuves au périmètre qu'on parvient à rendre sensible à ces malades eux-mêmes de petites lacunes, aussi restreintes, dans leur champ visuel périphérique. Il en serait autrement si de larges bandes étaient entraînées dans la sclérose des foyers. L'ophtalmoscope d'ailleurs ne montre pas ces atrophies intermédiaires aux foyers. Il peut bien exister de la décoloration du stratum épithélial permettant de voir le réseau vasculaire de la choroïde, mais au niveau de ces flaques de dépigmentation la vision demeure conservée.

Les dentelures et les franges que montrent, à la période atrophique, les grands foyers choroïditiques, témoignent plutôt d'une restauration partielle, au dépens de la zone périphérique du bouton, que d'un rayonnement atrophique dans la zone limitrophe restée saine.

Au fur et à mesure que disparaissent les cellules visuelles, au niveau des nombreuses plaques choroïditiques, qui bigarrent le fond ophtalmoscopique, les vaisseaux rétiniens se rétrécissent : leur paroi se sclérose et leur calibre diminue. La papille du nerf optique en même temps pâlit, jaunit et présente bientôt l'image de l'atrophie jaune de la rétinite pigmentaire essentielle. A cette atrophie répondent les symptômes ordinaires de l'atrophie du nerf optique : rétrécissement concentrique du champ visuel, nyctalopie, perte de la vision des couleurs. puis finalement cécité complète. Si alors les infiltrations pigmentaires de la rétine se sont jointes aux taches noires des choroïdites ordinaires, et que celles-ci affectent plutôt la forme aréolaire, sans taches atrophiques blanches apparentes, le diagnostic entre la rétinite pigmentaire et la choroïdite disséminée n'est pas facile à établir.

Début, marche et terminaison. — Bien que le début de la maladie soit brusque, les foyers apparaissent avec si peu de symptômes subjectifs que les lésions s'établissent pour ainsi dire sans que le malade s'en aperçoive. Une fois établie, la maladie suit généralement son cours fatal jusqu'à la cécité presque complète. Il se passe cependant, en général, de très nombreuses années avant que le malade arrive à cette triste extrémité. Un traitement convenable peut d'ailleurs beaucoup contre cette évolution fatale. Contre les lésions finales atrophiques notre thérapeutique reste impuissante; elle ne peut arrêter dans leur évolution et guérir que les altérations inflammatoires du début. Elle peut aussi prévenir les éruptions consécutives : ce qui certainement n'est pas à dédaigner.

L'affection commence toujours par un œil. Mais dès avant la destruction complète de celui-ci, la maladie éclate dans l'autre. Très fréquemment, dans le second œil, les foyers apparaissent dans des points symétriques à ceux du premier œil.

D'après Leber les récidives sont moins graves que l'affection initiale.

Les complications du côté du nerf optique et de la rétine, achèvent la destruction de l'organe. Ce sont elles qui amènent la cécité complète, à laquelle n'aboutit généralement pas, par elle-même, la choroïdite disséminée. On voit alors la torpeur rétinienne s'accentuer, le champ visuel se rétrécir, la vision des couleurs se perdre et l'œil devenir complètement aveugle. Il importe beaucoup de noter cette période finale, pour changer. au moment opportun, ses batteries et substituer à un traitement décongestif, antiphlogistique et débilitant, un traitement stimulant, que la maladie première semblait condamner. Pour avoir négligé ce précepte. j'ai vu, entre les mains d'autres consultés au dernier moment, des yeux se perdre auxquels j'avais par des soins assidus conservé la parcelle de vision centrale, utile que laisse généralement la choroïdite disséminée.

Étiologie. — Si la chorio-rétinite diffuse, généralisée, est la manifestation *aiguë* de la syphilis se cantonnant dans les membranes profondes de l'œil, la choroïdite disséminée en représente la forme *chronique*, plus bénigne. Et comme, en somme, il y a plus de syphilis bénignes que de syphilis graves, la choroïdite disséminée doit être plus fréquente que la choroïdite diffuse généralisée ou chorio-rétinite spécifique.

Certainement on exagère. si l'on prétend que la choroïdite disséminée est toujours d'origine syphilitique. Il est déjà si rare de trouver dans les yeux atteints de choroïdite disséminée les lésions habituelles de l'infection syphilitique, soit héréditaire, soit acquise : kératite parenchymateuse, iritis, névro-rétinites, néoformations rétiniennes et vitréennes. Aussi, commence-t-on à parler aujourd'hui avec un peu plus de réserve de cette origine spécifique de la choroïdite disséminée. Mais je pense qu'on n'est pas encore assez revenu de cette opinion, trop absolue et trop généralement admise. On ne doit pas s'arrêter en aussi bon chemin. Cela ne nous empêchera pas pour cela de recourir au traitement mercuriel, qui a fait ses preuves contre cette affection ; mais nous apporterons un peu plus de réserve dans l'administration du mercure, souverainement débilitant, s'il est admirablement curatif, par ailleurs.

Il me paraît absolument certain que beaucoup d'autres infections du sang peuvent, aussi bien que la syphilis, provoquer les inflammations discrètes de la choroïde ; et l'infection tuberculeuse joue, sans doute, ici un rôle prépondérant. D'autres dyscrasies sanguines agissent dans le même sens : les fièvres infectieuses les plus variées peuvent également être le point de départ de cette altération constitutionnelle du sang, donnant lieu aux diverses formes de choroïdites disséminées.

Chez la femme, chez laquelle nous trouvons, plus fréquemment que chez l'homme, cette affection si étrange de la choroïde (LEBER), d'autres sources d'infection du sang se rencontrent en abondance : affections utérines, troubles menstruels, grossesses accidentées, accouchements compliqués.

Qu'il existe une certaine prédisposition familiale, laquelle aussi n'a rien de commun avec la tare syphilitique héréditaire, j'en suis intimement convaincu avec LEBER, HIRSCHBERG, COWELL et BULL.

De deux sœurs ayant présenté l'une et l'autre de petites complications à chaque accouchement, l'une mourut d'éclampsie, l'autre perdit la vue par choroïdite disséminée. Chez cette dernière, le mal oculaire s'était surtout aggravé pendant une grossesse troublée par des vomissements incoercibles, ensuite après un accouchement compliqué d'hémorragies consécutives abondantes.

L'abus du travail des yeux, un éclairage ou trop violent ou trop faible, d'autres causes physiques ne peuvent intervenir ici que comme causes adjuvantes, en favorisant une prédisposition personnelle.

Diagnostic. — Extérieurement, dans la choroïdite disséminée, l'œil paraît sain. L'examen ophtalmoscopique établit seul et d'une façon définitive le diagnostic provisoire que donnent les renseignements du malade. Toute anomalie ophtalmoscopique placée derrière la rétine, c'est-à-dire, derrière les vaisseaux de la rétine, est réputée appartenir aux affections de la choroïde. Plus d'un épanchement dans l'espace supra-rétinien, contrairement aux opinions courantes, appartient cependant aux affections rétiniennes ; exsudats inflammatoires, hémorragies, proliférations des cellules épithéliales uvéales peuvent compliquer des lésions exclusivement rétiniennes. La plaque atrophique, seule, garantit le diagnostic : *choroïdite*. Encore faut-il distinguer entre une atrophie par sclérose essentielle ou sénile et une atrophie par sclérose inflammatoire. Nous n'avons pas, pour trancher cette dernière question, de critérium infaillible. L'histoire complète du malade peut seule nous renseigner là-dessus.

Les productions pigmentées appartiennent en général aux maladies de la choroïde, autant celles qui restent derrière les vaisseaux de la rétine, que celles qui s'avancent jusque dans les couches internes de cette membrane, le long de ses vaisseaux nourriciers. Même dans la rétinite pigmentaire, on est tenté aujourd'hui d'attribuer à une choroïdite chronique, héréditaire ou congénitale, l'infiltration pigmentaire de la membrane nerveuse. Je n'en vois pas cependant la raison péremptoire.

Le pigment résiduel d'hémorragies rétiniennes, complètement résorbées, peut cependant se présenter sous le même aspect que le pigment de l'épithélium uvéal. Mais ce pigment hématogène se trouve rarement dans la rétine ou au-devant d'elle, sur le côté vitréen de la limitante interne.

Les troubles du vitréum n'appartiennent pas aux choroïdites, quelles qu'elles soient. L'obscurcissement des couches antérieures, rétrolenticulaires, complique l'irido-cyclite. Les infiltrations des couches postérieures appartiennent à la papillite et à l'inflammation de la macula rétinienne. Cette dernière inflammation peut elle-même compliquer la choroïdite centrale.

Un fait important est à retenir et à méditer : c'est que les symptômes subjectifs de la choroïdite appartiennent tous à des troubles fonctionnels de la membrane rétinienne : l'héméralopie, les photopsies, la métamorphopsie, les scotomes périphériques et la diminution de l'acuité visuelle centrale. Or, dans les rétinites le trouble fonctionnel visuel, après une courte période d'éréthisme passager, se résume en un abaissement rapide de l'acuité visuelle.

Rappelons-nous que dans les choroïdites, comme dans les rétinites, spontanées, il s'agit certainement d'inflammations endogènes et que le principe phlogogène leur est, par conséquent, apporté par le sang. Or, nous savons que, chez l'homme il existe une vascularisation indépendante pour les deux membranes : la choroïde et la rétine. Dans la rétine, les vaisseaux nourriciers, peu abondants d'ailleurs, semblent s'épuiser dans les couches internes et n'apporter qu'un courant nutritif, fort maigre, aux cellules visuelles, cellules *épithéliales* en somme, quoique *sensorielles*. Ce qui, avec quelque apparence de raison, nous ferait admettre que ces cellules neuro-épithéliales n'ont pas une activité vitale très grande au point de vue des échanges nutritifs que peut provoquer en elles la fonction physiologique visuelle. Les cellules épithéliales uvéales pigmentées sont conviées à un beaucoup meilleur festin. Il est vrai que les miettes de cette table princièrement servie peuvent encore suffire à la nutrition des cellules visuelles, si le besoin s'en faisait sentir. Dans la *fovéa*, où il n'y a pas de capillaires rétiniens, il doit en être ainsi toujours. Mais nous connaissons d'autre part la fragilité de la macula rétinienne : malgré l'existence de la riche circulation choroïdienne, dès qu'il se rencontre dans l'intérieur de l'œil, mêlé au liquide du corps vitré un principe irritant, phlogogène. c'est la macula qui devient malade et dégénère : ce qui nous ferait augurer que les cellules pigmentées conservent pour elles-mêmes tous les approvisionnements nutritifs de la chorio-capillaire, dans les conditions normales de la vie, tout au moins. Nous savons déjà que, en cas d'inflammation de la choroïde, l'exsudat inflammatoire, phlogogène atteint non seulement la macula rétinienne, mais même les couches adjacentes du corps vitré.

De ces considérations anatomo-physiologiques, nous pouvons conclure que, dans les rétinites, les couches internes de la rétine sont seules entreprises, pendant que les cellules visuelles demeurent intactes durant fort longtemps : il y aura donc *perception* lumineuse normale pour une *conduction* lumineuse anormale : exaltée dans le principe ; diminuée, puis anéantie dans la suite. Néanmoins la conductibilite nerveuse, en général, et la conductibilité lumineuse, en particulier, se restaure facilement, tant qu'elle n'est pas complètement perdue et depuis longtemps. Nous concluons en second lieu et par opposition à la déduction première que la perception lumineuse. attribut des cellules visuelles. garantie par l'intégrité des cellules épithéliales uvéales, est toujours altérée dans les choroïdites : très exaltée au début, rapidement diminuée et abolie dans la suite, avec cette complication toute grave que la restauration ici est chose difficile sinon impossible. Les cellules visuelles désorganisées ne se réédifient plus chez l'homme, elles se désagrègent complètement ou deviennent des éléments indifférents qui ne peuvent plus concourir qu'à faire du tissu cicatriciel vulgaire, pour souder ensemble, la rétine et la choroïde.

Comme la choroïdite, quelle qu'elle soit, n'influence en aucune façon la transparence du corps vitré, l'inflammation appartiendra d'autant plus exclusivement à la choroïde que les dessins pathologiques, ophtalmoscopiques, se montrent avec plus de netteté. Dès que l'image du fond de l'œil s'obscurcit, il faut admettre un trouble œdémateux ou inflammatoire de la rétine et une altération correspondante dans la transparence du corps vitré adjacent. Ainsi la choroïdite centrale est presque inévitablement une chorio-rétinite maculaire, avec trouble poussiéreux du corps vitré au-devant de la macula.

Nous rencontrons des *taches blanches* dans les choroïdites et dans les rétinites. Indépendamment de leur situation, en arrière ou en avant des vaisseaux rétiniens, nous faisons le diagnostic des taches blanches par l'absence ou la présence d'un encadrement pigmenté quelconque. Cet encadrement n'existe que dans la choroïdite. Dans la rétinite les taches blanches sont plus brillantes, plus transparentes : *opalines*. Les taches blanches des choroïdites se montrent chatoyantes. crayeuses. mais opaques : *nacrées*. Bleuâtres ou verdâtres peuvent être à la fois les taches rétiniennes et choroïditiques, mais celles-ci avec excavation ectasique. Des vaisseaux autres que des vaisseaux rétiniens traversent les taches choroïditiques en restant dans le même plan. Les vaisseaux rétiniens passent au-devant. Les vaisseaux rétiniens sont noyés dans les taches blanches de la rétine, en partie ou en totalité. Les taches blanches de la rétine dessinent des larmes, des gouttelettes d'eau, des stries, des cercles, souvent effilochés, ou des bandes, également frangées de fines stries, suivant la direction des faisceaux nerveux de la couche des fibres nerveuses. Les taches blanches de la choroïde sont circulaires ou forment, par la coalescence de plusieurs cercles, des dessins géographiques, des plaques polycycliques. Les excroissances verruqueuses de la lame vitrée seules ressemblent par leur dimension, leur teinte et leur distribution aux gouttelettes blanches des rétinites, mais elles siègent plus profondément que celles-ci, qui sont manifestement très superficielles, comme si une rosée blanche les avait déposées en fines gouttelettes sur la rétine.

Les *collections sanguines* intrarétiniennes, d'un peu d'importance, à une période de résorption déjà avancée, finissent par constituer aussi des taches blanches, brillantes, qui s'encadrent, au moins temporairement, d'un bord pigmenté. La présence de ce bord noir pourrait faire songer à une plaque atrophique choroïdienne. Mais la résorption du sang épanché dans la rétine, est généralement complète au bout de quelque temps et le pigment hématogène disparaît lui-même à la longue. Il en est tout autrement quand l'épanchement sanguin bien que d'origine rétinienne, s'est fait dans l'espace supra-rétinien. L'encadrement noir du foyer hémorragique, en résorption, est ici plutôt fourni par l'épithélium uvéal ou choroïdien et cet encadrement persiste indéfiniment. Après résorption du sang, il ne reste même que cette pigmentation hypertrophique des cellules épithéliales uvéales proliférées et stratifiées, pour indiquer l'emplacement d'une vieille hémorragie supra-rétinienne.

Nous pouvons donc dire que toute pigmentation définitive du fond de l'œil vient de la choroïde, que le pigment se trouve en dehors de la rétine, à l'extérieur de cette membrane ou dans la rétine même. Dans la rétine, le pigment noir d'origine choroïdienne indique toujours une soudure entre les deux membranes : choroïde et rétine. Cette soudure cependant peut s'arrêter à la lame vitrée demeurée imperforée : l'épithélium uvéal seul s'est fusionné, mêlé aux couches de la rétine. Dans ces dernières conditions, la rétine seule a été malade ; elle s'est atrophiée, sclérosée dans ses couches vascularisées et a laissé tomber et dégénérer ses cellules épithéliales visuelles, de façon à faire de la place pour les cellules pigmentées uvéales, qui en ont profité pour proliférer et envahir la rétine. C'est ainsi que les choses se passent dans la rétinite pigmentaire.

L'*éblouissement* de la choroïdite n'est pas non plus le même que l'éblouissement de la rétinite. Dans la rétinite, l'éblouissement correspond à une diffusion de la lumière à travers les couches internes œdématiées et opacifiées de la rétine : le sujet voit mal et se fatigue à mal voir ; plus l'éclairage augmente plus son trouble augmente ; avec un éclairage modéré la vision s'améliore, bien qu'elle reste toujours trouble, obscurcie par un brouillard. Dans la choroïdite la lumière vive elle-même fait mal, sans aucun effort de vision de la part du malade et c'est cette grande sensibilité à la lumière qui l'empêche de bien voir. L'éclairage peut baisser beaucoup, il n'en verra que mieux ses scotomes et ses métamorphopsies, puisque l'inflammation de la choroïde a rendu ses cellules visuelles plus impressionnables par les rayons lumineux. Cet éblouissement est d'ailleurs passager et cède bientôt la place à une anesthésie partielle. Alors le malade se fatigue aussi à regarder de petits objets, non plus parce qu'il est ébloui, mais parce qu'il ne parvient plus à en distinguer les contours ni en interpréter la forme, en un mot, parce qu'il voit mal. Au repos, la vision maintenant ne l'incommode plus.

La *dépigmentation* du stratum épithélial n'est pas exclusivement propre à la choroïdite. Elle accompagne le glaucome chronique, la myopie forte et la rétinite pigmentaire. Dans les affections de la choroïde elle est symptomatique de la sclérose des vaisseaux artériels, entraînant une anémie capillaire profonde. La sclérose sénile de la choroïde et les choroïdites atrophiques aboutissent au même résultat que la choroïdite vulgaire. Dans la rétinite pigmentaire, c'est le stimulant vaso-moteur naturel qui manque à la choroïde, et l'épithélium se décolore par ischémie réflexe.

Diagnostic rétrospectif. — Quand l'obscurcissement des milieux transparents rend l'inspection profonde de l'œil, avec l'ophtalmoscope, impossible, le diagnostic de la choroïdite ne peut être fait que par voie d'exclusion. Dans ces conditions, il importe peu, au point de vue du traitement à instituer ou du pronostic à établir, d'arriver à une détermination précise des lésions choroïdiennes; mais il peut se présenter que, dans une expertise médico-légale, il faille élucider le point de départ de l'affection oculaire et justifier la part qui revient à chaque membrane oculaire dans le travail de destruction de la fonction visuelle. Nous allons nous occuper un instant de ce *diagnostic rétrospectif.*

Un *exsudat pupillaire* organisé en fausse cataracte, un *épanchement trouble du corps vitré* derrière le cristallin, appartiennent à l'iritis ou irido-cyclite et n'ont rien de commun avec la choroïdite.

Un *obscurcissement des couches profondes du vitré* appartient à la papillo-rétinite, mais n'exclut pas l'existence d'une choroïdite. Quelquefois, on découvre de petits foyers choroïditiques dans la zone périphérique du champ ophtalmoscopique les moins accessibles à notre examen. Cette découverte achève le diagnostic.

La *cataracte* compliquée, avec les caractères de la cataracte polaire postérieure et suffisamment avancée pour empêcher l'inspection du fond, parle plutôt, assure-t-on, en faveur de la choroïdite que de la rétinite. La cataracte compliquée corticale ordinaire appartient à l'irido-cyclite.

Des modifications profondes dans la tension intraoculaire, de l'*hypotonie* ou de l'*hypertonie*, appartiennent aux inflammations de l'iris et du corps ciliaire et n'ont rien à faire avec les choroïdites. Tandis que l'embolie ou plutôt la thrombose de l'artère centrale de la rétine, diminue instantanément, mais légèrement, la tension intraoculaire et que la thrombose de la veine correspondante élève cette tension très, très lentement, mais jusqu'aux accidents glaucomateux les plus foudroyants (VENNEMAN); des troubles, même étendus, survenus dans la canalisation sanguine de la choroïde ne changent absolument rien à cette tension intraoculaire, tant que les circulations collatérales, artérielles ou veineuses, peuvent suppléer aux désordres circulatoires momentanés. Or, la circulation collatérale, tant artérielle que veineuse, est supérieurement organisée dans la choroïde.

L'irido-choroïdite séreuse, qu'on accuse de provoquer des accidents glaucomateux, n'est qu'une irido-cyclite simple ou compliquée d'occlusion pupillaire. La choroïde le plus souvent n'est pas malade dans cette ophtalmie et, le fut-elle, ce n'est pas par elle que la tension intraoculaire se trouverait être exaltée.

L'*occlusion pupillaire* avec ramollissement du globe, indique une dégénérescence du corps vitré, avec décollement de la rétine si toute perception lumineuse a disparu. La persistance de la perception lumineuse et une localisation suffisante, dans les mêmes conditions cliniques, indique une conservation relative des membranes profondes : la choroïde et la rétine.

L'occlusion pupillaire, avec accidents glaucomateux prolongés ou ayant récidivé à plusieurs reprises, amène la destruction complète de la vue, même en dehors de toute choroïdite ou rétinite. Un dernier vestige de perception lumineuse du côté temporal permet d'être, à ce point de vue, très affirmatif.

Dans le glaucome hémorragique pour cause de thrombose de la veine centrale de la rétine, c'est aussi dans l'angle temporal du champ visuel que reste un reliquat de perception visuelle, mais ici il n'existe pas d'occlusion pupillaire. Si, malgré cette absence de fausse cataracte, l'on ne peut voir le fond de l'œil, c'est dans le trouble vitréen seul qu'il faut chercher l'obstacle à la détermination diagnostique de la cause de la cécité.

La *scléro-choroïdite antérieure* aiguë donne lieu aux mêmes symptômes que l'irido-cyclite, mais en l'absence de toute synéchie postérieure ou d'exsudat pupillaire. Le trouble du corps vitré suffit pour empêcher l'examen du fond de l'œil, en détail. La vision s'en trouve naturellement très diminuée, mais la perception persiste dans toute l'étendue du champ visuel, à moins de complications glaucomateuses, lesquelles d'ailleurs sont très fréquentes. Bien qu'il s'agisse ici d'une maladie de la séreuse supra-choroïdienne, la choroïde est malade, d'une inflammation diffuse, circonscrite au niveau des boutons d'épisclérite extérieurement visibles, et cette inflammation diffuse s'étend même jusqu'à la rétine et au corps vitré sous-jacent. L'obscurcissement du vitréum sans cela reste localisé dans les couches antérieures, rétrolenticulaires.

La chorio-rétinite maculaire, non traumatique, est ordinairement une scléro-choroïdite postérieure, centrale ou maculaire. La chorio-rétinite maculaire traumatique ou post-traumatique, est une affection avant tout rétinienne, bien qu'après coup la choroïde devienne malade dans toute la partie correspondante à la région maculaire rétinienne.

Traitement. — Le traitement de la choroïdite disséminée doit avoir pour objectif d'arrêter le processus inflammatoire local dès ses premières phases;

alors que les exsudats pathologiques sont encore résorbables et les éléments normaux capables de reprendre leur fonction. C'est assez dire qu'il ne faut point tergiverser avec le traitement de la choroïdite disséminée et qu'il faut le mener d'emblée avec énergie et conviction. Puis, qu'on ait réussi dans son entreprise ou que l'on ait échoué, il faut se rappeler que la choroïdite disséminée est une ophtalmie récidivante et qu'en conséquence, après une première éruption, il faut songer immédiatement au traitement préventif d'un retour offensif de la maladie. Je continue de traiter mes malades pendant des années, après une ou plusieurs attaques de choroïdite disséminée, par de faibles doses du médicament spécifique de cette affection, le mercure renforcé par l'iodure de potassium. Quelle que soit la source étiologique de la maladie, c'est le mercure et l'iodure de potassium qu'il faut administrer contre elle : le mercure, tant que les symptômes inflammatoires affectent un caractère plus aigu, l'iode quand l'intensité inflammatoire s'amende ou s'éteint tout à fait. Il est souvent nécessaire, comme je le disais, de continuer les deux médications ; au moment voulu, et tout à fait imprévu, l'organisme doit trouver à sa portée l'un et l'autre médicament dépurateur du sang. Mais aucun médicament ne saurait remplacer le mercure, même l'iodure de potassium. Inutile d'insister à nouveau sur le mode le plus utile de l'administration mercurielle.

Si on s'est laissé surprendre par un retour offensif, inattendu de la maladie, ou que la maladie vient à peine d'éclater pour la première fois, une saignée locale abondante rend de très grands services. L'expérience ici prime toutes les interprétations ou controverses théoriques.

Si le diagnostic reste hésitant entre la scléro-choroïdite ou supra-choroïdite postérieure et la simple choroïdite en foyer quelques doses de salicylate de soude ou d'antipyrine doivent être prescrites.

J'ai traité spécialement la question de la cure d'obscurité à propos de la choroïdite maculaire. C'est là aussi que je me suis étendu sur les traitements révulsifs accessoires.

Ce sont les stations thermales sulfureuses qui conviennent en dehors des périodes aiguës aux malades atteints de choroïdites. Le bain, prolongé suivant les indications précises du médecin de l'établissement et les sudations consécutives, réglées d'après les forces du malade, concourent l'un autant que l'autre à la résorption des derniers exsudats choroïdiens et à la guérison de la dyscrasie sanguine.

Nous voyons quelquefois de vieilles chorio-rétinites dont le traitement mercuriel a été manifestement insuffisant ; *insuffisant,* parce que le mode d'introduction du mercure a laissé à désirer : de la faute du médecin ou de la faute du malade, peu importe : ou *insuffisant,* parce que la maladie fut tellement grave, qu'avec le plus grand dévouement de l'un et la plus entière soumission de l'autre, la dose mercurielle ne put jamais être appropriée à la puissance du virus syphilitique. La pupille peut présenter des synéchies nombreuses ou être tout à fait libre. Mais, derrière le cristallin, le corps vitré est uniformément opaque, jusque contre la capsule cristallinienne, où, avec l'éclairage latéral et une dilatation suffisante de la pupille, on reconnaît des dépôts granuleux serrés les uns contre les autres. À travers le corps vitré opaque on ne voit presque rien, pas même la teinte rouge de la chorio-capillaire, masquée par la rétine, elle-même fort peu transparente. On trouve avec l'ophtalmoscope une tache un peu plus blanche, autour de laquelle un rayonnement vague indique le point de convergence des vaisseaux rétiniens et l'emplacement de la papille. Si la vision n'est pas complètement perdue, il faut entreprendre avec courage le traitement de ces yeux, en apparence éteints pour jamais. Vous n'obtiendrez pas toujours merveille, mais souvent vous rendrez assez de vue au malade pour lui permettre de se guider lui-même, pour s'affranchir par conséquent de la dépendance absolue des autres et lui faire goûter quelques-unes au moins des délices de la vie des voyants.

VI. — CHOROÏDITE DISSÉMINÉE SIMPLE, COMMUNE OU CHOROÏDITE ÉQUATORIALE EN FOYERS

Les choroïdites disséminées sont des choroïdites circonscrites, comme nous venons de le voir dans le chapitre précédent. Leur caractère inflammatoire, chronique ou subaigu, justifie pleinement cette localisation restreinte dans la membrane nourricière du segment postérieur, optique, du globe oculaire. La choroïdite disséminée, équatoriale, est la seule qui, dans ses poussées successives, tend à envahir complètement la membrane vasculaire. Toutes les autres ne sortent guère de la zone primitive de leur évolution.

La choroïdite équatoriale se rapproche donc des choroïdites généralisées, les autres choroïdites en foyer restant constamment des inflammations circonscrites.

Cette variété de choroïdite disséminée — la plus fréquente, peut-être, entre toutes — débute à l'équateur du globe. C'est près de la ligne équatoriale qu'apparaissent les premiers boutons. Puis, par poussées successives, tout le fond de l'œil se remplit : de nouveaux boutons s'ajoutent à ceux de la région équatoriale et d'autres naissent de plus en plus près du pôle postérieur sans toutefois atteindre celui-ci. La région maculaire, comme aussi le cercle péri-papillaire, reste habituellement indemne : aussi la vision centrale se conserve-t-elle longtemps intacte.

Dans la zone équatoriale les boutons montrent naturellement plus de tendance à la confluence que dans les zones postérieures où ils restent plus discrets, plus éloignés les uns des autres.

Pathogénie. — Quand il s'agit d'affections intra-oculaires, purulentes, endogènes, bacillaires et métastatiques, c'est dans la rétine, plutôt que dans le tractus uvéal, que les microbes pyogènes s'arrêtent et colonisent, à cause de l'indépendance absolue de l'artère centrale. Il semble que la subdivision du réseau d'irrigation sanguine de la choroïde en zones indépendantes, alimentées par des artérioles terminales, prépare de même le terrain aux métastases discrètes. La choroïdite disséminée plastique se comporte donc comme les affections métastatiques purulentes. Elle choisit les circulations les plus indépendantes des artérioles les moins anastomosées.

Dans la choroïdite disséminée commune, les foyers métastatiques plastiques occupent tout le fond de l'œil, sauf les deux régions ou la circulation artérielle est la mieux garantie par de nombreuses anastomoses réciproques : à savoir, la macula et la région rétrociliaire. Plus on s'approche de ces deux régions, centrale et périphérique, plus la zone intermédiaire profite de cette disposition anatomique favorable. Aussi les foyers choroïditiques apparaissent-ils d'abord dans la région équatoriale, équidistante des deux zones favorisées, pour aller ensuite de plus en plus en avant vers l'ora serrata et de plus en plus en arrière vers la région maculaire, au fur et à mesure que les premiers foyers ont gâté dans ces régions, les conditions de suppléance circulatoire favorables, antérieures.

Les artérioles ciliaires maculaires forment, par leurs anastomoses multiples, répétées jusque dans leurs dernières ramifications, une circulation commune.

La région rétrociliaire reçoit à la fois du sang artériel d'en arrière du globe et d'en avant du globe : quand une source est tarie, l'autre supplée à la nutrition.

Cependant l'arrangement irrégulier des foyers inflammatoires dans la zone équatoriale elle-même, qui a été constaté par tant d'observateurs compétents, indique que, même dans cette zone équatoriale, il doit y avoir des domaines où la circulation est moins favorable qu'ailleurs. Là où la circulation est le plus fractionnée en sections indépendantes, les boutons surgissent comme de véritables archipels d'îlots, grands et petits. Ces districts peu favorisés doivent varier d'un individu à l'autre. Et chez le même individu une dyscrasie sanguine antérieure, en agissant sur les vaisseaux de la choroïde, peut encore faire varier les dispositions naturelles.

Papillite concomitante. — Au moment d'une nouvelle poussée éruptive, faisant apparaître des boutons jusque dans le voisinage presque immédiat du nerf optique, l'inflammation de la papille vient compliquer l'inflammation chronique de la choroïde. De l'avis de la plupart des auteurs, c'est à cette complication, plutôt qu'à la maladie primordiale elle-même, qu'il faut attribuer les premières altérations sérieuses des fonctions visuelles. Effectivement, à partir de ce moment, l'acuité visuelle centrale baisse rapidement et notablement, et le champ visuel se rétrécit concentriquement. Heureusement la perte n'est point définitive, comme dans la choroïdite maculaire. Avec la guérison de la poussée de choroïdite, la papillite rétrocède, et, sous l'influence d'un traitement antiphlogistique et spécifique, énergique, la vision se relève et revient à son état primitif ou à peu près.

Dès l'apparition des foyers dans la région péri-papillaire, la papille devient rouge, spécialement dans sa moitié nasale, et un voile léger, dû à l'obscurcissement du corps vitré, s'étend au-devant du disque optique. Cette hyperémie de la portion intra-oculaire du nerf optique peut se changer en inflammation avec gonflement œdémateux, apparent, de la papille et de la rétine circumvoisine, effacement des contours papillaires et striation rougeâtre, mate, de la couche des fibres nerveuses : tous symptômes de la papillite aiguë.

Tant que dure cette hyperémie inflammatoire du nerf optique, l'acuité visuelle ne se relève pas. Et, si cet état se prolonge au delà de quelques jours, la vue pourra ne plus jamais se rétablir complètement. Un certain degré d'atrophie ou de sclérose de la papille succède, en toute circonstance, à cette complication de la choroïdite disséminée équatoriale.

Forme syphilitique. — Si la choroïdite disséminée est vraiment d'origine syphilitique, le trouble pré-papillaire du corps vitré peut s'accentuer considérablement. Ordinairement, le trouble vitréen se manifeste sous forme d'une opalescence laiteuse de l'humeur transparente. Maintenant il se dessine des flocons translucides volumineux, filiformes ou membraniformes.

Ces flocons mobiles tiennent au centre de la papille. A la vérité, ils se confondent avec le tissu conjonctif délicat, qui remplit l'excavation physiologique, et dont ils sont l'émanation directe. C'est comme le commencement d'une rétinite proliférante de Manz. Une partie de ces flocons organisés en bandes conjonctives brillantes s'élèvent, plus tard, en arcades au-dessus des vaisseaux papillaires. D'autres continuent à osciller, d'un mouvement de pendule extrêmement lent, dans le corps vitré liquéfié. Quelques-uns se vascularisent avec de délicats capillaires branchés sur ceux de la papille. N'oublions cependant pas que Terrien a encore trouvé de petits vaisseaux vitréens embryonnaires, au-devant de la papille, chez des enfants ayant déjà treize mois d'âge.

Dans la papillo-rétinite syphilitique, qui complique la choroïdite disséminée de même nature, l'endo-vasculite attaque surtout les artères : d'où œdème rétinien le long de ces vaisseaux et s'étendant jusque près de la zone équatoriale, mais avec un gonflement papillaire et circum-papillaire très modéré.

Forme tuberculeuse. — Dans la papillo-rétinite tuberculeuse, qui complique la choroïdite disséminée de même nature, l'endo-vasculite attaque aussi et surtout les veines : d'où œdème beaucoup moins étendu, le long des artères, mais avec un gonflement considérable de la papille et de la zone péri-papillaire, des plaques de dégénérescence œdémateuses et parfois même des hémorragies capillaires.

Marche. — La choroïdite disséminée équatoriale éclate d'une façon brusque, soudaine ; toutefois le malade ne s'aperçoit pas immédiatement de son apparition : il s'inquiète souvent fort peu du trouble vague, indéfinissable, survenu tout à coup dans sa vue.

La myodésopsie même, qui précède et annonce presque toutes les autres choroïdites, n'existe pas dans la choroïdite présente.

Extérieurement, il n'y a pas davantage de symptôme qui puisse éveiller l'attention de l'entourage.

Nous avons vu que la choroïdite disséminée commune peut compliquer la choroïdite diffuse généralisée, à son déclin. Du moins, c'est après la résorption des exsudats vitréens et rétiniens de la chorio-rétinite que l'on constate la présence de boutons atrophiques discrets au milieu des désordres laissés par l'inflammation diffuse. D'ailleurs, il n'y a rien de surprenant à ce que des foyers isolés s'ajoutent tardivement à l'inflammation diffuse : la choroïdite disséminée est souvent de même origine spécifique que la choroïdite diffuse qu'elle complique : elle représente comme des récidives subaiguës de la manifestation aiguë d'une seule et même maladie spécifique : la syphilis du fond de l'œil.

Traitement. — Le traitement antiphlogistique local et le traitement spécifique général doivent être d'autant plus énergiquement menés que le nombre des récidives s'élève davantage. Dès que la névrite complique la choroïdite équatoriale, il n'y a plus de temps à perdre : les médications hésitantes ne sont plus de saison. Les frictions mercurielles, les injections souscutanées de cyanure de mercure, les injections intra-musculaires de calomel deviennent des procédés de choix pour l'administration du mercure. Les injections sous-conjonctivales de chlorure de sodium, d'iodure de potassium, d'iodate de potassium et mieux encore de cyanure ou de bichlorure de mercure, selon la méthode de DARIER, sont d'utiles adjuvants. Une seule injection de cyanure de mercure, rendue indolore par l'adjonction de l'acoïne, suffit quelquefois pour relever notablement l'acuité visuelle, dès le lendemain de l'injection, et cette amélioration se continue, dans la suite, sans ou avec de nouvelles injections, suivant les circonstances.

VII. — CHOROIDITE ARÉOLAIRE DE FŒRSTER, CHOROIDITE POLAIRE POSTÉRIEURE

Définition. — La choroïdite de Fœrster ne mérite guère son nom de choroïdite *aréolaire*. Ce qualificatif résume une structure anatomo-pathologique (AUBERT) mal comprise autrefois. Le bouton de la choroïdite de Fœrster est construit histologiquement sur le type du bouton choroïditique ordinaire. Il évolue de la même manière et dans le même sens que ce dernier, sauf en ce qui concerne les altérations de l'épithélium pigmenté uvéal. En fait d'aréolaire il n'y a, dans la plaque atrophique qui succède au bouton, qu'un réseau neuroglique hypertrophique représentant la rétine désorganisée et les prolongements que ce réseau envoie, exceptionnellement, dans le tissu cicatriciel de la choroïde, avec laquelle la rétine s'est soudée. Or cette sclérose rétinienne n'est pas particulière à la choroïdite de Fœrster : elle se rencontre dans toutes les atrophies rétiniennes.

Jamais, dans aucune choroïdite, l'épithélium pigmenté hexagonal ne reste indifférent devant l'inflammation du tissu parenchymateux choroïdien, dont il représente le tissu de revêtement ; pas plus que l'épiderme de la peau ne reste indifférent vis-à-vis de l'inflammation du derme cutané sous-jacent. Les cellules épithéliales uvéales commencent toujours par gonfler; puis, si l'inflammation de la choroïde est violente, elles s'éclaircissent en perdant une partie de leur pigment. Mais, si l'inflammation choroïdienne est bénigne, ces cellules uvéales augmentent, au contraire, leurs granulations pigmentaires, se foncent en couleur; ce qui, précisément, est le cas pour la choroïdite de Fœrster. C'est sur cette différence dans la participation de l'épithélium uvéal au processus inflammatoire de la choroïde, plus que sur tout autre symptôme ou altération anatomique, qu'est basée la distinction entre la choroïdite particulière de Fœrster et la choroïdite disséminée ordinaire. Dans celle-ci les boutons au début sont clairs, dans la choroïdite de Fœrster les boutons, au contraire, sont noirs comme du charbon.

La localisation initiale des boutons et leur marche envahissante ultérieure sont aussi différentes pour les deux affections. Dans la choroïdite de Fœrster les premiers boutons apparaissent, non plus à la zone équatoriale, mais dans le fond même du globe, autour de la macula (le pôle physiologique) et à une petite distance de la papille, (le pôle postérieur anatomique de l'œil, avant son développement excentrique, du côté de sa moitié temporale). Et, les boutons nouveaux des poussées successives s'ajoutent aux premiers venus, en se rapprochant de plus en plus de la zone équatoriale; dans la direction d'arrière en avant, par conséquent. L'affection semble d'ailleurs d'un caractère assez bénin; le nombre des boutons n'est pas excessivement élevé; il ne s'en forme ni contre la papille, ni dans la région maculaire, et l'éruption ne dépasse pas, en avant, la région équatoriale; ne va pas jusqu'à la zone rétro-ciliaire. La maladie ne se complique donc ni de papillo-rétinite en arrière, ni de cyclite en avant.

L'éruption de la choroïdite aréolaire recouvre le domaine de distribution des petites artères ciliaires postérieures les plus courtes, les premières en dehors du cercle des artérioles concourant à la formation de la couronne de Zinn.

Les artérioles du cercle de Zinn forment avec les artères maculaires directes, un champ d'irrigation choroïdien, indépendant, qui, du côté temporal, s'engage comme un coin dans le cercle précédent, le dilatant excentriquement pour loger toute la macula. La zone d'éruption de la choroïde de Fœrster entoure donc comme d'une ellipse, horizontalement couchée, la macula et la papille. Cette zone touche à la région maculaire mais se tient à une petite distance du bord papillaire. On pourrait aussi dire que le quadrant externe ou temporal de la zone péri-polaire anatomique (la papille avec son anneau de Zinn) a été employé à faire le domaine indépendant de la macula.

Symptômes. — Les symptômes inflammatoires de la choroïdite de Fœrster sont encore moins évidents que ceux de la choroïdite disséminée commune ; son évolution est plus tranquille, sa marche plus lente, sans à-coup d'éruptions soudaines et nombreuses, aussi la forme diffuse s'ajoute-t-elle rarement à cette variété en foyers : le fond entre les boutons reste uni, ne se gaufre pas. La durée de la maladie n'est pas moins longue pour cela, ni ses récidives, moins fréquentes. Quant à sa terminaison, quoique favorable en général, elle n'est pas toujours heureuse. L'éruption touchant aux confins de la région maculaire et n'étant plus séparée de la papille que par une faible bande, peut toujours, pour peu que la maladie s'aggrave, étendre ses lésions dans ces zones dangereuses et provoquer la cécité, par choroïdite maculaire ou papillo-rétinite. En dehors de ces cas exceptionnels et selon les lois cliniques qui président à l'évolution de cette affection, on doit toujours espérer une conservation indéfinie de la vision centrale.

Le bouton de la choroïdite de Fœrster évolue comme celui de la choroïdite disséminée banale, c'est-à-dire, qu'il s'éclaire au centre, par atrophie de toute la choroïde, y compris l'épithélium pigmenté. Mais pendant qu'il s'éclaire par le milieu, le bouton de Fœrster grandit à la périphérie, si bien que quand tout le bouton primitif noir est transformé en tache atrophique blanche, nacrée, il existe, quand même, un encadrement noir pour circonscrire cette tache, comme au terme de l'évolution de la tache choroïditique vulgaire.

Le bouton de Fœrster, s'affaisse à peine, consécutivement à l'atrophie, n'ayant jamais été fort élevé. La rétine avec ses vaisseaux ne descend donc pas manifestement dans un godet créé par la rétraction du tissu cicatriciel, remplaçant la choroïde dans toute son épaisseur. Entre les cônes et bâtonnets, souvent bien conservés, comme nous le disions, s'étale fréquemment un épithélium plat, sorte d'endothélium recouvrant la lame vitrée et renfermant même quelques grains irréguliers de pigment (duc CHARLES THÉODORE en Bavière).

Variété. — C'est dans la choroïdite de Fœrster qu'on signale ces grandes plaques polycycliques, charbonneuses, péri-maculaires. Rien cependant ne prouve qu'elles proviennent de la coalescence de plaques plus petites, d'âge différent. Beaucoup apparaissent d'emblée avec leurs dimensions et leur forme définitives. Aussi avons-nous pensé mieux faire en les considérant comme appartenant à des choroïdites diffuses circonscrites.

Pathogénie. — Le foyer choroïditique de la choroïdite de Fœrster doit être souvent un infarctus dans la chorio-capillaire, survenu soudainement après oblitération d'une ou plusieurs petites veinules initiales, traversant le tapis ou derme choroïdien pour aller reverser le sang de la chorio-capillaire dans les veines radiculaires des veines vorticines (thrombose hyaline ou endophlébite oblitérante). Les mêmes boutons, d'ailleurs, apparaissent autour de la papille, dans les choroïdites atrophiques des vieillards. L'infarctus veineux ne se complique pas d'hémorragies à cause de la largeur des capillaires choroïdiens et de la richesse de leurs anastomoses, permettant un déversement collatéral convenable. Les cellules épithéliales, au-dessus de l'infarctus, semblent, un moment, surnourries et exaltées dans leur faculté formative du pigment cristallin : l'épithélium uvéal à ce niveau devient très noir. Rarement il prolifère. Le bouton de Fœrster est donc d'un noir intense dès le début ; mais il ne s'élève pas sensiblement au-dessus du niveau normal de la rétine, ne fait pas onduler les vaisseaux rétiniens, qui le croisent sur un plan antérieur.

Plus tard, si la circulation reste définitivement supprimée, l'épithélium de la partie centrale se décolore, tandis que les produits de désagrégation de l'infarctus provoquent une irritation inflammatoire dans les éléments choroïdiens périphériques du bouton et ajoutent un bord pigmenté à celui-ci, comme dans la choroïdite ordinaire. Et, effectivement, quand le bouton primitif plus petit est devenu tache atrophique plus grande, on retrouve la tache atrophique blanche encadrée de noir comme la tache choroïditique atrophique vulgaire.

La tache noire du foyer de Fœrster n'est pas toujours régulièrement arrondie circulaire ou ovalaire, comme le bouton inflammatoire discret vulgaire ; elle peut être angulaire, en flammèche ou se présenter sous forme de plaque irrégulière, quelquefois effilochée sur les bords. Mais plus tard, les contours se régularisent, s'arrondissent et les figures définitives ne diffèrent pas sensiblement des taches atrophiques encadrées de noir de la choroïdite commune.

L'atrophie cicatricielle du bouton de Fœrster se rapproche davantage de l'atrophie simple des choroïdites atrophiques. Seule la chorio-capillaire disparaît avec l'épithélium qui la recouvre en dedans et les petits vaisseaux du derme choroïdien en dehors. Si le champ atrophique n'est pas très grand les cellules visuelles correspondantes ne s'atrophient même pas et conservent une partie de leur sensibilité à la lumière : on peut bien dans le champ visuel trouver un endroit où la délicatesse de la vision est altérée (sens lumineux, sens chromatique) mais on ne trouve pas de réels scotomes.

Les gros vaisseaux choroïdiens persistent toujours avec tout leur développement normal ou avec un calibre rétréci par l'endovasculite plus ou moins généralisée à toute la choroïde ou à tout le globe oculaire. On les voit en grand nombre traverser la tache blanche de la sclérotique, qui transparaît.

Le stroma conjonctif de la choroïde se décolore d'autant plus complètement que les gros vaisseaux participent davantage à l'inflammation du foyer. Un tissu conjonctif fibreux, absolument blanc remplace alors le tissu conjonctif muqueux, pigmentaire, normal. C'est pourquoi on voit si nettement la sclérotique blanche et les gros troncs choroïdiens qui ne font que passer dans la région.

Diagnostic. — Résumons encore le diagnostic différentiel de la choroïdite aréolaire d'avec la choroïdite disséminée commune.

Dans la choroïdite aréolaire les premiers foyers apparaissent autour du pôle postérieur de l'œil : en arc, au-dessus et en dessous de la macula, et en demi-cercle, autour du côté nasal de la papille. Les foyers secondaires des poussées consécutives marchent d'arrière en avant vers la région équatoriale.

Dans la choroïdite vulgaire les premiers boutons apparaissent dans la région équatoriale ; ceux des éruptions consécutives marchent d'avant en arrière vers la papille de la macula, mais aussi d'arrière en avant vers la région rétrociliaire.

Le bouton aréolaire est noir pour commencer ; le bouton vulgaire, jaune chamois.

Le bouton simple a, d'emblée, ses dimensions définitives, sauf l'encadrement noir qui s'y ajoute après ; le bouton aréolaire est souvent très petit, irrégulier, pour commencer, mais il grandit dans la suite, et arrondit ses contours. Quand, plus tard, le bouton noir s'éclaire au centre, il s'y ajoute, quand même, un encadrement noir, mais si lentement, qu'on ne peut établir le fait que par l'évaluation du diamètre de la tache aux différentes époques de son évolution. Finalement, l'aspect des deux taches atrophiques choroïditiques, aréolaire et simple, se ressemblent complètement.

L'inflammation de la membrane choroïdienne entre les foyers discrets est moindre dans la choroïdite aréolaire que dans la choroïdite disséminée, vulgaire. Aussi, entre les taches atrophiques de la première ne se trouvent jamais de zones atrophiques de l'épithélium uvéal : on n'y voit pas l'aspect gaufré du fond de l'œil, si fréquent dans les choroïdites chroniques communes.

La maladie de Fœrster est en somme plus bénigne, bien que de durée plus longue.

La papille du nerf optique et la rétine péri-papillaire échappent généralement à la propagation inflammatoire collatérale, dans l'ophtalmie aréolaire.

De même la macula demeure intacte, avec sa vision centrale, indemne de toute atteinte sérieuse.

Mais, avec les progrès du temps, ces dernières différences s'effacent : tout à coup la vision baisse, on ne sait trop pourquoi, dans le milieu du champ périmétrique et à la périphérie. Chez le vieillard, le rétrécissement du champ visuel et la diminution de l'acuité visuelle sont tels que la distinction entre les deux choroïdites est devenue impossible ; d'autant plus, qu'à cette époque, toutes les taches choroïditiques, parvenues à la dernière période de leur évolution, ont absolument les mêmes caractères ophtalmoscopiques.

Étiologie. — L'étiologie de cette maladie reste obscure.

Chez les individus jeunes, d'après Panas, elle se lie souvent à la scléro-choroïdite myopique.

Chez les adultes, on a invoqué la syphilis et les endovasculites de toute nature, avec sclérose consécutive de la choroïde. La goutte, l'arthritisme, l'alcoolisme, chez l'homme ; la chlorose, les troubles menstruels, la ménopause, chez la femme, peuvent constituer des causes adjuvantes. Une dyscrasie du sang semble toujours présider à l'éclosion de la maladie ; tandis que des dispositions anatomiques particulières de la circulation choroïdienne aident à la localisation des désordres inflammatoires que cette dyscrasie peut entraîner. La syphilis, dans une première atteinte choroïditique de l'œil, peut avoir prédisposé le terrain vasculaire à l'inflammation spéciale de l'ophtalmie aréolaire. A la vérité, il ne s'agit plus, dans ce cas, de choroïdite syphilitique, mais d'une choroïdite banale, née sur un terrain préparé antérieurement par la syphilis. Il va sans dire que le traitement mercuriel spécifique énergique n'est plus indiqué ici. L'iodure de potassium remplace avantageusement le mercure.

Traitement. — C'est en effet l'iodure de potassium qui est le médicament de choix dans cette affection. Il ne faut cependant pas abuser des fortes doses, plutôt nuisibles qu'utiles. C'est pour avoir abusé des grandes quantités d'iodure que tant d'oculistes pensent devoir proscrire absolument ce médicament, aux périodes ultimes de ces choroïdites, rétinites et papillites.

VIII. — CHOROIDITE DISSÉMINÉE ANTÉRIEURE

Définition. — Les foyers de la choroïdite disséminée occupent quelquefois la zone extrême, antérieure, du champ ophtalmoscopique, correspondant à la bande prééquatoriale ou rétrociliaire de la choroïde. De cette localisation extraordinaire des foyers choroïditiques Fucus a fait une choroïdite spéciale : la *choroïdite antérieure*. Mais, à notre avis, il s'agit ici moins d'une choroïdite essentielle que de l'extension de l'inflammation de l'iris et du corps ciliaire, à la zone voisine de la choroïde, possédant avec l'iris et le corps ciliaire une circulation artérielle commune. Les branches récurrentes, que fournissent les artères ciliaires antérieures et le grand cercle artériel de l'iris, s'anastomosent dans cette région avec les plus longues des artères ciliaires postérieures courtes.

En dehors de l'irido-cyclite, la choroïdite antérieure complique encore la kératite parenchymateuse, la scléro-choroïdite antérieure et l'épisclérite ; cette dernière seulement quand elle se complique elle-même de cyclite.

Les maladies, dont la choroïdite antérieure est une complication, cachent par leurs propres symptômes, les symptômes de l'affection choroïdienne. C'est pourquoi, la plupart du temps, nous ne découvrons celle-ci que lorsque l'inflammation oculaire concomitante s'est depuis longtemps calmée et que la cicatrisation des foyers choroïditiques est complètement achevée. Nous ne voyons pas les lésions ophtalmoscopiques de la maladie, à sa période d'état, et nous n'en suivons pas l'évolution ; nous ne trouvons qu'après coup les marques résiduelles, les taches atrophiques, que cette choroïdite laisse toujours après elle.

Dès lors, il n'est pas étonnant qu'on dise que cette affection est rare. L'oculiste ne se donne souvent pas la peine de la rechercher après la guérison de l'ophtalmie primaire, qui est aussi la maladie principale.

La choroïdite antérieure se combine quelquefois avec la choroïdite péripapillaire (Fuchs). Dans ces conditions, on s'intéresse encore moins à ces lésions avancées de la choroïde, placées dans une partie du champ ophtalmoscopique toujours difficile à explorer. Nous épargnons à nos malades les malaises d'un examen fatigant. Nous portons toute notre attention sur les lésions qui avoisinent les points les plus délicats de notre organe visuel, la papille du nerf optique et la macula, et nous négligeons des désordres qui n'entament même pas sérieusement le champ visuel dans ses parties extrêmes.

Stigmates hérédosyphilitiques. — Les lésions ophtalmoscopiques de la choroïdite disséminée antérieure annoncent, le plus souvent, l'existence de la syphilis héréditaire. Si on les découvre fréquemment après la guérison de la kératite parenchymateuse, ce qui déjà est une présomption en faveur de leur origine syphilitique, on les a vues aussi dans un œil encore sain, à l'occasion d'une kératite parenchymateuse évoluant de l'autre côté. On suppose alors que, pendant la vie intra-utérine, cet œil a souffert d'une affection analogue à celle qui atteint l'œil pour lequel le médecin est consulté actuellement.

ANTONELLI a désigné ces taches choroïditiques rétrociliaires sous le nom de *stigmates hérédosyphilitiques minima*. Mais ces figures étaient connues et décrites depuis longtemps : elles n'avaient pas été classées, c'est vrai, comme représentants exclusifs de la tare syphilitique héréditaire. Elles étaient considérées comme des anomalies congénitales, sur l'origine desquelles on n'était pas suffisamment fixé et dont les causes pouvaient certainement varier. On ne pensait à la syphilis que quand les taches affectaient la forme des taches choroïditiques de la syphilis acquise et que d'autres désordres rétiniens et papillaires parlaient dans le même sens : quand, par exemple, les taches affectaient la forme de masses arrondies, noir charbon ; que le pigment uvéal était très inégalement distribué dans le fond, comme un gravier gris ou noir saupoudrant la rétine peu transparente ; quand d'autre pigment très noir encadrait une grande partie de la papille du nerf optique ; etc.

Je crois qu'aujourd'hui encore, et peut-être plus maintenant que jamais, il faut garder cette sage réserve. Depuis que nous savons que toute infection du sang peut donner lieu à des troubles circulatoires semblables à ceux qu'occasionne la syphilis, nous devons être très prudents. Chez le vieillard, sans syphilis aucune, nous pouvons voir apparaître des dessins atrophiques analogues, sinon identiques, à ces soi-disant stigmates. Dans certains yeux myopes, dans lesquels toute la circulation choroïdienne a été troublée, lors des progrès extra-rapides de l'allongement du globe, de semblables lésions peuvent, également, s'établir dans la zone extrême, antérieure, du champ ophtalmoscopique.

Néanmoins, dans beaucoup de cas et, tout spécialement, chez les jeunes personnes, ayant pour le reste des yeux parfaitement sains, les foyers choroïditiques antérieurs affectent fréquemment les caractères de la tache choroïditique syphilitique. Quand la syphilis acquise peut être exclue, il faut donc, dans ces cas, songer à la syphilis héréditaire.

Résidus d'hémorragie intraoculaire survenus pendant l'accouchement. — On sait combien sont fréquentes chez le nouveau-né, lors d'un accouchement laborieux ou prolongé, les apoplexies rétiniennes, compliquant les hématomes orbito-craniens. Les rapports intimes qui existent entre les sinus veineux intracraniens et les veines intraoculaires expliquent cette fréquence. Les hémorragies rétiniennes se localisent de préférence au pourtour de la papille et tout à fait en avant du fond de l'œil près de l'ora serrata. Ces hémorragies ne manquent pas de se résorber rapidement et complètement, si l'enfant survit et reprend son développement normal. Mais elles ne disparaissent pas sans laisser quelques traces, toujours plus évidentes que celles laissées par une hémorragie rétinienne survenue plus tard chez un adulte ; et ces traces consistent en des accumulations de pigment, qui peuvent avoir beaucoup de ressemblance avec les taches pigmentées, stigmates de la syphilis héréditaire. Elles résultent d'ailleurs, comme celles-ci de l'accumulation de cellules épithéliales uvéales fortement pigmentées, nées par prolifération à la suite de l'excitation produite sur elles par les produits de désagrégation des éléments solides du sang épanché, entrés en résorption.

Il en est de même parfois pour les épanchements sanguins intraoculaires qui compliquent, chez l'adulte, les traumatismes oculaires et craniens graves. Dans ces écrasements brusques du globe et dans ces compressions violentes de la boite cranienne, avec ou sans fracture de la base, le fond de l'œil présente au niveau de la rétine des lésions d'œdème et d'hémorragie : dans les parties périphériques, autour de la papille et dans la macula. L'œdème disparait, mais le sang se résorbe fort lentement, à cause de l'ébranlement subi par les tissus de l'organe, ébranlement qui les a troublés dans leur nutrition. Ce grand retard dans la résorption, suffit pour donner lieu à des productions pigmentaires persistantes.

Forme des taches choroïditiques rétrociliaires. — Quoi qu'il en soit, on trouve dans la chorioridite disséminée antérieure le plus souvent la tache ronde, très noire mais petite, d'un quart de diamètre papillaire environ, caractéristique du foyer choroïditique syphilitique. La tache est isolée ou réunie à d'autres, placées en ligne ou groupées en bloc, mais de telle façon que les découpures du bloc ou les renflements du chapelet indiquent toujours parfaitement la coalescence d'un grand nombre de petites taches distinctes. Plus le pigment abonde et plus on doit songer à la syphilis.

L'évolution de ces foyers choroïditiques syphilitiques se trouve comme arrêtée à la prolifération des cellules épithéliales pigmentées uvéales. La tache noire charbonneuse ne change pas, ne s'éclaircit pas. Elle demeure, telle qu'elle fut dans le principe, un gros point noir bien délimité.

En dehors de l'infection syphilitique et probablement aussi dans quelques cas de syphilis, l'évolution du foyer choroïditique s'achève normalement comme dans les autres zones de la choroïde : c'est-à-dire que le centre de la tache charbonneuse se décolore, s'éclaire, devient jaunâtre, jaune chamois, grisâtre, puis blanc bleuâtre ; mais gardant toujours un encadrement pigmenté large, et d'un noir très foncé.

Les taches jaune chamois, à contours moins circulaires, mêlées aux taches noires ou décolorées et encadrées de noir, sont probablement nées d'emblée par une altération collatérale de la circulation chorio-capillaire, avec retentissement sur la pigmentation de l'épithélium uvéal, occupant l'espace qui sépare les foyers.

Toutes les taches de la choroïdite disséminée antérieure, et tous les groupements de taches marquent une disposition radiaire, parallèle à la direction des méridiens ; ce qui cadre parfaitement avec la marche parallèle des vaisseaux et l'allongement dans le même sens des mailles du réseau de la choriocapillaire, d'après notre description anatomique dans le premier volume.

Symptômes. — Si peu apparents sont les troubles subjectifs du malade que celui-ci ne songe même pas à consulter le médecin.

Quant aux symptômes objectifs il n'en existe pas d'autres en dehors de ceux que fournit accidentellement un examen ophtalmoscopique. L'examen périmétrique est le plus souvent incapable de déceler l'existence d'un rétrécissement concentrique, appréciable, du champ visuel. Même au milieu des taches atrophiques, il reste encore des parties de la rétine sensibles à la lumière. D'ailleurs, un rétrécissement concentrique du champ visuel pourrait se rapporter tout aussi bien à des lésions du nerf optique, qui ne sont point rares dans ces circonstances, puisqu'il existe si souvent, en même temps, de l'amblyopie congénitale.

Étiologie. — D'après tout ce que nous venons de dire, on doit conclure que la choroïdite antérieure est une maladie d'enfance, congénitale ou évoluant avec d'autres manifestations oculaires tardives de la syphilis héréditaire. Chez l'adulte, on ne la découvre qu'accidentellement, à l'occasion d'un examen ophtalmoscopique détaillé. Chez le vieillard, on la retrouve, accidentellement aussi, à l'occasion d'un abaissement lent de la vue, pour cause de dégénérescence sénile de l'organe, mais alors, la maladie fait partie de cette dégénérescence totale de l'œil et représente une choroïdite atrophique, plutôt qu'une choroïdite ordinaire. La syphilis ici n'intervient en aucune façon.

Traitement. — Il n'y a pas de traitement spécial contre la choroïdite disséminée antérieure. Nous ne faisons connaissance avec elle que lorsque tout le mal est commis : même un traitement antisyphilitique devient dès lors inutile. Mais nous pouvons dans le diagnostic de cette affection trouver une indication thérapeutique, pour d'autres affections futures, d'origine inconnue, frappant le même œil ou son congénère.

C'est une erreur d'accuser la choroïdite disséminée antérieure d'être la cause des accidents glaucomateux qui compliquent certaines kératites parenchymateuses. Nous avons suffisamment établi dans l'étude des irido-cyclites que l'inflammation du corps ciliaire et de l'iris, par elle seule et beaucoup plus facilement que celle de la choroïde, est capable de faire varier, dans les deux sens, la tension intra-oculaire normale : de l'élever avec tous les accidents du glaucome ou de l'abaisser avec toutes les menaces de la phtisie du globe. Mais une chose doit être admise, que plus l'inflammation s'étend en arrière sur le corps ciliaire plus il se présente des chances pour de notables variations de la tension intra-oculaire : l'iritis beaucoup moins que la cyclite abaisse ou élève anormalement cette tension. Or la présence de la choroïdite antérieure indique que l'inflammation a même dépassé le corps ciliaire et s'est avancée jusque dans la dernière portion du tractus uvéal, à la zone rétrociliaire de la choroïde. Le traitement antiglaucomateux, indiqué dans ces cas, doit donc être dirigé contre la cyclite plutôt que contre la choroïdite.

IX. — CHOROIDITE DISSÉMINÉE CENTRALE

La choroïdite disséminée maculaire n'est pas une affection très fréquente. On la rencontre exceptionnellement dans la syphilis, seule ou avec la choroïdite de Fœrster ; plus fréquemment dans la choroïdite centrale traumatique ; très souvent dans la choroïdite compliquant la myopie. Les dégénérescences maculaires chez le vieillard ressemblent, au point de vue ophtalmoscopique, à cette choroïdite disséminée centrale, mais les lésions sont plutôt de nature atrophique que d'ordre inflammatoire. Nous reparlerons de cette choroïdite centrale sénile à propos des atrophies choroïdiennes.

Ordinairement, il n'existe qu'un seul foyer, recouvrant une partie seulement de la macula : la fovea centralis ou une partie de la macula en dehors de la fovea. Dans ce dernier cas les foyers peuvent être multiples et se ranger en couronne tout autour de la fossette centrale.

Cette choroïdite centrale en foyers s'accompagne très fréquemment d'hémorragie rétinienne ou même vitréenne. Mais la source de l'hémorragie se trouve plus souvent dans la rétine que dans la choroïde elle-même.

Les symptômes de cette maladie ressemblent à ceux de la chorio-rétinite maculaire diffuse, sauf qu'il n'existe pas de poussière opaque, ni de flocons dans le vitré : à moins d'hémorragie. Les malades cependant se plaignent presque tous de mouches volantes, même quand nous ne les trouvons pas sous forme de poussières dans le vitréum, avec l'ophtalmoscope.

Le scotome, soit positif, soit négatif, est proportionné aux lésions anatomiques, plus petit par conséquent que dans la forme centrale diffuse.

Le pronostic de cette affection est beaucoup plus grave. Le scotome devient ordinairement négatif et la lacune visuelle qui en résulte, demeure définitivement. Les malades doivent apprendre à voir excentriquement avec les parties voisines de la *fovea*, ce qui les fait légèrement loucher et prendre des poses forcées avec la tête et le cou au moment où ils fixent un objet.

Il ne faut pas oublier qu'un foyer même extramaculaire, peut étendre son influence paralysante sur la rétine jusqu'à la fovea. Seulement, ici, la vision directe se restaure et l'acuité visuelle se relève d'ordinaire suffisamment pour permettre aux malades de lire les caractères moyens d'imprimerie, à peu près comme auparavant.

Le traitement est indiqué par la cause même qui a produit l'ophtalmie.

X. — CHOROIDITE DISSÉMINÉE PÉRI-PAPILLAIRE

Plus rare encore est la choroïdite disséminée péri-papillaire. Nous savons déjà qu'après la chorio-rétinite diffuse, péri-papillaire, nous trouvons fréquemment des taches atrophiques correspondant à des foyers choroïditiques que l'œdème rétinien nous avait tenu cachés pendant toute la période d'état.

Toutes les choroïdites maculaires myopiques s'accompagnent aussi de foyers de choroïdite discrète, autour de la papille, spécialement du côté temporal de la papille, entre celle-ci et la macula.

La choroïdite atrophique sénile enfin présente assez fréquemment quelques rares boutons noirs dans le voisinage de la papille.

XI. — CHOROIDITES TUBERCULEUSES

Comme pour l'infection tuberculeuse de l'iris, nous devons distinguer entre la *choroïdite tuberculeuse* et la *tuberculose de la choroïde*.

Choroïdite tuberculeuse. — *La choroïdite tuberculeuse* est une inflammation diffuse de la choroïde, avec quelques nodules tuberculeux, microscopiques, cachés au milieu de l'épaississement inflammatoire général de la membrane vasculaire. Cette choroïdite présuppose l'existence d'un foyer tuberculeux, éloigné de l'œil, mais important et capable de jeter soudainement dans la circulation sanguine des toxines en abondance ou des bacilles en très grand nombre. Lorsqu'il n'est question que de toxines, les nodules tuberculeux restent petits, microscopiques ; mais quand des bacilles tuberculeux envahissent en même temps la circulation, les nodules disséminés poursuivront, s'ils en trouvent le temps, leur évolution, et deviendront des tubercules miliaires ordinaires, visibles à l'examen ophtalmoscopique, sous forme de boutons de choroïdite disséminée, atteignant jusqu'aux dimensions de la papille. Ce développement de tubercules miliaires dans la choroïde, est comme un épiphénomène de la choroïdite diffuse, survenant à la période de déclin de l'inflammation aiguë. Il rappelle l'apparition tardive de foyers choroïditiques disséminés, à la fin de la chorio-rétinite syphilitique aiguë.

L'anatomie pathologique confirme cette théorie pathogénique : tantôt on ne trouve pas de bacilles de Koch au milieu du tissu d'infiltration qui remplace le stroma normal de la choroïde et tantôt les bacilles sont si nombreux que KNIES a pu dire que, parmi toutes les choroïdites tuberculeuses, c'est la forme inflammatoire diffuse qui montre le plus de bacilles dans ses coupes microscopiques.

Quand les bacilles manquent absolument dans le tissu d'infiltration, on peut toujours supposer que la réaction inflammatoire a été tellement forte que le processus pathologique a comme étouffé les parasites infectieux, apportés par le sang.

La choroïdite tuberculeuse est une affection rare, dans nos cliniques et consultations ophtalmiques. Mais au cours de la tuberculose miliaire généralisée, aiguë, elle représente la tuberculose miliaire de l'œil.

Elle complique aussi la méningite tuberculeuse sous forme de papillo-rétinite, avec quelques rares tubercules miliaires, apparaissant, comme des boutons de choroïdite disséminée, au pôle postérieur du globe, quelquesjours ou quelques heures à peine avant la mort.

Jamais, elle ne complique la tuberculose pulmonaire, ni la tuberculose intestinale, ni aucune tuberculose locale quelconque, avant la généralisation de l'infection, sous forme de tuberculose miliaire généralisée.

Complication de la tuberculose miliaire généralisée, les tubercules miliaires n'ont souvent pas le temps de se développer dans la choroïde enflammée : la mort survient avant l'évolution complète de la maladie oculaire.

Complication de la méningite tuberculeuse, la choroïdite est une affection plutôt *toxique* que métastatique, *parasitaire*. Les toxines tuberculeuses, dissoutes dans le liquide céphalo-rachidien enveloppant les méninges, descendent dans les gaines du nerf optique, jusqu'au fond de l'espace intervaginal, et, de là, se propagent, par diffusion, dans la papille du nerf optique et jusqu'aux membranes profondes : la rétine et la choroïde. Les bacilles n'arrivent que difficilement par cette voie jusque dans l'intérieur de l'œil : quand, par extension de la tuberculose des gaines du nerf optique, la papille du nerf optique a été envahie et traversée par le processus tuberculeux. Ce qui demande un temps généralement fort long.

Tuberculose de la choroïde. — La *tuberculose de la choroïde* est beaucoup plus fréquente que la forme précédente. Elle constitue une manifestation inflammatoire métastatique vraie, *parasitaire*, représentée par un ou plusieurs foyers tuberculeux, métastatiques, apparus dans la choroïde intra-oculaire, provenant également d'une tuberculose extra-oculaire, éloignée. Cliniquement, elle se caractérise par l'apparition insidieuse dans le fond de l'œil d'un certain nombre, toujours très restreint, de tubercules miliaires, évoluant sans inflammation concomitante apparente.

Dans la tuberculose généralisée, à marche très lente, c'est aussi sous la forme de tuberculose de la choroïde que se fait l'infection oculaire profonde. Peu de temps avant la mort, on trouve toujours dans le fond de l'œil quelques nodules tuberculeux suffisamment développés pour être reconnus avec l'ophtalmoscope. Une agonie prolongée favorise particulièrement l'infection microbienne du sang, comme nous l'enseigne la pathologie générale.

Aux dépens d'un de ces tubercules miliaires il peut se développer dans la choroïde, un gros tubercule congloméré, une véritable tumeur ; le *granulome tuberculeux* ou le *tuberculome* de la choroïde, encore appelé *tubercule solitaire*.

Ces deux tuberculoses choroïdiennes, l'une *miliaire* et l'autre *massive*, évoluent avec une lenteur remarquable, durant des semaines et des mois, souvent sans grands progrès dans un sens ou dans l'autre. Mais si, au début, le nombre des bacilles introduits dans l'œil n'était pas grand, d'autres colonies peuvent suivre ; sur un terrain déjà favorablement préparé par la première invasion, la maladie, d'abord insidieuse, s'aggrave alors soudainement et fait en peu de temps des progrès énormes. Une maladie intercurrente, un simple dérangement gastrique, en rendant tout à coup le terrain plus propice au travail occulte des parasites tuberculeux, ayant végété jusque-là, peut produire les mêmes effets désastreux.

Formes exceptionnelles. — 1° Au lieu de s'élever en tumeur intra-oculaire, du côté du centre du globe, les masses tuberculeuses peuvent s'étaler en surface, envahir, petit à petit et suivant toutes les directions, le stroma choroïdien et transformer celui-ci en un gâteau épais, mesurant plusieurs fois l'épaisseur normale de la choroïde : tuberculose en *nappe* ou en *cuirasse*.

2° Quelquefois le tissu fongueux, tuberculeux, dirige ses masses envahissantes directement vers le centre oculaire : après avoir ulcéré et traversé la lame vitrée, ainsi que l'épithélium pigmenté qui la recouvre, il s'étale entre la choroïde et la rétine décollée, de façon à simuler encore la tuberculose massive en nappe de tout à l'heure.

L'une et l'autre forme en nappe évoluent comme la tuberculose massive en général ; elles s'épanouissent à l'intérieur du globe, perforent la sclérotique et se répandent au dehors dans les tissus de l'orbite ou bien elles s'arrêtent à un moment donné dans leur évolution progressive et subissent à l'intérieur de la coque fibreuse, toutes les dégénérescences habituelles : caséeuse, fibreuse, hyaline, calcaire et même osseuse. Le globe oculaire subit alors une sorte de phtisie essentielle qui le ramène aux dimensions d'un petit moignon dur et ratatiné.

Mode de propagation. — La tuberculose une fois fixée dans le globe oculaire. — la réaction inflammatoire, qui a suivi l'infection métastatique, n'ayant pas su étouffer les bacilles apportés par le sang, — se propage par diffusion ou envahissement des zones voisines de son premier foyer de colonisation. L'incorporation des zones limitrophes se fait lentement et d'une façon continue : ou brusquement, par petits sauts, par poussées successives auxquelles correspondent des exacerbations équivalentes de tous les symptômes inflammatoires cliniques. Anatomiquement, l'envahissement tuberculeux se fait indifféremment dans toutes les directions ; de préférence toutefois du côté où le tissu prédisposé prête le moins de résistance.

Pour la généralisation de la tuberculose à l'intérieur de l'œil, les auteurs invoquent des courants nutritifs, qui n'existent point normalement dans cet organe. C'est ainsi qu'ils prétendent que l'envahissement tuberculeux se fait d'arrière en avant, de la choroïde vers l'iris, dans le sens normal du courant nutritif ; et, rarement, à l'encontre de ce courant, d'avant en arrière du corps ciliaire à la choroïde. Or, il n'y a ici, en fait de courant nutritif, que le courant sanguin, qui se distribue par zones indépendantes, se maintenant jusque dans la chorio-capillaire commune. Par des artères ciliaires différentes et complètement indépendantes, le sang peut apporter au même instant, ou successivement et n'importe dans quel ordre, des bacilles tuberculeux dans la zone péri-papillaire de la choroïde, dans la zone équatoriale et dans le corps ciliaire et l'iris.

Quant aux courants osmotiques extra-vasculaires, ils s'établissent dans le stroma choroïdien et dans les autres tissus et humeurs de l'organe, au hasard de la composition de la lymphe interstitielle. Les lois de la pesanteur, seules, peuvent influencer ces courants et les détourner de leurs directions naturelles qui rayonnent, avec une intensité égale et dans tous les sens, autour de leur point de départ considéré comme centre.

Certaines voies colloïdes, cependant, se laissent plus facilement traverser par ces courants osmotiques que d'autres : la diffusibilité des toxines joue ici le rôle important sur lequel nous insistions déjà dans les généralités sur les inflammations du tractus uvéal.

Ainsi le vitré se laisse traverser avec une rapidité extrême par les toxines microbiennes. D'un point de la choroïde, en avant ou en arrière du globe, les tuberculines peuvent fuser, à travers la rétine, en ligne droite vers des points diamétralement opposés, situés dans les parties basses ou déclives du globe, et y provoquer des chorio-rétinites *toxiques*, longtemps avant que la propagation inflammatoire *bacillaire* ait eu le temps d'arriver jusque-là.

Dans les tuberculoses intra-oculaires mixtes, quand des pyogènes se sont joints aux bacilles de Koch, l'hyalite suppurée est si prompte à apparaître, précisément en conséquence de ces lois de diffusion et d'osmose.

C'est encore par ce procédé de diffusion facile des toxines, à travers le corps vitré, que la papille du nerf optique peut s'entreprendre de bonne heure, quand les masses bacillaires sont encore tenues fort écartées du disque optique. Mais ici il faut toujours songer à la possibilité d'une infection chimique par l'autre voie, par celle des gaines du nerf optique, quand il existe, en même temps qu'une tuberculose oculaire, une tuberculose des méninges : ce qui n'est pas rare du tout.

Les tuberculines peuvent aussi diffuser en avant, jusque dans la chambre antérieure, et y faire éclore une iritis séreuse, sous forme de kératite ponctuée, à dépôts successifs ou récidivants. E. von HIPPEL considère même la kératite parenchymateuse comme une affection tuberculeuse intra-oculaire, ayant son point de départ dans le tractus uvéal.

La lame vitrée qui se laisse si facilement traverser par les tuberculines, forme, par contre, une barrière solide contre l'envahissement du parasite bacillaire. Le peu de tendance que témoigne la rétine à participer à l'évolution tuberculeuse proprement dite de la choroïde se trouve ainsi expliquée tout naturellement (HAAB, MANZ, SCHAEFER). Après perforation de la lame vitrée, il se produit généralement un décollement de la rétine, qui écarte alors la membrane nerveuse du tissu envahissant et infectant. Mais si, par chorio-rétinite primitive toxique, la rétine et la choroïdite s'étaient soudées auparavant ensemble, la rétine se trouvera comprise, au moins à ce niveau, dans les masses tuberculeuses parties de la choroïde et ayant usé la lame vitrée. D'essence, la rétine n'est pas réfractaire à l'inflammation tuberculeuse.

La tuberculose choroïdienne, quelle qu'elle soit, se propage difficilement au nerf optique, en arrière de la papille. En tout cas, elle ne peut remonter suffisamment le long du nerf optique pour aller allumer dans l'intérieur de la boîte crânienne une méningite mortelle. Tout le monde reconnaît que cette propagation du côté du nerf optique est insolite et les observations contradictoires de SECATI, MANFREDI, BRAILY, WAGENMANN, WEISMANN, JUNG et d'autres encore, demandent confirmation.

Plus insolite encore est la propagation de la tuberculose d'un œil à l'autre, par la voie du chiasma. HAAB, COSTENHOLZ, GUTTMANN, HIRSCHBERG, BRAILY, ont cité des exemples de cette sorte d'ophtalmie migratrice. Ces tuberculoses sympathiques sont plutôt des tuberculoses doubles : même alors que la tuberculose des gaines du nerf optique semble plaider en faveur de la migration.

Jamais, d'une façon certaine, l'énucléation d'un œil tuberculeux n'a sauvé l'autre de la tuberculose : bien que ce soit précisément contre un iridocyclite symétrique, de semblable nature, que WARDROP ait conseillé la destruction du premier œil atteint : dans la fluxion périodique du cheval ! Il m'a toujours paru, au contraire, que tant qu'on conservait un œil, même très abîmé, mais non complètement éteint et atrophié, ni spécialement douloureux au toucher, les poussées nouvelles respectaient davantage l'œil le mieux portant. Mais, d'un autre côté, l'œil malade peut entretenir une irritation sympathique de l'œil sain. Dans ces conditions, on se trouve vraiment entre deux écueils, en voulant éviter l'un, on tombe facilement dans l'autre : beaucoup de tact et d'attention doivent ici servir de pilotes pour passer heureusement entre Charybde et Scylla !

Dangers de généralisation de l'infection. — La généralisation de l'infection tuberculeuse, dans les tuberculoses oculaires, ne survient qu'après que la néoplasie infectieuse a perforé la sclérotique et envahi les tissus orbitaires. Le tissu conjonctif de l'orbite, mou, très vascularisé et comprenant, avant tout, une circulation lymphatique accolée à la circulation sanguine, se prête admirablement, comme intermédiaire, à cette généralisation. Les ganglions pré-auriculaires et les ganglions superficiels et profonds du cou, qui étaient restés intacts, tant que la tuberculose intra-oculaire demeurât fermée, s'engorgent rapidement, maintenant que la tuberculose s'est ouverte dans l'orbite.

Si la généralisation tuberculeuse est impossible, tant que la coque fibreuse n'est pas entamée et tient les matières infectantes enfermées en vase clos, l'infection métastatique isolée est presque aussi difficile. Bien sûrement, chez l'homme, les vaisseaux sanguins oculaires ne se prêtent pas facilement à la reprise des bacilles tuberculeux. Certes, nous ne pouvons pas appliquer à l'espèce humaine le résultat de nos études expérimentales sur les animaux. Ce qui chez le lapin, ou le cobaye, animaux éminemment tuberculisables, est possible, fréquent même, quoique toujours lent à se produire, ne doit pas nécessairement se répéter chez l'homme, beaucoup plus résistant à l'infection tuberculeuse, qu'il ramasse, pour ainsi dire, à tous les coins de rue. D'ailleurs les faits ne sont pas comparables : une infection exogène, traumatique, telle que nous la pratiquons chez les animaux de laboratoire, ne peut pas être mise en parallèle avec une tuberculose oculaire d'origine endogène, chez l'homme. Dans ce dernier cas, les métastases nouvelles peuvent toujours partir aussi bien du foyer initial que du foyer secondaire, intra-oculaire, déjà si peu disposé à essaimer au dehors ses germes infectieux, comme le démontrent toutes les observations cliniques.

La tuberculose oculaire *primitive*, non traumatique, est presque matériellement impossible. Le bacille, aspiré ou avalé, a bien peu de chance d'arriver directement dans l'œil et encore moins de chance, s'il en était ainsi, d'y prospérer et d'y pulluler *exclusivement*, en dehors de tout autre tuberculose locale.

Pour devenir un candidat futur à toutes les manifestations locales de la tuberculose, y compris celle de l'œil, l'enfant ne doit pas prendre une tuberculose pulmonaire médicalement constatable. Un seul point de bronchopneumonie tuberculeuse, qu'aucun signe stéthoscopique ne révèle, suffira pour cela. Car, de très bonne heure, les bacilles de la tuberculose pénètrent dans les voies lymphatiques périlobulaires et, en suivant le courant lymphatique, arrivent dans les petits ganglions intra-pulmonaires, et de là dans les gros ganglions médiastinaux. C'est ici, que les bacilles se cantonneront pour des années. La santé la plus florissante peut coexister avec ces foyers, quelquefois même volumineux. Précisément, c'est grâce à la bonne santé générale qu'il en sera ainsi ; mais au premier faux pas de cette santé solide les microbes se réveilleront, briseront la barrière conjonctive qui les enveloppe et se répandront dans la circulation lymphatique et sanguine. C'est ainsi que surviennent toutes les tuberculoses locales *cliniquement primitives*. Celles de l'œil ne font point exception à la règle.

Aucune observation clinique sérieuse n'a jamais renversé cette théorie de la tuberculose localisée en dehors des muqueuses du nez, de la bouche, du poumon ou des intestins, toutes muqueuses exposées à l'infection directe. Au contraire, toutes les autopsies récentes — celle de Noegeli entre autres — apportent la pleine confirmation de ces idées.

Si tout foyer tuberculeux en progrès peut être considéré comme une menace pour l'infection générale, c'est surtout le ramollissement caséeux qui en réalise la condition prédisposante la plus favorable. Or, dans l'œil, les grands foyers de caséification sont plutôt rares ; puis, il n'y a pas dans l'œil de veines volumineuses, toutes prêtes à attirer ce produit caséeux qui fourmille de bacilles, comme cela se présente ailleurs dans l'organisme où la circulation veineuse n'est pas sous la dépendance d'une tension régulatrice extra-vasculaire. Pour cette raison encore on peut se rassurer sur les dangers de généralisation, que peut présenter la tuberculose oculaire, bien close dans son enveloppe fibreuse et élastique.

Mais, nous le répétons encore ici, l'absence de toute circulation lymphatique à l'intérieur du globe oculaire, est la plus grosse garantie contre l'infection générale, comme elle est la sauvegarde de l'organe contre une extension rapide de l'infection aux parties voisines, primitivement respectées par la métastase bacillaire.

Réaction inflammatoire concomitante. — La réaction inflammatoire n'est intense dans aucune des formes de la tuberculose choroïdienne. Chez l'enfant souffrant de méningite, déjà l'affection oculaire existe, qu'aucun symptôme objectif n'en ait encore averti, ni les parents, ni le médecin. Si l'enfant par ses erreurs et ses tàtonnements montre que la vision a baissé notablement, et rapidement, c'est qu'une papillite de stase a ouvert la série des accidents oculaires (GALEZOWSKI).

L'adolescent et surtout l'adulte, plus préoccupés de la santé de leurs yeux, annoncent des éblouissements passagers, des photopsies, alternant avec des obnubilations temporaires, périodiques, sous forme de nuages qui passent, jusqu'au moment ou survient soudainement une perte relativement importante de la vision centrale.

On trouve dès lors, avec l'ophtalmoscope, dans le fond uniformément assombri, de petites taches claires qui grandiront rapidement, pour atteindre en moins de vingt-quatre ou quarante-huit heures l'aspect et les dimensions du tubercule miliaire de la choroïde.

Aspect clinique du tubercule choroïdien. — Le tubercule miliaire de la choroïde se présente sous forme d'une tache arrondie, blanche, un peu jaunàtre, au-dessus de laquelle les vaisseaux rétiniens s'élèvent en courbe régulière, très apparente. C'est par grande exception si un liseré noir vient entourer le contour extérieur de la tache. On se base sur l'absence du liseré pigmenté pour diagnostiquer le foyer choroïditique tuberculeux. La zone de propagation peut toutefois exister.

Le tubercule choroïdien peut se résorber spontanément et disparaitre sans laisser de traces. Plus souvent il grandit, conflue avec d'autres tubercules voisins et s'élève de plus en plus dans l'intérieur de l'œil, sans pour cela, toujours aboutir au tuberculome. Il parcourt alors toutes les phases de dégénérescence ultime du tissu tuberculeux : nécrobiose tissulaire, caséification, rétraction cicatricielle, dégénérescence hyaline et même ossification.

Des inflammations plastiques et même purulentes troublent fréquemment son évolution, du côté de la choroïde même ou du côté de la rétine, ou encore, du côté de l'iris et du corps ciliaire.

Très saillant dans le corps vitré, il donne l'image clinique de l'*œil de chat amaurotique* et se range parmi les *pseudo-gliomes*. Dans une de ces formes hypertrophiques, des végétations fongueuses nées dans la choroïde peuvent envahir et perforer la rétine, pour venir s'effilocher dans l'humeur vitrée sous forme de productions blanches, cotonneuses, en relief sur le fond ophtalmoscopique et parfois mobiles, flottantes dans le vitré liquéfié.

La tuberculose se rapprochant ici beaucoup des tumeurs de la choroïde, provoque, comme ces dernières, des décollements partiels de la rétine et des accidents glaucomateux.

Mais l'élévation de la tension intra-oculaire est lente à apparaître dans la tuberculose de la choroïde, et ne dure jamais fort longtemps. Une hypotonie très forte, avec décollement complet de la rétine, succède assez rapidement à ce glaucome secondaire ou symptomatique et cette inversion rapide des tensions osmotiques intra-oculaires, anormales, aide beaucoup au diagnostic. L'hypotonie peut d'ailleurs exister dès le début et se maintenir durant tout le cours de la maladie ; ce qui est une constatation précieuse pour fixer très rapidement notre opinion et raffermir notre diagnostic.

La cessation des accidents glaucomateux ne coïncide pas nécessairement avec la perforation de la sclérotique, ainsi que l'énucléation l'a démontré plus d'une fois. Pour les tumeurs cancéreuses, cet abaissement brusque de la tension est la règle ; le fait peut aussi par hasard, se présenter pour la tuberculose.

Historique. — En 1837, Noel Gueneau de Mussy eut l'occasion d'observer une jeune fille qui succomba à la Salpêtrière à une phtisie généralisée, et qui pendant la vie avait présenté de l'amblyopie, avec dilatation excessive des pupilles. A l'autopsie, l'éminent praticien, dit Galezowski, put constater des granulations nombreuses dans la membrane vasculaire de l'œil faisant saillie à la surface interne de la rétine. Ces granulations étaient de la même nature, tuberculeuse, que celles rencontrées dans les autres organes vasculaires.

En 1855, Jœger annonça, pour la première fois, à ses confrères de Vienne, qu'il avait vu des tubercules de la choroïde chez trois enfants, avec l'ophtalmoscope de Helmoltz ; diagnostic, qu'il avait pu vérifier ensuite par l'autopsie. En 1858, Manz et Busch apportèrent le diagnostic microscopique de ces granulations choroïdiennes.

Frœnkel (1866) insista sur la fréquence de cette affection dans le cours de l'hydrocéphalie aiguë ou méningite tuberculeuse des enfants. Galezowski (1867) et Bouchut soutenaient la même idée en France ; mais tandis que le premier considérait la papillite, avec œdème et sans tubercules choroïdiens, comme la complication la plus fréquente de la méningite tuberculeuse (1862), le second parlait de tubercules de la rétine.

Cohnheim a établi, anatomiquement, que, dans la tuberculose miliaire généralisée, les tubercules se rencontrent dans la choroïde aussi souvent que dans les autres membranes vasculaires de l'organisme. Leur nombre varie toutefois dans une très large mesure : tantôt Cohnheim ne trouvait qu'un tubercule, tantôt il en comptait plus de cinquante ; à une exception près, il en existait dans l'œil gauche, par exemple, quand il s'en trouvait dans l'œil droit. Leur structure anatomique n'était pas différente dans la choroïde de ce qu'elle était ailleurs.

A partir de ce moment, les observations cliniques et les études anatomo-pathologiques et expérimentales se multiplièrent au point qu'il serait difficile de les citer toutes aujourd'hui sans fatiguer le lecteur.

La tuberculose *massive* de la choroïde fut longtemps confondue avec les néoplasmes cancéreux : le sarcome et le gliome, réunis alors sous le nom de *fongus hématode*. Mais MACKENZIE savait que certains fongus intra-oculaires ne possédaient pas le caractère malin, infectant et récidivant des tumeurs cancéreuses. Des tubercules scrofuleux, disait-il, semblables à ceux que l'on rencontre fréquemment dans le cerveau des enfants qui meurent d'hydrocéphalie, se forment aussi sur l'œil ou dans son intérieur. Les exemples cliniques qu'il cite pour illustrer son opinion, démontrent toute sa perspicacité de clinicien consommé. Il connaissait l'évolution lente de la maladie, avec les symptômes de la choroïdite scrofuleuse, chez des enfants pâles, débiles et montrant toutes les tares de la scrofulose consommée. Il avait vu qu'après énucléation du globe, la tumeur ne récidivait ni sur place ni ailleurs dans l'organisme. Si les enfants mouraient après l'opération, c'était de méningite ou de tuberculose pulmonaire, selon leur âge.

En 1879, HORNER diagnostiqua la première tuberculose massive de la choroïde avec l'ophtalmoscope chez un enfant de huit ans, de faible constitution et qui succomba, peu de temps après, à une pleurésie compliquée de méningite. HAAB fit l'examen histologique du globe et confirma le diagnostic du maître.

Complications. — La choroïdite tuberculeuse peut se compliquer d'iritis ou irido-cyclite tuberculeuse ; rarement par extension des lésions spécifiques, de la partie postérieure du tractus uvéal aux parties moyenne et antérieure ; plus souvent par invasion simultanée de l'iris et du corps ciliaire par les principes virulents que charrie le sang. Quand les bacilles arrivent dans l'espace supra-choroïdien les voies de propagation s'ouvrent plus largement devant eux. Fort heureusement le chemin leur est souvent barré par des inflammations adhésives protectrices, donnant lieu à des supra-choroïdites enkystées.

Jamais la tuberculose ne remonte de la choroïde au cerveau par la voie des gaines optiques, comme nous l'avons déjà dit.

La propagation extra-oculaire dans le tissu conjonctif lâche qui enveloppe les vaisseaux et les nerfs, à travers les canaux communiquants qui perforent la sclérotique, n'a lieu que très tardivement et tout à la longue, quand les accidents glaucomateux antérieurs ont préparé le terrain et, pour ainsi dire, ouvert la voie.

Nous connaissons déjà les nombreuses complications intra-oculaires, lesquelles en se réunissant les unes aux autres aboutissent à une sorte de *panophtalmie tuberculeuse,* se terminant elle-même par l'atrophie et le ratatinement du globe.

La présence de tubercules dans la choroïde est fréquemment accompagnée d'hémorragies rétiniennes. Ces hémorragies sont elles-mêmes de nature infectieuse, tuberculeuse. Elles succèdent à des oblitérations de petites veines par thromboses endovasculaires (ROTH, 1872). Les vrais tubercules de la rétine sont rares : souvent ils n'ont pas eu le temps de s'édifier. BOUCHUT, dans ses *Leçons* a confondu les tubercules de la rétine avec ceux de la choroïde.

La forme purulente, si fréquente pour l'irido-cyclite tuberculeuse, est rare dans la tuberculose choroïdienne, même chez l'enfant. On en a, toutefois, cité des exemples, avec hyalite suppurative. Il faut ici, comme pour l'iritis, invoquer une infection mixte, tuberculeuse et coccique pyogène. Les accidents glaucomateux préparent le terrain à cette infection secondaire et font virer, à mon avis, l'inflammation spécifique, chronique, vers l'inflammation suppurative banale, aiguë. Car même chez l'enfant la tuberculose choroïdienne garde son évolution lente, sa marche chronique à moins de devenir rapidement envahissante sous forme de granulôme.

Anatomie pathologique. — Dans l'œil énucléé pour choroïdite tuberculeuse on trouve une choroïde épaissie, de coloration grisâtre, parsemée de petits nodules lenticulaires pâles, s'étendant depuis la rétine en dedans jusqu'à la sclérotique en dehors et soulevant l'une et l'autre membrane, mais la sclérotique souvent plus que la rétine. A côté des tubercules miliaires l'espace supra-choroïdien est rempli d'un exsudat albumineux et les travées de la supra-choroïde et de la lamina fusca, disloquées par l'épanchement, sont chargées de dépôts cellulaires et fibrineux.

MANZ place le siège des foyers tuberculeux de la choroïde dans la membrane intervasculaire : nous dirions dans le derme de l'espèce de muqueuse que représente la choroïde, avec son revêtement épithélial pigmenté ; donc, dans la couche des petites artérioles terminales et des veinules initiales succédant au réseau de la chorio-capillaire. Si c'est bien là que naissent les petits tubercules miliaires, les productions tuberculeuses massives s'épanouissent tout le long des gros vaisseaux du réseau artériel et des tourbillons veineux jusque dans l'espace supra-choroïdien.

Au-dessus des tubercules ou masses saillantes du côté de la rétine, l'épithélium uvéal, pigmenté, se conserve longtemps, protégé par sa membrane basale ou lame vitrée de la choroïde. L'épithélium est seulement aplati, étalé sur les parties les plus saillantes et complètement décoloré.

La rétine reste longtemps intacte, comme l'épithélium de la choroïde : les cellules visuelles sont seulement déprimées, au niveau où les cellules pigmentées sont elles-mêmes écrasées.

D'après l'intensité de l'inflammation concomitante, domineront les cellules rondes, petites, ou les cellules épithélioïdes, grandes. Les cellules géantes abondent quand les phénomènes de nécrobiose existent. Plus il y a de détritus caséeux et moins il reste de vaisseaux de la choroïde normale, primitive. Les vaisseaux nouveaux du tissu de granulation bourgeonnant sont toujours de petit calibre et mal constitués.

Les bacilles tuberculeux se conservent très longtemps. vivants et inoculables au lapin ou au cobaye, dans les masses caséeuses des tubercules intra-oculaires humains. Même alors qu'ils semblent avoir complètement disparu des foyers de dégénérescences, la substance tuberculeuse n'est point devenue stérile ; son inoculation dans la chambre antérieure des animaux de laboratoire continue à donner des résultats positifs (LIEBRECHT). Nous ignorons le terme extrême de la conservation de cette virulence. Mais la métastase tuberculeuse est encore moins à redouter pour un œil atrophié, phtisique, que pour un globe encore bien conservé, siège d'une tuberculose inflammatoire.

Diagnostic. — La choroïdite tuberculeuse aiguë n'offre aucun symptôme particulier qui puisse révéler sa nature spéciale. Elle évolue comme la choroïdite diffuse syphilitique, peut-être avec moins de violence et moins d'alternatives de mieux et de moins bien que cette dernière.

L'irido-choroïdite tuberculeuse est d'ailleurs plus fréquente que la choroïdite tuberculeuse simple.

Pour la syphilis, c'est le contraire quand la syphilis est acquise, et la même chose, quand l'infection spécifique est héréditaire.

Une irido-cyclite tenace, syphilitique ou tuberculeuse, est, souvent à tort, rangée parmi les irido-choroïdites. La choroïde dans ces yeux peut rester longtemps indemne de toute inflammation, alors même que déjà la rétine participe à l'inflammation du segment antérieur du tractus uvéal. A cause des lésions des couches antérieures ou internes de la rétine, et des altérations du corps vitré qui recouvrent la rétine malade, la vision est toujours fortement abaissée ; mais la bonne conservation de la choroïde permet le retour à l'acuité visuelle antérieure, si la maladie ne traîne pas trop longtemps, jusqu'à ce que les fibres nerveuses de la rétine et du nerf optique aient perdu la faculté de récupérer leurs fonctions conductrices. Pendant ce temps la choroïde sauve les éléments sensoriels, percepteurs de la lumière, de la déchéance irrémédiable.

Si les taches de la choroïdite tuberculeuse sont souvent petites au début, en quelques jours ils grandissent d'une façon apparente, ce qui les distingue absolument des foyers inflammatoires ordinaires, lesquels ne changent que fort lentement, ayant atteint, pour ainsi dire, d'emblée leurs dimensions définitives. Leur relief s'accroît en proportion de leur diamètre : ce que démontre la courbe du vaisseau rétinien qui passe au-dessus.

Le nombre des tubercules miliaires s'accroît aussi constamment par unités nouvelles et non par groupements nouveaux dans une zone jusque-là indemne.

PANAS signale entre les nodules superficiels des plaques grises profondes, représentant autant de foyers tuberculeux massifs, des couches externes de la choroïde. Ces plaques apparaissent surtout dans la région de la macula et au voisinage du disque optique. C'est d'ailleurs dans le fond de l'œil, autour du pôle postérieur, qu'apparaissent régulièrement les tubercules de la choroïde.

Qu'il soit petit ou grand, le tubercule reste rond, parce qu'il n'y a pas, dans la tuberculose, de confluence de foyers voisins, au point de faire des placards irréguliers comme pour les taches choroïditiques d'autre origine.

Autour du tubercule il n'y a pas d'accumulation de pigment, comme cela se présente d'une façon si caractéristique pour les autres foyers choroïditiques. Les contours du foyer tuberculeux peuvent bien être un peu plus sombres mais la coloration du bord, qui limite la saillie rétinienne, se fond insensiblement dans celle de la rétine normale. Du côté du centre, la dégradation de la teinte se fait de même sans brusquerie : de la périphérie au centre, la tache paraît seulement de moins en moins foncée.

La saillie du tubercule est plus grande, plus sensible à l'œil que celle des taches ordinaires et elle augmente rapidement avec les dimensions mêmes du foyer.

Pronostic. — La choroïdite tuberculeuse est une affection oculaire des plus graves : quoi qu'on fasse elle conduit l'organe vers la destruction complète ; tandis que la papillo-rétinite de la tuberculose méningée peut parfaitement guérir, si elle ne se complique pas plus tard de tuberculose miliaire de la choroïde, étendue.

La tuberculose de la choroïde est relativement bénigne : sa gravité s'estime d'après le nombre des tubercules miliaires, qu'on trouve dans le champ ophtalmoscopique. La transformation d'un des petits foyers tuberculeux en tubercule massif ou tuberculome change soudainement son pronostic : l'œil est voué à une destruction complète et inévitable.

Étiologie. — Nous ignorons les conditions particulières qui peuvent prédisposer l'œil à la localisation secondaire de la tuberculose. L'œil doit être considéré comme un terrain peu favorable à l'arrêt du bacille, circulant avec le sang, et à sa colonisation sur place. Ce n'est que lors de l'envahissement du torrent circulatoire par un nombre incalculable de bacilles, dans la tuberculose miliaire généralisée, que la choroïde est nécessairement attaquée comme les autres membranes vasculaires. Nombre de tuberculeux parcourent toutes les phases de leur infection locale ou générale mitigée, sans que leurs yeux en souffrent. Les phtisiques parvenus au dernier degré de leur maladie présentent rarement des tubercules de la choroïde.

Pendant l'enfance, avant l'âge de dix ans, tout traumatisme oculaire, contusion, plaie simple ou plaie pénétrante ; toute maladie oculaire spontanée prépare le terrain à l'infection tuberculeuse endogène. C'est ce qu'avait déjà remarqué MACKENZIE pour les affections superficielles de la cornée qui viennent compliquer la rougeole ou la scarlatine.

La tuberculose choroïdienne se rencontre de préférence dans la jeunesse. (LIEBRECHT). Il y a cependant des exemples de choroïdite tuberculeuse chez des vieillards, même sous forme de granulome (MACKWORT et WAGENMANN).

La tuberculose de la choroïde n'est jamais primitive, anatomiquement parlant.

Fréquente jusqu'à l'âge de vingt ans, elle devient ensuite de plus en plus rare (Liebrecht). Avant vingt ans, plus les sujets sont jeunes, plus ils sont exposés à la tuberculose miliaire généralisée, et plus facilement le tractus uvéal se laisse infecter. Les tout petits enfants ne sont pas tuberculeux, mais s'ils le deviennent la tuberculose se généralise avec une telle rapidité que l'on n'a souvent pas l'occasion de constater la tuberculose miliaire de la choroïde avant qu'ils meurent.

La tuberculose irienne est quand même plus fréquente que la tuberculose choroïdienne (Liebrecht).

C'est dans les commémoratifs : dans l'histoire médicale du malade et dans l'étude des tares pathologiques de la famille : ascendants, descendants et collatéraux, qu'il faut chercher la note directrice favorable pour un diagnostic étiologique certain.

Traitement. — La direction à donner au traitement découle naturellement de tout ce qui précède. Nous sommes aussi impuissants devant les bacilles intra-oculaires que devant ceux des ganglions péri-bronchiques ou médiastinaux, comme devant tous les bacilles des tuberculoses locales fermées. Nous pouvons administrer l'iodoforme à l'intérieur (Panas) et l'appliquer localement sur le globe, voire même l'introduire directement dans l'œil en émulsion ou petites bougies parfaitement stérilisées. Mais il vaudra toujours mieux, à mon avis, respecter autant que possible l'œil lui-même et, en dehors des collyres calmants et antiphlogistiques, laisser là toute médication irritante ou stimulante, soi-disant antiseptique. Renforcer l'organisme par une hygiène convenable, une alimentation fortifiante et quelques médicaments réconfortants roborants, c'est tout ce que nous pouvons faire de mieux pour arrêter la maladie et sauver ce qui n'est pas encore détruit.

Quant à l'énucléation ce n'est qu'à toute extrémité qu'il faudra se résoudre à cette opération, qui n'est souvent qu'une mutilation inutile. Les douleurs devenues insupportables nous y contraindront, quelquefois ; l'irritation sympathique de l'autre œil nous forcera aussi de temps en temps la main. Mais jamais l'idée d'extirper un foyer dangereux pour le reste de l'organisme ne pourra nous la conseiller.

Dans un cas de méningite tuberculeuse, avec tuberculose de la choroïde confirmée par v. Michel, Thomalla prescrivit avec succès, à un jeune homme de vingt ans, la créosote à dose croissante, de façon à arriver rapidement à 4gr,50 par jour. Il avait ordonné en même temps de l'iodure de potassium et un régime substantiel. Méningite et tuberculose oculaire disparurent sans laisser de traces.

ANNEXE

CHOROIDITES SYPHILITIQUES

Il n'est pas sans intérêt, surtout au point de vue pratique, de réunir en un chapitre récapitulatif toutes les choroïdites syphilitiques dont nous venons de parler. Ce sera pour nous l'occasion d'indiquer le lien qui les unit toutes entre elles, et d'émettre au moins une hypothèse sur la raison d'être de tant de variations pour une affection dont la source reste constamment la même.

Conformément aux notions pathogéniques précédemment exposées, la syphilis oculaire profonde est représentée par trois variétés de choroïdites, cliniquement distinctes : la choroïdite diffuse, la choroïdite disséminée et la choroïdite de Fœrster. Entre ces trois formes typiques peuvent exister des formes intermédiaires ou de transition, reliant entre elles les formes principales. Souvent même, à l'occasion de poussées inflammatoires successives, une forme se superpose à l'autre, constituant un type mixte, dont le diagnostic n'est pas toujours facile.

La première forme ou la *choroïdite diffuse, généralisée*, correspond à un haut degré de virulence du principe infectieux spécifique. Aussi, les lésions inflammatoires s'étendent-elles à tous les vaisseaux de la choroïde, envahissant aussi le domaine circulatoire de la rétine et même celui de l'iris et du corps ciliaire. Dans ces conditions l'ophtalmie syphilitique affecte un caractère extraordinairement malin, constituant une véritable panophtalmie plastique, non purulente. J'ai vu cette panophtalmie s'accompagner d'accidents glaucomateux particulièrement douloureux, mais cédant facilement aux myotiques et au traitement mercuriel intensif ou bien tournant rapidement à une ophtalmomalacie irrémédiable. J'ai vu aussi cette panophtalmie être suivie promptement d'accidents cérébraux graves, parfois rapidement mortels.

C'est dans les premiers mois d'une syphilis grave ou négligée, peu ou point traitée, qu'on voit éclore cette maladie, ensemble avec les manifestations tégumentaires ou immédiatement après celles-ci. D'autres tares constitutionnelles peuvent favoriser cette évolution pernicieuse de la syphilis oculaire. Du reste, cette forme est heureusement rare.

Avec une syphilis de moindre virulence, la rétine seule, avec les couches adjacentes du corps vitré, semble concentrer en elle l'inflammation spécifique de l'œil. Mais, même dans ces cas, après éclaircissement du corps vitré et le retour de la rétine à sa transparence normale, on retrouve toujours de petits foyers atrophiques choroïditiques, indiquant une tournure déjà plus chronique, moins violente de l'ophtalmie spécifique.

Beaucoup plus tard après l'infection initiale, soit quelques mois ou une année ou deux après l'éruption roséolique, se montre la deuxième forme, ensemble avec des manifestations gommeuses de la peau et des muqueuses ou, toujours, peu de temps après. La syphilis est encore assez virulente pour provoquer des infiltrations étendues, mais déjà elle s'est suffisamment atténuée, à la suite du traitement subi ou par le fait d'une résistance naturelle plus grande de l'organisme, pour que ses manifestations oculaires spécifiques cessent d'être diffuses et deviennent discrètes. La choroïdite se caractérise par des boutons disséminés dans toute l'étendue du fond de l'œil, boutons très saillants, discrets, rarement amassés en groupements caractérisés ou nombreux. La rétine, soulevée avec ses vaisseaux, recouvre ces saillies de 2 à 4 millimètres comme d'une sorte de coiffe transparente. Les boutons arrondis ou ovalaires s'étalent dans la suite, sans pour cela s'affaisser, dès que la rétine s'infiltre à son tour de sérosité; la disposition en faisceaux parallèles des fibres rétiniennes fait en sorte que l'étalement se fait surtout suivant une direction dominante (KRUCKMANN).

Le voisinage de deux ou trois boutons alignés dans la direction des faisceaux de fibrilles nerveuses fait naître des traînées œdémateuses, que l'on a considérées comme des *choroïdites en bandelettes* (DE WECKER).

La rétine, au niveau des boutons choroïditiques peut très bien participer à l'inflammation spécifique de la choroïde, et ses vaisseaux, soulevés par la tuméfaction choroïdienne, sont alors pris d'endovasculite comme ceux de la choroïde elle-même. La colonne sanguine intra-vasculaire s'amincit, tandis que les parois vasculaires s'épaississent, sous forme de lignes jaunes ou blanches, encadrant la ligne rouge centrale du sang. Au delà de la saillie choroïdienne le vaisseau rétinien retrouve son calibre normal (KRUCKMANN).

Tous les boutons de cette choroïdite syphilitique n'apparaissent pas en même temps et à la fois. Ils viennent par poussées successives, les plus récents se mêlant aux anciens, déjà en pleine période d'évolution. C'est un des caractères particuliers de cette affection. Déjà, dans la forme diffuse mais bénigne, nous avons vu qu'il survenait des nodules, cachés d'abord au milieu de l'infiltration diffuse et ne se montrant qu'après résorption de l'exsudat général. Cette succession de poussées éruptives, concorde avec la virulence moyenne de l'affection; s'épuisant rapidement dans une première manifestation éruptive spécifique, puis renaissant, en quelque sorte, pour donner lieu à de nouvelles efflorescences.

Cette forme se caractérise par une localisation très régulière de ses efflorescences, par zones. C'est dans la zone équatoriale qu'apparaissent les premiers boutons, les suivants sortent de cette zone se dirigeant en avant vers la région de l'ora serrata et surtout en arrière vers la papille et la macula. La zone maculaire est prise moins souvent que les autres. Dans la zone maculaire, on trouve plus souvent la forme diffuse, même à cette période avancée de la syphilis, par exemple chez le vieillard ou chez les personnes affaiblies, et avec les caractères de la choroïdite de Fœrster, c'est-à-dire la forme suivante, avec production abondante de pigment uvéal.

Comme manifestation la plus tardive de la syphilis acquise et aussi la plus fréquente de la syphilis héréditaire, se présente la *choroïdite aréolaire de*

Fœrster. Les foyers de cette choroïdite syphilitique tardive sont peu saillants. La prolifération cellulaire, inflammatoire, qui fait naître ces boutons bas, s'attaque plus aux cellules épithéliales uvéales pigmentées qu'aux cellules fixes du stroma muqueux. Suivant que la prolifération est active ou non, le bouton sera jaunâtre ou tout à fait noir.

La rétine au-dessus de ces boutons ne participe que tout à fait exceptionnellement à l'inflammation spécifique.

Le bouton syphilitique tardif tourne plus facilement à l'atrophie complète que les formes hâtives : seulement un plus grand nombre de vaisseaux sont conservés dans les taches atrophiques, qui succèdent aux boutons les moins élevés.

La choroïdite de Fœrster occupe le pôle postérieur du globe, la zone périmaculaire ; sans toutefois respecter absolument ni la macula, ni le voisinage immédiat de la papille.

Sauf la forme panophtalmitique, toutes ces choroïdites syphilitiques, énergiquement traitées dès le début, peuvent parfaitement guérir : les formes diffuses, sans laisser nulle trace ; les formes en foyers, en laissant des taches atrophiques, jaunes, jaunes grisâtres ou blanches, suivant le degré d'atrophie consécutif du stroma choroïdien.

Exceptionnellement, l'hérédo-syphilis du fond de l'œil est aussi grave que la forme suraiguë de la syphilis acquise. Elle n'entraîne pas de lésions cérébrales et n'occasionne donc pas la folie ni la mort. Elle laisse vivre des personnes, cérébralement assez bien douées, mais devenues complètement aveugles, après avoir joui pendant des années d'une vue même excellente. Manifestation tardive de la tare infectieuse, cette syphilis héréditaire, grave, de l'œil s'attaque à des adolescents, aux environs de l'âge de la puberté. Elle marche lentement, tranquillement, mais fatalement vers la cécité. L'iris, souvent, est à peine compris dans le processus inflammatoire ; il se forme quelques petites synéchies que l'atropine rompt assez facilement. Le corps ciliaire semble pris davantage, car la tension de l'œil varie notablement, dans les deux sens opposés, à des époques successives et avec des alternances très rapprochées. Puis la cataracte survient, autant corticale que polaire postérieure. L'iridectomie est loin de sauver la situation. Et l'extraction du cristallin cataracté est une passe à traverser bien dangereuse pour cet œil depuis longtemps malade. Et quand, enfin, on a heureusement paré à tous ces dangers : que la cataracte est enlevée, la cataracte secondaire, déchirée, on se trouve encore devant un vitré opaque, qui persiste à annihiler presque complètement les bons résultats de tant d'efforts.

---

§ 3. — PANOPHTALMIE

Définition. — Nous employons ici le terme *panophtalmie* comme synonyme d'*irido-cyclo-choroïdite parenchymateuse* ; c'est-à-dire comme synonyme d'inflammation *diffuse* de tout le tractus uvéal : iris, corps ciliaire et choroïde. Une inflammation aiguë peut difficilement s'étendre à la fois aux trois parties constituantes de la membrane nourricière principale de l'œil, sans que les autres milieux ou membranes intra-oculaires subissent le contre-coup de ce processus pathologique ; soit qu'ils participent eux-mêmes à l'inflammation, soit qu'ils éprouvent des troubles variés dans leur nutrition et dans leur structure.

Une inflammation moins violente peut répartir ses foyers discrets entre les trois parties constituantes du tractus uvéal, sans que l'affection oculaire prenne immédiatement le caractère d'une véritable panophtalmie. Ainsi la tuberculose peut distribuer de petits foyers métastatiques tuberculeux dans l'iris et dans la choroïde, sans qu'on soit en droit de parler d'une panophtalmie. Il en est de même pour la syphilis bénigne. Dans ces circonstances mieux vaut parler d'une *irido-choroïdite*, tuberculeuse ou syphilitique, que de *panophtalmie*. Mais pour peu que ces deux maladies infectieuses du tractus uvéal prennent un caractère de gravité supérieure, les conditions de la panophtalmie syphilitique ou tuberculeuse se trouveront bien vite réalisées.

Division anatomo-pathologique. — L'irido-cyclo-choroïdite diffuse est de nature *destructive : purulente*, ou de nature *formative : plastique*. Il faudra donc distinguer entre une *panophtalmie plastique* et une *panophtalmie purulente*.

Tandis que la panophtalmie purulente affecte une marche aiguë, avec des phénomènes réactionnels très intenses, et finit, presque toujours, par éliminer au dehors les produits inflammatoires intra-oculaires ; la panophtalmie plastique procède plus lentement, plus insidieusement, avec des phénomènes réactionnels moins intenses, et garde dans la coque oculaire, tout en les transformant, les transsudats fibrineux et cellulaires du processus inflammatoire.

Phlegmon. — Ce que nous appelons aujourd'hui *phlegmon de l'œil* n'est pas nécessairement une irido-choroïdite suppurative, ayant étendu sa réaction inflammatoire purulente à toutes les autres parties du globe oculaire. Le plus souvent, le phlegmon de l'œil n'est qu'une irido-cyclite purulente, avec épanchement de pus dans les chambres, en avant du cristallin, et dans les couches antérieures du corps vitré, en arrière du cristallin : une irido-cyclite, donc, avec deux hypopyons, comme disaient les anciens, un *hypopyon antérieur*, dans la chambre antérieure et un *hypopyon postérieur*, dans le corps vitré ; l'un et l'autre cliniquement constatables, la lentille cristallinienne demeurant longtemps transparente.

Presque aussi fréquemment, le phlegmon de l'œil commence par une *supra-choroïdite purulente* ou *scléro-choroïdite suppurative*.

Beaucoup plus rarement déjà, le phlegmon débute par une *rétinite purulente*.

C'est de la *choroïde*, enfin, que part le moins souvent le phlegmon oculaire.

Mais quelle que soit la source ou le point de départ de la suppuration, le phlegmon commence seulement avec l'envahissement purulent du vitré : avec une *hyalite purulente*.

Le diagnostic : *phlegmon oculaire*, date de l'instant précis où le vitré se gonfle d'œdème inflammatoire phlegmoneux, fibrineux. L'œdème dur, gélatineux, légèrement jaunâtre du vitré fait naître, presqu'instantanément, les accidents glaucomateux graves, extrêmement douloureux, qui caractérisent la maladie. A cet œdème intérieur s'ajoute aussi un œdème extérieur extra-oculaire, intra-orbitaire, de même nature, qui pousse l'œil au dehors de l'orbite entre les paupières entr'ouvertes. *Accidents glaucomateux* et *exorbitis* sont les deux symptômes pathognomoniques du phlegmon oculaire déclaré.

Somme toute, le terme *phlegmon de l'œil* ne peut pas être considéré comme synonyme d'*irido-choroïdite suppurative*. Ce que nous appelons aujourd'hui *phlegmon de l'œil*, c'est ce que les anciens désignaient sous le nom d'*ophtalmie phlébitique*. Ce sont nos modernes anatomistes qui en ont fait une *irido-choroïdite suppurative*, bien à tort, comme nous venons de le voir.

Division étiologique. — Il faut distinguer, entre une panophtalmie *traumatique* et une panophtalmie *essentielle* ou *spontanée*. Autant ces deux panophtalmies diffèrent dans leur genèse, autant elles différeront dans leur évolution et leur aspect clinique. La première constitue une complication infectieuse d'une blessure accidentelle ou opératoire du globe oculaire. La seconde succède à un état infectieux général, dont la maladie oculaire représente une localisation *métastatique*. Le début de l'inflammation, sa localisation première, sa marche progressive, son extension et jusqu'à sa terminaison varient avec les circonstances dans lesquelles se développe chacune de ces deux infections locales du globe.

A. — PANOPHTALMIE TRAUMATIQUE

Pathogénie. — Dans notre Introduction aux maladies inflammatoires du tractus uvéal, nous avons déjà dit comment naît la *panophtalmie traumatique* ; nous n'avons donc plus à revenir ici sur la genèse de cette grave affection, succédant au traumatisme du globe oculaire. Rappelons seulement que la panophtalmie traumatique peut être aussi bien *plastique* que *suppurative*. Les deux, d'ailleurs, conduisent invariablement à la perte complète de l'organe : à la *phtisie* du globe oculaire ou à son *atrophie*. Sous le nom de *phtisie* du globe oculaire on devrait désigner la désorganisation lente de l'organe, avec réduction plutôt minime de son volume, telle qu'elle résulte d'un processus inflammatoire destructif, lent, caractérisant la panophtalmie plastique, non suppurative. Sous le nom d'*atrophie* du globe oculaire on devrait comprendre la fonte purulente de l'intérieur du globe oculaire avec expulsion complète du contenu, à travers une brèche faite à l'enveloppe fibreuse. Après affaissement de la coque enveloppante, le moignon oculaire devient très petit : il peut être réduit au volume d'une petite noisette ou d'un gros pois. Mais pour désigner la désorganisation fonctionnelle anatomique du globe, à la suite d'une inflammation destructive intérieure, les deux termes : *phtisie* et *atrophie* du globe, ont été employés, indifféremment, par quelques-uns et, au rebours de la distinction proposée, par d'autres (Fucus). On tend, cependant, aujourd'hui à accepter les définitions que je propose.

Variétés. — Nous devons rattacher à la véritable panophtalmie traumatique, le phlegmon de l'œil succédant à une inflammation suppurative du voisinage. Telle est, par exemple, la panophtalmie suppurative qui complique l'ulcère purulent et *perforé* de la cornée ou la destruction de cette membrane transparente par diphtérie conjonctivale, par kératite neuro-paralytique ou d'autres affections sphacélantes. Tel encore est le phlegmon de l'œil succédant à l'infection d'une cicatrice ectatique du globe par le pus d'une dacryocystite ou d'une conjonctivite blennorréique. Dans les deux cas il s'agit encore de l'introduction violente dans l'œil d'un microbe pyogène, venu du dehors : l'infection de l'œil est d'origine *exogène*, comme dans la panophtalmie traumatique vraie ; aussi, l'évolution de la suppuration se propageant à tout le globe oculaire, est-elle calquée sur la marche envahissante de la suppuration après traumatisme proprement dit.

Wagenmann a réuni 20 cas de panophtalmie purulente succédant à l'infection ectogène d'une cicatrice ectatique. Bien qu'il n'existât pas, au début de la complication, une inflammation suppurative de la muqueuse oculaire ou lacrymale, il put néanmoins, dans la plupart des cas, découvrir le microbe infectant dans les tissus de la cicatrice et poursuivre, pas à pas, sa marche vers l'intérieur du globe. Par contre, malgré les recherches microscopiques les plus minutieuses, il ne put retrouver le même microbe, ou d'autres microorganismes, dans le sang des vaisseaux du tractus uvéal ou de la rétine. Il fallait donc bien admettre que les microbes vulgaires du sac conjonctival, ou ceux du sac lacrymal, avaient infecté la cicatrice : après exaltation soudaine de leur virulence, pour une raison indéterminée ; ou, ce qui est plus probable, après affaiblissement momentané du terrain de culture par une maladie locale ou générale, maladie reconnue ou maladie passée inaperçue pour le médecin.

À mon avis, tous ces yeux à cicatrice ectatique sont facilement pris d'accidents glaucomateux, plus ou moins déclarés, et, c'est à l'occasion de la distension glaucomateuse de la cicatrice que les membranes anémiées, gênées dans leur nutrition interstitielle, osmotique, subissent des dégénérations profondes — pouvant aller jusqu'au sphacèle. Sur ces tissus, à résistance vitale réduite au minimum, les microbes les moins virulents prennent facilement pied, se développent en abondance et exaltent rapidement leur puissance phlogogène et infectante.

Si, dans la variété présente, l'apparition soudaine des symptômes inflammatoires et leur marche envahissante sont deux caractères qui plaident en faveur de l'origine interne de l'infection, nous ne pouvons pas oublier que

dans le cas d'ulcère perforant de la cornée, la panophtalmie phlegmoneuse
apparaît tout aussi foudroyante. Mais cette promptitude à apparaître et à
s'étendre indique, d'un autre côté, que le terrain avait été préparé à la complication. Et comme dans le phlegmon il s'agit en somme de l'établissement
préalable d'une hyalite suppurative, celle-ci une fois ébauchée, nous comprenons parfaitement qu'à travers le corps vitré les coulées purulentes
rayonnent avec facilité dans toutes les directions.

L'hémorragie qui suit la rupture brusque d'un ulcère cornéen profond
ou d'une cicatrice imparfaitement consolidée, ou ectasiée par la tension glaucomateuse, augmente, également, les chances d'infection intra-oculaire exogène (ARLT).

Assez souvent, chez des enfants, quelque temps après une blessure ou une
contusion grave du globe oculaire, il se développe une *hyalite*, derrière le
cristallin : une infiltration cellulaire des couches antérieures du corps vitré.
C'est une cyclite revivifiée qui envoie ses jeunes cellules dans le vitré et y
pousse aussi très souvent des bourgeons charnus. En même temps, l'iritis se
rallume ; la conjonctive bulbaire rougit et le globe redevient douloureux.
Rarement cette reflambée va jusqu'à l'inflammation suppurative. Je pense
qu'il s'agit bien souvent de tuberculose inoculée par voie endogène ou sanguine, sur une cicatrice mal consolidée ou sur un tissu dont l'inflammation
n'a pas rétrocédé jusqu'à la franche résolution.

Les microbes pathogènes des conjonctivites purulentes et ceux des ulcères
purulents de la cornée, *non perforés*, ne produisent jamais de panophtalmies. L'inflammation suppurative, que provoquent dans l'intérieur du globe
les principes phlogogènes, de nature chimique, ayant diffusé à travers la
membrane de Descemet, s'arrête constamment à l'iris. Cela est aussi vrai pour
le gonocoque que pour le plus vulgaire des microbes pyogènes. Dans la
conjonctivite purulente gonorrhéique, le phlegmon de l'œil ne vient qu'après
la perforation de la cornée ulcérée.

I. — PANOPHTALMIE TRAUMATIQUE PURULENTE

Anatomie pathologique. — Les lésions anatomiques de l'iris et du corps
ciliaire ont suffisamment été étudiées avec l'anatomie pathologique de l'iritis.
Nous en dirons autant des altérations concomitantes de la cornée, du cristallin et du corps vitré. Des altérations du corps vitré nous devrons cependant
dire encore quelques mots, puis nous aurons à traiter plus longuement les
lésions anatomiques de la choroïde, de la rétine et de la papille du nerf
optique.

Chambres de l'œil. — Dans la panophtalmie purulente, la chambre antérieure n'est pas tapissée par les membranes fibrineuses pariétales de l'iritis
séreuse. Dans les deux chambres existe, pendant la vie, un liquide séro-albumineux ou même séro-fibrineux, mais non coagulé. Dans ce transsudat remplaçant l'humeur aqueuse normale, les globules de pus nagent en toute liberté,
selon les mouvements du globe, ou s'accumulent en hypopyon *mobile* dans

les parties déclives de l'œil tenu en repos. Quand, au contraire, la fibrine s'est précipitée sur le pus, le réseau fibrineux ainsi formé pénètre entièrement le gâteau purulent qui recouvre tout l'iris ou seulement la moitié inférieure de cette membrane. Dans la chambre postérieure les globules de pus restent plus dispersés : entre les cordages du ligament suspenseur du cristallin, sur la surface libre du corps ciliaire et contre la face postérieure de l'iris, comme si un réseau fibrineux les retenait près de leur lieu de naissance. C'est ainsi qu'il y en a le moins entre l'iris et le cristallin, l'iris étant plus lent à participer à la purulence, par son épithélium postérieur que par son épithélium antérieur, et la cristalloïde ne fournissant naturellement pas de globules de pus.

Si la coagulation fibrineuse spontanée ne s'était pas encore opérée pendant la vie, ainsi que le faisait supposer la mobilité persistante de l'hypopyon, une coagulation se produit toujours spontanément, après la mort, ou artificiellement au moment de la pénétration des liquides fixateurs dans lesquels nous plongeons le globe énucléé, pour l'autopsie microscopique.

Dans ces conditions, l'humeur aqueuse s'est coagulée, en masse englobant les globules là où ils se trouvaient pour le moment ; c'est-à-dire un peu partout où les avait lancés les manipulations subies par le globe pendant et après l'opération. Après durcissement ultérieur du globe et son débit en coupes microscopiques, nous trouvons déployé dans les deux chambres un réseau fibrineux délicat, tenant suspendus dans ses mailles, attachés aux travées, des globules épars ; tandis que d'autres, en plus grand nombre, emplissent l'encoignure irido-cornéenne, et, dans la chambre postérieure, tapissent en couches épaisses toute la surface interne du corps ciliaire et la face postérieure de l'iris.

Dans la chambre postérieure, ce réseau fibrineux est très régulièrement disposé, sans déchirure ni tassement des filaments. Dans la chambre antérieure le réseau s'est fréquemment détaché de la cornée pour se rapprocher de l'iris, tassant ses mailles et donnant à ses travées une direction dominante, parallèle à la surface de l'iris. On dirait qu'ici, le précipité fibrineux a formé des membranes, parallèles à l'iris, entre lesquelles s'étalent, en couches presque continues, les globules de pus, auparavant irrégulièrement répartis dans le réseau tendu à travers toute la cavité de la chambre.

Conglomérats cellulaires. — Autant dans la chambre postérieure que dans la chambre antérieure un certain nombre de globules de pus se sont amassés et soudés en grumeaux plus ou moins arrondis. On en trouve de pareils dans l'encoignure de la chambre antérieure, dans les arrières-cavités de la chambre postérieure, contre la face postérieure de la cornée, contre la face antérieure de l'iris, sur la portion plane du corps ciliaire, et dans les rainures qui séparent les procès ciliaires. Ces agglomérés de cellules rondes, cimentées entre elles par de la fibrine granuleuse, existaient probablement déjà pendant la vie.

Cellules géantes. — Au milieu des petites cellules purulentes, comme dans tout exsudat purulent à la surface des membranes enflammées, on trouve ici de moyennes cellules géantes : *plasmodies* ou plutôt *syncytiums*. Syncytiums, elles sont formées par l'agglutination et le fusionnement de jeunes cellules rondes bien vivantes, à surface extérieure nue, sans membrane cellulaire. Plasmodies, elles sont, le résultat de l'agrandissement excessif du corps cellulaire d'une jeune cellule ronde, dans laquelle le noyau se serait divisé et subdivisé un certain nombre de fois, sans que la division cellulaire ait suivi la division nucléaire.

Dans quelques-unes de ces cellules géantes, libres, on trouve les *corps colorables* de Flemming, que cet auteur vit pour la première fois dans les cellules étoilées, à granulations jaunâtres, du centre de prolifération des follicules des ganglions lymphatiques. On les considère, en ophtalmologie, surtout, comme de grands phagocytes, ayant absorbé des éléments étrangers, des globules rouges entre autres. Je continue de prétendre que les corps colorables de Flemming sont des fragments de noyaux en désagrégation ou chromatolyse, vacuolisés.

Cryptes de l'iris. — Dans la chambre antérieure le réseau de fibrine, avec ses cellules rondes, suspendues comme les mouches dans une toile d'araignée, suit toutes les inégalités de la surface antérieure de l'iris, s'enfonçant dans les cryptes borgnes, mais ne pouvant pénétrer plus loin, dans l'espace lymphatique intra-irien de Fuchs, qui n'existe pas comme espace vide, ainsi que nous l'avons démontré.

Prolifération inflammatoire des épithéliums. — Nous avons vu que dans l'iritis aiguë, purulente spontanée, les globules de pus de la chambre postérieure sont surtout abondants en arrière, dans les récessus de cette cavité, entre la portion plane du corps ciliaire et la membrane hyaloïde. Il y en a beaucoup moins dans les vallées qui séparent les crêtes ciliaires et seulement quelques-uns dans les mailles du système de Zinn et sur la capsule du cristallin près de l'équateur de la lentille. Mais il n'y en a guère sur les procès ciliaires et sur la face postérieure de l'iris. Le revêtement épithélial de ces deux parties de la paroi de la chambre postérieure reste longtemps parfaitement intact. Il n'y a que l'épithélium de la zone plane et les cellules plates des cordages du ligament suspenseur qui entrent d'emblée en prolifération active.

Dans l'iritis purulente de la panophtalmie traumatique, l'épithélium des procès ciliaires et celui de la face postérieure de l'iris participent aussi largement que l'épithélium de la surface plane et celui des vallées qui séparent les crêtes ciliaires, au processus inflammatoire. Les noyaux de ces cellules épithéliales se multiplient un nombre considérable de fois.

Épithélium des procès ciliaires. — Sur les saillies du corps ciliaire, la hauteur de l'épithélium blanc cubique s'accroît considérablement et, tandis que la masse protoplasmatique de toutes ces cellules semble se fusionner, par la disparition de tous les contours cellulaires, en un immense *syncytium* lamellaire, les noyaux se divisent rapidement, par voie directe, et s'étagent en plusieurs rangées superposées. C'est cela qui donne l'illusion de l'infiltration, par des globules blancs émigrés, de la couche épithéliale superficielle entre la cuticule superficielle encore intacte et la couche épithéliale profonde, pigmentée, à peine entamée, à cette heure, par le processus inflammatoire. C'est d'ailleurs cette couche épithéliale superficielle que les toxines microbiennes des chambres oculaires atteignent d'abord, avant d'arriver jusqu'aux vaisseaux, et je ne sais vraiment pas pourquoi, sous l'influence stimulante de ces substances diffusibles, ces cellules n'entreraient pas en prolifération. Les capillaires sous-basals, dilatés par voie réflexe, leur fournissent pour cela les matériaux nutritifs nécessaires, au fur et à mesure des besoins de leur multiplication.

Tant que la cuticule n'est pas dissoute par les ferments digestifs du plasma purulent, les noyaux ou les jeunes cellules déjà individualisées autour de ces noyaux, ne se détachent pas du syncytium proliférant et ne sauraient venir se mêler aux globules de pus de la chambre postérieure. Mais quand cette membrane protectrice de l'épithélium normal a disparu, les deux espèces de cellules rondes, celles de provenance épithéliale et celles de provenance conjonctive du ligament suspenseur, se mélangent et se confondent en une masse purulente unique où l'on chercherait en vain ce qui pourrait être une cellule émigrée, une jeune cellule épithéliale ou une nouvelle cellule conjonctive.

Épithélium postérieur de l'iris. — Sur la face postérieure de l'iris, où la rangée épithéliale superficielle est remplie de granulations pigmentaires, on s'aperçoit encore mieux du concours prêté par l'épithélium à la formation de la couenne inflammatoire phlegmoneuse. Sous la cuticule devenue parfaitement visible, du protoplasme blanc, dépourvu de granulations pigmentées, apparaît en bande continue, bridée par la limitante superficielle. Cette bande claire augmente petit à petit : des noyaux y surgissent, d'abord isolés, puis plus nombreux. Ces noyaux ne peuvent être que les noyaux des cellules épithéliales elles-mêmes ou les descendants de ces noyaux, par division directe ou indirecte. A ce moment aucune migration cellulaire ne part encore des vaisseaux radiaires de l'iris, et les anses capillaires ne sont pas nombreuses assez dans les quelques plis que présente la surface postérieure de l'iris pour fournir tant de cellules ambulantes, si régulièrement espacées.

Les noyaux de la bande protoplasmatique claire, sous-cuticulaire, ne sont d'abord pas fort serrés : ils sont régulièrement disposés comme ceux d'un épithélium normal. Puis les noyaux se serrent davantage, comme s'ils s'étaient multipliés, par division perpendiculaire à la membrane limitante. Enfin, la bande protoplasmatique claire ayant beaucoup grossi, les noyaux qui ont continué leur prolifération, se sont mis à chevaucher les uns par-dessus les autres et à se superposer en rangées de stratification doubles, triples et même quadruples.

Comme pour les crêtes ciliaires, la cuticule irienne se dissout dans le plasma digestif remplissant la chambre postérieure. Aussitôt, les cellules jeunes individualisent leur protoplasma autour de leurs noyaux respectifs, se séparent de la plasmodie et tombent dans l'humeur aqueuse de la chambre, pour s'y mêler aux globules de pus qui viennent des parties profondes : de l'épithélium de la surface plane et des cellules qui recouvrent normalement les cables du ligament suspenseur du cristallin.

C'est avec toutes ces cellules réunies que se forme la couenne inflammatoire qui produit la synéchie postérieure en surface, la symphyse ou *soudure* de l'iris avec le cristallin.

Variété des cellules de l'exsudat inflammatoire. — Parmi les cellules rondes mononucléées, qui remplissent la chambre postérieure et qui ont été assimilées, en bloc, aux globules blancs émigrés, par tous les auteurs, se trouvent donc beaucoup d'autres cellules auxquelles on peut difficilement attribuer une origine hématique. Il y a d'abord les *cellules plates* qui recouvrent les cordages du ligament de Zinn et la face antérieure de la capsule du cristallin. Dans les irido-cyclites suppuratives, ces cellules sont beaucoup plus nombreuses qu'à l'état normal. Sur la coupe optique ces cellules paraissent allongées en fuseau, avec un ventre cellulaire très apparent dans lequel est contenu un noyau également long, très fortement coloré à l'hématoxyline ou au carmin. Le noyau en bâtonnet est fréquemment moniliforme ou présente l'image d'une autre division directe. On ne peut guère distinguer, d'avec les globules blancs émigrés, les petites cellules rondes qui naissent de cette division.

Il y a ensuite les cellules *plasmatiques* à grand corps protoplasmatique et à noyau souvent vésiculeux. Leurs granulations pigmentées indiquent leur origine épithéliale probable. Certes ces cellules étaient destinées à une nouvelle prolifération, mais leur division a été retardée. A travers une succession de transformations ininterrompues, comprenant de nombreux états intermédiaires, ces cellules deviennent de grands corps protoplasmatiques renfermant toujours un grand noyau vésiculeux et plusieurs autres plus petits, provenant du premier par division directe ou fragmentation. Les plus petits fragments subissent souvent une vacuolisation par hydratation *(corps colorables de Flemming)*.

Cristallin. — Le cristallin ne participe jamais directement à la suppuration phlegmoneuse du globe. Sa capsule se laisse cependant traverser et même entamer (LEBER, WAGENMANN) par les transsudats inflammatoires, qui renferment, ainsi que nous le savons, des zymases digestives pouvant attaquer toutes les membranes élastiques et cuticulaires (LEBER). Avant la perforation de la capsule, les cellules épithéliales de la cristalloïde antérieure, quoique stimulées dans leur nutrition, ne peuvent entrer en prolifération, qu'après que la dégénérescence des fibres cristalliniennes et leur résorption partielle leur aient fourni la place libre, nécessaire. Mais cette dégénérescence et cette résorption des fibres cristalliniennes peut coïncider avec la disparition d'une partie de la capsule protectrice. Ensemble avec l'humeur aqueuse et les transsudats liquides, les globules de pus peuvent alors faire irruption dans le sac de la lentille. Il est maintenant difficile de dire si, oui ou non, les cellules épithéliales participent à la suppuration du cristallin. Mais en d'autres circonstances, on constate parfaitement cette multiplication à l'intérieur de la capsule intacte : par l'agrandissement de ces cellules, par la division directe et indirecte de leurs noyaux, par l'apparition de grandes cellules vésiculeuses et par la formation d'un tissu d'apparence fibrillaire, semblable au tissu conjonctif, mais formé en réalité de cellules épithéliales rubanées, telles que nous les connaissons dans la cataracte capsulaire. Tout ceci ne peut se réaliser que dans une inflammation suppurative relativement bénigne.

Corps vitré. — A l'infiltration cellulaire du corps vitré, déjà décrite à propos de l'iritis purulente, nous devons ajouter la coagulation fibrineuse, phlegmoneuse, de l'humeur vitrée et la mort rapide de toutes les cellules d'infiltration avec leur transformation en globules de pus. L'humeur vitrée n'est plus fluide, elle ne s'écoule plus spontanément des mailles du réseau fibrillaire, qui forme la charpente du vitré. Cette humeur est gélatineuse, ferme, ne laissant pas échapper la moindre goutte liquide. Après durcissement dans le formol et l'alcool, elle se laisse couper comme un transsudat albumineux, coagulé, homogène. Et, comme ces transsudats, elle aussi a une légère teinte jaunâtre, provenant de l'hémoglobine du sang.

Les globules de pus se réunissent en collections purulentes : *abcès* du corps vitré, petits et grands. Tout le corps vitré peut n'être qu'un grand abcès. Les hémorragies sont fréquentes, quasi constantes au milieu de ces collections purulentes.

C'est tout contre la limitante interne de la rétine et sur la membranule endothéliale qui recouvre le tissu conjonctif muqueux, matelassant la papille du nerf optique, que s'accumulent les premières cellules rondes du corps vitré, avec leurs noyaux globuleux ou polymorphes comme ceux des globules blancs. Ces cellules s'étalent en couche unique ou en couches multiples superposées. A certains endroits ces couches très nombreuses s'élèvent en saillies acuminées, s'enfonçant comme des coins, plus ou moins profondément dans le vitréum. Ces groupements cellulaires recouvrent de préférence les vaisseaux superficiels de la rétine et tout spécialement les veines, et cela pour des motifs que nous connaissons déjà. Ces productions en saillie deviendront de véritables bourgeons charnus, quand ils auront été envahis par des capillaires de nouvelle formation.

Les plus gros bourgeons charnus naissent au niveau des bandes de la portion plane du corps ciliaire reposant directement sur le corps vitré. C'est là, derrière le cristallin, que nous trouvons toujours le plus de cellules d'infiltration, le plus de vaisseaux nouveaux, le plus de foyers hémorragiques et aussi les plus grandes collections purulentes. La zone la plus périphérique de la rétine vient ensuite, puis la papille du nerf optique. C'est aussi à ces endroits que, dans une panophtalmie purulente ayant dévié vers la forme plastique, et dans les panophtalmies plastiques d'emblée, nous trouvons les couennes inflammatoires et les fausses membranes organisées du vitré.

L'infiltration cellulaire des parties postérieures du corps vitré, contiguës à la papille, n'atteint que fort tard le haut degré de purulence que nous avons trouvé, de si bonne heure, dans les couches antérieures de ce milieu transparent. Quand cela est arrivé, le vitré est transformé en une collection purulente qui se confond avec les tissus puriformes de la rétine et de la choroïde, en une masse d'aspect caséeux, blanc jaunâtre, remplissant toute la coque oculaire fibreuse et la distendant outre mesure, tant que n'a pas commencé la résorption du plasma purulent. Le globe, ensuite, se ramollit et se rétracte au fur et à mesure que le pus se concrète, par le départ de la sérosité liquide, et se tasse en une masse granuleuse, parfois durcie par des dépôts calcaires.

Si le plasma purulent ne se résorbe pas, la tension glaucomateuse prépare et favorise l'ulcération de la coque fibreuse. Celle-ci s'ouvre largement dans la zone scléro-cornéenne ou, un peu plus en arrière, dans la zone ciliaire, autour des canaux de passage des vaisseaux ciliaires ; exceptionnellement au pôle postérieur, près des veines vorticines ou des artères ciliaires postérieures.

Rétine. — Quand les principes phlogogènes diffusibles viennent du segment antérieur du globe oculaire, c'est par la voie du corps vitré que ces substances irritantes arrivent à la rétine. Aussi l'infiltration purulente de cette membrane commence-t-elle toujours dans la couche des fibres nerveuses. C'est contre la membrane limitante interne, de préférence au voisinage des veines superficielles, qu'on trouve les premiers globules de pus rangés en couche continue, simple d'abord, multiple dans la suite. La membrane limitante sépare les globules de pus de la rétine, de ceux qui se trouvent dans les couches périphériques du vitré. Dans la suite, l'infiltration purulente atteint successivement toutes les autres couches de la rétine, en s'attachant toujours, avec une préférence manifeste, aux vaisseaux veineux, vers lesquels les principes phlogogènes, en diffusion, sont entraînés par l'aspiration du courant qui se trouve sous la plus faible pression sanguine.

Quand le phlegmon de l'œil succède à une blessure du segment postérieur du globe, l'envahissement purulent de la rétine ne suit naturellement pas cette marche régulière de la surface interne vers la surface externe ; à moins que les microbes n'aient été déposés directement et exclusivement dans le corps vitré. La marche envahissante de la suppuration aura toujours pour centre le point traumatisé et infecté, et la purulence rayonnera autour de ce centre, tout en suivant toujours avec prédilection la distribution des vaisseaux veineux, vers lesquels les courants osmotiques sont comme attirés par la différence négative de leur pression sanguine sur celle de la lymphe interstitielle.

Hémorragies du vitré. — Au milieu du pus, qui remplit le vitré, on trouve souvent de petites collections de sang et des réseaux de fibrine distincts des formations fibrillaires de la charpente vitréenne renforcée. Le plus souvent le sang provient des vaisseaux de la portion plane du corps ciliaire. D'autres fois ce sont les vaisseaux de la rétine qui ont fourni ces masses de globules rouges. Dans les suppurations traînantes, il y a aussi formation de vaisseaux nouveaux, branchés sur les capillaires de la rétine ou du corps ciliaire, donc, en arrière ou en avant de la ligne de l'ora serrata. Ces petits capillaires, encore mal formés, se rompent facilement, sous la moindre congestion accompagnant les exacerbations inévitables, durant les diverses péripéties de la maladie, et répandent leur contenu autour d'eux dans l'humeur condensée et fibrillaire du vitré enflammé. Quelques petits vaisseaux nouveaux peuvent naître, dans le fond, des capillaires de la papille et organiser des membranes flottantes ou fixées en arcades.

Cornée et sclérotique. — La sclérotique et la cornée résistent très long-temps à la fonte purulente des autres membranes. De bonne heure, cependant, la cornée se trouble, s'infiltre de sérosité et de jeunes cellules. Son épithélium antérieur se disloque, s'écaille : la surface cornéenne autrefois brillante, polie, se ternit et prend un aspect grenu. Son endothélium postérieur entre en prolifération ; d'une manière diffuse, généralisée, pour ajouter encore au trouble général de la membrane transparente ou bien, par places discrètes, pour former des dépôts descemétiques, nombreux et de dimensions extraor-dinairement variées. Mais le ramollissement de la cornée ne va jamais jus-qu'à la rupture de la membrane, sous l'effort d'expansion du vitré turgescent. Quelquefois la cornée semble céder sous la pesée, et elle s'ectasie effective-ment en kératoglobe ou en kératocône opaques. Si la cornée finit par se rompre quand même, c'est après sphacèle préalable. Le milieu de la cornée est la partie la plus exposée aux tensions glaucomateuses et déjà, du fait de sa situation, la moins bien nourrie pour les courants osmotiques, centripètes normaux. Cette partie succombe la première à l'empoisonnement par les toxines paralysantes des microbes pyogènes, pullulant à l'intérieur du globe. Tout un disque central, plus large en arrière qu'en avant, se nécrose, et, après formation du sillon d'élimination autour des parties sphacélées, se laisse soulever puis détacher en emporte-pièce par la poussée du flot puru-lent qui vient du fond (*Abcès annulaire* de FUCHS).

J'attribue, pour une autre part, cette nécrose des parties centrales de la cornée aux troubles circulatoires, qui existent en même temps du côté de l'épis-clère périkératique, pendant la panophtalmie purulente. A côté de l'œdème inflammatoire très prononcé, qui forme le chémosis fibrineux du phlegmon oculaire, et qui doit déjà gêner notablement la circulation sanguine et lym-phatique de la région, nous devons encore signaler les coagulations fibri-neuses intra-vasculaires, qui, sous forme de thromboses hyalines partielles ou totales, rétrécissent fortement le calibre des vaisseaux et augmentent d'au-tant l'ischémie de la région ; contribuant ainsi pour une très large part aux troubles nutritifs qui frappent la cornée.

En plus, si l'inflammation se prolonge, il se produit de l'endovasculite arté-rielle avec des conséquences identiques de rétrécissement vasculaire et d'isché-mie.

Enfin, je signale encore, en pleine inflammation phlegmoneuse, au milieu du sang normal, qui remplit les vaisseaux largement ouverts, de petits cail-lots rouges d'hématies très foncées en couleur et fortement tassées les unes contre les autres, comme si le sang se fût laqué sur place au milieu de la colonne de sang mobile. Ces sortes d'emboles rouges doivent gêner la circulation et concourir indirectement à la dégénérescence nécrobiotique de la cornée.

Soit dit en passant, la même précipitation du sang se rencontre aussi dans les parties de la rétine et de la choroïde, envahies par l'inflammation phleg-moneuse.

C'est la sclérotique, plutôt que la cornée, qui cède sous la poussée du pus remplissant la coque oculaire. Non loin de la ligne scléro-cornéenne, à l'endroit où les vaisseaux ciliaires antérieurs traversent la membrane fibreuse, la sclérotique s'infiltre de jeunes cellules, se ramollit, et s'ouvre par fonte purulente.

Exceptionnellement, la sclérotique s'ulcère autour du canal d'une veine vorticine ou des conduits émissaires des artères et nerfs ciliaires postérieurs. Le pus se déverse alors dans la capsule de Tenon, ou, directement dans les tissus de l'orbite. Si une inflammation fibrineuse adhésive a eu le temps de fermer la séreuse péri-oculaire au niveau des veines vorticines, le pus se répandra, là aussi, dans le tissu lâche, orbitaire.

Choroïde. — De toutes les membranes de l'œil c'est la choroïde qui est la plus tardivement atteinte par l'inflammation suppurative du phlegmon de l'œil, à moins que la suppuration microbienne n'ait commencé par l'espace supra-choroïdien. Dans ces dernières conditions, la choroïde, avant les autres membranes et milieux, entre en suppuration, mais dans ses couches externes, d'abord, autour des grands réseaux artériels et autour des tourbillons veineux; et, cette suppuration s'étend rapidement à toute la surface extérieure de la choroïde, parce que, dans la cavité séreuse suprachoroïdienne l'inflammation se propage en surface avec une extrême rapidité, depuis la région ciliaire, en avant, jusqu'à la région papillaire, en arrière. Cependant ici, comme dans les autres séreuses, des précipités fibrineux, accolant entre elles les membranes endothéliales opposées, peuvent créer des suppurations enkystées et limiter ainsi la purulence à un département de la cavité suprachoroïdienne, correspondant à la partie de la choroïde qui se trouve être le siège de la suppuration.

Dans les conditions ordinaires, par contre, la choroïde n'est envahie par l'inflammation que dans l'étendue de deux minces bandes circulaires : une en avant, immédiatement derrière le corps ciliaire ; une autre en arrière, au pourtour de la papille du nerf optique. C'est par la portion plane du corps ciliaire et par le disque optique, plus facilement atteints par les principes phlogogènes diffusant, que ces parties de la choroïde reçoivent l'irritation nécessaire pour leur entrée en inflammation (Fuchs).

Évolution régressive. — La panophtalmie purulente n'aboutit pas toujours et nécessairement à l'évidement complet, spontané ou provoqué, de la coque oculaire, de son contenu réduit, au préalable, en bouillie purulente. Comme toute autre inflammation, celle-ci peut s'arrêter en chemin, se transformer en panophtalmie plastique ou même s'éteindre complètement. Si la panophtalmie purulente continue sous la forme plastique, nous trouverons à la fin de la phlegmasie les lésions de cette forme, que nous décrivons plus loin.

Microbes pathogènes. — Au point de vue pratique, la détermination de l'espèce microbienne qui, dans chaque cas particulier, a provoqué l'infection intérieure du globe oculaire, n'a plus, aujourd'hui, la même importance qu'autrefois. Les espèces pyogènes, très peu nombreuses dans le principe, se sont fort multipliées depuis. La question s'est donc fortement embrouillée pour ceux qu'une pratique journalière ne tient pas constamment au courant des derniers perfectionnements de culture et de détermination bactériologiques. D'autre part, nous savons parfaitement bien que les infections microbiennes dans le globe oculaire ne sont pas différentes de celles des autres organes. Or, l'étude de ces infections, aussi vaste que l'ophtalmologie tout entière, est réservée à des spécialistes, à des bactériologues de profession. Nous, oculistes, spécialistes en une autre branche de la très vaste médecine, nous n'avons qu'à accepter les lois que formulent ces hommes compétents. C'est un moyen, pour nous, d'éviter beaucoup d'erreurs, que de laisser à chacun le petit coin qu'il s'est choisi par aptitude et par goût, dans le domaine des sciences médicales. Pour ne pas avoir accepté, sans réplique, pour notre branche, ce que la bactériologie générale avait établi de dogmes et de lois, combien de fois n'avons-nous pas eu à répudier des erreurs et à abjurer des hérésies.

Dans l'œil, comme ailleurs, les pyogènes les plus vulgaires, sont les grands coupables : les staphylocoques, les streptocoques, les pneumocoques.

Le bacille commun de l'intestin, le diplocoque encapsulé, le bacille d'Eberth, etc., ne viennent qu'en seconde ligne.

Histoire clinique. — Quand, à la suite d'une opération pratiquée sur le globe ou à l'occasion d'une blessure accidentelle, l'œil s'est trouvé infecté par l'introduction malheureuse d'un certain nombre de microbes pathogènes, la sensibilité douloureuse de cet organe, momentanément exaltée par l'opération ou la blessure, loin de se calmer petit à petit, s'exalte, au contraire, insidieusement, à mesure que le temps s'écoule. Le soir du jour même, le blessé ou l'opéré se plaint déjà de vraies douleurs. Cependant l'organisme lutte encore. C'est la nuit qui va décider de la victoire.

Dès le lendemain, si les microbes triomphent, la panophtalmie purulente s'annonce par un gonflement œdémateux, près du bord libre de la paupière supérieure, absolument caractéristique; puis, par l'écoulement d'entre les paupières, d'un liquide séro-albumineux, trouble, que le blessé appelle des larmes chaudes; enfin, par une douleur gravative sourde, occupant toute l'orbite et la moitié correspondante du crâne.

La nuit a été mauvaise : le malade ne manque pas de le dire à son médecin ou, du moins, il l'avoue, si son médecin a dû, lui-même, l'interroger à ce sujet ; car il existe, maintenant, une rémission matinale, qui fait oublier les angoisses de la nuit. Depuis le matin, les douleurs se sont un peu calmées : le malade moins inquiet que pendant la nuit solitaire, s'est repris à espérer, avec le réveil de son entourage. Il se sent seulement un peu las, après cette nuit de mauvais sommeil, coupé de réveils brusques, mais il n'est pas exténué, comme après une nuit blanche.

Le renouvellement du pansement est aussi très agréable au blessé. La fraîcheur des nouvelles compresses lui donne l'illusion d'une amélioration soudaine. Illusion, que partage volontiers le médecin, qui trouve le globe oculaire pas beaucoup plus rouge que la veille. L'œil garde encore bon aspect et n'est pas trop douloureux au toucher, ni trop dur à la palpation.

La teinte pâle, grise de la conjonctive bulbaire, seule, inquiète un peu.

La plaie cornéenne ou sclérale n'a point mauvais aspect; un peu douteux, tout de même, si la plaie est grande, irrégulière ou avec éclatement: dans ces cas, les lèvres sont légèrement intumescentes, troubles et recroquevillées, entropionnées ou ectropionnées, selon les circonstances. Mais quand la plaie est petite, linéaire régulière, la cicatrice semble déjà consolidée. A moins d'infection ultravirulente, l'humeur aqueuse aussi est restée transparente et l'iris conserve ses caractères normaux. La pupille, toutefois, est très petite, et déjà le malade témoigne d'une certaine photophobie, assez vive pour gêner l'examen.

Bientôt, cependant, les douleurs reprennent, pas très fortes encore et avec des rémissions presque complètes, jusque vers le soir. Alors avec l'agitation fébrile de la soirée, les douleurs s'exaspèrent, deviennent vives et continues. C'est pendant cette seconde nuit, que les douleurs prennent enfin le caractère des douleurs phlegmoneuses, lancinantes, pulsatiles, pongitives et térébrantes. Plus de sommeil possible, maintenant, et, le matin, le malade se trouve réellement exténué. Il se sent vraiment malade, fiévreux et même nauséeux. Il supplie qu'on procède avec douceur au pansement : tout attouchement maladroit lui arrache les plaintes les plus vives.

En même temps le blessé éprouve une photophobie intense, douloureuse, que des éclairs de feu, jaillissant à travers l'œil malade, rendent parfois insupportable.

La paupière supérieure est beaucoup plus gonflée que la veille : tous les plis sont effacés; la peau est rouge, tendue, luisante. La paupière inférieure est également œdématiée, mais beaucoup moins que la paupière supérieure, qui descend sur elle et la recouvre en grande partie. Du pus jaune suinte aux deux angles de la fente palpébrale. Si on n'était pas prévenu on pourrait croire à une ophtalmie blennorragique. La muqueuse conjonctivale palpébrale est d'ailleurs très rouge. Mais la conjonctive bulbaire, soulevée en chémosis, l'est beaucoup moins : elle est plutôt blanche, d'aspect lardacée : *chémosis séreux, chémosis blanc*.

A travers la muqueuse bulbaire pâle mais transparente, on voit le tissu conjonctif lâche sous-muqueux, distendu par l'œdème phlegmoneux, jaunâtre. La distension du tissu sous-muqueux par cet œdème compact gêne fortement la circulation dans le réseau capillaire sanguin et lymphatique sous-basal, superficiellement; comme elle gêne, profondément, la circulation artérielle et veineuse épisclérale.

La cornée est encore transparente, sauf près de ses solutions de continuité, s'il en existe. Les lèvres de la plaie sont boursouflées et grisâtres. Si la plaie est restée ouverte, un exsudat diphtéroïde obstrue l'orifice, comme d'un flocon de fibrine bouillonnant, qui se laisse étirer, mais non enlever proprement. Ce bouchon fibrineux se reforme d'ailleurs au fur et à mesure qu'on l'enlève. Et, il n'y a aucun avantage à vouloir en débarrasser la plaie. Sous les compresses chaudes calmantes cette fausse membrane fibrineuse fond rapidement et disparaît d'elle-même.

La chambre antérieure, déjà, paraît très profonde, si elle n'est pas restée ouverte après une blessure irrégulière et contuse. L'humeur aqueuse est trouble. L'iris congestionné paraît verdâtre et flou. Les dessins semblent couverts d'une sorte de givre grisâtre que percent des points rouges d'hémorragies interstitielles ou de congestion capillaire. S'il n'existe pas de cataracte traumatique, la pupille encore noire peut être agrandie sous la pression de l'humeur aqueuse qui remplit et distend la chambre antérieure. A travers le cristallin on voit les couches antérieures du vitré devenues grisâtres, déjà avec une teinte de jaune, annonçant la formation d'un abcès; car si la substance infectieuse est très virulente ou si le traumatisme a été très violent, la suppuration s'établit dans le vitré avec une rapidité foudroyante. Ce reflet jaune, un peu verdâtre, qui sort de la pupille, de très loin derrière l'iris, est du plus mauvais augure : c'est le premier signal du phlegmon déclaré, entraînant inévitablement la destruction purulente de l'organe.

A ce moment nous ne sommes cependant pas arrivés plus loin que l'iridocyclite purulente, compliquée, en avant, de kératite simple souvent, suppurative parfois ; en arrière d'hyalite séro-fibrineuse. Mais c'est tout de même le phlegmon : car le vitré envahi par l'œdème fibrineux se gonfle outre mesure et crée les accidents glaucomateux. Le cristallin et l'iris poussés en avant évacuent de force l'humeur aqueuse de la chambre antérieure, qui s'efface complètement. La rétine, comme nous avons vu ci-devant, est déjà malade, enflammée, infiltrée, dans ses couches internes mais la choroïde est encore intacte. Ce n'est donc pas encore la panophtalmie purulente.

A partir de ce moment, si l'ophtalmie est abandonnée à elle-même, tous les symptômes vont en s'aggravant rapidement.

Le gonflement des paupières augmente toujours et devient énorme. L'œdème cutané s'étend jusqu'au-dessus des sourcils et se propage toujours davantage du côté de la tempe, de la joue et du nez. Le globe oculaire, poussé en avant par le même œdème collatéral, phlegmoneux des tissus de l'orbite, soulève encore davantage les deux paupières, les entr'ouvrant de plus en plus largement. A travers la fente palpébrale rouverte, le chémosis fait hernie et s'étale transversalement entre les deux paupières, en bourrelet transversal, allongé et bosselé, semblable à une vessie remplie d'une gelée jaunâtre et sanglée par plusieurs brides circulaires.

La paupière inférieure est maintenant ectropionnée, renversée tout entière en dehors, étalant sa muqueuse boursouflée et congestionnée.

Le tout ensemble forme une grande tumeur saillante, sur un côté de la face, grosse comme le poing; rouge, comme les tuméfactions érysipélateuses et très chaude au toucher.

C'est avec grand'peine qu'on écarte les paupières pour inspecter le globe. Les paupières sont dures et ne se laissent ni déplacer ni retourner. On est souvent forcé de fendre, d'un coup de ciseaux, l'angle externe, pour amener quelque dégorgement des voiles palpébraux et permettre leur écartement.

Le globe de l'œil apparaît grandi: mais ce n'est là qu'une illusion : l'œil a gardé ses diamètres normaux, mais la protrusion nous le montre jusque derrière l'équateur.

L'exorbitisme du globe apparaîtra d'autant plus tôt que l'exsudat forme, en même temps que l'œdème des tissus orbitaires, un épanchement dans la capsule de Ténon. Ceci dépendra de la constitution du sujet. Le plus souvent il ne se forme pas d'épanchement dans la séreuse supra-oculaire, mais il se développe une inflammation fibrineuse adhésive. Chez les lymphatiques, chez les scrofuleux l'épanchement séro-albumineux peut au contraire être considérable et c'est alors que l'exorbitisme, précédant l'œdème phlegmoneux des paupières, entr'ouvre largement la fente palpébrale et vient placer, bien en évidence, au milieu des tissus sortant de l'orbite, le grand œil fixe, effrayant à voir, qui impressionne si vivement tous ceux qui approchent le patient.

Dans les tissus orbitaires saillants le globe oculaire est comme figé. Le malade ne peut lui faire exécuter aucun mouvement : il s'en garde prudemment, d'ailleurs, car l'essai seul de déplacer son globe lui occasionne de nouvelles souffrances. Nous-mêmes nous ne pouvons pas déplacer, directement, le globe avec nos doigts ; tellement la masse qui l'encastre est dure, résistante.

La muqueuse conjonctivale et bulbaire est rouge, d'un rouge bleuâtre, très peu humide et couverte de croûtes, là où elle restée exposée à l'air. A la place du pus on trouve souvent une sorte de fausse membrane peu épaisse, transparente, qu'on enlève sans peine et qui se reproduit rapidement après.

La cornée est trouble dans toute son étendue, aussi bien dans ses couches profondes que dans ses couches superficielles. La surface antérieure est terne, dépolie, grenue, comme piquée avec des aiguilles. La face profonde est recouverte de dépôts descemétiques nombreux. Il faut souvent l'éclairage latéral pour voir ces petites masses cellulo-fibrineuses à travers la membrane opacifiée. Au bas de la chambre antérieure se trouve un hypopyon ou le pus remplit la chambre entière. L'iris épaissi, d'aspect également flou, est parsemé d'abcès minuscules et de petits foyers hémorragiques. La pupille petite, immobile, est fermée par des exsudats grisâtres. Le fond de l'œil est inéclairable. Le globe tout entier est dur comme du marbre.

Intolérables sont maintenant les douleurs qu'endure le patient, qui demande qu'on le soulage à tout prix ; qu'on le débarrasse de ce globe qui lui brûle l'orbite et qu'une force invisible essaie constamment de lui arracher hors du crâne. D'ailleurs, depuis le second ou le troisième jour, toute perception lumineuse a disparu et le malade sait parfaitement bien que l'œil est définitivement perdu pour la vue, bien que de temps en temps encore des photopsies brillantes remplissent pour un instant toute la chambre de lueurs effrayantes.

Enfin, l'œil s'ouvre, la cornée sphacelée tombe, ou la sclérotique ulcérée crève et les masses purulentes font irruption au-dehors. Le calme succède à l'orage. Le pauvre patient se sent soudainement soulagé. Toute douleur cesse et le globe se vide lentement, s'affaissant au fur et à mesure ; à moins que le phlegmon n'ait affecté ce caractère pernicieux, qui fait que les tissus se sont étranglés et se sont mortifiés dans l'enveloppe fibreuse inextensible. Dans ce cas toute misère ne cesse pas avec la perforation de l'enveloppe fibreuse : le gros bourbillon intérieur ne peut pas sortir par la petite brèche ouverte dans la cornée ou dans la sclérotique et la suppuration continue tout autour de ce corps étranger, lui-même infectant ; et les douleurs, un peu calmées, iront se prolongeant jusqu'à ce que la masse sphacélée se sera liquéfiée, dissoute dans les exsudats inflammatoires et écoulée au dehors.

Naturellement le médecin n'assistera pas les bras croisés à ce long et inutile martyre et nous verrons plus loin, dans le chapitre du traitement, comment on remédie à tant de misères ; bien mieux comment on sauve souvent ce qui paraissait impossible à sauver.

Après évacuation, spontanée ou provoquée, du contenu purulent, le globe oculaire s'affaisse et réduit son volume à celui d'une petite noisette : *atrophie* du globe oculaire. Sous la muqueuse conjonctivale dérougie et redevenue transparente, la sclérotique blanche montre des plissements nombreux. Tout le globe est comme écrasé par les quatre muscles droits, de façon à affecter une forme quadrangulaire.

A la place de la cornée ulcérée se trouve une cicatrice plate : blanche ou tigrée par quelques lambeaux d'iris ayant conservé leur pigment au milieu du tissu fibreux cicatriciel. Des dépôts jaunâtres couvrent fréquemment en bas-reliefs irréguliers l'épais leucôme.

Quand le globe s'est ouvert au niveau de la sclérotique, le globe atrophique conserve en avant une cornée minuscule parfaitement transparente au-devant d'une chambre claire et d'une sorte d'iris brunâtre, sans orifice pupillaire.

La sclérotique, plus souvent que la cornée, est le siège de l'ulcération libératrice du phlegmon oculaire. Même quand la plaie cornéenne a cédé sous la tension intraoculaire et s'est rouverte pour laisser écouler le pus, la sclérotique s'ulcère encore quelquefois pour permettre un écoulement plus facile et plus complet des exsudats purulents.

La perforation de la sclérotique se fait habituellement entre les insertions tendineuses de deux muscles droits, dans la région ciliaire, autour d'un vaisseau perforant dont l'enveloppe de tissu conjonctif lâche a servi de guide ou plutôt de chemin aux courants infectieux. C'est entre le droit supérieur et le droit interne ou le droit externe, que se trouve le lieu d'élection de l'ulcération sclérale libératrice.

Nous avons déjà dit que la cornée ne s'ulcère pas, mais se sphacèle, dans toute son épaisseur, et s'élimine, ensuite, en totalité, après s'être détachée de son insertion sclérale par un sillon d'élimination, ainsi que cela se pratique pour une tache gangréneuse de la peau.

Comme le sillon d'élimination est toujours plus avancé sur une partie de la circonférence cornéenne, la perforation, d'abord partielle, laisse soulever la cornée blanchie, opacifiée, comme un petit couvercle à charnière, enchâssé dans l'anneau scléral péricornéen du globe. Puis, l'ulcération ayant fait du progrès et la perforation ayant fait le tour complet de la membrane mortifiée, la cornée tout entière est entraînée avec le pus, comme une rondelle de cuir blanc ayant longtemps macéré dans l'eau (MACKENZIE).

L'ouverture de l'œil phlegmoneux s'annonce quelques heures à l'avance par une légère détente des symptômes inflammatoires. Dans un point du sillon d'élimination, de préférence en haut également, pointe comme une hernie de couenne purulente. Ou, s'il s'agit d'ulcération de la sclérotique, un point jaunâtre apparaît sous la conjonctive bulbaire. A l'intérieur du globe le pus reste toujours sous forte pression glaucomateuse. Mais, maintenant, au moindre effort que fait le malade, qu'il tousse, éternue ou se soulève dans son lit, la rupture se produira brusquement, déchirant à la fois la sclérotique et la conjonctive ou emportant du coup toute la rondelle sphacélée de la cornée. Le premier pus jaillira par gros bouillons, s'il n'existe point de bourbillon solide; puis le pus suintera lentement jusqu'à évidement complet du globe.

Quand la cavité séreuse de TENON est restée ouverte, le pus se précipite dans cette cavité, si la sclérotique s'est ouverte plus en arrière près des vaisseaux veineux perforants de l'équateur; et alors, on voit arriver la masse purulente dans les pochettes antérieures, péritendineuses de cette séreuse et former à la région ciliaire une ou plusieurs tumeurs jaunes qui s'ouvriront ultérieurement.

Ce qui reste de tissu, non liquéfié par la suppuration, à l'intérieur du globe, se transforme après l'ouverture du phlegmon, en tissu conjonctif cicatriciel. Beaucoup de cellules de ce tissu cicatriciel ont conservé des granulations pigmentaires, ayant appartenu à la choroïde, à son épithélium ou à son stroma. Plus il est resté de rétine, de choroïde et même de corps vitré, infiltré mais non suppuré, plus la sclérotique sera étoffée, doublée de tissu conjonctif encore pourvu de vaisseaux et de nerfs; plus par conséquent le moignon sera grand; mais plus nombreuses seront aussi les chances de voir l'irritation s'entretenir dans ce moignon. Dans ce cas, on peut s'attendre à de l'inflammation, et cela à la moindre occasion : lors d'un refroidissement local ou général, à la suite d'une contusion légère, à l'occasion d'un dérangement gastrique ou d'une maladie quelconque. Pour le restant du temps, cependant, ce moignon n'est ni spontanément sensible, ni douloureux à la pression, il n'expose donc guère à des ophtalmies sympathiques. Quelques instillations d'atropine, contre ces accidents, suffisent généralement pour ramener le calme : dérougir la conjonctive bulbaire et étouffer toute sensation pénible.

L'inflammation phlegmoneuse intra-oculaire peut facilement s'étendre au dehors du globe, en envoyant ses principes irritants phlogogènes, *diffusibles*, à travers les lâches voies *colloïdes*, qui engainent les vaisseaux et nerfs ciliaires, ainsi que les veines vorticines, à leur passage à travers la sclérotique. C'est, précisément, à cause du phlegmon de l'œil, que nous constatons que, fort heureusement, les anatomistes se sont trompés au sujet de la nature et de la forme des communications, qui existent entre l'espace séreux suprachoroïdien et l'espace séreux ténonien ou cavité articulaire du globe. Si nous avions en réalité, comme ils le prétendent, des voies ouvertes, béantes : des gaines canalisées, permettant le passage facile des microbes pyogènes avec le courant séreux, nous verrions souvent éclater une ténonite purulente. Et cette ténonite de nature infectieuse, microbienne, ne tarderait pas à entraîner les complications les plus graves : le phlegmon de l'orbite, la thrombose infectieuse des veines orbitaires, la méningite purulente et la thrombose du sinus caverneux. Presque tous les malades atteints de phlegmon oculaire devraient mourir ; or, cette issue fatale est heureusement rare dans cette affection même quand les microbes ont envahi l'espace suprachoroïdien.

Maintenant, avec des gaines fermées, avec des adventices uniquement perméables aux substances solubles, il ne se forme qu'une ténonite séro-fibrineuse. Et quand, par hasard, la ténonite est purulente, son pus est stérile, incapable de propager son inflammation destructive aux alentours ; comme le pus de l'hypopyon de l'ulcère purulent de la cornée, *non perforé*, est incapable de communiquer l'inflammation suppurative au vitré et aux autres membranes oculaires profondes, incapable, en un mot, de créer le phlegmon.

C'est l'inflammation adhésive de la séreuse ténonienne qui nous crée les difficultés opératoires, que nous rencontrons, quand nous énucléons le phlegmon à chaud après quelques jours d'existence, ou à froid, après l'ouverture de la coque fibrineuse et atrophie confirmée du globe.

L'exsudat séro-fibrineux qui s'est épanché dans l'espace ténonien, ne contribue guère à l'exorbitisme du globe. Cet épanchement — sauf exception : dans quelques réactions molles, scrofuleuses — est trop peu abondant pour pousser le globe hors de sa cavité articulaire. Chez les arthritiques, goutteux ou rhumatisants, nous pourrions nous attendre à un épanchement séreux très abondant dans la capsule de Tenon, mais dans ces conditions la réaction phlegmoneuse intérieure est tellement vive et l'œdème collatéral se propage tellement vite aux tissus de l'orbite que la cavité séreuse péri-articulaire n'a ni le temps ni l'espace voulus pour se remplir d'exsudats inflammatoires abondants.

Quoi qu'il en soit, quand la capsule de Tenon se remplit d'une sérosité inflammatoire abondante, l'épanchement se prolonge dans les pochettes péri-tendineuses de la région ciliaire et la cornée se recouvre alors circulairement d'un bourrelet chémotique volumineux mais irrégulier, comme dans la ténonite simple.

Variétés. — La marche envahissante de la purulence, dans la panophtalmie suppurative, varie avec le point de départ de la suppuration. Nous avons supposé que la suppuration eût débuté dans le segment antérieur de l'œil, ce qui est le cas le plus fréquent pour la panophtalmie traumatique. Mais un corps étranger infecté peut pénétrer directement jusqu'au fond du globe et y déposer les microbes pyogènes. Ceux-ci ne tarderont pas à s'y multiplier et allumeront d'emblée le feu destructeur dans les parties les plus importantes de l'organe, la rétine et la choroïde. La suppuration s'étendra alors de la rétine dans le corps vitré et à travers le corps vitré dans la chambre postérieure et dans la chambre antérieure, passant par la pupille ou traversant directement l'iris.

La panophtalmie traumatique affecte rarement la forme purulente à froid. Nous rencontrerons cette variété parmi les ophtalmies spontanées ; mais il faut cependant admettre une forme subaiguë ou chronique, précisément quand la suppuration marche d'arrière en avant comme dans les panophtalmies spontanées.

Durée. — Il faut six à huit semaines pour l'évolution spontanée, complète, du phlegmon oculaire, depuis sa période glaucomateuse, douloureuse du début jusqu'au calme absolu qui coïncide avec l'affaissement total et la cicatrisation provisoire du globe vidé et atrophié. Il faut encore quelques semaines avant que le moignon devienne tout à fait blanc et absolument insensible ; avant qu'il ait achevé son ratatinement.

Diagnostic. — La panophtalmie ne peut guère se confondre qu'avec la conjonctivite blennorrhéique, la ténonite et le phlegmon de l'orbite.

Les thromboses des veines intraorbitaires et du sinus caverneux se passent sans fièvre, tant que l'exorbitis n'a pas amené l'ulcère purulent de la cornée. La phlébite des mêmes vaisseaux s'accompagne de fièvre vive mais le globe n'est que secondairement malade.

La ténonite s'annonce à peu près comme la panophtalmie. Le chémosis séreux distend surtout le fornix conjonctival inférieur. Il est parfois le seul et unique symptôme de cette inflammation de séreuse. La panophtalmie montre en même temps, au moins, l'œdème des paupières ; puis, les lésions du globe lui-même.

La conjonctivite blennorragique sécrète beaucoup plus abondamment que la panophtalmie ; autant dans la période présuppurative qu'en pleine période d'état de la maladie. Puis les lésions oculaires se montrent simultanément dans la panophtalmie et non après, comme complication. Il suffit d'être prévenu pour ne pas faire erreur.

Le phlegmon de l'orbite s'annonce de même que le phlegmon de l'œil, mais, encore une fois, les symptômes objectifs, en dehors des symptômes d'œdème, se localisent autrement. Ici, d'ailleurs, le chémosis fait saillir surtout le cul-de-sac conjonctival, le plus près possible du foyer de suppuration intra-orbitaire.

Nous savons qu'une irido-cyclite traumatique purulente s'est étendue à la rétine et au nerf optique, quand soudainement la vue baisse, au point de supprimer toute localisation dans le champ visuel. La projection lumineuse disparaît avant la perception lumineuse. Tant que persiste la projection, précise et sans hésitation, le retour à la vision est possible. La simple perception lumineuse ne garantit rien. Quand elle aussi a cessé d'exister, tout espoir est perdu.

Étiologie. — La panophtalmie traumatique est incontestablement plus fréquente que la panophtalmie spontanée ou métastatique.

Actuellement, grâce aux soins éclairés que reçoivent nos blessés, presque aussitôt après l'accident, les suppurations oculaires sont devenues beaucoup plus rares qu'autrefois. Mais dans bien des circonstances encore, le traitement antiseptique n'est pas mené avec assez de rigueur pour prévenir de même l'inflammation plastique, d'où il suit que beaucoup d'yeux accidentés, qui se seraient perdus autrefois par phlegmon, se perdent maintenant, par panophtalmie plastique.

Les phlegmons consécutifs aux perforations ulcéreuses de la cornée, sont aussi devenus plus rares, parce qu'on a mieux appris à traiter les affections oculaires, qui en sont la cause première.

La surveillance active établie, d'autre part, autour des cicatrices ectatiques et leur traitement préventif (cautérisation ignée, recouvrement avec un lambeau de conjonctive mobilisée, iridectomie et autres opérations antiglaucomateuses) nous ont permis de diminuer encore d'un certain pour cent les panophtalmies traumatiques d'autrefois.

Nous acceptons, un peu de confiance, que toutes les panophtalmies, plastiques ou purulentes, qui succèdent à des blessures, ont été provoquées par des microbes que l'instrument vulnérant a introduit dans l'intérieur du globe. Il doit en être ainsi pour les blessures faites avec des outils malpropres, avec des éclats de bois souillés, avec des instruments de chirurgie ayant servi à d'autres usages. Mais beaucoup de blessures faites avec des instruments bien aseptisés ou des éclats métalliques, rendus aseptiques par les conditions même de leur introduction violente dans le globe oculaire, occasionnent quand même, la panophtalmie tantôt plastique et tantôt purulente. Sont-ce les microbes du sac conjonctival, que ces instruments emportent au passage, qui allument les inflammations désorganisatrices ? N'est-ce pas plutôt par infection secondaire que ces blessures s'enflamment, lors du nettoyage de l'organe traumatisé, ou sous le bandeau occlusif, ou pendant les pansements ultérieurs ? Il importe de se poser ces questions pour établir en toutes circonstances, les règles d'un traitement préventif rationnel. Si les conjonctivites et les dacryocystites augmentent les chances d'infection depuis le premier jour du traumatisme jusqu'au dernier de la consolidation parfaite de la cicatrice, je ne crois pas que les microbes des muqueuses nasales enflammées puissent remonter par les voies lacrymales jusqu'à la plaie non cicatrisée du globe.

Reste l'infection endogène de l'œil blessé ou opéré.

Il est de toute certitude aujourd'hui que l'œil, même gravement blessé, ne saurait entrer en suppuration si des germes pathogènes n'ont pu, par la même occasion, s'introduire dans le globe. La panophtalmie traumatique purulente exige absolument le concours de microbes pyogènes. Encore doivent-ils être en nombre suffisant et de virulence élevée. Nous ne parlerons pas absolument de même quand nous traiterons de l'étiologie de la panophtalmie traumatique plastique. Ici nous sommes plus réservés sur la nécessité absolue de la présence de ces microorganismes.

Mais par quelle voie le microbe purulent arrive-t-il dans l'œil traumatisé ?

L'infection vient-elle toujours du dehors, dans l'opération comme dans la blessure accidentelle, faite avec des outils le plus souvent malpropres? D'aucuns le prétendent et admettent constamment une infection exogène, soit immédiatement, au moment de l'opération ou de l'accident, soit après, pendant la période de cicatrisation de la plaie. Ils affirment que la théorie de l'infection endogène, par la voie du sang, dans les premiers jours qui suivent le traumatisme, ou plus tard, ne sert qu'à couvrir des erreurs d'antisepsie ou des négligences dans la protection à donner au globe traumatisé contre des infections tardives, rendues possibles par l'amincissement de l'enveloppe externe.

Nous rappelons ici la sage réserve de PANAS, à laquelle nous souscrivons sans aucune hésitation et de pleine conviction.

« Sans vouloir nier la fréquence de l'infection par voie externe, nous pensons qu'il y a lieu d'admettre aussi une panophtalmie d'origine interne ou par endo-infection. Cela est vrai pour d'autres parties de l'organisme, et rien ne s'oppose à ce que l'œil traumatisé constitue un terrain tout préparé au développement de microbes contenus dans le sang. »

Il y a d'ailleurs des exemples de contusion violente du globe oculaire avec dilacération étendue des membranes intérieures, mais sans déchirure de la coque fibreuse extérieure et où l'œil s'est perdu par suppuration (LAGRANGE). Ces cas, il est vrai, sont extrêmement rares; aussi, quoi qu'il en soit de la théorie, la pratique la plus sage c'est d'opérer les yeux malades et de panser et soigner les yeux blessés, comme si toutes les suppurations consécutives nous étaient imputables.

Parmi les blessures qui exposent le plus l'œil traumatisé aux accidents de la panophtalmie purulente, il faut citer les blessures contuses et irrégulières; les accidents par explosifs, même sans déchirure apparente de la sclérotique; enfin, les brûlures par liquides ou gaz corrosifs. Parmi ces dernières, les brûlures par alcalis doivent être considérées comme plus graves, plus dangereuses que celles par acides. La solution ammoniacale possède une action pénétrante telle qu'elle doit être considérée comme provoquant une brûlure dont la terminaison est toujours malheureuse.

Mais, en tête de tous les accidents, il faut placer les plaies avec pénétration de corps étranger : d'éclats métalliques oxydables, en particulier. Les oxydes de ces corps métalliques en se dissolvant dans les liquides organiques forment des composés à puissance phlogogène quelquefois très grande. Les corps étrangers métalliques décomposables, alors même qu'ils seraient entrés dans l'œil parfaitement aseptiques, peuvent provoquer une inflammation plastique, qu'une infection ultérieure, endogène ou exogène, transforme en une ophtalmie suppurative. L'éclat de cuivre occupe ici le premier rang parmi ces corps étrangers dangereux ; le plomb, le dernier. Le grain de plomb de chasse s'enkyste toujours. N'était son poids relativement grand, qui, joint à sa force de propulsion, aggrave singulièrement les désordres de la contusion et de la dilacération des tissus, et qui, plus tard, permet quelquefois son déplacement à l'occasion d'une autre violence, le plomb de chasse devrait être regardé comme relativement inoffensif pour l'œil.

Les expériences sur les animaux faites par LEBER, RINDFLEISCH et d'autres, ont suffisamment prouvé la nocivité de tout corps oxydable dans l'œil ; mais elles laissent inattaquable la proposition qu'aucun œil humain ne se perd par phlegmon qu'après introduction de microbes pyogènes.

Très souvent les corps métalliques pénètrent dans l'œil parfaitement aseptiques ; si leurs produits de transformation chimique sont capables de produire autour d'eux une atmosphère d'inflammation, cette inflammation n'atteint jamais le plus haut degré : la suppuration. Promptement donc, avant qu'une infection microbienne puisse s'ajouter à la blessure profonde, à l'occasion d'un état septique du sang — ce qui n'est pas aussi rare que nous le pensions il y a quelques années — l'enkystement du corps étranger se produira et les progrès de l'inflammation plastique, chimique seront arrêtés. Plus vite cet enkystement s'achèvera et plus solide il sera : plus vite disparaîtra la période dangereuse qui menace l'œil blessé d'une inflammation suppurative.

Les causes prédisposantes jouent ici un rôle particulièrement important. Si tant d'yeux blessés ou opérés échappent à la suppuration, ce n'est pas tant parce que l'opérateur ou le hasard se sont arrangés de telle façon qu'aucun microbe n'ait pu s'introduire dans l'intérieur du globe, mais bien, parce que la vitalité des tissus fût suffisamment grande pour empêcher la pullulation de ce parasite, pour le paralyser et le détruire par les sucs cellulaires et intercellulaires, composés comme de véritables sucs digestifs.

L'alcoolisme, le diabète, l'albuminurie parmi les dyscrasies sanguines ; les fièvres infectieuses, jusque dans leur période de convalescence, parmi les maladies générales, favorisent le plus la suppuration post-traumatique.

Traitement. — L'oculiste doit être convaincu, qu'il est possible d'arrêter la panophtalmie traumatique, à toute période de son évolution. Au moment, où il ne lui est plus permis de songer à la possibilité de conserver à l'œil traumatisé une dernière parcelle de vision, il doit encore apporter tous ses soins à garder au moignon futur la forme la plus convenable, sous le rapport des dimensions et de l'aspect extérieur.

Avant tout, le chirurgien doit étudier le traitement préventif de la panophtalmie traumatique. Il m'est impossible d'énumérer ici en détail toutes les précautions d'asepsie minutieuse nécessaires pour préparer le terrain opératoire, ou tous les soins délicats, qu'exige le pansement des plaies accidentelles. Tout cela viendra, à son heure, dans le chapitre qui concerne la médecine opératoire et le traitement des blessures accidentelles. Ce n'est qu'après avoir épuisé toutes les ressources de son art que l'oculiste peut songer à d'autres interventions, moins conservatrices, que les complications infectieuses et autres auront rendues inévitables.

Au premier symptôme de la panophtalmie purulente, consécutive à une blessure du segment antérieur, il faut rouvrir la plaie de la cornée ou de la sclérotique, avec la pointe de l'électro-cautère ; assez largement pour laisser écouler facilement l'humeur aqueuse et le pus ; non seulement le pus qui existe mais encore celui qui se formera ultérieurement. Malgré que beaucoup d'auteurs le prétendent, je ne crois pas qu'il y ait grand avantage à cautériser superficiellement la cornée, partout où celle-ci présente l'aspect jaune, purulent ; ni à pousser la pointe du cautère, à l'aveuglette, dans la profondeur de la plaie, pour y détruire les microbes engagés profondément dans les tissus. Cette dernière manœuvre est certainement dangereuse pour le cristallin et pour son ligament suspenseur. La première est pour le moins inutile et, poussée un peu énergiquement, provoque des leucomes, dans des parties de la cornée qui auraient pu s'éclaircir spontanément. Ensuite, plus on détruit de cornée, plus grand sera, après guérison, l'aplatissement du segment antérieur du globe, et moins, par conséquent, on aura de chance de faire facilement dans une chambre antérieure très basse, une iridectomie optique convenable, toujours nécessaire plus tard.

Après la cautérisation de la plaie, on applique sur l'œil des compresses chaudes d'ichtyol, avec ou sans cataplasmes chauds, par-dessus elles. D'autres antiseptiques topiques que l'ichtyol, ne peuvent pas rendre ici les mêmes grands services. Le sublimé à l'extérieur ne peut pas être employé assez longtemps, à cause de l'irritation qu'il provoque à la peau ; et la poudre d'iodoforme versée dans le sac conjonctival, en s'agglutinant avec le sérum fibrineux qui sort de l'œil, peut obstruer l'orifice d'écoulement du pus. Quelques instillations d'une solution de cyanure de mercure, de 1 p. 1 000 à 5 p. 1 000, fréquemment répétées, m'ont paru au contraire très favorables. Après l'ouverture large de la plaie, l'ésérine n'a plus aucun avantage sur l'atropine. L'addition de la dionine favorise l'action de l'un et de l'autre de ces deux médicaments, antiphlogistiques et calmants.

Les pansements antiseptiques secs, avec ou sans iodoforme, ne valent pas, de loin, les applications humides, chaudes. Le pansement ouaté n'agit favorablement que par la chaleur humide qu'il entretient sur le globe en suppuration, par l'intermédiaire des paupières. Il peut difficilement développer ses qualités absorbantes à cause des croûtes qui ferment les paupières et, si on enduit de graisses la rondelle de gaze protectrice, on renonce d'avance à ces qualités absorbantes du pansement sec. Et, l'iodoforme peut bien contrarier la pullulation microbienne, mais, par lui-même et par le pansement occlusif qu'il rend nécessaire, il entrave gravement la détersion naturelle, spontanée du globe ; même si on a soin de renouveler de temps en temps les pièces de pansement. Sous les compresses humides d'ichtyol, le sac conjonctival reste constamment ouvert ; les paupières demeurent libres d'adhérence réciproque et les sécrétions inflammatoires de l'intérieur de l'œil viennent se mêler sans peine aux liquides des compresses et se diluer dans leur masse, toujours en proportion convenable pour devenir absolument inoffensives.

Les lavages de la chambre antérieure avec une solution tiède de sublimé, de cyanure de mercure ou de biodure de mercure (A. GRÆFE, etc.), peuvent être excellents en principe, mais ne sont guère avantageux en pratique, à cause de la grande sensibilité de l'organe enflammé. La détersion naturelle, bien surveillée, a toujours sur elle l'avantage de ne point être douloureuse.

Jamais un pansement douloureux ne vaudra un pansement doux, atteignant à peu près les mêmes effets détersifs. La douleur prédispose à l'inflammation, la réveille quand celle-ci est sur le point de s'éteindre et l'exalte encore davantage quand elle est en pleine évolution.

Les injections de sublimé, directement dans le vitré — une goutte ou deux d'une solution à 1 p. 1 000 — n'ont guère eu d'autres défenseurs que les Drs Abadie et Darier.

L'introduction de bâtons d'iodoforme (Haab) a donné quelques succès.

Quant aux injections sous-conjonctivales proposées par Raymond et prônées particulièrement par Darier, elles ont rendu de réels services. A mon avis le cyanure de mercure est supérieur au sublimé, qui est trop douloureux, et au chlorure de sodium, qui est trop peu actif. Mais je préfère encore le sérum du cheval immunisé contre le streptocoque, comme étant mieux toléré par l'œil douloureux et favorablement utilisé par lui; même alors qu'il s'agit d'autres infections, comme, par exemple, dans l'ulcère cornéen où il s'agit plus souvent de pneumocoque que de streptocoque (Venneman, 1897). Depuis lors, Römer a mis à l'ordre du jour un sérum fabriqué par la firme Merck et beaucoup de confrères disent du bien de son emploi contre la suppuration oculaire. Le sérum a été administré sous la peau et à distance du globe oculaire en guise de traitement préventif.

Les mercuriaux, comme altérants, le calomel, comme purgatif, et tous les narcotiques, comme calmants, gardent toujours leur vieille réputation. Le collargol remplace avantageusement le mercure.

Les soustractions sanguines — une demi-douzaine de sangsues, à la tempe ou aux mastoïdes — rendront des services, tout au début ; mais elles ne peuvent plus arrêter une panophtalmie purulente une fois qu'elle a commencé. Elles peuvent encore servir à calmer les douleurs et à maintenir l'inflammation dans des limites modérées.

L'application de la glace est recommandée par la plupart des auteurs. Je crois que les compresses chaudes valent mieux, à partir du moment où la suppuration a commencé Avant, la glace peut-être utile, comme traitement préventif du phlegmon imminent. Je recouvre tous les yeux blessés de compresses froides d'ichtyol.

Comme la panophtalmie traumatique, après blessure contuse, se trouve si heureusement amoindrie par la cautérisation de la plaie, pourquoi n'ouvrirait-on pas au pus cantonné dans l'intérieur du globe, une issue semblable, alors que l'introduction des microbes pyogènes s'est faite par des plaies minuscules dont on trouve à peine la trace? Quand il s'agit de suppuration dans le segment antérieur on peut perforer au cautère le quadrant inférieur de la cornée et traiter ensuite par le pansement chaud et humide de tout à l'heure. Dans le cas de suppuration ayant débuté par le segment postérieur, il y aurait moins d'espoir à piquer la région équatoriale, d'autant plus qu'il s'agit dans l'espèce presque toujours de petits éclats septiques perdus dans le vitré ou solidement fixés dans les membranes. Si l'extraction de ces corps étrangers n'a pas réussi il vaut mieux énucléer d'emblée l'œil que de s'exposer aux douleurs de la panophtalmie purulente ou aux dangers de l'ophtalmie sympathique de l'autre œil, après panophtalmie plastique du premier.

Faut-il énucléer l'œil atteint de phlegmon ou faut-il s'abstenir de cette intervention radicale, de peur de provoquer une infection des tissus de l'orbite ; infection, qui pourrait facilement s'étendre aux méninges et entraîner la mort de l'opéré ?

Il s'est formé parmi les oculistes, pour et contre l'énucléation de l'œil phlegmoneux, deux camps opposés qui rappellent, en chirurgie générale, les partisans et les détracteurs de l'opération de l'appendicite. Il me semble que nous devons nous inspirer de la longue discussion entre ces derniers, pour ne pas énucléer un œil en suppuration, en dehors du moment favorable et exempt de tout danger. Ce temps favorable va jusqu'à l'instant où les douleurs du phlegmon commencent à épuiser les forces du malade. Nous devons pour ainsi dire opérer préventivement, comme les chirurgiens qui opèrent, avec succès, l'appendicite dès le début, avant que la suppuration se soit propagée au loin. L'extension de la suppuration aux tissus de l'orbite, loin d'être pour nous une raison majeure pour entreprendre l'énucléation, est pour nous une contre-indication absolue. Ici il faut s'en tenir aux incisions profondes, tant dans le phlegmon oculaire que dans le phlegmon orbitaire.

Les partisans de l'énucléation immédiate et quand même, considèrent le foyer purulent comme une menace continuelle pour les tissus de l'orbite, pour la veine ophtalmique et pour les méninges, dont l'inflammation purulente peut à chaque moment amener une terminaison fatale. Cette crainte est exagérée : la raison de cette affirmation a été donnée au chapitre de l'anatomie pathologique.

Les détracteurs de l'intervention immédiate et radicale considèrent l'énucléation pratiquée à ce moment comme une opération grave : difficile à exécuter et dangereuse dans ses complications possibles. Une erreur d'antisepsie, ici doublement redoutable, suffirait pour entraîner la mort de l'opéré. Les exemples de mort par méningite, après énucléation en pleine période d'état de la panophtalmie purulente, ne sont vraiment pas rares.

Il est vrai que les opérateurs malgré tout objectent à cela qu'on a vu aussi mourir par méningite des personnes dont on n'avait pas opéré la panophtalmie. Et ils ajoutent que la plupart des cas de morts se rapportent aux temps préantiseptiques. Ou bien ils soutiennent que si l'opéré est mort ce n'est pas à cause de son opération mais parce que l'intervention a eu lieu tardivement, alors que les microbes avaient déjà passé dans le sang ou que le malade fût infecté d'une autre source, dont la présence ne nous fut révélée que plus tard ; très souvent à l'autopsie.

Avec des raisonnements semblables on peut tout expliquer et tout défendre. Mais si nous considérons qu'à la campagne tant d'yeux se perdent par suppuration du globe, sans que le médecin intervienne autrement que par l'application de cataplasmes et la mise de quelques sangsues et que jamais on n'entend parler d'un décès pour cause de panophtalmitis traumatique, il faut bien se rendre à l'évidence des faits et se laisser convaincre que le danger d'infection générale, pendant le phlegmon de l'œil, n'est pas bien grand et que le malade ne peut donc pas mourir de méningite par propagation directe dans nos cliniques, où les soins sont mieux compris et mieux dirigés qu'au dehors. Il semble bien que, conformément à la théorie, qui fait de l'œil un vase clos, ne communiquant, nulle part, au dehors par des voies lymphatiques, il ne faille pas redouter l'infection générale et que si nous pouvons autrement que par l'énucléation débarrasser nos patients des souffrances excessives qu'ils endurent, nous devons renoncer à l'énucléation ; car l'énucléation est, somme toute, une opération plus difficile ici qu'ailleurs et avec les difficultés opératoires augmentent les dangers d'infection. Si nous n'incisons pas nous-mêmes le globe, combien de fois ne s'est-il pas rompu au moment où nous pressions le nerf optique entre les branches de nos ciseaux. Cependant ici aussi il ne faut pas exagérer le danger d'infection : quand le tissu orbitaire n'est pas préparé à l'inflammation par l'existence prolongée du phlegmon, le mal n'est pas grand ; mais quand le malade nous a été envoyé au plus fort de la maladie, le danger est dix fois plus menaçant.

Il faudrait pouvoir réétudier les cas de morts, sans intervention chirurgicale, signalés par les auteurs et examiner si ces panophtalmies n'étaient pas compliquées de ténonite suppurante ou de phlegmon de l'orbite. Combien de fois n'arrive-t-il pas que le corps étranger, ayant traversé de part en part le globe oculaire, a déposé des microbes pyogènes, non seulement dans l'intérieur de l'œil, mais aussi dans la capsule de Tenon ou dans le tissu cellulaire de l'orbite.

J'ai énucléé un jour un œil en plein phlegmon, quand je fus surpris de voir tout à coup un flot de pus sortir du fond de l'orbite au moment où je coupais le nerf optique. Je crus avoir entaillé, avec mes ciseaux, le pôle postérieur du globe. Il n'en était rien cependant ; car tirant à moi le globe séparé de ses attaches, je pus m'assurer que la section avait été faite régulièrement à cinq millimètres en arrière de l'entrée du nerf. Comme il s'agissait d'une blessure par explosion d'une cartouche de fusil mal engagée dans la culasse, je pensai que le corps étranger avait pu traverser le globe de part en part et venir allumer un second foyer de suppuration derrière l'œil, dans le fond de l'orbite. Introduisant le doigt au fond de la plaie j'y trouvai effectivement la broche de la cartouche et il me fallut une pince solide pour l'attirer au dehors. L'opéré fut très malade pendant deux jours. Par précaution je défis les sutures de la conjonctive autour du drain dès le lendemain et je recommandai, avec instance, d'empêcher que le malade se couchât sur le dos ; de le faire reposer plutôt avec la figure dans l'oreiller, sur des compresses imbibées d'ichtyol, afin que la pesanteur guidât dans un sens favorable les courants de substances diffusibles. Grâce à ces simples précautions mon opéré fut sauvé d'une mort déjà imminente.

Après traumatisme très grave, quand la panophtalmie inévitable se trouve pour ainsi dire à la porte, ou quand déjà la suppuration a pénétré jusqu'au centre du globe, j'énuclée toujours et je n'ai jamais eu à regretter mon intervention. Les symptômes du phlegmon déclaré ne m'effraient pas, mais je presse l'opération et si on me la refuse pendant deux, trois jours, je préfère renoncer à l'opération radicale et j'ai recours à des moyens qui engagent moins ma responsabilité.

L'éviscération de l'œil, d'après le procédé de A. Græfe ne vaut pas, ici, l'énucléation. Pour un soupçon de moignon on prolonge de beaucoup la période de cicatrisation. Si l'on fait la suture conjonctivale complète on rappelle même les douleurs pour quelques jours.

Les éviscérations incomplètes qui ne font sortir que le cristallin, ou le vitré, valent ce que valent les larges incisions. Chacun de nous cependant s'est contenté, de temps en temps, de ces demi-évidements de la coque oculaire. Il ne faut pas s'exagérer le danger de la persistance de la choroïde au point de vue des menaces d'ophtalmie sympathique pour plus tard.

Les incisions larges rendent en somme le même service que l'ouverture spontanée du globe phlegmoneux ; les tissus se dégorgent et la suppuration s'arrête. Une simple ponction cornéenne ou sclérale est sans utilité. La ponction équatoriale fait sortir du vitré quelques gouttes de sérosité citrine et c'est tout. L'œil n'est débridé que par une large incision ; s'il existe un bourbillon phlegmoneux, cette incision même ne suffira pas, pas plus que l'ulcération spontanée de la coque fibreuse ; mais l'une et l'autre font cesser les accidents glaucomateux du phlegmon et c'est beaucoup. Si après ce soulagement, qui écarte en même temps un danger opératoire, les malades pusillanimes refusent encore l'énucléation, ils n'ont qu'à attendre patiemment la liquéfaction du magma fibrineux.

Pour finir, je répète encore une fois qu'il ne faut pas énucléer trop vite. Il faut d'abord épuiser toutes les méthodes conservatrices. Si vous parvenez à arrêter la suppuration, il restera dans l'orbite un œil atrophié. Quelque petit que soit cet œil atrophié, il vaut toujours mieux qu'une pièce artificielle ; et. si l'esthétique l'exige, l'œil artificiel trouvera toujours un excellent appui sur ce petit moignon et gagnera une mobilité imitant à s'y méprendre la mobilité de l'œil normal. Aujourd'hui les pièces artificielles sur mesure sont si bien faites, qu'on peut sans danger les introduire dans un sac conjonctival comprenant un œil atrophié. Au besoin on fera l'énervation du moignon.

Ainsi, par exemple, la suppuration du vitré n'est pas une indication suffisante pour l'opération radicale : bien des suppurations du vitré sont des suppurations stériles. Rouvrez largement la plaie du segment antérieur, avec le cautère, et laissez s'écouler tout ce qu'il peut se trouver de microbes et de principes phlogogènes dans les chambres oculaires ; si le ligament suspenseur du cristallin, avec la cristalloïde, n'est pas déchiré, les microbes n'ont pas encore pénétré dans le véritable sanctuaire du temple de la vision. Il sera toujours temps assez de consommer le sacrifice, quelques jours après.

II. — PANOPHTALMIE TRAUMATIQUE PLASTIQUE

Pathogénie. — Nous savons déjà que la panophtalmie purulente peut s'arrêter en route, tout au début de son évolution, mais pour continuer ensuite sous la forme atténuée d'une panophtalmie plastique. C'est ce qui arrive pour nombre d'yeux blessés, pris d'abord d'inflammation violente, par défaut de soins aseptiques immédiats, et qui ont été soumis, dans la suite, à un traitement plus rationnellement antiseptique. C'est ce qui arrive aussi pour certains yeux opérés dans d'excellentes conditions, mais qui ont été ensuite atteints d'infection post-opératoire tardive, à travers une cicatrice mal consolidée : soit que l'infection fût bénigne ou que, plus grave, on ait pu la combattre rapidement et énergiquement.

D'autres blessures de l'œil, *contuses* ou *compliquées*, ne sauraient guérir sans un commencement d'inflammation et ce processus, de pure réaction traumatique prépare le terrain à des infections *endogènes*. Ces globes blessés, non infectés lors du traumatisme, deviennent à la longue douloureux et l'inflammation plastique, d'abord limitée aux alentours de la blessure, s'étend petit à petit à tout l'organe.

Chez les tuberculeux, syphilitiques et arthritiques de toutes natures, une opération parfaitement aseptique, peut réveiller une inflammation sommeillante, qui tourne facilement à la panophtalmie plastique.

Un corps étranger, perdu dans l'œil, entretient l'inflammation jusqu'à son enkystement complet. Le processus d'enkystement demande que la réaction soit modérée ; une inflammation violente l'empêche absolument. Voilà pourquoi les corps métalliques oxydables s'enkystent si difficilement et mènent si souvent l'œil vers sa perte par une panophtalmie plastique, sans la moindre suppuration.

Le cristallin luxé ou les masses cristalliniennes d'une cataracte traumatique, agissent dans le même sens que les corps étrangers dont nous venons de parler.

Tout enclavement ou hernie de membrane favorise de même l'éclosion d'une panophtalmie plastique, dans les conditions que nous indiquions ci-devant pour les blessures opératoires.

Histoire clinique. — La cicatrisation d'une blessure, même aseptique, de l'œil ne va jamais sans une certaine réaction congestive : l'organe est sensible, légèrement douloureux au toucher. Dans le cas de blessure traumatique, la contusion concomitante augmente encore cette sensibilité et rend l'organe spontanément douloureux, surtout, si, en même temps, le choc a notablement abaissé sa tension intra-oculaire. Les plaintes du blessé se laissent contrôler par la palpation du globe. Nous ne sommes pas devant une inflammation véritable, mais la conjonctive bulbaire est injectée, comme lors de la résorption d'une cataracte traumatique, évoluant sans complications.

Le premier symptôme annonçant l'inflammation septique consiste en une tendance marquée de la pupille à se rétrécir et à présenter de la résistance à l'action dilatatrice de l'atropine. La décoloration verdâtre de l'iris ne compte pas, en ce moment, puisqu'un virage semblable de sa teinte normale est provoqué par l'épanchement de sang qui accompagne toute plaie contuse.

Ce n'est qu'après deux fois vingt-quatre heures, que l'on constate une réelle différence d'avec un œil guérissant normalement. La plaie n'est pas pour cela contrariée dans son travail de réparation. La cicatrisation paraît même marcher régulièrement et rapidement.

Du 3ᵉ au 4ᵉ jour, la rougeur augmente au lieu de diminuer ; de même, la photophobie. Lors du pansement, l'œil rougit davantage, pendant qu'on l'examine ; il pleure abondamment et supporte mal le jour. Les synéchies confirment bientôt l'existence de l'iritis. Puis, derrière le cristallin, montent ou descendent, d'après l'emplacement de la blessure, des flocons grisâtres, d'*hyalite simple*. Malgré cela, l'œil n'est pas nécessairement très douloureux ; il supporte quelquefois mieux le contact des doigts que les premiers jours.

Quand les choses en sont arrivées à ce point, il est difficile d'arrêter encore l'inflammation panophtalmitique, dans sa marche vers la *phtisie* du globe.

La pupille, jusque-là tenue à demi ouverte par l'atropine, se rétrécit de jour en jour davantage. Des exsudats fibrineux remplissent le champ pupillaire et l'oblitèrent complètement.

En même temps la tension intraoculaire baisse très fort. La chambre antérieure s'efface, et, tandis que l'humeur aqueuse se résorbe, le diaphragme irido-cristallinien vient presque se coller contre la cornée. La perception lumineuse faiblit, sans toutefois se perdre totalement, comme dans la panophtalmie purulente ; et la projection lumineuse se trouble, tant que l'œil est mou, pour revenir, aussitôt que l'œil reprend un peu de turgescence. Car ici aussi, les périodes de mieux et de moins bien alternent avec une rapidité déconcertante. Des élévations accidentelles de la tension intraoculaire se substituent quelquefois au ramollissement du globe.

On ne peut pas encore songer à la rétraction du vitré, qui viendra beaucoup plus tard, ni au décollement de la rétine, qui est la conséquence du retrait du vitré. C'est quand l'iris commence à reculer vers les profondeurs périphériques de la chambre postérieure que la véritable *phtisie* débute. Quand la couenne rétro-irienne commence son organisation cicatricielle, le même processus est en évolution derrière le cristallin, dans le vitré infiltré. Le globe diminue alors de volume à vue d'œil. La perte de l'organe est consommée.

La tension intra-oculaire qui était très élevée dans le phlegmon est plutôt basse dans tout le cours de la panophtalmie subaiguë, bénigne. L'atrophie du globe s'annonce même de bonne heure par la déformation carrée de la sphère oculaire, ramollie par la résorption d'une partie de l'humeur vitrée et déprimée par les quatre muscles droits dont la contraction tonique normale pèse constamment sur son équateur.

Ce n'est que quand l'atrophie devient définitive que la cornée, demeurée transparente jusque-là, commence à se brouiller. Elle finit presque toujours par s'opacifier complètement. Mais quand, derrière elle, existe une certaine quantité d'humeur aqueuse à tension plutôt élevée, capable, par conséquent, de soutenir l'extension méthodique de cette membrane, régulièrement et d'une façon continue comme à l'état normal, la cornée, quoique fortement réduite, suivant tous ses diamètres, reste ou redevient complètement transparente.

C'est ce qui nous surprend vivement et nous fait parler avec une certaine admiration de cette *miniature* de cornée de l'œil phtisique.

Diagnostic. — Nous rappelons, avec insistance, que beaucoup de soi-disant irido-choroïdites ne sont que de simples iritis ou irido-cyclites. Dans les irido-cyclites chroniques de longue durée et de pronostic particulièrement grave, la choroïde et la rétine demeurent très longtemps complètement normales Pendant des mois entiers la rétine garde sa sensibilité à la lumière et son pouvoir de localisation. A travers le cristallin cataracté et les couches antérieures du vitré opacifié, le patient continue longtemps de voir la lumière de la lampe et de projeter exactement dans l'espace les rayons lumineux qui lui viennent des différentes directions. Et s'il a fallu énucléer un œil pareil, à l'examen microscopique on ne trouve de désordres inflammatoires ni dans la choroïde, ni dans la rétine, ni dans la papille du nerf optique. Ce n'est que très longtemps après que, dans les yeux atteints d'irido-cyclite grave, on trouve de la sclérose des vaisseaux rétiniens et choroïdiens, avec la dégénérescence correspondante des éléments essentiels, nerveux ou épithéliaux, propres à chacune de ces deux membranes.

Dans un œil énucléé pour irido-cyclite ancienne, on trouve encore les fibres nerveuses de la rétine intactes après des années d'existence de la phtisie oculaire (WEDL et BOCK, TREITEL, E. BERGER). Aussi a-t-on été forcé d'énucléer de vieux moignons ou de sectionner leur nerf optique (VON GRAEFE) pour supprimer les sensations lumineuses entoptiques qui continuaient de tourmenter les malades, longtemps après que le globe fut devenu phtisique.

Sur le vivant, dans des yeux phtisiques pareils, il est toujours possible par une compression un peu forte de rappeler de vagues phosphènes. La conservation d'un faible degré de sensibilité à la lumière fait supposer, d'autre part, la persistance des cellules visuelles. Ces cellules visuelles peuvent même être plus ou moins altérées dans leur forme ; ce n'est que pour la localisation de la source lumineuse, qu'il faut l'intégrité absolue des appendices spécifiques : cônes et bâtonnets. Les cellules épithéliales pigmentées de l'uvée sont presque toujours conservées partout : seulement leur forme n'est plus régulièrement hexagonale. Elles sont souvent plus hautes et plus étroites. Ailleurs elles sont soulevées par des productions hyalines, verruqueuses, et, aplaties au sommet de ces petites éminences. Leur pigment est tantôt plus noir et plus abondant, tantôt plus clair et plus rare.

Autant de preuves pour établir que choroïde et rétine n'ont commencé à souffrir qu'après la rétraction cicatricielle des couches antérieures du vitré.

Dans l'irido-choroïdite, au contraire, la fonction visuelle s'altère rapidement et se perd presque complètement, au bout d'un temps relativement court. Après quelques semaines il ne persiste plus qu'une vague perception lumineuse, sans localisation précise. Et, à l'examen anatomique d'un tel œil énucléé, on ne trouve pas de l'atrophie simple de la rétine et de la choroïde mais de la sclérose inflammatoire : choroïde et rétine sont fusionnées et transformées partiellement en membranes fibreuses, cicatricielles. Dans l'irido-

choroïdite d'ailleurs, l'inflammation débute communément par la choroïde.
Nous avons déjà dit que l'inflammation s'étend plus facilement de la choroïde
à l'iris que de l'iris à la choroïde.

Anatomie pathologique. — Dans la panophtalmie plastique nous rencontrons partout : dans les membranes et dans les milieux transparents, les
mêmes lésions anatomiques, que celles que nous avons signalées pour la
panophtalmie purulente, mais à un degré de développement d'autant plus
faible que l'inflammation a été moins aiguë, à son début, et plus traînante,
dans la suite de son évolution. C'est ici qu'on trouve les preuves indiscutables
de la participation des cellules fixes aux néoformations inflammatoires. Ces
cellules ont grossi et leurs corps cellulaires plus volumineux renferment de
grands noyaux fortement colorables. Ces noyaux présentent les signes d'une
division directe, incontestable : ils sont lobulés ou déjà dédoublés dans leurs
cellules. Seulement, le tissu conjonctif de la choroïde, au lieu d'achever
son processus d'involution et de revenir à la forme embryonnaire, avec des
cellules toutes petites, rondes, dans les mailles de quelques cellules plus
grandes, encore étoilées et anastomosées, s'organise en tissu conjonctif
fibrillaire fibreux.

A un moment donné, la prolifération cellulaire active des cellules fixes
s'arrête, les jeunes éléments arrondis s'allongent en fibroblastes, se tassent
les uns contre les autres et élaborent, entre eux, des plans de substance fondamentale homogène, que les progrès de la différenciation rendront fibrillaires, dans la suite. Ainsi se trouve substitué au tissu conjonctif muqueux
normal, un tissu conjonctif fibrillaire, lamellaire, tel qu'en possède la sclérotique ou la cornée.

Un grand nombre de vaisseaux artériels et veineux disparaissent pendant
cette transformation du stroma choroïdien. Le réseau capillaire lui-même
se raréfie et s'obstrue complètement par endroits. Les cellules fixes, reconstituées ne reprennent jamais la belle pigmentation des cellules originelles.
Après panophtalmie plastique, la choroïde est toujours moins pigmentée que
la choroïde normale. Elle est aussi beaucoup plus mince, beaucoup plus
pauvre en vaisseaux.

Exsudats des chambres. — Les exsudats dans les deux chambres de l'œil
sont peu riches en jeunes cellules globuleuses, comme ceux des irido-cyclites
séreuses ; et ces jeunes éléments n'y subissent pas la dégénération rapide des
inflammations purulentes. Dans la chambre antérieure on rencontre quelquefois l'*hypopyon cyclitique* et, très souvent, les fausses membranes, tapissant la face antérieure de l'iris ou remplissant l'orifice pupillaire ; telles que
nous les avons rencontrées dans l'irido-cyclite plastique. Dans la chambre
postérieure on trouve toujours une véritable couenne inflammatoire, moulée
sur toutes les anfractuosités de cette cavité : toute humeur aqueuse y ayant
disparu.

Puisqu'il n'y a pas de vraie suppuration, il n'y a pas non plus de vrai
hypopyon purulent pendant la vie. Ce qui n'empêche que toutes les cellules

endothéliales des espaces de Fontana ne soient en prolifération assez active, pour que, au microscope, après l'énucléation, on ne croie à l'existence d'un hypopyon quand même : tellement les cellules rondes, qui encombrent les mailles du ligament pectiné, sont nombreuses quelquefois.

Par suite de la rétraction cicatricielle de la couenne rétro-irienne, la portion marginale de l'iris est comme attirée, en arrière, vers le ligament suspenseur du cristallin. Le restant de la membrane diaphragmatique se moule intimement sur la face antérieure du cristallin. Il se forme ainsi, près du limbe conjonctival, derrière la cornée transparente, une rainure circulaire profonde. D'autre part, le reste de l'iris soudé au cristallin, se porte en avant, et bombe d'autant plus dans la chambre antérieure que celle-ci contient moins d'humeur aqueuse.

L'agrandissement périphérique de la chambre antérieure n'annonce jamais rien de bon pour l'avenir du globe. Si toute la chambre antérieure est plus profonde qu'à l'état normal, c'est que l'humeur aqueuse augmente anormalement dans cette chambre et que les accidents glaucomateux ne tarderont pas, et peut-être aussi le phlegmon. Si la chambre est très basse et si le diaphragme irido-cristallinien touche presque à la face postérieure de la cornée, à part cette rainure périphérique, c'est que l'œil se ramollit et marche vers la phtisie.

Des vaisseaux nouveaux pénètrent dans les couennes fibrino-cellulaires des deux chambres. Au microscope, il est souvent impossible de déterminer exactement où finit l'iris et où commence la fausse membrane; d'autant plus, que le stroma de l'iris s'est lui-même transformé en tissu fibreux (*sclérose*). A la face postérieure de l'iris le pigment de l'épithélium rétinien permet toujours de retrouver approximativement la limite entre les deux membranes. En maints endroits, cependant, cette couche pigmentaire est dédoublée, dérangée et interrompue, spécialement là où les vaisseaux de l'iris se sont mis en communication avec les vaisseaux nouveaux de la couenne rétro-irienne.

La couenne inflammatoire rétro-irienne contourne le bord équatorial du cristallin, englobant tout le ligament suspenseur de Zinn, et descend derrière la lentille, dans les couches antérieures du vitré, pour compléter de la sorte la *capsule couenneuse* du cristallin.

Suites de l'organisation des couennes. — Le décollement de la rétine est secondaire : consécutif à l'organisation et à la rétraction du corps vitré, si la rétine n'a pas elle-même participé à l'inflammation. Il est spontané, si rétine et choroïde ont pris part au processus inflammatoire et, dans ce cas, il existe des exsudats variés, et même des couennes cellulaires, devant et derrière la rétine.

Pour l'organisation des couennes, prélenticulaires et rétrolenticulaires, il faut au moins quelques semaines : on juge du degré de leur organisation par la qualité de leurs vaisseaux. Les tout jeunes néo-capillaires sont de structure très délicate : ils ont une paroi protoplasmatique mince, sur laquelle de gros noyaux font saillie vers l'intérieur du canal. La paroi des vaisseaux plus âgés est mieux bâtie, avec des cellules adventielles, de renforcement. Les plus gros (qui sont aussi les plus anciens), directement branchés sur les vaisseaux normaux du voisinage, possèdent une tunique conjonctive complète.

La rétraction cicatricielle de la couenne de la chambre antérieure, décolle aussi le corps ciliaire de la sclérotique. Cet éloignement du corps ciliaire, — la partie la plus sensible de l'œil enflammé, — ne supprime pas toujours la douleur à la pression, comme si la pesée du doigt explorateur se transmettait intégralement à travers l'exsudat liquide jusqu'à l'organe enflammé chroniquement.

Transsudats parenchymateux. — C'est entre la couche épithéliale pigmentée, *uvéale*, du corps ciliaire et le muscle ciliaire, dans la couche conjonctive où courent les veinules ciliaires, qui de l'iris se rendent vers les vorticines de l'équateur du globe, que se rencontre la plus grande infiltration cellulaire et cette infiltration augmente encore dans la portion plane. Le tissu conjonctif sous-épithélial des procès ciliaires et celui des vallées intermédiaires, dépourvues de veinules récurrentes, est beaucoup moins chargé de jeunes cellules rondes.

Ici, de nouveau, peuvent se rencontrer, un peu au hasard, les accumulations en foyers arrondis que Michel, Brailey et Fuchs ont appelé des nodules ou tubercules microscopiques. Mais ces nodules ne sont pas, ainsi que nous l'avons déjà dit, à propos de l'anatomie pathologique des iritis endogènes, de vrais tubercules. Ces accumulations de cellules jeunes représentent tout simplement des foyers d'inflammation un peu plus violente, marchant déjà vers l'inflammation suppurative et non des foyers d'hypertrophie spécifique : tuberculeuse ou syphilitique. A leur niveau, nous sommes plus loin de l'inflammation hyperplasique discrète, que représente l'inflammation tuberculeuse ou syphilitique, que de l'inflammation suppurative pour cause banale. Ces accumulations de cellules rondes ne pourraient devenir des tubercules vrais que si, tout à coup, l'inflammation changeât son caractère aigu, sous l'influence d'un virus accessoire et spécifique, pour affecter la forme la plus chronique entre toutes : la forme discrète, avec foyers hyperplasiques, disséminés.

L'inflammation du reste du corps ciliaire affecte la forme sclérosante, avec dégénérescence hyaline des parois vasculaires et d'une partie plus ou moins grande du tissu conjonctif intermédiaire aux vaisseaux.

Dans le muscle ciliaire lui-même, le tissu conjonctif, qui engaine les petits faisceaux de fibres lisses et supporte leur réseau capillaire nourricier, s'infiltre légèrement, d'abord ; s'hypertrophie, ensuite ; et se sclérose, enfin, avec ou sans destruction des cellules musculaires. Ceci dépend du degré et de la durée de l'inflammation. Nous savons que les fibres musculaires, encore plus que les fibres nerveuses, résistent longtemps à la dégénération, au milieu d'un foyer inflammatoire non purulent. La sclérose de leur périmysium nourricier entraîne la dégénérescence granulo-graisseuse des fibres lisses par insuffisance de nutrition, et leur résorption partielle, par la suite.

Si les fibres lisses du muscle ciliaire participent à l'inflammation, leur noyau s'allonge, s'étrangle, et se dédouble, ou devient moniliforme et se fragmente en plusieurs petits noyaux. Leur substance musculaire ou myosine est remplacée par du protoplasme ordinaire, indifférent. Dès lors, la fibre musculaire reprend la valeur anatomique, banale, d'un tissu mésodermique ordinaire et s'organise en tissu conjonctif cicatriciel, plutôt que de se laisser résorber, après étranglement, comme les classiques le prétendent.

Cette désagrégation inflammatoire est toute autre que la précédente dégénérescence survenant, passivement, par défaut de nutrition et de fonctionnement, à la fois.

L'atrophie du corps ciliaire paraît plus grande quand elle s'opère lentement avec résorption du tissu musculaire. Mais elle est rarement complète pour le muscle ciliaire. Après des années on trouve encore des fibres lisses bien caractérisées.

Ce que nous avons dit pour les muscles, peut se soutenir pour les fibres nerveuses et les cellules nerveuses du plexus ganglionnaire ciliaire. Les cellules se conservent très longtemps, tout en devenant plus petites. Les fibres gardent presque indéfiniment leur gaine de myéline, jusqu'au moment de leur destruction complète.

Les adventices des gros vaisseaux ciliaires antérieurs sont plus ou moins infiltrées, suivant l'intensité de l'inflammation. Cette infiltration se prolonge plus ou moins loin dans les canaux émissaires scléroticaux; plus dans la direction du canal de Schlemm que du côté de l'équateur. L'engorgement vasculaire et l'infiltration adventielle existent jusque dans le tissu épiscléral, vers le limbe conjonctival.

Ossification du tractus uvéal. — On affirme généralement que la choroïde, à la longue, s'ossifie dans les yeux atteints de phtisie panophtalmitique et que les plaques osseuses, résultant de cette ossification, compriment et irritent les nerfs ciliaires de l'espace suprachoroïdien ; d'où sensibilité excessive du globe oculaire atrophié et menace d'ophtalmie sympathique, pour l'œil de l'autre côté. Rien n'est moins vrai que cette série d'affirmations. D'abord ce n'est pas la choroïde elle-même qui s'ossifie, mais bien la couenne inflammatoire qui la sépare de la rétine, en dedans. Les nerfs ciliaires ne peuvent donc pas être compris dans cette plaque d'ossification et, de ce chef, l'ophtalmie sympathique n'est pas à craindre. Et, si par hasard la choroïde elle-même se transforme partiellement en plaque osseuse, celle-ci se substitue à un tissu fibreux, ayant remplacé le tissu muqueux de la choroïde, dans lequel tout nerf doit avoir disparu, si tant est qu'il ait jamais existé de fibres sensitives dans la membrane vasculaire de l'œil.

Mais l'ossification de la couenne se fait par pointes osseuses, comme l'ossification se fait toujours dans les lames fibreuses, autour d'un centre d'ossification, et à la moindre compression accidentelle du globe, les filets nerveux sensitifs de la région supra-choroïdienne peuvent être piqués par ces aiguilles osseuses à travers la délicate membrane choroïdienne.

À travers la paupière, et mieux encore en appuyant directement le doigt sur la sclérotique, nous pouvons sentir la dure résistance, à la palpation, de ces plaques osseuses. Avec un stylet, à bout olivaire, nous pouvons presque circonscrire ces plaques et estimer leur épaisseur.

Le stylet est aussi excellent pour rechercher les points sensibles du globe oculaire atrophié.

Dans les cas exceptionnels, où un exsudat s'est organisé dans l'espace supra-choroïdien, les filets nerveux de la région pourraient effectivement être irrités par des aiguilles osseuses analogues à celles de la surface interne de la choroïde ; mais, d'autre part, il ne faut pas beaucoup ajouter foi à la compression et à l'étranglement des nerfs dans les canaux osseux de Havers de la plaque d'ossification. Ces petits canaux médullaires se modèlent, quant à leurs dimensions, sur les vaisseaux et les nerfs qu'ils renferment ; ce sont plutôt ces organes délicats qui règlent le diamètre de leurs propres canaux, absolument comme dans les tissus normaux. Ce qui est plus admissible, c'est que, lors d'une poussée congestive, l'œdème du tissu adventiel, bridé dans son expansion par la paroi résistante du canal osseux, pèse de toute la force de sa tension osmotique pathologique, sur les fibres nerveuses sensitives et rend le moignon spontanément douloureux.

C'est tout près du nerf optique, et dans l'étendue d'une petite zone annulaire seulement, que la choroïde s'ossifie elle-même, encadrant le nerf optique d'un cercle osseux et le serrant de si près que les auteurs se sont crus autorisés à parler d'étranglement et d'irritation spontanée. Pour les mêmes raisons que tout à l'heure, il faut exclure toute idée de resserrement progressif du canal choroïdien, devenu canal osseux. L'œdème simple ou la congestion inflammatoire agissent ici comme dans les canaux résistants médullaires des plaques osseuses, et provoquent, par compression du nerf optique, des phosphènes, pour commencer, la paralysie ou l'aveuglement pour finir. Cet aveuglement n'est pas définitif, si la compression est levée avant l'atrophie ischémique consommée, la sensibilité lumineuse revient, partielle ou totale de ce qu'elle fut avant. L'irritation réflexe, sympathique, ou plutôt symétrique de l'autre œil, se comprend parfaitement bien ; la photophobie du second œil peut devenir telle, qu'elle nécessite l'énucléation ou l'énervation du globe atrophié.

Limitation de l'inflammation traumatique. — L'ophtalmie plastique qui succède à une blessure de l'œil, ne s'étend presque jamais assez loin au delà du foyer d'inflammation primitif pour mériter le nom de panophtalmie. Selon les circonstances, l'œil blessé ou opéré est pris d'iritis ou d'irido-cyclite, de choroïdite ou de chorio-rétinite, d'hyalo-rétinite, ou de supra-choroïdite ou scléro-choroïdite, et à chaque fois les désordres fonctionnels et anatomiques restent circonscrits, comme dans chacune de ces maladies essentielles, particulières.

Il faut des conditions spéciales pour que l'inflammation envahisse l'œil tout entier, et ces conditions portent moins sur l'espèce du microbe introduit dans l'organe blessé, que sur la nature du traumatisme subi par l'œil et sur l'état de santé générale du blessé même. Il s'agit donc plutôt d'une question de terrain que d'une question de graine. Les suites de l'accident seront graves ou bénignes, l'inflammation se généralisera dans tout le globe ou restera localisée sur un point, suivant que l'organe a subi une désorganisation plus ou moins profonde, ou d'après que l'individu blessé est oui ou non porteur de tares héréditaires ou acquises. Chez l'enfant, tout particulièrement, c'est la tuberculose constitutionnelle, qui tend à aggraver la situation. Chez l'adulte, c'est la syphilis et la diathèse rhumatismale, qui provoquent tous les accidents oculaires. L'ouverture de la cavité supra-choroïdienne, la déchirure du ligament suspenseur du cristallin et toute atteinte du vitré sont les variétés les plus dangereuses parmi les traumatismes oculaires.

Cicatrice ombiliquée. — Pendant la poussée inflammatoire, l'œdème ou l'exsudat séreux, disloque et étale les plans musculaires, ciliaires. Pendant la période de sclérose consécutive, les plans musculaires se rapprochent de nouveau. Le muscle tendrait donc à diminuer de volume, de ce chef, si la rétraction cicatricielle de la couenne rétro-irienne n'attirait pas le corps ciliaire tout entier vers l'axe de l'organe et ne maintenait l'étalement de ses lames anastomosées, attachées, de l'autre côté, à la sclérotique. Mais si une inflammation séreuse adhésive de l'espace supra-ciliaire a soudé le corps ciliaire à la sclérotique, le déplacement de ce premier organe présentera quelque difficulté. Si les adhérences ne cèdent pas, la sclérotique elle-même, ensemble avec le corps ciliaire, sera tirée vers l'axe du globe ; d'où déformation extérieure de l'œil. Au niveau des cicatrices de la région ciliaire, ce phénomène se produit constamment, même quand il n'existe ni enclavement, ni hernie pour retarder la cicatrisation de la blessure. Cette cicatrice ombiliquée est du plus mauvais augure : elle annonce l'organisation définitive de la couenne inflammatoire.

Traitement. — La panophtalmie plastique commande un traitement aussi énergique que la panophtalmie purulente traumatique. Autant les indications de celle-ci comportent des interventions locales, autant celle-là impose le traitement général. Le mercure contre la syphilis, les salicylates de soude et de lithine, ainsi que l'aspirine et la colchicine, contre le rhumatisme, l'iode et l'arsenic contre la tuberculose, administrés par la bouche ou en injections sous-cutanées, font la base de ce traitement général. On peut cependant aussi songer à introduire plus directement ces médicaments dans le globe oculaire en recourant aux injections sous-conjonctivales.

Une iridectomie faite à propos, sous chloroforme et après une période convenable de traitement général suffisamment intense, coupe quelquefois court au processus destructeur du globe. Dans les panophtalmies plastiques consécutives à des blessures chez les enfants, je m'en suis particulièrement bien trouvé. L'opération de la pupille artificielle fait disparaître en quelques jours la rougeur et la sensibilité oculaire, qu'aucun autre traitement ne parvenait à maîtriser.

La complication la plus redoutable de la panophtalmie plastique est l'ophtalmie sympathique. Pour la prévenir, on est souvent forcé d'énucléer un œil qu'on aimerait beaucoup garder, ne fut-ce que dans un but esthétique.

B. — PANOPHTALMIE MÉTASTATIQUE

Synonymie et pathogénie. — La panophtalmie *spontanée, essentielle,* non traumatique, mérite bien le nom de panophtalmie *métastatique*. L'inflammation est apportée dans l'œil par un principe phlogogène ayant circulé préalablement dans le sang ; avec cette restriction toutefois, que ce principe virulent n'est pas entré directement du dehors, dans le courant circulatoire, mais bien après avoir été cultivé, au préalable, dans un premier foyer infectieux, situé à distance du globe oculaire.

Si le plus souvent c'est le sang artériel qui apporte le principe virulent dans l'intérieur du globe oculaire, nous verrons cependant aussi d'autres panophtalmies, non traumatiques, pour lesquelles la voie d'infection est différente : la voie des séreuses, par exemple.

On peut aussi appeler la panophtalmie métastatique : *ophtalmie septique*. Son éclosion exige effectivement une infection préalable du plasma sanguin, un état *septicémique*. La *septicémie* et la *pyohémie* sont deux variétés voisines, mais non identiques de cet état dyscrasique, *septique*, du sang. Le sang s'infecte par la pénétration, dans son plasma, de principes phlogogènes, diffusibles, que fournit un foyer parasitaire : microbien, de l'organisme ; comme il s'infecte d'autre part, par l'introduction dans son plasma, de microbes pathogènes, provenant du même foyer. Dans la *septicémie*, entendue dans son sens restreint, les principes diffusibles et les microbes pathogènes, mais *non pyogènes*, sont seuls présents dans le sang. Dans la *pyoémie*, les microbes pyogènes dominent. Dans la *septicémie*, les foyers inflammatoires métastatiques ne sont jamais purulents. Dans la *pyoémie*, ils le sont presque toujours. La panophtalmie métastatique, tout comme la panophtalmie traumatique, peut donc être, selon les cas, *plastique* ou *purulente*. Dans sa forme plastique elle n'est pas nécessairement de nature microbienne.

Une autre désignation de l'ophtalmie septique est celle de *choroïdite par embolie*.

On sait depuis longtemps que, dans le foyer infectieux originel, les vaisseaux, et tout spécialement les veines s'oblitèrent par des caillots fibrineux, qui rétrécissent ou ferment le canal sanguin. Plus tard ces thrombus hyalins se liquéfient et se désagrègent. Des fragments de caillot, appelés *emboles*, peuvent ainsi être lancés dans la circulation, pour venir s'arrêter ensuite dans le feutrage intérieur du cœur, dans les vaisseaux du poumon ou arriver, par la grande circulation et l'artère ophtalmique, dans les vaisseaux de la choroïde et de la rétine. Si l'embole est stérile, il se produit, au point d'arrêt, un simple trouble circulatoire ou tout au plus une inflammation plastique autour d'un foyer de nécrobiose aseptique. Si l'embole est septique, fertile, c'est-à-dire chargé de microbes, il se produit immédiatement une inflammation *plastique* ou *suppurative*, suivant que les microbes emboliques, ne sont *pas* pyogènes ou le sont *positivement* à un degré quelconque.

Nous savons aujourd'hui que, sans le concours des emboles fibrineux, les principes diffusibles et les microbes pathogènes peuvent à eux seuls venir allumer à distance dans l'intérieur du globe oculaire, une inflammation plastique ou purulente, suivant le degré d'activité des principes chimiques ou la nature plus ou moins virulente du parasite végétal.

Nous savons, par-dessus le marché, que, dans le foyer secondaire, principes phlogogènes et microbes pathogènes peuvent provoquer la même endovasculite et pousser à la formation de nouvelles thromboses hyalines, et à de nouveaux bouchons endothéliaux. La formation de ces obstacles à la circulation *favorise* ensuite l'arrêt des microbes en circulation et la pullulation sur place, de ceux qui déjà s'y étaient fixés.

Les emboles de bactéries agglutinées, que MICHEL a trouvés à l'intérieur des vaisseaux de l'iris, dans un cas d'irido-choroïdite métastatique, n'étaient probablement pas autre chose que des colonies de bacilles développées sur place et ayant provoqué aux alentours, à l'aide de leurs toxines, les lésions de l'endovasculite : précipités de fibrines à l'intérieur, infiltrations cellulaires à l'extérieur.

Les microbes pyogènes, les mêmes que ceux du foyer purulent primitif, ont été trouvés dans le pus du phlegmon oculaire et dans les vaisseaux des membranes ; comme d'ailleurs on avait retrouvé ces microbes dans les collections purulentes des articulations et dans les tissus parenchymateux du poumon, de la rate et du foie ; et les caillots fibrineux intra-vasculaires, qui les accompagnaient dans les coupes microscopiques, ont été reconnus comme étant des thromboses formées sur place, plutôt que des embolies venues de loin.

La métastase hippocratique était donc pour le moins aussi vraie que la théorie moderne de l'embolie septique. C'est toujours le feu d'un foyer primitif qui s'en va allumer un foyer nouveau, loin du premier, mais ce n'est plus l'esprit subtil qui vole à travers l'organisme, mais le microbe matériel, visible, ou sa toxine chimiquement analysable, qui s'en vont suivant la longue voie de canalisation lymphatique et sanguine. La flambée nouvelle pouvait prendre une telle extension que le malade et le médecin en oubliassent la maladie première. Ils en conclurent, l'un comme l'autre, au déplacement total de la maladie, à sa *métastase*.

La septicémie produit donc directement ses métastases oculaires, sans intervention d'emboles septiques. Il n'est pas nécessaire non plus de faire intervenir entre l'œil et le foyer septique originel, des foyers métastatiques intermédiaires, comme l'endocardite ulcéreuse ou l'endartérite d'un gros vaisseau. La complication pourtant est fréquente et elle aggrave singulièrement le pronostic. Elle favorise les grandes embolies septiques dans des organes plus nécessaires à la vie que les organes de la vision.

Quelques auteurs ont pensé que c'est à la suite d'une petite hémorragie accidentelle, que les microbes pyogènes, circulant dans le sang, ont pu s'arrêter dans la rétine ou dans la choroïde et y faire souche (GINSBERG). Mais l'hémorragie elle-même est la suite de la colonisation du parasite sur les parois des veines, dont les capillaires afférents fourniront le sang épanché.

L'endothélium de ces veines, déjà malade par dyscrasie toxique ou micro-bienne, non pyogène, a retenu quelques exemplaires pyogènes pour exalter cette endophlébite et achever la formation du bouchon thrombosique, au-devant duquel la tension sanguine s'est élevée au delà de la résistance élas-tique des capillaires, branchés directement sur le vaisseau ; ainsi que cela arrive pour le réseau veineux rétinien, dans la thrombose de la veine centrale.

Point de départ de la suppuration intra-oculaire. — Où faut-il placer le point de départ de la panophtalmie métastatique : dans la choroïde ou dans la rétine ? Dans laquelle de ces deux membranes naissent les premiers foyers purulents ?

En 1872, Roth soutenait déjà que la *rétinite septique* est, sans contredit, plus fréquente que la *choroïdite septique* ou, comme on disait alors, la *panophtalmitis*. Il n'est cependant pas possible que la choroïde, membrane beaucoup plus vascularisée que la rétine, puisse mieux que celle-ci, échapper à une infection par le sang, devenu septique dans toute sa masse. Cela est tellement évident, que l'*iritis septique puerpérale* est presque aussi fréquente que la *rétinite septique* de même origine. Mais l'iris, le corps ciliaire et la rétine, par la disposition de leur irrigation sanguine, réalisent, mieux que la choroïde, les conditions favorables aux inflammations consécutives à cette infection hématogène ; à savoir, par l'existence d'un grand nombre d'arté-rioles terminales. Dans la choroïde, la circulation sanguine est mieux sauve-gardée ; grâce à l'abondance des anastomoses artérielles, qui relient les diffé-rents territoires d'irrigation, et grâce aussi aux dimensions des capillaires choroïdiens, qui peuvent presque remplacer les anastomoses entre artérioles. L'oblitération momentanée par une thrombose inflammatoire, d'un canal d'apport, n'interrompt pas suffisamment la nutrition de la choroïde, pour permettre à cette inflammation de prendre pied et de s'étendre sur les tissus anémiés. Pour en arriver là, dans la choroïde, il faudrait un sang si profondé-ment vicié que la survie du malade ne pût s'accorder avec pareille septicémie.

Il ne faut pas invoquer le calibre plus petit des capillaires rétiniens (5 à 6 μ contre 10 à 30 μ, dans la chorio-capillaire) pour expliquer l'origine rétinienne de la panophtalmie phlegmoneuse. Si la panophtalmie purulente commence effectivement plus souvent par une rétinite que par une choroïdite, c'est que dans la rétine se rencontre un système circulatoire appartenant au type des circulations terminales de Cohnheim, où artères et veines ne s'anasto-mosent aucunement entre congénères et où, par conséquent, l'établissement de circulations collatérales est très difficile, sinon impossible. Le moindre trouble circulatoire amène une telle gêne de nutrition, que le terrain s'en trouve tout naturellement préparé pour l'infection, avec pullulation abon-dante des parasites pyogènes. Les conditions de nutrition sont infiniment plus favorables dans la choroïde. Dans le corps ciliaire où chaque crête ciliaire possède son artériole afférente et sa veinule efférente, la nutrition du tissu se trouve exposée aux mêmes dangers que pour la rétine. Aussi quand la panophtalmie débute dans le tractus uvéal, est-ce dans le segment anté-rieur du globe que la purulence se montre sous forme d'irido-cyclite suppurative. Grâce à l'existence des deux cercles artériels dans l'iris, le grand cercle artériel de l'iris et les arcades anastomotiques de la région pupillaire, cette membrane est cependant mieux garantie contre l'infection, sauf peut-être dans la portion pupillaire.

Exceptionnellement, à la suite de maladies antérieures, locales ou générales, la circulation choroïdienne peut avoir souffert et l'irrigation collatérale y être aussi gênée que dans l'iris ou la rétine ; dans ces conditions la panophtalmie débute aussi bien dans la choroïde que dans le restant des membranes oculaires.

Dans la septicémie sans pyohémie, où l'ophtalmie septique peut être étudiée d'une façon parfaite avec l'ophtalmoscope, c'est toujours de *rétinite septique* qu'il s'agit. Cependant le fond rouge de l'œil a tellement blanchi dans cette maladie que je me demande s'il ne faut pas admettre en même temps l'oblitération d'un grand nombre de capillaires de la choroïde.

Formes bénignes. — Dans les infections septicémiques peu intenses la métastase oculaire peut d'ailleurs, en toute circonstance, se réduire à une rétinite, à une choroïdite ou même à une iritis. Toujours l'inflammation est de nature septique mais tantôt elle est purulente et plutôt grave et tantôt elle est simplement plastique et franchement bénigne. Ces simples affections, limitées à une partie des membranes oculaires, guérissent, naturellement, beaucoup mieux que les formes compliquées, panophtalmitiques.

Cependant les hémorragies spontanées dans le parenchyme irien et dans la chambre antérieure, et surtout, les nombreuses flammèches de sang de la *rétinite septique*, indiquent toujours un état dyscrasique plus grave. Ces apoplexies révèlent la grande facilité avec laquelle le plasma sanguin se coagule dans les vaisseaux et forme des thromboses hyalines, au-devant desquelles la tension s'élève rapidement, au-dessus du degré de résistance normale des parois vasculaires, au point d'en provoquer fréquemment la déchirure. Aussi, ces inflammations septiques hémorragiques s'exaltent-elles souvent dans la suite, pour devenir, après quelques jours, franchement purulentes. Pour les septicémies à microbes non pyogènes, il faut alors admettre l'adjonction d'un autre microbe capable de faire du pus ; c'est ce qu'on appelle *l'infection mixte*. Ces infections mixtes sont très fréquentes dans la tuberculose oculaire hémorragique.

Cette réduction notable du terrain d'infection intra-oculaire explique, comment une ophtalmie aussi grave et survenant aussi soudainement, peut cependant débuter insidieusement avec une réaction inflammatoire extérieure nulle ou toujours très faible. Dans le cas de *rétinite septique* le corps vitré s'infiltre très rapidement, sous forme *d'hyalite simple*, localisée dans les couches externes, immédiatement prérétiniennes. Tout au plus l'infiltration cellulaire s'élève-t-elle jusqu'à la formation d'un pus crémeux, étalée sur la surface interne de la rétine et donnant à cette membrane un aspect cotonneux. Cet aspect cotonneux peut même persister très longtemps après la guérison de la rétinite septique, tout en conservant son niveau tomenteux, irrégulier ; ou bien en se nivelant, en surface parfaitement plane, avec un revêtement endothélial, comme nous l'a appris l'anatomie pathologique de ces yeux. Quand la couenne vitréenne prérétinienne s'est bien nivelée, la rétine apparaît à l'ophtalmoscope comme couverte d'une membrane blanche cachant plus ou moins complètement sa canalisation sanguine, et, par-ci par-là, encore couverte d'un peu de givre terni.

Forme phlegmoneuse. — Pour arriver à la forme la plus grave, au *phlegmon* métastatique, il faut que l'inflammation, d'où qu'elle parte, atteigne le degré phlegmoneux et communique ce mode d'inflammation au vitré lui-même. Pour réaliser ces graves désordres anatomiques, il faut seulement, ou des microbes nombreux et très virulents ou un organisme humain profondément débilité. En partant de la rétine, l'infection purulente a naturellement plus de chance d'englober rapidement le vitré dans le processus phlegmoneux, qu'en partant de l'iris. Dans le cas de choroïdite purulente la rétine forme une membrane protectrice, pour retarder le phlegmon ; et, dans le cas d'irido-cyclite purulente, c'est le ligament de Zinn avec la membrane hyaloïde qui arrête un moment son extension. L'ophtalmie métastatique débute plus rarement sous la forme d'une supra-choroïdite purulente, mais ici encore le vitré est bien protégé.

Quand le corps vitré est envahi par l'œdème phlegmoneux, tous les symptômes du phlegmon traumatique se montrent successivement. A partir de ce moment la description clinique est la même pour la forme spontanée, que pour la forme traumatique. Avec le phlegmon du vitré, l'œil devient dur et extrêmement douloureux ; avant il n'était guère ni l'un, ni l'autre.

Division. — Nous distinguons entre une septicémie *obstétricale*, une septicémie *chirurgicale* et une septicémie *médicale*.

Panophtalmie puerpérale. — C'est la septicémie obstétricale ou la *fièvre puerpérale* qui, le plus souvent, donne naissance à la panophtalmie métastatique. Celle-ci est *constamment* purulente ; et, cependant, elle n'est pas nécessairement destructive du globe. Elle peut guérir en conservant à l'organe sa forme extérieure et, dans les cas exceptionnels, particulièrement bénins, une minime partie de son acuité visuelle antérieure.

La panophtalmie métastatique puerpérale indique toujours un état dyscrasique grave chez l'accouchée ; mais elle n'annonce pas, nécessairement, une terminaison fatale. Même quand la panophtalmie est double, ce qui n'est pas fréquent, on a vu des femmes guérir, tout en demeurant aveugles pour le reste de la vie (HIRSCHBERG et HENIUS, JANUSKIEWICZ, KATER, FISCHER et d'autres). Moi aussi j'ai vu une jeune accouchée perdre les deux yeux par panophtalmie puerpérale et revenir après à une florissante santé.

Depuis longtemps les médecins savent que chez les femmes en couches se présentent, de temps en temps, des ophtalmies généralement très graves (TENON, 1775). Ces ophtalmies étaient considérées par eux comme des transports d'inflammation : des *métastases*. Ils entendaient par là de vrais déplacements de la maladie et non pas, comme nous le comprenons aujourd'hui, un essaimage de microbes ou de simples toxines. Jüngken (1832) parlait même d'une *galacto-métastase* (*Milchmétastase*): tellement blanc peut être le pus que renferme la chambre antérieure dans l'ophtalmie puerpérale bénigne. Depuis que l'on a mieux compris ce que c'est que la fièvre puerpérale et ses complications chez l'accouchée, on a employé l'expression *ophtalmie puerpérale* (Middlemore, Graves, Fischer) et on a considéré cette ophtalmie comme une complication oculaire métastatique de cette fièvre infectieuse (Arlt, Meckel).

La puerpéralité doit agir sur l'organisme de la femme, à peu près comme les fièvres infectieuses influencent la crase sanguine des convalescents. Comme celles-ci, elle prépare le terrain à de faciles inflammations suppuratives, de forme et de localisation diverses. Les suppurations métastatiques puerpérales affectent d'ailleurs le même caractère traînant que celles des septicémies médicales. C'est peut-être à cette nature spéciale de la septicémie qu'on doit la grande fréquence de la localisation oculaire, comparée à la rareté relative de cette complication dans l'infection purulente chirurgicale. En tout cas il ne peut pas être question ici d'une différence de microbe infectant.

Il est à remarquer, d'ailleurs, que ce ne sont pas les plus jeunes accouchées qui sont atteintes d'ophtalmie métastatique, ni les primipares. Les pluripares, entre trente et quarante ans, présentent beaucoup plus souvent cette complication. J'ai observé qu'il en est de même, après avortement. Car, ce n'est pas dans les infections foudroyantes, qui emportent en quelques jours les accouchées les plus jeunes et les plus robustes, que survient la suppuration oculaire, mais dans les formes traînantes, après une, deux ou même trois semaines d'indisposition à peine caractérisée : c'est un vrai signal de défaite pour l'organisme humain, soutenant depuis longtemps la lutte contre l'envahissement des microbes pyogènes, pullulant sur la muqueuse utérine. Et la résistance désespérée continue quand même, après, pendant des jours et des semaines, quelquefois, avant que la femme ne meure; car, rarement elle en réchappe.

Même quand cela ne paraît pas d'une manière évidente, la panophtalmie n'est pas l'unique métastase infectieuse : les femmes sont trop profondément débilitées, malgré l'absence d'une fièvre élevée, pour ne pas avoir d'autres lésions internes. Le teint ictérique, l'albuminurie, la dépression morale indiquent des lésions septiques, sinon inflammatoires et purulentes, du foie, du rein et du cerveau. Les vraies métastases purulentes, cliniques, augmentent avec l'intensité même de la pyohémie. Déjà dans les cas de panophtalmie double, les autres métastases augmentent en nombre et en gravité.

Panophtalmie chirurgicale. — La septicémie chirurgicale donne le plus rarement occasion à l'ophtalmie purulente métastatique. Les infections purulentes après opération ou blessure sont généralement trop graves pour que l'affection oculaire ait le temps d'éclore ; d'autres abcès métastatiques plus volumineux détournent de l'œil les principes infectieux et ensemble, avec la septicémie même, amènent promptement la mort du blessé ou de l'opéré.

Quand la septicémie chirurgicale traîne ou s'établit tardivement et affecte dans ses métastases premières la forme érysipélateuse, ou lymphangitique, nous voyons quelquefois survenir des panophtalmies plus bénignes, dans le genre de celles des fièvres puerpérales modérées.

Le panophtalmie qui complique la suppuration du cordon chez le nouveauné rentre dans cette même catégorie des métastases chirurgicales bénignes : car si la suppuration péri-ombilicale est très violente l'enfant succombe trop rapidement pour avoir des complications oculaires métastatiques.

La panophtalmie consécutive à la vaccination est aussi un phlegmon métastatique chirurgical, après infection mixte de la petite plaie du bras. Le vaccin, par la fièvre qu'il provoque, ne fait que préparer le terrain à l'intrus : au microbe pyogène.

Les chirurgiens travaillent maintenant sur tous les terrains de la médecine interne. Aussi après leur intervention, si petite qu'elle ait été, la septicémie médicale s'aggrave et prend le caractère foudroyant de l'infection purulente : après curettage de la matrice, opération de l'appendicite, trépanation du crâne, etc.

Panophtalmie médicale. — Dans la *septicémie médicale* ce sont les muqueuses enflammées, qui représentent le foyer initial, d'où pénètrent dans le sang les toxines et les microbes, qui iront provoquer, au loin, les foyers métastatiques. Ces muqueuses sont la muqueuse respiratoire, la muqueuse digestive et la muqueuse génito-urinaire avec tous leurs diverticules et appendices glandulaires : tels que les sinus nasaux et la caisse du tympan pour la première ; la vésicule biliaire, l'appendice vermiculaire, l'amygdale, le foie et le pancréas pour la deuxième ; les trompes utérines, la prostate, le testicule et le rein pour la troisième muqueuse.

La dyscrasie des fièvres infectieuses ne saurait par elle-même provoquer des métastases oculaires, mais elle prépare le terrain à ces métastases, pendant la période d'état de la maladie ou, plutôt, pendant sa période de déclin, comme complications de convalescence.

En dehors des fièvres infectieuses la métastase oculaire est aussi *simple,* aussi peu compliquée que dans la septicémie puerpérale ou chirurgicale. A la convalescence de ces fièvres, la métastase est d'origine double, de nature *mixte* : deux microbes ou virus sont en jeu, le virus de la maladie infectieuse et le microbe pyogène banal. Le premier a préparé le terrain, le second a fourni la graine.

Sans doute, il est plus difficile de dénicher le foyer initial de la panophtalmie métastatique médicale ; les diagnostics médicaux sont toujours plus compliqués que les diagnostics chirurgicaux. Mais il n'est pas nécessaire d'admettre une quatrième septicémie *kryptogénétique* (LEUBE) avec une panophtalmie kryptogénétique correspondante (AXENFELD), pour les cas de septicémie latente, laquelle peut être aussi bien chirurgicale que médicale et même puerpérale, quand les symptômes de l'infection première ne sont guère apparents, ont eu le temps de disparaître ou nous sont intentionnellement cachés.

Les panophtalmies médicales pourraient être d'origine extrêmement variée, d'après ce que nous venons de dire ; mais cette espèce de métastase oculaire est plutôt rare et tout en prévoyant les variétés jusqu'ici inconnues, nous ne devons tenir compte que des cas observés et publiés.

La septicémie médicale a donné jusqu'ici des panophtalmies métastatiques, tant plastiques que purulentes dans :

L'influenza ou grippe épidémique (EVERBUSCH, PANAS, etc.) ;

Les typhus (WALTHER, WALLACE, MIDDLEMORE, etc.) ;

La scarlatine (MACKENZIE) ;

La varicelle (STEFFAN) ;

La rougeole (STIEREM, VOSSIUS, JACOBSON) ;

Le choléra asiatique (MIDDLEMORE) ;

La fièvre jaune (FERNANDEZ) ;

La peste (CALMETTE et SALIMBINI) ;

Les oreillons (SCHIES-GEMUSEUS) ;

La broncho-pneumonie (DESPAGNET) ;

La pneumonie (HERRNHEISER, FERRI) ;

La prostatite suppurée (HALTENHOFF) ;

L'otite moyenne (DEUTSCHMANN) ;

Les métrites (DE WECKER, VALUDE, VIGNES et BATUAUD) ;

La malaria (PEUNOFF, LANDSBERG) ;

La fièvre récurrente (MACKENZIE) ;

Quelques formes exceptionnelles. — Le cas de **choroïdite suppurative** spontanée, *a frigore*, de PANAS ne peut s'expliquer que par l'existence d'un foyer purulent latent chez l'homme âgé, ayant voyagé en impériale par un froid vigoureux, tel qu'en peut fournir une bronchite chronique par exemple. Déjà BOWMANN a parlé en 1849 de ces suppurations cachées, révélées seulement par quelques douleurs, prises pour des douleurs rhumatismales. Dans le cas de PECHDO le surmenage s'ajoutait au refroidissement, comme cause occasionnelle.

Si, dans les états septicémiques graves, l'œil, parfaitement sain jusque-là, peut devenir le siège de la métastase suppurative, dans les *septicémies latentes*, la panophtalmie métastatique a toujours été préparée par un état maladif antérieur du globe : tels les accidents glaucomateux dans les yeux avec cicatrice ectatique ou avec enclavement de l'iris ou d'un fragment de capsule cristallinienne ; telle encore une contusion grave du globe.

Une autre infection métastatique de l'œil, succède, si elle en trouve le temps, à la thrombophlébite infectieuse des sinus veineux intracraniens. La thrombose septique du sinus caverneux se prolonge, par mouvement rétrograde, dans ses veines afférentes extracraniennes, ophtalmiques, supérieure et inférieure, et par celle-ci, jusque dans les veines vorticines ou dans la veine centrale de la rétine, ce qui rend la panophtalmie inévitable et originairement phlegmoneuse.

La thrombophlébite des veines orbitaires, avec ou sans abcès ou phlegmon intra-orbitaire aboutit au même résultat.

La simple thrombose des sinus et des plexus veineux orbitaires ne provoque que des accidents glaucomateux ; mais ceux-ci peuvent préparer le terrain, à un phlegmon oculaire consécutif à une septicémie latente.

L'endocardite infectieuse, le rhumatisme articulaire infectieux, l'arthrite purulente isolée, la méningite purulente et toutes les inflammations suppuratives des séreuses sont déjà des métastases purulentes. A leur tour, celles-ci peuvent infecter le sang, plus gravement ou plus profondément, et entraîner la panophtalmie purulente médicale.

Début et évolution. — Le cours ou, pour mieux dire, l'évolution de cette maladie est assez capricieuse. Brusquement, sans raison apparente, l'œil devient larmoyant, un peu lourd et il s'établit un chémosis séreux, qui augmente encore l'aspect mouillé du globe. Ce chémosis est quelquefois le seul symptôme de la maladie : après un jour ou deux d'existence, il disparaît presqu'aussi brusquement qu'il était venu et tout rentre dans l'ordre.

Une autre fois, la purulence s'établit soit dans la chambre antérieure, soit dans le vitré, mais il ne se déclare pas de phlegmon et l'œil peut être sauvé, au moins pour ce qui regarde sa forme.

Plus souvent les symptômes se complètent et s'exaltent et le phlegmon s'installe avec toutes ses conséquences.

Enfin, le phlegmon s'établit si brusquement qu'aucun symptôme de la simple ophtalmie purulente intra-oculaire n'a eu le temps de l'annoncer.

Quand la maladie traîne, ces différents modes d'évolution ont souvent l'occasion de se substituer les uns aux autres. L'accident, très bénin aujourd'hui, sera devenu très grave le lendemain ; comme le cas le plus menaçant peut s'amender rapidement sous un traitement presque anodin. Et ces alternatives peuvent se répéter plusieurs fois, d'après l'état d'infection de la source même d'où est partie la métastase oculaire. On a cité des exemples où le phlegmon ne se déclara qu'après plusieurs semaines, cinq et davantage (BECK, AXENFELD, MACKENZIE).

Histoire clinique. — La panophtalmie spontanée peut aussi se présenter sous deux formes : la forme *purulente* et la forme *plastique* ; et ces deux variétés représentent les formes extrêmes de toute une série d'ophtalmies intermédiaires, que nous signalerons au fur et à mesure que l'occasion s'en présentera. Comme type de description, nous prendrons la variété rétinienne la plus fréquente et la plus complète. La variété irienne n'est en somme qu'une iritis purulente. La variété choroïdienne va toujours de pair avec la rétinienne sous forme de chorio-rétinite métastatique, dans laquelle les symptômes rétiniens dominent le tableau, tant que le phlegmon n'est pas réalisé. Enfin, la variété vitréenne ou hyalite purulente se combine également avec la rétinite purulente et ne diffère pas cliniquement de la forme ordinaire.

La panophtalmie purulente spontanée se présente elle-même sous deux formes cliniques distinctes : le *phlegmon* et la panophtalmie purulente *bénigne* ou *torpide*.

III. — PANOPHTALMIE SPONTANÉE PURULENTE

a. FORME AIGUE, PHLEGMONEUSE, PERNICIEUSE. — Soudainement chez une accouchée, chez un blessé ou un opéré, chez un malade présentant quelques symptômes typhoïdiques, la vue baisse sur un œil et se perd totalement en moins de quelques heures. Il est rare que la complication porte sur les deux yeux à la fois et d'emblée. Quand la panophtalmie métastatique est double, généralement les yeux sont pris à quelques jours d'intervalle.

D'autres symptômes, subjectifs ou objectifs, locaux peuvent manquer absolument. Le plus fréquemment des éclairs lumineux et une photophobie douloureuse ouvrent la marche aux autres symptômes, qui ne manqueront pas de s'ajouter au brusque abaissement de la vue. Sans douleur aucune, apparaît dans le champ pupillaire, profondément derrière l'iris, un reflet jaunâtre annonçant l'infiltration purulente du corps vitré. Puis, pendant que la conjonctive bulbaire s'œdématie légèrement et s'injecte faiblement, l'iris se décolore, son parenchyme se trouble, ses dessins s'effacent et son orifice pupillaire se rétrécit et devient irrégulier. L'humeur aqueuse prend un aspect louche et petit à petit la chambre antérieure se remplit d'un hypopyon fluide, très mobile, d'une teinte blanche, jaune pâle ou jaune verdâtre. Le secteur purulent du bas de la chambre se déplace selon les positions de la tête vers les parties déclives du moment. Un mouvement un peu brusque mélange l'hypopyon à toute l'humeur aqueuse et donne à l'œil l'aspect terne, cadavérique. Après quelques instants de repos ou d'immobilité du globe, la précipitation vers les parties basses a bien vite reconstitué l'hypopyon. La cornée reste claire et transparente : on est surpris de cette transparence quand on a d'abord vu l'œil au moment où l'hypopyon s'était éparpillé, disséminé dans toute la chambre.

L'examen ophtalmoscopique reste donc possible tant que le corps vitré n'est pas infiltré. Mais cette infiltration est prompte à survenir : en moins de quelques heures elle est suffisamment avancée pour nous cacher complètement tous les détails de la *rétinite hémorragique* par laquelle commence toujours la maladie. Cette rétinite hémorragique n'est pas la *rétinite septique* de Roth laquelle n'aboutit pas à la purulence, puisqu'elle est sensée ne pas comprendre de microbes pyogènes, ni dans les vaisseaux de la rétine ni dans les hémorragies interstitielles. Mais, comme celle-ci, elle présente autour de la papille et de la macula des hémorragies petites, mais nombreuses, comme des éclaboussures ou des gouttes arrondies, et des taches blanches de dégénérescence nerveuse ou d'œdème phlegmoneux. Les grandes flammèches hémorragiques indiquent des thromboses veineuses plus importantes, dans le tronc ou les branches de la veine centrale en guise de complication insolite.

En plus, dans la *rétinite purulente* la membrane nerveuse épaissie se plisse et se soulève le long des gros troncs vasculaires en plis minces formant des crêtes saillantes à reflet blanchâtre, passant de droite à gauche de son vaisseau satellite, pour s'en écarter enfin, soudainement, en pointe finale vers le fond uni du champ rétinien, suivant une collatérale inaccessible à notre regard.

Anatomiquement, toutes ces lésions se rencontrent régulièrement dans tous les cas de panophtalmies métastatiques. Les autopsies microscopiques ne permettent plus aucun doute à ce sujet.

Cliniquement, nous ne pouvons constater toutes ces complications successives que pour autant que la maladie, par une évolution très lente, nous en laisse le temps. Il faut que la suppuration dans le vitré retarde, pour que nous ayons l'occasion de voir les apoplexies rétiniennes, l'œdème et la dégénérescence de la membrane nerveuse avant que l'hyalite suppurée nous en cache l'image. Voilà pourquoi la septicémie nous montre ce que la pyohémie noie rapidement dans le magma purulent central.

A la suppuration du segment postérieur, s'ajoute rapidement la purulence du segment antérieur, avec les symptômes de l'iritis purulente. La cornée elle-même devient trouble, opaline ; sa surface antérieure perd son éclat et son poli habituels. Puis, soudainement, éclatent les symptômes formidables du phlegmon oculaire.

Les grandes douleurs de la panophtalmie commencent avec l'infiltration *phlegmoneuse* du vitré, tout à fait indépendamment de la cyclite purulente ou de la rétinite purulente. La cyclite purulente rend l'œil sensible aux attouchements. La papillite, mais non la rétinite, rend douloureux les mouvements volontaires du globe. C'est l'exagération de la tension intra-oculaire, seule, qui provoque les douleurs spontanées. La supra-choroïdite ou sclérochoroïdite est également douloureuse, spontanément ; mais nous avons vu que cette complication est rare dans la panophtalmie.

Il se passe quelquefois entre le début de l'affection et l'établissement du phlegmon un certain nombre de jours, ou de semaines (MACKENZIE) ; d'autres fois la marche de l'affection est beaucoup plus rapide ; après trois à cinq jours le phlegmon est à son apogée.

A cette forme inflammatoire franche, phlegmoneuse, il faut opposer une autre forme torpide, relativement bénigne dont la marche et la terminaison sont si différentes qu'elle aussi mérite les honneurs d'une description clinique spéciale.

b. Forme bénigne ou torpide. — La chorio-rétinite purulente torpide évolue sans symptômes réactionnels apparents : sans douleurs et sans injection de la conjonctive bulbaire. Ni la choroïde, ni la rétine ne possèdent des fibres nerveuses sensibles à la douleur ; leur inflammation, même purulente, ne peut faire souffrir le malade. Les douleurs intra-oculaires et intra-orbitaires commencent avec l'augmentation de la tension intra-oculaire. Or, ici, les accidents glaucomateux sont rares puisque le corps vitré tend plutôt à se rétracter : ce qui fait baisser la tension intra-oculaire.

Comme symptôme objectif, on ne voit que l'abcès dans le fond du vitré, à travers la cornée et la pupille transparentes.

C'est, en effet, dans les formes torpides de la panophtalmie purulente qu'on note le symptôme de *l'œil de chat amaurotique*. Derrière l'iris apparaît une masse brillante jaunâtre, assez superficielle, immédiatement derrière le cristallin, pour pouvoir être étudiée avec l'éclairage latéral ; ou plus profonde, au centre du vitré, de manière à nécessiter l'emploi de l'ophtalmoscope pour en préciser l'examen.

Le seul symptôme subjectif important est l'abaissement rapide et notable de la vue, pouvant aller jusqu'à la cécité complète, en moins de quelques heures de temps. Si déjà la présence du pus au-devant de la rétine peut fort diminuer l'acuité visuelle dans l'irido-cyclite purulente avec hypopyon dans la chambre antérieure et infiltration purulente des couches antérieures du vitré, on comprend à quel point l'inflammation suppurative de la rétine elle-même doit influencer les fonctions visuelles de l'organe. L'œil devient littéralement aveugle et semble devoir le rester à jamais. Or il est surprenant combien facilement après une amaurose complète le sens lumineux reparaît dans cet œil, si la panophtalmie, gardant son caractère bénin, marche promptement vers la résolution.

Il ne faut cependant pas trop compter sur cette tournure heureuse d'une affection oculaire toujours grave en elle-même. Le retour du sens lumineux n'entraîne pas nécessairement le retour de l'acuité visuelle centrale, ni même périphérique, et, tout en percevant de nouveau la lumière, le malade reste pratiquement aveugle.

Le corps vitré s'éclaircit parfois rapidement et complètement : les globules blancs, morts ou vivants, se désagrègent et se laissent résorber, et la transparence est rendue à l'humeur qui remplit le feutrage de charpente ; mais la rétine reprend plus difficilement toutes ses fonctions antérieures. Le plus souvent même le corps vitré, après infiltration abondante, ne s'éclaircit plus. Sa charpente fibrillaire a été comme disloquée par l'infiltration ; elle s'effondre, se tasse et se rétracte vers la face postérieure du cristallin, ne gardant d'attaches avec la rétine que près de l'ora serrata, en avant, et sur le pourtour de la papille du nerf optique, en arrière. Entre la rétine et cette charpente rétractée, il se creuse une large cavité, circulaire, remplie d'une sérosité plus fluide et de flocons libres, détachés, flottant dans ce liquide au gré des mouvements communiqués au globe oculaire : vers le haut, quand nous faisons regarder le malade brusquement en bas, vers le bas, si nous lui commandons d'élever son regard vers le plafond, et ainsi de suite, toujours en sens inverse du mouvement exécuté par le globe. Nous voyons ces corps flottants en noir sur le fond rouge normal.

Quand l'œil dirigé d'abord vers le plafond, a été ramené en position primaire et est maintenu quelques instants tranquille, nous voyons redescendre lentement les flocons noirs et nous pouvons étudier les détails de leur forme compliquée toujours différente. Différente d'un sujet à l'autre, et différente, chez le même sujet, si on laisse quelques jours d'intervalle entre chaque examen. Pendant ces périodes d'intervalle, ces flocons s'effilochent, se fractionnent, et se dissolvent partiellement. Quelques flocons du vitré montrent cependant une résistance inouïe à l'action dissolvante des liquides ambiants et restent un temps illimité, avec leur forme définitive, qui n'est pas toujours la forme initiale : loin de là ! Malade et médecin connaissent bien ces mouches permanentes et se les dessinent souvent à l'envi.

Ce ramollissement, cette liquéfaction partielle périphérique du corps vitré, au-devant de la rétine, n'a lieu que très lentement, à la suite des panophtalmies les plus bénignes. Dans les autres à marche plus rapide, comme toujours dans les panophtalmies graves, le corps vitré se rétracte tout entier, dans son ensemble, sans liquéfaction préalable de ses attaches naturelles avec la membrane séparatrice commune : la membrane limitante interne de la rétine.

Si la charpente vitréenne ne se sépare pas de la rétine, celle-ci se trouve bientôt détachée de la choroïde, positivement arrachée de sa membrane nourricière par la force rétractile cicatricielle qui anime le vitré malade : il y a décollement de la rétine et la sérosité s'épanche, non plus entre la rétine et le vitré, mais entre la rétine et la choroïde.

L'œil qui était déjà légèrement ramolli, devient alors complètement mou. La *phtisie essentielle* du globe commence, le cristallin s'opacifie, l'iritis, inévitable, oblitère la pupille et le globe affaissé, rapetissé, se laisse déprimer par les quatre muscles droits.

Cependant, si la rétine et la choroïde se sont soudées, aussi solidement par l'inflammation que le vitré et la rétine le sont naturellement, le globe ne devient pas mou, il se rétracte lentement, conserve sa forme sphérique et garde une certaine rénitence. Seulement à la palpation on sent bien que la fluctuation manque, qu'on ne comprime plus une vessie remplie de liquide, mais une petite sphère pleine de tissus cicatriciels souvent même dégénérés et incrustés de sels calcaires ou envahis par l'ossification véritable.

Derrière la pupille obstruée et derrière le cristallin opacifié, dès avant le commencement de la phtisie du globe, on diagnostiquera la rétraction cicatricielle du vitré avec entraînement de la rétine, par l'abolition du phénomène de la projection lumineuse. La perception lumineuse se conserve quelquefois très longtemps dans une rétine déjà plissée ou soulevée de la chorio-capillaire, gardant son revêtement épithélial pigmenté.

Le sujet conserve quelquefois une perception lumineuse, tout à la périphérie de son champ visuel, alors que, centralement, l'amaurose est complète. Ce reste de vision périphérique indique que la rétine n'est pas encore complètement décollée en avant, jusqu'à l'ora serrata.

Pronostic. — Le pronostic local, *oculistique*, de l'ophtalmie métastatique est aussi grave que celui de la panophtalmie traumatique. Il est rare que, même dans la forme bénigne, on puisse sauver une partie de la vision. La forme extérieure de l'œil se conserve très bien au contraire. Nous avons signalé, comme tout à fait exceptionnelle, la forme extra-bénigne dans laquelle les troubles des milieux transparents sont de courte durée et où, après éclaircissement du vitré, la vision se rétablit complètement (LAGRANGE).

La perforation, qui est la règle dans toutes les panophtalmies purulentes graves, est presque inévitable dans la septicémie puerpérale. Dans l'infection purulente chirurgicale, le processus suppuratif peut s'arrêter et l'œil devenir phtisique. Dans la septicémie médicale, le pronostic est encore plus favorable quant aux suites locales : l'œil peut conserver sa forme extérieure, tout en étant devenu amaurotique. Exceptionnellement même l'œil peut récupérer une partie de sa vision momentanément perdue.

L'infection par streptocoques est la plus grave. Plus que toutes les autres elle compromet la vie; plus que toutes les autres elle aboutit après métastase dans l'œil, à la destruction complète de l'organe. L'infection par pneumocoques est la plus bénigne (AXENFELD). Les malades ne succombent généralement pas à leur septicémie et très souvent l'œil ne se détruit pas complètement. La sclérotique s'ulcère, se perfore près de la cornée et laisse fuser le pus sous la conjonctive bulbaire. J'estime qu'il vaut mieux ne pas hâter l'ouverture de la collection purulente. A ce moment tous les symptômes oculaires violents sont calmés déjà et il faut laisser à la nature le soin de préparer un trajet fistuleux pour éliminer le pus. Il m'a semblé que le temps de restauration de l'organe ne s'en trouvait pas allongé et que d'autre part le moignon atrophique se comportait mieux quant au volume et quant à la forme surtout. La recherche du microbe ne m'a pas tenté. Si pour l'examen des produits inflammatoires du foyer primitif on n'est pas parvenu à déterminer la forme microbienne, il me semble qu'il ne faut pas volontairement encourir de nouvelles responsabilités à vouloir le rechercher dans l'œil même. Ici les procédés d'exploration les plus rigoureusement aseptiques ne sont pas dépourvus de quelque danger.

Je ne me considère jamais comme autorisé à puiser dans le foyer purulent, même avec une seringue aseptique, dans le seul but de satisfaire ma curiosité, pour savoir de quelle forme et de quelle nature est le microbe qui a provoqué la suppuration intra-oculaire. Quand ce n'est pas l'intérêt de mon malade qui me guide, je pense que mon devoir est de m'abstenir de toute intervention inopportune, même alors qu'elle ne paraît pas directement nuisible. Les questions de bactériologie comme celles-ci doivent se résoudre ailleurs : au laboratoire d'anatomie pathologique. Si nous pouvions vraiment espérer posséder un jour des sérums spécifiques, alors, je parlerais autrement.

L'existence de l'irido-cyclite et l'apparition de l'hypopyon dans la chambre antérieure, alors que la maladie a commencé, apparemment, par une rétinite suppurative, prouve suffisamment que les embolies septiques ou les colonisations microbiennes ont apparu simultanément dans la rétine et dans tout le tractus uvéal. L'état trouble de la cornée indique d'une manière irréfutable que les principes phlogogènes, nécrosants, existent déjà dans l'humeur aqueuse de la chambre antérieure ; car cet état trouble est l'expression de la nécrobiose des cellules du stroma cornéen précédant la fonte suppurative, marginale, de la cornée.

Anatomie pathologique. — *Microbes et vaisseaux*. — Dans la variété endogène les microbes de la purulence s'arrêtent dans les vaisseaux de la rétine ou dans ceux du tractus uvéal, s'accolent à l'endothélium, entrent en prolifération et expédient au dehors du vaisseau leurs toxines phlogogènes. Sur le chemin parcouru par ces principes irritants tout prolifère : cellules endothéliales, cellules fixes de la paroi, cellules étoilées du stroma choroïdien ou cellules ramifiées de la charpente névroglique de la rétine ; toutes entrent en division tumultueuse, directe, fournissant à la masse des cellules d'infiltration, autant d'éléments, sinon plus, que l'émigration des globules blancs.

Le processus pathologique commence toujours dans et autour des capillaires, si l'inflammation est violente, et se poursuit dans le domaine des petites artères, qui fournissent à ce réseau capillaire, et des petites veines, qui en sortent. Si l'inflammation est moins vive, le processus débute dans et autour de vaisseaux plus volumineux, rarement dans et autour des artérioles, plus souvent dans et autour des veinules.

Selon que les microbes pyogènes ont choisi la circulation rétinienne ou choroïdienne, nous aurons une rétinite purulente ou une choroïdite purulente, comme début de la panophtalmie suppurative.

Rétinite. — Les premières lésions anatomiques apparaissent dans la rétine, atteinte d'inflammation suppurative.

L'inflammation suppurative de la rétine donne lieu aux mêmes désordres vasculaires et interstitiels que ceux de tous les organes parenchymateux, vascularisés, frappés de la même phlegmasie purulente. L'infiltration cellulaire débute autour du réseau capillaire de la couche des fibres nerveuses et le long des artérioles et veinules qui rejoignent le second réseau capillaire externe, immédiatement en dedans de la couche réticulée ou plexiforme externe ; c'est-à-dire sous le plexus nerveux qui fusionne, en une vaste innervation commune, tous les prolongements internes des cellules visuelles, neuro-épithéliales.

La purulence est diffuse, s'étendant à toute la rétine en moins de quelques heures dans les septico-pyhémies graves. La purulence est discrète, en petits abcès isolés, dans les infections plus bénignes, avec moins de parasites pyogènes. Du foyer de purulence rétinien, les principes phlogogènes — mais non les microbes — diffusent en dedans vers le corps vitré et en dehors vers la choroïde, directement dans les parties adjacentes. Dans sa propre membrane ces mêmes principes diffusent dans la direction du courant veineux, vers les veines les plus proches et tout le long de ces vaisseaux vers les troncs collecteurs. Dans la choroïde, dans le plan même de cette membrane, le courant des principes pyogènes et l'infiltration correspondante sont de même guidés par la circulation veineuse. Arrivés dans l'espace suprachoroïdien, les irritants chimiques forment des inflammations adhésives recouvrant exactement le foyer suppurant de la choroïde ou des épanchements enkystés équivalents, de nature sérofibrineuse ou purulente, selon l'occasion (Fuchs). Nous verrons tout à l'heure leur diffusion dans le vitré.

La marche envahissante des microbes est beaucoup plus lente que celle des principes phlogogènes diffusibles. Il faut aux bacilles de la tuberculose des semaines pour envahir un quart de choroïde. Il n'en faut pas tant pour les microbes pyogènes, de virulence plus grande, mais leur propagation est lente, quand même. Préparée par les principes diffusibles, leur marche en avant suit la direction de la suppuration chimique, stérile. Même dans le vitré, le déplacement des colonies microbiennes s'opère avec lenteur, à moins que la charpente filamenteuse n'ait été brisée, au préalable, et qu'à l'humeur vitrée normale, emprisonnée dans les mailles délicates de ce réseau, ne se soit substituée une humeur plus fluide, presque semblable à l'humeur aqueuse, dans laquelle les parasites, en suspension, n'obéissent plus qu'aux lois de la pesanteur et sont lancés dans toutes les directions au gré des mouvements spontanés du globe. Arrivés de l'autre côté : dans l'espace suprachoroïdien, les microbes pyogènes, dont la virulence extrême empêche habituellement l'enkystement des exsudats, répandent leurs colonies avec promptitude dans toute l'étendue de la cavité séreuse ; ajoutant à l'inflammation suppurative des travées conjonctives de la suprachoroïde et de la lamina-fusca, une infiltration purulente des lames externes de la choroïde et des lames internes de la sclérotique.

Choroïde. — L'épaisseur de la choroïde nous indique déjà la part qu'a prise cette membrane au processus panophtalmique. La tension vasculaire choroïdienne normale n'a pu résister à la turgescence extrême du vitré phlegmoneux et la choroïde intacte se présente comme écrasée contre la sclérotique. La tension vasculaire inflammatoire, au contraire, tient tête à la pesée du corps vitré, même quand il existe de l'hyalite phlegmoneuse, à plus forte raison quand le vitré a conservé sa structure et sa tension ordinaire. Dans la suppuration traînante du vitré, il n'existe pas d'hypertonie oculaire ; au contraire, l'œil devient mou et la choroïde peut développer largement son réseau sanguin.

Si l'on examine la choroïde tout au début de l'inflammation suppurative, endogène, on trouve que beaucoup de petits vaisseaux artériels, et des vaisseaux veineux de tout calibre, ainsi qu'une grande partie du réseau capillaire sont presque complètement obstrués par des globules blancs. La circulation du sang ne se fait plus bien que dans les vaisseaux de gros calibre ; et là encore, on trouve, le long de la paroi endothéliale, ou des agglomérés de cellules blanches ou des thrombus granuleux de fibrine ou de plaquettes sanguines. Ces masses cellulaires pariétales s'enfoncent comme des coins dans la colonne de sang rouge ou entourent celle-ci d'un manchon complet, plus ou moins épais.

Les auteurs parlent de traînées purulentes sur l'emplacement de la choriocapillaire et de foyers purulents au milieu du stroma, qui ne sont certainement pas autre chose que ces engorgements de vaisseaux par les globules blancs. J'ai même la conviction que ces longues colonnes de globules de pus, dans l'intérieur des vaisseaux, avec ou sans globules rouges entremêlés, sont nés sur place, à la suite de la prolifération active des endothéliums de l'intima ; car c'est au milieu de ces masses de jeunes cellules et dans le détritus des thromboses qu'on trouve les microbes pyogènes, qui ont provoqué la purulence de la membrane.

Déjà, dans les vaisseaux, encore largement ouverts à la circulation, on trouve les noyaux des cellules endothéliales plus saillants, plus gros, plus colorés au carmin ou à l'hématoxyline. Ces noyaux sont aussi plus rapprochés les uns des autres, que les noyaux normaux, dans un vaisseau de même calibre; comme si déjà ils s'étaient divisés une ou plusieurs fois dans le plan endothélial, avant qu'ils se mettent à se diviser suivant la tangente de ce plan, pour former les rangées superposées de cellules rondes que l'on trouve plus tard contre la paroi.

Fréquemment aussi on trouve dans l'endothélium des noyaux lobés, comme préparés à la division directe, et de temps en temps, une figure de division indirecte, quand l'inflammation n'est point très vive.

RITTER, CZERNY (1867) BERLIN et SATTLER ont vu et signalé, successivement, cet engorgement blanc des vaisseaux capillaires et veineux, précédant quelquefois, de longtemps, l'infiltration du stroma choroïdien; car ce n'est que maintenant que le stroma choroïdien commence à s'infiltrer de pus. De jeunes cellules rondes, à noyaux globuleux ou lobulés, apparaissent, de plus en plus nombreuses, dans le tissu muqueux, remplissant les mailles du réseau plasmodial choroïdien. On considère les cellules d'infiltration comme étant des cellules migratrices, tombées au milieu des cellules fixes, étoilées. Ce serait une erreur de croire, cependant, que, dans l'inflammation suppurative, les cellules pigmentaires et les cellules blanches de la choroïde demeurassent indéfiniment indifférentes à la stimulation inflammatoire ambiante; ainsi, les granulations pigmentaires se mobilisent: elles se retirent des longs bras protoplasmatiques, qui unissent les cellules entre elles, pour venir se tasser autour du noyau, dans le corps de la cellule. Les bras anastomotiques en paraissent d'autant plus courts. En revanche ils sont plus gros, plus irréguliers et la cellule entière apparaît moins élégante, plus ramassée. Plus tard, le pigment pâlit et le nombre des granulations colorées diminue dans les cellules. C'est à peine si à la fin de la suppuration, on trouve encore dans la choroïde, autrefois si pigmentée, quelques cellules rondes, renfermant quelques grossières granulations brunâtres ou jaunâtres. Nous avons déjà vu le même phénomène se passer dans l'iris pendant l'inflammation aiguë ou subaiguë de ce diaphragme oculaire.

Le maximum des lésions présentées par la paroi des vaisseaux se rencontre toujours, pour les inflammations endogènes des tissus, dans les artérioles terminales qui précèdent le réseau capillaire et dans les veinules initiales qui sortent de ce réseau. Conformément à cette loi, c'est le réseau délicat du tapis ou derme de la choroïde qui se noie le premier dans l'infiltration purulente ambiante. Vient ensuite la chorio-capillaire, dont les mailles s'encombrent plus lentement de globules émigrés ou de cellules de prolifération. Et, en tout dernier lieu seulement, le grossier réseau artériel et veineux des couches externes se voile également par l'accumulation de jeunes cellules dans ses mailles.

Pour expliquer cette localisation si précise de l'infiltration purulente, je ne crois pas devoir attacher la moindre importance aux deux lames endothéliales que SATTLER pense avoir vues à la limite interne et externe de la couche intervasculaire, que les auteurs ont appelée, depuis, la couche de SATTLER et que j'appelle le derme de la choroïde ou le *tapis humain*.

Maintenant, toute la choroïde n'est plus qu'une nappe de pus. On ne distingue plus les vaisseaux, remplis de globules blancs, des masses de cellules d'infiltration, qui encombrent le tissu de charpente, dans les mailles des réseaux vasculaires.

Au milieu de toutes ces cellules rondes on ne retrouve plus de cellules étoilées fixes, ni blanches, ni pigmentées. Ont-elles disparu dans la fonte purulente du stroma conjonctif, ou se sont-elles divisées, multipliées, en coopérant, par leur multiplication à la formation du pus ? Les opinions ont beaucoup varié là-dessus. L'avenir tranchera cette question : en faveur de la dernière hypothèse, j'aime à le croire.

Lame vitrée. — La *lame vitrée*, après avoir résisté victorieusement pendant toute la première période de l'inflammation purulente, se gonfle enfin et acquiert une épaisseur double, triple et quadruple de ses dimensions normales. L'épaississement de cette membrane est général, et le même partout ; ou bien, il s'exagère par places en saillies apparentes formant relief, du côté de la rétine, le plus souvent, ou du côté de la choroïde, quelquefois. Les saillies du côté de la rétine ressemblent aux productions verruqueuses de la dégénérescence sénile de cette membrane ; d'autant plus que les cellules épithéliales uvéales sont, de même façon soulevées et enfoncées dans la rétine.

L'épaississement de la lame vitrée est la conséquence d'une imbibition aqueuse, progressive, de cette membrane. Une hydratation plus rapide, sous l'influence directe des ferments, que contiennent les plasmas purulents, provoque la dissolution de cette membrane, ou sa perforation : si l'action dissolvante des sucs inflammatoires s'exerce seulement sur une surface limitée.

Épithélium pigmenté uvéal. — Tant que résiste la lame vitrée, l'épithélium pigmenté uvéal participe peu à l'inflammation de la choroïde. Il ne prolifère pas activement, parce que l'adossement intime de la rétine, soutenue par la turgescence du vitré, empêche de donner aux cellules qui pourraient naître de cette prolifération, l'espace nécessaire pour leur évolution. Puis, quand la circulation sanguine s'arrête dans les capillaires thrombosés de la chorio-capillaire, l'épithélium ne reçoit plus les matériaux de nutrition indispensables pour une prolifération active.

Mais quand la lame vitrée s'est laissée entamer par les courants toxiques diffusant du côté de l'humeur vitrée, les cellules hexagonales elles-mêmes entrent en division rapide, perdant insensiblement leur pigment, qu'elles partagent entre leurs descendantes. Petit à petit on voit disparaître la limite précise, qui séparait la choroïde de la rétine, devenue à son tour le siège d'une infiltration purulente : à savoir, la ligne noire, épaisse, que traçait la couche continue des cellules de revêtement de la membrane vasculaire.

Je n'ai pas trouvé entre la choroïde et la rétine, tant qu'elles restassent reconnaissables par leur structure particulière, ces grandes collections purulentes dont parlent quelques auteurs (KNAPP, LEBER) ni même des épanchements séro-purulents ou séro-albumineux ou fibrineux. Ces épanchements appartiennent à d'autres choroïdites moins tumultueuses ou à des rétinites de diverse nature.

Hémorragies choroïdiennes. — A côté de l'infiltration purulente, nous trouvons dans la choroïde quelques autres désordres anatomiques, que l'endovasculite aiguë, qui caractérise la suppuration phlegmoneuse, explique parfaitement bien. Au-devant des thromboses, rétrécissant ou oblitérant les veinules, le sang stagne, s'accumule dans la partie du réseau capillaire demeurée perméable et distend, partout, la paroi de ces capillaires. En maint endroit cette mince paroi a cédé sous la pression, et s'est rompue. D'où des hémorragies multiples, mais petites. Le sang épanché peut tomber exceptionnellement dans l'espace qui sépare la choroïde de la rétine. Plus souvent, il creuse une petite cavité dans le stroma muqueux ramolli, ou se fraie, à travers la choroïde, un chemin vers l'espace supra-choroïdien, dont il remplit alors les mailles épanouies.

Les thromboses artérielles n'entraînent pas nécessairement l'ischémie capillaire de leur domaine de distribution, grâce aux dimensions exagérées des capillaires choroïdiens. Par contre, ces grands capillaires favorisent la formation des infarctus hémorragiques, qui concourent si largement à la formation des apoplexies interstitielles choroïdiennes et des épanchements sanguins dans les cavités avoisinantes.

Corps vitré. — Exceptionnellement la panophtalmie purulente débute par le corps vitré. Ce n'est que par hémorragie, que les microbes pyogènes peuvent arriver dans la cavité humorale centrale du globe : la portion plane du corps ciliaire, la rétine ou la papille du nerf optique doivent avoir été malades avant le vitré et un accident survenu à leurs vaisseaux a seul permis l'ensemencement de l'humeur vitrée. Nous ne connaissons pas d'exemple indiscutable de ce début panophtalmitique, bien qu'on n'ait pas mal signalé d'*hyalites purulentes primitives* (STELLWAG, SCHMIDT-RIMPLER, DE WECKER, STRAUB).

Du vitré l'infection se rend aux autres parties de l'œil comme dans la forme traumatique.

Espace supra-choroïdien. — Plus exceptionnellement encore l'inflammation purulente septique occupe d'abord la cavité suprachoroïdienne. Ici aussi, il faut une lésion d'un des vaisseaux du corps ciliaire ou de la choroïde, pour déposer directement, sans traumatisme, par l'intermédiaire d'une hémorragie, les microbes pyogènes dans cette cavité séreuse. Une iridocyclite ou une choroïdite purulente bénigne existait donc avant la suprachoroïdite suppurative. S'il y a quelques vaisseaux capillaires dans les lames suprachoroïdiennes, près du muscle ciliaire, on ne connaît pas de supra-choroïdite suppurative partie de ces capillaires.

Iritis métastatique. — L'iritis métastatique est fréquente, mais elle s'élève rarement au titre de panophtalmie ou de phlegmon par elle-même. Si la suppuration générale du globe s'établit c'est que la choroïde ou la rétine en même temps que l'iris, furent le siège d'infection septico-pyémique. Si l'iritis suppurative devient quand même phlegmon c'est que le ligament suspenseur du cristallin s'est dissout dans le plasma purulent et que les microbes de l'iris ont pu pénétrer dans le vitré. De la portion plane du corps ciliaire les microbes n'ont qu'à passer les deux épithéliums, uvéal et rétinien, et la membrane hyaloïde du vitré.

D'après ce qui précède, nous avons anatomiquement parlant deux espèces de phlegmons oculaires : le phlegmon *antérieur* qui part du segment antérieur du globe et le phlegmon *postérieur* qui débute dans la profondeur du globe. Dans le phlegmon antérieur c'est l'hypopyon des chambres qui apparaît d'abord. Dans le phlegmon postérieur c'est le vitré qui le premier s'infiltre de pus.

Épanchements pathologiques. — Dans les chorio-rétinites suppuratives des panophtalmies métastatiques, il existe ordinairement, entre les membranes des épanchements de fibrine, de sang ou de pus au niveau des zones de suppuration les plus fortes, là où la choroïde et la rétine sont l'une et l'autre fort malades (Arlt, Bowmann). Ailleurs l'exsudat manque; que ce soit la choroïde ou la rétine qui doivent être considérées comme le point de départ de la suppuration. Au corps vitré, ce sont les vaisseaux de la couche des fibres nerveuses de la rétine qui fournissent l'exsudat. Entre la rétine et la choroïde, c'est encore la rétine, par les vaisseaux de sa granuleuse interne, qui produit l'épanchement, si le corps vitré est intact et turgescent. Si le corps vitré est ramolli ou en voie de rétraction, la choroïde peut autant fournir l'exsudat que la rétine. Dans la cavité suprachoroïdienne l'exsudat vient en partie des vaisseaux propres des lames suprachoroïdiennes antérieures, en partie de la portion plane du corps ciliaire, en partie de la choroïde et pour une part minime des vaisseaux de la sclérotique.

Milieux transparents. — Nous n'avons pas besoin de rappeler ici l'aspect anatomique des milieux oculaires transparents dans la panophtalmie métastatique. Certes la propagation du processus inflammatoire est différente de ce qu'elle fut dans l'ophtalmie traumatique, puisque son point de départ a été déplacé ; mais insensiblement toutes les mêmes lésions se répètent et s'ajoutent les unes aux autres pour aboutir à la suppuration générale.

Membranes élastiques. — Dans l'œil atrophié, après évidement du contenu purulent, on ne trouve plus aucune membrane élastique ou élastinoïde; ni les membranes limitantes de la rétine, ni la lame vitrée de la choroïde, ni celle du corps ciliaire, ni la cuticule de l'iris et du corps ciliaire, ni le ligament suspenseur du cristallin, ni l'hyaloïde. Seuls quelques débris de la capsule du cristallin ont trouvé grâce devant cette macération et destruction générales. Depuis longtemps cette observation se trouve notée dans les écrits des premiers histologistes.

On peut voir comment ces membranes disparaissent : constamment, une infiltration cellulaire s'accumule sous elles, les soulève, les use et les ronge jusqu'à l'absorption complète. On dirait que ce sont autant les zymases des cellules qui dissolvent les membranes, que les ferments solubles des microbes pyogènes.

Traitement. — L'état septicémique du malade contre-indique le plus souvent toute intervention chirurgicale. Nous devons d'ailleurs, pour en décider, nous effacer devant l'accoucheur, le chirurgien ou le médecin, qui nous ont appelé à leurs secours. Pour ma part, je condamne l'éviscération autant que l'énucléation. L'incision libératrice au couteau ou la ponction au cautère est la seule intervention permise et aussi la seule utile. Je préfère la dernière parce qu'elle peut se faire sans anesthésie générale, sous la cocaïne et l'adrénaline, sans beaucoup faire souffrir le malade.

Encore ne faut-il intervenir activement que pour autant que la panophtalmie affecte la forme phlegmoneuse, *douloureuse*.

Quand les souffrances du patient n'imposent pas de traitement plus énergique, on peut se contenter de l'application de compresses chaudes d'ichtyol, auxquelles j'attribue une action décongestive et analgésique vraiment remarquable. Les simples cataplasmes chauds, fréquemment renouvelés, ne rendent pas le même service.

Il faut toujours se souvenir que le phlegmon oculaire est un foyer de suppuration secondaire et un foyer moins dangereux que tout autre provoqué par la même infection du sang. Nous devons nous appliquer à faire pénétrer cette idée dans l'esprit du confrère consultant, dont les convictions, moins bien éclairées sur ce terrain spécial, sont ordinairement toutes différentes. C'est à l'absence de vaisseaux lymphatiques et de communications directes des espaces séreux avec les vaisseaux lymphatiques orbitaires, que j'attribue cette innocuité relative.

Les injections sous-conjonctivales de cyanure de mercure peuvent être tentées dans les formes bénignes et au début de formes s'annonçant comme graves. S'il ne faut pas ménager les forces du sujet, une soustraction sanguine n'est pas contre-indiquée. Il faut cependant laisser au malade tout son sang, tout en cherchant à l'épurer par la combinaison d'une médication altérante et tonifiante : mercure et quinquina. Les frictions de collargol semblent avoir fait merveille, quelquefois (TROUSSEAU) ; pourquoi faudrait-il donc renoncer à l'avantage des frictions mercurielles dans les états septicémiques ? Le sérum antistreptococcique vient généralement trop tard : j'ai positivement vu son emploi aggraver la situation et hâter la terminaison fatale. Injecté localement sous la conjonctive en petites quantités il agira favorablement comme les autres injections sous-conjonctivales. D'ailleurs le traitement général ne nous regarde pas directement : et, ici, les convictions varient beaucoup dans notre corporation.

IV. — PANOPHTALMIE MÉTASTATIQUE PLASTIQUE

On n'a pas observé jusqu'ici de panophtalmie métastatique plastique d'origine puerpérale ni chirurgicale.

C'est parmi les panophtalmies métastatiques médicales, qu'on rencontre le plus souvent la forme plastique, notamment dans la méningite cérébrale qui mérite, à ce point de vue, une mention spéciale. La grippe épidémique aussi a fourni beaucoup de panophtalmies plastiques.

Panophtalmie méningée. — Dans la méningite, quelle qu'en soit l'origine et la forme anatomique, la métastase qui engendre la panophtalmie ne suit pas nécessairement la longue voie du sang. Les microbes, quels qu'ils soient, peuvent descendre dans les gaines du nerf optique, de l'intérieur de la boîte cranienne, à travers le canal optique, jusqu'au globe oculaire. Telle est du moins la théorie classique. Mais la question, à mon avis, mérite d'être soumise à un nouvel examen.

Ce n'est pas la méningite purulente seule, à diplocoques ou à streptocoques, qui peut engendrer la panophtalmie métastatique monoculaire ou binoculaire ; mais, aussi la méningite tuberculeuse et même la **méningite** syphilitique ; naturellement sous forme plastique, comme papillo-rétinochoroïdite, avec le caractère bénin, qui caractérise cette dernière panophtalmie métastatique.

Certes, dans la méningite simple et dans la méningite cérébro-spinale épidémique, l'infection métastatique du globe oculaire peut se faire par la voie ordinaire de la circulation sanguine et dans les conditions indiquées pour tous les autres parenchymes vasculaires, atteints d'inflammation suppurative. Mais les toxines ou microbes peuvent aussi suivre une autre voie pour atteindre l'œil, voie beaucoup plus courte et plus directe : à savoir les gaines du nerf optique ou plutôt les espaces séreux qui séparent ces gaines.

Dans ce dernier cas, il n'existe pas d'infection générale préalable, de septicémie, bénigne ou purulente, intermédiaire aux deux manifestations infectieuses en foyer. L'inflammation se propage de proche en proche, en marche descendante de la cavité cranienne vers le globe oculaire. Toxines et microbes, mélangés au liquide céphalo-rachidien, coulent le long du nerf optique, sont même centrifugés au dehors par les mouvements de rotation de la tête, jusque dans le fond du cul-de sac que représente l'espace intervaginal.

La métastase, si nous pouvons employer ce terme, est donc une *métastase séreuse*.

Pour justifier cette métastase séreuse nous avons dû, avec SCHWALBE, RETZIUS, AXEL KEY et d'autres, admettre une libre communication entre les cavités séreuses intracraniennes et les gaines du nerf optique : notamment dans le canal osseux, optique, du sphénoïde. Or, notre expérience clinique condamne cette notion anatomique ; s'il en était ainsi, réellement, chez l'homme, tous nos opérés d'énucléation devraient mourir pour cause d'écoulement du liquide céphalo-rachidien, à la suite de la section du nerf optique; section, qui ouvre largement la gaine intervaginale. L'espace sous-arachnoïdien renfermant le liquide encéphalo-rachidien, doit donc, — lui pour le moins — se terminer en cul-de-sac fermé dans le canal optique. J'espère démontrer prochainement que cette dernière supposition est la vérité. En attendant, l'hypothèse nous permet d'expliquer comment les inflammations microbiennes des méninges descendent si rarement comme telles dans les gaines du nerf optique ; puisqu'elles doivent au préalable forcer la barrière conjonctive du passage du nerf optique à travers son canal osseux émissaire ; elle **explique** aussi comment les inflammations chimiques précèdent les inflammations microbiennes, les toxines solubles diffusant facilement à travers le tissu conjonctif lâche, qui forme cette barrière ; leur diffusion étant d'ailleurs favorisée par l'hypertension qui existe constamment du côté de la cavité cranienne.

De nature toxique, chimique, la métastase oculaire de la méningite, par voie séreuse, se présente plutôt avec le caractère bénin de la métastase plastique ou faiblement purulente. Les enfants, même en dehors du coma, ne manifestent aucune plainte. Souvent, ce ne sont que les reflets blanchâtres, derrière la pupille, simulant l'évolution d'un gliome, qui seuls attirent l'attention des parents (DE WECKER).

Je compare la panophtalmie, complication de la méningite purulente, à l'irido-cyclite, complication de l'ulcère purulent de la cornée, *non perforé*. Dans les deux cas, l'affection oculaire peut affecter une marche aiguë, avec les symptômes violents des ophtalmies purulentes, et ne présenter pourtant aucune gravité réelle, extraordinaire. C'est que dans l'une et l'autre complication, il s'agit plutôt d'inflammation toxique que d'inflammation microbienne. Autant pour le segment postérieur de l'œil dans un cas, que pour le segment antérieur dans l'autre, il n'y a eu transport que de substances chimiques ; les microbes pyogènes ont été retenus sur un filtre naturel, comme sur une bougie Chamberland ; à savoir, sur les lames cornéennes profondes, non ulcérées, dans l'ulcère à l'hypopyon ; au fond de la gaine intervaginale du nerf optique, dans la méningite suppurative. A chaque fois le pus intra-oculaire est du pus stérile.

C'est cette stérilité du pus qui explique le caractère peu envahissant de ces suppurations. Ici les toxines phlogogènes, épuisant leur action irritante sur l'iris ne peuvent atteindre le corps vitré et faire succéder le phlegmon à la suppuration de la cornée. Là, ces principes diffusibles n'arrivent que fort épuisés dans le vitré, après avoir traversé la papille du nerf optique et il faudrait une méningite extraordinairement septique, pour qu'elle se compliquât de phlegmon oculaire, par la voie que nous venons d'indiquer.

Dans la méningite, d'ailleurs, la papillo-rétinite est plus fréquente que la choroïdite métastatique. Celle-ci ne peut survenir que par la voie sanguine habituelle, et la choroïdite, dans ces conditions, est toujours rare, comme nous l'avons déjà dit.

Dans le cas de papillite métastatique séreuse, la zone choroïdienne voisine de la tête du nerf optique est seule le siège d'une infiltration inflammatoire. De cette choroïdite circum-papillaire, nous trouvons plus tard les traces atrophiques péripapillaires que nous avons étudiées dans les chapitres précédents.

Il faut que les microbes pyogènes descendent eux-mêmes des méninges, jusqu'au fond de la gaine du nerf optique pour que la papillo-chorio-rétinite puisse s'élever jusqu'au phlegmon de l'œil, avec destruction suppurative du vitré et de toutes les membranes intra-oculaires. Ce qui ne peut se produire qu'après que les deux passages aient été, au préalable, forcés par la suppuration expansive : la barrière conjonctive dans le canal optique et la papille du nerf optique ou les lames internes de la sclérotique limitant en dedans le cul-de-sac des gaines optiques.

Dans les méningites chroniques, où les envois de toxines se répètent, la diffusion des liquides phlogogènes ne s'arrête pas à la papille ; mais elle se continue dans le vitré et à travers cet organe et son enveloppe hyaloïde antérieure, jusque dans la chambre postérieure, où ces toxines provoquent une inflammation séreuse du corps ciliaire et de l'iris. C'est l'origine des synéchies postérieures, s'établissant silencieusement dans cette affection et qui auront l'occasion de devenir d'autant plus larges qu'aucun symptôme ne nous ait averti de leur formation. Très souvent la synéchie postérieure est totale, dès la première inspection. D'autrefois il se forme de véritables soudures entre l'iris et le cristallin, sans que nous nous en soyons douté le moins du monde.

Le cristallin alors ne tarde pas à s'opacifier et la cataracte prend toujours une teinte blanche crayeuse ou une teinte jaunâtre, l'une et l'autre caractéristiques de l'affection. En effet, il se fait des incrustations calcaires dans les masses de fibres dégénérées (*cataracte crétacée*) pendant qu'une prolifération abondante des cellules épithéliales antérieures forme une épaisse *cataracte capsulaire* dans le champ de la pupille. Au-devant de cette cataracte capsulaire blanche il n'y a jamais d'exsudat pupillaire organisé en *fausse cataracte*. D'autre part le caractère fréquemment hémorragique de ces panophtalmies septiques explique la teinte hématique de la cataracte. L'iris lui-même a souvent la teinte de la sidérose hématogène.

Le corps vitré, désorganisé par l'infiltration cellulaire, se rétracte et l'œil se ramollit légèrement. Il subit une atrophie modérée.

Voilà pour les formes pernicieuses. D'autres formes sont bien plus bénignes. C'est ici qu'on note ces retours inespérés de la vision, pouvant aller jusqu'à la restitution intégrale de l'acuité visuelle. D'autres fois, sauf une diminution apparente du volume du globe et une cécité d'ailleurs complète, l'œil a gardé sa forme normale : cornée, chambre antérieure, iris avec pupille devant un cristallin transparent, peuvent être tellement petits que l'œil tout entier n'est plus qu'une miniature de l'organe normal. Une autre forme bénigne non moins intéressante est le pseudo-gliome (HIRSCHBERG). Celui-ci mérite une mention spéciale.

Pseudo-gliome. — La choroïdite suppurative n'entraîne pas nécessairement et toujours le phlegmon de l'œil. Dans les septicémies médicales, survenant après les maladies infectieuses aiguës ou pendant la méningite cérébro-spinale aiguë, la choroïdite suppurative peut affecter un caractère très bénin : demeurer localisée dans la partie postérieure du tractus uvéal ; ne présenter même aucun symptôme apparent en dehors de la diminution ou de la perte de la vue. L'évolution de cette affection peut être à ce point insidieuse que s'il s'agit d'un enfant incapable de se plaindre du trouble visuel, qui ne frappe qu'un œil, l'ophtalmie passe complètement inaperçue ; et, ce n'est que plus tard que le diagnostic se fait par le médecin auquel on a amené l'enfant :

ou parce que celui-ci commençait à loucher de l'œil amblyopique ou parce qu'il sort de la pupille noire, sous certaines incidences de lumière, ce reflet brillant, jaune doré, qui caractérise l'état maladif du globe, que BEER désignait sous le nom d'*œil de chat amaurotique*. En effet ces choroïdites à marche traînante, insidieuse, ne sont jamais des choroïdites franchement purulentes. L'exsudat inflammatoire est en majeure partie séreux ou séro-fibrineux et relativement plus abondant que dans les suppurations franches. Il se creuse donc entre la choroïde revêtue de son épithélium pigmenté et la rétine garnie de ses cellules neuro-épithéliales une cavité remplie d'un liquide spontanément coagulable et formant des sortes de kystes ou petits décollements limités de la rétine, de forme arrondie, comme autant de petites coupoles jaunes en relief sur l'image ophtalmoscopique du fond de l'œil.

C'est à cette choroïdite qu'on a donné le nom de *choroïdite exsudative*. Mais il s'agit bien d'un reliquat de *choroïdite suppurative bénigne* (GINSBERG). C'est d'ailleurs la seule choroïdite qui mérite ce nom d'*exsudative* ; et encore ne nous montre-t-elle de l'exsudat que parce que la rétine est malade en même temps qu'elle.

C'est aussi la seule choroïdite purulente que l'on peut classer parmi les choroïdites disséminées ; toutes les autres choroïdites purulentes plus graves, à marche plus aiguë, sont des choroïdites diffuses. Et encore, cette localisation en foyers doit nous faire réfléchir et nous devons nous demander si nous faisons bien de continuer à appeler cette choroïdite une choroïdite purulente. Evidemment, la prolifération des cellules épithéliales pigmentées est ici de loin plus tumultueuse que dans les choroïdites disséminées ordinaires, et cette prolifération est suivie si rapidement d'une dégénérescence graisseuse des jeunes cellules, peu ou point pigmentées, qu'il faut songer aux suppurations torpides, caséeuses du lapin. Mais à cette prolifération active des cellules épithéliales uvéales s'arrêtent les phénomènes d'inflammation purulente présentées par cette ophtalmie. Le restant de la choroïde n'affecte que des troubles anatomiques de choroïdite plastique ; et du côté de la rétine les cellules visuelles, au niveau des foyers choroïditiques, ont perdu leurs appendices spécifiques : cônes et bâtonnets, et sont entrés en prolifération peu active, tandis que le reste de la membrane nerveuse subit la dégénérescence scléreuse par hypertrophie de son réseau neuroglique.

D'un autre côté, beaucoup de ces cellules, d'origine épithéliale, ayant pris le caractère de cellules émigrées, tendent à s'organiser en tissu ; elles se fusionnent entre elles pour former des *syncytiums* ou *plasmodies* et se fondent avec les cellules de la rétine, toutes transformées : c'est-à-dire privées de leur différenciation en cellules neuro-épithéliales ou en cellules de la neuroglie. Il est difficile de décider entre l'origine neuro-épithéliale ou neuroglique des cellules étoilées qui se trouvent à la surface externe de la rétine, là où il y avait autrefois les cônes et les bâtonnets, et qui ont contracté adhérence et fusionnement avec les productions choroïdiennes de vis-à-vis.

Si bon nombre de jeunes cellules épithéliales choroïdiennes ont le noyau lobulé de la cellule émigrée et dégénérée en globule de pus, d'autres ont conservé leur noyau arrondi, vésiculeux même avec nucléoles, comme dans les cellules hexagonales mères.

L'éparpillement des grains de pigment dans l'exsudat, — en dehors des cellules, donc — indique que quelques-unes d'entre elles après dégénérescence se sont complètement désagrégées : ce qui n'arrive effectivement que dans les processus suppuratifs.

Chez les tout jeunes enfants, chez qui l'on rencontre le plus souvent cette variété, les phénomènes réactionnels locaux et généraux, sans faire défaut, passent bien souvent inaperçus. Les parents se souviennent rarement des phénomènes oculaires extérieurs et parfois même ils ignorent complètement si les phénomènes généraux ont accompagné ou précédé la formation de la choroïdite.

La tension intra-oculaire de ces yeux avec pseudo-gliome est très basse. Souvent l'œil en paraît un peu plus petit. Mais cette tension n'est pas tous les jours la même, variant toutefois dans de faibles limites et sans jamais dépasser la tension normale. On profite de cet état hypotonique de l'œil pour écarter le diagnostic de cancer intra-oculaire : le gliome. Mais j'ai vu dans ces yeux, et par périodes successives, la tension s'élever jusqu'aux tensions glaucomateuses extrêmes, avec toutes leurs conséquences immédiates et même avec la conséquence éloignée, le buphtalme. Cependant, même dans cette période avancée les myotiques suffisaient pour calmer les souffrances et écarter le pénible devoir pour le médecin de procéder à la mutilation défigurante de l'énucléation, chez un enfant en pleine période de développement et pour le reste doué d'une santé florissante.

Panophtalmie sympathique. — L'*ophtalmie sympathique* est souvent une panophtalmie plastique spontanée. C'est à l'ophtalmie sympathique que MACKENZIE a comparé son *ophtalmitis post fébrile* parce que dans cette dernière ophtalmie, comme dans l'ophtalmie sympathique, tous les tissus de l'œil prennent part à l'inflammation. « Dans ces deux formes d'ophtalmitis, dit-il, l'inflammation débute par la rétine, se propage à l'iris, envahit tous les tissus internes de l'œil, et se termine dans toutes deux, si on la néglige, par l'opacité du cristallin, l'occlusion de la pupille et le ramollissement du globe de l'œil. »

Certaines ophtalmies sympathiques, commençant par une choroïdite ou une rétinite, évoluent effectivement comme la panophtalmie métastatique plastique et aboutissent au même résultat final fâcheux que cette dernière maladie. L'ophtalmie sympathique est d'ailleurs une ophtalmie métastatique, c'est-à-dire la complication oculaire d'un état septicémique latent, fréquent en somme sous cette forme bénigne. La métastase oculaire a été préparée par l'irritation sympathique qu'entretient dans son congénère un œil blessé, dont l'inflammation traumatique ne s'est pas complètement apaisée.

Panophtalmie parasitaire. — Grâce à sa situation profonde, entre les deux membranes principales de l'œil, le cysticerque peut, après désorganisation du corps vitré, de la rétine et de la choroïde, étendre l'inflammation au segment antérieur du globe, de façon à réaliser en un temps relativement court tous les phénomènes de la phtisie oculaire ; si toutefois les accidents glaucomateux n'ont pas auparavant nécessité l'extraction du parasite ou l'énucléation de l'organe.

Tant que l'animal vit, l'inflammation garde le caractère plastique ; après sa mort les produits de désagrégation de son corps peuvent élever l'inflammation jusqu'à la suppuration. Mais cette suppuration est stérile et se restreint au voisinage immédiat de l'élément étranger, sans que le processus anatomique montre la moindre tendance à la propagation. Une vraie panophtalmie suppurative, voire un phlegmon, que l'animal soit mort ou vivant, n'est possible que par infection secondaire, grâce au concours d'un microbe pyogène quelconque apporté par un sang septique, dans un terrain préparé par la présence de cet hôte étranger.

Traitement. — Pour le traitement de cette forme de panophtalmie, je puis renvoyer aux chapitres précédents. Chaque variété a cependant son indication spéciale. Dans la forme méningée, DE WECKER a osé recommander l'incision de la gaine du nerf optique, pour établir une sorte de drainage passager de la cavité cranienne, apporter un soulagement notable aux souffrances du malade et mettre fin à l'infection du globe. Nous possédons aujourd'hui dans la ponction lombaire un moyen moins dangereux d'abaisser la tension du liquide céphalo-rachidien et de débarrasser la cavité arachnoïdienne de ses produits virulents.

L'indication spéciale des deux autres variétés sera étudiée ailleurs.

J'ai déjà dit à quel point il faut reculer l'énucléation du pseudo-gliome. Je ne puis pas admettre que la crainte du gliome vrai justifie l'énucléation d'un organe devenu quand même inutile pour la fonction visuelle quand il reste à cet organe tant d'autres fonctions, esthétiques et mécaniques, à remplir dans l'édification architecturale de la figure de l'enfant. Pour n'avoir énucléé qu'un seul pseudo-gliome — énucléation que je regretterai toujours — je n'ai pas fait mourir d'autres enfants de gliome pour avoir négligé de faire assez tôt l'énucléation de l'œil malade.

---

§ 4. — SUPRA-CHOROIDITE OU INFLAMMATION DE LA SÉREUSE SUPRA-CHOROIDIENNE

Généralités.

L'inflammation de la séreuse cloisonnée, qui sépare la choroïde de la sclérotique, n'a pas trouvé dans la nomenclature des affections oculaires, la place qu'elle mérite. Et cependant, l'inflammation de la cavité suprachoroïdienne est loin d'être un fait exceptionnel. Il est vrai que cette inflam-

mation existe rarement pour son compte, comme affection isolée ;
accompagne plutôt d'autres maladies inflammatoires de l'œil. Ou bien, qu
par hasard, elle se présente comme maladie primitive, essentielle, elle
traîne dans la même phlegmasie, l'une ou l'autre des membranes voisin
qui l'entourent, de façon à noyer ses propres symptômes dans ceux, plus ap
rents, des inflammations secondaires, concomitantes.

C'est parmi les *sclérites* et les *scléro-choroïdites* des auteurs classiq
que nous devons donc chercher les *suprachoroïdites* ou inflammations de
séreuse suprachoroïdienne.

Division. — *D'après l'emplacement.* — L'inflammation de la sére
supra-choroïdienne s'étend rarement à la cavité tout entière, depuis le t
don du muscle ciliaire en avant, jusqu'à l'entrée du nerf optique en arriè
Elle se cantonne presque toujours dans une partie limitée de la cavité, f
mant des inflammations *encapsulées*, comme cela arrive pour beaucoup d'
flammations de séreuses. C'est ainsi que la suprachoroïdite se localise ordin
rement dans la région ciliaire : *scléro-choroïdite antérieure*. Tout aussi so
vent elle attaque la partie qui correspond au pôle postérieur de l'œil ; auto
de la papille du nerf optique et dans la zone maculaire : *scléro-choroïd*
postérieure. Plus rarement, elle se présente dans la région équatoriale, pi
des canaux scléroticaux des veines vorticines ou des artères ciliaires pos
rieures longues. Cette dernière inflammation encapsulée est mieux conn
sous le nom de *staphylome équatorial*, que sous celui de *scléro-choroïd*
équatoriale, nom qu'elle mériterait cependant au même titre, que les autr
formes de scléro-choroïdites.

D'après la forme inflammatoire. — Comme toute inflammation de séreus
la supra-choroïdite peut se présenter soit sous la forme *sèche :* fibrineus
plastique, adhésive ; soit sous la forme *humide*, avec exsudat liquide abo
dant, séreux ou purulent.

La *scléro-choroïdite purulente* est très rare. Elle ne survient que comme pa
tie intégrante de la panophtalmie ou phlegmon de l'œil. Très souvent elle con
titue le point de départ du phlegmon ; par exemple, lorsque à l'occasion d'op
ration ou de blessure, la cavité supra-choroïdienne a été ouverte et infecté

Plus fréquente est la *scléro-choroïdite fibrineuse, plastique.* Elle auss
succède le plus souvent, à des opérations malheureuses, dans le voisinage d
ligament ciliaire, ou à des blessures de la région ciliaire. Elle constitue cett
scléro-choroïdite plastique traumatique particulièrement dangereuse pou
l'autre œil, menacé, à cause d'elle, d'ophtalmie sympathique. Presque toute
les scléro-choroïdites antérieures spontanées affectent cette forme.

La *scléro-choroïdite séreuse* se présente sous forme de décollement de l
choroïde. C'est encore à la suite de traumatismes de la région scléro-cor
néenne qu'on la voit éclore le plus souvent. Elle est particulièrement fréquent
après des opérations d'iridectomie, faites dans d'excellentes condition
d'asepsie, mais avec des sections très reculées, comme dans l'extraction com
binée de la cataracte, selon von GRAEFE, ou dans l'opération du glaucome. C'es

dans cette catégorie d'inflammations de la cavité supra-choroïdienne qu'il faut ranger les observations de décollement de la choroïde faites par Fucus.

En dehors de cette dernière forme *séreuse*, la supra-choroïdite s'accompagne régulièrement comme nous le disions plus haut, d'inflammation de la sclérotique, du côté externe, et d'inflammation du tractus uvéal, du côté interne. Ce qui justifie, jusqu'à un certain point, l'expression *scléro-choroïdite*, sous laquelle a été désignée jusqu'ici la *supra-choroïdite*.

D'après la marche. — Prenant en considération la marche de la maladie et l'acuité de ses symptômes, quelques cliniciens ont introduit une troisième division des scléro-choroïdites ou supra-choroïdites. Ils ont admis une forme *aiguë*, une forme *subaiguë*, et une forme *chronique*. Nous ne pensons pas qu'il y ait avantage à scinder, aussi artificiellement, un groupe de maladies, à évolution certainement différente, mais identiques dans leur pathogénie, et dont les lésions anatomiques ne varient que par leur extension. Le degré d'acuité du processus phlegmasique exerce certainement une très grande influence sur l'étendue de ces lésions, comme aussi sur le nombre et l'importance des complications étrangères à la maladie ; mais la prédisposition individuelle joue ici un rôle encore bien plus grand, et, à ce prix, une division étiologique présenterait plus d'utilité. Chez les adultes rhumatisants ou goutteux, la maladie affecte la forme aiguë ; chez les adolescents scrofuleux, la forme chronique, rémittente, domine.

Complications. — DE LA SCLÉRO-CHOROÏDITE ANTÉRIEURE. — 1° Dans la *scléro-choroïdite antérieure*, l'inflammation se propage facilement jusqu'au dehors de l'œil, dans le tissu conjonctif épiscléral très vascularisé de la zone péri-cornéenne : *épisclérite* ou *sclérite externe, superficielle*.

La *sclérite interne* ou *profonde* n'existe pas comme maladie essentielle : elle complique ou l'*épisclérite primitive* ou la *supra-choroïdite antérieure*.

2° La scléro-choroïdite antérieure peut se compliquer de *cyclite*, ce qui est presque la règle, et tout de suite après d'*iritis*. L'*irido-cyclite* n'est point rare dans la supra-choroïdite antérieure essentielle, elle est, pour ainsi dire, inévitable dans la supra-choroïdite traumatique, si celle-ci dépasse la forme séreuse.

3° La *kératite profonde, sclérosante*, est une troisième complication fréquente de la scléro-choroïdite antérieure. L'infiltration du parenchyme cornéen et sa sclérose consécutive s'expliquent par l'état congestif des vaisseaux scléroticaux, qui sont aussi les vaisseaux nourriciers des lames profondes et moyennes de la cornée transparente. Mais, nous ne pouvons pas oublier, que l'*épisclérite* peut à son tour entraîner l'opacification inflammatoire de la cornée, à savoir, dans les couches antérieures. Les vaisseaux de l'épisclère sont les vaisseaux nourriciers des plans superficiels de la cornée.

Entre la kératite parenchymateuse, qui complique la scléro-choroïdite antérieure, et celle qui accompagne une de ces complications : l'*épisclérite*, il y a encore une différence clinique plus importante que celle qui résulte de la localisation distincte des deux infiltrations inflammatoires. L'opacification

profonde de la première persiste indéfiniment sous forme de sclérose co
néenne ; celle de la seconde, plus superficielle, grâce à une résorption pl
facile des éléments d'infiltration, diminue en surface et en profondeur, s'
claircit, après cessation de la maladie, et peut même disparaître totalemen
quand auront disparu les boutons de la région bulbaire.

4° L'irido-cyclite, — elle-même, complication de la scléro-choroïdite ant
rieure — peut à son tour troubler les autres milieux transparents de l'œil ;
savoir : *l'humeur aqueuse*, par des dépôts sur la membrane de Descemet o
par des exsudats dans le champ pupillaire ; le *cristallin*, par la dégénérescenc
de ses fibres cristalliniennes ; le *corps vitré*, par des infiltrations dans le
couches antérieures. Tous ces désordres ne dépendent pas directement d
l'inflammation de la séreuse supra-choroïdienne ; sauf peut-être le trouble d
vitré, ils sont, sous la dépendance directe de l'iritis, séreuse ou plastiqu
concomitante.

DE LA SCLÉRO-CHOROÏDITE POSTÉRIEURE. — Les complications de la *supra-cho
roïdite postérieure* sont moins nombreuses, mais non moins importantes.

Dans la scléro-choroïdite postérieure, l'inflammation envahit fréquem
ment le nerf optique, dans le canal scléro-choroïdien, donnant lieu au
symptômes ophtalmoscopiques de la *papille de stase* ou de la *papillit
franche*. Mais l'inflammation ne s'étend pas à la rétine, si ce n'est par l'in
termédiaire de la choroïdite concomitante. Le corps vitré reste indemne
sauf au-devant de la papille et encore le trouble de cette région doit-il êtr
attribué à la papillite concomitante plutôt qu'à la supra-choroïdite postérieur
elle-même. Au-devant de la macula, en cas de chorio-rétinite maculaire, o
trouve quelquefois un nuage très opaque.

DE LA SUPRA-CHOROÏDITE MOYENNE. — La *supra-choroïdite moyenne* ou équa
toriale n'a pas de complications autres que la *sclérite* et la *choroïdite* habi
tuelles. On peut cependant rencontrer des *boutons d'épisclérite* dans l
région équatoriale ; mais il est difficile alors de dire si l'épisclérite existe pou
son compte ou si elle représente une complication extérieure d'une scléro
choroïdite équatoriale, cachée par l'inflammation superficielle. En avant
dans la région ciliaire, où le même doute est permis parfois, on fait cependant
plus facilement le diagnostic entre l'épisclérite et la scléro-choroïdite anté
rieure compliquée d'épisclérite.

Staphylomes scléraux. — Les staphylomes scléraux représentent moins
une complication de la scléro-choroïdite, qu'un mode de terminaison de cette
maladie.

Le ramollissement, que subit le tissu fibreux de la sclérotique, du fait de
son inflammation, prépare la coque oculaire aux déformations ectatiques,
limitées, qu'on appelle *staphylomes*. La tension intra-oculaire normale, suffit
pour distendre, amincir et ectasier la sclérotique, aux endroits disloqués,
ramollis par l'infiltration inflammatoire, séreuse et cellulaire. La sclérotique

amincie laisse voir par transparence le tissu pigmenté de la lamina fusca et prend une teinte bleuâtre. Elle résiste cependant à l'ectasie proprement dite, tant que la choroïde ou le corps ciliaire n'a pas contracté d'adhérence avec elle. Dès que cette adhérence existe, la sclérotique se laisse soulever par la pression intérieure du globe et forme une tuméfaction isolée, arrondie, aux flancs plus ou moins abrupts, suivant la hauteur et l'étendue du staphylome lui-même. La soudure de la membrane vasculaire avec la sclérotique n'est nécessaire, pour que le staphylome se forme, que parce que l'adhésion de deux membranes coïncide toujours avec la sclérose du tractus uvéal. Cette sclérose entraîne l'oblitération d'un grand nombre de vaisseaux du corps ciliaire et de la choroïde ; ou bien, cette sclérose est plutôt contemporaine de l'oblitération. Immédiatement après, la tension intra-oculaire supportée jusque-là par la membrane vasculaire, turgescente, pèse tout entière sur la sclérotique, ramollie par l'inflammation, et déforme celle-ci, en la soulevant en tumeur ou bosselure livide.

Staphylomes antérieurs. —L'ectasie sclérale de la scléro-choroïdite antérieure s'appelle le *staphylome ciliaire*. Il ne faut pas confondre le staphylome ciliaire avec le *staphylome intercalaire* qui, en réalité, appartient à l'iridocyclite plastique. Ce staphylome occupe la zone scléro-cornéenne, à cheval sur la ligne de séparation des deux membranes. Il exige pour sa formation une adhérence préalable de la zone marginale de l'iris avec la cornée, dans l'angle irido-cornéen de la chambre antérieure, derrière le limbe conjonctival. Mais le staphylome intercalaire existe souvent ensemble avec le staphylome ciliaire. Cela arrive notamment quand une irido-cyclite plastique complique la scléro-choroïdite antérieure et que la couenne inflammatoire qui remplit, dans ce cas, l'angle irido-cornéen (*tissu intercalaire* de Schies-Gemuseus), entraîne la soudure intime de la portion périphérique de l'iris avec la face postérieure correspondante de la cornée ; si bien, que l'insertion ciliaire de l'iris semble reportée en avant, plus ou moins loin sur la face postérieure de la cornée, contre laquelle le tissu cicatriciel rétractile l'a attirée. La fusion entre l'iris et la cornée devient alors tellement intime, qu'on ne reconnaît plus, à l'examen microscopique, la limite entre ces deux membranes. La membrane de Descemet a disparu. Il ne reste que quelques granulations pigmentaires pour indiquer jusqu'où s'étendait l'iris.

Le staphylome ciliaire lui-même est double : *antérieur*, au niveau de la région des procès ciliaires ou du muscle ciliaire ; *postérieur*, au niveau de la région plane du corps ciliaire : tout près de la ligne d'insertion des tendons des muscles droits. Le premier correspond aux trous émissaires des veines ciliaires antérieures et est le plus fréquent. Le second, plus rare, entoure les voies de pénétration des branches perforantes des artères ciliaires antérieures.

Dans le staphylome ciliaire antérieur, les procès ciliaires sont repoussés dans l'ectasie sclérale, aplatis, effacés dans le creux de la dilatation staphylomateuse. Dans le staphylome ciliaire postérieur, ces mêmes procès ciliaires sont refoulés en avant contre la face postérieure de l'iris ; comme ils sont refoulés en arrière, sur la surface plane, ciliaire, dans le staphylome intercalaire.

Staphylomes postérieurs. — Le staphylome de la scléro-choroïdite postérieure est, aussi, double : le *staphylome maculaire* ou *staphylome de Scarpa* et le *staphylome péripapillaire*, appelé, sans trop de raisons, comme nous le verrons, le *staphylome myopique*.

C'est l'inflammation de l'espace suprachoroïdien de la région maculaire, qui peut donner lieu à ces myopies très rapidement progressives, survenant à n'importe quelle époque de la vie et sans qu'il existe des efforts d'application des yeux à la vision rapprochée, suffisants pour expliquer l'allongement extrême de l'axe antéro-postérieur du globe oculaire.

Staphylomes équatoriaux. — Le *staphylome équatorial* est le staphylome de la supra-choroïdite moyenne, dans le voisinage des veines vorticines. Son importance clinique est beaucoup moins grande que celle des autres staphylomes. Il complique les glaucomes absolus, après que la stase veineuse dans les vorticines a ramolli et disloqué la sclérotique autour du canal perforant. Les tumeurs intra-oculaires en provoquant directement un obstacle sérieux à la circulation dans une de ces veines vorticines, peuvent également donner occasion au développement de quelques ectasies staphylomateuses équatoriales. Mais la simple propagation de l'inflammation chronique au tissu lâche qui engaine ces vaisseaux veineux et de là au tissu scléreux voisin, peut de même aboutir au staphylome équatorial, quand les autres conditions se trouvent réalisées du côté de la choroïde.   •

Pathogénie du staphylome. — Le staphylome scléral se forme quand la pression intra-oculaire, normale ou anormale, pèse sur une partie de la sclérotique devenue accidentellement moins résistante, moins élastique.

La sclérotique, quelles que soient son épaisseur et son élasticité, se laisse toujours distendre, quand la membrane vasculaire uvéale, qui supporte, avec elle, la pression osmotique intra-oculaire, se soustrait à cette fonction et laisse peser sur la membrane fibreuse tout le poids de cette tension.

Tant que la choroïde conserve son riche réseau vasculaire, une élévation de la tension intra-oculaire n'a d'effet dilatateur sur la sclérotique normale qu'au niveau de la papille, où le canal scléro-choroïdien constitue un lieu de moindre résistance. Mais au fur et à mesure que cette exagération de la tension comprime la choroïde et gêne sa circulation, la sclérotique montre des tendances aux ectasies ; sur les points les plus minces d'abord : dans la région équatoriale.

Le passage des vaisseaux ciliaires, dans les canaux émissaires, ne suffit pas pour affaiblir la sclérotique, au point de permettre qu'une élévation de tension produise à ce niveau une ectasie staphylomateuse. Il faut pour cela quelque chose de plus : un arrêt ou une gêne de la circulation, entraînant une infiltration séreuse et cellulaire des lames fibreuses circumvoisines. Le passage pour les veines vorticines est particulièrement disposé pour favoriser cette stase veineuse et ses conséquences. Aussi est-ce dans leur voisinage qu'on trouve les staphylomes équatoriaux du glaucome absolu.

Il n'est pas nécessaire d'attacher tant d'importance au degré d'élasticité
que peuvent posséder héréditairement les membranes oculaires et tout spécialement la sclérotique. Les tissus de soutien, à moins de maladies constitutionnelles, prennent naturellement le degré d'élasticité — et la structure histologique qui y correspond, — dont ils ont besoin, pour remplir leur fonction.
Ou, pour mieux dire, si les conditions de nutrition convenables mettent ces
tissus de soutien en état de remplir leur fonction, cette fonction même de par
son exécution méthodique leur donnera la structure élastique classique. Dans
l'espèce, si la choroïde représente effectivement la membrane vasculaire érectile, qu'elle doit représenter dans l'œil, toute sclérotique est capable de remplir son rôle d'enveloppe élastique ; et dans ces conditions nous trouverons
dans son tissu fibreux le quantum de fibrilles élastiques nécessaires et aussi
la qualité exigée de ces fibrilles.

Sous une pression intérieure exagérée au point d'étouffer la circulation
choroïdienne, toute sclérotique la mieux constituée, s'éraillera comme toute
étoffe soumise à une traction exagérée, finit par se déchirer.

Étiologie. — C'est la diathèse rhumatismale qui prédispose à la suprachoroïdite *essentielle*, quelle qu'en soit la localisation ou la forme anatomique.
Dans la variété *traumatique* c'est encore cette diathèse, qui facilite son apparition, après infection préalable ou non.

Pour la variété essentielle, le sexe féminin et le jeune âge, constituent
deux conditions favorables à son éclosion. Les troubles généraux qui accompagnent la puberté augmentent encore cette prédisposition, surtout si les
règles s'établissent difficilement. On voit d'ailleurs, chez les femmes, qui ont
souffert autrefois de suprachoroïdite, la maladie récidiver aux environs de
la ménopause. Chez d'autres, chez lesquelles la maladie n'a pas guéri pendant
le jeune âge, on voit pendant tout le cours de leur vie sexuelle, les troubles
menstruels, la grossesse, la période de lactation influencer considérablement
la marche de leur interminable scléro-choroïdite.

La vie confinée dans une atmosphère malsaine — surtout si l'air est en
même temps humide et froid — prédispose aux suprachoroïdites. L'habita-
tion dans des constructions neuves, mal séchées, peut également être incriminée ; d'autant plus fréquemment qu'il s'agisse de personnes déjà autrement
prédisposées.

C'est encore par l'intermédiaire de la diathèse arthritique que la tuberculose et la syphilis provoquent l'apparition des scléro-choroïdites. Un jeune
syphilitique, une jeune tuberculeuse, dont les parents ont souffert de goutte
ou de rhumatisme, seront plus facilement atteints de scléro-choroïdites que
ceux, qui sont nés de parents non arthritiques, ces derniers eussent-ils été
syphilitiques, tuberculeux ou scrofuleux eux-mêmes, avant leurs enfants.

La *scrofulose* ne provoque pas directement la supra-choroïdite, mais elle
lui donne un caractère particulier : une marche traînante, rémittente, interminable, avec de l'épisclérite, comme complication habituelle.

I. — SCLÉRO-CHOROIDITE OU SUPRA-CHOROIDITE ANTÉRIEURE

Historique. — Autrefois cette maladie s'appelait tout simplement le *staphylome scléral antérieur*. Sichel (1847), le premier, exprima l'idée que l'organe primitivement malade était le corps ciliaire et que du ligament ou muscle ciliaire l'inflammation s'étendait à la sclérotique voisine. Comme suite de cette inflammation, le tissu fibreux de la membrane externe de l'œil, se relâchait dans sa contexture anatomique, devenant plus extensible. Sous la poussée de la tension intra-oculaire, exagérée ou tout simplement normale, la sclérotique amollie se laissait soulever et distendre. Elle s'ectasiait sous forme de petites tumeurs bleuâtres, semblables aux grains du raisin, ou fruit de la vigne : σταφύλη ; d'où le nom de *staphylomes*. V. Artha, van Roosbroeck et de Wilde, étaient du même avis et plaçaient l'inflammation initiale dans le muscle ciliaire. Mais Arlt démontra, anatomiquement, que le processus pathologique n'atteignait guère le corps ciliaire ; que l'anneau scléral antérieur correspondant était seul malade et que, tout au plus, l'iris participait, plus ou moins, à la phlegmasie. De là sa préférence pour l'expression : *sclérite*. Il distinguait cependant entre une *sclérite circonscrite* — l'épisclérite classique d'aujourd'hui — et une *sclérite diffuse*, qu'il considérait comme n'étant jamais primitive, mais secondaire à une autre inflammation du voisinage. C'était cette sclérite diffuse seule qui menait droit aux staphylomes scléroticaux.

Von Ammon et de Rau soutenaient que l'affection se localisait dans le tissu conjonctif épiscléral et s'étendait de là à la sclérotique. Le premier en faisait une *ophtalmie sous-conjonctivale* et le second une *syndesmétite variqueuse*.

Il est vrai que Sichel confondait la scléro-choroïdite antérieure avec l'épisclérite et les décrivait comme une inflammation partielle de la choroïde et du tissu cellulaire sous-conjonctival.

Demarres aussi réunissait les deux maladies sous le terme *sclérotite*, mais, comme Arlt, il était forcé d'admettre deux formes de sclérotite : une première, *externe* ou *superficielle* et une seconde *interne* ou *profonde*. Mais, à l'opposé d'Arlt et d'accord avec v. Ammon, il croyait que la sclérotite même profonde, commençait toujours superficiellement dans la sclérotique, sans présenter toutefois les boutons saillants de notre épisclérite moderne, réservés à sa première forme. Elle s'annonçait donc par une simple injection périkératique un peu particulière : *l'ophtalmie rhumatismale;* et dans les formes graves, seulement, elle aboutissait aux staphylomes ciliaires.

A la vérité, l'épisclérite et la scléro-choroïdite antérieure avec sa terminaison en staphylome, sont deux manifestations différentes d'une seule et même diathèse ou anomalie constitutionnelle : *l'arthritisme*. Suivant que, à côté de l'arthritisme, domine la scrofulose ou le rhumatisme, on verra éclore l'épisclérite ou la scléro-choroïdite antérieure. C'était un peu l'opinion de Mackenzie.

Mackenzie avait d'abord désigné cette ophtalmie sous le nom de *choroïdite* (1830). Dans la deuxième édition de son ouvrage (1834), il l'appela une *sclérotico-choroïdite*, pour bien marquer la part que la sclérotique prend à la phlegmasie. Plus tard, dans les éditions subséquentes (1839-1854), il préféra le nom de *sclérotite scrofuleuse*, réunissant dans cette désignation les notions d'anatomie pathologique et d'étiologie, que son expérience clinique lui avait fait acquérir au sujet de cette maladie curieuse.

Aujourd'hui, depuis Schies (1870), nous distinguons nettement entre l'*épisclérite*, maladie inflammatoire du tissu épiscléral et de la conjonctive bulbaire sus-jacente; et la *scléro-choroïdite antérieure*, maladie débutant dans la cavité supra-choroïdienne et s'étendant aux deux parois de cette cavité séreuse, d'abord; puis, plus ou moins loin, aux tissus du voisinage pour aboutir au staphylome de la sclérotique.

Division. — Nous distinguons entre une scléro-choroïdite *traumatique*, complication infectieuse d'une blessure ou contusion du globe, au voisinage de la région ciliaire, et une scléro-choroïdite *spontanée*, essentielle ou idiopathique. C'est de cette dernière que nous allons nous occuper spécialement. La scléro-choroïdite traumatique, calque, plus ou moins bien, ses symptômes sur ceux de la forme spontanée et a déjà été étudiée avec le phlegmon traumatique du globe oculaire et les panophtalmies en général.

Histoire clinique. — La sclérochoroïdite ou suprachoroïdite antérieure *spontanée* affecte, le plus souvent, la forme *plastique*, adhésive et prend, presque toujours, l'allure d'une inflammation intra-oculaire chronique ou plutôt *subaiguë* et *rémittente*. Exceptionnellement elle s'arrête après une seule poussée inflammatoire aiguë.

Douleur. — L'œil devient assez soudainement sensible et larmoyant, sans autres symptômes extérieurs.

Au début il n'existe pas de douleur spontanée, ni intra-oculaire, ni périorbitaire; le malade éprouve plutôt une gêne, une tension douloureuse, que les déplacements du globe et l'application attentive et soutenue des yeux augmentent jusqu'à la véritable douleur : *intra-orbitaire* ou *intra-cranienne*.

Si le globe n'est pas douloureux spontanément, la région ciliaire est toujours un peu sensible aux attouchements, spécialement au niveau des points où apparaîtront plus tard les taches d'injection. Mais avec les progrès de la maladie, la douleur s'accentuera et deviendra permanente ou s'exagérera, par moments, à l'extrême, spécialement le soir et la nuit. C'est l'intérieur de l'orbite et la moitié correspondante de la boîte cranienne, que les malades désignent comme points de localisation des élancements douloureux. Les crises douloureuses nocturnes reviennent quelquefois avec la régularité des fièvres intermittentes quotidiennes.

A l'opposé de ces malades particulièrement sensibles, d'autres, tout aussi sérieusement atteints que les premiers, ne s'inquiètent nullement d'une maladie oculaire qui ne les fait point souffrir ; ni maintenant ni plus tard, et, malgré les apparences extérieures, menaçantes, se refusent constamment à consulter le médecin. Cette négligence à se faire traiter est réellement remarquable pour un grand nombre de personnes atteintes de scléro-choroïdite antérieure. Il est vrai que le découragement vient vite aux personnes qu'un premier traitement, même prolongé, n'a pas débarrassé d'une difformité en somme peu gênante, telle que nous aurons l'occasion de la décrire plus loin.

Un *larmoiement* plus ou moins abondant accompagne régulièrement les petites poussées douloureuses du début, dès avant l'apparition de la rougeur caractéristique ; et un certain degré de photophobie complique ces petites crises de larmes.

Rougeur. — Après cette *période de préparation*, la maladie entre dans sa phase définitive, par l'apparition de la *rougeur* particulière de la sclérotique.

Cette rougeur qui ne manque jamais quand les douleurs sont très vives, attend quelquefois très longtemps, quand le symptôme douleur se résume en une sensation de simple gêne dans l'œil ou de légère tension intra-cranienne. D'autrefois elle apparait sans qu'il existe la moindre sensation douloureuse : soit spontanée, soit provoquée.

En toutes circonstances, l'*injection périkératique de la scléro-choroïdite* présente des caractères tout à fait particuliers, pathognomoniques de cette affection. Profonde, comme celle de l'iritis, elle parait s'enfoncer davantage dans le tissu de la sclérotique, ce qui en assombrit notablement la teinte et la fait virer du rouge carmin, ou lie de vin vers le rouge livide, violacé.

Du côté de la cornée, l'injection de la scléro-choroïdite antérieure serre de près le bord de la membrane transparente. Au fur et à mesure qu'elle se rapproche du bord cornéen, l'injection parait de moins en moins striée ; elle devient diffuse, uniforme, comme une tache ecchymotique, plutôt que comme un réseau vasculaire injecté de sang.

Aux endroits où l'injection est la plus vive, le bord cornéen est donc encadré d'un vrai liseré rouge violet. Du côté de la cornée, le liseré a un bord net, du côté opposé il s'effiloche en languettes moins foncées, se dispersant en pinceaux rosés plus ou moins loin sur la sclérotique blanche. Cet effilochement du bord extérieur de la bande d'injection divise celle-ci en plusieurs foyers distincts ; d'autant plus apparents que la conjonctive bulbaire reste toute blanche dans l'intervalle des prolongements.

La pression avec le doigt à travers la paupière, ne parvient pas à décolorer complètement la sclérotique. L'injection revient d'ailleurs avec une extrême rapidité, quand on cesse la compression.

Après quelque temps d'existence de cette injection exclusivement profonde ; quelques grosses veines superficielles de calibre peu régulier, recouvrent les taches livides. Il ne faut pas pour cela que la conjonctive ni le tissu épiscléral participent réellement à la phlegmasie profonde. Ces veines existent dès avant les accidents glaucomateux ; elles s'accentueront avec le glaucome secondaire plus tard.

Le liseré bleuâtre fait rarement le tour complet de la cornée. Il n'encadre, le plus souvent, qu'un secteur notable. Il dessine donc un croissant dont les cornes embrassent un arc plus ou moins grand de la circonférence cornéenne. A ses deux extrémités le croissant se continue insensiblement avec l'injection périkératique profonde ordinaire, laquelle peut faire le tour entier de la cornée. Ce croissant peut exister pendant des semaines, sans changement notable, puis disparaître lentement comme il était venu et sans laisser autrement de traces (*ophtalmie rhumatismale*). Le plus souvent le croissant se transforme, avec les progrès de la maladie, et change d'aspect, de la façon que nous dirons plus loin.

Emplacement des foyers. — Pour ce qui regarde l'emplacement du croissant d'injection, les auteurs ne donnent pas des indications absolument concordantes. MACKENZIE, de WECKER le placent du côté temporal, et en haut. DESMARRES indique comme lieu d'élection l'espace compris entre l'insertion des deux muscles : droit externe et droit inférieur. C'est toujours du côté temporal que la maladie commence, soit au-dessus, soit en dessous du droit externe ; mais, c'est autour de la demi-circonférence supérieure que la maladie laissera plus tard ses plus grands staphylomes.

En effet, si les premières taches livides apparaissent du côté temporal, d'autres succéderont à celles-ci, en suivant indifféremment tout le pourtour de la circonférence cornéenne. Il est vrai que c'est dans l'intervalle de l'insertion de deux muscles droits voisins que les taches se montrent toujours le plus distinctement.

Au début de l'affection on compte un foyer, deux foyers, ou tout au plus trois. Il en sera de même, plus tard, aux récidives, après la guérison des précédents foyers inflammatoires.

En dehors du croissant et d'une façon complètement indépendante de lui, peuvent naître d'autres taches d'injection livide sur la ligne d'insertion des muscles droits ou un peu en avant de cette ligne. Ces taches scléroticales, révélant l'inflammation profonde interne, supra-choroïdienne, s'accompagnent plus souvent que l'injection péricornéenne, de la congestion des vaisseaux conjonctivaux. Nous étudierons la nature de ces taches discrètes et leur évolution, plus loin. Qu'il nous suffise de les avoir indiquées ici comme pouvant compléter l'image de l'*ophtalmie rhumatismale* ancienne, qui est en somme, celle de la scléro-choroïdite ou *suprachoroïdite bénigne* moderne ; la *scléro-choroïdite aiguë* de DE WECKER.

TUMÉFACTION. — Tout au début de la scléro-choroïdite, la muqueuse conjonctivale, bulbaire n'est pas soulevée par l'œdème collatéral du tissu épiscléral. Mais, plus tard, les exsudats inflammatoires sortent de l'œil et viennent s'accumuler à l'extérieur de la sclérotique, formant autour de la cornée une sorte d'épaulette rouge. Ce renflement surplombant légèrement la cornée, n'a rien de commun avec le *bouton de l'épisclérite*.

Une autre fois un œdème blanc ou blanc jaunâtre infiltre une grande partie de la conjonctive bulbaire, s'étendant bien au delà des foyers scléraux. Il va sans dire qu'alors déjà les vaisseaux tortueux de la conjonctive ont commencé à se remplir de sang et que la maladie s'est, du coup, rapprochée de l'*épis-clérite*. Cette seconde disposition se rencontre surtout au-dessus des boutons isolés de la ligne des insertions tendineuses.

Symptômes pupillaires. — La pupille et l'iris peuvent présenter quelques déformations particulières, propres à la scléro-choroïdite ; complètement indépendantes par conséquent de celles qu'entraîne plus tard l'iritis concomitante. C'est ainsi que la pupille, qui avait gardé longtemps sa forme circulaire et une mobilité parfaite pour tous ses mouvements, devient tout à coup plus large, plus paresseuse et, surtout moins régulièrement circulaire. L'orifice pupillaire semble vouloir se déplacer excentriquement : du côté du quadrant occupé par la tache d'injection sclérale. En réalité, c'est le sphincter pupillaire qui est partiellement paralysé, et, sous la pression de l'humeur aqueuse, la pupille se dilate davantage au niveau de la portion paralysée. Avec MACKENZIE je pense qu'il s'agit ici d'une influence paralysante exercée sur les nerfs moteurs de l'iris par les exsudats de la suprachoroïdite.

La pupille reprend difficilement sa place, plus tard. Il reste toujours un petit déplacement excentrique qu'entretient, pour une part, la tendance à l'ectasie de la région. C'est vers le haut, soit en dedans, soit en dehors, que se maintient le plus facilement le déplacement.

Quand il existe plusieurs foyers, la pupille apparaît plus irrégulière encore : à chacun des foyers encapsulés de suprachoroïdite correspond une dilatation partielle, ogivale. C'est sur le sommet de l'ogive pupillaire que se forme plus tard, quand l'iritis s'est jointe à la suprachoroïdite, les adhérences ou synéchies *périphériques*, caractéristiques de l'affection.

Au niveau de chacune des échancrures, les vaisseaux de l'iris sont fortement engorgés, comme si la circulation veineuse, plus indépendante que la circulation artérielle pour chacun des secteurs du diaphragme oculaire, se trouvait gênée par le foyer d'inflammation dans le corps ciliaire (DE WECKER), ou comme si une vasodilatation paralytique accompagnait la parésie partielle du sphincter irien.

Symptômes fonctionnels. — Pendant l'existence du croissant rouge, les fonctions physiologiques de l'œil s'accomplissent normalement : le malade travaille, lit, écrit, s'adonne à son métier habituel sans éprouver la moindre fatigue. Le soir seulement après une journée laborieuse, sous la lumière crue de la lampe, la vision se trouble un peu : l'œil est ébloui et la fatigue arrive promptement. La conjonctive bulbaire s'injecte alors très vivement et le malade est forcé d'abandonner tout travail oculaire. Mais le repos et le calme de la nuit ramènent tout à l'état normal ; à moins que le malade ne soit réveillé, après un court sommeil, par une de ces crises douloureuses qui le tiennent éveillé jusque vers le matin.

Ici s'arrête, quand l'affection est bénigne, l'évolution progressive de la scléro-choroïdite antérieure. Qu'elle ait été ou non accompagnée d'autres manifestations pathologiques, l'inflammation s'éteint, les exsudats se résorbent et tout rentre dans l'ordre, définitivement ou pour un temps plus ou moins long.

Ce genre bénin de suprachoroïdite spontanée, est très fréquent, surtout chez l'homme. Mais, comme chez l'adulte goutteux ou rhumatisant, pendant la période d'infiltration profonde de la cornée, l'épithélium superficiel s'exfolie facilement et tombe par places (PANAS), beaucoup de ces supra-choroïdites rhumatismales sont rangées parmi les kératites ulcéreuses traînantes.

Chez la femme et chez l'enfant scrofuleux des deux sexes, l'affection prend ordinairement une tournure plus mauvaise : l'inflammation se calme, momentanément, mais sans pour cela s'éteindre tout à fait ; elle reprend bientôt avec une énergie nouvelle et petit à petit surviennent les productions staphylomateuses.

Malheureusement, la guérison de la suprachoroïdite bénigne n'est presque jamais définitive. Immédiatement après, ou un peu plus tard, une nouvelle poussée inflammatoire s'attaque à d'autres parties de la cavité séreuse supra-choroïdienne et ainsi la forme bénigne devient rapidement une forme maligne.

Les récidives se répétant sans cesse, la maladie en arrive à faire le tour complet de la cornée (*sclérite migratrice* : HAAB). A la fin, la cornée est tout entière festonnée de plaques scléreuses, ardoisées ou, comme nous le verrons, de staphylomes.

Symptômes généraux. — Parmi les symptômes généraux qui accompagnent les formes aiguës — graves ou compliquées — ou qui annoncent les exacerbations des formes traînantes, chroniques, il faut citer le malaise général, l'indisposition, les nausées, les vomissements même. Cet état nauséeux se complique toujours d'une inappétence marquée, de constipation et d'une fétidité remarquable de l'haleine, dont se plaignent à la fois les malades et ceux qui les approchent. Un peu de fièvre se déclare vers le soir, desséchant plus ou moins la langue, toujours déjà fortement chargée. Le sommeil est mauvais.

Nous nous inquiétons peu, actuellement de tous ces symptômes vulgaires, communs à toutes les manifestations inflammatoires, douloureuses, du globe oculaire, mais beaucoup de malades s'en montrent fort tourmentés ; et si le médecin néglige les renseignements qu'ils lui donnent à ce sujet — ce que, à la rigueur, il peut faire impunément — ces malades en arrivent bien souvent à se traiter eux-mêmes, ce qui n'est plus aussi dépourvu de dangers.

N'oublions cependant pas que les complications de cette ophtalmie tiennent souvent à des troubles généraux de l'organisme, ayant occasionné un bouleversement dans l'état hydrostatique des milieux liquides de cet œil déjà malade : car il s'agit ordinairement d'accidents glaucomateux. A rechercher la cause de ces accidents douloureux, le médecin ne se diminuera pas. Le malade intelligent et observateur trouvera souvent avant le médecin. Si la trouvaille et son remède sont raisonnables, ne les rejetez point. Sans doute une iridectomie remédiera plus vite et plus sûrement au glaucome secondaire du moment, mais il ne faut pas perdre de vue que ces yeux tolèrent souvent mal les interventions chirurgicales. Devant chaque cas il faudra peser le pour et le contre : n'opérer qu'à bon escient, insister sur le traitement médical pour favoriser les chances du traitement chirurgical, et reculer toute intervention opératoire, autant que possible, jusqu'aux périodes d'accalmie.

Complications. — Les complications sont tellement fréquentes dans la scléro-choroïdite antérieure que SCHWEIGGER a cru bien faire de distinguer entre une forme *simple* et une forme *compliquée.*

Nous savons déjà que la cornée participe fréquemment à l'inflammation de la séreuse supra-choroïdienne. Nous allons étudier maintenant la forme et le siège des opacifications, que cette kératite provoque, et préciser quelques autres détails importants concernant ces opacifications.

Infiltrations cornéennes. — Tout d'abord, les complications cornéennes ne dépendent pas directement de l'intensité des symptômes de la maladie primitive. Si les scléro-choroïdites antérieures graves ont plus de chance de présenter des complications du côté de la cornée, que celles, qui présentent un caractère plus bénin, il se trouve néanmoins des cas où presque sans symptômes réactionnels apparents, la cornée s'infiltre quand même dans une très large mesure. Inversement, la cornée peut rester parfaitement transparente, alors que la maladie primitive présente un caractère aigu et particulièrement douloureux. C'est ce qui a fait dire à certains auteurs (DESMARRES) que les infiltrations cornéennes étaient plutôt d'ordre atrophique que de nature inflammatoire. Les altérations que les nerfs sensitifs de la cornée doivent subir au milieu des exsudats inflammatoires de la cavité suprachoroïdienne, peuvent, en effet, expliquer jusqu'à un certain point ces troubles dystrophiques.

Selon que l'inflammation de la séreuse supra-choroïdienne reste profonde, *intra-oculaire*, ou devienne superficielle, *extra-oculaire*, les infiltrations de la cornée occupent les lames profondes du parenchyme ou les lames superficielles, sous la membrane de Bowman.

Quand la scléro-choroïdite antérieure se complique d'emblée d'épisclérite, les infiltrations cornéennes sont *superficielles* et affectent la forme de taches blanches très opaques, parfaitement rondes, larges de 1 à 2 millimètres, et toujours suffisamment séparées les unes des autres pour leur permettre de s'accroître notablement avant de fusionner entre elles. Elles apparaissent aussi assez loin du bord cornéen pour ne pas se confondre avec le limbe conjonctival. Par contre, celles qui naissent sur le limbe lui-même empiètent sur la cornée pour y dessiner des plaques en demi-cercle. Toutes ces taches cornéennes paraissent comme plaquées sur la cornée.

Quand la scléro-choroïdite reste profonde, que l'inflammation ne s'étend pas au delà du tissu de la sclérotique, du côté externe, l'infiltration cornéenne reste cantonnée dans les lames moyennes et postérieures de la membrane transparente.

Les taches des lames *profondes* de la cornée, immédiatement au-devant de la membrane de Descemet, sont également de forme circulaire. Elles sont généralement plus petites que les taches superficielles, ressemblant davantage aux taches de la kératite ponctuée profonde, compliquant l'iritis séreuse avec ses dépôts rétrocornéens.

Mais ces taches profondes sont rapidement cachées par l'infiltration, plus importante, des couches *moyennes*, qui accompagne presque constamment la scléro-choroïdite. Cette infiltration se répand dans la cornée en nappe grisâtre, sortant d'en dessous du limbe conjonctival plus ou moins gonflé et injecté, et progresse lentement vers le centre de la cornée, mais sans jamais l'atteindre.

A chaque foyer sclérotical principal correspond une vague d'opacification semblable. La cornée peut ainsi se troubler sur toute sa circonférence et ne garder que son centre transparent pour le passage des rayons lumineux.

Si donc on peut dire, que quelle que soit la situation des taches cornéennes le centre de cette membrane reste constamment transparent, c'est une erreur cependant de prétendre que jamais il ne se forme dans cette maladie de tache opaque devant la pupille, et de soutenir que la localisation centrale de l'infiltration cornéenne est réservée aux seules kératites neuropathiques, comme la *kératite neuro-paralytique*, l'*herpès zoster cornéen* et d'autres *kératites neuro-paresthésiques*.

Les infiltrations cornéennes de la scléro-choroïdite antérieure ressemblent d'ailleurs beaucoup aux opacifications dystrophiques de ces dernières maladies. Seulement dans la scléro-choroïdite antérieure ces infiltrations n'atteignent jamais la suppuration si fréquente dans l'herpès zoster; ni la nécrose, avec inflammation éliminatrice, péri-sphacellaire, consécutive, propre à la kératite par anesthésie complète de la cornée. Les opacifications superficielles présentent aussi un léger aspect éléphantiasique, qui les fait paraître comme collées sur la cornée transparente.

Les taches des couches moyennes de la cornée ont d'abord l'aspect semi-transparent, bleuâtre, opalin de la kératite parenchymateuse essentielle, hérédo-syphilitique. Plus tard, elles peuvent devenir plus épaisses, jaunâtres ou tout à fait blanches comme le tissu fibreux des leucomes cicatriciels.

Évolution des infiltrations cornéennes. — En général toutes ces infiltrations cornéennes évoluent d'une façon insidieuse : lentement, sans phénomènes réactionnels apparents.

Après une période d'état stationnaire, plus ou moins longue, la plupart de ces taches tendent à disparaître, lentement comme elles sont venues ; sans toutefois y réussir pleinement : les unes deviennent un peu plus translucides ; d'autres prennent même la couleur bleuâtre, opaline ; mais jamais leur résorption n'est parfaite. Elles laissent toujours un certain trouble vague dans la transparence de la cornée.

D'autres taches persistent telles quelles, ou devenant encore plus opaques prennent une teinte jaune ou la teinte blanche de la *sclérose cornéenne*. Si la sclérose s'étend à une grande partie de la cornée la courbure de celle-ci s'affaisse ; c'est ce qu'on appelle *l'aplatissement de la cornée, aplanatio corneæ* ou *phtisie du segment antérieur du globe* (DE WECKER).

Cet affaissement du segment antérieur de l'œil tient probablement moins à la sclérose cornéenne elle-même, qu'à la diminution de la sécrétion de l'humeur aqueuse par l'iris atrophié. Il faut que la maladie ait duré longtemps et ait présenté toutes sortes de complications du côté de l'iris pour que cet aplatissement de la cornée se produise.

D'autres fois, la cornée ne se sclérose pas, ses différents foyers d'infiltration ne se cicatrisent ni se résorbent. La membrane ramollie se laisse déformer, ectasier par la tension intra-oculaire qui pèse sur elle. La courbure normale s'exagère : plus ou moins régulièrement et dans son ensemble en *kératoglobe* ou *kératocône;* ou bien il s'ébauche quelque staphylome partiel, opaque ou pellucide, qui désorganise encore davantage l'appareil dioptrique.

Les ectasies cornéennes s'ajoutent aux ectasies ciliaires et concourent à l'agrandissement monstrueux du globe en *buphtalmos.*

La résorption des opacifications cornéennes est souvent précédée d'une formation de vaisseaux nouveaux. Le nombre des vaisseaux qui apparaissent dans ces taches cornéennes n'est jamais très grand. Nous ne voyons ici rien de comparable à ce qui se passe dans la kératite parenchymateuse essentielle, hérédo-syphilitique, pendant sa période de vascularisation. Les études anatomiques ont cependant prouvé que la formation des vaisseaux nouveaux, aux différents niveaux de la membrane, est constante. Plus tard, ces vaisseaux s'oblitèrent et disparaissent complètement, sinon avec l'éclaircissement de la membrane, du moins avec la sclérose des plaques opaques.

Les auteurs citent une opacification jaune, lardacée de la cornée, après une longue existence de la scléro-choroïdite antérieure. Cet épaississement de la membrane transparente, devenue opaque par infiltration, inflammatoire ou neuropathique, indique une dégénérescence granulo-graisseuse, par diminution d'apport des matériaux nutritifs, après destruction d'une partie des vaisseaux, nouvellement formés en pleine période d'évolution. Ou bien, le tissu fibreux mal nourri subit la dégénérescence hyaline, et ses parties les plus denses : granulations microscopiques, grains ou plaques plus grandes, s'imbibent et se colorent d'hémoglobine, dissoute dans tout plasma nutritif.

État de la tension intra-oculaire. — Dans la supra-choroïdite le tonus de l'œil ne serait pas modifié si la cyclite concomitante ne faisait pas varier la composition de l'humeur vitrée et ne changeait pas la tension osmotique, la turgescence de ce liquide, grâce aux exsudats variés que les vaisseaux de la portion plane versent dans les couches antérieures, voisines, de ce milieu transparent. Plus fréquemment, néanmoins, c'est l'iritis séreuse secondaire qui élève la tension intra-oculaire ou l'abaisse en dessous de la normale. Les *accidents glaucomateux*, qui sont ici fréquents, tiennent donc moins à la maladie elle-même qu'à ses complications. Il faut s'en souvenir à l'occasion du traitement. En dehors des douleurs, de l'injection bulbaire générale et des symptômes généraux qui caractérisent l'apparition des accidents glaucomateux, le diagnostic de cette complication se précise par l'état dépoli et trouble de la surface cornéenne, tout entière ; différent en cela de l'aspect terne, limité aux seules taches d'infiltration dans la période préglaucomateuse.

La *phtisie essentielle* du globe est une complication rare et qui ne vient que fort tard, après d'autres accidents intra-oculaires, dont la désorganisation du vitré constitue la principale.

Je dois faire remarquer cependant que les grandes crises douloureuses sont ordinairement accompagnées d'une notable diminution de la tension intra-oculaire. Un état hypotonique momentané annonce souvent la crise, mais peut aussi persister après l'accès. Le retour à la tension normale est un indice favorable pour l'éloignement définitif des crises douloureuses.

Complications moins importantes. — Que l'*iritis* complique fréquemment la scléro-choroïdite antérieure, cela ne peut pas nous surprendre. L'iritis *séreuse* — la forme inflammatoire que cette complication affecte au début — est une phlegmasie rhumatismale, comme la supra-choroïdite elle-même ; l'une étant comme l'autre, une inflammation de membrane séreuse. Plus tard, la maladie s'étant exaltée avec le temps, les dépôts fibrineux dans la chambre antérieure, annoncent le passage de l'iritis séreuse à la forme plastique, toujours beaucoup plus grave.

La *névrite optique rhumatismale* ou l'inflammation rhumatismale de la gaine séreuse intervaginale du nerf optique, peut, pour les mêmes raisons coïncider avec la scléro-choroïdite antérieure.

La *scléro-choroïdite postérieure* complique presque toujours la supra-choroïdite antérieure traînante. Les yeux de ces malades deviennent fort myopes et à l'ophtalmoscope on trouve les lésions du staphylome postérieur.

Staphylomes. — Les staphylomes ciliaires sont souvent très petits, gros seulement comme une tête d'épingle ou comme un grain de chènevis. C'est dans ces conditions qu'on voit bien qu'il y a deux rangées de staphylomes ciliaires, l'une antérieure autour des veinules émissaires et l'autre postérieure autour des artérioles perforantes. Parmi ces derniers staphylomes il s'en rencontre jusque près de la ligne d'insertion des muscles droits, à 8 milli-mètres en arrière du bord cornéen. On voit les petites artères se diriger en avant en ligne ondulante, vers la base de ces staphylomes, escalader leurs flancs abrupts et s'enfoncer dans leur sommet (Arlt). Les veinules de même sortent d'une espèce de petit cratère, en haut de la petite tumeur bleu ardoise.

D'autres fois les staphylomes sont beaucoup plus grands, de près d'un centimètre carré de surface et davantage ; mais ils sont relativement plus plats, le restant de la sclérotique s'élevant insensiblement jusqu'à leur niveau. Le fusionnement de ces staphylomes entoure la cornée d'un bourrelet livide, complet ou incomplet, ainsi que nous le verrons encore plus loin.

La sclérotique ne se laisse pas d'emblée, dès la première poussée inflam-matoire, soulever au pourtour de la cornée. Ce n'est qu'après un certain temps d'existence de la maladie que la tension intra-oculaire, plus ou moins exagérée, devient capable de produire cette saillie annulaire, encadrant plus ou moins complètement la membrane transparente. La cornée peut être entraînée dans l'ectasie sclérale et poussée, tout entière, en avant ; ou bien, une moitié seulement de la circonférence cornéenne est avancée, basculée autour de l'autre moitié, qui reste en place. L'œil en devient myope ou astigmate, suivant que le diamètre antéro-postérieur est simplement allongé ou que la cornée en même temps, prend une position frontale oblique.

Le limbe conjonctival opaque, se continuant dans l'opacification de la cornée, apparaît comme allongé : le globe prend un faux air d'œil en télescope.

L'apparition du staphylome se fait toujours assez brusquement. Elle s'annonce par quelques symptômes nouveaux, au milieu d'une poussée d'inflammation ou de glaucome secondaire. Les malades sentent au réveil, le plus souvent, comme un corps étranger roulant sous leur paupière ; à l'inspection du globe, le médecin trouve la tache moins rouge, plus bleue ou déjà franchement noire suivant le degré d'amincissement et de saillie atteint par le centre de la tache sclérale livide.

Mais les malades s'habituent rapidement au frottement du sommet du staphylome contre leur muqueuse conjonctivale. Ils oublient bien vite l'existence de leur staphylome, à moins que, par un agrandissement soudain de son volume, celui-ci ne vienne à distendre notablement la paupière supérieure et gêner les excursions du globe oculaire. On est souvent étonné de voir avec quelle indifférence les malades tolèrent sous leur paupière d'énormes staphylomes, gros comme une forte noisette ou comme un demi-marron.

La tumeur ne présente d'ailleurs aucune dureté. Elle se laisse déprimer facilement avec le bouton d'une sonde métallique ou avec le doigt, par l'intermédiaire de la paupière supérieure. Mais la tumeur étant élastique, reprend aussitôt ses dimensions, quand on cesse la compression.

Le staphylome, étant une vésicule remplie de liquide, — humeur aqueuse ou humeur vitrée, — est une tumeur transparente. Par l'éclairage latéral, à travers tout le globe, on peut démontrer que ces parties ectasiées laissent passer la lumière beaucoup plus facilement que la sclérotique saine, d'épaisseur normale. Le petit staphylome arrondi se laisse éclairer comme une vraie lanterne.

Si le staphylome ciliaire est suffisamment mince pour se laisser éclairer *intérieurement* par l'éclairage latéral, on peut voir les lignes radiées noires, qui dessinent les procès ciliaires, ou le pigment noir de l'épithélium choroïdien.

A l'éclairage extérieur, par transparence, on peut substituer l'éclairage intérieur, à travers l'orifice pupillaire, avec le miroir concave.

Sans éclairage artificiel, à l'inspection directe du globe on ne voit pas le pigment de la choroïde. Si la sclérotique ectasiée est suffisamment amincie pour être transparente, le noir du staphylome est le même que le noir de la pupille : une absence de rayons lumineux sortant de l'intérieur du globe et pouvant être recueillis par notre œil. N'y eut-il dans l'iris, le corps ciliaire ou la choroïde soudée à la sclérotique ectasiée, plus aucun grain de pigment, que le sommet du staphylome paraîtrait encore noir comme la pupille.

Diagnostic. — Les faux staphylomes que les tumeurs cancéreuses ou infectieuses, intra-oculaires, font apparaître sur la sclérotique, ressemblent extérieurement aux staphylomes de la scléro-choroïdite. Ils en diffèrent par leur dureté, leur opacité et leur incompressibilité. Ces tumeurs bleu noirâtre ne se laissent pas déprimer avec le bout olivaire d'une sonde ; elles donnent à nos doigts la sensation d'une résistance non élastique ; elles ne se laissent point éclairer par transparence. Cependant à côté des staphylomes remplis de masses cancéreuses, tuberculeuses ou syphilitiques, on peut rencontrer des staphylomes creux, créés par les accidents glaucomateux, qui ont compliqué la tumeur intra-oculaire. Les staphylomes ciliaires et équatoriaux du glaucome absolu ressemblent, en tout point, aux staphylomes de la suprachoroïdite rhumatismale.

Le staphylome n'est pas aussi large que le bouton d'épisclérite. Il est par contre plus élevé et beaucoup mieux circonscrit : on voit sa base d'implantation dans la sclérotique normale, restée blanche ou à peine rosée. Le staphylome n'est pas recouvert d'un réseau sanguin conjonctival, qui existe toujours sur le bouton d'épisclérite.

Cependant plusieurs staphylomes peuvent se fusionner en un bourrelet, circonscrivant une partie plus ou moins grande du bord cornéen (*staphylome annulaire* : Sœmisch). La surface de ce bourrelet peut être unie, quand la fusion est complète, ou présenter des entaillures, comme le gros intestin, quand le fusionnement incomplet a laissé persister, en partie, les saillies composantes.

Si le staphylome annulaire est complet, l'œil prend un aspect buphtalmique. Le sillon scléro-cornéen est alors généralement effacé et la cornée élargie, complètement opacifiée, se continue sans démarcation aucune avec la sclérotique.

Anatomie pathologique. — L'examen microscopique a démontré qu'aux épaississements épiscléraux, dans la suprachoroïdite, correspondent de grands foyers d'infiltration cellulaire, autour des vaisseaux de la sclérotique (Kostenitsch, Fuchs). Ces infiltrations intrasclérotiocales se prolongent jusque dans le tissu épiscléral, sans jamais abandonner le trajet des vaisseaux perforants ou émissaires. C'est ainsi que les foyers dans le tissu conjonctif épiscléral recouvrent approximativement les foyers d'infiltration intrasclérotiocaux.

Mackenzie connaissait la soudure unissant la choroïde à la sclérotique. Il l'avait constatée sur des staphylomes enlevés sur le vivant. Il supposait que cette adhérence existât avant le commencement de l'ectasie. Il devait, par conséquent la regarder comme la préparation nécessaire pour la production du staphylome. Il avait remarqué, d'autre part, que la choroïde ne participe guère à l'inflammation, que cette membrane n'était pas épaissie, ni ses vaisseaux extraordinairement dilatés. Von Ammon, de son côté, avait noté l'épanchement dans la cavité suprachoroïdienne, refoulant la sclérotique en dehors et la choroïde en dedans.

Kostenitsch a eu l'occasion d'examiner anatomiquement un cas de *scléro-choroïdite antérieure* ou de *sclérite profonde*, à la clinique de Fuchs à Vienne.

L'œil, énucléé pour accidents glaucomateux, provenait d'une jeune fille de vingt-quatre ans. A la suite de l'inflammation déjà longue, le corps ciliaire et l'iris paraissaient atrophiés. Les procès ciliaires, surtout, étaient diminués de volume et le siège d'une sclérose avancée. La partie périphérique de la zone ciliaire de l'iris est appliquée contre la face postérieure de la cornée et soudée avec elle, fermant les espaces de Fontana et le canal de Schlemm. Ainsi qu'il résulte de l'examen du dessin repris par Fuchs dans son manuel, l'espace suprachoroïdien n'existe plus au niveau du corps ciliaire. Celui-ci aussi est intimement soudé à la sclérotique. Partout où cette dernière membrane présente des vaisseaux, il existe une infiltration périvasculaire abondante. Cette infiltration se prolonge dans la cornée, autour des vaisseaux de nouvelle formation, qui occupent les zones postérieures moyennes et antérieures de cette membrane. L'infiltration cellulaire n'est pas moins grande dans le tissu épiscléral et jusque sous l'épithélium de la conjonctive bulbaire.

L'inflammation primitivement localisée dans l'espace suprachoroïdien a pénétré dans la sclérotique, en suivant les vaisseaux perforants ou émissaires. C'est dans cette marche régulière de la progression des phénomènes inflammatoires que réside le secret de la localisation précise des foyers et de la formation des staphylomes.

Scléro-choroïdite antérieure secondaire. — Une variété de scléro-choroïdite antérieure, tout à fait chronique, complique toutes les ectasies *progressives* de la cornée. Cette scléro-choroïdite secondaire ne forme pas de staphylomes solitaires, parce qu'il n'y a pas ici de vraie suprachoroïdite, avec expansions inflammatoires le long des vaisseaux émissaires ; elle provoque l'ectasie uniforme de l'enveloppe fibreuse, d'abord dans le voisinage immédiat du staphylome cornéen, puis, plus loin en arrière, dans toute l'étendue de la sphère : d'où la *buphtalmie* antérieure, d'abord, puis la buphtalmie totale, comme dans l'*hydrophtalmie* ou *glaucome infantile*.

La marche de cette scléro-choroïdite antérieure, secondaire, est si trainante, si insidieuse, qu'aucun symptôme inflammatoire, ni objectif ni subjectif, n'accuse son existence. La distension de la paroi fibreuse, avec sa décoloration bleuâtre caractéristique, autour de la cornée, révèle seule sa présence. Ici, encore, les accidents glaucomateux ne font jamais défaut, et, c'est à une simple distension glaucomateuse qu'il faut rattacher la déformation staphylomateuse secondaire de la sclérotique anormalement extensible. Cela arrive surtout chez les enfants dont la sclérotique, encore en développement, est moins solidement bâtie que celle des adultes. Chez les adultes, on constate toujours qu'une congestion passive veineuse avait au préalable amoindri la résistance élastique de la coque fibreuse.

Cette *forme chronique* (de Wecker), absolument dépourvue de symptômes inflammatoires, ne doit pas être étudiée ici. Elle n'a rien de commun avec les autres suprachoroïdites. Elle ne représente qu'une ectasie ou staphylome d'œil glaucomateux et ne survient effectivement que chez des sujets jeunes dont les tissus fibreux se laissent encore facilement distendre.

Mais, quand un staphylome cornéen s'enflamme, le processus phlegmasique accidentel peut s'étendre au delà du ligament ciliaire et occasionner une vraie scléro-choroïdite antérieure. Aussi, voit-on, à l'occasion de ces complications inflammatoires des staphylomes cornéens, le staphylome intercalaire ou ciliaire s'ajouter à l'ectasie préexistante, ou, ce staphylome s'agrandir notablement, si déjà il en existait un avant l'ulcération cornéenne.

Marche, durée et terminaison. — Nous avons déjà beaucoup insisté sur la marche traînante, insidieuse de cette maladie, sur l'alternance de ses périodes d'exacerbations et d'accalmies, sur les accidents glaucomateux intercurrents et sur les autres complications qui en changent complètement le caractère.

La scléro-choroïdite antérieure commence toujours par être une pure inflammation de *séreuse* : une *suprachoroïdite séro-fibrineuse, adhésive, encapsulée*. Plus tard, l'inflammation s'étend à la sclérotique du côté externe, et au corps ciliaire du côté interne (*scléro-cyclite* : A. TERSON).

Du corps ciliaire, la phlegmasie ne s'étend pas de suite à l'iris. Il n'y a pas ici de raison circulatoire, pour que l'inflammation s'étende à tout le domaine de distribution ciliaire antérieure, puisque les principes phlogogènes diffusent par osmose au dehors du sac séreux. La pupille reste donc longtemps sans contracter des adhérences avec le cristallin.

Quant à la choroïde proprement dite, elle n'est jamais comprise dans la scléro-choroïdite antérieure spontanée.

Si le corps vitré se trouble, au point de gêner parfois notablement la vision, c'est à cause des exsudats que lui envoient les vaisseaux dilatés de la portion plane, et aussi à cause de la diffusion dans son intérieur des toxines stimulantes de la cavité suprachoroïdienne, à travers la portion uvéale et rétinienne du cercle ciliaire, quand il s'agit de suprachoroïdite infectieuse.

Un foyer isolé est ordinairement peu douloureux, mais peut traîner des mois. Deux foyers, nés en même temps, évoluent toujours plus rapidement avec des symptômes réactionnels plus alarmants.

Entre l'apparition d'un premier bouton et l'éclosion du suivant, il peut se passer quelques jours, quelques semaines ou des mois entiers. Après des années, la récidive est encore possible. Les nouveaux boutons se mettent souvent à côté des premiers. Jamais on ne voit reprendre un foyer ancien et cela se comprend puisque cela est anatomiquement impossible.

Sous le bouton d'épisclérite, la sclérotique prise entre deux inflammations celle du tissu épiscléral et celle de la séreuse intra-oculaire, présente tant de lésions inflammatoires, que jamais plus elle ne reprendra sa structure et sa courbure antérieures.

Après que l'œil est resté longtemps sous la menace d'une crevaison imminente — laquelle heureusement n'arrive jamais — le staphylome s'affaisse légèrement. On ne cite que deux exemples de rupture des membranes ectasiées par ulcération consécutive (BOWMANN, DESMARRES).

Le tissu conjonctif de l'épisclère, en se transformant en tissu cicatriciel plus résistant, vient renforcer l'épaisseur de la sclérotique. Le segment antérieur se nivelle et semble vouloir reprendre la régularité antérieure de sa coque fibreuse, mais avec autant de petites taches bleu ardoisé, qu'il y a eu de foyers ectatiques.

Au niveau de ces taches, il n'y a plus de conjonctive bulbaire mobile : il y a soudure intime entre la muqueuse conjonctivale et la sclérotique, à l'extérieur, comme il y a soudure intime entre la sclérotique et le corps ciliaire, à l'intérieur. Les vaisseaux dilatés et tortueux s'enfoncent toujours dans le milieu des taches.

Il y a des staphylomes qui ne s'affaissent jamais, gardant éternellement la même hauteur. Les plus grands surtout. Quelques-uns, parmi ceux-ci, s'étranglent dans différentes directions par des sangles fibreuses, qui les découpent en figures framboisées. Quand l'ectasie est grande, mais très inégale, avec un nombre considérable de petites tumeurs foncées, de dimension et de forme variées, elle rappelle parfois très bien un paquet de varices. (*staphylome variqueux* : ARLT.)

Dans les yeux staphylomateux le ligament suspenseur du cristallin est disloqué, brisé en partie et le cristallin ballotte. La lentille cataractée, petite, incrustée de sels calcaires, est sujette aux subluxations ou aux luxations complètes dans le vitré ramolli. L'occlusion et l'atrésie de la pupille l'empêchent de tomber dans la chambre antérieure. Les synéchies postérieures retiennent quelquefois le cristallin luxé, détaché de ses attaches ciliaires, et le laissent battre comme un clapet derrière l'ouverture pupillaire, selon les mouvements communiqués au globe oculaire.

Le corps vitré est ramolli et le nerf optique est atrophié, tandis que la papille normale est remplacée par l'excavation glaucomateuse.

L'amaurose est complète, à la fin.

L'opacification totale de la cornée, avec perte complète et définitive de la vue, est rare. L'iridectomie m'a paru influencer favorablement l'état de la cornée qui s'éclaircit au delà de toute espérance, quand on a choisi le bon moment pour intervenir chirurgicalement.

Dans la terminaison la plus grave, le globe présente ou une seule tumeur staphylomateuse, pouvant acquérir les dimensions d'une noisette, sous la paupière supérieure, qu'elle soulève d'une façon apparente ; ou, tout une guirlande de tumeurs isolées, qui font cercle autour de la cornée, en haut, ou en bas et en dehors, ou, parfois, en couronne complète. Au lieu de tumeurs séparées, l'ectasie est, tout aussi souvent, en bourrelet continu, circonscrivant, de même, un arc autour de la cornée ou un cercle complet. Enfin, l'ectasie étant générale, on ne voit ni tumeur, ni bourrelet péricornéens, mais tout le globe est agrandi, dans son segment antérieur seulement ou dans sa totalité. Les staphylomes noirs autant que le buphtalme livide défigurent singulièrement les malades.

Même sans staphylomes, on reconnaît à leur aspect particulier, les yeux qui ont souffert autrefois de scléro-choroïdite antérieure, n'importe sous quelle forme. Le blanc de l'œil de la zone péricornéenne présente toujours un aspect plus bleuâtre que normalement, avec quelques taches livides, sur l'emplacement des anciens foyers de suprachoroïdite. Et si les lésions extra-oculaires ont dominé, on retrouve la tache bleuâtre, que laisse le bouton d'épisclérite, ou la bande d'un blanc mat qui succède à une infiltration péri-cornéenne plus généralisée. Nulle part on ne trouve des vaisseaux ciliaires antérieurs aussi développés qu'après cette maladie ; les veines tortueuses du glaucome chronique n'ont même pas l'importance des artères de la scléro-choroïdite antérieure. Les taches superficielles d'un blanc mat, sur la cornée, et l'opacification gris bleuâtre, dans la cornée, ajoutent encore à l'aspect lamentable que présente le globe oculaire.

Pronostic. — MACKENZIE ne considérait pas la sclérotite scrofuleuse comme particulièrement grave. Aujourd'hui, quand on parle de scléro-choroïdite antérieure, on songe trop facilement à une manifestation de la diathèse syphilitique ou de la diathèse tuberculeuse et on attache à la maladie un pronostic trop fâcheux. La vérité est entre les deux. La scléro-choroïdite est une affection sérieuse, qui demande à être traitée avec soin et intelli-gence. Si, par un traitement diététique approprié on ne parvient pas à enrayer sa marche fatale, le pronostic devient grave. Par toutes les compli-cations que nous avons énumérées, elle aboutit à la perte complète de la vision, et, ce ne sont pas les opérations chirurgicales, seules, qui sauveront, en fin de compte, l'organe de la destruction définitive.

Ce qui plus est, c'est que l'œil buphtalmique défigure singulièrement les malades jusqu'à nécessiter quelquefois l'énucléation d'un œil parfaitement indolore. Et, l'extirpation de ce grand œil laisse alors un puits si profond dans l'orbite que la prothèse oculaire en devient très difficile. L'ablation du segment antérieur de l'œil n'est pas à recommander, ici, où la séreuse supra-choroïdienne est déjà spontanément malade.

Étiologie. — La sclérochoroïdite antérieure atteint généralement les deux yeux ; pas simultanément, toutefois, mais l'un après l'autre. Le second œil peut néanmoins rester très longtemps épargné. On le voit quelquefois se prendre de longues années après la perte de l'autre.

Les récidives — après guérison apparente — préfèrent s'attaquer à l'œil déjà atteint. Ce n'est que lorsque les foyers inflammatoires ont fait tout le tour de la cornée dans un œil, que la maladie s'attaque à l'autre. Mais après destruction complète du premier, celui-ci, s'il reste douloureux, peut devenir une cause de danger pour l'autre. On connaît au moins deux cas d'ophtalmie sympathique incontestés.

Ce sont plutôt les sujets jeunes qui souffrent de scléro-choroïdite antérieure, entre huit et vingt ans, d'après WECKER ; entre quinze et quarante, d'après DE WILDE. Les jeunes femmes, beaucoup plus que les jeunes hommes. Pour les femmes la maladie commence à la puberté et revient souvent à la méno-pause. Pour les hommes la période favorable est aussi la puberté, ou bien l'âge adulte : chez les adolescents faibles, chétifs, à fonctions digestives irrégulières, la maladie prend la tournure compliquée de l'affection chez la femme ; chez les adultes, c'est sous la forme de l'ophtalmie rhumatismale, quelquefois avec ulcérations cornéennes au lieu de simples opacifications, que la suprachoroïdite évolue. Plusieurs autres manifestations goutteuses ou rhumatismales alors l'accompagnent.

Jamais on ne rencontre cette ophtalmie chez les enfants, comme maladie primitive, essentielle. Comme affection secondaire elle est, au contraire, très fréquente après les perforations centrales de la cornée, dans la conjonctivite purulente, ou après les perforations périphériques des kératites phlycténulaires compliquées : perforations elles-mêmes compliquées d'enclavement irien et de staphylome. Cette suprachoroïdite par extension, ou consécutive aux tiraillements périphériques de l'iris entraîné dans l'ectasie cornéenne, n'a rien de commun avec la suprachoroïdite rhumatismale. Elle n'en donne pas moins lieu aux mêmes déformations du segment antérieur du globe : au buphtalmos, aux staphylomes isolés, aux yeux en télescope.

La syphilis et la tuberculose impriment seulement à cette maladie un caractère particulier, en facilitant son extension à d'autres parties du globe.

Il existe certainement des suprachoroïdites tuberculeuses et syphilitiques. Ainsi la gomme syphilitique à tendance perforante, dans la région ciliaire, et le tuberculome de même nature, représentent une syphilis ou une tuberculose de la suprachoroïdite ayant pris son origine dans le corps ciliaire et s'étant propagée dans l'espace suprachoroïdien, au lieu de passer dans la chambre antérieure.

En dehors de ces cas, la suprachoroïdite antérieure spontanée est de nature rhumatismale, comme l'épisclérite. C'est par l'intermédiaire de la diathèse arthritique, goutteuse ou rhumatismale, que la tuberculose ou la syphilis se localisent exceptionnellement dans cette cavité séreuse.

Les jeunes sujets, atteints de scléro-choroïdite antérieure, n'ont cependant présenté, le plus souvent, aucune manifestation rhumatismale, et, c'est dans la seule tare héréditaire, transmise par les parents, qu'il faut chercher la prédisposition à leur maladie oculaire.

Il n'est pas rare que les jeunes personnes, qui souffrent de scléro-choroïdite antérieure, aient eu, pendant leur enfance, des kératites phlycténulaires ; ce qui indique que la scrofulose joue un certain rôle dans la genèse de cette affection ; comme, d'un autre côté, il est démontré que la diathèse rhumatismale constitue le fond de la maladie, quand antérieurement les mêmes yeux ont souffert d'iritis.

Traitement. — Le traitement de la suprachoroïdite doit varier selon l'intensité des phénomènes inflammatoires, qui l'accompagnent, et d'après les complications, qui, toujours, en modifient si profondément le caractère. En aucune circonstance, la médication locale ne peut être substituée au traitement général. Les deux doivent se prêter un mutuel appui pour atteindre le plus promptement possible la guérison complète, si longue à venir sans cela.

Dans la forme rhumatismale aiguë, Mackenzie recommandait la saignée. Il prétendait que des sangsues, même en grand nombre ne pouvaient apporter le même soulagement que celui que donne la déplétion générale. Effectivement, une potion hyposthénisante, à l'ipéca ou au tartre stibié, m'a souvent rendu plus de services qu'une soustraction sanguine locale à la tempe ou aux mastoïdes.

Une douleur exagérée peut cependant justifier l'emploi de quelques sangsues, Mais une injection de morphine produit un effet calmant aussi grand et beaucoup plus prolongé. Il est des exacerbations nocturnes, périodiques, qui ne guérissent point sans injections hypodermiques de morphine, faites, préventivement, dès la soirée. Le sulfate de quinine administré dans l'après-midi, rend quelquefois le même service, mais pas toujours, ni avec la même constance que l'opium.

Le salycilate de soude ou de lithine, l'aspirine, la phénacétine, servent à combattre le fond arthritique de la maladie. Les médications toniques, reconstituantes servent à modifier l'anomalie constitutionnelle concomitante, si fréquente : la scrofulose. Le traitement arsenical intensif a certainement donné les meilleurs résultats, ce qui, en dehors de la constitution lymphatique, est d'accord avec l'idée que la suprachoroïdite est une manifestation de la diathèse arthritique, anomalie constitutionnelle aux échanges nutritifs ralentis. Le fer, l'iode, seuls ou combinés, complètent la médication reconstituante, pour le scrofuleux.

Chez les personnes robustes, les mercuriaux, l'iodure de potassium à plus forte dose, peuvent être essayés et appliqués avec méthode. Mackenzie dont l'expérience ici, était grande, n'aimait pas beaucoup le mercure dans cette maladie.

Tous les malades se trouvent bien des sudations abondantes, provoquées par les infusés aromatiques, le salicylate de soude ou la pilocarpine. Mais la médication diaphorétique devient promptement débilitante. Les sudations provoquées par les bains chauds — bains d'eau, bains de vapeur ou d'air sec — sont supérieurs sous ce rapport aux sudorifiques pris à l'intérieur.

Comme le dit Mackenzie, les purgatifs sont indispensables, dans la forme aiguë. Nous avons trop abandonné le calomel, dont abusaient nos prédécesseurs. Les purgatifs salins sont supérieurs aux résineux, drastiques.

Les révulsifs, vésicatoires volants, rigollots, bains de pieds, rendent des services, quelquefois étonnants. Nous n'aimons plus aujourd'hui ni les moxas, ni les cautères, ni les vésicatoires permanents : c'est encombrant mais *c'était* bon.

Il faut profiter des périodes d'accalmie pour envoyer les malades consolider leur guérison dans les stations climatériques, pendant la bonne saison, et aux stations thermales, en toute saison.

A. Terson recommande une saison à la Bourboule. Il prétend avoir obtenu des succès là où toutes les autres médications avaient échoué. Les eaux d'Aix-la-Chapelle n'ont pas moins de réputation, bien méritée.

Les fomentations chaudes avec des infusions aromatiques, ou des solutions d'acide borique, peuvent être utilisées, avec avantage, pour leur action sédative et calmante. Je préfère encore la solution chaude d'ichtyol, de 2 à 4 p. 100, très facile à préparer et dont l'action décongestionnante et analgésique est pour le moins aussi efficace que celle des infusés aromatiques. Ces fomentations doivent être continues ou du moins prolongées: pendant une ou deux heures, à chacune des 3 ou 4 séances de la journée.

Malgré la sensation favorable que donne le premier contact du froid, je considère les compresses glacées comme absolument nuisibles, même dans la forme inflammatoire franche.

De tous les traitements locaux, préconisés contre les manifestations superficielles de la maladie — y compris l'épisclérite — je préfère le massage du globe, à travers la paupière supérieure, avec les pommades astringentes mercurielles : celle de PAGENSTECHER plus ou moins mitigée, appropriée aux circonstances; celle de ARLT, qu'employait aussi MOOREN, ou la pommade grise recommandée par VACHER.

Les scarifications de DESMARRES, l'excision de SCHÖLER, l'électrolyse de v. REUSS : une minute d'un courant d'un milliampère, les injections sous-conjonctivales de cyanure de mercure, de chlorure de sodium, d'iodure de potassium, de salicylate de soude ou de lithine, ont respectivement leurs défenseurs et leurs détracteurs. Il faut toujours se souvenir que la destruction du tissu conjonctif épiscléral, avec ses vaisseaux artériels et veineux et ses plexus lymphatiques, n'est pas sans exercer quelque influence sur les échanges osmotiques de ce milieu avec l'intérieur de l'œil. Elle peut entraîner des conséquences graves au point de vue de la nutrition oculaire et provoquer, par exemple, des accidents glaucomateux, plus rebelles au traitement que les autres complications.

Je cite, pour mémoire, les insufflations d'iodoforme, très finement pulvérisé, et les instillations d'iode ioduré (6 à 10 gouttes de teinture d'iode dans 100 grammes de solution d'iodure de potassium à 2 p. 100 : GOLDZIEHER).

Ni l'atropine ou la cocaïne, ni la dionine ou l'adrénaline ne réussissent à couper la maladie. Chacun de ces médicaments peut servir à remplir une indication symptomatique, utile pour le moment présent, selon leurs propriétés thérapeutiques connues. J'attends encore moins de l'adrénaline que de la dionine : je préfère utiliser la révulsion et les modifications apportées aux courants osmotiques extra-oculaires par ce dernier, que de compter sur la vasoconstriction, trop souvent répétée, du premier. C'est avec la vaso-constriction mécanique, seule, que COHNHEIM faisait ses inflammations expérimentales. J'ai vu des ulcérations cornéennes marginales, après l'emploi abusif de l'adrénaline ; comme aussi une attaque glaucomateuse, après l'instillation de quelques gouttes d'extrait de capsules surrénales.

Contre la photophobie on prescrit une visière ou des lunettes fumées en coquille, qui savent à l'occasion abriter les yeux contre les courants d'air froids et humides. Mais il ne faut pas abuser de ce dernier moyen, sous peine d'augmenter la sensibilité de ces organes, en les soustrayant à l'influence stimulante naturelle de la lumière du jour et en les tenant sans cesse dans une atmosphère plus chaude et plus humide, derrière de grands écrans noirs. Moins que personne je suis partisan de ces lunettes protectrices : pendant les périodes aiguës, quand la photophobie extrême justifierait leur emploi, il vaut mieux que les malades gardent la chambre; en dehors des périodes d'exacerbations, quand les malades ont intérêt à se promener au dehors, par tous les temps, il faut que les yeux, aussi bien que le corps entier, s'aguerrissent contre les intempéries ; si l'on veut éviter que pour la moindre faute d'hygiène, les manifestations de la diathèse rhumatismale ou scrofuleuse ne trouvent les yeux en plus faible résistance vitale que tout le reste de l'organisme. Il m'est arrivé, plus d'une fois, de supprimer des lunettes portées depuis des années et cela sans le moindre inconvénient ; je dirais, plutôt, tout à l'avantage du malade.

Les complications ne viennent que trop souvent bouleverser tout notre plan de traitement. Elles seront donc l'objet de nos préoccupations constantes.

Pour le traitement spécial de toutes ces complications, constituant, pour ainsi dire, de nouvelles maladies, je renvoie aux chapitres respectifs de ces affections concomitantes.

L'iritis demande l'atropine, pour prévenir la formation des synéchies postérieures, mais il faudra, ici, surveiller de près l'action du mydriatique, parce que les accidents glaucomateux sont toujours prêts à paraitre.

Les complications qu'entraîne l'iritis même, nécessitent souvent des interventions chirurgicales, que ces yeux, en général, supportent fort mal. Qu'il s'agisse d'iridectomie ou de sclérotomie, à moins d'urgence absolue, il faut attendre le moment opportun, pendant une période d'accalmie, et opérer sous chloroforme, en toute circonstance : plus vous éviterez de souffrances à votre malade, au moment de l'intervention chirurgicale et immédiatement après, mieux ses yeux délicats supporteront l'opération et meilleur sera le résultat définitif de votre intervention.

Sans doute, quand l'opération est indiquée, il faut la pratiquer le plus vite possible, mais il faut se convaincre d'un autre côté, qu'une période de traitement général, intensif, si courte fût-elle, constitue une excellente garantie pour la réussite finale. A quoi sert une belle opération, si la maladie ravivée par notre intervention mécanique, gâte, après, tout notre ouvrage.

La paracentèse cornéenne est rarement pratiquée aujourd'hui, mais la ponction sclérale a gardé toute sa faveur ancienne, quand il s'agit d'abaisser la tension, qui s'est très rapidement élevée, ou de calmer les douleurs que provoque la distension excessive de l'enveloppe fibreuse, alors que d'autres complications contre-indiquent l'iridectomie ou la sclérotomie.

Contre la sclérose cornéenne, DE WECKER recommande la sclérotomie, de préférence à l'iridectomie plus dangereuse ici, et la fait répéter deux ou même trois fois, en divers points. Il conseille aussi la péridectomie et surtout les pointes de feu avec le fil rouge du galvano-cautère. Il faut, dit-il, placer un nombre si serré de points autour du bord cornéen et tellement rapprochés de celui-ci, qu'on semblerait l'avoir entouré d'un filet de perles blanches. L'application de ces pointes de feu se fait tous les six ou huit jours et peut être répétée jusqu'à dix ou douze fois.

Avant de songer à l'énucléation, il faut tenter la réduction du buphtalme et l'aplatissement des grands staphylomes isolés, qui défigurent encore plus les malades. On y arrivera par des cautérisations superficielles des parties ectasiées ou des ponctions sclérales, équatoriales répétées.

On peut couper au ras de la sclérotique les petits staphylomes abrupts, si l'on dispose d'un lambeau de conjonctive pour fermer la plaie béante. On peut aussi provoquer leur affaissement, comme pour les grands, en les ponction- nant à différentes reprises et en faisant suivre la ponction de l'application permanente jusqu'à guérison consolidée, du bandeau compressif. On peut aussi étoffer la poche affaissée après ponction, par un lambeau de con- jonctive mobilisée, après avivement préalable de la surface bulbaire au pourtour du staphylome qu'on attaque.

II. — SCLÉRO-CHOROIDITE OU SUPRACHOROIDITE POSTÉRIEURE

Définition. — Ce qu'on appelle communément, en clinique, la *scléro-cho- roïdite postérieure*, n'est pas précisément l'équivalent de la suprachoroïdite antérieure. Celle-ci, comme nous venons de le voir dans le chapitre précé- dent, représente, positivement, l'*inflammation* de la séreuse suprachoroï- dienne, dans ses parties antérieures, fortement cloisonnées, au-dessus du muscle ciliaire. De par sa situation au confluent des cavités séreuses intra- oculaires, dans les parties les moins bien protégées du globe, cette portion du sac séreux suprachoroïdien est plus exposée aux inflammations de nature rhumatismale ou d'origine traumatique, que le restant de cette cavité. Il faut encore ajouter à cette prédisposition, le travail pour ainsi dire constant du muscle accommodateur, et l'observation que le réseau capillaire nourricier de ce muscle se prolonge par quelques branches jusque dans certaines travées conjonctives scléro-ciliaires.

Rien de tout cela n'existe pour la partie postérieure du sac suprachoroï- dien. Aussi, dans la *scléro-choroïdite postérieure* classique, s'agit-il plus sou- vent d'une *sclérose atrophique* de la choroïde que d'une véritable supracho- roïdite.

Néanmoins, dans ce qu'on appelle la *myopie progressive*, la portion maculaire et péripapillaire de l'espace suprachoroïdien peut devenir le siège d'une inflammation séreuse ou séro-fibrineuse indépendante. Le passage, à travers la cavité séreuse suprachoroïdienne de plusieurs petits troncs arté- riels, se rendant à la choroïde maculaire, doit faciliter l'apparition d'une inflammation de la séreuse à ce niveau, comme complication des choroïdites maculaires.

La sclérotique y participera d'autant plus facilement que ces artérioles de passage fourniront un plus grand nombre de collatérales pour ses lames fibreuses.

Puis, quelques-unes, au moins, de ces artérioles maculaires représentent des artérioles terminales, selon Cohnheim ; à cause de cela, les inflammations de la choroïde, à ce niveau, doivent s'étendre par regorgement jusque dans le domaine des collatérales scléroticales. L'inflammation simultanée de la choroïde et de la sclérotique, au niveau du pôle postérieur de l'œil, donne ainsi lieu à une nouvelle suprachoroïdite encapsulée, la *suprachoroïdite postérieure*.

Cependant, la suprachoroïdite postérieure était ignorée des oculistes jusque dans ces tout derniers temps. On ne connaissait que les myopies pernicieuses ou rapidement progressives, accompagnées de douleurs intra-orbitaires et intra-craniennes, attribuées, tout simplement, à des accidents glaucomateux concomitants. L'exagération momentanée de la tension intra-oculaire, bien que légère, semblait, d'ailleurs, pleinement justifier ce diagnostic. Les symptômes généraux, qui compliquaient la maladie oculaire profonde, étaient également en accord avec les accidents habituels du glaucome : anorexie, état nauséeux, réaction fébrile, etc.

Les histologistes, pourtant, n'ignoraient pas les exsudats péripapillaires dans la séreuse suprachoroïdienne ; mais ils qualifiaient l'ensemble de ces lésions anatomiques comme un *décollement de la choroïde*. Quant aux soudures de la choroïde et de la sclérotique, ils les avaient également rencontrées, mais ils n'avaient pas cru devoir s'y arrêter et n'avaient pas cherché à en donner une explication scientifique dont put profiter la clinique. Pour eux toutes ces trouvailles anatomiques ne représentaient que des lésions accessoires de maladies oculaires très graves comme les panophtalmies, les sclérochoroïdites antérieures, etc. Ils ne pensaient pas que l'existence même de ces inflammations encapsulées, localisées au pôle postérieur du globe, prouvait la possibilité d'une suprachoroïdite circonscrite postérieure spontanée, comme il existe une scléro-choroïdite circonscrite antérieure, essentielle.

Division. — Comme pour les suprachoroïdites antérieures, nous distinguerons entre une *suprachoroïdite postérieure aiguë* et une *suprachoroïdite postérieure chronique,* avec crises d'exacerbations aiguës (scléro-choroïdite subaiguë des auteurs).

Suprachoroïdite postérieure aiguë. — Fuchs restant fidèle à l'enseignement de son maître, Arlt, appelle la suprachoroïdite ou scléro-choroïdite postérieure une *sclérotite postérieure*. Voici comment il décrivit devant le congrès de Heidelberg (1902) le premier cas de scléro-choroïdite postérieure spontanée qu'il eut l'occasion d'observer. Je donne ici la traduction résumée de sa communication imprimée dans le bulletin de la Société. J'y ajouterai le cas observé antérieurement, par Knapp, que rappelle aussi l'auteur et la discussion qui suivit cette communication.

Un jeune étudiant de seize ans se présente à la clinique de Vienne, le 2 décembre 1901. Trois semaines auparavant il avait souffert d'une angine couenneuse. A ce moment il se plaignait de douleurs excessives dans l'œil gauche et tout particulièrement dans l'angle externe de l'orbite et dans toute la moitié correspondante de la tête. La vue avait baissé presque en même temps qu'avaient apparu les douleurs. Il y avait un peu de photophobie ; mais, extérieurement, l'œil paraissait normal, sauf un peu d'œdème de la conjonctive bulbaire, dans l'angle externe, avec, au-dessus, quelques gros vaisseaux conjonctivaux tout remplis de sang. A l'ophtalmoscope, la papille paraissait très congestionnée ; ses contours étaient effacés et la zone péripapillaire de la rétine était couverte d'un embrun grisâtre. Dans la région maculaire, la rétine, ne paraissait pas moins trouble ; en même temps qu'elle semblait soulevée par un épanchement sous-rétinien, mesurant 3 à 4 dioptries de différence de niveau avec les vaisseaux de la papille. L'acuité visuelle, réduite à compter les doigts à 2 mètres, se relevait à 6/12 avec un verre convexe de + 5 D. Le champ visuel pour le blanc était concentriquement rétréci, spécialement du côté nasal, où il n'allait pas au delà de 30 degrés.

Quand on essayait de repousser le globe vers le fond de l'orbite, on augmentait encore les douleurs.

Après quelques jours de traitement, les douleurs se calmèrent. L'hypermétropie maculaire disparut en moins de deux semaines, avec retour à la vision normale.

Fuchs ne posa le diagnostic de *sclérite postérieure* qu'à la seconde entrée du malade, le 4 février de l'année suivante, soit deux mois plus tard, pour des symptômes semblables, du côté droit. Les douleurs duraient depuis trois jours, augmentant la nuit au point de rendre tout sommeil impossible. Le jour il y avait des heures d'accalmie complète. C'est en regardant en dehors, du côté temporal droit, que les souffrances revenaient ou s'exagéraient. Le malade voyait des cercles de feu. L'œdème du tissu épiscléral était manifeste ; la région équatoriale était douloureuse à la pression. Pour le reste les symptômes subjectifs et objectifs étaient les mêmes que pour le premier œil. Guérison complète au 15 février.

En 1868, KNAPP avait vu survenir, chez une jeune fille de vingt ans, une diminution de la vue de l'œil droit que rien n'expliquait en dehors d'une opacification bleuâtre de la rétine légèrement saillante, dans la région maculaire. Les mêmes symptômes se montrèrent ensuite à gauche, mais accompagnés de fortes douleurs dans la moitié gauche de la tête et d'une crise de scotome scintillant. A cause d'une affection cardiaque, consécutive à un rhumatisme articulaire, KNAPP avait diagnostiqué une embolie double des artères ciliaires postérieures. Mais FUCHS préfère en faire également une sclérite postérieure.

Dans la discussion, qui suivit cette communication, SCHLÖSSER et PETERS déclarèrent avoir rencontré la même sclérite postérieure, comme complication de la sclérite antérieure ; laquelle guérit, ensemble avec les manifestations du segment antérieur, sous l'influence du traitement général antirhumatismal, par l'aspirine, etc.

J'ai vu, moi-même, deux exemples très probants de cette affection nouvelle : un cas simple, unilatéral chez une dame de trente-cinq ans et un autre cas, compliqué de scléro-choroïdite antérieure aiguë, également unilatéral, chez une dame de cinquante ans, ayant souffert de goutte aux mains et aux pieds.

Il semble donc bien que nous pouvons admettre définitivement une supra-choroïdite postérieure *spontanée*, rhumatismale.

A ces cas spontanés, je puis ajouter un cas de scléro-choroïdite postérieure, *traumatique*, consécutive à une contusion violente du globe oculaire, frappé par une boule de neige. Dans cet œil le même soulèvement bleuâtre, caracté-ristique, de la rétine, n'exista que quelques jours ; trop peu longtemps en tout cas pour avoir pu être un épanchement de sang, qui met généralement beaucoup plus de temps à se résorber. La disparition de l'épanchement fut même si rapide que pendant quelques semaines la rétine présenta un pli vertical, blanc brillant, comme s'il s'était agi d'une déchirure de la choroïde. Ce pli s'effaça complètement. Plus tard, la région maculaire présenta les lésions de la chorio-rétinite centrale. Puis tout disparut, laissant un aspect atrophique de la région maculaire ; mais la vision ne revint pas.

A la même réunion d'Heidelberg, Pflüger rappela les suprachoroïdites pos-térieures des myopes : la scléro-choroïdite aiguë de *la myopie progressive* et la scléro-choroïdite suraiguë de la *myopie foudroyante*, dans laquelle on voit, avec tous les symptômes de la sclérotite postérieure, un emmétrope faire une myopie forte de 10 à 20 dioptries, en moins d'une semaine ou deux.

Schöler, en 1874, dans la *Deutsche Klinik,* a cité le cas d'un emmétrope de dix-neuf ans, qui fit aux deux yeux une myopie de 7 à 8 D, en moins de quatre semaines, pendant une scléro-choroïdite postérieure aiguë. L'acuité visuelle diminuée jusque 14/40 et 14/70, revint à la normale, après guérison de l'inflammation.

Quantité d'exemples de myopie plus ou moins foudroyante, spontanée ou même traumatique et ordinairement unilatérale, ont été publiés depuis (Elschnig, Sulzer, etc.).

C'est ainsi que, avec les crises douloureuses habituelles, hémicraniennes, nocturnes, je vis dans l'œil gauche d'une demoiselle de vingt-cinq ans, une myopie de 14 D se substituer, en moins de trois semaines à une hypermétropie manifeste, légère de + 0, 75 D. L'acuité visuelle, qui était tombée à 5/60 dès le premier jour, se releva à 5/24 plus tard. Pendant que l'œil gauche était ainsi devenu rapidement myope, l'œil droit avait conservé, sa réfraction (H + 0,75) et son acuité visuelle (5/6) antérieures. Une seule fois, dans le cou-rant des deux années suivantes, la demoiselle ressentit un peu de tension douloureuse dans l'œil droit et eut quelques visions entoptiques, pendant qu'un léger nuage recouvrait le champ visuel. Mais une dose d'aspirine put heureusement couper court au malaise menaçant.

Symptomatologie. — Les symptômes de la suprachoroïdite postérieure sont ceux de l'ophtalmie que Mackenzie appelait la *choroïdite aiguë,* circons-crite à la partie postérieure de la membrane vasculaire, avec photopsies, perte de la vision et crises douloureuses, comme symptômes cliniques, appa-rents (*ophtalmie arthritique postérieure interne* : Jones).

La symptomatologie de la scléro-choroïdite postérieure aiguë rappelle, d'un autre côté, fort bien celle de la scléro-choroïdite antérieure, surtout dans ses manifestations subjectives.

Ainsi la maladie s'annonce de même par des douleurs vagues intra-orbitaires et intracraniennes homolatérales. Une certaine difficulté de travail, accompagnée de larmoiement et de photophobie, particulièrement le soir à la lumière, s'ajoute à ces premiers symptômes vagues. Puis, éclatent tout à coup les crises douloureuses, spécialement le soir et la nuit : douleurs térébrantes traversant les parties antérieures du crâne et s'irradiant en arrière, jusque dans la nuque; en avant, jusque derrière le globe oculaire. Celui-ci semble comme poussé en avant par un poids lourd, pesant sur son pôle postérieur. Les malades éprouvent la sensation comme si leur œil était violemment arraché hors de l'orbite. Les douleurs se prolongent quelquefois jusque dans le plexus brachial, frappant le membre supérieur tout entier, d'une sorte de paralysie douloureuse. L'anorexie, les vertiges, les nausées et les vomissements s'ajoutent au tableau. La bouche est mauvaise, la langue, fortement chargée et quelquefois l'haleine fétide.

En même temps, une photophobie intense, accompagnée d'un larmoiement abondant, tourmente vivement le malade, qui demande avec instance qu'on baisse les stores et les persiennes et qu'on n'allume dans la chambre aucune lumière.

L'œil n'est douloureux au toucher que quand on l'enfonce dans l'orbite, ou quand on l'atteint directement derrière la région équatoriale, pendant qu'on fait regarder le malade en dedans, vers le nez. Déjà cette adduction forte et plus encore les mouvements d'élévation et d'abaissement exagérés, qui mettent en jeu les muscles obliques, sont spontanément douloureux pour le patient.

Les éclairs lumineux sont fréquents et variés. Tantôt c'est un point brillant, fixe dans l'axe de la vision, et tantôt un moulinet de feu à rotation rapide. Tantôt une boule lumineuse éclate en étincelles et tantôt des étincelles s'entremêlent, pour converger et fusionner dans le centre. Toutes ces fausses lumières sont brillantes, blanches ou de couleur très claire, jaunes, rouges ou oranges. Ces fantômes lumineux rappellent les chorio-rétinites maculaires, tout naturellement.

Aussi, tout ce qui est capable de faire varier la circulation capillaire de la choroïde ou de la rétine, de l'arrêter momentanément ou de l'accélérer : l'émotion, le mouvement, une variation d'éclairage, font naître ces visions entoptiques.

Si la photophobie peut être extrême, d'autres fois elle est nulle; cela dépend de la sensibilité nerveuse du malade et de l'état de ses réflexes.

Cependant, le blanc de l'œil n'est point rouge, il n'y a pas d'injection périkératique, ni superficielle, ni profonde. Quelques gros vaisseaux conjonctivaux viennent des culs-de-sac étaler leur grossier lacis sur la sclérotique blanche. Il existe souvent un peu d'œdème jaunâtre autour et en dessous de ces vaisseaux.

Il ne manque absolument rien à la transparence de la cornée. La pupille est resserrée, mais mobile quand même, et l'iris n'a point changé de coloration.

La tension intra-oculaire reste normale. Il n'y a ni hypertension, ni hypotension, à moins de complications : lorsque, par exemple, l'inflammation s'étend aux parties antérieures de la cavité suprachoroïdienne.

Durée et terminaison. — La suprachoroïdite postérieure aiguë ne dure que quelques courtes semaines, comme la suprachoroïdite antérieure simple rhumatismale. Comme celle-ci, elle se termine le plus fréquemment par résolution complète, sans autre accident ni complication. D'autrefois il se forme rapidement un staphylome maculaire de Scarpa, ainsi qu'en témoigne une myopie forte, se substituant rapidement à l'emmétropie antérieure.

Le *staphylome maculaire* s'appelle *staphylome de Scarpa*, du nom de celui qui le premier (1807) le rencontra sur le cadavre. Le staphylome de Scarpa n'est pas le staphylome myopique classique : ni le *croissant péripapillaire*, ni le *colobome maculaire*. Ce n'est pas non plus *l'ectasie globale* du pôle postérieur de tout œil myope. Aucune de ces trois altérations, propres à la myopie, ne mérite vraiment le nom de *staphylome*, avant que l'atrophie sclérosante complète de la choroïde n'ait permis *l'ectasie limitée* de la sclérotique, qui seule caractérise cette lésion.

La formation du staphylome de Scarpa n'a rien de commun avec l'amplification de l'hémisphère postérieur tout entier, lors de la transformation de l'œil emmétrope en œil myope. Cependant, même pendant le développement régulier d'une myopie classique, la sclérotique se distend davantage au niveau du pôle postérieur du globe ; sans quoi l'œil myope garderait sa forme sphérique, emmétropique, et n'affecterait pas la forme ovalaire, à grand axe antéro-postérieur. Une ectasie soudaine et fort exagérée du seul pôle postérieur, une sorte de hernie circonscrite dans l'éventration totale de l'hémisphère postérieur, constitue le staphylome de Scarpa.

Anatomie pathologique. — La suprachoroïdite postérieure, essentielle ou spontanée, présente généralement les caractères d'une inflammation adhésive, séro-fibrineuse. La forme purulente est inconnue en dehors de la panophtalmie métastatique. La variété hémorragique semblerait plus fréquente.

La choroïde se soude à la sclérotique et cette soudure favorise l'ectasie du pôle postérieur du globe oculaire ; d'où allongement de l'axe antéro-postérieur et production de myopie axile (Arlt, V. Graefe, Knies, Priestle-Schmidt). Tscherning et Nordenson pensent qu'il s'agit d'une *choroïdite* ; Fuchs et Schœn d'une *sclérite*. Nous avons pensé qu'il s'agissait aussi souvent d'une *suprachoroïdite* ou *scléro-choroïdite*.

Ce qui a frappé le plus les anciens observateurs examinant, sur cadavre, des yeux atteints de staphylomes postérieurs exagérés, c'est la liquéfaction extrême du corps vitré. A la première boutonnière faite aux enveloppes du globe, toute l'humeur vitrée s'écoulait comme une eau absolument limpide. La rétine est signalée, tantôt comme recouvrant le fond du staphylome postérieur, maculaires, et tantôt comme soulevée par un liquide albumineux. Ce décollement pouvait très bien être une altération cadavérique, car dans les examens ophtalmoscopiques, pendant la vie, on ne note généralement aucun soulèvement de la rétine, après guérison de la maladie. Au cours de la maladie même, le soulèvement de la rétine n'a été vu que par Fuchs et par Knapp.

Il en est tout autrement chez les myopes dont les yeux malades, complètement aveuglés, ont présenté comme complication ultime le staphylome de Scarpa. Ici, la rétine est ordinairement détachée de la choroïde au niveau de l'ectasie. La membrane nerveuse sclérosée, atrophiée, ne peut plus, alors, suivre le déplacement en arrière de sa membrane nourricière et de la sclérotique; c'est du moins ce que l'on prétend.

Diagnostic. — Parmi les symptômes précédemment indiqués, beaucoup lui sont communs avec la névrite optique, spontanée, et souvent, c'est sous le nom de névrite optique rhumatismale qu'on a décrit la suprachoroïdite postérieure méconnue. La névrite optique spontanée ou plutôt la vaginalite optique accompagne d'ailleurs fréquemment la suprachoroïdite, et ce n'est que par la marche ultérieure de la maladie qu'on peut décider si, dans le cas soumis à notre examen, il existait l'une ou l'autre de ces maladies, ou si les deux avaient évolué ensemble.

Pour le diagnostic de la scléro-choroïdite postérieure aiguë, Fuchs insiste : 1° sur la diminution relativement faible de la vue; 2° sur la disparition rapide du trouble sans laisser des traces apparentes; 3° sur les douleurs exagérées.

La *névrite optique aiguë* influence davantage l'acuité visuelle, qui baisse rapidement et considérablement.

L'absence d'œdème de la paupière supérieure et l'absence d'exophtalmie excluent la *ténonite*; de même que les *inflammations du tissu cellulaire de l'orbite*.

Étiologie. — La situation profonde de la portion maculaire de la séreuse suprachoroïdienne, au pôle postérieur du globe, dans le fond de l'orbite, explique la grande rareté de cette affection. Les traumatismes même ne peuvent guère l'atteindre que par contre-coup. Puis, au niveau de la macula, les travées suprachoroïdiennes ne sont pas garnies de vaisseaux capillaires. Il n'y a pas davantage de réseau capillaire sous l'endothélium limitant la cavité séreuse, ni du côté de la choroïde, ni du côté de la sclérotique. Tout près de la papille, on rencontre quelques capillaires dont les transsudats doivent être déversés dans la cavité suprachoroïdienne, à l'occasion des inflammations de la tête du nerf optique, dans le canal fibreux scléro-choroïdien. Et c'est là, en effet, tout autour de la papille, spécialement du côté temporal ou maculaire du nerf optique, qu'on a trouvé les exsudats inflammatoires de la suprachoroïdite postérieure.

La suprachoroïdite postérieure est presque toujours unilatérale : tandis que l'œil malade devient fortement myope, l'autre garde son emmétropie antérieure. Il en fut ainsi dans les deux premiers exemples de SCARPA, dans les deux cas de VON AMMON, dans mon cas et dans beaucoup d'autres publiés récemment.

Dans le cas de SCHÖLER, qui ressemble davantage à la myopie progressive ordinaire, la myopie de — 8 D s'établit successivement des deux côtés. De même chez FUCHS et chez KNAPP, où il ne se forma pas de myopie du tout, la maladie existait des deux côtés.

Nous avons des renseignements assez précis sur le premier cas de SCARPA. Le staphylôme, il est vrai, ne fut reconnu qu'à l'autopsie, mais on savait que la femme, âgée de quarante ans, avait perdu la faculté de voir de cet œil, quelques années auparavant, pendant le cours d'une ophtalmie opiniâtre, qui s'était accompagnée d'une *violente céphalalgie*.

Traitement. — Nous donnerons le traitement plus loin, à la fin de la description de la forme chronique.

III. — SUPRACHOROIDITE POSTÉRIEURE CHRONIQUE

Définition. — La forme chronique ou subaiguë, rémittente, de la suprachoroïdite postérieure s'identifie avec la *myopie pernicieuse*, dite *progressive*. Encore ne faut-il pas confondre la myopie *progressive* ou *pernicieuse* avec la simple myopie *compliquée*. Sans doute les complications ne manquent pas dans la myopie pernicieuse et la plupart du temps ce sont les mêmes complications que celles de la myopie ordinaire, du moins en apparence ; mais ce qui sépare radicalement la myopie ordinaire de la myopie pernicieuse, c'est l'absence de toute inflammation dans la première, sa constance, par contre, dans la seconde. Les complications de la myopie ordinaire ne sont pas d'ordre inflammatoire, mais d'origine atrophique. Ceux de la myopie progressive sont toujours de nature inflammatoire. Il n'en est pas moins vrai que toute myopie crée dans le segment postérieur du globe oculaire un lieu de moindre résistance pour toutes les inflammations constitutionnelles. Nous verrons tout à l'heure comment s'établit cette prédisposition, quand nous redirons succinctement la façon dont naît la myopie et la manière dont elle se complique, du côté de la choroïde principalement.

Les complications purement atrophiques de la myopie ordinaire accentuent encore la prédisposition du pôle postérieur aux inflammations endogènes, si bien qu'à un moment donné, il est bien difficile de dire si nous sommes encore devant une myopie compliquée, avec lésions atrophiques, ou déjà devant une myopie pernicieuse, avec lésions inflammatoires.

Aussi allons-nous décrire ensemble les inflammations et les dégénérescences atrophiques choroïdiennes, dans la myopie, en commençant par la pathogénie de ces complications. Atrophies et inflammations affectent toujours une marche lente, chronique, mais avec quelques poussées subaiguës, s'il s'agit de manifestations inflammatoires.

Genèse de la myopie. — Après la naissance, l'œil de l'enfant change insensiblement sa forme *hypermétrope*, originelle, semblable à celle des animaux, en sa forme définitive, *emmétrope*, plus utile à l'homme civilisé. Pour comprendre cette transformation nous devons nous rappeler que le globe oculaire est composé de trois parties : une partie moyenne, la seule contractile, comprenant l'anneau musculaire ciliaire, et deux parties extrêmes, complètement dépourvues d'appareils musculaires. Pendant l'évolution du globe la partie moyenne, contractile, se dilate le moins, comme le prouve l'étranglement de l'œil à la ligne scléro-cornéenne. La partie antérieure forme un premier segment de sphère : la cornée avec la chambre antérieure, laquelle devient d'autant plus profonde que l'œil s'éloigne davantage de sa forme hypermétropique initiale. La partie postérieure forme un autre segment de sphère, régulier, plus grand encore, sur lequel s'étale la rétine optique. La partie moyenne reste cylindrique ou plutôt conique : entre l'insertion du tendon du muscle accommodateur à la crète interne scléro-cornéenne, et la ligne d'insertion de la rétine optique ou ora serrata. Au delà de cette ligne ondulée, le segment postérieur optique, sous l'influence des contractions répétées de la zone contractile, règle son accroissement avec une précision absolue, jusqu'à atteindre les dimensions de l'œil emmétrope, ou à peu près (*hypermétropie latente*).

Cette transmutation de l'œil hypermétrope, infantile, en œil emmétrope, adulte, se fait par à-coups ou poussées ; tout naturellement, comme la croissance du corps tout entier. A chaque fois que la taille de l'individu s'allonge, l'œil, d'abord petit comme le reste du corps, s'agrandit. Mais pendant ces poussées de croissance l'élargissement des diamètres oculaires se fera d'autant plus vite que les tissus des enveloppes oculaires seront plus mous. Une mollesse plus grande que l'élasticité normale, permettra un épanouissement exagéré, trop rapide du globe, sans pour cela en arriver de suite à une réfraction anormale, myopique. A cette mollesse des tissus s'arrête l'influence héréditaire dans la transmissibilité de la myopie des parents aux enfants.

A la fin de la période de croissance, vers l'àge de vingt-cinq ans, sous notre latitude, l'accroissement régulier du globe oculaire s'arrête, comme s'arrête l'allongement normal de la taille, suivant la race.

Si l'axe de l'œil s'allonge encore après cet àge c'est pathologiquement pour faire encore de la myopie ; mais non plus de la myopie ordinaire, simple, mais de la myopie pernicieuse, destructive, inflammatoire.

L'enfant fait son emmétropie, *normalement*, pendant sa période de croissance ; ou il fait, *anormalement*, une myopie, qui n'est qu'une emmétropie exagérée. L'homme adulte ne peut faire que des *staphylômes*, de la *myopie maligne, pernicieuse*. J'évite le mot *progressive*, car toute myopie, quelle qu'elle soit petite ou grande, peut à un moment donné augmenter, rapidement ou lentement, peu importe, et devenir *progressive* après avoir été longtemps *stationnaire*.

Ces considérations générales sur l'origine et la nature de la myopie, qui ont trouvé ailleurs tout leur développement nécessaire, suffiront pour nous faire comprendre les lésions choroïdiennes dans les différentes myopies.

Influence de la convergence exagérée. — Le développement du segment postérieur optique, sous l'influence des forces accommodatrices, pendant les poussées d'accroissement du globe oculaire tout entier, peut-être contrarié dans sa marche régulière, par la convergence exagérée des deux lignes de regard, au-dessous du plan horizontal. Est exagérée la convergence exigée par la fixation binoculaire des objets, placés à moins d'une *trentaine* de centimètres de distance. L'accommodation élargit tous les diamètres du globe et fait un œil plus grand, *sphérique* ; mais la convergence en bas et en dedans, en sanglant énergiquement le globe par sa région équatoriale, ne permet cet allongement que pour les diamètres qui sortent, en arrière, de cette étreinte du globe par son milieu, et fait un œil ellipsoïdal : *régulier*, myopique ou *irrégulier*, astigmatique ; suivant que les sangles musculaires distribuent régulièrement ou irrégulièrement leurs efforts de compression. Dans ces conditions, il tend à se former derrière l'œil, au pôle postérieur, comme une seconde courbure cornéenne, comprenant la macula et la papille et dont les crêtes de Weiss-Masselon indiquent les lignes de contour.

Intérieurement, dans cette aire de dépression : d'éventration, si je puis dire, du pôle postérieur, se trouve un point plus faible, le canal scléro-choroïdien du nerf optique. Les autres petits canaux émissaires pour les vaisseaux et les nerfs ciliaires n'ont pas assez d'importance, même réunis à plusieurs, pour constituer, dans les conditions normales, un point faible des enveloppes oculaires. Mais le grand canal fibreux optique devient facilement une sorte de canal herniaire, dans lequel s'engage, comme viscère hernié, le corps vitré. Il ne se forme jamais de hernie réelle, mais seulement une *pointe de hernie* : c'est-à-dire: un élargissement de l'anneau herniaire interne, dans lequel, avec le vitré, s'effondre également la partie nasale, la plus saillante, de la papille du nerf optique. Cet effondrement de la moitié nasale de la papille se fait d'autant plus facilement que l'élargissement herniaire de l'anneau interne du canal optique, fibreux, se fait excentriquement, par rapport à l'axe du nerf, à cause de la situation décentrée en dedans, du disque optique, par rapport à l'axe du globe. Si la décentration est si faible que le disque continue d'occuper le plan frontal du pôle postérieur, l'élargissement forcé de l'anneau herniaire se fera concentriquement par rapport à l'axe du nerf optique. C'est-à-dire que dans ce dernier cas nous trouverons un élargissement circumpapillaire, *annulaire*, alors que dans le cas ordinaire nous voyons se former une évasion latérale en *croissant* temporal.

Par contre, dans le glaucome, où la tension intra-oculaire exagérée existe en dehors de toute intervention musculaire intrinsèque et extrinsèque, et où, par conséquent, les milieux liquides transmettent, également, dans toutes les directions, la pression intérieure aux parois enveloppantes, et perpendiculairement à ces parois, l'anneau herniaire optique, se dilate toujours concentriquement à l'axe du nerf, formant le *halo glaucomateux*, avec l'*atrophie choroïdienne circumpapillaire* concomitante.

Complications de la myopie. — Les complications de la myopie surviennent le plus souvent à un âge déjà avancé. Elles commencent à faire sentir leurs premiers effets entre trente et quarante ans et prolongent leur action nuisible, toujours croissante, jusqu'à l'extrême limite de la vie. Les intéressés se plaignent d'une diminution lente, mais progressive, de la vision ; puis, un beau jour, la vue centrale se réduit soudainement à presque rien.

Pendant tout le jeune âge, alors que la distension de la rétine, au-devant des enveloppes très extensibles, cédant facilement et dans une bonne mesure aux pressions intérieures, s'opère lentement, sans choc ; l'amplification de la membrane nerveuse ne peut être qu'utile. Elle espace les éléments percepteurs rétiniens et au besoin permettrait leur dédoublement : la vision ne pourrait qu'y gagner en précision ; et les myopes ont effectivement une vue particulièrement définissante. La choroïde ne peut pas davantage souffrir ni de cette extension, ni de la compression contre la sclérotique, bien élastique.

Dans l'âge adulte, la diminution lente de la vue, dont nous venons de parler, indique un commencement d'*atrophie chorio-rétinienne*, dans la région maculaire, ou une compression *glaucomateuse*, anémiante du nerf optique, dans le canal scléro-choroïdien.

Contre la sclérotique devenue plus rigide les capillaires de la choroïde et de la rétine maculaires se laissent écraser par les pressions intérieures, ainsi que nous l'expliquerons encore plus loin, et cet écrasement, joint aux endovasculites, qui en sont la conséquence, amèneront l'atrophie de cette région principale de l'organe de la vision.

L'atrophie de la papille succède de même à l'ischémie mécanique de cette portion intra-oculaire du nerf optique. Cette atrophie démontre, mieux que tout autre symptôme, que pendant l'allongement mécanique, axile, du globe oculaire en progrès de myopie, la pesée intra-oculaire, accommodatrice, s'exercerait aussi fort sur la papille du nerf optique que sur la région maculaire si les forces musculaires extérieures ne les tournaient pas davantage sur le centre du pôle. Tandis que la macula recule, le canal scléro-choroïdien s'ouvre en entonnoir. Mais le pavillon de l'entonnoir papillaire s'évase, naturellement, davantage du côté de la macula, où la pression opère plus activement que de tout autre côté de la papille plus éloigné de l'axe anatomique. Il se forme là, dans le canal optique, scléro-choroïdien, comme nous le disions, une pointe de hernie, avec élargissement excentrique de l'anneau interne, scléro-choroïdien, de ce canal.

L'élargissement forcé et excentrique de l'anneau herniaire antérieur, du canal optique, scléro-choroïdien, fait apparaître autour de la portion temporale de la papille gris rosé, normale, un demi-anneau blanc, large d'environ 1 à 2 millimètres, dans l'image ophtalmoscopique renversée. Ce demi-anneau blanc s'appelle le *cône myopique*. Il correspond à la paroi temporale fibreuse du canal optique, effondrée sous la pesée des tensions intra-oculaires et étalée devant le regard de l'observateur. Cette paroi transparaît comme une bande fibreuse blanche, à travers la portion maculaire de la papille du nerf optique ; de même que la sclérotique transparaît toute blanche nacrée, à travers la choroïde complètement dépigmentée et atrophiée, dans les choroïdites disséminées.

Quand l'élargissement infundibuliforme de l'anneau antérieur du canal optique, scléro-choroïdien, est si petit, que le cône myopique ne trace qu'une simple ligne blanche autour de la papille, on préfère considérer la chose comme normale ; et, l'anneau blanc nacré, plus ou moins voilé par les fibres nerveuses de la papille, s'appelle *l'anneau sclérotical* ou le *cercle fibreux scléral*. On préfère encore parler d'anneau sclérotical ou de cercle fibreux, quand l'élargissement de l'anneau interne du canal optique est régulièrement concentrique à l'axe du nerf et forme un anneau blanc complet à la place du croissant fibreux de la dilatation excentrique myopique.

Cependant l'élargissement infundibuliforme de l'anneau herniaire optique ne s'arrête pas à la papille ; la distension forcée s'étend, du côté temporal de la papille, sur la surface rétino-choroïdienne voisine sous forme de croissant atrophique blanc. Au *cône myopique* du nerf optique s'ajoute donc, le *croissant atrophique myopique* ou *staphylome postérieur*.

Cône et *croissant* se confondent souvent en une ectasie unique. Le cône apparaît le premier et le staphylôme suit, comme une exagération du premier, comme l'extension de la déformation du disque papillaire sur la surface chorio-rétinienne. Les deux réunis forment ensemble la plupart des *staphylômes myopiques postérieurs*.

Quelquefois, cependant, la margelle temporale du canal optique, scléro-choroïdien, résiste à l'effort d'élargissement, tandis que l'atrophie attaque d'emblée la zone choroïdienne péripapillaire, temporale. Le croissant se montre alors avant le cône ou même reste le seul signe ophtalmoscopique de la complication péri-papillaire atrophique de la myopie.

La suppression soudaine de la vision centrale, dans la myopie en progrès, indique une nouvelle complication, maculaire, le plus souvent de nature rétinienne : *hémorragie maculaire* ou *décollement de la rétine*. Ces complicacations ne doivent pas être étudiées ici.

Quant aux complications inflammatoires de la myopie maligne, elles constituent des chorio-rétinites maculaires ou des suprachoroïdites postérieures, telles que nous les avons étudiées dans les chapitres précédents.

Il ne nous reste donc qu'à examiner en détail les atrophies choroïdiennes maculaires et le croissant myopique ou staphylôme postérieur.

Pathogénie des lésions atrophiques myopiques. — Pendant l'accommodation forcée et la convergence excessive, qu'exige un travail trop rapproché, la tension intra-oculaire exagérée écrase et efface le réseau capillaire choroïdien, comme la pression énergique de la face palmaire du doigt contre la tablette de la table, chasse le sang des capillaires sous-basaux du lit de l'ongle, en écrasant ce réseau contre la corne unguéale inflexible. On ne peut même pas répéter fréquemment cette petite manœuvre d'anémiation mécanique de l'ongle, sans ressentir une vive douleur, comme si déjà il s'agissait d'une menace d'inflammation. Il doit en être de même pour la chorio-capillaire de l'œil.

Mais, même en dehors de toute inflammation, l'ischémie répétée et prolongée favorise la coagulation du plasma sanguin dans les vaisseaux. A l'oblitération des capillaires, la première à se produire, succède insensiblement la sclérose des gros vaisseaux. La suppression de la circulation capillaire fait pâlir l'épithélium pigmenté uvéal et laisse voir le réseau des grands vaisseaux artériels et veineux : ce qui occasionne le *gaufrage* du fond de l'œil myope. La sclérose des grands vaisseaux décolore, à son tour, le stroma et laisse transparaitre le blanc de la sclérotique. Plus la sclérose de tous les vaisseaux, à la fois, se complète, plus la sclérotique est exposée à l'ectasie staphylomateuse. Sur elle pèse maintenant tout le poids de la pression intra-oculaire que la choroïde normale turgescente, presque érectile, l'aidait à supporter.

Les vaisseaux de la rétine ne peuvent pas échapper aux effets compressifs, qu'exerce la tension intra-oculaire sur ceux de la choroïde. Nous admettons assez bien le fait pour les capillaires de la papille du nerf optique, mais nous ne songeons pas assez à l'influence désastreuse de cette pression sur les capillaires de la macula. Nous nous fions trop, pour la nutrition des couches externes de la rétine aux suppléances que peuvent fournir les capillaires de la choroïde. Et cependant c'est à l'ischémie maculaire rétinienne que nous devons attribuer en grande partie les scotomes centraux (HAAB).

Image ophtalmoscopique des lésions maculaires. — Dans tout œil myope, d'un degré tant soit peu élevé, l'épithélium pigmenté uvéal se décolore, spécialement dans tout l'hémisphère postérieur en arrière de l'équateur. Cependant au niveau de la macula, la pigmentation semble augmenter ; à l'examen ophtalmoscopique, un nuage, tout noir, voile la fovéa et ses alentours. Est-ce une hyperpigmentation réelle de l'épithélium choroïdien, qui donne cette image ? Ou la rétine et le corps vitré se troublent-ils d'infiltrats inflammatoires, au-devant du foyer de suprachoroïdite ? L'évolution de la maladie nous le dira, car l'un et l'autre peuvent exister. Sans dilatation de la pupille par l'atropine, le reflet cornéen donne toujours l'illusion d'un assombrissement de la macula à l'image renversée.

Nous savons de par l'étude des choroïdites que la dépigmentation indique ou l'inflammation dans la chorio-capillaire ou l'ischémie de ce réseau nourricier sous-basal de l'épithélium uvéal. Dans la myopie ordinaire, il s'agit plutôt d'ischémie que de congestion inflammatoire. Dans la myopie maligne, c'est le contraire.

D'autre part l'hyperpigmentation indique une inflammation chronique ou une simple stase veineuse. Les deux processus peuvent exister dans la myopie pour la région maculaire. La surpigmentation se présentera sous forme de gros grains noirs ou d'éclaboussures foncées, quand il s'agit de lésions circulatoires capillaires ; sous forme de taches arrondies noires ou de placards charbonneux irréguliers, quand il s'agit de stase veineuse.

Les craquelures, jaunes ou blanches, de la chorio-rétinite maculaire peuvent tenir autant à des dépigmentations inflammatoires ou atrophiques d'origine chorio-capillaire, qu'à des dégénérescences de structure de la charpente rétinienne neuroglique, pour cause de troubles circulatoires rétiniens. Les fines mouchetures, jaunes ou noires, régulièrement espacées, comme les plantations en quinconce, appartiennent certainement à des troubles nutritifs, hyper- ou hypo-métaboliques, de l'épithélium hexagonal pigmenté, pour cause de désordres circulatoires chorio-capillaires.

En s'étendant à une grande partie ou à la totalité de l'aire maculaire, avec le caractère d'uniformité remarquable aux inflammations diffuses, circonscrites, les processus de surpigmentation et de dépigmentation donnent lieu à d'autres images de chorio-rétinite centrale. Une de ces images est particulièrement propre aux complications de la myopie élevée, à savoir la *tache choroïditique noire*, circulaire ou plutôt ovalaire, recouvrant le centre de la macula, la fossette centrale, avec une partie circumvoisine plus ou moins grande de la macula elle-même ; et s'étendant même, quelquefois, à toute l'aire maculaire.

La tache noire centrale de l'œil myope a été examinée anatomiquement par Lemnus (1875) puis par Fuchs (1901). L'épithélium pigmenté uvéal était entré en prolifération et un décollement léger avait détaché la rétine de la choroïde. Ces deux membranes peuvent se rapprocher dans la suite et se souder intimement entre elles.

Tout autour de la tache foncée, occupant la région maculaire, s'étale comme une nappe de sang rouge sur laquelle la tache noire semble surnager. Est-ce du sang épanché, hémorragique, ou du sang engorgeant les vaisseaux sous forme d'infarctus ou de congestion excessive ? La réponse n'est point facile.

La tache noire évolue comme les foyers choroïditiques de Fœrster ; c'est-à-dire, qu'elle pâlit au centre, puis s'éclaircit complètement du milieu à la périphérie gardant seulement la zone extérieure, comme un encadrement noir pour la tache atrophique blanche définitive. Ainsi que cela arrive souvent, quelques grains noirs peuvent demeurer, isolés au milieu de la tache blanche.

Avec l'évolution du bouton noir, a coïncidé la sclérose de la choroïde. Dans la plaque blanche il n'existe plus que quelques gros vaisseaux de passage : tous les vaisseaux propres de cette partie de la choroïde ont été oblitérés. Et la membrane devenue fibreuse, avasculaire, ne saurait plus soutenir la tension intra-oculaire, même normale ; elle cède avec la sclérotique, également impuissante à résister à cette pesée continue, malgré sa solidité apparente ; il se forme une ectasie, un staphylôme maculaire. Ce staphylôme polaire postérieur n'est pas encore le vrai staphylôme de Scarpa, bien qu'il en soit l'équivalent. Il est beaucoup plus petit ; à moins qu'il ne se fusionne dans la suite avec le staphylôme péripapillaire, comme le staphylôme intercalaire se fusionne avec le staphylôme ciliaire, dans la scléro-choroïdite antérieure ; qu'il fasse ainsi lentement ce que la myopie foudroyante fait en quelques jours pour le vrai staphylôme de Scarpa.

Rôle de la lame vitrée. — Salzmann voudrait qu'on attachât plus d'importance aux lésions de la membrane vitrée de la choroïde, considérées comme point de départ des autres lésions choroïdienne et rétinienne de la myopie.

Dans les staphylômes examinés par lui, cette membrane présentait des fêlures de dislocation forcée et des trous d'usure. Les crevasses linéaires formaient autour de la papille des traits radiés ou des cercles concentriques. L'anastomose de ces deux espèces de fentes formait des réseaux irréguliers.

Les lignes radiées correspondent certainement à l'élargissement de l'anneau herniaire scléro-choroïdien, puisqu'elles semblent continuer les éraillures de son bord au niveau de la membrane élastique. Les lignes concentriques appartiennent à la formation du croissant atrophique péri-papillaire.

Mais Salzmann accorde à la membrane vitrée de la choroïde une fonction mécanique que cette membrane et ses analogues : les membranes basales, sous-épithéliales ne possèdent certainement pas. Ces membranes, séparant les tissus épithéliaux tégumentaires des tissus mésodermiques, nourriciers, représentent seulement la zone neutre sur laquelle s'équilibre la tension osmotique interstitielle, propre à chacune de ces deux espèces de tissu. Ces membranes intercellulaires ne remplissent pas une fonction de charpente élastique. Les tissus opposés restent eux-mêmes chargés de cette fonction mécanique. Ces membranes indiquent seulement la différence de turgescence qui existe entre ces deux parenchymes.

Les éraillures et les points d'usure des membranes basales surviennent naturellement dès que périclite la tension osmotique naturelle de l'un ou l'autre tissu : ectodermique ou mésodermique.

Atrophie choroïdienne circumpapillaire. — Mais à l'atrophie progressive de la région maculaire, chorio-rétinienne s'ajoute une autre atrophie également chorio-rétinienne, au pourtour de la papille du nerf optique, dont les symptômes subjectifs sont nuls, mais dont l'étude objective a beaucoup intéressé les oculistes : le *staphylôme postérieur* ou le *croissant myopique*. v. Graefe, qui le premier s'en occupa, le considérait comme l'expression anatomique d'une maladie propre aux yeux myopes et, le croyant de nature inflammatoire chronique, l'appela la *scléro-choroïdite postérieure*.

Pathogénie de la scléro-choroïdite postérieure. — La *scléro-choroïdite postérieure* classique, cliniquement caractérisée par la présence du croissant myopique, péripapillaire, dans le fond ophtalmoscopique, est plutôt une atrophie choroïdienne qu'une inflammation. On ne peut rapprocher cette forme de scléro-choroïdite que de l'*ectasie scléro-ciliaire* chronique, qui complique, sans inflammation intérieure apparente, les staphylômes opaques cornéens, avec enclavements de l'iris, chez les enfants.

Ici, aussi, l'origine de cette choroïdite atrophique ne réside pas dans une altération du sang. L'oblitération mécanique des vaisseaux artériels et veineux de la choroïde en est la seule et unique cause. Et cette oblitération est la suite de la compression exagérée que subissent ces vaisseaux, placés au bout de l'axe de concentration de toutes les forces comprimantes que développe, *intérieurement*, le muscle accommodateur et, *extérieurement*, tous les muscles extrinsèques, tant obliques que droits, à chaque fois que nous installons nos yeux pour la vision binoculaire rapprochée. Plus est grand le rapprochement de l'objet visé avec les deux yeux, plus sont grands les efforts d'accommodation et de convergence, et plus aussi sera lourde la pesée exercée suivant l'axe antéro-postérieur, — ligne de neutralisation des forces déployées — sur les deux pôles du globe oculaire : antérieur ou cornéen et postérieur ou maculaire.

À moins d'admettre, maintenant, que le relâchement de la pression, alternant fréquemment dans la journée avec la contraction musculaire, ne favorise la naissance de troubles circulatoires congestifs, qui seront, sinon inflammatoires par eux-mêmes, du moins préparatoires à des inflammations métastatiques ou constitutionnelles; il faut bien accepter que le sang des troncs ciliaires cherchera une voie de déversement dans la sclérotique. Et cette membrane plus congestionnée que normalement, subira un ramollissement exceptionnel, tout à fait favorable pour l'*éventration* totale du pôle postérieur du globe, placé en dehors de la sangle musculaire qui étreint extérieurement la région équatoriale. Les crêtes de WEISS-MASSELON, dans les myopies rapidement progressives le démontrent en toute évidence. Dans ce champ ectatique immense, les myopies plus lentement progressives choisissent, les deux points les moins résistants : la *macula*, pour faire la *choriorétinite atrophique maculaire*, et la *région péripapillaire*, spécialement le côté temporal, pour faire le *staphylôme* ou *croissant myopique*.

Nous avons défini le staphylôme comme une tumeur produite par l'ectasie de la paroi du globe, en forme de saillie arrondie, avec la coloration du grain de raisin bleu ou fruit de la vigne (σταφύλη). D'après cette définition le staphylôme postérieur, que nous ne diagnostiquons, sur le vivant, qu'en épreuve négative, le voyant seulement du côté concave avec l'ophtalmoscope, ne mérite pas bien son nom. Rarement, d'ailleurs, l'ectasie du pôle postérieur, en général, est poussée au point de faire transparaître la teinte foncée de la choroïde à travers la sclérotique soulevée et amincie, alors que nous examinons le globe, après énucléation sur vivant ou sur cadavre. En arrière du globe, il n'y a donc jamais de vrai staphylôme scléral : il n'y a qu'une ectasie plus ou moins grande surmontant le pôle postérieur du globe oculaire. Ce que nous désignons habituellement sous le nom de *staphylôme postérieur* est encore moins un staphylôme scléral. En effet nous ne désignons pas ainsi l'ectasie du pôle postérieur, mais une zone atrophique de la choroïde, entourant immédiatement la papille du nerf optique, du côté maculaire ou temporal, seulement : sous forme de *croissant;* ou, sur tout le pourtour de la papille : sous forme *d'anneau complet.*

En s'élargissant exagérément dans le méridien horizontal, le *croissant atrophique* devient un *triangle,* à sommet arrondi, dirigé vers la macula et à base concave, embrassant un arc plus ou moins grand de la papille. C'est le *conus* de J.EGER ou *cône atrophique* : Mais ce n'est pas le *cône congénital* de FUCHS ou le *cône myopique, papillaire* dont nous parlions tout à l'heure.

Emplacement du croissant péripapillaire. — Le staphylome postérieur, papillaire ou péripapillaire, cône ou croissant, se trouve le plus souvent directement en dehors de la papille, du côté temporal. Viennent ensuite dans l'ordre de leur fréquence relative, les positions en dehors et en bas, en bas, en haut et en dehors, en haut. Jamais un staphylome *arciforme* n'occupe le bord nasal, et cela se comprend. Il n'y a que le staphylome circulaire qui peut atteindre cette partie du pourtour papillaire. La théorie explique parfaitement ces emplacements de choix et les statistiques cliniques confirment la théorie (Voyez chapitre: *Myopie*).

La direction du cône et du croissant est généralement la même dans les deux yeux. Mais aussi cette direction peut être différente de l'un à l'autre œil. Les axes du plus grand diamètre respectif peuvent même se croiser perpendiculairement. Ceci encore s'explique théoriquement par l'action dominante de l'une ou l'autre des trois sangles musculaires extra-oculaires.

Dimensions du croissant. — La largeur du croissant est très variable : tantôt le croissant double à peine la largeur du mince *anneau sclérotical* normal, tantôt il s'étend horizontalement très loin en dehors, jusque tout près de la fovéa. Entre ces deux dimensions extrêmes se rencontrent, naturellement, tous les intermédiaires.

La choroïdite maculaire peut fusionner ses désordres pathologiques avec ceux du croissant par l'intermédiaire de la choroïdite atrophique péripapillaire très fréquente dans la myopie. Ainsi, à la période atrophique ultime, le croissant et la plaque atrophique maculaire réunis forment une immense surface blanche semblable à un large colobome horizontal de la choroïde.

Accroissement du croissant. — Jamais les grands staphylômes ne se sont formés d'un seul coup. Des bandes atrophiques plus ou moins larges, se sont ajoutées les unes aux autres, concentriquement autour de la première touchant à la papille.

Tant que la myopie progresse, le croissant péripapillaire s'accroît en largeur et ses cornes remontent le long du bord temporal de la papille. Quand cesse la période d'augment et que la myopie devient stationnaire, le croissant ne grandit plus que par des complications choroïdiennes circumvoisines. Mais durant la période d'accalmie, l'atrophie choroïdienne s'achève.

Le croissant s'accroît très souvent par zones successives : de nouveaux croissants s'ajoutent au premier, embrassant celui-ci, comme lui-même a entouré le bord temporal de la papille. Le croissant secondaire, tertiaire, etc., peut être moins large, également large ou plus large même que le premier en date. Chaque croissant indique une période spéciale de progrès de la myopie, avec une période d'état stationnaire, consécutive.

Dans l'accroissement lent et continu de la myopie, le croissant s'élargit constamment et, pendant la période d'accalmie suivante, l'atrophie de la choroïde se complétera de même régulièrement, de dedans en dehors. La transition entre les différentes bandes de subdivision, que l'on pourrait imaginer dans le staphylôme, se fait si méthodiquement que ce croissant représente réellement un tout complet, tant avant l'atrophie complète, qu'après.

Quand l'atrophie choroïdienne est complète pour tous les staphylômes successifs, les crêtes de niveau, séparant les étages différents, peuvent seules indiquer l'accroissement du staphylome par bandes successives. Quand tous les croissants successifs occupent le même plan, le grand ménisque atrophique, définitif, ne laisse plus rien voir de cet accroissement par zones additionnelles.

Fusion du cône et du croissant. — Quand il n'y a qu'un plan d'excavation dans le croissant atrophique, celui-ci se continue, souvent, avec le plan d'excavation de la papille : le staphylome péripapillaire se confond avec le staphylome papillaire, comme le staphylôme ciliaire s'ajoute au staphylôme intercalaire. L'ensemble des deux staphylômes postérieurs se trouve placé à cheval sur le rebord papillaire comme la réunion des deux staphylômes antérieurs se trouve à cheval sur la crête scléro-cornéenne. Un plan incliné unique monte alors du fond du cône papillaire jusqu'au bord temporal du croissant péripapillaire.

Nous comprenons maintenant comment il se fait que les vaisseaux papillaires s'avancent en ligne droite sur le plan incliné, qui unit le croissant au cône, avec seulement une petite ondulation pour chaque ligne de crête qui sépare deux niveaux d'excavation différente. Par contre un vaisseau ciliorétinien montant du cercle de ZINN, fera toujours son crochet d'entrée, brusque, dans le plan de la rétine.

Croissant irrégulier. — Le contour extérieur du staphylôme postérieur, péripapillaire n'est pas toujours régulier en arc de cercle. Au lieu de former un beau croissant, le staphylôme est foliolé. Son bord temporal est découpé en festons grossiers, comme un bord de pupille dont les synéchies ont empêché la dilatation régulière par l'atropine. Les festons forment des ogives ou des arcades de renforcement autour du croissant. Ces festons représentent des plaques atrophiques qui se sont ajoutées, après coup, à l'ectasie atrophique choroïdienne de la myopie en progrès. Elles représentent le reliquat de choroïdites péripapillaires en foyers, indépendantes ou complications ultimes de la myopie.

Quand il s'agit de boutons choroïditiques isolés, c'est du côté temporal de la papille, entre celle-ci et la macula, qu'ils apparaissent de préférence. Là, le bouton ne doit pas nécessairement se fusionner et se confondre avec le *cercle scléral* de la papille normale. Il reste toujours entre la papille et le bouton une petite bande de fond ophtalmoscopique, rouge, normal. Ce n'est jamais exactement dans la zone qui comprend le méridien horizontal que j'ai vu ces boutons, mais toujours un peu au-dessus ou un peu en dessous. Si les boutons choroïditiques peuvent être jaune chamois, comme dans la choroïdite commune, pour ma part, j'ai vu plus souvent des boutons noirs, comme dans la choroïdite de Foerster.

Cependant, ces boutons circumpapillaires étendent très loin leur influence nocive sur la fonction visuelle centrale et sans jamais atteindre la macula ou la papille, ni se faire accompagner d'une papillite quelconque, ils abaissent pourtant notablement la vision centrale. C'est, précisément, pour cause de cette diminution brusque de l'acuité visuelle que les malades viennent nous consulter et que nous avons, assez souvent, l'occasion d'étudier ces lésions ophtalmoscopiques très peu importantes autrement.

Après résolution du foyer inflammatoire ou son évolution vers la cicatrice atrophique, cette influence nuisible cesse et l'acuité visuelle revient au moins dans une notable proportion.

Éblouissement de l'œil myope. — La dépigmentation générale de l'œil myope provoque de l'éblouissement, une sorte d'*héliophobie*.

Le pigment de la choroïde empêche la pénétration de la lumière diffuse du jour, à travers la sclérotique, dans l'intérieur du globe oculaire. C'est ce pigment qui rend l'enveloppe extérieure de la rétine opaque et fait de l'œil une véritable chambre noire dans laquelle les rayons lumineux ne pénètrent que par l'orifice pupillaire. C'est ainsi que se trouve écarté l'éblouissement, inévitable si la rétine était impressionnée de différents côtés à la fois. Aussi voit-on la pigmentation s'accentuer d'arrière en avant au fur et à mesure que le globe plus dégagé des tissus de l'orbite, est plus directement exposé au jour. Chez les animaux à tapis, les parties antérieures du globe, non protégées par les parois osseuses, opaques, de l'orbite, sont pigmentées comme les yeux humains.

Dans la myopie progressive l'éblouissement, quelquefois excessif, s'explique par la raréfaction du pigment choroïdien dans les chromatophores conjonctifs et épithéliaux de cette membrane. Le pigment du stroma choroïdien et celui de l'épithélium uvéal servent moins à éteindre la lumière, qui a déjà traversé les cônes et les bâtonnets, qu'à empêcher la lumière d'arriver, de l'autre côté, à ces éléments percepteurs, par une sorte d'éclairage latéral : à travers la sclérotique. S'il n'en était pas ainsi les yeux avec tapis y verraient excessivement mal.

Sort du corps vitré. — Quel est le sort du corps vitré dans l'évolution de la myopie oculaire ?

Dans le cas de simple atrophie, choroïdienne et rétinienne, consécutive à l'artério-sclérose compensatrice des vaisseaux soumis à une pression extérieure, exagérée et intermittente, le corps vitré se liquéfie mais reste transparent. Sa charpente se disloque et les parties séparées se tassent en membranes ou masses flottantes : *mouches volantes.*

Dans le cas d'inflammation de la choroïde et de la rétine surtout, le corps vitré se trouble. Le trouble de l'humeur vitrée précède si souvent la choriorétinite, qu'on le considère comme un symptôme précurseur de première importance. Il annonce de même le décollement de la rétine.

Les deux formes de myopie progressive, atrophique et inflammatoire, peuvent se combiner, se compliquer mutuellement ou succéder l'une à l'autre et influencer respectivement le vitré, dans le sens indiqué ci-dessus. La forme atrophique, par les troubles qu'elle apporte à la circulation sanguine peut préparer le terrain pour la forme exsudative.

Rapports entre les lésions atrophiques et le degré de myopie. — Règle générale on peut dire que les dimensions du staphylôme et sa profondeur correspondent au degré de myopie. Mais les exceptions à cette règle sont nombreuses. Et le fait ne peut nous surprendre, si nous voulons bien nous souvenir de l'importance du rôle que joue ici la résistance élastique des tissus. Il faut aussi ne pas oublier combien de circonstances différentes dans la vie peuvent influencer défavorablement cette résistance, d'autant plus que pour la choroïde — la membrane principale à ce point de vue, — l'élasticité réside tout entière dans la tension sanguine de ses réseaux vasculaires.

Aucune concordance n'existe entre le staphylôme en croissant et le staphylôme maculaire. Celui-ci se forme tout à fait indépendamment du premier.

Il existe au contraire, un rapport très intime entre l'ectasie globale postérieure myopique et le croissant myopique, l'un se formant en même temps que l'autre et sous la même pression d'accommodation et de convergence, sans l'intervention de troubles inflammatoires locaux.

Diagnostic. — *Lésions congénitales.* — Le cône papillaire, arciforme ou circulaire, n'est pas plus congénital que le staphylôme péri-papillaire, en croissant ou annulaire. Il n'est pas, à la vérité, impossible que l'enfant naisse soit avec un cône, soit avec un staphylôme, mais ces ectasies ne peuvent être que d'origine glaucomateuse ou inflammatoire, la tension normale agissant, dans ce dernier cas, comme tension glaucomateuse.

Les grandes anomalies de réfraction — fortes hypermétropies — qui accompagnent, chez les enfants et les adolescents, des lésions atrophiques analogues, et l'amblyopie qui les complique généralement, indiquent de grands efforts de dilatation du globe ayant échoué contre la résistance exagérée des enveloppes extérieures ; soit pendant le développement intra-utérin, sans intervention musculaire, soit pendant la transmutation extra-utérine du globe hypermétrope en globe emmétrope, avec l'aide des muscles extrinsèques, soutenant les muscles accommodateurs, dans les tous premiers âges de la vie.

Distinction entre le cône papillaire et le croissant péripapillaire. — La largeur du *cône* équivaut à un dixième ou à un huitième tout au plus du diamètre papillaire, tant que ce cône ne présente pas une forme vraiment staphylomateuse ou comme on dit plus souvent *colobomateuse*. Le staphylôme ou colobome acquis — non embryonnaire — en devenant profond devient aussi plus large. Et son élargissement se faisant en partie aux dépens du nerf optique, la papille d'épanouissement de ce nerf en devient d'autant plus petite. Le disque optique, primitivement circulaire, devient ovalaire à grand axe vertical, horizontal ou oblique, suivant l'action dominante de certaines sangles musculaires.

La largeur du *croissant* atteint depuis un quart jusqu'à un demi-diamètre papillaire. Assez souvent la largeur devient plus grande et plus irrégulière, par choroïdites concomitantes, atrophiques, péripapillaires.

A vrai dire, les cônes et staphylômes peuvent être linéaires, marquant simplement la limite entre la papille proprement dite et le champ rétinien normal, mais dans ces cas on préfère parler de dispositions naturelles, d'un anneau, scléral ou choroïdien, normal circonscrivant une partie de la papille ou la papille entière. Le halo glaucomateux n'est qu'un large anneau scléral, complet, circulaire.

On voit mieux la différence de couleur qui existe entre le cône et le staphylôme à l'image renversée qu'à l'image droite (Fuchs). Le cône paraît le plus blanc des deux, tant qu'il représente la ligne de crête qui sépare l'excavation herniaire du bord papillaire de la scléro-choroïde normale, comme au début du glaucome. Quand le cône s'excave davantage, en cupule plus ou moins profonde, il devient jaunâtre, verdâtre, puis bleu, au fur et à mesure que l'excavation gagne en profondeur. D'un autre côté, quand l'atrophie scléro-choroïdienne péri-papillaire devient complète, le cône n'est pas plus blanc que le croissant, et, à moins de persistance d'une crête de séparation sur laquelle la lumière peut miroiter davantage, le cône papillaire s'efface, se confond avec le croissant péri-papillaire ou scléro-choroïditique. C'est ainsi que le cône peut paraître reculé jusqu'au milieu du croissant choroïdien quand une crête saillante coupe en deux un staphylôme postérieur à deux étages, un étage plus profond comprenant le cône papillaire avec la partie voisine d'un premier croissant choroïdien, et un étage plus élevé, moins excavé comprenant le reste du staphylôme choroïdien.

Les forts croissants présentent parfois des excavations profondes circonscrites ; jaunes, vertes ou bleues, comme les cônes papillaires ectasiés, mais moins souvent que ces derniers.

Croissant progressif. — Quand les contours du croissant atrophique restent diffus du côté de la macula, quand il n'existe pas de liséré noir pour en marquer nettement la frontière temporale, on dit que le processus atrophique est en progrès, que la myopie est *progressive*. Dans ces conditions la papille du nerf optique est rouge surtout dans sa moitié nasale. Mais toute myopie déjà élevée et toute myopie faible mais appartenant à un sujet jeune est constamment en puissance de progression ; pourvu que les conditions mécaniques intra-oculaires et les troubles nutritifs généraux se réunissent nouveau, chez l'individu déjà devenu myope. Quand l'élan est une fois donné le retour des accidents est toujours à craindre, et cela jusque dans un âge même très avancé.

Une démarcation en lignes concentriques, comme les ondes parallèles de la marée, n'indique pas une myopie en progression, mais une myopie ayant progressé périodiquement sous la presse oculaire, renforcée par intermittence et à des degrés qui ne furent pas toujours identiquement les mêmes ou, qui, du moins, produisirent des effets ectatiques différents.

L'accumulation du pigment noir sur le bord maculaire du staphylôme peut indiquer un état congestif de la zone choroïdienne, saine, qui touche à l'aire d'atrophie. Il en est ainsi pendant toute la période de dégénérescence atrophique de l'emprise staphylomateuse ; les produits de décomposition des éléments choroïdiens, en désagrégation, constituent des principes irritants, diffusant jusqu'aux vaisseaux voisins où la circulation est conservée intacte, en dehors de la zone de pression déformative maxima. Mais plus souvent, ce sont des stases veineuses, indépendantes de cette inflammation défensive, qui entretiennent un certain temps cette hypertrophie épithéliale et cette hyperproduction de pigment ; et ce n'est qu'avec le rétablissement de la circulation normale, par voie collatérale nouvelle, que cette hyperplasie disparaît et que la bordure pigmentée pâlit et restreint ses dimensions. Un excès de pigment montre donc toujours que les phénomènes ectatiques ne sont pas entièrement achevés jusque dans leurs dernières conséquences ; mais il ne prouve pas que le staphylome est en progrès, puisque l'hyperpigmentation exclut plutôt l'inflammation violente.

Somme toute, il n'y a pas de raisons suffisantes pour distinguer le staphylome postérieur *progressif* du staphylome péripapillaire *stationnaire*, et de conclure à une myopie en progrès ou à une myopie arrêtée définitivement dans son évolution. Ainsi que nous l'avons dit et expliqué, tout staphylome longtemps stationnaire peut tout à coup étendre ses limites, quand les conditions générales et locales pour son extension se trouvent momentanément réalisées. Inversement, toute myopie, depuis longtemps progressive peut soudainement devenir stationnaire à la suite d'améliorations importantes apportées à la santé générale ou à l'hygiène fonctionnelle du globe.

L'existence indiscutable des zones de formation concentriques dans les plus grands staphylomes n'implique pas que ces staphylomes sont en progrès. Elle représente la façon dont les staphylômes s'accroissent par zones d'envahissement, toujours plus excentriques à mesure que la pression reprend et s'exerce sur des parties déjà déformées plus accessibles à son influence déformante ectatique. L'avant-dernière zone peut n'en être arrivée qu'à mi-chemin de l'atrophie consécutive, qui s'achève toujours, mais plus ou moins rapidement, dans tous les yeux, quand le réseau capillaire de la choroïde est complètement oblitéré. Il peut même arriver que cette oblitération n'a pas été complète et que l'atrophie du reste de la choroïde puisse être évitée. Un tel staphylome pourrait aisément être qualifié de staphylôme progressif, alors qu'il présente moins de lésions que tout autre et moins de danger pour l'organe qui le porte.

Névrite concomitante. — La papille peut paraître rouge, par contraste avec le croissant blanc et avec la rétine péripapillaire embrumée par l'œdème de stase veineuse. Mais la papille peut être aussi réellement rouge : que la gêne circulatoire veineuse s'étende jusque sur la papille ou que, exceptionnellement, cette partie du nerf optique soit réellement enflammée. Tant que la myopie est en croissance, sans que l'inflammation complique ses progrès, la papille est plutôt blanche, par ischémie mécanique, avons-nous dit. Cette blancheur persistera plus tard sous forme d'*atrophie blanche de la papille*, définitive. La moitié externe de la papille, sur laquelle la pression intra-oculaire s'exerce le mieux, à cause de sa faible épaisseur, paraît toujours plus blanche, plus atrophiée que la moitié nasale, interne, plus étoffée en fibres nerveuses et en capillaires sanguins.

Pronostic du staphylome polaire. — Si l'on fait bien la distinction entre l'ectasie globale de l'œil myope et le staphylôme de Scarpa, on peut dire que tout œil atteint de ce dernier staphylôme est un organe très compromis. Sur le fond de cette excavation, excessive par rapport au reste du champ rétinien, pèsera constamment un excès de pression intra-oculaire (LANDOLT), avec tendance aux tiraillements douloureux des tissus. D'où des congestions *réflexes* provoquant des accidents glaucomateux si fréquents dans les yeux fortement myopes. Il est vrai que la minceur même des parois du globe amoindrira les effets de ces congestions glaucomateuses, mais le résultat de l'hypertension est suffisant pour amener insensiblement l'atrophie glaucomateuse du nerf optique, par ischémie capillaire de la papille optique. Le colobome papillaire, s'il existe, favorise à son tour, cette ischémie et cette atrophie consécutives.

Traitement. — Le traitement de la suprachoroïdite maculaire aiguë est celui de la forme aiguë de la suprachoroïdite ciliaire ou scléro-choroïdite antérieure.

Le traitement de la myopie progressive ordinaire varie selon que l'on se trouve en présence d'une forme chronique, plutôt atrophique ou d'une forme plus aiguë, vraiment inflammatoire. Dans le premier cas il faudra s'en rapporter à la cure habituelle de la myopie par le port de lunettes appropriées et l'observance de toute une série de prescriptions hygiéniques que l'on trouvera exposée, tout au long, dans le chapitre consacré aux anomalies de la réfraction. Dans le second cas il faudra instituer un traitement antiphlogistique, d'autant plus énergique que les symptômes inflammatoires sont plus nombreux et plus intenses et les complications plus menaçantes. Pour les complications déjà survenues, nous devons renvoyer aux chapitres qui traitent de ces affections, en tant que maladies essentielles, indépendantes.

La cure de repos absolu, en chambre noire, avec frictions mercurielles et injections sous-conjonctivales de cyanure d'hydrargyre représente le summum du traitement antiphlogistique. Les ventouses de Heurteloup ne sont pas ici très nécessaires. Ces soustractions rapides de sang trouvent mieux leur indication quand on laisse les malades se promener ou vaquer partiellement à leurs occupations. Les surexcitations momentanées, inévitables, des

membranes intra-oculaires, peuvent alors rendre ces déplétions locales absolument nécessaires. Les révulsifs, bains de pieds, vésicatoires à la nuque,
bains généraux — en prévision d'éviter les congestions vers la tête, — remplacent même avantageusement les soustractions sanguines.

Je considère comme la partie essentielle du traitement le port constant de
verres concaves, périscopiques, corrigeant complètement la myopie ; à la
condition que l'on règle la besogne journalière de telle façon que les yeux ne
soient pas astreints à un travail supérieur à celui que ces organes peuvent
supporter sans inconvénient. L'œil myope n'est devenu myope que parce
qu'on l'a fait travailler, en vision binoculaire, à trop courte distance. Songez
que désormais les yeux ne travailleront plus, de concert, qu'à une distance
convenable, non nuisible pour un œil quelconque, (une trentaine de centimètres) et la myopie, quelque grave et quelque menaçante qu'elle fût, s'arrê-
tera, ne progressera plus et n'entraînera plus aucune complication nouvelle.
Au malade à se surveiller, d'après les indications du médecin, pour tout ce
qui concerne l'éclairage et les dimensions des objets utilisés. Il va sans dire
qu'un myope, qui déjà a perdu une moitié de son acuité visuelle, ne peut plus
reprendre la besogne d'un voyant parfait. Forcé de rapprocher ses yeux en
deçà de la limite permise, les lunettes correctrices seraient pour lui une cause
de fatigue supplémentaire, dont un nouvel allongement du globe serait la
conséquence inévitable.

Pour qui attache une grande importance à la part que peuvent prendre à
l'allongement myopique du globe oculaire les anomalies anatomiques et
fonctionnelles des muscles extrinsèques de l'œil, le traitement chirurgical de
la myopie progressive occupera une place prépondérante. Je n'ai pas à traiter
cette question pour le moment. On parlera ailleurs des insuffisances des
muscles droits internes et de leur correction, ainsi que des anomalies d'insertion et de direction des muscles obliques et des tentatives de correction de
Bonnet, dont parle Panas dans son traité.

Les yeux en progression de myopie, lente et sans symptômes inflammatoires prononcés, supportent très bien l'extraction du cristallin transparent.
Je redoute pour ces yeux moins les suites immédiates de l'opération que les
conséquences éloignées de la suppression de l'accommodation. C'est en vue de
ces accidents éloignés possibles que j'ai montré dans ces derniers temps
moins d'enthousiasme pour cette opération, après que, d'un autre côté, j'eusse
constaté ce que l'on pouvait obtenir de résultats magnifiques avec des lunettes
pleinement correctrices et un travail oculaire hygiéniquement réglé.

---

§ 5. — CHOROIDITES ATROPHIQUES

Généralités. — Parmi les choroïdites disséminées, que nous avons étudiées dans le chapitre précédent, quelques-unes sont certainement de pures

atrophies choroïdiennes, plutôt que des inflammations véritables (ARLT, DE WECKER). Aussi, mieux vaudrait les désigner sous le nom de *scléroses* de la choroïde : scléroses en *plaques* ou scléroses en *foyers*, en opposition avec la sclérose *diffuse* que nous rencontrons également dans les membranes vasculaires de l'œil humain : la rétine et le tractus uvéal tout entier.

Dans la catégorie des choroïdites disséminées atrophiques ou scléroses en plaques choroïdiennes, nous devons ranger certaines *choroïdites polaires postérieures* ou *circum-maculaires* chez les vieillards ; la plupart des *chorio-rétinites centrales* séniles ; le *staphylome postérieur* accommodatif des myopes et de quelques hypermétropes ou astigmates ; quelques-unes des *chorio-rétinites maculaires* myopiques et traumatiques ; les *choroïdites antérieures, rétrociliaires,* dans un âge avancé ; les *choroïdites péripapillaires* de la myopie simple, du glaucome et de la vieillesse (*arc sénile choroïdien*).

Toutes ces choroïdites disséminées affectent la forme *circonscrite*, restreignant leurs lésions atrophiques, nodulaires, à une seule zone de la choroïde. La choroïdite disséminée *généralisée,* est plutôt de nature inflammatoire. Malgré son évolution lente, toujours elle a un caractère franchement progressif, qui manque aux choroïdites purement atrophiques ; bien que celles-ci puissent aussi accumuler lentement, à de grands intervalles, le nombre de leurs plaques atrophiques, avec les progrès de l'âge et l'extension constante de la sclérose des vaisseaux oculaires.

La choroïdite atrophique, *diffuse,* généralisée, s'appelle dès maintenant la *sclérose sénile de la choroïde.* Elle a été admise et rangée depuis longtemps parmi les affections classiques du tractus uvéal, par tous les auteurs. Cette sclérose sénile ne s'arrête pas à la choroïde, mais s'étend au corps ciliaire et à l'iris : à tout le tractus uvéal par conséquent, ainsi qu'à la rétine.

La sclérose intra-oculaire qui complique le glaucome, s'étend de même à tout le tractus uvéal, à la papille du nerf et optique à la rétine.

Quant à la sclérose intra-oculaire compliquant la myopie, elle reste localisée dans le segment postérieur du globe : elle représente une forme *circonscrite* de la sclérose diffuse.

Nous allons examiner successivement les principales formes cliniques de sclérose de la choroïde, en plaques et diffuses, généralisées et circonscrites, en commençant par celles à foyers discrets.

I. — SCLÉROSE EN FOYERS DE LA CROROIDE

Sclérose myopique ou accommodative. — Dans les yeux myopes des adultes, entre quarante et cinquante ans, on a fréquemment l'occasion de poursuivre pas à pas l'évolution de quelque bouton noir de choroïdite atrophique. Les boutons de sclérose myopique, avoisinant la papille ou la macula, mesurent un peu moins d'un diamètre papillaire. Ils passent, insensiblement, à travers tous les stades de transformation indiqués pour les foyers choroïditiques inflammatoires de Fœrster. Car ce sont le plus souvent des boutons noirs ; un, deux, trois, tout au plus. Je les ai trouvés fréquemment aux deux yeux, en des endroits exactement symétriques. Ils conservent cette coloration noire et leur dimension primitive pendant plusieurs semaines. Puis le centre devient tout à coup plus clair ; un point, une ligne blanche, irrégulière, apparaît, contrastant singulièrement avec le noir du reste du bouton. Ce point, cette ligne grandissent petit à petit, souvent fort lentement, et, finalement, le bouton noir est remplacé par une tache blanche, encadrée ou non d'un cercle de pigment charbonneux. Les taches atrophiques blanches sont souvent beaucoup plus grandes et beaucoup plus irrégulières que les boutons noirs auxquels elles succèdent.

Sclérose sénile. — Chez des personnes ayant dépassé la cinquantaine, surviennent de même des boutons noirs de Förster, dans le voisinage de la papille et autour de la macula. Ici aussi ces taches pigmentées sont peu nombreuses : une, deux, rarement davantage. Leur évolution, toujours la même, est beaucoup plus lente que dans les cas de myopie. Bien que ces taches mesurent environ un demi-diamètre papillaire, elles ne troublent pas directement la vue par des scotomes positifs ou négatifs ; mais les malades s'aperçoivent néanmoins de leur présence par une vague altération de leur vision, qui les engage à nous consulter et que j'attribue à la sclérose choroïdienne diffuse qui accompagne toujours ces foyers isolés de sclérose plus prononcée. En se plaçant dans le champ maculaire lui-même, en dehors de la fovéa, la tache atrophique noire occasionne un scotome positif, sous forme de mouche fixe, placée en dehors du point de fixation. Le bouton noir de la fovéa même est considéré comme étant d'ordre inflammatoire et constitue une variété de chorio-rétinite centrale.

Autres scléroses. — Les autres scléroses en plaques de la choroïde, ressemblent de même tellement aux choroïdites disséminées circonscrites, pour ce qui regarde leur histoire clinique, qu'il est souvent impossible de les séparer de ces formes inflammatoires franches. On songera plutôt à la forme atrophique, quand les boutons sont noirs, rares et peu élevés ; des taches charbonneuses plutôt que de véritables boutons choroïditiques, saillants.

Aspect ophtalmoscopique des plaques atrophiques. — Les dimensions des plaques atrophiques choroïdiennes dépendent du calibre de l'artère ou de la veine oblitérée par l'endovasculite sclérosante comme nous le verrons tout à l'heure, en étudiant la pathogénie de la sclérose diffuse. A l'image ophtalmoscopique renversée elles peuvent ne pas paraître plus grandes qu'une tête d'épingle. Mais elles peuvent aussi égaler et même dépasser les dimensions de la papille.

Petites, elles sont généralement rondes ou ovalaires ; ou elles le deviennent après coup, si tout au début elles avaient paru anguleuses. Grandes, elles sont de forme plus compliquée, avec des contours irréguliers, en dessin géographique, avec frontières découpées ou frangées.

On pense, généralement, que les grandes plaques résultent de la coalescence de plusieurs plaques ordinaires, plus petites : les irrégularités du contour continuant à marquer leur mode de formation, par le fusionnement de foyers distincts. Cela pourrait, à la rigueur, se présenter pour quelques-unes d'entre elles ; mais je doute fort que les choses s'établissent toujours ainsi, quand il ne s'agit pas de choroïdites inflammatoires, disséminées et récidivantes. Dans les choroïdites atrophiques, ces placards en dessin géographique apparaissent d'emblée à la suite d'oblitération de vaisseaux veineux plus importants que les veinules initiales du tapis choroïdien.

II. — SCLÉROSE SÉNILE DU TRACTUS UVÉAL OU SCLÉROSE DIFFUSE DE LA CHOROÏDE

Définition. — Ce qu'on appelle la *sclérose sénile de la choroïde* n'est pas le résultat d'une évolution naturelle, physiologique, du tissu choroïdien vers un état atrophique, inévitable à l'approche du terme de la vie ; quelque chose comme la cataracte sénile ou l'ossification des cartilages costaux. La sclérose de la choroïde est une vraie maladie du fond de l'œil et même une affection inflammatoire. Seulement l'inflammation, ici, ne s'attaque qu'aux vaisseaux et laisse complètement indemne le stroma conjonctif intervasculaire, ainsi que l'épithélium pigmenté qui le recouvre du côté de la rétine.

Artères, veines et capillaires, sont atteints, à la fois ou successivement, par cette inflammation particulière et les désordres anatomiques de leurs parois enflammées entraînent des troubles circulatoires variés, qui retentissent ensuite défavorablement sur la nutrition de toute la choroïde et, par contre-coup, sur le fonctionnement de la rétine, dont l'intégrité physiologique dépend de l'intégrité anatomique de la choroïde.

Pathogénie. — Sans le moins du monde partager les théories de METCHNIKOFF sur la sénilité humaine, nous croyons pouvoir affirmer qu'il n'existe point de sclérose sénile, *essentielle*, des organes. La sclérose de la choroïde n'est jamais une sclérose sénile *spontanée*. Elle est constamment la suite d'une endovasculite localisée sur la choroïde. Mais cette endovasculite est essentiellement bénigne ; si bénigne que ses lésions inflammatoires ne dépassent jamais la paroi des vaisseaux et n'atteignent aucunement les tissus compris dans les mailles des réseaux artériels ou veineux. Très souvent l'intima est la seule partie de la paroi vasculaire attaquée par les principes phlogogènes. Le processus phlegmasique peut même s'arrêter à l'endothélium et ne pas atteindre le reste de la tunique interne.

Une dyscrasie sanguine, modérée, préside constamment à l'évolution de cette sclérose vasculaire. Elle correspond à une septicémie bénigne, produite par les empoisonnements les plus divers et les maladies constitutionnelles et infectieuses les plus variées. La moindre perversion de la vie cellulaire de notre organisme suffit déjà pour faire naître cet état dyscrasique et provoquer les désordres de la sclérose sénile dans un organe anatomiquement ou fonctionnellement prédisposé pour concentrer en lui-même les suites matérielles de cette perversion de la crase sanguine, sur la canalisation artérielle et veineuse.

La situation, anatomique et fonctionnelle, de cet organe, ainsi attaqué dans ses voies nutritives, se trouve encore aggravée par une complication fréquente de la sclérose vasculaire : la thrombose hyaline ou la coagulation, sur place, du plasma sanguin, ainsi que nous le verrons plus loin.

Mais à côté de la sclérose choroïdienne par endovasculite chronique existe une sclérose chorio-rétinienne mécanique, par artériosclérose *compensatrice* (THOMA), consécutive à l'écrasement subi par les réseaux capillaires et veineux, sous la pression intra-oculaire exagérée que provoque le glaucome ou l'accommodation forcée. Dans le cas de glaucome, l'artériosclérose compensatrice s'étendra à tout le tractus uvéal, y compris l'iris, et aussi à toute la rétine. Dans l'hypertension du travail d'accommodation forcée, le pôle postérieur seulement, rétine autant que choroïde, deviendra le siège de l'artériosclérose compensatrice. Les conséquences de l'artério-sclérose compensatrice sont en tout point semblables à celles de l'artério-sclérose sénile, vulgaire.

Anatomie pathologique. — La sclérose toxi-infectieuse de la choroïde marque successivement ses effets désorganisateurs sur les quatre éléments anatomiques suivants : les vaisseaux, le stroma muqueux, l'épithélium uvéal et la membrane vitrée.

LÉSIONS VASCULAIRES ET LEURS CONSÉQUENCES CLINIQUES. — L'endovasculite *toxi-infectieuse* atteint tantôt les artères et tantôt les veines : mais beaucoup plus souvent les artères que les veines. L'endovasculite *compensatrice*, bien qu'elle se caractérise anatomiquement par les mêmes lésions de l'endartérite, commence toujours par un obstacle apporté à la circulation veineuse, à la suite d'une pression intra-oculaire anormale, agissant directement sur les veines de la choroïde et de la rétine, pour en réduire le calibre ou les oblitérer complètement.

Suivant que l'obstacle au cours régulier du sang naît dans l'artère ou dans la veine, il s'en suivra des désordres anatomiques et fonctionnels particuliers, donnant lieu à deux formes cliniques de la choroïdite atrophique : *artérielle* et *veineuse*.

L'endovasculite capillaire est la conséquence et le complément de l'endovasculite artérielle. Elle n'existe jamais pour son propre compte. L'endophlébite entraîne des engorgements et dilatations anévrysmales du réseau capillaire. La sclérose mécanique compensatrice s'accompagne de même de stase capillaire.

L'endovasculite *artérielle* s'appelle aussi l'endartérite oblitérante. Le rétrécissement progressif du calibre du vaisseau entraîne successivement :

l'ischémie, puis l'anémie de la choroïde ; l'oblitération définitive d'une partie du réseau de la chorio-capillaire ; une dégénérescence consécutive de l'épithélium pigmenté uvéal ; une altération fonctionnelle correspondante de la rétine, caractérisée par une diminution du sens lumineux plutôt que par un abaissement de l'acuité visuelle proprement dite. Néanmoins au fur et à mesure que la sensibilité lumineuse baisse, l'acuité visuelle baisse également, et la cécité se trouve au bout de cette marche ascendante vers l'abolition complète de la fonction sensorielle de l'organe privé d'une irrigation sanguine suffisante.

Lentement, petit à petit, arrive donc, pour la sclérose de la choroïde, ce qui survient brusquement pour l'embolie ou la thrombose de l'artère centrale de la rétine. J'en conclus que l'endartérite oblitérante rétinienne est, dans ce qu'on appelle la sclérose des vaisseaux de la choroïde, aussi importante que la sclérose choroïdienne elle-même. La sclérose des vaisseaux de la rétine accompagne d'ailleurs, constamment, l'endartérite oblitérante de la choroïde. La choroïdite atrophique se complique, sinon toujours, du moins très souvent, d'atrophie progressive de la papille et de la rétine, dans les deux formes de sclérose oculaire : la forme toxi-infectieuse et la forme compensatrice.

Pathogénie des lésions vasculaires. — L'endothélium des veines ou des artères est influencé lentement, mais pendant de longues années par le principe irritant qu'une diathèse morbide quelconque (syphilis) ou un poison absorbé journellement (plomb, alcool) introduit constamment dans le sang. Cette action stimulante, pour ainsi dire permanente, aboutit à la prolifération de cet endothélium ou à la désorganisation de sa cuticule protectrice, laquelle, normalement, prévient toute précipitation intempestive des substances fibrinogènes du sang. Les deux processus pathologiques mènent au rétrécissement du vaisseau.

L'endothélium malade facilite la précipitation de la fibrine du plasma sanguin. L'endothélium proliférant obstrue insensiblement le canal en formant un tissu conjonctif de renforcement de la tunique interne du vaisseau aux dépens de l'épaisseur de la colonne de sang circulant. Le ralentissement de la circulation, au delà de l'étranglement du calibre du vaisseau artériel, favorise à son tour la formation des thromboses hyalines en aval de l'obstacle.

L'intima tout entière participe, le plus souvent, à la stimulation hypertrophiante de l'artério-sclérose, et son épaississement pathologique contribue au rétrécissement du calibre des vaisseaux. En plus, cet épaississement gêne la nutrition des autres tuniques privées de vaisseaux nourriciers particuliers, de *vasa-vasorum*. Ces tuniques, moyenne et externe, subissent de ce chef une série de dégénérescences : granulo-graisseuse, fibreuse, hyaline. La dernière dégénérescence prépare le terrain pour les incrustations calcaires et les ossifications réelles ; mais ces deux dégénérescences extrêmes de l'artério-sclérose sont rares dans les tissus vasculaires de l'œil. Nous connaissons déjà tous les détails anatomiques de ces dégénérescences, depuis l'étude de la sclérose inflammatoire qui termine l'évolution de l'iridocyclite et des choroïdites toxi-infectieuses franches, que le traitement n'a pu arrêter dans leur marche fatale vers la désorganisation complète des membranes oculaires.

Sclérose artérielle et ses conséquences cliniques. — L'oblitération, d'une seule artériole terminale, dans le *derme* ou *tapis* choroïdien, reste sans influence sur la circulation capillaire sous-épithéliale uvéale et ne trouble en aucune façon la fonction rétinienne. Dans les parties les plus sensibles du fond de l'œil, dans la région maculaire, par exemple, cette ischémie partielle pourrait donner lieu à quelques obnubilations passagères, appréciables pour les patients attentifs; mais elle est incapable de changer le moins du monde l'image ophtalmoscopique. Il nous est totalement impossible de trouver avec l'ophtalmoscope, même à l'image droite, une explication aux taches grises, aux éblouissements, aux scintillements des surfaces brillantes, dont se plaignent les malades, chez lesquels nous trouverons plus tard les lésions de la sclérose diffuse atrophique, généralisée ou circonscrite, des membranes profondes de l'œil; tellement bien les gros capillaires de la choroïde suppléent aux anastomoses qui manquent entre les artérioles terminales du tapis humain et maintiennent l'intégrité anatomique, sinon fonctionnelle, de la choroïde et de la rétine.

Mais il en est tout autrement quand plusieurs artérioles terminales à la fois ou leur tronc artériel commun se trouvent atteints par l'inflammation oblitérante. Aussitôt la circulation chorio-capillaire devient insuffisante, d'une manière passagère, intermittente, ou d'une façon définitive; et les altérations de l'image ophtalmoscopique suivront de bien près les symptômes subjectifs dont se plaignent les malades.

Tant que la circulation n'est pas complètement supprimée, les émotions morales, agissant sur le cœur dans le sens de la suspension des mouvements cardiaques, amènent momentanément des troubles visuels intenses, obnubilations, brouillards intenses, cécité absolue. Mais ces troubles visuels sont aussi passagers que l'anémie, choroïdienne et rétinienne, elle-même. Les intoxications aiguës, passagères du sang, produisent les mêmes effets, en provoquant le spasme des artères déjà réduites de calibre et troublées dans leur innervation sympathique par l'éréthisme phlegmasique; chez la femme, les périodes menstruelles, chez l'homme, l'usage immodéré du tabac ou de l'alcool, chez tous les poisons, pris comme médicaments amènent ces accidents très fréquemment. Un dévoyement soudain d'une portion abondante de la masse sanguine produit encore le même résultat: par exemple, à la suite du relâchement réflexe des vaisseaux abdominaux, ou lors du passage trop rapide de la position couchée à la station verticale, etc. C'est toujours de la même façon qu'il faut expliquer les désordres visuels qui succèdent quelquefois chez certaines personnes prédisposées à la suppression brusque des règles, à la guérison trop rapide de dartres ou d'ulcères anciens, à une hémorragie relativement peu abondante, etc.

Dépigmentation diffuse: gaufrage du fond ophtalmoscopique. — Une première conséquence objective de l'oblitération partielle du réseau capillaire de la choroïde, est la décoloration de l'épithélium uvéal. Et comme cette oblitération capillaire est toujours irrégulièrement distribuée entre les différentes parties du fond de l'œil, cette décoloration est aussi fort inégalement répartie sur les principales zones du champ ophtalmoscopique.

Des stases sanguines locales, pour cause d'oblitérations veineuses concomitantes, peuvent encore compliquer cette décoloration du fond sombre de

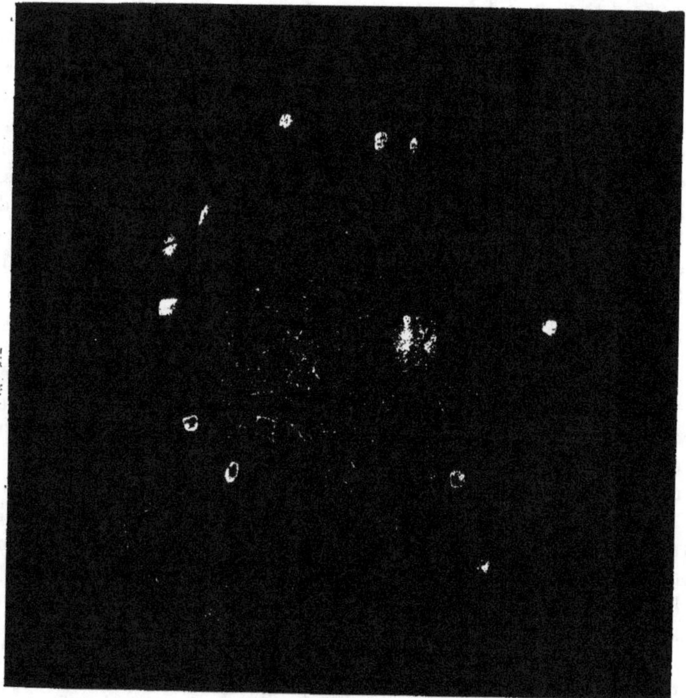

Fig. 10.

Sclérose des vaisseaux de la choroïde. Choroïdite disséminée et pigmentation secondaire de la rétine. (Haab.)

Absence du pigment épithélial uvéal (rétinien) ; gaufrage du fond de l'œil ; épaississement de la paroi des vaisseaux transformés en cordons pleins sans colonne de sang rouge ; foyers choroïditiques à différents stades de développement.

l'œil normal et jeter dans le tableau quelques points ou taches de surpigmentation très apparentes. Si la tache noire est un peu grande elle peut passer pour un foyer de choroïdite de Foerster.

Le fond de l'œil perd donc son aspect homogène uniformément grenu. A la teinte rouge foncée normale se mêle plus de blanc, réfléchi par la sclérotique : l'ensemble pâlit, devient jaune orange. Le réseau choroïdien auparavant invisible, se dessine nettement : les vaisseaux en rose clair, les mailles en noir ou en gris sale, d'après les progrès de la dépigmentation du stroma, qui suit celle de l'épithélium. Mais si la rétine participe largement à la sclérose sénile, ces dessins se troublent et le fond de l'œil paraît sale, peu transparent.

Cependant, si une partie des grands vaisseaux choroïdiens a conservé son aspect normal de rubans rouge foncé, bien calibrés (les veines), d'autres vaisseaux (les artères) se sont encadrés de deux lignes blanches empiétant plus ou moins largement sur la colonne rouge du sang circulant. Quelques-unes de ces artères paraissent même complètement oblitérées, transformées en cordons blancs pleins, dans lesquels on ne distingue plus le moindre filet rouge (fig. 10).

La planche de Haab, que nous reproduisons ici, est particulièrement intéressante parce qu'elle montre d'une manière évidente le riche réseau vasculaire anastomotique, garantissant la nutrition de l'épithélium pigmenté uvéal, et, dit-on, aussi celle des cellules sensorielles de la rétine. On voit combien les vaisseaux et leurs raccordements sont nombreux au pôle postérieur : la partie la plus importante du fond de l'œil, au point de vue de la fonction visuelle; et comment les mailles s'allongent et s'élargissent au contraire à mesure qu'on va vers les parties périphériques, moins importantes pour cette fonction.

Tache atrophique jaune. — A l'oblitération complète d'une partie limitée du domaine de la chorio-capillaire succède un foyer de dégénérescence choroïdienne, à évolution extra-rapide. Une partie du fond ophtalmoscopique, grande ou petite, circulaire, ovalaire ou en placard irrégulier, devient soudainement plus claire et laisse voir la structure du stroma vasculaire. Et si la sclérose s'étend aux vaisseaux propres de cette partie de la choroïde, l'atrophie se continue et de jaune la tache devient blanche, ne gardant que les cordons rouges des vaisseaux de passage, sur le fond nacré de la sclérotique dénudée.

BERGMEISTER a constaté une évolution pareille complète en moins de quinze jours, pour une tache atrophique circulaire, près de la papille, dans l'œil fortement myope d'un homme adulte.

Quand le foyer atrophique est petit, fût-il même complètement achevé dans son évolution, la rétine ne se trouve pas sérieusement influencée dans sa fonction visuelle. Une preuve nouvelle que pour le maintien en fonction des cellules sensorielles visuelles l'artère centrale de la rétine suffit, chez l'homme.

La tache atrophique, qui complique la sclérose diffuse, ne peut pas être nettement circonscrite de tous les côtés : ses contours sont souvent indécis, parce que la circulation collatérale capillaire entame facilement ses frontières et essaie de rouvrir au moins une partie du réseau affaissé. On trouve même des capillaires nouveaux, engagés dans le domaine sclérosé ou mis en communication avec des vaisseaux non définitivement oblitérés.

Ces taches atrophiques restent dans le niveau général du fond de l'œil.

Elles ne soulèvent pas la rétine comme les boutons jaunes des choroïdites franches. Elles ne forment pas non plus, à ce moment, de godet atrophique dans lequel les vaisseaux rétiniens s'enfoncent avec un petit crochet, comme dans les taches atrophiques blanches des mêmes choroïdites.

Cependant plus tard quand la sclérose artérielle aura progressé et aura étendu ses effets à tous les vaisseaux propres du petit domaine atrophique, la sclérose complète du stroma choroïdien fera naître une dépression sensible au-dessus de laquelle les vaisseaux rétiniens ne peuvent plus passer directement, sans un léger recul vers la sclérotique.

Dégénérescence hyaline. — Avec les progrès constants de l'oblitération du réseau artériel choroïdien commence la dégénérescence hyaline de la paroi des capillaires, puis celle d'une partie de la substance organique homogène qui remplit les mailles du réseau capillaire, enfin celle de la membrane vitrée, sur laquelle reposent les cellules pigmentées épithéliales, uvéales.

Comme toujours la dégénérescence hyaline éparpille ses minuscules foyers discrets, initiaux, tout le long du vaisseau capillaire et sur différents points de la lame vitrée.

La dégénérescence s'annonce par l'apparition de granulations réfringentes de toutes dimensions : fines comme de la poussière ou grosses comme des éléments du sang. En s'hydratant ces granulations gonflent considérablement épaississant manifestement la paroi du capillaire et la coupe transversale de la membrane basale, étastinoïde. Par leur fusionnement, les petits grains forment des plaques minces et régulières ; les gros grains, des masses bosselées, informes. Les capillaires peuvent présenter un aspect moniliforme par l'alternance plus ou moins régulière de parties dégénérées, élargies, et de parties démesurées saines, plus rétrécies. Sur la lame vitrée, du côté de l'épithélium uvéal, apparaissent de même des saillies mamelonnées, qui soulèvent cet épithélium à des hauteurs quelquefois considérables. Ces élévations ont une base élargie faisant corps avec la lame vitrée ; et un sommet arrondi enfoncé dans la rétine (*verrucosités séniles* de la lame vitrée : WEDL, H. MÜLLER, DONDERS).

Une couche épithéliale uvéale, continue, coiffe régulièrement toutes ces saillies. Mais l'épithélium est souvent aplati, décoloré, au sommet des prominences les plus saillantes. Aussi ces verrucosités apparaissent-elles dans l'image ophtalmoscopique comme autant de petites taches très brillantes, réunies en constellations nombreuses aux endroits que nous indiquerons plus loin.

Cependant la dégénérescence hyaline peut s'étendre, dit-on, aux cellules épithéliales elles-mêmes, dont la base se dégarnit au préalable de son noyau. Celui-ci, refoulé vers la surface rétinienne, pousse au-devant de lui les granulations pigmentaires. La participation du corps des cellules épithéliales au processus de dégénérescence hyaline serait prouvé par l'élargissement, au dessous de sa base d'implantation, de la verrucosité. Celle-ci semble en effet se pédiculiser. En même temps la masse hyaline prend un aspect stratifié par une sorte d'hydratation inégale de ses zones composantes.

Le gonflement de la verrucosité écrase et refoule les cônes et bâtonnets de la rétine. La production en saillie s'incruste positivement dans le tissu nerveux rétinien et la réaction que provoque cette pénétration violente, peut entraîner une congestion sanguine du côté de la choroïde, qui se marque par une surpigmentation des cellules épithéliales uvéales autour de la base de la verrucosité. La tache blanche ophtalmoscopique s'entoure alors, par grande exception, d'un petit cercle charbonneux.

Sclérose du stroma conjonctif. — Les altérations du stroma muqueux ne sont que la conséquence *indirecte* de l'inflammation vasculaire de la choroïde. La disparition successive d'un grand nombre de vaisseaux dans cette membrane, dont la structure ressemble assez bien à celle des tissus érectiles, impose à ce stroma normalement arrêté, dans son évolution embryonnaire, au type *muqueux*, une déviation pathologique vers le type conjonctif *fibrillaire*. Comme tissu fibreux le stroma choroïdien reprend au réseau vasculaire, en partie oblitéré, la fonction d'élément de charpente, que ce réseau avait gardé pour lui, jusqu'avant la sclérose. Sans, donc, que les principes irritants atteignent le tissu muqueux choroïdien, celui-ci se transforme en tissu fibreux, se sclérose en un mot, comme dans les inflammations franches de la choroïde. La même chose existe dans l'iris et dans le corps ciliaire.

Dans la rétine, la sclérose des vaisseaux entraîne de même l'ischémie, et cette ischémie provoque la dégénération lente des éléments nobles ; tandis que le tissu de charpente se renforce, double sa masse, en solidifiant ses éléments fibrillaires et réticulés. Quant aux cellules neurogliques, elles grossissent, tout en prenant la place laissée par les cellules et les fibres nerveuses. Mais ces éléments cellulaires, entièrement innocents de la destruction des cellules ganglionnaires, ne méritent pas, pour cela, le nom de *macrophages*, qu'a voulu leur octroyer METCHNIKOFF, dans sa théorie de la décrépitude sénile chez l'homme.

Fonctions visuelles. — L'altération des fonctions visuelles se déduit naturellement de notre exposé anatomo-pathologique. La délicatesse du sens lumineux baisse partout où existe dans la choroïde de la sclérose capillaire, avec ou sans verrucosités. La dégénérescence capillaire a naturellement beaucoup plus d'importance que les lésions de la lame vitrée. Mais, par leur volume, les verrucosités peuvent désorienter et même détruire les cellules visuelles.

Tant que l'épithélium uvéal conserve à peu près son intégrité anatomique, la rétine garde ses propriétés physiologiques, si la circulation capillaire n'est pas trop altérée. Et ici encore comme au chapitre des choroïdites disséminées, nous devons tenir compte des circulations supplémentaires, que réserve pour l'épithélium uvéal, et peut-être aussi pour l'épithélium rétinien, le réseau capillaire sain, au voisinage des champs de dégénérescence. De petites verrucosités papuleuses restent certainement sans effet sur la nutrition et la fonction des éléments servant à la vision.

Dès que les cellules épithéliales pâlissent en grand nombre ou sont fortement aplaties et écartées de leur source nutritive, la vision souffre. Le déficit

se marque d'abord pour la perception des qualités spécifiques de la lumière :
le sens chromatique est atteint avant le sens lumineux et l'acuité visuelle.
Les couleurs se perdent comme pour l'œil normal, quand l'éclairage baisse.
Le sujet confond le bleu avec le vert, mais voit encore fort bien le rouge et le
jaune qu'il ne confondra que plus tard. Puis, les lumières bleues et jaunes
l'éblouissent, il les trouve tout simplement *claires*. Il ne dit ni blanc, ni gris,
mais clair, comme il déclarera *sombre* le rouge ou le vert qui ne lui donne-
ront qu'une faible impression de lumière neutre. L'acuité visuelle baisse,
ensuite, avec le sens lumineux et le malade ne lit plus qu'une partie du
tableau de Snellen. Cette acuité visuelle baisse quelquefois jusqu'à ne plus
laisser compter les doigts à 1 mètre. Sans traitement, sans régime, la cécité
devient quelquefois absolue, sauf une vague perception lumineuse. Je n'oserais pas être aussi affirmatif, si je n'avais pas si souvent rendu une vue très
passable, rien que par l'électricité et la strychnine, soutenues dans leur action
par un régime antidyscrasique, à des individus qui comptaient à peine les
doigts à un demi-mètre.

Le champ visuel se rétrécit périphériquement et concentriquement dans
la sclérose sénile de la choroïde ; à moins que la sclérose rétinienne concomitante ne complique ce champ visuel, autrement si caractéristique pour la
simple sclérose choroïdienne. Si les troubles visuels périphériques et centraux ne concordent pas exactement avec les lésions ophtalmoscopiques de
la sclérose choroïdienne c'est dans la sclérose des vaisseaux rétiniens qu'il
faut en chercher l'explication.

Effectivement la sclérose toxi-infectieuse de la choroïde commence toujours par les parties les plus périphériques du fond de l'œil, par les zones
rétrociliaire et équatoriale. Comme la sclérose envahit aussi le corps ciliaire
et l'iris, la zone prééquatoriale de la choroïde ne peut plus guère compter sur
la circulation supplémentaire que lui fournissent, à l'état normal, les artères
récurrentes, venant du grand cercle artériel de l'iris.

C'est là, aussi, à la périphérie de l'image ophtalmoscopique, que l'on
trouve les verrucosités séniles de la lame vitrée. Dans la sclérose compensatrice myopique c'est dans la région polaire postérieure, autour de la papille
et jusque tout contre la macula, qu'on trouve ces petites plaques blanches de
dégénérescence hyaline, comme nous l'expliquerons plus loin.

Sclérose veineuse. — S'il s'agit non plus d'ischémie ou d'anémie artérielle, mais de troubles circulatoires dans la chorio-capillaire pour cause de
rétrécissement ou d'oblitération d'une partie du système veineux choroïdien,
les choses se passent tout autrement. Dès avant que l'artériosclérose compensatrice ait eu le temps de s'établir, des symptômes, objectifs et subjectifs, de
sclérose choroïdienne, auront l'occasion de se montrer.

Quand ce n'est qu'une seule veinule initiale, qui s'obstrue dans le tapis
choroïdien humain, le domaine capillaire dont cette veinule constitue la voie
d'écoulement, se remplit de sang noir, rapidement désoxygéné. Aussi, à
moins de circulation collatérale, supprimant promptement la stase sanguine,

l'ophtalmoscope nous montre une tache plus sombre, rouge foncé, presque noire, plus ou moins grande, suivant l'importance de la veinule obstruée par endophlébite.

Les contours de cette tache de sclérose veineuse choroïdienne ne sont pas plus réguliers que ceux des taches anémiques de la sclérose artérielle ; et les effilochures du bord existent pour la même raison : la circulation collatérale s'établissant facilement mais irrégulièrement dans les grands capillaires de la choroïde. C'est ce qui explique aussi l'infinie variété de ces taches atrophiques.

Au niveau de la tache d'engorgement passif, la rétine s'œdématie beaucoup, devient trouble tout en restant luisante à sa surface interne. Le bouton atrophique veineux a des reflets brillants comme une surface unie et mouillée.

Quand la stase sanguine n'est pas complète, qu'il y a engorgement passif plutôt qu'infarctus veineux, l'épithélium uvéal se surpigmente et entre même en prolifération : il se forme des mouchetures noires, des taches anguleuses charbonneuses, des foyers arrondis de Fœrster et jusqu'à des placards polycycliques, très grands et très compliqués.

Les taches foncées, rouges, brunes ou noires (veineuses), influencent plus la vision que les taches claires (artérielles) ; surtout celles du voisinage immédiat de la région maculaire. Ici, il n'y a pas d'exemple qu'elles n'aient provoqué un scotome sensible pour le malade, même quand la tache fût placée à une certaine distance de la *fovea*. Le petit scotome artériel extra-maculaire échappe, par contre, très souvent au malade et au médecin.

Sans inflammation concomitante ou consécutive, jamais la rétine ne se soude avec la choroïde et jamais le pigment uvéal n'envahit la rétine. Mais longtemps après, quand la dégénération des cellules visuelles, pour cause d'interruption définitive de leur fonction visuelle, aura fait de la place inoccupée, entre la choroïde et la rétine, s'il persiste encore sur la lame vitrée de la choroïde quelques épithéliums pigmentés, ceux-ci peuvent entrer en prolifération et, après soudure avec les cellules neurogliques, transformées, de la rétine, infuser du pigment aux cellules de la couche adventielle des vaisseaux rétiniens : il se produira quelques points d'infiltration pigmentaire très discrets.

Aspect atrophique de l'iris. — La sclérose de la choroïde s'annonce souvent, extérieurement, par un aspect atrophique tout particulier de l'iris. Cette membrane paraît manifestement amincie, décolorée, jaunâtre, teinte de feuille morte sur laquelle tranchent vivement les dernières taches pigmentées comme des nævi pathologiques sarcomateux. La pupille est souvent très petite, rappelant le myosis tabétique. Comme dans le tabes les mouvements pupillaires sont lents et très peu étendus ; mais ils existent quand même, et, avec un peu d'attention de la part du médecin, ils se laissent toujours constater. L'atropine dilate la pupille, mais très lentement, souvent après plusieurs instillations, seulement. Lorsque surviennent dans un œil semblable des accidents glaucomateux, même violents, la pupille se dilate peu ; toujours plus en haut qu'en bas et de côté, comme c'est la règle dans le glaucome. Les myotiques ont assez facilement raison de la tendance que montre la pupille à se dilater sous l'hypertension et la pupille se rétrécit bien, alors même que cette tension glaucomateuse ne disparaît pas pour cela complètement. De gros vaisseaux superficiels ou un réseau vasculaire très apparent, également superficiel sont abondamment remplis de sang. On dirait parfois de véritables hémorragies dans les couches les plus superficielles de l'iris. Avec une bonne loupe ou avec le microscope oculaire de ZEISS on discerne cependant facilement les vaisseaux isolés dans ces flaques d'apparence hémorragique.

Pendant l'iridectomie on tire fort difficilement ces iris hors de l'œil. La pince les saisit avec beaucoup de difficulté. Ces iris, réduits à l'épaisseur d'une mince feuille de papier et presque aussi lisses que la feuille de papier glacée, ne font pas de pli entre les branches ouvertes de la pince. Quand on appuie ces branches sur la membrane, celle-ci semble fuir sous la pression. Dans cet iris sans épaisseur, ni élasticité, les branches de la pince à iridectomie ne parviennent pas à creuser une rainure et le tissu irien, trop parcheminé, ne bouillonne pas dans leur intervalle. De façon que, si on vient à fermer la pince, les deux branches malgré leurs fins crochets, glissent sur l'iris et se rencontrent à vide, sans avoir rien saisi. Si de guerre lasse on pointe directement, perpendiculairement, les mors de la pince sur la membrane, on parvient enfin à saisir l'iris, mais on ne peut pas l'attirer au dehors dans des conditions convenables. Il se laisse étirer comme un tissu muqueux et la pince le lâche, avant qu'on ait fait la section du lambeau, emportant seulement un mince débris gris noirâtre, informe, qui ne peut pas s'étaler dans l'eau chaude dans laquelle on a l'habitude de décharger la pince après iridectomie faite. Pour comble de malheur l'iris reste enclavé dans la plaie cornéenne et il faut le dégager avec la spatule pour le faire rentrer tant bien que mal dans la chambre antérieure. L'opération néanmoins est suivie de succès ; si la pupille n'est pas belle : ni régulière, ni grande, les accidents glaucomateux cessent et ne reparaissent plus. Au point de vue du retour de la vision le résultat est moins satisfaisant. Les vaisseaux sclérosés, sectionnés demeurent béants et versent du sang en abondance dans la chambre antérieure. Cet hyphéma abondant, très lent à se résorber, facilite ensuite la formation de néomembranes, qui obturent en partie la brèche faite à l'iris et parfois la pupille elle-même.

Myosis. — Le myosis des vieillards s'explique par la sclérose des artères iriennes radiaires. Ces artères, aux parois épaissies et homogènes, fragiles et sans élasticité, comme toute substance hyaline, se sont notablement allongées. Trouvant ici, du côté de la pupille, toute la place nécessaire pour s'étaler, elles ne doivent pas affecter le trajet sinueux ordinaire des artères sclérosées. Elles gardent donc leur direction radiaire rectiligne, empiétant largement sur l'ouverture pupillaire, qui se resserre considérablement.

Dans la zone ciliaire de l'iris amincie, dépigmentée et presque transparente on voit très bien ces vaisseaux droits, à grosse paroi blanche sous forme de lignes grisâtres, rayonnant de la périphérie vers la zone pupillaire, également décolorée et fortement amincie près de son bord libre. La lèvre pupillaire habituellement renflée et succulente d'aspect, est maintenant mince comme le tranchant d'un couteau. L'épithélium pigmenté postérieur d'un iris pareil est toujours extraordinairement fragile : par dégénérescence aqueuse. Aussi pendant une iridectomie ou une extraction de cataracte sans iridectomie, le froissement inévitable de la membrane avec la pince à iridectomie ou avec la spatule et la curette, provoque-t-il la rupture d'un grand nombre de ces cellules épithéliales et l'éparpillement de leur pigment dans l'humeur aqueuse, qui se trouble et se noircit.

Scotomes. — L'anémie artérielle complète provoque un obscurcissement instantané de la vue, sous forme de nuages, de taches noires. Quelques malades voient la figure des personnes qu'ils regardent comme noircie par places. D'autres s'imaginent regarder à travers une écumoire ou un treillis métallique.

Quand la choroïdite est centrale, le nuage étant placé justement au centre du champ visuel, force les malades à recourir à la vision excentrique. Ils ne fixent plus directement les objets qu'ils regardent : leur ligne de regard passe à côté de ces objets, plus haut, plus bas ou latéralement. Alternativement ils emploient pour cette vision indirecte les différentes parties voisines de leur macula. Il s'établit quelquefois un nystagmus oscillatoire ou rotatoire. Cet état persiste jusqu'à ce que les malades aient fait le choix définitif de la partie de la rétine, qui doit désormais remplacer leur fovea.

Nyctalopie et héliophobie. — L'hyperesthésie rétinienne qui accompagne certaines choroïdites atrophiques, doit se rapporter à des troubles circulatoires de nature congestive dans la chorio-capillaire. Les éclairs, flammes, étincelles et autres photopsies qui tourmentent les malades, coïncident toujours avec l'apparition de quelque foyer inflammatoire vrai, compliquant la sclérose ; ils durent juste le temps de la période phlegmasique. Ces fantômes lumineux effrayent plus les patients qu'ils ne troublent leur vision. Les malades ne se plaignent pas de scotomes, puisqu'ils ignorent ceux-ci, tant qu'ils n'ont pas envahi la macula.

Il ne faut pas ranger parmi les symptômes irritatifs la photophobie qui gène quelquefois très fort les malades. Cette photophobie constitue plutôt un éblouissement de la rétine, mal nourrie par des vaisseaux à moitié oblitérés, et promptement épuisée par le travail fonctionnel, surtout à un éclairage un peu vif. Ces personnes voient beaucoup mieux par temps sombre (*nyctalopie*), que par temps clair (*héliophobie*).

Les nuages qui glissent devant les yeux des malades sont le résultat des ischémies passagères dans le réseau capillaire nourricier des cellules épithéliales, uvéales et rétiniennes. Pendant toute la période qui préside au rétablissement collatéral d'une circulation normale, interrompue par la sclérose d'un vaisseau artériel, ces nuages peuvent apparaître, disparaître et réapparaître au gré des contractions accidentelles des vaisseaux, au système sympathique troublé par la sclérose même ou par les troubles circulatoires existant au voisinage.

Photopsies. — L'anémie artérielle survenant soudainement, après achèvement de la thrombose, ne s'accompagne pas de phénomènes du côté de la rétine ; à moins que, après un court moment d'anémie complète, la circulation collatérale ne se rétablisse brusquement et abondamment. Dans ces conditions le malade voit jaillir des gerbes d'étincelles tournoyantes, ou perçoit des lueurs sous forme d'éclair.

La stase veineuse, au contraire, entraîne toujours un certain moment d'exaltation visuelle. Il naît des photopsies, des chromatopsies : éclairs, flammes, étincelles, lumières blanches ou colorées. Le patient, plutôt ébloui par trop de luminosité, qu'aveuglé par des nuages sombres, se plaint néanmoins d'un affaiblissement de la vision. Quelques malades s'imaginent voir des fleurs ou des peinturlages polychromes.

Ces troubles hyperesthésiques sont d'ailleurs de courte durée. Aux visions lumineuses se substituent rapidement des ombres.

Pronostic comparé des deux scléroses : artérielle et veineuse. — L'oblitération de l'artère par thrombose hyaline est toujours plus grave que la fermeture équivalente de la veine. J'ai pu m'en convaincre nombre de fois en étudiant les thromboses des vaisseaux rétiniens.

Ou bien le caillot *gélatineux :* mou, plutôt que *fibrineux :* ferme, qui remplit le vaisseau, se redissout-il sur place plus facilement dans la veine que dans l'artère. Ou bien l'anémie artérielle exerce-t-elle une influence destructive, plus rapide et plus profonde, sur nos tissus hautement différenciés, que la stase veineuse complète. Peut-être que dans l'oblitération complète de la veine le sang stagnant continue quand même, pendant un court espace de temps, à pourvoir à la nutrition des éléments cellulaires, jusqu'à ce que la circulation normale se soit rétablie ou qu'un courant osmotique supplémentaire ait pu s'ébaucher. Nous ne pouvons pas voir ce qui se passe dans la choroïde derrière l'écran noir que représente l'épithélium pigmenté. Mais les processus de restauration des thromboses doivent se passer là comme dans la rétine, que nous pouvons explorer à tout instant.

Quand une branche de l'artère centrale de la rétine vient à s'obstruer par un caillot hyalin, né sur place, toute la zone correspondante de la rétine devient blanc grisâtre. Ce trouble persiste tant que dure l'oblitération de l'artère. Immédiatement, ou presque immédiatement, cette portion rétinienne devient le siège de lésions anatomiques profondes, car la perception lumineuse y est instantanément abolie : il se forme un scotome absolu et définitif.

Ce scotome peut à peine diminuer dans la suite, à la faveur d'une circulation collatérale incomplète, qui s'établit toujours, mais il ne disparaît jamais e

entier, même alors que la circulation se rétablisse complètement plus tard.
Pour ma part, au moins, je n'ai jamais vu disparaître spontanément pareil
scotome. Au contraire, j'ai toujours vu persister une amaurose absolue dans
un œil frappé de thrombose de l'artère centrale, alors même que la circulation
se fût rétablie entièrement après quelques jours. Il faut donc croire que les
lésions anatomiques survenant dans la rétine consécutivement à l'anémie
artérielle absolue sont très rapidement destructives pour les tissus nerveux
(Baquis).

Il en est tout autrement, quand il s'agit d'oblitérations veineuses. La
vision revient complètement dans la portion rétinienne frappée de stase
veineuse, malgré l'œdème, malgré les hémorragies, pourvu que la circulation commence à se rétablir dès les premiers jours : ce que j'ai eu le bonheur
de voir se réaliser souvent après des thromboses de la veine centrale de la
rétine.

Pour les thromboses choroïdiennes, le pronostic doit être encore meilleur :
d'abord parce qu'il est à supposer que le revêtement épithélial uvéal pigmenté
et peut-être aussi les cellules visuelles neuro-épithéliales, représentent des
éléments moins délicats que les réseaux filamenteux et les cellules ganglionnaires de la rétine ; ensuite parce que la circulation collatérale est mieux
garantie dans la choroïde que dans la rétine.

Étiologie. — La sclérose de la choroïde est l'apanage de la vieillesse, mais
une décrépitude précoce la fait apparaître, même à un âge relativement peu
avancé, comme conséquence d'une dyscrasie sanguine, toxi-infectieuse exceptionnelle quelconque.

La sclérose toxi-infectieuse des vaisseaux de la choroïde reconnaît comme
causes principales l'alcoolisme, le saturnisme et l'arthritisme.

La syphilis n'agit que comme agent prédisposant, par l'inflammation de
la choroïde pendant la période secondaire. La chorio-rétinite syphilitique
laisse toujours après elle des artères au calibre réduit et sur l'endothélium
desquels les poisons vulgaires du sang travaillent plus facilement que sur des
endothéliums de vaisseaux qui n'ont jamais été malades. Beaucoup de choroïdites atrophiques sont en réalité des affections *parasyphilitiques*.

La tuberculose oculaire, dont l'action se concentre plutôt sur les veines,
n'agit qu'indirectement, comme la syphilis, et donne lieu, après coup, à la
forme veineuse des choroïdites atrophiques.

Les différentes maladies du foie exercent une influence très grande sur la
composition du sang. Elles provoquent ces dyscrasies sanguines précoces,
causes surtout d'artério-sclérose sénile anticipée dans les organes les plus
éloignés ; telle la sclérose choroïdienne et rétinienne. En effet, le foie est une
glande dépuratrice, éclusant la circulation portale. Le foie seul peut sauvegarder l'organisme contre une foule d'auto-intoxications entérogènes. Il
n'est pas étonnant que des choroïdites franches succèdent à la maladie de cet
organe important, surtout si cette maladie est aiguë. Les maladies chroniques
du foie ne peuvent engendrer les mêmes dyscrasies sanguines qu'à un moindre

degré, après qu'une grande partie de la glande a cessé toute fonction dépurative. Ces dyscrasies insidieuses ne provoquent plus que l'inflammation des vaisseaux de la choroïde de la rétine : la *sclérose* de ces membranes oculaires.

L'influence des désordres organiques ou fonctionnels des autres glandes sanguines : du corps thyroïde, des capsules surrénales, des îlots de Langhans dans le pancréas, de l'hypophyse et des ganglions sanguins, sans en excepter la rate, est moins bien connue pour le moment. Mais il est certain que nous devrons en tenir compte dans l'avenir, pour expliquer certaines scléroses des vaisseaux de la choroïde.

Malgré le nombre et l'étendue des altérations vasculaires qui surviennent dans la choroïde au cours de l'albuminerie, on ne trouve à l'ophtalmoscope aucune lésion choroïdienne apparente. C'est qu'en effet, il n'y a ici aucune inflammation parenchymateuse compliquant l'endo-vasculite choroïdienne généralisée. La circulation collatérale est trop bien garantie dans la choroïde pour qu'on y puisse rencontrer les œdèmes, les dégénérescences et les hémorragies de la rétine, accidents si caractéristiques des rétinites albuminuriques compliquant les néphrites. Les symptômes subjectifs de la sclérose des vaisseaux choroïdiens n'en existent pas moins, à côté de ceux de la rétinite albuminurique ; et, après guérison de celle-ci, on pourra trouver aussi des symptômes objectifs, ophtalmoscopiques, consécutifs aux désordres circulatoires de la choroïde, survenus pendant la maladie des reins ou ensemble avec les troubles vasculaires de ces glandes.

Il en est de même pour la sclérose vasculaire choroïdienne qui accompagne la rétinite glycosurique.

Traitement. — Toute la thérapeutique des choroïdites atrophiques tourne autour de la recherche de la cause qui a produit la dyscrasie sanguine, laquelle engendre à son tour la sclérose des vaisseaux intra-oculaires. Bien souvent, l'oculiste devra ici recourir aux lumières du médecin de la famille. Une banale administration d'iode ou de mercure ne peut contenter un homme épris de son art et dévoué aux intérêts de ses malades. Pendant ce temps l'électricité et la strychnine entretiendront l'activité fonctionnelle des éléments nerveux rétiniens, menacés de déchéance.

---

§ 6. — CONGESTIONS ET INFLAMMATIONS PAR NÉVROSES ANGIOPATHIQUES DU TRACTUS UVÉAL

Sous cette dénomination nous rangeons les engorgements vasculaires de l'iris, du corps ciliaire ou de la choroïde, n'aboutissant que secondairement à l'inflammation de ces différentes parties du tractus uvéal. Et comme ces engorgements sont provoqués constamment par des lésions nerveuses agissant, directement, sur les vaisseaux de cette membrane ou, indirectement par voie réflexe, nous devons les considérer comme des névroses. La conge tion névropathique se distingue de la congestion inflammatoire par l'absence complète des productions inflammatoires, habituelles, pendant tout le temps que dure la congestion. Cette distinction, toutefois, n'a qu'une valeur théorique ; car la névrose se transforme fréquemment en inflammation réelle, par infection endogène, accidentelle, subintrante.

Historique. — Dès 1873, NAGEL créa de toutes pièces une variété nouvelle d'ophtalmies : la *névrose vasomotrice*, angiopathique, du globe oculaire. Cette création ne rencontra pas une approbation unanime. Cette névrose vasomotrice répondait d'ailleurs à *l'ophtalmie intermittente* des anciens auteurs. GRIESINGER l'avait même appelée la *névralgie oculaire ;* et MACKENZIE avait signalé des *névralgies rhumatismales* ou *arthritiques*, aux caractères périodiques et paroxystiques, envahissant les branches orbitaires du trijumeau, après avoir longtemps occupé les rameaux dentaires. Quelques auteurs parlaient volontiers d'*irritation ciliaire* (ADLER).

En 1874, SAMELSOHN décrivit, sous le nom de *cyclite vasomotrice*, une ophtalmie qui rentre tout à fait dans le cadre des névroses vasomotrices de NAGEL.

Un homme jeune, de vingt-huit ans, se présente à lui avec une affection douloureuse de l'œil droit ; laquelle, d'abord bénigne, devait s'aggraver singulièrement dans la suite. L'injection périkératique, très profonde, de coloration violette, semble s'étendre en arrière sur la sclérotique beaucoup plus loin que dans l'iritis ordinaire. Cependant l'iris bleu n'est ni décoloré, ni épaissi ; la pupille, quoique rétrécie, ne présente aucune synéchie et conserve ses réflexes, légèrement ralentis. L'atropine ne parvient pas à vaincre le myosis, qui augmente de jour en jour. Les milieux transparents et le fond de l'œil sont normaux. L'acuité visuelle et le champ visuel n'ont point changé. La tension intra-oculaire présente les variations les plus extraordinaires. Pendant les crises douloureuses de la nuit, elle descend loin au-dessous de la normale, pour se relever ensuite aux rémissions matinales, sans toutefois, jamais égaler celle de l'autre côté. Les douleurs névralgiques intermittentes, dans le principe, devinrent permanentes avec des exacerbations nocturnes presque intolérables. Elles se localisent plutôt dans l'œil et derrière l'œil dans l'orbite. La région ciliaire est très sensible au toucher. En même temps le malade éprouve une sensation de brûlure intraorbitaire, avec une photophobie intense et un larmoiement particulièrement abondant. Après une dernière crise nocturne, beaucoup plus douloureuse que toutes les précédentes, le mal cessa tout à coup avec une éruption herpétique, recouvrant toute la moitié gauche du cuir chevelu, de la ligne frontale des cheveux jusqu'à l'occiput.

Après treize jours la maladie oculaire se terminait donc en herpes zoster au sommet de la tête, respectant toute la région périorbitaire du nerf ophtalmique.

J'ai rencontré quatre fois la même maladie : deux fois elle se termina de même par une éruption du cuir chevelu, chez deux vieillards ; une fois, chez un homme jeune, de vingt-cinq ans, elle guérit sans éruption aucune ; la quatrième fois, chez une jeune personne de vingt ans les congestions iriennes revinrent durant plusieurs années, par attaques de cinq à six jours de durée, et disparurent plus tard spontanément, sans crise.

Plus fréquents furent les cas de ce genre où les phénomènes franchement inflammatoires s'ajoutèrent aux symptômes névropathiques et évoluèrent finalement sous forme d'iritis ou de scléro-choroïdites, antérieures ou postérieures.

Histoire clinique. — Comme les névralgies mêmes, les congestions névropathiques du tractus uvéal procèdent par accès intermittents. Chaque paroxysme se décompose lui-même en exacerbations, séparées par des rémissions. Comme toujours, les douleurs sont extériorisées par le malade et qualifiées : intracraniennes, plutôt que périorbitaires ; quelquefois intraorbitaires, localisées derrière le globe, quand la congestion douloureuse se prolonge en arrière sur la choroïde, jusque près du nerf optique ou dans les nerfs ciliaires, du pôle postérieur, à leur passage à travers la sclérotique. Le globe lui-même n'est pas douloureux spontanément, mais il peut l'être au toucher.

Les exacerbations vespérales et nocturnes sont quelquefois terribles pour le malade, vraiment intolérables, surtout s'il s'agit de personnes très nerveuses, très irritables ou fort affaiblies.

Les accès viennent par périodes d'un ou plusieurs jours : ce qu'on appelle des *attaques névralgiques*.

La dilatation des capillaires avec myosis est la règle. La congestion de l'iris est telle que le réflexe pupillaire (douloureux) psycho-sensoriel, n'est pas capable de dilater la pupille ; alors que dans le cas de tumeur intracranienne avec douleurs excessives, la pupille est toujours dilatée, même pendant la période où la vision est encore parfaite et qu'il existe même de l'hyperesthésie rétinienne.

Mais le spasme artériel se présente aussi fréquemment que la vaso-dilatation réflexe, et l'œil devient mou pendant toute la durée de la crise douloureuse. Après, la tension peut se relever et même dépasser la normale, quand la vaso-dilatation consécutive atteint brusquement un degré élevé ou se prolonge outre mesure. Il m'a semblé que la douleur n'apparaissait qu'avec le spasme vasculaire et disparaissait pendant la période de vaso-dilatation.

Un larmoyement abondant peut accompagner la crise, en même temps qu'un accès de photophobie violente.

L'œil à la fin devient sensible aux mouvements spontanés et aux attouchements. Il existe quelquefois de l'anesthésie douloureuse et dans la période d'accalmie l'anesthésie peut se prolonger sous forme d'anesthésie complète.

Les phénomènes généraux propres à la souffrance névralgique ne manquent presque jamais : inappétence, vomissements, constipation, altération profonde des traits, insomnie, syncopes même si les douleurs sont excessives.

Si la congestion monte jusqu'à l'inflammation, il faut ajouter aux symptômes précédents ceux de l'iritis ou iridocyclite, ou ceux de la scléro-choroïdite ou supra-choroïdite postérieure.

Ce n'est pas tant la choroïdite, dépourvue de nerfs sensitifs, que l'espace supra-choroïdien avec ses nerfs ciliaires de passage, qui participe à la névrose de l'iris et du corps ciliaire ; aussi s'agit-il plutôt d'une congestion des parois de la cavité séreuse supra-choroïdienne que d'une congestion isolée de la choroïde ; de telle façon que si cette congestion s'élève jusqu'à l'inflammation c'est de scléro-choroïdite qu'il faudra parler plutôt que de choroïdite.

Étiologie. — Parmi les causes *prédisposantes*, d'ordre constitutionnel, nous signalons : le tempérament nerveux, naturellement ; —, tout autant, le tempérament lymphatique et plus spécialement encore l'anémie et la chlorose ; — ensuite, le jeune âge : de vingt à trente ans, et l'âge mûr : de trente à quarante ans ; — encore, les passions déprimantes, les préoccupations et les soucis de tout genre ; — enfin, l'hérédité névropathique.

Les causes *occasionnelles* varient à l'infini, depuis le refroidissement banal jusqu'à la fatigue de l'organe visuel chez les amétropiques, les malvoyants et les personnes présentant des insuffisances musculaires. A cela il faut ajouter les névralgies du voisinage immédiat de l'œil : les névralgies dentaires et l'hémicranie en particulier.

Il y a aussi dans le nombre de ces congestions et inflammations névropathiques du tractus uvéal quelques névralgies symptomatiques de *lésions organiques* intra-craniennes, intra-spinales ou périphériques. La recherche de cette lésion doit toujours fort préoccuper le médecin.

Que l'hyperémie réflexe de l'iris accompagne quelquefois le zona-ophtalmique, nous devions nous y attendre, après que nous avions vu la névrose essentielle se terminer par un zoster du cuir chevelu.

A côté de la forme *spontanée* de cette maladie oculaire, vraiment exceptionnelle, se rencontre beaucoup plus fréquemment une forme *accidentelle*, mais de nature réflexe, également, et partant toujours des fibres sensitives du trijumeau.

La névrose vasomotrice oculaire se rencontre assez souvent chez les rhumatisants et chez les goutteux, sous forme de *fluxion oculaire*, semblable aux fluxions articulaires ; et aussi douloureuse que celles-ci. La conjonctive et même les paupières participent généralement à la fluxion intra-oculaire et sont rouges et œdématiées. Malgré la photophobie et le larmoyement, qui sont constants, on ne peut pas dire qu'il existe une véritable inflammation de l'iris, car la crise terminale vient toujours sans laisser la moindre synéchie irienne. Du côté de la conjonctive, il existe cependant une sécrétion muco-purulente, assez abondante pour pouvoir parler de catarrhe ; mais encore, celui-ci disparaît-il subitement, au même moment que les symptômes bulbaires.

Un ébranlement soudain, une excitation anormale particulière du trijumeau, peuvent troubler à tel point les fonctions normales des fibres de ce nerf qu'il en résulte un réflexe vaso-moteur intra-oculaire provoquant un syndrome analogue à celui que nous venons d'étudier pour la névrose angiopathique spontanée. Cet effet est produit par la foudre, les courants électriques à haute tension, les traumatismes oculaires : blessures, brûlures et contusions du

globe, le coup de soleil, le coup de froid, la lumière intense, les effluves radio-
actifs, etc. La réaction congestive qui suit ces accidents variés évolue comme
la névrose angiopathique essentielle et se termine comme elle sans traces
d'inflammation, à condition qu'aucune diathèse, infection ou empoisonnement
ne transforment la congestion en inflammation.

Nous devrions aussi admettre une névrose angiopathique de l'iris et du
corps ciliaire *directe* et une névrose *indirecte* ou *réflexe*. Dans la première
forme c'est le grand sympathique cervical ou ses centres, médullaires et craniens, qui sont malades. Dans la seconde forme c'est le nerf trijumeau qui est
le siège de la lésion organique, dans ses éléments percepteurs périphériques,
dans ses fibres conductrices ou dans ses centres d'aboutissement inférieurs
mésocéphaliques et même supérieurs, hémisphériques.

Les congestions directes seront étudiées avec les anomalies fonctionnelles
de la musculature oculaire interne. Elles sont aussi un symptôme du goitre
exophtalmique. Elles constituent en grande partie le syndrome de l'irritation
sympathique, qui précède l'ophtalmie sympathique.

L'*ophtalmomalacie* ou *phtisie essentielle* du globe, est une conséquence
de la névrose vasomotrice oculaire évoluant lentement, sous la forme d'une
maladie plutôt chronique. Il existe d'ailleurs une forme de phtisie essentielle
à marche rémittente. L'ophtalmomalacie qui suit le traumatisme, sans avoir
présenté des symptômes inflammatoires, à aucune de ses périodes d'évolution,
est certainement une névrose angiospastique, *panophtalmique*. Avec un peu
de bonne volonté on ferait du glaucome essentiel une autre névrose angiopathique, panophtalmique, pendant de la précédente, mais avec le caractère
d'une angioparalysie.

Pathogénie. — La cause première de la maladie réside certainement dans
une *hyperémie* des nerfs ciliaires, déjà isolés du tronc nerveux ou encore contenus dans le trijumeau ou dans sa première branche terminale : l'ophtalmique de Willis. Cette hyperémie des nerf ciliaires peut exagérer les réflexes
vasomoteurs sympathiques pour les vaisseaux du tractus uvéal, mais elle ne
saurait donner à la congestion, par vaso-dilatation, ou à l'ischémie, par vaso-
constriction, le caractère névralgique qui fait le fond de la maladie. La vaso-
dilatation réflexe reste toujours en dessous de la vaso-dilatation inflammatoire
et n'occasionne qu'un œdème angioneurotique, qui resterait sans importance,
s'il n'y avait point pour le nerf sensitif des passages à parois rigides, contre
lesquelles cet œdème aigu, de tension osmotique supérieure, écrase et anémie
le tissu nerveux, de turgescence inférieure. Ces passages sont pour les nerfs
ciliaires isolés, les trous émissaires de la sclérotique, au pôle postérieur du
globe; pour la branche ophtalmique la fente sphénoïdale; pour le trijumeau
la dure-mère appliquée sur la base osseuse du crâne.

Le siège de la lésion organique occasionnant l'hyperémie des fibres nerveuses ciliaires, sensitives, peut difficilement être central. Bien qu'on admette
assez généralement qu'une stase veineuse soit capable d'irriter suffisamment
les centres nerveux réflexes, sensitivo-moteurs, pour créer des hallucinations

et provoquer des réflexes moteurs cérébro-spinaux ou sympathiques, on reste unanime à écarter les sensations douloureuses.

Traitement. — L'injection de morphine surpasse tout autre traitement, pendant la crise. La morphine n'est pas seulement un remède palliatif, c'est aussi le remède curatif, par excellence : il a guéri constamment mes malades même ceux pour lesquels j'avais cru découvrir la cause prédisposante et que j'avais traités en conséquence, mais sans le moindre succès. Et cependant plus tard après la guérison de l'attaque, cette même médication causale me servait utilement pour éloigner le retour des crises nouvelles.

Le sulfate de quinine vient en second lieu.

Dans la foule des médicaments analgésiques, antispasmodiques, nervins et altérants on tâchera de découvrir celui qui guérit le cas présent. Les révulsifs, l'électricité et la suggestion compléteront, au besoin, la cure.

CHAPITRE II

ANOMALIES FONCTIONNELLES DE L'IRIS ET DU CORPS CILIAIRE

Définition. — Les troubles fonctionnels de l'iris et du corps ciliaire dont nous devons nous occuper spécialement ici, concernent les troubles moteurs des appareils musculaires, renfermés dans ces deux organes. Les autres anomalies fonctionnelles de l'iris et du corps ciliaire ne nous arrêteront qu'un instant. Ou bien ces dernières anomalies ne présentent que très peu d'intérêt et il suffira de les signaler ; ou bien elles constituent des troubles plus sérieux, mais se rattachant à d'autres affections oculaires, et c'est dans les chapitres qui traitent de ces dernières affections que leur exposé doit naturellement trouver sa place.

De prime abord, nous éliminons de notre description toutes les anomalies fonctionnelles congénitales, lesquelles seront décrites avec les déformations oculaires, congénitales de toute nature. Nous ne gardons ici pour nous que les anomalies fonctionnelles, acquises à partir de la naissance.

Les anomalies fonctionnelles musculaires acquises comprennent tous les troubles moteurs des muscles *intérieurs* ou *intrinsèques* du globe. Ces troubles moteurs sont représentés par des *paralysies* ou par des *spasmes* ou *contractures*. Il existe encore une sorte d'*ataxie* ou d'*incoordination* de mouvements associés des muscles intra-oculaires, dont nous devrons aussi dire un mot.

Programme de description. — On peut étudier séparément la *paralysie* et le *spasme* de chacun des trois muscles intra-oculaires : le sphincter de la pupille, le dilatateur de la pupille et le muscle accommodateur. C'est le programme adopté par la plupart des auteurs. Il est, en vérité le plus simple. Rien n'est plus facile que de distinguer la *mydriase*, ou dilatation anormale de la pupille, d'avec le *myosis*, ou rétrécissement anormal de la pupille, et d'admettre, comme subdivision de ces anomalies, une mydriase et un myosis *paralytiques*; une mydriase et un myosis *spastiques*. A cela on ajoute comme complément, la *paralysie* et le *spasme du muscle accommodateur*.

Mais le praticien ne tarde pas à s'apercevoir que ces distinctions élémentaires sont artificielles et ne concordent nullement avec les constatations cliniques journalières. Le médecin ne rencontre chez ses malades, ni paralysies ni spasmes *solitaires*, mais bien des paralysies *associées*, supprimant un fonction physiologique complexe; ou bien des spasmes du même genre, embrassant à la fois tous les muscles qui doivent concourir à l'exécution de cette fonction. Toutes ces paralysies et tous ces spasmes, associés ou fonctionnels, sont bien plus intéressants à étudier, que les rares monoplégies que l'on peut exceptionnellement rencontrer dans l'œil humain.

Nous ne suivrons donc pas la division classique jusqu'au bout. Nous étudierons séparément et successivement les paralysies intra-oculaires et les spasmes intra-oculaires; et nous admettrons pour chaque catégorie d'anomalies une série d'altérations fonctionnelles *complexes*, correspondantes aux fonctions physiologiques normales de la musculature intra-oculaire.

Nous ferons précéder l'exposé clinique des paralysies intra-oculaires d'un essai d'interprétation des phénomènes pathologiques qui les caractérisent. Cette étude approfondie de la question des paralysies, appliquée aux muscles intérieurs de l'œil, nous fera mieux comprendre les symptômes propres à chacune de ces affections. Elle nous permettra aussi de scruter davantage leur pathogénie. Nous y trouverons, par-dessus le marché, l'occasion de mettre en valeur l'importance diagnostique de ces anomalies, au point de vue de la médecine générale. Cette étude, enfin, sera pour nous un guide très utile dans le choix d'une médication rationnelle, appropriée à chaque cas particulier.

Nous ne reprendrons plus cette étude générale à propos des spasmes intra-oculaires, mais nous garderons pour ces dernières anomalies fonctionnelles l'ordre indiqué par l'étude anatomique et physiologique des premières.

§ 1. — PARALYSIES INTRA-OCULAIRES

Division théorique et clinique. — Les paralysies des trois muscles intérieurs de l'œil peuvent être *complètes* ou *incomplètes*. Ces dernières se présentent sous forme de *parésies* musculaires ou d'*insuffisances* musculaires. Nous ne retenons pour nous que les parésies musculaires, en tant qu'elles sont de véritables paralysies. Nous écartons, au contraire, les insuffisances comme rentrant dans un autre cadre. L'étude de ces insuffisances trouvera mieux sa place ailleurs dans le chapitre des anomalies de réfraction.

Dans les *parésies* musculaires intra-oculaires. la lésion organique se trouve sur le trajet même de la voie réflexe nerveuse, qui apporte à la fibre musculaire lisse l'incitation à la contraction. Cette lésion se manifeste généralement par des altérations anatomiques, macroscopiquement ou du moins microscopiquement constatables. Les *insuffisances* peuvent. elles aussi, présenter des désordres organiques, mais ailleurs que sur le trajet de l'arc nerveux; ou bien, si c'est sur l'arc réflexe qu'il faut placer quand même la cause du trouble fonctionnel, la lésion passe complètement inaperçue quel que soit le soin qu'on mette à la rechercher.

Pour simplifier l'exposé général de la question, nous établirons une distinction entre les paralysies *essentielles*, *vraies* ou *directes* et les paralysies *fonctionnelles*, *frustes*, *réflexes* ou *indirectes*.

Sous la désignation de *paralysies essentielles* ou *directes*, nous comprenons toutes les paralysies réelles ou effectives, qui trouvent leur source dans une altération matérielle des fibres musculaires elles-mêmes ou du seul neurone périphérique, moteur, qui les innerve.

Nous appelons, au contraire, *paralysies indirectes* ou *réflexes*, celles qu ont pour cause, ou une lésion anatomique des éléments nerveux sensoriels qui recueillent et conduisent, vers les centres, l'incitation à la contractioi destinée aux muscles ; ou bien, une altération matérielle des voies d'associa tion intracérébrales, qui unissent les neurones sensoriels périphériques au noyaux des nerfs moteurs oculaires internes.

Les paralysies directes sont de véritables paralysies musculaires. Aucun excitation sensorielle périphérique, aucune incitation centrale spontanée n peut réveiller le mouvement musculaire. Les paralysies indirectes ne repre sentent qu'une suppression de fonction, l'inhibition d'un mouvement associé déterminée par la mise en arrêt de tous les muscles concourant à l'exécutio de ce mouvement. Pour d'autres fonctions, pour d'autres mouvements ass ciés, ces mêmes muscles ont conservé toute leur contractilité et ils la man festent à l'occasion, avec la plus grande facilité.

Pour fixer les idées, donnons anticipativement l'exemple le plus frappa d'une paralysie intra-oculaire réflexe : l'abolition du réflexe lumineux. Quar les deux nerfs optiques sont détruits, il n'y a plus de resserrement de pupille pour une augmentation relative de l'éclairage et cependant la pupil n'est point paralysée, car lors de l'accommodation, la pupille se contrac encore, simultanément, synergiquement, comme on dit, avec le musc ciliaire. La suppression du réflexe lumineux n'est pas la conséquence d'u paralysie vraie du muscle sphincter, puisque la pupille se contracte enco sous l'influence d'autres innervations.

La paralysie peut atteindre tous les muscles intra-oculaires à la fois. C'(ce qu'on appelle l'*ophtalmoplégie interne*, en opposition avec l'*ophtalm plégie externe* ou paralysie des muscles extrinsèques ou extérieurs du glol La paralysie intra-oculaire ne se limite jamais à un seul muscle pour constitu une paralysie *solitaire* ou *monoplégie*.

A. — PARALYSIES INTRA-OCULAIRES DIRECTES

Théoriquement ces paralysies devraient comprendre :

1° La paralysie solitaire du muscle sphincter de la pupille ;

2° La monoplégie du dilatateur de la pupille ;

3° La paralysie isolée du muscle accommodateur, et enfin,

4° Les diverses combinaisons de ces paralysies solitaires entre elles, autant d'ophtalmoplégies internes.

En réalité, les paralysies intra-oculaires ne s'établissent pas ainsi au hasard. Les lois physiologiques qui président à l'association fonctionnelle normale des muscles intra-oculaires, conservent toute leur importance en pathologie oculaire et créent des paralysies *systématiques*, bien déterminées.

Dans les paralysies musculaires d'origine centrale, il est rare, même en pathologie générale, qu'un muscle unique soit paralysé, alors que le muscle antagoniste conserve toute sa contractilité. Cela se rencontre dans les paralysies périphériques, pour les grands muscles du tronc et des membres, et même pour certains muscles extra-oculaires. Les fibres motrices innervant ces muscles se classent en nerfs distincts, longtemps avant d'arriver au but, grâce à la grande distance qui sépare chaque muscle de son opposant. Mais pour des muscles aussi petits que les muscles intra-oculaires et topographiquement aussi rapprochés les uns des autres, les fibres motrices antagonistes restent confondues dans les mêmes filets nerveux, depuis leur origine, au noyau moteur, jusqu'à leur distribution terminale, tout près des muscles.

Les paralysies intra-oculaires directes se divisent, suivant la localisation de la cause paralysante, en paralysies *musculaires*, en paralysies *fasciculaires* et en paralysies *nucléaires*.

I. — PARALYSIES MUSCULAIRES

Dans cette forme de paralysie intra-oculaire, c'est dans les muscles intra-oculaires eux-mêmes qu'il faut chercher la source de leur impuissance. A cause du rapprochement topographique des trois muscles intra-oculaires à fibres lisses, la paralysie directe musculaire est généralement une ophtalmoplégie totale : sphincter de la pupille, dilatateur de la pupille et muscle accommodateur sont paralysés à la fois. Les paralysies musculaires, *monoplégiques*, n'existent pas en clinique. Dans le cas de parésie musculaire on peut trouver des différences dans le degré d'impuissance présentée par chacun des trois muscles. Mais à cela se limite la dissociation paralytique de la musculature intra-oculaire.

MYDRIASE ATROPINIQUE. — Longtemps on a cru trouver dans la mydriase atropinique un exemple de paralysie isolée du muscle sphincter de la pupille, avec spasme du muscle dilatateur ; le tout étant accompagné d'une paralysie plus ou moins complète du muscle accommodateur. Nous savons aujourd'hui qu'il y a eu erreur dans l'interprétation des faits. Les fibres lisses du dilatateur doivent, tout comme les autres fibres lisses intra-oculaires, subir l'action paralysante de l'atropine. La paralysie intra-oculaire provoquée par ce poison est donc une ophtalmoplégie totale, comprenant tous les muscles intra-oculaires.

L'atropine empoisonne directement la partie protoplasmatique, non différenciée de la fibre musculaire, spécialement le protoplasme de la tache nerveuse motrice, où se trouve le point de jonction, de fusion intime des deux éléments nobles, nerveux et musculaire. A dose faible, l'atropine laisse intacte les fibrilles musculaires de la fibre lisse, comme elle laisse intacte les fibrilles nerveuses de la fibre nerveuse, que celle-ci appartienne au système cérébro-spinal ou au système du grand sympathique. L'empoisonnement du sarcoplasma par l'atropine, supprime du coup, la tonicité des muscles iriens, ce qui permet à la pupille de se dilater démesurément. Mais elle laisse intacte la contractilité des fibrilles musculaires ; aussi l'instillation de quelques gouttes de *physostigmine* ou *ésérine* supprime-t-elle, momentanément, la paralysie atropinique. La pupille se rétrécit lentement jusqu'à devenir très petite. Le muscle accommodateur entre en spasme presque immédiatement après et le malade lit de nouveau de près, sans l'aide de verres convexes. La physostigmine agit directement sur les fibrilles musculaires de la fibre musculaire lisse.

Cette contraction spasmodique de tous les muscles intra-oculaires ne dure pas. Au bout de quelques heures tous les symptômes paralytiques reviennent, en commençant par la perte du pouvoir accommodateur ; le muscle ciliaire ayant été le moins influencé par le médicament convulsivant.

Une paralysie plus profonde des muscles intérieurs de l'œil, comme celle que donne une plus forte dose d'atropine ou l'instillation *répétée* du collyre habituel, à l'atropine, ne peut plus être vaincue, même momentanément, par l'ésérine. Dans ces conditions, le poison a atteint aussi bien le protoplasme différencié de la fibre lisse, les fibrilles musculaires, que le protoplasme non différencié ou sarcoplasme.

Une instillation d'atropine paralyse tous les muscles intrinsèques de l'œil : le sphincter de la pupille, son dilatateur et le muscle accommodateur. Si après paralysie de l'oculo-moteur commun la pupille ne se dilate pas aussi fort qu'après l'instillation d'une goutte d'atropine, c'est que dans le cas d'interruption de l'influx nerveux dans les fibres de l'oculo-moteur, le muscle sphincter garde sa contractilité propre : son *tonus*. C'est donc sur la fibre musculaire elle-même que se porte l'action paralysante de l'atropine. On pourrait cependant admettre aussi que, dans le cas d'instillation d'atropine, le poison paralysant exerce son action sur les neurones périphériques compris dans le plexus ganglionnaire du corps ciliaire, qui dans le cas de paralysie centrale ou radiculaire de l'oculo-moteur doivent conserver leur tonicité.

L'atropine ne provoque la mydriase extrême que dans un œil de tension normale ou exagérée. Dans un œil mou l'atropine n'amène qu'une mydriase moyenne ou très faible. A la paralysie complète des fibres musculaires doit s'ajouter, pour obtenir une dilatation maximale de la pupille, une décongestion complète de l'iris ; ce à quoi aide la tension intra-oculaire normale et plus encore la tension intra-oculaire exagérée.

Avec une tension intra-oculaire normale, un iris congestionné ne peut être largement ouvert par des instillations même répétées d'atropine. Nous constatons les faits tous les jours dans l'iritis ; avant l'apparition des synéchies postérieures, bien entendu.

La mydriase atropinique doit spécialement intéresser le médecin. C'est à elle que, en toute circonstance, l'oculiste doit penser d'abord. Il la reconnaîtra d'ailleurs aux symptômes caractéristiques que nous venons de signaler. Peu de mydriases atteignent ce haut degré de dilatation, qui refoule le bord de la pupille jusque derrière le limbe conjonctival. Aucune autre mydriase n'est accompagnée d'une immobilité aussi complète de la pupille. Mieux que toutes les autres cette mydriase résiste à l'action des myotiques en instillation dans le sac conjonctival.

Le commémoratif, les circonstances dans lesquelles la mydriase s'est développée, les symptômes variés qui peuvent accompagner l'empoisonnement local des muscles intra-oculaires, serviront avantageusement pour nous mettre sur la voie du diagnostic.

A côté de la mydriase atropinique, ou pour mieux dire, de l'*ophtalmoplégie interne atropinique* se placent une quantité d'autres paralysies intra-oculaires totales, du même genre. Tous les succédanés de l'atropine et quelques autres médicaments stupéfiants locaux, provoquent, en instillation dans le sac conjonctival, une mydriase plus ou moins semblable à la mydriase atropinique avec diminution ou abolition du pouvoir accommodateur.

Nous étudierons plus loin les paralysies intra-oculaires que produisent ces médicaments quand ils sont introduits, directement ou par voie détournée, dans le sang. Ces paralysies par empoisonnement général sont, ainsi que nous le verrons, d'une toute autre nature que les paralysies par empoisonnement local, musculaire direct.

MYDRIASE TRAUMATIQUE. — Un autre exemple d'ophtalmoplégie interne directe, d'origine musculaire, est fourni par la mydriase qui suit les contusions violentes de l'œil; que la force contondante atteigne directement le globe oculaire ou épuise ses effets sur les os de la région circumorbitaire.

L'ébranlement moléculaire subi par tous les tissus de l'œil, s'étend au protoplasme non différencié des fibres lisses des muscles internes et provoque une paralysie plus ou moins complète de ces muscles, dans le genre de celle que crée l'instillation de l'atropine dans le sac conjonctival. Elle se caractérise, comme cette dernière, par une dilatation excessive de la pupille. Cette *mydriase traumatique* se complique d'ailleurs de paralysie du pouvoir accommodateur. Cette complication se manifeste déjà par l'apparition d'un certain degré d'hypermétropie manifeste, autrefois latent : le malade ne voit bien au loin qu'avec des verres convexes. Pour lire il lui faut en tout cas des verres convexes, étant devenu soudainement presbyte.

La paralysie intraoculaire traumatique dure fort longtemps : des semaines, des mois. Elle finit cependant par guérir.

Jamais la paralysie, après contusion du globe, n'atteint le degré de la mydriase atropinique. Une instillation d'une goutte d'atropine augmente encore la dilatation de la pupille. L'éserine et même la pilocarpine produisent tout leur effet myotique. Le myosis et le spasme de l'accommodation, qui l'accompagne, ne sont pas de longue durée. Même après une forte dose d'éserine instillée le matin, je retrouvais régulièrement, le lendemain, la pupille revenue à sa dilatation première, chez un jeune ouvrier, qui avait reçu sur l'œil la tête d'un rivet. En même temps qu'elle était fortement dilatée, comme dans la mydriase atropinique, la pupille était de forme triangulaire, à cause de trois petites déchirures du bord pupillaire, compliquant la paralysie traumatique.

Chez un autre ouvrier ayant présenté la même mydriase traumatique et qui s'était soustrait à mon observation avant la guérison de cette paralysie, j'ai trouvé, quatre ans après, la pupille de l'œil contusionné de même dimension que celle de l'autre côté et douée du même pouvoir réflexe. L'accommodation était d'ailleurs parfaite et la vision, normale, comme pour l'œil non traumatisé.

Au début de la contusion, l'œil est généralement plus mou et la pupille, rétrécie par congestion sanguine de toute la membrane irienne, cache la paralysie. La pupille, au lieu d'être en mydriase, présente un myosis d'autant plus prononcé que l'hypotonie est plus forte. Elle reste, toutefois, complètement immobile. L'abolition partielle ou totale du pouvoir accommodateur permet à lui seul le diagnostic de l'ophtalmoplégie traumatique interne. L'instillation de l'atropine, faite dans un but thérapeutique, provoque la dilatation de la pupille aussitôt que les progrès de la guérison ont ramené la tension intra-oculaire normale. Mais alors cette mydriase persiste pendant un temps souvent fort long, bien qu'on cesse toute instillation du médicament.

Quelquefois, dans l'œil contusionné et ramolli, il n'existe pas de diminution de la réfraction statique. L'œil emmétrope auparavant ne voit plus bien au loin, même avec des verres convexes ; au contraire, des verres concaves de une, deux et jusque quatre dioptries relèvent la vision à distance. A cause du rétrécissement de la pupille, on croirait avoir affaire à un spasme du muscle accommodateur ; au lieu d'une ophtalmoplégie interne traumatique on serait tenté de diagnostiquer un spasme traumatique intra-oculaire. Mais on se convainct aisément, par l'emploi de verres concaves plus forts, que le pouvoir contractile du muscle ciliaire est nul. L'ébranlement du globe a probablement permis au cristallin de changer sa forme lenticulaire primitive, contre une forme plus sphérique, dans un œil dont la tension a été anormalement abaissée par la contusion. Aussi l'atropine ne peut-elle faire disparaître cette myopie traumatique. Après le relèvement de la tension intra-oculaire, on voit cette myopie accidentelle diminuer insensiblement, puis disparaître tout à fait ; une partie de l'hypermétropie latente primitive peut même se révéler dans la suite, si le sujet n'était qu'un emmétrope apparent. Alors l'ophtalmoplégie traumatique devient évidente et évolue, lentement, comme celle qui s'était déclarée d'emblée après le traumatisme.

Après traumatisme violent de l'œil, quand l'effort a porté directement sur la cornée, l'iris peut être complètement replié sur lui-même et collé contre les crêtes du corps ciliaire. C'est l'absence de ces saillies caractéristiques, dans l'immense champ pupillaire, démontrée par l'examen ophtalmoscopique, qui permet de faire le diagnostic entre le *renversement de l'iris* et la mydriase traumatique.

II. — PARALYSIES FASCICULAIRES

Sous le nom de paralysies fasciculaires nous entendons désigner toutes les paralysies intra-oculaires, vraies ou directes, provoquées par une altération quelconque des *faisceaux nerveux* renfermant les fibres motrices des muscles intrinsèques de l'œil. Ces faisceaux existent dans le tronc et dans les branches ciliaires du nerf oculo-moteur. Mais ces faisceaux existent aussi dans la protubérance annulaire, au delà de l'origine apparente du nerf oculo-moteur et jusque tout près de son origine réelle, au noyau de ce nerf, sous le plancher du troisième ventricule et de l'aqueduc de Sylvius. Nous pouvons donc, encore, distinguer entre une paralysie fasciculaire *périphérique* et une paralysie fasciculaire *centrale*.

Paralysies fasciculaires périphériques. — Sur le trajet du nerf oculo-moteur, depuis son origine apparente, à la base du cerveau, jusqu'à sa terminaison, au plexus nerveux ganglionnaire de la région ciliaire, nous distinguons une partie *intra-orbitaire* et une partie *intra-cranienne*. Les paralysies fasciculaires intra-orbitaires sont d'un autre ordre que les paralysies fasciculaires intracraniennes et nous devons les séparer cliniquement.

Paralysies intra-orbitaires. — Les paralysies d'origine intra-orbitaire comprennent les paralysies oculaires *intrabulbaires* et les paralysies *extrabulbaires* ou *rétrobulbaires*.

Ces paralysies sortent un peu de l'ordinaire. Jamais le clinicien ne devra songer à elles, s'il n'existe pas un symptôme apparent ou un renseignement commémoratif quelconque capable d'attirer spécialement son attention de ce côté.

La plupart du temps les paralysies *extrabulbaires* sont dues à la compression du tronc du nerf oculo-moteur lui-même ou d'une de ses branches renfermant les fibres motrices irido-ciliaires, par une tumeur ou par un épanchement séreux, sanguin ou purulent. Cette compression provoque l'anémie du réseau capillaire nourricier du nerf et entraîne, par la suite, la dégénérescence atrophique des fibres motrices.

Dans l'intérieur du globe, un exsudat dans l'espace supra-choroïdien, une tumeur des membranes ou une simple exagération de la tension des humeurs, peuvent faire ce que les tumeurs ou épanchements font derrière le bulbe dans l'orbite.

Paralysies intracraniennes. — A l'intérieur du crâne les paralysies fasciculaires se divisent encore en paralysies *basilaires* et en paralysies *centrales*.

Les ophtalmoplégies intra-oculaires d'origine intracranienne, sont certainement les plus intéressantes. Elles sont d'abord très fréquentes. Ensuite leur diagnostic n'est point facile. Toute la sagacité du clinicien doit être mise en œuvre pour le réussir dans la perfection.

Les paralysies intracraniennes ont la même pathogénie que les paralysies intra-orbitaires. Elles naissent tantôt par *dégénérescence atrophique* des fibres nerveuses, à la suite de la compression *anémiante* qu'exercent sur le tronc nerveux les hémorragies, les tumeurs ou les exsudats; tantôt elles ont pour origine une pure *dégénérescence toxique* ou *inflammatoire*, provoquée par les liquides empoisonnés dans lesquels baigne le nerf oculo-moteur. En cas de principes phlogogènes peu virulents, accumulés dans la sérosité stagnante, que représente le liquide céphalo-rachidien, les fibres nerveuses délicates, destinées aux petits muscles intra-oculaires, sont plus exposées que les autres fibres plus grosses, innervant les muscles extrinsèques. C'est ce qui explique comment il peut se présenter des ophtalmoplégies internes non compliquées de paralysies extra-oculaires. Quand les principes irritants sont d'action plus violente, l'ophtalmoplégie interne ne sera plus simple, mais compliquée. C'est cette complication qui parle en faveur de l'origine intra-cranienne des paralysies fasciculaires.

PARALYSIES FASCICULAIRES CENTRALES. — Ces paralysies sont certainement plus rares que les précédentes; mais elles sont tout de même plus fréquentes que les paralysies nucléaires; malgré l'opinion contraire qu'on s'en était faite autrefois, ces ophtalmoplégies internes sont ordinairement totales : attaquant à la fois le jeu de la pupille et celui de l'accommodateur. Exceptionnellement, la pupille peut être paralysée pendant que le muscle accommodateur continue de fonctionner d'une façon normale, ou inversement. La lésion siège alors profondément dans le mésocéphale, presque immédiatement sous le plancher du troisième ventricule ou de l'aqueduc de Sylvius, à l'endroit où les fibres nerveuses venant de quitter le noyau moteur, marchent séparément en faisceaux *pupillaires* ou *accommodateurs*, distincts. Pareille disposition des fibres motrices intra-oculaires existe effectivement en cet endroit.

III. — PARALYSIES NUCLÉAIRES

Les noyaux des filets nerveux irido-ciliaires, comme d'ailleurs tous les centres du cerveau et de la moelle épinière, sont formés de deux parties essentiellement distinctes : le *feutrage fibrillaire*, ou ancien *réseau de Gerlach*, formé par l'emmêlement, en un fouillis inextricable, de tous les filaments nerveux terminaux qui se concentrent en cet endroit, et la masse des *cellules nerveuses* qui entourent ce feutrage et y envoient leurs prolongements protoplasmatiques ou dendrites. Le feutrage filamentaire constitue la partie essentielle du centre nerveux; c'est cette partie qui constitue le vrai centre nerveux de la physiologie normale et c'est elle qui, en pathologie, est la première malade. C'est dans ce feutrage qu'on trouve les premières désorganisations, dès avant que les cellules proprement dites ou globes nerveux (RANVIER) participent à la dégénérescence. Sous l'influence de la maladie, ce centre fibrillaire s'irrite, d'abord, et manifeste son irritation par des contractures ; puis, il se désagrège, entraînant des paralysies correspondantes, mais sans que cette désagrégation aille jusqu'à la destruction irréparable, qui rende la paralysie définitive. La convalescence survenant, le feutrage se restaure et la fonction momentanément suspendue se rétablit petit à petit.

C'est même ainsi que les choses se passent habituellement, tant que les cellules avoisinantes ont gardé leur structure protoplasmatique fondamentale et n'ont subi que des altérations superficielles, dans la répartition de leurs blocs chromatiques de Nissl et le déplacement de leur noyau. Après destruction complète de ces cellules il n'en est plus de même : les troubles fonctionnels sont devenus permanents et rien ne peut les rétablir dans leur forme primitive. Une suppléance par la voie d'autres centres voisins peut seule faire revivre la fonction, et seulement avec un degré de perfection s'approchant plus ou moins, de la correction antérieure.

B. — PARALYSIES INTRA-OCULAIRES INDIRECTES OU RÉFLEXES

Définition et division. — Les paralysies indirectes ou réflexes peuvent aussi s'appeler du nom de paralysies *fonctionnelles*. Dans ces paralysies les muscles ne sont pas frappés de paralysie réelle : leurs fibres musculaires ayant conservé leur contractilité normale, et les nerfs moteurs, qui innervent ces fibres, ont, de même gardé leur pouvoir conducteur pour l'influx nerveux, depuis leur centre d'origine jusqu'à leur terminaison périphérique, au point de soudure des fibrilles nerveuses terminales avec les cellules musculaires. Une excitation électrique portant sur le centre d'origine du nerf oculomoteur commun, ou sur les fibres motrices irido-ciliaires qui en partent, ou bien encore sur les masses musculaires elles-mêmes, produirait encore son effet utile et visible : la contraction des muscles intérieurs du globe. Il n'y a donc pas de paralysie vraie. Il n'y a qu'une mise hors d'usage momentanée de ces muscles intra-oculaires, par la suppression accidentelle — l'inhibition — d'une fonction physiologique qui comporte, au moment de sa manifestation, la contraction de ces muscles.

Les fonctions physiologiques imposées aux appareils musculaires intra-oculaires sont de trois ordres :

1° La fonction par laquelle se trouve réglée la quantité de lumière admise utilement dans l'œil, à travers l'orifice diaphragmatique de l'iris, pour éclairer convenablement les images rétiniennes. Cette fonction comporte le réglage des dimensions de la pupille par les deux muscles antagonistes, le sphincter et le dilatateur de la pupille. Cette fonction s'appelle le *réflexe lumineux* ou *photo-moteur;*

2° La fonction par laquelle se trouve réglée l'adaptation de l'œil pour la vision à toute distance. Cette fonction comporte l'installation précise de l'appareil dioptrique du globe pour le muscle ciliaire, aidé des muscles iriens. Cette fonction s'appelle l'*accommodation;*

3° La fonction par laquelle se trouve réglée l'entrée dans l'œil de l'excitation sensorielle lumineuse pure et simple, en dehors de toute notion de forme ou de couleur. Cette fonction comporte également un réglage des dimensions pupillaires et ce sont les mêmes muscles de l'iris, sphincter et dilatateur, qui s'en trouvent chargés. Cette fonction constitue le *reflexe psychique*. C'est elle qui ouvre la pupille à l'excitation spécifique ou onde lumineuse qui doit toucher les centres optiques cérébraux. Tout à l'inverse du réflexe lumineux, qui existe plutôt pour modérer la pénétration de la lumière, afin de prévenir l'éblouissement de la portion maculaire de la rétine, le réflexe psychique ouvre largement la pupille à la pénétration de la lumière. Comme l'homme ouvre son oreille pour écouter, il ouvre son œil, sa *pupille* pour voir.

Nous aurons donc à distinguer entre trois paralysies intra-oculaires indirectes, réflexes ou fonctionnelles ; suivant que l'une ou l'autre de ces fonctions se trouvera momentanément supprimée. La suppression du jeu de tamisage des rayons lumineux, utiles pour la vision des formes et des couleurs, constituera la paralysie du premier réflexe lumineux ou *paralysie du réflexe pupillaire ordinaire, photomoteur inconscient (protubérantiel)*. La suppression du jeu d'adaptation de la vision aux diverses distances donnera lieu à la *paralysie de l'accommodation*. Enfin la suppression de cet acte de la vie consciente qui s'appelle l'éveil de l'attention, par l'excitation des organes sensoriels, et qui fait que l'homme mis soudainement en garde par cette excitation, tend l'oreille, ouvre l'œil et aiguise tous ses sens, cette suppression, localisée dans le sens de la vue, donne lieu à la paralysie du second réflexe lumineux, à la *paralysie du réflexe pupillaire psychique, photomoteur conscient (cérébral)*.

Nous croyons utile de rappeler que l'accommodation comporte une double installation de l'appareil dioptrique intra-oculaire : une installation pour la vision rapprochée et une installation pour la vision à grande distance. Nous commandons à volonté l'une ou l'autre installation dioptrique par l'intermédiaire de nos appareils musculaires intra-oculaires. A la vérité les parties de nos appareils réservées pour chacune de ces installations, fonctionnent toujours ensemble ou plutôt entrent en jeu simultanément, mais selon notre bon vouloir, nous faisons prédominer la contraction de l'une sur la contraction de l'autre. Pendant l'installation pour la vision *de près*, les fibres circulaires se contractent davantage ; ce que l'on constate par le *resserrement* de la pupille, dont les muscles soutiennent et renforcent l'action du muscle ciliaire. Pendant l'installation pour la vision *de loin*, la contraction domine dans les fibres longitudinales ; ce que l'on voit, encore une fois, à la *dilatation* de la pupille. Sans doute, pendant l'installation de l'œil pour la vision à grande distance, le muscle sphincter de la pupille se relâche, avec les fibres ciliaires, circulaires de H. Müller, mais le dilatateur de la pupille se contracte aussi, activement, avec les fibres longitudinales de Brücke.

Localisation de la lésion organique cause de la paralysie fonctionnelle. —

Ayant établi, comme notion primordiale, que dans les paralysies fonctionnelles le nerf moteur périphérique est absolument intact, nous devons chercher la lésion organique, qui doit expliquer ces paralysies, soit dans le nerf sensoriel périphérique ; soit dans la voie de raccordement directe, qui unit la voie sensitive centripète à la voie motrice centrifuge ; soit, enfin, dans une des nombreuses voies d'association détournées, supérieures, qui, chez l'homme tout spécialement, se sont substituées à la première voie de raccordement directe ou inférieure. Toutes ces voies détournées, pour ce qui regarde les mouvements intra-oculaires, sont logées dans les hémisphères cérébraux. La voie réflexe primordiale seule reste cantonnée dans le mésocéphale, dans le tronc cérébro-spinal.

IV. — PARALYSIE DU RÉFLEXE PUPILLAIRE PHOTO-MOTEUR; RAIDEUR OU RIGIDITÉ PUPILLAIRE RÉFLEXE

D'après l'exposé général qui précède le réflexe lumineux ordinaire peut être aboli :

1° Parce que l'excitation lumineuse n'est plus recueillie par les voies centripètes sensitives ;

2° Parce que la voie d'association directe qui existe entre les couches optiques où aboutissent ces voies centripètes, et le noyau de l'oculo-moteur, d'où partent les voies centrifuges motrices, est interrompue.

Même chez l'homme, les voies supplémentaires supérieures intra-hémisphériques, ne sont pas utilisées pour le réflexe lumineux ordinaire, inférieur.

Le réflexe lumineux restant donc, chez l'homme, comme tous les réflexes primordiaux, d'ordre inférieur, l'abolition de ce réflexe ne peut pas tenir à une altération des hémisphères cérébraux. Les travaux de MENDEL, DARKSCHEWITZCH, KNOLL et BERNHEIMER nous ont suffisamment prouvé, d'autre part, que ni le tubercule quadrijumeau antérieur, ni la moelle allongée, ni la moelle épinière n'exercent aucune influence sur ce réflexe. Le cervelet d'un commun accord a été complètement mis hors de cause ici.

V. — PARALYSIE DE L'ACCOMMODATION

Nous rappelons encore une fois, qu'il faut distinguer radicalement entre la paralysie du *muscle accommodateur* et la paralysie de l'*accommodation*. Naturellement la paralysie de l'accommodateur rend impossible la fonction de l'accommodation ; ce qui n'empêche que, pendant tout le temps d'inactivité forcée du muscle ciliaire, le commandement volontaire pour sa contraction ne s'élabore quand même dans l'écorce cérébrale et ne se transmette aux centres inférieurs ; seulement, arrivé à destination, l'ordre ne peut être exécuté : l'instrument qui doit faire varier le pouvoir réfringent de l'appareil dioptrique, étant détraqué ou cassé. Dans la paralysie de l'accommodation, au contraire, cet instrument est complètement intact ; s'il reste inactif, c'est parce que le commandement de sa mise en branle ne s'élabore plus dans le cerveau ou bien n'arrive plus au centre bulbaire, inférieur qui doit déclancher le mouvement.

De ce qui précède découle ce principe théorique — que la clinique d'ailleurs confirme pleinement — qu'au contraire de ce que nous avons dit pour les paralysies intra-oculaires directes, la paralysie de l'accommodation existe fréquemment sans paralysie pupillaire. La réaction synergique de la pupille, concomitante de l'accommodation ciliaire, ou, comme on dit souvent, avec beaucoup moins de raison, synergique du mouvement de convergence, est naturellement supprimée avec l'accommodation elle-même ; mais la pupille continue de réagir librement pour les variations d'éclairage de la rétine. Le réflexe lumineux persiste dans toute son intégrité ; il n'y a que la réaction accommodatrice qui fait défaut.

Cette persistance du réflexe lumineux constitue un excellent moyen de diagnostic, entre la paralysie de l'accommodation et la paralysie du muscle accommodateur.

Cependant le centre psycho-moteur de l'accommodation n'entre jamais en fonction d'une façon spontanée. A l'état normal, il faut toujours que ce centre soit sollicité par un autre centre d'ordre sensitif : tout spécialement par le centre psycho-sensoriel de la sphère visuelle du lobe occipital. A l'état pathologique, l'irritation directe du centre moteur cortical par des principes irritants : poisons convulsivants ou substances phlogogènes, suffit, pour le mettre en branle ; alors seulement, l'excitation réflexe n'est point indispensable. Mais dans les conditions ordinaires, le fonctionnement normal du centre psycho-moteur de l'accommodation exige l'intégrité absolue de la sphère visuelle, source ordinaire des incitations au mouvement coordonné : l'accommodation.

La destruction d'une seule sphère visuelle, droite ou gauche, ne provoque la paralysie de l'accommodation ni dans l'œil du côté de la lésion corticale, ni du côté opposé. La décussation incomplète des fibres du nerf optique, à elle seule déjà, s'y oppose. L'innervation corticale double de la macula garantit d'une façon plus complète encore la conservation de l'accommodation dans les deux yeux, après destruction unilatérale de la sphère visuelle. La destruction bilatérale du centre sensoriel cortical de la vision ne provoque même pas immédiatement une paralysie absolue de l'accommodation aux deux yeux. Le centre psycho-moteur de l'accommodation garde, au moins pendant un certain temps, le souvenir des ordres fonctionnels reçus et d'autres sens demeurés intacts peuvent lui rappeler ces images psycho-motrices. C'est ainsi, qu'un homme devenu complètement aveugle, pour cause de lésions corticales occipitales, étendues aux deux hémisphères, peut encore, par un effort d'accommodation suggérée par le médecin, rétrécir volontairement sa pupille, en contraction avec son muscle ciliaire, quand, par exemple, on lui fait regarder son propre doigt tenu tout près de la figure ; surtout quand le médecin insiste sur la suggestion en pinçant énergiquement le doigt du malade. Il faut bien se garder de vouloir interpréter le mouvement pupillaire, indicateur de la contraction ciliaire, soit par le réflexe lumineux, soit par la réaction synergique de la convergence. Quand l'écorce cérébrale a complètement oublié de commander l'accommodation au centre psycho-moteur, ce qui ne peut manquer d'arriver bientôt, la convergence des yeux ne provoque plus de mouvement pupillaire.

Nous avons expliqué dans la partie physiologique de notre étude sur le tractus uvéal, comment le rétrécissement de la pupille fait partie intégrante de l'acte de l'accommodation pour la vision rapprochée *monoculaire* et comment la convergence est elle-même un mouvement associé de la vision rapprochée *binoculaire*.

L'homme frappé d'hémianopsie homonyme pour cause de destruction unilatérale de la sphère visuelle conserve tout son pouvoir accommodateur avons-nous dit. Ainsi, avec l'hémianopsie homonyme gauche il lit parfaitement, aussi bien avec les deux yeux, qu'avec un seul œil, droit ou gauche, toute la ligne commencée de gauche à droite. Il rattrappera difficilement le commencement de la ligne suivante à cause du rétrécissement gauche de son champ visuel binoculaire, mais, après le premier mot trouvé, il achèvera sans peine cette seconde ligne, comme la première, et ainsi de suite. S'il lit difficilement, ce n'est donc pas parce que l'accommodation lui manque.

Centre cortical de l'accommodation. — Nous prétendons que la paralysie de l'accommodation survenant brusquement, fait supposer la mise hors d'usage des deux centres psycho-moteurs corticaux de l'accommodation. Mais, existe-t-il réellement un centre cortical pour les muscles intra-oculaires qui concourent à l'exécution de cette fonction, et dont la destruction entraîne la suppression de l'accommodation ?

Les anatomistes n'en ont point trouvé jusqu'ici. Mais la physiologie normale et plus encore l'observation clinique nous font croire que ce centre existe effectivement.

Quelques physiologistes fusionnent la sphère visuelle avec le centre moteur cortical de l'accommodation. Il est effectivement démontré que les fibres nerveuses qui partent des cellules pyramidales se mêlent aux fibres rayonnantes qui, de l'écorce centrale, se rendent aux noyaux moteurs du tronc de l'encéphale. Mais nous ignorons si elles s'y rendent directement ou par voie détournée, en passant par un centre psycho-moteur. Nous pensons qu'à côté de la sphère visuelle ou centre sensorio-moteur, il existe un autre centre d'accommodation psycho-moteur et que ce centre doit se placer dans le voisinage du centre psycho-moteur des muscles extérieurs du globe oculaire : près du pli courbe.

Pour l'accommodation simple automatique, que tous les animaux vertébrés partagent avec l'homme, quand il s'agit tout simplement de s'orienter parmi les petits objets de notre entourage immédiat, le centre optico-moteur de la sphère visuelle peut nous suffir. Mais pour l'accommodation plus subtile, *maculaire* et *binoculaire*, qu'exigent nos occupations délicates et nos travaux de précision, un autre centre nous est devenu nécessaire : centre d'accommodation consciente et raisonnée pour la lecture, l'écriture et autres ouvrages minutieux. Ce centre doit être placé plus en avant de l'hémisphère, dans le domaine des centres d'association intellectuels, conscients.

S'il existe un centre d'accommodation cortical droit et gauche, lequel des deux utilisons-nous habituellement pour la vision rapprochée attentive ? Aucune observation clinique ne nous a encore renseigné là-dessus d'une façon précise. D'après les nombreux cas d'hémiopsies observées par un très grand nombre d'auteurs il semblerait que l'un de ces centres peut facilement suppléer à l'autre : l'accommodation ne paraît pas plus difficile dans l'hémianopsie droite que dans l'hémianopsie gauche.

Paralysie de l'accommodation diphtérique. — La paralysie de l'accommodation qui succède à une attaque de diphtérie fournit un bel exemple de paralysie intra-oculaire indirecte, centrale, supérieure ou corticale.

C'est après une angine ou une laryngite diphtérique que cette complication de la diphtérie se montre ; rarement, après la formation d'un exsudat croupal sur la muqueuse vaginale ou à la surface d'une plaie superficielle ; jamais ou presque jamais après les fausses membranes de la conjonctive. La complication oculaire semble effectivement liée à la présence du bacille de Klebs-Loeffler, pendant les véritables épidémies de diphtérie.

La fréquence de la complication ne se règle d'ailleurs pas sur l'intensité des symptômes locaux mais sur ce qu'on appelait autrefois le *génie épidémique* ; ce que représente, très probablement aujourd'hui, une virulence différente du microbe spécifique.

Ce sont naturellement les enfants qui fournissent presque à eux seuls tout le contingent des paralysies : étant plus exposés que les grandes personnes à contracter la maladie.

La complication survient toujours pendant la période de convalescence de la maladie, dans les huit premières semaines qui suivent la chute des fausses membranes.

La paralysie est ordinairement double, mais presque aussi souvent incomplète que complète. Une instillation d'atropine pourrait donc rendre apparente un dernier reste d'hypermétropie latente ; comme une instillation d'ésérine peut momentanément supprimer la paralysie, ce qui prouve que le muscle ciliaire lui-même est intact. Nous savons d'ailleurs qu'il n'y a qu'une suppression de fonction et que si le mouvement synergique de la pupille, au moment des efforts d'accommodation, se trouve supprimé, la pupille garde et ses dimensions normales et sa mobilité réflexe à la lumière. Il n'y a ni mydriase ni immobilité absolue de la pupille. Sur cette absence de symptômes pupillaires paralytiques, les auteurs ont tous insisté, comme sur une chose assez inattendue. Elle est cependant toute naturelle, si l'on veut bien adopter l'interprétation que nous venons de donner pour ce qui concerne la pathogénie de cette curieuse paralysie intra-oculaire.

Pathogénie. — Nous ignorons et la nature du principe paralysant et la localisation précise de ses effets stupéfiants ou engourdissants.

La forme clinique de la complication fait plutôt songer à une intoxication de l'écorce cérébrale, par un poison paralysant, au niveau du centre accommodateur cortical. Le pronostic favorable de l'affection, guérissant spontanément au bout de quelques semaines, parle d'ailleurs en faveur de cette supposition. Mais les toxines paralysantes du microbe spécifique doivent avoir abandonné le sang dans la période très avancée de la convalescence pendant laquelle on voit le plus souvent survenir la complication. Il faudrait donc peut-être songer à une sorte d'auto-infection histiogène, provoquée par les désordres qu'apportent au fonctionnement normal des viscères importants, durant la période d'état de la diphtérie, la toxine spécifique du bacille de Loeffler. Aussi la disparition de la paralysie fonctionnelle coïncide-t-elle, toujours, avec le retour complet à la santé.

L'introduction en médecine de la sérothérapie antidiphtérique a certainement diminué les complications de la diphtérie, en raccourcissant le cycle de la maladie infectieuse et peut-être aussi en diminuant la virulence du microbe spécifique ; mais le sérum de Behring-Roux est resté impuissant contre les paralysies post diphtériques une fois établies.

Quant aux troubles vasculaires des centres nerveux, qui surviennent pendant la période d'état et tout au début de la convalescence de toute maladie infectieuse, ils se rencontrent certainement aussi dans la diphtérie. Mais ils donnent lieu à des paralysies plus complètes, plus compliquées, très souvent unilatérales et accompagnées d'autres symptômes. Ces paralysies sont aussi plus graves, ne guérissent que lentement, ou même pas du tout, et peuvent quelquefois entraîner la mort. L'autopsie faite par Mendel dans un cas de cette nature justifie pleinement cette manière de voir.

Abolition du réflexe de Haab. — A la paralysie de l'accommodation, nous rattachons la disparition du curieux réflexe pupillaire de Haab. Le réflexe cortical décrit par Haab et qui consiste en un rétrécissement de la pupille au moment où l'on appelle l'attention du sujet en observation sur un objet se trouvant déjà dans son champ visuel, mais sans détourner le regard, rentre dans la catégorie des contractions volontaires. Il se confond, à mon avis, avec la réaction accommodatrice de la pupille. Nous ne pouvons pas porter notre attention sur un objet occupant notre champ visuel, à courte distance de notre œil, sans éprouver le besoin d'accommoder. Dès lors la pupille se contracte simultanément avec le muscle ciliaire. Et elle se contractera d'autant plus énergiquement que l'objet, étant plus éclairé, nous paraît davantage rapproché de notre œil. Il est difficile dans ce cas d'exclure toute augmentation de la contraction ciliaire, comme le voudrait Haab, ou du moins d'empêcher un nouveau commandement à la contraction, inopérant peut-être pour le muscle ciliaire arrivé à la limite de son raccourcissement, mais encore exécutable par la pupille. Et si le sujet en expérience est capable de renoncer à toute contraction nouvelle par un effort de volonté exceptionnel, la pupille se dilatera par réflexe psychique.

Le réflexe de HAAB est bilatéral comme tous les mouvements oculaires commandés par notre écorce cérébrale. La suggestion, qui remplace ici le commandement personnel, n'a pas besoin de passer par la sphère visuelle sensorio-motrice. Elle peut aller directement au centre psycho-moteur de l'accommodation, ainsi que cela se constate chez l'homme hypnotisé auquel on ne suggère que l'idée de la vision d'un objet devant occuper son attention. La vision hypnotique lui vient par l'oreille et non par les yeux.

Rien d'étonnant par conséquent à ce que la conservation du réflexe de HAAB ait pu être observée dans deux cas de paralysie de l'accommodation. Dans le cas de paralysie de l'accommodateur le réflexe de HAAB pourrait persister si le centre pupillo-moteur est resté intact ou mieux encore si le faisceau contenant les fibres pupillo-motrices a conservé sa conductibilité à côté du faisceau ciliaire paralysé.

VI. — ABOLITION DU RÉFLEXE PUPILLAIRE PSYCHIQUE

La suppression de l'activité sensorielle consciente, chez l'homme, entraîne un rétrécissement de la pupille. L'exaltation de cette activité provoque une dilatation de la pupille. Pendant le sommeil, la pupille est toute fermée. L'homme éveillé et rendu attentif par une sensation sensorielle soudainement exagérée, redresse son corps, tend l'oreille et ouvre, comme on dit, l'œil. On pourrait tout aussi bien dire qu'il ouvre la *pupille* : il veut voir le danger qui le menace ou regarder l'objet qu'il convoite. La dilatation de sa pupille doit donc être considérée comme un mouvement conscient, comme l'effet d'un acte volontaire. L'arrêt de ce mouvement d'attention est suivi immédiatement d'un rétrécissement de la pupille. Ce rétrécissement n'en est pas moins lui-même un acte volontaire. Cet acte est commandé par nous-mêmes au muscle sphincter de la pupille, tandis que nous permettons au dilatateur de se relâcher en proportion.

Quand ces deux mouvements volontaires sont supprimés — et ils le sont toujours ensemble — le réflexe pupillaire psychique est aboli. La prédominance du muscle sphincter occasionne un rétrécissement de la pupille. Ce serait une erreur que de parler ici de myosis *paralytique*, parce que la pupille ne se dilate plus pour des irritations douloureuses à la face ou au cou.

Tout ce qui paralyse l'écorce cérébrale hémisphérique : poisons stupéfiants, traumatismes, maladies intracraniennes de toutes sortes, aboutit à la suppression du réflexe psychique de la pupille. Dès que survient la torpeur cérébrale les pupilles se rétrécissent. L'extinction de toutes les sensations hémisphériques provoquée la nuit dans le cerveau des malades et, comme pendant le sommeil profond, normal ou provoqué, leurs pupilles se rétrécissent considérablement. Le myosis est ici la suite immédiate de la suppression du réflexe sensoriel, cortical ou psychique, qui existe pour la vision comme pour tous les autres sens. Toute impression sensorielle vivement ressentie par notre écorce cérébrale consciente est suivie d'une large dilatation de la pupille. La suppression de toute sensation consciente laisse la pupille petite, indifférente, comme paralysée.

Diagnostic des paralysies intra-oculaires. — Dès le début de son examen, pour ainsi dire d'instinct, le clinicien expérimenté note l'état des pupilles ; et s'il existe une anomalie, il inscrit dans son registre : *mydriase, myosis, anisocorie*, etc. C'est ainsi que ces anomalies pupillaires sont devenues pour tout le monde de petites entités morbides, alors que ce ne sont, en vérité, que des symptômes d'une maladie intra ou extra-oculaire, d'une affection extra ou intracérébrale. Ainsi la *mydriase atropinique* n'est qu'un symptôme de l'*ophtalmoplégie interne* après empoisonnement de l'œil par l'atropine. Aussi vaudrait-il beaucoup mieux renoncer à ces notations anciennes, capables de nous induire en erreur, et indiquer tout simplement, en millimètres, la largeur du diamètre pupillaire, pour chaque œil séparément. Avec l'échelle pupillo-métrique de HAAB, nous estimons très commodément et très rapidement, à un demi-millimètre près, les dimensions des pupilles. Entre 2 et 6 millimètres, nous devons considérer les pupilles comme étant de dimensions normales. Au-dessus et au-dessous, nous devons songer immédiatement à rechercher le degré de mobilité de la pupille et l'amplitude de l'accommodation ; afin de faire le diagnostic des paralysies et des spasmes que peut présenter la musculature intra-oculaire. On trouvera ailleurs l'exposé des différents procédés en usage pour rechercher la mobilité de la pupille et estimer le déchet du pouvoir accommodateur.

Traitement. — Le traitement causal sera indiqué par le diagnostic pathologique. Le traitement morbide et symptomatique ne comprend que quelques indications, entre autres l'électrisation.

Beaucoup d'auteurs prétendent que l'électrisation des nerfs ciliaires est absolument inutile et nous croyons, comme eux, que le courant électrique, quel qu'il soit, n'est point capable d'influencer directement la substance nerveuse ou musculaire où siègent les troubles intimes, qui provoquent l'impuissance du muscle. Mais il faut obtenir à tout prix que, pendant la période de temps nécessaire pour la restauration de ce protoplasme cellulaire, la partie différenciée de la fibre nerveuse et de la fibre musculaire, se conserve intacte ; et c'est le courant électrique, se substituant au courant nerveux, qui garde, en attendant, les fibrilles nerveuses, dans le cylindre-axe, et les fibrilles musculaires, dans les faisceaux contractiles. Il m'a toujours paru que ces séances d'électrisation guérissaient des paralysies, qui n'auraient peut-être pas guéri d'elles-mêmes et que le temps de la guérison s'en trouve ordinairement, fort raccourci. Le courant faradique vaut le courant galvanique dans les cas ordinaires et au début de l'affection. Dans les cas graves et dans les cas avancés, il faut commencer par les courants constants et opérer avec grande prudence.

D'autre part, j'ai la conviction que de petites doses d'iodure de potassium soutiennent et renforcent l'action curative du courant électrique. Là où d'autres avaient échoué après électrisation même prolongée, j'ai encore obtenu des résultats splendides par la combinaison des deux méthodes.

C'est une grande faute d'exclure un œil, paralysé intérieurement, de l'accommodation binoculaire : mieux vaut momentanément renoncer à tout travail rapproché que d'apprendre soi-même à l'influx nerveux à oublier définitivement la voie nerveuse de l'œil paralytique.

---

§ 2. — SPASMES INTRA-OCULAIRES

Définition et pathogénie. — Partout où, dans le chapitre précédent, nous avons rencontré la *paralysie* intra-oculaire, partout ici nous trouverons le phénomène inverse le *spasme* ou la *contracture*. Le spasme intra-oculaire se partage entre les muscles iriens et ciliaires, absolument comme la paralysie. Jamais il ne s'attaque à un muscle isolé : il n'y a pas plus de spasmes solitaires, qu'il n'y a de véritables monoplégies intra-oculaires; les muscles antagonistes sont frappés de contracture, deux à deux, et les muscles associés d'un mouvement harmonique, tous à la fois. Pour les différentes fonctions physiologiques de la musculature intra-oculaire, nous ne trouverons donc que des spasmes combinés, comme nous n'avons eu à décrire que des paralysies associées.

La source matérielle du spasme intra-oculaire : la lésion organique, se trouvera aux endroits déjà désignés pour la paralysie correspondante. Car les spasmes intra-oculaires ne sont pas des maladies *sine materia*. Ici aussi, il existe des désordres organiques, qui troublent la fonction physiologique, dans le sens de la contracture ; mais ces désordres sont de nature plus délicate. Pour les trouver à l'autopsie, il faut des recherches beaucoup plus minutieuses que quand il s'agit de paralysie. Les lésions organiques de la contracture consistent en inflammations commençantes, en congestions veineuses et, peut-être, en œdèmes toxiques, irritatifs. Les empoisonnements des tissus nerveux ou musculaires par des médicaments ou poisons convulsivants laissent si peu de traces que nos moyens d'investigation modernes, si perfectionnés qu'ils soient, n'ont pas encore pu nous montrer l'altération microscopique, cellulaire, capable d'expliquer la contracture. C'est par des voies détournées que la thérapeutique expérimentale nous a révélé la localisation de leurs effets toxiques sur l'arc réflexe neuro-musculaire.

Cependant nous ne reprendrons plus, ici, l'étude détaillée de toutes ces localisations. Cette étude très longue et très compliquée ne nous apprendrait plus rien de nouveau. Nous nous contenterons d'adopter la classification admise pour les paralysies et nous opposerons, dans cet ordre de description, les principales formes cliniques, spastiques, aux paralysies cliniques précédentes. Ainsi à l'ophtalmoplégie interne nous opposerons le spasme essentiel des muscles intra-oculaires, le spasme irido-ciliaire ou le spasme de l'accommodateur; à la paralysie du réflexe lumineux, le spasme du réflexe lumineux; à la paralysie de l'accommodation, le spasme de l'accommodation; enfin, à la paralysie du réflexe psychique, le spasme de ce réflexe.

A la paralysie intra-oculaire incomplète ou *parésie*, nous opposerons pour chaque espèce de paralysie, une *exagération* du réflexe correspondant.

Myosis ALCALOÏDIQUE. — A la mydriase ou ophtalmoplégie atropinique, nous pouvons opposer le myosis provoqué par l'instillation dans le sac conjonctival d'une goutte de la solution ordinaire *d'ésérine (physostigmine)* ou de son succédané, moins actif, la *pilocarpine*. A l'opposé des collyres mydriatiques, les médicaments myotiques portent leur action toxique, stimulante, non pas sur le protoplasme de conjonction de la terminaison nerveuse motrice avec la fibre musculaire lisse, mais sur les fibrilles musculaires. Celles-ci entrent immédiatement en contraction spasmodique; les fibres lisses de l'iris, plus superficielles et plus faciles à mettre en mouvement, quelques moments avant celles du muscle ciliaire, moins accessible au médicament et plus lourds à mettre en branle. La contraction spasmodique du muscle ciliaire, à force de se répéter, devient si intense qu'elle en devient douloureuse. C'est ce qui survient constamment après quelques jours d'instillation d'ésérine, très rarement après des instillations très abondantes de pilocarpine. L'atropine neutralise difficilement la contracture ésérinique, mais elle fait cesser assez vite la douleur qui accompagne le spasme.

La paralysie, qui se substitue ensuite à la contracture, se maintient pendant toute la période habituelle de la mydriase atropinique, qui est d'une semaine environ, pourvu qu'on n'instille plus de myotique bien entendu.

Myosis TRAUMATIQUE. — Le myosis traumatique n'existe pas, en dehors du spasme hystérique de la névrose traumatique, que nous rencontrerons plus loin. A propos de la paralysie traumatique des muscles iriens et ciliaires, j'ai expliqué comment l'hypotonie consécutive à la contusion du globe pouvait faire comprendre la myopie qui accompagne quelquefois cette ophtalmoplégie intra-oculaire essentielle. Jamais il n'existe de contracture permanente des muscles irido-ciliaires pour cause de simple traumatisme oculaire; si la pupille est en myosis, après contusion du globe, c'est à cause de l'hyperémie de l'iris dans l'œil fortement hypotone; et si la réfraction statique a augmenté, c'est parce que le cristallin soustrait à la compression de son ligament suspenseur relâché, a modifié sa forme et ses courbures.

Spasme du réflexe lumineux. — A la *parésie* du réflexe lumineux ou paresse de la pupille correspond une simple *exagération* du mouvement réflexe de la pupille pour les variations d'éclairage de la rétine. Nous ne connaissons pas d'exemples cliniques dûment constatés de réflexe exagéré de la pupille. Peut-être faut-il ranger parmi les réflexes exagérés un certain

nombre de mobilités anormalement vives et très étendues de la pupille qualifiées du nom de *hippus* ou pupille dansante.

L'exagération du réflexe lumineux de la pupille poussée à l'extrême,
jusqu'à la contraction tétanique, constitue le *spasme* de ce réflexe. C'est donc
tout l'opposé de la paralysie du réflexe lumineux. Dans la *paralysie du
réflexe lumineux*, la pupille n'est pas absolument rigide ou complètement
immobile, puisque la réaction accommodatrice reste conservée ; néanmoins
on désigne souvent cette paralysie sous le nom de *raideur* ou *rigidité* de la
pupille, ce qui est une faute, que même le qualificatif réflexe : *raideur réflexe*
de la pupille, corrige à peine. L'expression raideur de la pupille ne peut
convenir que pour désigner la paralysie pupillaire de l'ophtalmoplégie
interne complète, musculaire ou nerveuse motrice.

Dans le *spasme du réflexe lumineux*, la pupille pourrait à la rigueur être
tellement bien fixée par la contraction tétanique de ses muscles, qu'aucun
mouvement de l'iris ne reste plus possible, pas même le mouvement synergique, commandé, de l'accommodation. Mais pour cela il faut que le spasme
ait atteint son degré extrême, ce qui est rare. En conséquence, ici aussi
l'expression, rigidité ou raideur pupillaire ne peut être employée sans correc-
tif. Mieux vaut donc s'abstenir de son emploi.

Le myosis réflexe de la pupille, avec immobilité pour ainsi dire absolue
de l'iris, se rencontre dans tous les cas de photophobie intense et véritable
telle est la photophobie qui accompagne l'inflammation de la rétine et du ner
optique ou la méningite de la base du crâne. La méningite provoque le plu
fort myosis avec la plus absolue immobilité de la pupille. Dans la kératit
scrofuleuse des enfants la photophobie particulière de l'inflammation super
ficielle de la cornée, ne provoque pas une immobilité aussi grande de l
pupille, malgré l'intensité du symptôme.

Spasme de l'accommodation. — Le myosis spasmodique accompagne cons
tamment le spasme de l'accommodation. Dans notre conception de l'adap
tation de l'œil pour la vision aux distances variées, la contraction des muscle
iriens est une partie intégrante de l'acte de l'accommodation. Le sphincter d
l'iris ne se contracte pas synergiquement avec le muscle ciliaire, mais simul
tanément et au titre de facteur essentiel d'une fonction physiologique
dont il partage la charge avec tous les muscles intra-oculaires. Je laisse ic
de côté l'utilité réelle de cette contraction, utilité généralement contesté
jusqu'ici, mais récemment mise en lumière par plusieurs auteurs (Tscher
ning).

En dehors de l'hystérie, cette affection est excessivement rare. Beaucou
d'auteurs même mettent en doute son existence. Je l'ai rencontrée, entr
autres, dans un cas de névrose traumatique chez un homme d'une quarantain
d'années, qui de tout temps avait joui d'une excellente vue. Le spasme d
l'accommodation était survenu soudainement à la suite d'une frayeur éprouvé
par la personne : lors de l'entrée en gare d'un train express, le mach
niste lui avait lancé, par mégarde, à la figure la vapeur d'eau du purgeu

mélangée à la poussière de la voie. Le spasme de l'accommodation donnait aux deux yeux, autrefois emmétropes, une myopie de quatre dioptries : tout ce que la réserve d'accommodation avait pu fournir. Cette myopie fonctionnelle dura des années. Ce qui me fit penser que, vu le peu d'élasticité qui reste à la lentille cristallinienne à cet âge déjà avancé, le spasme de l'accommodateur avait provoqué une déformation définitive du cristallin en lenticône d'accommodation.

Effectivement le spasme de l'accommodation quel que soit son origine ne dure jamais (HESS). Ainsi MOOREN vit survenir, chez une jeune dysménorrhéique à chaque menstruation, un spasme de l'accommodation qui disparaissait avec la fin de la période. Dans un autre cas de névrose traumatique, j'ai vu disparaître le spasme quelques semaines seulement avant la mort, survenue par phtisie intercurrente. Mais ici le spasme de l'accommodation était compliqué de strabisme convergent spasmodique et de contractures des muscles de la mâchoire et du cou, du même côté.

Le spasme de l'accommodation est, comme la paralysie de l'accommodation, d'origine corticale et, comme tel, doit exister des deux côtés à la fois, sauf dans le cas d'hystérie ou d'hystéro-traumatisme.

Ce spasme atteint d'ailleurs les deux yeux au même degré.

SPASME DU RÉFLEXE PSYCHIQUE. — L'exaltation des fonctions cérébrales corticales produit l'exaltation du réflexe psycho-sensoriel et la pupille se dilate outre mesure. Il n'y a plus contraction normale du dilatateur de la pupille, mais contracture pathologique : mydriase spastique, pour cause de souffrances intolérables, de peur extrême, de méningo-encéphalite au début, de manie aiguë, etc., etc..

Les douleurs abdominales des entérites violentes et les douleurs de l'enfantement donnent des pupilles extraordinairement larges. De même, les névralgies intracraniennes. Nous connaissons parfaitement la mydriase de la paralysie générale à sa période d'excitation maniaque.

Traitement. — Le traitement de tous ces spasmes intra-oculaires consiste dans l'administration des nervins et des anti-spasmodiques ainsi que dans l'application des courants électriques.

---

§ 3. — ANOMALIES PUPILLAIRES ANGIOPATHIQUES OU SYMPATHIQUES

Définition. — Nous qualifions d'*angiopathiques* ou *sympathiques* tous les changements anormaux survenus dans les dimensions de la pupille, du fait de la dilatation ou du rétrécissement du réseau vasculaire de la membrane irienne. La dilatation de ce réseau vasculaire ou l'*hyperémie* de l'iris provoque l'élargissement de la membrane irienne et le rétrécissement de la pupille : *myosis angio-paralytique*. La contraction des canaux sanguins de ce réseau ou l'*anémie* de l'iris, occasionne le rétrécissement de la membrane irienne et la dilatation de la pupille : *mydriase angio-spastique*. Une répartition très inégale du sang dans les différentes parties du réseau irien, dilate inégalement la membrane diaphragmatique et déforme la pupille, la rend irrégulière : *déformation angiopathique du cercle pupillaire, irrégularité angiopathique de la pupille*.

Ici les expressions *mydriase, myosis, déformation* ou *irrégularité* de la pupille sont bien à leur place et désignent de véritables entités morbides intra-oculaires, indépendantes d'autres troubles intra-oculaires, quoique sous la domination directe de l'innervation du système nerveux sympathique, lui-même influencé, à l'occasion, par le système nerveux cérébro-spinal périphérique et central. Les anomalies pupillaires de même origine vasculaire, mais compliquant d'autres lésions intra-oculaires, ne constituent pas de maladies spéciales, ne sont que des symptômes d'ophtalmies variées et seront plutôt désignées sous le nom de dilatations, rétrécissements et irrégularités pupillaires anormales.

Innervation sympathique intra-oculaire. — L'influence exercée immédiatement sur la pupille par le nerf sympathique du cou est suffisamment connue. Elle n'est peut-être pas aussi bien interprétée. Les auteurs la font agir sur les fibres musculaires du dilatateur de la pupille, alors qu'elle ne s'attaque, en réalité, qu'aux fibres lisses des vaisseaux. C'est ainsi que ceux, qui n'admettaient pas l'existence du dilatateur de la pupille, pouvaient accepter, quand même, toutes les expériences faites sur le grand sympathique cervical et toutes les déductions tirées des observations cliniques concernant les maladies de ce nerf chez l'homme.

En toute dernière analyse, la vaso-dilatation et la vaso-constriction, dans l'iris, sont réglées par la masse grise cérébro-spinale, à l'aide du grand sympathique, comme la dilatation et le rétrécissement musculaire de la pupille sont réglés par le cerveau, par l'intermédiaire de l'oculo-moteur. Les mouvements *vasculaires* de l'iris, restent indépendants des mouvements *musculaires* de la pupille, bien que tous les deux se manifestent cliniquement par des variations du diamètre pupillaire. Les uns et les autres représentent des mouvements réflexes, nés à la suite de l'excitation de certains nerfs sensitifs et sensoriels. Ces excitations sont souvent les mêmes pour les deux sortes de mouvements réflexes. L'excitation spécifique de la rétine donne lieu au réflexe vasculaire sympathique, comme elle donne lieu au réflexe pupillaire oculo-moteur. Comme le réflexe pupillaire psycho-sensoriel ouvre la pupille à la lumière, le réflexe irido vasculaire ouvre les vaisseaux à l'afflux du liquide nourricier. Nous savons que, au même instant, un réflexe de défense, le réflexe lumineux ordinaire, garantit la rétine contre un excès d'éclairage. Mais dès que notre rétine s'est adaptée aux conditions nouvelles d'illumination de l'intérieur de l'œil, le premier réflexe cérébral reprend le dessus et la pupille se rouvre, tant que l'œil ne rentre pas au repos.

I. — MYOSIS ANGIO-PARALYTIQUE DIRECT, ESSENTIEL

Musculaire. — Les fibres lisses de la paroi contractile des vaisseaux iriens se laissent moins bien influencer par les poisons paralysants instillés, en collyre, dans l'œil, que les fibres lisses des muscles de la pupille. Le courant sanguin lave trop facilement ces éléments cellulaires du poison, qui pénètre dans leur corps protoplasmatique, comme il pénètre dans celui des cellules musculaires du sphincter et du dilatateur iriens. Le poison paralysant ne fait, pour ainsi dire, que traverser la paroi musculaire des vaisseaux, sans s'y arrêter et sans y produire ses effets paralysants ; sans donner lieu à la vaso-dilatation et au myosis angio-paralytique, corollaire inévitable de cette vaso-dilatation. Certaines idiosyncrasies peuvent cependant faciliter la paralysie toxique des vaisseaux et c'est ainsi qu'on peut effectivement voir le myosis angio-paralytique contrarier la mydriase paralytique de l'ophtalmoplégie interne, atropinique. Vous avez beau instiller de l'atropine ou de la scopolamine dans certains yeux malades, l'iris reste congestionné, décoloré et terne, et la pupille ne se dilate que très peu ou même pas du tout, malgré l'absence de toute synéchie postérieure.

Beaucoup d'ophtalmies externes, conjonctivites ou kératites, envoient dans l'intérieur de l'œil, à travers la cornée transparente, des principes toxiques vaso-paralysants, capables de provoquer la congestion de l'iris. Avec la décoloration de cette membrane, sans trouble inflammatoire apparent, existe alors une sorte de myosis angio-paralytique *autotoxique, local.* Dans les ophtalmies internes, autres que l'irido-cyclite, l'angio-paralysie irienne, dépasse ordinairement la période simplement congestive et une inflammation véritable de l'iris se substitue à la congestion collatérale, préparatoire à l'inflammation. Le décollement de la rétine et les tumeurs profondes du globe, au début, s'accompagnent plutôt de myosis angio-paralytique autotoxique local. Mais celui-ci aussi se change plus tard en myosis d'inflammation. Il en est de même pour la cataracte traumatique, au moment de la résorption des masses cristalliniennes liquéfiées par les humeurs intra-oculaires. Certaines auto-infections périodiques donnent lieu à des congestions oculaires avec myosis angio-paralytique *autotoxique, endogène* ou *général.* Ces cas doivent être classés avec les névroses périodiques du grand sympathique : les migraines. J'ai vu survenir pareil myosis angio-paralytique, périodique, chez une jeune fille, plusieurs fois dans la même année et à chaque fois aux environs des époques menstruelles. La conjonctive participait à la congestion de l'iris, mais jamais il n'est resté la moindre synéchie, même quand on n'instillait pas d'atropine pendant la crise congestive.

La commotion du globe oculaire, à la suite d'une contusion directe ou indirecte de l'œil, produit plutôt de l'angio-spasme que de l'angio-paralysie. Ce que démontre le ramollissement immédiat du globe. Cependant, à l'angio-spasme primitif ne manquent pas de succéder les phénomènes de la paralysie vasculaire, favorisant le rétrécissement de la pupille, lequel pourtant existait déjà à cause de la suppression momentanée de la haute tonicité normale des humeurs intra-oculaires (*Myosis angio-paralytique traumatique*).

La douleur qui succède assez rapidement à la contusion grave du globe oculaire, contrecarre immédiatement l'angio-spasme du début et, favorisant la dilatation paralytique réflexe des vaisseaux, elle simule facilement une angio-paralysie directe ou traumatique.

Fasciculo-ganglionnaire. — La section, accidentelle ou thérapeutique, du cordon du grand sympathique, au niveau du cou, donne lieu, immédiatement, au syndrome de la *paralysie du nerf sympathique cervical*. Les inflammations et les tumeurs de la région du cou peuvent produire, lentement, les mêmes symptômes : ou tous à la fois, reproduisant alors le syndrome de la section du nerf, ou les uns après les autres et avec prédominance de l'un ou l'autre symptôme, donnant ainsi lieu à des formes frustes de cette paralysie sympathique. L'excision du cordon ou l'arrachement des ganglions, produit le même effet que la section du cordon.

La PARALYSIE DU GRAND SYMPATHIQUE CERVICAL est caractérisée par un ensemble de symptômes sur lequel FÖRSTER le premier a appelé l'attention des oculistes. La pupille se rétrécit en myosis modéré. Elle ne se dilate guère quand on diminue l'éclairage. Aussi constate-t-on mieux la différence entre les deux pupilles quand on examine le sujet dans une place sombre : la pupille se dilatant mieux du côté sain que du côté malade, congestionné pour cause d'angio-paralysie irienne et aussi un peu pour cause de diminution de la tension intra-oculaire. La fente palpébrale est plus petite. La paupière supérieure n'est plus soutenue par le muscle tarso orbitaire supérieur, paralysé, et le poids de la paupière supérieure abaisse celle-ci jusque vers le milieu de la cornée, à moins d'intervention volontaire du releveur de la paupière. La paupière inférieure, soulagée de la force rétractante du muscle lisse tarso-orbitaire inférieur, également paralysé, se laisse entraîner vers le haut par la tonicité de l'orbiculaire des paupières. Aussi, au moment de l'ouverture des paupières, sur commandement, voit-on retomber cette paupière inférieure. La paupière supérieure se relevant en même temps très fort, l'écarquillement des yeux serait particulièrement grand et caractéristique, s'il n'y avait pas pour contrarier l'ouverture des paupières un autre symptôme : l'énophtalmie. Le globe oculaire tout entier est plus enfoncé dans l'orbite, à la suite de la paralysie d'un troisième muscle lisse, propulseur de l'œil, tendu au-devant de la fente sphéno maxillaire dans le fond de l'orbite.

D'emblée, la tension intra oculaire n'est pas modifiée. En toute justice, elle devrait tendre à s'élever sous l'influence de la congestion vaso-paralytique et cependant les auteurs, expérimentateurs et cliniciens, indiquent une diminution de la tension. D'autres influences doivent donc intervenir pour modifier la tension intra-oculaire normale. Quant à la tension intra-oculaire anormale, glaucomateuse, le plus souvent la section du cordon du sympathique ou l'arrachement du ganglion supérieur du cou, n'est pas capable de l'abaisser immédiatement (LAGRANGE) Plus tard la tension intra-oculaire paraît quand même baisser un peu, comme si à la vaso-dilatation paralytique succédait une vaso-constriction exagérée, ainsi que l'on voit se succéder les même symptômes vasculaires à la peau de la face et du cou. Au début, la moitié de la figure correspondante est rouge et plus chaude. A la moindre émotion, pour un effort musculaire un peu exagéré, la sueur perle de ce côté. Mais à la longue et petit à petit la face dérougit, devient froide et manifestement plus pâle que de l'autre côté. La transpiration ne se provoque plus facilement : alors que la peau du côté sain est moite, celle du côté malade est sèche et peu onctueuse. Cet état particulier s'imprime jusque sur la coiffe du chapeau des hommes ; une moitié seulement du cuir se mouille et se graisse, la moitié qui s'appuye sur le côté sain du front.

Influence du réflexe lumineux sur le myosis angio-paralytique. — Dans le myosis angio-paralytique la pupille réagit faiblement à la lumière. La congestion de l'iris gêne sérieusement ce mouvement réflexe délicat. Quand donc ce myosis est unilatéral, l'inégalité pupillaire qui existe toujours s'accentue avec un éclairage intense qui ferme énergiquement la pupille saine et touche peu à l'autre. Le phénomène sera encore plus appréciable, avec un éclairage très faible, qui fait dilater très fort la pupille intacte, tandis que la pupille malade lutte avec peine contre la congestion de l'iris et ne varie guère ses diamètres. Plus le réflexe lumineux est lui-même sensible, plus l'inégalité pupillaire s'accentuera. Chez les jeunes personnes le phénomène sera plus évident que chez les vieillards ; plus évident aussi que chez les nouveau-nés, chez lesquels ce réflexe n'a pas encore atteint toute la souplesse qu'il possédera ultérieurement.

II. — MYDRIASE ANGIO-SPASTIQUE DIRECTE, ESSENTIELLE

Musculaire. — L'ésérine et la pilocarpine exercent sur les fibres lisses des vaisseaux une influence plus grande que ne peut le faire en sens inverse, l'atropine. L'action des poisons convulsivants est toujours plus rapide que celle des médicaments paralysants. L'action paralysante elle-même est, toujours et pour tout médicament, précédée d'une période d'excitation. Mais c'est la cocaïne et surtout l'adrénaline qui fournissent les plus beaux exemples de mydriases angio spastiques. Le spasme vasculaire de la cocaïne favorise l'action myotique de la pilocarpine, parce que les deux médicaments agissent parallèlement et dans le même sens, le premier en provoquant la contracture *réflexe* des fibres lisses des vaisseaux, le second en excitant à la contraction les fibres lisses du sphincter de la pupille, plus puissant que le dilatateur. Mais la cocaïne favorise aussi la mydriase de l'atropine parce que le premier médicament, en fermant les vaisseaux, décongestionne l'iris, et fait la membrane moins large.

La cocaïne prolonge aussi l'effet des collyres myotiques et mydriatiques, en restreignant les courants osmotiques, entre le parenchyme irien imbibé de la solution médicamenteuse et le plasma sanguin, diminué en volume et en surface absorbante. Les médicaments sont donc emportés avec un certain retard sur l'osmose naturelle.

L'adrénaline est le véritable type du médicament anémiant, capable de provoquer la mydriase angio-spastique. Cette mydriase est loin d'être aussi grande que la mydriase atropinique, parce que l'adrénaline exerce aussi une influence très sérieuse et très rapide sur la tension intra-oculaire qu'elle abaisse au point de gêner l'élargissement de la pupille, telle qu'elle se produit, par exemple, dans l'arrêt brusque du cœur, pendant le sommeil chloroformique. C'est pourquoi la dilatation pupillaire, après l'instillation, reste même en dessous de la mydriase cocaïnique.

Nous avons déjà dit que la contusion du globe s'accompagne d'angio-spasme et que si la pupille ne se dilate que tout à fait exceptionnellement, après commotion du globe, c'est qu'en général la tension intra-oculaire se trouve très notablement abaissée en même temps. Quand la tension intra-oculaire n'a pas diminué, j'ai vu la pupille plus dilatée du côté traumatisé, alors que, l'accommodation étant parfaitement conservée, on ne pouvait pas invoquer une ophtalmoplégie ou une ophtalmoparésie traumatique. Mais dès le lendemain, avec l'apparition des douleurs intra-oculaires, la congestion réflexes avait fait place à l'anémie spastique, et les pupilles se trouvaient égalisées ou même le rétrécissement surpassait du côté traumatisé celui de l'œil sain.

Des tuméfactions inflammatoires ou cancéreuses du cou, des parties supérieures du thorax ou de la base extérieure du crâne, peuvent produire la mydriase angio-spastique, lorsqu'elles englobent une partie du grand sympathique, cordon ou ganglions voisins, dans leur domaine d'envahissement. Cette mydriase persiste tant que dure l'hypernutrition des éléments nerveux. Avec leur dégénérescence complète apparaît le phénomène inverse le myosis angio-paralytique.

Le goitre exophtalmique, les lymphomes du cou, les ganglions tuberculeux du médiastin, les anévrysmes de la crosse de l'aorte, les abcès rétropharyngiens, des phlegmons du cou, la tuberculose du sommet des poumons, avec points pleurétiques, agissent de même dans les deux sens, opposés, de spasme ou de paralysie des vaisseaux iriens.

III. — MYDRIASE ANGIO-SPASTIQUE RÉFLEXE.

La suppression de toutes les excitations qui partent habituellement du globe oculaire et de ses annexes permet aux vaisseaux de l'iris, comme du reste à ceux de tout l'organe visuel de se rétrécir de plus en plus et de provoquer une anémie irienne permanente avec *mydriase angio-spastique*. Le spasme vasculaire n'est pas provoqué directement, il s'établit pour ainsi dire physiquement parce que la colonne sanguine, qui remplissait les vaisseaux, est devenue plus mince. Nous avons ici la même mydriase que celle qui résulte d'une anémie profonde, sans hydrémie compensatrice.

Pareille mydriase angio-spastique se rencontre dans l'anesthésie du trijumeau, pendant la période d'anémie du globe, laquelle sans doute, aide à préparer le terrain pour la kératite neuro-paralytique.

Beaucoup de mydriases unilatérales chez les hystériques peuvent s'expliquer de la même façon par anémie réflexe ou angio-spasme irien.

Même l'anémie physique, par faiblesse ou arrêt du cœur ou rétrécissement local des troncs artériels provoque le spasme des vaisseaux. La tension sanguine représente comme la force antagoniste de la musculature vasculaire, sa diminution brusque ou sa suppression complète rompt un équilibre physiologique ; et cette rupture provoque le spasme réflexe du vaisseau. Appliqué à la rétine ce phénomène de physio-pathologie peut entraîner les plus graves conséquences (le syndrome de l'embolie de l'artère centrale) ; pour l'iris cela n'a pas d'autre résultat qu'une dilatation passagère de la pupille.

La mydriase angio-spastique est toujours modérée dans ses dimensions. Elle ne gêne aucun des réflexes pupillaires. L'atropine l'augmente en paralysant le muscle sphincter de la pupille et non en stimulant le muscle dilatateur. La cocaïne l'augmente également en resserrant encore davantage les vaisseaux. Une tension intra-oculaire exagérée intercurrente lui fait atteindre ses limites extrêmes.

L'ésérine et la pilocarpine la suppriment sans peine et lui substituent un myosis spasmodique musculaire, pour une journée entière.

IV. — ANOMALIES PUPILLAIRES ANGIOPATHIQUES PARTANT DE L'ÉCORCE CÉRÉBRALE

La fonction visuelle consciente, seule, s'accompagne de congestion active de la rétine. Pendant l'exécution du réflexe lumineux les vaisseaux de la rétine, et aussi ceux de l'iris probablement gardent leur calibre normal. Le neurasthénique, qui pendant toute la journée n'éprouve aucun malaise, malgré les variations d'éclairage, travaille à peine de quelques instants à une besogne rapprochée que déjà l'irritation oculaire apparaît. La perception consciente des images lumineuses provenant d'objets rapprochés, provoque l'accommodation et amène la congestion active de tout le tractus uvéal, y compris l'iris. Les aveugles, même les aveugles corticaux, auront de ce seul fait, qu'ils n'accommodent plus, des pupilles plus grandes qu'à l'état normal,

L'émotion qui résulte d'un travail associé de l'écorce cérébrale, retentit sur le grand sympathique du cou et, par son intermédiaire, sur les vaisseaux de la face et de l'œil : les rougeurs subites, accompagnées de rétrécissement de la pupille et les pâleurs extrêmes, soulignées par une dilatation de la pupille en sont les témoignages. Cependant le réseau vasculaire de la face peut faire office de voie de dérivation dans la congestion réflexe exagérée du cerveau et de l'œil. Dans le crâne et dans le globe oculaire, les modifications de la circulation s'établissent moins facilement, à cause de la tension indépendante, intracranienne et intra-oculaire; si bien que les membranes internes de l'œil, ou les circonvolutions du cerveau, ne participent pas facilement à la congestion ou à l'ischémie de la face.

L'hypochondriaque, dont le système vasculaire n'a pas plus de ton que son système musculaire squelettique et intestinal, peut avoir de grandes pupilles au moment de ses crises de dépression morale, quand la tension intra-oculaire dépasse sensiblement la tension artérielle anormalement réduite. Ainsi DE WECKER signale la mydriase dans l'hypochondrie, mais, comme on le voit, il ne s'agit que d'une mydriase mécanique et non d'une mydriase angiospastique. Aucun autre auteur ne parle de cette mydriase, comme symptôme constant de l'hypochondrie. Au contraire, l'engorgement du réseau capillaire et veineux, qui suit le mauvais éclusage artériel, propre à cette maladie, entraîne plutôt un myosis congestif habituel.

Les hypotoniques vasculaires se trouvent dans les mêmes conditions que les hypochondriaques. Les hypertoniques arthritiques, au contraire, ont souvent des pupilles plus larges. Mais l'artério-sclérose qui succède à l'hypertension vasculaire ramène la pupille à des dimensions plutôt trop petites, par le développement et la raideur des canaux sanguins radiés, dans la membrane irienne. Il ne circule plus beaucoup de sang dans l'iris. Cette membrane tend même à s'atrophier. On est surpris de la fragilité extrême de ces iris quand on est amené, par des circonstances spéciales, à devoir pratiquer une iridectomie. On déchire ces iris avec la plus grande facilité. Il faut y mettre beaucoup de délicatesse opératoire pour les attirer hors de l'œil à travers la plaie cornéenne; et après section du lambeau avec la pince-ciseaux, on est surpris de ne trouver entre les mors de la pince à iridectomie qu'une petite masse noire, diffluente.

Le neurasthénique aussi a des pupilles très larges, à ses moments d'abattement, malgré que son réflexe lumineux soit généralement exagéré. Mais en dehors de ces périodes mauvaises, les dimensions de sa pupille varient, comme le tonus de ses vaisseaux. La pupille, chez lui, constitue comme une sorte de baromètre sur lequel on lit le degré de sa vivacité morale et physique.

L'épileptique présente des troubles pupillaires, dépendant directement de sa psycho-névrose, et variant avec l'état de crise ou d'accalmie consécutive, immédiate. Mais, en dehors des crises, sa pupille ne présente rien de particulier.

La migraine, une sorte d'attaque épileptique fruste, et la migraine ophtalmique, avec scotome scintillant, une ébauche de la migraine ordinaire, s'accompagne des mêmes troubles pupillaires que l'épilepsie proprement dite. Ces trois formes de névrose hémisphérique sont basées sur des troubles circulatoires intracraniens, régis par le grand sympathique, sous l'impulsion d'un aura cortical. L'angio-neurose provoquée par la psycho-neurose

affecte la forme angio spastique, le plus souvent ; beaucoup plus rarement, la
forme paralytique.

§ 4. — ANOMALIES VARIÉES

I. — ANISOCORIE

Définition. — Dans les conditions normales les deux pupilles ont le même
diamètre, se meuvent avec la même rapidité et conservent, à tout instant, une
symétrie de dimensions et de forme parfaites.

Quand les deux pupilles n'ont pas le même diamètre, on dit qu'il existe
de l'*anisocorie* ou de l'*inégalité pupillaire*.

Depuis que nous savons que le réflexe lumineux ne se partage uniformément sur les deux pupilles, que pour autant que les deux rétines soient également éclairées, nous ne pouvons plus soutenir que l'inégalité pupillaire est
constamment un fait pathologique. Le réflexe lumineux consensuel, hétéro-
latéral ou croisé, n'est pas toujours aussi énergique que le réflexe lumineux
direct ou homo-latéral. Il existe donc une petite anisocorie physiologique.
A la vérité, la différence entre les deux pupilles n'est pas très grande : d'un
demi-millimètre à 1 millimètre, environ. Mais cette différence dans les
dimensions des deux pupilles saute aux yeux des moins expérimentés. Avec la
petite échelle pupillo-métrique de Haab, on mesure cette différence en un rien
de temps. Si cette anisocorie physiologique a échappé si longtemps à notre
observation, c'est que le réflexe lumineux partant de la macula possède une
influence dominante et que ce réflexe-là se partage toujours uniformément
sur les deux yeux, chaque fibre maculaire se bifurquant dans le chiasma
pour atteindre autant l'encéphale droit que l'encéphale gauche.

La macula et la bande verticale du champ visuel, comprenant le centre de
la macula, sur une largeur de 5 degrés environ du périmètre, sont les seules
parties de la rétine en rapport, sensiblement égal, avec nos deux cerveaux :
garantissant, par conséquent, un partage équitable du réflexe lumineux
entre les deux pupilles. La portion temporale de la rétine va toute entière
au cerveau homolatéral ; la portion nasale toute entière au cerveau hétéro-
latéral. Ce que la portion centrale de la rétine a bien réglé, entre les deux
yeux, l'inégalité d'importance des deux moitiés périphériques, temporale
et nasale, peut facilement dérégler. Ce dérèglement est rendu surtout sensible
par l'éclairage supplémentaire qu'on donne à la portion temporale, en plaçant la source lumineuse sur le côté du malade, de façon à ce que certains
rayons lumineux, passant à travers la sclérotique ne puissent atteindre que
cette seule portion temporale.

Les commissures transversales qui unissent les centres pupillo-moteurs
cérébraux, symétriques, et les innervations croisées qui partent de ces centres

pour les muscles iriens de l'autre côté, ne sont pas tout à fait capables d'effacer cette inégalité de répartition du réflexe lumineux sur les deux yeux : ce serait donc fort exagérer la valeur de ces voies commissurales si l'on voulait, pour toute anisocorie, y chercher les altérations devant expliquer son existence.

Cependant, pour que les deux pupilles soient *absolument* semblables il faut non seulement que les deux yeux soient exposés au même éclairage, mais que l'un et l'autre possèdent la même sensibilité à la lumière, *dans les portions extramaculaires*.

L'acuité visuelle centrale, d'autre part, et la réfraction peuvent être très différentes sur les deux yeux, sans que cette différence se marque dans les dimensions respectives des deux pupilles.

Valeur clinique et source pathogénique du phénomène. — L'anisocorie n'est pas une entité morbide ; elle n'est que le symptôme d'une autre affection oculaire, à peu près constamment *unilatérale*.

L'affection se localise dans le globe lui-même ou prend sa source dans une altération des voies motrices, soit de la musculature intra-oculaire, soit des vaisseaux sanguins de l'iris. La lésion organique atteint tantôt les nerfs périphériques ; tantôt, les centres craniens, spinaux ou sympathiques périphériques. Rarement l'altération anatomique s'élève plus haut, au-dessus du tronc cérébro-spinal, jusque dans les hémisphères mêmes.

Les voies centripètes peuvent être malades sans qu'il s'en suive jamais d'anisocorie *clinique*, puisque en pratique, nous ne tenons pas compte de l'anisocorie minime que peut entraîner une différence de sensiblilité réflexe des deux moitiés extramaculaires, temporale ou nasale, évaluée comparativement pour les deux yeux.

Aucune autre paralysie d'origine réflexe, aucun autre spasme indirect n'est capable de donner lieu à l'inégalité pupillaire. Tous ces réflexes se partagent également sur les deux yeux. Il n'y a à cette règle qu'une seule exception, c'est celle du tabes, où une anisocorie momentanée précède l'établissement définitif, *bilatéral*, du signe d'ARGYLL ROBERTSON.

Toutefois dans certaines formes d'hystérie, caractérisées par la dissociation absolue des deux individualités physiologiques, droite et gauche, les lésions unilatérales des voies centripètes provoqueront toujours de l'anisocorie. Chez certains hystériques il n'existe plus aucune association fonctionnelle entre la moitié droite et la moitié gauche du corps ; l'une moitié vit indépendamment de l'autre : toutes les voies commissurales transverses (horizontales) ou croisées (obliques) sont pour ainsi dire supprimées. Et ceci peut surtout se manifester pour le fonctionnement des yeux qui mieux que tous les autres organes gardent indépendants leurs réflexes *directs*, supérieurs. La lumière en pénétrant dans l'œil gauche rétrécit la pupille gauche et laisse chez ces hystériques la pupille droite indifférente, sans réaction symétrique ; puis la sensation lumineuse monte aux centres supérieurs : l'hystérique voit avec son cerveau gauche, puis commande avec son cerveau gauche, et à l'œil gauche seulement, tous les mouvements d'accommodation et de rotation dans l'orbite ;

mais il n'y a plus ni mouvements associés de convergence ni mouvements harmoniques de divergence binoculaire. L'œil gauche se mettra même en strabisme spastique, parce que l'hémisphère gauche, ou le tubercule quadrijumeau antérieur gauche ou peut-être le cervelet gauche commandent encore un demi-mouvement associé de vision convergente ou latérale, binoculaire, et que l'œil gauche, seul sollicité, se mettra en convergence ou en divergence suivant les circonstances.

Anisocorie musculaire et anisocorie nerveuse extra-oculaire. — Les affections *intra-oculaires unilatérales* capables de provoquer l'anomalie pupillaire, donnant lieu à l'anisocorie, sont les ophtalmies avec hypertonie ou hypotonie du globe et celles avec congestion ou anémie de l'iris. L'hypertonie et l'anémie donnent de la mydriase unilatérale ; l'hypotonie et l'hyperémie, du myosis.

L'ophtalmoplégie interne (atropinique, etc.), le spasme de la musculature irienne et ciliaire (ésérinique), l'angio-paralysie et l'angio-spasme iriens, d'origine intra-oculaire, quand ils sont unilatéraux, font de même de l'anisocorie.

Tous les spasmes et paralysies par lésions des voies motrices iriennes *rétro-bulbaires,* signalés dans les chapitres précédents, comme aussi la paralysie ou le spasme vasculaire que provoquent les lésions *extra-oculaires* du grand sympathique cervical ou des centres de ce nerf, donnent lieu, quand ces affections sont *unilatérales,* au symptôme : anisocorie. Et, parmi les centres du grand sympathique cervical, il ne faut pas seulement ranger le centre cilio-spinal, dorsal, et les autres centres accessoires éparpillés dans toute la hauteur de la moelle cervicale et intracranienne, jusqu'au noyau supérieur du trijumeau, mais aussi les centres corticaux psycho-moteurs en communication directe avec les centres cilio-spinaux proprement dits. Seulement, pour qu'une affection corticale puisse donner lieu à un symptôme pupillaire unilatéral, il faut une rupture dans l'équilibre fonctionnel des deux hémisphères, telle qu'en produit la névro-psychose qu'on appelle *hystérie*. Chez les hystériques, chez les hystéro-épileptiques et dans la névrose hystéro-traumatique on rencontre des anisocories d'ordre sympathique : de la mydriase angio-spastique unilatérale plus souvent que du myosis angio-paralytique. Encore faut-il chez ces hystériques compter avec les phénomènes de transfert, qui transportent alternativement de droite à gauche le phénomène pathologique pupillaire (*mydriase à bascule*).

Chez ces mêmes hystériques peut exister ou le spasme d'accommodation cortical, unilatéral ou la paralysie de cette accommodation avec anisocorie correspondante. Il en est de même pour le réflexe pupillaire psycho-sensoriel.

Symptômes concomitants.— L'anisocorie, comme on le voit, appartient à une lésion fonctionnelle des *muscles iriens* ou à un trouble fonctionnel de la tunique *musculaire* des *vaisseaux iriens*. Mais le *muscle ciliaire* participe presque toujours, et dans le même sens, à la paralysie ou au spasme des muscles iriens : sphincter et dilatateur. La paralysie ou le spasme s'étend même au dehors de l'œil aux *muscles extrinsèques* et cette complication donne lieu à de la diplopie avec ou sans strabisme apparent. Avec l'ophtalmoplégie externe il ne peut guère exister que de la mydriase. Dans la paralysie du droit externe la pupille pourrait être un peu plus petite que celle de l'autre côté : car avec la paralysie des *abducteurs-élévateurs* de l'œil coïncide la paralysie du muscle dilatateur de la pupille. Cette association de la dilatation de la pupille avec l'installation des yeux pour la vision binoculaire à distance et du rétrécissement de la pupille avec l'installation des yeux pour la vision binoculaire rapprochée, se voit beaucoup mieux dans les formes spastiques ; dans le cas de convergence spastique unilatérale, la pupille est petite du même côté et dans le cas, plus rare, de divergence spastique unilatérale, la pupille est grande du même côté.

Dans les cas de *parésie* des muscles extrinsèques et intrinsèques, innervés par l'oculo-moteur commun, on voit très bien que la pupille, déjà plus grande, se dilate encore quand on fait porter le regard au dehors, tandis que cette pupille se resserre péniblement quand on fait regarder le malade en dedans.

L'anisocorie sympathique, de son côté, se complique souvent d'une partie ou de la totalité du syndrome de l'irritation ou de la paralysie du sympathique cervical.

Étiologie. — L'anisocorie a été signalée dans les maladies suivantes :
Les méningites (LEIGHTENSTERN) ;
L'hydrocéphalie interne (LEICHTENSTERN) ;
La paralysie générale progressive (BAILLARGER), 1850 ;
La paralysie bulbaire (EISENLOHR) ;
Le tabes (CHARCOT) ;
La sclérose en plaques (UTHOFF) ;
Les affections systématiques de la moelle cervico-dorsale ;
L'anévrysme de l'aorte ;
La fièvre récurrente, parmi les fièvres infectieuses ;
Les différentes formes d'hystérie ;
La neurasthénie (BEARD, HIRT) ;
Les auto-intoxications intestinales ;
La pneumonie franche ;
La tuberculose du poumon et des plèvres (RAMPOLDI) ;
Certaines maladies du cœur et surtout la syphilis cérébro-spinale congénitale ou acquise.

Beaucoup d'auteurs soutiennent qu'elle se rencontre aussi chez des personnes absolument saines, mais transitoirement (HIRT, UTHOFF, IBLITZ).

Pour les détails je renvoie au tome IV.

Diagnostic. — Devant l'anisocorie, le médecin doit songer, avant tout, à la mydriase atropinique ou au myosis ésérinique. Après il pensera aux troubles circulatoires iriens et aux variations unilatérales de la tension intra-oculaire. En dernier lieu il recherchera les mauvaises innervations musculaires de l'iris, à commencer par les paralysies intrinsèques fasciculaires ou nucléaires pour finir par les spasmes de même localisation. Il ne songera à l'anisocorie d'origine psychique que s'il constate quelque symptôme appartenant à l'hystérie. Autrement, avec une lésion hémisphérique, l'anisocorie ne peut tenir qu'à une congestion sanguine différente pour les deux yeux.

Il ne faut songer à une affection du grand sympathique que lorsque les mouvements pupillaires sont conservés dans toute leur intégrité, tant à droite qu'à gauche. Les symptômes concomitants de la lésion sympathique : rétrécissement de la fente palpébrale, chute de la paupière, enophtalmie, hypotonie, etc., faciliteront le diagnostic.

Dans le cas d'inégalité pupillaire il n'est pas toujours commode de décider laquelle d'entre les deux pupilles est malade ; si l'une est trop petite ou l'autre trop grande.

On considère comme étant l'œil sain celui dont la pupille présente la dilatation moyenne, imposée par l'éclairage. Néanmoins, en règle générale, il faut considérer comme malade l'œil qui présente encore d'autres troubles musculaires intérieurs ou extérieurs.

II. — IRRÉGULARITÉS DE LA PUPILLE

Définition et pathogénie. — A l'état normal, la pupille est ronde ou tout au plus un peu ovalaire ; mais toujours son contour est régulier, sans encoches, ni saillies apparentes. Anormalement, par voie héréditaire, congénitale, ou par voie acquise, la pupille peut être déformée, à contours manifestement irréguliers : c'est ce qu'on appelle l'*irrégularité de la pupille* ou *déformation de la pupille*.

Des irrégularités congénitales de la pupille résultent du développement inégal du muscle sphincter, sur toute la circonférence de la pupille, ou de l'hypertrophie d'appendices épithéliaux de la couche pigmentaire (*verrues uvéales pupillaires*).

Des irrégularités acquises sont produites par les synéchies postérieures et par des paralysies partielles de l'appareil musculaire de l'iris.

Il peut paraître difficile d'admettre une paralysie ou une parésie de quelques filets ciliaires pupillo-moteurs ou de parties correspondantes dans le centre cérébral ou spinal (PILTZ) ; le plexus nerveux ciliaire et celui du ganglion ophtalmique doivent en grand partie pouvoir effacer cette localisation de la paralysie. L'inégalité de contraction des muscles iriens ne peut bien s'expliquer que par une lésion organique comprenant un secteur du plexus ciliaire lui-même, ainsi que cela arrive certainement pour certaines épisclérites ou scléro-choroïdites antérieures, en foyers.

On signale néanmoins des irrégularités pupillaires ayant succédé à l'abrasion ciliaire antérieure ; à la résection optico-ciliaire, — incomplète probablement — à l'élongation du nerf optique (de WECKER), sans doute avec lésion de quelque nerf ciliaire.

L'irrégularité pupillaire peut être aussi d'origine musculaire, par paralysie traumatique limitée.

Irrégularité pupillaire traumatique. — Dans les contusions du globe oculaire, la pupille est très souvent irrégulière, pour cause de déchirures peu profondes du bord pupillaire ou par suite de commotion plus forte de certains secteurs de la membrane irienne, ou de la région ciliaire, comprenant le plexus nerveux ciliaire.

Il est bien permis de songer à la commotion limitée d'une portion du sphincter de la pupille, puisque le renversement partiel de la membrane irienne, prouve suffisamment, que malgré la limpidité de l'humeur aqueuse, qui remplit la chambre antérieure, le choc exerce néanmoins une action directe, dominante, sur certaines parties de l'iris. La déformation *triangulaire* de la pupille, si fréquente après contusion du globe, nous permet même d'admettre que la lésion directe, celle du coup, est petite, et que la lésion indirecte, celle du contre-coup, est plus grande, plus large ; car tout en choisissant un point pour porter son plein effet, la force contondante reste quand même soumise à la loi de transmission des énergies à travers les liquides.

Je pense même que ces paralysies circonscrites du sphincter de la pupille, sont plus fréquentes que les éraillures ou déchirures du bord pupillaire. Après guérison de la paralysie traumatique du sphincter et après disparition de la mydriase irrégulière, triangulaire, la pupille revient le plus souvent à sa forme ronde primitive, sans que son bord conserve la moindre encoche, au niveau des soi-disant déchirures.

Irrégularité pupillaire syphilitique et parasyphilitique. — Depuis longtemps déjà, les neurologistes avaient signalé que, dès avant l'apparition du signe d'Argyll Robertson ou du myosis spinal de Erb, la pupille présentait une irrégularité manifeste de son contour circulaire, dans le tabes, la paralysie générale et la syphilis cérébro-spinale.

Brown-Séquard avait parlé d'une déformation elliptique de la pupille, comme symptôme caractéristique et précoce du tabes.

Dans ces derniers temps beaucoup d'auteurs ont insisté à nouveau sur cette idée que la déformation de la pupille précède le myosis du tabes (E. Berger, Kahler, Terson, Schrameck) ainsi que les anisocories de la syphilis cérébrale, du tabes et de la paralysie générale (Schrameck, Kœnig).

D'autres maladies nerveuses ou psychoses peuvent présenter le même symptôme (Marandon de Montyel).

Nous ne pouvons pas savoir s'il s'agit, ici aussi, de paralysies ou de parésies circonscrites, limitées à une partie du sphincter, ou s'il faut invoquer des troubles vaso-moteurs inégalement répartis dans la membrane diaphragmatique du globe oculaire.

Si l'iritis syphilitique a précédé les manifestations spécifiques, que l'on soupçonne du côté des centres nerveux, des reliquats d'endovasculite syphilitique peuvent, à eux seuls, expliquer l'engorgement sanguin irrégulier de l'iris et la déformation pupillaire qui en est la conséquence.

De même, la sclérose inégale de la membrane pupillaire, spontanée ou consécutive à une inflammation banale de l'iris, rend déjà la pupille irrégulière.

Diagnostic. — Un fort rétrécissement de la pupille peut toujours mettre en évidence certains appendices de la couche pigmentaire de l'iris, anormalement hypertrophiés.

Il n'est donc pas prudent de conclure immédiatement à la syphilis, au tabes ou à la paralysie générale en perspective, pour la moindre irrégularité que peut présenter le cercle pupillaire.

Les synéchies postérieures déforment aussi la pupille. Quand on soupçonne leur existence, il faut instiller une goutte d'atropine pour éclairer son diagnostic.

Enfin, dans les parésies du sphincter de la pupille, les moindres défauts dans la structure et le développement anatomiques de ce muscle se marquent par une irrégularité du contour de la pupille ; et cette irrégularité s'accentue d'autant plus que le muscle doit développer un effort plus considérable ; d'autant plus par conséquent que la pupille devient plus petite.

La dilatation irrégulière de la pupille dans le glaucome, constamment exagérée dans la moitié supérieure, nous force déjà à admettre un développement plus faible du sphincter, dans son arc supérieur, ou une sensibilité plus grande à la compression paralysante, de l'appareil nerveux moteur, dans la région correspondante.

III. — ANOMALIES PUPILLAIRES MÉCANIQUES

Myosis ou mydriase. — Une diminution de la tension intra-oculaire entraîne infailliblement un rétrécissement de la pupille. Plus l'hypotonie est grande et plus la pupille se resserre. Dans un œil tout à fait mou, la pupille finit par être toute petite, sans toutefois atteindre le myosis extrême du spasme du sphincter, où la pupille est réduite à une pointe d'épingle.

Et cependant, dans un œil sain, ouvert par paracentèse de la cornée ou par section cornéenne plus large, la pupille ne se rétrécit pas à ce point : le cristallin, sur lequel glisse le bord pupillaire, arrête mieux son mouvement centripète quand il n'existe plus de chambre antérieure remplie d'humeur aqueuse.

La facilité avec laquelle le sang arrive dans les vaisseaux de l'iris joue ici un grand rôle. Un spasme concomitant des fibres vaso-constrictrices de l'iris ne permettrait pas un grand rétrécissement de la pupille. Une paralysie simultanée des vaso-dilatateurs, au contraire, entraînerait un rétrécissement excessif. Nous constatons toutes ces façons différentes de réagir de la pupille, pendant nos opérations. Nous en pouvons tirer quelques conclusions sur l'état de la musculature irienne et vasculaire de l'œil que nous opérons de cataracte et d'iridectomie.

Inversement, une augmentation de la tension intra-oculaire doit dilater la pupille. Mais ici les muscles de l'iris et le réseau vasculaire contrecarrent encore plus facilement l'évolution du phénomène pupillaire, exclusivement physique.

Déformation de la pupille. — Une compression extérieure du globe oculaire suffit pour augmenter sa tension intérieure. Sous l'influence de cette modification rapide de l'équilibre statique des humeurs intra-oculaires, la pupille se dilate irrégulièrement : son cercle pupillaire régulier se déforme. La déformation de l'orifice pupillaire peut tenir à un trouble circulatoire, une anémie provoquée dans un secteur du diaphragme irien, par la compression brusque exercée sur la région du cercle artériel ciliaire. Elle pourrait aussi tenir à un refoulement en arrière d'un secteur irien lui-même.

Les synéchies modifient encore dans un autre sens la dilatation mécanique de la pupille. Les synéchies clouent pour ainsi dire le bord pupillaire aux parois des chambres oculaires et maintiennent, pour la partie soudée de l'iris, une dilatation pupillaire invariable. Les synéchies n'immobilisent pas le sphincter de la pupille : la contraction volontaire ou réflexe de ce petit muscle continue de se signaler, même sans déplacement de l'iris, par le trémoussement de la zone pupillaire.

Les synéchies déforment et *déplacent* la pupille. Les synéchies antérieures beaucoup plus que les synéchies postérieures. Les synéchies ne dilatent la pupille que pour autant que le point d'attache se trouve plus éloigné du centre que le bord libre de la pupille contractée par un fort éclairage. C'est ce qui arrive après guérison d'une iritis, lorsque, dans le cours de la maladie, il s'est encore formé des synéchies très périphériques, alors que l'atropine était déjà parvenue à dilater plus ou moins largement la pupille.

Myosis asphyxique, veineux. — Dans la thrombose des sinus intracraniens, du sinus caverneux en particulier, la congestion passive ne s'établit dans l'intérieur du globe oculaire, que pour autant que le caillot fibrineux se prolonge jusque dans la veine ophtalmique. Il en résulte une dilatation congestive de la membrane irienne avec myosis, si les lésions concomitantes des nerfs : oculo-moteur, optique et ophtalmique, ne provoquaient la mydriase. La tension glaucomateuse de l'œil contrarie également l'établissement du myosis, par congestion veineuse mécanique.

Les troubles circulatoires dans les veines jugulaires et l'engorgement du cœur droit ne retentissent que tardivement sur la circulation intra-oculaire et sur les dimensions de la pupille. Cependant chez beaucoup de vieillards, la pupille est très petite pour la seule raison que l'iris renferme beaucoup de sang veineux. Aussi, lors de l'iridectomie, ces iris saignent-ils abondamment.

La congestion passive longtemps prolongée amène de l'atrophie scléreuse du parenchyme irien. Aussi saisit-on très difficilement, entre les mors de la

pince à iridectomie, ces iris, amincis et lisses comme une délicate feuille de
papier bien unie. Les branches de la pince repoussent ces membranes au
lieu de s'enfoncer dans leur stroma et de former un pli saisissable.

Mydriase ischémique. — Un déplacement soudain du sang provoque la
mydriase ischémique.

Une douleur excessive provoque chez les personnes très sensibles ou
quelque peu nerveuses, un relâchement brusque du tonus vasculaire, suivi
de syncope. La syncope est le résultat d'une anémie cérébrale, provoquée par
l'accumulation du sang dans ces parties déclives du système vasculaire. Cette
syncope est toujours précédée d'une dilatation excessive de la pupille.

La peur, en ouvrant l'immense réseau vasculaire abdominal, peut de même
provoquer une mydriase très forte d'origine purement mécanique.

A chaque fois, l'anémie irienne est renforcée par la tension intra-oculaire
pressant sur le parenchyme vasculaire.

Pendant la respiration de Cheyne-Stokes, la pupille se dilate lentement,
mais fortement, durant la période d'accélération des mouvements respiratoires pour revenir ensuite à des dimensions plus petites pendant la période
de suspension des mouvements respiratoires et, pour ainsi dire, brusquement.
L'apnée favorise la congestion de l'iris d'où myosis, les inspirations profondes
dégorgent le système de la veine cave supérieure : d'où mydriase.

IV. — HIPPUS

Définition et pathogénie. — Une innervation aussi compliquée que celle
de la musculature intra-oculaire, que tant de maladies peuvent atteindre,
ainsi que nous venons de le voir, et de si multiples façons, doit se détraquer
facilement, se fausser pour ce qui concerne la coordination parfaite des
contractions utiles, dans les mouvements associés ou harmoniques, des différents groupes musculaires. Cette ataxie fonctionnelle des muscles intra-oculaires est peu connue. Toutes les formes ataxiques ont été réunies jusqu'ici
sous la seule désignation : *hippus*.

On définit *l'hippus* : une oscillation rapide et continue de la pupille, en
dehors de tout changement d'éclairage ; et on a rattaché cette instabilité maladive de la pupille à des lésions fonctionnelles ou organiques du cerveau,
ensemble avec d'autres mouvements nystagmiques des muscles extrinsèques
de l'œil, que l'on signale précisément pour l'anémie cérébrale intense et répétée, la sclérose multiple, le tabes, l'épilepsie et l'hystérie (HIRT).

Ainsi compris l'hippus n'est qu'un spasme clonique de l'accommodation.

ZEHENDER prétendait d'ailleurs que l'hippus pupillaire se lie au nystagmus
oculaire spasmodique et que le muscle sphincter est animé des mêmes contractions cloniques que les muscles extra-oculaires. Et, d'après HIRSCHBERG,
les anciens employaient déjà le mot *hippus* (cheval fringant), mais pour

désigner les oscillations pathologiques du globe oculaire que nous appelons aujourd'hui *nystagmus*.

Variétés. — Il existe quelques autres variétés d'hippus. Ainsi l'*hippus* comprend d'abord les oscillations parétiques, directes ou réflexes, des muscles intra-oculaires (Foerster, Gowers). C'est de la faiblesse musculaire plutôt que du spasme clonique, comme tout à l'heure. C'est le tremblement musculaire appliqué aux muscles de la pupille.

L'hippus comprend ensuite les spasmes fugaces des mêmes muscles, irrégulièrement répétés. C'est le *tic* nerveux. Le clignotement des paupières accompagne quelquefois cette espèce d'hippus (Ruete).

L'hippus comprend enfin l'innervation inadéquate des muscles intrinsèques pendant leurs mouvements associés. C'est de la vraie *ataxie*.

Uthoff cite le cas d'une suppression totale du réflexe lumineux, où les contractions répétées, spasmodiques, du sphincter provoquaient seules l'hippus. C'est le type parfait débarrassé des autres phénomènes pupillaires, qui, dans les conditions normales, gênent si fort l'observation de cette rare anomalie du jeu de la pupille.

Dans l'hippus, ce ne sont pas seulement les muscles iriens qui sont troublés dans leurs fonctions ; le muscle ciliaire peut être le muscle essentiellement malade et les mouvements désordonnés de la pupille peuvent ne représenter que des oscillations synergiques des contractions pathologiques du muscle accommodateur. Ainsi dans les spasmes fugaces de l'accommodation, pendant la crise épileptique, les mouvements pupillaires oscillent comme les contractions et les relâchements alternatifs du muscle ciliaire. Après notre étude sur la paralysie et le spasme de l'*accommodation*, il n'y a, dans cette association d'anomalies fonctionnelles musculaires, rien qui puisse nous surprendre. Le sphincter de la pupille et même le dilatateur de la pupille appartiennent, aussi bien que le muscle ciliaire, à l'appareil accommodateur musculaire de l'œil humain. Quant à l'association des muscles extrinsèques au phénomène intra-oculaire, le mouvement harmonique de l'accommodation *binoculaire*, normale, la justifie pleinement ; avec l'accommodation à courte distance, se contractent le sphincter de la pupille et tous les muscles abaisseurs-convergents de l'œil ; avec l'accommodation à grande distance, entrent en contraction le dilatateur de la pupille et tous les muscles divergents-élévateurs du globe.

Aspect clinique. — Dans l'hippus, la pupille se contracte et se dilate alternativement avec une fréquence remarquable. Les oscillations de la pupille sont d'ailleurs fort inégales et ont lieu en dehors de toute variation sensible de l'éclairage.

Durant le sommeil, le mouvement cesse. Les oscillations sont tantôt longues, mais lentes ; d'autres fois, courtes et rapides.

Selon que domine la mydriase ou le myosis il faudra songer à des lésions atteignant, directement ou indirectement, le muscle sphincter ou le muscle dilatateur.

Avec la loupe on trouvera des hippus qu'on n'avait pas reconnus à la simple inspection.

Beaucoup d'auteurs, par contre, mettent en doute l'existence même de l'hippus.

D'autres admettent l'hippus réflexe : une simple exagération du phénomène physiologique du réflexe lumineux, qui, alors, se laisse influencer comme le réflexe normal.

V. — TREMBLEMENT OU OSCILLATION DE L'IRIS IRIDODONÈSE

Définition et pathogénie. — Dans les conditions normales la membrane irienne est fermement tirée sur la saillie du cristallin par la contraction tonique de son muscle sphincter de la pupille. Cette membrane ne flotte pas dans l'humeur aqueuse des deux chambres, où règne à peu près la même tension osmotique, devant et derrière l'iris. Cette tension osmotique est d'ailleurs suffisamment grande pour donner aux deux chambres une forme invariable ; tout au moins, pour un temps déterminé. Le liquide, qui remplit ces deux chambres et en distend les parois, ne peut donc subir des déplacements en masse, puisqu'il n'existe nulle part de vide. Ainsi le contenu d'une bouteille toute pleine d'eau reste immobile quel que soit le mouvement communiqué à la bouteille. Si la bouteille n'est pas toute pleine, il suffit, au contraire, pour déplacer le contenu d'incliner le récipient. On communiquera au liquide des déplacements d'autant plus grands et d'autant plus rapides que l'espace resté vide est plus considérable. Il en sera de même pour un récipient fermé et tout plein d'eau mais dont les parois ne sont pas assez rigides pour que le poids de l'eau à lui seul ne puisse en déformer l'enveloppe.

Du vide, il n'y en a jamais dans l'œil fermé. Mais il suffira que l'œil se ramollisse pour que pendant les déplacements du globe oculaire, la membrane irienne se mette à gondoler sous le poids de l'humeur aqueuse qui se déplace séparément dans les deux chambres. C'est ce qu'on appelle la *trémulation* de l'iris, le *tremblottement* pathologique de l'iris, l'*iridodonésis*. Pour chaque mouvement brusque du globe, l'iris éprouve d'avant en arrière une sorte de petite secousse, qui semble être d'autant plus étendue qu'on observe la membrane plus près de son bord inférieur (DESMARRES).

L'absence du cristallin, en supprimant le point d'appui central de l'iris, facilite naturellement les mouvements fluctuants de la membrane. Mais si la tension intra-oculaire est très élevée, l'iridodonésis ne se produit pas quand même ; ou du moins le flottement de la membrane ne se fait que très lentement. On ne voit pas sur la face antérieure de l'iris ces espèces d'ondes mouvantes comme en provoque sur l'étoffe du drapeau une brise tranquille ou comme en fait naître à la surface d'une eau dormante, un gros poisson qui nage à petite profondeur. Le bord pupillaire pendant les mouvements de l'œil ou de la tête peut être soulevée sur un point quelconque, sous la poussée de l'humeur aqueuse postérieure ; comme tout le cercle pupillaire peut s'avancer d'un coup, au moment même où la tension tend à s'élever brusquement, dans la chambre postérieure, au-dessus du degré de tension de la chambre antérieure, ainsi que cela arrive au moment de la contraction du muscle ciliaire pour l'accommodation.

La paralysie du muscle sphincter de la pupille ne donne pas non plus lieu à l'iridodonésis. La pupille, plus large, peut subir les mêmes déplacements que tout à l'heure et dans les mêmes conditions, mais la membrane entière ne présente pas ce gondolement caractéristique qui constitue l'iridodonésis.

Les synéchies postérieures, même la synéchie annulaire totale, n'empêche pas le ballottement de l'iris.

Par contre, la synéchie antérieure, qui attire l'iris en avant et détache par conséquent, en grande partie, le bord pupillaire du sommet antérieur du cristallin, de façon à faire communiquer largement la chambre postérieure à la chambre antérieure, empêche plutôt, par le tiraillement de la membrane, le lent mouvement flottant du voile irien, sans pour cela favoriser l'iridodonésis vrai.

Le ramollissement du corps vitré fait toujours apparaître le ballottement de l'iris, pourvu que la densité de cette humeur soit inférieure à la normale ou différente de la densité de l'humeur aqueuse. Ce n'est pas la liquéfaction du corps vitré qui, dans l'hydrophtalmie antérieure, fait gondoler l'iris, c'est l'abaissement de la tension osmotique de l'humeur vitrée, incapable de distendre le segment postérieur du globe, qui permet le déplacement des différents contenus liquides, intra-oculaires, les uns par rapport aux autres; déplacement, qui entraîne le flottement de l'iris à chaque mouvement du globe ou de la tête. C'est en somme le déplacement de l'eau par rapport à l'air dans la bouteille non remplie.

Un iris ballottant modifie difficilement les dimensions de sa pupille puisque la tension intra-oculaire, ici souvent abaissée, joue un si grand rôle dans l'exécution lente ou rapide de ces mouvements pupillaires passifs. Dans un œil bien tendu la pupille se dilate facilement, promptement et largement à chaque fois que les circonstances le commandent. Le rétrécissement consécutif se fera avec un peu moins de promptitude, mais il se fera quand même et avec toute l'ampleur requise. Dans un œil hypotone, la pupille ne se dilate qu'avec grand'peine, ou même pas du tout; mais, sous l'influence du commandement de l'accommodation, la pupille se rétrécira immédiatement, ou, si elle ne peut plus le faire, parce que déjà le myosis est excessif, on lira facilement la contraction du sphincter irien sur la face antérieure de cette membrane, en y constatant le trémoussement si caractéristique de la zone pupillaire pendant cette contraction.

La subluxation du cristallin, et le ratatinement de la lentille sans luxation peuvent encore moins que le départ de la lentille tout entière occasionner directement l'iridodonésis. Mais, indirectement, en agissant sur la tension intra-oculaire ou sur la composition chimique des liquides intra-oculaires, cela est parfaitement possible. Cependant la lentille flottant dans le corps vitré peut, quand la tête se penche en avant, peser sur l'iris, et le faire bomber en avant dans la chambre antérieure. Puis quand la tête se redresse, l'iris, soulagé du poids de la lentille, qui rebascule dans l'humeur vitrée, reprend sa position verticale. Ce déplacement en masse de la membrane irienne ne ressemble en rien à la trémulation de l'iris.

Le cristallin liquéfié sous forme de cataracte de Morgagni, par contre, peut favoriser l'iridodonésis, quand, après un commencement de résorption de la masse liquide, la capsule du cristallin s'affaisse et permet le glissement réciproque de l'humeur aqueuse et du liquide cristallinien, humeurs séparées par cette capsule.

Tant que le sphincter de la pupille repose sur le cristallin, le ballottement ou gondolement de la membrane n'existe qu'au niveau de la portion ciliaire. La zone pupillaire demeure étalée sur la surface convexe du cristallin, qu'elle ne quitte pas.

Si dans un œil fortement myope vous constatez l'iridodonésis, soyez assuré d'avance que cet œil se trouve sous une tension intra-oculaire anormalement basse. C'est ordinairement la tension osmotique du corps vitré qui a baissé au point de ne plus s'équilibrer parfaitement avec celle de l'humeur aqueuse. Ces deux tensions peuvent quelquefois ne s'égaliser qu'avec beaucoup de peine : pendant tout le temps que dure ce défaut d'équilibre la membrane irienne ballotte.

Si l'instillation de l'ésérine est capable de produire dans un œil normal le gondolement de l'iris, lors des mouvements du globe oculaire (Fuchs), c'est que ce myotique est capable d'abaisser considérablement la tension normale de cet œil, ou, tout au moins, de rompre l'équilibre parfait qui existait auparavant entre la tension osmotique de l'humeur aqueuse et celle du corps vitré ou entre la tension de la chambre antérieure approfondie par le myosis et celle de la chambre postérieure (Fuchs).

Avec l'âge les modifications dans la tension intra-oculaire arrivent fréquemment, et quelquefois très soudainement. Ce n'est pas dans un œil glaucomateux qu'on verra l'iridodonésis, mais bien dans un œil hypotone. Ce n'est donc pas l'âge même qui fait l'iridodonésis (Panas) mais les troubles de la tension intra-oculaire, si fréquents à cette époque de la vie. Jamais le tremblement de l'iris n'est tout à fait physiologique.

CHAPITRE III

DÉGÉNÉRESCENCES DU TRACTUS UVÉAL

La principale et pour ainsi dire l'unique dégénérescence du tractus uvéal, celle d'où dérivent toutes les autres, est l'*atrophie vasculaire* de la membrane : atrophie essentielle, par lésion directe des vaisseaux sanguins, ou atrophie secondaire, par défaut de fonctionnement physiologique des éléments importants de l'organe visuel que le tractus uvéal est destiné à nourrir.

I. — ATROPHIE DE L'IRIS ET DU CORPS CILIAIRE

Les causes principales de l'atrophie de l'iris se résument comme suit :

1º L'inflammation chronique, spontanée, de la membrane entraînant la sclérose inflammatoire.

2º L'exagération de la tension intra-oculaire, comprimant la membrane tout entière ou écrasant sa zone marginale contre la périphérie cornéenne dans l'encoignure de la chambre antérieure ;

3º Le tiraillement de la membrane, suivant le plan de l'iris, quand la pupille présente des synéchies inextensibles, lors du développement normal ou exagéré du globe chez l'enfant ;

4º Le contact d'un exsudat ou d'un fragment de cristallin ayant demandé beaucoup de temps à se résorber, de façon à entretenir à ce niveau, dans l'iris, une inflammation chronique ;

5º L'âge très avancé : par artério-sclérose sénile ;

6º L'artério sclérose toxi-infectieuse.

Règle générale, la sclérose du corps ciliaire complique l'atrophie de l'iris. Comme ces deux organes s'enflamment ensemble, ils subissent ensemble la dégénérescence scléreuse, atrophique.

Atrophie par inflammation. — Au bout d'un temps assez long, l'iris chroniquement enflammé s'atrophie. Il prend une couleur grisâtre, comme suite de la disparition de son pigment et de la transformation de son parenchyme muqueux transparent, en tissu conjonctif fibrillaire plus opaque. L'aspect de cet iris est terne, couleur de feuille morte. Tous les reliefs délicats ont sombré dans l'aplatissement atrophique : la membrane est comme nivelée.

Quelquefois l'iris présente un aspect tigré : des taches noires ou brunes ou jaune de feuille morte, plaquent encore irrégulièrement cette membrane décolorée dans l'ensemble; quand, par endroits, la circulation ayant été sauvée de l'oblitération générale, le pigment des chromatophores conjonctifs a été conservé ou même un peu augmenté.

Il n'y a pas d'organe parenchymateux dont l'inflammation est aussi promptement suivie d'atrophie que l'iris. Parfois une seule attaque d'iritis suffit pour amener une atrophie extraordinairement prononcée de cette membrane. Cela dépend du degré d'oblitération auquel arrivent les vaisseaux atteints d'endovasculite pendant la phlegmasie oculaire. Ainsi, dans l'iritis syphilitique, dans laquelle l'endartérite domine le tableau, beaucoup d'artères peuvent s'oblitérer en partie ou en totalité. Le rétrécissement ou la fermeture complète d'une partie de la canalisation d'apport du sang nourricier, entraîne donc un amincissement considérable de la membrane. C'est la disparition des reliefs de l'iris qui nous fait voir cet amincissement : c'est dans les reliefs qu'existent les rares capillaires sous-endothéliaux de la face antérieure de l'iris, et l'obstruction de ces minces canaux provoque l'aplatissement des saillies par sclérose du tissu conjonctif embryonnaire. L'iris apparaît dès lors comme une membrane unie à surface nivelée, sans reliefs ni enfoncements; sans nervures losangiques ni cryptes. Ayant perdu sa transparence par suite de la sclérose conjonctive, l'iris est gris, ou gris brun si tout pigment n'a pas disparu. A sa surface on voit quelquefois courir un gros vaisseau superficiel de direction inusitée. C'est une veine, la plupart du temps, pourvoyant à une nouvelle circulation de retour vers les derniers procès ciliaires, épargnés, par la sclérose qui atteint toutes les autres saillies du corps ciliaire. A l'origine de la veine nouvelle se trouve quelquefois un plexus ou réseau de veinules microscopiques, tellement serrées que, à l'examen clinique, on songe à une hémorragie interstitielle.

Dans les cas d'atrophie avancée de l'iris, l'opération de la pupille artificielle échoue souvent. La pince à iridectomie ne saisit pas la membrane, trop peu turgescente, trop unie pour s'engager entre les mors des branches, que l'opérateur fait peser sur elle. D'ailleurs cette membrane, mince et sans souplesse, comme une feuille de parchemin, fuit devant les mors qui veulent la saisir. Et, si après bien des tentatives inutiles, on parvient enfin à pincer l'iris par le bout de la pince, enfoncé presque perpendiculairement à la membrane, on n'attire pas facilement cet iris au dehors. Fragile comme une pellicule de gélatine humide, la membrane se déchire et la pince ne ramène qu'un débris informe.

C'est ainsi que se passe quelquefois l'opération de l'iridectomie pour glaucome aigu chez le vieillard profondément artério-scléreux et dont l'iris, également artério-scléreux, a subi une atrophie extrême. Le résultat de l'opération n'est pas brillant d'apparence; la pupille semble irrégulière et mal faite, mais le glaucome n'en sera pas moins coupé.

Les choses se passent de même dans l'hydrophtalmie avec synéchies postérieures et avec un égal succès au point de vue de l'abaissement de la tension intra-oculaire.

La sclérose profonde du corps ciliaire entraîne l'ectasie de la sclérotique : le staphylome. On ne rattache pas assez les ectasies sclérales à leur vraie cause : la sclérose de la membrane vasculaire sous-jacente. Pour aboutir au staphylome, il faut que cette sclérose atteigne au point correspondant tous les vaisseaux uvéaux jusqu'aux plus volumineux; une telle sclérose du tractus uvéal est toujours la suite d'une inflammation s'étendant à toute la membrane uvéale, envahissant par conséquent aussi la séreuse supra-choroïdienne et finissant par souder intimement entre elles la sclérotique et le corps ciliaire.

Atrophie par compression. — Quand l'iris est soumis à une pression exagérée supérieure à celle qu'il supporte normalement, cette membrane s'atrophie régulièrement. Sous la pression exagérée des liquides dans lesquels baigne l'iris, la circulation sanguine languit et la nutrition des tissus avec elle.

Quand l'iris est poussé en avant dans la chambre antérieure par une surabondance d'humeur aqueuse retenue dans la chambre postérieure à cause de l'existence d'une synéchie postérieure, annulaire ou totale, la membrane irienne s'amincit notablement, non seulement parce qu'elle s'étire, parce que son rayon s'allonge entre les deux points d'attache inflexibles, mais aussi parce que son stroma devient scléreux. Très souvent la voussure que présente l'iris est fort irrégulière, pourvue de bosses, que séparent des bandes tendues, comme des cordages faisant office de sangles. C'est précisément parce que l'ectasie de la membrane se fait en proportion du degré de sclérose auquel sont arrivées les différentes parties de l'iris. Là, où il n'y a plus de vaisseaux, l'iris cède, sans aucune résistance, à la pression osmotique de l'humeur qui se trouve accumulée dans la chambre postérieure; ailleurs où il y a encore quelques vaisseaux ayant gardé leur calibre normal, pouvant par conséquent aider largement à supporter le poids de cette tension exagérée, l'iris laisse à peine exagérer la courbe de sa ligne naturelle.

Il ne faut cependant pas confondre ces bandes encore vascularisées, qui sanglent la voussure de l'iris, avec les soudures partielles qui attachent solidement l'iris au cristallin et aux procès ciliaires, par des couennes fibrineuses ou conjonctives et qui peuvent produire à peu près le même effet clinique.

Une des conditions les plus favorables pour la poussée de l'iris en avant par l'humeur aqueuse, retenue dans la chambre postérieure, se trouve précisément réalisée par la sclérose des procès ciliaires. Tant que les capillaires des crêtes ciliaires sont larges, à paroi mince, la dialyse du plasma sanguin donne une humeur aqueuse plutôt riche en albumines solubles et relativement pauvre en sels inorganiques; d'où la formation d'un liquide à tension osmotique légèrement inférieure à celle de l'humeur existant dans la chambre antérieure, humeur fournie par les vaisseaux de l'iris, à paroi beaucoup plus épaisse, jusque dans les petits capillaires de la surface. Après sclérose des procès ciliaires les gros capillaires ciliaires prennent des parois pour le moins aussi grosses que celles des vaisseaux de l'iris; en même temps l'épithélium uvéal et rétinien s'amincit, perd davantage le caractère *épithélial*, cylindrique pour se rapprocher de la construction *endothéliale,* pavimenteuse; en un mot, toutes les conditions favorables se réunissent pour laisser dialyser un liquide riche en sels et à tension osmotique, supérieure à la normale. La preuve d'ailleurs que cette humeur est très pauvre en albumine, c'est qu'elle ne peut plus remplir désormais sa fonction nourricière pour le cristallin et pour le corps vitré; très peu de temps après la sclérose du corps ciliaire, le cristallin s'opacifie et le corps vitré se ratatine. Après un premier stade glaucomateux, survient un second stade de ramollissement ou de phtisie du globe.

L'iridectomie, en permettant le mélange immédiat des deux humeurs, aide à la régularisation de la tension intra-oculaire et recule le ramollissement atrophique de l'œil.

Dégénérescence de l'épithélium irien. — L'épithélium postérieur de l'iris se dépigmente comme les cellules étoilées du stroma et comme les cellules épithéliales uvéales de la choroïde, mais beaucoup moins que toutes celles-là. Sur les procès ciliaires, la dépigmentation est plus prononcée; ici les cellules subissent une sorte de dégénérescence aqueuse qui les vacuolise. Par le fusionnement de plusieurs cellules vacuolisées, il se forme parfois sous la cuticule interne, de petits kystes (Rosa Kersch-aumer).

Cette dégénérescence aqueuse peut se prolonger sur l'iris et rendre l'épithélium rétinien de l'iris extraordinairement fragile. Au moindre froissement, cet épithélium se disloque, crève et répand ses granulations pigmentaires dans l'humeur aqueuse. Pendant l'opération de la cataracte, le pigment libéré fait avec l'humeur aqueuse comme une pâle suspension d'encre de chine.

Dans le diabète (Becker, Deutschmann, Kamocki), ces mêmes cellules pigmentées subissent la dégénérescence glycogénique et les boules de glycogène s'hydratant outre mesure, donnent lieu à une vacuolisation analogue à celle de la simple dégénérescence aqueuse. Ici aussi les cellules vacuolisées, fragiles, tomberont en poussière au moindre froissement et coloreront de même l'humeur aqueuse pendant l'opération d'iridectomie ou de cataracte. Dans le diabète il ne s'agit donc pas d'une suite immédiate d'une sclérose vasculaire, qui n'existe pas, mais d'une dégénérescence particulière du tissu épithélial irien (Reiss). Depuis longtemps on connaît cette dégénérescence pour les cellules épithéliales du rein des glycosuriques.

II. — ATROPHIE DE LA CHOROÏDE

Dégénérescence de l'épithélium uvéal. — L'épithélium uvéal pigmenté se décolore avec l'âge, comme les cheveux et la barbe qui grisonnent. La décoloration commence par les parties les moins vascularisées, normalement : donc, par les parties équatoriales. Comme ce sont en même temps les parties les plus exposées à l'éclairage latéral de l'œil à travers la sclérotique, il en résulte un certain éblouissement qui fait contracter la pupille. Comme les enfants nouveau-nés, et pour la même raison, les vieillards ont des pupilles petites et sont facilement éblouis au grand jour.

Le protoplasme des cellules pigmentées devient en même temps moins ferme, plus aqueux ; et la tension exagérée, que donne à ce protoplasme cette imbibition aqueuse, fait repousser à la périphérie de la cellule les inclusions pigmentaires. L'imbibition aqueuse peut même créer un état vacuolaire de la cellule (*dégénérescence aqueuse*), rendant l'épithélium particulièrement fragile. Les grains pigmentés éprouvent eux-mêmes une sorte d'imbibition aqueuse, qui leur fait perdre leur forme cristalline, les rend plus mous et plus volumineux et les fait fusionner en masses plus claires, irrégulières.

Au milieu de l'épithélium décoloré, il reste cependant toujours quelques taches foncées, ou même noires, aux endroits où la circulation capillaire s'est mieux conservée ou subit peut-être une espèce de congestion passive par insuffisance de la vis à tergo artérielle.

Si le fond de l'œil chez le vieillard présente un aspect gaufré, à la suite de la dépigmentation générale de l'épithélium uvéal, on y rencontre cependant de temps en temps des taches irrégulières plus sombres d'hyperpigmentation relative, ou réelle : jusqu'à former des taches charbonneuses ressemblant aux foyers choroïditiques noirs de Foerster.

La dépigmentation sénile de l'épithélium uvéal n'est pas en rapport avec un arrêt de formation de cellules épithéliales nouvelles dans la zone pré-équatoriale des grandes cellules de Schwalbe. En prétendant que ces grandes cellules, renfermant parfois deux noyaux, devaient fournir les cellules remplaçantes pour celles que l'usure physiologique fait disparaître au pôle postérieur on s'est grandement trompé. Ce sont là des processus qui existent pour des épithéliums stratifiés, dont les cellules superficielles se détachent constamment et tombent dans le vide ; mais pour un épithélium simple, épithélial ou endothélial, jamais ce glissement ne s'opère. Toute cellule épithéliale naît sur place, évolue sur place et finit par mourir sur place avec l'organe entier ou l'individu lui-même. Il serait temps d'en finir avec ces zones de prolifération cellulaire, qui n'ont jamais existé.

A partir de l'âge de cinquante ans la dégénérescence atrophique de l'épithélium uvéal commençait déjà dans cette région antérieure de la choroïde pour les trois quarts des cas examinés par Rosa Kerschbaumer. Cette dégénérescence, peut bien réduire un peu le champ visuel, puisque la rétine s'atrophie à la suite de la choroïde ou ensemble avec elle ; mais cela n'influence pas autrement la vue. Ce qui ne pourrait pas être, si à cette région de la choroïde était dévolue une fonction physiologique aussi importante que celle de pourvoir au remplacement d'éléments cellulaires, usés par le fonctionnement même de l'organe.

Dégénérescence de la lame vitrée. — Nous connaissons déjà les *verrucosités* de la membrane vitrée de la choroïde ; dans la sclérose choroïdienne
qui suit la choroïdite, ces verrues hyalines occupent l'emplacement de l'ancienne phlegmasie, de préférence le pôle postérieur du globe ; dans la sclérose
sénile c'est à la périphérie de l'image ophtalmoscopique qu'on les trouve,
dans la zone équatoriale et dans la zone rétro-ciliaire ou pré-équatoriale. Plus
tard les verrucosités séniles se rapprochent du pôle postérieur mais toujours
en respectant la macula et le pourtour de la papille.

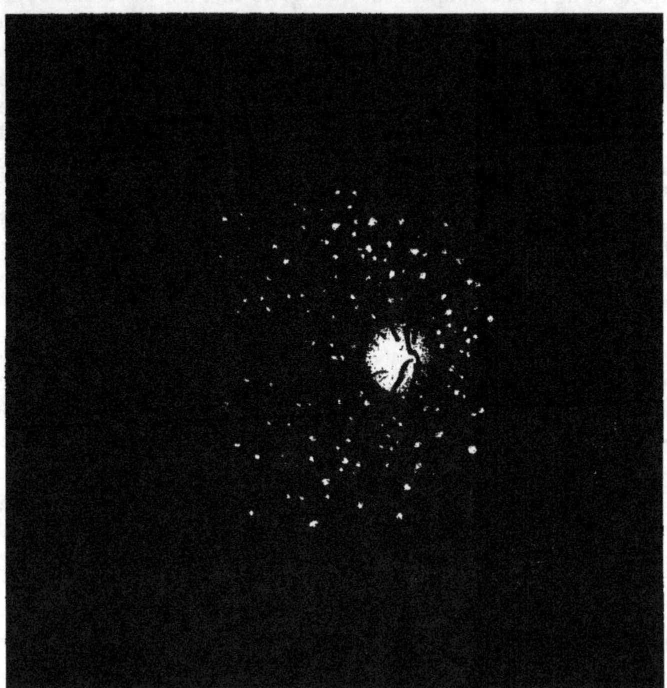

Verrucosités hyalines, au niveau de la lame vitrée de la choroïde (HAAB).

Au point de vue pathogénique on les considère comme une dégénérescence
hyaline, en foyers discrets, de la lame élastinoïde, avec gonflement consécutif de la masse hyaline, par hydratation. C'est cette hydratation qui
dessine dans la masse gonflée, arrondie, des lignes concentriques. Cette disposition lamellaire concentrique ne répond nullement à des accroissements
successifs par opposition de lamelles nouvelles aux lamelles préexistantes.

Il n'est pas impossible que la partie externe des cellules épithéliales
uvéales participe au processus pathologique de la lame vitrée, mais cela n'est
pas démontré. Les incrustations calcaires se sont rencontrées et l'ossification
même n'est pas impossible.

Une nouvelle étude de mes préparations m'a donné la conviction que les verrucosités hyalines de la choroïde — qu'il s'agisse d'altérations séniles ou de complications ultimes de vieilles chorio-rétinites — ne sont pas autre chose que des foyers de prolifération de l'épithélium uvéal, ayant subi ultérieure- ment une dégénérescence hyaline après que leur réseau capillaire nourricier choroïdien, se fût plus ou moins complètement oblitéré. La dégénérescence commence par les noyaux. Ceux-ci gonflent rapidement, se colorant uniformément et moins énergiquement que les noyaux normaux. Les noyaux gonflés finissent par remplir toute la cellule, ne formant plus avec celle-ci, qu'une masse unique qui se fusionne bientôt avec les autres cellules ayant subi la même transformation. Pendant quelque temps les granulations pigmentaires refoulées à la périphérie des cellules épithéliales conservent une vague indication des territoires cellulaires primitifs. Après la décoloration et la fonte de ces derniers éléments pigmentés, le foyer cellulaire ne forme plus qu'une masse unique, homogène, dans laquelle une hydratation inégale, suivant les conditions imposées par les lois de l'équilibre mécanique, trace après coup une stratification régulièrement concentrique. A la surface libre de la production du côté de la rétine, les granulations pigmentées se conservent le plus longtemps. Là aussi, elles disparaissent enfin, à commencer par le sommet.

Une fois devenues visibles à l'ophtalmoscope ces taches blanches verruqueuses ne grandissent plus. Avec l'ophtalmoscope nous ne voyons d'ailleurs que les plus grandes verrues : les petites nous échappent. Jamais ces verrucosités ne se fusionnent entre elles; elles ne sauraient donc grandir par confluence.

Chez le vieillard, ce qu'on appelle quelquefois la *choroïdite verruqueuse*, est donc une altération sénile pure ou une conséquence immédiate de la sclérose choroïdienne propre au grand âge. Chez l'adulte, l'affection ne survient que dans des yeux autrement malades du côté de la choroïde; elle n'est qu'un épiphénomène qui complique singulièrement l'image ophtalmoscopique des choroïdites et chorio-rétinites. La rétinite circinée n'est qu'une modification de la dégénérescence verruqueuse dans l'artério-sclérose sénile localisée d'emblée autour de la macula.

L'atrophie de la rétine suit immédiatement l'atrophie choroïdienne avec ses caractères anatomiques particuliers et les conséquences cliniques indépendantes du syndrome choroïdien.

Enfin de petites verrues peuvent apparaître chez le vieillard au milieu de la macula elle-même, indépendamment des deux autres formes précédentes ou compliquant une ébauche des deux premières formes; ébauche qui peut se compléter et s'achever dans la suite.

La localisation des verrucosités séniles coïncide assez bien avec celles des altérations atrophiques de l'épithélium pigmenté uvéal, mais ces lésions anatomiques ne se superposent pas toujours parfaitement.

Les lieux d'élection, par ordre de fréquence, pour l'emplacement des verrucosités séniles sont donc :

1° La zone périphérique antérieure ;
2° Autour de la papille du nerf optique ou dans la papille même ;
3° Autour de la macula et sur la macula.

Les verrues de la macula sont petites, jaunes au lieu de blanches, rondes
et non cerclées de pigment. Les périmaculaires sont plus grandes, très
blanches, encadrées de noir et si rapprochées qu'elles forment une plaque
blanche continue, aux contours irrégulièrement découpés et recouvertes d'un
réseau noir, formé par le fusionnement de tous les encadrements charbonneux. Les verrucosités autour de la papille et celles des régions équatoriales
gardent seuls leur caractère discret et leur forme classique. Dans la papille
même il s'agit d'une autre dégénérescence hyaline ou amyloïde, de vraies
cellules conjonctives.

C'est NAGEL le premier (1880) qui décrivit la maladie aux *glandes de la
choroïde*. C'est l'expression que les Allemands préfèrent encore aujourd'hui.
En Angleterre HUTCHINSON avec son assistant WARREN TAY donna en 1881 la description de la choroïdite qui porte tantôt le nom de maladie de Hutchinson
(GOLDZIEHER) et tantôt celui de maladie de Tay. TRACHER COLLINS cependant
l'appelle colloïde disease of the choroïde (1888). Pour la forme maculaire
NETTLÉSHIP emploie le nom : central senile guttata choroïditis. MASSELON parle
de l'infiltration vitreuse de la rétine et de la papille (1884), pour la deuxième
variété.

H. MULLER, DONDERS, LEBER, LIEBREICH, GOLDZIEHER, FUCHS, ROSA KERSCH-
BAUMER, KUNTL ont étudié anatomiquement la dégénérescence hyaline de la
membrane vitrée de la choroïde.

Dégénérescence du corps ciliaire. — Malgré la sclérose du corps ciliaire,
les procès ciliaires du vieillard peuvent être plus grands et surtout plus compliqués que les procès des adultes. Partout le système veineux est plus rempli ; la vis à tergo artérielle ne poussant plus avec la même énergie le sang à
travers les capillaires, les veines s'engorgent : il se forme partout des varices
sur l'iris et dans le corps ciliaire.

Le muscle ciliaire participe moins à la sclérose que le reste de l'organe ;
le muscle se contracte encore bien, mais l'effet utile de sa contraction est fortement réduit, pour cause de dureté du cristallin.

CHAPITRE IV

BLESSURES DU TRACTUS UVÉAL

Les blessures du tractus uvéal qui résultent des plaies pénétrantes du globe oculaire ont été l'objet d'une première étude préliminaire, à propos des blessures de la cornée et de la sclérotique. Il ne nous reste ici qu'à examiner quelques détails particuliers des lésions traumatiques atteignant l'iris, le corps ciliaire et la choroïde, soit isolément, soit ensemble avec la membrane d'enveloppe extérieure du globe. Nous nous attacherons surtout à en étudier le traitement.

§ 1. — BLESSURES DE L'IRIS ET DU CORPS CILIAIRE

Les traumatismes de l'iris comprennent :

1° Les *déchirures* de la membrane ;

a. Déchirure dans le milieu par un instrument coupant, à travers la cornée.

b. Déchirure du bord ciliaire par simple contusion du globe.

c. Déchirure du bord pupillaire, également par contusion du globe, sans déchirure de la membrane d'enveloppe externe.

2° Le *prolapsus* de l'iris à travers la cornée ouverte par accident ;

3° Le *renversement* ou repliage de l'iris, en arrière sur lui-même, par la contusion simple du globe ;

4° L'*expulsion* de l'iris à travers une plaie contuse de la sclérotique ;

5° Les *corps étrangers* de l'iris.

Les blessures de l'iris par plaies pénétrantes du globe ont été étudiées avec les blessures de la cornée et de la sclérotique.

Les corps étrangers de l'iris sont traités avec les blessures pénétrantes du globe en général, compliquées de persistance de fragments de substances étrangères. La présence d'éclats de fer dans l'œil donne lieu à une décoloration particulière de l'iris (*sidérose de l'iris*). L'iris devient verdâtre, comme après hémorragie intra-oculaire ou sous-conjonctivale. La sidérose de l'iris pour cause d'éclat métallique dans l'iris ou dans le cristallin, n'est de loin pas aussi grave que celle qui succède à l'existence d'un corps semblable dans le fond du globe (*sidérose du globe*).

I. — FISSURES DU BORD PUPILLAIRE ET IRIDODIALYSE

Les déchirures de l'iris, par contusion du globe doivent nous retenir davantage. Ces déchirures siègent au bord pupillaire de la membrane ou bien périphériquement, près de l'insertion de l'iris sur le corps ciliaire, au niveau de la partie la plus mince du diaphragme oculaire.

Les déchirures du bord pupillaire(*fissures*) sont beaucoup plus rares que l'arrachement de l'iris près de son insertion (*iridodialyse*). Du moins, il a été publié beaucoup moins de cas de fissures du sphincter; probablement parce que la lésion, étant de moindre importance, n'attire guère l'attention et peut même passer complètement inaperçue.

En effet les fissures du sphincter sont souvent fort petites ; se présentant comme une simple entaille du bord pupillaire : le contour de la pupille paraît à peine un peu irrégulier.

En même temps, pour cause d'ébranlement subi par la membrane, la pupille est dilatée (*paralysie traumatique du sphincter*), et immobile ou très paresseuse. Or, une paralysie particielle du sphincter de la pupille donne à peu près le même symptôme d'une encoche peu profonde du bord pupillaire ; de forme ogivale même quand la paralysie est absolue. On doit donc avoir, souvent, confondu les deux lésions.

Quand la déchirure est plus profonde, que la fissure se prolonge jusque vers le milieu de l'iris ou plus loin encore, la membrane irienne est divisée par une plaie radiaire dont les deux lèvres s'écartent en forme d'ogive ou de V ouvert du côté de la pupille ; ce n'est presque jamais une fente, comme cela devrait être, si le sphincter n'était pas paralysé, par le choc, dans ses parties avoisinantes de la plaie.

La direction de la force contondante me paraît devoir décider du genre de déchirure qui atteindra l'iris. La fissure pupillaire ne se produira que pour autant que la force contondante frappe le centre de la cornée et garde une direction plus ou moins parallèle à celle de l'axe antéro-postérieur du globe. L'humeur aqueuse refoulée vers l'encoignure de la chambre déprime la membrane irienne dans la chambre postérieure, tandis que la pupille s'ouvre violemment sur le sommet du cristallin et fait crevasser son bord.

La force contondante a beaucoup plus de chance de frapper les parties périphériques de la cornée, et, dans ces conditions, c'est plutôt l'arrachement de l'iris qui se produit. L'humeur aqueuse, fortement comprimée, presse avec énergie, contre le cristallin, la partie de l'iris qui est comprise dans la zone d'action du corps contondant et tend à détacher de leurs insertions, à la fois le cristallin et l'iris, qui le coiffe. Luxation du cristallin et iridodialyse sont deux traumatismes oculaires qui vont fréquemment de pair. Ou bien l'iris glisse sur le cristallin et se détache tout seul de son corps ciliaire comme un tapis de billard glisse, en se déchirant, sur la table polie sous l'effort d'un choc oblique.

Si l'effort continue à étendre ses délabrements à travers le globe, l'enveloppe fibreuse externe se rompt au côté opposé, en arrière de la ligne scléro-cornéenne, et l'iris arraché, avec le cristallin luxé, passe, à travers la déchirure de la sclérotique, au dehors de l'œil, sous la conjonctive bulbaire soulevée, mais non déchirée.

En dehors de cette iridodialyse totale et compliquée, il existe aussi une iridodialyse totale simple, dans laquelle l'iris détaché sur tout son pourtour du corps ciliaire, se ramasse en une membrane roulée et plissée sur elle-même, au bas fond de la chambre antérieure. Cette déchirure circulaire est très rare et ne peut se produire qu'avec un corps contondant très large, écrasant à la fois toute la surface de la cornée. Le refoulement en arrière de la zone marginale dans la chambre postérieure produit alors l'arrachement total de l'iris, parce que d'aucun côté l'iris ne peut suivre le déplacement en arrière et en dehors de la portion diamétralement opposée.

Complications. — *Inflammation*. — L'iris, une membrane riche à la fois en nerfs et en vaisseaux, ne supporte pas mieux les blessures contuses que tous les autres organes sensibles et vascularisés ; DE WECKER exagère certainement quand il prétend qu'il n'y a pas d'iritis traumatique sans infection préalable. S'il n'y avait que des infections exogènes nous pourrions admettre ce principe de pathologie, mais il y a aussi des affections endogènes, auxquelles une blessure contuse, irrégulière, expose naturellement plus la membrane oculaire qu'une section opératoire, adroitement exécutée. La seule contusion du globe suffit même pour faire naître par voie endogène des iritis, soit infectieuses soit toxiques, qui sans cela ne seraient certainement pas survenues.

Après la contusion qui a provoqué la plaie de l'iris, l'inflammation traumatique s'annonce par des douleurs ciliaires très violentes. Le globe lui-même est très sensible au toucher; il est, en même temps, très mou; d'autant plus mou que les douleurs péri-orbitaires et oculaires sont plus grandes. L'humeur aqueuse se trouble facilement, car c'est ordinairement la forme séreuse, avec dépôts descemétiques, qu'affecte cette iritis traumatique. Cette iritis est d'ailleurs de nature diathésique, le traumatisme par lui-même pouvant difficilement allumer une inflammation. Les choses d'ailleurs se passent ici comme dans l'arthrite traumatique.

Le plus souvent l'atropine est incapable de relever dès le premier jour la tension intra-oculaire, anormalement basse. Après cessation des douleurs la tension déjà revenue à sa hauteur primitive, peut manifester des tendances à dépasser la norme : de façon que l'emploi de l'atropine peut rapidement devenir imprudent.

Si, par exception, une élévation exagérée de la tension intra-oculaire se montrait dès le début, c'est à l'ésérine ou à la pilocarpine qu'il faudrait recourir pour tâcher de maintenir cette tension dans les bornes convenables; mais ici ces myotiques peuvent ne pas être tolérés, à cause du spasme que provoquent les médicaments dans un muscle rendu douloureux par la contusion. On attribue volontiers ces accidents glaucomateux, hâtifs, à une luxation du cristallin, même incomplète. Mais il est des cas, où l'on ne trouve aucun déplacement de cette lentille, et c'est bien à la constitution chimique du corps vitré qu'il faut penser alors : constitution chimique et turgescence physique modifiées par des troubles circulatoires spasmodiques ou par la pénétration violente de l'humeur aqueuse de la chambre postérieure dans la pulpe vitréenne.

Hémorragie. — L'*hémorragie* qui accompagne la déchirure de la pupille est toujours très petite ; beaucoup moins abondante que celle qui complique l'arrachement périphérique. L'iridodialyse coupe transversalement un certain nombre de branches vasculaires radiées et ouvre en même temps les veines du plexus de Leber autour du canal de Schlemm (CZERMAK). De petits caillots de sang peuvent pendre aux lèvres de la fissure irienne ; mais il est rare qu'il y ait un véritable hyphéma.

L'hyphéma est au contraire la règle dans le cas d'arrachement de l'iris. Le lieu de prédilection de la déchirure concentrique est cette partie amincie de l'iris formant sa racine d'insertion sur le corps ciliaire. A cet endroit les vaisseaux radiaires qui se détachent du grand cercle artériel ne sont pas encore divisés en leurs branches terminales.

Il ne faut pas essayer d'évacuer l'épanchement sanguin qui complique la contusion ou la blessure oculaire, sous forme d'hyphéma, dans la chambre antérieure. Le sang épanché se résorbera naturellement, mais seulement à partir du moment où les vaisseaux de l'iris et du plexus de Leber se seront réveillés de la torpeur qui les a frappés, au moment du choc produit par le corps coupant ou contondant ; quand l'œil aura repris sa tonicité normale et qu'au spasme vasculaire initial ne se sera pas substituée une angio-paralysie frisant l'inflammation. Tant que la plèvre viscérale recouvre un poumon malade, enflammé, elle ne peut absorber l'épanchement pleural. Dans l'œil aussi ce sont les vaisseaux des parenchymes ambiants qui résorbent les épanchements dans les chambres oculaires. Toute hémorragie vitréenne éloignée de la rétine ou de la portion plane ciliaire, dans un œil blessé ou contusionné, met beaucoup plus de temps à disparaître que le sang de l'hyphéma antérieur.

Tout le temps que persiste l'hyphéma, il faut surveiller la tension intra-oculaire. Un gros caillot de sang remplissant un bon tiers ou une moitié de la chambre antérieure expose à des accidents glaucomateux. Si cet accident menace, on se hâte d'extraire le caillot : ce qui se fait généralement sans peine en employant deux pinces à iridectomie, la seconde saisissant le caillot tiré en partie au dehors, au ras de la plaie opératoire cornéenne et ainsi de suite, pour prévenir que le caillot qui se laisse étirer, ne se rompe et qu'on ne soit forcé de réintroduire à plusieurs reprises la pince dans l'œil. Il ne faut pas oublier, qu'après quelque temps d'existence de l'hyphéma les cellules épithéliales de l'iris et de Descemet envoient des pointes protoplasmatiques dans le caillot et que ce commencement d'organisation du bloc fibrineux fixe la masse sanguine par des adhérences plus ou moins solides aux parois de la chambre antérieure.

Tant que le sang de l'hyphéma reste liquide on peut utiliser son déplacement facile pour aider à sa résorption par des portions de l'iris toutes fraîches, en faisant varier l'inclinaison de la tête ; non pas en secouant la tête comme faisaient les anciens, pour faire résorber le pus, mais en faisant prendre au malade différentes positions dans son lit.

Le sang de l'hyphéma est rouge à l'origine. Sa couleur se fonce de plus en plus à mesure que le temps passe. A la fin il est tout à fait noir. Des épanchements sanguins successifs, qui se superposent, présenteront donc des colorations différentes. Il en résultera une sorte de stratification. Cette stratification annonce donc deux choses : d'abord que le sang épanché n'est pas resté fluide, qu'il s'est coagulé et puis qu'il y a eu plusieurs hémorragies successives.

Un tout vieux caillot sanguin, décoloré par le départ d'une partie de son hémoglobine solubilisée et par la transformation du reste en dérivés de l'hémoglobine, peut présenter une teinte brune ou vert sale.

L'organisation conjonctive du caillot est inévitable, si celui-ci ne se résorbe pas. A ce niveau la cornée est tout opaque et l'iris attiré vers elle comme par une sorte de large synéchie antérieure. La couenne organisée a passé par une période de vascularisation qui coïncidait avec la vascularisation correspondante de la cornée.

Sidérose hématogène de l'iris. — Pendant la résorption du sang hémorragique, les globules rouges en désagrégation, abandonnent toute leur hémoglobine. Cette substance parfaitement soluble est emportée par les courants osmotiques d'une part dans le parenchyme cornéen et d'autre part dans tout le stroma de l'iris. A l'iris cette hémoglobine communique une coloration jaune doré ou verdâtre, qui rappelle la coloration de la sidérose irienne dans un œil qui renferme un fragment de fer.

Hyphémas spontanés. — Il y a aussi des hyphémas spontanées qui sont encore d'ordre traumatique quoique survenant sans blessure ni contusion de l'œil. Ce sont les hyphémas survenus pendant un effort de toux ou de vomissement, pendant la parturition, la défécation ou un raidissement généralisé et exagéré de toute la musculature squelettique.

Ces hyphémas n'indiquent pas nécessairement ni une maladie du cœur ni une maladie des vaisseaux. L'élévation de la tension sanguine intra-vasculaire suffit : pendant que les efforts musculaires bloquent la circulation veineuse au devant des valvules qui gardent la sortie à rebours du sang veineux à la limite des cavités thoracique et abdominale.

Hernie ou enclavement. — Si le lambeau irien hernié n'inspire pas grande confiance, s'il est déchiré, déchiqueté, ne comptez pas pour le remettre en place dans la chambre oculaire, sur les lavages : ni antiseptiques, ni aseptiques ; mais coupez au ras de la cornée la hernie avec la pince-ciseaux. Il vaut même mieux tirer la hernie hors de la plaie cornéenne et la couper un peu au delà de son étranglement, dans les parties saines de l'iris. De cette façon on pratiquera une large brèche mais on permettra aussi au reste de la membrane de reprendre sa place au-devant du cristallin dans l'intérieur de l'œil. Rien n'empêche alors qu'on aide l'iris à rentrer au moyen de la spatule flexible, dût-on même élargir légèrement la plaie. Sous le chloroforme toutes ces opérations peuvent se faire sans aggraver la situation, sans augmenter inutilement les souffrances du malade, et sans que le chirurgien soit gêné dans ses manœuvres : deux conditions nécessaires pour le succès d'une opération faite sur un œil traumatisé.

Si ces conditions favorables ne peuvent pas être réalisées, mieux vaut encore remettre l'intervention active à un moment plus opportun. On ne perd aucun avantage à laisser passer la période douloureuse qui suit le choc subi par l'œil, du fait de son traumatisme.

Mais, en attendant, ni lavage inopportun, ni collyres antiseptiques : poudres ou liquides, ni bandeau occlusif quelconque ; rien que des compresses froides, d'ichtyol surtout, avec quelques instillations d'atropine, si rien ne contredit l'emploi de ce mydriatique.

A opérer quand même et tout de suite, à la première visite et dans n'importe quelles conditions on peut sans doute réussir parfaitement ; mais pour quelques beaux succès, combien de revers. Il ne faut pas oublier qu'il s'agit presque toujours de plaies contuses et qu'un œil contusionné ne peut pas être placé sur la même ligne qu'un œil opéré régulièrement, fût-ce même un œil enflammé. La contusion du globe provoque toujours de grandes douleurs ciliaire, dont l'origine nous est inconnue mais dont nous savons qu'elles annoncent les pires complications.

Quand la plaie, simple ou contuse, dépasse le bord périphérique de la cornée pour entrer dans le domaine ciliaire de la sclérotique, il faut encore être plus réservé dans ses entreprises opératoires. Après excision délicate de toutes les parties herniées, on taillera un lambeau conjonctival et on l'appliquera par quelques points de suture, sur la plaie (Kühnt) ; sur la plaie scléroticale surtout, sur la plaie cornéenne autant que c'est possible. Il importe seulement que toutes les parties vascularisées, demeurées enclavées dans la plaie scléro-cornéenne, soient recouvertes par la muqueuse conjonctivale déplacée et contractent adhérence avec celle-ci de façon à n'avoir plus de plaie ouverte ; car cette plaie ne manquerait pas de devenir bourgeonnante jusqu'à former un vrai *granulome*. La nature se chargera de dégager la cornée du lambeau conjonctival, adhérent seulement au niveau de la plaie. Après retrait du lambeau, la cornée se montrera avec son épithélium normal et une cicatrice linéaire également bien couverte d'épithélium. Cet épithélium nouveau, cicatriciel, aura eu le temps de se faire au fur et à mesure que s'achève la séparation de la muqueuse d'avec la cornée.

Renversement de l'iris. — La contusion portant sur le segment antérieur du globe, peut élever brusquement la tension intra-oculaire dans la chambre antérieure, refouler l'iris en arrière au niveau du creux circulaire que représente la chambre postérieure. L'humeur aqueuse ramasse alors sur un point de sa circonférence le bord pupillaire et le retourne en arrière. Toute la largeur de la membrane irienne suit successivement ce renversement de son bord et le secteur tout entier de l'iris est finalement *rabattu en arrière* contre le corps ciliaire, sur lequel il reste définitivement appliqué, quoi qu'on fasse pour le ramener à sa position primitive. Ni l'atropine, ni l'ésérine ne parviennent à attirer l'iris en avant dans la chambre antérieure. Aucune opération chirurgicale n'a été tentée jusqu'à ce jour pour porter remède à cette sorte de luxation de la pupille. Il est d'ailleurs à craindre que le ligament suspenseur soit arraché, en partie, dans le secteur correspondant, et que l'écoulement du corps vitré ou de son humeur d'imbibition se ferait dès l'ouverture de la chambre antérieure.

Plus tard, quand une nouvelle membrane hyaloïde s'est reformée, suffisamment solide pour résister au déplacement du corps vitré en masse ou à la filtration de son eau d'imbibition l'iris a déjà contracté une adhérence définitive avec le corps ciliaire.

Traitement. — Toutes ces petites plaies de l'iris ne sauraient guérir spontanément, la tonicité des muscles, sinon leur contraction, entretient l'écartement des lèvres béantes. Nous ne pouvons non plus rien faire pour rapprocher les lèvres de la plaie et favoriser la cicatrisation de celle-ci. L'instillation répétée de l'atropine pourrait cependant aider à l'oblitération de la pupille traumatique, périphérique, de la dialyse, comme Wrekerkewith en cite un exemple. L'ésérine devrait être tentée dans la fissure pupillaire. Pour le reste le traitement se confond avec celui de la contusion du globe et de ses complications multiples. Un traitement antiphlogistique préventif rend ici de grands services, comme dans les arthrites traumatiques : atropine, compresses froides d'ichtyol et sangsues ; ni bandeau, ni applications chaudes avant l'iritis franchement déclarée. La diathèse morbifique, pouvant aggraver l'inflammation traumatique, devra être recherchée avec soin et traitée énergiquement.

§ 2. — BLESSURES DE LA CHOROIDE

II. — HÉMORRAGIE DE LA CHOROIDE

Existe-t-il, en dehors des petites hémorragies interstitielles des choroïdites infectieuses, de véritables hémorragies *spontanées* non traumatiques de la choroïde ? Je crois plutôt que non. Les exemples d'hémorragie spontanée, avec décollement de la choroïde, d'avec la sclérotique, et propulsion de la rétine vers l'axe du globe, sont sujettes à caution. Et les hémorragies profondes du corps vitré dont la source fut attribuée aux vaisseaux de la choroïde proviennent toutes de la rétine. Il n'y a que les irido-cyclites graves qui peuvent déverser directement du sang dans les couches antérieures du corps vitré, à la suite de la rupture des veinules de la zone ciliaire plane. Effectivement, ces vaisseaux, si fréquemment compris dans les inflammations les plus graves du globe oculaire, ne sont séparés du vitré que par la double rangée cellulaire des deux épithéliums, uvéal et rétinien, du corps ciliaire. Encore, le processus prolifératif phlegmasique a-t-il disloqué et ramolli cette double rangée de cellules épithéliales et soumis à la digestion par les zymases purulentes, les deux membranes élastinoïdes limitantes : la lame vitrée du corps ciliaire et la lame limitante interne de l'épithélium, en partie confondue avec la membrane hyaloïde et les fibres du ligament suspenseur de Zinn. Le sang sortant de ces veines se répand donc avec facilité derrière le cristallin pour former dans le vitré antérieur des collections sanguines que nous trouvons à côté des infiltrations purulentes, directement avec la loupe ophtalmoscopique pendant la vie, ou plus tard dans les coupes microscopiques après l'énucléation du globe.

La rétine offre une si grande résistance à la pression du sang épanché, provenant des vaisseaux de la choroïde, que même quand il s'agit de la rupture d'artérioles importantes, comme les artères ciliaires postérieures longues, dans les hémorragies expulsives, compliquant les opérations de cataracte ou de glaucome, le sang reste accumulé derrière la choroïde et la rétine, et pousse d'abord au dehors, à travers la plaie opératoire, le cristallin, le vitré et puis les membranes, nerveuse et vasculaire, encore intactes.

Dans les cas de contusion grave du globe ou de plaies pénétrantes contuses, avec déchirures des vaisseaux de la choroïde, le sang restera donc accumulé dans l'espace supra-choroïdien. Car c'est de ce côté que l'hémorragie trouve le plus facilement sa voie. La collection de sang s'étalera en nappe dans la cavité séreuse et soulèvera d'autant plus la rétine que l'épanchement est plus abondant. A l'examen ophtalmoscopique nous trouverons alors l'image du décollement de la rétine, mais avec certaines différences d'aspect, qui permettront toujours d'en faire le diagnostic différentiel.

D'abord le soulèvement paraît plus sombre ; de teinte rouge brunâtre, au lieu de la teinte bleu grisâtre du simple décollement rétinien. Ensuite le soulèvement est plus ferme ; jamais il ne bouge, n'ondule, ni ne flotte avec les mouvements du globe ou de la tête. La surface bombée est aussi plus unie ; sans bosselures, ni irrégularité d'aucune sorte. Enfin, à travers la rétine demeurée transparente, on voit toujours quelque chose des dessins de la choroïde : les vaisseaux de la choroïde ou les mailles pigmentées des réseaux vasculaires.

L'image ophtalmoscopique de l'épanchement sanguin dans la cavité supra-choroïdienne est celle du sarcome de la choroïde (KNAPP, REULING, GROENOW). La ponction exploratrice avec la seringue de PRAVAZ bien stérilisée, sert à établir le diagnostic entre ces deux affections. On ne doit faire cette ponction qu'avec la perspective de pouvoir procéder immédiatement à l'énucléation si la réponse fournie par cette méthode d'examen n'est point catégorique ; car les ponctions dans les tumeurs sarcomateuses ne sont pas sans danger pour la propagation de la néoplasie cancéreuse au dehors du globe ; ce qui augmente singulièrement les chances de généralisation du sarcome.

Quand le sang épanché a fusé jusque vers les parties déclives du globe, la zone d'épanchement supérieure peut ne renfermer que le plasma sanguin, les globules étant tombés dans les parties basses.

L'éclairage par transparence du globe oculaire peut servir alors à établir le diagnostic d'avec la tumeur choroïdienne.

Nous savons combien lentement se résorbent, dans l'intérieur du globe, les collections sanguines. Cette lenteur à se résorber favorise singulièrement l'organisation des caillots hémorragiques intra-oculaires. Cette organisation se fait de la manière exposée, sous mon inspiration, par le Dr FORGET, dans les *Archives d'ophtalmologie*. Le caillot se laisse envahir par les jeunes cellules rondes que fournissent les enveloppes conjonctives, enkystant l'épanchement sanguin. Ces jeunes cellules se fusionnent en syncytium et forment un tissu conjonctif muqueux, dans lequel naissent de jeunes capillaires néoformés. L'organisation ultérieure de ce tissu muqueux, vascularisé et très souvent pigmenté, en tissu conjonctif fibrillaire, rétractile, substitue une couenne cicatricielle au tissu conjonctif embryonnaire muqueux. Cette couenne peut subir dans la suite toutes les dégénérescences hyalines, calcaires et osseuses que nous connaissons déjà pour les couennes inflammatoires.

C'est le caillot sanguin difficilement résorbable dans l'intérieur du globe oculaire qui sert de canevas ou de charpente à l'édification du tissu conjonctif, muqueux, nouveau. La pigmentation abondante des cellules étoilées, par l'hémoglobine libérée du sang épanché, a fait quelquefois confondre ce tissu néoformé avec un sarcome mélanique, myxomateux.

Les hémorragies vitréennes, récidivantes des adolescents ne sont pas d'origine choroïdienne, mais de provenance rétinienne.

La fragilité des parois vasculaires atteintes d'athérome prédispose aux hémorragies choroïdiennes traumatiques, au moment où la rupture des enveloppes extérieures fait soudainement baisser la tension intra-oculaire, qui jusque-là avait convenablement soutenu les vaisseaux choroïdiens malades. Une perte préalable du corps vitré n'est point nécessaire.

Nous avons mis en doute les hémorragies spontanées abondantes, capables de séparer largement la choroïde de la sclérotique. Les observations de DE WECKER, BERGER, HYORT, HAY et ELSCHNIG, n'ont pas été confirmées par l'autopsie, comme d'ailleurs aucune hémorragie choroïdienne spontanée. Nous savons cependant avec quelle fréquence apparaissent les hyphémas spontanés dans les congestions et inflammations de l'iris et du corps ciliaire.

Les décollements hémorragiques, traumatiques indirects, par coup porté sur le crâne, plus ou moins loin du squelette orbitaire (MICHEL, WALTHER), ne sont pas plus solidement établis.

Les exemples de décollements traumatiques par violence portant directement sur le globe oculaire, abondent au contraire et ont été étudiés anatomiquement avec toute la précision désirable.

Nous ne pouvons rien faire pour hâter la résorption du sang épanché. Le traumatisme même contre-indique le massage au début et ne permet qu'un traitement antiphlogistique préventif : sangsues, compresses froides d'ichtyol, atropine ou pilocarpine suivant l'état de la tension intra-oculaire, etc.. Plus tard l'aspiration lente du liquide épanché et les résorbants mécaniques (massage) et médicamenteux (iodure de potassium) interviendront utilement. Nous ne savons pas encore ce que nous donnera le sérum hémolytique de RÖHMER.

III. — DÉCHIRURES DE LA CHOROIDE

La première publication concernant la déchirure traumatique de la choroïde date de 1854 et fut faite par v. GRÆFE. CAILLET (thèse de Strasbourg 1869), KNAPP et de WECKER étudièrent ensuite la question.

Il faut être très réservé pour diagnostiquer une déchirure de la choroïde

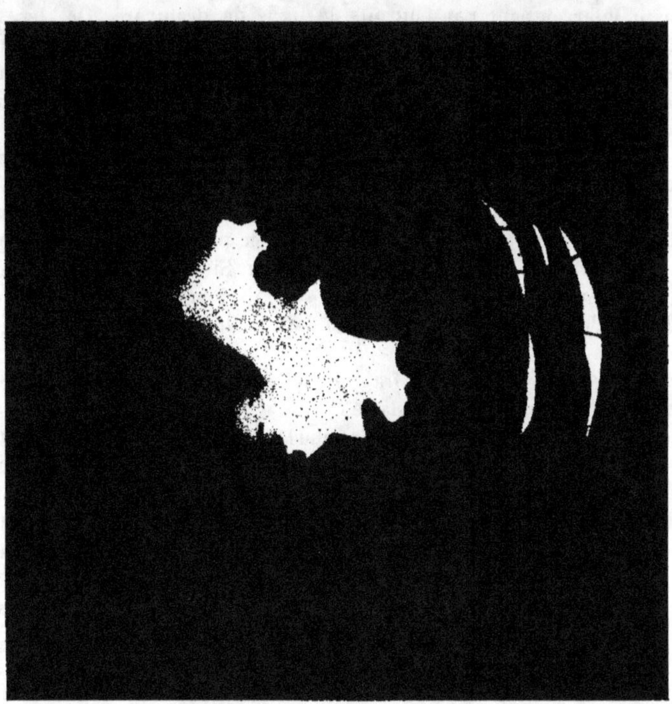

Fig. 12.

Traumatisme de l'œil. Rupture de la choroïde (HAAB).

Le traumatisme fut causé par la bourre d'un coup de feu à blanc. Après la résorption du sang épanché on constata la présence d'une large membrane de tissu cicatriciel recouvrant une partie de la pupille, les vaisseaux et la rétine avoisinante. Les contours de cette membrane sont festonnés et bordés ; çà et là, de noir. Du côté nasal excèdent les déchirures de la choroïde.

à la suite d'une forte contusion du globe. On confond facilement le plissement de la rétine avec une rupture linéaire de la choroïde. Sur la crête du pli rétinien la lumière du miroir ophtalmoscopique se réfléchit avec une telle intensité qu'elle produit la sensation d'une ligne d'un blanc brillant comme le blanc nacré de la sclérotique dénudée.

Au moment de la déchirure violente de la choroïde il doit se produire une hémorragie tellement abondante que le sang doit recouvrir complètement la sclérotique mise à nu par l'écartement des lèvres de la plaie choroïdienne. Ce n'est donc pas immédiatement après l'accident qu'on pourra diagnostiquer la rupture traumatique de la choroïde.

Et plus tard, quand le sang épanché se sera résorbé, la plaie choroïdienne se sera fermée par le rapprochement exact de ses lèvres ou par l'interposition d'un tissu de cicatrice transparent permettant bien de voir la sclérotique blanche, mais jamais sous la forme d'une ligne régulière, sans pigment ni reste de tissu interrompant par endroits la ligne de déchirure. Or, les lignes blanches de la déchirure choroïdienne classique se montrent d'emblée aussitôt après l'accident; ensuite, leurs contours sont toujours très nets, quelquefois encadrés de noir ou même de sang rouge; mais jamais un vaisseau choroïdien échappé à la violence ou des débris de tissu pigmenté ayant survécu à l'organisation cicatricielle ne traversent perpendiculairement ou obliquement ces bandes blanches.

Les vaisseaux de la rétine passent d'ailleurs constamment au-dessus de ces bandes blanches : sans déviation ni courbe prétend-on; mais une petite ondulation échappe facilement à notre examen. Si les vaisseaux rétiniens ne contournent pas une crête de rétine soulevée, ils devraient par contre s'enfoncer dans la déchirure de la choroïde ou dans le sillon cicatriciel qui remplace la déchirure.

Et pourquoi la rétine, plus fragile que la choroïde, ne se brise-t-elle pas, même avant la membrane vasculaire?

Je conclus de tout ce qui précède, que la choroïde ne peut guère se déchirer tant que la sclérotique résiste au choc de la contusion violente et que nous prenons souvent pour des déchirures de la choroïde de simples plissements de la rétine. Nous ne pouvons diagnostiquer avec certitude une déchirure de la choroïde que quand nous avons vu auparavant le sang épanché dans la blessure. Aucun examen anatomique n'est venu confirmer le diagnostic de déchirure traumatique isolée de la choroïde, rétine et sclérotique ayant résisté l'une et l'autre à la violence du choc.

Quoiqu'il en soit les lignes de déchirures de la choroïde se disposent, en nombre variable, concentriquement autour de la papille du nerf optique, sous forme de bandes blanches, chatoyantes, parfois encadrées de noir, plus larges vers le milieu et effilées en pointe aux deux extrémités. Parfois la ligne se bifurque à une de ses extrémités ou se dédouble sur une partie de sa longueur.

Le plus souvent il n'y a qu'une déchirure, ou une seule grande et plusieurs petites, concentriques à la première. Presque toutes occupent le côté temporal, par rapport à la papille : 82 p. 100 contre 18 p. 100; très souvent entre la papille et la macula, passant quelquefois à travers la macula elle-même. La concavité de la déchirure arquée est dirigée du côté du disque optique. Exceptionnellement la déchirure est horizontale, de la macula à la papille.

Dans les observations publiées l'hémorragie a manqué souvent. Par contre on trouve très souvent les suffusions rétiniennes blanches de BERLIN.

Le scotome correspondant aux déchirures n'est pas facile à trouver au périmètre ; mais l'acuité visuelle baisse quelquefois très rapidement soit que la macula soit comprise dans la déchirure, soit qu'une atrophie du nerf optique ou une altération maculaire rétinienne complique la contusion même du globe.

Les auteurs qui ont étudié expérimentalement le mécanisme des ruptures de la choroïde sont arrivés à des conclusions peu concordantes. Berlin accuse le contre-coup ; Seidlitz, l'écrasement antéro-postérieur de l'œil ; Hughes, la torsion du globe autour du nerf optique. Pour les déchirures horizontales Hughes admet l'écrasement du globe contre la paroi supérieure où inférieure de la cavité orbitaire.

Si dans la pratique courante les déchirures de la choroïde sont rares, dans les blessures et contusions oculaires, par armes de guerre, elles paraissent être fréquentes.

« Les ruptures de la choroïde accompagnent en quelque sorte constamment toutes les commotions et ébranlements de la charpente osseuse de la partie supérieure de la face. A l'état de *plaie déchirée*, toute récente, il existe une traînée jaune rougeâtre, à bords arrondis et généralement garnis d'un liséré de sang, qui se continue souvent avec une mince plaque de sang extravasé et d'un rouge vermeil. A l'état de *cicatrice*, après résorption du sang de la chambre antérieure et du corps vitré, la ligne de rupture est blanchâtre (de Wecker) ». La cicatrice n'a jamais l'aspect bleuâtre de la sclérotique qui transparaît. Elle perd d'ailleurs progressivement de son étendue. Dans les cas de ruptures multiples, seules les plus marquées restent, tandis que les plus fines ne sont ordinairement indiquées que par un amas irrégulier de pigment, qui finit par entourer aussi comme un fin liséré, les grandes déchirures cicatrisées.

IV. — DÉCOLLEMENT DE LA CHOROIDE

L'écartement anormal de la choroïde d'avec la sclérotique, sur laquelle la choroïde repose et glisse à l'état normal, peut se faire pour différentes raisons.

Entre la sclérotique et la choroïde il peut s'interposer un corps solide : une tumeur, ou une masse liquide. Une tumeur de la sclérotique est excessivement rare. Une tumeur de la choroïde peut se développer sur la surface externe de cette membrane; cette tumeur vient buter contre la face interne de la sclérotique et décolle latéralement les parties voisines de la membrane vasculaire. Une tumeur partant du corps ciliaire ou même de l'iris peut de même se développer du côté de l'espace supra-choroïdien, s'y développer et provoquer un épanchement séreux ou hémorragique entre la sclérotique et la choroïde.

Bien plus fréquemment ce sont des épanchements liquides qui séparent, directement, la choroïde de l'enveloppe externe. Les épanchements varient dans leur abondance et dans leur nature. Tantôt l'épanchement est séreux ; tantôt séro-fibrineux : tantôt hémorragique ou même purulent. Dans la panophtalmie purulente, toujours avant la perforation scléro-cornéenne du globe, il existe entre la ligne scléro-cornéenne et l'équateur des collections purulentes qui font bomber au dehors la sclérotique ulcérée. La collection purulente ne remplit pas tout l'espace supra-choroïdien ; des inflammations adhésives de la séreuse ont soudé la choroïde avec la membrane fibreuse. Il existe souvent plusieurs collections purulentes indépendantes.

Quand le liquide épanché est du sang, le décollement est plus général, il s'étend à toute la cavité supra-choroïdienne, sans pour cela présenter la même ampleur partout. A l'inverse du décollement par épanchement purulent, le décollement hémorragique occupe plutôt les régions postérieures et équatoriales et ressemble davantage au décollement déjà avancé de la rétine.

L'épanchement séreux et séro-fibrineux peut s'accumuler partout où l'inflammation des tissus du voisinage l'appelle. Il est fréquent tout à fait en avant comme complication des irido-cyclites graves, surtout des irido-cyclites traumatiques.

Le liquide épanché n'est jamais semblable à celui qui constitue l'humeur aqueuse normale. La sérosité des épanchements supra-choroïdiens renferme toujours ou de la fibrine spontanément coagulable ou des albumines que coagulent les liquides fixateurs servant à l'étude microscopique des yeux énucléés. Ce n'est qu'après une existence longtemps prolongée du décollement que le liquide épanché peut devenir si peu chargé d'albumines solubles qu'il en paraisse comme entièrement privé ; tout au plus découvre-t-on encore quelques fines précipitations granuleuses contre les parois de la cavité pathologique.

Fuchs pense que l'humeur aqueuse de la chambre antérieure peut se faufiler dans l'espace supra-choroïdien à travers une sorte de dialyse ou arrachement du tendon du muscle ciliaire. Dans la sclérotomie j'ai si souvent tenté de faire la section de ce tendon selon les recommandations de Vincentiis et de Wecker et je n'ai jamais vu ce phénomène se produire. Par contre dans un cas de scléro-choroïdite antérieure spontanée avec épaississement notable de la sclérotique et du tissu épiscléral j'ai vu une boule bleuâtre descendre derrière le cristallin. Il ne s'agissait cependant pas d'une gomme syphilitique de la région ciliaire, car le tout disparut, par résorption sans laisser de trace et sans aucun trouble consécutif de l'acuité visuelle.

TUMEURS DU TRACTUS UVÉAL

Par le Dr Félix LAGRANGE

Le tractus uvéal, dont nous n'avons pas ici à décrire la structure, se compose essentiellement d'une tunique vasculaire (musculaire et connective) et d'un épithélium de revêtement, comme la peau se compose du derme et de l'épiderme ; de même qu'on décrit dans un chapitre d'ensemble et sous le titre de « Tumeurs de la peau » les néoplasmes qui se produisent dans l'une et l'autre couche, bien que l'origine embryologique de chacune d'elles soit très différente, de même dans ce chapitre consacré aux néoplasmes du tractus uvéal il serait permis de décrire toutes les tumeurs qui se développent dans la tunique conjonctivo-vasculaire et dans l'épithélium de revêtement, quoique cet épithélium de revêtement ou épithélium pigmenté soit évidemment une couche rétinienne puisqu'elle provient du feuillet proximal de la vésicule optique secondaire.

Nous pourrions donc faire successivement l'histoire de toutes les tumeurs bénignes ou malignes qui se développent : 1° dans le *tractus uvéal ;* 2° dans *l'épithélium qui le recouvre ;* mais nous croyons qu'il est plus méthodique de baser la classification des néoplasmes sur la nature même et l'embryogénie des tissus dont ils dérivent. Nous avons tout un article à consacrer aux tumeurs du feuillet distal de la vésicule secondaire ; il paraît rationnel de parler, dans la même partie de cet ouvrage, des tumeurs du feuillet proximal, en consacrant aux néoplasmes développés à ce niveau un chapitre spécial, encore très court, mais susceptible de s'agrandir beaucoup dans l'avenir.

Par conséquent nous ne parlerons, dans cet article, que des tumeurs qui se développent exclusivement dans l'iris, le corps ciliaire et la choroïde.

Ces tumeurs sont les suivantes :

1° Les kystes ;

2° Les angiomes ;

3° Les myomes ;

4° Les sarcomes ;

5° Les tumeurs métastatiques (sarcomes et carcinomes).

L'étude des néoplasmes du tractus uvéal va donc comprendre cinq chapitres, dans lesquels le lecteur trouvera tout ce qui concerne ces tumeurs. Les trois premiers concernent des affections généralement bénignes, les deux derniers des affections presque toujours très malignes et ces deux derniers chapitres devront être chacun divisés en deux articles différents ; le quatrième comprendra l'étude : 1° du sarcome mélanique ; 2° du leuco-sarcome ; le cinquième la description : 1° du sarcome métastatique ; 2° du carcinome métastatique.

On remarquera qu'il ne saurait être question, dans la pathologie de l'iris, du corps ciliaire et de la choroïde, de carcinome primitif, parce que ces membranes ne renferment aucun élément épithélial normal ; l'épithèle pigmenté est, ainsi que nous l'avons dit, une membrane dont les néoplasmes seront étudiés avec les néoplasmes rétiniens.

CHAPITRE PREMIER

KYSTES DU TRACTUS UVÉAL, KYSTES DE L'IRIS

Il existe dans la choroïde des kystes à entozoaires et dans le corps ciliaire des kystes divers qui auraient leur place naturelle dans ce chapitre premier, mais nous les en éloignerons ; le lecteur trouvera tout ce qui les concerne dans le chapitre consacré aux cysticerques sous-rétiniens et aux lésions épithéliales du *pars ciliaris retinæ* ; ce chapitre sera exclusivement consacré à la très importante question des kystes de l'iris. Ces kystes sont d'ailleurs de quatre espèces différentes que nous décrirons successivement : kystes perlés, séreux, dermoïdes, à entozoaires.

1. — HISTORIQUE

Le premier fait de kyste de l'iris a été rapporté par MACKENZIE et cet éminent chirurgien ne manque pas d'en faire remarquer l'origine traumatique. En 1860, GUÉPIN (de Bordeaux) releva dans sa thèse inaugurale tous les faits connus ; HULKE, en 1869, en rapporta 19 observations. En 1871, nous trouvons une nouvelle statistique de ROTHMUND dans laquelle cet auteur signale 36 cas, parmi lesquels 28 reconnaissaient nettement une cause traumatique consistant dans une plaie perforante de la cornée, dans 3 cas il y avait des cils dans la chambre antérieure, deux fois les kystes étaient consécutifs à l'opération de la cataracte.

En 1872, MONOYER établit une distinction très nette entre les tumeurs liquides de l'iris et les tumeurs solides ; le premier, il distingua les kystes des tumeurs épithéliales de l'iris, mais il eut le tort de mettre en doute l'origine traumatique des épithéliomes perlés.

En 1873, DE WECKER(1), dans son Mémoire sur les dégénérescences cystoïdes de l'iris, publia des observations de kystes survenus consécutivement à des traumatismes sans plaies pénétrantes. En pareil cas, d'après DE WECKER, le traumatisme était la cause du plissement de l'iris, des synéchies en fer à cheval et de l'enkystement d'une certaine quantité d'humeur aqueuse dans le vase clos ainsi constitué. Il en conclut que les contusions entraînent la formation des kystes, et les plaies pénétrantes celles des tumeurs perlées.

L'opinion de MACKENZIE, de GUÉPIN, de ROTHMUND, de DE WECKER a été reprise et mise en évidence avec un rare bonheur par le professeur MASSE (de Bordeaux), dont le travail très documenté et très original marque une étape importante dans l'histoire de la question. Nous aurons à mettre en relief les expériences et les opinions défendues à ce sujet par le professeur de Bordeaux.

Citons encore, pour limiter ici cet historique, les travaux de STŒLTING, de GAYET (2) et de BENSON, qui n'ont rien ajouté d'essentiel au sujet, mais en ont précisé quelques détails.

2. — ANATOMIE PATHOLOGIQUE

Nous étudierons successivement les kystes simples, les kystes perlés, les kystes dermoïdes, les kystes à entozoaires.

1° Kystes simples. — Ce sont de petites tumeurs translucides, à parois très minces, assez volumineuses pour remplir toute la chambre antérieure. Elles siègent le plus souvent en avant de l'iris, exceptionnellement en arrière.

Par transparence, on peut voir, sur la paroi postérieure du kyste, des taches pigmentaires appartenant à l'uvée, de même qu'on constate assez souvent quelques fibres musculaires sur la face antérieure.

L'*étude histologique* du kyste, faite par un grand nombre d'auteurs, a démontré une structure assez différente.

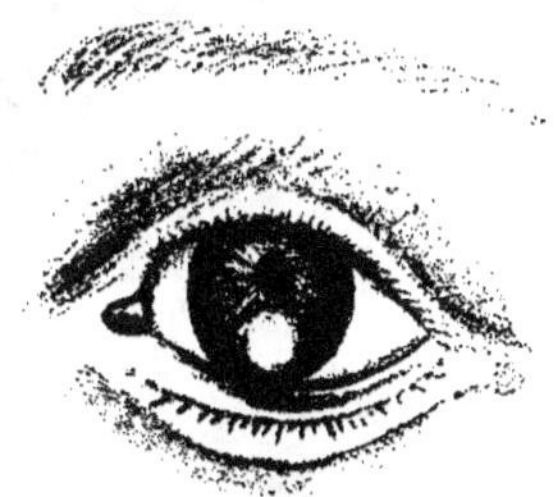

Fig. 13. — Kyste séreux de l'iris. (MACKENZIE.)

Dans une observation de HULKE la paroi du kyste était formée par l'iris lui-même, recouvert d'un revêtement de cellules épithéliales ; il en était de même dans le cas que GAYET a présenté en 1887 à la Société française d'ophtalmologie. Il s'agissait d'un kyste remplissant presque complètement la chambre antérieure et repoussant en arrière les procès ciliaires. La paroi du kyste était venue s'appliquer contre la face postérieure de la cornée, de façon à s'identifier avec la membrane de DESCEMET ; de telle sorte que la dissection de la tumeur permit de détacher une paroi dans laquelle on trouvait de dehors en dedans : 1° l'endothélium de Descemet ; 2° l'endothélium de la face antérieure de l'iris : 3° une couche d'éléments étoilés et pigmentés propres à l'iris. Il s'agissait, par conséquent, d'un kyste parenchymateux typique.

Tous les kystes séreux ne sont point cependant privés de membrane propre et indépendante.

Sattler a observé à la clinique de Arlt, trois kystes, dont la paroi excisée put être examinée au microscope. Elle était formée de tissu fibrillaire recouvert de plusieurs couches de cellules épithéliales aplaties; dans l'une de ces tumeurs, il y avait des capillaires dans la paroi kystique. De même, Becker a

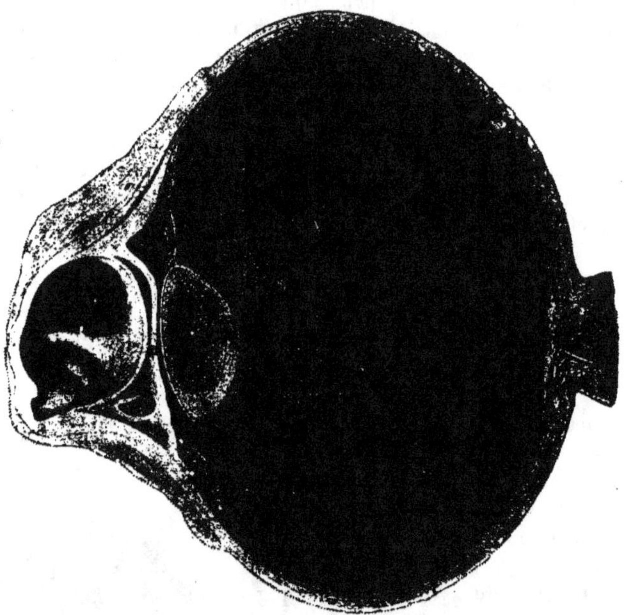

Fig. 14. — Staphylome congénital de la cornée; kyste de l'iris revêtu d'un épithélium à cils vibratiles (O. Becker).

constaté l'existence d'une membrane propre, compacte, en grande partie formée de fibres élastiques, recouverte à la surface interne par un épithélium à cellules aplaties. Knapp a décrit un kyste à parois amorphes très épaisses revêtues à l'intérieur d'un épithélium pavimenteux.

Treacher Collins (1) a fait l'examen de petits kystes iriens développés à la surface postérieure de l'iris entre les deux couches normales de pigment; il notamment cité le cas d'une petite tumeur de ce genre née dans un sac come du corps ciliaire; la présence de cette tumeur expliquait bien l'œdème du stroma irien et l'accumulation du liquide entre les deux couches de pigment. A titre exceptionnel, citons ici le kyste congénital de l'iris, tapissé par un épithélium à cils vibratils, représenté par O. Becker dans son atlas.

Terrien (3) a étudié un kyste qui occupait toute l'épaisseur du stroma irien dédoublé en deux feuillets, l'antérieur très mince, le postérieur plus épais la paroi du kyste était tapissée dans toute son étendue d'une seule couche de cellules endothéliales.

Pooley a publié récemment un autre fait de kyste séreux spontané.

L'étude *du contenant* et *du contenu* de la poche kystique et du liquide gagnerait à être poursuivie avec de nouvelles observations ; malheureusement, les pièces anatomiques sont rares ; on n'énucléc l'œil que très exceptionnellement en pareil cas, et les fragments excisés à travers l'incision de la cornée sont toujours plus ou moins malaxés et déchirés par les mors de la pince. Le contenu séreux n'a jamais été recueilli et on ne peut, sur sa composition, que raisonner par analogie.

2° Kystes perlés. — Ces kystes, communément désignés sous le nom de tumeurs perlées, se distinguent des kystes séreux par leur aspect blanc nacré ; ils sont souvent arrondis comme des perles fines, quelquefois bosselés ; ils font saillie sur la face antérieure de l'iris à laquelle les relient ordinairement un vaisseau et du tissu conjonctif ; il n'est pas rare de rencontrer à leur intérieur un cil autour duquel la tumeur s'est développée.

Monoyer en a rapporté un fait typique ; et, depuis, la littérature s'est enrichie d'un très grand nombre d'observations.

Dans le cas qui lui est personnel, Stoeber (2), outre la présence d'un cil, constata que la tumeur était constituée par une membrane kystique et par un contenu blanchâtre, granuleux, formé de cellules graisseuses et de cristaux de cholestérine. Dans un autre fait, Rothmund fut assez heureux pour enlever en entier la tumeur kystique ; elle avait une paroi nette, formée de tissu cellulaire lâche, tapissée d'un épithélium ; sur la paroi du kyste on trouvait quelques fibres musculaires de l'iris. Le contenu était constitué, comme dans le cas de Monoyer, par des cellules épidermiques disposées par couches concentriques et dépourvues de noyaux.

Nous en avons recueilli plusieurs observations personnelles, elles démontrent, comme celles des autres auteurs, que la structure des tumeurs perlées de l'iris est analogue à celle des autres tumeurs de ce genre qui ont été décrites en plusieurs endroits, notamment aux doigts. Ces tumeurs épidermoïdales sont en réalité constituées par des couches plus ou moins concentriques de cellules épithéliales au milieu desquelles on rencontre des cristaux de cholestérine.

L'enveloppe kystique qui existe presque toujours, est formée de tissu conjonctif auquel peuvent venir s'adjoindre les éléments musculaires et élastiques de l'iris ; dans la poche on trouve des cellules épidermiques en zones concentriques et souvent, au milieu d'elles, un cil qui se distingue, par son volume, des poils fins et d'ailleurs toujours nombreux qu'on trouve dans les kystes dermoïdes.

3° Kystes ou tumeurs dermoïdes. — De Græfe et Cunier en ont rapporté des observations qui restent douteuses aux point de vue de leur pathogénie.

Les seuls cas authentiques de tumeur dermoïde de l'iris sont ceux de Rosenweig et le nôtre (Tumeur de l'œil, t. I, p. 259).

4° Kystes à entozoaires de l'iris. — Il existe, dans l'iris, des cysticerques dont l'évolution est d'une façon générale la même que celle des cysticerques de la rétine et du corps vitré qui seront décrits plus loin ; c'est une affection rare et en consultant avec soin toute la littérature on en recueillerait difficilement plus de 25 observations, d'ailleurs presque toutes semblables.

Comme pour tous les cysticerques sous-conjonctivaux, nous devons citer ici en premier lieu Sichel (3) qui a fait connaître cette affection dont il a publié deux belles observations dans son Atlas.

Son premiers cas est celui que les Drs Schott et Guillaume Soemmering, de Francfort-sur-le-Mein, étudièrent en 1829 ; c'est d'ailleurs le premier fait d'un cysticerque vivant observé sur l'homme. Il s'agit d'une jeune fille de dix-huit ans qui portait dans la chambre antérieure un cysticerque se présentant comme l'indiquent les figures ci-dessous.

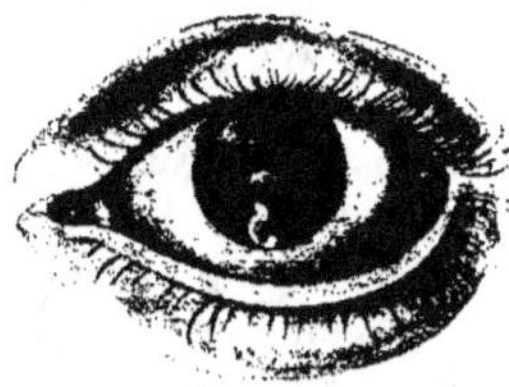

Fig. 15. — Cysticerque dans la chambre antérieure ayant toutes ses parties déployées (Soemmering.)

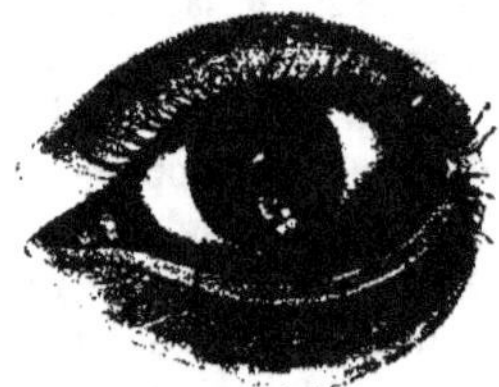

Fig. 16. — Cysticerque dans la chambre antérieure ayant toutes ses parties déployées (Schott.)

La vision n'était gênée que lorsque le ver obstruait la pupille ; ordinairement il reposait sur la chambre antérieure absolument comme un cristallin luxé dans cette chambre ; il se présentait comme une boule à peu près diaphane qui n'offrait qu'en un point une saillie d'un blanc laiteux et demi-transparent ; c'est de ce point qu'on voyait sortir spontanément, à la suite d'une légère friction sur la paupière, d'abord le corps puis le col et enfin la tête se développant à la façon des antennes du limaçon.

Sichel rapporte encore très longuement une autre observation de de Græfe (2) ; nous la résumerons rapidement, car de pareils faits n'ont plus maintenant l'intérêt qu'ils avaient à l'époque où écrivait Sichel.

Chez cette malade de de Græfe, la chambre antérieure renferme une vésicule transparente de la grosseur d'un pois et qui, à sa partie inférieure, présente une nodosité blanchâtre, opaque. Certains mouvements particuliers, avec contraction et ondulation de la partie supérieure de la vésicule, qui sont surtout bien visibles après plusieurs mouvements de l'œil, ne laissent aucun doute sous le rapport du diagnostic. La partie opaque de la tête rentre parfois entièrement dans la vésicule, parfois elle en sort d'une longueur de 3/4 de ligne, et à l'endroit plus rétréci qui forme le cou, on peut, en quelque sorte, reconnaître les suçoirs. Cette affection s'est développée avec les symptômes d'une iritis, et le cysticerque a été pris pendant longtemps pour un exsudat de nature rhumatismale. L'extraction fut pratiquée sans difficulté par l'incision linéaire.

HIRSCHLERG a publié également, en 1861, l'observation d'un cysticerque placé dans la chambre antérieure et remarquable par son grand volume qui obligea d'en faire l'extraction par la kératotomie à lambeau inférieur et externe. Le succès de l'opération fut d'ailleurs complet ; MENDE, en 1863, fit connaître une observation analogue. JOHN WINDSOR, la même année, publia l'observation d'une jeune femme de vingt-trois ans qui n'éprouvait d'autre incommodité qu'une diminution de la vision ; elle avait un cysticerque masquant dans la chambre antérieure une partie de la pupille. En comprimant l'œil avec le doigt à travers la paupière, on faisait facilement passer le corps de la partie supérieure vers la partie inférieure de la chambre antérieure ; dès que la compression cessait, le ver reprenait sa place première.

Nous pourrions enrichir ce chapitre d'assez nombreux faits, tels que ceux de KRUGER et de ROBINOWICHT ; mais il ne nous paraît pas qu'il y ait lieu d'insister davantage sur le cysticerque.

Nous aurons dit tout ce qu'il y a d'essentiel à retenir en clinique quand nous aurons rappelé que les phénomènes réactionnels, à peu près nuls au début, s'accentuent assez vite et provoquent bientôt une iritis plastique avec exsudats abondants. La cornée, qui supporte le poids du parasite, s'irrite et s'opacifie.

En prévision de ces accidents, il faut, dès que le diagnostic est bien établi, pratiquer l'excision de la poche et de la partie de l'iris avec laquelle elle a contracté ou gardé des adhérences.

3. — ÉTIOLOGIE ET PATHOGÉNIE

Nous étudierons successivement l'étiologie et la pathogénie de tous les kystes de l'iris : 1° séreux (traumatiques ou spontanés) ; 2° perlés ; 3° dermoïdes ; 4° à entozoaires.

1° Kystes séreux. — MACKENZIE et BOWMAN pensaient qu'il s'agissait de la sécrétion d'un fluide épanché entre l'iris et son épithélium postérieur. GUÉPIN admet que le kyste pourrait résulter d'un épanchement sanguin dans l'épaiseur de l'iris ; le kyste succéderait à un caillot résorbé. Le second expliquerait ainsi les kystes traumatiques ; les premiers, les kystes spontanés. Il convient, en effet, d'étudier séparément ces deux groupes.

a. KYSTES SÉREUX TRAUMATIQUES. — FEUER (2) a rapporté un cas dans lequel l'iris, normal à la périphérie, se divisait vers un point plus rapproché du centre entre deux feuillets formant : l'un la paroi antérieure, l'autre la paroi postérieure du kyste. Un épithélium à cellules hexagonales en tapissait la surface interne.

Dans l'observation de HULKE la paroi du kyste était formée par l'iris lui-même et tapissée par un revêtement de cellules épithéliales. Dans ces derniers

cas les kystes n'avaient pas, à vrai dire, de parois propres en dehors de leur
couche d'épithélium, il n'en était pas de même dans le fait que GAYET (1) a présenté en 1883 à la Société française d'ophtalmologie. Il s'agissait d'un kyste
remplissant presque complètement la chambre antérieure et repoussant en
arrière les procès ciliaires. La paroi du kyste était venue s'appliquer contre
la face postérieure de la cornée de façon à s'identifier avec la membrane de
DESCEMET de telle sorte que la dissection de la tumeur permit de détacher une
sorte de paroi dans laquelle on trouvait de dehors en dedans : l'endothélium
de DESCEMET ; 2° l'endothélium de la face antérieure de l'iris ; 3° une couche
d'éléments étoilés et pigmentés propres à l'iris. Il s'agissait d'un kyste parenchymateux..

Tous les kystes séreux ne sont point cependant privés de parois propres
et indépendantes. SATTLER a observé à la clinique de ARLT trois kystes dont
la paroi excisée put être examinée au microscope. Elle était formée de tissu
fibrillaire recouvert de plusieurs couches de cellules aplaties. Dans l'une de
ces observations, il y avait des capillaires dans la paroi kystique.

SATTLER considère d'ailleurs les kystes séreux de l'iris comme des kystes
résultant d'un processus exsudatif. Il est absolument nécessaire, d'après cet
auteur, qu'un corps étranger, si microscopique soit-il, épithélium, tissu musculaire, fragment de métal, vienne s'incorporer à l'iris. Cette implantation
entraîne une irritation qui déterminerait l'afflux de sérosité ; cette sérosité
en écartant les tissus ambiants, forme le kyste qui se tapisse peu à peu, en
s'accroissant, d'une couche de cellules endothéliales le séparant des parties
voisines.

BECKER (3) a constaté l'existence d'une membrane propre compacte, en
grande partie formée de fibres élastiques, recouverte à sa surface interne par
un épithélium à cellules aplaties. De même KNAPP a décrit un kyste à parois
amorphes, très épaisses, revêtues à l'intérieur d'un épithélium pavimenteux.

BRAILEY a fait connaître deux faits : le premier concerne le kyste dont
l'observation a été publiée par CRITCHETT. Il a constaté que la paroi était
constituée par deux membranes, l'une à peu près incolore, composée d'une
substance fondamentale, sans structure bien nette, et recouverte d'un épithélium à plusieurs couches de cellules incolores sur l'une de ses faces, et montrant sur l'autre face un tissu légèrement fibreux. Le second fait de BRAILEY
concerne un kyste séreux de l'iris développé après l'opération de la cataracte
et tapissé par une épaisse couche épithéliale.

ALLIN, de New-York, a décrit un kyste constitué par un liquide séreux
contenu dans une membrane amorphe en tout semblable à la zonule de
ZINN.

Dans un cas de GUÉPIN, on ne trouve pas de cellules épithéliales dans un
kyste séreux survenu après l'opération de la cataracte ; mais il n'est pas très
sûr que ces cellules aient été soigneusement recherchées. Dans un autre fait
du même auteur, dont l'analyse fut pratiquée par ROBIN, ces cellules faisaient
certainement défaut ; il en a été de même dans l'observation de WEINBERG
GALEZOWSKI, dont LATTEUX fit l'étude histologique. LATTEUX constata que

kyste était dû à un simple décollement de l'iris, la paroi était formée par le tissu normal de l'organe.

Le traumatisme n'entraine pas, par conséquent, que des kystes épithéliaux, mais aussi un grand nombre de kystes endothéliaux.

GREEFF a insisté sur ce point dans un mémoire intéressant ; il cite des kystes multiples, avec revêtement endothélial, survenus après l'opération de la cataracte, qui ne peuvent être considérés comme des kystes par implantation ; ce sont des kystes dérivant exclusivement du tissu mésoblastique. AHLSTROM a récemment publié un fait de ce genre.

Le traumatisme peut donc, dans l'iris, entrainer la formation des kystes

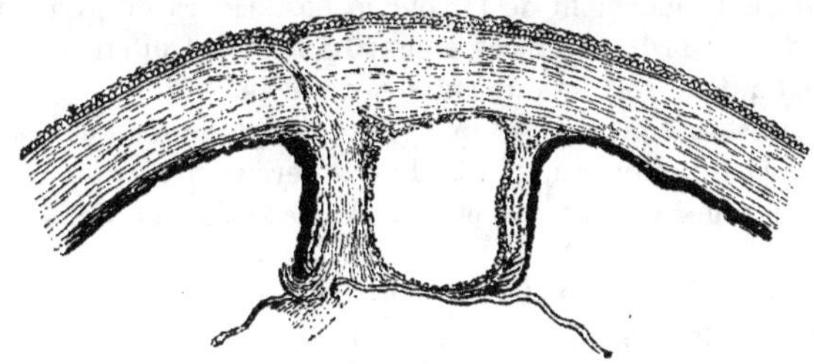

Fig. 17. — Kyste considéré comme un kyste irien, développé après un traumatisme pénétrant de la cornée (ALT.)

tantôt endothéliaux, tantôt épithéliaux ; la première variété peut s'expliquer à l'aide de plusieurs théories, notamment celles de WECKER, d'EVERBUSCH, STOLTING.

DE WECKER (1) dit, qu'après le traumatisme, le kyste irien peut prendre naissance de trois manières :

1° Par suite du pincement de l'iris au niveau d'une plaie de la cornée ; 2° par l'adhérence en forme de fer à cheval de l'iris à la capsule du cristallin ; 3° par un ébranlement ou une fissure traumatique de l'iris.

EVERBUSCH admet que par suite d'un traumatisme, il se fait une hémorrhagie dans l'angle de la chambre antérieure avec un décollement du ligament pectiné, de la couche endothéliale et de la couche antérieure et moyenne du tissu irien. Au niveau de ces parties décollées se forme le kyste.

STOLTING explique la formation des kystes à la suite de la perforation de la cornée, par ce fait que l'épithélium de la cornée ne recouvre pas la plaie cornéenne d'un bouchon épithélial solide, mais forme au contraire, en tapissant cette plaie profonde, une sorte d'invagination épithéliale qui va jusqu'à l'iris et qui recouvre précisément la portion de cette membrane correspondant à la plaie cornéenne. Il suffit alors que l'ouverture antérieure cornéenne de cette invagination épithéliale s'oblitère pour qu'un kyste se forme.

b. KYSTES SÉREUX SPONTANÉS. — SCHMIDT-RIMPLER, qui a bien étudié cette variété de kystes, les considère comme produits par la fermeture des cryptes décrites par Fuchs à la face antérieure de l'iris.

Treacher Collins (1) a publié deux cas de kystes idiopathiques de l'iris dans lesquels le revêtement endothélial s'expliquait aisément par cette théorie de Schmidt-Rimpler. Notre confrère anglais a également fait l'examen de plusieurs petits kystes iriens développés sans traumatisme à la surface postérieure de l'iris entre les deux couches normales de pigment.

Leplat a décrit un cas de kyste séreux développé à la suite d'une synéchie antérieure ayant entraîné la formation d'une vésicule close, tapissée d'endothélium. La paroi était formée par le stroma irien.

Eales et Sinclair ont étudié, sous le titre de kyste uvéal de l'iris, un kyste formé par le détachement de la couche postérieure du pigment uvéal, consécutif à des désordres glaucomateux. Le kyste résultait du soulèvement et la distension de la couche pigmentaire de l'iris.

Ginsberg se basant sur l'examen microscopique d'un cas personnel, conclut, avec Schmidt-Rimpler, que les kystes séreux non traumatiques sont dus à une rétention de la lymphe et sont, par conséquent, des kystes par rétention.

De même, Terrien admet que, dans son cas personnel, le kyste provenait de l'occlusion de l'une des cryptes de l'iris, il se range par conséquent à la théorie de Schmidt-Rimpler ; c'est là en effet la théorie qu'il convient d'accepter, les kystes séreux spontanés de l'iris sont des kystes par rétention.

Parmi les kystes iriens spontanés, il en est quelques-uns qui méritent un intérêt tout particulier : ce sont les kystes congénitaux. Ils sont peu nombreux ; voici tous ceux que nous avons pu retrouver :

Clark (d'Ohio), au VIIIe Congrès international d'Edimbourg (1894), a a cité deux cas, dont l'un, concernant un enfant de vingt-deux mois, paraît congénital ; l'autre appartenait à une femme de trente-deux ans. Le premier cas a été examiné histologiquement ; il contenait un endothélium de Descemet sur sa paroi ; l'auteur pense qu'il s'était développé dans les espaces de Fontana.

Guaita (2) opéra, chez un enfant de sept ans, un kyste congénital ayant la grosseur d'un double grain de maïs. La paroi antérieure du kyste adhérait à la cornée et cette dernière paraissait opaque dans les couches profondes. Guaita explique ce kyste par la théorie d'Everbusch, c'est-à-dire par un encapsulement de la chambre antérieure avec participation de la cornée.

Herrnheiser décrit un kyste séreux congénital chez une petite fille de six ans. La mère de l'enfant prétend qu'immédiatement après la naissance de sa fille, elle a remarqué une petite saillie de l'iris, grosse comme une tête d'épingle, à l'endroit même où s'est développé plus tard le kyste, mais il n'aurait commencé à se former que deux mois avant l'opération. Herrnheiser n'a pu retrouver aucune espèce d'influence traumatique, et l'auteur, qui *n'a pu faire l'examen histologique*, dit que la cause de cette formation kystique ne lui paraît pas claire.

Klein rappelle, en passant, un cas analogue à celui d'Herrnheiser ; mais il ne paraît pas avoir fait de ce cas une étude attentive et |ne donne aucune interprétation personnelle.

Noyes a communiqué à l'*American opht. Society* un autre fait de kyste congénital de l'iris sur l'examen histologique duquel nous n'avons pas non plus de renseignements complets.

2° Kystes et tumeurs perlées. — Rothmund a, le premier, donné la véritable explication des tumeurs perlées de l'iris. Il avait constaté, après beaucoup d'autres, après Buhl, dont le nom mérite d'être ici rapporté, les relations fréquentes des tumeurs iriennes avec les plaies pénétrantes de l'œil ; il avait remarqué que de nombreuses tumeurs s'étaient développées après la pénétration des cils et il en avait conclu que si des cils étaient, par un traumatisme, entraînés dans la chambre antérieure, des lambeaux de conjonctive, des cellules épithéliales de la cornée pouvaient également

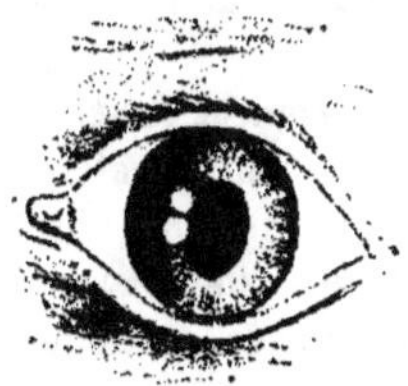

Fig. 18. — Kystes séreux obtenus par des greffes conjonctivales sur l'iris d'un lapin (Masse.)

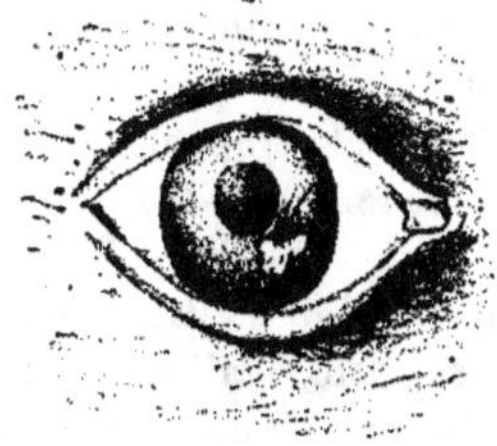

Fig. 19. — Greffe d'une portion de peau sur l'iris d'un lapin. Formation d'une petite tumeur perlée avec plusieurs poils (Masse.)

pénétrer jusqu'à l'iris, s'y implanter et y proliférer, mais la théorie de Buhl-Rothmund manquait absolument de base expérimentale et par là se défendait mal, Monoyer la critiqua fortement et s'efforça de montrer que l'iris ne présente pas les conditions voulues pour que les cellules épithéliales, venues du dehors, s'y fixent, y végètent et s'y multiplient.

C'est à Masse que revient le mérite d'avoir établi d'une façon irréfutable la vérité de la théorie de Buhl-Rothmund par de belles expériences qu'il a résumées dans une note mémorable à l'Académie des sciences (28 mars 1881).

Dans une seconde note à la même Académie (janvier 1883), le même auteur montra que des lambeaux de cornée pouvaient également se greffer sur l'iris et former aussi des tumeurs perlées.

Des expériences de Masse, il résulte que l'introduction, dans la chambre antérieure, d'un lambeau épithélial cornéen ou conjonctival est seul fertile ; les fragments de tissu musculaire se résorbent et ne donnent pas lieu à la tumeur perlée. Nous avons fait à ce sujet sur le vivant une expérience involontaire qui mérite d'être signalée. Il s'agit d'un homme de soixante-cinq ans, opéré de la cataracte par l'extraction à lambeau ; pendant la kératotomie l'iris fut sectionné et le lambeau détaché tomba dans le fond de la chambre antérieure d'où il ne put être extrait ; ce lambeau se greffa sur l'iris, s'y ratatina, en subissant un lent travail de résorption. Nous avons pendant quatre ans suivi ce malade qui reste exempt de tumeur irienne et continue à présenter une bonne vision.

Ce fait négatif tend à montrer, comme les expériences du professeur de Bordeaux, que les greffes épithéliales cornéennes, conjonctivales ou cutanées sont les véritables agents pathogènes des tumeurs qui nous occupent.

Par ces expériences Masse allait au-devant de toutes les critiques adressées à la théorie de Rothmund et les réfutait victorieusement ; il alla plus loin et, modifiant le champ de ses expérimentations, il obtint par greffes péritonéales de véritables tumeurs dermoïdes. Il introduisit dans la cavité abdominale de rats blancs adultes des lambeaux de peau, un œil entier, un membre inférieur enlevé à un rat nouveau-né et il obtint des tumeurs dermoïdes identiques ; comme structure, aux kystes dermoïdes pilo-graisseux qu'on enlève à la face et au cou, faits expérimentaux d'ailleurs conformes à la théorie générale des kystes dermoïdes, introduite dans la science par Verneuil.

Telles sont, trop brièvement résumées, les expériences faites par Masse ; elles méritent par leur importance et leur valeur démonstrative une place à part dans l'histoire de la question, et la théorie pathogénique qu'elles démontrent doit légitimement porter le nom de Rothmund-Masse.

Il est juste, d'ailleurs, de rapporter ici les travaux analogues qui ont été faits par d'autres expérimentatenrs, Dooremaal, Goldzieher, Schwenin-ger, Humbold et Berthod.

Dooremaal expérimenta le premier en 1873, à l'insu de Masse : il introduisit des corps étrangers inertes et des tissus vivants dans l'iris de chiens et de lapins ; les tissus vivants se greffèrent ; un morceau de muqueuse forma une tumeur perlée.

Goldzieher (1) établit également, en 1874, que les tissus organisés introduits dans la chambre antérieure reprenaient vie, s'accolaient à une partie quelconque de la chambre antérieure, s'enkystaient. Un morceau de muqueuse nasale donna lieu à un kyste de l'iris avec un revêtement régulier.

Schweninger, en 1875, fit dans la chambre antérieure d'yeux de chiens et de lapins des implantations de cheveux encore pourvus de leur bulbe. Il démontra que la gaine radiculaire s'implantait directement sur l'iris ; ajoutons enfin que Humbold et Berthold (2) reprirent avec succès les expériences de Von Dooremaal et Goldzieher.

Tous ces travaux sont antérieurs à ceux de Masse, mais ils sont moins complets et moins probants ; ils ne contiennent que l'ébauche de la démonstration que le professeur de Bordeaux a faite d'une façon péremptoire et définitive. Hosch reprit à Bâle, en 1881, les expériences de Masse et les confirma ; il montra, outre la pathogénie des tumeurs perlées, celle des dermoïdes de l'iris, en produisant cette affection à l'aide d'une greffe cutanée.

Un travail très récent de Wintersteiner, basé sur l'examen anatomique de 15 cas, a démontré que les tumeurs épithéliales (*cholestéatomes* de l'iris), étaient, après les traumatismes, beaucoup moins fréquentes que les kystes séreux. Ces kystes séreux traumatiques sont quelquefois la conséquence d'une synéchie postérieure (DE WECKER), ou se développent selon la théorie de STOLTING exposée plus haut. WINTERSTEINER a pu observer anatomiquement la dégénérescence cornée et la résorption d'un kyste épidermique. Parmi les kystes séreux traumatiques, d'origine épithéliale, nous devons citer un cas récent d'OATMAN.

2° Kystes dermoïdes. — Les kystes dermoïdes congénitaux procèdent de la même étiologie que les dermoïdes en général, et nous pouvons renvoyer sur ce sujet à tout ce qui a été dit des dermoïdes de la conjonctive et de la cornée ; mais il peut arriver que le kyste dermoïde de l'iris revête les caractères, très anormaux pour un dermoïde, des kystes séreux : il en était ainsi dans le cas de VON ROSENWEIG et dans un fait personnel, et il n'est pas sans intérêt de comparer la structure de ces kystes séreux dermoïdes avec celle des autres kystes séreux spontanés.

Le cas de ROSENWEIG et le nôtre démontrent qu'un kyste séreux simple, n'ayant aucunement l'apparence des kystes dermoïdes ou épidermoïdes, peut être tapissé par une paroi épithéliale indiquant son origine ectodermique. Ces deux faits nous paraissent mériter le qualificatif de dermoïdes. Il n'en serait pas de même, d'après LANNELONGUE, du fait de DE GRAEFE, dans lequel l'examen histologique ne fut pas pratiqué et qui s'était développé à la suite d'une blessure de l'œil.

Dans tous les cas la pathogénie de ces kystes est celle des tumeurs dermoïdes en général, et nous devons renvoyer le lecteur d'abord aux Traités généraux, ensuite à ce que nous avons dit des dermoïdes de la conjonctive (t. V, p. 1122).

3° Kystes à entozoaires. — Nous ne dirons rien ici de l'étiologie et de la pathogénie des kystes à entozoaires de l'iris. Le lecteur trouvera toutes les considérations que le sujet comporte dans le chapitre consacré aux cysticerques de la rétine et du vitré.

La pathogénie des kystes de l'iris, maintenant bien connue, peut donc se résumer de la façon suivante :

1° Les *kystes séreux* peuvent survenir par simple contusion, sans plaie pénétrante. Rarement ils seraient dus à un plissement de l'iris (DE WECKER) ; ils s'expliquent mieux par la formation d'une poche hématique dont le sang disparaît par résorption, laissant une irritation capable d'entraîner la sécrétion d'un liquide ; peut-être aussi la contusion de l'œil vient-elle précipiter la marche d'un kyste congénital très petit et jusque-là inaperçu.

Les inflammations chroniques du tractus uvéal, les néoplasmes du corps ciliaire peuvent aussi former des kystes.

2° Les *tumeurs perlées* (kystes à contenus graisseux, épithéliaux) résultent toutes d'un traumatisme ; c'est à ces lésions que s'applique intégralement la théorie de ROTHMUND-MASSE.

3° Les *tumeurs dermoïdes*, très rarement observées sont explicables par la greffe d'un lambeau de peau ou de muqueuse conjonctivale ; si elles se développent en dehors d'un traumatisme, elles s'expliquent par la théorie générale des kystes dermoïdes (VERNEUIL).

Les kystes séreux épithéliaux semblables à celui que nous avons publié relèvent de la même pathogénie.

4. — SYMPTOMATOLOGIE

Le traumatisme est évidemment la cause essentielle ; mais il est intéressant de remarquer que le développement de ces tumeurs se fait lentement après l'accident initial.

Les désordres occasionnés par le traumatisme, épanchement de sang, inflammation cornéenne ou conjonctivale, disparaissent ; la vue redevient très bonne. Ce n'est que quelques mois, souvent plusieurs années après, qu'avec une grande lenteur se développe la greffe épithéliale. Dans un cas de HOCH le traumatisme remontait à quatorze années ; pendant longtemps cette tumeur passe complètement inaperçue ; il est exceptionnel de voir de bonne heure apparaître des accidents inflammatoires ou douloureux.

D'ailleurs, lorsque ces accidents surviennent ils peuvent prendre une grande gravité et non seulement compromettre la vision de l'œil intéressé, mais même provoquer de véritables ophtalmies sympathiques.

Les signes locaux que l'observateur, dans les diverses variétés de kystes de l'iris, peut constater à l'éclairage direct ou à l'éclairage oblique se devinent aisément après ce que nous avons dit de l'anatomie pathologique de ces néoplasmes, et les symptômes fonctionnels, résultant de l'obstacle que ces tumeurs iriennes et leurs complications inflammatoires opposent au passage des rayons lumineux, n'ont rien qui mérite une étude spéciale.

5. — DIAGNOSTIC

Le diagnostic différentiel est en général facile ; il faut en pareil cas songer au sarcome, aux lésions syphilitiques ou tuberculeuses de l'iris.

Le *sarcome* est plus rapide dans son développement, plus étendu en surface ; il présente un aspect mélanique très différent de la couleur des kystes qui sont grisâtres, jaunâtres, bleuâtres, rarement bruns.

Les *leuco-sarcomes de l'iris*, qui sont de véritables raretés, sont blanchâtres, mais présentent une surface richement vascularisée, un peu mamelonnée. En outre, les sarcomes ne sont pas, comme la plupart des kystes, consécutifs au traumatisme.

Les *gommes de l'iris* se produisent souvent sur les deux yeux, de préférence au niveau du quart interne et supérieur de l'iris ; elles sont fortement colorées en jaune ; elles subissent, surtout quand le traitement a été approprié, une dégénérescence qui se termine par l'atrophie de l'iris au niveau de la partie résorbée. On trouvera en général la notion causale dans les antécédents du malade qui en est à la période tertiaire.

Les *tubercules de l'iris* ont une coloration jaunâtre claire et presque blanche; ils sont vasculaires, arrondis, multiples, marchent vite et aboutissent à la suppuration de la chambre antérieure et à la perforation de la cornée. Ces lésions peuvent être cliniquement primitives, c'est-à-dire survenir chez des sujets qui ne présentent ailleurs aucun désordre bacillaire apparent; mais souvent elles sont secondaires et apparaissent chez des tuberculeux avérés. L'état général du sujet, la marche rapide de l'affection, l'aspect du néoplasme, l'absence de traumatisme ne permettront pas au diagnostic de s'égarer.

Les *tubercules lépreux* prêteront encore moins à la confusion, car les lésions de la lèpre intéressent l'iris après la conjonctive dont le limbe est toujours recouvert de tubercules lépreux. On dit communément aussi que la cornée est toujours atteinte avant l'iris, c'est là une erreur; nous avons publié une observation dans laquelle la cornée était intacte au-devant d'une grave iritis lépreuse.

Signalons encore les *angiomes de l'iris,* les *taches* et les *nævi pigmentaires,* mais n'y insistons pas, car rien dans l'évolution de ces affections, leur origine, leur aspect et leur cause ne rappelle les kystes iriens.

En présence d'une tumeur irienne kystique, on pourra se demander s'il s'agit d'un kyste simple, d'une tumeur perlée ou d'une tumeur dermoïde.

Les kystes simples sont transparents et translucides. L'éclairage oblique permet de juger à la fois de l'épaisseur de la paroi et de la nature du contenu.

Les tumeurs perlées sont d'un blanc nacré qui leur donne assez exactement l'aspect d'une perle fine; elles sont tantôt régulièrement arrondies, tantôt bosselées; leur marche est plus lente que celle des kystes simples.

Souvent on voit des cils dans la chambre antérieure, à côté du kyste ou disposés de telle façon qu'une partie du cil émerge en dehors de la tumeur pendant que l'autre partie est dans son intérieur.

Les tumeurs dermoïdes ont l'aspect extérieur des tumeurs perlées; elles sont assez rares pour qu'en clinique l'erreur soit peu redoutable; on y songera lorsque la lésion irienne aura manifestement une origine congénitale.

Les cysticerques de l'iris sont reconnaissables aux mouvements alternatifs d'expansion et de retrait du ver, au rétrécissement qui sépare la vésicule caudale et la tête, et à la couronne de crochets, implantés sur l'extrémité céphalique.

6. — Pronostic

Le pronostic des kystes de l'iris est grave, en ce sens que tôt ou tard ils finissent par entraîner la perte de l'organe par iritis et irido-choroïdite. Rothmund et Crichett ont même cité des cas d'ophtalmie sympathique; il y a donc grand intérêt à intervenir de bonne heure pour débarrasser le patient de cette affection d'essence bénigne, mais dangereuse par le siège qu'elle occupe et les accidents locaux qu'elle entraîne.

7. — TRAITEMENT

Même lorsque le malade supporte bien sa tumeur, qu'il n'en est pas incommodé, il est indiqué de l'opérer ; elle peut augmenter et son extraction complète devenir plus tard difficile.

Dans les cas de kyste simple, on peut se contenter de ponctionner la tumeur avec une aiguille à cataracte. TURNER a ainsi obtenu une guérison, mais il vaut mieux combiner la ponction avec la déchirure de la paroi du kyste en même temps que l'extraction d'une partie de cette paroi.

ARLT et HULKE considèrent l'excision comme toujours nécessaire, et leur conseil a été mis en pratique, notamment par DESMARRES, WHITE COOPER et KNAPP qui pratiquent l'iridectomie en même temps que l'excision du néoplasme. L'ablation complète du néoplasme n'est pourtant pas nécessaire. Dans le cas personnel que nous avons relaté plus haut, nous n'excisâmes que la partie antérieure de la tumeur perlée et cependant le malade guérit. Dans ce cas, nous fûmes conduit à ne pas pratiquer l'iridectomie parce que la malade présentait déjà une iridectomie en haut, faite pour une iritis traumatique grave, et parce que le colobome inférieur, qu'aurait nécessité l'extraction du kyste, aurait augmenté le trouble déjà grand de la vision. Nous pourrions encore citer, pour montrer la possibilité de la guérison par la simple ponction, l'observation de MACKENSIE dans laquelle le kyste guérit après trois piqûres.

Nous n'en considérons pas moins l'extraction complète du kyste avec iridectomie comme l'opération de choix, dans tous les cas de kyste séreux, perlé ou dermoïde. Au point de vue de cette dernière catégorie, nous devons signaler ce qui se passa dans notre observation personnelle : une première excision incomplète fut suivie de récidive et il fut nécessaire, pour éviter la formation d'un kyste volumineux, d'enlever le fragment de paroi oublié dans l'œil. Quant aux kystes à entozoaires, leur extirpation aussi complète que possible, est particulièrement recommandable.

CHAPITRE II

ANGIOME DU TRACTUS UVÉAL

L'angiome, dans le tractus uvéal comme dans les autres parties de l'économie, est caractérisé par la dilatation des vaisseaux préexistants et la formation de vaisseaux nouveaux. Cette affection ne doit pas être confondue avec le *sarcome vasculaire* ou *angio-sarcome* et il suffira de faire connaître les rares observations publiées.

L'angiome a été étudié dans l'iris et dans la choroïde.

Dans l'*iris* nous ne trouvons que les cas de Schirmer et de Wolfe dont on peut, en forçant peut-être l'analogie, rapprocher une observation de Mooren et de Wecker.

Dans le cas de Schirmer il se développa, à la suite d'un traumatisme, une petite tumeur demi-transparente ; cette tumeur qui avait la grosseur d'un pois et siégait à la partie externe de la chambre antérieure, était recouverte de taches rouges, très manifestement vascularisées. Elle fut enlevée par une iridectomie, et l'examen microscopique montra sa structure caverneuse.

Wolfe a publié l'observation d'un homme de soixante-deux ans qui, depuis quarante ans, portait dans l'angle de la chambre antérieure une tumeur lobulée brunâtre, adhérente à la membrane de Descemet. Toutes les cinq ou six semaines il apparaissait un hypohema abondant ; après sept mois de durée, cette hémorrhagie s'arrêta et la tumeur diminua de volume spontanément.

De Wecker rapporte l'observation d'un négociant hollandais, chez lequel il diagnostiqua une télangiectasie de l'iris. Ce malade portait, sur la partie externe de l'iris, une tumeur du volume d'une baie de ronce, sillonnée de vaisseaux dilatés. Quand le malade secouait la tête en se penchant rapidement en avant, la totalité de la chambre antérieure se remplissait de sang clair et aussitôt la vision se trouvait réduite à la perception de la lumière dans l'obscurité. Si le malade restait en repos, on voyait rapidement le sang disparaître et l'acuité revenir, Mooren (de Dusseldorf), plus tard vit le malade et lui enleva le corps du délit ; mais malheureusement l'examen histologique ne put être fait.

L'*angiome de la choroïde* est un peu mieux connu que celui de l'iris, mais le nombre des observations est encore très restreint. Il faut bien se garder de comparer ces cas d'angiome avec les angio-sarcomes de la choroïde qui sont, au contraire, très fréquents. Panas n'a pas craint de décrire, dans le même chapitre, toutes les tumeurs vasculaires de la choroïde, et les angio-sarcomes, dans son livre, prennent ainsi place à côté des angiomes purs. C'est là une véritable confusion. Les angiomes de la choroïde sont aussi différents des sarcomes vasculaires que les anévrysmes cirsoïdes ou les tumeurs érectiles sont différents des néoplasmes télangiectasiques qui se développent dans diverses parties de l'économie.

Nous décrirons les angio-sarcomes de la choroïde avec les sarcomes endothéliaux de cette membrane.

Les angiomes purs, nous l'avons dit, sont très rares, nous n'avons à rapporter que le cas de Panas, celui de Schiess, celui de Giulini, et celui de Tailor. Le cas de Nordenson, dans lequel l'élément cavernulaire vasculaire prédominait, doit être considéré comme un fait d'angio-sarcome parce qu'il existait çà et là, dans les cloisons, de nombreux éléments fusiformes, que la choroïde était infiltrée de nombreuses cellules rondes, et enfin, parce qu'il existait à la face interne de la tumeur une plaque fibro-osseuse. C'est à tort que Giulini, dans son intéresssant travail, a voulu faire de ce cas un angiome pur.

Le lecteur trouvera le détail de toutes ces observations dans notre *Traité des tumeurs de l'œil*, t. I, p. 284.

CHAPITRE III

MYOME DU TRACTUS UVÉAL

Le myome du tractus uvéal est nié par beaucoup d'auteurs. Mitvalsky a fait contre cette affection une véritable campagne en s'appuyant sur une analyse détaillée de faits connus.

Dans ce travail, Mitvalsky passe en revue les six cas de myome ou de myosarcome du corps ciliaire publiés à l'époque où il écrit. Ces cas sont ceux d'Iwanoff-Wecker (2), de Salomon, de Mules, le nôtre, et enfin ceux de Deutschmann et de Lange (1).

La plupart de ces cas sont peut-être contestables mais il n'en est pas de même du nôtre et de celui plus récent de Guaita (1) qui sont certains. Cette tumeur là est d'ailleurs tellement rare que nous ne croyons pas devoir nous y arrêter et nons renvoyons le lecteur à ce que nous en avons dit dans notre *Traité des Tumeurs de l'œil*, t. I, p. 291.

CHAPITRE IV

SARCOME DU TRACTUS UVÉAL

Il faut entendre par sarcome du tractus uvéal la prolifération anormale avec tendance à l'organisation de l'un ou de plusieurs des divers éléments d'origine mésodermique qui forment le tractus.

On pourrait, avec Brière, dont la thèse reste, après les nombreux travaux étrangers et français publiés sur la question, un ouvrage vraiment remarquable, diviser les sarcomes de la choroïde en deux grandes espèces : 1° les formes simples, 2° les formes mixtes, et établir le groupement suivant :

ESPÈCES	VARIÉTÉS
1° *Formes simples*	1° Sarcome proprement dit : sarcome blanc, fibro-sarcome ;
	2° Sarcome mélanique, mélano-sarcome ;
	3° Sarcome caverneux ou télangiectasique ;
	4° Sarcome ossifiant ou ostéoïde ;
	5° Sarcome musculaire, myosarcome ;
	6° Sarcome carcinomateux ou encéphaloïde ;
2° *Formes mixtes.*	7° Myxo-sarcome ou sarcome muqueux ;
	8° Glio-sarcome.

On pourrait encore avec Fuchs, décrire successivement :
1° Le *sarcome à cellules fusiformes* ou à *cellules rondes;*
2° Le *sarcome avec pigment aréolaire ;*
3° Le *sarcome endothélial ;*
4° Le *sarcome caverneux ;*
5° Le *fibro-sarcome;*
6° Le *sarcome alvéolaire;*
7° Le *sarcome gliomateux;*
8° Le *sarcome combiné au tubercule ;*
9° Le *sarcome à cholestéarine;*
10° Le *sarcome à cellules géantes;*
11° Le *myxo-sarcome;*
12° Le *chondro-sarcome;*
13° L'*ostéo-sarcome;*
14° Le *myo-sarcome;*
15° Le *sarcome kystique;*

Cette dernière division de Fuchs est moins bonne que celle de Brière; elle donne à des cas exceptionnels et sans intérêt clinique l'importance d'une variété, elle crée même des variétés artificielles qui ne méritent pas d'être placées dans le cadre des sarcomes. Le sarcome combiné à la tuberculose par exemple, n'est qu'un phymome, une pseudo-tumeur intra-oculaire qui n'entre pas dans le cadre de notre article. Il convient en effet d'opposer aux vrais néoplasmes les pseudo-néoplasmes qui doivent en être cliniquement différenciés.

La classification de Fuchs étant mise de côté, nous pourrions utiliser celle de Putiata Kerschbaumer. Notre confrère décrit :

1° L'angio-sarcome ;

2° Le mélano-sarcome ;

3° Le leuco-sarcome avec pigmentation d'origine hématique ;

4° Le sarcome à cellules fusiformes ;

5° Les néoplasmes combinés ;

6° Les néoplasmes en voie de dégénérescence.

C'est là encore une classification artificielle. Il convient certainement de réserver une grande place à l'angio-sarcome qui est très commun et très intéressant, mais il est certain que cet angio-sarcome peut être, tantôt mélanique, tantôt leucotique avec ou sans pigmentation hématique ; le sarcome à cellules fusiformes peut être pigmenté, c'est alors un mélanosarcome et il appartient au paragraphe 2 ; enfin les néoplasmes combinés ou dégénérés sont tantôt des angio-sarcomes, tantôt des mélano-sarcomes, tantôt des leuco-sarcomes. Il n'y a rien en vérité dans cette classification qui satisfasse l'esprit.

Un esprit clair et méthodique sera d'ailleurs toujours difficile à satisfaire en pareille matière et nous n'avons pas la prétention de donner une division parfaite du sujet ; notre manière de voir diffère de celle de nos devanciers en ce que nous donnons à l'absence ou à la présence de la mélanine une très importante signification. Il nous paraît certain que la vraie mélanine, celle qui très probablement n'a pas une origine hématique, mais une provenance autochtone encore mal élucidée, donne au sarcome de la choroïde une malignité spéciale ; les sarcomes de la choroïde sont tous plus ou moins malins, puisque ce sont des sarcomes, et les sarcomes mélaniques, toutes choses étant égales d'ailleurs, sont plus malins que les leuco-sarcomes ; sans doute le leuco-sarcome à petites cellules est plus grave que le sarcome mélanique à cellules fusiformes, mais, à égalité de cellule, le sarcome mélanique est le plus fâcheux. Par conséquent, la mélanine constitue un caractère fondamental nous permettant de diviser immédiatement le sarcome de la choroïde en deux groupes génériques :

1° Le *sarcome mélanique;*

2° Le *leuco-sarcome.*

Le premier groupe est caractérisé par ce fait qu'il existe une quantité notable de pigment, nous voudrions pouvoir dire de pigment d'origine non hématique, de pigment autochtone, mais les données actuelles de l'histologie et de l'histochimie ne nous permettent pas tant de précision. Il y a là des recherches à faire et deux groupes bien distincts à établir dans les sarcomes mélaniques choroïdiens, selon l'origine de leurs granulations noires, et nous avons l'espoir que l'avenir ratifiera notre hypothèse à ce sujet; il faut, pour le moment, nous en tenir aux données bien établies.

Robin a indiqué comme caractère de la vraie mélanose la résistance du pigment à l'acide sulfurique par opposition à la fausse mélanose constituée par des débris hématiques disparaissant sous l'influence de cet acide. Ce critérium est très important, mais il faut bien savoir que la résistance à l'acide sulfurique ne préjuge pas l'origine du pigment. Il est possible que celui-ci, s'il est arrivé à un certain degré d'organisation, vienne du sang et résiste, même à chaud, à l'action de l'acide.

Les réactions qui consistent à déceler dans le pigment la présence du fer, et à démontrer par là son origine hématique, n'ont qu'une valeur très relative, car la coloration bleue (Perls) ou verte (Quincke) ne s'obtient que dans la pigmentation hématique d'origine récente.

Certaines particularités dans la forme et le groupement des cellules pigmentées permettent de reconnaître souvent l'origine du pigment; nous y insisterons en temps et lieu; il convient, ici, pour arriver à une définition du sarcome mélanique, de laisser de côté cette question d'origine. Cette définition est la suivante :

Un sarcome mélanique est celui dont les cellules renferment des granulations pigmentaires capables de résister à l'action prolongée de l'acide sulfurique, quelles que soient l'origine de ces granulations et leurs réactions sidériques négatives ou positives.

Les leuco-sarcomes, tumeurs du deuxième groupe, ne contiennent pas de pigment; sans doute on y peut rencontrer quelques cellules choroïdiennes préexistantes au développement du néoplasme, ou bien des débris hématiques disséminés, cela ne peut suffire à lui enlever son caractère bien défini de leuco-sarcome.

Ces deux groupes contiennent des variétés qui résultent de trois caractères principaux : 1° la forme des cellules; 2° leur origine; 3° l'état des vaisseaux. De la forme des cellules dérivent le sarcome à cellules rondes et à cellules fusiformes, de leur origine le sarcome endothélial avec ses formes diverses : angio-sarcome, lymphangio-sarcome tubuleux, alvéolaire; de l'état des vaisseaux le sarcome caverneux.

Notre classification devient donc la suivante : deux groupes : I. Mélano-sarcomes; II. Leuco-sarcomes, et trois variétés tirées :

A. — De la forme des cellules .	rondes (sarcome encéphaloïde). fusiformes (sarcome fasciculé, fibro-sarcome). géantes (sarcome à myéloplaxes).
B. — De l'origine endothéliale et du groupement des cellules.	hœmangio-sarcome. lymphangio-sarcome. sarcome alvéolaire. sarcome tubuleux.
C. — De l'état des vaisseaux . .	sarcome télangiectasique. sarcome caverneux.

Les processus de dégénérescence : (myxo-sarcome, à cholestéarine) et les diverses combinaisons (ostéo-sarcome, chondro-sarcome, sarcome combiné au tubercule) que les tumeurs peuvent faire entre elles seront signalées en temps et lieu à propos de ces diverses variétés.

La division en trois variétés doit s'entendre aussi bien du sarcome blanc que du sarcome mélanique, mais il nous suffira de l'appliquer une première fois aux mélano-sarcomes et de limiter ensuite l'étude des leuco-sarcomes aux différences qui séparent ces deux groupes de tumeurs oculaires.

On remarquera que dans cette classification des sarcomes du tractus uvéal nous ne parlons pas du myo-sarcome ; c'est que, d'après nous, contrairement aux idées émises par beaucoup d'auteurs dans ces derniers temps, notamment par MIVALSKY, le myome du muscle ciliaire peut exister, à l'état de pureté, aussi nettement que dans l'utérus ; s'il existe un myome du corps ciliaire cette tumeur ne peut, sans heurter gravement les bonnes doctrines histologiques, être classée avec le sarcome.

Nous avons signalé dans un chapitre à part les myomes du tractus uvéal dont il existe encore très peu d'observations, en y comprenant les myo-sarcomes dont il n'existe également que quelques exemples. De même un chapitre distinct a été consacré aux angiomes purs du tractus uvéal.

SARCOME MÉLANIQUE

Le sarcome mélanique du tractus uvéal est une affection relativement fréquente et d'une extrême gravité. Elle mérite d'être bien connue des ophtalmologistes qui doivent s'appliquer à en faire le diagnostic précoce, car la thérapeutique a, dans cette affection, une efficacité beaucoup plus grande qu'on l'a cru pendant longtemps, à condition qu'elle soit hâtive et largement conduite.

1. — HISTORIQUE.

L'histoire du sarcome noir du tractus uvéal se rattache par ses grandes lignes et par ses débuts à celle de la mélanose elle-même. PAMARD, TAVIGNOT ont étudié la mélanose en général à propos des tumeurs pigmentaires de l'œil et ce dernier n'eut pas de peine à démontrer qu'il s'agissait en pareil cas de véritables tumeurs malignes. STŒBER (1) (de Strasbourg) appuya par de nombreuses observations, la thèse de TAVIGNOT. Peu de temps après, parut l'observation de DE GRAEFE (1) (1856), et bientôt s'ouvrit, pour le sarcome de l'œil, une période dans laquelle une analyse histologique attentivement faite fit connaître les principales particularités de la structure et de l'évolution du néoplasme. Après des observations de MACKENZIE (2), de BOUISSON, de TROTTER, nous trouvons un travail de SAINT-LAGER et HERVIER, qui mérite d'être retenu par les recherches très bien conduites, pour l'époque, que les auteurs ont faites au point de vue de l'origine du pigment. Ils établissent la différence qui existe entre la vraie et la fausse mélanose et font remarquer que la première ne saurait être le résultat d'un épanchement sanguin ; ils notent particulièrement la rareté de son apparition dans le cerveau, siège de si fréquentes hémorragies.

Viennent ensuite un grand nombre de mémoires et d'observations qu'i
n'est pas possible et qu'il serait d'ailleurs bien inutile de citer tous ici : men
tionnons les faits rapportés par DE GRAEFE (5), SŒLBERG WELLS, QUAGLINO, BER
THOLD, qui fit connaître les premiers cas de phtisie du bulbe à la suite d
sarcome choroïdien mélanotique (1871). Quelque temps avant (1868) avai
paru l'ouvrage de KNAPP (1), qui mérite une mention toute spéciale.

En 1873, BRIÈRE (2) écrit sur ce sujet une thèse très intéressante qu
résume exactement la question et fait époque dans son histoire.

Cet auteur a mis en relief, grâce à une bibliographie très complète, tou
les cas connus de mélanose intra-oculaire et de sarcome de la choroïde. Nou
aurons souvent, dans le cours de ce chapitre, l'occasion de revenir sur so
travail, de discuter et souvent d'approuver ses idées; il nous suffira de dir
ici qu'il a le premier bien fait ressortir la variété des formes anatomiques
la valeur diagnostique du double plan de vaisseaux que montre dans l'œi
l'examen ophtalmoscopique (vaisseaux rétiniens et vaisseaux de la tumeur
et donné de la symptomatologie une description didactique à laquelle les tra
vaux plus récents n'ont rien ajouté d'essentiel.

Après la thèse de BRIÈRE paraissent des observations isolées et des mémoi
res personnels appartenant à beaucoup d'auteurs, parmi lesquels il suffira d
signaler NETTLESHIP, SPENCER WATSON, ARGYL ROBERTSON, SALVIOLI, O. BECKER (2),
HIRSCHBERG, etc. Ces derniers faits et tous ceux qui les ont précédés ont été
magistralement exposés, résumés, commentés et mis à leur place par FUCHS,
dont la monographie sur le sarcome du tractus uvéal est universellement
connue et appréciée.

Après le mémoire de FUCHS (1), que nous aurons à citer longuement et que
nous nous appliquerons à compléter à l'aide des documents ultérieurs, nous
citerons le travail de LANGE (2) qui, en 1884, conseilla d'éclairer la sclérotique
par transparence pour reconnaître l'existence d'un néoplasme. KIPP, SCIMENI,
SNELL publièrent d'intéressants travaux et MAX MASCKE, élève de VOSSIUS, dans
une thèse importante développa les opinions de son maître.

HIRSCHBERG (1), FREUDENTHAL, PANAS firent connaître des faits nouveaux. Ce
dernier insiste sur le diagnostic différentiel du décollement simple de la rétine
avec le décollement symptomatique d'un sarcome. Dans ce dernier cas le
tonus est supérieur à la normale, tandis que dans le décollement simple il est
toujours inférieur.

A cette époque nous fîmes sur ce sujet plusieurs publications que nous
retrouverons et dans lesquelles furent particulièrement agités le pronostic
et le traitement du sarcome mélanique de la choroïde. En 1890, PANAS étudia
les propagations du sarcome à la cavité orbitaire ; en 1897, ROCHON-DUVIGNEAUD
étudia le diagnostic, le pronostic et le traitement des tumeurs intra-oculaires,
et enfin ces deux derniers auteurs consacrèrent à ce sujet, en 1898, une bonne
part de leur remarquable ouvrage intitulé : *Recherches anatomiques et cliniques sur le glaucome et les tumeurs intra-oculaires.*

Avec tous ces matériaux et beaucoup d'autres dont l'énumération aurait
inutilement surchargé cette esquisse historique, nous allons décrire, au point

de vue anatomique, clinique et thérapeutique, le sarcome mélanique du tractus uvéal.

2. — ANATOMIE PATHOLOGIQUE

Nous diviserons cette partie de notre étude en quatre paragraphes distincts :

a) Anatomie macroscopique. — Morphologie générale.
b) Anatomie microscopique. — Développement.
c) Pigmentation.
d) Réaction des néoplasmes sur le globe de l'œil.

a) **Anatomie macroscopique. — Morphologie générale.** — Les tumeurs mélaniques de l'iris, du corps ciliaire et de la choroïde méritent à ce sujet quelques considérations particulières, mais dans l'ensemble nous devons signaler que ces tumeurs affectent toutes une forme circonscrite. FUCHS fait remarquer que la forme diffuse est très rare. Presque tous les faits que nous avons observés sont, à ce point de vue, semblables. Le néoplasme fait une saillie hémisphérique reposant par une base relativement étroite sur la membrane uvéale et proéminant fortement dans la coque oculaire ; il y a sur ce point une opposition absolue avec ce qui se passe dans le carcinome métastatique de la choroïde.

A ce point de vue d'ailleurs, il convient de distinguer les tumeurs de l'iris, du corps ciliaire et de la choroïde.

Les tumeurs de l'iris prennent la forme de la chambre antérieure dans l'intérieur de laquelle elles se trouvent comprimées et moulées. POULARD a rapporté récemment une observation concernant une tumeur, grosse comme le cristallin, et remplissant la chambre antérieure.

Au début, on aperçoit un petit nodule qui, en grossissant, bouche l'angle irien et remplit la partie correspondante de la chambre antérieure. Il peut adhérer à la fois à la capsule antérieure et à la face postérieure de la cornée (HIRSCHBERG). Pendant plusieurs années, le sarcome de l'iris peut rester limité à une zone relativement petite de l'iris (ANDREWS) ; il présente différentes colorations, rouge, rouge gris, noirâtre, brun, selon la pigmentation et la vascularisation. Dans certains cas (HOSCH, KRUCKNOW), la tumeur s'est développée sur une tache noire préexistante de l'iris dont elle occupe la place. Ces sarcomes siègent d'habitude à la face antérieure de la membrane. Sur 16 cas de sarcome de l'iris recueillis par FUCHS, 9 siégeaient à la partie inférieure de l'iris.

LAWFORD et COLLINS ont observé dix fois cette affection sur les 103 cas de sarcome uvéal qu'ils ont étudiés à Mordfield-Hospital.

Dans la thèse de ŒMISCH, on en trouve 19 autres cas auxquels EWETZKY en ajoute encore 14, y compris ses observations personnelles, ce qui porte au chiffre de 49 le nombre des sarcomes mélaniques de l'iris.

Le cas d'EWETZKY (1) présentait cette particularité très rare de s'être développé sur la face postérieure de l'iris. Il s'agissait d'un sarcome diffus, semblable aux sarcomes en nappe de la choroïde, répondant au type des sarcomes pigmentés à cellules rondes, avec une tendance marquée à la structure lobulaire.

Le siège à la partie supérieure de l'iris, assez exceptionnel, était celui qu'occupait la tumeur dans un cas de MAYWEG (de Hagen).

Les sarcomes du corps ciliaire (fig. 22) ont la forme d'une bosse hémisphérique repoussant en avant l'iris et dépassant en arrière les limites du corps ciliaire. Ils envoient quelquefois un prolongement dans la chambre antérieure (PANAS et ROCHON-DUVIGNEAUD). Les procès ciliaires sont tantôt envahis, tantôt simplement soulevés et intacts ; en se portant en avant, la tumeur peut décoller l'iris et reproduire ainsi l'aspect de l'irido-dialyse (HIRSCHBERG et BIRNBACHER). La tumeur ne se porte pas toujours en dedans, mais détermine de bonne heure un staphylome. Chez une malade de SNELL, une blessure de l'iris par une étincelle, d'apparence peu grave puisqu'elle guérit en quelques jours, détermina une année plus tard l'apparition d'une petite tache brun foncé à la partie supéro-interne de la région ciliaire, sans provoquer de la douleur et sans porter préjudice à la vision. Cette tache s'élargit, devint élastique et nécessita l'énucléation du globe. Le microscope fit voir qu'il s'agissait d'un sarcome mélanique.

La forme des sarcomes mélaniques de la choroïde est en général celle que représentent nos figures (fig. 22) ; il s'agit d'une saillie vaguement rectangulaire ou hémisphérique reposant par un côté ou par le tiers environ de la circonférence sur la sclérotique ; mais ce type, de beaucoup le plus commun n'est pas le seul. Il faut encore signaler la forme champignonnée présentant une large base surmontée par une tête sphéroïdale avec un étranglement circulaire séparant ces deux parties. PANAS et ROCHON-DUVIGNEAUD en ont cité trois cas. L'agent d'étranglement qui sépare la tête de la base est, d'après ces auteurs la lame vitrée de la choroïde. Sur les coupes il leur a été en général facile « de la suivre jusqu'au fond du sillon qui sépare la tête de la base ».

FUCHS a rapporté un cas de tumeur champignonnée explicable par ce mécanisme, et nous pouvons y ajouter trois autres faits de LATTEUX, de SCIMENI et de BASSO. Dans notre *Traité des Tumeurs de l'œil*, le lecteur en trouvera également un exemple.

Après la forme champignonnée, il faut signaler les sarcomes de la région maculaire avec prolifération rétro-bulbaire. PANAS en a observé deux faits et l'on en trouve un troisième chez FUCHS ; mais ce sont là des cas très rares sur lesquels ils convient de ne pas s'arrêter. Nous en dirons autant de la forme en plaque ou en nappe, représentée par la diffusion du sarcome. C'est là une pure exception dont FUCHS n'a trouvé que quatre exemples auxquels il serait difficile d'ajouter d'autres cas en dehors de celui de PANAS et ROCHON-DUVIGNEAUD.

Siège du sarcome mélanique de la choroïde. — Dans le chapitre que nous avons spécialement affecté au leuco-sarcome de la choroïde, nous verrons que cette dernière tumeur est aussi fréquente dans le segment antérieur de l'œil qu'en arrière ; il n'en serait pas ainsi pour le mélano-sarcome qui, d'après Fuchs, serait plus fréquent derrière l'équateur qu'en avant.

En dépouillant notre statistique nous sommes arrivé à la conclusion contraire et nous croyons qu'il n'y a à ce sujet rien de certain.

Parmi les tumeurs occupant un siège exceptionnel il faut citer quelques exemples de sarcome péripapillaire (S. Snells, de Lapersonne et Opin, Moissonnier).

b) **Anatomie microscopique. — Développement**. — Dans la structure d'un sarcome, il faut particulièrement distinguer trois choses : 1° les cellules ; 2° leur mode de groupement ; 3° les vaisseaux sanguins.

1° *Cellules*. — Les éléments cellulaires revêtent des formes très diverses ; ils sont sphériques, allongés en fuseau, quelquefois pourvus de prolongements ramifiés.

Le noyau unique et arrondi dans les cellules rondes est ovoïde dans les cellules fusiformes ; on note la présence fréquente de cellules géantes, myéloplaxes que Monod et Malassez considèrent comme des cellules vaso-formatives arrêtées dans leur développement ; dans ces cellules on trouve des noyaux sphériques dont le nombre peut aller jusqu'à 50.

2° *Groupement des cellules*. — La façon dont les cellules sont groupées tient une grande place dans la physionomie générale du sarcome ; les unes entourent les vaisseaux sous forme de manchons périvasculaires, les autres sont placées dans des cavités cloisonnées qui rappellent celles du carcinome ; les unes s'unissent de manière à former des faisceaux, d'autres enfin, tassées les unes contre les autres, se comprimant réciproquement, ne laissent pour ainsi dire pas de place pour la substance intercellulaire.

3° *Vaisseaux sanguins*. — Ces vaisseaux sont nombreux dans le tissu sarcomateux ; ils se confondent avec le tissu morbide et sont constitués par des éléments embryonnaires, si bien qu'on ne peut isoler le système vasculaire des cellules qui l'entourent ; sur des coupes on voit nettement la lumière des vaisseaux sanguins entourés de cellules fusiformes ou arrondies, mais on ne retrouve pas les parois propres des vaisseaux.

L'absence de paroi propre explique la dilatation en ampoules, en fuseaux, des capillaires qui ne peuvent résister à la pression sanguine. Elle explique aussi la fréquence des hémorrhagies interstitielles.

La nature des cellules, leur groupement, la forme et l'importance des vaisseaux sanguins sont trois éléments variables qui permettent de distinguer dans les sarcomes de la choroïde un certain nombre de variétés. Nous les passerons en revue en nous limitant à ce qui intéresse la pathologie de la choroïde.

De la forme variable des cellules résulte le *sarcome encéphaloïde*, le *sarcome fasciculé* et le *fibro-sarcome*. De leur mode de groupement et de leur origine, le *sarcome endothélial*, qui comprend le sarcome tubuleux et le sarcome alvéolaire ; de la forme des vaisseaux, le *sarcome caverneux*. On se rappelle que c'est là la base de notre classification anatomique des sarcomes uvéaux.

Il reste encore une variété de sarcomes dans lesquels les éléments sarcomateux sont mélangés à d'autres tissus différenciés dans leur structure : ce sont les myxo-sarcomes, les chondro-sarcomes et l'ostéo-sarcome. Comme ces dernières variétés sont généralement dépourvues de pigment, nous les décrirons à propos des leuco-sarcomes, lorsque nous étudierons séparément cette intéressante variété de néoplasmes oculaires.

A. Variétés provenant de la forme des cellules. — 1° *Sarcomes à cellules rondes*. Les sarcomes encéphaloïdes, ainsi nommés parce que leur aspect extérieur ressemble à de la substance cérébrale, contiennent des cellules arrondies, irrégulières, souvent petites, tassées les unes contre les autres, séparées par une substance intercellulaire peu abondante ; ils sont rares dans la choroïde dont les sarcomes à petites cellules sont le plus souvent des sarcomes endothéliaux.

Ce sarcome à cellules rondes est caractérisé par la production de petites cellules de dimensions variables de 7 à 15 μ, possédant un noyau bien coloré par le carmin, répondant enfin à la description classique du sarcome embryonnaire. D'après Knapp, le sarcome à cellules rondes se développerait dans la chorio-capillaire, tandis que le sarcome à cellules fusiformes prendrait naissance dans les couches externes de la choroïde ; Fuchs estime avec raison que tous ces néoplasmes, quelle que soit leur forme anatomique, se développent de préférence dans la couche des gros vaisseaux.

Les sarcomes à cellules rondes sont plus vasculaires, moins durs que les fusiformes ; les premiers ont un développement plus rapide et par conséquent une plus grande malignité que les seconds. Fuchs a montré par des chiffres que les métastases étaient moins fréquentes dans les sarcomes fusiformes que dans les formes mixtes ou embryonnaires : 19 p. 100 pour les premiers, 29 p. 100 pour les seconds, 37 p. 100 pour les troisièmes.

Le sarcome à cellules rondes est plus fréquent que le fusiforme dans le segment postérieur ; la première variété est plus commune chez les sujets jeunes, la seconde chez les sujets âgés.

2° *Sarcomes à cellules fusiformes*. — Les sarcomes fasciculés sont assez communs dans le tractus uvéal ; ils sont composés de cellules fusiformes avec leurs deux extrémités allongées et souvent bifurquées. Les éléments cellulaires sont juxtaposés les uns à côté des autres d'une façon régulière, de manière que les extrémités des uns soient en contact avec le renflement des autres.. Cette disposition des cellules donne naissance aux faisceaux et aux tourbillons notés sur la surface de section. Sur les coupes, on voit fréquemment entre les faisceaux des éléments qui ressemblent à des cellules arrondies. Cet aspect est dû à la coupe des faisceaux qui ont été sectionnés perpendiculairement à leur axe.

B. Variétés dépendant de l'origine des cellules. — Le groupement et l'origine des diverses cellules qui constituent le sarcome a permis d'y reconnaître diverses variétés dont il convient ici de donner une description. Ce sont : 1° le *sarcome endothélial* avec ses deux formes principales l'*hémangio-sarcome* et le *lymphangio-sarcome ;* 2° le *sarcome tubuleux ;* 3° le *sarcome alvéolaire*. A propos de la pigmentation, nous décrirons le sarcome à pigmentation aréolaire.

1° *Sarcome endothélial.* — Cette variété de tumeurs, qui a été particulièrement étudiée par KOLABZECK sous le nom d'angio-sarcome, pourrait encore s'appeler endothéliome ; elle résulte de la prolifération des endothèles vasculaires du système sanguin ou du système lymphatique ; mais le mot sarcome endothélial est le meilleur, parce qu'il exprime l'origine et l'allure clinique de la tumeur.

Le sarcome endothélial non pigmenté existe dans la choroïde, et nous aurons plus loin dans le chapitre de leuco-sarcome à le décrire assez longuement.

FUCHS cite dans son ouvrage un cas de SCHLEICH qui est un exemple typique de sarcome endothélial.

Depuis FUCHS, l'histoire de l'angio-sarcome ou du sarcome endothélial, car les deux expressions peuvent être considérées comme synonymes, s'est enrichie de nombreux matériaux. LUBARSCH, et après lui VON HIPPEL, ont les premiers divisé les angio-sarcomes en hémangio-sarcomes et en lymphangio-sarcomes. Les lymphangio-sarcomes sont très rares dans l'œil; le cas que nous en rapportons dans notre *Traité des tumeurs de l'œil* (t. I, p. 459, pl. X) est peut-être unique, mais l'hémangio-sarcome est relativement fréquent. LUBARSCH et VON HIPPEL l'ont divisé en intravasculaire et en périvasculaire. Cette dernière forme est de beaucoup la plus commune. POSEY et SCHUMWAY en ont publié une observation et nous pourrions en citer ici beaucoup d'autres, c'est donc avec juste raison que II. COPPEZ a insisté sur la fréquence de l'endothéliome de la choroïde.

L'affection intéresse, tantôt tous les vaisseaux choroïdiens, tantôt et le plus souvent, seulement les vaisseaux de la couche de Haller ; la tunique vasculaire s'épaissit, gonfle, devient striée. En même temps que l'épaississement des parois vasculaires, se produit un rétrécissement et même une oblitération de la lumière des vaisseaux. Les noyaux de la paroi vasculaire prolifèrent avec une certaine lenteur, ainsi que l'attestent les mitoses peu nombreuses qui se passent dans leur intérieur.

Lorsque la tumeur est développée, elle se présente comme essentiellement constituée, d'une part par l'hyperplasie des cellules périthéliales, et d'autre part par un réseau vasculaire très serré ayant des parois épaissies, à l'aspect vitreux, et présentant les signes histologiques et chimiques de la dégénérescence myxomateuse.

Ce ne sont pas seulement les parois vasculaires qui dégénèrent dans l'angio-sarcome, mais encore les cellules qui parfois se nécrosent en masse en provoquant autour de la partie nécrosée une inflammation de réaction plus ou moins étendue, entraînant elle-même la formation d'exsudats dans le tractus uvéal.

Le sarcome endothélial est tantôt pigmenté, tantôt leucotique ; nous dirons ailleurs dans quelle condition se présente sa pigmentation.

2° *Sarcome tubuleux.* — A côté du sarcome endothélial, et comme variété de celui-ci, nous placerons le sarcome tubuleux, dont PANAS et ROCHON-DUVIGNEAUD citent un bel exemple. La tumeur est constituée par des manchons cellulaires entourant les vaisseaux, séparés les uns des autres par des espaces clairs occupés par des cellules à peine colorées représentant la zone de dégénérescence périphérique des manchons périvasculaires.

L'analogie qui existe entre la description donnée par FUCHS, d'après SCHUPPEL et celle de PANAS et ROCHON-DUVIGNEAUD, n'a pas besoin d'être soulignée davantage ; il s'agit, dans tous ces cas, de sarcomes développés aux dépens de l'endothélium des gaines lymphatiques des vaisseaux ; comme dans notre cas personnel il s'agit d'un sarcome développé aux dépens de cellules qui tapissent les cloisons conjonctives de la choroïde. Notre fait, comme celui de PANAS et ROCHON-DUVIGNEAUD, comme celui de FUCHS, appartient à la catégorie des tumeurs mélaniques. Il existe des tumeurs de ce genre exemptes de pigment (TAILOR et PARISOTTI) ; nous aurons l'occasion d'y revenir en parlant des leuco-sarcomes qui, au point de vue anatomique, méritent une étude séparée.

3° *Sarcome alvéolaire.* — Cette variété est caractérisée par un développement considérable de la charpente avec des mailles disposées en ordre régulier, dans lesquelles se trouvent des cellules. La disposition alvéolaire peut se présenter de deux façons. Tantôt des tractus étroits de cellules fusiformes constituent un réticulum dans la cavité duquel se trouvent des amas de cellules rondes ; tantôt la charpente se compose d'un tissu conjonctif distinct qui traverse la tumeur sous forme de travées grandes et petites ; c'est la forme que BILLROTH a plus particulièrement décrite sous le vocable qu'il a le premier employé de sarcome alvéolaire. Les lacunes ou mailles ainsi comprises dans les travées sont plus ou moins grandes, mais elles sont souvent assez spacieuses pour contenir un grand amas cellulaire.

Cette variété de tumeur est très voisine en apparence du carcinome, c'est elle qui a pu être désignée sous le nom très impropre de *sarcome carcinomateux* ; au point de vue histologique, les sarcomes et les carcinomes présentent des différences fondamentales et ne sauraient être confondus. Dans les sarcomes alvéolaires, on voit, au milieu des amas cellulaires, les fines fibrilles d'un réticulum, fibrilles partant des grandes travées de la charpente, mais ce réticulum est difficile à démontrer, et comme il y a une grande analogie dans la forme des cellules sarcomateuses et des cellules épithéliales contenues dans les alvéoles du carcinome, le diagnostic est souvent très difficile. BILLROTH déclare lui-même qu'il ne lui a pas toujours été possible de bien distinguer le carcinome du sarcome alvéolaire.

L'erreur est surtout facile lorsque le néoplasme sarcomateux se développe dans un tissu feutré, lamellaire comme celui de la sclérotique et de la cornée. La structure alvéolaire se produit alors par interposition de cellules entre les faisceaux normaux de la membrane qui laissent entre eux, sous l'influence de la prolifération morbide, des espaces réticulaires arrondis ou allongés (Fuchs, Knapp).

Ce sarcome alvéolaire est une variété du sarcome endothélial. L'endothèle qui tapisse dans la choroïde les parois des cloisons lymphatiques prolifère et forme des cellules sarcomateuses remarquables par la différence de leur volume, plus ou moins arrondies, tassées les unes contre les autres. Beaucoup sont rondes, un peu plus grosses qu'un globule sanguin, avec un noyau d'un moyen volume au centre et une paroi bien distincte. D'autres, plus volumineuses, ne sont pas régulièrement arrondies ; elles ont un aspect cubique ou pentagonal et possèdent un noyau distinct avec une paroi propre bien nette. Entre ces cellules on peut trouver des noyaux libres et quelquefois des globules rouges extravasés.

La disposition des cellules ne rappelle pas celle de l'endothélium de Kolaczeck ; de pareilles tumeurs nous paraissent cependant devoir être rangées dans la grande classe des sarcomes endothéliaux.

Les sarcomes alvéolaires du tractus uvéal ont une gravité qui mérite d'être signalée. Fuchs a montré que la durée moyenne de leur évolution était de dix mois, alors que trente et un mois est la moyenne générale des autres sarcomes. Un seul cas opéré a pu être observé assez longtemps pour que la guérison en fût certaine ; huit autres faits s'accompagnèrent rapidement de récidives locales et de métastases. Le sarcome alvéolaire doit donc être considéré comme la forme la plus grave des sarcomes du tractus uvéal.

C. Variétés dépendant de l'état des vaisseaux. — Une seule variété se rattache à l'état des vaisseaux, c'est le *sarcome télangiectasique* ou *caverneux*. Ces sarcomes, dont nous n'avons observé aucun exemple, sont reconnaissables à ce qu'ils possèdent beaucoup de vaisseaux dilatés, à parois très minces et même sans parois propres, de telle sorte que le sang circule dans des cavités creusées dans le tissu du sarcome. De tels sarcomes sont particulièrement capables d'infecter l'organisme, car les cellules tumorales, qu'une barrière insuffisante retient mal, passent facilement dans le torrent sanguin.

Ces sarcomes sont encore remarquables parce qu'ils contiennent souvent des hémorrhagies, qu'ils sont d'habitude globo-cellulaires, rarement fusiformes, ce qui explique leur malignité plus grande que celle des autres sarcomes. Fuchs, qui rapporte 12 cas de sarcomes caverneux (2 pigmentés, 1 non pigmenté), remarque que 5 fois l'opération fut faite dans le premier stade et que cependant dans 3 cas sur 5 opérés, la mort arriva plus tard par récidive ou par métastase.

Développement. — Après l'étude de la structure histologique, il convient d'indiquer en quelques mots le développement du sarcome.

D'après Knapp (1), le développement se ferait de deux façons :

1° Dans le premier mode, les cellules morbides auraient leur origine *dans le système sanguin ;*

2° Dans le deuxième mode, il y aurait *prolifération du tissu normal de la choroïde*, qui deviendrait ainsi pathologique et s'accroîtrait par développement endogène et prolifération des noyaux.

Cela revient à dire que tous les éléments normaux du tractus uvéal peuvent donner lieu à la formation d'une tumeur lorsqu'ils sont incités à une prolifération anormale par un agent inconnu, un *primum movens* dont l'étude, en ce qui concerne les sarcomes, est encore tout entière à faire.

Le nodule formé dans la choroïde s'étend plus ou moins régulièrement dans toutes les directions, ou bien il se développe d'un côté déterminé ; le sarcome de la choroïde peut, en s'étalant dans la membrane, en se développant dans tous les sens, prendre la forme en nappe ; mais, ainsi que nous l'avons dit, cette forme est tout à fait exceptionnelle. Les tumeurs choroïdiennes affectent d'habitude la forme *sessile*.

A côté de la tumeur, on trouve souvent des cellules sarcomateuses isolées dans la choroïde intacte ; ces cellules ont pu être entraînées par le courant sanguin et lymphatique, mais il n'est pas facile de le démontrer avec une rigueur absolue ; on doit d'ailleurs remarquer que presque jamais dans la choroïde ces nodules ne donnent lieu à des tumeurs distinctes ; on n'a que bien rarement deux ou trois sarcomes de la choroïde ; les éléments morbides qu'on trouve ainsi à une certaine distance du néoplasme ne tardent pas à être reliés à ce dernier par d'autres éléments.

Mitvalsky a constamment vu, entre la tumeur primitive et les tumeurs secondaires, des dégénérescences sarcomateuses de l'épithélium pigmentaire, établissant un lien entre elles et montrant que les tumeurs secondaires ne sont pas produites par dissémination, mais par propagation, par continuité.

Ewetzky (2), au contraire, a constaté, dans le corps vitré, des cellules pigmentées sortant de la tumeur et se répandant dans les tissus oculaires, grâce à leur mobilité propre et à leur énergie vitale. Ces cellules isolées de la tumeur peuvent être le point de départ d'un *noyau secondaire*. Cette opinion d'Ewetzky sur la dissémination des éléments néoplasiques du tractus uvéal n'a rien qui infirme la valeur des faits observés par Mitvalsky ; il ne répugne en rien d'admettre que les sarcomes s'accroissent dans l'œil de deux façons : par propagation continue, d'une part : d'autre part, sous forme de noyaux isolés. Le premier mode paraît cependant beaucoup plus fréquent que le second.

Ce n'est pas seulement dans la choroïde, la rétine et le corps vitré que se propage le sarcome, il fait aussi porter les efforts de son évolution vers la coque oculaire. Il infiltre d'assez bonne heure la sclérotique, si bien que cette infiltration avait fait croire à quelques auteurs qu'il naissait dans la membrane fibreuse. Dans un travail de Galezowski cette opinion erronnée est explicitement défendue.

Les cellules tumorales se portent de préférence du côté où la sclérotique présente des ouvertures naturelles et là où son tissu est le moins serré, c'est-à-dire vers les ouvertures qui donnent passage aux vaisseaux et au nerf optique et vers le limbe cornéen.

Les gaines des vaisseaux se laissent infiltrer, surtout les veines ; on voit dans la sclérotique un filament noir, à direction oblique, qui n'est autre chose qu'un vaisseau le long duquel se sont tassées des cellules pigmentées. Avant qu'il y ait, à proprement parler, perforation de la sclérotique, apparaissent des nodules épiscléraux qui, à cause précisément de l'obliquité du vaisseau conducteur, ne se trouvent pas en face de la tumeur intra-oculaire.

Les nerfs ciliaires conduisent aussi quelquefois le néoplasme au dehors, mais beaucoup moins souvent que les artères et surtout que les veines.

Le nerf optique peut être envahi de plusieurs façons, par propagation directe de la rétine à la papille et au corps du nerf, plus souvent par l'envahissement des gaines vaginales qui entourent l'espace supra-choroïdal.

La région du limbe se laisse assez facilement distendre et perforer ; la cornée au contraire résiste, elle n'est détruite que dans les cas où les phénomènes glaucomateux entraînent de la suppuration.

Nous reviendrons plus loin sur les désordres de la coque oculaire en étudiant la symptomatologie du sarcome du tractus uvéal à sa troisième période.

Ce n'est pas seulement dans leur voisinage immédiat que les cellules se propagent ; elles dépassent la coque oculaire, contaminant l'orbite, et cet envahissement de l'orbite est pour le malade une très sérieuse aggravation ; lorsqu'il a dépassé la coque oculaire, le sarcome choroïdien est souvent au-dessus des ressources de la chirurgie ; et il n'est pas toujours curable, même lorsque l'énucléation permet d'enlever tout le mal contenu dans l'orbite, parce que les cellules morbides ont pu de bonne heure coloniser dans l'organisme, loin de l'œil, dans les viscères, surtout dans le foie. C'est là ce qu'on appelle les *métastases*.

D'après FUCHS, voici le siège des tumeurs métastatiques par ordre de fréquence :

Foie	31
Estomac	7
Peau, tissu sous-cutané	4
Cœur, rein, os, membranes séreuses	3
Poumons	3
Colonne vertébrale, ganglions lymphatiques	2
Rate	1
Pancréas	1
Intestin	1
Épiglotte	1
Cerveau	1

Les agents de l'infection sont les cellules tombées, isolées ou en groupe, dans le torrent circulatoire, chutes qui s'expliquent bien par le nombre et l'importance des vaisseaux du sarcome, et par leur structure où manque presque toute paroi, si bien que les éléments morbides forment les limites mêmes du torrent circulatoire toujours prêt à les entraîner.

Il convient de noter encore, pour comprendre la facilité de ces métastases, que la tumeur sarcomateuse peut bourgeonner dans l'intérieur d'un vaisseau, en remplir le calibre à moitié.

c) **Pigmentation**. — La pigmentation est le fait essentiel qui donne au sarcome que nous étudions le caractère mélanique. Pour que cette épithète soit justement appliquée à une tumeur, il ne suffit pas d'y rencontrer quelques grains clairsemés ; il faut, au point de vue de l'aspect extérieur, que le néoplasme ait manifestement l'aspect brunâtre, il faut, au point de vue histologique, que les cellules du néoplasme soient le siège et la cause de la formation du pigment. Lorsque la tumeur renferme du pigment abondant intracellulaire, il n'est pas permis de lui donner le nom de leuco-sarcome comme l'a fait dans beaucoup de ses observations PUTIATA KERSCHBAUMER, qui leur donne souvent pour titre : « leuco-sarcome avec pigmentation d'origine hématique ». Quelle que soit l'origine du pigment, s'il en existe qui soit vraiment digne de ce nom, le sarcome est mélanique.

Nous étudierons successivement la distribution et l'origine du **pigment**.

1º DISTRIBUTION DU PIGMENT. — Le pigment se présente sous la forme de grains isolés ; les gros amas noirs, examinés à un grossissement suffisant, laissent voir des intervalles entre les grains qui les composent. Rarement le pigment est intercellulaire, la grande majorité des grains noirs sont dans l'intérieur des cellules, au milieu du protoplasma, très rarement dans le noyau (fig. 20).

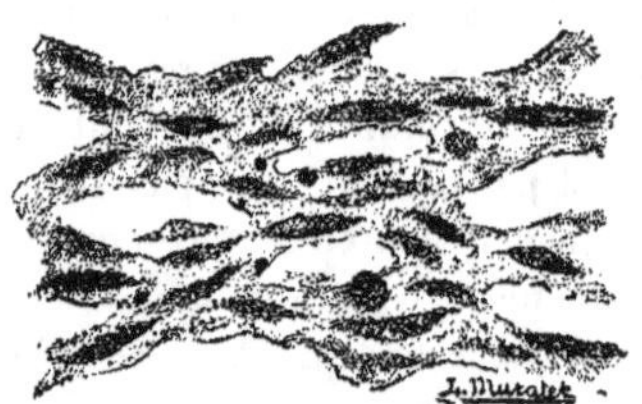

Fig. 20. — Sarcome à cellules fusiformes du corps ciliaire ; abondante pigmentation des noyaux.

FUCHS a étudié attentivement la disposition du pigment ; il a montré que les grains pigmentaires occupent dans les cellules la place que nous venons d'indiquer et il a en outre décrit des formes particulières de sarcome à pigmentation aréolaire dans lesquelles les cellules gorgées d'éléments noirs occupent une disposition spéciale par rapport aux vaisseaux sanguins.

Deux cas principaux peuvent se présenter dans les sarcomes à pigmentation aréolaire.

Dans le premier cas la masse principale de la tumeur se compose de *cellules fusiformes*, disposées comme dans le sarcome fasciculé. Les cellules sont courtes, peu chargées en pigment. Les vaisseaux, assez nombreux, sont quelquefois très gros et entourés d'un manteau de cellules particulières. « Ces cellules sont rondes et remplies à l'excès de granulations pigmentaires, grosses, brunes ou vert brun. Le protoplasma peu considérable qui est entre ces granulations est également coloré diffusément en brun par des granulations excessivement ténues. Dans ces cellules, on ne peut reconnaître de noyau. En couches simples ou multiples elles entourent les vaisseaux qui sont déjà visibles macroscopiquement dans leur trajet entre les travées de cellules fusiformes peu colorées ; sur une coupe transversale bien faite, la tumeur paraît constituée par de petits cercles noirs avec un centre clair. Le centre correspond à un vaisseau marchant au milieu de son revêtement cellulaire fortement coloré (Fuchs). »

Hirschberg (2) et Leber (1) ont décrit des cas semblables à ceux de Fuchs. Dans celui de Leber la tumeur avait un caractère caverneux ; il y avait de nombreux vaisseaux dilatés sans parois visibles. Pagenstecher a constaté une distribution semblable du pigment dans un sarcome à cellules rondes.

La seconde catégorie de tumeur aréolaire pigmentée décrite surtout par Broemser présente ceci de particulier que le pigment est *ramassé en masses épaisses* aux endroits qui sont éloignés de la lumière des vaisseaux ; aux environs des orifices vasculaires il n'y en a pas du tout ou il n'y a que quelques cellules clairsemées.

Les granulations pigmentaires sont accumulées, loin des vaisseaux, dans des éléments qui par leurs grandes dimensions, leur forme ronde et l'absence de noyau ont perdu toute ressemblance avec des éléments néoplasiques. Chaque élément contient 9 à 10 grains et même davantage d'un pigment jaune brun sombre et en outre d'autres grains pigmentaires plus petits, inclus dans une substance fondamentale finement granulée. L'aspect marbré de la tumeur résulte, comme dans le premier cas, de la disposition particulière du pigment.

En résumé, dans le sarcome mélanique à pigment aréolaire, le pigment présente deux dispositions bien différentes : 1° dans le premier cas, les granulations noires engainent les vaisseaux et en suivent le trajet ; 2° dans le second cas, elles sont amassées dans les endroits les plus éloignés de la lumière des vaisseaux. L'une et l'autre disposition donnent à la tumeur un aspect aréolé.

2° Origine du pigment. — Au sujet de l'origine du pigment, l'accord est encore loin d'être fait et il n'est pas téméraire d'affirmer que l'obscurité de cette question égale encore son importance. Nous allons passer successivement en revue toutes les opinions qui ont été émises.

Langhans donne au pigment une origine purement *hématique*.

Vossius a été conduit à la même opinion par l'examen micro-chimique minutieux des tumeurs mélaniques de l'œil. Il existe, d'après lui, une transformation directe de l'hémoglobine ou des corpuscules rouges du sang et par conséquent, d'après cet auteur, on doit trouver dans un sarcome mélanique deux variétés de pigment : la première d'origine hématique, l'autre provenant de la prolifération du pigment physiologique, fait mis en relief par les réactifs de Perls et de Quincke. Quand le pigment vient du sang, le premier de ces réactifs, le cyanure de potassium, colore les masses pigmentaires en bleu, le second, sulfure d'ammonium, en vert foncé ; les deux réactifs révèlent la présence de l'hémoglobine. A côté de ce pigment d'origine hématique existe un pigment diffus, brun chocolat, que ces divers réactifs n'influencent pas. Oppenheimer est d'accord sur ce fait avec Vossius, dont l'opinion a été exposée et défendue par Max Maschke dans sa thèse inaugurale.

Birnbacher a chaleureusement défendu l'origine hématique du pigment dans le sarcome mélanique; il a constaté, au voisinage immédiat d'un gros foyer pigmenté, une zone de globules rouges extravasés; un grand nombre de cellules sarcomateuses rondes ou polygonales contenaient dans leur protoplasme des globules rouges, à peine modifiés, ayant encore leur élément colorant; d'autres cellules renfermaient seulement des fragments de véritables résidus de corpuscules, et c'est ainsi qu'elles frabriquaient leur pigment. Tous ces détails ont été nettement décelés par la méthode de coloration donnée par Weigert pour mettre en évidence les fibres les plus fines du système nerveux central, méthode que Birnbacher a utilisée le premier pour étudier la pigmentation.

Ce dernier auteur, qui s'est spécialement occupé de la pigmentation dans les tumeurs épibulbaires, donne en conséquence à cette pigmentation une origine purement hématique. Ce processus peut être invoqué au sujet du sarcome mélanique choroïdien, mais en le tenant pour exact dans ce dernier cas il est évident qu'il n'exclurait pas la pigmentation d'origine non hématique par prolifération du pigment normal.

Les partisans de l'origine hématique du pigment ont fait grand état d'un argument embryogénique qu'il importe de rappeler ici. Il est certain qu'on trouve un grand lien de causalité entre la production du pigment et le développement du système vasculaire de l'œil. Kölliker a démontré que le pigment apparaît dans l'œil des mammifères en même temps que les vaisseaux, et qu'au contraire chez les oiseaux, où il n'y a pas de système vasculaire intraoculaire, le pigment n'apparaît pas en cet endroit. De même, Erhmann, en examinant de nombreux embryons, a démontré que les premiers mélanoblastes se développent dans la partie céphalique du mésoderme, à l'endroit même où apparaissent les premiers vaisseaux sanguins. Chez les hommes et les animaux, Ehrmann trouva, dans la peau, les mélanoblastes voisins des vaisseaux, ce qui indique évidemment un rapport étroit entre le système vasculaire et la formation du pigment.

Virchow, Recklinghausen, Waldeyer croient à la formation *métabolique* du pigment, c'est-à-dire à sa formation aux dépens des matériaux albuminoïdes de la cellule.

Fuchs se range complètement à cet avis. D'après lui, toutes les cellules pigmentaires des sarcomes mélaniques proviendraient des cellules pigmentaires du stroma choroïdien. Ces cellules se segmentent et, en outre, infectent les cellules incolores voisines qui proviennent de la prolifération de l'adventice des vaisseaux et les mettent en état de se transformer en cellules pigmentaires. Fuchs repousse complètement la dérivation du pigment de l'élément colorant du sang.

Ribbert a défendu une opinion analogue, mais un peu différente, qui trouve sa place ici, en faisant dériver tous les sarcomes de l'œil des *cellules pigmentées de la choroïde*. Les plaques pigmentaires ovales, grandes et épaisses, seraient, d'après lui, des états contractiles des cellules du stroma, et même les cellules non pigmentées du sarcome viendraient, d'après cet auteur, des chromatophores.

Leber (3) a récemment consacré à ce sujet un intéressant travail qui mérite d'être ici examiné avec attention. Pour cet auteur, le pigment du sarcome

résulte de la *prolifération des cellules de l'épithèle pigmenté;* ces cellules auraient la propriété, mise en évidence par von Hippel, de recueillir le fer qui se trouve dans le voisinage, de telle sorte qu'on peut à leur niveau déceler la présence de ce fer par la coloration en bleu avec du ferrocyanure de potassium et de l'acide chlorhydrique. Si l'on examine des yeux contenant des tumeurs choroïdiennes récentes, on trouve le fer provenant de l'hémoglobine dans l'épithélium pigmenté. « L'examen des préparations faites ainsi dans de bonnes conditions donne, dit Leber, des résultats surprenants qui éclairent d'un jour nouveau l'origine et la destinée des cellules pigmentées et la production de la pigmentation mélanotique. »

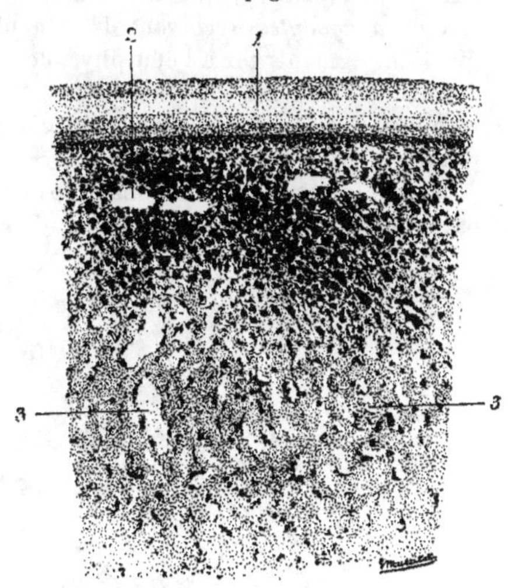

Fig. 21. — Sarcome mélanique du corps ciliaire cellules pigmentées émanant de l'épithèle.

1, rétine. — 2, vaisseau complètement entouré de cellules mélaniques. — 3, 3, vaisseau de la partie moins pigmentée du néoplasme présentant quelques cellules mélaniques dans leurs parois et à l'intérieur.

La cause du contenu ferrugineux des cellules de l'épithélium pigmenté serait toujours une hémorrhagie dans l'espace sous-rétinien et à la face externe

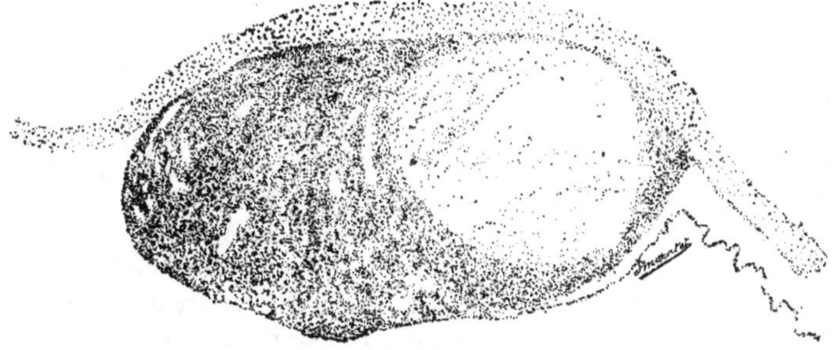

Fig. 22. — Sarcome mélanique du corps ciliaire présentant dans son intérieur un noyau presque complètement leucotique. Dans ce cas le pigment vient pour une très large part de l'épithèle pigmenté.

de la tumeur. Les cellules pigmentées dérivées de l'épithèle se présenteraient ainsi dans l'épaisseur du néoplasme, en suivant de préférence la paroi des vaisseaux qui semblent les attirer (fig. 21, 22 et 23).

Il ne faut d'ailleurs pas s'étonner, fait encore remarquer l'éminent professeur d'Heidelberg, que les éléments de l'épithélium pigmenté jouant le rôle de *phagocytes*, reçoivent des globules sanguins rouges et les transforment en pigment, car à l'état physiologique et dans le cas de séjour de corps étranger dans l'œil, ces éléments se transforment en gros phagocytes qui reçoivent des débris de bâtonnet et d'autres produits de décomposition de la rétine.

Les cellules pigmentées sont probablement attirées vers les vaisseaux par une attraction chimiotaxique, et il n'est pas rare de voir les cellules péné-

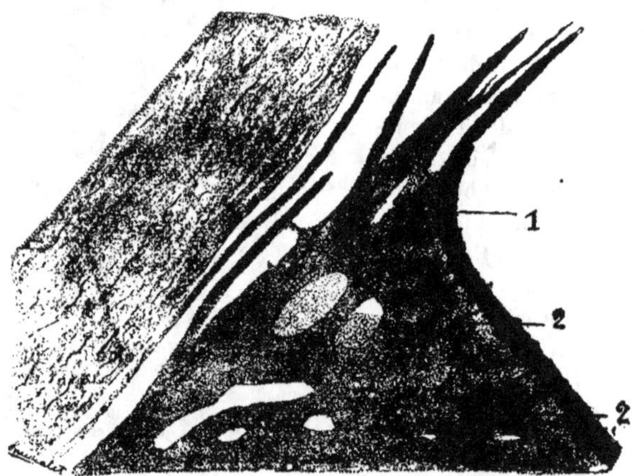

Fig. 23. — Sarcome mélanique de la choroïde.
Les éléments mélaniques 2, 2, paraissent descendre de l'épithèle 1.

trer ainsi dans l'intérieur des vaisseaux, fait qui nous aide à comprendre pourquoi il peut survenir de très bonne heure des métastases dans les organes éloignés.

Leber n'est pas le seul à avoir fait ces intéressantes constatations; Mitvalsky a également décrit, dans un cas de sarcome choroïdien, une participation active de l'épithélium pigmenté qu'il considère comme secondaire et désigne comme une dégénérescence sarcomateuse de cet épithélium. Ewetzky (2) a vu des faits analogues susceptibles de la même interprétation.

Leber va au-devant des deux objections qui peuvent être faites à sa théorie : la première, c'est qu'on rencontre exceptionnellement des hémorrhagies dans la tumeur; la seconde, c'est que dans beaucoup de cas on n'a pu constater le contenu ferrugineux des cellules pigmentées, ou que ce contenu était limité à de faibles parties du néoplasme.

A la première objection, il répond que l'hémorrhagie ne siège pas d'ordinaire à l'intérieur de la tumeur et que la matière pigmentaire prend sa source dans l'exsudat sanguin liquide qui entoure le néoplasme. Cette origine purement locale du pigment peut donner une coloration uniforme, grâce à l'invasion régulière des cellules pigmentées néoformées dans l'épaisseur de la tumeur.

La dernière objection perd beaucoup de sa valeur si l'on considère que dans le voisinage des hémorrhagies la réaction qui a existé un certain temps ne se produit plus. Il est possible que le fer passe à la longue dans une combinaison solide, de telle sorte que, malgré sa présence, on ne peut plus le constater par les réactifs ordinaires. Leber, d'ailleurs, répond encore à cette objection en supposant que certaines cellules pigmentées n'ont jamais contenu de fer parce qu'elles n'ont pas reçu dans leur intérieur de vrais globules rouges mais une partie seulement de la substance hématique, le fer en ayant été au préalable séparé et ayant disparu en partie par la diffusion ou s'étant fixé définitivement dans la région de l'hémorrhagie.

En somme, pour résumer et pour éclairer cette discussion, disons que

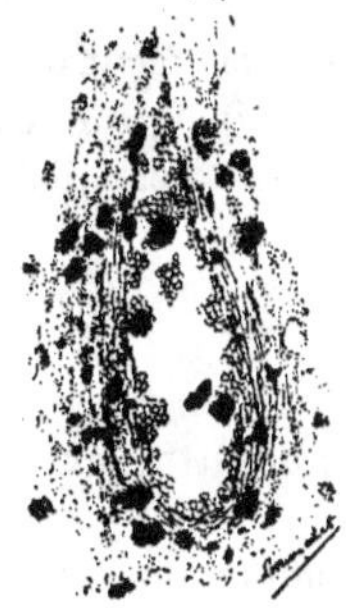

Fig. 24. — Cellules pigmentées siégeant autour d'un vaisseau et dans son intérieur. — Pigment d'origine hématique.

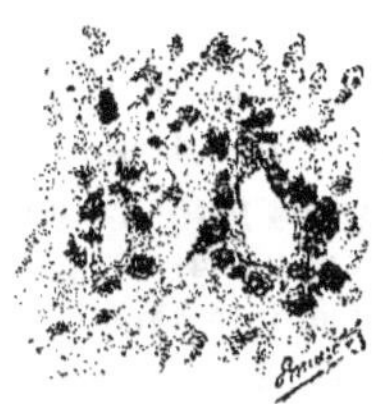

Fig. 25. — Sarcome mélanique de la choroïde. Les cellules pigmentées sont presque exclusivement réunies autour des vaisseaux. Pigmentation d'origine hématique.

quatre manières de voir ont été défendues au sujet de l'origine du pigment : 1° le pigment provient des globules rouges extravasés; 2° le pigment est autochtone, se forme dans les cellules par action métabolique, par transformation des matériaux albuminoïdes de la cellule; 3° le pigment dérive des cellules pigmentées du stroma; 4° le pigment dérive des cellules de l'épithèle pigmenté.

1° *Le pigment provient des globules rouges extravasés.* — Langhans a été le premier à défendre cette théorie. Par de nombreuses recherches microscopiques et expérimentales, il démontra que les globules rouges, sortis des vaisseaux, arrivent dans les cellules contractiles, s'y décolorent, s'y ratatinent et forment du pigment granuleux. Vossius, Oppenheimer, Birnbacher ont défendu cette opinion.

2° *Le pigment est autochtone,* est un produit de la cellule. Cette opinion est défendue par Virchow, Recklinghausen, Waldeyer, Ritter, Ziegler, Fuchs.

Ces auteurs attribuent aux cellules le pouvoir de former elles-mêmes le pigment par transformation de leurs matériaux albuminoïdes.

3° *Le pigment dérive des cellules pigmentées du stroma.* — C'est l'opinion défendue par Ribbert qui croit que toutes les cellules du sarcome, même les non pigmentées, se développent aux dépens des chromatophores.

4° *Le pigment dérive de l'épithèle pigmenté;* le sarcome mélanique de la choroïde serait ainsi un épithélioma pigmentaire (Leber).

Telles sont les données plus ou moins classiques et discutables, entre lesquelles il nous faut maintenant choisir en nous appuyant sur nos propres observations.

Sur presque tous les sarcomes pigmentés que nous avons eu à examiner, nous avons soigneusement fait les recherches que nous indiquons ici; après avoir reconnu que dans nos tumeurs la disposition du pigment était conforme à la description classique de Fuchs, nous avons fait les réactions de Perls et de Quincke.

La réaction de Perls, notamment, a été faite de trois façons :

1° Après avoir, sur la coupe acidulée par HCl, fait agir le ferrocyanure de potassium, nous avons ajouté de la glycérine, lavé à l'eau distillée, coloré avec le carmin ordinaire, lavé et monté dans le baume.

2° Nous avons fait agir le ferrocyanure de potassium, mis la glycérine, lavé, déshydraté et monté dans le baume.

3° Après le passage dans le ferrocyanure de potassium nous avons mis de la glycérine chlorhydrique, lavé, coloré au carmin de Orth, lavé encore, déshydraté et monté dans le baume.

Nous avons de même fait agir le sulfure d'ammonium selon les règles exposées par Quincke. Nous n'avons vu que rarement le pigment subir l'impression de ces réactifs et les coupes changer de couleur.

Pour bien nous assurer que les diverses manœuvres exécutées étaient correctes et pouvaient conduire à une conclusion, nous les avons répétées sur des coupes de rein rempli de vieux débris sanguins extravasés (rein hémoglobinurique), et nous avons immédiatement obtenu les couleurs bleues et vertes caractéristiques, ainsi qu'en témoignent les préparations présentées à la Société anatomique de Bordeaux, le 28 mars 1898.

Nous serions donc conduits à conclure, presque sans réserves, dans le sens de l'origine choroïdienne et non hématique du pigment, mais nous nous empressons d'ajouter que les expériences de Perls et de Quincke sont loin d'être décisives au point de vue de l'origine hématique; il est certain que lorsque le pigment d'origine hématique est ancien, il ne donne pas la réaction du fer. Pour avoir une opinion sur son origine, il faut dans l'examen des préparations tenir compte des caractères suivants.

1° Le pigment d'origine hématique est disposé régulièrement dans le voisinage des vaisseaux et des hémorrhagies, sa couleur est jaune assez clair, sa forme irrégulière et souvent grossière.

2° Au contraire, le pigment d'origine non hématique se rencontre aussi bien, loin des vaisseaux, qu'à leur niveau; sa forme est assez régulière, les cellules sont volumineuses et d'un brun foncé; il n'y a pas autour d'elles cette poussière jaunâtre, anguleuse, qui décèle la présence de vieilles hémorrhagies.

C'est en recherchant ces caractères dans nos sarcomes mélaniques *bien*

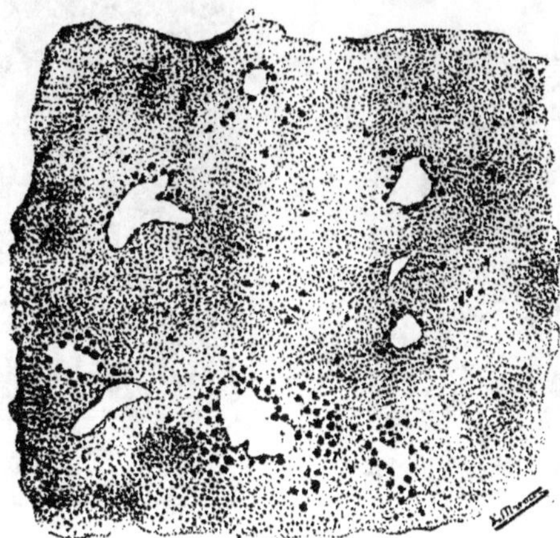

Fig. 26. — Sarcome mélanique a pigmentation d'origine hématique. On y voit les cellules pigmentées presque exclusivement dans le voisinage de vaisseaux.

plus qu'en nous basant sur les réactions de Perls et de Quincke que nous avons cherché à reconnaître l'origine du pigment.

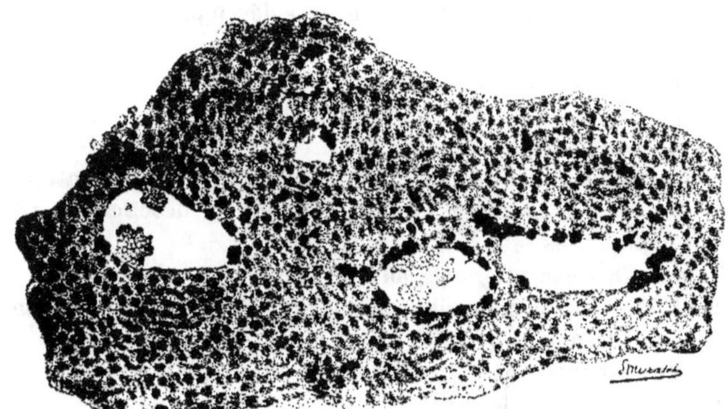

Fig. 27. — Sarcome mélanique de la choroïde. Les grains pigmentaires autour des vaisseaux et dans leur intérieur. Pigmentation d'origine hématique.

Nous donnons ici des figures originales qui représentent ces deux variétés de pigmentation.

Notre opinion est donc qu'il faut admettre deux variétés de pigmentation, l'une hématique, l'autre choroïdienne, existant ensemble ou séparément. Ces deux variétés seraient d'ailleurs d'une importance différente devant le pronostic et nous serions tout disposé à émettre ici l'hypothèse que nous avons défendue au sujet des sarcomes mélaniques de l'orbite (voy. Tumeurs de l'orbite), à savoir que la mélanose d'origine hématique est beaucoup moins

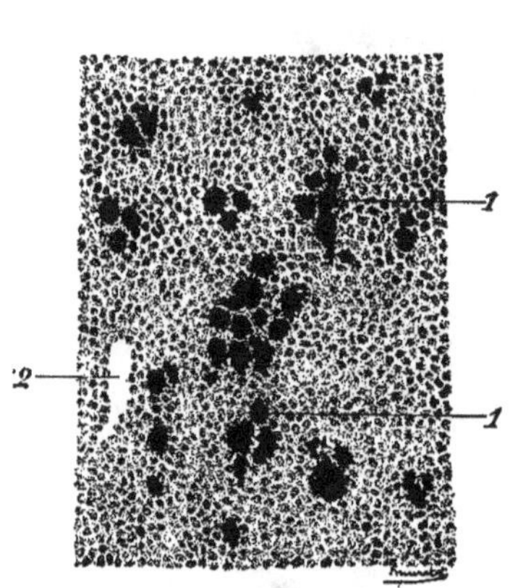

Fig. 28. — Sarcome mélanique
de la choroïde.

Les cellules pigmentaires 1, 1, sont éloignées des vaisseaux 2. Pigmentation probablement non hématique.

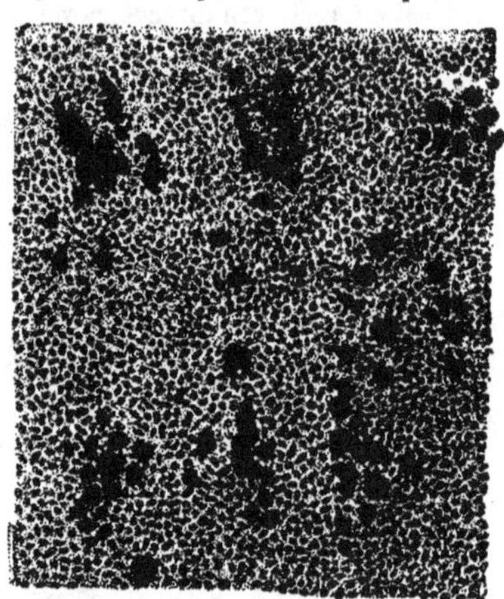

Fig. 29. — Sarcome mélanique de la choroïde. Les grains pigmentaires sont disséminés dans le tissu loin des orifices vasculaires. Pigmentation probablement d'origine non hématique.

grave que la choroïdienne. Mais c'est là une simple affirmation qui ne s'appuie pas suffisamment sur les faits pour être développée longuement.

d) **Réaction sur le globe oculaire**. — Quatre propositions majeures méritent d'être envisagées dans ce paragraphe.

1° L'œil contenant un sarcome ne présente aucune autre lésion que la tumeur elle-même; il n'offre en général aucun signe d'inflammation;

2° Le néoplasme entraîne presque toujours le décollement rétinien et après lui, quelquefois sans lui, le glaucome;

3° Dans des cas exceptionnels, au cours du sarcome de la choroïde survient une atrophie du globe coïncidant tantôt avec des poussées glaucomateuses, tantôt avec de l'hypotension;

4° Le sarcome uvéal peut se disséminer dans l'intérieur de l'œil et produire des nodules secondaires.

Panas et Rochon-Duvigneaud ont particulièrement étudié et élucidé les deux premières propositions, et sur ces points nous les suivrons dans leur étude.

1° En *premier lieu* nous ferons remarquer que rien n'est plus rare que la multiplicité des nodules néoplasiques dans le même œil. Le sarcome ne s'accroît en général que par continuité. Sur 200 cas, Fuchs n'en trouve que

10 où la tumeur est représentée par plusieurs noyaux, et encore, quelques-uns de ces cas sont-ils douteux.

Panas et Rochon-Duvigneaud ont décrit des éléments cellulaires et pigmentaires provenant vraisemblablement de la tumeur et émigrant à travers l'œil pour s'arrêter principalement dans le tissu réticulé scléro-cornéen. Ils ont constaté indiscutablement ces éléments migrateurs dans quatre cas de tumeurs énucléées avant la période de glaucome, et ils font remarquer que cette infiltration pigmentaire de l'angle irien ne saurait être prise pour une extension ou un prolongement de la tumeur; ce ne sont pas des éléments de néoplasme, car jamais ces infiltrations cellulaires n'ont entraîné la formation de nodules néoplasiques; ce sont sans doute des granulations pigmentaires devenues libres, englobées par des leucocytes et entraînées par le courant intra-oculaire, vers les orifices de sortie « comme les feuilles mortes à la grille d'une pièce d'eau là où les porte le courant ».

L'examen histologique a encore montré à Panas et Rochon-Duvigneaud que les diverses membranes oculaires ne présentaient aucune altération appréciable, aucun épaississement, aucune infiltration leucocytique, aucun exsudat. Nous avons fait les mêmes constatations dans presque tous nos faits; il ne faut cependant pas être absolu, et dans une observation nous avons trouvé un bel exemple d'épaississement de la sclérotique. Cette membrane a réagi sous l'influence du néoplasme, s'est défendue par la production très intense d'un tissu fibreux anormal quintuplant son épaisseur ordinaire.

Il est certain qu'au point de vue de l'absence d'inflammation dans les néoplasmes intra-oculaires, Panas et Rochon-Duvigneaud émettent des propositions excessives. Il y a, dans un assez bon nombre de cas, des phénomènes inflammatoires au cours de l'évolution des tumeurs; c'est même pour cela que Fuchs a décrit la symptomatologie du deuxième stade en deux paragraphes, selon qu'il n'y a pas (cas fréquent) d'inflammation ou qu'il y a (cas rare) des phénomènes d'irido-cyclite.

Au sujet des réactions qu'entraîne le néoplasme sur le globe de l'œil, il importe beaucoup de ne pas négliger l'évolution possible de ces phénomènes inflammatoires.

2° En ce qui concerne le *décollement rétinien et le glaucome,* il convient d'abord de remarquer que dans la plupart des cas le décollement précède le glaucome, mais que certaines tumeurs, notamment les tumeurs plates de la région maculaire, peuvent entraîner le glaucome sans décollement. Nous devons dire cependant que dans nos observations personnelles, le décollement a toujours précédé le glaucome, excepté dans un fait de sarcome de la région ciliaire.

Le décollement, d'après Fuchs, s'explique de la manière suivante : la tumeur détermine des troubles circulatoires importants en diminuant la perméabilité des veines vorticineuses sur une plus ou moins grande étendue de la choroïde; la stase entraîne une dilatation des veines qui atteint son maximum au niveau de la base de la tumeur. Cette stase a pour conséquence un œdème de la choroïde et une sécrétion de liquide capable de décoller la rétine.

La sécrétion faite sous une certaine pression pousse la rétine vers le corps vitré qui résiste insuffisamment ; dans beaucoup de cas on a trouvé les plis rétiniens intimement appliqués et tassés contre la face postérieure du cristallin, ce qui prouve la haute tension du liquide accumulé sous la rétine.

Le glaucome s'explique déjà en partie par ce que nous venons de dire du décollement rétinien, mais d'autres causes interviennent pour expliquer l'hypertonie, et il faut citer particulièrement les embolies pigmentaires de l'angle irien (PANAS et ROCHON-DUVIGNEAUD) dont nous avons déjà parlé. Ces embolies rétrécissent les voies de filtration en encombrant le tissu trabéculaire sclérocornéen, d'où rétention de l'humeur aqueuse et état glaucomateux.

Les idées de PANAS et ROCHON-DUVIGNEAUD sur ce point ont été confirmées

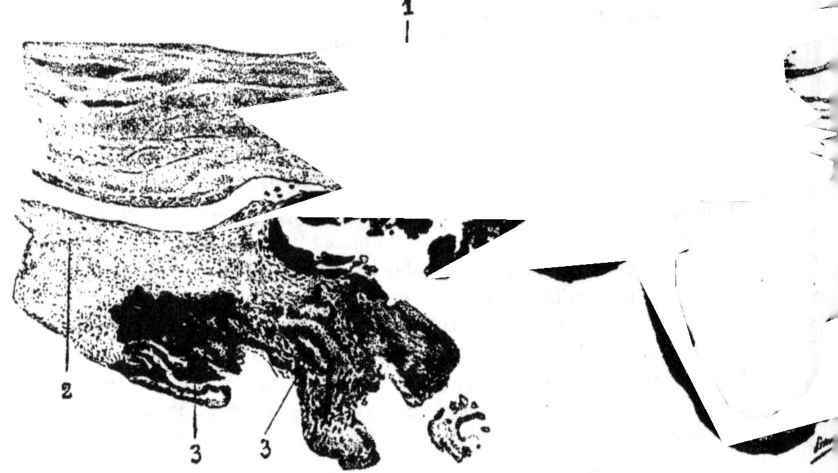

Fig. 30. — Oblitération complète et ancienne de l'angle irien.
1, débris de pigment représentant tout ce qui reste de l'iris à ce niveau. — 2, muscle ciliaire. 3, 3, procès ciliaire.

par les recherches de NIESMANOFF. Dans des expériences sur la filtration des solutions de chlorure de sodium, cet auteur, en se servant de l'appareil manométrique de Leber, a trouvé que si l'on a utilisé une solution contenant des éléments insolubles, la filtration diminue graduellement de vitesse et cesse lorsque les trabécules de la région scléro-cornéenne sont obstruées.

Sans doute les embolies constatées par PANAS et ROCHON-DUVIGNEAUD ne sont pas les seules causes de l'hypertonie, mais elles doivent entrer en ligne de compte dans la pathogénie du glaucome en pareil cas.

Une autre cause pourrait être cherchée dans *le volume* de la tumeur ; mais il est difficile de s'y arrêter, parce qu'on observe des phénomènes glaucomateux précoces dans les cas de petits néoplasmes ; le siège même du néoplasme ne paraît pas avoir grande importance.

Dans presque tous les faits on constate, et nous avons nous-même constaté dans nos observations, la présence de la soudure de Knies, et cette lésion est bien de nature à faire comprendre, mieux encore que les embolies de l'angle irien, l'hypertonie oculaire, mais il ne faut pas faire de cette soudure la cause du glaucome. Cette affection est constituée avant la soudure de Knies, qui est un effet de l'hypertension qu'elle sert ensuite à exagérer et à maintenir. Mais il n'est pas moins vrai que cette soudure joue un très grand rôle dans l'évolution des accidents glaucomateux qui se reproduisent au cours des néoplasmes intra-oculaires; au début, avant la soudure, on assiste à l'éclosion de phénomènes glaucomateux intermittents, modérés, venus par accès, ainsi que la chose se produit dans le glaucome prodromique; à cette période, l'hypertension consécutive au décollement, les embolies pigmentaires qui encombrent l'angle irien sont seules en scène; plus tard l'iris poussé d'arrière en avant se jette sur l'angle de filtration, et la soudure de Knies commence à se produire, le glaucome devient permanent et s'aggrave à mesure que s'oblitèrent par la soudure elle-même les voies normales de l'excrétion oculaire.

En outre, il ne faut pas oublier que le néoplasme, dont les cellules morbides prolifèrent avec plus ou moins de rapidité, remplit souvent la plus grande partie de la coque oculaire; il pèse de tout son poids sur la sclérotique qu'il ne tarde pas à effondrer. Cette distension d'un tissu inextensible explique les douleurs du glaucome et trouble profondément l'innervation et le jeu encore mal connu des sécrétions intra-oculaires.

. En résumé, la pathogénie du glaucome, survenu avec ou sans décollement préalable, ne nous paraît pas très obscure dans les néoplasmes de l'œil; après le décollement, l'œil est hypertone par la présence d'une sécrétion sous-rétinienne poussant la rétine et chassant en avant le corps vitré, qui lui-même pousse l'appareil cristallinien et l'iris vers l'angle de filtration, déjà au préalable encombré par des embolies; la soudure de Knies vient ensuite terminer la scène. Quand il n'y a pas de décollement, il reste toujours une hypertension occasionnée par la présence de la tumeur qui prend la place du corps vitré et l'oblige à repousser en avant le cristallin et l'iris. Les embolies d'abord, la soudure de Knies ensuite font comprendre pourquoi l'excrétion se fait mal dans un œil dont l'activité nutritive est morbide, exagérée, bien capable par conséquent d'une hypersécrétion.

Il doit suffire, en effet, pour comprendre l'évolution d'un glaucome, de saisir les causes capables d'augmenter les sécrétions intra-oculaires, notamment celle de l'humeur aqueuse; et pour cela il suffit d'admettre une augmentation de la pression artérielle. Cette augmentation de tension peut être aisément la conséquence d'une excitation du grand sympathique; les artères se rétrécissent sous cette influence, la tension sanguine devient plus forte et les sécrétions intra-oculaires sont augmentées d'autant. L'excitation du grand sympathique peut elle-même dépendre de mille causes locales ou générales sur lesquelles il n'y a pas lieu d'insister ici: il doit suffire de rappeler la possibilité de l'exagération de cette sécrétion sur laquelle Donders a basé sa théorie du glaucome.

Dans les cas de néoplasmes choroïdiens l'exagération des sécrétions intra-oculaires peut être suffisamment expliquée par l'hyperactivité nutritive qu'entraîne, au centre de l'œil, la présence du néoplasme. D'ailleurs ce néoplasme lui-même occupe dans l'œil une grosse place, et comme le liquide sécrété en trop grande abondance augmente la tension intra-oculaire, il distend la coque de l'œil.

Mais, dira-t-on, les voies d'excrétion sont encore normales à la première poussée de glaucome simple, c'est-à-dire capables de laisser sortir le trop-plein de l'œil. Ici nous croyons pouvoir offrir une explication faisant bien comprendre l'insuffisance de ces voies d'excrétion et se rapportant aussi bien au glaucome ordinaire qu'au glaucome consécutif aux néoplasmes. Cette explication la voici :

L'excès de liquide gonfle l'œil, le distend ; une pression interne s'exerce dans tous les sens sur les parois de l'organe ; les fibres qui réunissent la sclérotique et la cornée, qui forment l'angle iridien, présentent à l'état ordinaire, sans distension anormale, des espaces suffisants pour laisser, à travers leurs mailles, sortir le liquide que pousse au dehors la pression intra-oculaire. Mais si l'augmentation de pression a lieu, la traction opérée sur ces fibres par la sclérotique d'une part et la cornée de l'autre, effacent les mailles, tassent les cordelettes fibreuses les unes contre les autres et ferment par conséquent les orifices de sortie. Qu'on prenne un écheveau de fil et qu'on tire sur les deux bouts, les filaments qui le composent, en se tassant les uns contre les autres, forment un écheveau moins épais, mais plus compact. De même au niveau de l'angle irien, plus la pression augmente et plus, par le seul fait de la distension de ses fibres, se ferme l'angle de filtration ; et plus l'angle de filtration se ferme, plus la tension augmente jusqu'au moment où l'hypersécrétion devient de l'hyposécrétion. Plus tard arrivent les embolies, la sclérose de l'angle irien, la soudure de Knies, et le glaucome n'en devient que trop facile à comprendre ; mais au début, lors des premières poussées, il nous paraît que tout s'explique à merveille : 1° par une hypersécrétion (excitation du sympathique, présence d'un néoplasme) distendant l'œil, 2° par l'effet même de la distension sur le tissu perméable de l'angle de filtration.

Si l'on nous demande maintenant pourquoi le glaucome, après avoir ainsi débuté, ne peut guérir spontanément, mais poursuit au contraire une marche fatale, nous n'aurons pas à insister sur l'explication du fait dans les cas de néoplasmes intra-oculaires ; en ce qui concerne le glaucome simple, il nous sera facile de faire remarquer que l'excitation du grand sympathique, la cause nerveuse de l'hypersécrétion, n'a qu'à se reproduire un certain nombre de fois pour entraîner sur l'angle de filtration, point faible de la coque oculaire, des phénomènes de sclérose qui coïncident avec les autres désordres occasionnés par l'hypertension, par l'auto-intoxication de l'œil dont l'excrétion ne se fait pas, etc., etc.

Dans ce court exposé nous n'avons en vue que le glaucome simple, *non dyscrasique* ; les cas dans la pathogénie desquels intervient la sclérose des vaisseaux sont, ainsi que les glaucomes secondaires, justiciables d'explications très satisfaisantes, sur lesquelles il ne convient pas de s'arrêter dans ce travail.

Ce que nous venons de dire doit suffire pour mettre en relief le rôle de la distension de la coque oculaire dans la fermeture de l'angle irien.

3° *L'atrophie du globe oculaire* peut survenir au cours du sarcome de la choroïde. D'après Fuchs, l'atrophie est la conséquence d'une irido-choroïdite secondaire et résulte de la rétraction des exsudats intra-oculaires qui peuvent, pendant longtemps, entraver l'extension de la néoplasie intra-oculaire. Th. Leber et Krahnstöver ont écrit sur ce sujet un mémoire intéressant dans lequel ils ont réuni trente-deux faits, dont deux personnels. Dans un petit nombre de cas l'atrophie a été attribuée à une cause extérieure (traumatisme accidentel ou opératoire). De Graefe expliquait l'atrophie par une kératite suppurée, consécutive elle-même à une poussée glaucomateuse; mais dans la grande majorité des faits l'atrophie du globe se produit sans cause provocatrice manifeste.

Le plus souvent il n'y a pas de kératite antérieure ; il s'agit d'une inflammation intra-oculaire d'un caractère plastique. L'hypopion et les exsudats purulents sont rares, et le processus est le plus souvent un processus chronique, interrompu par des poussées aiguës ou subaiguës entraînant des douleurs vives. Souvent, cependant, on ne signale aucun phénomène douloureux et, dans certains faits, les accidents inflammatoires sont localisés à un segment de l'œil, au pôle postérieur par exemple. Ajoutons enfin que quelquefois il n'y a pas, à proprement parler, atrophie du globe, mais une simple hypotonie.

Th. Leber et Krahnstöver pensent que l'irido-choroïdite, cause de l'atrophie, est la conséquence d'une infection endogène. Les micro-organismes trouveraient dans les cellules de la tumeur des conditions favorables à leur développement et il peut en résulter une métamorphose régressive, une nécrose complète de la tumeur. L'altération des membranes oculaires en entraîne la rétraction, et l'atrophie du globe se produit ainsi autour du néoplasme qui, d'ailleurs, conservant sa malignité, peut se propager dans l'orbite et se généraliser.

Ce n'est pas seulement l'irido-cyclite qu'on peut observer dans les tumeurs intra-oculaires, mais l'ophtalmie sympathique. Pagenstecher, Freudenthal, Milles, Brayley, Holtz en ont rapporté d'intéressantes observations que le lecteur trouvera reproduites dans la thèse de Bouteiller (Paris, 1899). Dans les cas de Brailey et de Freudenthal, l'ophtalmie ne se développa qu'après l'ablation de l'œil qui contenait la tumeur. Dans le cas de Pagenstecher, l'ophtalmie sympathique survint un an après le début des accidents. Cette affection a d'ailleurs évolué, comme elle le fait d'habitude, en présentant ses symptômes ordinaires.

Nous arriverons maintenant à la quatrième question qui est celle de la dissémination dans l'œil des sarcomes du tractus uvéal.

4° *Dissémination du sarcome dans l'œil.* — On sait que, dans la pathologie oculaire, la preuve de la *dissémination* est faite pour le gliome de la rétine ;

on admet que de la surface du gliome se détachent des éléments qui tombent sur les membranes voisines, prennent racine et deviennent la base de nodules secondaires.

Knapp (2) a voulu de la même manière exposer un cas de sarcome multiple du tractus uvéal. Chez une femme de quarante ans, dont l'œil était malade depuis deux ans, il trouva, après l'énucléation, dans le segment postérieur de la choroïde, à côté d'un sarcome pigmenté à cellules rondes, un certain nombre de petits nodules arrondis, situés sur la face interne de la choroïde, entre la chorio-capillaire et l'épithélium pigmentaire. La rétine décollée était également, par sa surface externe, parsemée de nodules pigmentaires qui par leur structure ne se distinguaient pas de la tumeur principale.

Mitvalsky, qui a étudié des cas analogues à ceux de Knapp, en a donné une toute autre explication.

Dans l'un de ces cas il s'agissait d'un homme de quarante et un ans chez lequel, depuis trois ans et demi, s'étaient montrés les premiers signes d'une tumeur. A l'examen de l'œil énucléé on vit que le néoplasme pigmenté occupait toute la moitié postérieure du fond de l'œil sous forme d'un épaississement diffus de la choroïde et de la rétine. Dans les couches externes de la rétine il y avait une grande quantité de petits nodules secondaires.

Mitvalsky se convainquit que les petits nodules étaient en rapport immédiat avec la tumeur principale ; par suite, la tumeur ne s'était pas propagée par dissémination, mais par extension régulière, et il paraît probable à ce dernier auteur qu'il en était de même dans le fait de Knapp.

La réalité de la dissémination, après les travaux de Knapp et de Mitvalsky est donc contestable.

Ewetzky (2) a écrit sur ce sujet un intéressant travail dans lequel il s'applique à démontrer que la dissémination réelle, au sens propre du mot, existe bien. Il a vu dans le corps vitré et dans le liquide sous-rétinien des cellules tombées du néoplasme, encore bien vivantes et capables d'engendrer des nodules secondaires ; et dans deux faits il croit avoir réussi à démontrer cette dissémination des cellules tumorales ; dans l'un de ces cas il a même affirmé l'existence d'un nodule rétinien.

Dans une seconde observation Ewetzky a trouvé à la face externe de la rétine décollée une couche épaisse de cellules pigmentaires qui ressemblaient aux cellules de la masse centrale de la tumeur ; l'auteur pense qu'il s'agissait là de cellules disséminées, dispersées par les mouvements de l'œil et capables d'infecter secondairement l'organe. Sa démonstration sur ce point, malgré l'intérêt évident de ses deux observations très complètes n'est pas à l'abri de la critique ; mais il n'y a aucun inconvénient à la tenir pour acceptable en attendant des faits nouveaux.

Ajoutons encore que Kamocki a étudié un sarcome de l'œil ayant son point de départ dans la choroïde et s'étant répandu de là dans tout le globe. La généralisation n'a commencé qu'au moment où la tumeur s'est trouvée en contact avec l'humeur aqueuse.

Il reste certain toutefois que les nodules secondaires sont bien rares dans les sarcomes du tractus uvéal. Nos observations personnelles, et celles si nombreuses maintenant qui ont été bien étudiées, démontrent que la dissémination dans le globe de l'œil est un processus d'extension d'une importance négligeable.

3. — Étiologie

Les sarcomes mélaniques de la choroïde sont relativement rares. On les rencontre en général une fois sur 2.000 malades; d'après les tableaux de Fuchs, se rapportant à la fois au sarcome blanc et au sarcome mélanique, le pourcentage établi sur une grande échelle avec les statistiques de Arlt, Hirschberg, Knapp, etc., etc., donne sur 1.000 malades 0,066; sur 20.000 ophtalmiques de notre statistique personnelle nous comptons 10 sarcomes mélaniques, chiffre à très peu de chose près équivalent à celui de Fuchs. Panas et Rochon-Duvigneaud donnent également un chiffre analogue. D'après Mulder, en Hollande, l'affection serait relativement rare : à Amsterdam, un cas sur 13.000 malades; à Gröningen, un cas sur 5.000.

Les causes peuvent être divisées en *prédisposantes* et *occasionnelles*.

Les premières sont le sexe, l'âge, l'hérédité, les secondes sont les violences extérieures et les inflammations du tractus uvéal.

Sexe. — Le sexe exerce une influence légère, mais certaine, car elle a été accusée par tous les observateurs. Sur 253 cas où le sexe est indiqué, Fuchs signale 137 hommes et 116 femmes; dans la statistique de Lawford et Treacher Collins il y a prédominance du sexe masculin; Baudoin, sur 130 cas recueillis dans les publications faites après le travail de Fuchs, a compté 61 hommes et 40 femmes; dans les autres observations le sexe n'était pas désigné; de même Brière en 1873 avait reconnu que sur 100 cas 63 appartenaient au sexe masculin et 37 au sexe féminin.

L'*âge* occupe dans l'étiologie une place plus grande et plus importante que le sexe.

Treacher Collins considère l'âge de quarante-deux à quarante-huit ans comme le plus favorable; d'après les tableaux de Baudoin portant sur 130 cas, la moyenne de l'âge serait quarante-six ans. Tous les auteurs insistent avec raison sur la rareté des sarcomes du tractus uvéal avant la puberté; il n'y a rien d'absolu, mais il est certain que l'âge est un excellent critérium pour différencier la nature des tumeurs intra-oculaires. En principe, depuis la naissance jusqu'à dix ans on est exposé au gliome de la rétine et non au sarcome de la choroïde; à partir de dix ans jusqu'à la fin de sa vie on est exposé au sarcome de la choroïde et non au gliome de la rétine.

L'âge de quarante à cinquante ans est bien celui qui fournit le plus de sarcomes, mais il y a une cause d'erreur évidente dans ce fait que si l'on rencontre moins de sarcomes après cinquante ans, surtout après soixante et soixante-dix ans, c'est que la mortalité a diminué dans de grandes proportions le nombre des sujets à partir de la cinquantième année. En réalité, plus on avance en âge et plus on est exposé au sarcome mélanique de la choroïde.

L'*hérédité* joue dans l'étiologie des sarcomes choroïdiens le même rôle que dans les autres cancers ; les observations ne sont pas toujours suffisamment explicites à ce sujet, mais il est bien évident que pour faire un cancer de l'œil il faut présenter une constitution, un tempérament dans le sens large et vague du mot qui soient favorables à l'éclosion des germes morbides ; nous n'insisterons pas à ce sujet, ou pourrait dire ici ce que la pathologie générale enseigne sur le rôle de l'hérédité dans les tumeurs malignes.

Les *causes occasionnelles* sont les inflammations du tractus uvéal et le traumatisme ; elles ont besoin, pour amener la naissance de la tumeur, d'un terrain approprié, mais elles aident puissamment le germe morbide, ou infectieux, si on admet qu'il le soit, à se porter sur l'œil.

L'inflammation causale du tractus uvéal est quelquefois survenue spontanément ; la choroïdite parenchymateuse a été particulièrement incriminée. On a cité des cas de mélano-sarcomes choroïdiens développés autour d'un fragment de bois qui avait provoqué, par sa présence, une néoformation inflammatoire (RAAB).

Les violences extérieures sont plus souvent en cause que l'inflammation de la choroïde ; et le rôle du traumatisme dans l'évolution des propathies (Verneuil) est aussi évident pour ce qui concerne le cancer de l'œil que pour les autres cancers, ceux du sein et du testicule par exemple.

Ajoutons que les yeux sont, par leur situation, beaucoup plus exposés aux traumatismes directs que la plupart des autres organes de l'économie. Les traumatismes peuvent d'ailleurs agir en provoquant d'abord une inflammation aiguë ou chronique des membranes profondes ou en entraînant immédiatement la rupture de ces membranes et l'atrophie. Dans le premier cas la choroïdite ou la panophtalmie entraîne une prolifération cellulaire qui, au lieu de s'arrêter et de s'organiser, continue de proliférer et, le terrain aidant, devient une tumeur de mauvaise nature, un sarcome.

Quand on trouve un *traumatisme* dans les antécédents du·sujet, il est souvent difficile de lui reconnaître un rôle étiologique bien net. D'après LEBER, le traumatisme pourrait favoriser le développement d'une tumeur existant déjà dans l'intérieur du globe à l'état de germe ; mais il sera toujours bien difficile, sinon impossible, de démontrer cette proposition. Dans tous les cas, pour reconnaître à un sarcome une origine traumatique, il est indispensable que son action soit plus évidente que dans le cas publié par TERRIEN (1). Le malade était tombé sur le côté de la tête et du front sans contusionner son œil. Il paraît nécessaire, pour faire intervenir le trauma dans l'étiologie, que l'œil ait été directement blessé. En pareil cas on doit l'admettre pour l'œil comme pour les autres organes, tels que le testicule et le sein.

Les *traumatismes opératoires*, l'iridectomie par exemple, ont été considérés comme pouvant entraîner la formation d'un sarcome, parce qu'après une opération de ce genre, dans un cas de glaucome aigu, on a vu apparaître dans l'œil le néoplasme ; il y a là certainement une erreur d'observation ; la tumeur existait avant l'intervention et elle était elle-même la cause du glaucome.

C'est ainsi qu'il faut interpréter les observations de HASNER, publiées en

1864, à une époque où on ne diagnostiquait pas de bonne heure les tumeurs de l'œil. Les cas de tumeurs oculaires survenues à la suite du glaucome, qui ont été publiés par Critchett, sont passibles de la même objection. Le néoplasme préexistait au glaucome.

Le sarcome peut se développer dans l'intérieur d'un œil depuis longtemps atrophié. Il en existe environ 25 observations. D'après Fuchs, les désordres inflammatoires qui amènent l'atrophie peuvent favoriser la naissance de la tumeur, parce que les cellules jeunes embryonnaires, consécutives à l'inflammation sont histologiquement analogues aux cellules du sarcome. Il y a là, à notre avis, un raisonnement très vicieux ; on ne voit pas le bourgeon charnu, le tissu du chalazion, le granulome de Wirchow dégénérer en sarcome.

La phtisie du bulbe et l'inflammation qui l'a produite peuvent agir en appelant sur ce point *minoris resistentiæ* la diathèse cancéreuse en imminence d'éclosion. C'est là tout ce qu'on peut dire pour expliquer les faits, d'ailleurs rares et passibles d'interprétations diverses, dans lesquels la phtisie a précédé le sarcome. Terrien et Coutela ont récemment publié sur ce sujet un travail qu'on consultera avec profit.

4. — Symptomatologie

Dans l'étude des symptômes du sarcome mélanique du tractus uvéal, nous commencerons par exposer ce qui concerne le sarcome de l'iris, dont la symptomatologie est différente de celle des tumeurs qui, nées dans le corps ciliaire et dans la choroïde, se développent dans le segment postérieur de l'œil.

a) **Sarcome mélanique de l'iris**. — La tumeur se développe presque toujours à la face antérieure de l'iris. Souvent elle évolue lentement, refoule le cristallin, remplit une grande partie de la chambre antérieure sans entraîner de graves phénomènes, mais il arrive toujours un moment, quelquefois assez rapproché, où la cornée supporte mal la pression, s'opacifie, s'irrite. La région périkératique s'injecte, des phénomènes inflammatoires secondairement glaucomateux apparaissent.

Dans une observation de Lebrun il s'agissait d'une personne de trente-six ans chez laquelle la marche de l'affection fut tellement rapide qu'en dix jours la tumeur avait doublé de volume ; mais c'est là une marche purement exceptionnelle et avec de Wecker nous croyons qu'il y a lieu d'être circonspect dans de pareils cas. Une évolution aussi rapide s'accorde mieux avec le diagnostic gomme syphilitique qu'avec celui de sarcome.

Avec Fuchs il convient de diviser l'évolution du sarcome mélanique de l'iris en quatre périodes.

La première période ou période de début passe habituellement inaperçue, mais elle dure peu ; le stade glaucomateux, qui est le deuxième, se produit assez vite en pareil cas.

Fuchs fait remarquer que lorsque la tumeur a suffisamment acquis de volume pour remplir au moins 1/3 de la chambre antérieure, il se produit une élévation de pression subite et définitive quelquefois, souvent précédée par des variations périodiques rappelant le stade prodromique du glaucome. On a vu des sarcomes de l'iris se développer assez rapidement pour aboutir ainsi en trois ou quatre mois à cette augmentation de pression. D'autres malades ne présentent cette maladie que dix ou douze ans après le début du mal.

Quand la chambre antérieure est plus ou moins complètement remplie par la masse morbide, on voit apparaître au niveau du limbe de petits nodules mélanotiques. Cet envahissement du limbe représente dans l'évolution du sarcome de l'iris le troisième stade, le second s'étant caractérisé par l'apparition des phénomènes glaucomateux.

Le quatrième stade du sarcome de l'iris a été jusqu'ici bien rarement observé. Fuchs rapporte une observation dans laquelle la marche de l'affection, abandonnée à elle-même, alla jusqu'à la mort du malade. On remarqua d'abord une petite tumeur brune située à la partie inférieure de l'iris ; au bout de six mois la tumeur remplissait presque la chambre antérieure et supprimait la vision ; six mois après, commencèrent à apparaître de violentes douleurs ; mais ce ne fut qu'après trois ans que la substance sarcomateuse proliféra au bord inférieur de la cornée. Le malade succomba à des accidents cérébraux. Wernes a récemment fait connaître un cas dans lequel le néoplasme, né dans l'angle de la chambre antérieure, avait pris la forme annulaire, oblitéré les voies de filtration et entraîné de bonne heure un glaucome secondaire.

b) **Sarcome mélanique du corps ciliaire**. — Cette tumeur envahit de bonne heure la chambre antérieure au niveau de la racine de l'iris ; l'iris est quelquefois décollé (iridodialyse) toujours refoulé en avant vers l'angle irien obstrué ; il n'y a pas d'iritis et l'atrophie, en dilatant la pupille, rend plus facile l'exploration de la tumeur.

Souvent un des premiers symptômes qui appelle l'attention est une injection périkératique, limitée, s'étendant à la région cornéenne qui correspond à la partie du corps ciliaire malade.

La rétine est moins souvent décollée que dans le sarcome de la choroïde, ce qui s'explique par l'union intime des membranes de l'œil au niveau de l'ora serrata.

La tension oculaire augmente et entraîne avec elle des troubles visuels de plus en plus marqués ; mais avant l'apparition des phénomènes glaucomateux le malade se plaint rarement de troubles visuels importants. Souvent la vision n'est nullement diminuée.

Dans sa marche continue la tumeur passe par les quatre périodes que nous allons retrouver dans le sarcome de la choroïde et qui sont celles de tous les néoplasmes intra-oculaires, période de début, période d'hypertension, période de perforation, période de généralisation. Il peut arriver que les premières périodes soient très lentes à se dérouler et passent inaperçues. Dans un cas de Painblan l'œil était aveugle depuis deux ans quand éclatèrent les accidents glaucomateux.

c) **Sarcome mélanique de la choroïde**. — Nous diviserons, avec tous les classiques la symptomatologie du sarcome choroïdien, en quatre périodes distinctes : 1° la période de début dans laquelle la tumeur ne se révèle à l'extérieur par aucun signe apparent ; 2° la période des accidents glaucomateux ; 3° la période de perforation du globe ; 4° la période de généralisation.

PREMIÈRE PÉRIODE. — Deux ordres de symptômes peuvent servir à reconnaître le sarcome choroïdien à cette période : α) les symptômes fonctionnels ou subjectifs ; β) les symptômes physiques ou objectifs.

α) *Symptômes fonctionnels*. — L'affection a toujours un début insidieux, souvent le malade s'aperçoit par hasard de son amblyopie monoculaire en fermant l'œil sain et quand on l'examine par les procédés habituels d'exploration subjective, on trouve tantôt un scotome central, tantôt une encoche du champ visuel en rapport avec le siège occupé par le néoplasme.

A mesure que la tumeur se développe, elle peut provoquer des sensations lumineuses subjectives, phosphènes, éclairs, vision d'auréoles diversement colorées, métamorphopsie, ainsi que cela se produit souvent d'ailleurs au début du décollement rétinien.

Quelques névralgies irradiées de l'œil peuvent apparaître à cette période, mais elles sont rares et sans importance.

β) *Symptômes physiques*. — L'aspect extérieur de l'œil ne présente rien de particulier dans les premiers temps, mais lorsque la tumeur a pris un certain développement, un signe de première importance apparaît, c'est le reflet de l'œil de chat amaurotique (BEER) consistant dans l'aspect miroitant et chatoyant des parties profondes de l'œil. Ce reflet n'est d'ailleurs pas spécial au sarcome de la choroïde ; il importe de bien remarquer qu'on l'observe aussi dans le gliome de la rétine et d'une façon générale, ainsi que l'a remarqué BRIÈRE et beaucoup d'autres, dans tous les processus exsudatifs qui occasionnent un décollement de la rétine. Pour n'être pas pathognomonique, le reflet de l'œil de chat amaurotique n'en occupe pas moins un rang prépondérant dans la symptomatologie du sarcome choroïdien à la première période ; il éveille immédiatement l'attention du praticien et conduit à l'examen ophtalmoscopique.

Cet examen fait ordinairement découvrir un décollement rétinien, qu'il faut ne pas confondre avec le décollement simple. Il s'en différencie par un grand nombre de caractères ; c'est d'abord souvent l'absence des causes habituelles du décollement, myopie forte, traumatisme ; il siège aussi souvent en haut qu'en bas, il est tendu, peu mobile, sans plis à sa surface ; mais tous ces signes ne sont pas caractéristiques et l'hésitation au début est permise. On n'aperçoit pas, en effet, dans les premiers temps la tumeur sous la rétine opaque, plus tard il est possible de voir « des bosselures abruptes, présentant parfois des parties pigmentées, à côté desquelles on voit des portions de rétine flottante » (DE GRÆFE).

Outre ces bosselures, l'examen ophtalmoscopique permet souvent de constater un signe décrit par BECKER et SICHEL, et mis en particulière évidence par Brière, c'est la présence de deux réseaux vasculaires dont l'un, le plus superficiel est constitué par les vaisseaux rétiniens, et l'autre, le plus profond, formé de fins capillaires à direction tout à fait irrégulière, appartient au néoplasme. Ce signe est assez facile à voir et nous a personnellement souvent rendu de grands services pour le diagnostic.

Les sarcomes mélaniques de la choroïde se présentent avec des symptômes un peu différents selon le siège initial de leur développement. Quand ils occupent le pôle postérieur de l'œil, ils se développent à la fois dans le corps vitré et dans la région orbitaire, derrière l'œil, quelquefois plus en arrière qu'en avant ; Panas(3) a récemment rapporté une intéressante observation de sarcome du pôle postérieur ayant de bonne heure envahi l'orbite. Le sarcome qui se développe vers la région ciliaire dans une partie voisine de l'ora serrata peut n'entraîner aucun décollement rétinien ; cette membrane soulevée, par le néoplasme reste en contact avec lui pendant très longtemps ; lorsqu'au contraire le néoplasme siège, ce qui est très fréquent, dans la région équatoriale, il s'accompagne d'un large décollement soulevé par un abondant exsudat séreux. Si le néoplasme se développe dans la partie supérieure de l'œil il entraîne un décollement dont le siège a une grande importance pour le diagnostic. Il ne faut pas oublier cependant que beaucoup de décollements simples commencent par en haut, et ne deviennent inférieurs qu'au bout d'un certain temps. La localisation d'un décollement en haut n'aura de grande valeur que lorsque pendant quelques semaines on en aura constaté la persistance.

Deuxième période. — Cette période s'affirme par des *douleurs* plus ou moins aiguës, plus ou moins brusques, mais d'autant plus remarquables qu'elles apparaissent dans un œil jusque-là, le plus souvent, complètement indolore.

Ces douleurs rappellent dans la majorité des cas celles du glaucome aigu ; quelquefois, cependant, ce sont celles de l'irido-cyclite exsudative et l'on peut constater alors une diminution aussi bien qu'une exagération dans le tonus de l'œil. Aussi convient-il, avec Fuchs, d'étudier dans cette période deux variétés distinctes de processus, le processus : 1° avec augmentation de tension ; 2° avec irido-cyclite. Il faut bien noter ici que cette deuxième période, dite des accidents glaucomateux, est remarquable aussi par l'importance des désordres inflammatoires.

1° *Augmentation de tension.* — L'augmentation de volume du néoplasme peut s'accompagner pendant un certain temps d'une résorption parallèle du corps vitré ; mais il arrive vite un moment où la capsule oculaire est trop remplie ; il n'y a cependant pas corrélation nécessaire entre le volume de la tumeur et le tonus. Les accidents glaucomateux peuvent être très marqués avec un petit sarcome et très modérés avec un sarcome volumineux. Il intervient dans l'exagération de la tension plusieurs facteurs secondaires. Les troubles circulatoires, surtout importants quand la tumeur occupe l'équateur, entraînent d'abord la stase veineuse, puis l'œdème de la choroïde. La rétine est

décollée par le liquide séreux transsudé et ce liquide est lui-même sous l'influence d'une pression élevée qui pèse de tout son poids sur la rétine et la
jette contre le corps vitré. Il en résulte que le décollement rétinien dans le
sarcome entraîne une élévation de tonus et se distingue par là du décollement simple dans lequel, sauf de très rares exceptions, le tonus est abaissé.
DE GRÆFE a insisté sur ce signe majeur.

En même temps que se produit le tonus excessif, les voies d'excrétion
s'oblitèrent selon le mécanisme ordinaire et les accidents glaucomateux
éclatent graves, douloureux et progressifs.

L'hypertonus survient d'abord lentement et présente des intermittences,
le glaucome met assez longtemps à s'établir d'une façon permanente ; quand
il y arrive, il apparaît sous la forme bien connue du glaucome inflammatoire.
L'accès de glaucome peut être occasionné par des causes fortuites, venir sans
motif apparent. DE GRÆFE (4) a le premier signalé le rôle nocif de l'atropine à
ce point de vue.

Le mot de *glaucome inflammatoire*, dont nous nous servons ici, fait immédiatement comprendre les symptômes subjectifs présentés par le patient :
photophobie, écoulement lacrymal, douleurs violentes oculaires et péri-orbitaires. Ces symptômes sont tenaces et en quelque sorte définitifs ; tandis que
dans le glaucome proprement dit il se produit une rémission au bout de
quelque temps, quelques jours, une ou deux semaines au plus, dans le sarcome les accidents glaucomateux durent tant que la sclérotique résiste ; ils
cessent avec la perforation de cette membrane et l'apparition du troisième
stade.

La vision, déjà bien diminuée, est supprimée très rapidement avec l'apparition des accidents glaucomateux.

Les signes objectifs sont ceux du glaucome lui-même ; les vaisseaux conjonctivaux et épiscléraux sont fortement congestionnés. La cornée s'opacifie,
surtout au centre, sa sensibilité disparaît, la chambre antérieure s'efface.
L'iris, paralysé, s'atrophie, surtout au bord cornéen externe et interne ; un
peu plus tard en haut, et enfin dans le bas, quand l'hypertonus dure depuis
longtemps, on remarque autour de la pupille un liseré noirâtre qui n'est
autre chose qu'un ectropion de l'uvée, venant en quelque sorte ourler le
sphincter (FUCHS). Ce liseré noirâtre est surtout bien visible quand le cristallin est cataracté. Il ne circonscrit pas une pupille ronde ; celle-ci est souvent
ovale de bas en haut, quelquefois irrégulière à cause de l'inégale répartition
de l'atrophie irienne. Souvent cette atrophie est plus marquée du côté où
siège le sarcome.

Ajoutons encore que la pupille est d'un vert glauque foncé tant que le
cristallin transparent laisse la lumière pénétrer jusqu'à la rétine décollée et
plissée derrière lui. Plus tard la cataracte rend l'œil inéclairable ; plus tard
encore le cristallin rompt ses attaches zonulaires, devient libre et mobile.

Au point de vue de l'état de la tension dans les yeux affectés de tumeur
intra-oculaire, C. DEVEREUX-MARSHALL a publié un travail dans lequel il montre
que sur 100 cas, la tension était normale 40 fois et abaissée 7 fois.

Ce travail, très intéressant, est passible d'une grave objection : c'est que les tumeurs dans lesquelles l'augmentation de tension ne s'est pas produite n'étaient pas encore arrivées au stade de l'hypertension, et peut-être qu'après l'examen qui en a été fait l'hypertension s'est developpée. Pour affirmer que le stade glaucomateux manque, il faudrait suivre la tumeur au moins dans les trois premières périodes de son évolution.

Quoi qu'il en soit, la tension est assez souvent diminuée dans les cas de sarcome du tractus uvéal. Il en était ainsi dans deux de nos observations, et il convient d'insister ici sur cette forme évolutive, exceptionnelle mais digne d'être bien connue. Il y a en pareil cas à la fois tumeur et inflammation du tractus uvéal, irido-cyclite.

2° *Irido-cyclite*. — Le stade inflammatoire dans la marche du sarcome se présente quelquefois, mais rarement, sous la forme d'une cyclite aiguë plus ou moins intense.

La cornée est le siège d'un trouble diffus ; l'humeur aqueuse s'altère par hypopyon ou par hypohéma. Des synéchies cristalliniennes s'établissent et bientôt le cristallin s'opacifie. L'œil est sensible à la pression, surtout en haut et en dedans.

Ces phénomènes s'accompagnent quelquefois d'hypertension ; mais plus souvent le tonus reste normal ou diminue, surtout lorsque l'irido-cyclite a duré un certain temps.

Comme il arrive dans la cyclite aiguë, les paupières et le tissu conjonctif du bulbe s'œdématient et l'exsudation peut envahir assez abondamment l'espace de Tenon pour repousser l'œil en avant. Plus tard des adhérences s'établissent entre la capsule et le globe et l'énucléation devient relativement difficile.

La sclérotique se laisse amincir ; des bosselures apparaissent à sa surface, surtout dans la région intercalaire ; le passage à la troisième période s'affirme peu à peu. Exceptionnellement le bulbe s'atrophie et la compression des quatre muscles droits lui donne une forme carrée spéciale. Cette atrophie résulte de l'organisation et de la rétraction cicatricielle des exsudats inflammatoires intra-oculaires consécutifs à la cyclite. Il n'est pas rare que la généralisation du sarcome se produise dans l'économie pendant cette période même où il paraît s'enkyster dans l'œil et il n'est pas impossible que cette cyclite n'entraîne dans l'autre œil des phénomènes d'ophtalmie sympathique.

La durée du deuxième stade que nous venons de décrire est généralement assez courte ; en quelques mois la coque de l'œil est perforée et le troisième stade commence. Nous avons cependant observé un malade chez lequel l'œil resta plusieurs années à l'état de glaucome absolu sans perforation de la sclérotique, sans généralisation dans l'économie.

TROISIÈME PÉRIODE. — Cette période est constituée par l'extension de la tumeur aux parties voisines ; les enveloppes de l'œil sont perforées, l'état glaucomateux prend fin ; les symptômes paraissent s'amender et le malade s'en réjouit à tort car, au contraire, son état est très aggravé par l'envahissement de l'orbite.

Les symptômes de cette période varient suivant la manière dont l'œil est perforé et le siège même de cette perforation.

A. *Perforation de la coque oculaire dans l'hémisphère antérieur.* — La cornée, depuis longtemps anesthésiée et troublée dans sa nutrition, se perfore à son centre ; le cristallin, opacifié ou non, bouche l'ouverture quelque temps et disparaît bientôt, chassé au dehors par l'excès de pression, et la perforation n'est plus remplie que par un bourgeon jaune rougeâtre, d'un vilain aspect sanieux ou sanglant.

La cornée peut céder à sa périphérie, au niveau du limbe, dans plusieurs endroits à la fois ; il apparaît alors une série de petits néoplasmes péri-cornéens dont la valeur symptomatique s'impose, mais il est encore plus fréquent de constater une rupture unique au niveau du canal de Schlemm, le plus souvent en haut ou en bas ; Cosse en a rapporté une belle observation et j'ai également étudié un cas de ce genre encore inédit ; enfin les orifices des vaisseaux ciliaires antérieurs, qui traversent le globe au niveau de l'origine des muscles droits, sont encore des voies d'élection suivies par le sarcome pour sortir de la coque oculaire. On a observé parfois que l'une de ces insertions musculaires était rompue ou très distendue par le développement d'une tumeur sous-jacente (Brière).

B. *Rupture de la coque au niveau de l'équateur.* — Nous avons, en étudiant l'anatomie pathologique, insisté sur le rôle que jouent les veines émissaires dans la propagation, aux parties molles de l'orbite, des tumeurs intraoculaires. Sichel a fait connaître plusieurs observations très démonstratives à ce sujet.

Dans l'une de ses observations on voit, au niveau des vasa vorticosa, une traînée noire manifeste.

Il n'est pas rare de constater au niveau de l'équateur des perforations petites, étroites, faites comme à l'emporte-pièce. Nous avons observé un fait de ce genre, et il est au moins vraisemblable que le néoplasme s'est propagé dans notre cas, comme dans les cas analogues, le long de la gaine d'un vasa vorticosa Le tissu scléral qui borde le trou peut supporter longtemps le contact immédiat de la tumeur sans s'altérer.

C. *Rupture au niveau du pôle postérieur.* — On sait que le pôle postérieur est criblé de pertuis laissant passer les vaisseaux ciliaires et les nerfs et qu'en outre l'enveloppe de l'œil est affaiblie au niveau de la papille à cause même des rapports de la sclérotique avec le nerf optique ; aussi les néoplasmes du pôle postérieur ont-ils une facilité relative à gagner l'orbite soit en perforant la sclérotique à la faveur de l'un de ces pertuis, soit en s'infiltrant le long de la gaine du nerf optique.

Panas (3) a insisté d'une façon particulière sur la facilité avec laquelle le sarcome de la région maculaire se propage dans l'orbite et sur son peu de tendance à envahir la cavité du globe et le reste de la choroïde. Dans son mémoire il cite, outre une observation personnelle, plusieurs cas analogues appartenant à Becker (1) et à Fuchs. La propagation vers l'orbite se fait par la gaine du nerf optique ou par celle des vaisseaux cilaires. La sclérotique peut résister et former une cloison complète séparant les deux portions intra-oculaire et orbitaire du néoplasme.

Van Duyse a également publié une observation de sarcome choroïdien de la région de la macula dans laquelle la propagation vers l'orbite semble être faite surtout par le nerf optique, le long des travées pie-mériennes. Un manchon sarcomateux entourait l'extrémité bulbaire du nerf; la papille et les parties circonvoisines étaient englobées. La tumeur intra-oculaire était pigmentée, la tumeur extra-oculaire était au contraire sans pigment; en dehors comme en dedans de l'œil elle revêtait le type alvéolaire; Van Duyse place son origine dans les endothèles des espaces intervasculaires.

La sclérotique peut encore se perforer dans tous les points intermédiaires à ceux que nous venons d'indiquer; aucune partie de la coque oculaire n'est absolument à l'abri de la perforation, mais il faut s'attendre, dans l'évolution du sarcome, à voir se produire la perforation oculaire, surtout au niveau du canal de Schlemm, des sinus équatoriaux, du nerf optique et des gaines lymphatiques des vaisseaux et nerfs ciliaires postérieurs.

Le *siège de la perforation* et le *volume de la tumeur intra-oculaire* donnent aux symptômes de cette troisième période leurs caractères particuliers.

Lorsque la perforation se fait à la partie antérieure, on voit se développer sur le bulbe une ou plusieurs masses fongueuses, noirâtres, bourgeonnantes, à surface bosselée et rugueuse. Les paupières, soulevées et distendues par le fongus, présentent un aspect œdémateux.

Quand la tumeur se propage en arrière de l'œil, il se produit une exophtalmie plus ou moins marquée et progressive.

La tumeur orbitaire peut s'enkyster dans l'orbite et nous en avons rapporté une très remarquable observation; le néoplasme se développant avec lenteur refoule devant lui le tissu cellulaire qui se tasse, s'épaissit et finit par lui constituer une véritable coque artificielle et adventice. Mais de pareils faits sont purement exceptionnels, souvent l'orbite ne tarde pas à être envahi en totalité; les parois osseuses sont défoncées par le tissu néoplasique qui pénètre dans le sinus maxillaire ou frontal, et dans le crâne.

La mort peut survenir sans métastases, par les seuls désordres locaux.

Les ganglions parotidiens et sous-maxillaires restent habituellement intacts.

Il n'est d'ailleurs pas très exceptionnel de voir le sarcome mélanique se propager en dehors du globe sous la forme d'un sarcome blanc. Panas et Rochon-Duvigneaud en rapportent une observation. Hodge et Risley ont cité un cas de sarcome propagé, par perforation, hors du bulbe; la partie intra-oculaire était très noire; la partie extra-oculaire sans pigment. Tel était aussi l'un de nos faits personnels.

Quatrième période. — C'est la période de la *généralisation;* elle survient d'habitude après la perforation de la coque oculaire, mais il n'est pas rare de constater des symptômes de généralisation pendant la deuxième ou la troisième période, si bien que l'apparition de ce quatrième stade n'a pas une époque précise dans l'évolution du mal.

C'est surtout dans le *foie* que la généralisation se produit. Nous en avons observé plusieurs faits, notamment un malade opéré en 1894, qui resta complètement guéri pendant trois ans ; à la fin de l'année 1896, ses forces commencèrent à décliner, il devint pâle, s'amaigrit : nous constatons à cette époque une série de grosses nodosités augmentant beaucoup le volume du foie et donnant la sensation d'un volumineux néoplasme développé dans la région. Il y avait de l'œdème des jambes, un état cachectique déjà avancé. De pareils cas sont d'ailleurs communs et pas n'est besoin d'insister davantage.

Le foie est de beaucoup l'organe le plus fréquemment atteint par la généralisation du sarcome mélanique ; mais les métastases peuvent aussi se produire dans le tube digestif, les vertèbres, les méninges, les poumons, les os.

Le stade de généralisation mortelle est l'aboutissant ordinaire des trois autres ; cependant il ne faut pas croire que c'est là la marche fatale d'un sarcome mélanique de la choroïde. Le sujet peut présenter assez de résistance pour emprisonner, enkyster son mal dans l'œil et l'étouffer en quelque sorte sur place. BERTHOLD (1) et SICHEL (1) en ont fait connaître des observations qui paraissent convaincantes ; toutefois en pareille circonstance il faut se demander si le sarcome a précédé ou suivi l'atrophie. Dernièrement LEBER et KRAHNSTŒVER (*loc. cit.*) ont publié sur ce sujet un travail qui rappelle et commente tous les cas connus. Ils font judicieusement remarquer que, lorsqu'on trouve un sarcome dans un œil atrophié, il n'en faut pas conclure que l'atrophie a suivi le sarcome. Ces auteurs n'en ont relevé qu'un petit nombre de cas, dans lesquels l'atrophie était manifestement secondaire ; plus souvent l'atrophie était primitive et le sarcome s'était développé sur un œil déjà enflammé et réduit dans son volume.

LEBER et KRAHNSTŒVER ont réuni 32 faits, dont deux personnels, dans lesquels il y a eu atrophie secondaire du globe oculaire au cours du sarcome de la choroïde. Dans un petit nombre de cas l'apparition de l'atrophie a été attribuée à une cause extérieure, traumatisme accidentel ou opératoire ; mais le plus souvent l'atrophie du globe se produisit sans cause provocatrice manifeste. De GRÆFE attribuait cette évolution à une kératite suppurée consécutive elle-même à une poussée glaucomateuse. A cette kératite suppurée succédaient une panophtatmie et l'atrophie du globe. FUCHS a expliqué cette atrophie par une irido-choroïdite. Nous avons plus haut discuté ces opinions ; qu'il nous suffise ici de retenir la possibilité de cet arrêt dans l'évolution du néoplasme, arrêt qui contraste avec ce qui se passe à la période de généralisation où la marche envahissante du mal entraîne rapidement la mort du malade.

Tels sont les symptômes que présente le sarcome mélanique de la choroïde à ses divers stades. Arrivons maintenant au diagnostic de cette affection.

5. — DIAGNOSTIC

Avant d'entrer dans les considérations pathologiques nécessaires ici, un mot sur la technique à suivre.

Pour les tumeurs de l'iris il suffira de l'examen à l'œil nu et de l'éclairage oblique pour voir tous les détails importants ; on pourra y ajouter, pour compléter l'examen, l'usage de la loupe binoculaire ou de la loupe électrique de SCHWEIGER.

De même une tumeur du corps ciliaire faisant saillie dans la pupille sera vue à l'œil nu et à l'éclairage oblique ; le miroir ophtalmoscopique permet également de délimiter exactement les contours du néoplasme qui se profilent

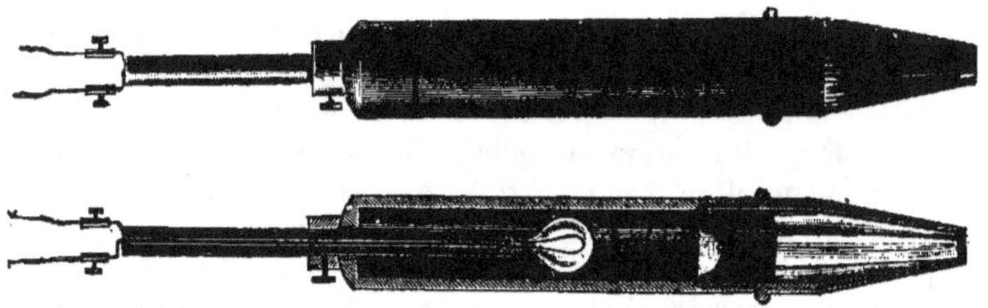

Fig. 31. — Éclaireur de contact. Modèle du Dr ROCHON-DUVIGNEAUD.

en noir, *en ombre chinoise* (ROCHON-DUVIGNEAUD) sur le fond uniformément éclairé de l'œil.

L'éclairage excentrique donnera ici des renseignements excellents ; on sait que cet éclairage consiste à illuminer l'œil selon la manière qu'utilisent les laryngologistes pour le larynx ou les cavités du nez, en tenant le miroir sur le front et en regardant ainsi à œil découvert la partie éclairée. En plaçant une lentille devant, on peut de la sorte examiner à la loupe le néoplasme bien éclairé.

Les sarcomes choroïdiens profonds sont reconnus par les moyens ordinaires (image droite, image renversée) ; mais ceux qui sont placés entre l'équateur de l'œil et le corps ciliaire sont particulièrement justiciables d'un mode d'examen spécial et relativement nouveau, l'éclairage de contact, recommandé d'abord par CHIBRET, et devenu très pratique à l'aide de l'instrument mis en usage par ROCHON-DUVIGNEAUD.

Cet appareil se compose essentiellement de deux parties que représente la figure .

Quand la lampe de contact est appliquée sur la sclérotique on voit, si l'obscurité de la pièce est complète, la pupille s'éclairer fortement comme dans l'examen ophtalmoscopique.

« La cataracte la plus complète, les exsudats pupillaires les plus épais, le vitré le plus trouble n'empêche nullement cet éclairage de la pupille, parce que ce sont là des objets sinon transparents, du moins translucides. Un décollement simple de la rétine se laisse également traverser. » (Rochon-Duvi-gneaud). Ces affirmations sont incontestables et chacun peut les vérifier à l'aide de l'appareil de notre savant collègue ; mais il n'est pas exact de dire que le néoplasme est chose absolument opaque. Cela n'est vrai que du néoplasme très épais et relativement volumineux ; celui-là seul arrête la lumière assez complètement pour que, avec l'éclaireur de contact, la pupille reste noire ; un néoplasme jeune encore, mince, étalé en nappe laissera au contraire aussi facilement passer la lumière qu'un exsudat, et l'éclairage de contact pourrait induire l'observateur, qui lui accorderait une trop grande confiance, à une erreur de diagnostic.

Ajoutons, enfin, que cet instrument ne donnera que des résultats négatifs dans les cas où la tumeur siégera dans l'hémisphère postérieur du globe, car il est évidemment essentiel que l'éclaireur puisse être appliqué sur la sclérotique, en face même du néoplasme, pour que celui-ci arrête les rayons lumineux. Ainsi compris et même après ces restrictions, l'instrument de Rochon-Duvigneaud garde une valeur pratique considérable et nous nous en sommes servi avec profit.

Les moyens d'exploration étant ainsi connus, arrivons au diagnostic proprement dit ; nous étudierons successivement, en donnant à chaque partie le développement inégal qu'elle comporte, le diagnostic : 1° des sarcomes de l'iris ; 2° du corps ciliaire ; 3° de la choroïde.

a. **Sarcome mélanique de l'iris.** — Le diagnostic des sarcomes mélaniques de l'iris ne présente pas de grandes difficultés. Il faudra cependant s'appliquer à ne pas les confondre avec les nævi pigmentaires, sortes de productions noirâtres, composées exclusivement de cellules analogues à celles du stroma. Knapp et Fuchs assimilent ces excroissances bénignes aux nævi pigmentés de la peau. Dans ce diagnostic on ne perdra pas de vue que ces nævi peuvent, comme ceux de la peau, se transformer en mélano-sarcomes.

Le *kyste* de l'iris, de forme arrondie, a d'habitude un aspect bleuâtre, mais sa transparence relative peut le faire paraître noir ; il faudra, pour ne pas tomber dans une erreur de diagnostic, faire un examen très attentif avec un puissant éclairage oblique.

Citons encore les *gommes* de l'iris qui ont pu quelquefois en imposer pour des tumeurs mélaniques de cette membrane. L'évolution du mal et l'action du traitement lèveront rapidement tous les doutes.

Au sujet des productions inflammatoires condylomateuses de l'iris qui pourraient être confondues avec le sarcome mélanique, il convient de remarquer que les néoplasies infectieuses sont constituées par des tissus à croissance rapide, mais caducs, peu vasculaires, de couleur jaunâtre, avec des points caséeux, tandis que les sarcomes sont des excroissances vivaces, vasculaires, à croissance assez lente. De plus, avec les sarcomes, il n'y a jamais d'iritis, la pupille est mobile ; au contraire, avec les tubercules, les gommes, il y a toujours de l'inflammation, des synéchies, des dépôts sur la membrane de Descemet.

b. **Sarcome mélanique du corps ciliaire**. — Le diagnostic des sarcomes du corps ciliaire est relativement facile, et par cela même ils sont reconnus de meilleure heure que les sarcomes de la choroïde et leur pronostic bénéficie d'une thérapeutique plus active.

Au sujet du diagnostic, nous pouvons répéter ici ce que nous venons de dire relativement aux tumeurs de l'iris ; les gommes et les tubercules s'accompagnent toujours d'accidents inflammatoires évidents, il y a de l'injection périkératique, de l'iritis aiguë avec les gommes, de l'iritis torpide avec les tubercules. Les gommes et les tubercules aboutissent naturellement, sans entraîner le glaucome, à une perforation du globe par ulcération de la sclérotique.

Dans le sarcome du corps ciliaire, il n'y a pas d'inflammation, il y a du glaucome ; il n'y a pas d'ulcération à la surface du globe.

Le *cysticerque* de la région ciliaire sera reconnaissable à sa coloration, à la translucidité de la vésicule, à ses mouvements propres.

Nous arrivons maintenant au diagnostic du sarcome de la choroïde : les détails dans lesquels nous allons entrer serviront à compléter l'étude des néoplasmes de l'iris et du corps ciliaire, car nous exposerons, à propos des tumeurs choroïdiennes, toutes les généralités qui s'appliquent aux tumeurs intra-oculaires en général.

c. **Sarcome mélanique de la choroïde**. — Le sarcome de la choroïde occupe une place très variable ; il est voisin de l'ora serrata, équatorial, maculaire, juxta-papillaire, presque toujours il est à base sessile, quelquefois pourvu d'une tête arrondie avec une large base et présentant, entre la tête et la base, un étranglement circulaire.

Le sarcome plat diffus n'est cependant pas inconnu : Fuchs, Mitvalsky et Ewetzky (2) en ont rapporté des exemples, mais cette forme diffuse, habituelle dans le carcinome métastatique est tout à fait exceptionnelle dans le sarcome mélanique de la choroïde. La marche clinique du sarcome en nappe est d'ailleurs la même que celle du sarcome circonscrit et mamelonné.

Le diagnostic de l'affection doit être fait à chaque période ; nous allons successivement en exposer les règles en divisant cette étude en autant de paragraphes qu'il y a de stades dans l'évolution du sarcome.

Première période. — Les troubles visuels accusés par le malade devront inviter à faire un examen très attentif de l'œil qui, pour permettre une exploration complète, pourra être soumis à l'action d'un mydriatique.

En cas de tumeur de la choroïde, on se trouvera en présence d'un soulèvement ou d'un décollement rétinien, deux états qu'il ne faut pas confondre entre eux.

Lorsqu'il y a soulèvement, la rétine adhère encore exactement au néoplasme ; c'est alors qu'on peut voir, au-dessous du réseau rétinien, le second réseau vasculaire sur lequel Brière a insisté. Ce signe bien constaté peut être considéré comme pathognomonique et il faut s'appliquer à le rechercher à l'aide d'un éclairage intense, par un examen minutieux.

Ce double réseau vasculaire peut se présenter dans d'autres cas que dans le sarcome de la choroïde : c'est ainsi qu'on peut constater une vascularisation adventice dans certaines rétinites et dans quelques néoformations du vitré : dans le premier cas les vaisseaux sont sur le même plan que les vaisseaux rétiniens ; dans le second, ils sont en avant.

En outre de ces produits inflammatoires, le sarcome de la choroïde à la première période, peut être confondu avec les tubercules, le gliome, le pseudo-gliome et le décollement simple.

Les *tubercules de la choroïde* sont reconnaissables au semis de nodules blanchâtres qui couvre une grande surface de la choroïde, ainsi qu'aux phénomènes inflammatoires qu'ils déterminent. Ces phénomènes sont presque toujours absents dans le sarcome.

Le diagnostic du *gliome* et du *pseudo-gliome* sera fait à propos de cette affection ; nous y renvoyons le lecteur.

Le *décollement simple* offre un tout autre aspect que le soulèvement de la rétine par une tumeur ; dans ce dernier cas on constate les caractères ophtalmoscopiques du décollement avec les quelques particularités suivantes : la rétine est quelquefois repoussée fortement vers le cristallin par une grande quantité de liquide résultant de la présence du sarcome ; au niveau du décollement la rétine est épaissie, infiltrée par une masse sanguine, s'il n'y a pas de traumatisme dans les antécédents, le sarcome sera probable ; probable aussi sera l'existence d'un néoplasme si l'affection survient chez une personne âgée, non myope et n'ayant reçu aucune contusion oculaire ; enfin, le siège du décollement a également une grande importance, le décollement simple se produit le plus souvent en bas et en dehors ; à la vérité il débute dans un assez grand nombre de cas en haut, mais il gagne ensuite les parties déclives et le siège primitif de la lésion reprend son aspect normal. Le décollement persistant en haut, suivi pendant plusieurs semaines, indiquera la présence d'un sarcome de la choroïde ; il en sera de même dans les décollements maculaires.

Ajoutons enfin que le décollement simple s'accompagne presque toujours d'hypotonie, tandis que l'hypertonie est habituelle dans les tumeurs de la choroïde ; il faut toutefois remarquer que ceci ne peut être posé en règle absolue, car un décollement simple, mais complet, de la rétine, refoulant le cristallin en avant, peut entraîner des accidents glaucomateux.

En pareil cas, il faudra utiliser l'éclairage de contact qui permet d'apprécier le degré de transparence de la coque oculaire, ainsi que nous l'avons exposé plus haut. En signalant l'avantage de cet éclairage nous avons dû faire remarquer qu'il n'était d'aucun secours lorsque la tumeur occupait les parties postérieures du globe. On pourra pratiquer, en pareille circonstance, la ponction exploratrice recommandée par Hirschberg (2) et capable de transformer le décollement en soulèvement ; Frankel recommande de pratiquer la ponction de l'œil en face du décollement, de suivre l'aiguille en examinant à l'image droite, de ponctionner le décollement de dedans en dehors, de fouiller au-dessous de lui et de toucher ainsi immédiatement la tumeur. Il sera bien rarement nécessaire de suivre les conseils de Hirschberg et de Frankel.

Von Grosz a eu l'idée d'examiner le liquide du décollement au point de vue histologique ; dans ce liquide, retiré avec une seringue de Pravaz, il a trouvé des cellules pigmentées alors que le liquide sous-rétinien du décollement simple n'en renferme pas, C'est là un moyen de diagnostic bon à connaître et peut-être capable de rendre des services.

Le *cysticerque sous-rétinien* peut encore être confondu avec le sarcome à la première période, mais cette affection est, en France, d'une telle rareté qu'il n'y a pas lieu de redouter une pareille erreur de diagnostic. Il n'en est pas de même en Allemagne et en Italie, où le cysticerque est fréquent. La vésicule du cysticerque a un aspect très caractéristique, une couleur blanc bleuâtre, nettement limitée et entourée d'une zone claire ; la rétine passe librement au-devant et, tant qu'elle reste transparente, le diagnostic est relativement facile ; on pourra souvent constater dans la vésicule des mouvements ondulatoires ; la rétine se décolle rarement, mais elle devient opaque ; il se produit des troubles inflammatoires qui n'existent pas dans le sarcome et jamais il n'y a d'hypertonie (Leber, de Græfe, Sæmisch).

Deuxième période. — A la deuxième période le sarcome de la choroïde peut être confondu avec deux affections : 1° un glaucome aigu simple ; 2° une choroïdite suppurée.

Le *glaucome simple* présente une grande analogie avec le glaucome consécutif aux sarcomes choroïdiens ; tous les symptômes extérieurs du glaucome secondaire, sauf l'aspect de l'œil de chat amaurotique, qui n'est pas un signe constant, simulent, à s'y méprendre, une attaque simple de glaucome.

L'étude des commémoratifs de la maladie sera d'un grand secours ; dans le glaucome simple, le malade aura eu plusieurs attaques prodromiques, avec obnubilation passagère de la vue, cercles colorés autour des lumières et retour à peu près complet de la vision qui décroît peu à peu après chaque attaque de glaucome ; lorsqu'il y a sarcome, le sujet a constaté la disparition de sa vision sur un point circonscrit du champ visuel, quelquefois dès le début dans les parties centrales, puis avec le décollement de la rétine la vision a, sans douleurs, progressivement disparu jusqu'au moment où éclatent les accidents glaucomateux.

Cette étude des *commémoratifs*, si importante qu'elle soit, ne donne pas toujours, il faut le reconnaître, de renseignements précis. Dans la tumeur, avant le gros accès d'hypertension il se produit souvent de petites élévations du tonus qui en imposent pour le glaucome que nous croyons simple alors qu'il est secondaire à un néoplasme.

Quand il sera possible de suivre son malade, avant de prendre une décision, le diagnostic sera grandement éclairé par la marche de l'affection. Dans le glaucome *simple*, au bout d'un certain temps, une semaine ou deux. il y a des rémissions ; dans le glaucome *dépendant d'une tumeur*, les accidents vont toujours en s'aggravant jusqu'au moment où la coque oculaire se perfore.

De même le diagnostic sera considérablement facilité par les examens antérieurs que l'ophtalmologiste aura pu pratiquer au cours de la maladie. Si un décollement rétinien a été constaté avant l'apparition du glaucome, il y a tout lieu de supposer que celui-ci est bien consécutif à un néoplasme, encore que le glaucome ne soit pas absolument inconnu dans l'évolution du décollement rétinien ordinaire, surtout lorsque celui-ci est accompagné d'une iritis entraînant l'occlusion de la pupille.

La preuve de la difficulté du diagnostic que nous exposons ici se trouve avec évidence dans le nombre des erreurs qui sont journellement commises ; nous nous accusons de nous être trompé plusieurs fois et nous sommes en bonne compagnie, puisque DE GRÆFE, JACOBI, KNAPP, HASKET DERBY ont accusé de pareilles erreurs de diagnostic. Au Congrès d'ophtalmologie de 1867, à Paris, CRITCHETT signala à ses collègues que dans des cas de glaucome on rencontre très souvent des tumeurs et déclara qu'en règle générale, opinion vraiment excessive, il fallait extirper les yeux glaucomateux ; dans un œil glaucomateux, aveugle depuis huit ans, il avait trouvé une tumeur de la grosseur d'une cerise. GOLDZIEHER a écrit un travail sur le cryptosarcome de la choroïde, désignant ainsi les tumeurs qui ne sont reconnues qu'à l'examen anatomique de la pièce.

Lorsqu'on a commis une pareille erreur, on pratique une iridectomie pour débarrasser le malade du glaucome simple qu'on lui attribue, mais après l'opération la tumeur continue son évolution, et si l'intervention produit une légère rémission dans les douleurs et dans les autres symptômes, aussitôt que la plaie se referme, les accidents glaucomateux recommencent ; c'est là ce qui s'est passé chez l'un de nos malades ; en pareil cas, le diagnostic néoplasme s'impose.

La *choroïdite suppurée* à forme chronique peut en imposer pour un néoplasme ; elle laisse voir d'une façon presque typique le reflet de l'œil de chat amaurotique ; à la vérité, elle s'accompagne très rarement d'hypertension ; c'est, au contraire chez elle, l'hypotonie et les phénomènes d'iritis qui frappent immédiatement l'observateur, mais nous savons que dans la deuxième période de l'évolution du sarcome on rencontre un certain nombre de faits dans lesquels il y a irido-cyclite et souvent hypotonie ; si l'œil est par ailleurs inéclairable, que l'ophtalmoscope et l'éclairage de contact soient inutilisables il peut être difficile de reconnaître sur le champ la présence ou l'absence d'un néoplasme.

Fuchs fait remarquer que lorsqu'un œil atteint de sarcome est affecté d'irido-cyclite, la pupille reste relativement dilatée au lieu de devenir très petite comme dans les irido-choroïdites ordinaires. Dans le cas qu'il décrit, page 80, observation XIV de son livre, il est question d'un malade qui fut d'abord atteint d'une violente irido-cyclite et revint un mois plus tard avec un œil légèrement hypotone, dont la pupille était élargie par suite d'une atrophie de l'iris. Il s'était donc produit dans l'iris une dégénérescence glaucomateuse et non l'occlusion pupillaire qui est la règle dans les irido-cyclites simples. Il y a là un élément de diagnostic important.

Nous reviendrons sur ce diagnostic au sujet du gliome rétinien qui a été, plus souvent que le sarcome de la choroïde, confondu avec les pseudo-tumeurs.

Ajoutons qu'il sera nécessaire de mettre le malade en observation et de suivre l'évolution du mal. Dans le doute, d'ailleurs, il faudra se décider à l'énucléation ; cette opération, nécessaire en cas de sarcome, ne sera nullement regrettable dans les cas de choroïdite grave suppurée.

TROISIÈME PÉRIODE. — A la troisième période, le diagnostic des sarcomes choroïdiens ne présente plus de difficultés sérieuses ; quand la rupture se produit au niveau du canal de Schlemm, l'aspect des petites tumeurs noirâtres qu'on rencontre à ce niveau sera caractéristique, lorsqu'on découvrira dans l'intérieur de l'organe les signes habituels du néoplasme. Lorsqu'on ne les trouve pas, il faudra songer à la possibilité, dans cette région, de petites hernies de l'iris, venues spontanément, lentement, à la suite d'une ulcération de la coque oculaire.

Les *tumeurs épibulbaires* peuvent faire croire à la perforation de la coque oculaire par un néoplasme intérieur, mais l'erreur sera vite dissipée par l'examen ophtalmoscopique lorsque le néoplasme épibulbaire, encore au début, permettra l'exploration de l'œil ; mais lorsque la tumeur perfore la cornée, le doute sera permis. Le diagnostic, en pareil cas, s'appuie sur les antécédents ; les productions épibulbaires commencent au niveau de l'œil par de petites saillies rouge foncé qui se développent pendant longtemps sans troubler la vision, tandis que le sarcome du tractus uvéal, avant de se traduire à l'extérieur par des nodules épiscléraux, trouble et abolit la vision et passe par une assez longue période glaucomateuse qui manque toujours dans les néoplasmes épibulbaires. En outre, il convient de remarquer que ces dernières tumeurs sont presque toujours des épithéliomas, et l'examen histologique d'un fragment enlevé à cet effet pourra éclairer le diagnostic.

Lorsqu'on constate à la fois la présence d'une tumeur *intra-oculaire* et *extra-oculaire*, on sera presque toujours autorisé à considérer la dernière comme la conséquence et l'expansion de la première. En règle générale, les tumeurs sortent de l'œil et n'y rentrent pas. Nous avons cependant démontré, dans nos études sur l'épithélioma du limbe scléro-cornéen qu'il peut y avoir des exceptions à cette règle.

Quand le néoplasme intra-oculaire rompt la sclérotique au niveau de l'équateur ou derrière lui, on ne tarde pas à le voir prendre dans l'orbite plus d'extension que dans l'œil ; cet organe est repoussé dans des directions diverses selon le lieu de la perforation.

Le diagnostic à faire en pareil cas consiste à savoir s'il s'agit d'un *néoplasme primitif* ou d'un *néoplasme secondaire* de l'orbite. Dans le cas de tumeur intra-oculaire, l'œil, longtemps glaucomateux, puis perforé, finit par se rétracter et, dans l'orbite, tient une place qu'efface rapidement le néoplasme extra-oculaire. Au contraire, quand la tumeur est purement orbitaire, l'œil exophtalme reste longtemps sain et son exploration permet d'affirmer l'intégrité des membranes. Ce diagnostic n'a du reste en général pas grande importance au point de vue thérapeutique, car l'exentération de l'orbite s'impose dans tous les cas.

QUATRIÈME PÉRIODE. — Nous ne dirons que peu de chose du diagnostic à la quatrième période, car la généralisation du mal d'une part, et d'autre part tous les moyens connus de déterminer l'existence d'une tumeur intra-oculaire, feront vite connaître à l'observateur la nature et la gravité des désordres auxquels succombe le patient. Le seul diagnostic d'intérêt spéculatif qui se présenterait ici serait celui de l'*origine anatomique* du néoplasme intra-oculaire ; on peut en effet confondre, à la quatrième période, le sarcome choroïdien avec le gliome de la rétine et attribuer à la seconde affection les désordres imputables à la première. Nous nous expliquerons longuement sur ce sujet dans le chapitre des gliomes ; disons ici cependant que l'erreur n'est possible que pour les leuco-sarcomes et les gliomes ; les sarcomes mélaniques du tractus uvéal, en dehors de leur coloration spéciale et de leurs antécédents, se reconnaissent à leur prédilection très marquée, quand ils se généralisent, pour l'organe hépatique.

6. — PRONOSTIC

Les auteurs qui ont écrit sur le sarcome du tractus uvéal ont eu le tort de ne pas suffisamment distinguer ou pour mieux dire de ne pas distinguer du tout le sarcome mélanique du tractus uvéal et le leuco-sarcome. Nous pensons que cette distinction a une importance de premier ordre car dans les deux cas la tumeur est maligne à cause de son caractère sarcomateux, et lorsqu'il s'agit d'une vraie mélanose, elle est maligne une fois de plus à cause de son pigment.

Nous démontrerons, au sujet du leuco-sarcome, que le pronostic est un peu moins souvent malin que dans le sarcome mélanique et nous expliquerons cette particularité par l'absence de mélanine dans le premier néoplasme ; nous ne parlerons ici que du sarcome mélanique et nous allons établir, en nous appuyant sur les chiffres qui résultent de nombreuses statistiques, que c'est la plus grave variété des tumeurs malignes oculaires.

FUCHS a rapporté 13 cas de sarcomes mélaniques de l'iris, 20 du corps ciliaire et 195 de la choroïde. Dans l'iris, 10 cas ont été suivis et 6 d'entre eux opérés avec succès, un par l'iridectomie, 5 par l'énucléation ; 11 cas de sarcome noir du corps ciliaire ont été traités par l'énucléation, 6 fois avec succès. Cette statistique très favorable s'explique par la rapidité du diagnostic ; lorsque le néoplasme occupe la partie antérieure du tractus uvéal, ses symptômes, bien évidents, ne permettent pas à l'opérateur d'hésiter et le mal est détruit à une période souvent voisine de son début. Il n'en est pas ainsi dans les sarcomes mélaniques de la choroïde. Fuchs fait connaître le pronostic de 115 faits sur les 195 tumeurs de la choroïde qu'il a réunies. 75 d'entre eux se sont terminés par la mort et 15 guérisons sur 40 n'ont été suivies que 6 mois.

Parmi les 75 cas mortels, nous remarquons que 37 fois il y a eu récidive locale dans l'orbite, chiffre qui montre la grande fréquence de la reproduction sur place après l'intervention; dans les autres faits, il y a eu métastase dans divers viscères, particulièrement dans le foie.

Les métastases sont donc aussi nombreuses que les récidives locales; il a paru à FUCHS que la généralisation est aussi fréquente lorsque l'opération est précoce que lorsqu'elle est tardive; c'est là certainement une erreur, la seule peut-être qu'il soit possible de relever dans l'excellent ouvrage de cet auteur; ce qui nous permet de l'affirmer, c'est précisément ce qui se passe pour les sarcomes de l'iris, plus bénins parce qu'on intervient plus tôt.

Les métastases apparaissent dans la première ou la seconde année après l'intervention chirurgicale; plus tard elles deviennent rares; en général, sans qu'il soit possible d'être absolument affirmatif à ce sujet, après la troisième année on peut considérer la guérison comme certaine.

Les récidives locales et les métastases sont donc *très fréquentes* dans les cas de sarcome mélanique de la choroïde ; elles sont plus fréquentes encore que ne l'indiquent les statistiques réunies de PANAS, de FUCHS, (*loc. cit.*) d'HIRSCHBERG (4), de FREUDENTHAL, car dans le total il n'a pas été tenu compte des proportions relatives de leuco-sarcomes et de mélanco-sarcomes, distinction dans l'espèce très importante.

Sur nos conseils, BAUDOIN, a recherché tous les cas de sarcome mélanique du tractus uvéal publiés depuis l'ouvrage de Fuchs; il a recueilli 130 observations complètes, en laissant de côté de nombreux cas insuffisamment détaillés dans les communications de leurs auteurs; sur ces 130 observations il est beaucoup de faits rapportés avec la mention guérison qui ne sont que des succès opératoires; 29 seulement ont été suivis au moins pendant six mois. Sur ces 29 nous remarquons :

1 guérison constatée	. . . .	10 ans après.
2 — —	. . . .	5 —
5 — —	. . . .	2 —
4 — —	. . . .	1 —

Les autres sont morts huit, cinq, quatre mois après; 12 guérisons ont été constatées plus d'un an après l'intervention chirurgicale; 17 cas par conséquent ont été mortels sur les 29 qui ont été suivis assez longtemps pour que nous puissions être fixés sur le sort du malade ; encore convient-il de remarquer que cette limite d'un an est beaucoup trop courte puisque le sujet n'est à l'abri de la métastase que trois ans après l'opération. En s'en tenant à ce chiffre, il n'y aurait dans la statistique dressée par Baudoin que trois guérisons certaines cinq et dix ans après l'opération. Les autres cas de guérison constatée après deux ans (au nombre de cinq) et d'un an (au nombre de quatre) n'étaient peut-être que des guérisons provisoires.

L'âge du malade paraît, dans certaines statistiques, avoir quelque importance. Les sujets jeunes, toutes choses égales d'ailleurs, bénéficieraient d'un pronostic moins sombre que les sujets âgés (Hill Griffith).

Il convient d'ailleurs d'insister ici sur la difficulté qu'on éprouve à asseoir un jugement ferme sur des statistiques ; le nombre des cas suivis est infiniment trop restreint par rapport au nombre des sarcomes opérés ; cependant, d'une façon générale, avec Hirschberg, Freudenthal, Panas, on peut dire que pour le sarcome choroïdien en général, la proportion des guérisons est de 1/4, peut-être de 1/3 des cas opérés.

Pour apprécier la gravité du sarcome mélanique seul nous devons nous arrêter au chiffre approximatif de 1/4 de succès définitifs sur 3/4 de morts par récidive locale ou générale.

C'est là certainement pour le sarcome mélanique de la choroïde un pronostic très sombre, mais il est loin cependant d'être comparable à celui que la plupart des anciens auteurs lui attribuaient.

Velpeau déclarait que le pire des cancers était le *cancer mélané* ; Nélaton était aussi pessimiste et de Græfe (4) a écrit : « Il n'y a qu'une opinion sur les tumeurs mélanotiques qui arrivent dans l'œil ou autour de l'œil ; moi-même quand je passe en revue les faits que j'ai eu l'occasion de voir, je ne me rappelle aucun cas dans lequel, après une extirpation complète d'une tumeur de ce genre, il y ait eu plus de quatre mois de guérison apparente. Dans la plupart des cas les récidives se montrent à l'endroit primitif ou bien dans d'autres organes, déjà au bout de trois mois, six mois, un an ».

Dans le livre de Mackenzie (1) nous trouvons une statistique de Holmes Coote portant sur 15 cas de tumeurs mélaniques de l'œil, soumises à une opération, et suivies pendant un espace de quatre ans au moins ; tous les malades ont succombé à une mélanose secondaire et la durée moyenne de la vie après l'opération a été de quinze mois.

A côté de ces affirmations et de ces documents pessimistes il convient de citer l'opinion de Sichel (2) et de Pamard qui, les premiers, établirent une distinction dans les observations de mélanose oculaire en distinguant une mélanose bénigne et une mélanose maligne. Cette mélanose bénigne est certainement mal dénommée, mais les faits signalés par ces auteurs, ceux de Dor et de Weber établissent pour la première fois ce qui a été, depuis, souvent vérifié, que la mélanose oculaire n'est pas absolument maligne dans tous les cas et qu'on enraye sa marche par une opération chirurgicale.

Il est maintenant établi qu'un nombre relativement grand de sarcomes mélaniques choroïdiens ne récidivent pas après l'opération ; il est même certain que la tumeur peut s'enkyster dans la coque oculaire et s'atrophier. Nous sommes donc loin de l'opinion de de Græfe et tout en considérant le sarcome mélanique de la choroïde comme une affection *très grave*, nous devons nous rendre à l'évidence des faits, en croire les statistiques que nous avons citées et admettre qu'une intervention chirurgicale, pratiquée à la première ou au plus tard à la deuxième période, peut arrêter la marche du mal environ une fois sur quatre, et c'est là un chiffre extrêmement satisfaisant quand on songe à l'extrême gravité des cancers chirurgicaux dont la thérapeutique curative est si décevante. Sur les cas qu'il a pu suivre, Von Grosz a remarqué que la métastase survient dans 64 p. 100 des faits. Sans en tirer aucune conclusion, nous dirons que notre statistique personnelle est entre toutes favorables.

Nous avons guéri d'une façon définitive plus de la moitié des cas que nous avons opérés et nous acceptons sans réserve l'opinion défendue par Hirschberg qui sur 68 cas n'a constaté qu'une récidive locale et seulement 16 morts par métastase, et se déclare en conséquence un partisan convaincu de l'opération.

La statistique des cas opérés de sarcome mélanique de la choroïde serait certainement meilleure encore si l'intervention pouvait avoir lieu dès le premier stade de l'affection, avant la dissémination des éléments morbides hors de l'œil et si, lorsque le chirurgien a dû intervenir tard, au début de la troisième période, ou même plus tard, il avait toujours eu la précaution d'enlever tout le contenu de l'orbite de façon à supprimer ainsi les récidives locales qui, nous l'avons vu, sont une grande cause de mortalité. Malgré l'optimisme, très relatif d'ailleurs, qu'il convient d'avoir au sujet du sarcome mélanique du tractus uvéal, cette variété de tumeur reste la plus grave de toutes les tumeurs intra-oculaires y compris le gliome de la rétine, dont le pronostic, mieux compris maintenant, est beaucoup moins sombre qu'autrefois. Nous reviendrons plus loin, avec détails, sur ce sujet.

Le moyen d'améliorer encore le pronostic du sarcome mélanique de la choroïde consiste à baser la thérapeutique sur ces deux principes essentiels : 1° faire un diagnostic rapide et intervenir tant que la tumeur est encore bien enfermée dans l'œil ; 2° exentérer l'orbite si l'on intervient à une époque où la dissémination de la tumeur paraît probable.

7. — Traitement

Les deux propositions qui terminent le paragraphe du pronostic résument l'opinion de l'immense majorité des chirugiens qui se sont occupés de cette question.

Déjà, en 1838, Lawrence précisa bien les *indications* du traitement de la mélanose : « Il y a, dit-il, d'autant plus de chances de succès que l'on procède plus tôt à l'opération, mais lorsque l'ulcération s'est déjà manifestée, il est à craindre que le mal ait déjà envahi le nerf optique et le cerveau. Toujours dans ces cas le pronostic est douteux ; le plus souvent, le malade meurt après l'opération, d'une maladie secondaire du foie ». On ne saurait mieux dire et tout est vrai dans ces lignes de l'illustre chirurgien anglais. Citons encore Malgaigne qui écrivait en 1841 : « il n'y a pas d'autre moyen curatif que l'extirpation totale ». (*Gazette des hôpitaux*, 1841.) Velpeau, Stoeber, de Wecker, Knapp, de Græfe, Haskett Derby, Soelber, Wells, Duplay défendent successivement les mêmes idées, qui placées sous ces hauts patronnages deviennent classiques.

Cependant tous les auteurs ne sont pas partisans de l'intervention à toutes les périodes de l'affection. De ce nombre est Mac Namara qui refuse d'opérer lorsque l'affection a dépassé la première période ; Meyer dit également que dans les cas où la tumeur a dépassé la coque oculaire l'intervention chirurgicale risque fort d'acélérer la marche de l'affection.

Ces dernières opinions ne doivent pas être acceptées intégralement ; il ne faut s'abstenir que lorsqu'il existe des signes certains de métastase générale dans le foie ou ailleurs ; sans doute il est de beaucoup préférable de débarrasser le patient de son mal lorsque celui-ci est bien circonscrit, mais il sera encore possible de lui être très utile lorsque le sarcome se sera propagé dans l'orbite. Cette propagation n'est autre chose, dans la grande majorité des cas, sinon toujours, qu'une infection du tissu conjonctif *par continuité*. Le sarcome se développe en une seule masse de plus en plus grosse ; les désordres orbitaires résultent de la perforation de la coque oculaire ou de l'extension du mal le long des canaux vasculaires qui traversent la sclérotique. Si cette affection orbitaire est encore relativement localisée, il sera possible d'enlever tout le mal par l'exentération complète de la cavité orbitaire.

Le meilleur conseil est encore celui qui a été donné en 1839 par Lawrence : opérer le plus tôt possible. L'énucléation de l'œil doit être faite aussitôt que le néoplasme est reconnu, et dès qu'il ne subsiste plus aucun doute au sujet de la présence d'une pseudo-tumeur. Fuchs croit que l'opération précoce n'augmente pas les chances de survie et que les métastases sont également fréquentes chez les sujets opérés et chez ceux qui ne le sont pas. Cette opinion n'est pas soutenable. Il est certain que moins la tumeur restera dans l'œil, moins sera facile la migration des éléments anatomiques capables d'infecter l'organisme.

L'énucléation précoce exerce d'ailleurs une influence décisive sur les récidives locales et nous avons vu que la moitié des cas mortels l'étaient par ces récidives. Quand on a opéré dès le début, à la période des troubles visuels, ces récidives n'ont jamais lieu et elles ne se développent que très rarement (5 p. 100 des cas) lorsque l'énucléation est faite au stade du glaucome ; ce rôle éminemment préventif de l'énucléation au sujet des récidives locales montre la grande importance qu'il y a à décider le plus tôt possible le malade à l'opération.

Nous ne nous arrèterons pas sur l'extirpation de la tumeur *avec conservation du globe oculaire*, qui a été conseillée par Rolland (de Toulouse) et qu'on trouvera recommandée par Crepet. C'est là une opération irrationnelle ; si circonscrite, si localisée que soit la tumeur, même lorsque la vision est encore en partie conservée, si le diagnostic de sarcome mélanique est certain, il faut immédiatement enlever l'œil en entier. A tort on soutiendrait qu'on ne fera courir au malade aucun risque en essayant l'ablation simple du néoplasme ; on s'exposera, en dilacérant la tumeur, à semer dans l'œil et au dehors des germes morbides très infectieux, et au lieu de mettre le malade le plus possible à l'abri des récidives, on les rendra à peu près certaines. En pareille matière, au lieu de chercher à conserver, il faut au contraire consentir systématiquement aux plus larges sacrifices. Une récente observation de H. COPPEZ et de VAUCLEROY corrobore cette opinion.

Dans la première période, l'*énucléation simple* suffit, mais il n'en est plus de même aussitôt que la coque oculaire est tendue, amincie ou perforée et lorsque apparaissent les nodules épiscléraux par lesquels commence en général la généralisation orbitaire. L'énucléation, à cette époque, est absolument insuffisante; il faut pratiquer l'*évidement complet de l'orbite,* et lorsque le chirurgien hésitera sur le point de savoir si dans tel ou tel cas particulier, il faut préférer l'énucléation à l'évidement orbitaire, dans le doute, *c'est toujours pour cette dernière opération qu'il devra opter.*

On a conseillé de pratiquer, après l'énucléation, l'*ablation du nerf optique* pour prévenir les récidives dans ce nerf; toutes les fois qu'on redoutera la propagation de la tumeur à ce niveau, il faudra enlever le nerf tout entier et toutes les parties molles qui l'environnent, c'est-à-dire évider l'orbite. Un néoplasme sorti de la coque de l'œil et envahissant le nerf optique a eu toutes sortes de bonnes raisons pour défoncer ailleurs la coque oculaire, d'autant plus que les sarcomes de la choroïde, au contraire des gliomes rétiniens, se propagent en dehors de l'œil plutôt par le canal de SCHLEMM et les vasa vorticosa que par les gaines vaginales du nerf de la deuxième paire.

C'est donc l'énucléation dans le premier stade, et l'exentération de l'orbite dans les trois autres, qui seront pratiquées.

L'énucléation sera faite par la méthode ordinaire et ne présentera aucune difficulté.

L'*exentération* est une opération presque aussi simple, mais d'un caractère plus chirurgical, nous voulons dire plus sanglante, plus longue, et par là même trop souvent mise de côté par les oculistes qui ont perdu l'habitude de faire les opérations dites de grande chirurgie. La technique de cette opération trouvera sa place dans un autre volume de cet ouvrage (*Tumeurs de l'orbite*).

LEUCO-SARCOME

Les leuco-sarcomes du tractus uvéal sont à la fois assez rares pour que chaque cas particulier intéresse au plus haut degré l'anatomo-pathologiste, et assez fréquents pour que le clinicien doive s'attacher à bien les connaître.

Leur apparition, au milieu d'un tissu pigmenté qui ne prend pas part à leur évolution, constitue une particularité dont l'explication n'a pas été donnée; leur diagnostic différentiel avec les autres néoplasmes de l'œil présente encore bien des points obscurs et la thérapeutique ne peut que gagner à une étude approfondie de l'étiologie et de la symptomatologie de ces productions morbides.

Sans doute le leuco-sarcome et le mélano-sarcome ont un infinité de points communs qui les rendent presque inséparables et tout peut être aisément dit à leur sujet dans un même chapitre, mais nous avons pensé qu'il y aurait profit pour le lecteur à trouver réunies dans un travail d'ensemble toutes les observations publiées et toutes les opinions émises au sujet du sarcome blanc. Nous aurons soin d'ailleurs d'éviter les répétitions et de renvoyer au chapitre précédent pour tout ce qui ne sera pas spécial à cette dernière variété de néoplasme.

Avant d'entrer dans le cœur même du sujet, voyons quels sont les principaux travaux qui lui ont été consacrés.

1. — Historique

Les anciens observateurs, dont l'opinion ne pouvait reposer sur une étude histologique, confondaient sous le nom générique de fongus médullaire le sarcome blanc de la choroïde, le gliome de la rétine et le carcinome métastatique (1) des membranes de l'œil. Knapp (1) s'appliqua à différencier ces lésions; il leur assigna à chacune une origine particulière et chercha notamment à démontrer que le leuco-sarcome de la choroïde était dépourvu de pigment parce qu'il partait de la couche chorio-capillaire, peu riche en substance pigmentaire.

Virchow, qui étudia le leuco-sarcome, fut beaucoup moins affirmatif à l'égard de son origine : « Il y a, dit-il, des sarcomes incolores qui ont paru primitivement dans la choroïde. J'ai examiné moi-même un cas analogue qui ne pouvait être douteux puisqu'on y voyait essentiellement des cellules fusiformes. Hulke décrit un cas analogue comme cancer médullaire. Il est possible que dans ces cas la partie interne moins pigmentée de la choroïde soit le point de départ de la tumeur. En attendant, il y a aussi des sarcomes incolores, notamment des sarcomes à cellules multinucléaires, qui se trouvent en des endroits où n'existe normalement que du tissu pigmenté. J'ai vu un sarcome de ce genre sur l'iris. Je ne doute pas que ce phénomène n'ait une cause locale quoique je ne sois pas dans le cas de l'indiquer ici.

Brière (1), qui cite cette opinion de Virchow, adopte l'explication de Knapp et pense qu'on peut reconnaître, d'après la façon dont un sarcome est pigmenté, le point de la choroïde qui lui a donné naissance. Ce dernier auteur rapporte plusieurs observations de leuco-sarcome dues à Knapp, de Græfe, Hirschberg, Hasket-Derby; il décrit à part le fibro-sarcome qui cependant, lorsqu'il ne contient pas de pigment, est un leuco-sarcome et rien de plus, celui-ci pouvant renfermer des cellules conjonctives à diverses périodes de leur évolution.

Poncet, dans son atlas, donne deux exemples du sarcome blanc dont l'un à petites cellules, de consistance assez ferme, aux allures bénignes avait fini par amener au bout de plusieurs années l'atrophie du globe. Cet auteur fait remarquer que les sarcomes absolument blancs, sans une tache mélanique, sont extrêmement rares ; son cas de sarcome à petites cellules présentait lui-même quelques taches mélaniques, débris évidents, dit-il, du pigment normal. Cette dernière observation est très judicieuse; il y a presque toujours dans les sarcomes blancs des taches pigmentaires ; mais lorsqu'il est certain que ces éléments colorés sont ceux du tissu préexistant et qu'il n'y a pas formation de nouvelles cellules mélaniques, la tumeur est bien un leuco-sarcome.

Fuchs, en 1882, a fait une histoire complète du sarcome du tractus uvéal et tout ce qu'il en a dit reste à peu de chose près définitivement acquis. Nous retrouverons et utiliserons fréquemment dans ce travail les opinions qu'il a soutenues.

Depuis, un certain nombre d'observations et de mémoires ont été publiés sur ce sujet ; nous citerons particulièrement la thèse de Papillian (Paris, 1883), une observation de Fieuzal, une étude anatomique de Fontan sur une pièce de Galezowski, le fait typique de Treitel et quelques autres qu'il serait trop long de citer.

Max Maschke dans sa thèse rapporte deux faits de leuco-sarcome qui méritent aussi notre attention, bien que ce travail, écrit sous la direction de Vossius, ait surtout pour but l'étude du sarcome mélanique de la choroïde.

John Griffith (1) a publié un intéressant travail dans lequel il s'applique à montrer que le sarcome de la choroïde, chez l'enfant, a été souvent confondu avec le gliome, et il appuie sa thèse sur deux faits personnels.

Mentionnons enfin en particulier les travaux de Shieck (2), une observation de Cakemberg, de Pooley (1), de Moissonnier (1).

Tous les faits connus ainsi que les faits personnels contenus dans notre *Traité des tumeurs de l'œil* (t. 1, page 446 et suiv.) permettent de donner une place à part aux leuco-sarcomes de la choroïde et nous conduisent à la description suivante.

2. — ÉTIOLOGIE.

La plupart du temps la tumeur s'est développée spontanément ou mieux, sans cause appréciable. Quelques malades accusent cependant un traumatisme antérieur (Knapp). Dans une observation de Alt, le patient avait reçu un coup sur l'œil deux mois avant l'apparition de la tumeur. Un autre malade signalait une contusion reçue quatre ans avant d'entrer à l'hôpital et trois années avant le commencement des accidents. Il faut évidemment n'accepter qu'avec réserve les renseignements donnés par les sujets sur ce point, car ils sont toujours enclins à rapporter leur affection à une cause accidentelle ; mais il est au moins probable que les traumatismes oculaires jouent un certain rôle dans l'affection qui nous occupe. Nous en avons une preuve importante dans ce qui se passe au niveau des autres organes. Les contusions du sein, du testicule sont bien réellement la cause occasionnelle du développement d'un grand nombre de néoplasmes dans ces organes.

Quelquefois le leuco-sarcome paraît consécutif à une inflammation aiguë, et après une violente poussée d'irido-choroïdite le néoplasme apparaît ; mais c'est sans doute là une illusion et rien ne prouve la réalité de cette pathogénie. Il ne faut pas confondre, ainsi que Knapp l'a fait dans un cas ancien, les productions consécutives à l'inflammation avec les néoplasmes proprement dits. Lorsqu'après une choroïdite, on constate une véritable tumeur des membranes oculaires, c'est que la tumeur préexistait. Elle est la cause, non l'effet, des accidents inflammatoires.

Les leuco-sarcomes de la choroïde sont toujours des tumeurs primitives ; les tumeurs malignes secondaires sont des carcinomes qui prennent leur origine dans des cellules atypiques émigrées d'un néoplasme du sein, du testicule ou d'ailleurs.

L'âge joue dans l'étiologie un rôle évident. Les leuco-sarcomes sont relativement plus fréquents chez l'enfant que chez l'adulte ; cette fréquence serait encore bien plus grande sur les statistiques si, trop souvent, par défaut d'un examen histologique suffisant, on n'avait confondu le sarcome blanc de la choroïde avec le gliome rétinien, dont la fréquence propre a, de ce fait, été fort exagérée.

Fuchs a constaté que les leuco-sarcomes existaient, par rapport aux sarcomes mélaniques, dans la proportion de 12 pour 100 et encore convient-il de remarquer que les sarcomes pigmentés ne sont pas toujours publiés, leur fréquence même les privant de l'intérêt qu'on accorde toujours aux sarcomes blancs, dont les cas sont soigneusement consignés dans les recueils scientifiques.

3. — Anatomie pathologique.

Nous étudierons successivement avec les développements inégaux qu'ils comportent : 1° le leuco-sarcome de l'iris ; 2° le leuco-sarcome du corps ciliaire ; 3° le leuco-sarcome de la choroïde.

a) **Leuco-sarcome de l'iris**. — Le leuco-sarcome de l'iris est une affection rare, dont on ne connaît actuellement que huit observations bien évidentes. Ce sont celles de Lebrun, Breschfeld, Knapp, Thalberg, Lauer, Zellweger, Limburg et enfin celle de Van Duyse et Van Schevensteen.

Nous reproduisons ici la figure donnée par ces derniers auteurs dans la description de leur cas personnel et typique (fig. 32).

Le leuco-sarcome siège le plus souvent dans le segment inférieur de l'iris ; il n'en était cependant pas ainsi dans le cas de Van Duyse, où la tumeur était née au niveau et au-dessus de la pupille, dans le segment interne de l'iris, en une portion située entre les bords ciliaires et pupillaires et d'après la structure histologique aux dépens de l'adventice des vaisseaux du stroma irien. Le sarcome était fuso-cellulaire.

Dans les couches antérieures et médianes du néoplasme les traînées cellulaires représentaient des tourbillons périvasculaires ; dans les couches postérieures, au voisinage de la bande pigmentée, le tissu était plus ou moins fasciculé.

Dans le cas de Van Duyse les vaisseaux étaient rares, mais ce fait est relativement exceptionnel ; il y a souvent beaucoup de vaisseaux dans le leuco-

sarcome de l'iris; dans le cas de Zellweger la structure était partiellemen[t]
caverneuse.

Lorsqu'on en laisse le temps au néoplasme, il envahit les parties voisine[s]
le muscle et les procès ciliaires, les espaces de Fontana et le canal [de]
Schlemm ; il en était ainsi dans le cas de Limburg et dans celui de V[an]
Duyse.

Nous n'insisterons pas plus longtemps sur l'anatomie pathologique [de]
cette variété très rare de néoplasme, et nous terminerons par deux remarqu[es]
générales.

La première, c'est que l'origine du leuco-sarcome irien, dans la couch[e]
des vaisseaux de l'iris, confirme la théorie développée par Knapp, accept[ée]

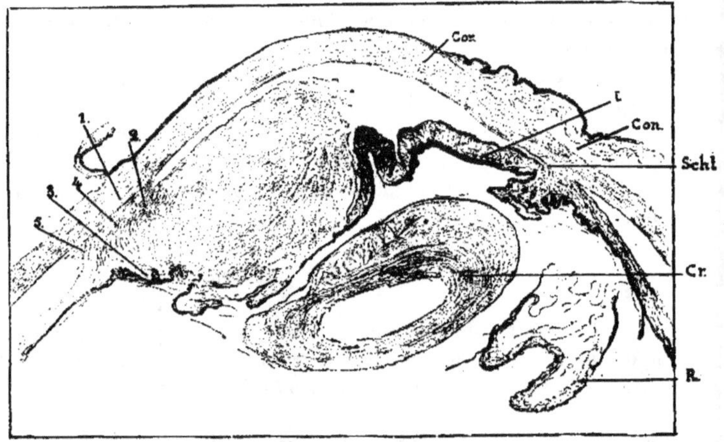

Fig. 32. — Leuco-sarcome de l'iris.

C, cornée. — Con, conjonctive. — Schl, canal de Schlemm. — Cr, cristallin déplacé.
R, rétine œdémateuse décollée.

1, canal de Schlemm effacé au niveau du néoplasme. — 2, espace de Fontana envahi. — 3, couche conne[c]tive, limitante interne du corps ciliaire, envahie ainsi que les procès ciliaires. — 4, fibres radiaires du musc[le] ciliaire envahies. — 5. Angle antérieur de l'espace périchoroïdien logeant un amas de cellules sarcomateus[es]
(van Duyse et van Schevensteen.)

par Brière et quelques autres, au sujet de l'origine du leuco-sarcome de [la]
choroïde dans la couche non pigmentée des vaisseaux choroïdiens ; la second[e]
c'est que le leuco-sarcome mérite vraiment son nom, même si l'examen hist[o]
logique démontre la présence d'éléments pigmentés, lorsque ces élémen[ts]
appartiennent au tissu préexistant.

Dans le leuco-sarcome de la choroïde on peut trouver le pigment norm[al]
de la région, resté indifférent au processus ; il peut se faire par conséque[nt]
que la tumeur soit bien leucotique, que non seulement l'épithélium pigment[é]
mais encore les cellules pigmentées de la couche supra-choroïdienne, n'aie[nt]
pas proliféré, alors cependant qu'on trouve des éléments mélaniques épa[rs]
dans la tumeur ; dans le leuco-sarcome de l'iris on pourra s'attendre de mêm[e]

à trouver du pigment, car en dehors de la couche uvéale, il y a dans l'iris des cellules contenant des granulations pigmentaires. Ainsi Van Duyse a noté dans son cas, entre les éléments néoplasiques, quelques rares grumeaux pigmentés venant de cellules préexistantes en voie d'atrophie.

b) **Leuco-sarcome du corps ciliaire.** — Les leuco-sarcomes du corps ciliaire sont très rares ; nous ne pouvons citer que les cas de Fano, de Schiess et Socin, de Grenow, de Putiata Kerschbaumer et de Moissonnier.

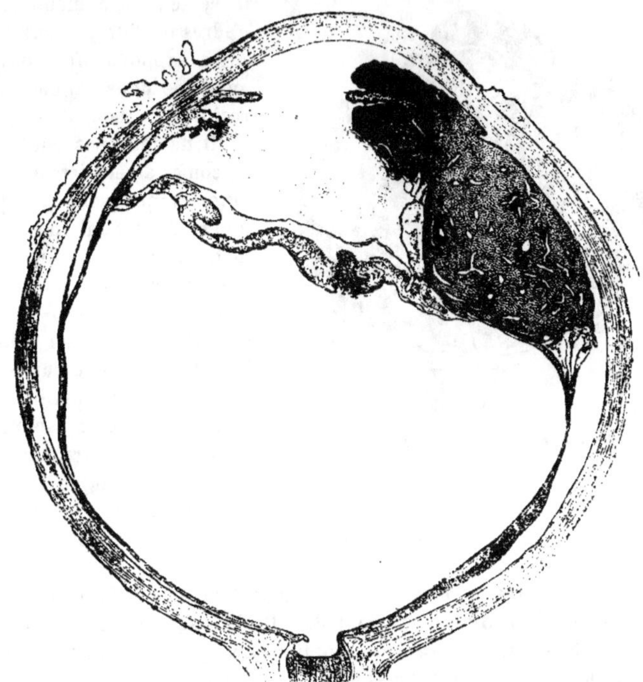

Fig. 33. — Leuco-sarcome du corps ciliaire. Mélano-sarcome de l'iris. Subluxation du cristallin. Excavation glaucomateuse (Putiata Kerschbaumer).

Il est remarquable de constater que tous se sont développés chez des sujets jeunes ; le plus âgé avait vingt-sept ans ; les cellules sont tantôt fusiformes (Fano), tantôt rondes (Schiess), tantôt rondes et polygonales avec vacuoles et dégénérescence graisseuse ; dans le cas de Grenow la structure était alvéolaire, et les cellules en grande partie myxomateuses ; le muscle ciliaire était aplati contre la sclérotique ; de même dans celui de Putiatia Kerschbaumer le corps ciliaire était atrophié. Le cas de Moissonnier était remarquable par la présence simultanée d'une tumeur de même nature dans les deux globes ocu-

laires, par sa structure alvéolaire, par l'existence de foyers multiples de dégénérescence, par son origine évidente dans la chorio-capillaire.

c) **Leuco-sarcome de la choroïde.** — Les éléments fondamentaux du leuco-
sarcome sont les cellules rondes et les cellules fusiformes. Les secondes existent assez souvent seules, mais il n'est pas rare non plus de trouver des leuco-
sarcomes à cellules rondes, sans mélange d'autres cellules.

Souvent ces cellules rondes prennent la disposition alvéolaire, dans ce cas
la tumeur revêt un caractère particulier de gravité. Ducamp a rapporté un fait
de ce genre ; la même remarque s'adresse à l'un de ceux de Knapp. Alt a rapporté une observation analogue dans laquelle il y eut récidive au bout de six mois.

Il ne faut pas confondre ces sarcomes alvéolaires avec *les car-cinomes* qui sont presque tou-jours, dans l'œil, des accidents métastatiques et sont histologi-quement constitués comme la tu-meur primitive. Castaldi a fait connaître une observation dans laquelle il signale sur un même œil la présence simultanée d'un carcinome et d'un sarcome encé-phaloïde. Le carcinome siégeait dans la sclérotique et contenait

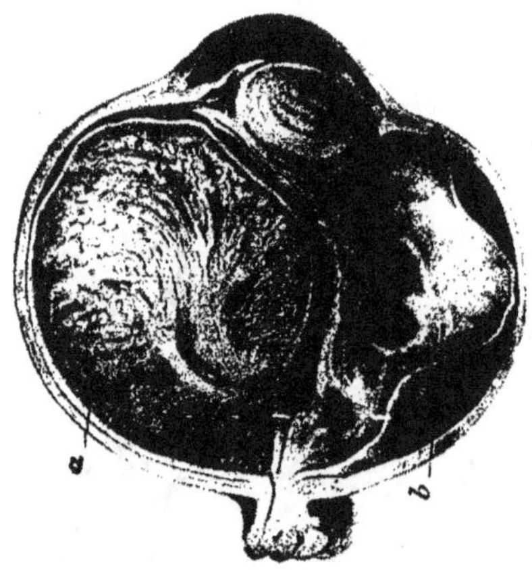

Fig. 34. — Leucosarcome de la choroïde.

dans ses alvéoles de nombreux éléments cellulaires ronds, ovoïdes, avec des
aplatissements irréguliers rappelant les éléments endothéliaux du tissu conjonctif.

Il ne semble pas, d'après la description de l'auteur, que la structure de cette
tumeur scléroticale diffère beaucoup de celle de la seconde tumeur placée dans
l'espace de Schwalbe et dans le nerf optique avec propagation dans les espaces
sous-vaginaux de ce nerf. Ce sarcome alvéolaire de la choroïde envahissant
d'une part la sclérotique, de l'autre le nerf et la gaine enveloppante, rendrait
peut-être mieux compte de la pathogénie et des symptômes de cette affection
qui se termina par la récidive et la mort, deux ans après l'intervention. Dans
tous les cas, si la nature carcinomateuse de la tumeur scléroticale est acceptée,
on doit la considérer comme une rareté, peut-être comme un exemple unique
de cette lésion.

Toutes les observations de carcinome vrai développé dans les membranes
de l'œil ont trait à des tumeurs *secondaires* ; à ce sujet nous pouvons citer
notamment le cas de Uhthoff se rapportant à un malade de Schuler et publié
en 1883. Il s'agissait d'un malade devenu aveugle à la suite d'un cancer secondaire des deux choroïdes. Le diagnostic fut longtemps douteux, car il n'y

avait dans l'œil aucune saillie visible ; mais l'autopsie démontra la présence d'une tumeur compacte, englobant complètement le nerf optique à son entrée dans la sclérotique. L'histologie pathologique établit la nature épithéliale de l'affection, consécutive d'ailleurs à un autre carcinome de l'organisme.

Il faut un examen très attentif pour ne pas confondre les tumeurs de ce genre avec *le sarcome blanc choroïdien,* parce que dans les deux cas la tumeur est choroïdienne et sans pigment ; d'ailleurs on connaît un certain nombre de faits de ce genre et leur étude constitue le *carcinome métastatique du tractus uvéal* que le lecteur trouvera plus loin.

Nous n'insisterons pas plus longtemps sur ces faits qui doivent rester en dehors de notre étude circonscrite, par son objet même, aux seules tumeurs conjonctives embryonnaires ou adultes, non pigmentées, de la choroïde.

Nous disons *tumeurs embryonnaires ou adultes,* parce que les fibro-sarcomes blancs appartiennent à la variété des leuco-sarcomes aussi bien que les néoplasmes à cellules rondes. C'est à tort, selon nous, que Brière et Knapp leur ont consacré un chapitre différent.

En ce qui concerne l'absence de pigment, il importe de remarquer que quelques cellules noires trouvées éparses dans le néoplasme ne suffisent pas à en faire une tumeur mélanique. Ces rares éléments noirs sont des éléments normaux de la choroïde qui survivent à la destruction ou à la transformation de la membrane. Pour qu'il y ait mélanose il faut que les cellules pigmentées entrent elles-mêmes en prolifération : si elles sont simplement englobées dans le néoplasme, celui-ci peut être noir en quelques endroits et n'en mériter pas moins le nom de leuco-sarcome.

Nous pourrions à propos du leuco-sarcome suivre la division adoptée pour le sarcome mélanique, mais il sera plus facile de résumer tout ce que contiennent d'essentiel les documents, en établissant ici trois paragraphes : 1° les tumeurs à cellules rondes (*sarcome alvéolaire*) ; 2° les tumeurs à cellules fusiformes (*fibro-sarcome*) ; 3° les angio-sarcomes qui sont le plus souvent leucotiques et méritent d'être ici décrits (*hémangio-sarcome, lymphangio-sarcome*).

Nous appelons particulièrement l'attention sur la forme alvéolaire qui, comme la forme angio-sarcomateuse, est remarquable par l'origine *endothéliale* des cellules.

1° *Leuco-sarcome à celulles rondes.* — Nous avons observé des cas dans lesquels les cellules embryonnaires s'y trouvaient presque à l'exclusion de tout autre élément ; ce sont des sarcomes encéphaloïdes tels que Hirschberg et Schiess en ont déjà publiés. Ces cellules rondes sont remarquables par leur prolifération active, l'abondance et la division de leurs noyaux.

Dutilleul a publié en 1892 un beau cas de leuco-sarcome à cellules rondes, à noyaux très distincts, fortement colorés. Cette tumeur, née dans la couche externe de la choroïde, avait décollé cette membrane et s'était logée dans l'espace supra-choroïdal. Il n'y avait aucun élément fusiforme, aucune trace fibreuse.

Quelques auteurs, notamment Hirschberg et Poncet, ont trouvé des cellules géantes. Dans le cas de Poncet il s'agissait d'un sarcome à petites cellules, de consistance assez dure, tumeur bien limitée, remontant à plusieurs années ; sur la coupe représentée par Poncet, on voit des foyers de ramollissement occupés par une substance amorphe finement granuleuse, sans dégénérescence graisseuse, car elle se colorait très vivement par le carmin.

Dans quelques-uns de ces centres amorphes, Poncet a constaté des myéloplaxes : « Ces dernières cellules étaient beaucoup moins résistantes que le tissu propre du sarcome et présentait alors en certains points un aspect

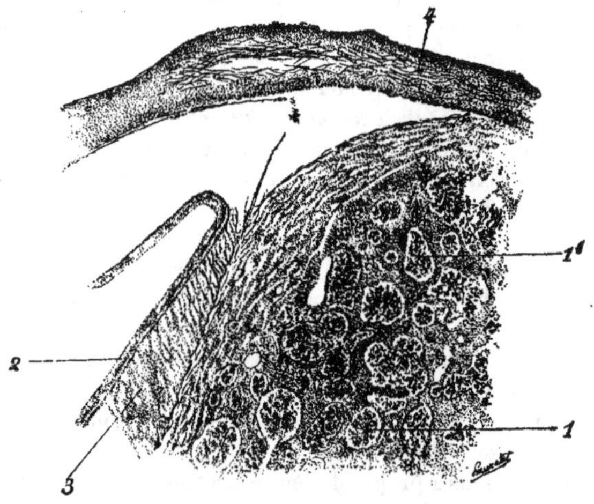

Fig. 35. — Sarcome alvéolaire de la choroïde.

1, 1, alvéoles remplis de cellules endothéliales. — 2, rétine décollée. — 3, exsudat sous-rétinien coagulé par le réactif. — 4, Sclérotique.

granuleux amorphe, distinct cependant du tubercule et de la dégénérescence graisseuse. »

Il ne faut pas confondre ces tumeurs à cellules rondes avec *une inflammation chronique de la choroïde* entraînant la formation d'exsudats néoplasiques, parfois même se compliquant de suppuration ainsi que Knapp en a rapporté un exemple au Congrès d'Heidelberg.

Mais il faut bien savoir que l'inflammation suppurative est quelquefois un accident occasionné par le néoplasme et venant masquer plus ou moins vite les symptômes de l'affection principale.

Holmes a rapporté une observation de ce genre et dans un cas de Landsberg, l'œil ouvert accidentellement pendant l'énucléation, laissa sortir un flot de pus louable. Le microscope révéla l'existence de cellules fusiformes, mais la choroïdite suppurée tenait certainement la première place dans la production des phénomènes. Dans ces cas de néoplasmes compliqués d'inflammation, le diagnostic clinique devient évidemment très difficile et souvent ce n'est qu'après un examen anatomique attentif qu'on peut, après l'autopsie ou l'énucléation, se prononcer.

Le leuco-sarcome à cellules rondes peut revêtir *la forme alvéolaire* ; son origine est alors dans les cellules endothéliales qui tapissent les espaces lymphatiques de la supra-choroïde (fig. 35). Les endothéliums, en pullulant, remplissent les espaces de ce tissu cellulaire et les distendent ; quelques-uns de ces espaces sont étroits, arrondis, remplis par quelques cellules tassées les unes contre les autres et donnant à la coupe la sensation d'un tube ; la plupart des alvéoles sont au contraire grandes et irrégulières. Les vaisseaux nourriciers de la tumeur, plus ou moins nombreux, circulent au milieu d'elles dans les septa conjonctifs.

Parisotti a publié un cas très intéressant de sarcome endothélial. Les figures qui accompagnent son travail montrent des alvéoles remplis de cellules rondes presque toutes sans pigment et provenant soit de la tunique des vaisseaux, soit de l'endothélium des espaces supra-choroïdaux. L'auteur ne croit pas à cette dernière origine qui paraît pourtant la plus vraisemblable ; à ce point de vue ses figures, d'ailleurs très nettes, ne sont pas démonstratives.

Il peut arriver que le sarcome alvéolaire devienne très vasculaire ; il se forme au milieu des cellules un lacis de vaisseaux jeunes, sans parois, communiquant les uns avec les autres par de larges mailles. La figure 36 rend bien compte de cette disposition. Il est remarquable de voir dans cette figure, qui est prise sur une coupe de leuco-sarcome endothélial, les cellules endothéliales directement baignées par le courant circulatoire qui très facilement les détache et les entraîne ; les métastases, auxquelles d'ailleurs le malade a succombé, s'expliquent ainsi très aisément.

L'examen de la préparation qui a servi aux figures 35 et 36 attire l'attention sur le rôle des endothélia et périthélia vasculaires dans la formation d'un pareil néoplasme. Nous croyons qu'il ne s'agit pas là d'un angio-sarcome pur, car cette vascularisation n'a été constatée que sur une partie seulement du néoplasme. Partout ailleurs il se présentait avec la forme alvéolaire.

Les sarcomes peuvent, tout en conservant leur caractère essentiel, subir certaines dégénérescences propres aux cellules de tissu conjonctif, notamment la *dégénérescence myxomateuse* qu'on trouve surtout dans les néoplasmes à cellules rondes. Un cas de *myxo-sarcome* de la choroïde a été publié par Quaglino et Guaita. Il s'agissait d'un homme qui, pendant quatre ans, présenta dans le corps vitré une masse jaune très étendue, ayant presque un centimètre de pourtour. L'autopsie montra que cette masse était exclusivement composée de cellules rondes, avec une substance gélatineuse intercellulaire et au centre un gros îlot purement gélatineux. L'origine de l'affection était la lame vitreuse et probablement la chorio-capillaire.

Un fait plus récent de *leuco-myxosarcome* appartient à Chevallereau ; ce cas, examiné au microscope par Vassaux, était remarquable par la présence d'une masse spongieuse, sans consistance, occupant toute la chambre antérieure, une partie de la vitrine et se confondant en arrière avec le nerf optique.

Cette masse spongieuse était formée d'une substance gélatiniforme et d'éléments arrondis embryoplastiques ; au milieu se trouvait une bande irrégulièrement circulaire pouvant faire penser à des débris du cristallin ou à une condensation du corps vitré autour de la capsule.

2° *Leuco-sarcomes à cellules fusiformes*. — Les leuco-sarcomes à cellules fusiformes sont, nous l'avons déjà dit, un peu plus fréquents que les autres ;

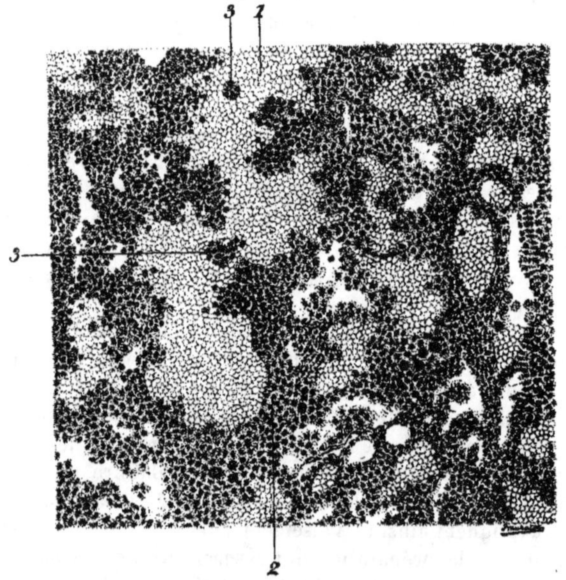

Fig. 36. — Angiosarcome de la choroïde.

1, lac sanguin. — 2, 2, paroi sarcomateuse. — 3, 3, cellules du sarcome
tombées dans les lacs sanguins.

lorsqu'ils contiennent en même temps des cellules rondes, celles-ci occupent principalement le pourtour du néoplasme ; les cellules plus avancées dans leur développement sont surtout au centre. Dans le cas où le sarcome est alvéolaire, les parois des alvéoles sont formées par un tissu conjonctif adulte et leur intérieur rempli par les jeunes cellules embryonnaires.

Dans son *Atlas d'anatomie pathologique du fond de l'œil*, PONCET étudie un cas de sarcome alvéolaire dont nous ne connaissons malheureusement pas l'histoire clinique. Les éléments qui constituent cette tumeur sont de larges cellules à gros noyaux, du volume d'un endothélium ; elles sont tellement serrées les unes contre les autres qu'elles prennent çà et là l'aspect d'éléments polygonaux.

Les débris de la trame de la choroïde constituent les parois des alvéoles. PONCET pense qu'il s'agit, dans ce cas, d'une prolifération de l'endothélium qui forme le revêtement des différentes lames de la choroïde. La disposition alvéo-

laire résultait de la structure lamellaire du tissu primitif. C'est là absolument
ce qui s'est produit dans nos cas personnels.

Habituellement, au centre de la tumeur, le néoplasme se substitue entièrement au tissu choroïdien ; le pigment normal peut lui-même disparaître. Les
vaisseaux du néoplasme sont néoformés et ne présentent qu'une paroi ; sur
les confins de la tumeur, la choroïde conserve encore son aspect lamelleux et
la pigmentation normale de son stroma. Sur ce point, la pigmentation peut
même être accrue et il n'est pas rare de constater un liséré noir, très épais,
sur les limites des leuco-sarcomes.

De même que les cellules rondes peuvent subir la dégénérescence
muqueuse, de même les cellules fusiformes peuvent se transformer en tissu
osseux. On constate ainsi la présence de véritables *ostéomes de la choroïde*
qui, par leur singularité, méritent une attention spéciale, mais ne peuvent
trouver place ici, bien qu'après tout, le tissu osseux dérive aussi du tissu conjonctif.

Quelquefois l'ossification de la choroïde est très étendue, comme dans le
fait de Gillet de Grandmont et dans celui de Bassères et Rochon-Duvigneaud ;
Leber (2) a rapporté une observation dans laquelle le néoplasme était entouré
d'une coque osseuse, mais il arrive aussi que le tissu osseux ne tient dans la
masse pathologique qu'une place absolument accidentelle. Comme exemple,
nous pouvons citer le cas déjà signalé de Ducamp qui trouva de petits noyaux
osseux épars dans un sarcome à disposition alvéolaire. De même Arlt a constaté la présence d'îlots cartilagineux dans une tumeur à cellules rondes et
fusiformes.

En somme, parmi ces deux types principaux : les leuco-sarcomes embryonnaires et les leuco-sarcomes fusiformes, les premiers peuvent se compliquer
d'un retour à l'état muqueux, les seconds de productions cartilagineuses ou
osseuses, mais ceci ne doit être posé qu'en principe, schématiquement ; les
divers éléments embryonnaires, adultes, muqueux, cartilagineux, osseux
pouvant très bien s'unir dans un même néoplasme.

3° *Angio-sarcome de la choroïde.* — Les angio-sarcomes sont plus communs dans la choroïde qu'on ne l'a écrit jusqu'à ce jour, ce qui tient à ce
qu'on n'a donné ce nom qu'aux cas typiques montrant au microscope les
figures caractéristiques de cette affection.

Nous croyons, avec beaucoup d'autres auteurs, Fuchs, Gunther, etc., etc.,
que très souvent l'endothélium ou le périthélium des vaisseaux est le siège
initial du sarcome de la choroïde.

Siège du leuco-sarcome. — Dans quelle couche de la choroïde et dans quelle
région de l'œil siègent les leuco-sarcomes ? D'après Schieck (2), ce lieu d'origine
est la chorio-capillaire ; cette opinion, que l'auteur allemand croit émettre le
premier, est ancienne, puisqu'elle a été défendue par Knapp (1). Cette opinion
d'ailleurs, aussi raisonnable qu'elle paraisse à priori, est loin d'être démontrée pour tous les cas et la forme absolue que lui a donnée Brière s'accorde
mal avec la difficulté de la démonstration.

La meilleure preuve que le sarcome blanc *peut venir d'une région pig-*
mentée, c'est qu'on l'a trouvé dans toutes les couches de l'iris, du corps
ciliaire, c'est-à dire dans des parties très riches en pigment.

La plupart du temps la couche des gros vaisseaux représente l'origine du
sarcome, et c'est dans la tunique adventice du conduit cellulaire que débute le
mal ; mais cette origine ne fait pas comprendre pourquoi le tissu reste blanc,
car autour se trouvent des cellules pigmentées en très grand nombre qui
entrent de bonne heure en prolifération. La cellule physiologique pigmentée
engendre une cellule fille de même couleur qui, d'habitude, colore le sarcome ;
mais cette participation est secondaire, l'effort primitif du processus siège
dans la tunique du vaisseau, et si cette participation secondaire est très
restreinte ou nulle, la production morbide reste blanche. Une bien courte
distance sépare les cellules des tuniques vasculaires des cellules du pigment,
c'est pourquoi les sarcomes mélaniques sont la règle et les sarcomes blancs
l'exception. Sur 100 tumeurs choroïdiennes, il y en a 88 pigmentées et 12 sans
pigment (Fuchs).

Toutefois, en se développant, le sarcome blanc se trouve au contact des
cellules pigmentées voisines et, en admettant que celles-ci ne prolifèrent pas,
il est évident qu'elles peuvent conserver leur caractère propre ; c'est pour cela
que, dans la grande majorité des leuco-sarcomes, on trouve quelques éléments
noirs. Ce sont des cellules préexistantes dont le rôle dans le néoplasme peut
être considéré comme nul.

Il faut être particulièrement favorisé par les circonstances, se trouver en
face d'une tumeur très jeune, pour saisir son processus initial. Cette heureuse
fortune ne nous a pas été donnée ; et en ce qui concerne le sarcome leucotique de la choroïde, il ne paraît pas qu'aucun observateur ait été mieux par-
tagé ; mais nous trouvons à ce sujet de très précieux renseignements dans un
travail de Fieuzal et Haensell sur le leuco-sarcome du corps ciliaire.

De leur très intéressante étude ces auteurs concluent qu'il faut chercher
dans le système vasculaire l'origine de l'irritation qui donne la première
impulsion aux cellules, ce que prouve, disent-ils, la présence de grandes
cellules en état de prophase de la division, surtout dans les environs des vaisseaux.

Pour eux, le sarcome résulte d'*une irritation des parois vasculaires* qui,
comme dans les processus inflammatoires, permet aux éléments du sang de
pénétrer dans les tissus. Les bacilles de la tuberculose produisent cette irritation vasculaire et il résulte de leur action spécifique une véritable tumeur du
corps ciliaire et de la choroïde présentant une structure semblable à celle du
leuco-sarcome ; semblable aussi est la structure des syphilomes, assez fréquents
dans le corps ciliaire ; ici c'est le virus de la syphilis qui produit l'irritation
du vaisseau, comme tout à l'heure le virus de la tuberculose, et dans le cas de
leuco-sarcome il est permis d'admettre que la paroi vasculaire est irritée par
une matière spéciale apportée par le sang.

Cette explication nous paraît très rationnelle, elle fait bien comprendre
pourquoi tous les éléments conjonctifs, le tissu circumvasculaire, le tissu

intermusculaire de la lamina fusca, les cellules cylindriques des parois ciliaires prennent part au processus ; mais elle ne suffit pas, car elle ne fait en rien connaître pourquoi les cellules du pigment restent indifférentes au contact de cette puissante irritation. C'est cependant là qu'est le nœud de la question ; car tout ce que Fieuzal et Haensell disent du leuco-sarcome pourrait s'appliquer aux sarcomes mélaniques. Rien ne démontre qu'ils ne commencent pas aussi par une irritation vasculaire.

Encore une fois, pourquoi les cellules du pigment sont-elles tantôt prédominantes et tantôt effacées au milieu des néoplasmes ? *La question aujourd'hui encore, est à résoudre.* Nous devons d'ailleurs signaler ici l'opinion de Schieck qui considère que les leuco-sarcomes sont des sarcomes mélaniques non encore pigmentés et destinés à une pigmentation ultérieure.

En ce qui concerne la région de l'œil occupée par le leuco-sarcome, la statistique de Fuchs démontre que la tumeur siège dans la partie antérieure de la choroïde, dans la portion de 59 p. 100 et 41 fois sur 100 entre l'équateur et le nerf optique. Ceci tient probablement à ce que le stroma de la choroïde est plus fortement pigmenté en arrière qu'en avant.

D'ailleurs, très souvent, le siège de la tumeur n'est pas précisé dans les observations, et tout ce qui ressort des statitisques ne contient évidemment qu'une partie plus ou moins grande de la vérité. A titre de curiosité nous signalerons des cas dans lesquels la tumeur s'est développée sur la macula et traduite dès les débuts par un scotome central (Griffith). Dans le cas de Cakembergh, la tumeur s'étendait de la papille jusqu'au corps ciliaire. Dans le cas de Pooley la tumeur se composait de deux parties, l'une était aplatic, située entre la lame vitrée et la sclérotique et réunie par un étroit pédicule à une autre masse globulaire située dans le vitré ; Mikee a étudié un leuco-sar come, gros comme un pois, situé à côté de la lame criblée, composé de cellules fusiformes, entouré d'une capsule choroïdienne fortement pigmentée.

Hirschberg (5) a fait connaître un fait où la tumeur siégeait sur le nerf optique en dehors et en haut de la papille.

4. — Symptomatologie.

La symptomatologie du leuco-sarcome est conforme au type général des tumeurs intra-oculaires, c'est-à-dire qu'on y distingue quatre périodes : 1° l'apparition de la tumeur à l'intérieur de l'œil ; 2° l'envahissement complet de la cavité oculaire, avec irritation glaucomateuse ; 3° la distension des membranes, leur rupture ou leur destruction sous l'effort du néoplasme ; 4° l'envahissement de l'orbite et la généralisation dans l'économie.

Il serait oiseux de refaire ici, même dans ses grandes lignes, l'étude successive des divers accidents qui sont communs à tous les néoplasmes intra-oculaires ; il suffira de mettre en relief les particularités propres à l'affection qui nous occupe.

Nous signalerons en quelques mots les données cliniques qui se rapportent au leuco-sarcome de l'iris et du corps ciliaire pour nous arrêter plus particulièrement sur la symptomatologie du leuco-sarcome choroïdien.

Le leuco-sarcome de l'iris peut présenter un aspect blanchâtre ou jaunâtre et, cependant, appartenir histologiquement à la variété mélanique ; le microscope seul peut bien trancher le diagnostic.

Dans un cas de LEBRUN la tumeur était rouge brunâtre, analogue à celle du du condylome ; de même dans celui de BRESCHFELD. La tumeur de KNAPP était blanche ; celle de SCHWIEGER, d'un rose pâle avec des vaisseaux ectasiés à la surface. Dans le cas de LIMBOURG la surface était lisse et la couleur jaunâtre.

Le leuco-sarcome de l'iris peut, comme celui de la choroïde, faire des métastases, dans le fait de ZELWEGER, notamment, il y a eu propagation du côté du foie, mais les conditions anatomiques sont un peu moins favorables à la propagation que dans le reste du tractus uvéal et il y a dans les sarcomes iriens en outre, une raison majeure pour que les suites soient moins funestes, on les découvre plus vite et on les opère plus tôt. Nous devons, d'ailleurs, faire remarquer ici que la gravité du sarcome blanc est un peu inférieure à celle du sarcome mélanique :

Nous aurons épuisé tout ce que comporte de spécial la clinique du leuco-sarcome irien quand nous aurons dit que la seule tumeur non mélanique de l'iris qu'on puisse confondre avec le leuco-sarcome est le tubercule solitaire. On n'oubliera pas que le tubercule s'observe surtout chez les jeunes sujets présentant souvent d'autres accidents concomitants. De plus, dans le tubercule il y a toujours un peu d'inflammation périphérique, un peu d'iritis.

Les gommes, les kystes séreux, les lymphomes, les lipomes ont des signes particuliers tirés de l'état local ou de l'état général, qui ne permettent pas la confusion. Nous y reviendrons au sujet du diagnostic.

Le leuco-sarcome peut se développer dans toute l'étendue de la choroïde ; mais, ainsi que nous l'avons déjà dit, il siège dans la partie antérieure de l'œil plus fréquemment que le sarcome mélanique.

Il est rare, d'ailleurs, que la tumeur soit reconnue à ses débuts ; dans un cas où elle siégeait près de la macula, l'attention fut appelée sur sa présence par un scotome central ; mais de pareils faits sont très exceptionnels dans l'histoire du leuco-sarcome. Souvent c'est par la distension staphylomateuse de la sclérotique qu'il se révèle ; tels les faits de DUCAMP et de GALEZOWSKI. Dans le premier de ces cas la sclérotique était très distendue, très amincie ; un suintement sanguinolent, venu de la tumeur, se produisait à travers ses fibres déchirées.

Lorsque l'affection se développe chez un enfant, presque toujours l'œil est déjà distendu quand on amène le malade à l'oculiste ; la tumeur est à la troisième période, ce qui rend inutile et impossible l'examen à l'ophtalmoscope ; c'est ce qui eut lieu dans notre fait ; ce fut aussi le cas du malade de GALEZOWSKI et de beaucoup d'autres.

Quelquefois cependant l'examen clinique peut être fait de bonne heure et plus complètement. Les observateurs ont pu distinguer une excroissance blanche derrière la lentille (LANDSBERG), ou des grosseurs jaunâtres en dehors de la papille avec des stries rouges, ou bien encore un soulèvement de la rétine pouvant aller du nerf optique à l'ora serrata (Derby), ou se localiser autour de la papille (Becker).

Dans leur fait de leuco-myxosarcome, Quaglino et Guaita virent dès le début une masse jaunâtre remplir progressivement la coque oculaire ; et Fuchs, dans l'une de ses observations personnelles, constata derrière le cristallin la présence d'un corps concave d'une configuration irrégulière, sans vaisseaux apparents.

C'est après avoir remarqué ces reflets particuliers du fond de l'œil, dans le cas de néoplasme, que Beer établit le signe dit de *l'œil de chat amaurotique*. Ce signe est loin d'être sans valeur, mais il manque de précision puisqu'il appartient à la fois au gliome de la rétine et à certains décollements rétiniens, et surtout parce qu'il fait fréquemment défaut dans le sarcome peu avancé.

Quelquefois les symptômes de cette première période sont marqués par une inflammation intense (Nettleship) qui peut cacher complètement les phénomènes propres aux néoplasmes ; il faudra songer à la possibilité d'une tumeur lorsque, chez un enfant surtout, apparaît une irido-choroïdite que rien par ailleurs ne vient expliquer.

En somme, dans la première période, l'apparition d'un scotome, le reflet amaurotique, la présence du réseau vasculaire propre à la tumeur, les accidents inflammatoires sont les principaux signes révélateurs. Le scotome paraît avoir rendu de réels services aux cliniciens. Il existait chez un malade de Holmes deux ans avant l'apparition des douleurs.

Mais c'est bien plus souvent avec une perte très étendue du champ visuel et une grande diminution de l'acuité, plutôt qu'avec un simple scotome, que le malade se présente à l'observateur. Il est de règle, alors, de constater un soulèvement ou un décollement de la rétine, expliquant bien les troubles visuels, mais masquant parfois la lésion première au point d'obscurcir beaucoup le diagnostic.

Arrivés à la 3ᵉ et à la 4ᵉ période, les leuco-sarcomes de la choroïde n'offrent rien qui les distingue des tumeurs mélaniques, si ce n'est leur coloration, mais le diagnostic est alors trop facile pour qu'il soit utile d'insister.

Dans la symptomatologie du leuco-sarcome il faut surtout s'appliquer à retenir ce qui concerne la première période de l'affection, car c'est à cette époque que le diagnostic est à la fois le plus difficile et le plus utile.

Nous préciserons bien notre pensée en disant qu'à cette période le leuco-sarcome doit être différencié : 1° du gliome de la rétine ; 2° du décollement simple de cette membrane. C'est à mettre en lumière les éléments de ce diagnostic différentiel qu'est consacré le paragraphe suivant.

5. — Diagnostic.

Nous examinerons successivement, à propos du diagnostic, le leuco-sarcome : 1° de l'iris ; 2° du corps ciliaire ; 3° de la choroïde.

1° Leuco-sarcome de l'iris. — Le diagnostic du leuco-sarcome de l'iris peut se poser à propos des tumeurs non-mélaniques et des tumeurs mélaniques de l'iris.

Parmi les tumeurs non-mélaniques nous relevons les kystes séreux ou perlés, les gommes de l'iris, les tubercules de l'iris, les lymphomes, les lépromes, les cysticerques.

Les *kyses séreux ou tumeurs perlées* sont toujours consécutifs à une plaie de la cornée dont on retrouve la cicatrice ; ils sont hyalins, transparents, légèrement bleutés, sans vaisseaux.

Les *gommes de l'iris* sont jaunâtres, multiples, implantées près du cercle ciliaire et entraînent de l'iritis ; elles accompagnent d'autres manifestations diasthésiques.

Les *tubercules de l'iris* sont souvent multiples; ils constituent alors de petites tumeurs disséminées qu'on ne peut confondre avec le leuco-sarcome. Il n'en est pas ainsi lorsque le tubercule est isolé; il peut, dans ce cas, prendre un développement très rapide et ressembler à un sarcome. Les antécédents et les phénomènes concomitants sont le meilleur signe pour le diagnostic. Le tubercule survient chez les sujets jeunes, présentant souvent des antécédents tuberculeux ; mais le tubercule cliniquement primitif n'est pas rare et le diagnostic peut être très difficile, car les signes tirés de l'état général manquent et l'examen objectif donne les mêmes résultats dans le tubercule et dans le leuco-sarcome.

Les *lymphomes* ressemblent beaucoup aux tubercules : ils sont symptomatiques de la leucémie qui généralement s'affirme par des symptômes généraux caractéristiques. D'ailleurs l'examen du sang lève tous les doutes.

Les *lépromes* se reconnaîtront facilement aux désordres locaux du limbe scléro-cornéen qui présente toujours un bourrelet moniliforme spécial. La cornée est souvent envahie, pendant que l'iris est le siège des néoformations lépreuses ; l'état général du sujet présente d'ailleurs des symptômes caractéristiques.

Les *cysticerques*, extrêmement rares en France, sont relativement assez répandus dans certains pays, tels que l'Allemagne et la Hollande ; on distingue dans la vésicule bien transparente deux parties : l'une rétrécie, le col ; l'autre plus large, la partie caudale. On peut apercevoir le mouvement de l'animalcule.

Les *tumeurs mélaniques de l'iris* sont les tumeurs angiomateuses, les mélanomes proprement dits, et les mélano-sarcomes. Seuls les mélano-sarcomes peuvent être confondus avec les leuco-sarcomes. Cette confusion vient de ce que les sarcomes de l'iris peuvent présenter à la surface un aspect blanchâtre et renfermer dans leur intérieur une quantité considérable de cellules pigmentaires en voie de prolifération. CARTER a décrit un mélano-sarcome de l'iris, dont la couleur était jaune; dans un cas également mélanique de KIPP, le néoplasme était rougeâtre. L'examen histologique seul peut trancher ce diagnostic dont l'importance est d'ailleurs négligeable.

2° Leuco-sarcome du corps ciliaire. — Ce néoplasme peut être confondu avec toutes les tumeurs malignes du corps ciliaire, le carcinome et le sarcome mélanique, ainsi qu'avec le tubercule qui souvent se localise dans cette région. Le diagnostic est en pareil cas d'autant plus difficile que les symptômes objectifs font défaut dans les premiers stades de l'affection.

Le *pseudo-plasme tuberculeux* développé dans le corps ciliaire se reconnaîtra aux symptômes généraux, à l'âge du jeune sujet, à la marche plus lente de l'affection. Plus tard, lorsque la sclérotique et l'angle de filtration sont perforés, le tuberculome apparaît, sur la conjonctive distendue et infiltrée, sous la forme d'une masse blanchâtre présentant souvent de petits points circonscrits plus jaunes. Dans un cas où d'ailleurs nous fîmes une erreur de diagnostic il y avait ainsi, à la surface de la tumeur, de petits points rappelant les tubercules, qui auraient dû nous éclairer.

Notons également que le processus tuberculeux détermine dans le voisinage (iris et cornée) des réactions inflammatoires qui manquent dans le leuco-sarcome.

Le *sarcome mélanique* et le *carcinome du corps ciliaire* seront toujours très difficilement différenciés du leuco-sarcome, et du reste il n'est pas très utile de reconnaître cliniquement des tumeurs qui sont à peu près également malignes et méritent toutes une prompte et complète ablation.

3° Leuco-sarcome choroïdien. — Arrivons maintenant au diagnostic plus important du leuco-sarcome choroïdien. Il doit être fait : *a*) avec le gliome de la rétine ; *b*) avec le décollement simple.

a) *Avec le gliome de la rétine*. — Disons tout d'abord que le gliome est, au début, caractérisé par la localisation du mal à la rétine, par l'intégrité des autres membranes de l'œil, par l'absence de réseaux vasculaires particuliers, par l'envahissement rapide du corps vitré.

Tout autres sont les signes révélateurs du sarcome choroïdien.

A la première période de l'affection, le sarcome de la choroïde, examiné à l'éclairage direct, est caractérisé par le décollement rétinien qui l'accompagne et qui ressemble même trop souvent au décollement ordinaire. Dans le gliome de la rétine, rien de semblable ; on constate une véritable augmentation de la rétine, un boursoufflement de la membrane, et cela à un âge où le décollement de la rétine est absolument rare. En outre, dans le sarcome, il est possible de voir à un bon éclairage deux plans de vaisseaux. Le premier plan appartient à la rétine, le second en propre à la tumeur choroïdienne. Dans le gliome rétinien on ne voit, au niveau du néoplasme, aucune trace de vaisseaux ; la rétine est détruite et remplacée par un tissu nouveau, blanchâtre, dépourvu de conduits sanguins.

Dans le sarcome de la choroïde, le corps vitré est refoulé par la rétine soulevée, mais il reste intact et transparent ; dans le gliome rétinien, le néoplasme prend dès la première heure possession du corps vitré. L'examen ophtalmoscopique est même considérablement gêné, quelquefois impossible à cause de cet exsudat ; mais le diagnostic n'y perd rien, car il devient dès lors évident que la rétine est le siège du mal.

En interrogeant à cette période les fonctions de la rétine, on trouverait peut-être dans l'examen campimétrique des signes différentiels nouveaux. Il est probable qu'à volume égal, le gliome rétinien entraîne des accidents plus marqués que le sarcome; mais ce n'est là qu'une vue de l'esprit, car nous ne pensons pas que cet examen spécial ait été fait.

A la première période des tumeurs intra-oculaires, le diagnostic est donc possible; plus tard, les difficultés, d'ailleurs grandes en tout temps, s'accroissent encore, et nous ne pouvons plus avoir que des présomptions sur l'existence de l'une ou l'autre tumeur.

A la deuxième période, les accidents glaucomateux sont évidemment les mêmes dans toutes les tumeurs qui distendent la coque oculaire.

A la troisième période, il faudra s'enquérir du point où cède la sclérotique; le sarcome porte surtout son effort en avant, du côté du limbe péri-cornéen, le gliome distend surtout la région équatoriale et déchire la sclérotique, à ce niveau (WECKER).

Enfin, à la quatrième période, les métastases et les voies de propagation sont tellement semblables, qu'il est bien difficile de les faire servir au diagnostic. Les deux variétés de tumeurs se propagent par le nerf optique au cerveau, remplissent l'orbite, gagnent les cavités voisines, infectent les ganglions, se généralisent dans les os craniens ou, à distance, dans les parties éloignées du squelette.

Peut-être après avoir bien dépouillé les observations, pourrait-on dire que le gliome de la rétine infecte plus souvent les ganglions que le sarcome, mais c'est là un signe bien fragile et, disons-le, bien inutile, car, à cette période ultime, le nom de l'affection n'importe plus du tout; la fin du malade n'est plus qu'une question de jours.

b) *Avec le décollement de la rétine*. — Le second diagnostic est aussi difficile que le premier, d'autant plus que très souvent les deux affections existent ensemble. Ainsi que nous l'avons vu dans le paragraphe précédent, le décollement est un des accidents, un des signes du leuco-sarcome, et c'est, à notre avis, pour ne pas en avoir tenu un compte suffisant, que beaucoup d'auteurs ont pris des leuco-sarcomes pour des gliomes.

Mais quand est-ce que le décollement est simple, séreux et quand est-il symptomatique d'une tumeur?

Tout d'abord les renseignements antérieurs sont d'un grand secours; nous savons que le décollement est souvent le fait d'une myopie d'un haut degré, maligne, et on devra toujours s'enquérir de l'état de la réfraction; il faudra rechercher dans les antécédents les traumatismes suivis ou non de déchirure de l'œil; enfin, et surtout, il faudra par des examens successifs étudier la marche du décollement.

Quand le soulèvement de la membrane résulte d'un néoplasme sous-jacent, il se produit assez souvent avec lenteur: c'est d'abord un scotome du champ visuel qui s'élargit peu à peu; l'acuité visuelle centrale reste assez bonne, les autres parties de la rétine sont saines. Le décollement simple survient au contraire toujours avec brusquerie; c'est un voile qui s'étend tout à coup sur le champ de la vision et même, lorsque la partie décollée est peu étendue, l'acuité visuelle est fort diminuée. Ce n'est pas, en effet, seulement au point décollé que la membrane a souffert; sa nutrition est bien souvent depuis longtemps compromise dans ses éléments les plus essentiels.

En outre, dans le décollement produit par un liquide séreux, la membrane ondule, flotte, montre une grande mobilité; quelquefois elle se recolle et, après cette tentative toujours passagère de guérison spontanée, se décolle de nouveau; le décollement produit par le sarcome est au contraire stable, la rétine soutenue par la tumeur ne remue pas; enfin, à travers cette membrane on peut quelquefois apercevoir le néoplasme lui-même.

Malheureusement la perception de tous ces signes n'est pas toujours aussi facile qu'on pourrait le croire au premier abord; il faut en accuser, d'une part les altérations du corps vitré qui masquent les lésions et, d'autre part, la présence simultanée d'une tumeur et d'un épanchement séreux entraînant le décollement. Dans ce cas le néoplasme peut être d'un petit volume et l'exsudat sous-rétinien abondant; le diagnostic est alors très difficile. A ce sujet, Mengin a rapporté une observation qui mérite d'être retenue.

Il s'agissait d'un malade de trente ans, présentant un décollement de la rétine de date déjà ancienne, survenu sans douleurs et insensiblement sur l'œil droit, sans traumatisme antérieur. L'ophtalmoscope montrait un très vaste décollement. Cinq mois après le premier examen de Mengin éclatèrent des accidents glaucomateux ; l'œil fut énucléé et son étude montra la présence d'un petit sarcome siégeant à 3 millimètres en dehors et un peu en bas du nerf optique.

Ce n'était donc pas un décollement que portait ce malade; sous la membrane soulevée, il y avait dès le début un néoplasme qui tenait la première place dans la scène morbide.

On a insisté avec raison sur l'augmentation du tonus de l'œil comme élément important de diagnostic différentiel entre le décollement rétinien simple et le décollement symptomatique d'une tumeur.

Il y a cependant de nombreuses exceptions à cette règle ; le cas déjà cité de Dutilleul, comme celui de Mengin, ne présentaient aucune modification dans le tonus, malgré la présence d'une tumeur volumineuse.

Tout ce qui resterait à dire relativement au diagnostic du leuco-sarcome choroïdien a déjà été dit à propos du sarcome mélanique.

6. — Pronostic

Les leuco-sarcomes du tractus uvéal ont-ils une malignité particulière et quel est le degré de leur malignité ?

Les données histologiques permettent en grande partie de répondre à ces questions. Dans le leuco-sarcome, les cellules rondes sont relativement fréquentes. Les tableaux de Fuchs et les nôtres montrent qu'à peu près la moitié de ces tumeurs sont formées de cellules embryonnaires. Sur 59 faits où l'examen a été attentif, 32 fois les cellules étaient embryonnaires et 27 fois

fusiformes. Dans le mélano-sarcome, les cellules fusiformes sont au contrai
beaucoup plus fréquentes ; et s'il n'intervenait pas un élément spécial (
malignité, le pigment, ces dernières tumeurs seraient beaucoup plus bén
gnes que les premières. En réalité, le contraire a lieu à cause même de l'al
sence de mélanine dans un cas et de sa présence dans l'autre.

Sur 30 cas qui ont été plus ou moins longtemps suivis par les auteurs
nous trouvons 16 guérisons ou longue survie et 14 morts par récidive. Fuch
consigne des résultats analogues lorsqu'il écrit que, pour la mélanose, l
métastase a lieu 19 p. 100 et pour le sarcome blanc 7 p. 100. Ceci peut s'ex
pliquer en partie par ce fait que les sarcomes blancs, qui occupent principa
lement la partie antérieure de l'uvée, sont plus tôt reconnus et plus tô
arrivés en quelque sorte au stade opératoire que les mélaniques, mais l
meilleure explication réside bien certainement dans le pouvoir infectieux de
la mélanose.

Dans le leuco-sarcone, la structure histologique décide de la malignité : les
tumeurs à cellules embryonnaires sont incomparablement plus graves que
les tumeurs à cellules fusiformes. Sur les 14 cas de mort, 12 fois les tumeurs
étaient embryonnaires ; et les cas de guérisons se rapportent presque tous
à des cellules fusiformes. Dans un cas heureux la tumeur était myxomateuse.

Fuchs, faisant dans son magistral traité une étude pronostique comparée,
conclut que le sarcome de la choroïde guérit 6 fois sur 100, le gliome, 6 fois
et demi, tandis que les carcinomes en général donnent des guérisons deux
et trois fois plus nombreuses. Le leuco-sarcome guérirait encore plus souvent,
puisque notre statistique donnerait plus de 50 p. 100 de succès. Ce chiffre,
véritablement trop favorable, ne peut être accepté que sous réserves, car trop
souvent les malades n'ont pas été suivis.

Les chiffres qui concernent le sarcome choroïdien et le gliome sont
beaucoup trop pessimistes, mais il n'en est pas moins vrai que le leuco-sarcome paraît mériter, par sa bénignité relative, une place à part dans l'étude
des tumeurs intra-oculaires.

7. — Traitement

Le traitement ne diffère pas de celui des sarcomes mélaniques; nous
dirons simplement qu'il est nécessaire d'agir vite et de faire une opération
très complète. L'exentération sous-conjonctivale ou sous-périostée sont les
opérations de choix. (Voy. *Tumeurs de l'orbite*.)

CHAPITRE V

TUMEURS MALIGNES MÉTASTATIQUES DU TRACTUS UVÉAL

Le cancer métastatique du tractus uvéal est très rare ; la presque totalité des tumeurs qui s'y développent sont primitives : il y a cependant à cette règle quelques exceptions, maintenant assez nombreuses, pour mériter une étude d'ensemble.

Tout d'abord il faut distinguer parmi ces néoplasmes métastatiques deux groupes : les sarcomes et les carcinomes. La nature de la tumeur, sa marche, ses symptômes sont assez différents pour que nous les décrivions séparément.

1. — Sarcome métastatique

Il n'en existe que deux observations, et encore sont-elles toutes les deux incomplètes. La première, celle de Bromser, paraît même contestable à beaucoup d'auteurs, notamment à Fuchs. Il s'agissait, dans ce cas de Bromser, d'une malade qui, un an avant son trouble visuel, avait été opérée, par la ligature, d'un nævus de la joue. De Græfe avait envisagé la tumeur choroïdienne comme secondaire.

Avec Fuchs on a le droit de remarquer qu'un nævus n'est pas un sarcome, et si l'on objecte que le nævus était en voie de transformation maligne, nous répondrons qu'en pareil cas il se fait dans les nævus non un sarcome, mais un épithéliome : le malade aurait eu alors un carcinome métastatique de la choroïde, et non un sarcome.

C'est cependant l'existence d'un sarcome que les préparations examinées par Leber ont démontrée et, dans ces conditions, il reste comme très probable que le malade, qui avait présenté d'abord un nævus dégénéré, a été ensuite atteint d'un sarcome de la choroïde, sans que la seconde tumeur fût la conséquence directe de la première. Il n'est pas impossible que le porteur d'un nævus soit atteint d'un sarcome intra-oculaire primitif et banal.

Le lecteur peut choisir entre ces interprétations ; mais nous croyons devoir émettre ces doutes motivés à l'adresse de l'observation de Bromser.

Aussi douteuse est celle de Pfluger : il est certain que dans ce cas la choroïde a été le siège d'une affection métastatique, mais malheureusement le fait manque de la sanction de l'examen histologique. Le sujet a succombé, et il n'y a pas eu d'autopsie. La tumeur primitive était un nævus pigmentaire pileux ; c'est de là qu'est partie l'infection en passant par *les ganglions que respectent d'habitude les sarcomes*. Il ne nous paraît pas certain que dans ce cas de Pfluger la choroïde n'ait pas été atteinte d'une métastase épithéliale.

2. — Carcinome métastatique

Le carcinome métastatique de la choroïde est une affection encore peu étudiée, puisque la littérature médicale ne compte que quelques mémoires publiés sur cette question et que 35 observations seulement peuvent servir à écrire son histoire. Il est cependant possible d'en donner une description détaillée grâce à l'importance et à la valeur des travaux qui lui ont été consacrés ; presque tous les points qui se rattachent à la pathogénie, à l'anatomie pathologique et au diagnostic peuvent être résolus à la lumière des faits observés.

Nous avons nous-même étudié deux cas typiques dont les enseignements méritent d'être rapprochés des données déjà acquises et acceptées.

Le premier travail publié sur le carcinome métastatique date de 1872 c'est celui de Perls ; il concerne une carcinomatose diffuse des deux choroïdes, consécutive à un cancer de la plèvre. Dix ans après apparaît le second travail sur la question : il appartient à Hirschberg, et concerne un fait certain de carcinome métastatique, consécutif à un cancer du sein ; la lésion choroïdienne a été observée cliniquement, mais il manque malheureusement l'examen histologique ; de même, d'ailleurs, qu'au cas de Perls manquait l'examen clinique.

Dans la même année Schœler et Uhthoff publièrent un fait dans lequel l'étude clinique fut suivie et corroborée par l'examen anatomique. Puis vinrent successivement les observations de Hirschberg et Birnbacher (1884, de Manz (1885), de Schapringer (1888), de Gayet (1889). Ce dernier fait est bien un cas de carcinome métastatique et nous ne croyons pas justifiée l'épithète d'adénome dont l'éminent ophtalmologiste lyonnais s'est servi pour qualifier.

Bientôt après, G. Schultze publia l'observation d'un néoplasme intra-oculaire, consécutif à un cancer du sein, ayant entraîné un large décollement rétinien ; l'examen histologique démontra qu'il s'agissait d'un carcinome. Mitvalsky, dans un mémoire très intéressant, rapporta la même année des autres faits dont il sera plus loin parlé longuement.

En 1890, Ewing fit connaître une observation particulièrement curieuse en ce que le carcinome avait une double localisation, choroïdienne et irienne. Ce fait est, avec l'un des nôtres, le seul où pareil désordre ait été observé.

À cette époque Holden, étudia un cas très intéressant de carcinome métastatique de la choroïde et de la sclérotique, qui manque malheureusement de renseignements cliniques, mais n'en est pas moins indiscutable point de vue histologique.

En 1891, Elschnig publie un important travail sur les tumeurs métastatiques de l'organe de la vision. L'auteur rapporte un nouveau fait de carcinome métastatique de la choroïde et y ajoute une courte étude sur le sarcome métastatique de cette membrane. A la même époque signalons les faits de GUENDE, de WADDWORTH et de SAMELSOHN.

Nous arriverons enfin au travail, plus complet que les précédents, qui a été consacré par UHTHOFF à la question qui nous occupe.

Dans ce travail, UHTHOFF rapporte un cas, qu'il avait déjà fait connaître en 1882, et un deuxième fait personnel, observé à la troisième clinique médicale de la Charité (Pr SÉNATOR), qu'il a étudié très attentivement. Le savant professeur de BRESLAU commente longuement ces deux faits et nous retrouverons plus loin les points spéciaux qu'il a mis en lumière.

Signalons encore deux observations plus récentes, l'une publiée par ABELSDORF dans les *Archives of ophtalmology* (1887), l'autre rapportée à la *British medical Association* et dont nous ne connaissons qu'un résumé.

En France, en dehors des observations de GUENDE et de GAYET, nous ne trouvons que la bonne thèse du Dr BOUQUET sur l'affection que nous étudions. Ce travail rappelle tous les faits connus à l'époque où il a été écrit et contient un exposé didactique de la question du carcinome métastatique. Nous aurons à montrer sur quels points notre opinion diffère de celle de son auteur et surtout à compléter sa description au point de vue de l'anatomie pathologique.

Aux 25 faits que nous avions réunis en 1901 dans notre *Traité des tumeurs de l'œil* sont venus s'y ajouter quelques autres, notamment ceux de GELPKE, KRUCKENBERG, KOCKLIFFE, PARSONS, COPPEZ fils, BAILLIART, GRENWOOD, OATMANN, ÆLLER. Avec toutes ces observations on peut écrire ainsi qu'il suit l'histoire de cette affection.

A. **Anatomie et physiologie pathologiques**. — 1° STRUCTURE DU NÉOPLASME. — L'aspect général du néoplasme est celui d'un stratum alvéolaire rempli par des agglomérations de cellules polyédriques, vaguement hexagonales, pourvues d'un gros noyau et d'un volume considérable pouvant aller jusqu'à 50 μ (fig. 37).

GAYET, dans son cas, a signalé des tubes glandulaires formés d'une unique rangée de cellules épithéliales, si bien qu'il a cru pouvoir donner à son affection le nom *d'adénome*; il est bien évident que ce mot ne peut suffire à caractériser la tumeur qu'il a décrite, puisqu'il a remarqué, sur certains points, une structure nettement carcinomateuse; mais il est très intéressant de constater dans l'observation et sur les dessins de cet auteur de véritables formations isolées ou groupées, rappelant, dans une certaine mesure, des *acini* plongés dans une gangue fibreuse très développée qui les sépare tout en les réunissant.

GAYET rapproche de son observation un cas de tumeur glandulaire de la choroïde, à forme acineuse, observée par KAMOCKI (1) dans l'œil énucléé d'un jeune et vigoureux paysan. Pour expliquer son fait, KAMOCKI a d'abord supposé la possibilité de la pénétration d'un élément glandulaire lacrymal dans l'œil, pendant la période de son évolution, idée acceptée par WEIGERT, de Francfort.

Après avoir connu le fait de GAYET, KAMOCKI crut ensuite devoir admettre chez son patient l'existence d'un cancer latent de l'estomac, mais rien dans l'étude clinique qu'il a donnée ne justifie sa dernière opinion.

Le cas de KAMOCKI s'expliquerait bien par une affection de la glande de l'humeur aqueuse qui, en proliférant, aurait envahi la choroïde ; mais nous ne pouvons émettre cette hypothèse parce que nous ne savons pas où siè-

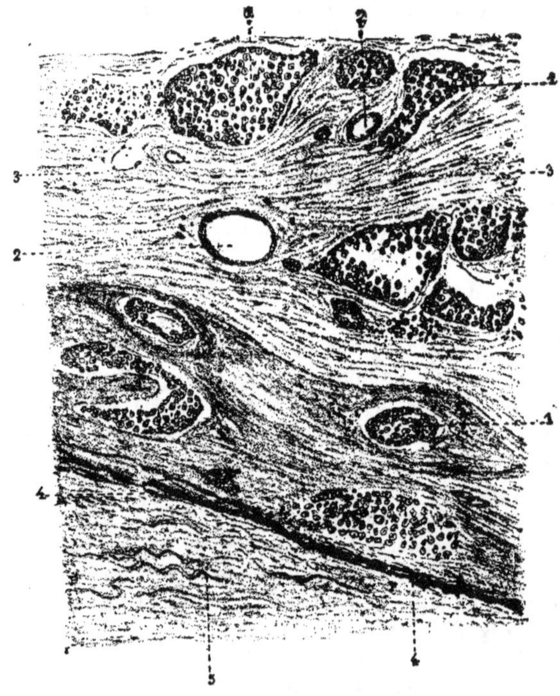

Fig. 37.

1, 1, 1, alvéoles remplies de cellules épithéliales atypiques. — 2, 2, vaisseaux de la choroïde.
3, 3, tissu conjonctif de la choroïde. — 4, 4, vestiges de la lamina fusca. — 5, sclérotique.

geait exactement la tumeur choroïdienne de KAMOCKI dont, somme toute, nous ne connaissons pas suffisamment l'observation.

Nous connaissons au contraire à merveille l'observation de GAYET (3) ; il s'agit bien, dans ce cas là, d'une tumeur secondaire métastatique se présentant sous les multiples aspects d'une glande et d'un carcinome.

Cet aspect glandulaire est très intéressant ; il montre que les cellules morbides émanées de l'estomac, siège du carcinome primitif, ont eu, dans la choroïde, la possibilité de reproduire le tissu spécifique dont elles dérivent. GAYET fait justement remarquer que les cellules épithéliales malades, échappées des glandes de l'estomac, en proliférant activement, toujours chassées devant elles par des cellules nouvelles, s'accumulent, comme elles peuvent, dans les interstices conjonctifs et musculaires « en prenant des formes, plutôt imposées que résultant d'un déterminisme formatif ». Il en a été ainsi dans le foie qui fut de bonne heure inondé par les produits morbides de l'estomac, et à plus forte raison dans la choroïde, plus éloignée de la source du mal où quelques cellules seulement ont été apportées par le mécanisme de l'embolie ; l'élément anatomique « trouve tout le temps d'obéir à ses nécessités organiques et de développer le tissu qu'il est dans sa destinée de former ».

Dans un grand nombre de cas on a observé des *hémorrhagies*, parfois considérables, au centre des alvéoles. Schultze, notamment, insiste sur leur nombre et leur importance. Ces hémorrhagies intra-alvéolaires sont entourées, comme d'un étroit ourlet, d'une ou deux rangées de cellules cancéreuses. A ces hémorrhagies plus ou moins anciennes se rattache la question de la nécrose du tissu morbide. Beaucoup d'auteurs pensent que la nécrose résulte des hémorrhagies, car, dit Schultze, on n'a pas décrit de nécroses sans hémorrhagies préalables. Les hémorrhagies seraient ainsi l'accident primitif, et la nécrose un accident consécutif.

C'est là, à notre avis, une opinion exagérée ; sans doute la rupture hémorrhagique, en déchirant le tissu, en entrave la vitalité et le pousse à la mortification, mais la nécrose peut aussi résulter du fait du tassement des cellules dans les espaces lamellaires choroïdiens, espaces qui ne sont pas indéfiniment extensibles et serrent les éléments épithéliaux au point de les étouffer. Il en était surtout ainsi dans notre premier cas ; les vastes nécroses que nous avons observées relèvent le plus souvent de ce processus pathologique ; quelques-unes cependant étaient bien dues à des hémorrhagies.

Dans les parties où la choroïde est malade, le pigment est visiblement raréfié et se trouve en quantité plus abondante à côté, dans les parties non dégénérées.

Quelquefois la choroïde est plus épaissie par l'hypertrophie de ses éléments conjonctifs normaux, que par la prolifération des cellules carcinomateuses (Uhthoff). La structure de cette membrane devient comme fibreuse, et dans le tissu de la choroïde ainsi dégénérée, présentant peu de vaisseaux, on trouve de très petites cellules morbides.

Mais la tumeur choroïdienne ne reste pas toujours localisée à cette membrane, elle envahit quelquefois le nerf optique et, dans l'une de ses observations, Uhthoff décrit des désordres du nerf optique ainsi que la propagation rétro-bulbaire de la tumeur.

Il a trouvé, dans un cas, une *véritable tumeur rétro-bulbaire* située surtout en dehors du nerf optique, du côté de la macula, mais entourant complètement le nerf à son entrée dans le bulbe. Dans le domaine de la tumeur, le nerf optique lui-même, avec ses gaines, présentait une dégénérescence complète. Cette dégénérescence offrait ceci de particulier que dans tout son parcours orbitaire le nerf optique accusait la même épaisseur qu'à l'état normal ; seulement toutes les parties nerveuses disparues étaient remplacées par les masses carcinomateuses. Uhthoff constate encore que la gaine interne du nerf est très épaissie par places et que ces épaississements sont de nature fibreuse, tandis que l'espace compris entre la gaine interne et la gaine externe elle-même est très peu modifié.

Les coupes transversales montrent, avec toute la régularité désirable, les cloisons du tissu conjonctif séparant les divers faisceaux du nerf optique. Dans les mailles de ce tissu conjonctif sont logés de nombreux nids de cellules cancéreuses disposées d'une façon très régulière. En d'autres endroits, on rencontre des cloisons conjonctives épaissies, rétrécies comme par un tissu cicatriciel, de telle sorte que les espaces des mailles paraissent en certains points complètement oblitérés. Le nerf optique peut être ainsi transformé dans toute son étendue jusqu'au chiasma (Uhthoff).

En même temps que ces lésions du nerf optique, Uhthoff a signalé la présence d'une tumeur rétro-bulbaire présentant la structure du squirrhe. La tumeur rétro-bulbaire se continuait avec la tumeur intra-oculaire à la faveur d'une perforation de la sclérotique à côté du nerf optique.

Schultze et Samelsohn ont observé de même la perforation de la sclérotique. Schæler a noté, comme Uhthoff et Samelsohn, l'envahissement de la papille et du nerf optique jusqu'au chiasma. Schultze a constaté dans son observation l'existence d'une petite tumeur sphérique située à la partie externe de la sclérotique, près du nerf optique, mesurant à la base 6 millimètres d'étendue avec une hauteur de 4 millimètres. Sur les coupes macroscopiques, à l'œil nu, on voyait dans la sclérotique une fente étroite, à direction oblique, remplie de tissu néoplasique. Comme la partie intra-oculaire de la tumeur, la partie extra-oculaire présentait une structure manifestement carcinomateuse, avec cette différence que pour cette dernière partie la structure était celle du squirrhe, tandis que la première ressemblait surtout au carcinome encéphaloïde.

La *propagation à la rétine* est beaucoup plus rare. Le fait n'a été constaté que dans un seul cas (Hirschberg-Birnbacher). La tumeur est habituellement séparée de la rétine par un épanchement séreux, mais il n'en est pas toujours ainsi ; dans notre premier fait personnel, la rétine n'avait que sur une faible étendue perdu le contact du néoplasme ; mais nulle part elle n'était infiltrée, il n'y avait aucune propagation de cellules épithéliales dans cette membrane. Le nerf optique et la papille seuls sont le siège de la propagation du néoplasme, et cela s'explique bien quand on connaît les relations de la choroïde avec la gaine piale et les cloisons lymphatiques du nerf optique.

2° Siège de la tumeur. — Pathogénie du néoplasme. — Il est très remarquable de constater que l'affection siège beaucoup plus souvent sur l'œil gauche que sur l'œil droit ; ici, comme pour l'embolie cérébrale, l'explication est fournie par la disposition spéciale des vaisseaux carotidiens. L'artère carotide gauche reçoit plus facilement les embolies que la droite, parce qu'elle naît directement de l'aorte et parce qu'elle est plus volumineuse.

Il est intéressant aussi de remarquer que la métastase se trouve presque toujours sur le pôle *postérieur* du globe oculaire ; dans 11 cas, le point de départ dans la région des ciliaires courtes postérieures a été cliniquement démontré. Ewing a signalé un cas dans lequel le territoire les ciliaires longues était intéressé ; ce cas est, avec le nôtre (fig. 38), le seul de ce genre. Dans ce fait, comme dans celui qui nous est personnel, les territoires malades étaient séparés en avant et en arrière par des parties saines intercalées.

Tout autre est le cas d'Abelsdorf, dans lequel la tumeur choroïdienne s'était peu à peu propagée *jusqu'à la base de l'iris.*

Outre cette localisation anormale sur l'iris, nous avons vu qu'il peut encore se produire une tumeur rétro-bulbaire ; mais cette propagation est une émanation de la tumeur choroïdienne qui détruit ses enveloppes en arrière et gagne l'orbite. Notre deuxième fait en était un exemple frappant.

Il est très remarquable encore de constater que l'affection se développe presque toujours, au début, dans les parties temporales de l'œil, et ce fait s'explique aussi par les conditions spéciales de la circulation. Les artères ciliaires courtes postérieures sont plus volumineuses et plus importantes à la partie externe du nerf optique. La partie de la choroïde la mieux vascularisée est celle qui soutient la macula, car celle-ci a besoin de matériaux de nutrition et de chaleur plus qu'aucun autre point de la rétine. D'ailleurs le néoplasme ne tarde pas à s'étendre dans tous les sens, de façon à épaissir la choroïde régulièrement, d'arrière en avant, de telle sorte que les parties les moins épaisses sont toujours les plus antérieures.

La rareté, relative d'ailleurs, des métastases oculaires s'explique bien par la disposition de l'artère ophtalmique qui ne se prête pas au transport des éléments néoplasiques à cause de son calibre relativement étroit et de l'angle de 90° que fait sa direction avec la direction de l'artère ophtalmique. Les cellules cancéreuses emportées par le courant carotidien ont une bien plus grande tendance à cheminer vers le cerveau et les méninges que vers l'œil, particularité sur laquelle on a, depuis longtemps, insisté.

Une fois engagée dans l'artère ophtalmique, l'embolie a les plus grandes chances de suivre la voie des ciliaires postérieures. Ces artères, au nombre de dix environ à leur entrée dans l'œil, naissent de l'ophtalmique, à l'aide de deux troncs, relativement gros, qui, après un court trajet, se subdivisent chacun en quatre ou cinq branches. L'importance du territoire qu'elles desservent est plus considérable que celui des ciliaires antérieures, et ceci suffit à expliquer pourquoi les embolies s'y localisent plus souvent.

La *pathogénie* de ces accidents métastatiques réside bien d'ailleurs dans un embolus ; la preuve en est dans la théorie générale des métastases de cet ordre et aussi dans les faits observés. Perls, Uhthoff, Mitvalsky ont constaté très nettement des nids de cellules dans les vaisseaux. Elschnig décrit les tractus et les tubes des cellules épithéliales comme en partie situés dans les branches vasculaires, bien qu'entre la paroi du vaisseau et les cellules épithéliales qui les remplissent il n'ait pu démontrer, en aucun point, l'existence d'endothélium. Le même auteur constate que deux veines vorticellées, sur des coupes transversales, sont complètement oblitérées, soit par prolifération endothéliale, soit par des cellules épithéliales incarcérées dans des masses de sang coagulé.

Schultze a vu l'artère ciliaire postérieure traversant la sclérotique remplie par un embolus cancéreux ; mais d'après Uhthoff, qui rapportait ces faits, les thrombus néoplasiques doivent être expliqués par une destruction par places de la paroi du vaisseau et par la propagation des masses néoplasiques dans la lumière de la veine.

Il ne faut pas confondre ces *thrombus*, qui ne prouvent rien du tout au point de vue de l'origine métastatique de l'affection, avec les *embolies* nettement constatées par plusieurs auteurs, notamment par Uhthoff, par Schultze et par nous, et dernièrement encore par Abelsdorf dans les artères ciliaires postérieures. Dans notre premier cas, il s'agit d'une artère ciliaire antérieure bien nettement le siège d'une embolie épithéliale, notre observation sur ce point est analogue à celle de Schultze ; nous n'avons pas vu dans la choroïde de vaisseaux contenant des cellules cancéreuses ; mais nous avons vu, comme ce dernier auteur, une artère ciliaire remplie par un amas de cellules épithéliales qui ne peut être autre chose qu'une embolie. Nous avons également vu des tubes épithéliaux analogues à des vaisseaux remplis de cellules épithéliales ; comme Mitwalsky, nous serions tenté d'admettre qu'il s'agit là de tubes capillaires remplis de cellules morbides, mais nous ne tenons pas ces faits pour démonstratifs.

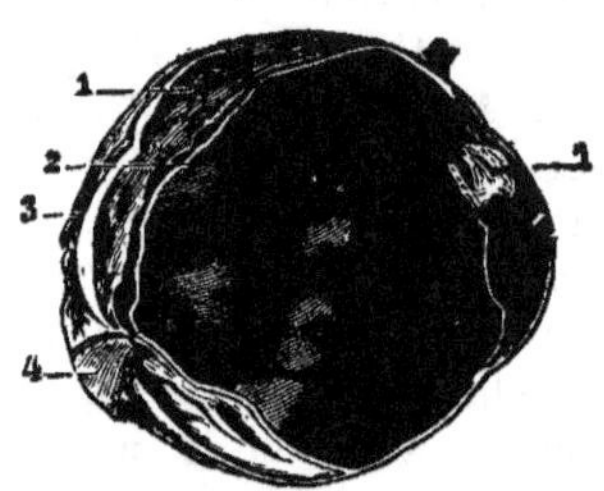

Fig. 38. — Coupe méridienne représentant l'hémisphère supérieure de l'œil.

1, 1, néoplasme développé dans l'épaisseur de la choroïde et de l'iris. — 2, rétine. — 3, sclérotique. — 4, nerf optique.

Les cas d'embolies bien nettement constatés suffisent à montrer la véritable pathogénie du carcinome métastatique, et cette pathogénie ne peut avoir rien d'obscur pour ceux qui comprendront bien les conditions spéciales dans lesquelles se trouve placée la circulation de l'œil.

Ce n'est pas ici le lieu de nous demander comment pareille métastase peut se produire ; il s'agit là d'un phénomène de pathologie générale bien en dehors de la question qui nous occupe. Les cellules épithéliales sont apportées dans la circulation sanguine par les voies lymphatiques ; point n'est besoin de leur supposer, avec Bouquet, des mouvements amiboïdes capables de les introduire dans les vaisseaux ; elles sont versées dans les veines jugulaires internes et sous-clavières par les grands canaux lymphatiques, traversent le poumon et, par l'aorte, sont disséminées plus rarement dans l'œil que dans les autres parties de l'organisme. Nous avons vu les raisons de cette rareté.

Manz pense que l'affection de l'un des yeux peut se transmettre à l'autre en se propageant par les voies du nerf optique, et selon un processus analogue à celui de l'ophtalmie sympathique, d'après Deutschmann. C'est là une hypothèse qu'aucun fait ne justifie. Quand les deux yeux sont pris, il est bien facile d'admettre qu'ils ont été tous les deux ensemble, ou l'un après l'autre, le siège des mêmes embolies épithéliales. C'est ce qui s'était manifestement produit dans le cas de Coppez. Cet auteur a d'ailleurs pu suivre, jour par jour, l'évolution du néoplasme et il a constaté que tout autour de la masse principale apparaissaient de petits foyers jaunâtres, circulaires, s'étendant rapidement et finissant par se confondre avec la tumeur principale.

3° Forme de la tumeur. — La tumeur prend la forme d'une plaque diffuse, en gâteau (fig. 38), et cet aspect caractéristique s'explique par la facilité avec laquelle pullulent, dans la choroïde, les cellules épithéliales immigrées.

En effet, il ne s'agit pas là d'un néoplasme développé aux dépens du tissu choroïdien, mais de cellules morbides déposées dans ses mailles et y proliphérant à l'aise.

Le tissu normal de la membrane vasculaire de l'œil prend si peu part au processus qu'en certains endroits la choroïde est atrophiée, tout en présentant beaucoup de nids cellulaires ; cette atrophie est cependant l'exception, d'habitude les cloisons conjonctives réagissent en s'organisant, en s'épaississant ; mais c'est là un simple travail de défense qui, comme l'atrophie, montre l'indifférence de la choroïde à l'égard de la propagation et de l'extension du néoplasme.

Au début, la tumeur apparaît dans la région de la macula ; elle s'étend ensuite progressivement autour d'elle, en nappes régulièrement étalées. Notre premier cas est vraiment caractéristique à ce sujet. Il en a été de même dans un fait d'Uhthoff dans lequel l'infiltration carcinomateuse diffuse s'étendait d'une façon uniforme sur la plus grande partie du fond de l'œil jusque dans les régions antérieures, avec épaississement partiel et modéré de la choroïde et sur quelques endroits même avec une atrophie nette du tissu choroïdien.

Dans trois cas seulement (Hirschberg, Schultze, un des cas d'Uhthoff), il s'agissait de tumeurs plus proéminentes, mais toujours encore de telle façon que le diamètre longitudinal était beaucoup plus considérable que le transversal. Dans aucun cas on ne trouve la forme sphérique ou champignonnée que l'on constate si fréquemment dans le sarcome choroïdien qui, lui-même, prend très rarement la forme diffuse et aplatie. Fuchs indique formellement cette particularité : sur 259 faits de sarcomes choroïdiens, il constate seulement 7 fois cette dernière forme, et encore n'est-il pas bien certain que ces observations se rattachent toujours à des néoplasmes.

4° Marche rapide de l'affection. — Coïncidence avec d'autres accidents métastatiques. — La marche du carcinome métastatique est toujours très rapide ; en quelques semaines l'acuité visuelle, subitement troublée, disparaît complètement ; un décollement rétinien, d'abord partiel, bientôt total se produit sans trouble du corps vitré, sans phénomènes inflammatoires. Hirschberg, seul, a noté une rémission momentanée dans la marche de l'affection secondaire.

Souvent les deux yeux sont atteints : sur les 25 cas publiés avant 1901, 6 fois l'affection a été, dès le premier examen, observée bilatéralement ; 2 fois le second œil était frappé quelque temps après l'attaque du premier ; les opérations pratiquées sur le premier foyer ont toujours été sans influence sur la métastase de l'autre œil.

Lorsqu'un seul œil a été atteint, sur 20 cas, 8 fois l'œil gauche a été seul intéressé et 4 fois l'œil droit. Dans quelques cas trop sommaires (WADWORTH, MARSHALL), il n'est pas dit s'il s'agissait de l'œil droit ou de l'œil gauche. La mort est toujours survenue, au plus tard, un an après le début de la métastase. Il s'est rarement produit du glaucome secondaire ; il faut cependant citer les cas d'EWING, de MITVALSKY, le deuxième fait d'UHTHOFF et notre premier fait personnel dans lequel les accidents glaucomateux très accusés nous ont forcé la main en indiquant formellement l'énucléation. Le glaucome, dans cette observation, était explicable par la fermeture d'une grande partie de l'angle de filtration résultant du développement de la tumeur irienne.

Dans tous les cas de métastase oculaire, l'état général, qui souvent jusque-là s'était maintenu bon, devient très rapidement mauvais et le malade prend un aspect cachectique. Il semble que l'apparition de la métastase oculaire annonce l'envahissement total et définitif de l'organisme par la diathèse cancéreuse.

Pendant que la tumeur colonise dans l'œil, il se produit des métastases du côté du cerveau, de la colonne vertébrale, des principaux viscères, et il survient des accès névralgiques intolérables, des contractures dans les membres, des accidents épileptiformes, de la paraplégie. L'une de nos malades a présenté au maximum tous ces désordres et il a été chez elle bien évident que la métastase oculaire, survenue en janvier 1896, n'a été que l'un des multiples effets de la généralisation carcinomateuse dans son organisme. (V. *Tumeurs de l'œil*, t. I, 1901, page 497 et suiv.).

5° RAPPORTS DE L'AFFECTION MÉTASTATIQUE AVEC L'AFFECTION ORIGINELLE. — Un grand fait domine l'histoire du carcinome métastatique de l'œil, c'est le rôle particulier que joue dans l'étiologie le carcinome mammaire.

Sur 25 cas, il s'agissait 18 fois de cette lésion siégeant, tantôt sur le sein droit, tantôt sur le sein gauche ; une fois il existait une lésion de l'estomac, une autre fois une tumeur épithéliale de la glande thyroïde ; trois fois un carcinome du poumon.

En général, quand le malade se présente au clinicien, il signale lui-même son affection primitive qui, d'habitude, a donné lieu à une intervention chirurgicale ; il est arrivé cependant que la tumeur primitive a été méconnue. PERLS n'a découvert le carcinome du poumon qu'à l'autopsie de son malade, et GAYET ne constata la présence d'une lésion stomacale qu'après l'énucléation de l'œil carcinomateux.

En présence d'une affection choroïdienne offrant les signes que nous allons décrire plus loin, il faudra donc toujours rechercher la présence dans les divers organes d'une tumeur maligne.

On a dit que si cette recherche avait toujours été faite, les cas de carcinomes métastatiques choroïdiens seraient plus nombreux ; c'est là, à notre avis, une affirmation erronée. L'absence de renseignements sur la présence d'un carcinome du sein, de l'estomac ou d'ailleurs, la méconnaissance de cette lésion auraient tout simplement pour résultat de faire prendre un carcinome métastatique de la choroïde, pour un carcinome primitif ; le groupe des tumeurs épithéliales primitives de cette membrane aurait été grossi aux dépens du groupe des tumeurs secondaires.

Or, rien de tel n'existe. Les carcinomes primitifs du tractus uvéal sont extrêmement rares, et la confusion n'a certainement pas eu lieu souvent en leur faveur, si tant est même qu'elle ait jamais été faite.

Nous ne croyons pas non plus que les chirurgiens qui donnent leurs soins aux malades atteints de carcinomes aient eu le tort de ne pas faire suffisamment porter leurs investigations sur l'appareil oculaire, car, aussi profondément atteint que soit le sujet, il est difficile qu'il ne s'aperçoive pas de la perte rapide d'un œil et qu'il ne la signale pas autour de lui.

D'ailleurs, il existe un assez grand nombre de chirurgiens adonnés à l'ophtalmologie, et ceux-là n'ont, pas plus que les autres, remarqué le carcinome métastatique de la choroïde chez leurs sujets.

La rareté de cette généralisation oculaire est donc un fait constant qu'il convient d'accepter. Il s'explique d'ailleurs très bien par les conditions spéciales qui président à la pathogénie de l'affection.

Avant d'arriver à la choroïde, les cellules épithéliales versées dans le système veineux par les gros troncs lymphatiques ont à traverser le réseau pulmonaire ; une fois arrivées au cœur gauche elles ont toutes sortes de bonnes raisons pour prendre la direction de la colonne vertébrale, du foie, du cerveau, etc., etc., plutôt que celle de l'artère ophtalmique.

Un seul point reste vraiment difficile à expliquer. Pourquoi, sur 25 cas, 18 fois le carcinome mammaire est-il en cause? Sans doute cette affection est très fréquente, mais elle ne l'est pas plus que le cancer utérin, et à elle seule est l'est infiniment moins que les carcinomes réunis de l'utérus, du foie, de la langue, du rectum, etc., etc.

Nous pensons que l'explication de ce fait singulier est dans une certaine identité de milieu entre le tissu de la choroïde et le tissu lâche dans lequel, autour des acini glandulaires, vivent et pullulent, avant de se détacher pour coloniser, les cellules épithéliales atypiques qui forment le cancer du sein. Dans le sein, en effet, il existe des mailles conjonctives cloisonnant des espaces lymphatiques, larges, analogues à ceux de la choroïde.

Lorsque les cellules morbifiques sont ainsi apportées dans ce milieu analogue à leur milieu d'origine, elles prolifèrent facilement, reprennent leur vie première et font, dans la membrane vasculaire de l'œil, exactement ce qu'elles faisaient dans la glande mammaire.

Le cancer de l'utérus se développe en s'infiltrant dans l'épaisseur d'un tissu musculaire ; de même le cancer du rectum, celui de la langue, se propagent dans un tissu bien différent de celui de la supra-choroïde ; c'est pourquoi ces carcinomes, et ceux qui peuvent leur être comparés, ont peu de tendance à se propager dans l'œil.

Les cinq paragraphes que nous venons de passer en revue comprenant tout ce qui concerne l'anatomie et la physiologie pathologiques du carcinome métastatique de l'œil, son histoire sera complète lorsque nous aurons étudié la symptomatologie et le diagnostic. C'est là l'objet du paragraphe suivant.

B. **Symptômes et diagnostic**. — Le début du mal est rapide, mais sans grand fracas. Il n'y a ni douleur, ni inflammation. Le malade accuse un léger trouble de la vue, sans scotomes bien déterminés, ce qui s'explique par l'intégrité complète de la rétine. Il convient d'examiner le plus tôt possible les malades qui accusent la moindre gêne dans la vision.

En examinant ainsi les sujets dès la première heure, on pourra constater, comme Hirschberg, autour de la papille, plusieurs petits points jaunâtres qui correspondent aux colonies naissantes et, autour de ces points, un épaississement diffus de la choroïde; très rapidement, on verra ces lésions s'accroître à mesure que l'acuité visuelle diminuera.

Comme Hirschberg, Schæler a pu constater, dès le début, des petits foyers grisâtres du volume d'une tête d'épingle. La tuméfaction de la choroïde peut rendre hypermétrope un œil primitivement emmétrope (Hirschberg).

Peu d'observateurs ont, aussi bien qu'Uhthoff, décrit l'*aspect ophtalmoscopique caractéristique* du carcinome métastatique.

Sur sa première malade il constata une papille floue, aux contours effacés, sans proéminence et, immédiatement en dehors de la papille, dans la région de la *macula lutea* et ses environs, il remarqua une saillie assez large pour occuper une grande partie du fond de l'œil; à son point le plus accusé la saillie était de 3 millimètres. La lésion présentait une forme ovale, tranchant assez nettement sur les parties saines du fond de l'œil. Sa couleur générale était gris jaunâtre et, sur le fond ainsi coloré, apparaissaient des taches grandes et petites d'un blanc très net. Outre ces taches blanchâtres, Uhthoff constata des foyers noirâtres de pigment. La rétine passait intacte sur les parties malades.

Dans l'œil droit de la même patiente, Uhthoff décrit une saillie un peu moins accusée (2 millimètres et demi), située au-dessous de la papille, de forme circulaire, d'un gris jauâtre uniforme, excepté à la limite inféro-externe où se trouvent des taches isolées blanches.

Chez un deuxième malade, Uhthoff constata à droite un décollement étendu de la rétine en bas; la papille a des contours effacés et autour d'elle apparaissent des foyers blanchâtres. Dans la région de la macula se trouve une surface assez régulièrement colorée en gris jaunâtre, sur le fond de laquelle se détachent des agglomérations distinctes de pigment.

A gauche, chez la même malade, cet auteur constate au niveau du pôl postérieur, sur toute la région de la macula, la même altération gris jaunâtre, toujours avec de petites agglomérations pigmentaires isolées. L'affectio étant plus récente, il n'y a aucune saillie notable et la papille est encore nettement délimitée.

On peut considérer comme typiques ces descriptions du professeur de Breslau. Elles montrent les différences que peut présenter la lésion, selon qu'on l'examine à une période plus ou moins rapprochée de son début; elles montrent aussi la grande unité de ces divers désordres, savoir : la couleur uniformément gris jaunâtre parsemée de points noirs (dépôts pigmentaires) et de taches blanchâtres (décollement partiel de la rétine ou nécrose du tissu morbide), le siège dans la région de la macula, l'aspect aplati du néoplasme.

Coppez, dans un cas de double carcinome métastatique, a constaté à l'examen ophtalmoscopique que tout autour de la masse principale apparaissaient de petits foyers jaunâtres bien limités d'abord et finissant par se confondre avec la masse centrale.

En général, il n'y a pas de phénomènes inflammatoires; cependant, Manz et Mitvalsky ont constaté des troubles du corps vitré et Uhthoff de la papillite.

Si l'examen est pratiqué quelques semaines après le début de l'affection, on pourra ne voir, comme Schultze, qu'un décollement rétinien; c'est là ce qui s'est passé dans un cas personnel, mais ce décollement ne se présentait pas avec les signes ordinaires de cette affection; il s'agissait d'un soulèvement très étendu de la rétine qui ne nous a paru nulle part mobile, bien que, l'examen anatomique l'a démontré, elle fût sur une faible partie de son étendue décollée par un exsudat séreux. Dans sa presque totalité, elle était soulevée par le néoplasme, mais encore collée à sa surface.

Lorsque la tumeur acquiert un volume considérable, elle peut déterminer dans l'œil des phénomènes d'irritation assez accusés; Guende a signalé de la cyclite, avec un léger œdème palpébral, et dans le fait de Schultze, il existait de l'épisclérite. Il est rare que des phénomènes glaucomateux se produisent, parce que le développement du néoplasme oculaire qui coïncide avec d'autres très graves désordres métastatiques viscéraux, est interrompu par la mort. Cependant, quand l'iris est intéressé, ainsi que cela a eu lieu dans notre premier cas, ces phénomènes peuvent résulter de l'oblitération partielle de l'angle irien.

Loin d'entraîner des accidents glaucomateux, le carcinome métastatique provoque d'habitude un abaissement de la tension, probablement parce que la nutrition du corps vitré est compromise par l'affection choroïdienne.

Le champ visuel, l'acuité visuelle, interrogés à cette période, donnent des résultats variables selon l'étendue du néoplasme et son siège, plus fréquemment placé près de la papille et en dehors d'elle.

Lorsque l'ophtalmologiste a constaté ces symptômes objectifs et subjectifs, la question du diagnostic différentiel se pose pour lui, et voici les données générales qui le dirigeront en pareil cas.

Diagnostic différentiel. — Le carcinome métastatique de la choroïde peut être confondu : 1° avec un sarcome de cette membrane; 2° avec un gliome de

la rétine ; 3° avec les angio-sarcomes et les angiomes caverneux de la choroïde
4° avec la tuberculose choroïdienne ; 5° avec une hyalitis ; 6° avec une choroï
dite métastatique exsudative.

D'une façon générale ce diagnostic différentiel, qu'il importe cependan
de faire avec soin, n'est pas difficile, à cause du fait clinique majeur, domi·
nant la scène morbide, à savoir la présence, habituellement facile à constater
du carcinome originel, mammaire ou autre.

1° *Avec le sarcome de la choroïde.* — Le premier signe est celui que
nous venons de rappeler ; il faudra le rechercher avec soin ; il a passé ina·
perçu dans le cas de Gayet pendant quelque temps et aussi dans notre
deuxième fait ; l'observateur devra très soigneusement interroger à ce point de
vue tous les viscères, en portant plus particulièrement son attention sur ceux
qui sont le plus souvent atteints de tumeur épithéliale. Outre la présence du
carcinome primitif, on trouvera souvent d'autres métastases qui rendront le
diagnostic immédiatement facile.

Le sarcome de la choroïde est *unilatéral* ; Fuchs (1) n'a constaté la bilatéralité que trois fois ; l'existence d'une tumeur maligne dans les deux yeux est
au contraire fréquente quand il s'agit du carcinome métastatique.

Le *siège* du carcinome est plus caractéristique encore : le sarcome de la
choroïde se développe indifféremment au pôle postérieur ou dans les régions
équatoriales, le carcinome a son siège de prédilection, et même au début,
son siège exclusif, dans le pôle postérieur de l'œil, en dehors du nerf optique,
dans la région de la macula. Il apparaît à la fois en plusieurs points distincts,
tandis que le sarcome de la choroïde constitue dès le début une tumeur
unique.

La *forme* du carcinome présente également des caractères très spéciaux ;
nous savons que la tumeur est aplatie, diffuse, prend l'aspect d'une coquille.
Cette dégénérescence étalée de la choroïde contraste absolument avec la forme
du sarcome de cette région, qui, dès le début, est proéminent, arrondi,
saillant sous la rétine qui est presque toujours décollée et séparée du néoplasme par un exsudat séreux sur lequel elle flotte librement. Dans le cas de
carcinome, la rétine est soulevée, mais non point détachée ; elle conserve ses
attaches avec l'épithèle pigmenté.

Enfin la *marche* du carcinome est essentiellement différente de celle du
sarcome ; ce dernier se développe avec une certaine lenteur, en une ou plusieurs années ; nous avons observé un malade qui a conservé pendant dix
ans un sarcome mélanique intra-oculaire ; le carcinome au contraire, marche
vite, très vite ; en quelques mois, non seulement la vision est complètement
abolie, mais encore la mort du sujet survient par les progrès de l'affection
générale.

2° *Avec le gliome de la rétine.* — Cette affection, telle qu'elle est décrite
dans les classiques, n'a jamais été confondue avec le carcinome métastatique ;
il est établi qu'elle ne se développe que dans l'enfance, l'âge de 9 ans étant
donné comme la période ultime après laquelle le gliome rétinien n'existe pas.
Dans ces conditions, la question du diagnostic ne se posera que très rarement

entre la tumeur rétinienne et le carcinome métastatique de la choroïde qui doit être rare chez les enfants où les cancers épithéliaux sont presque inconnus.

Il n'est cependant pas impossible qu'un observateur ait à se prononcer entre les deux hypothèses : gliome ou carcinome métastatique choroïdien chez un enfant. Il tirera les éléments principaux du diagnostic de la présence du carcinome originel et de la forme de la tumeur, ainsi que de son retentissement sur le corps vitré, le plus souvent nul dans le carcinome métastatique.

3° Les *angio-sarcomes et les angiomes caverneux de la choroïde* peuvent créer de véritables difficultés. Gunther a décrit sous le nom d'angio-sarcome une tumeur pré-papillaire qui, au microscope, présenta la structure d'un néoplasme dont les boyaux constitutifs étaient occupés au centre par un capillaire gorgé de sang. Ces boyaux étaient composés de cellules, les unes rondes, les autres cylindriques, soutenues par un stroma conjonctif fin. Leber (1), Knapp (1), Nordenson, Hirschberg (6) et quelques autres ont décrit des cas analogues.

Ces tumeurs ne peuvent guère, sur le vivant, être différenciées du carcinome métastatique que par leur évolution plus lente et l'absence du carcinome primitif.

Outre l'angio-sarcome, il existe encore dans la choroïde de véritables angiomes caverneux. Giulini en a rapporté une observation dont l'histoire mérite d'être rapprochée de celle du carcinome métastatique. Il s'agissait d'un homme de 28 ans qui, en dix jours, perdit complètement la vue du côté gauche; l'œil était rouge, douloureux, et la tension élevée (T + 2).

L'énucléation fut faite et à l'examen de l'œil on trouva une proéminence lenticulaire brun rougeâtre, de consistance élastique, occupant la couche des gros vaisseaux et histologiquement composée d'espaces caverneux remplis de sang parfaitement conservé.

Schiess et Panas (2) ont observé des faits analogues, de nature à rendre l'ophtalmologiste très perplexe. Le diagnostic différentiel ne trouve de point d'appui ferme que dans l'examen détaillé de tous les organes du sujet et dans la présence ou l'absence du carcinome primitif. Il est vrai que cet élément de diagnostic sera, à lui seul, presque toujours suffisant.

4° *La tuberculose choroïdienne* peut prendre une forme diffuse dont l'aspect ophtalmoscopique présente beaucoup d'analogie avec le carcinome métastatique; dans les deux affections, le mal marche rapidement d'arrière en avant, s'étale dans le tractus uvéal. Mais la tuberculose se distingue par sa plus grande fréquence chez les jeunes sujets, son envahissement plus rapide de la choroïde et l'existence de manifestations tuberculeuses dans le poumon ou les articulations.

5° L'*hyalitis* peut exister, nous l'avons vu, au début du carcinome métastatique. Quelques auteurs l'ont constatée à l'examen ophtalmoscopique, mais la véritable hyalitis présente un caractère aigu qui n'appartient pas au carcinome, et l'on en trouvera d'habitude la cause dans une infection endogène ou exogène, dans un traumatisme, etc.

6° La *choroïdite* peut revêtir une forme inflammatoire subaiguë qui, à l'ophtalmoscope, présente de grandes analogies avec le carcinome métastatique. La membrane vasculaire de l'œil s'épaissit sur une large étendue, la rétine est soulevée par un exsudat solide, l'affection marche assez rapidement d'arrière en avant, l'œil devient hypotone sans présenter de réaction marquée et les signes subjectifs sont les mêmes que ceux du carcinome. En pareil cas il faut chercher dans l'organisme la cause de cette choroïdite métastatique consécutive à l'envahissement de l'œil par des micro-organismes ou à son infection par des toxines.

Comme dans le cas d'angio-sarcome, de tuberculose diffuse de la choroïde, d'hyalitis, le diagnostic reposera essentiellement sur l'examen soigneux de l'état général du sujet.

Pour être complète, l'histoire du carcinome métastatique devrait comporter un paragraphe concernant le *traitement*, mais, à vrai dire, ce paragraphe n'a aucune importance, car cette affection est absolument au-dessus des ressources de la thérapeutique. Elle annonce toujours la fin prochaine du malade. On ne sera autorisé à intervenir qu'en présence des accidents glaucomateux qu'entraîne, rarement d'ailleurs, le néoplasme. L'énucléation, en pareil cas, épargnera au patient une partie des souffrances qui résultent de la généralisation de son carcinome primitif.

BIBLIOGRAPHIE DES TUMEURS DU TRACTUS UVÉAL

Ahlstroem. Kyste séreux traumatique de l'iris. *Centralbl. f. Prakt. Angenheilk*, septembre 1903.

Allin (Charles). Transactions of the Americ. *Ophtalmological Soc.*, New-York, 1870.

Alt et Culberton. Leuco-sarcome primitif de l'iris. *Amer. Journ. of Ophth.*, février 1904.

Argyl Robertson. *Edimburg med. Journal*, 1875.

Arlt. Operationslehre, p. 415.

Bailliart. Cancer de la choroïde, *Recueil d'Opht.*, juin 1904, p. 329.

Baquis. Angio-sarcome de la choroïde. *Annali di Ottalmologia*, 1904, f. 10-11.

Barret (James). Sarcome du corps ciliaire. *Arch. of Ophth.*, 1904, p. 144.

Basssères et Rochon-Duvigneaud. Ostéome de la choroïde. *Journal de méd. de Bordeaux*, 1888.

Basso. *Annali di Ottalmologia*, XXII, p. 319, 1893.

Baudoin. Du sarcome mélanique du tractus uvéal. Thèses de Paris, 1897.

Becker (1). *Archiv. f. Augenheilk. und Ohrenheilkunde*, p. 215 à 229, 1870.

Becker (2). *Klinishe Monatsbl. f. Angenheilk.*, 1875.

— (3). Société d'Opht. d'Heidelberg, 1874 (Communication de Rothmund).

Benson. Transactions of the ophtalm. Society, U. K., IX, p. 105, 1889.

Berens. Sarcome primitif de l'iris. *Soc. Opht. de l'Hôpital Wills à Philadelphie*, 25 mars 1901.

Berthold (1). Sarkom mit daranf folgander Atrophie. *Zehender's Monatsbl.*, 1870.

— (2). *Berliner Klin. Woch.*, 1878, n° 18.

— (3). *Arch. f. Ophth. et Annales d'Oculistique*, 1891.

Birch-Hirschfeld. Lehrbuch der pathologischen Anat., 2 Auffl., 1882 u. 1886, Kap. Pigmen-
    tentartung.

Birnbacher. Ueber die Pigmentierung melanotischer Sorkome. *Centralblatt fur praktische
    Augenheilk*, Februar 1884

Blondel. Etude des kystes de l'iris. Thèses de Paris, 1900.

Bouisson. *Archives générales de méd.*, mai 1852 ; *Annales d'Ocul.*, 1856.

Bouquet. Cancer métastatique de la choroïde. Th. de Paris, 1893.

Bouteiller. De l'irido-cyclite dans les tumeurs intra-oculaires. Th. de Paris, 1899.

Brailey. Opht. Hosp. Reports, décembre 1876.

Brière (1). Du sarcome de la choroïde. Th. de Paris, décembre 1873.

— (2). Etude clinique et anatomique sur le sarcome de la choroïde. *Gaz. des Hôpitaux*,
    1875, p. 908.

Brömser. Dissertation inaugurale. *Berlin*, 1870.

Bruns-Fleischer. Casuistique des tumeurs choroïdiennes. *Klin. Monatsbl.*, octobre 1904,
    p. 353.

Bruns. Sarcomes de la choroïde. *Arch. f. Ophth.*, vol. LIV, p. 563.

Cabannes. Kyste de l'iris. *Société de méd. et de chir. de Bordeaux*, 29 avril 1904.

Cakemberg. Sarcome blanc de la choroïde. *Bulletin de la Soc. belge d'Ophth.*, janvier 1903.

Carpenter. Sarcome de la choroïde. *Soc. med. de Philadelphie*, février 1901.

Cavalara. Kyste séreux de l'iris. *Annali di Ottalmol.*, vol. XXIX. fasc. 6, 1900.

Chaillous et Chevallereau. Chorio-rétinite et tumeur de la choroïde. *Soc. d'Opht. de Paris*,
    janvier 1904.

— Tumeur de l'iris chez une enfant. *Soc. d'Opht. de Paris*, juillet 1903.

Clark. VIII° Congrès international d'Ophtalmologie d'Edimburg, 1894.

Collins. Tumeur pigmentée de l'iris. *Trans. Ophth. Society*, vol. XIX, p. 53.

Coppez. Endothéliome de la choroïde. *Arch. d'Ophtalm.*, t. XXI, p. 1 et 146, 1901.

— Carcinomes des deux choroïdes. *Arch. d'Ophtalm.*, t. XXIV, p. 79, 1904.

Coppez et Vaucléroy. Sarcome primitif de l'iris. *Revue gén. d'Opht.*, t. XXII, p. 433, 1903.

Cosse. Sarcome mélanique de la choroïde. *Soc. franç. d'Opht.*, mai 1905.

Crépet. Thèses de Nancy, 1890.

Cunier-Florent. *Annales d'Ocul.*, t, V, p. 164, 1841.

Deutschmann. Beitr. z. Angenheilk., 1890, Heft I, p. 72.

Devereux-Marshall. Tension in case of intra-ocular growths. *Opht. Suc. of the United
    Kingdom*, 3 july 1896.

Dooremaal. *Greafe's Arch.*, 1873.

Ducamp. *Montpellier médical*, 1889.

Duplay. Traité élémentaire de pathologie externe de Duplay et Follin, t. IV, p. 367.

Dupuy-Dutemps. Melano-sarcome de l'iris. *Soc. d'Opht. de Paris*, 4 février 1902.

Dutilleul. Leuco-sarcome de la choroïde. *Bulletin méd. du Nord*, 1892.

Eales et Sinclair. Kyste uvéal de l'iris. *Transact. opht. Soc.*, 1896.

Ehrmann. Das melanotische Pigment. *Biblioth. Med. Abt.*, D. II., Heft 6, 1896.

Elschnig. Carcinome du nerf optique consécutif à un cancer du sein. *Arch. f. Augenheilk.*
    t. XXII, p. 151, 1890.

Evans. Kyste hydatique de la chambre antérieure. *The ophtalmoscope*, janvier 1905.

Everbusch. Beitrage zur Genese der Iriscysten, 1880, und Nagel-Michel's Jahresharicht.
    1885. S. 353.

Ewetzky (1). Ein fall von Melanosarkom der Iris, der Ciliarkorper und der choroïdea. *Arch.
    f... Ophth*, 42, 1, S. 172, 1896.

— (2). Ueber disseminierung der Sarkome des Uvealtractus. *Westnik ophtalmol.*, 1895.
    515, n° 6 (en russe), et Ueber Dissemination der Sarkome des Uvéaltractus. *Arch.
    f. Opht.*, XLII, 1, p. 170 et p. 191, 1896.

Fehr. Sarcome de la choroïde. *Arch. de de Graefe*, juillet 1901.

— Dépôts pigmentaires sur l'iris et la membrane de Descemet comme symptôme précoce de sarcome de la choroïde. *Centralbl. f. Frakt Angenheilk*, mai 1902.

Feuer (1). *Klinishe Monatsbl. f. Augenheilk.*, 1873, p. 110 à 123, et *Annales d'Ocul.*, 1874, t. LXXII, p. 236.

— (2). Des kystes de l'iris. *Wien. med. Press.*, t. XVI, 1875.

Fieuzal et Haensell. *Annales du Laboratoire des Quinze-Vingts*, t. I, fasc. I, Paris, 1888.

Fischel. Angio-sarcome de la choroïde. *Arch. f. Augenheilk.*, t. XLVI, p. 62.

Follin. Société de Chirurgie, 2ᵉ série ; t. II, 1861.

Fontan. Leuco-sarcome de la choroïde. *Recueil d'Ophtalm.*, 1889.

Fraenkel. In Hirschberg's. *Centralbl. f. Angenheilk.*, 1878, p. 286.

Freudenthal. Ueber das Sarkom des Uvéaltractus. *Arch. f. Opht.*, XXXVII, 1, p. 37. 1891.

Fuchs. Das Sarkom des Uvealtractus. Wien, 1882, planche I, fig. 2; pl. V, fig. 32, p. 173 : p. 106, obs. XXII : p. 117; p. 123; p. 136; p. 139; 141 : p. 146 ; p. 197; p. 221 ; p. 241 ; p. 242: p. 272; p. 276; obs. XVIII, p. 93.

Galezwoski. *Moniteur des Hôpitaux*, 1860, p. 136.

Gayet (1). *Recueil d'Ophtalmologie*, 1883, p. 101.

— (2). Société franç. d'Ophtalm., janvier 1888.

— (3). *Archives d'Opht.*, 1889, p. 211.

Gelpke. Casuistique du cancer de la choroïde. *Klin. Monatsbl. f. Augenh.*, avril 1905. p. 503.

Gillet de Grandmont. *Recueil d'Ophtalmologie*, 1897.

Ginsberg. Kystes séreux idiopathiques de l'iris. *Centralblatt. f. praktisch Augenheilk*, 1895.

Giulini. *Arch. f. Ophth.*, XXXVI, 4, p. 247, 1890.

Goldzieher (1). *Klin. Monatsbl. f. Augenheilk*, 1872.

— (2). Pronostic des tumeurs malignes de la choroïde. *Centralbl. f. prakt. Monatsbl.*, mai 1904, p. 135.

De Graefe (1). Carcinome mélanique de l'œil. *Deutsch. Klin.*, novembre 1853.

— (2). Un cas de cysticerque de la chambre antérieure. *Société des sciences médicales de Berlin*, décembre 1852, p. 49 (3).

— (4). *Arch. f. Opht.*, XIV B, 2 Abth, p. 117, 1868; t. X Abth I, p. 176, 1864.

— (5). *Annales d'Oculistique*, 1867 et 1870.

Richard Greeff. Zur Kenntniss der intraoculärenkysten. *Arch. f. Augenheilk.*, t. XXV, 1892.

Hill Griffith. The prognosis of choroïdal sarcoma. *Opht. review.*, décembre 1891.

John Griffith (1). The Ophtalmie review., 1897.

— (2). Leuco-sarcome de l'iris. *British med. Journ.*, 13 octobre 1900.

Guaita (1). Mioma della Coroïde. *Annali di Ottalmol.*, 1895, p. 25.

— (2). *Annali di Ottalmol.*, t. X.

Guépin. Kystes de l'iris. Th. de Paris, 1860.

Günther. Ueber einen Fall von Angiosarcom von Choroidea. *Arch. f. Angenheilk.*, t. XXV, p. 136, 1892.

Hasner. Ueber Krebs des Auges. *Prag. med. Wochensch*, nᵒ 49, 1864.

Herrnheisser. Ueber serosen Iriscysten. *Prager med. Woch.*, 1891.

Hippel (von). Beitrag zur Kasuistig des Angio-Sorkom. *Zeigler's Beiträge*, Bd. 14, p. 370.

Hirschberg (1). *Klin. Monatsbl.*, VI, B., p. 163. 1868 et beaucoup d'autres publications.

— (2). *Knapp's Arch.*, VII, 2 Abth., p. 301. 1868 ; et X Bd., p. 59.

— (3). *Arch. f. Opht.*, t. XIV, 3, p. 285.

— (4). *Virchow's Arch.*, t. XC.

— (5). Zur prognose deff Aderhantsarkoms. *Arch. f. Augenh.*, t. XXV, 1892, p. 149.

Hirschberg (6). *Centralbl. f. Augenheilk.*, VIII, p. 138.

—   (7). Pronostic des tumeurs malignes de la choroïde. *Berlin, Klin. Wochens.*, n° 4 et 6, 1904.

Hirschberg und Birnbacher. Ein fall von melanotischen Sarkom des Ciliarskörpers. *Centralbl f. Augenh.*, 1895, p. 6.

Hirschler. *Annales d'Oculist.*, 1861, p. 179.

Holden, *Arch. of Ophtalm.*, vol. XXI, n° 1.

Holmes. *Knapp's Archiv.*, VIII, B.2, Abth. p. 301, 1868.

Hosch. *Virchow's Arch.*, 1885.

Houdart. Du sarcome choroïdien. *Recueil d'Ophtalmol.*, 1903, p. 436.

Hulke. *Ophtalmic Hosp. Reports*, t. IV, 1re partie, et *Annales d'Ocul.*, 1869.

Humbold. In Husch (de Bâle). Experimentale Studien über Iriscysten. *Virchow's Arch.*, 1885.

Jarnatowski. *Arch. f. Ophth.*, vol. XXXI, n° 6.

John. Mélano-sarcome de la choroïde. *Soc. d'Ophth. d'Amér.* in *Arch. of Ophth.*, 1903.

Kamocki. *Centralbl. f. Augenheilk.*, 1884, p. 407 et *Arch. of Ophth.*, t. XXIII, fasc. 1 et 2, 1894, p. 105.

—   Sarcome disséminé de l'uvée. *Zeitsch. f. Augenh.*, 1900.

Kipp. *Arch. f. Augenheilk.*, Bd. V, p. 177, 1876.

Klein. Lehrbuch der Augenheilk (Congenitale Iricysten).

Knapp (1). Die intraocularen Geochwülste. Karloruhe, 1868, p. 168 et suiv. et p. 124.

—   (2). *Arch. f. Augenheilk.*, Bd. IV, p. 83.

Koenig. Mélano-sarcome du corps ciliaire et de l'iris. *Soc. d'Opht. de Paris*, février 1902.

Kolatzeck. Ueber das angio-sarcome, *Deutsche Zeitschrift f. Chirurg.*, Bd. IX, p. 16 und Bd. XIII, p. 1.

Kölliker. Zur Entwickelung des Auges und Gernschsorganes menslicher Embryonem. Verhandl. d. physik. in. Gesellsch. zu Wurzburg, Bd. XVII, nene Folge, p. 229, 1883.

Krohn. Carcinome secondaire du nerf optique. *Zehender Klin. Monatsbl.*, 1872, p. 103.

Kruger. Extraction d'un cysticerque de la chambre antérieure (Institut opht. de Breslau). *Klin. Monatsbl. f. Augenh.*, 1867.

Krukemberg. Carcinome de la choroïde. *Klin Monatsbl. f. Augenh.*, 1903, p. 145.

Kuthe et Ginsberg. Epithélioma du corps ciliaire. *Beitrag. zur Augenheilk.*, 1905.

Lagrange. *Traité des tumeurs de l'œil*, t. I. Tumeurs de l'œil. Paris, 1901.

Landsberg (de Gorlitz). *Klin. Monatsbl.*, B. XI. p. 487, 1874.

Lange (1). *Arch. f. Opht.*, 1890 XXXVI, p. 247.

—   (2). Zur diagnuse der intra ocularen Sarkom. *Klin. Monats. f. Augenheilk.*, XXII, p. 410, 1884.

Langhans. Beobachtungen über die resorption der extravasale und pigmentbildung in delseblen. *Virchow's Arch.*, XLIX, 1870, p. 66-117.

Lannelongue et Achard. *Traité des kystes congénitaux*, p. 33. Paris. 1886.

de Lapersonne et Opin. Sarcome péripapillaire. *Soc. d'Opht. de Paris*, novembre 1903.

Latteux. *Recueil d'Ophtalm.*, 1882, p. 65.

Lawfort et Collins. Sarcome of the uvéal tractus with notes of one hundred and three cases. *Opht. Reports.* 13, 11, p. 104, 1891.

Lawrence. *Annales d'Oculistique*, 1838.

Lawson. Sarcome secondaire de la gaine du nerf optique. *Opht. Hosp. Reports London*, 1882, p. 296.

Leber (1). *Graefe's Archiv. f. Ophth.*, XIV, Bd. 2 Abth., p. 221, 1868.

—   (2). Société d'Ophth. d'Heidelberg.

—   (3). Ueber die Aderhautsarcome und die Herkunft ihres pigmentes. *Arch. f. Ophth.*, t. XLIV, Bd. 3. p. 683, 1897.

Leber et Krahnstöver. Ueber die bei Aderhautsarcome vorkommende Phthisis des Angapfels und ucher die Bedeutung von Verletzungen bei der Entstehung dieser Geschwulste. *Arch. f. Ophth.*, 45,2, p. 231, 1898.

Lebrun. Trois cas de tumeurs malignes intra-oculaires. *Annal. d'Ocul.*, t. LX, p. 199-280, 1868.

Leplat. Kyste séreux de l'iris. *Annales de la Soc. méd. chir. de Liège*, 1895.

Mackenzie (1). *Traité des maladies de l'œil*, t. II, p. 259 ; p. 300.
— (2). *Annales d'Ocul.*, 1856.

Malgaigne. *Gazette des hôpitaux*. 1841.

Max Maschke. Ein Beitrag zur Lehre der Aderhantsarcome, Inaug. Dissert. 1887. Kœnigsberg.

Masse. Kystes, tumeurs perlées et tumeurs dermoïdes de l'iris. Rôle du traumatisme et de la greffe dans la formation de ces tumeurs. Paris, Masson, etc., 1885. — *Soc. de chirurgie*, 1881. — *Congrès de Chirurgie*, 1885. — *Gazette hebdomadaire de Paris*, juin 1885.

Mayweg. Sarkom der Iris. *Ophthalm. Gesellschaflt. Heidelberg*, 1887.

Mende. Cysticerque dans la chambre antérieure. *Arch. f. Ophth.*, t. VII, 1, p. 122-126 et *Annales d'Ocul.*, 1863, p. 241.

Mengin. Décollement de la rétine symptomatique des tumeurs intra-oculaires. *Recueil d'Opth.*, février 1886.

Meyer. Traité des maladies des yeux, 4e édition, p. 288, 1895.

Meyerhof. Sarcome du corps ciliaire et de l'iris. *Klin. Monatsbl. f. Augenheilk.*, juin 1902.

Mikef. Leuco-sarcome de la choroïde. *Arch. of. Opht.*, vol. XXXI, p. 135-138.

Mitwalsky. Zur Kenntnis der Aserhantgeschwülste, *Arch. f. Augenheilk*, XXVIII, 4, p. 321, 1894.

Moissonnier (1). Sarcome de la choroïde péripapillaire. *Soc. franç. d'Opht.*, juin 1905.
— (2). Leuco-sarcome du c rps ciliaire. *Arch. d'Opht.*, janvier 1905, p. 144.

Monoyer. *Gaz. med. de Strasbourg*, 32e année, n° 1, juin 1872.

Monzon. Etude sur les kystes de l'iris. Th. de Paris, 1602.

Mules. Transact. Ophth. Soc. U. K., 1888.

Netleship. Opht. Hospit. Rep. 1872, p. 385 ; — 1875, p. 264 ; — 1876, p. 40.

Niesmanoff. *Arch. f. Ophth.*, Bd. XLII, 1896.

Nordenson. *Arch. f. Ophth.*, XXXI, 4, p. 59.

Noyes. Transact. of the Americ. *Ophth. Soc.*, 1880.

Oatman. Carcinome métastatique de la choroïde. *Amer. Journ. of the Med. sciences*, mars 1903.
— Kyste de l'iris. *Acad. de med. de New-York*, janvier 1904.

Oeller. Carcinome métastatique double de la choroïde. *Arch. f. Augenh.*, vol. LII, 1905, p. 121.

Oemish. Ueber das Sarkom der Regenbogenhaut. Inaug. Dissert. Halle, 1892.

Oliver. Mélano-sarcome de la choroïde. *Opht. Rec.*, 1901.

Oppenheimer. Beitrage zur Lehre von den Pigment bildung in melanvtischen Geschwulsten. *Virch. Arch.*, 106, 3, Heft., 1886.

Pagenstecher und Genth. Atlas der pathol. *Anat. d. Augen. Wiesbaden*, 1873.

Painblanc. Sarcome mélanique du tractus uvéal. *Soc. centr. de med. du Word*, mai 1903.

Pamard. *Annales d'Ocul.*, t. XXIX, p. 26, 1893.

Panas (1). Traité des maladies des yeux, t. II, p. 453 ; — t. I, p. 416.
— (2). Atlas d'anatomie pathologique de l'œil.
— (3). Sarcome choroïdien de la région de la macula avec propagation orbitaire. *Archives d'Opht.*, 1896, p. 465 ; p. 469 et suiv.

Panas et Remy. *Anat. path. de l'œil*, 1879, p. 59.

Panas et Rochon-Duvigneaud. Recherches anatomiques et cliniques sur le glaucome et les néoplasmes intra-oculaires. Paris 1898, p. 286, p. 329, p. 313, p. 302, p. 377.

Papillian. Thèses de Paris, 1883.

Parisotti. Tumeur rare endobulbaire. sarcome endothélial. *Soc. franc. d'Opht.*, 1895, p. 142.

Pearsons. Sarcome annulaire du corps ciliaire. *Arch. f. Opht.*, Bd. LV,S 351, 1903.

— Carcinome métastatique de la choroïde. *Opht. Hosp. Rep.*, janvier 1903.

— Sarcome de la choroïde. *Soc. d'Opht. du Royaume-Uni*, octobre 1904.

— Décollement de la rétine'dans le sarcome de la choroïde. *Klin. Monatsbl. f. Augenh.*, vol. XLIII, 1905.

Perrin et **Poncet.** Atlas d'anat. pathol. de l'œil, pl. XIV, Paris 1879.

Pflüger. Sarcome de la choroïde consécutif à un nœvus.

Poncet. Atlas d'anat. path., pl. XIV, fig. 2.

Powley (1). Leuco-sarcome de la choroïde. *Med. Record.*, septembre 1903.

— (2). Kyste séreux de l'iris, non traumatique. *Clin. Rep. of the New Amsterdam Eye and Ear Hosp.*, 1903.

Posey et **Schumway.** Sarcome alvéolaire de la choroïde. *Amer. of. Ophth. Journal*, janvier 1901.

Poulard. Mélano-sarcome de l'iris. *Soc. d'ophth. de Paris*, février 1905.

Quaglino. *Annales d'Oculistique*, 1871.

Raab. Beitrage zur pathologischen Anatomie des Auges. *Klin. Monatsbl.*, Bd. XIII, p. 239-257, 1875.

Recklinghausen. Lerhbuch.

Ribbert. Ueber das melanosark. *Zeigler's Beiträge*, XXI, p. 471, 1897.

Robinowicht. Un cas de cysticerque dans la chambre antérieure. *Westnich ophtalm.*, mai-juin 1886.

Rocher. Sarcome mélanique ossifiant de la choroïde. *Soc. de méd. de Rouen*, 1900, p. 34.

Rochon-Duvigneaud. Sarcome de la choroïde. *Soc. d'Opht. de Paris*, 12 avril 1904.

Rockliffe. Carcinome secondaire de l'œil. *Soc. d'Opht. du Roy. Uni*, juin 1902.

Rogman. Sarcome périthélial de l'iris. *Annales d'Ocul.*, t. 129, p. 6, 1903.

Rolland (de Toulouse). Extraction d'une tumeur mélanotique intra-oculaire par une incision de la sclérotique. *Recueil d'Opht.*, 1890, n° 1, p. 28.

Rosenweig. Ein fall von congenitaler seröser Iriscyste. *Beitrage f. Augenheilk*, 1894, fasc. XVI, p. 34-43.

Rothmund. Pathogénie des kystes de l'iris. *Société opht. d'Heidelberg*, 1871 et *Annales d'Ocul.*, 1872, p. 280.

Saint-Lager et **Hervier.** Etudes sur la mélanose de l'œil. *Annales d'Oculist.*, 1857.

Salomon. Transact. of the Opht. Soc., 1882, p. 263.

Salvioli. Etude clinique et anat. de deux cas de sarcome de la choroïde. *Amali di ottalmologia*, 1875.

Sattler (Hubert). Klinische Monatsbl. f. Augenh., 1875. — *Annales d'Ocul.*, 1876, p. 77, t. LXXVII.

Schieck (1). *Arch. f. Opht.*, 1898, t. XLV.

Schieck (2). Contribution à l'étude de la chorio-capillaire. *Arch. v. Graefe.* XLVIII, 2, 1899.

— (3), Le mélano-sarcome du tractus uvéal dans ses différentes formes. *Arch. f. Ophth.;* vol. LX, 1905, p. 377.

— (4). Existe-t-il véritablement un leuco-sarcome du tractus uvéal? *Soc. allemande d'Opht.*, XXXII° section, 1905.

Schiess. Angiome caverneux. *Arch. für Opht.*, XXX, IV, 3, p. 240.

Schiess-Gemusens. *Arch. f. Opht.*, XXXIV, 3, p. 240, 1888.

Schiess-Roth. Sarcome métastatique de la papille. *Arch. f. Opht.*, XXV, 2, p. 172, 1879.

Schirmer. Greiswald med. Beiträge, t. III.

Schmidt-Rimpler. Die Entstehung der Serösen Iriscysten. v. Grafe's *Arch. f. Opht.*, 1885.

Schweninger. Zeitschrift f. biologie, XI, S. 341 ; et *Centralbl. f. d. med. Wiss.*, n° 9.

Scimeni. Di un sarcoma melanotico de la chorioïdea. *Annali di ottalmol.*, XVII, p. 129, 1888.

SHEARS et STOCKDALE. Sarcome mélanique de la choroïde. *Med. and. Chir. Journ*, janvier 1904.

SICHEL (1). Sarcome de la choroïde avec atrophie consécutive, *Gaz. méd. de Paris*, 1867.
— (2). *Annales d'Ocul.*, t. XXVI, p. 148.

SICHEL.. Fig. 4 et 5, pl. LXXII de l'Iconographie, p. 705 et suiv. du texte (3).

SNELL.. Transact. of the Opht. Society. U. K., 1888, p. 87, p. 125, 1888.

SOELBERG-WELLS. *The Lancet* 1870; *Annales d'Ocul.*, 1870.

SPENCER WATSON. *British Med. Journ.* 1872, 12 avril : et 1877, 28 avril *Annales d'Ocul.*, 1877.

STEFFENS. Angiome de la choroïde. *Klin. Monatsbl. f. Augenh.*, août-septembre, 1902.

STOCK. Tumeur épithéliale de l'iris. *Klin Monatsbl. f. Augenheilk.*, avril 1905, p. 503.

STOEBER (1). Nature cancéreuse de la mélanose de l'œil. *Annales d'Ocul.*, 1853.
— (2). *Gaz. hebd.* 1865, p. 55; *Soc. opht. d'Heidelberg*, septembre 1864; *Annales d'Ocul.*, 1865, t. LIV, p. 79.

STOLTING. Die Enstehung seröser Iriscysten. V. *Graefe Arch. f. Ophth.*, 1885, Bd. XXXI, No 3.

SYMENS. *Klin. Monatsbl. f. Augenheilk.*, novembre 1901, p. 863.

TAILOR. Annali di Ottalmologia, 1894, p. 51.

TAVIGNOT. La mélanose est-elle un cancer ? *Annales d'Ocul.*, 1853.

TERRIEN. Sarcome d'origine traumatique. *Archiv. d'Opht.*, 1879, p. 475.
— Kyste séreux de l'iris. *Soc. anat. de Paris*, 4 octobre 1901.
— Etude sur les kystes de l'iris. *Archiv. d'Opht.*, t. 21, p. 631, 1901.

TREACHER-COLLINS (1). On the pathologie of intra-ocular cysts. *Royal London opht., Hosp. Reports*, vol. XIII, part. I.
— (2). Epithélial implantation cyste of the cornea. *Ophtalm. Soc. Transact.*, v. XII.

TROTTER. Mélanose de l'œil, du foie, etc. *Medical Times*, février 1854, et *Annales d'Ocul.*, 1856.

UHTHOFF. *Berliner Klin. Wochenschrift.* 22 octobre 1883.

VAN DUYSE. Sarcome choroïdien de la région de la macula avec propagation orbitaire. *Archiv. d'Opht.*, p. 657, 1896.

VEASSEY. *Société de méd. de Philadelphie*, janvier 1905.

VERHOEF. Sarcome de la choroïde. *Arch. of Ophth.*, 1904, p. 241.

VERHOEF et LORING. Sarcome épibulbaire primitif, invasion secondaire du tractus uvéal. *Arch. of Ophth.*, t. 23, p. 97, 1903.

VIRCHOW. Pathologie des tumeurs, t. II, p. 278, 1863.

VON GROSZ. Le sarcome du tractus uvéal. Orvosi Hetilap Szemestret, 1896, no 1.

VOSSIUS. *Archiv. f. Opht.*, XXIX, 4, p. 125.

WALDEYER. *Virchow's Arch.*, Bd. 41.

DE WECKER (1). De la dégénérescence cystoïde de l'iris. *Annales d'Ocul.*, t. LXX, 1873, p. 34.
— (2). *Traité d'Ophtalmologie*, t. II, p. 356, p. 477.

WEINBERG. Kyste de l iris. *Recueil d'Opt.*, juillet 1882.

WERNES. Sarcome du tractus uvéal. *Société d'Optalm. du Royaume-Uni*, 8 juin 1905.

JOHN WINDSOR. Un cas de cysticerque dans la chambre antérieure. *Opth. Hosp. Reports*, no IV, p. 322-324.

WINTERSTEINER. Des kystes traumatiques de l'iris. *Soc. ophthal. d'Heidelberg*, septembre 1900.

WOLFE. *Medical Times*, 1880, p. 504.

MALADIES DU CORPS VITRÉ

Par M. ROHMER (de Nancy).

CHAPITRE PREMIER

HYALITE OU INFLAMMATION DU CORPS VITRÉ

L'inflammation du corps vitré peut être due à des causes multiples et se présenter sous des formes ou des aspects différents. Cliniquement, on a occasion de l'observer souvent, l'hyalite étant une complication fréquente des lésions inflammatoires de l'œil, ou plutôt de certaines membranes ; les travaux n'abondent cependant pas sur ce point de la question. Plus nombreux sont ceux qui ont trait à l'anatomie pathologique de l'inflammation du vitré, et encore, la plupart ne datent que de ces dernières années, et ont été publiés par Coccius, Pagenstecher, Schmidt-Rimpler, Weber, Haensell, Rindfleisch, Wagenmann, E. Berger, etc.

En somme, aucun travail d'ensemble n'a été publié sur la question, et c'est surtout dans les complications vitréennes dues aux rétinites, choroïdites, cyclites, etc., que l'on trouve les documents nécessaires à la constitution de ce chapitre.

Au point de vue de la physiologie pathologique, aussi bien que de la clinique, l'hyalite peut se présenter sous trois aspects différents : la liquéfaction, la condensation ou sclérose (rétraction) et la suppuration (DE WECKER). Ces trois formes ne sont pas des phases distinctes d'un même travail d'évolution ; ce sont des formes différentes qui aboutissent la plupart du temps à la perte de l'organe, mais par un mécanisme différent. L'étiologie non plus n'est pas tout à fait la même pour chacune de ces trois formes.

Symptômes. — Il est impossible d'établir la symptomatologie de la première forme d'hyalite, celle qui aboutit à la *liquéfaction* de ce tissu ; compliquant généralement les phlegmasies chroniques de la rétine et de la choroïde, principalement la scléro-choroïdite myopique maligne, la lésion du vitré n'apparaît qu'aux périodes ultimes de l'évolution de ces maladies profondes de l'œil. Quelques troubles légers, flocons et poussières circulant dans le vitré, visibles surtout au miroir plan, pourront simplement faire soupçonner l'état de liquéfaction commençante du corps vitré.

Beaucoup plus précise est la symptomatologie des deux autres variétés d'hyalite.

L'*hyalite condensatrice* et la *suppuration limitée* du vitré présentent presque le même aspect clinique, et ne se différencient l'une de l'autre que par la coloration gris argentée dans la première, jaunâtre dans la seconde.

Lorsqu'un corps étranger aseptique a pénétré dans l'œil à travers la partie antérieure de la sclérotique le cristallin resté intact permettant facilement l'examen des milieux profonds de l'œil, on voit au bout de quelques jours, tout le long du chemin qu'a parcouru le corps étranger, se produire d'abord une opacité poussiéreuse, qui devient plus intense surtout autour du corps étranger lui-même ; celui-ci finit par disparaître dans l'exsudat, lequel continue à se rattacher au point de la pénétration par le cordon fibreux devenu plus apparent ; ce cordon peut être double, quand le corps étranger a ricoché sur le fond de l'œil. D'autres fois, le travail de condensation du vitré est moins intense, et partant, moins apparent ; on voit alors une auréole transparente persister longtemps autour du corps étranger, auréole occupée par la vitrine transparente (H. Pagenstecher).

A la lumière oblique, mieux encore qu'à l'ophtalmoscope, il est facile de voir, lorsque la pupille est suffisamment dilatée, la zone blanchâtre (véritable cordon d'attache) qui traverse le vitré ; ce tissu de néo-formation tire fortement sur le blanc, et parfois prend l'aspect de l'argent fraîchement fondu (de Wecker).

Quand la suppuration est imminente, l'aspect de la traînée opaque devient jaunâtre. En même temps, le globe oculaire qui était presque d'apparence normale avec la lésion précédente, montre une légère injection périkératique en même temps qu'une sensibilité assez prononcée à la pression sur la région ciliaire ; quelques élancements douloureux spontanés dans l'œil et dans la région péri-oculaire, permettent aussi de pressentir le début de la suppuration.

Hyalite condensatrice et hyalite à suppuration limitée évoluent à peu près de la même façon : que ces variétés soient la conséquence de la pénétration d'un corps étranger, ou qu'elles soient produites (la forme suppurée surtout), à la suite d'une hernie du vitré et de son enclavement dans une plaie de la cornée ou de la sclérotique, les accidents peuvent se calmer pendant un certain temps, au moins en apparence. Mais la rétraction continue son œuvre, renforcée parfois de poussées cyclitiques plus ou moins intenses, et la désorganisation du vitré ne tarde pas à devenir complète. Transformation fibreuse, décollement rétinien, atrophie de l'œil, sont les diverses étapes de l'évolution de la lésion. S'il s'est produit du pus, celui-ci peut ou s'enkyster ou se résorber, et produire quand même la condensation fibreuse du vitré ; ou bien une suppuration généralisée peut éclater, qui, en quelques heures, transformera le vitré en un bourbillon purulent unique.

Quant à la *suppuration totale* du vitré, qu'elle soit d'origine endogène, ou qu'elle provienne d'une infection extérieure, la plupart du temps sa symptomatologie se confond avec la suppuration d'autres membranes (choroïde, rétine, corps ciliaire, etc.) ; le plus souvent, on aura sous les yeux le tableau de la panophtalmie, œdème des paupières, chémosis avec injection intense de la conjonctive, protrusion avec mouvements douloureux du globe, aspect jaunâtre de la pupille, douleurs spontanées péri-orbitaires et douleurs à la pression sur l'œil lui-même. Quand on ouvre le globe, pour faire une éviscération, ou toute autre opération, on retire, avec la pince, tout le corps vitré, pris en masse, d'aspect jaunâtre, bourbillonneux, les autres membranes restant facilement en place ; ceci se produit surtout quand le vitré est envahi brusquement par la suppuration.

D'autres fois cependant, l'hyalite suppurée n'emprunte pas un appareil symptomatique aussi intense, il arrive, en effet, principalement dans les hyalites suppurées d'origine endogène (la grippe nous en a fourni maints exemples), que l'œil se perd presque à l'insu des malades, surtout s'il s'agit d'enfants ; l'entourage est alors frappé seulement par l'aspect jaunâtre de la pupille ; mais extérieurement, pas d'injection, pas de sensibilité à la pression ou spontanément. Il est difficile de savoir ce que deviennent pareils yeux, lorsqu'ils sont abandonnés à eux-mêmes, la plupart du temps l'énucléation ayant été pratiquée très peu de temps après l'apparition du mal.

Étiologie. — D'une façon générale, on peut aujourd'hui affirmer que l'hyalite, pas plus que les inflammations d'autres tissus ou milieux de l'économie, n'est spontanée ; elle est toujours le résultat d'une irritation ou d'une infection. Or, cette dernière peut venir soit de l'intérieur, par la voie sanguine, soit de l'extérieur grâce à la pénétration d'un germe septique à travers une solution de continuité du globe oculaire.

D'où, au point de vue étiologique, deux sortes d'inflammations vitréennes les unes *d'origine endogène*, les autres nettement *de cause interne*.

Les hyalites *d'origine endogène*, dont la cause et l'évolution sont souvent intimement liées à des lésions rétiniennes et choroïdiennes de même nature, et dont elles ne sont souvent que des complications ou des conséquences, peuvent être dues : au typhus, à la méningite cérébro-spinale, à la fièvre puerpérale, à la suppuration du cordon chez le nouveau-né, à la pneumonie, et à la grippe ; exceptionnellement, on a signalé la scarlatine grave, la variole confluente, le phlegmon érysipélateux, la pustule maligne, la pyohémie chirurgicale, l'endocardite ulcéreuse, la fièvre typhoïde, et même le choléra asiatique (PANAS) ; toutes causes, en un mot, capables de donner lieu à des embolies septiques et susceptibles d'infecter d'abord la choroïde et la rétine ; la suppuration est ici presque la règle.

Les hyalites *d'origine extérieure* sont toujours consécutives à des solutions de continuité du globe oculaire à travers lesquelles ont été introduits les germes septiques qui ont donné lieu à l'inflammation vitréenne, ou les corps irritants aseptiques qui, par leur seule présence, donnent lieu à l'altération non suppurative du vitré.

Parmi les micro-organismes ainsi introduits, on rencontre le plus fréquemment le streptocoque (Wagenmann), le staphylocoque (Witwalsky), des diplocoques encapsulés (Herenheiser), etc.

Les causes immédiates de l'infection sont en première ligne, les plaies pénétrantes de l'œil, compliquées ou non de la présence dans le vitré de corps étrangers septiques ou aseptiques; la hernie du tissu vitréen à travers une plaie opératoire ou accidentelle, l'infection pouvant alors se faire dès les premiers moments de l'accident, ou plus tard, après cicatrisation et enclavement du vitré dans la cicatrice. Dans toutes ces variétés étiologiques, la la lésion vitréenne sera ou plastique ou suppurative, suivant la nature et surtout suivant la virulence du germe septique, cause de l'inflammation. Au même titre peuvent agir les entozoaires sous-rétiniens ou vitréens, les décollements rétiniens, les tumeurs intra-oculaires, etc., qui finissent toujours par amener des troubles de nutrition du corps vitré et par y provoquer des phénomènes d'inflammation endoplastique, qui à la longue amènent la rétraction et la désorganisation du vitréum. Cependant les lésions spontanées de la choroïde (diverses variétés de choroïdites) et de la rétine (décollements, tnmeurs, entozoaires), toutes affections non septiques, provoqueront plus souvent le ramollissement du vitré que sa sclérose et surtout sa suppuration.

Wagenmann a décrit 13 cas de la clinique du professeur Leber, dans lesquels, depuis quelques mois, jusqu'à nombre d'années après la guérison complète des plaies opératoires ou de prolapsus iriens, il survint une infection grave de l'œil amenant sa perte. Dans un seul cas tout récent, Leber réussit à arrêter la marche progressive du processus suppuratif à l'aide d'une thermo-cautérisation du foyer infectieux, limité encore à la cornée, mais qui avait déjà causé, probablement par l'influence des produits pathogènes des microbes, une altération du corps vitré et une diminution sensible de la perception lumineuse.

Parmi les opérations, l'extraction de la cataracte avec cicatrisation cystoïde et l'iridectomie anti-glaucomateuse, après un intervalle plus ou moins long étaient les opérations le plus communément suivies de l'infection tardive de l'œil.

Dans le cas d'infection tardive, commençant par la suppuration, Wagenmann a vu celle-ci se transformer de bonne heure en une inflammation séro-plastique avec conservation de l'œil. Il s'agit donc ici de cas abortifs.

Quoi qu'il en soit, dans tous les yeux examinés, Wagenmann a trouvé des micrococci à l'intérieur de l'œil. La suppuration prenait toujours son point de départ dans la cicatrice; là aussi il y avait toujours des foyers de microbes.

Comment les microbes ont-ils pu arriver à cet endroit? Trois hypothèses sont plausibles:

1º Ils ont pu pénétrer dans la plaie alors qu'elle était récente et y rester inactifs pendant un laps de temps plus ou moins long; 2º ils ont pu envahir le locus minoris resistentiæ que forme la cicatrice, à travers le système sanguin ; 3° ils ont pu s'établir dans la cicatrice par une infection nouvelle.

WAGENMANN a démontré l'impossibilité des première et deuxième hypothèses ainsi que l'avaient déjà fait VALUDE et DESPAGNET, et il admet avec ceux-ci la troisième manière de voir en faveur de laquelle parlent les faits anatomiques et cliniques.

Presque toujours le corps vitré touchait immédiatement à la cicatrice. C'est pourquoi une simple infection qui, d'ailleurs, n'aurait amené qu'une kératite à hypopion, causait de suite une suppuration du corps vitré et une panophtalmie.

Dans quelques cas, le traumatisme infectieux secondaire peut être constaté à coup sûr.

Dans un cas où la panophtalmie de l'un des yeux fut suivie d'une ophtalmie sympathique de l'autre, WAGENMANN put vérifier les données de DEUTSCHMANN. Il trouva des microbes le long de la gaine du nerf optique vers lequel ils s'étaient propagés, et à travers le corps vitré, en passant par le tissu épiscléral autour du bulbe (WAGENMANN).

Anatomie pathologique. — Ainsi que nous l'avons déjà dit, le processus de désorganisation inflammatoire du corps vitré peut aboutir à trois termes différents, suivant son intensité, ou suivant sa virulence ; on aura ainsi successivement : la *liquéfaction*, la *condensation* ou la *suppuration* (DE WECKER).

Le premier terme de cette désorganisation : la *liquéfaction* est surtout consécutif aux lésions chroniques chorio-rétiniennes. Il se produit alors une migration plus ou moins active de cellules qui, partant des membranes malades et traversant les couches périphériques du vitré, suivront la trame conjonctive de celle-ci, la détruiront, se transformant elles-mêmes en physaliphores, et finalement produiront la liquéfaction du tissu vitréen. Il est évident que ce vitréum ainsi liquéfié doit se résorber à la longue, et permettre la rétraction de la coque oculaire.

Il est probable qu'il se passe là quelque chose d'analogue à ce que l'on observe dans le corps vitré de certains vieillards, où l'on voit se développer des cavités en dedans du tissu du vitré, cavités souvent multiples ou qui s'agrandissent par leurs réunions réciproques, et n'ayant pas de parois bien limitées ; elles sont dues probablement au ramollissement du corps vitré. Ce ramollissement serait dû à une augmentation de transsudation du liquide nutritif dans le corps vitré qu'on peut rencontrer en présence d'une synéchie antérieure, par exemple (ULRICH). Pendant que la substance intercellulaire se raréfie, la prolifération des cellules du corps vitré est causée par la transsudation. Le réseau fibrillaire contenant des cellules dans ses nœuds se fait très distinctement reconnaître à cause de la diminution de la substance inter-cellulaire et de l'augmentation des cellules du corps vitré ; on ne peut observer ce réseau à l'état normal dans le vitré (E. BERGER).

Une forme plus intense que la précédente, quoique chronique encore dans son évolution, aboutit à l'*hyalite condensatrice ;* ici, les cellules immigrées, au lieu d'aboutir à la liquéfaction, et d'être éphémères dans leur

existence, aboutissent à un stade plus avancé, et deviennent cellules conjonctives. A l'encontre de la forme précédente, on voit ici des opacités se
former dans le vitré, et peu à peu, le tissu cellulaire jeune acquérir les qualités qu'il a à l'état adulte, lesquelles se traduisent surtout par la rétraction
qui amène finalement la condensation du corps vitré. C'est surtout autour des
corps étrangers aseptiques qu'on voit se produire cette transformation ; les
germes pouvant donner lieu à une inflammation plus violente font défaut,
mais, par sa seule présence dans le vitré, le corps étranger aseptique irrite
celui-ci et produit autour de lui la rétraction condensatrice, phénomène
normal, en pareil cas, destiné à produire l'enkystement du corps étranger. La
rétraction ultime du vitré finit par entraîner à sa suite la rétine qui se décolle
et se fusionne à la longue avec le cordon cicatriciel que représente le vitré
condensé.

Une circonstance, autre que la présence d'un corps étranger aseptique,
pouvant donner lieu à de l'hyalite condensatrice se produit en cas d'enclavement du vitré dans une plaie scléroticale ou cornéenne, traumatique ou
opératoire. On voit alors, au microscope, très peu de temps après l'accident,
la partie prolabée du vitré se troubler par immigration de cellules venant soit
de la choroïde, soit même de la conjonctive (DE WECKER) ; ordinairement il
s'y développe une forme lente d'hyalite conduisant à l'élimination des parties
prolabées par liquéfaction, puis à la condensation du pédicule du prolapsus
qui se transforme en cordon cicatriciel ; le processus ultérieur est absolument
celui que nous venons de décrire autour d'un corps étranger.

Une néoformation des vaisseaux sanguins provenant des prolongements
des capillaires du corps ciliaire de la rétine et de la papille optique, précède
parfois la transformation du vitré en tissu fibreux.

DURAND affirme avoir trouvé, dans un cas de prolapsus du corps vitré
produit par l'extraction de la cataracte, des vaisseaux néoplastiques dans le
corps vitré, vingt-deux heures après l'opération. IWANOFF a observé douze
jours après le développement du prolapsus du corps vitré des vaisseaux sanguins situés dans le corps vitré, vaisseaux qui communiquaient avec ceux de
la conjonctive. Ces vaisseaux néoplastiques forment un réseau irrégulier, et
leurs parois sont pour la plupart couvertes de cellules pigmentées sphéroïdales
ou stellaires. Il n'est pas rare de trouver des hémorragies dans le voisinage
des vaisseaux ; quelquefois elles sont très étendues (BERGER).

Les altérations qui apparaissent ensuite dans le corps vitré, la transformation en un tissu connectif contenant beaucoup de noyaux, ont été très exactement décrites par MÜLLER, SCHWEIGGER et SCHIESS-GEMUSEUS. Pendant que ces
masses fibreuses dans quelques parties du corps vitré présentent un tissu compact, elles sont, dans d'autres parties, constituées par un réseau mince à mailles
serrées (PAGENSTECHER).

Quelquefois on observe près des petites cavités du tissu aréolaire des
kystes irréguliers remplis d'un liquide albuminoïde. Dans certaines parties
le tissu fibreux du corps vitré a une forme en éventail. Ensuite le corps vitré
présente un aspect semblable à celui du tissu cicatriciel. Pendant ces trans-

formations, les parois sanguines apparaissent épaissies par l'inflammation ;
puis les vaisseaux se transforment en faisceaux tendineux ; et enfin, ils
peuvent devenir le siège de dépôts calcaires qui se trouvent aussi dans le tissu
cicatriciel (E. Berger).

La *suppuration* du vitré, phase extrême de l'irritation de ce tissu, et provoquée par des germes infectieux, peut cependant se présenter sous deux
formes : une forme limitée et une forme généralisée. La présence des germes
septiques provoque une diapédèse tellement intense, que le tissu propre se
trouve rapidement détruit, étouffé par l'invasion.

Pour étudier le développement du pus dans l'inflammation du corps vitré,
ce sont les yeux affectés d'irido-cyclite qu'il convient d'examiner de préférence ; mais ce développement ne peut bien s'observer que dans les premières
périodes de la maladie (E. Berger).

D'après Coccius, le pus se développerait au dépens des cellules épithéliales
du corps vitré ; d'après Weber, il est produit par la prolifération des cellules
du corps vitré, ce qui est aussi l'avis de Haensell et Heitzmann. Berlin n'a
trouvé aucune altération dans les cellules du corps vitré indiquant le développement du pus au dépens des cellules du vitré, tandis que Weld et Bock
ont observé la prolifération de ces cellules dans l'hyalite. Pour Pagenstecher,
le duc Charles-Théodore de Bavière, Schmidt-Rimpler et Berger, le pus proviendrait directement des vaisseaux sanguins. En effet, dans les préparations,
ou n'observe que très rarement l'augmentation des noyaux dans les cellules
du corps vitré. Dans la périphérie du corps vitré, les cellules du pus se
trouvent, dans quelques parties, peu nombreuses ; mais au centre du corps
vitré, on trouve très fréquemment des cellules du pus sur une certaine étendue.
Il semble aussi que les cellules du pus pénètrent dans les cellules du corps
vitré. On ne peut expliquer ces altérations autrement que par le développement du pus provenant des vaisseaux (E. Berger).

Dans quelques parties, on reconnaît encore très nettement les cellules du
corps vitré et leurs prolongements. Le nombre des noyaux est augmenté ;
il est de deux à trois. Dans une préparation de E. Berger, faite dans la partie
postérieure du corps vitré, ce dernier se trouve transformé en une masse de
cellules du pus et en un liquide albuminoïde. On peut observer en dedans de
cette masse quelques cellules sphéroïdales pigmentées ; quelquefois elles se
trouvent amassées en groupes ; autour des vaisseaux néoplastiques, elles sont
particulièrement nombreuses. Il est parfois possible, en effet, de voir aussi
un commencement de développement de vaisseaux, mais pas de traces de
transformation en un tissu fibreux (Berger).

On peut encore observer aussi parfois des restes des lamelles du corps vitré.
Les lamelles apparaissent en partie dans la coupe transversale optique, en partie dans la coupe micrographique, comme des lignes irrégulières onduleuses.
Mais par les diverses positions des vis du micromètre, on peut reconnaître
que ces lignes de la coupe transversale optique bien colorées par le carmin
ne correspondent qu'à un petit nombre de lamelles fortement pliées. Les
lamelles contiennent un grand nombre de stries longitudinales très étroite-

ment serrées, comme on peut aussi l'observer dans le corps. vitré normal.

HAENSELL a pratiqué chez le lapin, le chat et le chien des expériences multiples sur l'histologie ou l'histogenèse des tissus pathologiques qu'on trouve parfois dans le corps vitré. Il a acquis la conviction que le corps vitré n'est pas une masse sans structure et qu'il contient les résidus des cellules qui ont servi à son développement embryonnaire. Ces résidus n'apparaissent que sous l'influence des irritations et sont alors la cause de la formation des cellules purulentes et des abcès. Comme moyen d'irritation, il s'est servi de fils épais de coton, traversant le bulbe des animaux. Quelquefois, comme moyen de contrôle, il a employé un autre genre d'irritation mécanique, ou l'irritation produite par des substances chimiques, ou bien encore l'irritation provoquée par le dépôt de pus septique, au moyen d'une seringue de **Pravaz**, nettoyée et désinfectée. Ces divers moyens ont toujours provoqué les mêmes effets. Chaque stade était d'ailleurs parcouru d'autant plus rapidement que l'irritation avait été plus forte. HAENSELL a énucléé les bulbes irrités à des époques successivement éloignées des débuts de l'irritation. Il examinait immédiatement une partie de ces bulbes ; l'autre était soumise à un examen ultérieur, après avoir été plongée dans une solution légère d'acide chromique ou d'alcool. Il a trouvé, dans ces deux cas, le même aspect microscopique.

Si l'on examine un bulbe soumis à une irritation qui dure une demi-heure, on aperçoit déjà à l'œil nu, dans le voisinage immédiat du fil, un trouble léger qui se perd spontanément et peu à peu dans le corps vitré resté transparent. Après une irritation d'une heure, ces troubles sont plus étendus. La totalité du corps vitré est troublée après une irritation de cinq ou six heures. Après douze à seize heures, on trouve un foyer circonscrit d'une blancheur de lait, qui va se ramollissant et se liquéfiant de la vingt-quatrième à la trentième heure. On a alors un véritable abcès.

Au microscope on constate : 1° que, dans ce corps vitré, sans structure apparente, il se forme d'abord un réseau de mailles fixes, dont les points d'intersection contiennent des corpuscules brillants ; 2° que le gonflement des mailles produit le rétrécissement des interstices ; 3° que ces mailles prennent un aspect granuleux et qu'elles se fondent en une masse entourant un noyau cellulaire, résultat du développement graduel des corpuscules brillants. HAENSELL en conclut qu'il s'est formé une véritable cellule. Il lui a semblé aussi que la suppuration n'était pas toujours la terminaison du processus inflammatoire. Les cellules se transforment parfois en une substance paraissant uniforme et sans structure, comme le corps vitré normal, ainsi qu'il a pu l'observer dans des yeux ayant subi un traumatisme du corps vitré. Il existe une ressemblance frappante entre le corps vitré irrité et le corps vitré normal des embryons et des jeunes sujets, mais dans un ordre renversé.

Lorsque la suppuration reste limitée, elle peut se localiser, s'enkyster par irritation du tissu de voisinage, de telle sorte qu'il se produit une séparation entre le tissu malade et les parties restées saines ; une véritable enveloppe isole l'abcès, par hyalite condensatrice, à tel point que le pus peut plus tard se résorber; il n'en persiste pas moins un cordon cicatriciel rétractile qui désorganisera le restant du vitré.

Lorsque la suppuration, grâce au degré extrême d'infection, a gagné la totalité du vitré, elle ne reste pas limitée à ce dernier, mais envahit rapidement les membranes voisines, rétine et tractus uvéal, et la panophtalmie est constituée : ce serait le staphylocoque aureus et albus qui serait, en pareil cas, le principal coupable (WAGENMANN).

La suppuration peut survenir aussi à la suite d'infection générale (influenza, méningite cérébro-spinale, fièvre puerpérale); avec une faible réaction, le vitré est rapidement envahi par un pus louche et crémeux; ailleurs, avec une allure bénigne, comme à froid, le vitré après avoir été troublé peut s'éclaircir et la vision mieux se rétablir par disparition du pus. En pareil cas, on admet qu'au lieu d'avoir affaire à des rétino-choroïdites septiques d'origine embolique, il s'agit de suppurations toxiques (leucémie, albuminurie, anémie pernicieuse), et alors le vitré, bien que jumenteux au point de simuler la suppuration, ne contient ni microbes, ni globules purulents (PANAS).

D'autres fois, l'œil peut être, par suite de lésions déjà anciennes, un lieu de moindre résistance, qui favorise la culture des micro-organismes amenés par le sang; c'est ainsi que PANAS cite le cas d'un ancien angiome fibromateux de l'orbite qui suppura dans le cours de la fièvre typhoïde; la collection purulente contenait exclusivement des bacilles d'EBERTH.

Des corps étrangers oxydables logés dans le vitré provoquent très souvent la suppuration, alors même qu'ils sont aseptiques; il s'agit là d'une propriété chimique spéciale que possèdent, entre autres, le mercure, le cuivre, le nitrate d'argent, l'essence de térébenthine, et diverses ptomaïnes qui, injectées dans les tissus vivants, provoquent de la suppuration, sans qu'il soit besoin de la présence de microorganismes; ces faits ont été mis en relief par LEBER, qui est aussi parvenu à isoler des produits microbiens cristallisables qu'il appelle *phlogosines* et qui donnent lieu à une inflammation vive.

Le foyer d'infection ou d'irritation jouit d'une propriété d'attraction sur les globules blancs et favorise ainsi leur diapédèse ; cette propriété reconnue dans les plantes par PFEFFER a été appelée depuis *chémotaxie*. Comme METSCHNI-KOFF, BUSCHNER et HESS, LEBER a constaté nettement pour les leucocytes cette même chémotaxie et leur pouvoir phagocytique.

De son côté, RINDFLEISCH, en injectant antiseptiquement dans le vitré une goutte de mercure pesant 20 centigrammes, produisit de l'hyalite suppurée, qui, au bout de vingt-quatre heures, s'accompagna d'hypotonie manifeste et aboutit finalement à la phtisie du globe. L'auteur attribue l'hypotonie au ratatinement du vitré, et non au corps ciliaire et à l'humeur aqueuse, relativement peu altérés.

Ainsi peuvent donc s'expliquer ces destructions de corps vitré dues à la présence de corps étrangers aseptiques, soit qu'il s'agisse de rétraction chronique, lente, soit qu'au contraire, un envahissement rapide du vitré par les globules de pus, amène la perte rapide de l'intégrité de ce tissu.

Disons, en terminant, que le corps ciliaire ou le vitré ne sont cependant pas forcément solidaire l'un de l'autre, et l'un peut être atteint d'inflammation suppurative sans que l'autre le soit. STRAUB (d'Amsterdam) a inoculé par la cornée, en enlevant le cristallin, le corps vitré de lapins. Il s'est déclaré une hyalite pure, avec leucocytes dans le corps vitré et dans la rétine. En inoculant par la choroïde, il a obtenu une infection de l'uvée seulement, sans participation du corps vitré. Chez trois malades qui tous avaient eu une uvéite causée par ophtalmie sympathique, l'on trouva, à l'examen anatomique des bulbes énucléés, une uvéite pure, avec corps vitré intact.

Pronostic. — Toute lésion inflammatoire du vitré est toujours d'un pronostic sérieux, parce que, si faible qu'elle soit, elle peut, tout d'abord, compromettre la vision, et plus tard amener la désorganisation complète du tissu vitréen et partant du globe de l'œil lui-même.

Inutile de rappeler ce que nous avons dit au sujet de la condensation fibreuse du vitré qui aboutit presque toujours au décollement rétinien complet; quant à la suppuration vitréenne, même limitée, elle est d'un pronostic trop sérieux pour qu'on puisse dans la plupart des cas, même espérer conserver le globe oculaire lui-même.

Traitement. — Le traitement de l'hyalite, quelle que soit sa forme, est celui de la lésion causale qui lui a donné naissance. Un corps étranger du vitré sera extrait, une plaie risquant de provoquer l'infection sera obturée par la suture conjonctivale, etc. On pourra essayer d'arrêter la suppuration commençante par des injections sous-conjonctivales, malheureusement sans grand espoir de succès. La suppuration vitréenne constituée, il ne reste plus qu'à pratiquer l'exentération ou l'énucléation suivant les cas. Contre les hyalites d'origine endogène, on est encore actuellement complètement désarmé.

BIBLIOGRAPHIE

BERGER (E.). Anatomie normale et pathologique de l'œil. Paris. O. Doin, 1839.

BEAUREGARD. De l'hyalite suppurée. *Progrès médic.*, p. 492, 1880.

BRAILEY. Seven cases of suppurative hyalitis. *Opht. Hosp. Rep.*, X. 2, p. 225 et 269, 1881

CHAUVEL. Hyalitis. Études ophtalmologiques. *Rec. d'opht.*, juillet 1893.

COCCIUS. Ueber das Gewebe und die Eutzündung des menschlichen Glaskörpers. Leipzig In-8° 1860.

DURAND. Des vaisseaux de nouvelle formation dans une hernie du corps vitré. *Gaz. méd de Paris,* n° 14, 1877.

GAYET. Le pronostic des blessures du corps vitré. *Lyon médic.*, oct. 1876.

GIRARD. Hyalitis et choroïdite séreuse. *Rev. trim. d'opht. pratique,* p. 6, oct. 1883. Draguignan (Var).

GRAEFE (A. v.). Ueber das acute Entstehen von Glaskörpertrübungen bei Irido-Choroïditi Arch. f. Opht., t. II. p. 230, 1855.

HAENSELL. Recherches sur le corps vitré. *Bull. de la Clin. des Quinze-Vingts,* t. I, n° p. 162, sept.-déc. 1883. — *Id.* p. 33, n° 1, janvier-mars 1887.

HASNER. Zur Geschichte des Glaskörpers und der Glaskörperentzündung. *Prager Viertel-jahrschr.* CVI, p. 1, 1870.

HUTCHINSON. Spontaneous suppuration of vitreous ineyes. *Med. Times and Gaz.*, n° 45, p. 516, 1872.

JACOBY. Un cas d'abcès partiel du corps vitré. *Müncher med. Wochensch.*, n° 27, 1891.

LEBER. Die Entstehung der Entzündung, p. 478. Leipzig, 1891.

OVIO. Les injections de sublimé dans le corps vitré, étude expérimentale. *Ann. di Ott.*, anno XX, 1891, p. 80.

PAGENSTECHER. Zur Pathologie des Glasköspers. *Arch. f. Augen. und Ohrenheilk.*, t. I, 2, p. 1, 1870.
— Ueber Glaskörperentzündung. *Sitzungsbericht der Opht. Gesellsch. zu Heidelberg.* 1878, p. 100.

POUSSON. *Archives d'Opht.*, 1881, t. I, p. 174.

RINDFLEISCH. *Arch. f. Opht.*, XXXVIII, 2, p. 221, 1892.

SCHMIDT-RIMPLER. Ueber Glaskörperentzündung, *Bericht der opht. Gesellsch. zu Heidelberg*, p. 100, 1878.

STRAUB. Inflammation du corps vitré et de l'uvée. *Soc. opht. de Heidelberg*, 1896.

TROMPETTER. *Klin-Monatsbl. f. Augenheilk.* 1880.

WAGENMANN. Ueber die von Operationsnarben und vernarbten Irisvorfällen ausgehende Glaskörpervereiterung. *Graefe's Arch.*, XXXV, 4, p. 116.
— Weitere Mittheilungen über die von vernarbten Irisvorfällen ausgehende Glaskör-pereiterung *Graefe's Arch.*, XXXVIII, 1, p. 171 et 2, p. 147.

WATSON. Case of idiopathic Hyalitis. etc. *Lancet*, p. 595, 1873.

WEBER. Ueber den Bau des Glaskörpers und die Pathologie, namentlich die entzünlichen Veränderungen desselben. *Annal. f. path. Anat.*, t. XIX, p. 367, 1860.

CHAPITRE II

CYSTICERQUE DU VITRÉ

Le cysticerque de l'œil est une affection rare en certains pays, et particulièrement en France. Cette maladie parasitaire n'a encore été signalée en Belgique qu'une seule fois ; rare aussi en Angleterre, où il a été décrit par Sœlberg Wells, le cysticerque l'est tout autant qu'en France : Galezowski et de Wecker n'ont vu, à Paris, sur des milliers de malades, que deux de ces entozoaires : Desmarres, Follin, et A. Sichel en ont observé une seule fois.

Il n'en est pas de même dans l'Allemagne du Nord, où sa fréquence est extrême, et tient à l'énorme quantité de viande de porc crue consommée dans ce pays. Ce parasite est plus rare en Autriche, en Hollande et au Danemark.

Nous décrirons, dans ce chapitre, les cysticerques *sous-rétiniens* en même temps que ceux *du corps vitré* ; les premiers, en effet, après un temps plus ou moins long, font irruption dans le vitré, et ne peuvent plus être distingués alors de ceux primitivement développés dans ce milieu, aussi bien au point de vue de la symptomatologie que du traitement (Panas).

D'autre part, on sait que, du côté de l'organe de la vision, l'entozoaire n'a pas de lieu d'élection bien défini ; il peut, en effet, se développer dans l'orbite, sous la conjonctive, dans la chambre antérieure, dans le cristallin même ; mais le plus souvent, il se rencontre dans le corps vitré ou sous la rétine. Dans ce dernier cas, il produit un décollement de la membrane et parfois la perfore ; ses mouvements occasionnent souvent de violentes douleurs et des symptômes graves d'inflammation avec formation d'opacités dans le corps vitré.

Nous n'étudierons ici que l'embryon d'hexacanthe siègeant dans le corps vitré ou dans le fond de l'œil et les troubles qu'il y occasionne. En d'autres termes, nous ne nous occuperons que des cysticerques pour le diagnostic desquels l'ophtalmoscope présente une ressource sérieuse. C'est à de Graefe que nous devons de pouvoir reconnaître cette affection curieuse à son début même (Daubin).

Historique. — La présence d'helminthes ou de leurs larves dans les téguments, les séreuses, les muscles et les organes splanchniques de certains vaisseaux, a de tout temps attiré l'attention des médecins ; mais c'est à Spigel (1622) que revient l'honneur d'avoir, le premier, reconnu l'existence d'une filaire dans l'œil d'un cheval (Rhodius).

Un cas de ce genre fut observé en 1766 aux États-Unis. Il faut en arriver jusqu'en 1820, pour que SCHOTT et SŒMERING observent une entozoaire dans l'œil d'une jeune fille qui venait d'avoir une ophthalmie. Publié en 1830, ce fait attira l'attention des médecins ; NORDMANN et KROHN se livrant à des recherches anatomiques, ne tardèrerent pas à constater dans l'humeur vitrée de quelques poissons, la présence de corpuscules blanchâtres animés de mouvements. Les naturalistes reconnurent bientôt, avec GESCHEIDT, oculiste à Dresde, que ces corpuscules blanchâtres, véritables helminthes, pouvaient se rencontrer dans l'œil des mammifères, des oiseaux, des reptiles, des poissons et dans l'œil de l'homme même.

Les cysticerques de la chambre antérieure ou sous-conjonctivaux furent observés, en nombre restreint, il est vrai, en Allemagne aussi bien qu'en France, lorsque l'invention de l'ophtalmoscope permit de découvrir d'une façon plus certaine l'entozoaire dans les parties profondes de l'œil. C'est en Allemagne, où ce parasite existe dans des proportions beaucoup plus considérables que partout ailleurs, que l'on trouve les premiers faits de ce genre. La première observation de la présence d'un corps vésiculaire dans les milieux postérieurs de l'œil a été rapportée par COCCIUS, et publiée deux années après la découverte de l'ophtalmoscope (DE WECKER). En 1854, VON GRAEFE publiait, dans ses *Archiv. f. Ophtalmologie*, un mémoire sur le cysticerque de la rétine, et annonçait en même temps la découverte qu'il venait de faire d'un cysticerque du corps vitré.

En présence des effets funestes produits par ce ver, l'idée de l'extraire vint de bonne heure à DE GRÆFE, et, en 1856, il retira avec succès un cysticerque flottant librement dans le corps vitré. Dans l'espace de quelques années, DE GRÆFE observa 80 cysticerques sur 80.000 malades, répartis : 3, dans la chambre antérieure, 5 sous la conjonctive, 1 dans l'orbite, 1 dans le cristallin, et 70 dans le corps vitré.

Dans une statistique de LIEBREICH, on arriva à la proportion effrayante de 1 sur 420 malades dans les provinces de l'Allemagne du Nord.

C'est ainsi que HIRSCHBERG l'a observé 70 fois sur 60.000 malades des yeux. ALFRED GRÆFE (de Halle), 1 cas sur 1.000 ; ALBERT GRÆFE (de Berlin), 80 cas sur 80.000, et de 1867 jusqu'à 1885, il a pratiqué 45 fois l'extraction de cysticerques du corps vitré ; GUIT (de Copenhague), 1 cas sur 70.000; PAGENSTECHER (de Wiesbaden) 0 cas sur 10.000 ; MAUTHNER (de Vienne), 0 cas sur 30.000 ; SCHÜLECK (de Buda-Pesth) 1 cas ; HALTENHOFF, (en Suisse), 1 cas ; G. WELLS (de Londres) 1 cas ; FONSECA (de Lisbonne) 3 cas ; LANDOLT et DE WECKER n'en rencontrent que 3 cas ; GALEZOSWKI 3 cas ; DESMARRES, 1 cas; FOLLIN, 1 cas; CHAUVEL 1 cas ; GRADENIGO (de Venise) 4 cas ; RAMPOLDI, 1 cas ; COFTER (de Trieste), 1 cas ; DE VINCENTIIS (de Naples) 13 cas ; RAYMOND (de Turin), 9 cas ; DENTI (de Milan) 7 cas ; QUAGLINO, 3 cas (Mæstrelli).

Le cysticerque est rare en Russie (on n'en a décrit que 37 cas touchant l'œil), ce qui tient probablement à la faible propagation du tænia solium (LUTKOWITCH).

En France, comme on le voit par cette statistique, de pareils cas se sont montrés assez rarement. Desmarres père, a, le premier en notre pays (1856), observé un cysticerque dans les parties profondes de l'œil. Deux ans plus tard, Follin faisait voir dans son service cet helminthe logé dans le corps vitré. En 1872, M. Poncet, professeur agrégé au Val-de-Grâce, a communiqué à la société de biologie une note sur un cas de cysticerque de l'œil logé entre la choroïde et la rétine, accompagné d'un décollement de cette membrane. Enfin, Sichel qui, le premier, a extrait du corps vitré un cysticerque vivant (1872), dit que Trélat et Meyer ont aussi rencontré, une fois chcun, un cysticerque dans les parties profondes de l'œil.

Le premier cas noté en Belgique date de 1886. A Nancy, nous n'avons rencontré en vingt ans, qu'un cas de cysticerque sous-conjonctival sur un matériel d'environ 70.000 malades.

La première tentative faite en Allemagne pour enlever un cysticerque renfermé dans l'œil, fut pratiquée en 1855 par de Graefe, et fut suivie d'un plein succès : l'entozoaire était situé dans le vitré, de Graefe pratiqua d'abord une iridectomie en bas et en dedans, puis, à travers une incision des membranes de l'œil, il put, avec une pince capsulaire, saisir le cysticerque qui fut attiré au dehors. La guérison eut lieu sans réaction ; l'acuité visuelle resta la même qu'avant l'intervention.

Busch, peu après, fit une opération semblable.

En 1858, de Graefe fit l'extraction à travers une incision cornéenne ; le premier temps consistait en une iridectomie inféro-externe ; quatre semaines plus tard, extraction de la lentille transparente ; puis, six semaines après cette extraction, incision linéaire à travers la cornée en face du bord supéro-externe de la pupille avec un couteau lancéolaire ; à mesure que l'opérateur retirait le couteau, il vit l'entozoaire se rapprocher de la plaie, et put l'attirer avec une pince, en même temps qu'il y eut issue d'un peu de vitré ; la guérison fut rapide, et la vision s'améliora notablement.

De Graefe, dans les cas de cysticerque libre ou peu adhérent aux membranes profondes, avait longtemps recommandé cette méthode d'extraction à deux temps à travers la cornée, sous prétexte que l'incision sclérale pouvait amener la phtisie du globe. Mais comme cette opération antérieure demandait un certain temps, pendant lequel les désordres profonds pouvaient s'accentuer, et l'extraction devenir impossible par suite de l'infiltration du vitré, de Graefe recommanda, en pareils cas, de faire l'extraction de la vésicule à travers une incision sclérale faite parallèlement à la cornée, et assez large pour que la seule pression sur le globe suffit souvent à expulser le parasite, et en tout cas, qu'il fut facile à attirer avec une pince.

En 1868, de Graefe simplifia l'extraction à travers la cornée, et fit toute l'opération en une seule séance ; l'incision cornéenne fut placée en bas, puis avec un crochet mousse, il attira le cysticerque vers la plaie, en s'aidant de douces pressions sur l'œil, et d'une curette en caoutchouc.

Arlt remplaça l'incision sclérale équatoriale par une autre tracée dans le sens du méridien. La conjonctive incisée suivant le méridien et écartée avec des crochets sur une longueur de 10 millimètres, Arlt incisa dans le même sens la sclérotique avec un couteau à cataracte par ponction et contre-ponction.

Cette méthode fut perfectionnée par ALFRED GRAEFE, puis employée par LEBER dès 1877. A. GRAEFE, en particulier, eut le mérite d'avoir employé ce procédé pour les vésicules situées profondément, même à quelques millimètres du pôle postérieur de l'œil.

Outre le cysticerque, on a signalé encore la présence dans l'œil humain de la filaire ou dragonneau (filaria, dracunculus loa), nématode très répandu, paraît-il, sur la côte de Guinée, dans le Turkestan, en Égypte, dans la Caroline du Sud, au Gabon, au Congo. La filaire de l'œil, a été vue sous la conjonctive, dans le cristallin et dans le corps vitré (MALGAT).

Si la filaire de l'œil est commune dans les pays chauds, elle est au contraire extrêmement rare en Europe, et celle qui vit dans le corps vitré est encore plus rare puisqu'on ne connaît guère que les observations de QUADRI, FANO, MAUTHNER, SCHÖLER, EVERBUSCH et MALGAT.

PRSIBILSKI a observé chez un soldat, dans l'œil droit, un parasite particulier qui se présentait sous la forme d'un bâtonnet blanc avec une raie rouge au milieu ; la partie supérieure du bâtonnet se terminait par un épaississement qui en avant et en haut, avait un tubercule brillant avec deux prolongements ; ces prolongements changeaient de forme et quelquefois disparaissaient. L'auteur a observé ce parasite pendant trois mois ; d'abord, il semblait sortir d'un décollement de la rétine (limité sur la tache jaune) ; deux semaines après, il se détacha de la rétine et devint libre dans le corps vitré. L'auteur pense que, dans ce cas, il s'agissait d'un nouveau parasite non décrit jusqu'à présent, qui, selon l'opinion du professeur WYENEWSKI (de Varsovie) doit être rapporté à la catégorie des trématodes.

Symptômes. — Les symptômes présentés par les malades atteints de cysticerques, n'ont, pour ainsi dire, aucune valeur diagnostique ; ce sont ceux de toutes les amblyopies.

La présence d'un helminthe *dans le corps vitré* ou dans les parties profondes de l'œil est accompagnée dans la plupart des cas d'un cortège de symptômes d'irritation. Au début, ce sont des douleurs de tête périodiques, avec photopsie très marquée précédée ou suivie d'un scotome, surtout si le parasite siège près de la macula lutea ; parfois il survient une irido-choroïdite amenant des douleurs péri-orbitaires très intenses, l'atrophie de l'œil et finalement une ophtalmie sympathique. Dans les premiers temps, l'humeur vitrée conserve toute sa transparence ; tout au plus est-elle traversée par quelques légères fausses membranes. Certains auteurs, VON GRAEFE en particulier, attribuent une certaine valeur à la présence des membranes qui viennent flotter dans le corps vitré et empêcher même dans quelques cas l'exploration du fond de l'œil. Leur présence, d'après cet observateur, est si constante que toutes les fois qu'il les observe, il soupçonne la présence d'un de ces entozoaires.

L'amblyopie est caractérisée par des symptômes à peu près semblables lorsque le cysticerque se développe *entre la choroïde et la rétine*. En géné-ral, le phénomène initial est un affaiblissement de la vue dans l'œil affecté. C'est un léger voile qui s'étend au-devant de l'organe, et l'obscurcit en tota-lité ou en partie. D'autres fois, un point circonscrit du champ visuel est seul lésé ; le malade a constamment devant l'œil une boule noire occupant tou-jours la même position. Parfois, dès le début, le malade est tracassé par des mouches volantes ou par une photopsie qui ne tarde pas à être remplacée par une tache obscure. Le scotome s'accentue insensiblement ou par saccades et au bout de quelques semaines, la vision est complètement abolie, ou tout au plus réduite à une légère perception des objets dans une partie du champ visuel. Dans certains cas, il existe des symptômes céphaliques qu'accompa-gnent des élancements dans l'œil ; ces troubles sont constants ou reviennent par exacerbations.

De Graefe explique les intermittences dans l'acuité visuelle et dans le paroxysme des douleurs, par ce fait que le cysticerque, logé d'abord derrière la rétine, avait fini par perforer le tissu nerveux pour pénétrer dans le corps vitré. A ce propos, il est intéressant de rappeler les idées du grand oculiste allemand au sujet du développement et de la pénétration du para-site dans les parties profondes de l'œil. Von Graefe, en effet, reste convaincu que l'helminthe peut se développer d'emblée dans le corps vitré, alors que le plus souvent il débute entre la choroïde et la rétine. Avec la plupart des auteurs, nous dirons que toutes les fois qu'il a été permis d'observer la pre-mière apparition de l'entozoaire dans les parties profondes de l'œil, c'est toujours derrière la rétine qu'on l'a trouvé logé, et souvent, en assistant à l'évolution de l'animal, on l'a vu perforer cette membrane et tomber dans l'espace hyaloïdien. Wecker et Jaeger ont donné, avec planches à l'appui, l'observation d'un malade chez lequel le parasite était situé derrière la rétine ; l'image représente même des ouvertures circulaires dans la membrane nerveuse, espèces de fenêtres à travers lesquelles Jaeger a vu le cysticer-que passer la tête et paraître dans le corps vitré. Jamais, au contraire, on n'a noté dans l'humeur vitré le cysticerque à ses premières phases de développement, et, alors même qu'on ne peut découvrir le point de départ de l'animalcule, on ne doit pas en conclure qu'il s'est développé primiti-vement dans l'hyaloïde ; car son siège initial peut être voilé par des opacités ou se trouver sur un point difficilement accessible à l'exploration (partie équatoriale) (Daubin). Cela est tellement vrai, que dans une première séance d'examen le cysticerque peut être encore sous-rétinien, tandis que trois ou quatre semaines plus tard, un examen ultérieur peut le montrer totalement passé dans le corps vitré (Germelmann).

Dans un cas de Zirm, les premiers symptômes furent ceux d'une inflam-mation de la rétine qui masqua pendant longtemps la vraie cause du mal. On soupçonna la présence d'un cysticerque, mais il ne fut visible que trois mois après le début de la rétinite, laquelle fut bientôt suivie d'un décolle-ment. Le parasite fut extrait et six mois après l'extraction, l'œil commença à s'atrophier.

La présence du cysticerque dans le corps vitré serait donc la seconde période de l'affection qu'il détermine en se développant sous la rétine. On admet aussi que le cysticerque peut se développer dans un vaisseau choroïdien ou rétinien et faire ensuite saillie dans l'humeur vitrée.

Quoi qu'il en soit, si l'entozoaire n'a pas provoqué de phénomènes inflammatoires, l'inspection extérieure de l'œil ne révèle rien de particulier : l'organe a conservé sa tension normale; seule, la pupille est paresseuse, ne se contracte que très lentement; si, par un artifice quelconque, on vient à obturer l'œil sain, on voit du côté malade que la pupille ne réagit plus et est devenue insensible à la lumière.

Comme nous le faisions remarquer au début, ces symptômes sont communs à toutes les amblyopies, aussi ne présentent-ils aucune valeur diagnostique; il n'en est pas de même des signes révélés par l'ophtalmoscope; ces signes qui appartiennent pour la plupart à la fois aux cysticerques de l'humeur vitrée et à ceux du fond de l'œil, sont les suivants :

Quand le cysticerque est logé entre la choroïde et la rétine, il se présente, au début, sous l'apparence d'une tache bleu grisâtre. Cette tache augmentant en étendue et en épaisseur avec le développement du parasite, permet bientôt de voir que la rétine poussée vers la membrane hyaloïde, proémine distinctement au fond de l'œil. Dans ce cas, l'animal joue le rôle de corps étranger; la rétine se décolle par suite de l'accumulation d'un nouveau liquide sécrété entre la choroïde et cette membrane. Il est facile de suivre les veines et les artères qui sortent de la papille et vont se distribuer normalement en avant de la rétine. La présence de ces vaisseaux ne permet plus de doute sur la position du cysticerque. Comme pour le corps vitré, l'ophtalmoscope permet de constater les mouvements de l'animal. La tête et le cou s'allongent ou se rétractent alternativement, et l'on distingue les contractions caractéristiques de la vésicule. Dans certains cas cependant, il est impossible de percevoir les mouvements; cela tient à ce que la tête du cysticerque est tournée vers la papille et non vers le cristallin. Par suite des déplacements de l'helminthe, la face interne de la membrane choroïdienne se décolore. Cette décoloration est due à ce que, dans sa marche, le parasite enlève le pigment des différentes parties de la choroïde avec lesquelles il a été successivement en contact (DAUBIN).

Dans le corps vitré, on observe en général une vésicule blanc bleuâtre dans son ensemble, légèrement orangée à ses limites. Le champ d'observation du fond de l'œil est d'une couleur rouge, un peu pâle, légèrement trouble. Dans l'état de repos de l'œil du malade et de l'entozoaire, on voit que la vésicale affecte des rapports constants avec les vaisseaux rétiniens. Quand elle est située immédiatement en avant de la rétine ou dans l'humeur vitrée, les vaisseaux rétiniens ne passent pas sur la tumeur; ils s'arrêtent tous à sa circonférence, ou sont complètement invisibles. Ce fait prouve que la vésicule est bien dans le corps vitré et non dans la rétine. D'après certaines observations, on peut même assez souvent, par un bon examen ophtalmoscopique, découvrir le point par lequel le cysticerque s'est frayé un passage. Cette région de la membrane nerveuse affecte des formes variables, d'une coloration bleu grisâtre, elle est sillonnée de stries opaques plus claires. L'espace par lequel l'entozoaire a pénétré dans l'hyaloïde est allongé ou circulaire suivant que l'animal s'est déplacé sous la rétine avant de la quitter ou qu'il a brusquement fait irruption dans l'humeur vitrée. La papille du nerf optique souvent entourée d'un léger brouillard peut en partie être masquée. Souvent la vésicule est libre dans le vitré et n'adhère nullement à la rétine (DESPAGNET). En pareil cas même, il suffit de renverser la tête du patient en arrière, la tenir immobile pendant quelque temps, pour pouvoir se rendre compte du déplacement de la vésicule et de la possibilité d'éclairer la partie du fond de l'œil sur laquelle elle reposait auparavant (DE WECKER). Ce signe, lorsqu'il existe, suffit pour faire le diagnostic entre le cysticerque et le décollement rétinien.

Dans le corps vitré, le plus fréquemment en bas, on aperçoit une tumeur sphérique transparente, à contours nettement limités, présentant à sa surface un point d'un blanc nacré ou pourvu d'un prolongement cylindrique réfléchissant fortement la lumière. La partie sphérique de la tumeur représente la vésicule caudale de l'helminthe; elle est animée de contractions ondulatoires caractéristiques. Quant au prolongement, il est constitué par la tête et le cou du parasite et donne par intervalles des signes manifestes d'allongement et de rétraction. Dans un stade plus avancé de la maladie, la tumeur s'entoure de fausses membranes étendues dans l'espace hyaloïde, enfermant ainsi l'animal dans une sorte de kyste (DAUBIN). Ce symptôme constitué par la mobilité de ce corps vésiculaire, est surtout important, lorsque par la position de l'entozoaire l'observation, en ce qui concerne la présence du cou et de la tête, est rendue impossible. Il est bien entendu qu'il faut savoir ici différencier entre mouvement propre et mouvement imprimé par déplacement de la tête et de l'œil du patient. On fera bien pour cette étude de laisser regarder le malade fixement en bas, en tenant le plus possible immobile son œil, de manière qu'un petit segment de la vésicule émerge dans le champ de la pupille éclairé à l'ophtalmoscope. On constate alors comment ce segment se comporte pendant une immobilité parfaite du patient, comparativement à un point voisin de la pupille, du globe oculaire ou des paupières. Bientôt, il sera aisé de se rendre compte, en pareil cas, que ce segment exécute un mouvement ondulatoire, ou par saccades, de façon qu'une portion plus volumineuse saillit dans le champ éclairé de l'observation. Ces mouvements de l'animalcule sont parfois incessants, mais à d'autres moments, lorsque l'entozoaire est sorti de la vésicule, on voit la tête et le cou pendre d'une manière tellement flasque du corps, que l'on aurait pu croire qu'il s'agissait d'un entozoaire trépassé (DE WECKER).

Le séjour prolongé des cysticerques finit par provoquer dans la majorité des cas, des phénomènes propres à la présence d'un corps étranger aseptique. Il se forme progressivement des opacités du corps vitré de plus en plus nombreuses qui contournent le scolex et finissent par le soustraire entièrement à l'observation; c'est à ce moment que la vue baisse d'une manière marquée et brusque par suite d'un décollement étendu de la rétine. Ce n'est que dans des cas tout à fait exceptionnels que l'animalcule, probablement, incomplètement dégagé dès le début de la rétine, finit par s'enkyster en permettant la conservation d'une faible portion de la vision. Au contraire, le plus souvent, après décollement plus ou moins complet de la rétine, il se développe une irido-choroïdite traînante qui se termine par une phtisie de l'œil. Cette irido-choroïdite peut être interrompue par des poussées glaucomateuses, et lorsqu'elle affecte plus ou moins le caractère de la lymphangite, elle est susceptible de se compliquer d'une irritation sympathique par propagation de cette lymphangite sur l'autre œil, et cela à un moment où le cysticerque a déjà passé par les phases régressives de l'infiltration calcaire (DE WECKER).

Ces diverses évolutions ont habituellement lieu dans l'espace de quelques mois, et il faut regarder comme absolument insolite le fait relaté par TEALE, où le scolex, pendant deux ans, n'a guère produit d'altérations bien marquées, laissant supposer que son séjour remontait à une époque bien antérieure à la diminution de la vision et se rapportait à l'enfance (DE WECKER).

GAST a publié un cas de cysticerque intra-oculaire intéressant par le fait que le parasite avait occasionné un trouble considérable du corps vitré avec opacité diffuse de la cornée et hypopion, ce qui fit d'abord diagnostiquer une irido-choroïdite. La malade âgée de seize ans, fut d'abord soumise à un traitement mercuriel (trois fois par jour une pilule de calomel de 0,05). Ce n'est que lorsque la malade eut absorbé de la sorte 6 grammes de calomel que le corps vitré s'éclaircit assez pour permettre de voir le cysticerque qui fut extrait sans difficulté. Six semaines plus tard l'œil ne présentait aucune réaction inflammatoire; le corps vitré était encore trouble, mais il permettait à la malade de compter les doigts à deux pieds dans la moitié externe du champ visuel.

Le plus souvent le cysticerque est unique dans l'œil; mais il n'en est pas toujours ainsi, et Alfred GRAEFE a pu, chez un même malade, diagnostiquer la présence de deux cysticerques dans un même œil, et déterminer exactement leur position; tous deux purent être extraits avec conservation de la forme de l'œil; et le malade comptait les doigts à 40-50 centimètres. Un an plus tard, il les comptait à 5 mètres. SCHOEBL, chez un enfant de cinq ans, vit même jusqu'à 3 cysticerques dans le même œil.

Les symptômes causés par la filaire ne diffèrent guère de ceux occasionnés par le cysticerque; nous nous contenterons de résumer ici l'observation typique de MALGAT :

Le malade, âgé de vingt et un ans, jeune paysan des Alpes-Maritimes, n'ayant jamais quitté son village, présenta les particularités suivantes : extérieurement, l'œil ne présentait rien d'anormal. A l'ophtalmoscope, on voit très nettement que les milieux de l'œil laissent librement passer les rayons lumineux. Cependant, quand on commande au sujet de mouvoir son œil en bas, à droite, à gauche, on aperçoit comme un corps flottant dans le corps vitré. Ce corps flottant attire l'attention par sa forme, sa longueur, ses dimensions, et sa position. Il paraît avoir une longueur de 2 centimètres environ et la grosseur d'un cheveu noir. Il paraît suspendu verticalement en dedans de la papille à une longueur de papille à peu près et il est fixé par son extrémité supérieure au-dessus du niveau de la partie supérieure du disque papillaire. Quels que soient les mouvements du globe, ce point de fixation reste absolument invariable, et tandis que le reste de ce filament noir oscille et se déplace par suite des mouvements oculaires, l'extrémité supérieure demeure fixée à la manière d'une sangsue en travail de succion. Au point de fixation, le filament possède un petit renflement, comme une tête, puis progressivement, de cette tête à l'autre extrémité caudale, il diminue d'épaisseur. Lorsque le globe se meut, le filament se meut également, comme le ferait un cheveu dans un vase rempli d'eau. Lorsque le globe oculaire est parfaitement immobile, le filament exécute spontanément et volontairement des mouvements variés avec son corps et sa queue en tous sens. Sa queue s'enroule sur elle-même, se plie, se déroule, se tend de mille manières différentes avec lenteur ou avec rapidité au gré de ses caprices. La papille optique est blanche et atrophiée.

La filaire observée par FANO était morte, et ne se « trémoussait » plus dans le corps vitré.

Inutile d'ajouter que les accidents ultérieurs déterminés dans l'œil par la filaire sont les mêmes que ceux provoqués par la présence d'un cysticerque.

Pronostic. — En général, la présence d'un cysticerque dans les parties profondes de l'œil entraîne toujours avec elle un pronostic fâcheux. Une iridocyclite, souvent purulente, en est la conséquence. D'après HIRSCHBERG, ce grave accident surviendrait en général dans l'espace de trois à quinze mois après le début des troubles visuels. L'entozoaire s'enkyste quelquefois dans le corps vitré et ne donne lieu, pendant longtemps, à aucun symptôme d'irritation. Mais, le plus souvent, la vision, dans l'œil atteint, finit par se perdre complètement, lorsqu'on abandonne l'affection à sa marche naturelle, et souvent l'autre œil se trouve fortement compromis par des accidents sympathiques qui s'y déclarent. Bien que ces accidents tardent souvent à se manifester, l'intervention chirurgicale est autorisée, autant pour conserver le plus de vision possible dans l'œil malade que pour prévenir la perte de son congénère.

SCHRÖDER et WAGENMANN ont cité des cas de cysticerques morts dans le corps vitré, entourés en partie par un tissu de granulation (transformé par-ci par-là en tissu conjonctif), en partie par une exsudation franchement purulente qui était plus intense dans le voisinage direct de l'entozoaire. Des cellules géantes s'étaient attachées à la membrame de chitine. Il n'y avait ni bacilles de la tuberculose, ni d'autres microbes. Le cysticerque et les produits de sa désassimilation ont probablement une action phlogogène qui s'accentue de plus en plus au fur et à mesure que leur élimination est entravée par les produits inflammatoires qui se forment dans son entourage ; le nombre des cellules géantes est d'autant plus grand qu'il s'agit d'amener la résorption d'un cysticerque mort.

Dolina, dans ses recherches anatomo-pathologiques, constate aussi la présence de cellules géantes et la formation de tissu osseux. Le siège primitif du cysticerque se trouvait justement à l'endroit où une artère ciliaire postérieure perforait la sclérotique et se terminait dans la choroïde. Dolina suppose que l'embryon du cysticerque avait pénétré dans l'œil par cette artère. Du reste, dans 11 cas de cysticerques intra-oculaires examinés au point de vue anatomo-pathologique, il y avait toujours décollement total et dégénérescence de la rétine, ainsi qu'une irido-choroïdite, soit plastique, soit purulente.

Diagnostic. — Lorsque le cysticerque se détache nettement sur le fond de l'œil, on ne saurait le confondre avec aucune autre affection de la rétine et de la choroïde ; les caractères si tranchés qu'il présente et les mouvements propres dont il est animé donnent toujours au diagnostic une certitude absolue, abstraction faite, bien entendu, des luxations du cristallin, décollements de la rétine, et des tumeurs sarcomateuses. Tout au plus l'ensemble des symptômes que nous avons passés en revue pourraient-ils faire croire à une choroïdite exsudative ou à une chorio-rétinite. Mais ces affections de la choroïde et de la rétine offrent presque toujours une grande tendance à se propager, et on voit bientôt ces altérations envahir graduellement les parties avoisinantes. Les troubles fonctionnels sont naturellement en rapport avec ces différentes lésions, et s'accentuent à mesure qu'elles progressent. Dans le cas de cysticerque, au contraire, les altérations restent parfaitement localisées et les défauts de la vue qui en dépendent sont bornés, par suite, aux points correspondants du champ visuel (Daubin). C'est ainsi que, si d'une part, Landsberg put déterminer exactement la position d'un cysticerque sous-rétinien au moyen du périmètre ; d'autre part Hirchsberg, de son côté, relate l'observation de deux malades qui lui avaient été adressés comme porteurs de cysticerques, dont le premier présentait une hémorrhagie du corps vitré entourée d'une capsule, et dont le second avait une rétinite spécifique. Cette affection entraîne toujours un pronostic fâcheux, et l'énucléation de l'œil est le seul traitement qui puisse être recommandé en pareille condition. Il est cependant une circonstance dans laquelle il devient impossible d'établir sûrement le diagnostic : nous voulons parler des cas où la maladie se complique d'inflammation violente avec produits purulents. C'est tout au plus, si procédant par exclusion et aidé par les commémoratifs, on pourra mettre ces désordres sur le compte du parasite. Le chirurgien croyant avoir affaire à une tumeur maligne, sera souvent amené, dans ce cas, à l'énucléation de l'œil, ainsi que le fait est arrivé à Bowman et à Jacobson (Lemoine).

Dans le but de diminuer l'embarras du praticien, de Graefe a posé les conclusions suivantes :

1° Les troubles de la vision existent longtemps avant que les phénomènes d'irritation se manifestent, symptômes que nous rencontrons aussi dans le décollement de la rétine, mais que l'on n'observe pas dans l'irido-choroïdite primitive.

2° Souvent, dès le début, on constate une interruption fixe, nettement limitée du champ visuel, sous forme d'un globe noir, qui se complique, plus tard seulement, d'un nuage plus étendu ; le contraire a lieu dans les cas ordinaires d'opacités du corps vitré et du décollement rétinien.

3° Quand il existe au début du mal de la métamorphopsie, c'est plutôt dans de petites parties circonscrites du champ visuel que dans une grande région, comme cela arrive souvent dans le décollement de la rétine.

4° Le cristallin reste longtemps transparent, et la cataracte ne se forme qu'après l'apparition d'iritis ; tandis que dans le décollement rétinien, l'iritis n'apparaît généralement qu'après la cataracte.

5° La maladie ne se présente que dans un œil, sans qu'il existe aucune circonstance qui explique un décollement rétinien monoculaire.

Il faut se rappeler aussi les deux cas de LIEBREICH et de DE GRAEFE décrits en 1855, comme étant des cysticerques encapsulés dans une gaine située dans l'axe du corps vitré, et qui, pour HIRSCHBERG ne seraient pas de vrais cysticerques. mais qui seraient formés simplement d'un développement congénital de tissu conjonctif. HIRSCHBERG eut l'occasion d'examiner l'un de ces cas douze ans plus tard, et put constater qu'il ne s'était nullement modifié. Il décrivit, à son tour, un nouveau cas semblable.

Traitement. — Tous les observateurs sont unanimes à reconnaître qu'un cysticerque enfermé dans le globe oculaire finit à la longue par le désorganiser complètement dans un laps de temps qui varie entre six mois et deux ans. Or, comme nous ne possédons aucun moyen médical efficace de tuer l'animal, sans l'extraire, et que nous ne pouvons pas non plus compter sur sa mort spontanée, l'intervention chirurgicale est pleinement justifiée dès que le diagnostic est posé avec certitude. Dans tous les cas, le malade doit être prévenu que bien que l'opération ne soit pas sans gravité, elle offre plus de chances de lui conserver son œil que l'expectation pure et simple. Alors même que le cysticerque serait situé dans le voisinage du pôle postérieur de l'œil, on doit agir ainsi. Mais si l'œil est déjà profondément désorganisé et en voie d'atrophie, l'extraction du cysticerque n'est guère plus avantageuse que l'énucléation du globe oculaire. L'énucléation s'impose également, lorsque le parasite cause de vives douleurs et une inflammation violente. Dans le cas contraire, on peut attendre quelque temps, mais le plus souvent la période d'inflammation survient tôt ou tard et l'on est forcé d'opérer.

L'observation a conduit les chirurgiens à pratiquer l'extraction de l'entozoaire, tantôt par la cornée, le plus souvent par la sclérotique. Ces deux procédés sont dus à DE GRAEFE ; nous les analyserons rapidement ; le premier se compose des opérations suivantes :

1° Iridectomie pratiquée à la région inférieure et externe de l'iris ;

2° Un mois plus tard, extraction de la lentille par kératotomie inférieure en même temps, on pratique une deuxième pupille artificielle à la région inférieure de l'iris ; la guérison se fait parfaitement ;

3° Enfin, un mois et demi après l'extraction de la lentille, on procède l'extraction de l'entozoaire.

Le sujet étant assis, le chirurgien pratique à la cornée une plaie linéaire de deux lignes et demie environ, correspondant au bord supérieur externe de la pupille, dans une direction diamétralement opposée à l'endroit où se trouve l'animal à extraire. Par ce procédé, DE GRAEFE, en retirant le couteau, vit l'entozoaire se rapprocher de la cornée ; il lui fut facile de le saisir avec une pince à iridectomie et de l'extraire en totalité. Le pansement consiste dans l'occlusion des deux yeux, et l'application d'un bandage légèrement compressif.

Cette méthode d'extraction primitivement instituée par DE GRAEFE, d'après laquelle l'opération se fait en trois séances séparées par des intervalles de quatre à six semaines, a été vivement critiquée par HIRSCHBERG. D'après lui, elle présente l'inconvénient que, pendant ce long espace de temps, les chances de succès diminuent considérablement, par suite des progrès incessants de l'opacité du corps vitré. Quant à l'incision équatoriale, elle n'est pas à recommander, parce qu'elle expose à trop de dangers. Mieux vaut donc opérer en une seule séance, à l'aide d'une incision linéaire tangente au bord de la cornée.

Dans sa seconde méthode d'ablation du parasite, au moyen d'incisions scléroticales méridiennes, DE GRAEFE, avant de procéder à l'extraction de l'entozoaire, cherche à en déterminer d'abord la position d'une façon précise. A ce sujet, il rapporte le cas d'un cysticerque complètement libre dans le corps vitré qu'il opéra de la façon suivante : en faisant diriger le regard de l'œil malade de 10 à 15 degrés en dehors, dans le plan horizontal, l'observateur ayant son œil dans le même plan et tenant la lentille de l'ophtalmoscope exactement centrée sur l'ouverture pupillaire, constatait que le segment supérieur de la vésicule atteignait à peine la partie supérieure du champ pupillaire. Le diamètre de la vésicule était d'environ 6 millimètres, son centre devait se trouver par conséquent à 3 millimètres environ au-dessous du plan horizontal. Il s'agissait ensuite de déterminer sa distance au pôle postérieur de l'œil. Il suffisait pour cela d'apprécier d'abord d'un coup d'œil le diamètre de la papille, puis de se déplacer doucement vers le parasite jusqu'à ce que son bord extérieur fut visible dans le champ pupillaire : se servant alors du diamètre de la papille ($1^{mm},4$) comme d'une unité de mesure, on estimait à peu près combien de fois elle était contenue dans la distance ainsi parcourue. Chez le malade en question, cette étendue était d'environ 4 fois le diamètre de la papille, c'est-à-dire, de 5 à 6 millimètres. Le centre de la vésicule devait par conséquent se trouver situé à $8^{mm},6$ environ du bord externe de la papille, et à $5^{mm},3$ du pôle postérieur de l'œil. En traçant sur le papier une figure schématique représentant le globe oculaire avec son axe antéro-postérieur normal de 24 millimètres environ, sa cornée de 11 millimètres de diamètre, il était facile de voir, en tenant compte des mensurations précédentes, que la vésicule était située à 20 millimètres environ du bord externe de la cornée.

Après avoir chloroformé le malade, la conjonctive et le tissu cellulaire épiscléral furent disséqués à partir du droit externe où le tendon de ce muscle fut sectionné dans sa moitié inférieure. Puis on attira le globe oculaire en dedans de façon à mettre à nu la sclérotique sur une étendue de 18 à 20 millimètres. A. DE GRAEFE incisa alors la sclérotique au moyen du petit couteau qui sert pour l'extraction linéaire. Cette incision de 5 millimètres d'étendue était située à 2 millimètres au-dessous du plan horizontal dans la région assignée au cysticerque. A peine était-elle terminée que l'entozoaire était expulsé en dehors. La conjonctive et le tissu épiscléral furent ramenés et fixés en avant par quelques points de suture. Pansements antiseptiques, bandeau compressif sur les deux yeux, repos absolu. La blessure guérit sans donner lieu à la moindre réaction. LEBER ne suture pas la sclérotique, parce que ses lèvres s'adossent bien, mais il suture seulement la conjonctive, ce qui suffit à assurer la coaptation de la plaie profonde, quand on a fait une plaie méridienne ; cette coaptation n'est pas aussi parfaite avec l'incision équatoriale, qui est plus sujette à donner des hémorrhagies, et à s'écarter quand la tension intra-oculaire augmente (GERMELMANN).

ALFRED GRAEFE rend attentif à ce fait que les cysticerques flottant librement dans le vitré offrent moins de chances de succès pour l'extraction, parce que le corps vitré étant totalement ou partiellement liquéfié, sa vésicule peut facilement se déplacer au moindre mouvement de la tête. De même l'extraction d'un cysticerque sous-rétinien n'est pas aussi facile que celle d'une vésicule faisant saillie dans le vitré et adhérant encore à la paroi du bulbe ; en effet, il suffit là d'une légère erreur dans le siège de l'incision pour provoquer un insuccès ; en pareil cas, le vitré, avec sa consistance normale, vient obstruer la plaie, ou empêche la sortie de la vésicule ; le contraire se produit, lorsque le parasite fait hernie dans le vitré ; alors, ce dernier, liquéfié, en s'écoulant entraîne plus facilement au dehors le parasite (GERMELMANN).

Toutes ces opérations peuvent être faites sous le chloroforme, ou après simple cocaïnisation de l'œil. Dans quelques cas, on a aussi sectionné le tendon du muscle droit externe après l'avoir chargé sur un fil ; cette section permet d'imprimer au bulbe un mouvement de rotation plus accentué ; et partant de pratiquer l'incision scléroticale plus en arrière vers la papille. L'opération terminée, on remet le muscle en place ; mais des paralysies des muscles sectionnés ont été signalées (SEYFERT) quatre à cinq mois après l'opération.

HIRSCHBERG ajoute que pour assurer le succès de l'extraction, il convient de tenir compte des trois points suivants :

1° Etablir l'indication d'une façon bien exacte ;

2° Exécuter l'opération avec la plus grande promptitude possible ;

3° Provoquer une réunion de la plaie par première intention.

DE GRAEFE et après lui HALTENHOFF avaient déjà insisté sur la nécessité de bien déterminer la situation du cysticerque avant l'intervention ; c'est, pour ainsi dire, l'ophtalmoscope à la main que le chirurgien doit procéder à l'opération, afin de ne pas agir au hasard, et de ne pas promener inutilement dans le vitré une pince ou tout autre instrument désorganisateur.

L'ophtalmoscope à localisation construit par ALFRED GRAEFE (de Halle), ne peut être utilisé que lorsqu'il existe encore une bonne vision centrale. Lorsque cette dernière fait défaut, COHN a proposé d'utiliser le champ visuel dont les lacunes peuvent servir à localiser le cysticerque. Comme les scotomes siègent rarement à l'endroit du siège primitif du cysticerque, et que par suite du déplacement secondaire de l'entozoaire il n'existe pas toujours de lacune au moment où l'on veut entreprendre l'opération, il peut en résulter facilement une source d'erreurs ; il faudra toujours avoir ces possibilités présentes à l'esprit.

Puis, l'indication de l'opération étant bien établie, dans certains cas HIRSCH-BERG ne croit pas quand même devoir conseiller l'extraction. lorsque. par exem-ple, la cécité produite par le cysticerque remonte déjà à une époque éloignée, et où il est survenu, à la suite d'inflammation secondaire, un ramollissement du bulbe. A une période aussi avancée, l'énucléation est la seule opération qui convienne, tant pour abréger la durée de la maladie que faire cesser des symp-tômes parfois fort pénibles, et préserver l'œil sain des atteintes de l'ophtalmie sympathique.

On doit en outre veiller pendant l'opération à ce que l'incision sclérale ait une étendue d'au moins cinq et demi à six lignes, afin que la sortie du ver puisse s'effectuer avec facilité et, autant que possible, sans perte de subs-tance vitrée. On doit ensuite apporter une grande attention à l'excision de la partie de l'iris correspondante à l'incision, ainsi qu'au dégagement du cris-tallin. Cela fait, le malade se lève et incline fortement la tête en avant ; on fait bâiller la plaie en pressant sur sa lèvre inférieure ; de cette manière, on ne tarde pas à voir le cysticerque glisser vers l'ouverture.

LEBER, pour déterminer la position exacte du cysticerque sous-rétinien, calcule simplement sa distance à la papille par diamètres papillaires, et sa position par rapport à la même papille ; le bulbe étant mis à nu jusqu'au niveau du nerf optique, on reporte ces données ophtalmoscopiques sur la sur-face externe, ce qui permet de déterminer la situation de la vésicule avec une approximation suffisante ; un diamètre papillaire équivaut environ à un mil-limètre et demi.

STÖLTING, dans un cas, introduisit d'abord une aiguille spéciale à l'endroit calculé de l'entozoaire. Puis il obscurcit la chambre et examina à l'ophtal-moscope le point de perforation de l'aiguille. Il la trouva 3 millimètres trop en arrière dans le méridien voulu. Il la retira encore une fois et l'introduisit 3 millimètres plus en avant. Puis il examina l'œil de nouveau à l'ophtalmos-cope et trouva le cysticerque affaissé. Il incisa alors la sclérotique et fit l'ex-traction du cysticerque avec très peu d'hémorrhagie ou de perte de corps vitré ; la guérison fut parfaite. Ce procédé n'est applicable qu'à l'extraction des cysticerques sous-rétiniens.

Pour éviter de léser la vésicule, lorsqu'elle siège sous la rétine, ce qui ren-drait l'extraction totale plus difficile, et aussi empêcher la section de la rétine, ce qui compromettrait le résultat fonctionnel de la vision, il est bon de sec-tionner la sclérotique et la choroïde en les disséquant bien à plat.

Quand le cysticerque est libre dans le vitré, une localisation précise est inutile ; bien plus, on peut à son aise choisir l'endroit de l'ouverture qui sera plus à portée de la main de l'opérateur et évitera dans la suite des manœuvres inutiles. Même il est bon de faire une ponction brusque avec le couteau lancéolaire, afin d'arriver brusquement dans le voisinage de la vésicule (Seyfert).

Quant au moment de l'intervention, tous les ophtalmologistes sont d'accord pour conseiller l'opération le plutôt possible ; c'est à ce prix seul qu'on pourra espérer obtenir un bon résultat pour l'acuité visuelle. La rétine a encore peu souffert, et les troubles du vitré dus à la présence du cysticerque ou à des complications inflammatoires sont encore nuls ou peu étendus. A la vérité, il ne dépend pas toujours de l'opérateur de choisir le moment de l'intervention, car les malades atteints de cysticerque ne réclament de soins que quand déjà ils ont subi une notable diminution de la vision ; ajoutons aussi que les symptômes objectifs provoqués par le cysticerque, au début, manquent tout à fait, ou sont très minimes. Même, lorsqu'il y aura amaurose absolue, il ne faudra pas hésiter à opérer, si le bulbe a encore sa consistance normale, afin tout au moins de conserver la forme de l'œil : autrement la phtisie du bulbe surviendrait d'une façon certaine, et il est évident que la plus habile prothèse, ne peut remplacer un œil naturel quoique amaurosé (Seyfert).

La guérison, par première intention, de ces plaies scléroticales, s'effectue d'habitude en une ou deux semaines.

D'après Leber, il est remarquable de voir combien rapidement se fait la guérison après extraction à travers une incision scléroticale ; les phénomènes inflammatoires sont rares, sinon nuls, même avec des altérations intra-oculaires déjà anciennes. L'acuité visuelle, quand il en reste encore, s'améliore toujours, malgré les lésions rétiniennes avancées.

Lorsque le cysticerque est sous-rétinien, il persiste souvent un scotome après son extraction. S'il n'y a pas eu de décollement notable, l'acuité visuelle dépend évidemment du siège du parasite. Même lorsqu'il est très proche de la macula, l'acuité visuelle peut redevenir assez convenable.

Ce qu'il est important de constater, c'est que les résultats fonctionnels persistent de longues années après l'intervention, et même s'améliorent encore dans la suite.

Les résultats, après l'extraction du cysticerque, peuvent être très bons, quand l'acuité s'améliore, ou quand elle se maintient ; médiocres, quand la vision baisse ou devient nulle ; mauvais quand des phénomènes inflammatoires et douloureux forcent à pratiquer l'énucléation. Souvent encore une cataracte se développe plus tard, qui peut être enlevée, mais qu'il est préférable de laisser en place, si l'acuité visuelle était déjà médiocre ou mauvaise auparavant. Dans un cas semblable, Leber, laissant la cataracte en place, se contenta de tatouer la cornée pour masquer l'aspect blanchâtre de la pupille.

Leber a signalé encore un accident possible de l'extraction du cysticerque, qui se produirait surtout après une perte de corps vitré, c'est une hémorrhagie dans la chambre antérieure, hémorrhagie ex vacuo, due à ce que la sclérotique non rétractile ne suit pas la diminution de volume du vitré (Germelmann).

Dans certains cas cependant, on est obligé de recourir à l'énucléation, même après une issue heureuse de l'opération, soit par crainte de l'ophtalmie sympathique, soit à cause d'une cyclite qui éclate ou qui était déjà en voie d'évolution. Leber fut même obligé d'énucléer un œil sur lequel on avait déjà

auparavant fait une névrotomie optico-ciliaire. Un fait important à noter
encore c'est qu'à la suite de l'incision sclérale, le décollement rétinien n'aurait pas de tendance à s'étendre, mais tendrait plutôt à diminuer. Dans un
cas de Stolting cependant, l'opération fut suivie d'un décollement total de la
rétine et d'une hémorrhagie du corps vitré sans irritation de l'œil ni altération
de la pression intra-oculaire; il est vrai que l'opération avait échoué une
première fois un mois avant la seconde intervention. De même, s'il existait
de l'inflammation, même à distance (iritis), avant l'extraction, l'opération
aurait pour effet de faire promptement disparaître tous phénomènes inflammatoires. D'où l'on peut conclure, que l'inflammation, en pareil cas, est
plutôt de nature irritative et non pas infectieuse, microbienne. Du reste, des
cultures faites avec des vésicules extraites de l'œil, et placées dans de la gélatine à l'étuve, n'ont donné lieu à aucun développement de micro-organismes;
non seulement la gélatine n'a pas été troublée, mais bien plus, le cysticerque
à continué à croître et à vivre pendant quelques jours. C'est aussi ce qui
explique pourquoi l'ophtalmie sympathique est si rare avec les cysticerques
intra-oculaires, à condition toutefois qu'une infection étrangère n'ait pas été
provoquée par une intervention chirurgicale ou toute autre cause. Le cysticerque lui-même, dans ses migrations à travers les tissus, a dû se débarrasser
des microbes qu'il aurait pu prendre dans l'intestin, et dans tous les cas, il
arrive à l'œil en état d'asepsie.

Leber, dans un cas compliqué de cataracte, a d'abord extrait la lentille
opacifiée à travers une incision linéaire modifiée, puis à l'aide d'une pince et
d'un crochet introduits à travers la même plaie, il a pu aller pêcher le cysticerque. Il ne conseille pas cependant, si l'on ne veut extraire la cataracte
dans la même séance, de recourir à ce procédé, et pour lui, il est toujours
préférable de faire un lambeau conjonctival, puis une incision scléroticale. Si
toutefois, on enlève le cristallin, comme il vient d'être dit, ce serait le cas de
faire une suture conjonctivale en bourse, plutôt que de tailler un grand lambeau de conjonctive, comme le recommande Leber.

Signalons encore, en terminant, deux autres méthodes opératoires : dans
l'une, de Wecker, quand il s'agit de cysticerques sous-rétiniens, est partisan de
la ponction galvanique, quoi qu'il ne paraisse pas l'avoir jamais appliquée;
il croit, par contre, que l'opération est moins bonne dans les cas de cysticerques du corps vitré, et se rallie à l'extraction.

Dans l'autre, Chibret, après avoir échoué, dans trois cas, dans ses tentatives d'extraction par incision méridienne, réussit, dans le dernier cas, à
faire l'aspiration à travers la plaie méridienne réouverte au bout de trois
jours. Dans un autre cas encore de cysticerque du corps vitré, Chibret a
injecté deux gouttes d'une solution de cyanure de mercure au 500e qui ont
amené une assez vive réaction. Trois mois après, le globe de l'œil était atrophié et cataracté.

Ni l'une, ni l'autre de ces méthodes ne sont donc à conseiller, et c'est à
l'extraction qu'il faut d'emblée recourir, selon les conseils des oculistes allemands, Leber et Alfred Graefe qui ont une grande expérience de la question.

Pour ce qui est *du résultat définitif* au point de vue de la fonction visuelle, 5 cas opérés par LEBER peuvent se répartir de la façon suivante : un cas est à exclure, puisqu'il excisait déjà avant l'intervention, un décollement total de la rétine. Sur les 4 cas restants, 3 fois l'acuité visuelle anti-opératoire fut conservée et même notablement améliorée ; le 4e malade qui, avant l'opération, ne comptait les doigts qu'à 6 mètres, et avait par conséquent V = 1/10, vit cette acuité visuelle monter à 1/4, en même temps qu'une lacune du champ visuel constatable encore le 17e jour après l'opération, avait complètement disparu un mois plus tard. Dans l'un des cas précédents, l'acuité visuelle monta de 1/10 à 4/10, et était telle encore au bout d'une année ; elle diminua, à la suite d'une contusion de l'œil contre le rebord d'une table, et s'abaissa en deux mois au point que le malade ne pouvait plus compter les doigts qu'à 50 centimètres. Dans un autre cas, la vision très faible, à cause d'un décollement existant avant l'intervention, resta telle qu'elle était. Une autre fois la vision diminua ; mais il faut dire que l'opération fut très pénible, à cause des déplacements incessants du cysticerque ; il s'en suivit une perte notable du corps vitré, et plus tard, un décollement total de la rétine, ne laissa plus qu'une perception lumineuse quantitative : ce décollement existait déjà en partie avant l'intervention opératoire.

Tous ces résultats, pendant quatre ans (moment de la publication) sont restés tels qu'ils avaient été notés immédiatement après l'opération ; même les yeux atteints de décollement, conservèrent leur aspect extérieur ; un seul avait un peu diminué de volume, et s'enflammait légèrement à la suite d'excès alcooliques répétés.

En 1887, LEBER publie une statistique de 15 cas de cysticerques intra-oculaires opérés. Dans 3 cas, l'énucléation dut être faite, malgré l'opération du cysticerque ; 4 fois les résultats furent douteux ou mauvais ; 5 fois la guérison fut rapide et normale, et l'œil conserva sa forme et plus ou moins de vision, selon l'état de l'œil avant l'opération ; toutefois dans deux de ces cas, il se développa dans la suite une cataracte ; enfin, dans 3 cas le résultat fut excellent, même sous le rapport de la vision. Ce résultat peut être considéré comme définitif, le temps écoulé depuis l'opération variant entre deux et huit ans..

En comparant les résultats des extractions de cysticerques intra-oculaires obtenus dans les deux cliniques allemandes qui ont le plus d'expérience en cette matière, à savoir celle de HALLE (ALF. GRAEFE) et celle de GOETTINGUE (LEBER), SEYFERT est arrivé aux conclusions suivantes : dans ses 45 cas opérés de 1877 à 1885, A. GRAEFE réussit 30 fois à extraire l'entozoaire (= 67 p. 100 de succès) et échoua dans 15 cas. Dans ses 18 opérations exécutées de 1876 à 1889, à l'aide d'une section méridienne (l'auteur écart les 2 cas opérés d'après l'ancienne méthode de DE GRAEFE avec extraction linéaire du cristallin et où malgré un succès direct l'énucléation s'impos plus tard à cause du danger d'une ophtalmie sympathique), LEBER eu 4 échecs et 14 succès (= 78 p. 100). Des 30 cas réussis de DE GRAEFE, dan 25 seulement on a eu connaissance du résultat définitif. Il y eut une per par infiltration du vitré, 9 fois amélioration de l'acuité visuelle par l'opération, 9 fois conservation du *statu quo*, deux fois diminution. Dans les 14 cas réussis de LEBER, l'acuité visuelle fut améliorée 8 fois ; conservée telle qu'elle avait été avant l'opération 4 fois ; diminuée 2 fois. Les résultats des deux cliniques ne diffèrent donc pas beaucoup et parlent sans aucun doute en faveur de l'opération ; ils sont aussi un argument puissant en faveur de l'incision méridienne ; en tout cas, elles ne justifient nullement les craintes de DE WECKER qui pensait que, toute opération qui intéressait la sclérotique sur une vaste étendue, avait pour conséquence presque forcée une perte et un enclavement du corps vitré avec troubles de nutrition consécutifs et déformation certaine du globe oculaire (SEYFERT).

A tous ces cas, il faut en ajouter encore 5 opérés par COHN (de Breslau) avec 4 succès, un de MANZ suivi aussi de succès, et 4 de TREITEL avec un insuccès, qui tous corroborent les conclusions précédentes (SEYFERT).

Dans un cas de LANDSBERG, la rétine décollée se réappliqua complètement ; il resta toutefois une limitation de la portion correspondante du champ visuel.

En résumé, étant données les méthodes opératoires actuelles aidées de l'antisepsie, il faut recourir à l'extraction du cysticerque le plutôt possible, tant qu'il n'y a pas d'inflammation violente, et aussi tant qu'il n'y a pas de lésions indélébiles de la rétine et du vitré ; moindre sera l'inflammation, plus vite on pourra espérer voir rétrocéder celle-ci après éloignement de la cause. Plus le parasite sera petit et jeune, moindre aussi sera l'acte chirurgical ; si le parasite, en effet, est sous-rétinien, une opération bien conduite laissera la rétine intacte et le corps vitré indemne. Malheureusement ces conditions favorables se rencontrent rarement, parce que les malades ne se présentent à l'observateur pour demander des secours que lorsque les troubles visuels sont déjà notables, occasionnés par leur longue durée et par le volume de l'entozoaire. ALFRED GRAEFE a pu se rendre compte de la rapidité d'accroissement d'un cysticerque ; dans l'un de ses cas, la vésicale, lors d'un premier examen mesurait 1,05 millimètre de diamètre ; quatre jours plus tard, le diamètre était déjà de 2 millimètres.

Au point de vue prophylactique, HIRSCHBERG a noté que le contrôle des viandes amène une décroissance marquée de la maladie, c'est ainsi qu'on observe surtout le cysticerque oculaire à Berlin, en Saxe et en Thuringe ; tandis que dans le Wurtemberg, où l'usage de la viande de porc est moins répandu, cette maladie est peu commune (PANAS).

BIBLIOGRAPHIE

ALBERTOTTI. Contribution à l'étude du décollement rétinien par cysticerque. *Giornale della R. Acad. di med. di Torino.* 1889, p. 363.

BASSÈRES. Cysticerque du corps vitré ressemblant à un cristallin déplacé à la partie inférieure de la chambre postérieure. *Journ. d oculistique de Bordeaux*, 1887, p. 105.

Busch (W.). *Arch. f. Opht.*, t. IV, deuxième partie, p. 99, 112.

Chibret. De l'aspiration appliquée à l'extraction du cysticerque du corps vitré. *Bull. de la Soc. d'opht. de Paris*, p. 22, 1891.

Cofler. Contribuzione ella studio del cisticerco oculare con speciale reflesso all'estrazione di quello intro-oculare. *Ann. di Ott.*, 1891, p. 186.

Cohn. Sur cinq extractions de cysticerques du globe de l'œil. *Rev. d'opht.*, p. 121, févr. 1882.

Collins (W.-J.). Un cas de cysticerque oculaire. *Lancet*, p. 904, mai 1883.

Csapodi. *Annales d'Oculistique*, 1885, p. 182.

Daubin. Des cysticerques du corps vitré : Thèse de Paris, 1887.

Despagnet. Cysticerque du corps vitré. *Soc. d'Opht.*, 3 juillet 1888. *Progrès méd.*, p. 11, n° 27, juillet 1888.

Desmarres (père). *Gaz. des hôpit.*, 20 mars 1875.

Dolina. Zur pathologischen Anatomie des intra-ocularen Cysticercus. *Deutsche medicinal Zeitung*, 1891, n° 82, et *Beiträge zur path. Anat. und zur Allgem. Pathol.*, vol. V, 3.

Everbusch. Un cas de filaire du corps vitré. *Soc. opht. de Heidelberg*, 14 sept. 1891.

Gast. Zur Casuistick des Cysticerkus intra-ocularis. *Klin. Monatsbl.*, janvier 1890.

Germelmann. Beiträge zur Operation der Cysticerken im Auge. Inaug. Diss. Göttingen 1884.

Galezovski. *Ann. d'oculistique*, t. 48, 8e série, t. VIII.

Gardenigo. *Giorn d'ophtalm. italiano*, 1869, 2e fasc.

Gescheidt. Die Entozoen des Auges, etc. *Zeitschrift für die Ophtalmologie*, etc. von Ammon t. III, 1833, p. 405.

Graefe (A. von). *Arch. f. Opht.*, t. II, prem. part. p. 334, 343. — t. IV, deux. part. p. 171 183. — t. VII, deux. part. p. 47, 48. — t. XII, deux. part. — t. XXIV, prem. part p. 209, 232. — t. XXIV, trois. part. p. 267, 273. — t. XXXI, 4, p. 33.

Graefe (Alf.). Weitere Notiz zur Extraction zweier Cysticerken aus einem Auge. *Klin Monatsbl.*, juillet, 1890, p. 261.

—   Extraction zweier Cysticerken aus einem Auge. *Klin. Monatsbl*, sept. 189

Griffith. Some cases of intra-ocular cysticercus, and one case of intra-oculare hydatid *Trans. opht. Soc.*, 12 nov. 1896.

Highet. Un cas de cysticerque dans le corps vitré. *Brit. med. Journ.*, 9 juin 1894.

Hirschberg. Filaire retirée de l'œil humain. *Soc. med. Berlin*, oct. 1895.

—   Cysticerques de l'œil. *Soc. de med. Berlin. Mercredi médical*, 1892, n° 11, p. 13

—   Ueber den sogenannten schlauchartig eingekapseeten Cysticercus des Gla koepers. *Centralb. f. prakt Augenheilk.*, mai 1893.

—   *Arch. f. Augen. und Ohrenheilk*, t. I, II, et t. III, I.

—   Thèse de Kœnigsberg, 1875.

Haltenhoff. *Ann. d'oculist.*, 1886, p. 236.

Hopkinson. Account of a worme in horse'seye. *Med. Comment.* vol. XI, p. 166, 1784.

Hasse. *Arch. f. Augenh. de Knapp et Hirschberg.*, vol. IX, t. II.

Hulke (J.-W.). Cysticerque dans le corps vitré. *Opht. Soc. of. Great. Britain und Irelan* 6 juillet 1886.

Jacobson. *Arch. f. Opht.*, t. XI, 2, p. 147, 165.

Kuhnt. Extraction eines neuen Entozoen aus dem Glaskörper des Menschen. *Arch. f. Augen* XXIV, 3, p. 205.

Landsberg. Cysticerque sous-rétinien. *Centr. f. prakt. Augenh.*, mai 1886.

Leber. Cysticercus extraction und Cysticercus et zündung. *Graefe's Arch.*, XXXII, p. 281, 1886.

Lemoine. Des parasites de l'appareil de la vision. *Paris*, 1874.

Lutkewitsch. Trois cas de cysticerques sous-rétiniens. Wratch, n° 12, 1898. *Rev. gén d'Opht.*, août 1898, p. 375.

Maestrelli. Un cas de cysticerque du vitré. *Giornale medico*, décem. 1896, p. 1049, et *Rec. d'Opht.*, 1897, p. 375.

Magawly. Un cas de cysticerque dans le corps vitré. *Rev. génér. d'Opht.*, 1890, p. 187.

Malgat. Filiaire ou dragonneau du corps vitré. *Rec. d'opht.*, 1893, p. 280.

Mackenzie. *Traité d'Ophtalm.*, p. 143, 146.

Marini. *Giorn. Ophtalm.* ital., 1870, 2e fasc.

Moniez. Thèse de Lille, 1880.

Mégnin. Comptes rendus de l'Académie, XX, n° 2, 1879.

Masse. *Montpellier médical*, p. 207, mars 1880.

Manz. Deux cas de cysticerque dans l'œil. *Arch. f. Augenheilk.*, XIII, 2 et 3, 1884.

Nagel. *Arch. f. Opht.*, t. V, prem. part. p. 183, 190.

Panas. Traité des maladies des yeux. *Paris*, 1894, t. I, p. 478 et suiv.

Pincus. Anatomischer Befund von zwei sympathisirenden Augen, darunter eins mit Cysticercus intra-ocularis. *A. von Graefe's Arch.*, XL, 4, p. 237, 255.

Pelliot (J.). *Paris*, 1880.

Poncet. *Gaz. méd. Paris*, 1874, n° 10.

Przibilski. Un cas de parasite particulier dans le corps vitré, 3e Congrès des méd. russes. *Rev. génér. d'Opht.*, t. VIII, 1889, p. 231.

Romiée. Note sur un cas de cysticerque dans le corps vitré. *Bulletin de l'Acad. roy. de Belgique*, p. 335. 1889, 4e série. t. III, n° 6.

Rayer. *Arch. de méd. comparée*, fasc. 2, p. 67, 1843, *Paris*.

Saemisch. *Klin. Monatsbl. f. Augenheilk.*, 1870.

Salzmann. Eine Beobachtung früher Entwickelungsstufen des subretinalen Cysticercus. *Klin. Monatsbl.*, sept. 1891.

Schleich. Cysticercus cellulosæ. *Klin. Monatsbl.*, déc. 1890.

Schoebl. Cysticercus subretinalis triplex. *Centralb. f. Augenh.*, avril 1893, p. 101.

Seyfert. Beitrage zur Operation der intra-ocularen Cysticercus. *Graefe's Arch.*, XXXVIII. 2, p. 112.

Sichel (A.). *Gaz. hebd.*, 11 janv. 1862. n° 2.

Sainclair (Th.). Remarques sur un cas de cysticerque dans le vitré. *Droit. med. journ.*, p. 7, juillet 1883.

Souquières. Un cas de cysticerque dans le vitré. *Lyon médic.*, 14 nov. 1883.

Stölting. Extraction d'un cysticerque encapsulé. *Graefe's Arch.* XXXIV, 4, p. 139.
— Berliner Klin. Wolfenschr.. 1889, n° 42.

Treitel. Ein Fall von erfolgreicher Extraction eines Cysticercus aus dem Glaskörper unter Leitung des Augenspiegels. *Knapp's Arch. f. Augenh.*, XXI, 3, p. 269.

Treitel. Trois cas de cysticerque de l'œil. *Rec. d'Opht.*, 1890, p. 408.

Wagenmann. Ueber das Vorkommen von Riesen Zellen und eitriger Exsudation in der Umgebung des intra-ocularen Cysticercus. *A von Graefe's Arch.* XXXVII. 3, p. 124.

Vogler. *Arch. f. Augenheilk. de Knapp et Hirschberg.*, vol. IX, 2.

Vossius. Ein cysticercus operation. *Berl. Klin. Wochenscohr.*, 1890, n° 1.

Wecker (de). De l'extraction des cysticerques. *Graefe's Arch.* XXXII, 1, p. 275.

Wecker. (de) et Landolt. *Traité complet d'Opht.*, t. II, p. 575 et suiv. *Paris*. A. Delahaye et Lecrosnier, 1884.

Ziem. Ueber die in einem Falle von subretinalem Cysticercus durch denselben hervorgerufene frühzeitigen Veränderungen. *Klin. Monatsbl.*, janv. 1892.

CHAPITRE III

PERSISTANCE DE L'ARTÈRE HYALOÏDE ET OSSIFICATION DU VITRÉ

PERSISTANCE DE L'ARTÈRE HYALOIDIENNE ET DU CANAL DE CLOQUET

Nous comprendrons dans ce chapitre, la description simultanée des deux lésions congénitales du vitré, persistance à la fois de l'artère hyaloïdienne et du canal de Cloquet.

Il y a donc lieu d'éliminer d'emblée, et les vaisseaux néoformés dans le vitré pour une cause quelconque, et les produits de la rétinite proliférante, qui naissent toujours, les uns et les autres, à la suite d'un processus inflammatoire, entraînant avec lui une désorganisation plus ou moins notable de l'humeur vitrée.

Pendant la vie fœtale, l'artère hyaloïde partant de la papille, traverse le milieu du corps vitré d'arrière en avant à travers le canal de Cloquet, et vient, au niveau de la fossette hyaloïde, former entre le corps vitré et le cristallin, un réseau qui embrasse la cristalloïde postérieure. De la périphérie de ce réseau partent de fins rameaux qui se recourbent sur la cristalloïde antérieure pour se joindre à la membrane capsulo-pupillaire, tandis que d'autres se portent vers la zonule de Zinn. A la fin de la vie fœtale, ces vaisseaux s'oblitèrent à partir de la membrane pupillaire, et le dernier qui disparaît est l'artère hyaloïde. Cette dernière persiste même assez longtemps après la naissance chez beaucoup d'animaux, le veau, le poulain, le mouton, et le chat; chez le jeune chat même elle est visible à l'ophtalmoscope : partie du milieu de la papille, elle parcourt l'axe du corps vitré et se ramifie en un pinceau de fibrilles à quelque distance de la capsule postérieure du cristallin (Hirschberg).

En tout cas, quand chez l'homme l'artère et son enveloppe persistent sur une étendue plus ou moins considérable, l'anomalie est constituée, et peut être constatée à l'ophtalmoscope.

Il y a plus même : Terrien ayant examiné systématiquemment au microscope seize yeux d'enfants nouveau-nés, a toujours rencontré un vestige de l'artère hyaloïde, sous forme d'un petit pédicule vasculaire. Il conclut de ses recherches que l'artère hyaloïde n'a pas complètement disparu chez l'homme au moment de la naissance et dans les premiers mois de l'existence. Il en reste un vestige représenté par un petit filament artériel visible à l'œil nu de longueur variable, situé sur le côté nasal de la papille et saillant dans le vitré. Ce filament est formé de deux parties : une gangue amorphe périphérique et un axe central rempli de noyaux ou creusé d'une lumière et relié le plus souvent à la branche nasale de l'artère centrale de la rétine par un étroit cordon formé de fibres musculaires lisses. Ce filament ne fait jamais défaut ; s'il n'a pas encore été décrit, c'est qu'il n'existe jamais que sur deux ou trois coupes d'un même œil et peut facilement passer inaperçu.

Mais, en somme, ce n'est pas de ce vestige qui, quoique constant, est cependant destiné à disparaître avec le développement de l'œil, qu'il s'agit ici. Nous ne nous occupons que des persistances d'artères hyaloïdiennes qu'on découvre chez l'adulte, et qui gênantes ou non pour la vision, peuvent être vues à l'ophtalmoscope.

Historique. — Meissner, le premier, a constaté, dans les recherches anatomo-pathologiques, la persistance de l'artère hyaloïde, sur l'homme.

Puis Müller décrivit cette disposition chez le bœuf, et il attribua au même phénomène le petit bulbe blanchâtre qu'il avait, à plusieurs reprises, observé chez l'homme, près de l'artère centrale, au point où elle se recourbe sur la rétine. Il supposait d'ailleurs, en se basant sur les recherches anatomo-pathologiques, que l'artère hyaloïde persistante deviendrait un jour l'objet d'une description ophtalmoscopique (de Wecker).

Saemisch vit ensuite sur un œil hypermétrope, une artère hyaloïde sous forme de cordon opaque, entouré d'un second contour faiblement grisâtre, et tendue entre la papille et le pôle postérieur du cristallin.

En 1863, Zehender relate une observation dans laquelle un cordon très faiblement tendu présentait des mouvements ondulatoires, et l'éclairage oblique montrait manifestement une coloration rouge dans la partie de ce cordon accessible à ce mode d'examen.

Puis viennent les observations de Toussaint, Stœr, Mooren, Von Ammon, de Wecker, Panas, Ulrich, Unterharnscheidt ; dans cette dernière, l'œil devint myope, et l'artère hyaloïdienne se déchira sous l'influence de la distension oculaire d'origine myopique.

Voilà pour l'artère hyaloïdienne.

Quant à la persistance du canal de Cloquet, elle a été signalée pour la première fois, en 1870, par Flarer, et par de Wecker, puis par Bayer et Knipp, soit sous forme de manchon cylindrique et transparent entourant une artère hyaloïdienne persistante, (Manz), soit que celle-ci faisant défaut, il s'agisse d'un simple canal traversant le corps vitré et ne contenant aucun vaisseau.

Il faut ensuite signaler les travaux de Van Duyse, Berger, Everbusch, Reuss, Magnus, Hess, Masselon, Terrien et d'autres que nous citons à la bibliographie de ce chapitre.

Anatomie pathologique. — L'artère hyaloïde fœtale, dont la branche principale parcourt le canal de Cloquet et se ramifie pour former le sac vasculaire du cristallin, peut persister au lieu de disparaître avant le terme de la grossesse, comme cela est la règle.

Ammon ayant disséqué les yeux d'un lapin né cataracté, et chez lequel il trouva des restes de l'artère hyaloïdienne, fut conduit à penser que certaines cataractes polaires postérieures chez l'homme pourraient bien tenir à l'oblitération prématurée de cette artère.

O. Becker, dans sa monographie du cristallin, relate plusieurs observations de cataractes congénitales régressives où il y avait une pareille persistance. Il en était de même dans deux cataractes fœtales étudiées anatomiquement par Panas.

Le canal de Cloquet n'est qu'une gaine lymphatique péri-vasculaire analogue à celle que Robin a signalée pour les artères du cerveau et de la rétine. Vasseaux fait remarquer avec juste raison que, s'il en est ainsi, on comprend difficilement que, l'artère venant à disparaître, le canal de Cloquet continue à persister, et cela malgré l'avis contraire de Flarer, Manz, de Wecker et Bayer, qui décrivent séparément la persistance de l'artère hyaloïdienne et celle du canal de Cloquet. Panas est porté à admettre qu'en pareille occurrence, il subsiste un filament vasculaire oblitéré, qui, vu sa finesse extrême, passe inaperçu.

Masselon, sous le titre de prolongement accidentel de la lame criblée, signale des productions blanchâtres recouvrant les vaisseaux centraux au niveau de leur émergence. Pareilles productions plus étendues ont encore été notées par de Beck dans sa monographie et par Berger, sauf que ce dernier les envisage comme d'origine inflammatoire. Disons, du reste, que Van Duyse n'est pas éloigné de penser qu'une phlegmasie intra-utérine, péri-vasculite ou névro-rétinite, est la cause de l'épaississement et de la sclérose définitive du système de l'artère hyaloïdienne. En supposant que l'inflammation envahisse le bourgeon mésodermique du vitré, il s'y ajoute des produits membraniformes qui recouvrent les vaisseaux centraux, et même une partie de la rétine (Panas).

Il est intéressant de citer les cas de Unterharnscheidt et de Carreras Arago, dans lesquels une artère hyaloïdienne persistante se déchira à la suite de la distension que subirent les yeux atteints de myopie progressive, et par conséquent, s'étant allongés suivant leur axe antéro-postérieur. En pareil cas on ne rencontre que les résidus exsangues attachés à la cristalloïde postérieure, où ils simulent une cataracte polaire postérieure, et une sorte d'appendice filamenteuse ou en champignon sur la papille qui, lui, peut charrier encore dans son intérieur un filet sanguin ; au moment même de la déchirure, il peut se produire une hémorrhagie vitréenne.

Symptômes. — Ces lésions congénitales sont probablement, suivant la judicieuse remarque de Panas, plus communes que ne le ferait supposer le nombre de cas publiés jusqu'ici ; souvent, en effet, la coexistence de cataracte et d'occlusions pupillaires congénitales rend l'exploration du fond de l'œil impossible.

A l'examen ophtalmoscopique, on aperçoit, tantôt un filament ou un cône dont la base correspond au centre du disque optique, et l'extrémité effilée flotte librement dans le vitré ; tantôt un cordon central complet qui, né de la papille, se prolonge jusqu'au pôle postérieur du cristallin. Lorsque le cordon n'est pas perméable, sa couleur est grise, tandis que dans le cas contraire, il offre l'aspect d'une traînée rougeâtre.

Chez certains sujets, toute trace d'artère hyaloïde a disparu et le canal de Cloquet persistant seul, dénote sa présence à l'examen ophtalmoscopique par un certain reflet de la cristalloïde postérieure et la présence dans le centre du vitré d'un mince cordon réfléchissant la lumière lors des déplacements que lui impriment les mouvements de l'œil ; on dirait un tube de verre tordu et très mince de même diamètre que les grosses branches de l'artère centrale. Si le regard de l'observateur est dirigé suivant l'axe du cordon et s'il est adapté pour les couches antérieures du vitré, le cordon donne l'impression d'un ruban noirâtre aplati, tandis que l'œil s'adapte pour la distance de la papille et regarde un peu obliquement l'extrémité postérieure du canal, celui-ci est d'une transparence telle qu'il est difficile de reconnaître son mode d'insertion à la papille (NIMIER et DESPAGNET).

VASSAUX, ainsi que nous l'avons déjà dit, a très justemement fait remarquer que, si le canal de Cloquet n'est qu'une gaine lymphatique péri-vasculaire analogue à celle que ROBIN a signalée pour les artères du cerveau et de la rétine, on comprend difficilement que, l'artère venant à disparaître, le canal de Cloquet continue à persister. Tel est pourtant l'avis de FLARER, MANZ, DE WECKER, et BAYER ; ces auteurs, et nous avons fait comme eux, décrivent séparément la persistance de l'artère hyaloïdienne et celle du canal de Cloquet ; PANAS, de son côté, est porté à admettre qu'en pareille occurence, il subsiste un filament vasculaire axial oblitéré, qui, vu sa finesse extrême, passe inaperçu.

VAN DUYSE, à son tour, a repris la question ; contrairement aux faits recueillis jusqu'ici où la persistance d'un canal existait des deux côtés, chez son malade, seul l'œil gauche en était le siège. De plus, l'examen ophtalmoscopique lui a permis de constater d'autres anomalies du système hyaloïdien. A côté d'un fort cordon central, il y avait une bande blanche, d'aspect tendineux, qui après s'être insérée à la papille, s'étalait le long de la partie inféro-externe du fond de l'œil. On apercevait, en outre, un cône colobomateux autour de l'insertion optique de cette bande, et à son autre extrémité des plaques de choroïdite disséminée.

BATTEN, sur un œil microphtalme, a vu une ligne foncée partir du disque optique et se diviser en deux faibles branches divergentes à une petite distance en arrière du cristallin. Ces dernières se divisaient de nouveau et les branches paraissaient se terminer à l'entour de l'équateur de la lentille.

Le plus souvent, la persistance de l'artère hyaloïdienne ne cause aucun trouble fonctionnel chez celui qui en est porteur ; d'autres fois, elle provoque la sensation d'un ver qui se déplacerait sans cesse devant l'œil. A l'éclairage oblique, on reconnaît parfois son insertion sur la cristalloïde postérieure, et à l'ophtalmoscope on arrive à la suivre dans toute sa longueur. Elle se présente alors comme un cordon tendu entre la papille et le pôle postérieur du cristallin, serpentant sous l'influence des mouvements de l'œil. De couleur rougeâtre, si l'artère est restée perméable, ce cordon en général est opaque et muni parfois d'une sorte d'enveloppe grisâtre. Souvent détaché de son insertion antérieure, rarement il se rompt dans sa longueur ; quelquefois il n'en persiste que l'extrémité postérieure fixée à la papille comme un doigt de gant ; dans d'autres cas, c'est le bout antérieur qui persiste adhérent à une cataracte polaire postérieure.

Dans une observation de Mitvalsky le cordon opaque qui représente l'artère hyaloïde persistante se termine sur la papille dans une opacité grisâtre qui occupe la moitié supérieure de la papille, et en avant dans une opacité de la cristalloïde postérieure. Après correction de l'astigmatisme et de la myopie, la vision de l'œil était de 4/12.

On conçoit qu'avec l'allongement progressif du globe myope, le cordon puisse se rompre par le milieu, comme dans les faits rapportés par Unterharnscheidt et Carreras Arago. Les deux bouts devenus flottants étaient fixés, l'antérieur au pôle cristallinien, le postérieur au centre de la papille.

Une particularité signalée par Becker et bien étudiée par Vassaux, consiste dans le renversement des procès ciliaires en arrière du cristallin, comme si la lentille avait gardé sa position embryonnaire tout près de la cornée.

La persistance de l'artère hyaloïdienne passe d'autant plus inaperçue que le plus souvent, un seul œil en est le siège. Ce n'est que lorsque le cordon vasculaire se rompt brusquement, commme dans l'observation de Carreras Arago, que le malade perçoit une ombre animée d'un mouvement ondulatoire (Panas).

Les restes du canal de Cloquet se présentent généralement avec l'aspect d'une dilatation en ampoule au niveau de la papille (Everbusch, Reuss, Magnus) ; cette dilatation se résoud ensuite en membranes ou filaments qui n'atteignent pas la cristalloïde postérieure ; ce qui n'est pas toujours constant. On pourrait dans certains cas, confondre ces reliquats avec des foyers de choroïdite développés pendant la vie intra-utérine (Hess).

Hess et Gama Pinto ont rencontré, sur deux yeux microphtalmes, un fort cordon hyaloïdien engainant l'artère, laquelle était pourvue elle-même d'une tunique musculaire et d'une adventice très développée. Ce cordon, après avoir abandonné à la cristalloïde postérieure des branches vasculaires, se repliait en bas entre les lèvres d'un colobome irien, pour venir s'insérer à la sclérotique et à la choroïde.

De Wecker cite des observations semblables : dans l'une d'elles, l'insertion antérieure du cordon, très transparent, ne se révélait que par une augmentation du reflet de la capsule postérieure et le cordon ne dénotait sa présence, même après dilatation complète de la pupille, que sous forme d'un filet étroit et indistinct, qui ne se montrait que pendant les mouvements de l'œil ; il reflétait la lumière comme la capsule postérieure, mais moins qu'elle et se soustrayait au regard à une courte distance du cristallin.

MITWALSKY a observé, à plusieurs reprises, à l'ophtalmoscope, la persistance et l'épaississement du tissu cellulaire qui entoure l'artère hyaloïde, sous l'aspect d'un cordon opaque qui prend son origine sous forme d'une ampoule grisâtre et bleuâtre sur la papille du nerf optique et s'avance dans le corps vitré où il se termine librement, ou bien s'insère à la surface postérieure de la cristalloïde. MITWALSKY a publié deux cas où ces ampoules n'ont pas leur origine dans la papille, mais sur des colobomes de la choroïde, situés loin de la papille au-dessus de la région maculaire.

Très souvent la persistance de l'artère hyaloïdienne coïncide avec d'autres anomalies congénitales soit de l'œil, soit d'autres organes. C'est ainsi que chez un jeune malade de DODD qui avait à l'œil droit un colobome de l'iris, on trouvait aussi des restes de la membrane pupillaire conjointement avec une artère hyaloïde bien marquée et un colobome de la choroïde. Le jeune garçon avait aussi du duvet sur les joues et derrière les épaules ; son oreille gauche montrait une petite fossette congénitale, sa bouche était déformée et boursouflée. Il avait de légères excroissances dans la jointure des doigts ; il était né à terme et sa famille était en bonne santé.

MOLL aussi rapporte un cas du même genre dans lequel on voyait à la fois une artère hyaloïde et les restes de la membrane pupillaire ; de plus, cette artère hyaloïde se détachait d'une artère de la papille, et après un trajet tortueux de 3 millimètres environ, retournait sur la papille et disparaissait derrière une veine.

Les rares observations qu'on a pu recueillir jusqu'à présent, montrent que la persistance du canal de Cloquet se rencontre constamment sur les deux yeux, tandis que jusqu'ici on n'a observé généralement la persistance de l'artère hyaloïde que sur un œil (DE WECKER).

JAENNER a publié la description d'une opacité du corps vitré qui se présentait sous la forme d'un cordon partant sous forme d'ampoule de la papille et se rétrécissant jusqu'à la partie postérieure du cristallin où il se terminait par quelques minces ramifications. Il croit qu'il ne s'agit pas d'une artère hyaloïde persistante, mais bien d'une opacité des parois du canal de Cloquet ; son opinion se base surtout sur la largeur de l'ampoule. Résumant toutes les observations analogues, l'auteur dit que ces cordons fibreux centraux du corps vitré sont de trois sortes différentes : 1° des résidus d'hémorrhagie dans le canal de Cloquet (observés surtout dans les fortes myopies) ; 2° l'artère hyaloïde persistante ; 3° la visibilité du canal de Cloquet.

Diagnostic. — Le diagnostic sera toujours difficile, mais il est toujours bon de penser, lorsqu'on rencontre des vaisseaux anormaux dans le fond de l'œil, même et surtout quand ils y provoquent une hémorrhagie, que ces vaisseaux ne peuvent être que d'origine congénitale, ou de nature inflammatoire ; dans ce dernier cas, ils ont toujours été précédés de phénomènes plus ou moins violents dans l'œil et s'accompagnent d'autres lésions qui permettent à peu près sûrement de conclure à leur nature inflammatoire.

La rétinite proliférante siégeant sur le pôle postérieur de l'œil, succède

toujours à une hémorrhagie, tandis que la persistance des vaisseaux hyaloïdiens précède naturellement l'hémorrhagie, si elle se produit. De même, le
décollement rétinien ne prêtera guère à confusion, quoique dans certains
cas, le trouble du vitré permet difficilement de pratiquer un examen ophtalmoscopique approfondi.

Panas et de Wecker citent des cas dans lesquels des artères hyaloïdes très
épaissies au niveau de leur insertion cristallinienne ont pu faire croire à la
présence d'un gliome de la rétine ; l'examen attentif seul permettra d'éviter
l'erreur.

Il est encore intéressant à noter que l'on a vu concorder la persistance
partielle de l'artère hyaloïdienne avec la rétinite pigmentaire congénitale.

Rappelons encore qu'en cas de rupture d'artère hyaloïdienne persistante,
on peut voir, dans un corps vitré absolument sain, s'agiter au-devant de la
papille un appendice vasculaire ; toutes les fois que l'on a rencontré des vaisseaux multiples à l'entour de la papille comme dans les observations de Jaeger et de Coccius, ils se trouvaient imbriqués dans des amas de tissu cellulaire
ou dans des membranes s'élevant en tente dans l'intérieur de l'œil et ils
devaient leur origine à des épanchements intervaginaux du nerf optique, le
plus souvent de nature hémorrhagique. Ni la rétine dont les éléments ont été
dilacérés ou dissociés, ni le corps vitré qui a été refoulé en avant, ne prennent une part active à leur formation (de Wecker).

Citons aussi, pour éveiller l'attention sur ce point, les observations d
Coccius, O. Becker, de Graefe, qui relatent la proscidence latérale de mem
branes vasculaires dans l'intérieur de l'œil ; il faut s'en méfier, dit de Wecker
et se rappeler combien, même pour les observateurs les mieux doués, la co
fusion avec un décollement partiel de la rétine est possible lorsque l'explora
tion de l'œil est rendue difficile à cause d'un trouble de ses milieux, particu
lièrement du corps vitré lui-même.

Le *colobome du vitré* est un arrêt de développement qu'il faut se garde
de confondre avec les vestiges de l'artère hyaloïdienne. A l'examen ophta
moscopique, on aperçoit au bas du vitré, un reste de cloison à reflet bla
tendineux qui coexiste souvent avec d'autres malformations du côté de l'ir
de la choroïde, du cristallin et plus rarement de la sclérotique (Panas).

OSSIFICATION DU CORPS VITRÉ

L'ossification du vitré a été déclarée longtemps impossible ; elle a
démontrée chez l'homme par Wittich et Virchow, puis, par Poncet, Ciacc
Becker, Pagenstcher, Genth, Berger.

Cette altération chez l'homme est rarement primitive, mais elle est pres
toujours la conséquence d'une lésion inflammatoire ancienne des membra
intra-oculaires. Virchow a rencontré l'ossification du corps vitré chez les c
vaux, et Hyrtl chez la loutre, près du nerf optique.

Comme le fait remarquer de Wecker, au point de vue clinique, la ques n'a qu'une valeur secondaire. Quoi qu'il en soit, on trouve ces ossifications vitréennes, sous forme de grains osseux, soit du côté de la papille, soit derrière le cristallin. En pareils cas, point n'est besoin que la choroïde elle-même soit ossifiée, mais ce travail peut se produire exclusivement dans le tissu vitréen lui-même.

BIBLIOGRAPHIE

Von Ammon. Klin. Darstellungen der Krankheiten des Auges. *Berlin*, 1838, t. III, p. 57 et t. XVIII.

Batten Rayner. Artère hyaloïde persistante se divisant dans le corps vitré. *Trans. Opht. Soc.*, Vol., XIV. p. 209.

Bayer. Ueber den sichtbaren Cloquet'schen Canal im Auge. *Prager Zeitschr. f. Augenh.*, t. IV, I, p. 49.

Berger. Anatomie normale et pathologique de l'œil. *Paris*. Doin, 1884, p. 131.

Carreras Arago, Congrès de Milan, 1880.

Dodd. H. Work. Coloboma of the iris and choroïd with. *Semains of the hyaloïd artery. Trans. Opht. Soc.*, Vol. XIV, p. 210 (*Rev. génér. d'opht.*, 1895, p. 489.

Van Duyse. *Arch. d'opht.*, XI, p. 464, 1891.

Everbusch. Klin. anat. Beitraege zur Embryologie, etc. Mittheilungen aus der Kónigl. Universitäts. Augenklinik in München. *Leipzig*, in 8°, p. 35.

Fischer. Ueberrest der Glas kœrperschlagader. *Centralb. f. Augenheilk.*, déc. 1893, p. 160.

A. Fœrster. Atlas der microscop. pathol. Anatomie, t. XXXV, fig. 8-10.

Hess. *Arch. f. Opht.*, XXXIV, 3, 147, 1888.

Hirschberg. Ueber das Auge des Kätzchens. *Centralb. f. Augenh.*, 1891, p. 385.

Lang. Une anomalie congénitale du corps vitré. *Ophth. Soc.*, 4 juin 1885.

Loppez. Persistance de l'artère hyaloïde. *Revista de ciencias medicas*. Havam, n° 9, 1895. (*Ann. d'oculist.*, CXV, p. 71).

Mackroki. *Arch. f. Augenh.*, XXI, p. 29.

Manz, *Graefe-Saemisch.*, t. II, p. 98.

Masselon. Manuel d'ophth., 1889, p. 736.

Meissner. *Arch. f. Opht.*, t. VII, 2, p. 92.

Mitwalsky. Ein typischer Fall von persistirender Arteria hyaloïdea. *Arch. f. Augenh.*, XXVIII, 2,'p. 135.
— Zur Kenntniss congenitaler Anomalien des Augenhintergrundes. *Arch. f. Augenheilk.*, XXVIII, 2, p. 228.

Moll. Artère hyaloïde, membrane pupillaire et réseau veineux sous-conjonctival, etc. *Centralb. f. prakt. Augenheilk.*, 1896.

Nimier et Despagnets. Traité élém. d'ophth., p. 316. *Paris*, Alcan, 1894.

Panas. Traité des maladies des yeux. *Paris*, Masson, 1894, t. I, p. 486.

Pinto G. *Arch. f. Chir.*, XXIII, 1883.

Pulvermacher. Arteria hyaloïdea persistens. *Centralb. f. Augenh.*, nov., 1892.

Terrien. Constance chez l'homme d'un vertige de l'artère hyaloïde dans les premiers mois de l'existence. *Arch. d'opht.*, 1897, p. 675.

Saemisch. *Arch. f. Opht.*, t. II, 2, p. 65.

Unterharnscheidt. *Klin Monatsbl.*, t. XX, p. 449.

Vassaux. Persistance de l'artère hyaloïde simulant cliniquement un néoplasme. *Arch. d'opht.*, 1883.

De Wecker. Traité complet d'opht., t. II, p. 566-591. *Paris*, 1884.

Zehender. *Klin. Monatsbl.*, 1863, p. 258.

CHAPITRE IV

TUMEURS DU VITRÉ

(GLIOME ET TUBERCULES)

GLIOME

Le gliome n'est jamais primitif dans le vitré, mais toujours consécutif à celui de la rétine. Déjà Hulke, Knapp, Hirschberg, Leber, avaient observé que le vitréum est généralement remplacé par la tumeur pullulante, et repoussé contre la zonule et la lentille, puis disparaît finalement par résorption. Mais ils n'avaient pas soupçonné, comme Haensell l'a montré, qu'une tumeur développée dans le voisinage du corps vitré, peut continuer son développement dans cet organe, ou tout au moins, y faire participer sa propre substance. Un tel processus se produirait cependant dans un nombre respectable de cas de gliomes rétiniens, et Haensell a eu l'occasion d'examiner histologiquement trois cas qui confirment cette opinion.

Dans un cas, le néoplasme n'a laissé du vitréum intact que la partie antéro-externe, laquelle était dure, épaisse et opalescente, présentant par places, des petites parties de substance vitreuse encore transparente ou légèrement troublée. La masse vitreuse se distingue de la tumeur même, à l'œil nu, par une coloration plus pâle. Avec un faible grossissement, on voit toute la masse vitreuse disposée symétriquement en lamelles régulières, séparées entres elles par un mince espace, de telle sorte que l'ensemble produit un aspect strié. Les lames disposées à peu près parallèlement à la rétine, forment des cercles concentriques. Elles sont en même temps parallèles à la zonule et à la surface cristallinienne postérieure. Vers le centre de cette dernière surface elles prennent une direction rectiligne et courent parallèlement à l'axe de l'œil dans la direction de la papille. On a ainsi deux systèmes de cercles concentriques juxtaposés. La structure de ces lamelles est différente, suivant leur position. Dans les lamelles situées vers la rétine sont des cellules rondes parallèles aux cellules gliomateuses et s'en distinguant seulement par une plus faible coloration de leur noyau et par une couche de protoplasma un peu plus épaisse. Toutes ces lamelles sont formées de cellules réunies entres elles par des prolongements. Si on s'éloigne de la rétine pour se rapprocher de l'axe du globe, on trouve des lamelles formées de ces cellules mêlées à de très grandes cellules vésiculiformes. Celles-ci ont un protoplasma granuleux très épais, un petit noyau périphérique et de fins prolongements qui se réunissent aux prolongements des premières cellules et à ceux des autres cellules semblables à elles. Avec le grossissement très fort donné par l'immersion homogène obtenue au moyen de l'huile de cèdre (objectif 1/25 de Power et Lealand), on peut voir dans le protoplasma des cellules vésiculiformes, que la granulation se convertit en un système de fils disposés radiairement, allant du noyau à la périphérie et formant les prolongements des cellules. Quelques lamelles sont formées exclusivement de ces cellules vésiculiformes. La réunion de ces dernières avec les cellules gliomateuses prouvent que celles-ci sont la transformation des autres. Tout autre aspect ont les lamelles parallèles à la zonule, au cristallin et à l'axe de l'œil. Elles sont formées par un étroit réseau de fils très fins qui montrent dans leur point d'intersection des corpuscules brillants.

Dans un troisième cas, on trouve sur un bulbe fendu, après congélation, une tumeur blanchâtre occupant la moitié interne de l'œil. L'autre moitié est encore remplie de corps vitré transparent, qui se continue insensiblement dans la tumeur, où il devient trouble. Au milieu de la masse vitreuse, on voit un point blanchâtre tout à fait pareil à la tumeur et ayant le volume d'une lentille. Les recherches microscopiques montrent la nature gliomateuse de la tumeur et du point qui se trouve au milieu du corps vitré. Au milieu de ce point et traversant le corps vitré, HAEXSELL trouve la couche pigmentaire de la rétine et s'assure que la partie au dedans de la ligne pigmentaire s'est développée non seulement aux dépens des éléments de la rétine, mais aussi de ceux du corps vitré. La petite tumeur, isolée au milieu du vitreum, est formée de vraies cellules gliomateuses. A la périphérie existent des cellules identiques ainsi que des cellules vésiculeuses à noyau périphérique. Un fin réseau de filaments établit la communication des cellules entre elles et avec le corps vitré.

Ces observations prouvent que le corps vitré peut se transformer en tissu gliomateux, en particulier, la seconde, où le fait s'est produit au milieu du vitréum sain et transparent. Elles prouvent aussi que le vitré est composé, comme la cornée, de lamelles qui sont les couches membraneuses concentriques signalées par BRÜCKE et HANNOVER, avec cette différence que ces lamelles ne sont pas des membranes, mais une suite de cellules communiquant entre elles par leurs prolongements protoplasmiques, présentant en même temps les caractères des cellules du gliome ou des cellules du corps vitré, et composées, en certains points, de cellules vitreuses et d'un filament protoplasmique (HAEXSELL).

TUBERCULES. — Le corps vitré, comme les autres parties constituantes de l'œil, peut être soumis à l'influence du bacille spécifique de la tuberculose; c'est ce qui résulte des travaux de HAEXSELL et FIEUZAL, qui sur deux yeux ayant présenté, cliniquement, l'aspect d'yeux atteints de tumeurs intra-oculaires, purent, au microscope, suivre le développement des éléments des tissus constituant le tubercule. Dans l'un des cas, il existait, au milieu du corps vitré, une tumeur possédant la structure du sarcome à foyers tuberculeux, constitués par une cellule géante centrale, autour de laquelle régnaient des grandes cellules vésiculiformes dont le volume diminuait en allant de la périphérie au centre. Ces diverses cellules communiquaient entre elles par des prolongements plus élargis lorsqu'ils unissent les cellules géantes aux cellules vésiculiformes. On peut facilement reconnaître la structure des tubercules décrits par Schuppel et Wagner. Enfin, la présence de bacilles de Koch, constatée dans toutes ces cellules, est une preuve que ces foyers sont de nature essentiellement tuberculeuse.

Une autre observation a fourni aux mêmes auteurs les éclaircissements nécessaires sur le développement d'éléments tuberculeux produits par les tissus vitreux. En effet, le corps vitré n'y contient plus le tubercule de Schuppel et Wagner, mais il est constitué d'une part, d'un fin réseau de filaments protoplasmiques ainsi qu'il se produit toujours quand le vitréum est soumis à une excitation quelconque, et, d'autre part, de cellules vésiculiformes identiques aux cellules qui entourent, dans le premier cas, les cellules géantes des tubercules. Ces cellules vésiculiformes ne sont autre chose que des cellules du corps vitré devenues visibles et modifiées sous l'influence du bacille tuberculeux. Haensell en voit la preuve par ce fait que les cellules communiquent entre elles et avec les filaments protoplasmiques des réseaux; et aussi, par cet autre fait d'une aussi grande valeur, savoir que les réseaux filamenteux et les cellules vésiculiformes sont rangés par couches concentriques, comme le fait a été constaté dans le corps vitré soumis aux modifications gliomateuses. Dans la cellule vésiculiforme, Haensell a trouvé le bacille spécifique de la tuberculose, de même que dans les cellules constituant les tubercules de Schuppel et Wagner. Comme les cellules vésiculiformes contiennent souvent deux ou quatre noyaux ou un noyau en biscuit étranglé, Haensell a trouvé aussi, dans un cas, des figures karyokinétiques ; il peut en conclure, avec presque certitude, que les cellules géantes centrales proviennent de ces cellules vésiculiformes. Ce phénomène se produit évidemment par une division du noyau, non accompagnée de la division protoplasmique, probablement empêchée par des changements occasionnés par les bacilles tuberculeux. A côté de cette sorte de développement des cellules géantes, il semble (Haensell) qu'il en existe une autre, grâce à la fusion de plusieurs cellules vésiculiformes ; elle se produirait, lorsqu'on trouve une multitude de noyaux placés dans une masse uniforme opaque et granuleuse, de même que le protoplasma des cellules vésiculiformes. Une autre preuve de cette manière de voir est encore donnée par la longueur des prolongements protoplasmiques, qui font communiquer les cellules vésiculiformes entre elles et avec les cellules géantes. Toutefois il existe aussi dans les tubercules une liaison indirecte complète, grâce à laquelle il existe sur la périphérie des tumeurs tuberculeuses, des cellules vésiculiformes de la grandeur d'une cellule lymphatique.

Haensell fait remarquer qu'à côté des cas dans lesquels la tuberculose du corps vitré est consécutive à la tuberculose primitive du corps ciliaire et de la choroïde, il existe des cas comme celui de Deutschmann, dans lesquels la tuberculose du vitréum est unique et primitive. On peut se demander si le pseudo-gliome de certains auteurs (anglais) ne serait pas ainsi une transformation propre du vitréum en tumeur tuberculeuse sous l'influence du bacille spécifique.

BIBLIOGRAPHIE

Fieuzal. Sur le gliome du corps vitré. *Bulletin des Quinze-Vingts*, p. 179, 1884.

Haensell. Recherches sur le corps vitré. *Bulletin des Quinze-Vingts*, p. 170, 1884.

— Recherches sur le corps vitré (tubercules). *Bulletin des Quinze-Vingts*, p. 18, janvier, mars 1885.

CHAPITRE V

OPACITÉS DU VITRÉ

Les opacités du corps vitré peuvent affecter des degrés différents et des formes extrêmement variables qui les ont fait classer, par la généralité des auteurs, en plusieurs catégories, par ordre d'importance croissante : 1° en mouches volantes physiologiques; 2° les poussières du corps vitré; 3° les filaments et flocons, et 4° les membranes du corps vitré.

A ces différentes variétés, on a donné le nom générique de *myodopsie* (de μυια, mouche, et οψις, la vue), ou mouches volantes, dénominations qui ne préjugent rien au sujet de leur nature ou de leur provenance ; elles n'indiquent que la sensation éprouvée par le malade, et c'est tout ce qu'elles peuvent donner dans leur brièveté.

1° Les *mouches volantes*, improprement appelées, *physiologiques*, ne le sont déjà plus, par le fait même qu'elles existent ; leur présence même indique déjà un commencement d'altération, peu grave, à la vérité, de l'appareil accommodateur, mais qui n'en existe pas moins. Si l'on voulait parler de mouches ou d'opacités physiologiques, il faudrait plutôt désigner sous ce nom la vision endoptique de la circulation rétinienne.

Quoi qu'il en soit, ces mouches volantes, dites physiologiques, existent sur un grand nombre d'yeux, même ayant toutes les apparences d'yeux normaux ; c'est encore ce qui justifie jusqu'à un certain point cette dénomination. Elles sont invisibles à l'ophtalmoscope, et perçues seulement par le sujet lui-même. Tantôt, ce sont un ou plusieurs points noirs qui semblent passer devant le champ de la vision, et qui suivent à peu près toujours la même direction ; généralement, le malade en provoque la vision, en regardant une surface blanche, un mur, le ciel bleu, etc. ; en regardant vivement vers le haut, il lance ses mouches en l'air, puis celles-ci retombent doucement en suivant des directions différentes, et finissent par disparaître lorsqu'elles sont arrivées vers le bord inférieur de la pupille. Le même jeu peut recommencer un nombre indéfini de fois. D'autres fois, ce sont des globules brillants au centre, obscurs à la périphérie, isolés ou réunis en chapelets. Ailleurs, ce sont des filaments rectilignes ou entortillés, agglomérés de manière à simuler une toile d'araignée qui flotte dans le champ du regard. Bref, les formes varient à l'infini. Il est, du reste, plus facile encore de les faire apparaître en fixant à travers une carte percée d'un trou d'épingle, soit le ciel bleu, soit une surface blanche et bien éclairée, ou encore au microscope. Elles disparaissent au contraire, lorsque l'individu se trouve dans un espace clos et dans le demi-jour.

Bien des malades attachent une grande importance à la description de ces visions entoptiques, et certains en sont parfois incommodés au grand jour. D'autres, presque toujours des névropathes, sont constamment obsédés par leurs visions, passent leur temps à les suivre et même à les dessiner, et finissent par devenir de véritables hypochondriaques, toujours tourmentés par leur infirmité.

Lorsque l'œil est indemne de toute tare pathologique, les mouches volantes sont peu nombreuses et peuvent rester stationnaires.

Cette vision de corps étrangers dans le vitré est due soit à l'immigration de leucocytes dans le vitré, soit à la présence de corpuscules dans les larmes (spectre muco-lacrymal), soit à des débris épithéliaux de l'hyaloïde qui restent dans le voisinage de la limitante de la rétine et qui, fortement éclairés, font ombre sur la membrane nerveuse, ou encore à des reliquats de cellules ou de vaisseaux embryonnaires du vitré ; elles indiquent encore un peu de plénitude choroïdienne, ou un peu de congestion de l'organe. Mais lorsqu'elles deviennent persistantes, plus foncées, que le sujet les aperçoit constamment et dans des conditions d'éclairage assez variables, que les chapelets, les rubans qu'elles dessinent augmentent en longueur, que leur teinte grise se prononce davantage, ce ne sont plus là que des phénomènes seulement physiologiques, on y verra les signes d'une véritable congestion choroïdienne et, par suite d'un léger ramollissement des couches postérieures du vitré, ainsi que nous le verrons plus loin.

La myodopsie, d'origine *neurasthénique*, est très fréquente. *Objective* quelquefois, surtout si le sujet est atteint de myopie ou a eu des irido-choroïdites antérieures, elle est le plus souvent purement *subjective* et l'examen le plus minutieux ne permet de découvrir aucun trouble au sein des milieux transparents. Y a-t-il quelque perturbation vaso-motrice des artérioles rétiniennes ? PARENTEAU serait plutôt porté à admettre dans ce cas particulier une hyperesthésie de la rétine, donnant plus de netteté et plus d'étendue à l'image des corps flottants physiologiques. Il y aurait là, en somme, un phénomène analogue à celui qui se passe souvent du côté des autres organes des sens, lorsque par exemple, certains malades entendent des bruits absolument imperceptibles pour d'autres, ou sentent au point d'en être incommodés, des odeurs que les voisins ne découvrent qu'après une attention soutenue. Du reste, ces visions de mouches volantes chez les neurasthéniques s'accompagnent d'habitude d'autres troubles généraux et oculaires de même nature. Du côté des yeux, en particulier, les malades se plaignent souvent de congestion conjonctivale, de sensation de corps étrangers, de pesanteur des paupières, d'asthénopie accommodative avec inégalité pupillaire, ainsi que de photophobie, souvent de larmoiement, et parfois d'héméralopie (PARENTEAU).

Le traitement est simple ; il faut avant tout rassurer les patients sur la nature de leurs sensations, leur conseiller de ne pas provoquer, ni de suivre la vision des mouches volantes ; pour en atténuer encore les inconvénients, on prescrira des verres fumés à la grande lumière, au besoin, on instituera un traitement spécial contre la névropathie.

Toutes les opacités du vitré que nous allons étudier dans les lignes suivantes ont une véritable signification *pathologique*, et sont de provenances différentes :

2° *Poussières du vitré*. — Ces opacités poussiéreuses sont surtout symptomatiques d'une chorio-rétinite syphilitique à son début ou en voie d'évolution. Elles occupent de préférence les couches postérieures et déclives du vitré et à chaque mouvement de l'œil, elles se meuvent avec un remous caractéristique faisant l'effet de projections de vagues. Dans les premières semaines de la maladie, cette poussière se meut librement, sans se condenser en minces rubans opaques ; plus tard, elle forme des paquets ou des masses granuleuses qui ne parcourent le vitré que lorsqu'on imprime à l'œil un mouvement brusque, pour retomber dans les parties déclives sitôt que l'organe entre en repos. Ces opacités sont en rapport d'augmentation ou de diminution avec la chorio-rétinite qui en est le point de départ, apparaissant souvent brusquement, et pouvant aussi se dissiper en peu d'heures.

Les opacités sont généralement peu accusées au début de la maladie et limitées à une région circonscrite du corps vitré de façon qu'elles n'influencent en rien l'exploration des régions excentriques du fond de l'œil, dont l'image conserve son absolue netteté ; incontestablement une partie des troubles que l'on aperçoit autour de la papille (et exceptionnellement autour de la macula) doit être mise sur le compte de cette poussière des couches postérieures du corps vitré (DE WECKER).

Ce qui empêche de les confondre avec un trouble localisé ou général de la rétine, c'est précisément leur mobilité, qui, à chaque mouvement de l'œil les déplace, et au repos, leur permet de se tasser dans les parties déclives.

Les malades, du reste, accusent nettement l'augmentation de ces poussières par la diminution de la vision, qu'ils récupèrent, du reste, très rapidement sitôt que le trouble vitréen diminue.

Il est hors de doute que ces variations brusques dans la transparence du vitré doivent être rapportées à des immigrations de cellules lymphoïdes ; en effet, à mesure que la rétine s'atrophie par sclérose des parois vasculaires, on voit peu à peu les poussières du vitré se dissiper, tandis que la choroïde continue à être enflammée ; c'est donc la rétine qui joue le rôle principal dans leur production.

Cliniquement, on ne peut voir ces opacités qu'en se servant d'un faible éclairage (miroir plan ou à simples plaques de Helmholtz) et avec un certain grossissement (+ 10 derrière le miroir). Malgré cela, l'étude clinique n'en est guère facile et pratique, tandis qu'au contraire la méthode que KNAPP conseille se recommande surtout pour des opacités de certaines dimensions flocons et membranes, et de préférence pour celles qui séjournent dans les régions antérieures du corps vitré. A cet effet, on se sert de l'examen à l'image renversée, et l'on prend une lentille de 18 à 20 dioptries. En éloignant l'ocu laire de l'œil progressivement jusqu'à obtenir finalement l'image renversée de l'iris, on peut explorer de cette façon les diverses couches du corps vitré et éclairer directement les opacités de certaines dimensions. L'emploi de forts oculaires est indispensable, si, par un appui qu'on donne à la main qui le porte, on veut assurer à cet examen une certaine précision indispensable qu'il perd, lorsqu'on est forcé avec des oculaires de 8 à 10 dioptries, de tenir librement devant l'œil examiné, l'oculaire explorateur (DE WECKER).

Il est évident que dans ces cas de corps flottants et de poussières du vitré, on a déjà manifestement affaire à un certain degré de ramollissement ou de liquéfaction de ce tissu. Cette altération apparaîtra encore bien plus manifeste avec une autre variété de corps flottants du vitré, que l'on désigne sous le nom de *synchisis* et qui est dit *simple,* lorsque les corps flottants sont opaques, comme dans les variétés que nous venons de décrire précédemment et *scintillant,* quand les corps flottants sont miroitants.

Le *synchisis simple,* outre la signification qu'il emprunte à la présence des corps flottants décrits précédemment, est encore souvent en rapport avec un degré plus ou moins prononcé, sinon d'inflammation chronique, tout au moins de ramollissement partiel ou total du corps vitré ; ces deux termes, ramollissement et inflammation chronique, sont, du reste, connexes l'un de l'autre, et il est difficile de comprendre le ramollissement du vitré sans le rattacher immédiatement à une désagrégation due à une irritation lente de ce tissu. Souvent localisée dans la région du corps ciliaire ou encore celle avoisinant l'entrée du nerf optique, cette inflammation lente a pour résultat, par suite de la stimulation plus forte des phénomènes nutritifs, d'amener une bien plus grande activité dans l'immigration des cellules lymphoïdes.

Cette immigration excessive a tout d'abord un effet mécanique destructif par l'activité du déplacement de ces cellules immigrées, et celles-ci, en se transformant successivement, après s'être gorgées de liquide, en physaliphores, et en se dissolvant, entraînent forcément la dissolution du milieu qu'elles occupaient. Lorsque cette dissolution est complète, on peut avoir une liquéfaction sans le moindre changement de transparence ; est-elle au contraire, incomplète, et une partie des cellules immigrées ont-elles acquis un certain degré de développement, celles-ci se déposeront dans les parties les plus déclives du milieu liquéfié et se déplaceront lorsqu'on fera exécuter à l'œil le moindre mouvement (DE WECKER).

C'est précisément le déplacement rapide de ces opacités dans le vitré, et dans toutes les directions qui constitue le signe le plus précieux permettant de conclure au ramollissement du vitré. Les simples mouches volantes, se déplacent toujours dans la même direction, quel que soit le mouvement de l'œil ; en cas de liquéfaction du vitré, au contraire, ce déplacement se fait indifféremment en tous sens, surtout lorsque les opacités se déplacent au centre du corps vitré, tandis que, si l'on peut localiser leurs mouvements d'excursion dans les couches antérieures et postérieures du vitré, (ce que l'on arrive toujours à faire grâce au déplacement successif de la lentille oculaire, ainsi que nous l'avons indiqué plus haut), on pourra confondre le ramollissement avec un décollement antérieur ou postérieur du vitré.

Au point de vue du diagnostic différentiel du ramollissement du vitré, il ne faudrait pas accorder une trop grande importance à deux symptômes qu'on a notés parfois en pareil cas, c'est d'une part, le *tremblement de l'iris*, et d'autre part, *l'hypotonie du globe*. Lorsque le cristallin est encore en place, la trémulation de l'iris indique évidemment que la lentille elle-même n'est plus soutenue par son appui naturel, le vitré, et que celui-ci est ou liquéfié ou rétracté ; mais quand la lentille cristallinienne manque, le tremblement irien s'explique tout naturellement par cette absence du cristallin.

Moins encore que le tremblement de l'iris, l'hypotonie est un signe auquel on ne devra pas accorder grande valeur pour apprécier la consistance du corps vitré. En effet, d'une part, il est fréquent de trouver un corps vitré liquéfié avec tension oculaire augmentée en cas de glaucome chronique ; d'autre part, la rétraction et la condensation des couches antérieures du vitré, entraînent souvent comme conséquence un excès de filtration des liquides intra-oculaires ; d'où, diminution de tension. Enfin, la mollesse excessive de l'œil, les débuts d'une phtisie essentielle, loin de permettre de conclure à un ramollissement, engagent plutôt à admettre la condensation des couches antérieures du corps vitré (DE WECKER).

SYNCHISIS ÉTINCELANT. — **Historique**. — Généralement on s'accorde à faire remonter à l'année 1828 l'époque de la découverte du synchisis étincelant et c'est PARFAIT-LANDRON, médecin de Périgueux, qui, en dépit des faibles moyens dont on disposait alors (dilatation pupillaire et loupe), en donna pourtant une description exacte et attribua le phénomène vague du reflet brillant de l'œil à des corpuscules luisants logés dans l'humeur vitrée.

De 1828 à 1845, la littérature garde le silence sur ce sujet. A cette époque DESMARRES signale une seconde observation de ramollissement du corps vitré avec scintillement du fond oculaire, et à partir de ce moment, les observations se multiplient au point de vue de l'étude des symptômes cliniques.

On s'appliqua alors à en rechercher les causes. SICHEL, en s'appuyant sur la découverte faite par MALGAIGNE, de cristaux de cholestérine dans les liquides intra-oculaires, semble avoir été le premier à attribuer à ces cristaux le scintillement de l'œil dans le synchisis. Mais ce ne fut là qu'une induction, qui devint plus probable seulement après que STOUT, ayant appliqué le microscope sur l'œil du malade de DESMARRES, constata la présence, dans le cristallin de cristaux fortement réfringents ; et cette induction ne devint un fait avéré que lorsque ALDRIDGE, en Angleterre, et GRAEFE (alors assistant de DESMARRES et LEBERT en France, firent voir, à l'aide du microscope, des cristaux de cholestérine dans l'humeur aqueuse, extraite par paracentèse de la chambre antérieure chez les malades de DESMARRES et de SICHEL.

Malgré la découverte de l'ophtalmoscope (1851), on ne put élucider pathogénie de l'affection ; il est vrai que, dans la plupart des cas, l'opacité des milieux dioptriques empêchait l'examen du fond de l'œil.

Dans cet état de choses, il n'y avait que l'examen anatomique qui aurait pu faire connaître la nature et le siège du processus morbide. Déjà en 1849, A. G. oculiste allemand qui a gardé l'anonyme, sectionna plusieurs yeux atrophiés, et dans beaucoup il constata la présence de la cholestérine qu'il attribua à une précédente inflammation de la choroïde avec formation d'exsudats en voie d'ossification ou complètement ossifiés. Il trouva aussi la cholestérine dans des exsudations récentes préchoroïdales avec décollement de la rétine et disparition de l'humeur vitrée, ainsi que dans la cavité choroïdienne d'yeux dont le volume s'était également accru.

Poncet, en 1876, outre la cholestérine, découvre deux nouveaux cristaux, de tyrosine et de sels phosphatiques, capables eux aussi de produire le scintillement ; quant à la genèse de ces produits, il est d'avis que les grains pigmentés des cellules choroïdiennes, et de l'épithélium du corps ciliaire, immigrés dans l'humeur vitrée, avaient suscité dans les éléments fixes ou mobiles de celle-ci, un processus inflammatoire suivi d'incrustation de sels phosphatiques. Quant à la genèse de la cholestérine et de la tyrosine, il accepte l'opinion qu'une dégénérescence graisseuse des éléments de l'humeur vitrée puisse avoir lieu, mais il ne peut en établir la cause déterminante.

Gallemaerts, en 1890, quant à la genèse de la cholestérine, n'admet point que l'humeur vitrée et le cristallin aient pu y prendre part, celui-ci ayant une cataracte capsulaire et les fibres presque intactes ; mais il croit qu'elle est provoquée par une inflammation de la choroïde à la suite de transformations régressives de son exsudat. En s'appuyant sur l'examen minutieux de deux moignons, il est d'avis que le même processus inflammatoire a produit la prolifération de l'épithélium rétinien et ciliaire et la transformation de leurs éléments en cellules dorées, comme on les a appelées, que Poncet aurait pris pour des globes phosphatiques.

Deux causes principales, selon Gallemaerts, déterminent dans l'œil le dépôt de cholestérine : 1° une disposition générale de l'organisme (lithiase biliaire), dépendant de l'alcoolisme, de l'arthritisme, etc. ; 2° une altération locale qui a son siège dans le tractus uvéal (Sgrosso).

En dehors des recherches anatomiques que nous venons de rapporter, intéressant des bulbes entiers, il en existe d'autres qui ont été faites sur l'appareil lenticulaire, et qui mettent hors de doute la présence de la cholestérine entre la capsule et le cristallin. Ces recherches rapportées dans le traité d'ophtalmologie de Ruete, sont relatées par Blasius, avec d'autres observations de lui et quelques-unes de Tavignot, pour confirmer sa théorie, par laquelle il donnait une grande importance au cristallin et à sa capsule dans la genèse de la cholestérine. Sgrosso aussi, a constaté anatomiquement l'existence de la cholestérine, dans trois cataractes opérées, dont une était un peu atrophiée.

Enfin, Panas en faisant ingérer de la naphtaline à des lapins, provoqua un synchisis scintillant expérimental composé de cristaux de sulfate et de carbonate de chaux, sans trace de cholestérine.

Puisque le siège de la maladie est multiple, et que les processus qui provoquent le scintillement dans l'œil diffèrent beaucoup entre eux, Sgrosso propose de réserver le nom de *synchisis étincelant* aux cas où l'altération a son siège *exclusivement* dans l'humeur vitrée, et dérive de la dégénérescence des éléments de celle-ci, et le nom de *spinthéropie* à l'affection qui attaque toutes les parties de l'œil, et est provoquée par une altération du cristallin ou du tractus uvéal. Cette seconde variété serait subdivisée en *spinthéropie cristallinienne* quand le scintillement dépendrait de la lentille, et se trouverait dans celle-ci ou ailleurs, comme il arrive quand les résidus lenticulaires sont, à la suite de la rupture de sa capsule, versés dans le corps vitré ; et en *spinthéropie uvéale* quand le scintillement provient de cette membrane et de la rétine.

Symptômes. — Avec ou sans cause connue, le malade s'aperçoit que peu à peu sa vue s'affaiblit ; puis, comme dans le cas de Sgrosso, en se regardant au miroir, il remarque un scintillement insolite dans le noir de l'œil (chambre antérieure), scintillement qui augmente de jour en jour, et le pousse à consulter.

Alors, on peut voir quelquefois, dans la chambre antérieure, une masse en forme de demi-lune d'un jaune resplendissant, composée de fines paillettes dont quelques-unes adhèrent même à la surface antérieure de l'iris. Dans les mouvements du bulbe, les petites paillettes qui forment la couche la plus superficielle du dépôt, se soulèvent un peu, nagent rapidement dans l'humeur aqueuse et retombent dans les parties déclives ; d'autres sont fixées sur l'iris, et reluisent d'un éclat tantôt blanc, tantôt différemment coloré, selon qu'elles réfléchissent ou réfractent la lumière. Dans la position couchée du malade, ces paillettes se disséminent sur toute la face antérieure de l'iris, pour retomber vers la partie déclive quand le malade relève la tête. L'humeur aqueuse, néanmoins, reste parfaitement transparente.

Quand on vide la chambre antérieure, les paillettes ne tardent pas à se reproduire au bout de quelques jours ou de quelques semaines.

Ce *synchisis scintillant* ou *étincelant* présente à l'ophtalmoscope un aspect spécial ; en effet, quand on pratique cet examen, avec des verres de 18 à 20 dioptries, si l'on éloigne progressivement la lentille de façon à mettre au point les divers plans de l'intérieur de l'œil, on voit, après la dilatation de la pupille, au sein de la lueur rouge habituelle, voltiger des cristaux de tyrosine, remarquables par leur teinte d'un blanc brillant, et des plaques chatoyantes, souvent agglomérées de cholestérine ; parfois des houppes de cristaux de tyrosine sont accolées à des plaques de cholestérine, parfois encore il existe des masses phosphatiques sous formes de boules garnies d'innombrables pointes. Ces divers cristaux siègent de préférence dans les couches antérieures du vitré où l'on peut, dans quelques cas, les apercevoir à la simple lueur du jour ; quand ils se déplacent, leur chute ressemble à une véritable pluie d'or. Chez certains sujets, ils incrustent d'anciens foyers de choroïdite avec dégénérescence graisseuse de la rétine, et alors le vitré peut être absolument intact (Nimier et Despaguet).

L'humeur vitrée, après dilatation de la pupille, présente déjà à l'œil nu, un aspect qu'on pourrait difficilement reproduire avec le meilleur kaléidoscope, surtout lorsqu'on fait exécuter au bulbe de petits mouvements rotatoires. Puis, avec un miroir plan et un faible éclairage, le tableau devient plus net, varié et changeant, car au plus petit mouvement du bulbe, on aperçoit comme un champ parsemé d'étoiles fixes et mobiles, dont les dernières en quelque point qu'elles se trouvent, à un moment donné, redescendent toutes ensemble aussitôt que l'œil est en repos. Il est aisé d'observer, par l'image droite ou renversée, que ces points brillants occupent des points très variés de l'humeur vitrée (Sgrosso).

La vue est souvent diminuée, même complètement perdue, par suite des lésions du fond de l'œil.

D'autres fois, au contraire, la vue est presque normale, et c'est le médecin qui, incidemment, ou par hasard, découvre à l'ophtalmoscope une véritable pluie de paillettes dorées et argentées, nageant dans l'humeur vitrée, aux moindres mouvements de l'œil.

Anatomie pathologique. — Au point de vue anatomo-pathologique, Gallemaerts, qui a pu étudier microscopiquement trois yeux atteints de synchisis étincelant provenant du service du professeur Coppez, confirme que les cristaux observés à l'intérieur de l'œil sont constitués par de la cholestérine. Quant à l'existence de la tyrosine que Poncet a signalée également, Gallemaerts n'a pu en découvrir de traces dans aucun des trois cas examinés par lui. A côté de ces cristaux, Poncet avait signalé des globes d'aspect blanchâtre, légèrement brillants, qu'il considérait comme des globes phosphatiques. Gallemaerts croit que ces globules ne sont autre chose que des amas de cellules pigmentaires amenées entre les procès ciliaires qu'il a rencontrés dans ses coupes. En effet, au niveau des procès ciliaires les cellules de l'épithelium cylindrique laissent entre elles des intervalles très étroits ; c'est à travers ces canalicules que les cellules de l'épithélium immigrent et arrivent entre les replis ciliaires, où elles s'accumulent. Leur grand nombre permet la fusion des cellules voisines, leur protoplasma se confond ; et ainsi prennent naissance ces sphères volumineuses à noyaux multiples que Poncet a regardées comme des amas incrustés de phosphate résultant de la division d'une cellule unique. L'examen histologique démontre, au contraire, qu'il s'agit d'une réunion de plusieurs cellules provenant de l'épithélium pigmentaire des procès ciliaires. Les grosses sphères comparées par Poncet à une pomme épineuse ne sont que des amas dans lesquels les noyaux sont masqués par le pigment, et tous les types décrits par Poncet ont une origne bien déterminée, le pigment rétinien. Ces cellules, amassées entre les procès ciliaires, peuvent passer de là dans la chambre antérieure ou bien dans le corps vitré. Les grains de pigment n'émigrent donc pas seuls des procès ciliaires, et ne vont pas jouer dans le vitré le rôle de corps étrangers, y déterminer une prolifération cellulaire et s'entourer de cellules nouvellement formées. Dans le synchisis étincelant, il n'existe donc, d'après les recherches de Gallemaerts, que de la cholestérine, les phosphates n'existent pas, enfin les cellules entremêlées aux cristaux proviennent de l'épithélium pigmentaire de la rétine.

Scrosso a étudié, au point de vue anatomique, deux yeux atteints de synchisis étincelant, et qui furent énucléés.

L'un d'eux montrait que toute l'humeur aqueuse extraite par différentes paracentèses, ainsi que le contenu de toutes les cavités normales et anormales du bulbe énucléé, contenaient, d'après l'examen fait à l'état frais de la cholestérine, de la tyrosine, de la margarine et des sels phosphatiques mêlés à des détritus adipeux et à des foyers hémorrhagiques anciens et récents, et les coupes des membranes oculaires montraient des lésions inflammatoires de vieille date dans le tractus uvéal, dans la rétine, dans le nerf optique, ainsi que dans le corps vitré, avec organisation et dégénérescence de leurs produits.

Dans un second cas, l'ossification avancée à l'intérieur de la [choroïde et dans l'épaisseur de cette membrane, qui, avec l'ossification de la membrane cyclitique, et avec le cristallin, constituait pour cet œil un squelette intérieur rigide, formait la caractéristique la plus saillante de ce second cas. Les foyers d'atrophie et ceux d'où part la transformation fibreuse de la choroïde, indiquent clairement la gravité du processus inflammatoire de cette membrane, duquel dépendent aussi l'ossification et les nombreux foyers dégénératifs et hémorrhagiques. La dégénérescence cystique de l'iris, l'atrophie de son tissu et les graves altérations du corps ciliaire, sont la preuve d'un processus analogue dans ces parties, qui fut suivi de synéchie postérieure totale, et cette synéchie, par suite des variations dans la tension intra-oculaire, a favorisé le dédoublement de l'iris et la formation d'un kyste. Les altérations de la rétine étaient celles que l'on rencontre habituellement quand il y a décollement de cette membrane, et le contenu des différentes cavités oculaires est un produit en partie inflammatoire, en partie hémorrhagique ; il est parsemé de cristaux de différentes espèces qui sont la cause du scintillement de l'œil.

Dans un autre cas de synchysis étincelant, où la chambre antérieure était remplie de cristaux brillants, Scrosso put recueillir par ponction de l'humeur aqueuse. A la surface du liquide recueilli dans un verre de montre, il se forma une membrane très légère, transparente, qui fut diluée dans de la glycérine neutre sur un porte-objet. Elle était formée de filaments de fibrine, dans lesquels étaient contenus des amas de cristaux de cholestérine, mêlés à quelques cristaux de margarine et à de nombreux corpuscules sanguins, rouges et blancs, qui s'étaient échappés de la blessure, à la suite de l'incision scléro-cornéenne qui avait été pratiquée. Sur le fond du verre, il s'était formé un dépôt d'une espèce de poudre jaunâtre qui se composait des mêmes cristaux de cholestérine et de margarine avec d'autres encore plus ténus, irréguliers, de différents volumes, réfléchissant fortement la lumière, tantôt libres, tantôt entourés d'un halo d'une substance peu réfringente, et de corpuscules sanguins.

Ce dépôt ayant été traité par la teinture d'iode et par l'acide sulfurique concentré, les cristaux de cholestérine prirent une belle couleur bleue, tandis que les petits cristaux disparaissaient peu à peu et étaient remplacés par de petites bulles d'acide carbonique. Avec une solution d'acide sulfurique 5, et d'eau 1, on n'obtint pas la coloration en rouge de la cholestérine, peut-être parce que l'acide était hydraté, ou peut-être encore parce qu'il s'agissait de cette variété de cholestérine que Schultze et Barbieri ne considèrent plus comme de la cholestérine ordinaire précisément parce qu'elle manque de réaction (Sgrosso).

Sgrosso, en compulsant les observations qui ont une valeur indiscutable, arrive à déduire qu'on peut diviser les cas de synchysis étincelant en trois catégories : 1° le scintillement a été constaté dans des cristallins affectés de cataracte ; 2° on l'a retrouvé exclusivement dans l'humeur vitrée avec intégrité du cristallin et des membranes, et avec conservation, au moins partielle de la vue ; 3° le scintillement existait en tout ou en partie, dans quelques-unes des cavités oculaires, avec intégrité, ou non, du cristallin, mais avec altération évidente du tractus uvéal et ordinairement avec perte de la vue. Tant il est vrai, qu'il est souvent difficile de localiser exactement le siège du mal, sans examen anatomique.

Pathogénie. — Quant à la nature et à la provenance du scintillement, les opinions furent aussi bien différentes et souvent en désaccord.

Quand il s'agit du premier groupe, c'est-à-dire, du scintillement localisé dans le cristallin, on admet presque généralement la dégénérescence graisseuse des fibres du cristallin, une précipitation de cholestérine, qui d'après les analyses de Laptschinsky, existe en quantité considérable dans le cristallin normal, et, d'après celle de Kahn, est plus que décuplé dans le cristallin cataracté, où les corpuscules gras, la lécithine et l'albumine, ont considérablement augmenté. Sgrosso a nettement constaté, anatomiquement, que les tablettes de cholestéarine flottaient dans un détritus adipeux très abondant.

Pour les cas du troisième groupe, dans lesquels le scintillement existe dans tous les milieux oculaires, on peut admettre l'opinion de A. G. qui considère la cholestérine comme un produit régressif de foyers dégénérescents, et celle de Gallemaerts, qui outre la genèse précédente, fait dépendre la cholestérine d'une métamorphose régressive de l'épithélium rétinien. Sgrosso y ajoute encore une genèse hématique.

Pour le deuxième groupe, alors que le scintillement existe seulement dans le vitré, tandis que les autres membranes et milieux sont intacts, les opinions sont multiples. On a admis, en effet, que la cholestérine pouvait pénétrer dans le vitré : 1° par le cristallin, à la suite d'une rupture de la capsule ; ce ce qui est mis hors de doute par de nombreuses observations anciennes et modernes ; 2° par de petits foyers hémorrhagiques ; opinion admise par de Graefe, et anatomiquement confirmée par J. Dunn sur un œil énucléé à la suite d'un glaucome hémorrhagique, dans lequel la cholestérine était unie à des incrustations calcaires ; 3° par l'émigration de produits inflammatoires choroïdiens et par l'immigration de leucocytes, opinion amplement démon-

trée par les observations de A. G., par celles de GALLEMAERTS et par celles de
SGROSSO. Si pourtant les altérations choroïdiennes étaient de peu d'importance
et capables de s'arrêter ou de guérir, il est aisé de supposer que leurs produits,
après avoir pénétré dans le corps vitré, y subissent des phases dégénératives très avancées, et entre autres, la métamorphose adiposo-calcaire ; 4° par
l'immigration du pigment granulé, capable de susciter, dans les corpuscules
fixes et mobiles de l'humeur vitrée, une inflammation, puis une dégénérescence graisseuse et la formation de cristaux adipeux ; 5° par une altération
chimique du vitré, opinion mise en avant par VAN DEN BOSCHE, acceptée par
SICHEL et défendue par GALEZOWSKI, lequel admet dans l'humeur vitrée une
diminution des sels neutres, qui tiennent en dissolution les corps gras, et
une précipitation de la cholestérine contenue dans ceux-ci. Pour vérifier cette
hypothèse, SGROSSO inocula dans l'humeur vitré, à travers l'équateur du
bulbe, des substances capables d'en altérer la composition chimique en
augmentant le corps gras tels que l'huile (oléine) chimiquement pure,
en augmentant les sels neutres, à l'aide d'une solution saturée, limpide, de
carbonate neutre de sodium ou de potassium, enfin en diminuant, neutrali-
sant les sels neutres, à l'aide de l'acide citrique exprimé depuis peu et filtré.
Les yeux de lapin, soumis à ces expériences furent au nombre de douze, et
énucléés dans une période de temps variant de quelques jours à quatre mois.
Le résultat des recherches microscopique et microchimique dans tous les
corps vitrés fut l'absence complète même de la moindre trace de cholestérine.
Ces résultats expérimentaux semblent donc contredire l'opinion de VAN DEN
BOSCH, SICHEL et GALEZOWSKI ; 6° enfin, la cholestérine existerait dans le vitré,
grâce à une inflammation ou dégénérescence primitive des éléments vitréens.
Cette opinion admise par RICHARDSON CROSS qui faisait provenir la cholestérine
de l'*athérome primaire* des cellules de l'humeur vitrée, et par PONCET qui
réclamait pour cela l'intervention des corpuscules du pigment rétinien,
trouve sa raison d'être dans les récentes études de STRAUB sur la structure du
corps vitré normal qui confirment dans celui-ci l'existence de cellules fixes,
attachées à ses lamelles, qu'il désigne sous le nom particulier d'*endothélii
simili*. Les nombreuses observations cliniques et les preuves anatomo-pathologiques portent à croire qu'il existe un synchysis étincelant, primitif, produit par la dégénérescence des éléments du corps vitré (SGROSSO).

Étiologie. — On a cru que l'âge avancé, le sexe féminin, quelques dyscrasies, la syphilis, la goutte, et les maladies hépatiques, surtout la lithiase
biliaire, favorisaient la genèse du synchysis. Quand les paillettes siègent dans
le cristallin, et dans le vitré seul, l'âge avancé, à cause des altérations qu'il
produit dans le cristallin et dans le corps vitré, mérite d'occuper une certaine importance dans la genèse de la lésion ; quand le scintillement existe
dans toutes les membranes, les lésions locales sont bien suffisantes pour en
expliquer la provenance (SGROSSO).

C'est ainsi que le synchisis étincelant est souvent dû à une altération
sénile de la choroïde et de la rétine, au même titre que le gerontoxon, et

dans ce cas, il ne s'accompagne pas forcément d'une altération notable de la vision. Chez les sujets plus jeunes, sa signification est plus sérieuse ; on le voit souvent accompagner la luxation du cristallin, qui, dans ce cas, surtout lorsqu'il est en voie de régression, peut être imprégné de paillettes de cholestérine, lesquelles remplissent aussi la chambre antérieure.

Avec GALLEMAERTS on peut se demander quelles sont les circonstances qui amènent la formation de la cholestérine dans le synchysis étincelant, et de quel tissu elle provient.

Le corps vitré et l'humeur aqueuse à l'état normal ne renferment pas de cholestérine, la précipitation de ce corps n'a donc pas lieu aux dépens des substances dissoutes dans ces deux milieux. Il faut donc chercher autre chose qu'une cristallisation aux dépens des principes normalement dissous, c'est un état pathologique qui a amené la formation d'une grande quantité de cholestérine et sa précipitation à l'état de cristaux. Vu la fréquence du traumatisme accidentel ou opératoire antérieur dans le synchysis (sur 50 cas l'auteur l'a noté 24 fois), on pourrait croire que la cholestérine résulte de la décomposition d'un foyer hémorrhagique ; mais l'examen histologique a démontré manifestement à l'auteur que l'apparition de paillettes n'est pas due à des métamorphoses subies par un exsudat hémorrhagique. GALLEMAERTS n'admet pas non plus que l'origine du synchysis soit dans une maladie du cristallin. Il fait remarquer que, dans ses examens, au lieu de lésions étendues, il n'a trouvé dans le cristallin que des lésions peu étendues du pôle postérieur et une transformation fibreuse de la cristalloïde antérieure ; il n'a rencontré aucun cristal de cholestérine dans tout l'appareil cristallinien. L'examen des altérations histologiques du corps vitré démontre également que l'influence du vitréum ne peut intervenir dans la genèse du synchysis étincelant. En procédant ainsi par exclusion, GALLEMAERTS arrive à démontrer que l'existence de cette affection est sous la dépendance d'une choroïdite, ainsi que le démontrent et la présence d'un exsudat et la transformation profonde du tractus uvéal dans les cas examinés par lui. Il reste maintenant à déterminer pourquoi, dans ces cas, il y a formation de cholestérine.

GALLEMAERTS pense qu'il faut admettre l'influence d'une cause générale, d'une diathèse. Par analogie à ce qui se forme dans les cas de lithiase biliaire, l'auteur pense que le synchisis étincelant se produira plus facilement chez les alcooliques, les arthritiques, chez tous ceux enfin qui souffrent d'un trouble de nutrition.

A côté donc, de la cause générale, il faut reconnaître une lésion locale, et cette lésion se trouve dans le tractus uvéal. CABANNES a vu, à la clinique Badal, un malade atteint de glaucome des deux yeux, qui présentait en même temps des deux côtés un synchysis étincelant, mais tout particulièrement à droite. Il suffit de regarder le corps vitré, en ordonnant au malade d'imprimer de légers mouvements à son globe oculaire, pour voir apparaître une pluie de paillettes étincelantes, se déplaçant très rapidement dans le corps vitré.

LAFOREST cite le cas d'un albuminurique atteint de névro-rétinite et dont le corps vitré est rempli dans les deux yeux d'une gaze très légère sur laquelle sont fixées des particules innombrables extrêmement ténues à reflets dorés qui s'entre-croisent en tous sens pendant les mouvements du globe oculaire et ne subissent aucun déplacement lorsque l'œil reste immobile.

Benson raconte un cas curieux dont les principaux points peuvent être résumés ainsi : il fut consulté par un soldat de soixante-deux ans qui se plaignait de symptômes d'asthénopie et de mouches volantes. La vision était 6/9 avec chaque œil et il avait 0,75 D d'hypermétropie. Bien que le corps vitré de l'œil droit fût transparent, il était parsemé de centaines de petits points ronds fixes, unis, d'une couleur crème claire. Ils ressemblaient selon Benson, à des étoiles dans une nuit claire, observation qui l'amène à appeler cela « hyalite étoilée ». Le corps vitré de l'œil gauche était normal. Benson considère ce cas comme congénital. Aucun changement ne fut visible durant les neuf mois pendant lesquels l'œil resta en observation.

Le *pronostic* de cette lésion variera naturellement suivant l'importance de la maladie première, point de départ du synchisis. C'est ainsi que chez les vieillards, il n'y a pas lieu de porter un pronostic trop grave au sujet de l'avenir des yeux porteurs du synchisis étincelant ; même des extractions de cataractes ont pu donner de bons résultats, malgré la coexistence des corps brillants.

On peut dire qu'il n'y a pas de *traitement* du synchysis étincelant qui mérite un instant de retenir l'attention.

Comme *traitement général*, par analogie avec ses bons effets contre les calculs biliaires, on a vanté, surtout en Amérique, le succinate de fer ; mais ces bons effets sont fort contestés et en tous cas fort incertains. Naturellement aucune intervention chirurgicale ne doit être tentée. Gallemaerts pense que c'est surtout du côté de la cause générale de la diathèse, que devront porter les recherches futures pour déterminer le problème de l'apparition des cristaux de cholestérine dans les tumeurs de l'œil.

3° Les *filaments* et *flocons* du corps vitré sont les opacités que l'observateur peut apercevoir le plus facilement, ce sont aussi celles qui gênent le plus les malades. Leur déplacement facile montre la diffluence du vitré liquéfié, surtout dans ses couches antérieures et postérieures, ainsi que son décollement. Lorsque les opacités siègent dans les couches antérieures, elles ne gênent que relativement peu les malades ; dans les couches postérieures, au contraire, leur ombre portée sur la rétine attire plus facilement l'attention de l'individu qui en est porteur. Il semble alors au malade qu'il voit flotter au-devant de son œil, un cheveu, une chenille, une araignée, qu'avec sa main il cherche à enlever, jusqu'à ce qu'il se soit rendu compte qu'il est victime d'une illusion d'optique.

Les deux grandes causes de ces opacités, sont : d'une part, les chorio-rétinites, d'autre part, les hémorrhagies intra-oculaires. Les premières apparaissent lentement, sournoisement, pour ainsi dire, et sont souvent découvertes par l'observateur à l'ophtalmoscope, avant d'avoir été perçues par les malades ; nous n'avons pas à en parler ici ; elles résultent, comme les opacités poussiéreuses, de l'immigration lente et l'organisation ultérieure des cellules immigrées dans le vitré.

On a encore signalé des troubles du corps vitré à la suite d'une inflammation du rebord orbitaire, spontanée (Gorecki) ou traumatique, avec complication de corps étrangers (Sulzer), ou encore consécutivement à un foyer infectieux localisé au voisinage de l'œil, tel qu'une sinusite du maxillaire supérieur d'origine dentaire (Antonelli) ; les troubles de l'œil et en particulier, du vitré, disparurent après l'extraction de la molaire malade.

Hémorrhagies du vitré. — Au contraire, *les hémorrhagies dans le vitré* trouvent, pour la description, ici leur place naturelle ; aussi allons-nous les étudier aussi complètement que possible, d'autant plus que leur pathogénie s'est, dans ces derniers temps, éclaircie d'un jour tout nouveau.

Les hémorrhagies vitréennes qui proviennent des membranes profondes de l'œil ne sont connues que depuis la découverte de l'ophtalmoscope ; elles n'étaient pas connues auparavant, et il a fallu les travaux de Graefe, Eales, Hutchinson, Schweiger, Nieden, pour élucider cette question ; le rapport de M. Abadie à la Société française d'ophtalmologie en 1898 est venu ajouter un chapitre intéressant en étudiant les hémorrhagies vitréennes chez les adolescents, et en provoquant l'importante discussion qui a suivi.

Symptomes. — Lorsque l'épanchement de sang est abondant, il supprime presque totalement, sinon tout à fait, la vision ; mais de son côté, l'observateur peut prendre le reflet rougeâtre d'un vaste caillot récent pour l'aspect rouge du fond de l'œil, tandis qu'en réalité, le malade n'y voit plus rien. Il est donc toujours prudent d'interroger la fonction, avant de recourir à l'examen objectif et d'en tirer une conclusion définitive.

D'habitude un épanchement de sang dans le vitré met un temps fort long à disparaître, surtout chez les sujets âgés ; mais cette règle n'a rien d'absolu, et chez les jeunes gens, en particulier, il n'est pas rare de voir des hémorrhagies, relativement abondantes, et sujettes à récidiver, disparaître souvent très rapidement, en moins de quinze jours, par exemple, en deux ou trois jours même (Jacqueau), en même temps que la vision se rétablit ; la récidive se fait souvent en très peu de temps (jusqu'à 7 fois dans un an, Nieden), et c'est surtout au moment de la puberté que l'on voit apparaître ces sortes d'épistaxis intra-oculaires (Abadie).

Dans les hémorrhagies dyscrasiques, le processus évolue d'une façon plus insidieuse, et les malades ne commencent à se préoccuper de leur état que lorsque leur vision a baissé d'une façon sensible ; déjà à ce moment le corps vitré uniformément trouble, sombre, presque noirâtre, empêche l'exploration des parties profondes. De fines stries sanguines se produisent d'abord le long des vaisseaux, s'élargissant en nappe au voisinage de la papille et de la macula, puis infiltrent le corps vitré qui ne tarde pas à se désorganiser et laisse voir des corps flottants devenant à chaque instant plus épais et plus nombreux.

Ces épanchements de sang partant du bord papillaire envoient dans le vitré de véritables flocons qui paraissent être des franges appendues au bord de la papille, faciles à voir quand, au début, le vitré a encore conservé toute sa transparence.

Les apoplexies des gaines du nerf optique sont, du reste, souvent précédées de phénomènes lumineux dus à la compression du nerf, et ce n'est que plus tard qu'apparaissent les flocons rouges, verdâtres, puis noirâtres. Cet accident se remarque parfois chez les diabétiques, sur l'un ou les deux yeux, et peuvent être jusqu'à un certain point confondus avec des hémorrhagies rétiniennes ou consécutives à des embolies. Le froid, un effort chez un artério-scléreux, peuvent amener le même résultat.

Chez les jeunes gens, les hémorrhagies se produisent surtout à la partie antérieure de la rétine, et partant, envahissent surtout les couches antérieures du vitré, soit qu'il existe une lésion cardiaque, soit que les rhumatismes ou le paludisme en soient la cause prédisposante, tandis qu'un effort, un séjour dans une température élevée, en sont souvent la cause déterminante.

De Wecker a signalé une erreur à laquelle on peut être exposé lorsque le sang remplit en totalité le corps vitré ; c'est de supposer, en éclairant avec l'ophtalmoscope le reflet rouge du sang, qu'il s'agit de celui renvoyé du fond de l'œil, et de prendre, après avoir partiellement éclairé ce vaste caillot qui remplace le corps vitré, la lueur rouge que cet éclairage nous donne pour un éclaircissement allant jusqu'au point de permettre un reflet du fond de l'œil lui-même. Du reste, ainsi que le fait remarquer de Wecker, l'examen fonctionnel, la vision étant réduite à la simple perception lumineuse, garantira déjà de cette erreur.

Quand les milieux devenus ainsi troubles rendent le diagnostic embarrassant, on se servira, pour les examiner, du *photophore électrique*, qui permettra quelquefois d'apercevoir le sang en nature sous forme de fusées rougeâtres parties de la papille et se répandant dans les couches profondes du vitré. En faisant aussi regarder le malade fortement en bas on apercevra parfois un liséré sanguinolent qui contourne le bord inférieur du cristallin affectant la forme d'un croissant ; ce qui permettra de distinguer ces hémorrhagies d'avec le décollement ancien de la rétine (Abadie).

Les contusions violentes du globe, sans rupture des enveloppes, sont suivies habituellement d'un obscurcissement immédiat de la vision accompagné de phénomène d'excitation de la rétine sous forme de photopsies. Dans les jours qui suivent le traumatisme on peut constater dans le corps vitré la présence de masses sanguines plus ou moins épaisses dont la résorption est très lente à s'effectuer. Souvent même on constate la présence d'un décollement limité de la rétine et l'on sait depuis longtemps que cette complication est loin d'avoir la gravité du décollement spontané chez les myopes.

Pour l'origine de l'hémorrhagie, il est logique d'admettre que le tractus uvéal, le corps ciliaire et surtout la choroïde avec ses larges canaux veineux, en sont le point de départ. Le sang s'accumule d'abord dans les mailles de la lamina fusca, puis fait irruption au travers de la rétine déchirée dans la chambre vitréenne. Dans cette première période la membrane nerveuse reste en contact avec la choroïde. Ce n'est qu'ultérieurement qu'elle en sera séparée (Kalt).

Étiologie. — Ces hémorrhagies vitréennes peuvent être divisées en plusieurs catégories différentes, suivant qu'on se base sur l'âge auquel elles apparaissent, ou bien qu'on considère la cause de leur production.

Pour ce qui est de l'âge, on les voit survenir depuis la naissance jusqu'à la vieillesse, et par ce fait n'offrent rien de bien particulier.

Il vaut mieux, pour avoir une classification d'une certaine valeur, diviser les hémorrhagies vitréennes suivant la cause de leur production, ce qui permet déjà de préjuger jusqu'à un certain point leur évolution, et d'autre part, commande aussi en grande partie leur traitement.

C'est ainsi qu'avec Abadie, nous mentionnerons successivement les variétés suivantes qui se rencontrent aussi bien dans le jeune âge que chez le vieillard :

1° Les hémorrhagies à début brusque, sans phénomènes prémonitoires, sujettes à des récidives fréquentes auxquelles Abadie propose d'appliquer la dénomination d'*hémorrhagies subites à répétition*.

2° Les hémorrhagies *dues à une altération du sang*, évoluant plus lentement que les précédentes et allant ou vers la guérison, ou vers la désorganisation de l'œil ; on les a appelées aussi *dyscrasiques*.

C'est dans cette catégorie qu'on peut ranger les hémorrhagies dues à la phosphaturie, à l'azoturie (Trousseau), à l'oxalurie (Jacqueau), à la présence de la nucléo-albumine dans l'urine (Rohmer). Quant à savoir comment agissent ces surcharges urinaires pour produire des hémorrhagies, il est bien difficile de le dire dans l'état actuel de la science ; il faut se contenter d'admettre pour le moment, du moins, un trouble dans les échanges nutritifs aboutissant à une plus grande friabilité des parois vasculaires.

D'autres fois encore les hémorrhagies discrasiques dans lesquelles on ne trouve ni altération des vaisseaux, ni troubles de la circulation générale, doivent être rapportées à des modifications passagères de la tension sanguine, colère (Abadie), grossesse (Tellais), hémophilie, à des maladies graves, infectieuses, à l'anémie pernicieuse progressive (Niederhauser), ou simple (Eales), et à l'anémie pernicieuse d'origine helminthique (Roger, Natanson), à la leucémie (Braumwell Steuber), enfin, à l'intoxication paludéenne.

3° Les hémorrhagies *liées à des lésions préalables des membranes profondes de l'œil* ; ce sont celles qui accompagnent certaines formes de choriorétinites, et ne sont plus qu'une simple complication de la lésion première.

4° Les hémorrhagies dues à la rupture des vaisseaux rétiniens, rupture due, soit à une altération (artério-sclérose), ou à une fragilité excessive de leurs parois, soit encore à une vaso-dilatation exagérée allant jusqu'à la rupture ; Abadie a appelé cette variété *apoplectiforme*, parce qu'elle produit une véritable apoplexie de la rétine et du nerf optique.

5° Enfin, nous mentionnerons encore les hémorrhagies *traumatiques*, qui n'ont rien de spécial suivant l'âge du malade, mais qui parfois, lorsqu'elles ne sont pas trop abondantes, ou accompagnées d'une trop forte désorganisation du globe, arrivent assez facilement à la résorption.

Dans beaucoup de cas, l'étiologie reste encore souvent fort obscure ; s'il s'agit de sujets âgés, l'on doit examiner le système cardio-vasculaire ; quand le patient est jeune, ou bien l'on trouve encore de l'hémoglobine, ou l'on invoque une altération plus ou moins réelle du sang, telle que celles que nous avons mentionnées plus haut, ou par suite de troubles digestifs ou intestinaux (stercorémie) ou encore par suite de goutte, d'albuminurie, de diabète, de scorbut.

L'on recherche s'il existe quelque trouble de la circulation générale (maladie du cœur, suppression du flux hémorrhoïdal, des règles, d'épistaxis habituelles), ou de la circulation locale (irido-choroïdite, glaucome).

Panas insiste aussi sur l'influence des troubles vaso-moteurs, qu'ils proviennent d'une irritation sexuelle (puberté), ou de tout autre réflexe d'ordre pathologique. A cet égard on peut citer les épistaxis si communes à la puberté et l'hématome spontané orbitaire que Panas a observé chez un enfant de sept ans atteint de troubles gastriques avec dilatation d'estomac. Kries et Landesberg (Panas) citent deux observations d'hémorrhagie brusque, à la suite d'accès de fièvre intermittente.

Jacqueau (de Lyon) a observé un malade âgé de vingt-huit ans qui, depuis l'âge de onze ans, a été atteint, au moins une fois par année, souvent plus, d'une hémorrhagie mono-latérale complète du vitré de l'œil gauche, hémorrhagie qui s'est toujours répétée avec une facilité remarquable, en deux ou trois jours, à la suite de bains de pieds chauds.

Si la cause première de l'hémorrhagie reste souvent ignorée, il en est de même du vaisseau qui a fourni l'hémorrhagie; tantôt, sans doute, les parois ciliaires ont déversé le sang dans la partie antérieure du vitré, tantôt ce sont les vaisseaux de la choroïde ou de la rétine, tantôt même le sang provient du nerf optique dont il a suivi les gaines jusqu'à la papille, puis fait irruption dans les couches postérieures.

Pour ce qui est de la *fréquence* relative des hémorrhagies spontanées du vitré entre elles, elle est très variable suivant l'âge du malade. C'est ainsi que Jacqueau a fait une statistique de 53 cas observés à l'Hôtel-Dieu de Lyon, et leur étude détaillée lui a permis d'émettre les propositions suivantes :

1° Jusqu'à vingt ans, les hémorrhagies du corps vitré sont rares (10 p. 100 environ). A cet âge, elles sont beaucoup plus fréquentes dans le sexe masculin et ordinairement bilatérales ; Gouvéa, sur ce point, est arrivé aux mêmes conclusions ;

2° Ces hémorrhagies atteignent leur plus grande fréquence entre vingt et trente ans (44 p. 100). A cet âge aussi, le sexe masculin y est plus exposé, et la bilatéralité est très fréquente, mais sans être comme chez les jeunes sujets la règle presque constante ;

3° De trente à quarante ans elles deviennent rares (15 p. 100). Il y a, à cette période, peu de différence en faveur de l'un ou l'autre sexe, mais pour tant toujours une certaine prédominance pour le sexe masculin. Enfin la bilatéralité semble céder le pas à la monolatéralité ;

4° Entre quarante et cinquante ans, les hémorrhagies paraissent être extrêmement rares ;

5° Après cinquante ans, elles redeviennent très fréquentes, attaquent indifféremment le sexe masculin ou féminin et se confinent d'une façon presque exclusive à un seul côté.

En somme l'hémorrhagie du vitré est loin, comme on l'affirme d'ordinaire, d'avoir sa plus grande fréquence à l'adolescence. Celle-ci a lieu entre vingt et trente ans, puis après cinquante ans ; il n'est pas douteux que l'artério-sclérose et les troubles vasculaires séniles suffisent à expliquer la grande fréquence des hémorrhagies à cet âge. Il existe entre trente et cinquante ans une période intermédiaire où cette affection est beaucoup plus rare. La prédominance pour le sexe masculin est très nette dans le jeune âge, puis s'atténue progressivement pour frapper indifféremment les hommes ou femmes à partir de cinquante ans. Enfin la bilatéralité qui est la règle chez les jeunes gens tend à disparaître entre trente et quarante ans pour faire place à la monolatéralité qui est à son tour la règle chez les personnes âgées. Entre vingt et trente ans, il est rationnel d'admettre que la syphilis joue un grand rôle dans la production des hémorrhagies vitréennes ; de même, à cet âge, la bilatéralité trouve son explication facile dans ce fait qu'il s'agit alors d'une affection dont la cause réside dans l'organisme tout entier et non dans une pure lésion locale, cas habituel dans la jeunesse (JACQUEAU).

Marche. Terminaisons. — Certaines de ces hémorrhagies vitréennes ont un aspect clinique spécial, et une marche particulière qui fait qu'on doit, à ce point de vue, les distinguer les unes des autres.

Ainsi, chez de *jeunes sujets* de dix, vingt, trente, quarante ans au plus, des épistaxis nasales peuvent précéder les hémorrhagies intra-oculaires ; ces dernières sont subites, apparaissent souvent aux environs de la puberté, envahissent une plus ou moins grande masse du vitré, et parfois se résorbent très rapidement en quelques jours, et constituent de la sorte de *véritables épistaxis intra-oculaires* (PANAS). Elles disparaissent sans laisser de traces, et peuvent parfois reparaître un nombre indéfini de fois sans laisser de traces. C'est dans le tractus uvéal que, d'après NIEDEN et BREWSTER, est vraisemblablement la source de l'hémorrhagie (ABADIE).

Les *hémorrhagies dyscrasiques* arrivent plus insidieusement et les malades ne se plaignent que quand déjà la vision a baissé d'une façon sensible. Il se produit d'abord de fines stries le long des vaisseaux rétiniens, qui augmentant peu à peu, envahissent la papille, puis se fraient un passage dans le vitré. Alors apparaissent des corps flottants devenant chaque jour plus nombreux et plus épais, formant un nuage sombre diffus, rendant désormais impossible l'exploration des membranes profondes. Pendant ce temps, il n'y a ni douleur, ni injection de la conjonctive, et la tension intra-oculaire reste normale. Le réflexe pupillaire à la lumière est conservé.

Les troubles fonctionnels sont en rapport avec le siège et l'étendue des lésions. Au fur et à mesure que les hémorrhagies s'étendent et envahissent les parties profondes, l'acuité visuelle baisse de plus en plus, et dès que le corps vitré est devenu trouble, elle est réduite à une simple perception lumineuse quantitative.

Mais même à une période avancée et quand l'affection est déjà ancienne, cette perception quantitative est conservée dans toute l'étendue du champ visuel. Si pourtant l'affection est abandonnée à elle-même, à la désorganisation du corps vitré peut succéder celle de la rétine et du nerf optique.

Apert et Ramé ont appelé l'attention sur un signe important qu'on trouverait chez les malades atteints d'hémophilie, et chez lesquels l'hémorrhagie vitréenne ne peut être rapportée à une autre cause que cette modification du sang ; c'est la *non rétractilité* du caillot sanguin, déjà signalée par Hayem et Bensande dans le purpura hémorrhagique (Abadie). Le sang recueilli dans l'hématimètre de Hayem, quoique pris en caillot, ne s'était presque pas rétracté, même au bout de quatre jours ; après administration à l'intérieur de chlorure de calcium pendant huit jours, comme nous le dirons en parlant du traitement, la rétraction était à peu près complète au bout de quarante-huit heures.

Le même examen devra, du reste, être toujours fait pour toute autre altération du sang, telle que phosphaturie, azoturie, etc.

Dans le cas de *chorio-rétinite*, l'apparition d'une hémorrhagie consécutive à cette lésion des membranes profondes, est toujours une complication grave. Car, à la désorganisation de la rétine et de la choroïde s'ajoute celle du corps vitré et quelquefois cette dernière prend une importance telle qu'elle imprime un caractère tout à fait spécial à la maladie ; elle prend le nom de rétinite proliférante (Abadie), affection sur laquelle nous n'avons pas à insister ici.

Enfin, les hémorrhagies intra-oculaires dues à des *apoplexies de la rétine*, présentent quelques caractères particuliers qui permettent de les différencier des autres et de les classer à part. Quoiqu'à début soudain, ou tout au moins très rapide, comme les formes subites et à récidives, ce qui leur appartient en propre c'est d'être toujours très graves et d'aboutir habituellement à la perte de l'œil ; malgré la médication employée ; la guérison est toujours difficile, aléatoire et le pronostic très sérieux.

Le sang s'échappe ici par véritable effraction des parois des vaisseaux qu le renferment, et s'infiltre dans la trame même des tissus rétinien et choroïdien, y produisant une désorganisation profonde. Cette imprégnation de tissus serait pathognomonique, d'après Abadie ; elle gagne l'iris lui-même celui-ci perd son éclat brillant, sa teinte générale est modifiée, et le bor pupillaire est transformé en un petit liséré brun roussâtre. La pupille e plus dilatée qu'à l'état normal et la tension intra-oculaire plus élevée, s'a compagne souvent de douleurs glaucomateuses. C'est presque, en somm du glaucome hémorrhagique.

D'habitude, cette forme, heureusement, se localise sur un seul œil (Abadie

Le pronostic de ces hémorrhagies sera évidemment variable : bénin dans les hémorrhagies à répétition des jeunes gens, il sera beaucoup plus sérieux dans les autres variétés.

En effet, après un temps variable, l'hémorrhagie peut se résorber intégralement chez les jeunes sujets; mais souvent elle laisse subsister des flocons noirâtres; très exceptionnellement chez l'homme le caillot se décolore pour former une masse blanchâtre ou jaunâtre parsemée de stries et de points rouges, comme dans une observation de PRÖBSTING.

En supposant que le sang, à cause de son abondance, tarde à se résorber, il provoque la rétraction du vitré et finalement le décollement de la rétine (PANAS).

A ce propos, disons que PRÖBSTING a étudié les suites d'injections de sang dans le corps vitré sur 22 yeux de lapins. A l'ophtalmoscope, il constata, dans la plupart des cas, une décoloration assez rapide et progressive de la masse rouge du sang qui finit par devenir tout à fait blanche avec seulement, par-ci par-là, quelques points et stries rouges. Ce n'est que très rarement qu'on observe chez l'homme la transformation, en masses blanchâtres, du sang extravasé dans le vitré; il en est de même pour les filaments, flocons ou membranes noirâtres. Chez le lapin, la néoformation du tissu connectif qui est la règle, d'une part, prenait son point d'appui à l'endroit de la piqûre, d'autre part, on la voyait surtout autour de la masse de sang amenant peu à peu un enkystement de celui-ci. Le ratatinement de ce tissu conjonctif est accompagné d'un ratatinement et d'une dégénérescence du corps vitré, qui, de son côté, amène un décollement de la rétine et de la choroïde réunie avec la rétine par suite d'un processus inflammatoire. A partir de la fin de la première semaine après l'injection, PRÖBSTING constatait encore régulièrement sur la rétine une prolifération de plus en plus intense des fibres radiées de MÜLLER. L'auteur la rapproche de la prolifération observée chez l'homme dans la rétinite dite proliférante et qui, elle aussi, paraît avoir certains rapports avec les hémorrhagies du corps vitré ou de la rétine.

Diagnostic. — Quand l'hémorrhagie sera limitée en un point du fond de l'œil ou du vitré, elle sera d'ordinaire facile à diagnostiquer et à différencier de toute autre lésion du fond de l'œil.

Il n'en est plus de même, dit ABADIE, des hémorrhagies abondantes et brusques, surtout dues à une lésion du sang (dyscrasiques), qui, alors peuvent prêter à confusion avec un décollement de la rétine.

Dans le décollement de la rétine vulgaire, limité en bas avec conservation de la transparence des milieux, il suffit pour ainsi dire de la moindre attention pour que toute méprise soit évitée. Il n'en est plus de même quand le décollement est ancien, très étendu et le corps vitré trouble.

Dans les hémorrhagies d'origine dyscrasique, le corps vitré est surtout trouble dans les parties profondes et déclives où le sang accumulé par l'action de la pesanteur est parfois visible à l'éclairage oblique avec le photophore électrique. La partie supérieure équatoriale de l'œil, est encore facilement éclairable. Dans le décollement de la rétine même complet et ancien, il est rare que le corps vitré soit aussi trouble et opaque que dans l'hémorrhagie, il est surtout floconneux, mais avec des parties transparentes qui permettent, lorsqu'on imprime des déplacements à l'œil, de voir les plis de la rétine décollée flottant librement dans la cavité oculaire.

L'examen fonctionnel pourra aussi nous fournir d'utiles renseignements. Dans le décollement de la rétine, il existe toujours une lacune du champ visuel correspondant au siège et à l'étendue du décollement; dans l'hémorrhagie intra-oculaire, la perception quantitative de la lumière est, au contraire, également bien conservée dans toute l'étendue des régions équatoriales. Le réflexe pupillaire lumineux, fait important, est aussi toujours beaucoup plus actif dans la simple hémorrhagie que dans le décollement (ABADIE).

Il est important de différencier tant au point de vue du pronostic que du traitement, l'hémorrhagie dyscrasique des hémorrhagies subites à répétition. Ces dernières ayant un début toujours soudain et brusque, sont aussi suivies d'un éclaircissement si rapide du vitré et d'un retour si prompt à la vision que le diagnostic ne saurait rester longtemps incertain (ABADIE).

Le traitement devra surtout chercher à combattre la cause de l'hémorrhagie vitréenne, étant donnée que celle-ci est toujours symptomatique, soit d'une lésion locale de l'œil, soit d'un état général de l'organisme. Or, pour arrêter le sang qui s'épanche dans le fond de l'œil ou empêcher la récidive de l'hémorrhagie, on peut dire que nous sommes à peu près désarmés, car, ni l'ergotine, ni la digitale, ni le bromure de potassium n'ont jamais rien donné dans cet ordre d'idées; NIEDEN vante beaucoup les bons effets de l'iodure de potassium, additionné de biiodure d'hydrargire; c'est en effet, le seul médicament qui ait encore donné quelque apparence de résultats heureux, et il est à employer chez les artério-scléreux, les syphilitiques, etc.; comme il n'y a pas de contre-indication absolue à l'emploi de ce médicament, on pourra, sans inconvénients, le prescrire à peu près dans tous les cas. Rappelons aussi l'observation de MAYWEG citée par PANAS, où il s'agissait d'une hémorrhagie récidivante bilatérale, ayant déterminé la cécité complète d'un œil et l'amblyopie prononcée de l'autre; l'auteur n'a pas craint de pratiquer la ligature de la carotide pour mettre fin aux hémorrhagies. Après un an, le vitré de l'œil amblyope redevint transparent avec $V = 1/2$. NIEDEN se déclare partisan de ce moyen héroïque, toutes les fois que le traitement interne, comme c'est la règle, reste impuissant; il aurait cependant besoin d'être confirmé par d'autres cas semblables.

Il est évident aussi qu'une bonne hygiène devra aussi être observée; en particulier, dans les épistaxis intra-oculaires de la puberté, qui se résorbent souvent presqu'aussi vite qu'elles se produisent, les toniques, quinquina, préparations ferrugineuses, limonades citrique, sulfurique, l'ergotine, etc., seront tout indiqués.

Quant au traitement curatif, il sera souvent tout aussi inefficace ou infidèle que le traitement préventif.

Cependant, JACQUEAU cite un fait d'hémorrhagie vitréenne à répétition, qui disparaissait en moins de quarante-huit heures à l'aide de quelques bains de pieds chauds : coïncidence ou effet direct, le moyen est toujours à essayer. Il en est de même de l'application de ventouses scarifiées à la tempe.

Dans les hémorrhagies dyscrasiques, l'indication est de modifier l'état du sang, autant qu'on le peut. Dans ce but, ABADIE recommande comme un véritable spécifique, l'administration de quinquina sous forme d'extrait à dose assez élevée, de 1 à 2 grammes par jour, la limonade citrique ou sulfurique à volonté, le perchlorure de fer à la dose de 20 à 30 gouttes, enfin, l'ergotine ou l'ergotinine à l'intérieur ou en injections sous-cutanées.

HAYEM et BENSANDÉ, dans un cas d'hémophilie s'accompagnant d'hémorrhagie vitréenne, ont administré avec succès le chlorure de calcium (10 grammes sur 400 grammes d'eau, une cuillerée à bouche dans un verre d'eau au début de chaque repas).

Enfin, s'il y a lieu de soupçonner toute autre lésion générale de l'organisme, en particulier la syphilis, on devra diriger ses efforts dans ce sens.

Chez un malade dont la vision des deux yeux fut brusquement abolie à la suite d'une violente colère, et chez lequel il se produisit probablement une hémorrhagie vitréenne, celle-ci fut inutilement soignée par des moyens médicaux. Pensant que le vitré désorganisé par l'hémorrhagie avait perdu sa vitalité, ABADIE fit pénétrer dans l'œil gauche, une aiguille en platine iridié de 0.008 millimètres de longueur. Cette aiguille fut mise en contact avec le pôle positif d'un appareil à courant continu dont le pôle négatif était appliqué au bras. Puis, pendant cinq minutes, on fit passer un courant d'environ trois à quatre milliampères. Le lendemain, le malade commençait à compter les doigts, et le fond de l'œil, jusqu'alors tout à fait obscur, devenait éclairable à l'ophtalmoscope. Depuis un mois que cette opération a été faite, la vision a été toujours en s'améliorant; ce malade se conduit seul, il voit le nom des rues et les numéros des maisons. Quant à l'œil droit auquel on n'a pas encore touché, il est resté dans la même situation qu'auparavant, c'est-à-dire, sans perception qualitative et le corps vitré trouble et opaque.

Ce même traitement a été appliqué à un autre malade qui se trouvait dans des conditions analogues, ayant eu le corps vitré désorganisé par des hémorrhagies successives; il a guéri également.

PANSIER a publié un certain nombre d'observations, les unes personnelles, les autres empruntées à des confrères, tendant à prouver l'action thérapeutique des courants galvaniques sur les troubles du corps vitré. Les courants continus donnent des résultats rapides, surtout dans l'hyalitis floconneuse. Le synchysis étincelant est heureusement influencé par les courants galvaniques. Dans le synchysis simple consécutif à des choroïdites, PANSIER n'a obtenu aucun résultat. Les hémorrhagies intra-vitréennes se résorbent lentement, mais leur disparition est facilitée et abrégée par l'emploi des courants continus. Il emploie des courants de 2 à 4 milliampères d'une durée de vingt-cinq minutes. Le pôle positif est appliqué sur la nuque, le pôle négatif sur la paupière.

Contre les hémorrhagies *post-traumatiques* du vitré, KALT préconise des ponctions répétées à un mois d'intervalle environ, suivies chaque fois d'une séance d'électrolyse ; il a pu ainsi faire disparaître des hémorrhagies et des décollements concomitants et obtenir une vision normale, malgré la persistance de quelques plaques de chorio-rétinite dans la partie supéro-interne de la rétine et de légers flocons du vitré. ABADIE aussi s'était, déjà auparavant, fait le défenseur convaincu de l'électrolyse comme éclaircissant du corps vitré.

Chez un autre malade dont le traumatisme remontait à deux mois, l'abaissement énorme de la vision accompagné de photopsies, remontait à trois semaines ; le malade ne percevait que la lumière. KALT injecta une seringue de Pravaz de solution de chlorure de sodium à 1 p. 100 dans la capsule de Tenon. Le lendemain, le malade comptait les doigts à 30 centimètres. Les injections furent continuées à raison de trois par semaine, et au bout de cinq semaines, la vision était égale à 1/3 et on commençait à distinguer la périphérie du fond de l'œil, mais non la papille. Après un mois d'interruption, on reprit les injections. Quatre mois après le début du traitement, la vision était égale à 1 ; mais chose curieuse, le trouble du corps vitré ne permet pas encore de distinguer la papille. Le champ visuel ne paraît pas rétréci. Cette action efficace d'un liquide presque indifférent ne peut guère s'expliquer que par une accélération énorme du courant nutritif charriant au dehors les éléments en suspension dans le vitréum. Expérimentalement, le fait a été constaté pour l'encre de Chine par MELLINGER. Il paraît hors de doute pour les détritus de globules sanguins, et c'est évidemment aux injections intraténoniennes qu'il faudra à l'avenir donner la préférence (KALT).

ÉTATS JUMENTEUX DU VITRÉ. — DESMARRES a décrit sous le nom *d'états jumenteux* un trouble floconneux particulier du vitré qui fait ressembler celui-ci à l'urine des herbivores. Il s'agit d'une opacification filamenteuse et floconneuse généralisée, qui transforme le vitré en une masse uniformément visqueuse et trouble et due probablement à des épanchements réitérés de sang ; cette maladie se complique fréquemment de masses filamenteuses opaques adhérentes aux membranes de l'œil, qui exécutent, pendant les mouvements des yeux, des ondulations analogues aux plantes marines balayées par les vagues. Lorsqu'on dilate la pupille, on voit que, même avec une parfaite fixité de l'œil, les opacités n'ont aucune tendance à se déposer toutes dans les parties déclives de l'œil, mais se maintiennent suspendues en grande partie et ne déplacent leurs prolongements filamenteux et membraneux que pendant les secousses imprimées à l'organe malade (DE WECKER).

Si malgré les opacités, on réussit à éclairer le fond de l'œil, on peut voir qu'il n'y a aucune altération morbide appréciable, et que la diminution de l'acuité visuelle est due uniquement à la présence des opacités dans le vitré.

Pour DE WECKER il s'agirait là d'une affection idiopathique du vitré, tandis que pour Panas elle se lierait parfois à une irido-cyclite plastique, comme on en a observé si souvent chez la femme à l'âge de la ménopause.

Quoi qu'il en soit, l'affection traîne des mois et des années avec des exacerbations et des rémissions peu marquées; parfois chez certains malades, une amélioration sensible se produit pendant la saison chaude, pour disparaître dès que les temps humides et froids recommencent (de Wecker).

Les relations de l'altération jumenteuse du vitré avec une lésion du tractus uvéal paraissent cependant certaines, puisque dans bon nombre de cas, on voit se développer tardivement, il est vrai, des phénomènes irritatifs dans la partie antérieure du tractus uvéal; les poussées aussi coïncident avec des irrégularités des fonctions utérines chez la femme, aussi n'est-il pas possible de voir la corrélation qui existe entre les deux états, irido-cyclite et trouble jumenteux du vitré.

On a aussi voulu établir un rapport entre la suppression brusque des flux hémorrhoïdaux, d'épistaxis, etc. et la maladie qui nous occupe; déjà la soudaineté de son apparition, son éclosion après un refroidissement brusque, montrent bien sa nature apoplectiforme.

L'avenir de pareils yeux est toujours très incertain; ainsi, à la longue, la nutrition de l'œil finit par s'altérer progressivement, des synéchies postérieures se développent, montrant la participation du tractus uvéal, sinon primitive, tout au moins secondaire. L'œil finit par se ramollir; le corps vitré liquéfié se rétracte, ainsi que le corps ciliaire, et l'œil finit par devenir phtisique; la rétine se décolle, et une irritation sympathique peut même retentir sur le congénère.

Une forme très caractéristique et jusqu'alors complètement inconnue de lésions oculaires par l'impaludisme, fut décrite par Seely en 1882. Elle consiste en une *infiltration blanche* du corps vitré, se formant par étapes et causant la perte complète de la vision. A l'ophtalmoscope on ne distingue qu'un reflet blanc tout à fait caractéristique de cette affection. Ces altérations sont attribuées par Seely à une infiltration séreuse du corps vitré, due à l'impaludisme chronique. Dans les deux cas de Seely, la marche de l'affection a été oscillante pendant plusieurs mois; l'acuité visuelle est redevenue normale par l'emploi prolongé du sulfate de quinine. L'un des cas était compliqué de névralgie sus-orbitaire gauche qui disparut avec la lésion oculaire; dans l'autre quelques flocons fins et mobiles du corps vitré persistèrent (Sulzer).

Sulzer a décrit une infiltration diffuse du corps vitré à peu près semblable à celle vue par Seely, et occasionnée aussi par l'impaludisme. Survenue brusquement, l'infiltration diffuse du corps vitré, qui dans les premiers temps reflétait la lumière de l'ophtalmoscope dans toutes les directions sous forme d'un reflet tout à fait blanc, ne se résorba complètement dans aucun des yeux. Au bout de dix-huit mois, cette infiltration blanche diffuse du corps vitré fut remplacée par des flocons mobiles en forme de toile d'araignée entre lesquels la substance propre du corps vitré restait légèrement troublée en ne laissant apparaître qu'indistinctement le fond de l'œil, tout en permettant de reconnaître la teinte blanche atrophique des papilles.

L'emploi continu de sulfate de quinine à haute dose est surtout indiqué, combiné avec un séjour d'altitude loin des pays à fièvre.

4° *Les opacités membraneuses* du corps vitré peuvent avoir des origines différentes.

C'est ainsi que DE WECKER décrit de petites membranes enroulées qu'on rencontre encore fréquemment, ayant en partie un aspect vitreux, et se tenant fixes dans les parties centrales du corps vitré, dans la direction où l'on constate parfois la présence d'une artère hyaloïde persistante ou d'un canal hyaloïdien. Très souvent leur présence coïncide avec celui d'un staphylome postérieur étendu qu'on doit rapporter à un vice congénital. Aussi faut-il probablement regarder cette opacité fixe comme se rapportant à un résidu de vaisseaux d'origine fœtale dans le cas de distension progressive de l'œil (staphylome progressif) ; elle résulte probablement de l'arrachement des deux extrémités d'un canal hyaloïdien (DE WECKER).

On observe encore des opacités membraneuses étalées au-devant de la rétine, opacités qui résultent elles aussi de l'organisation de nappes sanguines étalées dans les couches postérieures du vitré. L'aspect particulier que revêt le fond de l'œil a été considéré par certains auteurs comme le résultat d'une prolifération spéciale du tissu rétinien. Grisâtre ou gris bleuâtre à reflets noirs, la tache très irrégulière de forme, masque çà et là les vaisseaux rétiniens et la papille ; elle fait, par places, saillie dans l'intérieur du vitré ; MANZ l'attribue à la *rétinite proliférante*, tandis que PARENT, avec plus de raison peut-être, la rattache à l'organisation de la fibrine du sang épanché dans le vitré en trop grande quantité pour être résorbé.

L'observateur aperçoit au fond de l'œil une membrane offrant, selon l'endroit où on la considère, de notables différences, comme largeur, hauteur et épaisseur. Complètement opaque par places, en d'autres elle est plus mince et laisse voir le ton rouge du fond de l'œil. Ses rapports avec les vaisseaux sont variables : tantôt ils passent tout à fait au-dessous d'elle et disparaissent ; tantôt ils semblent comme attirés dans les couches superficielles, où on les suit par transparence. Quant à son contour, cette tache est en partie bien limitée, et entourée en divers points d'un pigment rouge brun granulé. Ailleurs, elle offre des prolongements qui, transparents et indistincts, se perdent dans le trouble gris rougâtre du fond rétinien. La surface de cette plaque n'est pas, au reste, uniforme, et, entre une saillie l'on constate des prolongements qui s'avancent plus ou moins dans l'épaisseur du corps vitré. Comme structure, cette production paraît formée de minces membranes placées dans des plans différents et peu éloignés les uns des autres. En plusieurs points, elles se divisent en rubans d'une largeur variable, pour se réunir ensuite. Ainsi, elles se terminent et s'entrelacent, constituant une trame à réseau grossier et à couches superposées. Tardivement la néomembrane entre en voie de régression ; elle devient transparente ; ses prolongements s'effacent ; les excavations de sa surface se creusent ; çà et là, les vaisseaux deviennent apparents. Peut-être, même, la disparition est-elle complète.

Quelquefois le patient accuse comme phénomène de début des sensations lumineuses provoquées par la compression des filaments rétiniens, puis la cécité.

Dans certains cas, la sensation lumineuse persiste, d'autres fois la vision reste possible, mais alors avec des scotomes, des mouches volantes. Enfin, dans les cas les plus malheureux, le sang paraît agir comme corps étranger et provoquer une irido-cyclite torpide qui aboutit à des synéchies postérieures, à la rétraction inflammatoire de la zone ciliaire, au décollement de la rétine, au ramollissement et à la phtisie de l'œil. Cette terminaison, plus particulièrement observée chez les personnes qui ont dépassé la cinquantaine, expose aux accidents d'irritation sympathique (NIMIER et DESPAGNET).

Peut-être pourrait-on ranger aussi dans ce genre d'opacités vitréennes, ces troubles signalés par FIEUZAL consécutivement à un gliome de la rétine; dans un cas, on constatait, au point où la sclérotique a été déformée en infundibulum un point qui réfléchit fortement la lumière et a poussé dans le corps vitré des prolongements ayant revêtu tous les caractères ophtalmoscopiques du gliome. Mais comme cette tumeur, non vérifiée par l'examen anatomique, était survenue à la suite d'un traumatisme du globe avec hémorrhagie consécutive, il y a lieu de mettre en doute sa véritable nature anatomique.

Ajoutons que FALK trouva dans l'œil gauche de deux malades, dans le corps vitré, de nombreuses taches blanches, entourées d'un cercle foncé et très peu mobile. Il considéra cela comme des cas de dégénérescence graisseuse du corps vitré.

NOBBE a publié un cas de mycose aspergillaire du vitré, survenue consécutivement à une blessure de l'œil; l'œil était atrophié, et à la coupe, on trouva à la place du vitré une masse ressemblant à une rétine décollée, composée de champignons mycosiques. Ce cas est encore unique dans la science.

Les principales causes sont, par ordre de fréquence, la syphilis (1/4 des cas), la myopie (1/5 des cas), les hémorrhagies (1/7 des cas), la tuberculose, la sympathie, le traumatisme, l'onanisme. Les troubles du corps vitré surviennent le plus souvent pendant la période secondaire de la syphilis.

Les différentes sortes de troubles sont par ordre de fréquence : les états jumenteux, les petits corps flottants, les hémorrhagies.

Pronostic. — D'après 103 observations prises à la clinique de GAYET, PORTERET conclut :

D'une façon générale, les troubles du corps vitré sont un peu plus fréquents chez l'homme que chez la femme. La proportion des guéris et des améliorés, chez les hommes est de 42 p. 100 et de 58 p. 100 chez les femmes. Cette proportion est exactement inverse pour les états stationnaires et les aggravations. Le plus souvent, l'affection porte sur les deux yeux, et c'est dans ce cas que la guérison est la plus fréquente. C'est surtout dans les cas de diathèses que la lésion est binoculaire. On ne rencontre pas de troubles hyaloïdiens avant l'âge de quinze ans, et ils sont très rares de quinze à vingt ans. L'établissement de la menstruation a donc peu d'influence sur leur apparition. Ils se montrent surtout entre trente et quarante ans. La ménopause semble sans influence. Les troubles du corps vitré sont plus graves chez les vieillards. C'est le plus souvent pendant la période secondaire de la syphilis que surviennent ces troubles ; ils sont suivis de guérison dans plus des 3/4 des cas ; ils sont d'autant plus graves que la syphilis a été contractée à un âge plus avancé.

Le pronostic des troubles qui accompagnent la myopie est grave et se confond avec de la choroïdite. Les hémorrhagies amènent un nombre à peu près égal de suites heureuses et fâcheuses.

Les troubles liés à des accidents de sympathie disparaissent immédiatement après l'énucléation.

Les états jumenteux et les petits corps flottants guérissent deux fois sur trois. Les gros corps flottants ne guérissent jamais complètement, et amènent souvent des complications du fond de l'œil.

Lorsque le mal débute subitement, il se termine presque toujours par guérison ; les cas à marche lente aboutissent presque tous à un état stationnaire ou une aggravation.

Le *traitement* comporte comme indications de favoriser la résorption du sang extravasé et de s'opposer au retour de l'hémorrhagie ; à cette dernière on obéira suivant la cause morbide reconnue dans chaque cas particulier ; trop souvent, il est vrai, cette base thérapeutique échappe et l'on en est réduit au seul traitement symptomatique. Outre le traitement par l'électrolyse et les injections salées dans la capsule de Tenon recommandées par KALT, on pourra encore recourir, quoiqu'avec un moindre espoir de succès, aux courants continus qui paraissent jouir d'une action assez favorable ainsi qu'en témoignent les faits publiés par LE FORT, CAMUS, GIRAUD-TEULON et d'autres ; ceux faibles et prolongés (PANAS) mériteraient la préférence comme agissant mieux sur la nutrition.

Le traitement général aura surtout une action notable quand les troubles seront liés à une affection diathésique et surtout quand ils relèvent de la syphilis. Les dérivatifs et les révulsifs agissent surtout dans les cas aigus à début brusque. Les injections de pilocarpine semblent avoir peu d'effet ; les courants continus ont une action, surtout dans les cas de syphilis avec ou sans complication, dans l'état jumenteux. Cette action est contestable lorsqu'il y a des corps flottants plus ou moins volumineux ; ils sont nuisibles dans les cas de choroïdite (PORTERET).

STEDMANN BULL rapporte 12 observations de malades sur lesquels il pratiqua la dilacération d'opacités membraneuses du corps vitré. Dans quelques cas, il se servit d'une aiguille ordinaire à discision, dans d'autres d'une aiguille plus large à double tranchant ou d'un fin couteau à cataracte. Ordinairement, si le cas le permettait, la ponction était faite au niveau de l'équateur de l'œil, au-dessous du bord inférieur du droit externe. Il y eut dans 11 cas une amélioration considérable de la vision.

BIBLIOGRAPHIE

Abadie. Désorganisation du corps vitré, cécité, électrolyse, restitution de la vision. *Acadé-mie de médecine*, Juillet, 1895.

— Des hémorrhagies du fond de l'œil chez les jeunes sujets et les adultes. *Soc. d'opht. de Paris*, 6 avril 1897.

Alquier. Du décollement hyaloïdien. Paris, in 8°. p. 158, 1878.

A. G. (D^r) Cholestearin im Auge. Iridodonesis. Synchisis. Deutsche Klinik. n° 5. 1850.

Axenfeld. *Arch. f. Augenheilk.*, XXVI, 1893, p. 225.

Backer, Scintillatio pupillae. *Med. Zeitsch. Basel.*, n° 5, 1851.

Badal. Obs. de décollement hémorrhagique du corps vitré par rupture d'une veine rétinienne *Gaz méd. de Paris*, p. 15, 1877.

— Nouveau procédé pour déterminer la situation des objets qui flottent dans le corps vitré. *Gaz. des hôpit.*, p. 337, 1878.

Banholger. *Arch. f. Augenh.*, 1892, p. 186.

Beaumont. Hémorrhagie du corps vitré associée à de l'épistaxis. *Opht. Rev.* Déc., 1892.

Benson. Un cas d'hyalite étoilée monoculaire. *Trans. Opht. Soc.*, vol. XIV, et *Revue génér. d'opht.*, 1895, p. 130.

Brailey. Le corps vitré dans ses rapports avec les affections diverses de l'œil. *Guy's Hosp. Rep.*, XLI, p. 405, 1883.

Brière. Note sur un cas de décollement du corps vitré suivi de guérison. *Ann. d'Oculist.*, t. LXXIV, p. 138, 1875.

Cabannes. Synchisis étincelant. *Soc. d'anat. et de physiol. de Bordeaux*, 2 nov. 1895.

Carl (Herzog in Bayern). Beiträge zur Anat. und Pathol. des Glaskörpers. *Arch. f. Ophth.*, XXV, 3, p. III.

Carnus. Des troubles du corps vitré et de leur traitement par les courants continus. Thèse de Paris 1874.

B. Carter. Hémorrhagie du corps vitré. *Opht. Soc.*, 10 mars, 1887.

Chambé. Contribution à l'étude du synchisis étincelant. Thèse de Paris, 1876.

Coguet. Thèse de Paris, 1886.

Chauvel. Hémorrhagies du corps vitré. Études ophthalm., Juillet 1893.

Chodin. Contrib. à l'étude des hémorrhagies spontanées du corps vitré et de la formation du tissu conjonctif dans la rétine et le corps vitré. *Rev. génér. d'opht.*, 1894, p. 424.

E. Clarke. Obs. de néoformation de vaisseaux dans le corps vitré. *Opht. Soc.*, 10 mars 1887.

Coroenne. Tractus celluleux organisé et vascularisé à la suite d'hémorrhagie du corps vitré. *Bull. de la Clin. nat. des Quinze-Vingts*, p. 94. Avril, juin 1887.

Dixon. De l'épanchement de sang dans la chambre vitrée de l'œil. *Ann. d'Oculist.*, t. XXXI, p. 228, 1854.

Dujardin. Hémorrhagie intermittente du corps vitré. *Journ. des sc. med. de Lille*, p. 145, n° 7, 1887.

Essad. Des hémorrhagies du corps vitré chez les jeunes sujets. *Rec. d'opht.*, p. 221, 1892.

Falk. Dégénérescence graisseuse du corps vitré. *New-York, med. Rev.*, 25 mai 1889.

Ferret. *Bull. de la Clin. nat. des Quinze-Vingts*, 1885, p. 120.

Gallemaerts. Contribution à l'étude du synchisis étincelant. Thèse d'agrégation. Bruxelles, 1890, chez A. Manceau, éditeur.

Giraud-Teulon. Électrothérapie dans les opacités du corps vitré. *Compte rendu de l'Acad. de méd.*, 18 oct. 1881.

GORECKI. Trouble du corps vitré consécutif à un foyer inflammatoire du rebord orbitaire. *Soc. d'opht. de Paris*, 9 nov. 1897.

HIRSCHBERG. Décollement du corps vitré. *Berl. Klin. Wochenschr.*, n° 18, 1878.

HYVERNAT. Sur un cas de spinthéropie. *Lyon médical.*, 1880, p. 206.

HIGGINS. Obs. d'hémorrhagie du corps vitré avec dépôt particulier derrière la rétine. *Opht. Soc.*, 10 mars 1887.

HUTCHINSON. De certains cas d'opacité du corps vitré en rapport avec des causes exceptionnelles. *Opht. Rec.*, Janv., 1889.

JAENNER. Zur Casuistik der strangförmigen Gebilde im Glas Körper. *Centralb. f. Augenh.*, févr., 1893, p. 33.

JACQUEAU. Hémorrhagie du vitré monolatérale, etc. *Écho médical de Lyon*, 15 juillet 1899, p. 210.

KALT. Le trouble post-traumatique du corps vitré et son traitement. *Soc. fr. d'opht.*, vol. XVI, 1898, p. 251.

KIPP. Les maladies de l'oreille avec synchisis de l'humeur vitrée. *Trans. of. Amer. Opht. Soc. III*, 2, p. 3, 1883.

LAFOREST. Synchisis étincelant à forme rare. *Bull. de la soc. fr. d opht,*, t. V, **3**, p. 174.

LANDSBERG. *Arch. f. Augenheilk.*, XIV, p. 87, 1884.

LAWFORD. Note sur un cas d'hémorrhagie sous-hyaloïdienne et du corps vitré. *Ophtalm., Review.*, Avril 1893.

MAYWEG. Congrès de Heidelberg, 1889.

MOAURO. Lésions oculaires dans quelques maladies du foie, avec contribution à l'étude de la nutrition du bulbe et du synchisis étincelant. *Ann. di Ottalmologia*, XXII, 6.

MANZ. Retinitis proliferans. *Graefe's Arch.*, XXII, 3, p. 229, 1876, et XXVI, 2, p. 55, 1880.

MARTINET. *Deutsche med. Wochenschr.*, 1891, n° 9.

NIEDEN. Ueber récidiverende idiopath. Glaskorpertrübungen bei jungen Leiten. Bericht der opht. *Gesellsch. zu Heidelberg.*, p. 8, 1882.

NIMIER et DESPAGNET. Traité élémentaire d'ophthalm. *Paris*, 1894. p. 323.

NOBBE. Entwicklung von Faden-Pilzen im Gaskörper. *Graefe's Arch.*, XLV, 3, 1898, p. 700.

PARENTEAU. Des troubles oculaires dans la neurasthénie. *Soc. fr. d'opht.*, 1898, p. 378.

PANAS. *Arch. d'opht. Paris*, 1887.

— Traité des maladies des yeux, t. I, p. 469, *Paris*, 1894.

PANSIER. L'électricité dans le traitement des troubles du vitré. (Hyalitis, synchisis, hémorrhagies). *Arch. d'électricité médic.*, 1896, n° 39, p. 89.

PONCET. Troubles du corps vitré consécutifs à une artérite généralisée. *Ann. d'oculist.*, t. LXXIII, p. 95, 1875.

PORTERET. Étude sur le pronostic des troubles de l'humeur vitrée. Thèse de Lyon, 1886.

PRÖBSTING. Des injections de sang dans le corps vitré. *Arch. f. Opht.*, XXXVIII, 3, p. 114, 1892, et *Klin. monatsbl.*, 1890, p. 73.

RAMPOLDI. *Ann. di Ott.*, XIII, 1884, p. 144.

ROLLAND. Hémorrhagie générale du corps vitré, ophthalmotomie, guérison. *Rec. d'opht.*, p. 1, n° 1, 1887.

SCHLEICH. *Klin. monatsbl.*, 1890, p. 63.

SCHULTZE. *Arch. f. Augenheilk.*, XXV, 1892, p. 298.

SEELY. Sereous effusion into the vitreous Humour probably due to malaria. *Trans. of the americ. Opht. Society. Eigbeenth annual meeting.*, 1882, p. 345.

SGROSSO. Synchisis étincelant et spinthérapie. *Rev. génér. d'opht.*, 30 nov., 1892.

SULZER. Troubles de la vision dans l'impaludisme. *Arch. d'opht.*, t. X, 1890, p. 193.

STEDMANN BULL. Le traitement chirurgical des opacités membraneuses fixes du corps vitré. *Opht. Rev.*, Juin. 1890, p. 162.

UNTERHARNSCHEIDT. Ueber die Apoplexie zwischen Netzhaut und Glaskörper. *Diss. Inaug. Bern.*, 1877.

Van den Boche. Obs. de synchisis étincelant. *Presse médic.*, n° 32, 1873.
Van Kizuberk. Hémorrhagies aiguës du corps vitré. *Soc. néerlandaise d'opht.*, juin, 1896.
Webster. Synchisis scintillans. *Arch f. Opht.*, XII. 2, p. 179, 1883.
De Wecker et Landolt. Traité complet d'ophth., t. II, p. 551 et suiv.
Zieminski, Apoplexie génér. du vitré chez les adolescents. *Rec. d'opht.*, p. 17, n° 1, 1888.

CHAPITRE VI

DÉCOLLEMENT DU VITRÉ ET DE L'HYALOÏDE

Le décollement du corps vitré, comme entité morbide, est un fait acquis à la science et accepté aujourd'hui par tous les ophtalmologistes.

Il semble cependant que jusqu'en 1856 les auteurs ont presque tous confondu les différentes variétés de décollement ; tel est le cas de tous ceux qui ont étudié la pathologie du vitré avant MÜLLER, et qui ne voyaient que des liquéfactions ou des ramollissements du vitré, là où il y avait parfois décollement.

Il est déjà très difficile, dans la plupart des cas, de diagnostiquer sur le vivant le décollement du corps vitré, avec ou sans son hyaloïde ; à plus forte raison, sera t-il possible d'affirmer, après examen, si l'hyaloïde a suivi ou non le corps vitré rétracté et de faire une distinction clinique entre ces deux variétés. Avec la plupart des auteurs, nous entendrons par décollement hyaloïdien, non pas seulement le déplacement du vitré seul, mais sa rétraction avec accompagnement de l'hyaloïde ; en pareil cas, l'interposition d'un liquide ou d'une masse solide se fera entre l'hyaloïde et la loge qu'elle tapisse, et il y aura disparition du contact normal de cette membrane avec la rétine, la zonule ou la cristalloïde postérieure.

H. MÜLLER, le premier, parle d'un décollement hyaloïdien, lequel est, d'après lui, sous bien des rapports, analogue au décollement de la rétine. Plus tardif IWANOFF, distingue, sans bien les préciser, le *décollement hyaloïdien* ou le *décollement du corps vitré*, distinction qu'il est utile de supprimer au point de vue clinique, ainsi que nous disions plus haut ; ainsi donc, pour nous, comme pour la plupart des auteurs, que l'on emploie l'un ou l'autre des deux termes précédents, cela signifiera toujours que le corps vitré s'est décollé avec son enveloppe.

Historique. — C'est à H. MÜLLER que revient le mérite d'avoir reconnu et signalé, le premier, le décollement proprement dit du corps vitré, dans une communication qu'il fit, dès 1856, au congrès physico-médical de Würtzbourg (IWANOFF).

Ce fut le 14 avril 1869, au Congrès périodique international d'ophtalmologie de Paris, qu'IWANOFF communiqua un cas de décollement dans lequel « le corps vitré présente cette forme d'infundibulum que nous offre la rétine quand elle est décollée d'avec la choroïde ; » il ajoute avoir eu l'occasion d'observer trois fois ce processus sur 300 yeux examinés.

Diverses relations sur le même sujet furent publiées (KNAPP, GOUVÉA, BECK, PAGENSTECHER, VACCA. NAGEL, O. BECKER, STELLWAG VON CARION, BRIÈRE, BADAL), puis GALEZOWSKI donna cinq cas observés par lui, et déduisit des analogies trouvées dans ses observations, les symptômes de l'affection.

Dans leurs traités des maladies du fond de l'œil, JAEGER et de WECKER représentèrent un décollement hyaloïdien postérieur.

IWANOFF publie une nouvelle monographie dans laquelle il donne trente nouveaux cas de décollement du corps vitré.

Puis vient la thèse d'AUQUIER (1878), dans laquelle on trouve 22 observations empruntées à la collection du professeur GAYET.

En 1879, le duc CH. TH. DE BAVIÈRE, dans ses savantes recherches sur l'anatomie et la pathologie du corps vitré, fait savoir que, sur cent yeux examinés par lui, il constata les décollements du corps vitré dans le rapport de 2 sur 10.

En 1881, DIMMER reprend la question. Après avoir passé en revue les principales causes du décollement, il reconnaît que dans un très grand nombre de cas le diagnostic clinique est matériellement impossible ; seule l'observation d'un décollement, suite d'extraction de cataracte, dit-il, ou de myopie peut être accessible à l'ophtalmoscope. On peut voir que les remarques que font dans ce dernier cas DE GRAEFE, BRIÈRE, WEISS, GALEZOWSKI, ne s'accordent pas entre elles.

MAGNI, en 1882, donne le résultat de ses recherches sur des yeux atteints de décollement qu'il a trouvés dans la collection anatomique de la clinique ophtalmologique de Bologne.

Il reconnaît différentes formes de décollement. Mais, pour lui, le décollement de l'hyaloïde par épanchement du liquide au-devant de la rétine est très rare chez le myope, parce que le corps vitré étant mou, dit-il, dans sa partie postérieure, le liquide épanché se mêle facilement avec lui.

De WECKER et LANDOLT, dans leur traité d'ophtalmologie, consacrent un article très intéressant à l'affection qui nous occupe, et tracent quelques caractères qui la différencient du simple synchisis, dont la confusion est si facile à commettre et si difficile à éviter. Ces auteurs ne sont pas parvenus à porter le diagnostic de décollement sur le vivant, et ils ne croient la chose possible que par intuition.

CASSIDANIUS, en 1885, dans sa thèse inspirée par Gayet, relate 12 cas sur 100 yeux énucléés et étudie l'historique, les causes, l'anatomie pathologique, les symptômes et le traitement du décollement du corps vitré.

Symptomes. — Les malades sur lesquels il a été possible d'observer le décollement hyaloïdien au début sont très rares. La plupart du temps le diagnostic est matériellement impossible, d'où la divergence d'opinions des auteurs qui ont observé des cas de ce genre.

H. DE GOUVÉA, le premier, essaya de diagnostiquer ophtalmoscopiquement la lésion qu'il produisait artificiellement sur les chiens. A l'image droite, il apparaissait, dans le fond de l'œil, une membrane grisâtre, ayant, en certains endroits, des reflets rougeâtres, qui semblait être suspendue à la paroi supérieure, s'élargissait à partir de la papille, et, dans des mouvements de l'œil, exécutait des déplacements momentanés en forme de flots, tandis que dans le repos de l'organe, elle demeurait immobile et ne touchait pas le fond de l'œil.

A l'image renversée la membrane paraissait de nouveau exactement limitée par les endroits rouges, les uns au-dessous de la papille (donc en réalité vers le haut), les autres plus remarquables en bas et en dehors (donc vers le haut et en dedans). La papille était un peu voilée, mais cependant très visible, de même que les vaisseaux. Le fond de l'œil, revêtu ailleurs d'un tapis d'un vert brillant, paraissait legèrement mat. Six jours après, on fait l'énucléation de cet œil et on trouve le vitré décollé en entonnoir, et cela de façon que la pointe de l'entonnoir adhère à la papille, et que sa base réponde à peu près à l'équateur du bulbe.

Dans la partie supérieure, le décollement commence à l'angle postérieur de la plaie, au niveau de laquelle se trouve une masse assez notable d'exsudats. Dans la partie inférieure, l'espace formé par le décollement est plus visible et s'étend davantage vers la région de l'ora serrata. L'espace vide du décollement contient un liquide séreux. Les autres membranes de l'œil ont leur position normale.

KNAPP est le premier qui, sur l'homme, ait observé le décollement de la membrane hyaloïdienne pendant la vie avec l'ophtalmoscope et vérifié son diagnostic à l'autopsie. Chez une malade de soixante ans, qui avait perdu la vue de l'œil droit, il a pu voir, à l'optalmoscope, des membranes bleuâtres, ondulées, et flottantes. C'étaient les mouvements du vitré détaché et mobile. Après l'énucléation, KNAPP constata un décollement en entonnoir de l'hyaloïde; la rétine et la choroïde étaient normales.

BRIÈRE, de même, vit avec l'ophtalmoscope, au pôle postérieur de l'œil, une surface grisâtre sans mouvement de drapeau. En haut, l'examen à l'image droite, en allant de la périphérie vers la papille, montre d'abord l'aspect rouge physiologique des membranes, qui passe du rose au gris clair, puis au gris sombre, sans transition brusque. Sur les côtés et à la partie inférieure, on passe brusquement de la teinte rouge à la teinte gris foncé, et la séparation est marquée par une ligne très nette formant une couche très régulière.

BADAL a publié une observation de décollement hémorrhagique du corps vitré, dans laquelle la malade percevait elle-même une tache ovale d'un rouge foncé qui lui cachait la moitié inférieure des objets. La possibilité de cette perception de la couleur du sang, d'un autre côté les vaisseaux rétiniens qui disparaissent brusquement sur les bords de la tache hémorrhagique, la différence parfaitement sensible de niveau entre la partie intacte des membranes profondes et les parties décollées, ajoutons encore la parfaite transparence du corps vitré, tous ces signes démontraient et la cause du décollement et sa situation en avant de la partie sensible de la rétine, entre cette dernière et le corps vitré.

Dimmer, à son tour, a vu, à la suite d'une perte très légère du vitré pendant l'extraction d'une cataracte, un corps vésiculeux, grisâtre à sa partie inférieure, d'un gris trouble plus accentué dans sa partie externe, arrivant à mi-hauteur du coloboma irien (iridectomie), et laissant passer le reflet rouge du fond oculaire. Il se meut dans les déplacements de l'œil et ne montre nulle part de vaisseaux à sa surface.

Pagenstecher considère comme un symptôme pathognomonique de décollement antérieur du vitré, cette configuration propre que prend la couenne inflammatoire ciliaire dans la cyclite plastique. Il ajoute que certaines cataractes compliquées de synéchies antérieures, qui sont ponctuées au début et deviennent plus tard complètes, qui se produisent chez des individus de trente à quarante ans, pourraient presque être considérées comme un symptôme de décollement antérieur.

Il prétend que, dans ces cas, l'opération vient confirmer sa manière de voir. En effet, à l'extraction, après l'issue de l'humeur aqueuse, il s'écoulerait une quantité notable de liquide aussi limpide que l'humeur aqueuse et qui ne serait pas due à une dissolution du vitré. Le bulbe s'aplatit, une forte hémorrhagie se fait dans la chambre antérieure en rendant l'opération pénible à terminer (Cassidanius).

A la vérité, ce qui complique encore les difficultés du diagnostic c'est que le corps vitré rétracté ou refoulé depuis un certain temps a perdu sa transparence ; de même les lésions concomitantes d'autres membranes oculaires (kératites, iritis, irido-choroïdites) empêchent souvent de faire l'examen de l'œil et la part nette des choses.

Quand l'exploration de la partie décollée est restée possible, grâce à la transparence du vitré, on pourrait voir d'après Galezowski, surtout à la partie postérieure, une surface gris foncée vers la région papillaire limitée par une ligne circulaire concentrique à la papille ; à travers cette zone, les vaisseaux rétiniens, situés au-dessous, apparaissent tortueux et ondulants. Cette sinuosité ne serait qu'apparente et due à ce qu'on les voit à travers les plis de la membrane décollée. Malheureusement nombre de bons observateurs n'ont jamais pu voir, dans des cas semblables, cette apparence des vaisseaux, et ces reflets et chatoiements seraient dus simplement au miroitement de la sclérotique dénudée dans un staphylome ou une sclérectasie à plusieurs étages.

Le diagnostic ne peut donc se faire que par intuition ; on a lieu de supposer la présence d'un décollement vitréen : 1° à la suite de perte brusque d'une partie du contenu de la coque oculaire ; 2° à la suite de lésions des enveloppes de l'œil ayant intéressé la rétine, surtout lorsqu'il s'agit de plaies d'une certaine étendue ; 3° dans les cas de distension notable de la coque oculaire par suite d'un allongement progressif de l'axe antéro-postérieur de l'œil ; 4° dans les affections graves du corps vitré qui se sont compliquées de rétraction de l'hyaloïde, ainsi que cela se présente dans des formes graves d'irido-choroïdite exsudative (de Wecker).

Il y a cependant des lésions, telles que le staphylome postérieur progressif où il doit exister un décollement hyaloïdien, mais en même temps aussi une liquéfaction partielle du corps vitré rétracté ; ce sont aussi ces cas qui prédisposent le plus au décollement de la rétine. En pareille occurence, on trouve, soit entre la rétine et l'hyaloïde, soit entre celle-ci et le vitré, un liquide déliquescent, très pauvre en cellules, mais riche en albumine et peut-être en urates. Décollée ou non, la membrane hyaloïde, bien tendue et absolument diaphane, ne pourra jamais accuser sa présence par des reflets, ni permettre de soupçonner si elle est restée adhérente où non à la rétine. Seules les opacités renfermées dans le liquide, grâce à leur déplacement rapide dans un champ restreint, permettent de supposer qu'il existe ou une liquéfaction du vitré ou une rétraction de celui-ci. C'est précisément le déplacement des opacités (mouches) dans un espace relativement restreint qui permet de soupçonner un décollement ou peut-être une liquéfaction limitée, soit dans la partie postérieure de l'œil (au voisinage d'un staphylome postérieur) soit à proximité du cristallin, entre le vitré et la zonule. Au contraire, si dans les parties centrales de l'œil, des opacités exécutent de vastes excursions, on pourra d'une façon à peu près certaine conclure à une véritable liquéfaction du vitré (DE WECKER).

Il y aurait cependant grand intérêt à pouvoir différencier le décollement vitréen du décollement hyaloïdien, et celà, à différents points de vue : tout d'abord au sujet de la pathogénie du décollement rétinien, puis au point de vue de l'avenir de l'œil lui-même, tout différent suivant qu'il existe un ramollissement limité du vitré ou un détachement de l'hyaloïde d'avec la rétine.

Ce n'est pas précisément le lieu d'insister ici sur l'influence que peut avoir le décollement hyaloïdien sur la production du décollement rétinien : il est bon de rappeler cependant que d'après DE WECKER, c'est surtout le détachement de l'hyaloïde d'avec la rétine, à la suite d'écoulement partiel du vitré hors de l'œil consécutivement à un traumatisme, qui permet à la rétine de s'infiltrer du liquide épanché entre elle et l'hyaloïde : cette imbibition produit une altération de la membrane rétinienne et une déchirure qui permet l'accumulation de ce même liquide derrière la rétine et partant son décollement d'avec la choroïde. Il est vrai qu'IWANOFF prétend que la rétine et la membrane hyaloïdienne très résistante, conservant leurs rapports entre elles, se déchirent en même temps sous l'influence de la traction du corps vitré refoulé par du liquide. Des recherches histologiques immédiatement faites pourraient seules résoudre la question.

Diagnostic. — Nous voyons, par ce qui précède, que le diagnostic du décollement hyaloïdien est très souvent difficile et parfois même matériellement impossible. Sans vouloir revenir sur les symptômes que nous venons de passer en revue, il nous faut cependant dire deux mots du diagnostic différentiel de l'affection qui nous occupe avec le décollement rétinien qui prête souvent à confusion.

Dans le décollement hyaloïdien simple (sans lésions concomitantes), l'acuité visuelle diminue, mais en dehors des complications, la vue ne se perd pas. La perte de la vue est la règle dans le décollement rétinien. Cet accident peut ne pas se produire dès le début ; les objets paraissent alors déformés (métarmorphopsie), les personnes qui passent dans la rue semblent bossues (GALEZOWSKI). Plus tard, la perte de la vue arrive fatalement.

Dans le décollement hyaloïdien, les phosphènes sont conservés ; dans le décollement rétinien, au contraire, ils sont abolis dans la région malade.

Dans les deux affections, l'ophtalmoscope peut nous montrer une tumeur blanche, fluctuante ; mais tandis que la surface hyaloïdienne ne montre aucune trace de vaisseaux, la partie décollée de la rétine est parcourue par des vaisseaux qui, en l'abordant, paraissent tortueux et forment des crochets.

L'hypotonie a été considérée par quelques ophtalmologistes comme un symptôme du décollement hyaloïdien. Ce signe est loin d'être constant. Dans le cas de KNAPP, la tension de l'œil était normale ; dans les cas de DIMMER et de GALEZOWSKI, il y avait de l'hypertonie ; dans les cas de GAYET (CASSIDANIUS), l'hypertonie avait souvent fait porter le diagnostic d'affection glaucomateuse.

Il est un autre symptôme auquel on a attribué une grande importance, dans les maladies du corps vitré, c'est le tremblement de l'iris. Les uns y ont vu un signe absolument certain du synchisis du vitré, d'autres (AUQUIER) regardent le tremblement de l'iris comme un symptôme à peu près pathognomonique du décollement de cet organe. Avec DE WECKER et LANDOLT nous croyons que cette trémulation indique seulement que l'iris a perdu plus ou moins complètement son support naturel, la surface antérieure du cristallin.

Un autre signe qui n'a guère plus de valeur au point de vue de notre affection, c'est le mouvement de vacillement que le cristallin exécute avec l'iris. DE WECKER et LANDOLT en concluent que l'espace du canal de Petit s'est démesurément élargi, étendu vers le pôle postérieur du cristallin, soit par ramollissement du corps vitré, soit, ce qui est plus fréquent, par rétraction de ce milieu.

Nous ne parlerons pas des lésions concomitantes, telles que, irido-cyclite, staphylome antérieur, leucome, cataracte, etc., qui viennent rendre tout diagnostic impossible.

GAYET a appelé l'attention sur certains troubles péripapillaires consécutifs souvent à des lésions de la région ciliaire, lésions qui étaient la conséquence de graves perturbations dans ce qu'il désigne sous le nom de courant lymphatique antérieur. Ces troubles péripapillaires siégeaient dans cette région où débute si souvent le décollement hyaloïdien. Ils étaient le résultat d'un travail qui se produisait autour du nerf optique et qui dénotait une tendance des liquides à se frayer un passage en élargissant pour ainsi dire cette voie lymphatique postérieure décrite par RETZIUS et AXEL KEY. Ne se passait-il pas là des phénomènes analogues à ceux signalés dans d'autres états pathologiques sous le nom de circulation complémentaire, tel que le développement des veines abdominales, par exemple, dans certaines affections hépatiques ?

Ce n'est là, sans doute, qu'une hypothèse ; mais il est bien permis de rapprocher ces faits de ceux dans lesquels on a pu trouver, sur les pièces, des ramollissements et des altérations de constitution du vitré, siégeant précisément au pourtour de la papille et qui ont semblé souvent être le début du processus du décollement hyaloïdien total.

Si la preuve de l'existence d'un décollement du corps vitré est difficile à établir sur le vivant, il n'en reste pas moins acquis aujourd'hui, que cette affection est fréquente, soit qu'elle constitue la lésion essentielle, soit qu'elle constitue une lésion secondaire (Cassidanius).

Peut-être faudrait-il compter comme décollement du vitré, ce cas de Rolland dans lequel, chez un enfant de douze ans, un traumatisme produisit une hémorrhagie totale du vitré ; comme au bout de deux mois il n'y avait pas d'amélioration produite, l'auteur fit la ponction de la sclérotique à 5 millimètres en arrière du cercle ciliaire, et provoqua l'issue d'une certaine quantité de liquide sanguinolent. La guérison se fit normalement, et quinze jours après, l'opération le malade pouvait lire de cet œil la planche 10 des échelles de Galezowski à 5 mètres.

Étiologie. — Iwanoff, le premier en 1869, attribua le décollement du corps vitré à un acte violent, ou à quelque autre perturbation profonde de la vitalité de l'œil. Dans l'œil myope, c'est par hydrops ex vacuo que se produit le décollement, grâce à une augmentation des diamètres oculaires ; il en est de même dans le cas de dilatation de la cornée, consécutive au pannus, à la kératite, au kératocone et aux staphylomes cornéens, ainsi que dans les ectasies du globe oculaire avec scléro-choroïdite postérieure, en cas de myopies extrêmes. En cas de traumatisme, c'est à la suite d'une perte abondante de la vitrine, dans les extractions de cataracte, par exemple, que le décollement vitréen se produit. L'introduction d'un corps étranger, et l'abcès du corps vitré peuvent produire le même effet. Le duc Ch. Th. de Bavière se range à l'avis d'Iwanoff.

Auquier, au point de vue de la genèse, divise les décollements vitréens en : 1° décollements par ablation ; 2° décollements par compression ; 3° décollements par ectasie, et 4° décollements par rétraction.

Cassidanius, d'après Gayet, admet que, suivant leur étiologie, les décollements peuvent se ranger en :

1° Décollements spontanés qui forment sur certaines pièces la lésion essentielle, dominante, et dus très certainement à une affection idiopathique de la vitrine ; ces décollements sont fort rares, et c'est à peine si on en trouve 2 sur 100 yeux examinés ;

2° Décollements secondaires, consécutifs à des processus inflammatoires, ayant eu leur siège primitif, soit dans l'iris, soit sur la cornée, soit sur une membrane quelconque de la coque oculaire (buphtalmie, staphylome, iridocapsulite, choroïdite, rétinite, etc.);

3° Décollements d'origine traumatique caractérisés par les traces du passage, ou par la présence d'un agent vulnérant venu de l'extérieur.

Quoi qu'il en soit, la cause essentielle du décollement hyaloïdien est dans un écoulement brusque d'une partie du contenu de la coque oculaire; les conditions normales de tension et de circulation intra-oculaires s'en trouvent ainsi modifiées; peu importe que ce soit l'humeur aqueuse, le cristallin, ou une partie du vitré lui-même qui quitte l'œil; le vide se faisant de la sorte, et la coque rigide de l'œil ne comblant pas par son plissement la perte du contenu oculaire, il se produit une exsudation abondante de sérosité qui s'étale d'abord au-devant des troncs vasculaires, entre la rétine et l'hyaloïde soulevée; c'est donc cette dernière et non la rétine qui est tout d'abord décollée.

Ces conditions s'observent à la suite de traumatismes oculaires suivis de perte d'une quantité notable de l'humeur vitrée, ainsi que cela arrive parfois pendant l'extraction brusque de la cataracte, et surtout dans sa capsule; dans ces cas de décollement par ablation, il y a épanchement séreux et sanguin par appel lorsque les deux membranes s'écartent mécaniquement. Le même fait se passe lorsqu'il y a décollement par ectasie, c'est-à-dire, par dilatation locale ou générale de la coque oculaire, comme dans la myopie, la scléro-choroïdite, l'hydrophtalmie; enfin, la même explication peut encore être invoquée quand il se produit un décollement par rétraction du vitré consécutivement à une ulcération cornéenne avec propagation de l'inflammation vers la profondeur, ainsi que dans l'irido-cyclite, et l'hyalite condensante ou plastique, avec ou sans corps étranger.

Il est évident que quand le décollement hyaloïdien est provoqué par la présence d'une tumeur rétinienne, les conditions ne sont plus les mêmes que précédemment.

Anatomie pathologique. — Au point de vue de la forme qu'affecte le décollement vitréen, si IWANOFF et NOYES avaient déjà décrit des décollements coniques à sommet extra-papillaire, d'un autre côté AUQUIER admet : 1° des décollements coniques à sommet papillaire ; 2° des décollements antérieurs ; 3° des décollements antéro-latéraux ; 4° des décollements latéraux, et 5° des décollements postérieurs.

Si ces variétés sont un peu trop nombreuses, on peut dire qu'il est facile (CASSIDANIUS) de comprendre certains décollements antérieurs et antéro-latéraux parmi les décollements coniques dont ils marquent un stade d'évolution, et des décollements latéraux parmi des décollements postérieurs incomplets. Il est facile de comprendre en effet que si, par suite de ramollissement lent ou d'ectasie lente également de la coque oculaire, la vitrine arrive à ne plus pouvoir remplir la place qui lui est réservée dans l'intérieur de l'organe, l'adhérence du vitré avec les parties voisines subsistera le plus longtemps, là où elle est le plus intime, c'est-à-dire, à la région antérieure, au niveau de l'ora serrata et de la cupule hyaloïdienne du cristallin, et en arrière, au centre de la papille optique où se trouvent les derniers vestiges du canal embryonnaire.

Cette adhérence étant encore rendue plus solide, parce que c'est au niveau de la papille que les lymphatiques de la rétine se relient avec ceux du corps vitré, on a ainsi l'explication de la forme conique.

Cette adhérence au niveau de la papille peut être, tantôt absolument filiforme et facile à rompre sans le moindre effort, tantôt, au contraire, plus épaisse, comme dans le spécimen figuré dans le mémoire de Hocquard et Masson (p. 109).

Il peut même arriver que, dans ce cas, le pédicule soit assez solide pour amener un décollement de la rétine qui se trouve entraînée.

Enfin, si le processus inflammatoire est assez violent pour amener une rupture de ce pédicule, on retrouvera, à l'autopsie, toute la masse vitrée occupant la région qui se trouve immédiatement derrière le cristallin ; on aura alors un décollement absolument total ne rappelant plus en rien la forme conique.

Si le décollement est secondaire, il pourra être aussi, dans bien des circonstances, analogue aux décollements latéraux d'Auquier, comme d'ailleurs il pourra facilement prendre la forme de décollement total. Tout dépendra de l'abondance, de la nature et de la situation de l'exsudat qui viendra se loger entre la rétine et le corps vitré.

Quand le décollement aura été la conséquence d'un projectile qui se sera implanté dans la coque oculaire, dans une région quelconque, il est aisé de comprendre qu'à ce niveau une inflammation inévitable pourra, dans bien des cas, amener une soudure dont la persistance et les conséquences produiront, soit un décollement conique à sommet extra-papillaire, soit un décollement total par suite du refoulement de la substance vitrée derrière le cristallin, grâce à un exsudat ou à un caillot provenant d'une hémorrhagie (Cassidanius).

Les expériences que Gouvéa a instituées dans le but de produire le décollement du vitré en donnant issue à une certaine quantité de ce tissu, ne me paraissent pas très probantes, puisque le décollement vitréen a, chaque fois, été accompagné d'un décollement plus ou moins complet de la rétine.

Au point de vue microscopique, les altérations du vitré décollé sont essentiellement variables.

Dans les cas légers, où l'on s'est borné à une faible aspiration ou à une faible extraction du vitré, l'hyalitis est très rare, et tout peut se borner à un décollement qui, lui-même, peut disparaître au bout d'un certain temps (Auquier).

Dans les circonstances moins heureuses, les choses ne se passent pas ainsi.

Qu'il s'agisse d'un corps étranger ou d'une lésion spontanée de l'œil, on voit dans le corps vitré se produire tous les phénomènes de l'hyalitis dont les troubles péri-papillaires constituent fort probablement les premiers symptômes.

En dehors des cellules qui existent à l'état normal dans le vitré, on y trouve alors des leucocytes en plus ou moins grand nombre. Ces leucocytes sont fournis par les vaisseaux du voisinage, par ceux de la rétine en particulier. La transformation de ces éléments cellulaires en éléments fibrillaires qui constituent à leur tour un véritable tissu membraneux, peut être observée dans bien des circonstances. Dans certains cas, on peut étudier ce processus à son stade de début. Sur certaines coupes transversales de la rétine et du corps vitré, on ne rencontre d'abord aucune modification pathologique, tandis que sur d'autres, les cellules dont nous avons parlé peuvent être trouvées entre le corps vitré et la rétine ; là, elles sont pour ainsi dire entassées. Il n'est pas rare enfin, de pouvoir les poursuivre à travers la limitante de la rétine jusqu'à l'intérieur même du vitré.

Les altérations qu'on trouve généralement sont les suivantes :

Le vitré commence par perdre sa transparence ; au pôle postérieur, il devient louche et trouble ; sa structure s'altère. Il se tasse peu à peu en se raccourcissant et en devenant visiblement fibreux. Ce dernier état réduit considérablement sa dimension primitive et pendant que sous l'influence de son état pathologique la masse hyaloïdienne se rétracte, un exsudat la remplace.

Nous n'insisterons pas ici d'une façon spéciale sur l'état de la rétine, de la choroïde, ainsi que sur celui des vaisseaux et des nerfs ; d'une façon générale, ils sont atteints d'inflammation lente, chronique, qui finit à la longue par amener leur sclérose et leur rétraction.

Quant à l'exsudat qui sépare le corps vitré décollé de la rétine, il est différent suivant la cause qui l'a déterminé.

Tantôt séreux, tantôt séro-albumineux, l'exsudat présente aussi parfois une quantité d'albumine telle qu'on a pu en constater la coagulation dans l'œil vivant (AUQUIER).

A l'inspection macroscopique déjà, le corps vitré se distingue facilement de l'exsudat. Le premier est notablement plus consistant qu'à l'état normal, il paraît fibreux, se déchire en lamelles quand on le saisit avec la pince. L'exsudat, au contraire, forme une masse homogène absolument dépourvue de structure, se brise au toucher en morceaux irréguliers, et se laisse séparer sans aucun effort, aussi bien de la rétine que du corps vitré.

Dans le cas même, où la coupe de l'œil présente une surface grisâtre et uniforme de la papille au cristallin, l'exsudat, quoique échappant à première vue, peut encore être facilement reconnu et ne peut être pris pour une simple altération du corps vitré ; car alors on trouverait des cellules dans toute l'étendue occupée par l'exsudat. Celui-ci, on le sait, n'en contient pas. Sur les limites du corps vitré, au contraire, on trouve des cellules qui, au point de vue de leur forme, de leur grandeur et de leur nombre, sont identiquement les mêmes que celles que l'on rencontre dans la couche périphérique du corps vitré.

L'exsudat tient parfois en suspension des cellules lymphoïdes, des globules du sang, etc. Dans ces cas, son aspect et sa couleur subissent des modifications qui sont en rapport avec ces éléments figurés.

Quand une hémorrhagie s'est produite, on trouve dans l'exsudat les traces de caillots sanguins, qui, dans cette région, ne présentent aucun caractère qui les différencie des caillots observés partout ailleurs.

Quand l'exsudat est liquide il s'échappe à l'ouverture de la pièce et on ne le recueille que difficilement à cause de la nécessité dans laquelle on se trouve de pratiquer ces coupes sous l'eau. Ce liquide est transparent, incolore, et on n'y trouve que de rares éléments figurés (CASSIDANIUS).

Pronostic. — Le décollement hyaloïdien est une affection grave.

Il peut se faire, à la suite d'une perte légère du vitré, que celui-ci, bien que décollé d'avec la rétine dans une petite étendue, conserve toute sa transparence, et que, d'un autre côté, l'extravasation qui s'est faite au niveau de la surface décollée, soit également d'une clarté et d'une limpidité parfaite ; dans ces cas, la vue est conservée. Tel est le cas de ces opérés de cataracte, qui, au moment de l'opération, ont perdu un peu de vitré, ou chez lesquels l'expulsion seule du cristallin a amené un décollement de l'hyaloïde ; néanmoins leur vue est conservée.

Ce n'est que plus tard qu'arrive le décollement de la rétine qui n'est que la conséquence de cette première lésion ; il n'en est pas moins certain que la cause du décollement, ainsi que les lésions concomitantes, jouent un grand rôle dans la gravité de cette affection.

Pour Iwanoff, du reste, pour qui le pronostic est toujours grave, le décollement hyloïdien serait toujours le prodrome du décollement rétinien ; c'est ce qui fait la gravité du l'issue du vitré dans l'extraction de la cataracte, malgré l'opinion de ceux qui cherchent même de parti pris à provoquer une légère issue de cette substance, sous prétexte de modérer la réaction inflammatoire ; les nombreux cas que nous avons observés nous confirment absolument dans l'opinion que le corps vitré, dans toute opération sur l'œil, doit être respecté le plus possible.

C'est du reste, là aussi, l'avis de Gouvéa, Galezowski, Gayet, de Wecker et Landolt, etc.

Ici se pose naturellement une question qui a déjà fait l'objet de nombreux débats, et dont la solution, dans un sens favorable et positif, aurait une grande importance au point de vue du pronostic dans les cas de décollements consécutifs à une perte du vitré ; nous voulons parler de la régénération de cette humeur.

Niée par la plupart des ophtalmologistes, cette régénération a trouvé des défenseurs, parmi lesquels on peut citer Rognetta, Pierné, Philipeaux, le duc Ch.-Th. de Bavière et C.-G. Lée.

Rognetta, Pierné, Philipeaux se contentent d'examens macroscopiques des yeux sur lesquels ils ont extrait une partie du vitré ; ils y trouvent que ceux-ci restent transparents et que le vitré enlevé est remplacé par un liquide qui a la consistance et la transparence du vitré normal. Mais il ne s'agit là, en réalité, que d'un exsudat séreux produit par l'appel fait aux vaisseaux irido-choroïdiens, exsudat qui ne peut que hâter la liquéfaction et le ramollissement complet de ce qui reste du vitré.

Le duc Ch.-Th. de Bavière dit avoir observé quatre fois la régénération du vitré sur 20 cas de décollements hyaloïdiens. L'auteur a pu observer, dit-il, ce stade de reproduction à ses différents stades de développement. Pour lui, cette régénération se présente sous deux formes : 1° sous la forme de lamelles qui recouvrent, sur une étendue de quelques millimètres, la surface interne de la limitante ; 2° sous une forme circonscrite d'élévations gélatineuses irrégulières, étendues sur la limitante. En certains endroits, il avait remarqué des cellules de différentes sortes, des cellules rondes avec de gros noyaux et un protoplasma grossièrement granulé, plus loin les boules protoplasmiques décrites par Schwalbe, et, enfin, des cellules sans noyau, faciles à reconnaître, et sans contenu homogène. Ces cellules, il les a rencontrées, ici entassées entre la rétine et la limitante, là entre la limitante et le corps vitré, mais au niveau même du nerf optique, il pouvait les poursuivre jusqu'à l'intérieur même du corps vitré.

Voilà évidemment des recherches histologiques précises, mais qui demandent à être étudiées, et surtout faudrait-il pouvoir suivre l'évolution de pareils yeux dans l'avenir.

Ajoutons encore que Chodin et Poncet n'ont pu jamais constater non plus dans leurs expériences que le décollement rétinien consécutif à celui du vitré.

La question de la reproduction du vitré est donc loin d'être complètement résolue, et mérite d'être reprise et continuée par les expérimentateurs.

La substance vitréale propre n'est pas une masse sans structure. Elle se compose de cellules dont le protoplasma et les noyaux se sont, pendant la période embryonnaire et post-embryonnaire, transformés en substance transparente. Dans la substance transparente, Haensell produit par irritation, un réseau de filaments présentant à leurs points d'intersection des corpuscules brillants. Autour de ces derniers, apparaît plus tard, une substance nucléaire qui finalement se transforme en un véritable noyau. Dans les noyaux des néo-cellules formées par l'irritation on observe d'abord des figures karyokynétiques ainsi que des division indirectes ; après quoi, on voit la transformation du protoplasma de ces néo-cellules en une substance fondamentale. Ces cellules finissent par former un tissu conjonctif fibrillaire qui a une tendance naturelle à la rétraction. Ce changement du vitréum en tissu fibrillaire occasionne le décollement rétinien et le soi-disant ramollissement du corps vitré. Le corps vitré au lieu de se ramollir, c'est-à-dire, de voir augmenter son eau de constitution, en perd une partie notable dans ce qu'on appelle à tort le ramollissement du corps vitré. Il devient, à mesure qu'il se rétracte, de plus en plus dense. Ce n'est que dans le canal de Cloquet que se trouve augmentée la quantité de liquide qui diminue la consistance de l'œil et par suite sa tension.

D'un autre côté, il existe un véritable espace lymphatique entre l'hyaloïde et la rétine ; si ces deux membranes n'adhèrent pas entre elles, le corps vitré dans son mouvement de rétraction vers le canal de Cloquet élargit de plus en plus l'espace lymphatique rétino-hyaloïdien, qui se remplit à mesure de liquide lymphatique.

Haensell irrite l'hyaloïde soit au moyen d'un fil passé au travers du bulbe, soit par l'injection d'une substance chimique, le sel marin, par exemple, entre la rétine et le vitréum. Bientôt après il trouve l'hyaloïde remplacée par un véritable endothélium. Ce néo-endothélium est le produit d'une prolifération d'une division des cellules hyaloïdiennes. A l'endroit où se voient ces nouvelles formations endothéliales, l'hyaloïde adhère à la rétine qui se trouve très souvent décollée en cet endroit. Dans d'autres yeux ayant servi aux expériences, le vitréum est ramolli, l'hyaloïde est, dans toute sa surface, adhérente à la rétine, et la substance vitreuse est disséminée au point qu'il n'en reste qu'une couche très mince. Lorsque la choroïde et la rétine adhèrent entre elles par suite d'un processus pathologique et que, d'autre part, cette dernière est adhérente à l'hyaloïde, la mince couche du vitréum rétracté est attirée vers la rétine. Si la rétine n'adhère pas à l'hyaloïde, le vitréum par l'irritation se rétracte dans le sens de l'axe de l'œil, vers le canal de Cloquet (décollement total du corps vitré). Ce fait se produit généralement à la suite des choroïdites.

Enfin, fait observé par HAENSELL dans ses expérimentations, une adhérence partielle peut s'établir entre la rétine et l'hyaloïde et produire un cas combiné dans lequel il y aura élargissement de l'espace lymphatique de Cloquet et de l'espace lymphatique rétino-hyaloïdien. Le vitréum condensé flotte entre ces deux liquides, visible à l'ophtalmoscope. Si le retrait du corps vitré est assez considérable, on le voit apparaître sous forme de filaments, de nuages, de toiles, de tous ces corps flottants qu'on découvre à l'ophtalmoscope, et dont le malade éprouve la sensation subjective. La rapidité d'évolution des corpuscules flottants s'explique par le fait qu'ils sont plongés dans le liquide lymphatique intra-oculaire et non dans le corps vitré. Dans les cas extrêmes le vitreum n'est plus représenté que par une corde entourant le canal de Cloquet et allant du centre de la papille à la zonule de Zinn.

En résumé, le corps vitré, lorsqu'il subit une irritation venant, soit d'une inflammation propagée de la choroïde ou de la rétine, soit de l'influence exercée par un corps étranger quelconque, perd d'abord son eau de constitution et devient progressivement dur, dense et rétréci. S'il n'y a pas alors d'adhérence entre l'hyaloïde et la rétine, il se produit un décollement de l'hyaloïde et le corps vitré durci se masse vers le canal de Cloquet. Si, au contraire, il existe une adhérence rétino-hyaloïdienne par suite d'un processus spécial (hyaloïdite), et si cette adhérence est totale, il se produit un élargissement du canal de Cloquet et le corps vitré durci se masse vers la rétine. Enfin s'il existe une adhérence partielle par hyaloïde, il se fait un double élargissement combiné des espaces lymphatiques de Cloquet et rétino-hyaloïdiens. Dans ce cas, le corps vitré toujours durci est plongé dans cette masse liquide dont il suit tous les mouvements. C'est ce liquide seul qui sort lorsqu'on opère certaines cataractes compliquées. Quant au décollement rétinien, il demande pour se produire des conditions pathologiques différentes. Le facteur indispensable est la transformation en tissu conjonctif fibrillaire des cellules du vitreum rendues visibles par l'irritation. S'il existe une hyaloïdite totale, il se produit un décollement rétinien total, et s'il y a une hyaloïdite partielle, il se produit un décollement partiel de la rétine (HAENSELL).

Le second point intéressant qui pourrait être résolu grâce à la connaissance du diagnostic entre la simple liquéfaction du vitré et le décollement de l'hyaloïde, c'est la possibilité qu'aurait le clinicien de se prononcer sur l'avenir d'yeux atteints de l'une ou l'autre lésion. Tandis qu'on observe des

vieillards avec des staphylomes postérieurs d'une étendue extrême, des opacités nombreuses se mouvant avec une rapidité étonnante au-devant de
plaques dénudées de tout pigment choroïdien ; qu'on peut les suivre pendant
des années, et qu'en dépit de ces altérations, qui entraînent jusqu'à l'atrophie
de la papille par traction sur l'anneau scléral, on ne voit jamais survenir un
décollement de la rétine. Par contre, on voit des cas où peu de phénomènes
de traction péripapillaire, peu d'altérations nutritives sont révélés par la
présence de fines opacités qui voltigent rapidement dans le segment postérieur de l'œil, et où il ne faut qu'un court espace de temps pour voir la
marche de cette maladie se compliquer d'un décollement rétinien. La différence qui existait chez ces deux genres de malades, de prime abord, c'est que
chez les premiers, il y avait liquéfaction du corps vitré et rétraction, tandis
que chez les seconds, existait un véritable décollement hyaloïdien dès le début
de l'altération (DE WECKER).

Il n'y a donc qu'à enregistrer ces regrets, l'insuffisance de nos moyens de
diagnostic ne nous permettant pas encore de faire sur le vivant, la différenciation qui serait si utile.

Traitement. — On peut dire que le traitement du décollement vitréen, en
réalité, n'existe pas encore.

Je ne parlerai que pour mémoire de la ponction proposée par GALEZOWSKI,
afin de mettre la cavité post-hyaloïdienne en communication avec l'intérieur
du corps vitré, et grâce à ce moyen, soustraire la rétine au contact de l'exsudat.
Il est difficile de comprendre après ce que nous venons de dire au sujet de la
vitalité et de la reproduction du vitré, que celui-ci puisse impunément s'imbiber du liquide environnant, reprendre son volume primitif et faire tout
rentrer dans l'ordre ; de plus, la ponction n'est pas toujours inoffensive et
peut provoquer des hémorrhagies et d'autres désordres (CASSIDANIUS).

Le mieux est encore de s'adresser aux causes premières, si le décollement
est secondaire, quoique peut-être sans grande chance de succès.

Quand le décollement est primitif, on pourra recourir aux diaphorétiques
(pilocarpine, diurétiques) à l'iodure de potassium, mais surtout au repos horizontal. Néanmoins il est facile de comprendre que ces moyens eux-mêmes
seront à peu près impuissants pour rendre au vitré décollé ses rapports primitifs avec la rétine avoisinante.

BIBLIOGRAPHIE

AUGUIER. Du décollement hyaloïdien. Thèse de Montpellier, 1878.
BADAL. *Gazette médic. de Paris*, 1877, p. 305.
BRIÈRE. *Annales d'oculistique*, t. LXXIV, 3 éthlior., 1875.
CASSIDANIUS. Contribution à l'étude du décollement du corps vitré. Thèse de Lyon, janvier,
    1885.

Chodin. *Centralb. f. Augenhk.*, n° 5, p. 68, 1875.

Dimmer. Zur Diagnostik der Glaskörperablösuag. *Klin. Monatsbl. f. Augenheilk.*, août, 1889.

Duc Ch. Th. de Bavière. Beiträge zur Anatomie und Pathologie des Glaskörpers. *Arch. f. Opht.*. Bd., LXXXVIII, p. III, 1879.

Van Duyse. *Ann. d'oculist.*. t. LXXXVIII, 1882.

Galezowski. Étude sur le décollement de la membrane hyaloïdienne. *Soc. de Biologie*, 1877, p. 107.

De Gouvêa. *Arch. f. Opht.*, Bd., XV, I, p. 244.

Haensell. Recherches sur le corps vitré. *Bull. de la clin. des Quinze-Vingts*, t. II, n° 3, p. 108, 1884.

Hocquardet Masson. Étude sur les rapports, la forme et le mode de suspension du cristallin à l'état physiologique. *Arch. d'opht.*, 1883, p. 97 et 109.

Knapp. *Arch. f. Opht.*, Bd., XVIII, 1.

Lee. *Med. Press. and Circul.*, 7 mai 1884.

Magni. *Revista clinica di Bologna.*, 1882.

Noyes. Two cases of détachements of the vitreous humor. *Med. Rec.*, 15 mars 1871.

Pagenstecher. Vordere Glaskorperablösung. *Sitzungsbericht. der Heidelb. Ophth. Versammul.*, p. 221, 1879.

Philipeaux. *Gaz. médic.*, n° 10, p. 127 et n° 26, p. 338, 1877.

Pierné. Des changement subis par le corps vitré après son prolapsus. Thèse de Paris, 1877.

Rognetta. Traité philosophique et pratique d'ophthalmologie, *Paris*, 1844.

Swanzy. Détachement of the vitreous humor. *Lancet*, n° 20, 1882.

De Wecker et Landolt. *Traité complet d'ophtalm.*, t. II, fasc. II, 1884.

MALADIES DE LA RÉTINE

Par MM. Marc DUFOUR et J. GONIN (Lausanne).

CHAPITRE PREMIER

CONSIDÉRATIONS GÉNÉRALES SUR LES MALADIES DE LA RÉTINE. — CLASSIFICATION

Bien que les maladies de la rétine reconnaissent des causes multiples et variées, les altérations anatomiques qu'elles entraînent sont assez monotones et ne permettent d'établir qu'un petit nombre de groupes définis. Quant à leur aspect ophtalmoscopique, il n'est pas assez constant pour suffire à lui seul à l'établissement du diagnostic étiologique ou anatomique de l'affection.

Ce défaut de parallélisme entre les trois facteurs qui pourraient servir à une classification naturelle des maladies de la rétine, a rendu cette classification impossible jusqu'à présent. On a pris l'habitude de distinguer certaines affections d'après leur étiologie probable ou les symptômes généraux dont elles s'accompagnent (rétinites albuminurique, diabétique, leucémique, métastatique, syphilitique; rétinite par éblouissement, contusion rétinienne, etc.), quelques autres d'après leurs particularités ophtalmoscopiques (rétinites hémorragique, pigmentaire, diffuse, circinée, striée, ponctuée, etc.), d'autres encore d'après leur cause anatomique réelle ou supposée (décollement rétinien, embolie de l'artère centrale, thrombose de la veine centrale, rétinite proliférante, etc.).

Les divisions établies sur des bases aussi disparates tendent à produire de la confusion dans l'esprit du lecteur; aussi nous semble-t-il indispensable, au début de notre exposé des maladies de la rétine, d'insister sur la valeur très inégale au point de vue clinique de ces différents groupements, qui n'ont été conservés que parce qu'on n'en trouvait pas de meilleurs.

Une classification purement étiologique des maladies de la rétine n'est pas, à l'heure qu'il est, réalisable, car à côté d'un certain nombre de formes cliniques dont la connexité avec telle ou telle affection générale est à peu près démontrée, il en est d'autres dont la cause nous est tout à fait inconnue (hémorragies spontanées des adolescents, rétinite pigmentaire, etc.). D'ailleurs quelques variétés ophtalmoscopiques, certains accidents anatomiques, demandent à être traités à part, pour les facilités de la description, lors même qu'ils se rencontrent dans des affections de nature très diverse, ainsi le décollement rétinien auquel on connaît un grand nombre de causes différentes.

Ce qui importe, c'est de ne point mettre en parallèle et à égalité de rang, comme s'il s'agissait d'autant d'affections distinctes, des entités cliniques assez bien définies, telles que les rétinites albuminurique ou diabétique, avec des groupements plus vagues dans le genre de la rétinite dite « apoplectiforme » ou de simples variétés pathologiques comme la thrombose de la veine centrale, la rétinite proliférante et la rétinite circinée. En effet de nombreux cas de maladies rétiniennes pourraient être rangés sous l'une ou l'autre dénomination selon les phases de la maladie, et selon qu'on veut envisager plus spécialement les conditions étiologiques, l'aspect ophtalmoscopique ou les altérations révélées par le microscope. Citons un seul exemple : les modifications du fond de l'œil chez un albuminurique pourraient justifier quelquefois les diagnostics successifs d'embolie ou de thrombose des vaissseaux rétiniens, de rétinite hémorragique ou apoplectiforme sans caractère défini, de rétinite albuminurique typique, de rétinite proliférante, de décollement rétinien, de rétinite striée et de chorio-rétinite pigmentaire ; on ne serait cependant pas en droit de prétendre que cet œil a passé par sept ou huit maladies différentes, car les formes ici énumérées ne sont que des modalités possibles d'un seul et même processus pathologique dont la cause générale est l'état néphrétique du sujet.

Dans l'étude des maladies de la rétine, il ne faut donc pas perdre de vue que des altérations rétiniennes très variées peuvent résulter d'une même cause générale et qu'inversement des causes de nature très différente peuvent se manifester dans la rétine par des altérations fort semblables.

Si l'on considère les affections rétiniennes au point de vue de leur **nature anatomique** et de leur **pathogénie**, on voit qu'elles consistent pour la plupart en de *troubles de circulation*, mais il est souvent difficile d'établir si, dans la genèse de ce troubles circulatoires, le rôle principal revient à des altérations primitives des pa vasculaires ou bien à une modification de la composition du sang. Ces deux facte sont peut-être en cause simultanément dans un grand nombre de cas.

Les effets sur la rétine diffèrent selon que les troubles circulatoires intéressen système de l'artère et de la veine centrales ou bien le réseau vasculaire de choroïde. Dans le premier cas toute obstruction artérielle de quelque durée est s vie d'une atrophie rapide des couches internes de la rétine : fibres optiques et cellu ganglionaires ; la stase sanguine et la perméabilité anormale des parois vasculai se révèlent par des extravasations hémorragiques, de l'œdème, une accumulation fibrine et de corps granulo-graisseux dans les interstices du tissu rétinien. Dans second cas, ce sont les couches externes de la rétine qui sont atteintes, c'est-à-dire l cônes et bâtonnets avec les grains externes : ces éléments sont rapidement détrui si le processus est aigu (choroïdites exsudatives, thrombose ou section des artèr ciliaires, etc.) ; ils subissent une dégénérescence lente mais progressive, quand s'agit d'un rétrécissement graduel des vaisseaux de la choroïde avec atrophie de l chorio-capillaire (rétinite pigmentaire.) Dans la règle ces altérations des couche externes sont accompagnées d'une infiltration pigmentaire de la rétine.

Les phénomènes *inflammatoires* proprement dits sont relativement peu fréquents dans la rétine ; on les rencontre principalement dans les rétinites syphilitiques ou en présence de certaines choroïdites aiguës, en outre dans les suppurations traumatiques ou métastatiques de l'œil. A strictement parler la plupart des « rétinites » ne mériteraient point ce nom car elles sont des affections dégénératives plutôt qu'inflammatoires ; c'est le cas en particulier de la rétinite diabétique, de la rétinite circinée et surtout de la rétinite pigmentaire.

Le tissu même de la rétine n'est que rarement le point de départ d'un processus pathologique ; dans ce domaine nous n'avons guère à signaler que le gliome rétinien, dont les recherches les plus récentes ont démontré la nature essentiellement nerveuse. Certaines intoxications affectent les cellules nerveuses de la rétine sans participation directe des vaisseaux ; en outre des atrophies développées dans le nerf optique ou les centres nerveux entraînent la dégénérescence secondaire des couches rétiniennes internes, mais ce sont là des altérations qui ne rentrent pas dans le cadre des maladies de la rétine (voir maladies du nerf optique).

Les traumatismes de la rétine, contusions, plaies ou ruptures, ainsi que le décollement rétinien dont les causes et les formes cliniques sont multiples, nous mettent généralement en présence d'états pathologiques complexes dans lesquels le corps vitré et la choroïde sont fortement intéressés.

Si nous voulons passer en revue les **manifestations ophtalmoscopiques** des maladies rétiniennes, il nous faut étudier : 1° les anomalies dans la distribution et le calibre des vaisseaux rétiniens ; 2° les modifications de la circulation rétinienne ; 3° les hémorragies rétiniennes, pré-rétiniennes et rétro-rétiniennes ; 4° les troubles diffus du tissu rétinien ; 5° les foyers de dégénérescence blanche ; 6° la pigmentation rétinienne ; 7° les néo-membranes développées au-devant ou en arrière de la rétine ; 8° les dénivellations de la rétine.

Aux trois premiers de ces sujets nous consacrerons des chapitres spéciaux ; les néoformations membraneuses seront étudiées à propos de la rétinite proliférante et de la rétinite striée, les dénivellations de la rétine à propos du décollement rétinien et des tumeurs intra-oculaires.

La *pigmentation rétinienne*, sauf de très rares exceptions, tire son origine de l'épithélium pigmentaire : elle est révélatrice d'une lésion des couches profondes de la rétine ; on la voit se produire à la suite de certains traumatismes (contusions, plaies, déchirures), d'extravasations hémorragiques dans l'espace rétro-rétinien, de décollements partiels ayant abouti à la guérison. Elle fait partie intégrante du processus de cicatrisation de presque toutes les choroïdites ; elle constitue la principale manifestation ophtalmoscopique de la rétinite dite pigmentaire.

La pigmentation a généralement l'aspect de taches arrondies ou d'un pointillé plus ou moins fin quand elle occupe les couches les plus profondes de la rétine ; elle prend la forme de figures ramifiées lorsqu'elle gagne les étages superficiels, notamment la couche des vaisseaux rétiniens ; en quelques cas de décollement rétinien et de rétinites ou chorio-rétinites pigmentaires, elle forme des amas pigmentés au-devant même de la rétine.

Le *trouble diffus de la rétine* est un symptôme ophtalmoscopique qui répond à des états pathologiques très divers. Au reste son intensité est variable et peut présenter tous les degrés entre une opacité porcelanée recouvrant la teinte rouge du fond de l'œil et une fine buée qui atténue à peine cette coloration normale. Quand il est superficiel et qu'il dissimule partiellement le trajet des gros vaisseaux rétiniens, il a pour cause l'opacification des fibres optiques par suite d'une nécrose commençante (ischémie) ou d'une imbibition œdémateuse (névrorétinites syphilitiques, rétinite albuminurique, etc.).

Les couches moyennes de la rétine deviennent le siège du trouble diffus lorsqu'elles sont occupées par des lacunes remplies de sérosité ou de masses hyalines d'origine hémorragique; ces lacunes atteignent surtout un grand développement dans la rétinite albuminurique, mais elles se rencontrent aussi en d'autres affections hémorragiques.

Le trouble ophtalmoscopique de la rétine se produit passagèrement dans les cas de contusion rétinienne; enfin il peut être simulé par la présence d'une couche de liquide en arrière de la rétine (décollement rétinien), car il suffit que les détails de la choroïde soient rendus moins distincts pour que le tissu même de la rétine ait l'apparence d'être opacifié.

Quand le trouble diffus occupe la région maculaire, il provoque souvent l'apparition d'une *tache rouge cerise au centre de la fovea;* ce phénomène de contraste se voit surtout dans les cas d'ischémie soudaine des branches de l'artère centrale, mais on le constate aussi dans le décollement rétinien et nous l'avons vu très nettement dans les deux yeux d'un malade atteint d'une stase papillaire de cause cérébrale.

Les *foyers blanchâtres,* disséminés ou confluents, que l'ophtalmoscope fait voir dans la rétine au cours de bien des affections hémorragiques, mais qui peuvent se développer aussi en l'absence de toute extravasation sanguine, n'ont pas tous la même cause anatomique. Quand ils sont plus superficiels que les vaisseaux, ils proviennent quelquefois d'une infiltration de corps granulo-graisseux entre les faisceaux de fibres optiques (rétinite albuminurique), mais le plus souvent, ils semblent correspondre plutôt à une hypertrophie variqueuse des fibres elles-mêmes, altération que le microscope a fait reconnaître dans de nombreuses formes d'affections rétiniennes (albuminurie, leucémie, anémie pernicieuse, scorbut, septicémie, plaies de la rétine, etc.).

Les foyers plus profonds ont pour substratum anatomique des amas de fibrine, de corps granulo-graisseux ou de leucocytes dans les lacunes du tissu rétinien; quelques-uns d'entre eux sont en relation avec les hémorragies, auxquelles on les voit se substituer graduellement; d'autres ont une formation indépendante.

Le nombre et les dimensions des foyers blanchâtres de la rétine varient beaucoup d'un cas à un autre et ne sauraient servir au diagnostic de l'affection; leur situation et la façon dont ils se groupent dans le fond de l'œil ont une signification plus grande, mais ne permettent pas non plus des conclusions certaines; dans beaucoup de rétinites albuminuriques et dans certains cas de rétinite diabétique ils circonscrivent plus ou moins complètement la région papillo-maculaire; ce cercle péri-maculaire est de règle dans la rétinite circinée qui lui doit son nom. Quelquefois les foyers de dégénérescence se présentent sous l'aspect d'une infinité de petits points régulièrement espacés comme des flocons de neige sur une grande étendue de la rétine : nous avons constaté ce phénomène dans une rétinite hémorragique sans cause connue chez un jeune homme et dans un cas de rétinite syphilitique sans hémorragies (fig. 9, pl. V et fig. 11, pl. VI).

La localisation des petites taches blanches dans la région maculaire en une *figure étoilée* ayant pour centre la *fovea*, passe pour caractéristique d'une rétinite albuminurique; c'est bien dans cette affection qu'elle se voit de beaucoup le plus souvent, mais elle a été notée au cours de plusieurs autres maladies rétiniennes en relation avec la chlorose (Mackensie, Knies, Schmidt), avec la syphilis, avec une tumeur du cerveau, ou avec des altérations vasculaires de cause indéterminée (Daehrenstadt, Fuchs, Haab). Une de nos malades, diabétique avérée depuis quatre ans, sans aucune trace d'albuminurie, présente dans ses deux yeux une étoile maculaire typique, bien qu'elle soit encore incomplète, qui dans l'espace de trois années n'a subi presque aucun changement.

Envisagées au point de vue de leurs **symptômes subjectifs**, les maladies de la rétine ont ceci de commun, c'est qu'elles ne sont pas douloureuses. Les sensations vagues (plénitude de l'œil, gêne profonde) et les phénomènes d'irritation ciliaire que certains malades éprouvent, sont attribuables ordinairement à des complications dans le domaine de l'uvée. En revanche les symptômes visuels méritent d'être soigneusement enregistrés. Des *photopsies* souvent très gênantes accompagnent le décollement rétinien, les rétinites syphilitiques et certaines affections hémorragiques de la rétine; des phénomènes de *métamorphopsie* résultent aussi des décollements de la rétine, des foyers de chorio-rétinite ou des processus de cicatrisation qui ont pour siège la région maculaire.

L'intégrité de l'*acuité visuelle centrale* dépend de la localisation des altérations rétiniennes bien plus que de leur nature ou de leur intensité. L'examen du *champ visuel* donne généralement des renseignements plus utiles pour le diagnostic différentiel. Plusieurs scotomes disséminés ou bien un scotome de forme zonulaire dans les parties moyennes du champ visuel indiquent, s'ils sont absolus, que les couches externes de la rétine, c'est-à-dire les éléments percepteurs, cônes et bâtonnets, sont altérés ou détruits; la suppression de l'un des secteurs du champ visuel fera reconnaître, selon la forme et la situation de ce scotome, qu'il s'agit probablement de l'obstruction de telle ou telle branche de l'artère centrale, ou bien d'une altération limitée à quelques faisceaux des fibres optiques. Dans cette recherche l'examen du *sens chromatique* et du *sens lumineux* complètent utilement celui du champ visuel. Une diminution de la perception du bleu par rapport aux autres couleurs, ou le rapide élargissement d'un scotome quand on abaisse l'éclairage (héméralopie), doivent faire penser à une affection marquée par la dégénérescence lente des cônes et bâtonnets (décollement rétinien, chorio-rétinites syphilitiques, rétinite pigmentaire congénitale). Au contraire, l'affaiblissement de la perception du vert et du rouge en présence d'un scotome central ou d'un rétrécissement périphérique du champ visuel est l'indication très probable d'une torpeur progressive des éléments conducteurs de la rétine, comme dans les névrites par intoxication et dans les atrophies optiques de cause centrale. Quant aux modifications du champ visuel qui résultent de troubles circulatoires dans les vaisseaux propres de la rétine (ischémie, hémorragies), elles se bornent généralement à une diminution quantitative de la vision sans changements dans la perception chromatique.

Les symptômes visuels peuvent donc être utilisés dans une certaine mesure pour le diagnostic anatomique des maladies rétiniennes; il est cependant curieux de constater qu'avant la connaissance de l'ophtalmoscope les oculistes n'avaient pas songé sérieusement à en tirer parti pour s'éclairer sur le siège probable ou l'étendue des altérations profondes de l'œil.

CLASSIFICATION

Nous étudierons dans l'ordre suivant les maladies de la rétine et leurs modalités anatomiques ou ophtalmoscopiques :

a) *Changements pathologiques dans la vascularisation et la circulation rétiniennes :*
Anomalies de la vascularisation rétinienne (chap. II).

Troubles passagers de la circulation rétinienne (chap. III).

Thrombose de la veine centrale ou de ses branches (chap. IV).

Obstruction (embolie) de l'artère centrale ou de ses branches (chap. V).

Ces modifications vasculaires jouent un rôle important dans la plupart des affections de la rétine ; il est donc utile de les étudier en |premier lieu.

b) *Maladies rétiniennes symptomatiques d'une affection générale, acquise ou héréditaire.*

Chapitre préliminaire : Des hémorragies rétiniennes en général. Rétinites hémorragiques ou aploplectiformes (chap. VI).

 1º Hémorragies par congestion passagère des vaisseaux (annexe au chap. VI).

 2º Hémorragies spontanées et récidivantes des adolescents (chap. VII).

 3º Hémorragies rétiniennes chez les artério-scléreux (chap. VIII).

 4º Rétinite albuminurique (chap. IX).

 5º Rétinite diabétique (chap. X).

 6º Altérations dans la polyurie, la phosphaturie et l'oxalurie (annexe au chap. X).

 7º Rétinite leucémique (chap. XI).

 8º Altérations rétiniennes dans l'anémie pernicieuse (chap. XII).

 9º — — — l'anémie chronique (chap. XII).

 10º — — — la chlorose (chap. XII).

 11º — — — le scorbut et le purpura (chap. XII).

 12º — — — la malaria (chap. XII).

 13º — — — l'ictère, la tuberculose et l'influenza (chap. XII).

 14º Hémorragies rétiniennes à la suite de brûlures de la peau (chap. XII).

 15º Altérations rétiniennes à la suite d'intoxication par des poisons végétaux ou minéraux (chap. XII).

 16º Rétinites septique et métastatique (chap. XIII).

 17º Rétinites syphilitiques (chap. XIV).

 18º Dégénérescence pigmentaire progressive de la rétine (rétinite pigmentaire). Variété : rétinite ponctuée (chap. XV).

 19º Altérations séniles de la rétine (chap. XVI).

c) *Traumatismes de la rétine.*

 1º Lésions produites dans la rétine par une contusion de l'œil (chap. XVII).

 2º Plaies et corps étrangers de la rétine (chap. XVIII).

 3º Eblouissement de la rétine (chap. XIX).

d) *Etats pathologiques de la rétine secondaires à d'autres affections ou lésions intraoculaires.*

 1º Suppurations secondaires de la rétine (chap. XX).

 2º Rétinite sympathique (chap. XX).

 3º Choriorétinites (chap. XX).

 4º Décollements rétiniens (chap. XXI).

 5º Néoformations membraneuses de la rétine (rétinite proliférante (chap. XXII).

 6º Stries de la rétine (rétinite striée) (chap. XXIII).

 7º Dégénérescence circinée de la rétine (rétinite circinée) (chap. XXIV).

e) Les *tumeurs de la rétine* ne rentrent pas dans le sujet qui nous a été assigné et seront traitées à part.

BIBLIOGRAPHIE[1]

DAHRENSTAEDT, 1892. *Centr. Bl. für. Aug.*, XVI, p. 42. (Uber einen Fall von Sternfigur in der Netzhautmitte).

FUCHS, 1882. *Arch. für. Aug.*, XI, p. 440.

HAAB, 1900. Atlas manuel d'ophtalmoscopie, fig. 35 et 36 A.

KNIES, 1893. Bez. d. Sehorg. zu den übr. Krankh., p. 451.

MACKENZIE, 1885. (Cité par Berger, 1892, p. 230.)

SCHMIDT, 1897. *Arch. für Aug.* XXXIV, 3, p. 165.

[1] REMARQUE. — Cet index bibliographique, ainsi que celui des chapitres suivants, ne comprend que les travaux mentionnés dans le texte ou qui offrent une réelle importance pour la connaissance du sujet. Dans les cas rares où nous n'avons pas eu entre les mains le travail original, nous avons toujours indiqué les sources secondaires auxquelles nous avons eu recours.

Notre manuscrit ayant été terminé avec l'année 1904, les travaux qui ont paru ultérieurement n'ont pu être pris en considération, sauf à titre très exceptionnel au moment de la correction des épreuves.

CHAPITRE II

ANOMALIES DE VASCULARISATION

On trouvera dans un autre volume (t. II, p. 424-429) la description de certaines variétés physiologiques que l'on rencontre parfois dans l'origine et le trajet des vaisseaux rétiniens. Il nous faut étudier ici toute une série de modifications vasculaires dont le rôle et l'importance ne sont pas toujours bien élucidés, mais qui constituent réellement dans la majorité des cas un état pathologique de la rétine ou font partie intégrante d'une affection généralisée du système circulatoire.

Quelques-unes de ces anomalies de la vascularisation rétinienne sont peut-être congénitales et paraissent n'être pas autre chose que l'exagération de particularités individuelles, d'autres sont très certainement acquises et doivent être mises en relation avec des manifestations morbides du fond de l'œil ou de la santé générale. La distinction entre ces deux origines différentes est quelquefois très difficile et dans bien des circonstances elle a prêté à discussion.

I. — ANÉVRYSMES DES ARTÈRES RÉTINIENNES

Ces anévrysmes ont été regardés pendant longtemps comme de grandes raretés (Leber), mais en les recherchant avec soin, on les découvre avec une fréquence relative chez les sujets athéromateux ; ils se présentent le plus souvent sous l'aspect d'une dilatation fusiforme alternant avec des rétrécissements endartéritiques du lumen artériel (Uhthoff, Schmall, Raehlmann). Quelques observateurs, en particulier Sous, Galezowski, Manhardt et Schleich, ont vu sur la papille optique, tout près du point de division de l'artère centrale, une tumeur sanguine sacciforme, animée de pulsations synchrones au pouls radial. OEller et Raehlmann décrivent des anévrysmes semblables à l'origine des artères maculaires ; Pergens, Galezowski et OEller de multiples dilatations miliaires sur plusieurs branches rétiniennes.

A maintes reprises, des anévrysmes ont été constatés dans la rétine au cours d'un examen anatomique : Liouville en rapporte trois exemples. Litten et Raehlmann attribuent aux anévrysmes miliaires un rôle important dans la genèse des apoplexies de l'œil et Reimar les a rencontrés en nombre infini dans un cas de rétinite hémorragique. Leur présence a pris une signification pronostique importante depuis que Liouville et Litten ont attiré l'attention sur la coexistence assez fréquente des anévrysmes miliaires dans la rétine et dans le cerveau. Ces altérations locales sont, du reste, liées à un état de sclérose ou d'athérome du système vasculaire dans son ensemble ; le fait qu'elles siègent de préférence à la bifurcation de deux branches artérielles peut s'expliquer par l'action mécanique de la colonne sanguine soumise à un brusque changement de direction (Raehlmann).

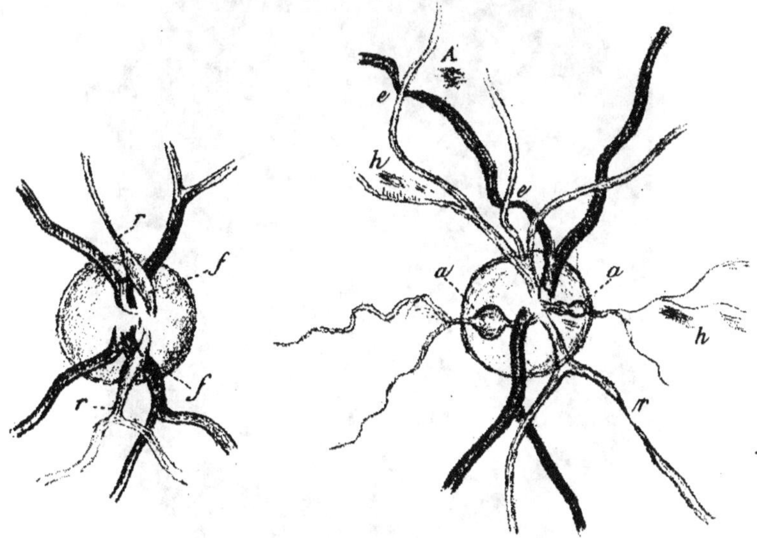

Fig. 39.   Fig. 40.

Altérations vasculaires dans l'angiosclérose (d'après Raehlmann).

a, a, anévrysmes sacciformes des artérioles de la papille. — *r, r, r,* rétrécissements endartéritiques des branches artérielles. — *e, e,* étranglements veineux. — *h, h, h,* hémorragies. — *f, f,* anévrysmes fusiformes des branches artérielles à leur naissance sur la papille.

Les troubles visuels peuvent être nuls (Raehlmann, *loc. cit.*) ou bien simuler la cécité soudaine que procure une embolie ; ainsi dans les deux observations de Peegens et de OEller, c'est à son réveil que le malade s'aperçut qu'il avait perdu la vue. Il se peut au reste qu'en ce dernier cas l'abolition des fonctions visuelles ne soit pas résultée de la formation de l'anévrysme lui-même, mais plutôt d'une interruption concomitante de l'afflux sanguin dans l'une des parties rétrécies du vaisseau.

II. — VARICOSITÉS DES VEINES RÉTINIENNES

Il ne s'agit pas ici de la dilatation purement fonctionnelle que subissent les veines de la rétine lorsqu'il existe un obstacle à l'écoulement du sang vei-

neux (papille étranglée, thrombose de la veine centrale ou du sinus caverneux, insuffisance cardiaque). Cette dilatation plus ou moins passagère, qui
permet encore le retour au calibre normal si l'obstacle vient à être écarté,
sera prise en considération dans le chapitre des anomalies de la *circulation*
rétinienne.

C'est aussi à tort que certains auteurs désignent par varicosités de la rétine

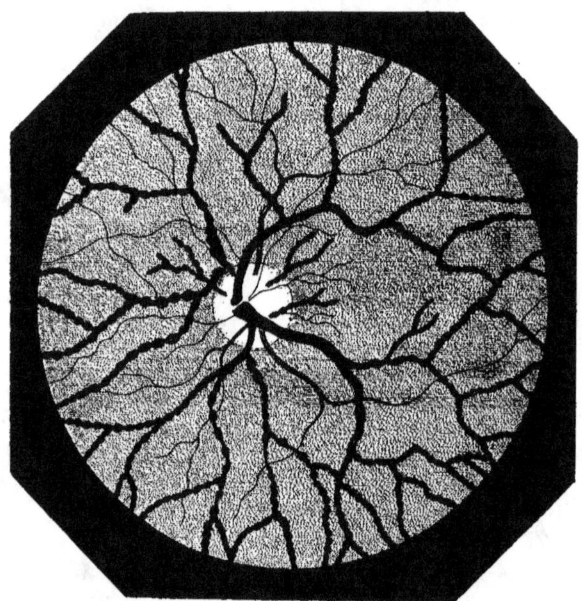

Fig. 41.

Veines rétiniennes moniliformes (d'après Schœbl).

un état des vaisseaux qui consiste bien moins en une augmentation du calibre
qu'en un allongement avec tortuosité extrême de certaines ramifications veineuses ; pris dans cette acception, le terme de varices est détourné de son
sens primitif.

Nous entendons par varicosités veineuses des altérations anatomiques
localisées ayant pour effet le relâchement de la paroi veineuse et par conséquent des inégalités plus ou moins définitives dans le calibre du vaisseau.

Les dilatations variqueuses des veines rétiniennes sont analogues aux
anévrysmes des artères en ce qui concerne leur étiologie et le rôle qu'elles
jouent dans la production des rétinites hémorragiques (RAEHLMANN).

Comme les anévrysmes, elles peuvent siéger sur la papille (SCHLEICH,
MICHAELSEN) ou bien à quelque distance de celle-ci sur l'une des branches rétiniennes (HIRSCHBERG, FISCHER, RAEHLMANN). Certaines veines présentent une

telle succession de ces varicosités, qu'elles ressemblent tout à fait à des colliers de perles ou à des chapelets.

La planche XI, figure 1, de l'atlas de LIEBREICH nous offre un bel exemple de ces veines moniliformes constaté dans un cas de glaucome ; SCHÖBL en donne une autre observation fort curieuse, car les veines de la conjonctive étaient variqueuses comme celles de la rétine ; il s'agissait d'une jeune fille souffrant d'aménorrhée. Après une amélioration, puis une rechute, les vaisseaux rétiniens et conjonctivaux reprirent leur aspect normal à la faveur du rétablissement des fonctions menstruelles.

Des varicosités veineuses observées par WESTHOFF en présence d'un colobome de la choroïde (?) font penser à une malformation congénitale.

III. — ANÉVRYSMES ARTÉRIOSO-VEINEUX

Nous réunirons sous ce titre tous les cas de communication anormale entre artères et veines de la rétine, que cette communication ait lieu par l'intermédiaire d'une tumeur sanguine où se déversent des artères et dont se dégagent des veines (anévrysmes artérioso-veineux proprement dits), ou bien qu'il s'agisse de branches artérielles s'abouchant directement dans les branches veineuses (varices anévrysmales des auteurs allemands).

Dans la rétine, ce genre d'anévrysmes vasculaires est un phénomène très rare, dont on ne connaît encore qu'une demi-douzaine d'exemples avérés. Le plus curieux nous vient de la clinique de NAGEL, décrit et dessiné par SCHLEICH : chez un jeune garçon dont l'œil droit était atteint d'une cécité complète, la branche supérieure de l'artère centrale, extraordinairement dilatée, s'anastomosait non seulement avec des veines rétiniennes, mais aussi avec l'une des branches artérielles inférieures ; en outre on voyait sur la papille un anévrysme sacciforme et une varice volumineuse, particularités auxquelles nous avons déjà fait allusion ; aucune cause, ni traumatisme, ni inflammation profonde, ne put être déterminée pour cette étrange anomalie.

Un cas très semblable rapporté par SEYDEL offre les mêmes obscurités sous le rapport de son étiologie. MAGNUS, à qui l'on doit la première observation de ce genre, qui ait été publiée, croit pouvoir attribuer les communications vasculaires anormales aux effets d'une rupture traumatique de la rétine, car son malade avait subi deux ans auparavant une violente contusion de l'œil.

Dans son traité iconographique d'ophtalmoscopie, GALEZOWSKI mentionne certaines anastomoses artério-veineuses, mais ses descriptions ne sont pas assez précises pour permettre des conclusions certaines ; ses croquis font songer bien plutôt à des anastomoses simplement veineuses.

Trois observations de FUCHS, de LEPLAT et de DZIALOWSKI, sont comparables entre elles par le fait que toutes trois ont trait à des communications artério-veineuses par l'intermédiaire de tumeurs sanguines situées dans la rétine plus ou moins loin vers la périphérie. Cependant le malade de FUCHS est le seul dont l'affection puisse être rapportée à un traumatisme ; celui de

Dzialowski fut atteint successivement aux deux yeux et sans cause appréciable d'une névrite optique et d'hémorragies rétiniennes avec tortuosité et congestion extrême des veines ; dans les deux yeux également il se déve-

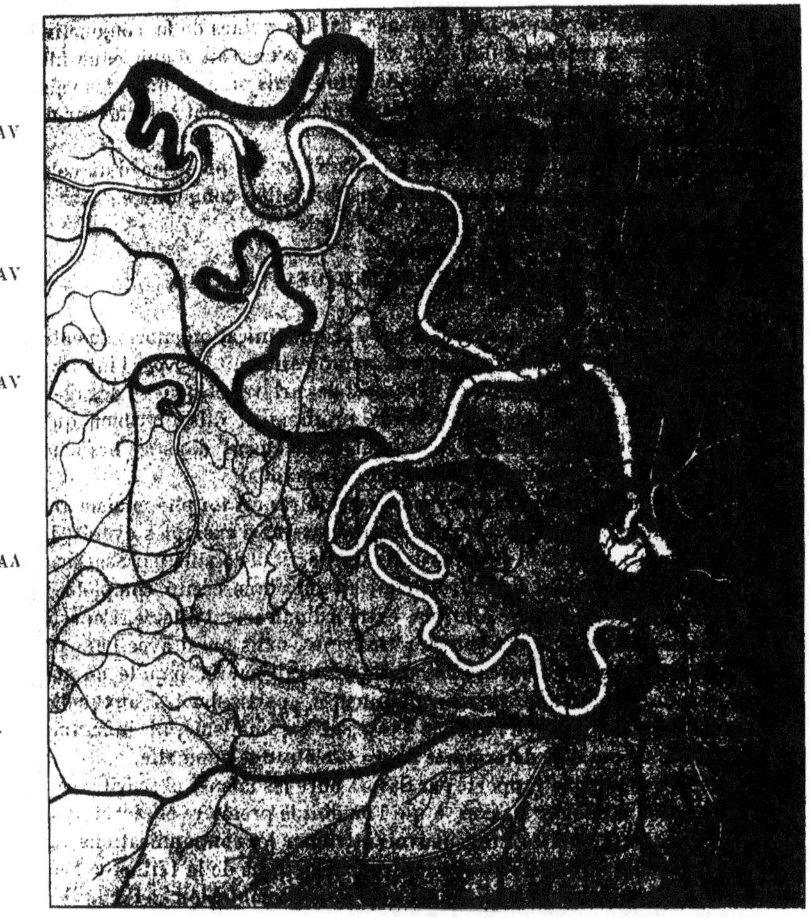

Fig. 42.

AV, anévrysmes artérioso-vejneux. — A, anévrysme artériel et V varice sur la papille.
A, A, anastomose artérielle (d'après SCHLEICH).

loppa des dilatations vasculaires localisées que l'on pouvait considérer comme des productions anévrysmales.

Von Hippel, qui a lui-même publié deux cas d'altérations rétiniennes assez semblables à ceux de Fuchs, Leplat et Dzialowski, met en doute qu'il se soit agi d'anévrysmes et pense plutôt à des tumeurs inflammatoires, de nature peut-être tuberculeuse, et qui se seraient développées dans le tissu de la rétine. En l'absence d'examen microscopique, la question ne saurait être tranchée [1].

Tous les exemples donnés comme des anévrysmes artério-veineux se sont trouvés marqués par une augmentation considérable du calibre des artères et surtout des veines anormales ; le trajet de ces vaisseaux était aussi beau-

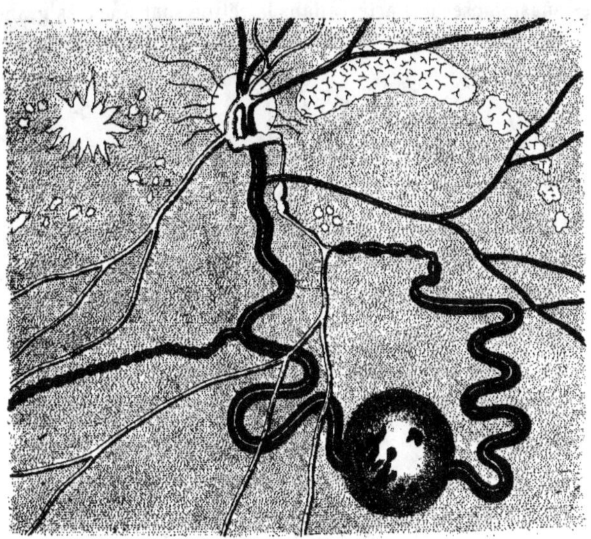

Fig. 43.

Anévrysme artérioso-veineux (d'après Fuchs).

coup plus sinueux qu'à l'état normal, et leur coloration plus uniforme en ce sens que les veines prenaient une teinte rouge clair à partir du point où elles recevaient du sang artériel. Les deux systèmes vasculaires ne pouvaient être bien distingués que grâce à des branches collatérales qui, ne participant pas aux anastomoses pathologiques, avaient conservé la coloration caractéristique des artères ou des veines.

Dans les exemples rapportés par Magnus, Schleich et Fuchs, la vision était nulle ou fortement abaissée, mais les deux observations de Leplat et de Seydel sont là pour nous prouver que la présence d'un anévrysme artério-veineux

[1] Czermak, qui vient d'examiner anatomiquement un cas semblable à ceux de von Hippel (*Soc. opht. de Heidelberg*, août 1905), a trouvé qu'il s'agissait d'angiomes multiples de la rétine. De son côté, Darier, ayant décrit une curieuse affection rétinienne qui sur plusieurs points ressemblait à celle de von Hippel (*Arch. d'opht.*, X, p. 203 et pl. II), pense qu'elle avait pour cause un kyste de la rétine, ce genre d'altération ayant été révélé par l'autopsie de l'autre œil du même sujet.

dans la rétine est compatible avec le maintien d'une bonne acuité centrale et d'un champ visuel normal.

IV. — ANASTOMOSES ARTÉRIELLES OU VEINEUSES

Les anastomoses des artères dans la rétine sont une très grande exception

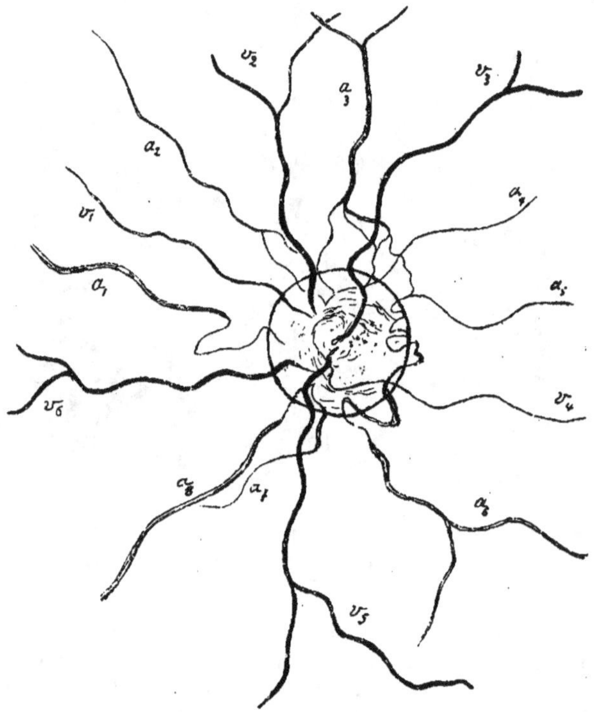

Fig. 44.

Anastomoses artérielles au voisinage de la papille optique dans un cas d'atrophie consécutive à l'obstruction de l'artère centrale (image droite).

a_1 à a_8, artères. — v_1 à v_6, veines.

et les quelques exemples que l'on en peut citer se rattachent à des troubles de circulation fort complexes dans les membranes profondes de l'œil.

Ainsi, les anévrysmes artérioso-veineux décrits par SCHLEICH et par SEYDEL étaient accompagnés l'un et l'autre de communications anormales entre deux branches artérielles. EVERSBUSCH a fait une constatation du même genre dans un œil gravement traumatisé. (*Kl. Monats-Bl.*, XXXVII, p. 11.).

A la suite d'une embolie ou thrombose de l'artère centrale, NETTLESHIP a

vu sur les bords du nerf optique de fines anastomoses ayant pour effet de
rétablir partiellement la circulation interrompue dans les branches rétiniennes; nous avons recueilli une observation semblable dont nous avons
publié les détails dans les *Annales d'Oculistique* de mars 1905 (voy. fig. 44).

Un dernier cas d'anastomose artérielle que Culbertson dit avoir observé
dans un œil atteint de névrite optique, n'est pas suffisamment clair pour
permettre des conclusions précises, car l'auteur parle aussi de communica-

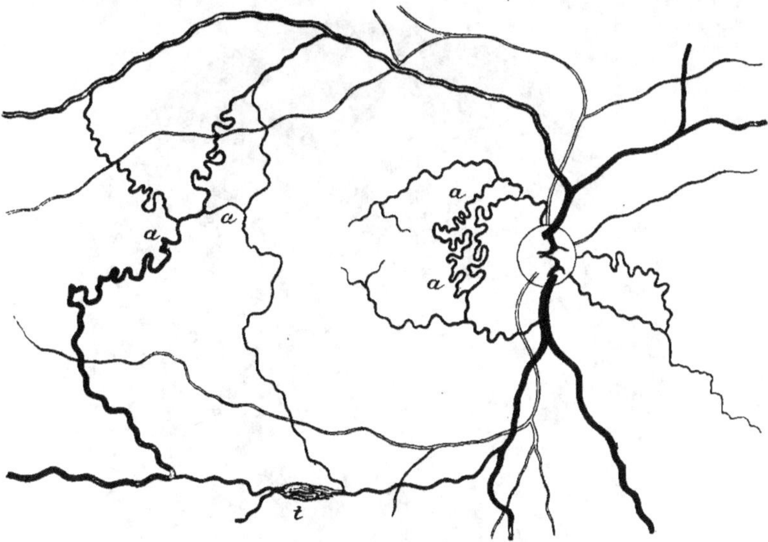

Fig. 45.

Anastomoses veineuses consécutives à des thromboses (d'après Hormuth).

t, thrombose de la veine temporale inférieure. — *a, a*, branches anastomotiques.

tions artério-veineuses bien peu vraisemblables si l'on en juge par son
dessin.

Les anastomoses entre des veines rétiniennes sont beaucoup moins rares.
Dans un cas où elles existaient aux deux yeux, Gloor les a considérées comme
ayant une origine congénitale, mais dans la règle elles paraissent consécutives à des troubles circulatoires sous l'influence d'une thrombose partielle
ou totale de certaines veines rétiniennes (Galezowski, Scheffels, Axenfeld,
Œller, Elschnig, Eversbusch, Seydel, Pick, Schilling, Hormuth). Tantôt ces
anastomoses ont pour caractère de relier par un pinceau de fines veinules
les deux tronçons de la veine interrompue, ainsi qu'on le voit fort bien dans
un dessin de Seydel; tantôt ce sont les ramifications périphériques du vaisseau oblitéré qui se mettent en communication avec les branches d'une
autre veine restée perméable (voy. fig. 45).

Il nous faut faire une mention spéciale d'un cas d'anastomose veineuse

décrit par Axenfeld, car à la suite d'une obstruction probable de deux principales branches de la veine centrale, le sang veineux de la rétine avait reflué,
non pas dans les veines rétiniennes de deuxième ordre, mais dans le réseau
vasculaire de la choroïde au voisinage de l'équateur, se créant ainsi une voie
d'écoulement tout à fait anormale (voy. fig. 46).

Les anastomoses veineuses sont précédées ou accompagnées d'hémorragies rétiniennes dans une forte proportion des cas ; il est à présumer que
sans ces anastomoses les extravasations seraient encore plus abondantes et

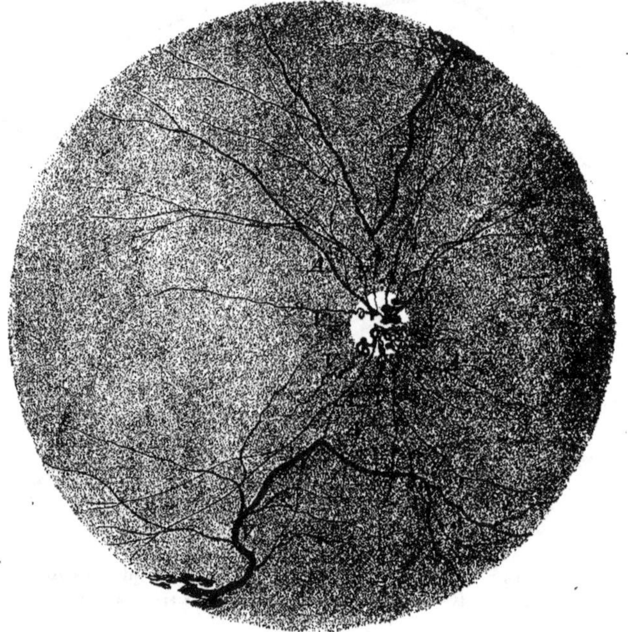

Fig. 46.
Trajet récurrent des veines rétiniennes avec anastomoses probables
entre ces veines et les veines vortiqueuses (d'après Axenfeld).

plus graves dans leurs conséquences pour la vision, et la possibilité de ces
communications de veine à veine fait comprendre comment il se fait que la
thrombose d'une veine rétinienne soit généralement marquée par une diminution fonctionnelle moins complète dans le secteur de la rétine affecté que
lorsqu'il s'agit de l'obstruction d'une branche artérielle.

V. — TORTUOSITÉ ANORMALE DES VAISSEAUX RÉTINIENS

Toute congestion, même passagère, des veines rétiniennes les rend plus
tortueuses qu'à l'état normal ; l'artério-sclérose, agissant par une diminution

dans l'élasticité des artères, accentue aussi, quelquefois d'une manière très prononcée, la sinuosité de leur trajet dans la rétine.

En dehors de ces conditions quasi-physiologiques, les vaisseaux rétiniens peuvent présenter une tortuosité si exagérée qu'elle prend le caractère d'une véritable anomalie. Quand les artères et les veines sont également tortueuses, on peut songer à une particularité individuelle, surtout s'il y a coexistence d'une forte hypermétropie comme dans certains exemples décrits par OELLER et par PICK. Lorsque, en revanche, les artères ont leur apparence normale,

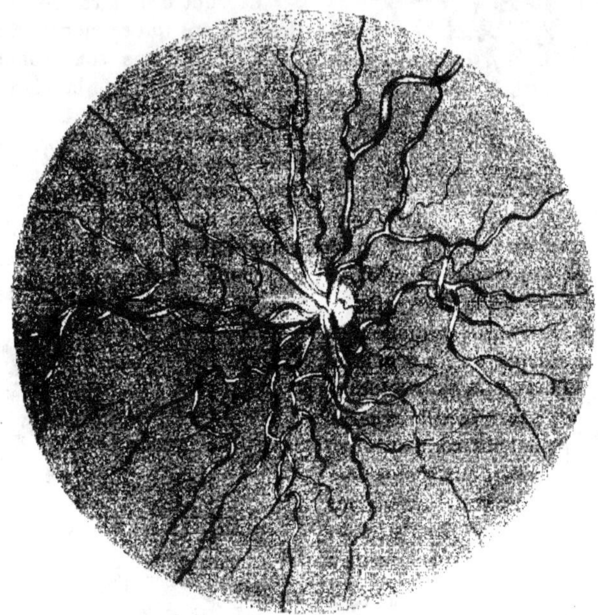

Fig. 47.
Tortuosité des vaisseaux rétiniens (d'après LEVIN).

mais que les veines sont contournées en forme de vrilles ou même entortillées à la façon des fils d'un écheveau qui s'embrouille, les probabilités sont pour un état pathologique sous la dépendance d'altérations vasculaires locales et de troubles circulatoires prolongés (voy. sur la fig. 46 les petites veines près de la papille).

Plusieurs cas de tortuosité des veines ont été décrits assez improprement sous le nom de *varices* ; cependant ces deux genres d'altérations vasculaires ont bien des points communs et peuvent être combinés (AXENFELD) ; l'un et l'autre se voient surtout chez des sujets angio scléreux et fort âgés. (Les malades de JACOBI avaient en moyenne soixante-douze ans et ceux d'ELSCHNIG, soixante-quinze ans) ; chez des individus plus jeunes, les mêmes tortuosités des ramifications veineuses font suite à un rétrécissement ou à la thrombose des branches principales de la veine centrale (Gunn, Scheffels, Schilling, Eversbusch, Seydel, Œller), et l'on peut les constater dans presque tous les cas d'anastomoses anormales (Galezowski, Pick, Hormuth). Les observations de Schirmer et de Pantænius sont curieuses en ce que la tortuosité des veines de la rétine coïncidait avec la présence de télangiectasies des paupières et du visage.

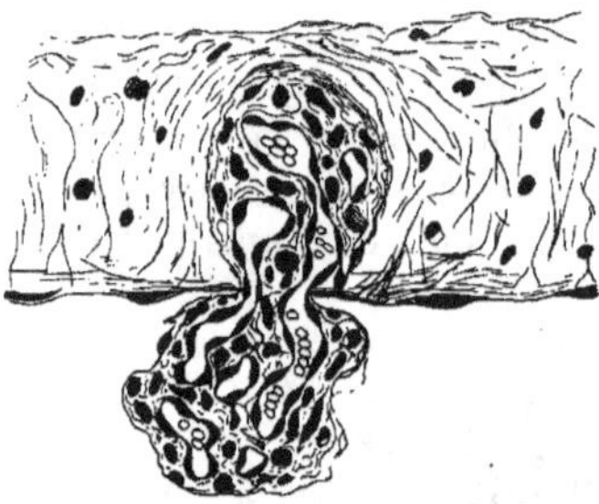

Fig. 48.
Nodule angiomateux de la rétine
(d'après Reimar).

Ce sont ordinairement les vaisseaux les plus fins qui se montrent les plus tortueux : les uns sont contournés à la façon des vrilles de la vigne; les autres forment un système très compliqué de boucles et d'anses enchevêtrées dont l'observateur a peine à démêler les détails et l'ordre de succession. Il peut se former, quelquefois en quantité innombrable, sur le trajet des vaisseaux rétiniens de petites tumeurs miliaires que leur couleur fait prendre à première vue pour des hémorragies ou des varices, mais qu'une étude plus attentive à l'image droite démontre comme résultant d'un empelotonnement de fines anses vasculaires. Ces nodules angiomateux, comparés non sans quelque raison aux glomérules du rein pour leur structure et leur forme globuleuse, varient des dimensions les plus minimes jusqu'à 8 millimètres de diamètre (Pagenstecher); ils ont été décrits à l'ophtalmoscope par Samelsohn ; Pagenstecher et Reimar les ayant trouvés à l'autopsie de deux yeux énucléés pour glaucome hémorragique ont pu confirmer qu'ils font une saillie très notable à la surface de la rétine. Dans l'observation de Pagenstecher, c'étaient essentiellement les artères

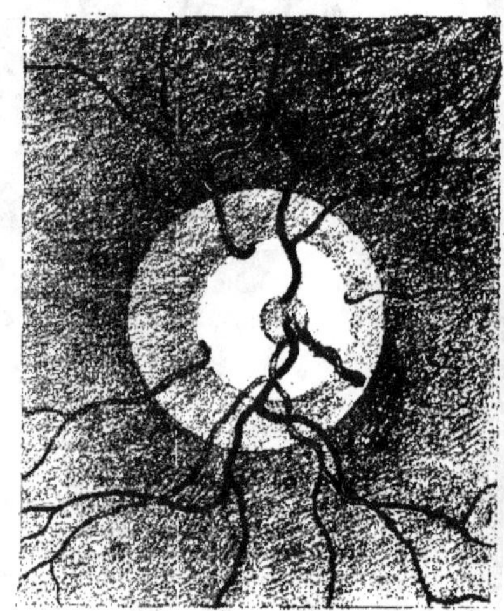

Fig. 49.
Anse artérielle prépapillaire (Günsburg).

qui avaient donné naissance aux anses vasculaires du nodule; dans celle de Reimar le rôle principal appartenait aux veines.

Pour éviter toute confusion sur les altérations vasculaires dont il vient d'être question, nous devons rappeler ici une forme spéciale de tortuosité artérielle, qui est selon toute probabilité une anomalie congénitale sans aucune signification pathologique : il arrive quelquefois que l'une des branches principales de l'artère centrale proémine à partir de son point d'émergence sur la papille jusque très en avant dans le vitré puis, se repliant brusquement sur elle-même, regagne la surface papillaire et se distribue d'une façon normale dans la rétine. Cette anse artérielle a rarement l'apparence d'une simple boucle (2e obs. de Bondi); le plus souvent sa branche ascendante et sa branche descendante s'enroulent l'une autour de l'autre comme par un mouvement de torsion; sa partie la plus saillante donne une mesure de réfraction qui est inférieure de 3 à 7 dioptries à la réfraction du fond de l'œil; une seule fois elle ne montrait pas de différence de niveau (Szili); on y peut surprendre l'effet de pulsations artérielles sous forme d'une légère érection ou d'un balancement rythmique de son extrémité.

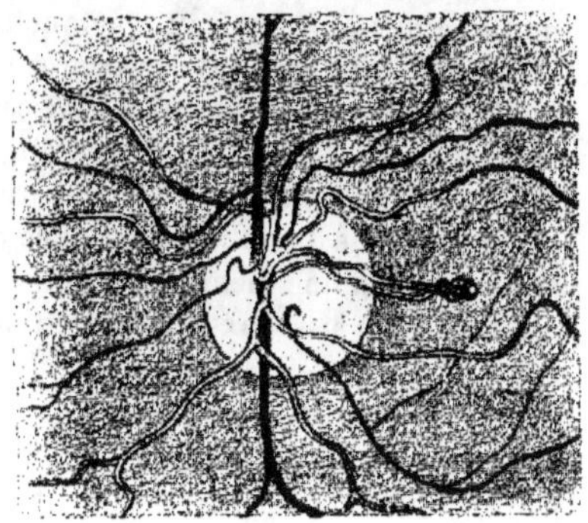

Fig. 50.
Anse artérielle prépapillaire (Hirsch).

A cause de sa situation au-devant de la papille et de sa proéminence dans le vitré, l'anse anormale pourrait être prise pour une artère hyaloïdienne persistante; sa nature sera facilement reconnue si l'on tient compte du fait qu'au lieu de se perdre dans le vitré, elle va reprendre dans la rétine la place et le rôle d'une artère rétinienne normale (voy. t. II, p. 424).

La présente anomalie vasculaire est compatible avec une bonne vision et la plupart des observations faites l'ont été grâce au hasard; nous devons sans doute envisager comme une simple coïncidence le fait que dans le cas de Baer il y avait une amaurose consécutive à une embolie ou thrombose de l'artère centrale.

VI. — VAISSEAUX RÉTINIENS NÉOFORMÉS

Il peut être difficile de distinguer entre une néoformation réelle des vaisseaux de la rétine et le simple développement de petits vaisseaux préexistants ou de capillaires.

Ainsi dans les deux exemples mentionnés plus haut d'anastomoses artérielles à la suite d'une obstruction de l'artère centrale, nous ne pouvons pas affirmer que les artères apparues sur le bord de la papille n'avaient pas été précédées de communications trop fines pour être visibles à l'ophtalmoscope. Il n'est pas impossible non plus que les anastomoses veineuses aient leur origine dans le réseau capillaire; dans la pratique, il convient néanmoins d'appeler « néoformation vasculaire » toute apparition de veines ou d'artères dans une région de la rétine où elles ne sont pas visibles à l'état normal.

Ce phénomène s'observe à la suite de processus chroniques très divers, névrites optiques, obstructions vasculaires, production de membranes connectives à la surface de la rétine, etc. C'est dans l'affection dite « rétinite proliférante » que des vaisseaux néoformés se voient le plus fréquemment et atteignent le plus grand développement. Tantôt ils se forment au sein d'une membrane épaisse et tout à fait opaque, tantôt la trame connective qui les relie est si ténue et si transparente qu'on la perçoit à peine et que les anses vasculaires paraissent flotter librement dans le vitré comme des algues au foud de l'eau. (Jæger, Hirschberg et Krause). L'ensemble des vaisseaux néoformés sur le bord de la papille optique fait quelquefois l'effet d'une chevelure (Becker). Ces vaisseaux se distinguent des artères ou des veines normales de la rétine en ce qu'ils sont disposés souvent en faisceaux parallèles ou bien qu'ils s'anastomosent au lieu de se diviser dichotomiquement. Néanmoins, dans certaines circonstances, il peut être malaisé de reconnaître si l'on a affaire à la vascularisation normale d'une rétine décollée ou bien à des néoformations de vaisseaux à la surface d'une membrane flottante : le signe différentiel tiré du mode de division des vaisseaux perd une grande partie de sa valeur lorsqu'un décollement rétinien très saillant et accidenté modifie la disposition régulière et la situation respective des branches de la veine et de l'artère centrales. En règle générale, les vaisseaux de formation récente ont un calibre assez uniforme et peu considérable.

VII. — ATROPHIE DES VAISSEAUX RÉTINIENS

L'atrophie progressive et même la disparition complète des artères rétiniennes s'observent à la suite de la section ou de l'obstruction du tronc principal, ou bien dans le cours de certains processus plus complexes, par exemple d'une névrite optique ou d'une rétinite pigmentaire. En certains cas, d'ailleurs assez rares, on aurait pu croire à l'absence congénitale de tous les vaisseaux rétiniens (v. Graefe, Mooren) ; le plus souvent on distingue encore quelques vestiges des vaisseaux atrophiés sous la forme de minces filets blanchâtres qui se perdent à peu de distance du bord de la papille optique.

Un détail intéressant à noter, c'est que l'abolition des fonctions visuelles n'entraîne pas nécessairement l'atrophie des vaisseaux nourriciers de la rétine ; on peut constater en certains cas d'atrophie totale du nerf optique la persistance d'une vascularisation d'apparence normale encore plusieurs années après la perte de la vision.

BIBLIOGRAPHIE

Alexander. Ein Weiterer Fall von in den Glaskörper vordringender Arterienschlinge. *Zeitschr. für Aug.*, X. p. 188, 1903.

Axenfeld. Seltene Circulationsanomalie der Netzhaut. *Kl. Monats-Bl. für Aug.*, **XXXII**, p. 11, 1894.

Axenfeld. Ueber Thrombose im Gebiet der Vena centr. ret. etc. *Berl. Kl. Wochenschr.*, n° 41, 1896.

Baer. Ein Fall von in den Glaskörper vordring. Arterienschlinge. *Kl. M-Bl. für Aug.*, XXXIX, p. 307, 1901.

Becker. Neubildung im Glasskörper. *Bericht über die Augenklinik. Wien.*, p. 166 et fig. 3, 1867.

Bondi. Zwei Fälle einer in den Glaskörper vordring. Arterienschlinge. *Kl. M-Bl. für Aug.*, p. 339, 1899.

Chodin. Ein Fall v. besond. Schlängel. d. Retinalvenen. *Jahresb. für Opht.*, p. 305, 1875.

Culbertson. Artère rétinienne anormale. *Ann. d'ocul.*, CXV, p. 290, 1896.

Czermak. Ein Fall e. i. d. Glaskörper vordring. etc. *Centr. Bl. f. Aug.*, VII, p. 289, 1883.

Dzialowski. Ein seltener Fall von Gefässerkr. in der Retina. Thèse de Giessen. 1900.

Elschnig. Anastomosenbildungen an den Netzhautvenen. *Kl-M-Bl.*, XXXVI, p. 55, 1898.

Eversbusch. Ein... bemerkenswerther Fall von einseitiger traum. Thrombose der Netzhautvenen, etc. *Kl. M-Bl. für Aug.*, XXXVII, p. 1, 1899.

E.-v. Hippel. Ueber eine sehr seltene Erkrankung der Netzhaut. *Graefe's Arch.*, LIX, 1, p. 83, 1904.

Fischer. Glaskörperblut. bei jugend. Indiv. Gefässveränd. *Centr. Bl. für Aug.*, XXI, p. 173, 1897.

Fuchs. Aneurysma arterio-venosum. *Arch. für Aug.*, XI, 4, p. 440, 1882.

Galezowski. Deux cas d'anévrysmes... l'un de l'art. centrale, l'autre de la rétine. *Congrès méd. de Londres. Compte rendu*, p. 67, 1873.

Galezowski. Traité iconographique d'Ophthalmoscopie, pl. XVIII et XXVII, 1886.

Gloor. Ein Fall v. angeb. abnormer Schlängel. der Netzhautvenen., etc. *Arch. für Aug.*, XXXV, 4, p. 328, 1897.

Günsburg. Ein Fall von in den Glaskörper vordring. Arterienschlinge. *Kl. M-Bl. für Aug.*, XXXVII, p. 173, 1899.

Gunn. A case of hæmorragic disease of the retina. *Festschrift für Helmholtz*, p. 6 et pl. II, 1891.

Hirsch. Ein Fall von in den Glaskörper vordring, Gefässchlinge. *Kl. M-Bl. für Aug.*, p. 341, 1899.

Hirschberg. Beiträge zur Augenheilkunde. *Berlin*, p. 58, 1878.

Hirschberg-Krause. Praeretinale Gefässbild. im Glasskörper. *Centr. Bl. f. Aug.*, V, p. 49, 1881.

Hirschberg. Ein Fall v. praepap. Gefässchlinge. *Ibid*, IX, p. 205, 1883.

Hormuth. Ueber Anastomosenbildung und deren prognostiche Bedeutung. etc. *Festschrift für Manz.*, p. 255, 1903.

Jacobi. Gefässneubild. u. varicenart. Gefässschlängel. in der Netzhaut. *Kl. M-Bl.*, XII, p. 255, 1874.

Jäger. *Beiträge zur Opht.*, pl. XLV, 1870.

Leber, 1877. Graefe-Sæmisch. V. p. 526.

Leplat, 1901. Anévrysme artérioso-veineux de la rétine. Rés. dans *Zeitschr. für Aug.*, VII, p. 255 et dans *Ann. d'ocul.*, 1902, CXXVII, p. 244.

Levin. Ueber einen Fall von abnormer Schlängelung der Netzhautgefässe. *Arch. für Aug.*, XXXVIII, p. 257, 1899.

Liebreich. *Atlas d'Ophtalmoscopie*, pl. XI, fig. 1, 1863.

Liouville. Note sur la coexistence d'altérations anévrysmales dans la rétine avec des anévrysmes... dans l'encéphale. *Ann. d'ocul.*, LXIV, p. 169, 1870.

Litten. Apoplexie des Gehirns u. d. Retina. *Berl. Kl. Wochensch.*, 1881.

Magnus. Aneurysma arterioso-venosum retinae. *Virch. Arch.*, LX, p. 38 et pl. III, 1874.

Martin. *Atlas d'Ophtalmoscopie*, pl. VII, fig. 6 et 7, 1866.

Manhardt. Ruptur der choroïdea und Aneurysma in der Papille. *Kl. M-Bl. für Aug.*, XIII, p. 133, 1875.

Michaelsen, 1889. *Centr. Bl. für aug.*, XIII, p. 106.

Nettleship. Unusual appearance in a case of ret., embolism. *Festschrift für Helmholtz*, III, p. 7 et 8, 1891.

Œller. Ein miliares Aneurysma einer Maculararterie. *Arch. für Aug.*, XXII, 1, p. 68, 1890.

Œller. 1° Aneurysmata mil. arteriar. ret; 2° Phlebectasiæ retinæ; 3° Tortuositas vasorum. *Atlas der ophthalmosc.*, C. XVI, C. XVII et E VI, 1897.

Pagenstecher. Pathologisch-anatomische Mittheil. *Kl. M-Bl. für Aug.*, IX, p. 425, 1871.

Pagenstecher, 1875. Atlas d'anatomie pathologique, pl. XXIX.

Pantænius. Ein Fall von Angioma der art. centr. ret. Thèse de Kiel. 1899.

Pergens. Aneurysm. Erweiter. der Mac. Gef. *Kl. Monats-Bl. für Aug.*, XXXIV, p. 170, 1896.

Pick. Beiträge zur Tortuositas vasorum. *Arch, für Augenheilk.* XXXIX, p. 382, 1899.

Raehlmann. Ueber ein pulsierendes Dehnungsaneurysma der art. centr. ret., *Kl. Monats-Bl. für Aug.*, XXVII, p. 203. 1899.

— Ueber miliare Aneurysmen au den Netzhautgef., etc., *ibidem*, p. 241, 1899.

Raehlmann. Ueber die ophthasmoscopische Diagnose sclérot. Erkrank. *Zeitschr. für Aug.*, VII, p. 425, 1902.

Reimar. Ueber Retinitis hæmorr. infolge von Endart. prolif. etc. *Arch. für Aug.*, XXXVIII, 3, p. 209, 1899.

Samelsohn. Ein Fall. v. Neubildung von Netzhautgef. *Klin Monats-Bl für Aug.*, XI, p. 214, 1873.

Scheffels. Ein Fall von Perivasculitis retinæ. *Arch. f. Aug.*, XXII, 4, p. 374, 1891.

Schirmer. Ein Fall von Telangiectasie. *Arch. für Opht.*, VII, 1. p. 119, 1860.

Schleich. Aneurysma arterio-venosum, etc. *Mitth. aus. d. Opht. Kl. Tübingen.* II, 2, p. 202, 1885.

Schilling. Ein Beitrag zur Pathologie der Gefässanomalien, etc. Thèse de Fribourg. 1900.

Schmall. Die Netzhautcirculation... bei allg. Leiden. *Graefe's Arch.*, XXXIV, 1. p. 65, 1888.

Schöbl. Dilatation of the retinal veins. *System. of diseases of the eye (Norris and Oliver)*, III, p. 428, 1900.

Seydel. Ein Aneurysma arterio-venosum der Netzhaut. *Arch. für Aug.*, XXXVIII, 2, p. 157, 1898.

Seydel. Zu den Circulationsstörungen der Netzhaut. *Zeitschr. für Aug.*, II, 4, p. 349, et pl. V, 1899.

Sous. De l'anévrysme de l'art. centr. de la rét. *Ann. d'ocul.*, LIII, p. 241, 1865.

Szili. Merkwürdige Schlinge der Netzhautschlagader. *Centr. Bl. f. Aug.*, IX, p. 236. 1885.

Uhthoff. Ueber Opht. Unters. bei Geistesk. 15ᵉ sess. de la *Soc., Opht. Heidelb.*, p. 47, 1883.

V. Graefe. Fall von gänzlichem Fehlen der Netzhautgefässe. *Arch. für Opht.*, I, 1, p. 403.

Van Geuns. Ein Fall von inden Glaskörper vordringender Arterienschlinge. *Zeitsch. für Aug.*, XI, p. 316, 1904.

Wachtler. Zur Frage der in den Glaskörper vordringenden Arterienschlingen. *Zeitsch. für Aug.*, X, p. 425, 1903.

de Wecker. Telangiectasie de la rétine. *Traité complet*, IV, p. 59, 1899.

Westhoff. Ein eigenthümlicher Fall varicöser Netzhautvenen. *Centr. Bl. für Aug.*, XVIII, p. 166, 1894,

CHAPITRE III

TROUBLES PASSAGERS DE LA CIRCULATION RÉTINIENNE

Indépendamment des modifications anatomiques qui intéressent le calibre des vaisseaux ou leur distribution dans la rétine, nous avons à étudier certains troubles circulatoires de nature purement fonctionnelle, tels que l'hyperhémie active et passive, l'anémie et l'ischémie, le pouls artériel, et le ralentissement de la circulation avec segmentation de la colonne sanguine dans les vaisseaux rétiniens. La plupart de ces phénomènes sont passagers, quelques-uns seulement dépendent d'un vice congénital du cœur ou d'une altération durable des gros vaisseaux.

I. — HYPERHÉMIE

L'hyperhémie des vaisseaux rétiniens a été signalée si fréquemment et dans des états pathologiques si divers, qu'il ne nous serait guère possible d'entrer dans le détail des observations ; d'ailleurs, en bien des circonstances, il est fort difficile de décider si l'on a devant soi une forme de l'état normal ou bien des conditions véritablement pathologiques. Avant de poser le diagnostic d'hyperhémie, il faut avoir soin de s'assurer que la dilatation apparente des vaisseaux de la rétine n'est pas le fait d'un état particulier de la réfraction, hypermétropie ou astigmatisme ; s'il existe réellement de l'hypermétropie, on devra tenir compte du grossissement de l'image ophtalmoscopique qui en résulte. Il importe à cet effet de comparer le calibre des veines avec celui des artères en se rappelant que la largeur des artères est environ des 2/3 ou des 3/4 de celle des veines correspondantes ; en second lieu on recherchera dans quelle proportion le diamètre des gros vaisseaux rétiniens se trouve par rapport au diamètre de la papille, mais ici les différences individuelles jouent un assez grand rôle et l'on ne saurait trouver de règles bien fixes : ce n'est que par la pratique journalière de l'ophtalmoscoque que l'on arrive à acquérir une certaine sûreté dans l'appréciation. Outre la largeur des gros vaisseaux, c'est la coloration de la papille optique qui renseigne le mieux sur le degré d'hyperhémie, car les capillaires, gorgés de sang et peutêtre augmentés de nombre, lui prêtent une rougeur souvent très vive et semblable à la coloration des autres parties du fond de l'œil ; mais encore ici on peut noter de grandes différences d'un sujet à l'autre, car il en est qui, même à l'état normal, ont un nerf optique très coloré, tandis que chez d'autres une cavité physiologique particulièrement développée maintient la blancheur du centre de la papille en dépit de la congestion des vaisseaux.

On distingue généralement entre l'hyperhémie *active*, qui tient à l'afflux du sang artériel dans la rétine, et l'hyperhémie *passive*, résultant d'un obstacle à l'écoulement du sang veineux. La première se manifeste par une augmentation du calibre des artères jusqu'à égaler ou approcher de très près le diamètre des veines ; dans la seconde, il y a très souvent diminution de la largeur des artères, tandis que la largeur des veines peut être deux ou trois fois plus grande.

L'hyperhémie produit aussi l'allongement des vaisseaux, et cet allongement se traduit par des sinuosités en surface et en profondeur : en surface il est rendu évident par le profil contourné du vaisseau, déjà reconnaissable à l'image renversée de l'ophtalmoscope ; en profondeur, il exige une recherche plus attentive de préférence avec l'aide de l'image droite : on remarque alors que les reflets de convexité et la coloration de la colonne sanguine ne sont pas uniformes sur toute la longueur du vaisseau ; certains tronçons — les plus saillants, — ont un reflet large et brillant et leur contenu est d'un rouge vif ; les tronçons plus profondément situés dans le tissu rétinien sont beaucoup plus mats et même par places indistincts ; en outre les parties intermédiaires aux tronçons superficiels et aux tronçons profonds, ayant une direction oblique par rapport à la surface de la rétine, se présentent en raccourci à l'observateur et gagnent de ce fait une coloration très foncée, presque noire quand il s'agit d'une veine. C'est cette alternance de parties claires et de parties sombres, de reflets lumineux et d'absence de reflets, qui donne l'impression très nette que les sinuosités du vaisseau ne siègent pas toutes dans un même plan, mais qu'elles se font aussi dans le sens antéro-postérieur. (Voy. fig. 47).

A. Les causes d'*hyperhémie active* sont multiples et de nature très diverse : elles comprennent en premier lieu tous les processus inflammatoires locaux intéressant la rétine ou l'uvée, car toutes les formes de rétinites, de choroïdites ou d'iritis aiguës s'accompagnent d'une congestion plus ou moins prononcée des vaisseaux rétiniens ; en second lieu il faut mentionner des influences réflexes, telles que celles qui résultent d'une irritation superficielle de la cornée ou de la conjonctive, ou d'une action trop vive de la lumière sur la rétine, enfin et surtout le surmenage des fonctions visuelles par un travail trop prolongé et s'accompagnant d'efforts d'accommodation exagérés : dans ce dernier domaine, il importe de se rappeler que l'hypermétropie et l'astigmatisme peuvent donner en certaines circonstances l'illusion d'une hyperhémie rétinienne qui n'existe pas ; ces mêmes états de la réfraction sont aussi la cause fréquente d'une congestion réelle des vaisseaux de la rétine ; en cas de doute on conseillera le repos des yeux pendant quelques jours ou tout au moins le port de verres appropriés au degré de l'amétropie ; les résultats d'un nouvel examen ophtalmoscopique, pratiqué après ce temps d'essai, fixeront le praticien sur la signification de l'hyperhémie rétinienne qu'il aura cru remarquer.

Une congestion active des vaisseaux de la rétine a été remarquée encore au cours de certaines maladies fébriles générales, telles que la pneumonie franche, le rhumatisme articulaire, la fièvre typhoïde, la phtisie pulmonaire, etc. (Jæger, Schmall), et chez des sujets atteints d'affections mentales ou d'épilepsie (Kuhnt); elle a été constatée d'une façon assez irrégulière dans l'anémie chronique où elle semble succéder au rétrécissement primitif de tous les vaisseaux et résulte apparemment d'un relâchement de la paroi vasculaire. (Raehlmann, Zumft).

Cette hyperhémie symptomatique d'une affection générale n'a le plus souvent qu'une durée passagère et se dissipe après que la cause a cessé d'agir. La dilatation des veines est la plus lente à disparaître.

B. L'hyperhémie passive des veines rétiniennes est un phénomène de stase dont la cause doit être cherchée sur le trajet des troncs veineux ou dans un défaut d'équilibre de l'action du cœur; elle peut être provoquée artificiellement par la compression des veines jugulaires ou par une expiration forcée. On la voit se produire dans une multitude d'états pathologiques, tels que tumeurs de l'orbite, hydropisie des gaines optiques, œdème de la papille, etc. Son type le plus achevé nous est offert par les cas de thrombose complète ou incomplète de la veine centrale ou de ses branches, et dans cette dernière forme, la turgescence extrême des veines rétiniennes s'accompagne le plus souvent d'un rétrécissement des artères qui n'a pas encore trouvé son explication définitive. Au reste il est à remarquer que la stase veineuse ne se transmet pas à travers les capillaires jusqu'au système artériel : une dilatation concomitante des artères n'a été observée que dans certaines occasions où le trouble circulatoire était associé à un vice congénital du cœur (sténose des valvules pulmonaires, persistance du trou de Botal, etc.), ainsi que Knapp et Leber (1877), Liebreich et Hirschberg (1894) en ont donné des exemples. Dans les cas de stase veineuse étendue à tout le domaine de la grande circulation, à la suite d'une maladie du cœur acquise, par exemple une insuffisance mitrale non compensée, il est même exceptionnel que les veines de la rétine montrent une hyperhémie de quelque importance et le plus souvent le trouble de la circulation générale ne se révèle par aucun désordre ophtalmoscopique. Cette remarque, déjà faite autrefois par Leber (1875), a été pleinement confirmée par les recherches de Schmall. Cependant Valude a publié une observation où les veines rétiniennes très dilatées et sinueuses semblaient être influencées par un état d'hypertrophie du cœur.

L'hyperhémie passive, lorsqu'elle se prolonge, a pour effet de produire certaines anomalies de vascularisation que nous avons étudiées plus haut, principalement les varices et la tortuosité extrême des branches veineuses.

La congestion active ou passive des vaisseaux rétiniens, quand elle ne se complique pas d'hémorragies ou de phénomènes inflammatoires, reste généralement sans influence sur la vision; tout au plus peut-elle être incriminée comme la cause des mouches volantes dont certains malades se plaignent ou d'une sensation de plénitude dans le globe oculaire.

II. — ANÉMIE ET ISCHÉMIE

Le rétrécissement et la pâleur des vaisseaux rétiniens ne sont nullement des symptômes constants de l'anémie générale, et les données varient sur leur fréquence relative : ainsi RAEHLMANN n'a compté que 20 fois sur 100 cette anémie rétinienne, tandis que SCHMALL dit avoir reconnu dans la majorité des cas un rétrécissement des veines et des artères avec modification plus ou moins prononcée de la couleur du sang.

ALBERT DE GRAEFE et DE WECKER ont vu se produire dans la période asphyxique du choléra un amincissement extrême des artères rétiniennes à tel point qu'elles restaient visibles seulement à une courte distance de la papille ; les veines, étroites elles-mêmes, ressortaient par leur coloration foncée.

Certains cas d'ischémie bilatérale assez prononcée pour causer la cécité complète ont été attribués à un affaiblissement de l'énergie cardiaque à tel degré que la tension du sang artériel se soit trouvée impuissante à vaincre la pression intra-oculaire.

ALFRED GRAEFE chez une fillette de cinq ans et demi et ROTHMUND chez deux jeunes filles de treize et dix-huit ans dont la vision était entièrement nulle depuis plusieurs jours, sont parvenus soit par des iridectomies (GRAEFE), soit par des paracentèses de la chambre antérieure (ROTHMUND), à ramener à la fois, en un temps très court, une réplétion suffisante des vaisseaux et une acuité visuelle normale. HEDDAEUS, dans un cas analogue concernant un jeune homme de trente ans, dut s'abstenir de toute intervention opératoire et la vision ne se rétablit qu'imparfaitement.

La vraisemblance d'une ischémie rétinienne si grave par simple collapsus du cœur a été contestée par des praticiens très compétents, en particulier par ALBERT DE GRAEFE (*Arch. für Opht.* XII, 2, p. 144-146), mais l'hypothèse d'une névrite rétrobulbaire aiguë, mise en avant par le grand ophtalmologiste de Berlin, paraît encore moins satisfaisante pour donner la clef de ces curieuses observations d'ischémie complète suivie de guérison.

Tout récemment, certains auteurs en sont revenus à l'idée d'un abaissement momentané de l'impulsion cardiaque dans le but d'expliquer comment il se fait que dans certains cas de cécité soudaine et *totale*, on n'ait trouvé à l'autopsie qu'une obstruction *incomplète* de l'artère centrale et de ses branches par des épaississements endartéritiques (REIMAR, 1899, p. 342 ; RAEHLMANN, 1901, p. 354). Selon ces auteurs, le collapsus du cœur suffirait à parfaire en pareil cas l'obstruction partielle des vaisseaux et à provoquer de cette façon une ischémie assez prolongée et assez complète pour supprimer les fonctions de la rétine.

Certains phénomènes vasomoteurs locaux semblent jouer un grand rôle dans le rétrécissement ischémique des vaisseaux rétiniens ; quelques-uns d'entre eux sont dus à des influences réflexes, mais le plus souvent leur cause immédiate est inconnue.

Au nombre des influences réflexes, on peut citer l'épilepsie Jacksonienne (WECKER, p. 63) et l'irritation produite par des parasites intestinaux.

Pendant la crise épileptique, les artères sont très amincies, puis elles reprennent leur calibre normal ou même se dilatent au delà de la normale sitôt après l'accès (WECKER).

RAYNAUD dit avoir observé une crampe des vaisseaux rétiniens dans la maladie qui porte son nom et qui se manifeste par l' « asphyxie locale des extrémités » ; toutefois PANAS, ayant sur la demande même de RAYNAUD, ophtalmoscopé quelques-uns de ses malades, n'a pu saisir aucune différence dans le calibre des vaisseaux pendant l'accès d'asphyxie (*Tr. des mal. des yeux*, I, p. 619).

SCHNABEL a noté en compagnie de v. JÆGER un rétrécissement très marqué des artères de la rétine pendant la période algide d'un accès de fièvre inter-mittente ; KNAPP a vu se produire le même phénomène chez un enfant malade de la coqueluche ; plusieurs auteurs, entre autres GALEZOWSKI, signalent la crampe des vaisseaux rétiniens comme un phénomène concomitant de la migraine : une malade de BERGER, dont l'œil gauche avait été frappé de cécité complète pendant la nuit, souffrait depuis une vingtaine d'années de douleurs dans la moitié gauche de la tête avec anesthésie et parésie des extrémités du même côté.

Chez un homme de soixante ans, sujet à de fréquents accès de cécité pas-sagère à l'œil droit, WAGENMANN conclut aussi à un spasme localisé de l'artère centrale et pense que l'artério-sclérose du sujet peut avoir été l'une des causes déterminantes de ce spasme vasculaire.

Contrairement à ce que l'on pourrait supposer, les spasmes des vaisseaux rétiniens ont été constatés d'un seul côté dans la majorité des cas ; il paraît donc facile de confondre les troubles visuels qu'ils provoquent avec ceux qui ont pour cause une embolie ou une thrombose de l'artère centrale ; il est à remarquer toutefois que dans les observations qui ont fait conclure à une ischémie par simple crampe vasculaire, l'aspect ophtalmoscopique différait du tableau classique de l' « embolie » par le fait que le trouble porcelané du pôle postérieur de l'œil faisait défaut ou n'était qu'ébauché sous la forme d'une buée très légère au voisinage de la papille optique : la seule modification bien évidente était le rétrécissement des branches artérielles.

Faut-il admettre que dans le cas d'un spasme des vaisseaux l'arrêt de la cir-culation rétinienne demeure incomplet et qu'un mince filet de sang, trop faible pour entretenir les fonctions visuelles, suffit cependant à sauvegarder l'inté-grité anatomique de la rétine ? Cette hypothèse serait contraire à l'opinion de bien des praticiens qui ont reconnu, par de nombreux exemples, que même un degré très prononcé d'ischémie rétinienne est compatible avec le maintien d'une bonne vision, et que, pour provoquer la cécité, il faut une interruption complète de la circulation. Tout au moins avons-nous le droit de penser qu'une ischémie absolue résultant du rétrécissement spasmodique des vaisseaux est généralement de plus courte durée que celle dont la cause réside dans une obstruction matérielle du lumen ; il se peut que la même quantité de sang artériel qui suffit à maintenir le fonctionnement régulier de la rétine soit impuissante à rétablir les fonctions visuelles lorsqu'elles ont été momentanément supprimées par un arrêt complet. Ainsi pourrait s'expliquer la persistance de l'amaurose en bien des cas où les désordres ophtalmoscopiques se résument en un certain degré d'étroitesse des vaisseaux qui semble hors de proportion avec la gravité du trouble fonctionnel persistant.

Ces conditions de la circulation et de la nutrition rétiniennes sont fort complexes, et à l'heure qu'il est mal élucidées; elles ont fait l'objet de recherches expérimentales dont les résultats ne sont pas toujours applicables à l'œil humain : cependant il est intéressant de mentionner ici les expériences de Baquis sur des lapins : chez ces animaux la compression de l'artère centrale dans le nerf optique pendant un quart d'heure provoquait une caryokinèse commençante des cellules ganglionnaires, mais après huit ou neuf jours l'état normal était rétabli; une interruption circulatoire prolongée pendant une demi-heure ou plus avait pour conséquence une dégénérescence trouble des éléments nerveux de la rétine avec destruction plus ou moins prononcée des couches ganglionnaires et granuleuses.

Leber (1897) admet que le spasme des vaisseaux rétiniens peut se prolonger suffisamment pour entraîner une cécité durable ; dans la plupart des cas le pronostic n'en est pas moins favorable, soit que les accès d'amblyopie aient d'emblée un caractère tout à fait passager, soit que, se prolongeant pendant plusieurs jours ou plusieurs semaines, ils finissent pour céder à une intervention opératoire : en effet dans les deux exemples rapportés par Knapp et par Berger, il a suffi de pratiquer la paracentèse de la chambre antérieure pour ramener à la fois une meilleure réplétion des vaisseaux rétiniens et le retour de la vision dans un œil tout à fait aveugle par suite d'ischémie. Le malade de Wagenmann, qui depuis deux mois était en butte à des accès presque journaliers d'obnubilation ou de cécité passagère, fut définitivement délivré de ce genre d'accidents par une iridectomie.

III. — PULSATIONS ARTÉRIELLES ET VEINEUSES

Le pouls physiologique des vaisseaux rétiniens peut acquérir à la faveur de certains états pathologiques un caractère de constance et de netteté qu'il n'a pas dans les conditions normales.

Ainsi les pulsations artérielles, qui, chez les sujets tout à fait sains, semblent très souvent faire défaut ou ne sont perceptibles qu'au prix de la plus grande attention, deviennent parfois très distinctes lorsque la pression intra-oculaire est augmentée : c'est là une observation que déjà Graefe et Jaeger ont pu faire dans certains cas de glaucome subaigu et qu'il est facile de répéter expérimentalement en exerçant avec le doigt une compression progressive sur le globe que l'on examine à l'ophtalmoscope : il se produit alors une intermittence rythmique de l'afflux sanguin dans les branches de l'artère centrale, de telle sorte que l'extrémité papillaire de ces vaisseaux se voit tour à tour en état de réplétion normale ou de vacuité complète. L'explication de ce phénomène est simple : la pression intra-oculaire comprime les branches rétiniennes de l'artère centrale assez fortement pour effacer leur lumière pendant la diastole du cœur, mais à chaque systole cardiaque, la tension artérielle, s'élevant à son tour, suffit à vaincre la résistance pour un moment et permet ainsi à une vague sanguine de pénétrer dans l'œil.

En d'autres circonstances, le pouls artériel ne se manifeste point par une intermittence complète de l'afflux sanguin, mais simplement par un changement du calibre des branches rétiniennes ou par un léger déplacement avec augmentation de la courbure des anses les plus sinueuses (locomotion).

Ce second type de pulsation des artères rétiniennes n'est en somme que l'exagération du pouls artériel physiologique et peut être regardé comme l'analogue du pouls radial « bondissant ». Il est l'indice de variations anormales dans la tension intra-oculaire. QUINCKE l'a signalé pour la première fois en 1868 comme un symptôme d'insuffisance aortique : dès lors BECKER, SCHMALL (p. 61), RAEHLMANN (1885, p. 204), et d'autres auteurs ont confirmé sa fréquence dans cette affection. Toutefois plusieurs faits tendent à montrer que l'insuffisance des valvules aortiques ne provoque le pouls artériel dans la rétine que si elle s'accompagne d'une hypertrophie du cœur, et surtout d'une dilatation du ventricule gauche (RAEHLMANN). On comprend que la combinaison de ces divers facteurs soit de nature à produire une élévation rapide de la tension sanguine, suivie d'une brusque dépression, et que des variations si marquées puissent se propager jusque dans les branches périphériques des artères rétiniennes même en présence d'une tension intra-oculaire normale.

A côté du pouls artériel dans les cas d'insuffisance aortique, on remarque l'exagération du pouls veineux physiologique et même, en bien des cas, la propagation de ce pouls veineux jusqu'à la périphérie de la rétine (VON DER OSTEN-SACKEN) ; en certaines occasions on a pu noter aussi l'existence d'un pouls capillaire qui se manifestait par une rougeur systolique de la papille optique alternant avec une pâleur prononcée dans l'intervalle des contractions cardiaques (QUINCKE, BECKER, 1872).

BECKER (1871) indiqua les anévrysmes de la crosse de l'aorte comme l'une des causes possibles du pouls artériel : des observations de RAEHLMANN et de MICHAELSEN montrent au contraire que la présence d'un anévrysme à l'origine de l'une des carotides supprime le pouls artériel dans la rétine du côté correspondant ou tout au moins qu'elle le diminue plutôt qu'elle ne le favorise. Si donc chez un sujet atteint d'insuffisance aortique on constate le pouls artériel à l'un des yeux seulement, on aura quelque raison de songer à un anévrysme qui intéresserait la carotide du côté opposé.

BECKER (1880) a fréquemment constaté le pouls artériel dans la maladie de BASEDOW, et RAEHLMANN (1885, p. 230) dans les 2/3 des cas d'hyperhémie rétinienne chez des sujets anémiés ou chlorotiques. D'après RAEHLMANN (1889), quand on examine le sang des anémiques qui présentent le pouls artériel, on trouve à la fois une diminution du nombre des globules rouges, de leur volume, de leur poids et de leur contenu en hémoglobine.

Dans toutes ces dernières affections, le pouls artériel se manifeste sous la forme d'une *dilatation* rythmique du vaisseau, ou par un déplacement de son profil avec augmentation des courbures qui représente un *allongement* total de ce vaisseau, ou encore par l'un et l'autre phénomène à la fois.

Les changements de calibre se remarquent surtout dans les tronçons de l'artère qui précèdent immédiatement une bifurcation : ils sont l'expression des variations de la tension sanguine qui agissent sur un même point de la paroi vasculaire. Les déplacements du profil résultent en revanche des différences de la résistance opposée à la vague sanguine par les diverses parties de l'artère et cette résistance a son maximum dans les parties les plus sinueuses du trajet vasculaire. Ces effets de locomotion sont assez sensibles pour acquérir en tel cas donné le caractère du pouls dicrote et produire à l'observateur l'impression d'un ébranlement continu du vaisseau. Ils disparaissent quand on comprime légèrement l'artère carotide, et augmentent au contraire si la compression se fait sur la veine jugulaire (RAEHLMANN).

IV. — SEGMENTATION DE LA COLONNE SANGUINE DANS LES VAISSEAUX

Dans certains états qui s'accommpagnent d'un ralentissement de la circulation rétinienne (crampes, thrombose ou section de l'artère centrale, stade asphyxique du choléra, agonie) on voit se produire une sédimentation partielle du sang dans les veines et dans les artères de la rétine.

L'agglutination des globules rouges ou des globules blancs donne lieu à la formation de petits corpuscules grenus que charrie le plasma sanguin et dont le volume augmente à mesure que le courant se ralentit dans les vaisseaux. Le phénomène débute par l'apparition de grains si petits que chacun d'eux correspond vraisemblablement à une seule hématie, car les globules rouges grossis 15 à 16 fois par l'ophtalmoscope à l'image droite doivent acquérir un diamètre apparent de 1/10 de millimètre environ.

Ces corpuscules, que l'on voit glisser à l'intérieur du vaisseau, ont été comparés par JAEGER à du sable très fin qui s'écoulerait à travers un tube de verre. Si le trouble circulatoire se prolonge, la colonne sanguine finit par se scinder tout entière en une succession de cylindres rouges que séparent des espaces clairs, jaunâtres et semi-transparents. Ces espaces clairs ne sont point vides de sang comme on l'a dit quelquefois (GALEZOWSKI, 1885); ils sont occupés par du plasma incolore. Quant aux cylindres colorés, qui résultent de l'agglutination des hématies, ils ont une longueur variable, et si deux d'entre eux arrivent en contact l'un avec l'autre, ils se fusionnent en un seul : leur diamètre et leur forme obéissent aux variations de calibre des vaisseaux : quant au point d'une bifurcation ils passent d'une branche principale à des ramifications secondaires, il se font plus étroits et s'allongent en conséquence; inversement, lorsque d'un rameau veineux ils se déversent dans un tronc plus considérable, leur diamètre augmente et leur longueur en devient moindre. La rapidité de leur déplacement est également soumise à de nombreuses fluctuations : dans telle branche veineuse les cylindres se meuvent avec régularité dans la direction centripète et sitôt parvenus à la papille optique ils disparaissent dans le tronc de la veine centrale ; dans telle autre branche, leur progression est intermittente, saccadée, et même on peut les voir avancer et reculer alternativement dans un même tronçon du vaisseau.

Dans les artères, la progression des cylindres sanguins a lieu généralement dans la direction centrifuge, c'est-à-dire dans le sens du cours normal du sang artériel ; toutefois, en plusieurs occasions, on a pu noter une circulation rétrograde au sein de quelques branches artérielles de la rétine à la suite d'une obstruction du tronc de l'artère centrale (HIRSCHBERG, 1884 ; PERLES, ELSCHNIG, UHTHOFF, REIMAR, 1899, p. 336). Au reste ces phénomènes de circulation paradoxale ne sont que de courte durée et ne tardent pas à céder la place, soit à un arrêt complet de la circulation. soit au rétablissement graduel du courant sanguin normal dans la rétine.

La segmentation de la colonne sanguine donne aux vaisseaux rétiniens l'aspect de colliers de perles ou de chapelets : elle constitue l'un des signes de la mort, assez fréquent, mais non point constant (GRÆNOUW) ; elle peut être provoquée par la section des vaisseaux centraux en arrière du globe

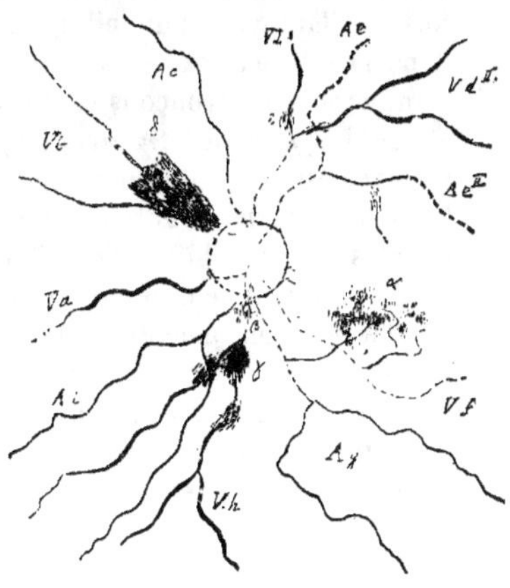

Fig. 51.

Vaisseaux rétiniens dans un cas de thromboses multiples des branches veineuses et artérielles avec hémorragies.

Dans les veines Vf et Vh, la colonne sanguine était partiellement segmentée ; en revanche la sédimentation des globules sanguins ne s'était pas produite dans les ramifications des veines Vd et Vh ni de l'artère Ag, bien que ces vaisseaux fussent entièrement obstrués à leur origine.

de l'œil (WAGENMANN, SCHLODTMANN), ou bien encore par une compression énergique exercée sur le globe au point d'interrompre presque entièrement la circulation rétinienne (REIMAR, 1899. p. 299). A. DE GRAEFE l'a notée dans la période ischémique du choléra, mais c'est à la suite d'une obstruction du tronc de l'artère centrale qu'on a le plus souvent observé et décrit ce curieux phénomène circulatoire. Il affecte plus fréquemment les veines (GRAEFE, BLESSIG, KNAPP, LIEBREICH, SCHNABLL, SACHS, HIRSCHBERG, etc.) que les artères de la rétine (MEYHOFER, VON HIPPEL, HIRSCHBERG, LEPLAT, ELSCHNIG) ; au reste il peut se produire simultanément dans les deux systèmes vasculaires.

Sitôt que la sédimentation des globules sanguins se produit dans les vaisseaux, il devient aisé de reconnaître. grâce au déplacement plus ou moins rapide des grains ou des cylindres colorés, quelles sont les variations de la circulation rétinienne ; si les cylindres rouges et les espaces clairs qui les séparent demeurent immobiles ou se bornent à des mouvements de va-et-vient sans direction déterminée, on a la preuve d'une interruption de l'afflux du sang dans les artères et Reimar considère avec raison que ce symptôme est le seul qui permette de conclure d'une façon certaine à un arrêt complet de la circulation; nous croyons cependant que Reimar (1903, p. 182) va trop loin en affirmant que dans tous les vaisseaux dont la colonne sanguine semble être interrompue par places mais ne se montre pas segmentée dans la suite de son trajet, il faut admettre encore la persistance d'un reste de circulation. Un fait que déjà Weber et Becker ont relevé et qui nous a été confirmé plusieurs fois par l'autopsie d'un œil, c'est qu'après la mort ou l'énucléation, on trouve dans la rétine certains vaisseaux dont la colonne sanguine n'est pas interrompue par des tronçons clairs, et, dans une observation dont les détails ont été publiés dans les *Archives d'ophtalmologie* (avril 1903, p. 236) nous avons pu constater à l'ophtalmoscope, à la loupe et au microscope, que plusieurs branches artérielles ou veineuses avaient conservé leur réplétion normale bien qu'elles fussent oblitérées à leur naissance par un thrombus ou par une prolifération de leur endothélium (voy. fig. 51).

D'une façon générale, il semble que le fractionnement de la colonne sanguine n'ait pas lieu lorsque l'arrêt de la circulation s'accompagne de stase dans les vaisseaux rétiniens, ainsi dans les cas de thromboses veineuses, mais qu'il soit au contraire favorisé par une diminution de la *vis a tergo* du sang dans les artères.

BIBLIOGRAPHIE

Bajardi. 1900. Di un nuovo disturbo circolatorio nei vasi della retina, etc. *Giorn. d. R. Acc. di Med. di Torino*, p. 325 (*Rés. Jahresber. für Opht.*, p. 436).

Baquis. Fatti istologici consecutivi ad anæmia temporanea della retina. *Ann. di ottalm.* XX, p. 161. (*Rés. in Jahresber*, 1891, p. 184).

Becker. Der spontane Netzhautarterienpuls bei morbus Basedowi. *Kl. Monats-Bl. für Aug.*, XVIII, p. 1, 1880.

Becker. Arterienpuls bei Aorteninsufficienz. *Kl. Monats-Bl.*, IX, p. 380, 1871.

—   Ueber die sichtbaren Erscheinungen der Blutbewegung in der menschlichen Netzhaut. *Graefe's Arch. für Opht.*, XVIII, 1. p. 206, 1872.

Berger. Plötzliche einseit. Erblind. Heilung durch Paracentese. *Mitth. a. d. Augenärztl. Praxis* (*Rés. in Jahresber.* 1876, p. 360).

Coccius. Ueber die Anwendung des Augenspiegels. *Leipsig*, 1853.

Cuignet. Perception ophtalmoscopique de la circul. dans l'œil. *Rec. d'Ophthalm.*, I, p. 602, 1872.

Donders. Ueber die sichtbaren Erscheinungen der Blutbewegung im Auge. *Archiv für Opht.*, I, 2, p. 75, 1854.

Elschnig. Ueber die Embolie der art. centr. ret. *Arch. für Aug.*, XXIV, p. 67, 1891.

Ewetzky. Ueber eine noch nicht beschriebene Anomalie des retinalen Venenpulses. *Centr. Bl. für Aug.*, VIII, p. 167, 1884.

Galezowski. Migraine ophtalmique avec thrombose des vaisseaux rétiniens. *Rec. d'Ophtalm.*, p. 10, 1882.

GALEZOWSKI. Thromboses et névrite optique dans la migraine ophtalmique. *Traité iconogr.*, XVII, 1886.

GALEZOWSKI. Des spasmes des vaisseaux rét. et de leur influence sur la vision. *Rec. d'Opht.*, p. 69, 1892.

GALEZOWSKI, 1885. *Diagn. et trait. des mal. ocul.*, p. 643.

GRAEFE (A.). Ischemia retinæ. *Arch. für Opht.*, VIII, 1, p. 143, 1861.

GRAEFE (VON). Notiz über die Pulsphenomene auf der Netzhaut. *Archiv für Opht.*, I, 1, p. 382, 1854.

GRAEFE (VON). Ueber Embolie der art. centr. ret. *Archiv für Opht.*, V, 1, p. 141, 1859.

GRAEFE (VON) Ophthalm. Beobacht. bei Cholera. *Arch. f. Opht.*, XII, 2, p. 198, 1866.

GROENOUW. Bez. d. allg. Leiden zu Veränd. des Sehorgans. *Graefe-Saemisch.* XXII, 1, p. 25, 1901.

HALE. Ein Fall von Arterienpuls der art. centr. abhängig von einem Aneurysma *Kl. M-Bl. für Aug.*, XXXV, p. 239, 1897.

HAAB. Ocular lesions dep. up. dis. in the circ. syst., *Norris and Oliver : System of diseases of the eye.* IV, p. 484, 1900.

HEDDÆUS. Ischemia retinæ mit secund. Atrophie des opticus. *Kl. Monats-Bl. für Aug.*, III, p. 285, 1865.

HIRSCHBERG. Ueber Cyanose der Netzhaut. *Graefe's Archiv für Ophth.*, LIX, 1, p. 131, 1904.

HIRSCHBERG. Ueber Embolie der Netzhautarterie. *Centr.-Bl. für Aug.*, VIII, p. 71. 1884.

JACOBI. Studien über die Circulation im Auge. *Graefe's Arch.*, XXII, 1, p. 111, 1876.

JÆGER. Ergebn. der Unters. mit dem Augenspiegels. *Wien.*, 1876.

JÆGER. Ueber Staar und Staaroperationen. *Wien.*, 1854.

KNAPP. Erblindung durch Netzhautischœmie im Keuchhusten. *Arch. für Aug.*, V, p. 203, 1876.

KUHNT, 1903. *Zeitschr. für Aug.*, IX, 2, p. 92.

LEPLAT. Note sur un cas d'embolie de l'artère centrale. *Ann. d'ocul.*, CXIV, p. 116, 1885.

LEBER. Die Krankheiten der Netzhaut. *Graefe-Saemisch.*, 1ʳᵉ éd., II, p. 353, 1875, et V p. 525 et 539, 1877.

LEBER, 1897. XXVI. Session de la Soc. opht. de Heidelberg. Bericht, p. 162.

LIEBREICH. Cyanosis retinæ. *Atlas d'opht.*, IX, 3, 1863.

MAUTHNER. Die Ischemie der Netzhaut. *Lehrbuch der Opht.*, II, p. 347, 1868.

MLCHAELSEN. Ueber einen Fall von Pulsation der Netzhautarterien. *Centr.-Bl. für Aug.*, XV, p. 33, 1891.

OSTEN-SACKEN (VON DER). Der progressive periphere Puls der Netzhautvenen. Thèse de Dorpat., 1890.

PANAS. Hyperhémie de la rétine. *Traité des mal. des yeux.* I, p. 619, 1894.

PERLES. Ueber Embolia partialis retinæ. *Centr-Bl. für Aug.*, XV, p. 237, 1891.

PRUNET. Des troubles oculaires d'origine cardiaque. Thèse de Paris, 1894.

QUINCKE. Beobacht. über Capillar und Venenpuls. *Berl. Kl. Wochenschr*, n° 34. 1868. (Cité par *Becker.* 1872, *Graefe's Arch.*, XVIII. 1, p. 207).

RAEHLMANN. Ueber einige Bezieh. der Netzhautcirc. zu allg. Stör. des Blutkreislaufes. *Virch. Arch.*, 102, p. 184, 1885.

RAEHLMANN, 1901. *Zeitschr. für Aug.*, VII, 3, p. 354.

RAEHLMANN, 1889. *Kl. Monats Bl. für Aug.*, XXVII, p. 497.

RAYNAUD. Nouvelles recherches sur la pathologie et le traitement de l'asphyxie locale des extrémités. *Arch. gén. de médecine*, I et II, 1874.

REIMAR. Die sichtbare körnige Strömung und der Zerfall der Blutsaülen in der Netzhaut. *Zeitschr. für Aug.*, IX, 3, p. 173. 1903.

REIMAR. Die sogenannte Emb. der art. centr. ret. *Arch. für Aug.*, XXXVIII, p. 291, 1899.

ROTHMUND. Ischemie der Retina. *Kl. Monats-Bl. für Aug.*, IV, p. 106, 1866.

SCHMALL. Die Netzhautcirc. bei allg. Leiden. *Graefe's Arch.*, XXXIV, 1, p. 37, 1888.

Schlodtmann, 1900. *Festschrift für A. v. Hippel.* p. 17.

Schnabel-Sachs. Ueber unvollständ. Emb. der Netzhautschlagader. *Arch. für Aug.*, XV, p. 23, 1885.

Schnabel. Beiträge zur Lehre vom Glaucom., *Arch. für Aug.*, XV, p. 377. 1885.

Trigt (Van.). Der Augenspiegel (1853). *Trad. allem. de Schauenburg. Lahr.*, 1854.

Uhthoff. Zwei Falle von Verschluss der art. centr., *Berl. Klin. Wochenschr.* p. 825, 1890.

Valude. Troubles visuels et ophtalm. d'origine cardiaque. *Ann. d'ocul.*, CXXIII. p. 194, 1900.

Wagenmann. Beitr. z. Kenntniss der Circul. Stör. der Netzhautgef. *Graefe's Arch.*, XLIV, 2, p. 239, 1897; et XXVI° session de la Soc. Opht. de Heidelberg, p. 153.

Wagenmann, 1896. *Graefe's Arch.*, XXXVI, 4, p. 70.

Wecker (de). Maladies de la rétine. *Traité complet*, IV, p. 53-64, 1889.

Zumft. Verhalten des Augenspiegelbefundes bei chron. anæmie. Thèse de Dorpat, 1891.

CHAPITRE IV

THROMBOSE DE LA VEINE CENTRALE

Historique. — Bien que Leber ait déjà mentionné dans l'encyclopédie ophtalmologique de Graefe et Saemisch les thromboses spontanées des vaisseaux de la rétine, c'est Michel qui en 1878 fut le premier à en faire un type nosologique et à séparer des autres apoplexies rétiniennes celles dont la cause peut être recherchée dans une obstruction de la veine centrale.

Dans l'une de ses observations, Michel avait pu démontrer anatomiquement la présence d'un thrombus veineux ; quelques examens ultérieurs, ceux de Weinbaum et de Turk en particulier, ont confirmé de la même manière le diagnostic clinique ; mais il s'est trouvé des cas dans lesquels, au lieu de la thrombose attendue, le microscope n'a montré qu'une diminution de calibre portant sur les branches *artérielles* ; aussi bien des auteurs hésitent-ils à reconnaître dans la thrombose de la veine centrale une forme morbide bien définie (de Wecker, Panas), et plusieurs traités se bornent à transcrire les descriptions de Michel (Schöbl).

Haab est seul à donner à ce chapitre un certain développement.

La casuistique est loin d'être riche, même en ce qui concerne les observations purement cliniques ; cependant depuis trois ou quatre ans leur nombre tend à s'accroître.

Symptômes. — L'accident s'annonce par un *abaissement rapide de la vision* d'un œil, mais on n'observe pas une cécité aussi soudaine ni aussi complète que dans le cas d'embolie de l'artère centrale. C'est généralement en quelques heures que la vision s'abaisse jusqu'à ne voir les doigts qu'à la distance d'un mètre ou un demi-mètre.

Quelques malades ont remarqué déjà depuis quelques jours une ombre au centre de la fixation, ou dans l'une des parties latérales du champ visuel.

Haab a noté aussi comme prodromes des accès de cécité passagère ou des phénomènes lumineux subjectifs : au reste le phénomène est indolore.

Michel a distingué dans les symptômes ophtalmoscopiques 3 degrés d'intensité, selon que l'oblitération de la veine centrale est complète, incomplète ou si minime qu'il n'en résulte que de la stase dans le système veineux. Comme ces catégories sont un peu arbitraires et qu'il peut exister entre elles toutes les formes de transition, il nous semble préférable de n'en conserver que deux en admettant une obstruction complète lorsqu'il n'est pas possible de provoquer la vacuité de l'extrémité papillaire des veines rétiniennes par la pression exercée sur le globe (ELSCHNIG, BALLABAN), et une obstruction incomplète toutes les fois que cet état de vacuité se produit à la pression digitale (HAAB).

MICHEL n'ayant fait l'examen anatomique que d'un seul des 7 cas sur lesquels il a basé sa première description, rien ne prouve qu'à ses 3 degrés d'intensité dans les désordres ophtalmoscopiques correspondaient bien les différences qu'il suppose dans la perméabilité de la veine centrale. HAAB estime que les lésions rétiniennes et le nombre des hémorragies dépendent bien plutôt de l'état des branches veineuses (ou artérielles?) que du degré de l'obstruction du tronc principal.

L'oblitération de la veine centrale provoque l'apparition de nombreuses *hémorragies* sur le disque optique et dans le tissu rétinien. La papille a des limites diffuses, mais elle ne fait pas de saillie véritable; ses bords sont recouverts de stries hémorragiques marquant la distribution rayonnée des faisceaux nerveux, avec des extravasats fusiformes dont quelques-uns se confondent avec l'origine des vaisseaux rétiniens. Les *veines* sont extraordinairement *tortueuses et dilatées,* d'un diamètre au moins double de la normale, avec une coloration très foncée, presque noirâtre; le calibre présente du reste certaines variations : en quelques places il paraît normal ou s'efface même entièrement; quelquefois il est dissimulé par des hémorragies. La colonne sanguine n'est elle-même pas uniforme : elle prend en certaines régions une teinte plus claire et peut sembler interrompue (MICHEL, p. 42); on l'a vue divisée en une succession de petits cylindres rougeâtres alternant avec des espaces incolores comme dans bien des cas d'embolie de l'artère centrale (ELSCHNIG, p. 67. BALLABAN, p. 282). Cette sédimentation des globules rouges n'est d'ailleurs que le signe d'un ralentissement circulatoire. AYRES l'a observée dans un cas où le déplacement de la colonne sanguine témoignait d'un reste de perméabilité dans la veine centrale.

Comparées au calibre des veines, les *artères* sont *étroites* et difficiles à suivre (MICHEL). Ce peut être un effet du trouble œdémateux de la rétine (HAAB); cependant certaines descriptions les donnent comme ayant subi un réel amincissement (BALLABAN). A la pression digitale elles font voir des pulsations rythmiques (ELSCHNIG, HAAB).

MICHEL mentionne une *décoloration gris jaunâtre de la région maculaire,* faisant défaut dans les cas les plus légers. Cette région est dans la règle occupée par des extravasations nombreuses, parfois sous la .forme de véritables lacs hémorragiques.

La densité des *suffusions hémorragiques* est moindre à la périphérie de la rétine que près du pôle postérieur; leur forme est généralement arrondie, mais elles présentent les dimensions les plus diverses; suivant qu'elles sont de date plus récente ou plus ancienne, leur coloration est d'un rouge vif ou bien foncé, brunâtre, parfois même noirâtre.

Plusieurs de ces extravasats montrent en leur centre la teinte laiteuse ou jaunâtre qui marque une dégénérescence du tissu rétinien, mais ces *plaques de dégénérescence blanche*, tout en affectant des rapports fréquents avec les hémorragies, peuvent naître d'une façon indépendante. La date de leur apparition est elle-même très variable : AMMAN les a constatées au plus tôt huit jours après la thrombose veineuse et chez un autre malade quatre à huit semaines plus tard. Dans un cas de notre observation ils étaient déjà visibles trois jours après l'accident vasculaire et ils augmentèrent rapidement de nombre et d'étendue pendant les jours qui suivirent.

La thrombose des branches rétiniennes de la veine centrale, se reconnaît au fait que la branche veineuse, gonflée et noirâtre dans ses ramifications périphériques, s'interrompt brusquement à quelque distance de la papille et s'efface comme si elle plongeait dans la profondeur du tissu rétinien. Elle ne reparaît plus jusqu'à la papille ou ne reparaît qu'après avoir reçu l'apport d'une veine restée perméable. Nous avons pu nous convaincre par des séries de coupes microscopiques[1] que le thrombus commence au point précis où le vaisseau devient indistinct et qu'il se prolonge dans la direction centripète sur une longueur difficile à déterminer, car la partie obstruée ne se distingue presque pas à l'ophtalmoscope du tronçon demeuré vide de sang en aval de l'obstacle.

Lorsque la thrombose n'intéresse que l'une des branches de la veine centrale, les altérations rétiniennes restent limitées au territoire de la branche en question : les hémorragies occupent en pareil cas un secteur de la

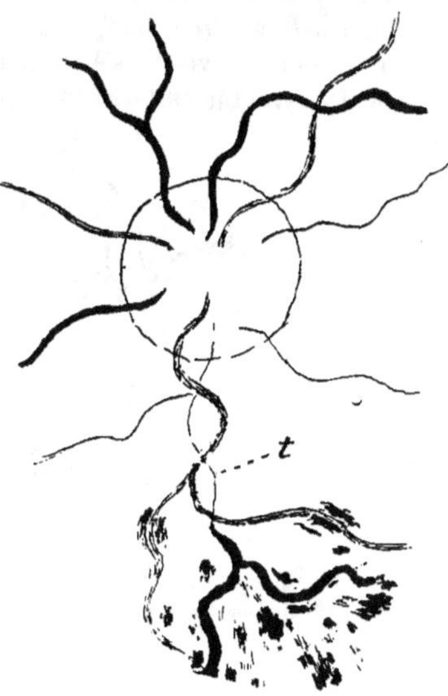

Fig. 52.
Thrombose de la veine temporale
inférieure.
t, tronçon veineux thrombosé.

rétine, secteur dont l'étendue est proportionnelle à l'importance du vaisseau obstrué. Des foyers de dégénérescence apparaissent aussi dans le même territoire, à moins que l'établissement d'une circulation veineuse collatérale ait pu conjurer les graves troubles de nutrition. C'est ainsi que dans un cas d'obstruction de la branche principale, AMMAN (p. 21) a vu de petites veinules maculo-papillaires se développer en l'espace de huit jours et la production des foyers jaunâtres prendre fin dès ce moment-là. Il arrive aussi que la circulation veineuse se rétablisse par des anastomoses avec les branches qui sont restées perméables : on constate alors avec l'ophtalmoscope de fines ramifications extrêmement sinueuses qui doivent leur origine à une néoformation

[1] *Archives d'ophtalm.*, avril 1903, p. 262.

véritable ou à la dilatation d'anastomoses capillaires préexistantes (Scheffels, Gloor. Elschnig, Seydel, Hormuth). La seconde explication est la plus vraisemblable. Quelquefois l'anastomose se fait par une seule branche veineuse de calibre assez important (fig. 53).

Anatomie pathologique. — On ne peut encore citer qu'un petit nombre d'occasions où le diagnostic ophtalmoscopique d'une thrombose de la veine centrale ait été confirmé par l'examen anatomique.

Michel (p. 49) a, pour la première fois, donné cette démonstration ; dans un œil dont la vision s'était perdue brusquement quatre mois auparavant avec les symptômes d'une stase veineuse au plus fort degré, il trouva la *veine*

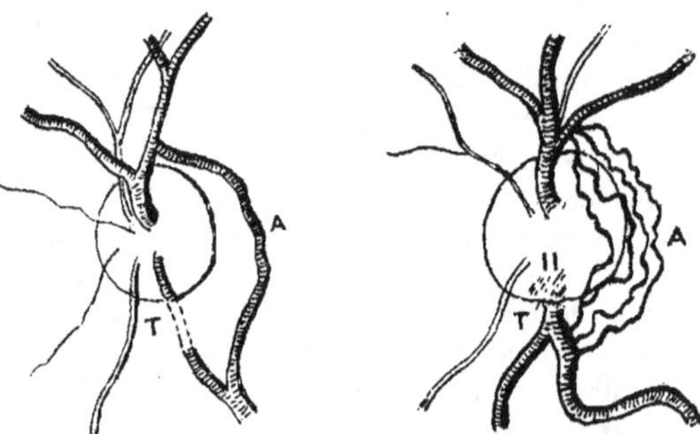

Fig. 53.   Fig. 54.

Anastomoses compensatrices à la suite de thrombose d'une branche veineuse
de la rétine (d'après Hormuth).

T, thrombose. — A, branches anastomotiques.

*centrale obstru*ée en arrière de la lame criblée sur une longueur d'environ un demi-millimètre ; cette masse thrombotique, adhérant à la paroi veineuse, montrait une organisation avancée.

Turk a fait une constatation semblable dans un cas où les vaisseaux rétiniens ne présentaient pas une dilatation aussi caractéristique.

Weinbaum, Purtscher et Harms ont reconnu l'obstruction de la veine centrale dans des yeux énucléés pour glaucome hémorragique, Goh (p. 169) dans un cas de septicémie avec hémorragies rétiniennes et von Michel (1899, IIIᵉ cas) chez une malade dont les symptômes ophtalmoscopiques étaient ceux d'une rétinite albuminurique.

De même Elschnig et Yamaguchi dans des cas de papille étranglée.

En revanche trois observations d'Angelucci sont sujettes à discussion en ce qui concerne la présence réelle d'un thrombus veineux (Michel, *Jahresb*, 1878, p. 346 : Weinbaum, p. 194 ; Reimar, p. 240) ; celle de Gauthier, où la veine se trouvait obstruée par une « masse hyaline », n'est pas non plus probante. Une autre de Schnabel nous est donnée sans détails.

Les deux cas de Michel (1878) et de Turk sont donc les seuls où les symptômes cliniques firent prévoir avec raison une obstruction localisée dans le tronc de la veine centrale.

Deux autres exemples de thrombose dans le tronc de la veine centrale ont été constatés d'une façon très inattendue chez des sujets qui, à l'ophtalmoscope, avaient présenté l'ischémie symptomatique d'une obstruction de l'artère centrale. L'une de ces observations nous appartient (*Arch. d'opht.*, XXIII, p. 230); l'autre vient de HARMS (*Xe Congr. d'opht.* B, p. 178); dans toutes deux, hâtons-nous de l'ajouter, la thrombose de la veine s'accompagnait réellement d'une obstruction de l'artère et de ses branches.

En revanche, dans plusieurs occasions où les désordres ophtalmoscopiques se rapprochaient beaucoup du type établi par MICHEL, l'examen microscopique de l'œil n'a pas permis de conclure à une thrombose primaire dans le système veineux. WAGENMANN (p. 239 et BANKWITZ, p. 390), ont bien reconnu dans la veine de la rétine centrale un bouchon qui l'obturait à moitié, mais les *altérations* semblaient surtout prononcées *dans le système artériel;* dans les mêmes circonstances WURDEMANN a noté une obstruction complète de l'artère centrale.

Un autre cas de WAGENMANN (Ier cas, p. 224), ainsi que ceux de STÖLTING (p. 307), de REIMAR (p. 212) et de MEYERHOF (p. 681) sont encore plus significatifs en ce sens que les artères de la rétine montraient seules une diminution considérable de leur calibre.

Nous avons aussi publié les détails d'une observation où le diagnostic ophtalmoscopique d'une thrombose de la veine centrale n'a point été confirmé par l'autopsie, le microscope ayant montré que l'artère centrale était seule obstruée et que la veine était libre dans tout son trajet au sein du nerf optique (*Arch. d'opht.*, XXIII, p. 220).

L'occlusion par thrombose d'une ou de plusieurs branches veineuses de la rétine n'a été constatée jusqu'ici que d'une façon quelque peu accidentelle au cours de tel ou tel examen portant sur une série de coupes microscopiques; il s'agissait chaque fois d'une rétinite hémorragique compliquée soit de glaucome (ALT, BANKWITZ, ISCHREYT, MEYERHOF), soit d'une stase papillaire (v. MICHEL) soit d'une influence générale comme une septicémie (GOH) ou une albuminurie (WEHRLI). Ces thrombus étaient probablement secondaires et leur étude ne présente pas d'intérêt spécial.

SIÈGE ET NATURE DE L'OBSTRUCTION VEINEUSE. — Le siège du bouchon dans la veine centrale s'est trouvé presque toujours un peu *en arrière de la lame criblée,* ce qui est aussi le lieu de prédilection soit des embolies soit des thromboses de l'artère. La longueur du tronçon oblitéré variait de un demi à un millimètre et demi dans les observations de MICHEL, WEINBAUM, TURK, HARMS et PURTSCHER; dans celles de GOH et VON MICHEL, où le coagulum était récent, il occupait la veine sur la presque totalité de son trajet dans le nerf.

La structure histologique du bouchon veineux dépend du laps de temps écoulé de sa formation jusqu'au jour de l'autopsie. Au bout de trois ou quatre mois, il montre une organisation à peu près complète (MICHEL, WEINBAUM,

PURTSCHER) : il se compose de tissu conjonctif avec des noyaux fusiformes et d'autres éléments nucléés plus gros qui dérivent peut-être de l'endothélium vasculaire, le tout entremêlé de quelques fibrilles (de fibrine) et de globules blancs. Cette masse adhère généralement d'un côté à la paroi veineuse et reste séparée de l'autre paroi par une fente étroite qui représente les derniers vestiges du lumen et que l'on voit occupée quelquefois par des globules sanguins. Cet espace résulte probablement d'une rétraction secondaire du thrombus.

Au niveau de ses adhérences avec la paroi, le bouchon n'a pas de limites nettes et l'on ne retrouve pas d'endothélium ; quelques vaisseaux capillaires y sont l'indice d'un travail d'organisation (TURK; obs. pers. : voy. fig. 55).

Les thrombus de date tout à fait récente (deux à trois jours) décrits par GOH (p. 170) et VON MICHEL (p. 19) se composaient d'une masse homogène ou finement granuleuse, colorée par l'éosine, et dans laquelle on pouvait reconnaître encore des globules sanguins et des filaments de fibrine.

La nature de l'obstruction veineuse dans ces deux dernières observations est difficilement contestable ; quant à celle des masses conjonctives observées par MICHEL, TURK et WEINBAUM, REIMAR (p. 237 à 249) estime que ce pourrait être ici le produit d'une endophlébite proliférante ; ce qui l'amène à cette conclusion, c'est le manque de pigment hématogène au sein de la masse oblitérante et l'absence presque totale de rétraction inflammatoire dans la paroi de la veine. PURTSCHER est en effet seul à mentionner un épaississement de la veine, laquelle, par places, avait quadruplé d'épaisseur ; dans le cas de Turk le diamètre total du vaisseau était, au contraire, diminué au niveau de la partie obstruée. HARMS dans ses descriptions accorde une assez grande importance au processus d'endo et de mésophlébite locale qui, deux fois au moins sur quatre, lui paraît avoir été le facteur principal de l'obstruction. Au reste VON MICHEL lui-même admet que des productions phlébitiques peuvent conduire à l'arrêt de la circulation veineuse aussi bien qu'un thrombus proprement dit (1899, p. 32).

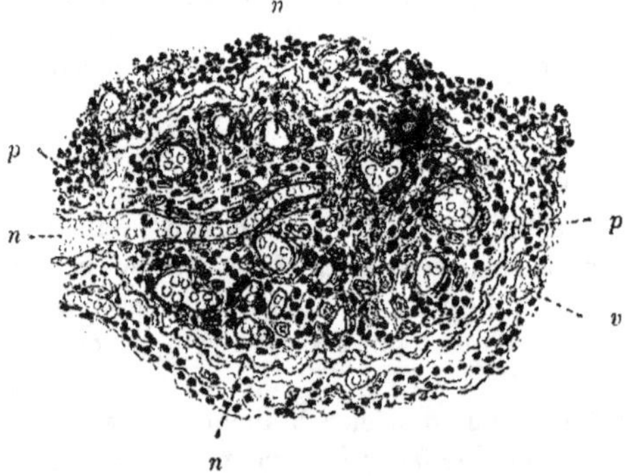

Fig. 55.
Coupe de la veine centrale occupée par un thrombus
en organisation avancée.

p, p. paroi de la veine reconnaissable à sa membrane élastique
(coloration de Weigert). — *v*, petit vaisseau de la paroi veineuse. —
n, n, vaisseaux néoformés dans la tumeur de la veine.

ALTÉRATIONS DE LA RÉTINE ET DU NERF OPTIQUE. — Pour étudier les modifications du tissu propre et des vaisseaux de la rétine succédant à une thrombose de la veine centrale, il faut faire abstraction tout d'abord des cas où une affection dyscrasique était en cause (septicémie, albuminurie), puis de ceux qui se sont compliqués d'un glaucome. Dans ces conditions il ne reste à considérer que les descriptions de MICHEL et celle de HAAB concernant le cas publié par TURK.

Les vaisseaux mêmes de la rétine sont peu altérés ; l'adventice des artères est un peu épaissie.

Les gaines périvasculaires des veines sont dilatées et contiennent des amas lymphatiques (MICHEL, p. 55) ; la lumière du vaisseau est gorgée de globules sanguins que l'on voit en certains points fuser au travers de la paroi pour constituer un épanchement hémorragique. Les extravasats, particulièrement nombreux dans les parties périphériques de la rétine, y sont disséminés dans toutes les couches jusqu'à l'intergranuleuse ; plus près de la papille optique, ils sont plus massifs, mais se localisent de préférence dans la couche des fibres optiques et des gros vaisseaux.

Dans le cas de Michel, les foyers hémorragiques étaient d'apparence fraîche à la périphérie et devenaient de moins en moins distincts vers le centre, de telle sorte que l'on ne retrouvait presque plus d'hématies dans une zone d'environ 5 millimètres à l'entour du disque optique : ils étaient remplacés là par des accumulations de pigment jaune et des cylindres grisâtres, à contours bien nets, occupant les espaces du tissu de soutien et qui paraissaient constitués par de la fibrine coagulée. Les désordres du tissu rétinien s'accusaient en outre par la présence de grandes lacunes irrégulières, par la prolifération des éléments de soutien et la formation de cordons cicatriciels entre la rétine et la choroïde.

L'œdème qui imbibe la membrane nerveuse contribue avec les hémorragies à dissocier les fibres radiées et à troubler la disposition régulière des couches rétiniennes.

MICHEL a remarqué que les cellules ganglionnaires et les fibres optiques de la rétine semblaient faire totalement défaut. Il s'agissait ainsi d'une atrophie par dénutrition des couches internes conforme à celle que l'on constate à la suite d'une obstruction de l'artère centrale. Cette atrophie des fibres nerveuses était aussi manifeste dans le nerf optique où certains éléments conjonctifs se voyaient légèrement augmentés.

Pathogénie, étiologie et fréquence. — Tout en admettant qu'une endophlébite proliférante soit capable d'oblitérer la veine centrale et de produire les mêmes désordres ophtalmoscopiques que l'oblitération par un caillot sanguin, MICHEL maintient que dans son observation de 1878 il s'agissait bien d'une thrombose avec prolifération secondaire de l'endothélium du vaisseau. A son avis le rôle des épaississements endophlébitiques doit être élucidé par de nouvelles recherches (1899, p. 24 et 32).

Que l'obstruction veineuse soit due à des productions endothéliales ou à la présence d'un caillot sanguin, il est facile de s'expliquer la stase qui en résulte dans la circulation rétinienne, le gonflement, la tortuosité des veines et leur coloration noirâtre. Moins évidente est la raison du rétrécissement parfois si prononcé des artères : Michel (1878, p. 57) a supposé que l'augmentation de la résistance ne permet qu'à une faible quantité de sang de pénétrer dans les branches artérielles. Reimar (p. 239) conteste, avec raison semble-t-il, que ce soit un facteur suffisant ; il croit plutôt à un épaississement des parois artérielles, manifestation locale d'une artério-sclérose généralisée. Haab (*System*, p. 517) songe aussi à la possibilité d'altérations du système artériel qui seraient consécutives à la stase veineuse conformément aux recherches de Thoma. Reimar (p. 253) voit au reste dans l'étroitesse des artères un signe qui doit parler contre le diagnostic d'une thrombose selon le type de Michel.

Quelle est la cause des hémorragies ? Michel se borne à invoquer la stase veineuse, mais Haab croit qu'elle ne provoquerait à elle seule que l'œdème du tissu rétinien ; les hémorragies dépendraient bien plus des conditions de perméabilité des vaisseaux. Il est fort possible que la stase ait pour conséquences des troubles de nutrition qui, rendant la paroi veineuse plus friable, favoriseraient l'issue des globules sanguins « *per rhexin et diapedesin* ».

Les foyers de dégénérescence blanche sont fréquemment considérés comme un effet de la résorption des extravasats. Haab estime qu'en règle générale ils ne sont pas en relation directe avec les hémorragies rétiniennes, car un grand nombre de celles-ci évoluent et s'effacent sans qu'ils aient apparu ; constitués par des groupes de cellules granulo-graisseuses, ces foyers seraient l'indice de graves troubles dans la nutrition du tissu rétinien.

La thrombose de la veine centrale survient de préférence chez des sujets âgés de plus de cinquante ans (Michel) et atteints d'*artério-sclérose* ou d'*hypertrophie cardiaque*. Sur 50 malades, Moses en a compté 38 avec des altérations athéromateuses.

Ce sont pour la plupart des paysans dont le système circulatoire a été surmené par un travail pénible dans une attitude penchée (Haab).

Même chez les individus de moins de cinquante ans, on peut dans bien des cas reconnaître l'artério-sclérose ainsi qu'en témoignent nos propres observations : chez des hommes encore jeunes présentant les symptômes d'une thrombose des branches de la veine centrale, le trajet des artères rétiniennes était exceptionnellement sinueux. En pareil cas la *syphilis* peut être en cause comme dans les observations de Schubert, de Scheffels et de Haab.

En l'absence ou en sus des altérations locales des vaisseaux rétiniens, il peut y avoir des causes agissant sur les veines en arrière du globe oculaire. Ainsi chez un malade atteint à l'œil gauche d'une thrombose typique, nous avons constaté un *goitre* volumineux qui, bridé par le muscle sterno-cléido-mastoïdien, comprimait visiblement les veines du cou de ce même côté gauche. Moses mentionne aussi deux fois le goitre comme une cause prédisposante. Wiser cite comme un exemple de thrombose traumatique, une obstruction des veines rétiniennes qui se serait produites à la suite d'une contusion de l'œil par un corps étranger. Knapp a décrit une thrombose consécutive à une *erysipèle* avec abcès de l'orbite. Nous avons donné la description microscopique d'un cas du même genre où la thrombose s'accompagnait de phénomènes phlébitiques propagés de l'orbite. Il en est probablement de même dans les cas de *méningite cérébro-spinale* qui d'après RANDOLPH aurait provoqué 11 fois sur 35 une thrombose de la veine centrale et 19 fois une stase modérée avec tortuosité des veines rétiniennes.

Le tableau ophtalmoscopique de la thrombose rétinienne a été observé plusieurs fois au cours de certaines affections générales dans lesquelles on peut admettre une modification de la composition du sang. Une statistique dressée par MOSES mentionne 5 fois le *diabète*, et 2 fois l'*anémie pernicieuse*. HAAB cite aussi un cas d'anémie pendant la grossesse où les symptômes d'une thrombose veineuse finirent par s'amender entièrement. La *chlorose* (CLERMONT, BALLABAN) et la *malaria* (AGABABOW) ont été données comme facteurs étiologiques; il a été question plus haut des thrombus veineux rencontrés à la suite d'une *septicémie* (GOH) ou d'une *néphrite chronique* (WEHRLI, VON MICHEL). Dans toutes ces affections dyscrasiques la formation du thrombus peut être rapportée à un état de marasme général (MICHEL). Les vaisseaux de l'œil y seraient particulièrement prédisposés à cause de la brusque coudure qu'ils subissent à leur entrée dans le nerf optique.

Une thrombose veineuse peut survenir à la fois dans les deux yeux : une observation de GOH (p. 183) en est un exemple; dans celle de GROENOUW (p. 55) le trouble de circulation intéressait aussi les vaisseaux cérébraux.

La fréquence de l'obstruction de la veine centrale est difficile à estimer, les données statistiques faisant encore défaut. SCHÖBL croit ne l'avoir constatée que 3 fois sur 180000 malades ! HAAB en revanche ne l'estime pas très rare, ce qui concorde avec nos observations de l'hôpital ophtalmique de Lausanne où le diagnostic a été posé en moyenne une fois pour 5000 malades. Au reste nous avons déjà attiré l'attention sur le fait que plusieurs fois le diagnostic ophtalmoscopique d'une thrombose du tronc de la veine n'a pas été confirmé par les résultats de l'autopsie.

Quant à la thrombose des branches, il est certain qu'elle est fréquemment confondue avec d'autres accidents vasculaires sous le titre commun de rétinite hémorragique ou d'apoplexies rétiniennes. Selon HAAB elle survient d'ordinaire à un âge moins avancé que l'obstruction du tronc de la veine centrale.

Marche et complications. — MICHEL (1878, p. 45) a indiqué trois issues possibles à l'obstruction thrombotique de la veine centrale :

1° La lumière des vaisseaux peut redevenir *tout à fait libre*, ce qui s'observe uniquement lorsque l'obstruction s'est trouvée d'emblée très incomplète. Les hémorragies s'effacent et il ne subsiste qu'une certaine disproportion entre le calibre des veines et celui des artères;

2° La circulation veineuse ne se rétablit que *partiellement*. En dépit de quelques récidives marquées par l'apparition d'hémorragies fraîches, on peut noter une amélioration graduelle et la division centrale se relève sans atteindre cependant à la normale ;

3° L'organisation du thrombus crée une *oblitération définitive* de la veine. Une amélioration passagère fait place à des rechutes répétées avec abolition progressive de ce qui reste de la vision. Le corps vitré se trouble et des tractus grisâtres apparaissent à la surface de la rétine. Bien que MICHEL n'ait lui-même point remarqué d'augmentation de pression, un *glaucome aigu* paraît être la terminaison la plus fréquente de cette forme grave; il a conduit à l'énucléation de l'œil malade dans les observations de SCHNABEL, WEINBAUM, WAGENMANN, WURDEMANN, BANKWITZ, GAUTHIER, PURTSCHER, HARMS, etc.

Le glaucome n'est, selon toute probabilité, pas une conséquence directe de la thrombose rétinienne, mais il résulte d'altérations concomitantes dans les autres vaisseaux de l'œil. Il n'en constitue pas moins une complication à laquelle il faut être préparé. Le temps écoulé entre l'apparition des désordres rétiniens et le glaucome a varié de quelques semaines (BANKWITZ, PURTSCHER) à un an (WURDEMANN).

Des *accidents cérébraux* peuvent survenir au même titre que le glaucome. (SCHÖNEWALD).

Diagnostic différentiel. — HAAB considère comme possible une confusion avec la névro-rétinite albuminurique lorsque celle-ci est unilatérale. L'incertitude à ce sujet ne sera pas de longue durée.

Ce qui est plus difficile, c'est de distinguer entre une stase veineuse qui résulte d'une thrombose de la veine centrale et celle qui reconnaît pour cause une diminution de la « vis à tergo », comme dans les cas de WAGENMANN, STÖLTING, REIMAR, MEYERHOF et dans le nôtre (*Arch. d'opht.*, XXIII) où l'altération principale consistait en un rétrécissement des artères.

Cette étroitesse des artères, reconnaissable à l'ophtalmoscope, est bien allé-guée par REIMAR comme un signe différentiel, mais elle ne saurait avoir une valeur absolue, car MICHEL en fait de son côté l'un des éléments du tableau nosologique de la thrombose veineuse.

REIMAR (p. 252) attribue aux hémorragies de son observation le caractère d'extravasats « post-anémiques »; leur abondance seule ferait différer le tableau clinique de celui d'une embolie de l'artère centrale. Si cette manière de voir est juste, si les hémorragies résultent de ce que les artères après une oblitération momentanée permettent au courant sanguin de se rétablir dans un territoire altéré par l'ischémie, ces hémorragies doivent être en grande partie artérielles, et leur apparition doit suivre de plusieurs jours la perte de la vision, conformément à ce que l'on observe à la suite d'une obstruction dite embolique de l'artère centrale. Ces détails ne pourront être établis qu'à la faveur de nouvelles observations.

En attendant, l'expérience que nous venons de faire en deux cas, où nous avions posé le diagnostic de thrombose veineuse d'après les symptômes cliniques, mais dans lesquels l'examen microscopique ne montra guère qu'une obstruction de l'artère centrale par épaississements endartéritiques (*Arch. d'opht.*, avril 1903, obs. I, et Xe *Congrès internat. d'opht.*, 1904, p. C, 133) nous engage à recommander la prudence dans le diagnostic d'une thrombose du *tronc* de la veine centrale. La présence d'un thrombus veineux ne peut être reconnue à l'ophtalmoscope avec une quasi-certitude que lorsqu'il siège dans les *branches rétiniennes* de la veine. On constate alors l'effacement de la partie thrombosée ainsi que nous l'avons exposé plus haut (fig. 52).

Pronostic et traitement. — Le rétablissement d'une vision normale ou presque normale a été constaté quelquefois. Haab l'a vu même chez un malade dont la région maculaire présentait les foyers de dégénérescence blanchâtre qu'il envisage en règle générale comme d'un mauvais augure.

Le pronostic reste le plus souvent défavorable pour l'œil atteint, car le nerf optique s'atrophie ou bien il survient du glaucome. Toutefois le développement d'une circulation supplémentaire par anastomoses ou par dilatation des branches veineuses maculaires est un facteur favorable au retour et au maintien d'une vision utile ; il en faut tenir compte pour le pronostic. La production d'une thrombose veineuse bilatérale et simultanée n'a point encore été observée en dehors d'un état de marasme général (Goh, Schönewald). Nous avons en traitement un paysan athéromateux de soixante-dix ans présentant à l'œil gauche le tableau clinique d'une thrombose de la veine centrale que nous avions deux ans auparavant constaté à l'œil droit. Les deux yeux ont été atteints de glaucome au bout de peu de semaines. Haab suppose que si le second œil est ordinairement préservé, cela tient à ce que le malade, étant averti, prend certaines précautions et renonce aux travaux fatigants. Pour lui le traitement se résume en des règles de prophylaxie : le malade est invité à s'abstenir de tout effort exagéré et à ne point se tenir penché en avant.

Le moindre soupçon de syphilis engagera naturellement à tenter d'un traitement spécifique ; chacun des autres facteurs étiologiques probables ou possibles devra être examiné au point de vue de ses indications spéciales.

L'emploi de la digitale paraît peu recommandable dans le cas de thrombose vraie ; le massage du globe oculaire peut être parfois utile. Les ventouses Heurteloup, l'application de sangsues ou même une saignée semblent en revanche plus justifiées que dans le cas d'obstruction de l'artère, mais il est évident qu'elles ne seront opportunes que chez un sujet vigoureux.

BIBLIOGRAPHIE

Agababow. (Contrib. à l'étiol. des hém. récidivantes). *Westnik Opht.*, 1897 (Michel, Jahresb. p. 273).

Angelucci. Thrombose der Vena centr. retinæ. *Klin. M. Bl.*, XVI. p. 443, 1878.
— Marantische Thrombose d. V. centr. *Klin. M. Bl.*, XVII, p. 151, 1879.
— Zur Kenntniss der Thrombose der V. centr. *Klin. M. Bl.*, XVIII, p. 21, 1880.

Ammann. Die Netzhautblutungen bei Blut-und Gefässerkr. *Beitr. zur Augenheilk.*, XXXIII, p. 14 et 21, 1898.

Axenfeld. Ueber Thrombose im Gebiete der Vena centr. ret. *Berl. Kl. Woch.*, p. 41, 1896.

Ayres. (Segment. de la colonne sanguine dans un cas de thrombose.) *Amer J. of. Opht.*, (*Rés. Ann. d'Ocul.*, CXIII, p. 140) 1895.

BALLABAN. Thrombose d. Vena centr. in Folge von Chlorose. *Arch. f. Aug.*, XLI, p. 280, 1900.

BANKWITZ. Beit. z. Kenntn. der einseit. Ret. haem. *Graefe's Arch.*, XLV, 2, p. 388, 1898.

BERGER. Artériosclérose, p. 220-221 in *Maladies des yeux dans leur rapp. avec la path. gén.*, 1892.

CLERMONT. Thrombose de la veine centrale de la rétine. Thèse de Paris, 1899, obs. XIII.

ELSCHNIG. (Cas de thrombose veineuse avec segment. de la colonne sanguine.) *Arch. f. Aug.*, XXIII. p. 67, 1891.

ELSCHNIG. Anastomosenbild. an den Netzhautvenen. *Kl. M. Bl.*, XXXVI, p. 55, 1898.

GAUTHIER. Un cas de glaucome hémorragique. *Ann. d'ocul.*, CXIX, p. 438, 1898.

GOH. Beitr. z. Kenntn. der Augenveränd, etc. *Graefe's Arch.*, XLIII, p. 147, 1897.

GONIN. Deux cas d'obstruction des vaisseaux de la rétine. *Archives d'opht.*, XXIII, avril 1893 et *X* Congrès international d'ophtalmologie*, 1904, compte rendu, p. C, 133.

GROENOUW. Bezieh. d. Allg. leiden zü Veränd. d. Sehorgans, *Graefe-Saem.*, ch. XXII, p. 53-56, 1901.

GRUSSENDORF. Ein Beitr. z. Kennt. der metast. Opht. *In.-Diss. Iéna*, 1897.

HAAB. Atlas d'ophtalmoscopie, 3ᵉ éd. allem.

HAAB. Diseases in the circulatory system., p. 515-520. *Norris and Oliver: System of diseases of the eye.*, IV, 1900.

HARMS. Zur Frage der Retinitis haemorragica *X* Congr. internat. d'opht.*, p. B, 174, 1904.
— Ueber Verschluss des Stammes der Vena centr. ret. *Klin. M. Bl. für Aug.*, XLII, p. 508, 1904.

HORMUTH. Ueber Anastomosenbildung... bei thrombosierenden Ertkrank... der vena centralis ret. *Festchrift für Manz*, (Kl. M-Bl. f. Aug) p. 255, 1903.

ISCHREYT. Beitr. z. path. Anat. d. haem. Netzherkr. *Arch. f. Aug.*, XLI, 1, p. 38-65, 1900.

KNAPP. Erblind. Folge v. Thromb. der Ret. Gef. bei Erysipelas. *Arch. f. Aug.*, XIV, p. 257, 1884.

LEBER. Thrombose der Netzhautgefässe. *Graefe-Saemisch* 1ʳᵉ édit., V, p. 529 et 531, 1877.

MEYERHOF. Zur Anatomie des Glaucoma hæmorragicum, 1900. *Zeitschr. für Aug.*, IV, p. 676.

MICHEL. Die spontane Thrombose der Vena centralis. *Graefe's Arch.*, XXIV, 2, p. 37, 1878.

MICHEL. von. Ueber Erkrank... der Art. und Ven. centr. *Zeitsch. f. Aug.*, II, 1, 1899.

MOSES. Zur Aet. der Thrombose in d. V. centr. *In. Diss. Würzburg*, (Michel, Jahresb, p. 382), 1896.

ŒLLER. Atlas der ophtalmoscopie.

PANAS. Apoplexies rétiniennes, p. 630-631. *Traité des maladies des yeux*, I, 1894.

PURTSCHER. (Thrombose de la veine centr. dans un cas de glauc. hémor.) *Arch. f. Aug.*, XXXIII, Ergänz, p. 27, 1896.

RANDOLPH. A clin. study of eye symptoms, etc., *Opht. Rev.*, (Michel, Jahresb, p. 485) 1893.

REIMAR. Ret. haem... mit. anat. Unters. *Arch. f. Aug.* XXXVIII, p. 209, 1899.

SCHEFFELS. Ein Fall v. Perivasculitis retinae. *Arch. f. Aug.*, XXII, p. 374, 1891.

SCHÖBL. Diseases of the retina, p. 442-444. *Norris and Oliver: System of diseases of the eye.*, III, 1900.

SCHÖNEWALD. 1900. Zur Casuistik der Thrombose d. Vena centr. *In Diss. Giessen*, p. 53.

SCHUBERT. Zur Casuistik der Ret. syphil. *Centr. Bl. f. Aug.*, V, p. 330, 1881.

STÖLTING. Ueb. Retin. haemorr. mit. nachfolg. Glauc. *Graefe's Arch.* XLIII, 2, p. 306, 1897.

THOMA. 1889. *Graefe's Arch.*, XXXV. 2.

TÜRK. Bemerk. z. Cas. der Thromb. der Vena centr., etc., 1896. Thèse de Zurich.

YAMAGUCHI. Ein Beitrag zur Pathologie des Sehnerven, etc. *Festchrift für Manz*, p. 180, 1903.

WAGENMANN. 1892, Anat. Unters. ü. einseit. Ret. haem. *Graefe's Arch.*, XXXVIII, 3, p. 243.

De Wecker. Thrombose des vaiss. de la rétine. *Traité complet*, IV, p. 177, 1889.

Wehrli, 1898. Glaucom nach Neuroret albumin. *Arch. f. Aug.*, XXXVII, 1, p. 197.

Weinbaum. Glaukoma hem. mit Thromb. der Vena centr. *Graefe's Arch.*, XXXVIII, 3, p. 191, 1892.

Wiser. Ein Fall von traumatischer Thrombose der Netzhautvenen. *Centr. Bli. f. pr. Aug.*, XXV, p. 360, 1901.

Würdemann. (Thrombo-phléb. des vaiss. centraux de la rétine.) *Arch. of Ophthalm.*, XXIII. (*Rés. ds. Ann. d'ocul.*, CXIII, p. 134), 1895.

CHAPITRE V

OBSTRUCTION (EMBOLIE) DE L'ARTÈRE CENTRALE

Historique. — Déjà en 1837, Sichel rangeait au nombre des causes possibles de l'amaurose les altérations de l'artère centrale de la rétine et en particulier l'oblitération de ce vaisseau, mais il ne cite à ce propos aucun fait précis. Virchow, en 1856, ayant examiné quelques yeux atteints d'ophtalmie métastatique, mentionna dans les capillaires de la rétine la présence de bouchons formés d'une matière semblable à celle de l'endocarde.

Se basant sur la doctrine des embolies artérielles établie par Virchow, de Graefe posa pour la première fois en 1859, le diagnostic clinique d'une embolie de l'artère centrale du nerf optique. Son diagnostic fut confirmé un an et demi plus tard par l'examen anatomique fait par Schweigger (1864, p. 138); il permit d'interpréter après coup une description ophtalmoscopique donnée déjà en 1854, par Jaeger, mais dont la base anatomique était restée indéterminée.

A la suite de cette observation de Graefe, de nombreux cas de cécité subite furent décrits comme résultant d'une embolie de l'artère centrale ; leur nombre même finit par devenir suspect à certains auteurs et des doutes s'élevèrent sur le bien fondé du diagnostic : c'est ainsi que Magnus et Zehender émirent en 1874 l'opinion que la plupart des observations publiées jusqu'à cette époque, entre autres par Liebreich et par Knapp, n'étaient pas dues à une obstruction de l'artère centrale, mais plutôt à une cause extérieure, comme une hémorragie dans l'épaisseur du nerf optique. Les recherches expérimentales et anatomo-pathologiques ont dès lors affirmé le rôle des obstructions artérielles ; la nature de celles-ci reste seule en discussion. Haab, Reimar et Michel contestent aujourd'hui dans la majorité [des cas qu'il se soit agi d'une embolie ; tout au moins tiennent-ils pour certain qu'une thrombose artérielle ou des épaississements endartéritiques sont susceptibles de produire en tous points le tableau clinique considéré jusqu'ici comme caractéristique d'une embolie de l'artère centrale.

Symptômes cliniques. — Les symptômes cliniques qui révèlent une oblitération de l'artère centrale de la rétine varient par certains points de détail, mais ils peuvent se résumer en quelques traits principaux dont la première observation de Graefe nous offre le type. Un homme avait été atteint pendant son travail d'une obnubilation soudaine qui en quelques minutes aboutit à la suppression de toute perception lumineuse de l'œil droit. Huit jours après, l'œil en question ne montrait aucune réaction pupillaire ; l'ophtalmoscope fit voir une papille optique très pâle, des artères extrêmement rétrécies et difficiles à suivre dans leurs ramifications ; des veines plus étroites aussi que normalement, mais dont le calibre allait en augmentant vers la périphérie. Deux jours plus tard GRAEFE put noter dans les veines de la rétine une sorte de circulation intermittente : la colonne sanguine se trouvait divisée en une succession de petits cylindres rouges, alternant avec des espaces clairs, et qui tantôt progressaient par saccades dans la direction de la papille, tantôt restaient immobiles. Ces mouvements de la colonne sanguine finirent par s'atténuer sans être suivis d'un rétablissement de la circulation régulière (*Archiv für Ophth.* V, 1, p. 137-149).

La région maculaire devint le siège d'un trouble laiteux qui atteignit son maximum trois à quatre semaines après le début des accidents ; ce trouble allait en s'effaçant graduellement vers la périphérie ; en son centre on voyait se détacher avec netteté une tache rouge cerise correspondant à la situation de la « fovea centralis ». Ces deux effets de coloration se dissipèrent simultanément au bout d'une quinzaine de jours (*loc. cit.* p. 149-152).

La vision, qui avait été nulle tout d'abord, reparut sous la forme d'une sensation lumineuse assez vague, mais resta limitée à la partie externe du champ visuel sans montrer aucune tendance à l'amélioration (p. 153).

Parmi les nombreux cas d'embolie de l'artère centrale rapportés à la suite de cette observation de GRAEFE, il en est qui diffèrent par la marche des accidents, ou par le siège et le degré de l'obstruction artérielle. A chacune de ces modalités correspondent certaines particularités dans les symptômes cliniques.

La *perte de la vision* est presque toujours soudaine et intéresse le plus souvent un œil dont la santé a semblé jusqu'à ce moment parfaite. Cependant l'accident définitif peut avoir été précédé par un trouble visuel transitoire d'une durée et d'une intensité variables. Ici toutes les combinaisons sont possibles. Les accès d'obnubilation passagère et en quelque sorte prémonitoire sont généralement de courte durée, de quelques heures tout au plus, mais ils peuvent être suivis presque immédiatement par la cécité définitive ou bien au contraire faire place à une guérison complète qui dure plusieurs semaines ou plusieurs mois.

Le trouble passager est total et simule une cécité véritable, ou bien il n'est que partiel, c'est-à-dire qu'il n'intéresse qu'une partie du champ visuel.

Une cécité passagère complète peut faire place à un trouble qui n'occupe définitivement qu'une partie du champ visuel ; inversement l'obnubilation partielle se termine quelquefois par une cécité totale et définitive.

L'apparition du trouble passager dans un œil peut être suivi par un accident définitif dans l'autre œil. On a noté aussi deux ou trois atteintes prémonitoires du même côté avant que la vision fût définitivement abolie.

Les diverses observations faites dans ce domaine ont été réunies et comparées avec un soin particulier par Schnabel et Sachs dans leur mémoire sur l'embolie incomplète des artères rétiniennes (p. 46-49).

L'accident survient le plus souvent sans que l'on puisse trouver une cause déterminante ; dans bien des cas le malade ne remarque la cécité de son œil qu'à son réveil, soit après le repos de la nuit, soit après une sieste de courte durée (Liebreich, Knapp). Quelquefois il est atteint pendant qu'il vaque à ses occupations habituelles, au moment d'un effort ou lorsqu'il se penche en avant.

Le trouble visuel se manifeste sous la forme d'un obscurcissement concentrique du champ visuel, ou bien au contraire d'un scotome central qui va en s'élargissant avec rapidité. Quelques malades ont en même temps des phénomènes lumineux tels que des étincelles ou des cercles de couleurs variées.

En peu de minutes la vision s'efface entièrement, ou bien il ne subsiste qu'une vague sensation lumineuse, qui se localise généralement dans la région externe du champ visuel (Graefe, Steffan, Knapp, Schirmer, Landesberg, Manz, obs. pers. etc.).

La persistance d'une vision meilleure n'a lieu que si l'arrêt de la circulation n'intéresse pas à la fois toutes les branches artérielles de la rétine.

Il faut en effet distinguer d'emblée entre les manifestations cliniques d'une obstruction du tronc de l'artère, et les symptômes visuels qui dérivent de l'oblitération isolée d'une ou plusieurs de ses branches rétiniennes.

A. Obstruction du tronc de l'artère centrale. — Dans un œil examiné peu d'heures après l'accident, le symptôme ophtalmoscopique le plus important consiste dans l'*anémie extrême des vaisseaux rétiniens*.

Les artères sont très étroites, filiformes sur la papille optique et difficiles à suivre au delà ; elles sont entièrement vides de sang, ou n'en contiennent qu'un mince filet, dans lequel on ne peut provoquer aucune pulsation rythmique en exerçant une pression sur le globe de l'œil (Knapp).

Quelquefois le calibre des artères n'est réduit à son minimum que sur la papille et dans le voisinage immédiat de celle-ci ; vers la périphérie il ne s'écarte pas beaucoup du diamètre normal (cas de Blessig), cependant les reflets de la convexité font généralement défaut.

Les veines présentent des modifications analogues à celles des artères ; toutefois leur amincissement n'est pas aussi considérable : leur extrémité papillaire est acuminée et le calibre va s'élargissant d'une façon parfois très accentuée dans les régions équatoriales de l'œil.

Lorsque veines et artères sont très rétrécies, elles se ressemblent à tel point par leur coloration qu'il peut être extrêmement difficile de les distinguer.

Les mouvements saccadés du sang dans les vaisseaux, tels que les a observés de Graefe, ne s'observent bien nettement que s'il s'est produit une *segmentation de la colonne sanguine* (voy. ch. III § 4). Le moindre déplacement des tronçons colorés peut être alors aisément reconnu.

Dans les cas d'embolie de l'artère centrale on a noté ce phénomène plus fréquemment dans les veines (GRAEFE, BLESSIG, KNAPP, LIEBREICH, HIRSCHBERG, SCHNABEL-SACHS, etc.) que dans les artères (MEYHOFER, v. HIPPEL, HIRSCHBERG, LEPLAT, ELSCHNIG). Si la circulation est entièrement interrompue dans la rétine, les cylindres sanguins demeurent immobiles ou n'ont que des mouvements de va-et-vient sans direction déterminée (cas de GRAEFE). Un déplacement des cylindres régulièrement centrifuge dans les artères et centripète dans les veines doit faire conclure à une persistance partielle de l'afflux sanguin.

Une particularité très curieuse consiste en la *circulation rétrograde* que quelques auteurs ont observée dans certaines branches artérielles (HIRSCHBERG, PERLES, ELSCHNIG, UHTHOFF, REIMAR).

ELSCHNIG (1891, p. 67 et 124) et REIMAR (p. 340) croient pouvoir expliquer ce phénomène par un reflux de sang veineux, qui proviendrait des régions de la rétine mieux vascularisées ou même de la choroïde à la faveur d'anastomoses veineuses existant au voisinage de l'ora serrata (LEBER 1875, p. 309; SCHWALBE).

Les traités de WECKER et de PANAS donnent le *manque de toute pulsation artérielle* à la pression sur le globe comme une preuve que la circulation fait défaut. REIMAR (p. 301) conteste que ce symptôme ait une valeur aussi absolue : un rétrécissement considérable du calibre à l'origine du vaisseau peut empêcher la propagation de la vague sanguine sans intercepter entièrement le courant artériel.

La présence d'un pouls veineux spontané ou d'une pulsation artérielle facile à provoquer est en revanche un signe évident de circulation dans les vaisseaux rétiniens. Cette constatation a été faite dans bien des cas d'embolie où l'arrêt avait semblé complet dans les premiers jours qui suivirent l'accident.

Certaines observations de cécité subite et totale offrent d'emblée tous les symptômes d'une obstruction de l'artère centrale de la rétine, à cette différence près, que le pouls artériel subsiste à la pression digitale. Leur nature embolique est fortement contestée, comme nous le verrons plus loin. Le doute se justifie *a fortiori* à l'endroit de descriptions ophtalmoscopiques qui s'écartent encore plus du type esquissé par de GRAEFE ; c'est ainsi que le calibre des artères ne présentait parfois qu'une réduction minime (LORING) ou conservait le tiers de son diamètre normal sans aucune interruption visible de la colonne sanguine (SCHIRMER) ; les veines au lieu de s'amincir sur la papille s'y montraient plus larges qu'à la périphérie (SCHNELLER), ou bien elles étaient anormalement turgescentes ou tortueuses (SCHIRMER, LORING, HAASE). En pareille circonstance ZEHENDER a noté même un pouls veineux quatre jours après le début des accidents.

La réapparition des pulsations artérielles ou veineuses marque la fin de la **période** anémique ou **ischémique** qui suit immédiatement l'obstruction de l'artère centrale. A cette période appartiennent encore des phénomènes qui, sans avoir leur siège dans les vaisseaux, résultent directement des troubles circulatoires : ce sont le développement du trouble laiteux de la rétine et de la tache rouge maculaire, et, dans un certain nombre de cas, la production de petites hémorragies.

Le *trouble de la rétine* est l'un des symptômes les plus constants de l'embolie. L'observation de GRAEFE, qui ne le vit apparaître que dans la deuxième semaine, est seule en son genre ; dans la généralité des cas on le constate au premier examen ophtalmoscopique. Schnabel (p. 29) et Fischer (p. 2) l'ont vu se produire déjà deux heures après l'obnubilation de la vue, Blessig et Manz après peu heures également ; de Schweinitz au bout de vingt minutes déjà ; au lendemain de l'accident il est déjà très prononcé. Son intensité et son étendue sont quelque peu variables. Ce n'est parfois qu'une buée semi-transparente qui circonscrit isolément la papille et la macula ; en d'autres cas, la rétine montre une opacité laiteuse, un peu jaunâtre ou même verdâtre, qui s'étend du côté nasal jusqu'à deux ou trois diamètres papillaires du nerf optique et, du côté externe, jusqu'à une distance semblable de la macula. Le disque optique apparaît noyé dans cette opacité, car il participe lui-même au trouble laiteux ; sa coloration rosée a fait place à une teinte mate qui n'a pas cependant la blancheur tendineuse de l'atrophie ; ses bords sont à peine reconnaissables et l'origine des vaisseaux rétiniens est en partie voilée par une fine fibrillation radiée comparable à celle des fibres nerveuses à myéline. Dans la région du pôle postérieur de l'œil, l'opacité est assez uniforme, sauf qu'on y distingue parfois comme un fin pointillé blanc ; elle fait place à la coloration rouge de la périphérie par une transition assez brusque sans qu'il y ait une véritable ligne de démarcation.

La durée du trouble rétinien n'est pas toujours la même. Liebreich et Hirschberg (1884, p. 4) l'ont vu s'atténuer à partir du sixième ou du septième jour ; Knapp (1868, p. 216) a noté sa disparition complète après vingt jours. Nous l'avons vu subsister sans diminution pendant une quinzaine et ne s'effacer entièrement qu'au bout de un mois et demi.

Ce qui rend caractéristique le trouble rétinien de l'embolie, c'est la *tache rouge cerise* qui marque le centre de la région maculaire. Sa présence est presque constante. Sa coloration est tantôt d'un rouge vif, tantôt carminée ou brunâtre ou violacée. Sa forme généralement ovalaire, son diamètre variable mais toujours inférieur à celui de la papille optique ; ses bords, quelquefois surélevés, sont nets quand l'opacité rétinienne est très intense et deviennent plus diffus à mesure qu'elle s'atténue. La tache maculaire disparaît en même temps que le trouble laiteux qui la circonscrit. Dans de rares occasions elle fait défaut dès le début : Œller et Leplat l'ont vu remplacée par une tache légèrement grisâtre sur le reste de la région maculaire.

Les *hémorragies* appartiennent d'une façon beaucoup moins constante au tableau de l'embolie de l'artère centrale. Cependant Liebreich les a notées dans les 6 cas de son observation et Fischer (p. 121) en a compté 47 exemples sur 155 cas d'obstruction du tronc de l'artère.

Ces hémorragies sont le plus souvent de petite dimension, et peu nombreuses. Elles siègent de préférence dans le voisinage de la papille et de la macula. Elles sont ponctiformes, quelquefois en flammèches (Liebreich, Knapp, Schnabel, etc.). Leur apparition n'a généralement pas lieu dans les premiers jours qui suivent l'accident, mais au moment où la circulation commence à se rétablir dans les vaisseaux de la rétine (Fischer, p. 118).

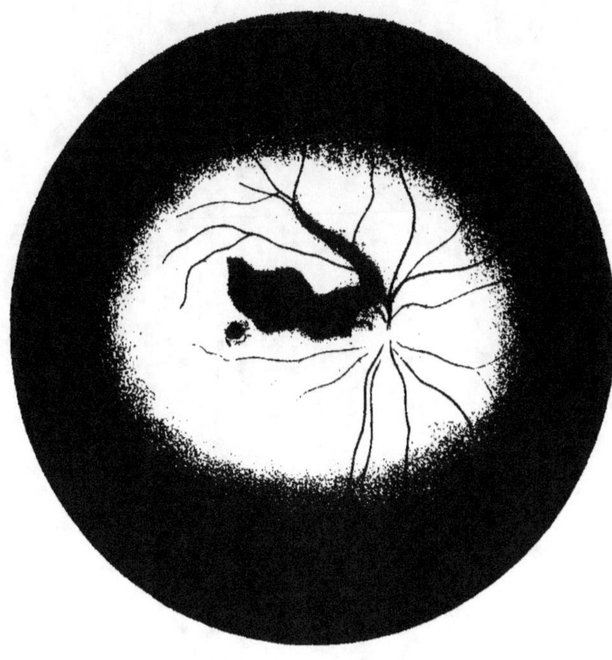

Fig. 1. Obstruction des artères rétiniennes à l'exception d'un rameau maculaire.

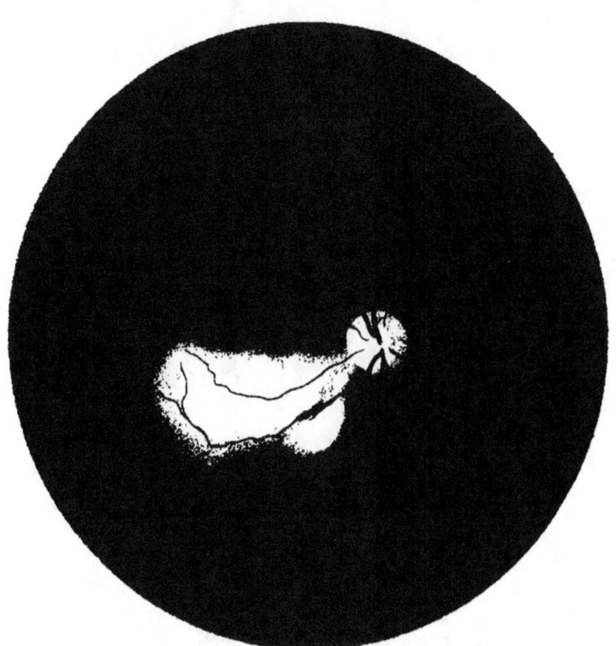

Fig. 2. Obstruction isolée d'une artère maculaire.

Gonin ad nat. del.

Lith. Kunstanstalt F. Reichhold, Münc

A la période ischémique, consécutive à l'occlusion de l'artère centrale, succède le **stade atrophique**.

La papille optique prend une *blancheur d'ivoire*. Elle ne montre que des vaisseaux très minces, parfois presque invisibles. Il est à remarquer en effet que l'augmentation de la circulation qui fait suite au tableau de l'embolie n'est pas durable ; elle se termine presque toujours par une nouvelle diminution dans le calibre des artères, diminution graduelle mais cette fois-ci définitive. Tout au plus les vaisseaux conservent-ils, dans les parties périphériques de la rétine, une réplétion relative dont les causes seront discutées plus loin. Le rétablissement d'une circulation suffisante pour empêcher l'atrophie optique est une grande exception. Pareille occurence suffirait d'après beaucoup d'auteurs pour faire douter du diagnostic d'embolie.

Le temps nécessaire à l'établissement du stade atrophique varie, suivant les observations, de six à huit semaines environ. Dans cet intervalle, le trouble rétinien se dissipe peu à peu, laissant transparaître à nouveau la coloration rouge du fond de l'œil. Certains auteurs ont noté dans la région maculaire la persistance d'*irrégularités de pigmentation* (ELSCHNIG, 1891, p. 139; KERN, cas X et XII ; DAVIDSON, cas I) ou d'un fin pointillé blanc (SCHNABEL, BENSON, KERN, UHTHOFF, HIRSCH). Dans les cas que nous avons suivis, nous n'avons pu constater que la *disparition du reflet circulaire* qui à l'état normal entoure la fovea. Nous avons noté une fois la production de foyers pigmentés de chorio-rétinite sur le pourtour du disque optique.

Le *rétrécissement secondaire des artères rétiniennes* se fait selon deux types différents, tout comme au début de la période ischémique ; dans un certain nombre de cas les branches artérielles, déjà très minces sur la papille, vont en s'atténuant encore au delà, de sorte qu'on les perd bientôt de vue ou qu'elles ne se prolongent que sous la forme de fins cordons blancs ; en d'autres cas on les voit s'élargir brusquement à peu de distance de la papille et regagner à partir de ce point un calibre à peu près normal. Leur coloration reste cependant d'un rose plus pâle et le reflet de leur convexité manque le plus souvent.

Ce brusque élargissement des artères au delà du disque optique a été décrit notamment par HIRSCHBERG (1884, p. 75). Dans une observation de SCHNABEL (p. 18), les artères étaient réduites sur la papille à l'état de cordons exsangues et blancs : elles n'en reprenaient pas moins à quelque distance sur la rétine l'aspect de vaisseaux normaux. En exerçant une pression sur le globe de l'œil on pouvait se convaincre que le tronçon papillaire de ces artères était resté perméable.

L'*opacification des parois vasculaires* s'observe assez fréquemment à la suite de l'embolie. Elle progresse généralement du centre à la périphérie de la rétine. C'est une fine bordure blanche qui apparaît le long de la colonne sanguine des principales branches artérielles (JÆSCHE) ; les ramifications de moindre importance sont transformées en filaments grisâtres (HIRSCHBERG).

B. Obstruction isolée d'une ou plusieurs branches de l'artère centrale. — Considérée au point de vue de sa vascularisation artérielle, la rétine se divise en trois territoires principaux : *a*) le territoire de la branche supérieure de l'artère centrale ; *b*) celui de la branche inférieure ; *c*) la région papillo-maculaire, alimentée par les petites artères que le disque optique lui envoie de son bord externe.

Chacun de ces territoires artériels peut être affecté isolément par une interruption de l'afflux sanguin ; il arrive aussi que deux d'entre eux soient atteints et que le troisième reste seul intact. De là, trois combinaisons principales sous le rapport de l'importance des troubles visuels :

1° L'arrêt de la circulation intéresse les deux grosses branches de l'artère centrale et n'épargne que les vaisseaux de la région papillo-maculaire ;

2° L'obstruction artérielle se manifeste uniquement dans le domaine de la branche ascendante ou dans celui de la branche descendante ;

3° La région maculaire est seule atteinte.

A ces trois types de localisation des troubles circulatoires correspondent de notables différences dans l'étendue des altérations rétiniennes, mais l'importance principale réside dans l'intégrité plus ou moins grande des éléments de la fixation centrale. Or cette intégrité dépend surtout de certaines variations individuelles dans la distribution des artères maculaires.

Hirsch (p. 165) a déterminé que dans environ 70 p. 100 des cas la macula est nourrie simultanément par des artères qui lui viennent directement de la papille et par les vaisseaux qu'elle reçoit des artères temporales supérieure et inférieure ; 25 fois sur 100, les ramifications des grosses branches semblent seules en jeu. Il est exceptionnel que la région maculaire ne soit alimentée que d'un seul côté. Elle a donc une situation privilégiée, et possède beaucoup de chances de conserver ses fonctions pour peu que la circulation ne se trouve pas abolie dans tous les vaisseaux rétiniens.

1° Obstruction de toutes les artères de la rétine à l'exception des artères maculaires. Voy. fig. 1, pl. I. — Malgré sa singularité cette forme n'est pas très rare, car on en a publié plus d'une trentaine d'exemples (Laqueur, Hirsch, Zur Nedden, etc.). La première description vient de Pagenstecher (1861) qui croyait avoir affaire à une apoplexie du nerf optique. Nous en avons quatre observations personnelles.

L'aspect ophtalmoscopique ressemble beaucoup à celui d'une embolie totale de l'artère centrale, mais un petit territoire, confinant au nerf optique du côté de la macula, a gardé sa coloration normale ; les petits vaisseaux qui le parcourent, venant de la papille par son bord externe, ont également leur réplétion normale, parfois un peu augmentée : le pouls artériel s'y montre à la pression, tandis qu'il fait défaut dans toutes les autres artères.

La partie de la rétine restée transparente se délimite nettement du trouble qui l'entoure ; sa forme, un peu irrégulière, est celle d'un triangle, d'une ellipse ou d'un rectangle. Elle est toujours en contact direct avec le bord externe de la papille optique ; en revanche elle affecte avec la macula des rapports quelque peu variables. Tantôt elle englobe la fovea centralis tout entière, tantôt elle l'effleure à peine par un des ses bords, tantôt elle en reste séparée par une certaine étendue de rétine dégénérée. De ces conditions différentes résulte une grande diversité dans le degré des troubles visuels.

Dans l'observation de MAUTHNER (1873), la vision centrale était intacte au sein

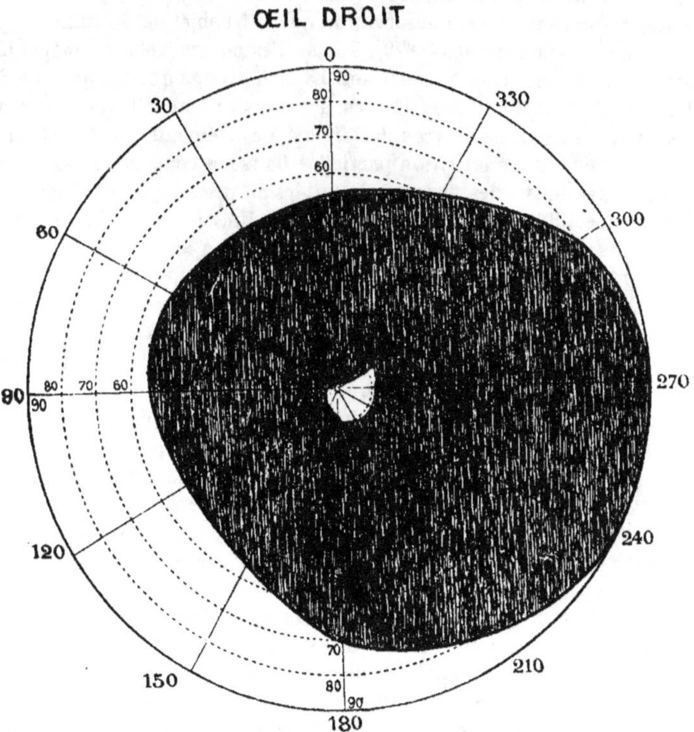

Fig. 56.

Champ visuel à la suite d'une obstruction de l'artère centrale avec persistance
de la circulation dans une artériole maculaire.
(Acuité visuelle maintenue à 1/10).

d'un champ visuel très rétréci ; dans celle de LAQUEUR, la nutrition des éléments de la fovea centralis se trouvait également assurée par le maintien d'une circulation papillo-maculaire ; le vaisseau nourricier avait toutefois ceci de particulier qu'il naissait près du bord supérieur de la papille optique. Cette artère était plus volumineuse que ne le sont généralement les artères maculaires ; elle avait eu pour effet de maintenir la transparence rétinienne dans une bande assez large, qui, du bord temporal de la papille, s'étendait jusqu'à la périphérie.

La contre-partie nous est donnée par les descriptions de Schüller, Hille-mans, Leplat, Baer, Perles, Zur Nedden, Genth ; ici le territoire épargné se limite au voisinage immédiat du disque optique ; le trouble périfovéal est aussi prononcé qu'à la suite d'une embolie totale ; la fixation est en conséquence abolie et la vision périphérique ne subsiste que dans un petit espace para-central. Nous avons aussi une observation de ce genre.

Entre ces cas extrêmes, l'observation qui fait l'objet de notre fig. 1, pl. I, analogue aux cas de Saemisch (1879), Benson, Hirschberg (1885, p. 354) et Knapp (1885), ménage une certaine transition. La tache rouge qui marque la « fovea centralis » est distincte de la rétine restée normale ; mais elle n'en est séparée que par une étroite zone de trouble laiteux. Les éléments de la fixation cen-trale bénéficient d'une nutrition partielle. Dans ces conditions Benson, Birn-bacher et Knapp ont vu des visions très faibles au premier abord s'élever à 1/3, à 2/3 et même à 3/3 de la normale, tandis que Hirschberg et Knapp (dans un autre de ses cas) ont noté au contraire l'abolition graduelle des derniers restes de perception.

Le champ visuel (fig. 56) correspond dans la règle par sa forme et son éten-due à la partie vascularisée de la rétine. Le cas de Laqueur constitue sous ce rap-port une exception : c'est à peine si la vision excentrique s'étendait à 4 degrés en dedans du point de fixation, bien que le fond de l'œil fût exempt de trouble du côté temporal jusqu'à la périphérie. Laqueur explique cette apparente incongruence par la disposition des fibres optiques papillo-maculaires : les éléments rétiniens situés entre la papille et la macula étaient en effet les seuls dont les impressions fussent transmises au travers d'un tissu tout à fait sain car les fibres optiques venant des régions extérieures à la macula devaient nécessairement emprunter dans leur trajet le territoire vasculaire des artères supérieure ou inférieure.

2° *Obstruction de l'une des grosses branches de l'artère centrale.* — Cette forme a été signalée premièrement par Saemisch et par Hirschmann ; de nom-breux exemples en ont été donnés depuis lors, principalement par Knapp (1874), Hirschberg (1885, 5 cas), Perles (1891 et 1892, 4 cas) et Hirsch (3 cas) ; elle fait suite quelquefois à un arrêt momentané de la circulation dans toutes les artères de la rétine ; en pareil cas la cécité totale fait place à un retour par-tiel de la vision.

Si l'artère papillaire supérieure est oblitérée à sa naissance, le trouble laiteux caractéristique ne se voit que dans la moitié correspondante de la rétine et l'on constate l'effacement de la moitié inférieure du champ visuel. Inversement, si l'artère descendante est atteinte, il y a hémianopsie supérieure. Dans le cas où le vaisseau ne se trouve obturé qu'au delà de sa première bifurcation, le trouble est localisé à un secteur de la rétine et comporte dans le champ visuel un scotome de même étendue (fig. 57).

Hirschberg (cas V), a vu un arrêt de circulation intéresser à la fois la branche inférieure de l'artère et le rameau temporal de la branche supérieure : il y avait donc abolition des trois quarts du champ visuel. Mauthner a cité un exemple semblable.

Dans toutes ces combinaisons, la région maculaire conserve son intégrité, à moins qu'à la suite d'une particularité individuelle sa nutrition ne dépende précisément du vaisseau oblitéré ; c'est ainsi que SAEMISCH, HIRSCHMANN, KNAPP, HIRSCH, etc., ont vu l'acuité visuelle se maintenir normale en dépit de l'hémianopsie, tandis que dans l'observation de STUELP l'obstruction de l'artère supérieure se trouvait accompagnée d'un trouble périfovéal intense avec absence de toute fixation centrale.

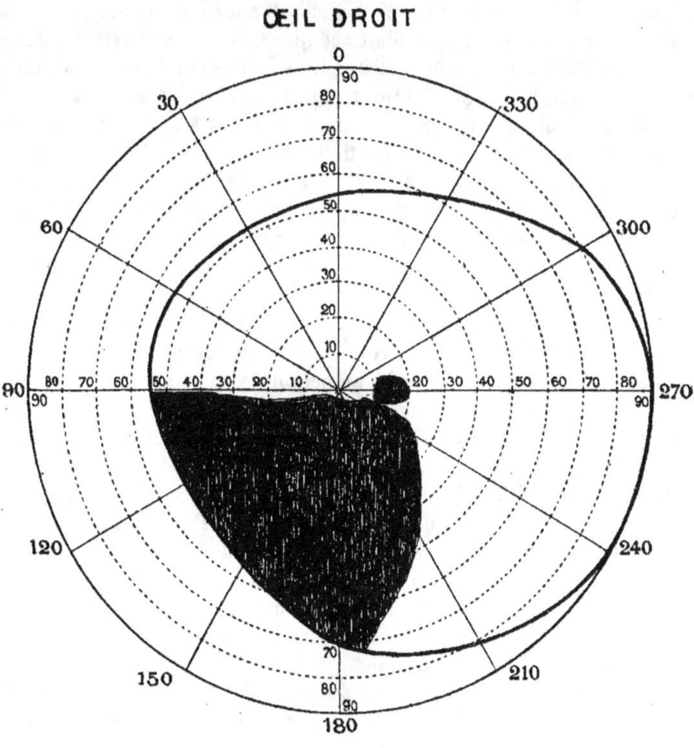

Fig. 57.

Champ visuel à la suite de l'obstruction de la branche temporale
et supérieure de l'artère centrale.

(Acuité visuelle de 1/4 au début ; remontée plus tard à 1/2).

Dans l'exemple donné par PERLES (1892, p. 164), d'un scotome central combiné avec un défect périphérique correspondant à l'oblitération de l'artère nasale supérieure, on est forcé d'admettre que les deux régions rétiniennes avaient été atteintes indépendamment l'une de l'autre par un trouble de circulation.

Lorsqu'un arrêt de la circulation se manifeste isolément dans l'une des

grosses artères de la rétine, on peut assez fréquemment reconnaître à l'ophtalmoscope quel est le point du vaisseau où s'est produit l'obstruction ; on
possède une trentaine d'observations de ce genre et Reimar en a réuni 22 dans
son travail sur la matière.

Plusieurs auteurs déclarent avoir vu l'embolus lui-même ; toutefois, leurs
descriptions présentent une grande diversité ; quelques-uns d'entre eux n'ont
constaté qu'une *dilatation ovalaire ou sacciforme* du vaisseau sur la papille
ou à peu de distance de celle-ci : le calibre, normal jusqu'au point de la dilatation, se montrait fortement rétréci au delà. D'autres ont remarqué un *caillot
rouge brun* ou noirâtre, qui semblait occuper le lumen de l'artère, ou bien un
bouchon blanchâtre qui produisait une interruption de la colonne sanguine.

Un certain nombre de descriptions parlent de *petites taches ou de nodules*
d'un blanc brillant et qui ont leur siège non pas à l'intérieur de l'artère,
mais *sur* celle-ci ; ils recouvrent partiellement la paroi du vaisseau et son
contenu. Nous en avons observé plus d'un exemple (voy. fig. 3, pl. II et fig. 20,
pl. XI). Notons ici que dans un cas de ce genre, Schnabel et Sachs (p. 22),
ont trouvé à l'examen microscopique que non seulement le lumen de l'artère était bien en partie obstrué, mais que l'adventice elle-même présentait
un notable épaississement.

Quelquefois l'artère est tout entière transformée en un *cordon blanc* sur
une longueur variable, ou bien, comme dans le cas de Reimar, l'arrêt de la
circulation est dû à une sorte de manchon cylindrique qui, sur une très
courte étendue, réduit la colonne sanguine à un mince filet central. Bentru
mentionnant un fait analogue, dit avoir assisté à la canalisation graduelle d
l'embolus primitivement observé. En somme la plupart des observation
ophtalmoscopiques ont trait, non pas à un bouchon occupant le lumen, mai
à une opacification de la paroi même de l'artère ; il reste donc incertain
l'on a affaire à un embolus avec réaction secondaire de la paroi, ou bien
une altération primitive de la paroi du vaisseau (endo et périartérite).

Dans la règle, l'artère a son calibre normal et montre une pulsation art
rielle en deçà du point où siège l'obstacle : au delà, elle est très rétréci
moniliforme ou tout à fait exsangue.

3° *Obstruction de l'une des artères maculaires.* (Voy. fig. 2, pl. I).
D'après Hirsch (p. 165), le 60 p. 100 des artères maculaires tirent visibleme
leur origine de l'artère centrale. Environ 30 p. 100 naissent de la surface de
papille, sans connexion apparente avec le tronc principal, mais possède
probablement la même origine que le premier groupe. On peut estimer
10 p. 100 le nombre des artères qui ont leur point d'émergence en dehors d
limites de la papille et que l'on a baptisées du nom de « cilio-rétiniennes

Les unes comme les autres peuvent devenir le siège d'une obstructi
soudaine ayant les caractères de l'embolie. C'est une forme dont il n'a pas
publié beaucoup d'exemples, bien que Hirschberg (1885, p. 43) dise en av
observé plusieurs ; Hirsch, en décrit deux, dont l'un concerne des artè
maculaires directes et l'autre des artères ciliorétiniennes. Dans les cas
Seydel et de Görlach l'obstruction intéressait aussi un vaisseau cilio-rétini

La description consacrée par Knapp (1868, p. 236-250), aux « embolies des artères ciliaires » nous semble se rapporter simplement à des exemples d'obstruction des artères maculaires de la rétine.

Le trouble maculaire a plus ou moins d'étendue selon l'importance du vaisseau oblitéré, et l'on remarque quelquefois la tache rouge caractéristique au niveau de la fovea.

La vision, très abaissée par la présence d'un scotome central absolu dans

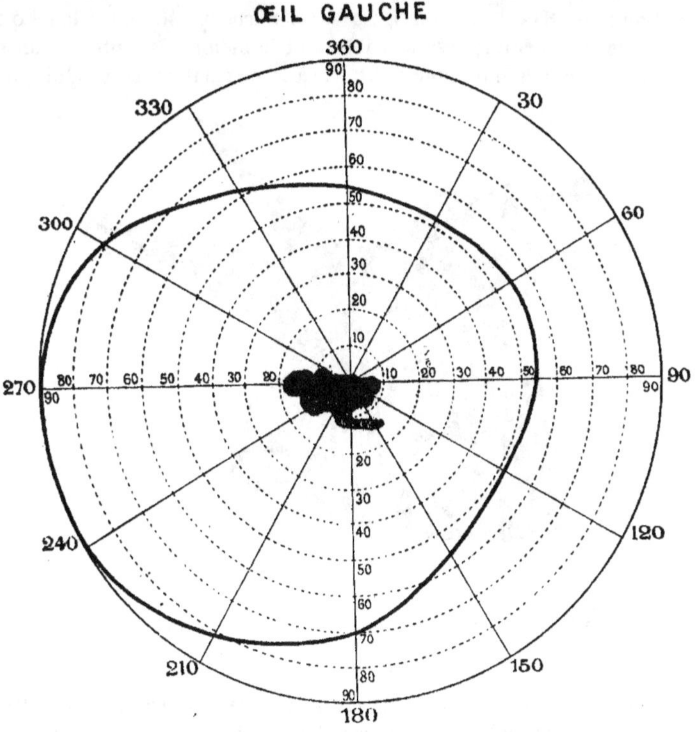

Fig. 58.

Champ visuel à la suite de l'obstruction isolée d'une artère maculaire.
(Voyez le dessin ophtalmoscopique à la pl. I, fig. 2.)
(Acuité visuelle de 1/20, remontée.)

les observations de Hirschberg, Hirsch et Görlach, était beaucoup meilleure dans celles de Perles et de Seydel. Dans l'exemple retracé par notre figure 2, pl. I, l'acuité centrale était de 1/20, le scotome intéressant par son bord le centre de la fixation.

Tout dépend donc des conditions de vascularisation de la macula.

L'apparition constante d'un scotome dans le champ visuel, lorsqu'une des artères rétiniennes se trouve obstruée, est la preuve clinique de ce que

l'anatomie et les recherches expérimentales avaient déjà démontré : à savoir
que les artères de la rétine sont des artères terminales et que même dans
leurs ramifications les plus fines elles ne constituent pas d'anastomoses.
Certains auteurs ont supposé en conséquence qu'un *infarctus hémorragique*
devait faire suite à toute embolie d'une branche de l'artère centrale, conformément à la théorie de Cohnheim. Cette opinion n'a pas été confirmée par les
faits. Knapp, Landesberg, Löwenstein, Hoffmann et van Duyse ont bien cité des
cas d'hémorragies multiples, mais on leur a contesté le caractère d'infarcts
post-emboliques (Haab, Schnabel). Schnabel-Sachs (p. 40) ont calculé que la
fréquence des hémorragies est sensiblement la même à la suite de l'obstruction d'une branche que lorsque l'obstacle à la circulation se produit dans le

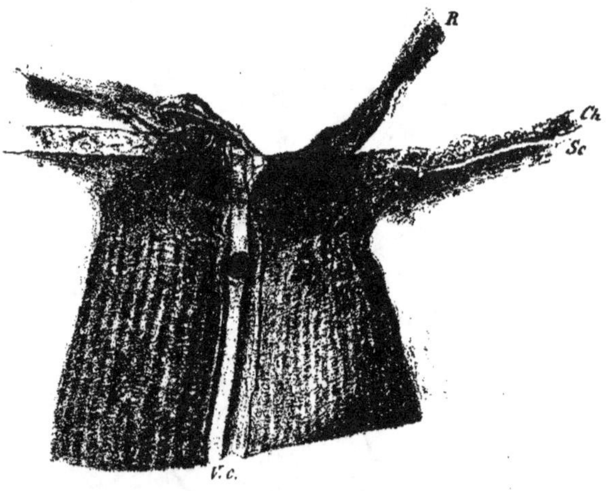

Fig. 59.

Coupe du nerf optique montrant un bouchon (embolus ?) dans le lumen de l'artère centra
(d'après un dessin de Peltesohn. 1ᵣᵉ observ. clinique de A. de Graefe, examen anat
mique de Schweigger).

tronc même de l'artère. D'après la statistique de Fischer (p. 121) cette fr
quence est même moindre dans les cas d'obstruction des branches artériell
(8 fois sur 45) que dans les cas d'obstruction du tronc (47 fois sur 155). Ha
insiste sur ce que les hémorragies font entièrement défaut ou sont pe
abondantes dans la grande majorité des cas d'embolie partielle.

Anatomie pathologique. — On connaît plus de vingt examens anat
miques ayant fait suite à la constatation par l'ophtalmoscope d'une obstru
tion soudaine de l'artère centrale, mais leurs résultats diffèrent trop po
qu'il soit possible d'en donner une description d'ensemble. Au reste plusieu
des comptes rendus qui nous en restent sont très succincts ou bien les déta
qu'ils apportent ne sauraient être acceptés sans réserve, car les connaissanc
actuelles en pathologie générale diffèrent notablement de ce qu'elles étaie

il y a vingt-cinq ou trente ans. La description même de Schweigger (1864), qui fut la première en date et qui longtemps resta classique, ne paraît pas à l'abri de certaines critiques.

En outre, dans les observations plus récentes de Loring, de Popp, de Hirschberg et de Mlle Welt, on ne retrouva pas à l'autopsie le bouchon de l'artère. Il ne reste ainsi qu'une douzaine de cas sur lesquels nous puissions baser une description anatomique portant sur la nature et le degré de l'obstruction, sur son siège et sur la date probable de sa formation.

A. Nature de l'obstruction artérielle. — Schweigger et la plupart des auteurs qui après lui ont constaté par l'autopsie la présence d'un bouchon dans l'artère, ne mettent pas en doute qu'il se soit agi là d'un embolus. Wagenmann (1894, p. 223 et fig. 1) et Nuel (1896, p. 169) nous le montrent dilatant par sa masse le calibre du vaisseau, lequel est en revanche fortement rétréci en amont et surtout en aval de l'obstacle (voy. fig. 60). La structure granuleuse du bouchon, sa pauvreté en éléments cellulaires, sa situation en présence d'une paroi relativement saine, semblent à Elschnig (1891, p. 86) et à Schnabel et Sachs (p. 25) une preuve suffisante de son origine erratique.

Siegrist envisage également comme de nature embolique l'obstruction de l'artère centrale qu'il a vu se produire à la suite d'une thrombose postopératoire de la carotide interne et de l'artère ophtalmique.

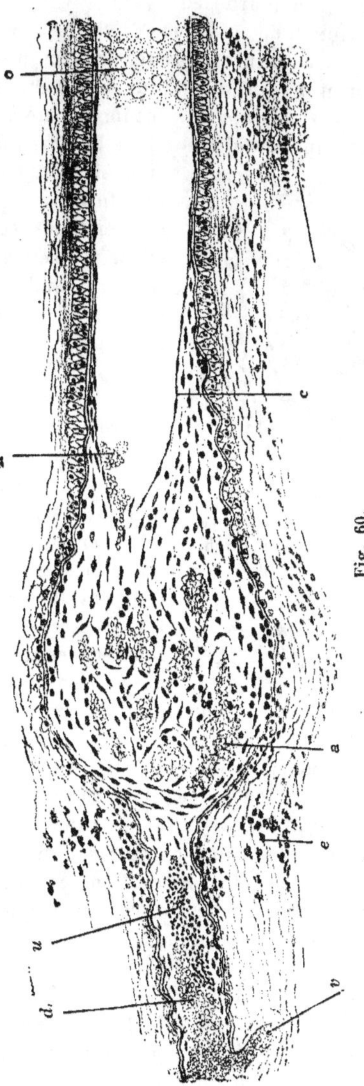

Fig. 60.

Artère centrale obstruée par un bouchon d'origine embolique (?). Coupe longitudinale (d'après Nuel).

a, embolus en voie d'organisation. — *c*, épaississement de l'endothélium. — *n*, globules sanguins en amont de l'obstruction. — *o*, coagulum formé probablement *post mortem*. — *u*, globules sanguins altérés en aval de l'obstruction. — *d*, globules sanguins normaux. — *v*, vaisseau collatéral par lequel probablement la circulation a pu se rétablir en aval de l'obstruction. — *e*, amas de pigment.

Tous ces auteurs tiennent pour un signe d'organisation commençante la présence d'éléments nucléés et tout particulièrement de cellules endothéliales au sein du bouchon artériel.

La description de von Michel (1899, p. 3 et 4) diffère de toutes les précédentes : il a vu le calibre de l'artère rétréci jusqu'à 1/16 de la normale par un épaississement de l'intime qui lui semble être primaire et se rattacher à une *endartérite proliférante*. Faisant immédiatement suite à cet étranglement, un *thrombus* occupe ce qui reste de la lumière du vaisseau. Comme ici le bouchon siège au delà de la partie la plus rétrécie, von Michel exclut avec certitude la possibilité d'un embolus. Dans le cas rapporté par Mlle Galinowsky, c'est aussi une *prolifération de l'intime* qui semble avoir été la cause première de l'occlusion du vaisseau, occlusion rendue parfaite par une volumineuse concrétion (calcaire ?).

Le rôle principal nous semble appartenir encore à l'endartérite dans une observation de Hofmann, bien que celui-ci ait cru devoir attribuer à une embolie l'obstruction artérielle qu'il a constatée.

Nous avons nous-même donné la description d'une thrombose (voy. fig. 61) trouvée dans l'artère centrale d'une personne qui avait présenté les symptômes ophtalmoscopiques d'une ischémie rétinienne avec perte soudaine de la vision au cours d'un abcès érysipélateux de l'orbite.

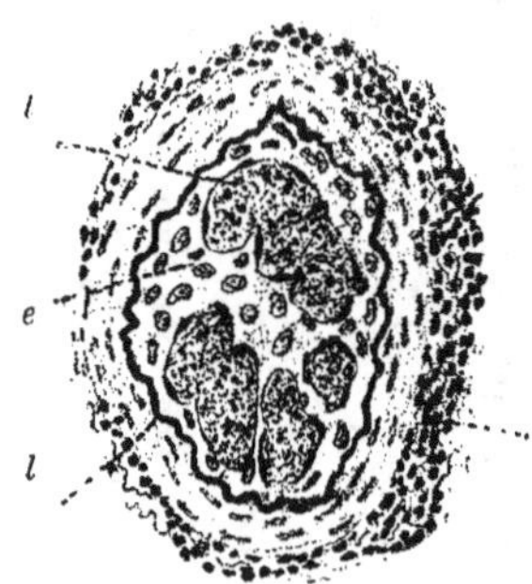

Fig. 61.

Coupe transversale de l'artère centrale obstruée par un thrombus de date récente dans un cas d'abcès érysipélateux de l'orbite.

a, adventice infiltrée de leucocytes. — *l*, lame élastique. — *e*, endothélium en prolifération. — *t*, thrombus granuleux.

Que faut-il penser d'une telle bigarrure dans les constatations anatomiques ? Faut-il en déduire que l'obstruction de l'artère centrale résulte avec une égale fréquence d'une embolie, d'une thrombose et d'une endartérite proliférante ? Ou bien les détails révélés par le microscope ont-ils été interprétés d'une façon fautive ? Ce sont là des questions fort difficiles à trancher dans l'état actuel de nos connaisances et qui rendent désirables de nouvelles recherches détaillées et précises. Nous y reviendrons dans le chapitre de la pathogénie en exposant les raisons théoriques qui plaident pour ou contre la doctrine primitive de l'embolie.

B. Siège de l'obstruction. — Dans la majorité des cas, le bouchon artériel s'est montré *au niveau de la lame criblée*, ou immédiatement en arrière, comme si, dans cette région, les parois des vaisseaux s'étaient trouvées moins extensibles, conformément à l'explication de Schweigger. On l'a vu aussi plus en avant, *à la bifurcation des branches rétiniennes* (Manz) ou à l'intérieur d'une de ces branches (Schnabel-Sachs, Elschnig). Dans les cas de Schmidt-Rimpler et de Siegrist, l'artère était oblitérée *près de son entrée dans le nerf optique*. Peut être en était-il de même dans le cas de Hirschberg

(1884) où l'examen du globe de l'œil n'a donné aucun renseignement sur le siège de l'obstruction.

C. DEGRÉ DE L'OBSTRUCTION. — Dans plusieurs des cas examinés, l'oblitération de l'artère s'est trouvée incomplète, soit qu'elle eût été telle dès le début des accidents ainsi que le veulent ELSCHNIG et SCHNABEL-SACHS, soit que le courant sanguin se fût frayé après coup un passage au travers de l'obstacle (WAGENMANN). Le canal resté ou redevenu libre était parfois extrêmement étroit. Quelques auteurs ont décrit, à côté du produit de l'embolie, un thrombus qui aurait parfait secondairement l'oblitération du lumen. (SCHWEIGGER, SICHEL, MANZ, SIEGRIST). Dans le cas de NUEL, l'obstruction est donnée comme totale ; de même dans celui de Mlle GALINOWSKY.

D. DATE DE L'OBSTRUCTION. — L'observation de SIEGRIST est celle qui a porté sur l'état anatomique de l'œil dans le plus court délai après la perte de la vision (six jours). Les examens de ELSCHNIG et de MICHEL ont eu lieu après cinq semaines ; la plupart des autres constatations n'ont été faites que plusieurs mois après l'apparition du tableau de l'embolie.

La majorité des auteurs reconnaissent dans l'obstruction artérielle qu'ils ont constatée à l'autopsie la cause déterminante de la perte de la vision. Mme WELT fait exception, en ce sens qu'ayant rencontré un thrombus dans l'artère centrale de l'un des yeux, elle considère ce bouchon comme de date trop récente et qu'elle attribue à une autre thrombose, maintenant disparue, les troubles fonctionnels constatés trois semaines auparavant.

E. ALTÉRATIONS VASCULAIRES. — Il faut noter ici non seulement les modifications de la paroi artérielle au niveau du bouchon qui l'obstrue, mais encore les altérations sans relation directe avec ce bouchon et qui peuvent avoir une importance au point de vue de la pathogénie.

Dans sa partie oblitérée, le vaisseau montre ordinairement une prolifération plus ou moins prononcée de sa membrane intime. La musculaire est en revanche amincie ou même entièrement disparue, tandis qu'il y a augmentation des éléments conjonctifs, principalement dans la tunique adventice. L'intime se montre aussi épaissie en avant et en arrière du bouchon ; parfois elle pénètre celui-ci par des prolongements cellulaires, qui semblent indiquer un commencement d'organisation. Cette activité de la tunique interne passe généralement pour un phénomène secondaire à l'embolie ou à la thrombose. Toutefois REIMAR (p. 342) et MICHEL (1899, p. 3 et 32) lui attribuent la priorité et la caractérisent comme un processus d'endartérite proliférante. C'est un point qui prête à discussion et que les examens anatomiques ne suffisent pas à trancher.

Les travaux de HAAB, REIMAR, MICHEL, ont aujourd'hui attiré l'attention sur les altérations vasculaires primitives de la rétine, que l'on constate dans bien des cas d'embolie, sans qu'elles soient limitées au voisinage du bouchon artériel. Des manifestations d'artério-sclérose généralisée ou d'endartérite locale avaient été notées déjà par SCHNABEL et SACHS, par ELSCHNIG, et par

Wagenmann. Dans une critique de toutes les observations anatomiques qui ont été publiées, Reimar s'attache à démontrer que ces altérations vasculaires ne font pour ainsi dire jamais défaut et ne sauraient être secondaires à l'embolie, comme inclineraient à le croire Wagenmann et Nuel. Tout récemment encore, Haab et Hertel ont confirmé le dire de Reimar en insistant sur la fréquence des manifestations endartéritiques dans les artères de la rétine chez des sujets artério-scléreux, même en l'absence de tout symptôme visuel et Raehlmann a donné une description détaillée d'un cas fort instructif où ces mêmes altérations artérielles avaient été la cause très probable d'une cécité soudaine, bilatérale et complète chez une accouchée atteinte de néphrite.

F. Altérations de la rétine et du nerf optique. — Les examens anatomiques que nous possédons concordent par la description des lésions dégénératives de la rétine, à condition toutefois qu'on laisse de côté les quelques cas où le tableau de l'embolie ne s'est point présenté dans toute sa pureté, tels que ceux qui ont été compliqués d'irido-choroïdite, de glaucome ou de rétinite albuminurique (cas de Schmidt-Rimpler, Nettleship, Manz, Loring-Delafield, Welt). Dans les observations de Popp et de Hirschberg où le siège de l'embolie ne fut pas retrouvé, comme dans celles où l'obstruction de l'artère a été dûment constatée, les couches internes de la rétine présentaient une dégénérescence évidente portant sur les fibres optiques

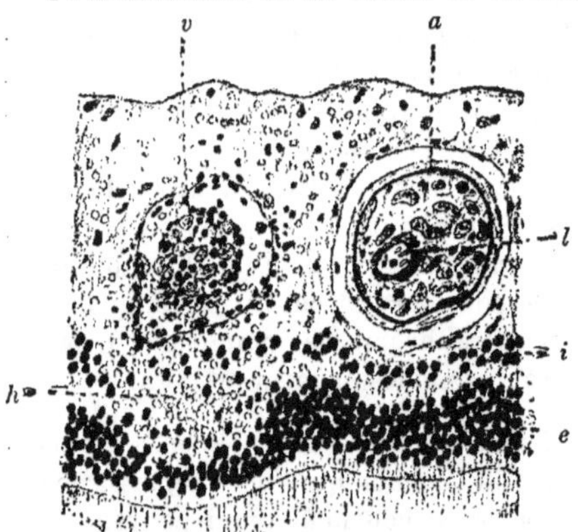

Fig. 62.

Coupe de la rétine dans un cas de thromboses des artères et des veines.

a, grosse branche artérielle. — *l*, reste de lumen. — *v*, branche veineuse thrombosée avec hémorragie dans l'espace périvasculaire. — *i*, granuleuse interne très amincie. — *e*, granuleuse externe d'épaisseur normale. — *h*, foyer hémorragique. — La couche des fibres et des cellules ganglionnaires est très fortement réduite.

et les cellules ganglionnaires jusqu'à leur complète disparition. Elschnig et Wagenmann ont vu de plus une notable atrophie des grains internes et de la couche plexiforme (moléculaire) externe. Nuel croit aussi que, dans toute l'étendue de la rétine, la couche des grains internes se trouvait réduite, et nous pouvons confirmer le fait sur la base de nos propres recherches (fig. 6 et *Arch. d'opht.* 1903, p. 248).

Le fait principal qui ressort de ces constatations anatomiques, c'est qu'en présence d'une interruption du courant artériel sans autres complications, les couches externes de la rétine, soit les grains externes et les cônes ou bâtonnets demeurent conservés et d'apparence normale. Il y a là une confirmation de la théorie, d'ailleurs généralement admise aujourd'hui, qui attribue à la cir culation choroïdienne le rôle principal sinon exclusif dans la nutrition des cellules visuelles.

L'arrêt de la circulation dans les artères rétiniennes a pour effet une *atrophie limitée à la couche cérébrale de la rétine*, ou, pour employer une expression plus récente, il provoque en premier lieu la dégénérescence du *neurone interne* de la rétine, puis celle du *neurone moyen*, mais laisse intact le premier neurone ou *neurone externe* qui comprend la couche des éléments percepteurs.

La disparition des fibres optiques et des cellules ganglionaires est rapide. Dans les cas d'ELSCHNIG et de NUEL, soit au bout de cinq à six semaines, elle se trouvait déjà très avancée. Après six jours, SIEGRIST a pu noter déjà des signes de dégénérescence qu'il compare à ceux de la nécrose cadavérique : imbibition séreuse des filets nerveux, apparition de vacuoles, de masses homogènes et de gouttelettes de myéline dans les faisceaux, effacement du contour et du noyau des cellules.

Le tissu de soutien reste seul reconnaissable et ses mailles apparaissent vides et béantes (NUEL), ce que certains auteurs entendent exprimer en parlant d'une dégénérescence cystoïde (SIEGRIST, MICHEL). Cette expression ne paraît pas heureuse, car les lacunes du tissu interstitiel ne représentent que des niches en état de vacuité[1]; bien loin de montrer une augmentation de volume comme dans la véritable dégénérescence kystique, la couche interne de la rétine se voit très amincie (ELSCHNIG) et partiellement déprimée (WAGENMANN). HIRSCHBERG mentionne il est vrai la présence d'un œdème qui aurait compensé la disparition des éléments nerveux, mais il ne s'agissait peut-être que d'une transudation secondaire à l'établissement des lacunes.

ELSCHNIG et NUEL décrivent à part la région maculaire parce qu'ils y ont remarqué des altérations qui différaient de celles du reste de la rétine : il s'agissait surtout d'une destruction localisée des cônes et bâtonnets, accompagnée dans l'un des cas de modifications de l'épithélium pigmentaire, et dans l'autre cas d'un exsudat sous-rétinien. Il y avait en outre, un état congestif très particulier des capillaires de cette région. WAGENMANN en revanche n'a observé que des altérations correspondantes à celles des autres parties de la rétine. Les cellules visuelles notamment étaient parfaitement conservées.

NUEL parle d'un œdème de la couche de HENLE, mais, en ajoutant que l'aspect en est le même que dans la rétinite pigmentaire, il nous force à mettre en doute qu'il s'agisse d'un œdème véritable.

Les quelques foyers de *chorio-rétinite* décrits par ELSCHNIG, aussi bien que les décollements localisés de la rétine vus par NUEL dans la macula et à l'équateur de l'œil, résultent très probablement de complications du côté de la choroïde. WAGENMANN n'a rien vu de pareil dans l'œil qu'il a étudié.

La papille optique montrait dans la plupart des cas une excavation atrophique, plus ou moins prononcée suivant l'ancienneté de la lésion. NUEL est

[1] Voir les dessins donnés par Hirschberg, 1884. *Centr. Bl. f. Aug.*, VIII, p. 8. Wagenmann, 1894. *Graefe's Arch.*, XL, 3, pl. II. fig. 3. Nuel, 1896. *Arch. d'Opht.*, XVI, fig. 9.

seul à l'avoir vue gonflée et œdématiée. Hirschberg, Elschnig et Wagenma
parlent d'une augmentation du nombre des éléments conjonctifs, m
Schnabel et Sachs croient que cette multiplication n'est qu'apparente et q
la prédominance du stroma inter-fibrillaire résulte uniquement de l'atropl
de la substance nerveuse.

Quoi qu'il en soit, la dégénérescence des fibres optiques se prononce
bonne heure dans la papille et au niveau de la lame criblée. Elle se propi
graduellement dans la direction centripète en produisant un amincissem
des faisceaux nerveux qui bientôt se confondent sur la coupe en une ma
finement granuleuse où les cylindres-axes ne sont plus reconnaissabl
(Hirschberg, *loc. cit.* fig. 1. V.). Il s'agit d'une dégénérescence descendar
consécutive à la destruction des terminaisons périphériques et qui se rév
à l'œil nu par la coloration grise du nerf (Schnabel et Sachs).

Dans les cas de Schnabel-Sachs et de Wagenmann, l'atrophie des fil
était totale en avant de la lame criblée ; elle s'étendait avec une inten
décroissante jusqu'au delà du trou optique dans le voisinage du chiasma.

Un détail à noter ici, c'est que soit Nuel, soit Mme Welt, ont remar
dans le nerf optique, et particulièrement au niveau de la lame criblée,
engorgement très prononcé de capillaires ou de fines artérioles, qui, dan
cas de Nuel, semblaient alimenter un rameau collatéral de l'artère centr
Cette constatation offre un certain intérêt au point de vue du rétablissem
de la circulation dans les artères embolisées. Nous aurons à y revenir.

Pathogénie. — Causes anatomiques de l'arrêt de la circulation rétinif
et de son rétablissement ultérieur. — Plusieurs des phénomènes ophtaln
copiques, que l'on observe dans les cas d'ischémie soudaine de la rétine, s
cordent difficilement avec l'hypothèse d'une obstruction embolique ; ains
maintien d'un reste de circulation dans l'artère ou le rétablissement préc
de cette circulation lorsqu'elle a été totalement interrompue. Ces consid
tions ont conduit plusieurs ophtalmologistes à mettre en doute que dar
majorité des cas publiés comme tels il se soit agi véritablement d'une emb
dans l'artère centrale.

Zehender, Magnus et Wecker ont émis l'opinion qu'une hémorragi
sein du nerf optique ou dans l'espace intervaginal devait produire des sy
tômes très semblables à ceux de l'embolie et prêter de ce fait à des confusi
Ils établirent même des règles très précises pour le diagnostic différentie
ces deux accidents. Nous avons démontré que ces conclusions, bien
reprises et développées par plusieurs autres auteurs, ne reposaient que
des vues de l'esprit et qu'elles sont de plus controuvées par toutes les c
tations certaines qui ont été faites depuis lors (*Annales d'oculisti*
février 1903).

Ainsi que déjà Graefe l'avait fait observer, un arrêt de la circulation
sécutif à une compression des vaisseaux dans le nerf optique aurait la s
veineuse pour symptôme dominant. A moins de supposer une déchirure
vaisseaux, ce qui impliquerait presque nécessairement un traumatisme

doit admettre qu'un obstacle susceptible de produire la déplétion simultanée des veines et des artères de la rétine doit siéger *dans le tronc même de l'artère*. A défaut d'une embolie, ce pourrait être une thrombose artérielle, ou bien encore une altération de la paroi vasculaire ayant pour effet d'intercepter le lumen.

Avant de comparer entre elles ces différentes possibilités, il est utile d'examiner les questions préliminaires que voici : si l'on admet que l'artère centrale a été complètement obstruée, comment doit-on s'expliquer le rétablissement de la circulation rétinienne ? Si l'on suppose au contraire que l'obstruction a été incomplète chaque fois que l'on assiste à un retour de circulation, quelle peut avoir été en pareil cas la cause déterminante de l'ischémie rétinienne et de la perte soudaine de la vision ?

Le premier point à considérer est l'éventualité d'une *circulation collatérale* ; bien des auteurs l'ont tenu pour acquis, sans en avoir de preuves suffisantes. C'est ainsi que SICHEL fils (1871, p. 208) expliquait simplement le retour de la vision par l'influence de la circulation « périphérique et collatérale » (??). D'autres, comme STEFFAN (1866, p. 51) et WECKER (1868, p. 347), ont admis qu'une suppléance pouvait se produire par les artères du cercle ciliaire qui circonscrit le nerf optique à son entrée dans le globe ; ils se basaient sur les recherches anatomiques de LEBER (1865) montrant que le cercle ciliaire envoie des vaisseaux dans la papille optique et la partie avoisinante de la rétine. LEBER lui-même (1872), tout en acceptant la possibilité d'un courant collatéral qui s'établirait *à la longue*, a mis en garde contre l'interprétation quelque peu exagérée que l'on avait faite de ses propres constatations. A son avis, on ne peut parler d' « anastomoses » entre les artères ciliaires et celles de la rétine ; les communications qu'il a décrites sont trop imparfaites pour enlever à l'artère centrale son caractère d'artère terminale ; leur développement anatomique est comparable tout au plus à celui d'un réseau capillaire.

Rien ne permet donc de conclure à l'existence d'une voie collatérale *préformée*, par où le courant artériel pourrait se rétablir, en cas d'obstruction complète de l'artère centrale, en un temps assez court pour prévenir la dégénérescence des éléments nerveux de la rétine. Le retour d'une bonne vision serait inexplicable dans ces conditions.

En revanche il est permis de supposer qu'un courant collatéral se produisant *à la longue* peut déterminer la réplétion graduelle des vaisseaux rétiniens que l'on observe si souvent en l'absence de toute amélioration visuelle.

Certains faits viennent à l'appui de cette hypothèse : NUEL, Mlle WELT, et Mlle GALINOWSKY ont observé un développement inaccoutumé des capillaires du nerf optique au niveau de la lame criblée en trois cas où l'artère centrale se trouvait obstruée. SCHLODTMANN a fait la même constatation dans des yeux dont l'artère centrale avait été lentement mise hors d'état de fonctionner par la croissance d'une tumeur du nerf optique. A la suite de la section opératoire des vaisseaux centraux, KNAPP et PAGENSTECHER ont aussi vu reparaître à l'ophtalmoscope la circulation régulière dans les vaisseaux rétiniens qui tout d'abord avaient montré une ischémie complète. Enfin nous pouvons citer deux observations ophtalmoscopiques illustrant, nous semble-t-il, le développement extraordinaire que peuvent prendre les communications artérielles entre le cercle ciliaire et les vaisseaux de la rétine par l'intermédiaire des capillaires du nerf optique : l'une de ces observations appartient à NETTLESHIP (1891) ; nous avons publié l'autre en détail dans les *Annales d'oculistique* (mars 1905) (voy. fig. 44).

Quelques auteurs ont pensé que les vaisseaux dits « ciliorétiniens » (voy. t. II, p. 425) pourraient favoriser l'établissement d'un courant collatéral lorsque l'artère centrale est obstruée. Cette supposition n'a pas été confirmée par les faits ; dans les cas même où la région maculaire a été maintenue en activité grâce à la présence d'une artère cilio-rétinienne, tandis que toutes les autres artères de la rétine étaient privées de circulation (voy. p. 744), on n'a jamais vu s'établir d'anastomoses entre les deux systèmes artériels. Les artères cilio-rétiniennes, sitôt qu'elles sont parvenues dans la rétine, sont elles-mêmes des artères terminales qui ont simplement pris la place et le rôle des rameaux maculaires de l'artère centrale ; leur territoire de distribution reste distinct de tous les autres territoires artériels de la rétine. Il importe donc peu, pour le pronostic des cas d'embolie rétinienue avec ménagement de la région maculaire, que les vaisseaux restés libres répondent au type cilio-rétinien ou appartiennent au système de l'artère centrale : dans l'une et l'autre éventualité, ces vaisseaux ne peuvent maintenir en fonctions que le territoire qu'ils irriguaient à l'état normal.

Quant à l'établissement d'un courant collatéral par la *périphérie de la rétine*, tel que l'ont admis SICHEL et récemment encore ADAMÜK, il n'a été prouvé par aucune constatation anatomique. Tout au contraire, les recherches de LEBER l'ont amené à la conviction qu'il n'existe aucune communication artérielle entre la rétine et la choroïde dans le voisinage de l'ora serrata. LEBER estime donc que la réplétion relative des vaisseaux rétiniens à la périphérie est simplement le résultat d'une stase sanguine par l'effet de la pression intra-oculaire agissant sur l'extrémité papillaire de ces vaisseaux.

En résumé, les communications artérielles existant au niveau de la papille entre le cercle ciliaire et le système de l'artère centrale sont les seules dont l'importance au point de vue d'une circulation collatérale ait été confirmée par des faits anatomo-pathologiques. En conséquence c'est à elles qu'il faut attribuer le rétablissement partiel de la circulation rétinienne que l'on a constaté dans quelques cas où l'autopsie a démontré plus tard que l'obstruction de l'artère centrale avait été non seulement *complète*, mais encore qu'elle était restée *définitive* (GOWERS, NUEL). Dans les cas où l'on n'a pas la preuve que l'obstruction est demeurée complète, on peut songer à un *rétablissement de la perméabilité de l'artère* pour expliquer le retour d'une certaine circulation dans la rétine. Il y a là plusieurs hypothèses émissibles : le bouchon artériel peut avoir été déplacé et emporté par le courant circulatoire dans une branche secondaire ; il peut s'être rétracté sur place, ou bien avoir été canalisé, peut-être même dissout par l'action du sang.

La dissolution rapide d'un embolus constitué par des matières hétérogènes au sang paraît peu admissible ; sa canalisation demanderait trop de temps pour qu'elle puisse être suivie d'un retour des fonctions visuelles ; s'il survenait une simple rétraction du bouchon, avant qu'il soit incorporé à la paroi artérielle, le courant sanguin devrait l'emmener à la dérive, plus en avant dans le vaisseau, jusqu'à ce qu'il se trouve arrêté de nouveau dans un passage plus étroit.

La fragmentation de l'obstacle, sous l'influence de la poussée sanguine, peut être alléguée en certains cas ; elle serait de nature à expliquer la transformation d'une cécité totale en un obscurcissement de la moitié du champ visuel, mais elle ne peut rendre compte d'une disparition complète des phénomènes emboliques ni d'un rétablissement même partiel de l'afflux sanguin dans tous les vaisseaux de la rétine. En effet les fragments du bouchon primitif devraient nécessairement, en pénétrant dans des ramifications plus petites, provoquer un nombre égal d'embolies périphériques avec tous les symptômes correspondants.

Ces considérations ont amené plusieurs auteurs à se demander si les symptômes considérés comme caractéristiques de l'embolie ne pourraient pas être provoqués par une *obstruction incomplète* de l'artère. En pareil cas, le passage plus ou moins étroit, ménagé entre l'obstacle et la paroi du vaisseau, suffirait à expliquer le retour de la circulation rétinienne et même un rétablissement de la vision. Cette possibilité, déjà envisagée par SCHNELLER (p. 274), KNAPP (1868, p. 217) et LEBER (1877, p. 548), a été surtout mise en avant par SCHNABEL et SACHS, par ELSCHNIG (1891) et par REIMAR.

LEBER, il est vrai, n'a pu se défendre de l'idée qu'un thrombus viendrait probablement parfaire l'oblitération du vaisseau. On a objecté d'autre part qu'une obstruction incomplète n'aurait pas pour effet la cécité soudaine, car certains états pathologiques, comme l'étranglement papillaire, démontrent qu'un amincissement très prononcé des artères n'est pas incompatible avec le maintien d'une bonne vision.

Pour rendre compte de l'arrêt momentané de la circulation et des troubles qui en résultent, Schnabel-Sachs, Elschnig et Wagenmann ont donc invoqué l'action d'une crampe vasculaire qui viendrait compléter l'occlusion du lumen. Cette contraction de l'artère aurait une durée variable et serait suivie d'une dilatation ischémique permettant à nouveau la pénétration du sang dans les branches rétiniennes (Wagenmann, 1892, p. 234 et 1894, p. 227).

Haab (1898, p. 341) et Reimar (p. 342) recherchent la cause déterminante de la cécité subite dans un affaiblissement de l'énergie cardiaque plutôt que dans la crampe vasculaire.

Sur la base des faits et des hypothèses exposés ci-dessus, examinons quel est le genre d'obstruction qui peut le mieux nous rendre compte des troubles circulatoires attribués généralement à une embolie de l'artère centrale.

Un *embolus*, pénétrant dans le vaisseau aussi loin que le permet son volume et s'adaptant au calibre du lumen de façon à l'obturer complètement, est évidemment de nature à causer un brusque arrêt de la circulation. S'il séjourne dans l'artère centrale au niveau de la lame criblée, on doit voir aussitôt se produire l'ischémie de la rétine et la fragmentation de la colonne sanguine dans les artères et dans les veines (Reimar). Une circulation régulière, même partielle, ne pourra se rétablir qu'après un temps assez long, car il faut pour cela que l'embolus se canalise ou qu'une suppléance se fasse par les petits vaisseaux de la papille. Or l'examen des faits prouve que l'interruption totale du courant artériel est en somme exceptionnelle.

Pour expliquer les fréquentes attaques de cécité passagère, de même que la persistance d'un reste de circulation dans la majorité des cas de cécité définitive, Schnabel et Sachs, et à leur suite Elschnig, ont recouru à l'hypothèse d'une embolie incomplète : à leur avis un embolus chevauchant sur une bifurcation ou retenu par ses aspérités dans l'une des branches du vaisseau, pourrait, par de légers déplacements, interrompre et rétablir tour à tour le courant artériel ; ils appuient cette manière de voir par des constatations anatomiques dont la signification est quelque peu équivoque, car les rétrécissements du calibre de l'artère, qu'ils décrivent comme résultant d'une embolie incomplète, semblent à Reimar et à Michel d'origine endartéritique. Ces deux auteurs contestent en outre la vraisemblance du mécanisme d'occlusion incomplète exposé ci-dessus.

Une *thrombose* dans le tronc de l'artère centrale produirait les mêmes symptômes ophtalmoscopiques qu'un embolus. C'est une remarque que de Graefe avait déjà faite, et après lui plusieurs auteurs français et anglais (Parinaud, Galezowski, Loring, Nettleship, Pristley-Smith, etc.). Elle a été reprise et développée récemment par Haab et par von Michel sur la base de nouvelles observations anatomiques (Siegrist, Welt, von Michel). Au reste plusieurs des auteurs, qui ont décrit la présence d'un embolus dans l'artère, concèdent qu'une thrombose secondaire est venue probablement compléter l'occlusion du lumen (Schweigger, Schmidt-Rimpler, Sichel, Siegrist, etc.)

La plupart des difficultés qui se présentent au sujet de l'embolie subsistent à l'endroit d'une thrombose, car elle devrait produire aussi une interruption complète de la circulation rétinienne. Tout au plus peut-on admettre qu'un thrombus frais se rétracte (Michel) ou se dissocie (Welt) avec plus de facilité que des produits emboliques. Haab croit donc avoir une explication suffisante des accès de cécité passagère et prémonitoire en supposant que des thromboses en voie de formation se dissipent instantanément sous l'influence d'un renforcement de l'action cardiaque. D'ailleurs les principales raisons qui ont amené Haab comme déjà de Graefe, à penser que la thrombose est plus fréquemment en cause que l'embolie sont d'ordre étiologique et devront être examinées plus loin.

Haab, Wagenmann et Michel admettent que dans certaines circonstances la thrombose n'a d'autre effet que de parfaire l'obstruction du vaisseau déjà commencée par des altérations locales. Reimar s'est fait le défenseur de l'idée qu'une *endartérite proliférante* suffit à elle seule pour donner le tableau clinique d'une embolie. A ses yeux la majorité des observations ophtalmoscopiques ou même anatomiques qui ont fait conclure à un accident embolique dans les artères rétiniennes n'ont pas de valeur probante et tendraient au contraire à illustrer la nature endartérique de l'obstruction. Il interprète de cette façon aussi bien les cas de Schnabel et Sachs et d'Elschnig, où l'embolie devait avoir été incomplète d'emblée, que ceux de Wagenmann, qui montraient une oblitération quasi totale du vaisseau.

Reimar et avec lui Raehlmann estiment qu'en présence d'épaississements de l'intime, qui réduisent à une simple fente la lumière du vaisseau, il suffit d'un abaissement dans la pression sanguine, par collapse du cœur ou toute autre cause de ce genre, pour produire un arrêt momentané de la circulation; ce mécanisme expliquerait aussi bien les crises prolongées aboutissant à la perte des fonctions visuelles que les accès d'obnubilation très passagers dans un œil ou dans les deux yeux simultanément.

Cette explication ne convient peut-être pas à tous les cas, mais nous trouvons une présomption en sa faveur dans plusieurs faits anatomo-pathologiques et cliniques. Anatomiquement, on a constaté des foyers endartéritiques dans presque tous les examens faits à la suite d'une obstruction subite de l'artère : reste à savoir si ces altérations n'étaient pas elles-mêmes secondaires à l'état d'ischémie des vaisseaux, ainsi que le pensent Elschnig, Nuel et Wagenmann. Plus significatif est le fait que l'on a trouvé plusieurs fois un épaississement de l'intime dans l'artère centrale des deux yeux en deux points exactement correspondants et cela en dehors de tout symptôme ophtalmoscopique; ou bien, dans un œil, ces foyers endartéritiques s'accompagnaient d'une obstruction du lumen artériel, tandis que, dans l'autre œil, ils n'avaient encore donné lieu à aucun accident de ce genre (Hofmann). C'est la région de la lame criblée qui est le siège de prédilection des épaississements de l'intime (Lubje, Streiff, Hertel). Leur présence nous donne des cas de cécité simultanée aux deux yeux une explication beaucoup plus naturelle que si l'on devait supposer une embolie bilatérale. Deux malades, chez qui van Duyse (1902) et Steindorff ont constaté l'obstruction simultanée des deux artères centrales, souffraient d'insuffisance mitrale, ce qui permet de penser qu'un collapse du cœur avait décidé chez eux l'arrêt complet de la circulation dans des vaisseaux déjà rétrécis par l'endartérite. Dans un cas relaté par Raehlmann, c'est une abondante perte de sang au cours d'un accouchement qui doit avoir été la cause déterminante de la cécité bilatérale, l'examen ophtalmoscopique puis anatomique ayant démontré dans les artères rétiniennes de nombreux rétrécissements endartéritiques.

Hoppe, s'appuyant sur l'observation prolongée d'un cas d'obstruction de l'artère rétinienne temporale et inférieure, croit pouvoir affirmer que le simple collapse des parois vasculaires peut avoir été, même en l'absence de toute thrombose ou endartérite, la cause de l'ischémie totale qu'il a observée dans le territoire de l'artère en question. Cette hypothèse ne nous semble pas suffisamment fondée.

Causes du trouble rétinien. — Le trouble laiteux de la rétine au pôle postérieur de l'œil est provoqué par l'arrêt de la circulation artérielle. L'opinion de Magnus (1874, p. 50), qui pensait que l'apparition précoce de ce trouble dénotait nécessairement une *interruption dans la continuité des fibres optiques,* n'est plus soutenable aujourd'hui. On sait en effet qu'une lésion du nerf n'entraîne une modification immédiate de l'aspect ophtalmoscopique que si elle intéresse du même coup les vaisseaux nourriciers de l'œil (Leber, 1877, p. 919 ; Wagenmann, 1890, p. 93).

Les constatations de Schlodtmann (p. 7 et 44) montrent de plus que la résection du nerf optique, même y compris l'artère centrale, reste sans action sur la transparence de la rétine quand elle n'a pas pour effet d'interrompre la *circulation*.

Il est maintenant reconnu que l'*ischémie soudaine de la rétine* suffit pour amener le trouble et qu'il n'est pas nécessaire de recourir à l'hypothèse d'une obstruction de l'artère ophtalmique comme l'avaient cru Fano, Steffan (p. 55), et quelque temps aussi Wecker (1868, p. 348). Dans la plupart des examens anatomiques, le bouchon siégeait au niveau de la lame criblée et n'intéressait par conséquent que l'artère centrale. En outre, dans les cas d'une obstruction isolée de telle ou telle branche rétinienne, on voit l'opacité laiteuse se limiter exactement au territoire correspondant.

La rapidité avec laquelle le trouble rétinien peut se produire et se dissiper est affirmée par le fait que Mauthner (1873) et Wagenmann (1897) ont constaté sa présence au cours d'accès de cécité tout à fait passagers et par d'autres cas analogues où sa disparition s'est trouvée complète au bout de quelques heures (Wood-White, Eales). Il ne s'agit donc pas d'une altération profonde de la rétine, du moins pas dans les premiers moments qui suivent l'accident. Nous devons admettre cependant qu'elle consiste en une dégénérescence commençante des éléments nerveux, dégénérescence qui doit aboutir fatalement à leur mort fonctionnelle pour peu que l'arrêt de la circulation se prolonge. La présence d'un œdème véritable ne ressort avec évidence d'aucun des examens anatomiques (voir p. 755), aussi ne saurions-nous y voir comme Wagenmann la cause probable du trouble rétinien.

Les constatations de Siegrist sont les seules qui aient porté sur la période ischémique proprement dite. Les phénomènes de *nécrose cellulaire* dont elles font preuve suffisent à faire comprendre l'opacification de la rétine près du pôle postérieur de l'œil si l'on songe aux particularités anatomiques de cette région. D'après les mesures indiquées par H. Müller, la couche des fibres optiques est dix fois plus épaisse près du bord de la papille que dans les parties périphériques, et la couche des cellules ganglionnaires, composée d'un seul rang sur la plus grande étendue de la rétine, double et triple son épaisseur au voisinage de la macula pour atteindre à 6 ou 8 rangées de cellules sur les bords de la fovea (Greef). On conçoit ainsi qu'un trouble moléculaire, même peu prononcé, puisse supprimer la transparence de la rétine dans toute la région papillo-maculaire quand il intéresse simultanément les deux couches en question. L'opacité est à son maximum à la fois autour de la papille à cause du grand nombre des fibres optiques, et autour de la fovea à cause de l'abondance des cellules ganglionnaires ; dans les parties périphériques, elle n'est pas apparente parce que l'épaisseur des couches internes de la rétine y est trop faible pour voiler la coloration rouge de la choroïde.

Cette interprétation suppose que le trouble ischémique n'est pas réellement limité au pôle postérieur de l'œil, mais qu'il intéresse, avec des différences d'intensité, toute l'étendue de la rétine anémiée : c'est bien la déduction que nous pouvons tirer de quelques faits de notre observation, d'un cas en particulier où la région papillo-maculaire, restée tout à fait normale, nous fournissait un point de comparaison. Aussi, quand, dans une description ophtalmoscopique, on lit que, vers la périphérie, la coloration du fond de l'œil devient normale, cette dernière expression doit être probablement prise dans un sens relatif. D'ailleurs les principaux traités se bornent à dire que l'intensité du trouble rétinien diminue graduellement à partir de la macula. Haab ajoute seulement qu'à la périphérie on peut « reconnaître » le reflet rouge du fond de l'œil normal.

La régularité, avec laquelle le trouble post-embolique se distribue autour de la papille et de la fovéa et décroît dans toutes les directions à partir de deux ou trois diamètres papillaires, concorde mieux avec l'idée d'une altération uniforme des éléments nerveux qui dans cette région du fond de l'œil sont en prédominance, qu'avec l'hypothèse d'un *œdème du tissu rétinien*. Au reste la plupart des auteurs qui parlent d'infiltration ou d'œdème (Wecker, Galezowski, Hirschberg, etc.) ne semblent pas attacher à ce terme une signification bien précise et ne s'arrêtent pas à le justifier. Wagenmann (1890, p. 98) croit cependant à un œdème, siégeant essentiellement dans la couche des fibres, et qu'il est tenté d'attribuer, comme déjà Saemisch, à la stase veineuse.

On devrait s'attendre, semble-t-il, à ce que le trouble rétinien, s'il résultait vraiment d'une transsudation des veines, fût localisé le long de ces vaisseaux, et il n'y aurait aucune raison pour qu'il se montrât moins intense à la périphérie que vers le centre. Si d'autre part l'œdème provenait de la choroïde, comme on l'a supposé, il occuperait probablement les espaces de la couche inter-granuleuse avant d'atteindre les couches internes de la rétine, et les taches laiteuses prendraient l'aspect et la disposition qu'elles offrent dans une rétinite albuminurique.

La saillie légère de la rétine, que l'on observe sur les bords du disque optique et dans la région maculaire, ne peut être donnée comme une preuve d'œdème : elle s'explique tout naturellement par l'opacification des parties réellement plus épaisses, que leur transparence à l'état normal ne rendent pas reconnaisables. C'est ainsi que le bourrelet qui circonscrit la fovéa centralis apparaît distinctement, semblable au rebord d'un cratère, et l'on peut acquérir grâce au déplacement parallactique le sentiment bien net de la dépression médiane (REIMAR, FISCHER, obs. pers.)

Les différences d'intensité du trouble rétinien sont sans doute en relation avec la durée de l'interruption sanguine et le degré de l'obstruction artérielle. Quand le retour d'une certaine circulation ne ramène pas à bref délai la transparence de la rétine, il faut admettre que certains éléments ont été trop profondément altérés et doivent auparavant se résorber. C'est l'atrophie graduelle des couches internes dégénérées qui fait réapparaître la coloration rouge du fond de l'œil. Les doutes exprimés par WAGENMANN (1890) sur ce point ne nous semblent pas justifiés : il pense que si le trouble était lié à la dégénérescence des fibres optiques, on ne le verrait pas s'effacer avant que l'atrophie fût achevée. Or la rétine reste souvent troublée pendant plus d'un mois et les examens d'ELSCHNIG et de NUEL montrent qu'au bout de cinq à six semaines l'atrophie des couches internes est déjà fort avancée. On est au reste en droit de supposer que le trouble rétinien est uniquement l'expression d'une dégénérescence *rapide* ; après la destruction des éléments les plus délicats, l'atrophie se poursuit lentement et ne se révèle pas à l'ophtalmoscope par des signes plus évidents que dans un cas de glaucome chronique ou de tabes du nerf optique.

CAUSES DE LA TACHE MACULAIRE. — Pour apprécier quelles sont les causes anatomiques de la tache rouge cerise, il importe de bien connaître sa situation et son étendue.

Beaucoup d'auteurs se bornent à indiquer qu'elle occupe la macula (GALEZOWSKI) on plus exactement encore la fovea centralis (LEBER, PANAS). Mais la fovea, d'après les mesures de DIMMER, possède en moyenne un diamètre horizontal de $1^{mm},7$, au moins égal à celui de la papille, tandis que celui de la tache est environ 5 fois plus faible, PERLES (1892, p. 165) et SIEGRIST (*Graefe's Arch*. L, 3, p. 78) l'ayant estimé à $0^{mm},3$.

Les fibres optiques ne se prolongent qu'en très petit nombre dans le domaine de la fovea (GREEF) ; les cellules ganglionaires y forment une couche qui diminue rapidement d'épaisseur de la périphérie au centre, de sorte qu'elles font à leur tour défaut dans la partie la plus centrale et la plus profonde, à laquelle on a donné le nom de « foveola ». Comme le trouble postembolique de la rétine siège essentiellement dans les deux couches en question, la foveola, qui est dépourvue, doit conserver sa transparence ; de cette manière elle constitue au sein de la rétine opaque comme une sorte de fenêtre par où le rouge de la choroïde continue a être aperçu. Son diamètre mesurant $0^{mm},12$ à $0^{mm},3$, exceptionnellement $0^{mm},7$, c'est bien à elle, plutôt qu'à la fovea proprement dite, que doit correspondre la tache rouge maculaire.

GRAEFE, acceptant une explication de LIEBREICH, a reconnu que l'intensité de la coloration rouge au centre de la fovea est un *effet de contraste*, provoqué par la pâleur des parties environnantes. Cette manière de voir compte beaucoup plus de partisans que l'hypothèse d'une *hémorragie intra-maculaire*, proposée par BLESSIG; un extravasat sanguin ne saurait avoir ni la constance de la tache maculaire, ni sa régularité géométrique, ni l'étroite solidarité qu'elle montre avec le trouble rétinien. Le fait que le centre de la fovea est privé de vaisseaux doit nous faire rejeter aussi l'interprétation de NUEL (1896, p. 185), qui voit dans la tache rouge « l'expression ophtalmoscopique de l'injection capillaire de la macula ».

Un simple effet de contraste leur ayant paru insuffisant pour justifier la teinte foncée de la tache maculaire, STEFFAN, SAMELSOHN et LORING ont mis en cause une congestion de la choroïde et NETTLESHIP une rétino-choroïdite. Il n'est réellement pas besoin d'aller chercher si loin; la facilité avec laquelle le centre de la fovea apparaît sous l'aspect d'une tache rouge, sitôt que la rétine avoisinante est le siège d'un trouble diffus (décollements maculaires, névro-rétinites, etc.) démontre qu'il ne s'agit que de simples différences dans la transparence du tissu rétinien.

Des modifications de l'épithélium pigmentaire au niveau de la macula ont été constatées par ELSCHNIG et par HIRSCH, et concordent avec l'observation ophtalmoscopique de petites irrégularités brunâtres ou d'un pointillé blanc, mais ces altérations ne se voient que dans la minorité des cas.

En revanche les différences individuelles dans la pigmentation normale du fond de l'œil peuvent avoir une grande influence sur la nuance de la tache rouge. C'est ainsi qu'elle se trouvait presque noire chez un Japonais fortement pigmenté (INOUYE).

L'absence de la tache maculaire, très exceptionnelle du reste (LEPLAT, OELLER, SCHÖBL, obs. pers.), pourrait être attribuée à une complication dans le genre d'un exsudat sous-rétinien avec décollement localisé, ou d'un œdème des couches rétiniennes externes tel que NUEL en a vu dans le cas de son observation. Dans ces conditions la transparence de la fovea se trouverait supprimée.

CAUSES DES HÉMORRAGIES RÉTINIENNES. — Il peut paraître singulier à première vue que l'on ait à noter l'apparition d'hémorragies au sein d'une rétine ischémiée; KNAPP a voulu rapporter ce phénomène à la formation d'un *infarct* analogue à ceux que l'on rencontre dans d'autres organes lorsqu'une artère terminale est obstruée; dans ces conditions, d'après COHNHEIM, le sang des territoires voisins reflue par les veines dans le territoire embolisé et l'infiltre entièrement grâce à la stase qui favorise la diapédèse des globules rouges.

Si la théorie de COHNHEIM est applicable à l'artère centrale de la rétine, on doit s'étonner de ce que les hémorragies ne soient pas plus constantes, plus nombreuses et plus massives. LEBER (1877, p. 547) a cru pouvoir attribuer leur absence dans les cas d'obstruction du tronc de l'artère au fait que la pression intra-oculaire empêcherait le reflux du sang veineux par la papille; l'obstruction d'une seule branche permettrait en revanche une régurgitation du sang des autres territoires rétiniens, par conséquent la production d'un infarctus hémorragique.

Cette explication pourrait nous paraître excellente si les différences, dont elle veut indiquer la cause, se trouvaient réellement confirmées par l'observation des faits. Malheureusement il n'en est rien. En dépit d'une opinion très répandue, la fréquence des hémorragies n'est pas plus grande dans l'embolie d'une branche que dans celle du tronc de l'artère centrale (SCHNABEL-SACHS, p. 40; FISCHER, p. 121; HAAB). L'une ou l'autre forme peut être accompagnée d'extravasations nombreuses (KNAPP, 1869; LANDESBERG, LÖWENSTEIN, SCHNABEL-SACHS, IV et Vᵉ cas, etc.), mais la majorité des cas ne montrent point d'hémorragies (FISCHER, HAAB).

Si la pression intra-oculaire doit mettre obstacle au reflux du sang veineux (et de fait ce reflux n'a jamais été observé avec certitude, LEBER, SCHNABEL-SACHS), il faut admettre que la production des hémorragies est dépendante d'un certain apport artériel. Cette hypothèse trouve sa confirmation dans le fait que les extravasations sanguines ne se voient généralement pas au plus fort de l'ischémie rétinienne, mais qu'elles apparaissent au moment où la circulation tend à se rétablir dans les artères (LÖWENSTEIN, LEPLAT, SCHNABEL-SACHS, obs. pers). Elles résultent évidemment de ce que les *parois vasculaires, altérées par l'anémie*, ont perdu leur résistance et cèdent à la pression sanguine. Il s'agirait d'après NUEL (p. 186) d'une espèce de dissociation de la paroi, permettant la fuite des hématies à travers des fentes très étroites.

Le nombre et l'importance des hémorragies rétiniennes seront d'autant plus considérables que l'obstruction de l'artère aura été plus complète et plus prolongée. Il y a d'autre part deux manières d'expliquer qu'elle puissent faire défaut : ou bien l'arrêt circulatoire n'a pas été suffisant pour altérer les parois vasculaires, ou bien, pour une raison quelconque, le courant sanguin n'a pu se rétablir dans les vaisseaux rétiniens avec la pression nécessaire.

NUEL envisage comme un facteur d'hémorragies capillaires une sorte de « dégénérescence vésiculeuse » que subiraient certaines hématies(?). Dans les cas assez fréquents où il existe de l'albuminurie, l'apparition des hémorragies post-emboliques peut être mise à bon droit sur le compte des altérations vasculaires concomitantes (REIMAR, MICHEL, WELT, etc.).

Étiologie. — De GRAEFE, ayant reconnu l'existence d'une sténose des valvules aortiques chez le sujet de sa première observation, jugea qu'une *endocardite* récente avait été vraisemblablement la source du bouchon embolique projeté dans l'artère centrale. A son exemple la plupart des observateurs se sont appliqués à la recherche des lésions cardiaques susceptibles de

justifier leur diagnostic d'embolie. Il ressort néanmoins d'une statistique de
Kern, poursuivie jusqu'en 1898 par Bentrup, que dans la majorité des cas
cette recherche n'a pas donné d'indications suffisantes ; 90 fois sur 169, on n'a
pu découvrir aucun vice du cœur, de telle façon que la cause de l'embolus
resterait incertaine dans environ 52 p. 100 des cas.

Les végétations endocarditiques ne sont pas seules cependant à pouvoir
procurer une embolie : un caillot formé dans un *anévrysme* (Knapp) ou
détaché d'une *thrombose de la carotide* (Elschnig, Siegrist) pourrait être
aussi bien le point de départ du bouchon artériel. Il n'est pas impossible non
plus que des *thromboses veineuses* constituent la source indirecte de certaines
embolies. C'est ainsi que Walter a noté l'obstruction soudaine de l'artère
centrale chez une accouchée souffrant de phlébite ; Stuelp ayant vu survenir
le même accident, huit jours après l'accouchement, chez une jeune mère en
parfaite santé, croit même pouvoir admettre que le caillot obturateur avait
pris naissance dans une veine utérine (??).

Plusieurs auteurs considèrent qu'en l'absence de tout symptôme du côté du
cœur on doit attribuer l'occlusion de l'artère centrale à une thrombose sous
la dépendance de causes locales (Loring, Kœnig, Galezowski, Kern, Haab).

L'artério-sclérose se trouve mentionnée 30 fois dans les statistiques de Kern
et Bentrup, soit dans 18 p. 100 des cas. Plusieurs des sujets atteints de cécité
soudaine offraient des symptômes de syphilis (Galezowski, Kern) ou de
néphrite chronique (Völkkers, Schmidt-Rimpler, Michel, obs. pers.), de sorte
qu'ils devaient être prédisposés à des altérations vasculaires. Galezowski croit
devoir reconnaître un rôle étiologique à l'arthritisme, à la malaria et même
au rhumatisme gonorrhéique. D'après les recherches de Hertel, les altérations
artério-scléreuses auraient une sorte de prédilection pour les vaisseaux de la
rétine ; Haab s'explique leur fréquence dans l'artère centrale au niveau de la
lame criblée par les brusques coudures de ce vaisseau et les tractions auxquelles il se trouve soumis dans les mouvements du globe oculaire. On doit à
von Michel la démonstration anatomique d'une thrombose sur base artério-
scléreuse, et à Mlle Galinowsky celle d'une obstruction complète du tronc de
l'artère centrale par des épaississements endartéritiques. L'importance étiologique des altérations locales des vaisseaux de l'œil est affirmée, selon
Haab, par la fréquence relative du glaucome hémorragique consécutivement à une obstruction dite embolique de l'artère centrale.

Haab et Michel regardent aussi comme des facteurs de thrombose oculaire
certaines affections des gros vaisseaux où d'autres voient l'origine possible
d'une embolie, ainsi les *anévrysmes*, ou des *thromboses* de la carotide interne
pareilles à celle du cas de Siegrist. Ils invoquent encore d'autre causes plus
générales, telles qu'un *abaissement de la pression sanguine* (marasme) ou
une modification dans la *composition du sang*, capables de favoriser la formation d'un thrombus chez certains cardiaques et néphritiques (Michel),
comme chez les femmes anémiques (Kern) ou en état de grossesse (Welt). Une
influence de cette nature serait mieux faite qu'un transport embolique pour
donner la raison d'un arrêt de circulation simultané dans les deux artères

centrales tel qu'on l'a observé quelquefois (van Duyse, Michel, Welt, Raehl-mann, Steindorff).

Michel rappelle enfin l'action que peut avoir une *compression du nerf optique* sur le développement de la thrombose artérielle. L'autopsie d'un cas de tumeur cérébelleuse accompagnée de stase papillaire lui a permis de vérifier ce facteur d'occlusion que déjà Graefe avait indiqué, mais il est bon d'observer que dans ce cas l'aspect opthalmoscopique avait été celui d'une névrite bien plus que celui d'une « embolie » de l'artère centrale. Nous avons nous-même décrit une thrombose de l'artère centrale consécutive à un abcès érysipélateux de l'orbite. (*Archives d'opht.* ; avril 1903.) Si l'arrêt de la circulation artérielle est dû, en l'absence de tout caillot sanguin, à la simple action d'une endartérite oblitérante, comme l'affirme Reimar et comme Haab et Michel l'ont admis avec lui, l'étiologie en est à rechercher dans les causes déjà citées qui peuvent provoquer des altérations vasculaires : la *syphilis*, la *néphrite chronique, l'alcoolisme, l'artério-sclérose sénile;* à ces influences générales s'ajouterait un état du cœur capable de provoquer l'attaque de cécité subite par un brusque abaissement de la pression sanguine dans le vaisseau fortement rétréci (myocardite, insuffisance mitrale, etc.).

Les données actuelles sont encore insuffisantes pour établir la valeur relative des différents facteurs étiologiques agissant dans les cas d'obstruction de l'artère centrale de la rétine. Il sera nécessaire de posséder des statistiques plus étendues qu'elles ne sont aujourd'hui, et qui aient trait aux conditions générales du système vasculaire aussi bien qu'à l'état local du cœur. Kern estime que l'on doit à l'avenir prendre en plus grande considération la possibilité d'une ancienne infection syphilitique.

Complications. — La plus importante des complications qui peuvent modifier le tableau clinique d'une obstruction de l'artère centrale réside dans le caractère infectieux de certaines embolies. Les symptômes et les indications d'un pareil accident sont tout autres que pour l'embolie simple, non infectieuse, qui vient d'être étudiée ; aussi seront-ils pris en considération dans un autre chapitre, à propos des *rétinites purulentes ou métastatiques*.

L'éventualité d'une embolisation multiple des artères rétiniennes sera également discutée dans le chapitre des rétinites hémorragiques.

La combinaison d'une *thrombose de la veine centrale* avec l'obstruction de l'artère a été notée à l'ophtalmoscope par Nuel. Il est possible qu'elle soit plus commune qu'on le suppose, et qu'alors les troubles de la circulation veineuse dissimulent le plus souvent les symptômes de l'ischémie. Nuel, Michel et Harms ont reconnu dans la veine centrale des épaississements phlébitiques ou même une thrombose siégeant au même niveau que le bouchon de l'artère.

L'arrêt de la circulation rétinienne se trouve quelquefois précédé, accompagné ou suivi, de phénomènes congestifs dans l'uvée et les annexes de l'œil, se manifestant par de *l'iritis*, un *trouble du corps vitré* (Knapp, 1868 ; Schmidt, 1874, p. 289), des *foyers choroïditiques* (Schmidt, Nuel, obs. pers.), de la *chémose* (Schmidt, Hirschberg, Nuel) ou même des *sugillations* de la conjonctive et des paupières (Nuel). Ces complications ont été généralement attribuées, par les auteurs qui les ont observées, à des embolies dans les vaisseaux ciliaires ou d'autres branches de l'artère ophtalmique. Cette hypothèse doit une certaine vraisemblance au fait que Schmidt (1874, p. 300), dans le cas de son observation, a réellement trouvé que plusieurs des artères ciliaires étaient obstruées.

Il y a une particularité que nous avons pu observer à deux reprises chez des jeunes filles atteintes d'une obstruction de l'artère centrale : c'est l'apparition de nombreuses petites *pétéchies cutanées* semblables à celles qui marquent une attaque de purpura simple ou de peliose rhumatismale et que l'on a rapportées quelquefois à des embolies capillaires.

Chez l'une des malades en question, l'ischémie de la rétine datait de deux jours. Les pétéchies se voyaient en très grand nombre sur la peau des bras et de la poitrine ; elles étaient certainement récentes et probablement toutes de même date, à en juger par leur coloration rosée uniforme. Elles s'effacèrent peu à peu sans autre inconvénient et sans se reproduire. — Le nerf optique subit une atrophie complète.

La coexistence plusieurs fois constatée d'une *rétinite albuminurique* dans les cas d'obstruction de l'artère centrale doit être interprétée en ce sens, que les deux affections rétiniennes résultent d'un même état pathologique du cœur ou des vaisseaux. De même la fréquence relative du *glaucome* serait une preuve que des altérations semblables à celles des vaisseaux rétiniens intéressent au même titre les autres vaisseaux de l'œil. A la suite des complications oculaires de l'embolie, il faut mentionner certains accidents qui lui sont concomitants, mais affectent d'autres organes. De ce nombre sont les *hémoptysies* qui plusieurs fois ont précédé l'attaque de cécité (Jaeger, Liebreich, Perles). Plus fréquemment encore, on a signalé l'apparition de symptômes cérébaux sous la forme de *paralysies des membres* et quelquefois *d'aphasie*.

Lopez a vu survenir une paralysie du petit oblique et Galezowski une gangrène des orteils. Ces complications ne se produisent pas toujours au même moment que la perte de la vision, mais ce qui est intéressant, c'est qu'elles sont le plus souvent l'indice d'une lésion cérébrale siégeant du même côté que l'œil malade. Ainsi dans les cas de Pagenstecher (1862) et de Michel, il y avait eu cécité de l'œil droit avec hémiplégie du côté gauche, tandis que dans ceux de Landesberg et d'Elschnig l'obstruction de l'artère centrale gauche s'accompagna d'une hémiplégie droite avec aphasie. Dans l'observation de Schmidt, en revanche, c'étaient l'œil gauche et l'hémisphère droit qui se trouvaient atteints.

Fréquence. — Les données varient assez fortement sur la fréquence relative avec laquelle on observe le tableau ophtalmoscopique d'une obstruction de l'artère centrale. D'après Wuttich on en compterait un cas sur 10 000 malades des yeux à la clinique de Berlin. Schöbl en a vu à Prague un cas sur 5 000 malades environ ; Bentrup indique pour Giessen la proportion de **1/2200**

et nous avons à la consultation de l'hôpital ophtalmique de Lausanne 1 cas d'embolie (ou d'obstruction artérielle par une autre cause) pour 2 400 malades, ce qui, à ne considérer que les maladies de la rétine, donne la proportion de 1/40. Cette fréquence des embolies rétiniennes paraît être plus grande encore dans la clinique de Hirschberg, car, d'après une statistique communiquée par Steindorff, on y aurait constaté 99 cas d'embolie sur 126 000 malades, ce qui donne 1 cas pour moins de 1 300.

Il est rare que l'obstruction de l'artère centrale se montre simultanément aux deux yeux, tout au moins d'une façon durable ; quand cet accident se produit, il doit parler contre l'origine embolique du bouchon (Leber). Des obnubilations passagères aux deux yeux ont été plus fréquemment observées (Schnabel-Sachs, van Duyse, etc.).

Suivant la statistique de Fischer (p. 163), le tableau ophtalmoscopique de l'embolie est surtout fréquent de 20 à 30 et de 50 à 60 ans.

Les malades atteints entre 15 et 20 ans sont presque tous du sexe féminin (90 p. 100), bien que pour l'ensemble des cas la fréquence soit un peu plus forte pour les hommes que pour les femmes.

La fréquence des obstructions de l'artère rétinienne que l'on peut rapporter à une embolie est beaucoup moins grande que pour les artères d'autres organes (Berger) ; elle est surtout peu considérable si on la compare au grand nombre des cas de maladies du cœur, d'anévrysmes aortiques et d'athérome généralisé (Groenouw). La petitesse du calibre de l'artère centrale et la façon dont elle se détache à angle droit de l'artère ophtalmique font prévoir que des embolus ne s'y engageront que difficilement.

Diagnostic. — Il n'y a pas beaucoup d'états pathologiques avec lesquels on puisse confondre une obstruction embolique, thrombotique ou endartéritique du tronc de l'artère centrale.

Une *déchirure* intéressant à la fois le nerf optique et les vaisseaux nourriciers de la rétine implique nécessairement un traumatisme qu'il sera facile de retrouver (cas de Knapp et de Just). En pareil cas le trouble laiteux est quelquefois plus étendu que dans un cas d'obstruction simple de l'artère centrale ; ce serait un indice que des vaisseaux ciliaires ont été simultanément lésés (Wagenmann).

Il n'existe pas de preuves anatomiques à l'appui de l'opinion de Magnus et de Wecker qui pensent que les symptômes d'une *hémorragie dans la gaine ou dans le tronc du nerf optique* sont fréquemment confondus avec ceux de l'embolie. Nous avons démontré que les éléments de diagnostic indiqués par ces auteurs ne reposent que sur des suppositions (*Annales d'oculistique*, février 1903). En outre l'affirmation que le trouble rétinien serait beaucoup plus tardif dans le cas d'une embolie que dans celui d'une hémorragie du nerf est contraire à la vraisemblance et à l'observation de plusieurs cas où l'apparition du trouble a suivi de quelques minutes un rétrécissement passager des artères rétiniennes (Wagenmann, 1897).

Une *crampe vasculaire* de quelque durée, comme plusieurs auteurs disent en avoir observé à l'ophtalmoscope (BENSON, 1894; SACHS; WAGENMANN, 1897), aurait bien plus de raison d'être confondue avec l'ischémie post-embolique, surtout s'il en résulte un trouble durable de la vision. LEBER (1897) admet en effet la possibilité d'un spasme des artères rétiniennes assez prolongé pour qu'il en résulte une cécité durable.

La plus précise des observations faites dans ce domaine nous vient de SACHS : il a vu nettement des anneaux blanchâtres qui se déplaçaient sur le tronc d'une artère rétinienne de sa naissance à sa première bifurcation, en réduisant sur leur passage la colonne sanguine à l'aspect d'un mince filet rouge. Ces mouvements péristaltiques se succédaient à l'intervalle d'une demi-minute et chacun d'eux avait une durée de trois à cinq secondes.

Le tableau ophtalmoscopique était dans son ensemble celui d'une embolie de l'artère centrale ; trois jours plus tard on ne voyait plus de crampes artérielles, mais l'ischémie était demeurée.

La principale difficulté dans le diagnostic de l'*embolie* consiste à distinguer cette cause d'obstruction des autres causes possibles, telles que des *thromboses* ou une *endartérite* oblitérante. Pour être sincère, on doit convenir qu'il n'existe, à l'heure qu'il est, aucun signe véritablement sûr pour opérer cette différenciation.

L'existence d'un souffle valvulaire constaté par l'auscultation n'est pas une preuve en soi qu'un embolus s'est détaché du cœur (HAAB) ; inversement, des végétations endocarditiques ou des lésions athéromateuses susceptibles de provoquer l'embolie ne se décèlent pas nécessairement au premier examen clinique.

L'artério-sclérose généralisée n'exclut pas une embolie, et des lésions valvulaires n'empêchent pas qu'une thrombrose ait pu se développer sur des altérations locales dans les vaisseaux de l'œil.

LEBER pensait en 1877 que des complications du côté du cerveau plaident en faveur du diagnostic d'embolie : on sait aujourd'hui que ces accidents peuvent être aussi bien le résultat d'une thrombose ou de l'endartérite.

On a cherché un élément de diagnostic dans le rétablissement plus ou moins rapide de la circulation rétinienne. GALEZOWSKI et REIMAR voient dans la régression des épaississements endartéritiques, KERN et HAAB dans la dissolution du thrombus, la cause la plus probable du retour précoce du sang dans les artères ; en cas d'embolie ce retour n'aurait lieu que très tard ou ne se ferait pas du tout.

Quant aux accès de cécité passagère et prémonitoire, ils ont été invoqués à l'appui des théories les plus diverses : KNAPP y voyait la preuve d'une embolie dans les artères ciliaires postérieures, bientôt compensée par la circulation collatérale ; MAUTHNER et SCHNABEL-SACHS en cherchaient la cause dans un embolus momentanément retenu dans le lumen de l'artère centrale : GALEZOWSKI, KERN et HAAB font de ces accès l'indice d'une thrombose plutôt que d'une embolie ; REIMAR les donne comme une confirmation de sa thèse concernant les obstructions par endartérite ; WAGENMANN, enfin, estime qu'ils parlent surtout pour une crampe vasculaire. La question a donc grand besoin de nouveaux éclaircissements.

Une attaque simultanée dans les deux yeux rend l'origine embolique peu vraisemblable ; elle plaiderait plutôt pour une thrombose par abaissement de l'impulsion cardiaque (Welt, Michel).

On devrait s'attendre, semble t-il, à ce qu'une crampe vasculaire fût bilatérale. Ce n'était pas le cas cependant pour l'observation de Wagenmann, ni pour la plupart des autres observations de ce genre.

Quand l'obstruction siège sur le trajet d'une des branches rétiniennes, il est parfois possible de reconnaître s'il s'agit d'un bouchon dans la lumière du vaisseau ou d'un épaississement des parois (cas de Reimar).

Le diagnostic clinique présente, on le voit, de grandes difficultés et la recherche anatomique des causes de l'obstruction artérielle ne donne pas elle-même des résultats très certains. Haab estime que des 16 cas examinés jusqu'en 1898, aucun n'offre la preuve irréfutable d'une origine embolique. Il reconnaît avec Wagenmann que la distinction anatomique, entre un thrombus ou un embole en voie d'organisation et des productions endartéritiques, est souvent très malaisée ou même impossible à établir, pour peu que les altérations ne soient pas de date récente ou les pièces de la plus grande fraîcheur.

Pronostic. — On considère avec raison que l'obstruction de l'artère centrale comporte un fâcheux pronostic, car la *vision de l'œil atteint* finit le plus souvent par s'éteindre entièrement, alors même qu'un retour de la circulation rétinienne s'est produit dans les premiers jours qui ont suivi l'accident.

La règle est qu'une sensation lumineuse ou la perception des mouvements de la main reparaissent au bout de quelques heures ou de quelques jours pour se dissiper après un temps variable et faire place de nouveau à une amaurose complète et cette fois définitive (cas de Graefe, Just, Knapp, etc.). Le rétablissement d'une vision utile est exceptionnel, mais on l'a constaté (Schneller, Steffan, Knapp, Haase ; Fischer, p. 239, etc.). Il se peut du reste qu'en pareils cas il se soit agi d'une simple crampe vasculaire et non d'une obstruction véritable du lumen de l'artère. L'observation d'Alexander, concernant un œil amblyope depuis six ans avec atrophie de la papille et qui recouvra une vision de 1/2, est unique en son genre et n'a pas été expliquée.

L'obstruction d'une branche rétinienne permet un pronostic beaucoup plus favorable au point de vue de la vision centrale, car on n'observe ordinairement qu'une limitation du champ visuel. Quand la région papillo-maculaire est seule épargnée, l'acuité visuelle peut également revenir et se maintenir à la normale (Pagenstecher, Mauthner, Laqueur, Birnbacher, Knapp); d'autres fois elle s'efface à son tour, ce qui se produit surtout, selon Knapp et Hirschberg, lorsque les artères maculaires, au lieu d'appartenir au type des vaisseaux cilio-rétiniens, se rattachent au système de l'artère centrale.

Lorsqu'un œil a été perdu par embolie, le pronostic touchant la *vision de l'autre œil* est moins rassurant qu'on ne le croit généralement ; en effet l'accident qui a frappé le premier œil peut atteindre aussi le second après un temps plus ou moins long : nous en savons une dizaine d'observations (Leplat, Jessop, Landesberg, etc.) : dans celles de Haase et de Vossius, le second œil a retrouvé une certaine vision, mais il est resté amaurotique dans celles de Dujardin et d'Alexander.

L'avenir peut rester sombre pour la *santé générale* du malade, parce qu'il est exposé à des accidents vasculaires dans les centres nerveux entraînant des paralysies motrices, de l'aphasie et parfois la mort subite (cas de Liebreich, Pagenstecher, Landesberg, Schmidt, Sichel, Gowers, Elschnig, Alexander, Michel, obs. pers., etc.).

Traitement. — Dans le but d'abaisser brusquement la pression oculaire et de produire une sorte d'aspiration dans les vaisseaux ischémiés, Graefe avait essayé une *ponction* de la chambre antérieure, puis une *iridectomie*, mais sans grand résultat. La plupart des auteurs sont d'accord aujourd'hui pour présenter ces interventions comme inefficaces (Wecker, Panas, Schöbl). Leber a jugé toutefois qu'elles pouvaient être utiles dans le cas où il ne s'agit pas d'une obstruction embolique. Nous avons eu quelquefois de la ponction sclérale un résultat encourageant ; Schreiber signale aussi une amélioration, mais elle ne fut que momentanée.

Un *massage* énergique du globe de l'œil a produit parfois de bons effets (Hirschberg, 1885, p. 72 ; Mauthner, Perles ; Fischer, p. 242). Wood-White attribue à des pressions exercées sur l'œil le rétablissement de la circulation qu'il a pu constater à l'ophtalmoscope. Le massage doit être pratiqué après cocaïnisation parce qu'il est douloureux ; sa durée est de une à deux minutes et l'on a soin de promener le doigt sur toutes les parties du globe que l'on peut atteindre au travers des paupières. Cette pratique se répète 1 à 2 fois par jour, mais il est inutile de la poursuivre au delà de quinze jours si elle n'a pas donné de résultat (Perles).

L'emploi de la *digitale* est à recommander comme susceptible de favoriser la circulation dans les cas où l'obstruction n'est pas complète ; l'augmentation de la tension sanguine pourrait même faciliter la dissolution d'un thrombus récent (Haab). Dans les cas frais on pourra commencer par une injection de caféine.

On ne doit pas méconnaître non plus la valeur préventive d'un *traitement général* dirigé contre l'artério-sclérose ou des influences syphilitiques. L'existence de lésions valvulaires ou d'une néphrite sera prise en considération.

BIBLIOGRAPHIE

Adamük, 1893. *Archiv für Aug.*. XXVII, p. 256.

Alexander. Wiederherst. d. Function bei... Emb. *XXVIe Versamml. Heidelb.*, p. 258, 1896.

Bentrup. Ueber die Emb. der art. centr. ret. *In. Diss. Giessen*, 1898.

BENSON, 1882. *Opht. Hosp. Rep.* X, (Rés. Laqueur, 1895, p. 80).

— 1894. Recurrent temporary visual obscurations, etc. *VIIe Congrès internat. d'opht. Edimbourg*, p. 81.

BERGER. Maladies du cœur, embolie des art. rétin. *Maladies des yeux dans leurs rapports avec la pathol. gén.*, p. 215-217, 1892.

BIERRUM. (Circulation rétrograde dans une artère après embolie). *Nord. opht. Tidsk* (Michel's Iahresber, p. 354).

BIRNBACHER. Emb. d. art. centr. ret. bei vorhand. cilio-ret. Gef. *Centr. Bl. für Aug.*, VII, p. 207, 1883.

— Ueber cilio-retinale Gefässe. *Arch. f. Aug.*, XV. p. 292, 1885.

BLESSIG. Ein Fall von Embolie der art. centr. ret. *Arch. f. Opht.*, VIII, 2 p. 216, 1861.

BARKAN. Embolie eines Astes d. Art. centr. ret. *Arch. f. Aug.* (Res. N. Jahresb. 1873, p. 336).

DAVIDSON. Ein Beitrag zur Lehre vom Verschluss der Zentralarterie. Thèse de Freiburg, 1902.

DIEULAFOY, 1890. Manuel de pathologie interne, II, p. 790.

DIMMER. (Cité par Greef, 1900, *Graefe-Saemisch*, V, p. 176).

DUJARDIN. Perte successive des deux yeux à la suite d'emb., 1890, *Ann. d'ocul.*, CIII, p. 78 et 240.

VAN DUYSE. Embolie simultanée de l'art. centr. des deux rétines. *Arch. d'opht.*, XXII, p. 93, 1902.

— (Deux obs. d'infarctus hém. après embolie). *Ann. d'ocul.*, XCIV, p. 133, 1885.

ELSCHNIG. Bemerkung zu der Mitth. Schnaudigels. *Graefe's Arch.*, XLIII, 2, p. 461, 1899.

— Ueber die Embolie der Art. centr. ret. *Arch. f. Aug.*, XXIV, p. 65, 1891.

FANO. De l'amaurose par embolie de l'art. cent. *Ann. d'ocul.*. LII, p. 239, 1864.

FISCHER. Ueber die Embolie der Art. centr. ret., *Leipsig*, 1891.

FRÆNKEL. Das Freibleiben eines parapapillären Netzhautbezirkes bei plötzlichem Verschluss der Centralarterie. *Arch. für Aug.*, XLIX, p. 68, 1903.

GALEZOWSKI. Migraine ophtalmique avec thrombose des vaisseaux rétiniens. *Rec. d'opht.*, p. 10, 1882.

GALEZOWSKI et DAGUENET. Embolie de l'artère centrale. *Diagn. et trait. des affect. ocul.*, II, p. 641, 1885.

GALEZOWSKI. Embolie et Thrombose des art. rétiniennes. *Traité iconograph. d'opht.*, 2e édit., p. 161-166, 1886.

— Des embolies par artério-scléroses rétiniennes. *Rec. d'Opht.*, p. 373, 1902.

— Des thromboses artérielles du nerf optique. *Rec. d'opht.*, p. 65 et suiv., 1900.

— Des spasmes des vaisseaux rétiniens. *Rec. d'opht.*, p. 69, 1892.

GALINOWSKY. Ueber Endarteritis der Art. cent. ret. mit Concrementsbildung. *Arch. f. Augenheilk.* XLIII, p. 183, 1901.

GENTH. Freibleiben eines papillären Netzhautbezirkes bei part. Verschluss der art. centr. ret. *Arch. für Aug.*, LI, p. 109 et pl. VII, 1904.

GONIN. Deux cas d'obstruction des vaisseaux de la rétine. *Archives d'opht.*, XXIII, 1903.

— Rétabl. de la circ. rét. par anast. à la suite d'une obstr. de l'art. cent. *Ann. d'ocul.*, mars 1903.

GÖRLACH. Zur Casuistik der Emb. art. centr. *In Diss. Greifswald*, 1898.

GOWERS. A case of simultan. Embolism., etc. *Lancet.* (Nagel's Ber, 1875, p. 308).

GRADLE. (Cas d'oblitération des art. mac.) *XXVIe Vers. opht. Heidelb.*, p. 162.

VON GRAEFE. Ueber embolie der art. cent. ret. *Arch. f. opht.*, V, 1, p. 136, 1859.

— Ueber Neuro-retinitis u. gew. Fälle fulmin. Erblind. 1866. *Arch.f. Opht.*, XII, 2, p. 143-144.

GREEF, 1900. *Graefe-Saemisch*, IIe édit., V, p. 162 et 182, fig. 44 et 49.

GRŒNOUV. Embolie und Thrombose der art. centr. ret. *Graefe-Saemisch*, 2e édit., XXII. p. 31-37, 1901.

HAAB. Diseases in the Circulary system, p. 498-515, *in System of diseases of the eye* (Norris et oliver), t. IV.

— Ueb. die sog. Embolie der Centralart. 1888. *Corresp. Bl. f. Schweizer Aezte*, p. 338.

HAASE. Zur Embolie der art. centr. ret., *Arch. f. Aug.* X, p. 469, 1881.

HARMS. Zur Frage der Retinitis hæmorragica. X° *Congrès internat. d'opht.*, p. B 174, 1904.

HERTEL, 1900. *Graefe's Archiv.*, LII, 2, p. 191.

HERRNHEISER. Ueber exper. Embolien. d. inn. Augenhäuten. *Z. f. Aug.*, VIII, p. 570.

HILLEMANS. U. d. Augenaffectionen der an Influenza Erkrankten. 1890. Thèse de Bonn., p. 27.

VON HIPPEL. Embolie der art. cent. retinae. *Ber. ü. d. opht. Klin. Giessen*, p. 25, 1881.

HIRSCH. Zur Pathogenese der Emb. d. Netzh. 1896. *Arch. f. Aug.*, XXXIII, Erg. Heft.

HIRSCHBERG. Ueber Embolie der Netzhautarterie. *Centr. Bl. f. Aug.*, VIII, p. 1 ef 70, 1884.

—   Beitr. z. d. embol. Erkrank. des Auges. *Centr. Bl. f. Aug.*, IX. p. 33, 1885.

—   Zur Lehre v. d. Netzhautembolie *Centr. Bl. f. Aug.*, IX, p. 353.

—   Klinische Casuistik. *Centr. Bl. f. Aug.*, XII, p. 296-297, 1888.

HIRSCHMANN. Emb. des nach oben verlauf. Zweiges. *Klin. M. Bl.*, IV, p. 37, 1866.

HOFMANN. Ein Beitr. z. Kenntniss d. Gefässveränd. im Auge, etc. *Arch. f. Aug.*, XLIV. 4, p. 339, 1902.

—   Ueber Embolie der Netzhautarterie. 1884. *Kl. M. Bl.* XXII, p. 24. (*Res. Ann. d'ocul.*, XCIV, p. 133).

KOENIG. L'embolie de l'art. centr. de la rétine. *Rec. d'opht.*, 16, 1891.

HOPPE. Scheinbare Emb. der art. centr. ret. als physikalisches Phenomen. *Graefe's Arch.*, LVI, 4, p. 32, 1903.

INOUYE, 1892. *Centr. Bl. f. Aug.*, p. 320.

JÄGER, 1854. Ueber Staar und, Staaroperationen. p. 104-108.

JASCHE. Embolie der Netzhaut arterie. *Arch. f. Aug.*, XXVII, p. 133, 1893.

JESSOP. Obstruction of both central arteries of the retina. *Opht. Rev.*, p. 205 (Jahresb, 1900. p. 617).

JUST. Embolie der art. centr. retinæ. *Klin. Monats. Bl.* I, p. 265, 1863.

— Zerreissung des musc. rect. int und des Sehnerven. *Kl. Mon. Bl.* XI, p. 8, 1873.

KERN. Zur Embolie d. Art. centr. ret. *Inaug. Diss. Zürich*, 1892.

KNAPP. Ueber Verstopfung der Blutgef. des Auges. *Arch. f. Opht.*, XIV, 1 p. 207, 1868.

— Embolie eines Zweiges der Netzhautarterie. *Arch. f. Ohr. u Aug.*, I, 1869.

— Embolie von Zweigen d. centr. art. *Arch. f. Aug.* (*Res. N. Jahresb.*, p. 336), 1873.

— Emb. d. N. Art. mit Freibleiben des mac. Seitenastes XV° *Versamml. Heidelb. Ber.*, p. 249, 1883..

KOENIG. Les thromboses artérielles de la rétine. *Rec. d'opht.*, p. 697, 1900.

LANDESBERG. Embolia art. centr. ret. mit Emb. art. foss. Sylvii. *Arch. f. Opht.*, XV, 1, p. 214, 1869.

LAQUEUR. Emb. d. Centralart. mit Freibleiben, etc., 1895. *Arch. f. Aug.*, XXX, p. 75-78.

LEBER. Zusammenhang zw. den Gefässen der Netzhaut und Aderhaut. *Arch. f. Opht.*, XI, 1, p. 4, 1865.

— Bemerk. ü. d. Circulation... der Retina. *Graefe's Arch.*, XVIII, 2, p. 25, 1872.

— 1875. *Graefe-Saemich*, 1re éd., II, p. 309, et 1877. *Graefe-Saemisch*, V, p. 535. à 551.

— 1897. XXVI° Vers. in Heidelberg. Ber., p. 162.

LEPLAT. Note sur un cas d'embolie de l'art. centr., 1883. *Ann. d'ocul.*, XCIV, p. 116.

LIEBREICH. Ueber embolie der art. cent. ret. *Berl. med. Ges.* 4, XII, 1861, et *Allg. med. centr. Zeitung.*, 14, XII, 1861.

—   Atlas d'ophtalmoscopie, pl. VIII, fig. 4 et 5, 1863.

LÖWENSTEIN. Fall von Embolie art. centr. ret., 1878. *Kl. M.-Bl.*, XVI, p. 270.

LORING. Remarks on Embolism. *Amer. J. of. med. Science* (*Res. N. Jahresb.*, p. 392-397, *Kl. M. Bl.*, p. 316), 1874.

Lopez. Embolie de l'art. centr. de la rétine, 1891. *Rec. d'opht.*, p. 534.

Lurje, 1893. Thèse de Dorpat.

Magnus, 1874. Die Sehnervenblutungen. *Leipzig.*

— Zur Genese des... Kirschrotenfleckes. *Kl. M. Bl.*, XIV, p. 145, 1876.

— Embolie oder Sehnervenblütung. *Kl. M. Bl.*, XVI. p. 78, 1878.

Manz. Anatomische Unters. eines an Emb... erblind. *Festschrift für Helmholz,* p. 10, 1891.

Markow. Endarteritis obliterans art. centr. ret. *Arch. f. Aug.*, XXXVI, p. 378, 1898.

Mauthner. Embolie der centralarterie. *Lehrbuch der Ophtalmosc.*, II, p. 336, 1868.

— 1874. *Iaresb. f. Opht.*, p. 337.

— Zur Lehre v. d. Embolie d. art. centr. ret. *Wien. med. Jahrb.* (Res. Nagel's ber., p. 334-377). 1873.

— Ueber Emb. der central-Arterie d. Netzh. *Allg. Wien. Bl.* (Michel's ber., p. 435), 1883.

Meyhöfer. Ueber Embolie des art. centr. ret., *In. Diss. Königsberg,* 1873 (*Res. Nagel's Jahesb.* p. 385. *Kl. M. Bl.*, 1874, p. 314).

Von Michel. Ueb. Thrombenbildung im Stamme der art. centr. XVIIᵉ *Vers. opht. Heidelb.*, p. 243, 1898.

— Ueber Erkrank. des Gefässsystems der art. centr. *Zeitschr. f. Aug.*, II, p. 1, 1899.

Moos. Beiträge z. casuistik d. embol. Gefässkrankh. *Virch. Arch.*, XLI, p. 58, 1867.

Mules. (Guérison complète de l'embolie par le massage.) *Brit. med. J.* (d'après *Ann. d'ocul.*, CI, p. 240).

Müller (H.), 1857. Cité par Greef, 1900. *Graefe-Saemisch.*, IIᵉ édit., ch. v, p. 90.

Nettleship. Emb. of centr. art. of the retina. *Opht. Hosp. Rep.*, VIII (*Nagel's ber*, 1874 p. 403-404 et 1875, p. 310).

— Unusual appearance in a case of ret. emb. *Festchrift für Helmholz*, III, 1891.

Norris et Olivier, 1900. *System of diseases of the eye*, III, p. 437 (Schöbl) et IV, p. 503 (Haab).

Nuel. Circulation ret. intermittente dans un cas d'embolie. *Ann. d'ocul.*, 1883, p. 277.

— Embolie de l'artère centr. de la rét. *Arch. d'opht.*, XVI, p. 166, 1896.

Ole Bull. Krankheiten der Retinalgefässe. *Leipsig,* 1903.

Œller. Atlas der ophthalmoscopie, pl. C, IX et C, X, 1896.

Pagenstecher. (Cas d'obstruction des art. rét. à l'exception des art. maculaires.) *Klinische Beobacht. Wiesbaden,* I, p. 55, 1861.

— Embolie der Contralgefässe. *Klinische Beobacht. Wiesbaden*, II, p. 27, 1862.

Panas, 1894. *Traité des mal. des yeux,* t. I, p. 623.

— Embolie et thrombose des vaisseaux centraux de la rétine. *Archives d'opht.*, XXII, p. 614, 1902.

Perles. Ueber Embolia partialis retinæ. *Centr. f. Aug.*, XV, p. 235 et XVI, p. 161, 1891, 1892.

Popp. Ueber Embolie der Art. centr. ret. In. diss. Erlangen (*Rés. Nagel's Ber.* p. 307 *Kl. M. Bl.*, p. 305), 1875.

Pristley Smith. Embolism of centr. art. of retina. *Brit. med. J.* (*Nagel's ber*, 1874, p. 140.)

Quaglino. Deux cas d'amaurose soudaine par embolie. *Ann. d'ocul.*, LVI, p. 159, 1866.

Raehlmann. Ueber Endarteritis obliterans... und ihr Verhältnis zur sog. Embolie, etc. *Z. f. Aug.* VII, p. 343, 1902.

Reimar. Die sog. Embolie. d. art. centr. ret. *Arch. f. Aug.*, XXXVIII, p. 291, 1899.

Von Reuss. Notiz über die Netzhautgefässe im Bereich der Macula bei Emb. art. centr. ret. *Graefe's Arch.*, XXVII, 1, p. 2, 1881.

Sachs. Netzhautarterien Krämpfe... unter dem Bilde der Embolie, etc. (*Beitr. z. Aug. H.* 44, p. 34) ; *Rés. Z. f. Aug. nov.*, p. 412, 1901.

Saemisch, 1879. (D'après Laqueur, *loc. cit.*, p. 79.)

Saemisch. Embolie eines Astes der art. centr. ret. *Klin. M. Bl.*, IV, p. 32, 1866.

Samelsohn. Ueber Emb. art. centr. retinae. *Arch. f. Aug.* III (*Res. Jahresb.* 1873, p. 333).

Schirmer. Embolie dès art. centr. ret., *Klin. M. Bl.*, VI, p. 39, 1868.

SCHLEICH. Oppthalmosc. Beobacht. cilioret. Gefässe. *Mitth. aus. d. opht. Klin. Tübingen*, 1882.

SCHLODTMANN. Extirpation retrobulb. Tumoren. *Festchr. f. A. v. Hippel.* Halle a/s., 1900.

SCHMIDT (H.), 1874, Beitr. z. Kennt. der Emb. d. art. cent. *Graefe's Arch.* XX, 2, p. 287.

SCHMIDT-RIMPLER. Augenheilkunde und ophthalmoscopie. 6ᵉ édition, p. 283-284.

    —   Erkrank. der Nieren, des Herzens, der Gefässe. Dʳ Nothnagel's *Spez. Path. u. Ther.* XXI, p. 326, 421, 426, 1898.

SCHNABEL ET SACHS. Ueber unvollständ. Embolie der Netzhaut Schlagader. *Arch., f. Aug.*, XV, p. 11, 1885.

SCHNAUDIGEL. Ein Fall von multiplen Blutungen, etc. *Graefe's Arch.*, XLVII, 3, p. 490, 1899.

SCHNELLER. Fall von Emb. der Centralart. der Netzhaut. *Arch. f. Opht.*, VIII, I, p. 270, 1861.

SCHÖBL, 1900. Diseases of the retina, p. 436-442 *in Norris et Oliver*, System of diseases, III.

SCHREIBER. Ueber Veränd. des Augenhintergr. bei internen Erkrank, p. 53. *Leipsig*, 1878.

SCHÜLLER. Zur embolie der Art. centr. Inaug. Diss. Bonn. (Rés. par Laqueur, 1895, p. 80), 1888.

SCHWEIGGER. Zur Embolie der art. centr. ret. *Arch. f. Aug.*, XI, p. 444, 1882.

    —   Zur Embolie der Art. centr. retinae. *Arch. f. Augenheilk.* XLIII, p. 163, 1901.

    —   Embolie der art. centr. retinæ. *Gebrauch des Augenspiegels*, pl. III, 10, p. 138-141, 1864.

SCHWEINITZ, 1892. (D'après Michel, *Jahresb*, p. 381.)

SEYDEL. Zu den Circulationsstör. der Netzhaut. *Zeitsch. f. Aug.*, II, p. 352-353, 1899.

    —   1901. (Dess. opht.) Graefe-Saemisch., chap. XXII, pl. II.

SICHEL. Note sur un cas d'oblit. subite de l'art. centr. de la rétine. *Arch. de physiol.*, IV, p. 83 et p. 207, pl. VI, 1871.

SICHEL. Traité de l'ophtalmie, la cataracte et l'amaurose. *Paris*, p. 694, 1837.

SIEGRIST. Die Gef. der Ligatur der gr. Halsschlagadern. *Graefe's Arch.* L, 3, 1900.

SIEGRIST. Die Gefahren der Ligatur der Carotis. *XXVIIᵉ Vers. Heidelb.*, p. 10, 1899.

STEFFAN. Ueber embolische Retinalveränderung. *Arch. f. Opht.*, XII, 1, p. 34, 1866.

STEINDORFF. (Communication à la Soc. opht. de Berlin, 14, XI et 12, XII, 1901). *Zeitsch. f. Aug.* VII, p. 88.

STUELP. Embolie eines Astes d. art. centr. ret. *Centr. Bl. f. Aug.*, XXI, p. 52, 1897.

SUREAU. Un cas d'ischémie rétinienne. *Rec. d'opht.*, p. 473, 1895.

STREIFF, 1898. Thèse de Zurich.

ULRICH. Embolie eines Astes der Art. centr. ret. *Kl. M. Bl.*, XX, p. 238, 1882.

UHTHOFF. Zwei Falle von Verschluss der art. centr. *Berl. Kl. Wochenschr.*, p. 825, 1890.

    —   Anat. Beitr. z. Emb. d. Art. centr. ret. XIᵉ Congr. internat. Rome, 2 avril 1894.

VIRCHOW. Ueber capilläre Embolie. *Virch. Arch.*, IX, p. 307, 1856.

    —   Zur pathol. Anat. der Netzhaut. *Virch. Arch.*, X, p. 179-183.

VÖLKERS. (3 cas d'embolie chez néphrétiques.) *v. Ziemssen's Handbuch.* IX, 1, p. 435, 1875.

VOSSIUS. Beiderseit. Atroph. n. opt. nach. Embolie. *Kl. M. Bl.*, XXI, p. 298, 1883.

WAGENMANN. Exper. Unters. über d. Einfl. der Circulation, etc. *Graefe's Arch.*, XXXVI, 4, p. 97-120, 1890.

    —   Anat. Unters. üb. einseit. Ret. hæmorr. *Graefe's Arch.*, XXXVIII, 3, p. 222, 1892.

    —   Beitr. z. Kennt. d. path. Anat. der Emb. *Graefe's Arch.*, XL, 3, p. 221, 1894.

    —   Beitr. z. Kenntn. der Circulationsstörungen der Netzhautgefässe. *XXVIᵉ Vers. opht., Heidelb.*, p. 153-164, 1897, et *Graefe's Arch.*, XLIV, 2.

WALTER. (Embolie dans un cas de phlébite). *Brit. med., J.* (Michel's ber. p. 290), 1881.

WATSON ET NETTLESHIP. A case of embol. of the cent. art. *Opht. hosp. rep.*, VIII, 2 (*Nagel's ber.* p. 311).

DE WECKER. Embolie de l'artère centrale. *Traité compl. d'opht.*, IV, p. 64, 1889.

WECKER. Embolie des vaisseaux de la rét. et du nerf opt. *Traité des maladies des yeux*, 2ᵉ édit., p. 346, 1868.

Welt. Thrombose der Art. centr. ret. etc. *Arch. f. Aug.*, XLI, 4. p. 355, 1900.

Wood White et Eales. Embolism of art. centr., re-establishment of vision. *Opht. Rev.* (*Res. Centr. Bl. f. A.* p. 303, *Annd'ocul.*, 88, p, 64), 1882.

Wüttich. Ein Fall von Emb. der art. cent. *In. Diss. Berlin*, 1898.

Zehender, 1874. Embolie oder Haemorragie d. art. centr.? *Kl. M. Bl.*, XII. p. 310.

Zur Nedden. Ueber einen Fall v. Emb. d. Art. centr. ret. ohne Beteil. d. mac. Astes. *Zeitschr. für Aug.*, IX, p. 505, 1903.

CHAPITRE VI

DES HÉMORRAGIES DE LA RÉTINE EN GÉNÉRAL. — RÉTINITES HÉMORRAGIQUES OU APOPLECTIFORMES

Historique et classifications. — Avant que l'on eût appris à explorer le fond de l'œil au moyen de l'ophtalmoscope, les dissections avaient montré plusieurs fois déjà des taches hémorragiques sur les membranes profondes, et quelques traités mentionnaient l'apoplexie de la rétine au nombre des causes anatomiques de l'amaurose (Rognetta, Walther).

En 1854, Jæger donna la représentation ophtalmoscopique de deux cas d'hémorragies rétiniennes. Sitôt après que la découverte de Helmholz se fut répandue, la fréquence relative et l'importance clinique des extravasations intraoculaires se trouvèrent dépasser de beaucoup ce que l'on avait pu prévoir ; non seulement des hémorragies rétiniennes se voyaient à la base de certains troubles oculaires très prononcés, mais on reconnut que même en l'absence de toute diminution visuelle elles pouvaient être présentes et constituer le symptôme révélateur d'une grave affection générale.

Grâce à leur importance séméiologique et pronostique, les hémorragies sont de toutes les lésions du fond de l'œil celles qui ont éveillé le plus vivement l'attention des médecins en dehors des milieux purement ophtalmologiques, aussi le nombre des cas publiés est-il immense ; très grande aussi la diversité des états pathologiques indiqués comme pouvant être la cause de ces hémorragies. Cette circonstance a rendu longtemps difficile et compliqué encore aujourd'hui la classification des maladies hémorragiques de la rétine.

Certaines distinctions ont été établies d'après l'aspect ophtalmoscopique. En particulier beaucoup d'auteurs font une différence entre *l'apoplexie simple de la rétine* et la *rétinite hémorragique* selon que les extravasats sanguins constituent le phénomène dominant, ou qu'il s'y ajoute un trouble diffus de la rétine et de la papille optique avec des foyers de dégénérescence jaunâtres en nombre plus ou moins grand (Leber, Wecker).

Cette distinction n'a pas grande utilité pratique. Il y a certainement des cas extrêmes, bien caractérisés dans un sens ou dans l'autre, mais un grand nombre, le plus grand nombre peut-être, pourraient être classés indifféremment dans l'une ou dans l'autre catégorie ; il suffit de parcourir la casuistique pour se convaincre que tel praticien donne pour une apoplexie simple ce qu'un second regarderait comme un exemple achevé de rétinite hémorragique.

Au reste aucune de ces deux formes n'est véritablement stable et R. Schweigger (p. 17-18) a vu des cas d'apoplexies rétiniennes sans complications prendre le caractère d'une rétinite bien accusée pour revenir deux ou trois mois plus tard à leur aspect primitif d'hémorragies simples de la rétine.

En dépit de ces difficultés dans le diagnostic ophtalmoscopique, la division en deux classes se justifierait si, dans la première, on pouvait grouper par exemple les hémorragies rétiniennes consécutives à une altération locale des vaisseaux et, dans la seconde, les hémorragies révélatrices d'une affection plus générale, soit d'une dyscrasie ou d'une altération du sang. Cette distinction clinique n'est pas obtenue par la division en apoplexies simples et rétinite hémorragique.

En effet l'albuminurie peut offrir les types les plus accomplis de la rétinite avec hémorragies, mais elle ne se révèle d'autres fois que par des ecchymoses discrètes, sans trouble de la rétine ni dégénérescence visible de son tissu. D'autre part le tableau ophtalmoscopique d'une thrombose de la veine centrale concorde en tous points avec la description que Wecker (p. 85) nous donne de ce qu'il entend par une rétinite hémorragique : il s'agit là cependant d'un accident vasculaire très localisé qui pourrait être donné comme un type d'apoplexies simples lorsqu'il ne reconnaît d'autre étiologie que la sclérose sénile des vaisseaux de l'œil.

Une classification des maladies hémorragiques de la rétine basée sur leur étiologie offrirait les indications les meilleures au point de vue du traitement, de la prophylaxie et du diagnostic. Dans ce domaine le travail est loin d'être achevé, mais des pas importants ont été faits.

A la suite des travaux de Wagner et de Magnus, on a fait rentrer dans le cadre de la rétinite albuminurique les formes d'hémorragies rétiniennes qui sont en relation avec la *néphrite* et l'*albuminurie* (voy. chap. ix).

Haltenhoff, Leber, Lagrange et Hirschberg ont contribué à établir de même le groupe de la *rétinite diabétique;* Liebreich, Becker et Leber celui de la *rétinite leucémique* (chap. x et xi).

Chacune de ces trois affections rétiniennes peut se présenter à l'ophtalmoscope, soit sous une forme typique, avec des altérations dégénératives qui laissent peu de doute au diagnostic, soit sous l'aspect d'une rétinite hémorragique, sans caractère véritablement pathognomonique, mais dont la signification se révèle à l'examen des urines ou du sang.

Les extravasations rétiniennes qui se produisent au cours de l'*anémie pernicieuse progressive,* de l'*anémie chronique* et de la *chlorose,* ou bien sous l'influence d'une diathèse hémorragique telle que le *scorbut* ou la *septicémie* ou encore de certaines *intoxications* (phosphore), n'ont le plus souvent rien de caractéristique et le diagnostic se fait d'après les données de l'état général (chap. xii).

Ces diverses formes de maladies hémorragiques de la rétine ont été sorties du cadre de la rétinite apoplectique ou hémorragique proprement dite et l'on a peu à peu réservé cette dernière appellation pour les cas où l'examen du malade ne révélait aucun des états dyscrasiques dont il vient d'être question. Dans cette acception plus restreinte, le groupe de la rétinite hémorragique comprenait encore des affections de nature assez diverse; les unes semblaient avoir leur cause dans un vice organique du cœur, les autres dans une altération des vaisseaux périphériques ; d'autres encore pou-vaient résulter d'une dyscrasie ignorée.

De l'ensemble de ces rétinites hémorragiques, MICHEL a différencié en 1878 un type particulier qu'il a donné comme résultant d'une *thrombose du tronc ou des branches de la veine centrale* et dont il a décrit en détail les symp-tômes subjectifs et l'aspect ophtalmoscopique. On sait aujourd'hui que des accidents hémorragiques très semblables peuvent aussi résulter d'*altérations dans les artères rétiniennes* (embolies capillaires ? LEBER, WAGENMANN ; ou productions endartéritiques locales, REIMAR, STÖLTING, MEYERHOF, GONIN).

Obstructions veineuses et artérielles ont cela de commun qu'elles se pro-duisent de préférence chez des sujets âgés ou atteints prématurément d'une *angiosclérose généralisée* (voy. chap. VIII).

Il est une forme d'hémorragies rétiniennes qui survient au contraire chez des jeunes sujets et dont les causes sont encore mal définies : ce sont les « hémorragies spontanées et récidivantes des *adolescents* » ; elles ont des caractères cliniques assez particuliers pour mériter une description à part (chap. VII).

Enfin nous avons toute une catégorie d'hémorragies rétiniennes dont la signification est pour ainsi dire accidentelle parce qu'elles résultent de causes passagères extérieures à l'œil, sans qu'il soit nécessaire de recourir, pour les expliquer, à l'hypothèse d'une altération anatomique des vaisseaux rétinien ou à celle d'une modification du sang ; ce sont en premier lieu les hémor-ragies *traumatiques* dont il sera question dans le chapitre des traumatisme de la rétine car elles s'accompagnent fréquemment d'autres lésions réti-niennes ; ce sont ensuite les hémorragies dites *par congestion active*, attri-buables à des irrégularités de la circulation générale, notamment à des troubles de la menstruation. Les extravasations sanguines que l'on constat dans l'œil des *nouveau-nés* et celles qui se produisent quelquefois à la suit d'une *compression du thorax* ou d'un violent effort tiennent une place inter-médiaire entre les hémorragies traumatiques et les hémorragies par conges-tion active. Elles sont probablement les seules à mériter le nom d' « hémor-ragies simples » de la rétine. Quant aux extravasations qui accompagnen la *myopie forte*, la *papille étranglée* ou les *névrorétinites syphilitiques*, leu signification est tout à fait secondaire ; aussi ne demandent-elles pas une des cription à part ; elles n'ont d'importance réelle que si elles intéressent la régio maculaire, ce qui est assez souvent le cas des hémorragies myopiques.

Aspect ophtalmoscopique des hémorragies rétiniennes. — Les particu larités que peuvent présenter les hémorragies de la rétine dans les diffé rentes affections du fond de l'œil où elles se produisent, seront étudiées propos de chacune de ces affections. Une description générale a néanmoin son utilité pour éviter des répétitions.

La forme apparente des hémorragies est déterminée principalement par leur *siège* dans le tissu rétinien. On en distingue à l'ordinaire trois types : en flammèches, en pointillé et en plaques.

a) Les *flammèches* siègent au sein de la couche des fibres optiques, surtout au voisinage de la papille où cette couche a son maximum d'épaisseur. L'extravasat, bridé par les faisceaux nerveux, fuse le long des interstices et prend nécessairement une forme allongée dans le sens de l'irradiation nor-

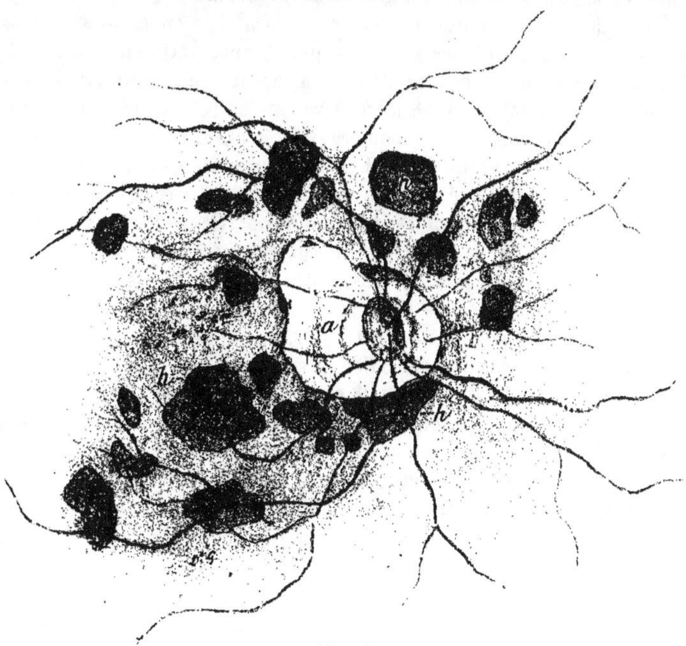

Fig. 63.

Hémorragies rétrorétiniennes multiples (dans un œil fortement myopique) à la suite d'une compression du thorax et de violents efforts.

a, zone atrophique péripapillaire. — *h, h, h*, hémorragiques.

nale des fibres. Il en résulte que les flammèches ont une disposition rayonnante autour de la papille optique, mais qu'elles décrivent en outre une ellipse autour de la région papillo-maculaire ; on les observe le plus fréquemment dans les cas de rétinite albuminurique et de thrombose de la veine centrale.

b) Le *pointillé* hémorragique occupe les couches moins superficielles de la rétine ; on le remarque surtout au voisinage de la macula ou dans les parties périphériques du fond de l'œil. Il se compose de petites taches généralement arrondies, dont la grandeur est du reste variable, attachées parfois comme des grappes à de fines branches vasculaires ; ces petites ecchymoses se produisent dans un grand nombre d'affections différentes.

c) Les *flaques* ont une dimension plus grande et des formes plus irrégulières ; on les voit surgir sur le bord du disque optique, dans la macula, ou sur le trajet des gros troncs artériels ou veineux. Elles résultent quelquefois de la confluence d'hémorragies plus petites ; ailleurs elles semblent avoir pris naissance d'une seule et même extravasation. Elles apparaissent isolées, ou par groupes, ou mélangées aux autres types d'hémorragies ; elles n'ont en elles-mêmes rien de pathognomonique, mais on les voit surtout dans les cas où il existe des altérations vasculaires importantes.

Certaines collections hémorragiques ont leur siège en dehors du tissu même de la rétine, bien qu'elles aient une provenance rétinienne. Ainsi des extravasations abondantes peuvent amener la rupture de la limitante externe et provoquer l'accumulation des globules rouges entre la couche des bâtonnets et l'épithélium pigmentaire (hémorragies rétro-rétiniennes, fig. 63).

Hémorragies pré-rétiniennes. — Les hémorragies, qui se développent à la surface antérieure de la rétine, s'amassant entre celle-ci et le corps vitré, sont plus facilement reconnaissables et offrent des particularités intéressantes. Elles ont été dépeintes par LIEBREICH et par BETKE, puis étudiées de près par UNTERHARNSCHEIDT, HAAB, DIMMER, PINCUS, OBERMEIER, etc. On les a constatées dans diverses régions du fond de l'œil, mais elles montrent une prédilection marquée pour le voisinage du pôle postérieur, ce qui tient sans aucun doute à des conditions anatomiques spéciales à cette région, c'est-à-dire à une moindre adhérence de l'hyaloïde avec la rétine. L'extravasat trouve une assez grande facilité à décoller ces deux membranes ; il conserve donc des limites très nettes et d'une régularité géométrique ; son étendue varie de 2 à 4 diamètres de papille ; sa forme serait toujours circulaire ou elliptique si le liquide épanché n'était soumis, de par sa liberté même, aux lois de la pesanteur, de sorte que par le tassement des globules rouges le bord supérieur tend à devenir horizontal tandis que le bord inférieur conserve sa courbure. Il en résulte que, vue à l'ophtalmoscope, la collection hémorragique a la forme d'un ménisque plan-convexe dont la convexité regarde vers les parties déclives de l'œil ; on dirait que le sang s'est accumulé à l'intérieur d'une coupe ou d'un verre de montre. Ce qu'il y a de particulier et de très important au point de vue du diagnostic de ces hémorragies rétro-hyaloïdiennes, c'est qu'elles se déplacent partiellement dans les mouvements d'inclinaison de la tête du malade de telle façon que la limite supérieure reste horizontale quelle que soit la position relative de l'œil.

En certaines occasions la limite supérieure n'est pas rectiligne, mais irrégulière, ce qui est le signe d'une moins grande liberté du sang dans l'espace qu'il occupe.

La mobilité du liquide épanché dépend aussi de son état de fluidité, car il y a quelquefois formation d'un caillot de fibrine.

Les vaisseaux rétiniens ont en général leur apparence normale au voisinage de la collection hémorragique, puis ils disparaissent brusquement au-dessous ; quelques-uns d'entre eux, cachés dans la position normale de l'œil, deviennent à nouveau visibles par les mouvements d'inclinaison.

Ces divers caractères : forme de l'épanchement, netteté de ses bords, effacement subit des vaisseaux rétiniens, déplacement du liquide, font reconnaître sa situation *au-devant* de la rétine.

Au reste ils n'indiquent pas nécessairement que l'extravasation ait eu lieu
dans la région même où l'on constate l'accumulation du sang ; les dessins de

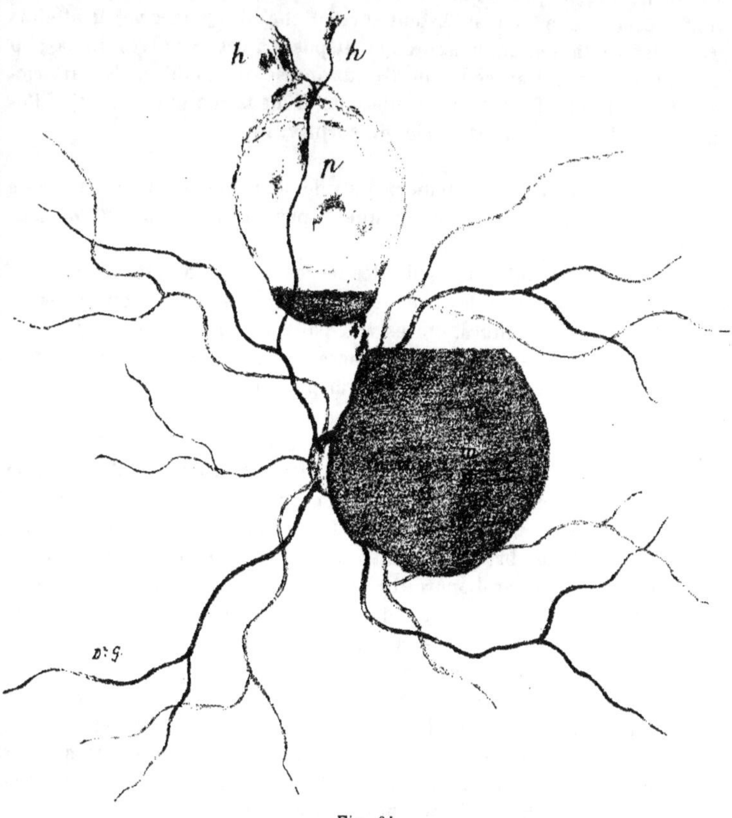

Fig. 64.

Lacs hémorragiques prérétiniens. (Image droite.)

L'épanchement hémorragique qui a pris naissance de la veine supérieure (*h, h*), s'est premièrement collecté
dans un espace ovalaire au-dessus de la papille (*p*), puis il a fusé de là dans la région maculaire (*m*).

HAAB et de PINCUS, pareils à celui de notre fig. 64, en font voir la source dans
les parties supérieures de la rétine : c'est donc fortuitement que la coulée
sanguine ayant rencontré la région prémaculaire s'y est accumulée en un lac
hémorragique. En revanche dans l'observation d'OBERMEIER, concernant une
hémorragie bilatérale au-devant de la macula, il faut admettre qu'il y avait
eu rupture des vaisseaux de cette région.

Mentionnons ici une curieuse observation ophtalmoscopique d'AXENFELD, rapportée par Hormuth : chez une dame de 51 ans, une extravasation survenue sans cause connue dans la région de la macula avait donné lieu à la fois à un lac sanguin au-devant de la rétine et à une poche hémorragique rétro-rétinienne.

Les hémorragies pré rétiniennes ne sont pas symptomatiques d'une affection spéciale ; elles se manifestent surtout chez des jeunes sujets atteints d'une certaine diathèse hémorragique et disposés à des récidives (Haab) ; on les rencontre en outre au cours de l'albuminurie, du diabète, de l'artério-sclérose (Pincus), ou à la suite de troubles de la menstruation (Oeller). Elles sont une cause fréquente des troubles du corps vitré.

Nous venons d'étudier les hémorragies de la rétine au point de vue de leur siège ; leur aspect ophtalmoscopique dépend aussi de la *date* de leur apparition :

Les plus récentes montrent des limites nettes et une coloration rouge vif ou rouge violacé selon qu'elles sont de provenance artérielle ou veineuse. Lorsqu'elles sont peu étendues, on les voit pâlir au bout de peu de jours et s'effacer graduellement sans laisser de traces ; si leur volume est plus considérable, la résorption est lente et peut durer plusieurs semaines ou plusieurs mois.

Les hémorragies en devenant anciennes prennent une teinte foncée, presque noirâtre ; peu à peu, leurs bords deviennent diffus, ou dentelés, ou bien encore c'est en leur centre que se prononcent les premiers phénomènes de la résorption. A la longue on voit le foyer hémorragique se résoudre tout entier en une tache brunâtre, constituée probablement par du pigment hématogène et qui finit par disparaître, ou bien on assiste à sa transformation ou une plaque blanc jaunâtre, dépôt de fibrine ou amas de cellules granulo-graisseuses. Ces deux modes de résorption dépendent moins de l'abondance du sang extravasé que des conditions générales de la circulation : Haab considère l'apparition des taches claires comme un mauvais symptôme au point de vue de la nutrition de la rétine. R. Schweigger (p. 25), en ne tenant compte que des cas d'hémorragies sans rétinite concomitante, a compté que les foyers jaunâtres se produisent environ une fois sur trois, mais que cette fré-quence relative est doublée s'il y a albuminurie ou diabète.

Au reste il n'est pas toujours facile de distinguer les foyers de dégénéres-cence secondaires à des hémorragies de ceux qui naissent indépendamment des extravasations sanguines au cours d'une rétinite glycosurique ou néphré-tique. C'est dans le cas de thrombose de la veine centrale ou de ses branches que l'on étudie le mieux les taches claires post-hémorragiques. Ammann les a notées au plus tôt huit jours après l'obstruction veineuse ; en un cas nous les avons observées déjà au bout de trois jours. R. Schweigger estime qu'elles se développent le plus souvent après un ou deux mois et qu'au bout de quatre mois elles ont pris la place des hémorragies.

A leur tour les foyers jaunâtres se résorbent le plus souvent en quelques semaines ou en quelques mois, bien qu'il y en ait qui persistent encore pen dant des années ; un certain nombre d'entre eux peuvent même acquérir un caractère définitif comme la dégénérescence circinée de la rétine, décrite par Fuchs et de Wecker, semble en être un exemple (voy. chap. xxiv).

On peut être exposé à prendre pour des foyers de dégénérescence rétinienne les reflets lumineux que présentent parfois la surface des hémorragies lorsqu'elles sont superficielles et voussurent la limitante interne ou l'hyaloïde. Nous en avons une observation curieuse d'une jeune fille de vingt ans, albuminurique, dont l'œil droit montrait d'assez nombreuses hémorragies, arrondies ou ovalaires, situées pour la plupart sur le trajet des veines principales. Presque toutes ces hémorragies montraient en leur centre une tache blanche assez nette, qui, au premier examen à l'image renversée, en imposait pour un foyer de dégénérescence, mais qu'une recherche plus attentive à l'image droite faisait reconnaître pour un reflet de convexité analogue au reflet normal des artères (voy. fig. 8, pl. IV).

Obermeier attribue à un reflet du même genre une figure étoilée et brillante qu'il a vue au centre d'un gros épanchement prémaculaire, d'une façon symétrique dans les deux yeux.

L'apparition des foyers de dégénérescence jaunâtre peut faire entièrement défaut à la suite d'extravasations même abondantes, surtout lorsqu'elles se sont produites près de la surface de la rétine. C'est le cas en particulier lors des épanchements prémaculaires ; séparés du tissu rétinien par la limitante interne, ces épanchements ne provoquent dans leur voisinage qu'une réaction nulle ou très faible : le sang qui les forme conserve fort longtemps sa fluidité et sa coloration foncée, à moins qu'il ne se transforme en une masse claire de fibrine, ainsi que Leber a pu l'observer une fois. Au fur et à mesure des progrès de la résorption, le bord supérieur de l'épanchement décline de la même façon que s'abaisse le niveau d'eau d'un réservoir qui se vide. Il arrive plus rarement que la collection hémorragique tout entière subit une rétraction concentrique (Mellinger). Dans la règle, les derniers vestiges de l'épanchement disparaissent en quelques mois.

Les extravasations prérétiniennes ont parfois une issue différente quand elles ont abouti à la rupture de l'hyaloïde et à l'irruption du sang dans le corps vitré. Cet accident peut se produire au niveau du pôle postérieur de l'œil, mais il est plus fréquent dans les régions périphériques où la membrane hyaloïde se laisse moins facilement décoller de la rétine.

Les troubles hémorragiques du corps vitré accompagnent principalement les traumatismes ou les formes récidivantes : ils peuvent se dissiper entièrement, même à plusieurs reprises ; toutefois dans certaines conditions ils font place à des membranes ou à des cordons cicatriciels qui voilent les détails de la rétine et constituent la curieuse affection que Manz a baptisée du nom de « rétinite proliférante ».

La « rétinite proliférante » est donc au même titre que la « dégénérescence circinée » une affection secondaire à des hémorragies rétiniennes. Les caractères ophtalmoscopiques de ces deux maladies, ainsi que les conditions dans lesquelles on les voit survenir, seront étudiés à part (chap, xxiii et xxiv).

On a quelquefois mentionné des foyers de pigmentation rétinienne qui se développeraient consécutivement à des hémorragies, mais déjà MAUTHNER et SCHWEIGGER (1864) considéraient le fait comme exceptionnel. On sait aujourd'hui que du pigment vrai ne saurait prendre naissance au sein du tissu même de la rétine. Lorsqu'un épanchement hémorragique fait place à une cicatrice pigmentée, il faut donc admettre que les altérations ont intéressé l'épithélium pigmentaire et qu'une rupture de la limitante externe a permis aux granulations mélaniques d'émigrer dans les couches plus superficielles de la rétine (R. SCHWEIGGER, p. 14 et 24).

Provenance et causes anatomiques des hémorragies rétiniennes. — La provenance artérielle ou veineuse des hémorragies peut être quelquefois déterminée à l'ophtalmoscope d'après leur coloration, lorsqu'elles sont fraîches, ou d'après leur groupement sur le trajet de tel ou tel vaisseau.

En d'autres circonstances cette différenciation n'est pas possible, ou bien l'on est forcé d'admettre que les deux systèmes sont en cause simultanément. DIMMER a exprimé l'opinion que les hémorragies en nappe au-devant de la rétine sont de nature veineuse, car la pression du sang artériel suffirait selon lui pour provoquer la perforation de la membrane hyaloïde.

DE WECKER (p. 78) se dit porté à croire que les vastes hémorragies du corps vitré ont une origine extra-rétinienne, c'est-à-dire qu'elles ont pris naissance dans les espaces intervaginaux du nerf optique. Le sang aurait envahi le corps vitré à travers une déchirure de la rétine au proche voisinage de la papille. Cette manière de voir, basée sur le fait qu'au moment de l'apparition de pareilles apoplexies « aucune déchirure ni aucun changement de conformation ne peut être constaté du côté des vaisseaux rétiniens », semble bien mal s'accorder avec les conditions anatomiques de la région. Il est difficile de se représenter comment un épanchement formé dans les gaines pourrait franchir l'anneau scléral en conservant une tension suffisante pour déchirer la rétine au point précis ou cette membrane possède son maximum d'épaisseur. Il faut admettre bien plutôt qu'une hémorragie de ce genre, en fusant sous la rétine, se bornerait à la décoller.

En admettant néanmoins qu'une rupture de la rétine puisse avoir lieu, on devrait s'attendre à ce que cet accident eût pour conséquence la production d'un scotome irréparable. Or la majorité des observations s'accordent à montrer que les hémorragies prérétiniennes sont compatibles avec le rétablissement intégral de la vision ; il semble même que de toutes les hémorragies de la rétine, ce sont celles qui altèrent le moins les éléments rétiniens : leur point de départ le plus vraisemblable est donc dans les couches superficielles de la rétine et non point en arrière de cette membrane.

LEBER (p. 554) a été frappé comme de WECKER de la rareté des cas où l'on peut reconnaître à l'ophtalmoscope une altération des parois du vaisseau, une interruption de sa continuité. Il a conclu que la plupart des hémorragies se produisent dans la rétine par diapédèse plutôt que par rupture de la paroi vasculaire.

Cette opinion semble aujourd'hui adoptée par la majorité des auteurs ; néanmoins les arguments donnés par Leber ne sont pas très probants.

Des fissures étroites dans les parois des vaisseaux peuvent être parfaitement suffisantes pour laisser échapper en grande abondance les hématies et rester néanmoins inaperçues à l'ophtalmoscope.

Les coupes microscopiques ont plus d'une fois démontré la rupture des parois vasculaires au voisinage d'une hémorragie. La diapédèse des globules rouges ne saurait expliquer les grandes inégalités que l'on observe dans la distribution des foyers hémorragiques, dans leur forme et dans leur volume.

Les causes de la perméabilité anormale des vaisseaux sont difficiles à élucider. On a tenté de les répartir en deux catégories ; d'une part, des altérations primaires dans la paroi des vaisseaux ; de l'autre, des modifications pathologiques dans la composition du sang. Les données cliniques se prêtent mal à cette schématisation. L'opinion qui se fait jour actuellement est que des altérations de la paroi sont nécessaires à la production des hémorragies, mais que ces altérations sont toujours secondaires à une modification du sang ou à des troubles de circulation (Ammann, p. 2 et 4). Dans cet ordre d'idées Ammann range la sénilité au nombre des modifications du sang. Nous sommes encore loin d'une conception uniforme dans ce domaine. On doit souvent se borner à discuter à propos de chaque affection hémorragique quelle paraît être l'importance relative des vices du cœur, des altérations vasculaires et des modifications du sang dans la production des hémorragies.

Troubles visuels produits par les hémorragies rétiniennes. — Le sang épanché, formant un voile opaque entre la lumière incidente et la couche des éléments sensibles, interrompt dans l'étendue de l'hémorragie l'arrivée de la lumière ; aussi l'hémorragie est-elle perçue comme une obscurité localisée (scotome positif). Les bords de cette tache obscure sont généralement précis lorsque l'hémorragie est située dans la région maculaire ; encore faut-il que le malade y apporte une certaine attention pour se rendre compte que l'obscurité est limitée et n'occupe qu'une fraction assez petite du champ visuel total.

Si l'hémorragie n'est pas centrale, elle procure la même sensation dans la vision indirecte, mais il faut déjà au malade une certaine intelligence et une observation attentive pour qu'il signale lui-même le trouble observé.

La constatation du scotome sera cependant facile à l'examen au périmètre. Quand les hémorragies sont multiples, le malade attentif peut les remarquer dans la région voisine du point de fixation, mais il ignorera probablement les scotomes périphériques.

Quand à la qualité de la sensation, le scotome produit dans la plupart des cas la sensation de noir ou de gris, plus rarement de vert ou verdâtre.

Après que l'hémorragie a duré quelque temps, la sensation d'obscurité s'efface pour faire place à une simple lacune dans la vision (scotome négatif). Ce phénomène peut être constaté dans la lecture de longs mots dont l'image rétinienne empiète sur une ou plusieurs hémorragies ; en pareil cas le malade n'est conscient que de l'absence d'une ou de plusieurs lettres du mot, sans que ces lettres lui paraissent remplacées par des taches noires.

La production rapide d'une hémorragie est quelquefois accompagnée d'une sensation lumineuse, fugitive, attribuable à une action mécanique sur les éléments nerveux ; une fois même, un malade intelligent, dont la rétine était le siège d'une extravasation importante, nous affirma qu'elle lui venait d'un éblouissement dont il croyait la cause extérieure à lui. Après réflexion il dut reconnaître que sa sensation d'éblouissement devait avoir été purement subjective.

Pendant et après la période de régression des hémorragies, on peut constater de la *métamorphopsie*, facilement explicable par le déplacement des cellules visuelles, surtout si l'hémorragie siègeait dans les couches profondes. La déformation des objets causée par cette cicatrisation post-hémorragique est moins systématique que celle qui résulte d'un exsudat sous-rétinien.

Dans les cas les plus graves et surtout dans la région maculaire, la destruction des éléments rétiniens par une extravasation abondante, entraîne comme résultat définitif un scotome absolu et permanent.

Importance séméiologique des hémorragies rétiniennes. — La constatation d'une seule hémorragie au sein de la rétine ne doit jamais être considérée d'emblée comme un fait de peu d'importance. Un extravasat, même très petit, peut être le premier indice d'une affection grave dans les organes les plus importants pour l'entretien de la vie.

L'hémorragie rétinienne est un fait dont il est facile de vérifier la réalité sans grande erreur possible. On peut en préciser la forme, l'étendue et la situation.

Le praticien doit en conséquence apporter une attention particulière :

1° à bien constater les faits relatifs à cette hémorragie ;

2° à en interpréter la signification au double point de vue de ses causes probables et de son pronostic.

Cette dernière recherche n'est pas toujours aisée, car les états pathologiques capables de provoquer des hémorragies rétiniennes sont multiples et complexes ; quelques-uns mêmes sont encore mal connus.

Dans chaque cas on doit s'efforcer d'établir si l'extravasation résulte d'un accident local ou si elle tient à des causes plus éloignées et plus générales. Nous consacrerons donc les chapitres suivants à la description des principales affections hémorragiques de la rétine et à leur diagnostic différentiel.

HÉMORRAGIES RÉTINIENNES PAR CONGESTION PASSAGÈRE
DES VAISSEAUX

Avant d'aborder les formes plus complexes, nous avons à mentionner les hémorragies rétiniennes qui n'ont d'autre cause apparente qu'une congestion passagère des vaisseaux intraoculaires, et pour lesquelles il n'est pas besoin d'invoquer une altération préexistante des parois vasculaires ni une modification de la composition du sang.

A. Des hémorragies par congestion active sont décrites par certains auteurs comme pouvant résulter d'une *action exagérée du cœur* (LEBER, p. 557 ; WECKER, p. 81 ; SCHÖBL, AMMANN, p. 3 ; PRUNET, LEDUC).

Il est probable qu'en bien des cas elles rentrent dans le groupe des hémorragies par artério-sclérose.

B. Certaines *anomalies de la menstruation*, notamment la suppression des règles, surtout sous l'influence du froid ou d'une émotion, s'accompagnent d'hémorragies rétiniennes (LEBER, p. 553 ; COHN, COURSSERANT, SLUYTER, KLOPSTOCK, LERAT). Ces hémorragies sont assez fréquemment prérétiniennes (LIEBREICH, LEBER).

SCHÖBL rapporte un très curieux cas d'hémorragies rétiniennes périodiques chez une jeune fille.

C. A la suite d'une violente *compression du thorax*, WAGENMANN et SCHEER ont signalé des extravasations dans la rétine. Nous avons fait récemment une observation semblable chez un infirmier qui, ayant été jeté à terre par un aliéné, avait fait de longs efforts pour se dégager de son étreinte ; dans les deux yeux se voyaient de très nombreuses hémorragies rétrorétiniennes ; ces yeux étaient fortement myopiques (fig. 63). On explique ce genre d'hémorragie intra-oculaire par une compression des veines caves qui entraînerait une stase brusque dans les veines de la tête. Elles sont donc assimilables aux extravasations rétiniennes qui se produisent parfois au moment d'un violent effort même chez des sujets sains, dans une crise d'étouffement pendant la coqueluche (LANDESBERG, TEILLAIS) et dans la strangulation.

D. Les extravasations sanguines signalées par KÖNIGSTEIN, SCHLEICH, BJERRUM, NAUMOFF, E. v. HIPPEL, dans les yeux des *nouveau-nés* sont attribuables à la congestion quelquefois énorme qui se produit au moment de la naissance dans les vaisseaux profonds de l'œil par suite de la compression du crâne. Ces hémorragies que KÖNIGSTEIN a vues chez 10 p. 100 des enfants qu'il a examinés et SCLEICH chez 32 p. 100 (!) sont tantôt en petit nombre, tantôt très abondantes ; elles sont fréquemment bilatérales, occupant surtout le pôle postérieur de l'œil, et siègent assez souvent sur le parcours des grosses veines (SCHLEICH). Quand elles occupent la macula elles peuvent devenir la cause d'assez graves lésions du tissu rétinien, et même se compliquer d'un décollement maculaire, ainsi que NAUMOFF et v. HIPPEL ont pu s'en convaincre par des autopsies. Il est donc très probable que ces hémorragies congénitales sont dans bien des cas la cause de l'amblyopie avec scotome central que l'on découvre chez des enfants. Königstein, Naumoff, et v. Hippel sont d'accord sur ce point. Si l'hémorragie a été très abondante, et surtout si elle s'est accompagnée d'un décollement rétinien avec lésion de l'épithélium pigmentaire, il se peut même qu'elle ait pour résultat le développement d'une cicatrice maculaire avec atrophie plus ou moins complète des couches rétiniennes et irrégularités de pigmentation (pseudo-colobomes maculaires).

Des recherches de Naumoff il paraît ressortir que les hémorragies maculaires se produisent même chez des nouveau-nés dont la naissance a été normale, mais que l'étroitesse du bassin de la mère et la longueur de l'accouchement les favorisent dans une grande mesure. Lorsqu'elles sont périphériques et peu considérables, elles se résorbent en une huitaine de jours, sans laisser de traces.

BIBLIOGRAPHIE

Ammann, 1898. Die Netzhautblutungen bei Blut und Gefässerkr. *Beitr. zur. Augenheilk.*, XXXIII, p. 14-15.

Artigalas. Etude séméiologique des hém. du fond de l'œil. *Ann. d'ocul.*, XCI, p. 237, 1884.

Betke, 1870. Subretinales Extravasat in der Gegend der mac. lut. *Klin. M.-Bl. für Aug.*, VIII, p. 210.

Bjerrum, 1884. Congrès internat. d'ophtalm. Copenhague (cité par Naumoff, p. 180).

Cohn, 1890. *Uterus und Auge.*, p. 108 à 109.

Coursserant. (Cité par Oursel, thèse de Paris, 1885, p. 63).

Dimmer, 1894. Ein Fall von Blutung zwischen Netzhaut und Glaskörper. *Beitr. zur Augenheilk.*, XV.

Haab, 1892. Die Blutung zwischen Netzhaut und Glaskörper. *Beitr. zur Augenheilk*, V.

Haab, 1895-1900. Atlas d'ophtalmoscopie, 1re éd., pl. XXVII, 3e éd. all. pl. XXXI.

Haab, 1900. System of diseases of the eye (Norris et Oliver), IV, p. 518.

E. v. Hippel, 1898. Pathol. Anat. Befunde am Auge des Neugeborenen. *Graefe's Archiv*, XLV, 2, p. 313.

Hormuth. Ueber Anastomosenbildung... bei thrombosirenden Erkrank. *Klin. M-Bl. für Aug.* XLI, *Beilageheft.*, p. 225, 1903.

Jæger. Ueber Staar. u. Staaroperationen, pl. XXXII et XXXIII.

Klopstock, 1893. Ueber Augenleiden im Gefolge von Menstruationsanomalien. *Thèse de Freiburg.*

Königstein, 1881. (*Wien. med. Jahrb.*) (cité par Naumoff, p. 180).

Landesberg, 1880. (Cité par Groenouw : *Graefe-Saemisch*, 2e éd., ch. XXII, 1, p. 4.)

Leber, 1877. *Graefe-Saemisch*, V, p. 568.

Leduc, 1895. Etude clinique sur les hém. rét. Thèse de Lille, p. 42.

Lerat, 1878. Thèse de Paris, p. 46.

Liebreich, 1863. Atlas d'ophtalmoscopie, pl. VIII, fig. 2.

Mauthner, 1868. Lehrbuch der ophtalmoscopie, II, p. 355.

Mellinger, 1888. *Kl. M-Bl. f. Aug.*, p. 404.

Naumoff, 1890. Ueber einig. pathol. anat. Veränd. im Augengrunde bei Neugeb. *Graefe's Arch.*, XXXVI, 3, p. 180.

OBERMEIER, 1901. Ein Fall von doppelseit. subhyal. N. blutung, etc. *Klin. M-Bl. f. Aug.*, avril, p. 296-297.

PINCUS, 1896. Ein Fall von Blutung zwischen Netzhaut und Glaskörper. *Beitr. zur Augen-heilk.*, XXIV.

PRUNET, 1894. Des troubles oculaires d'origine cardiaque. Thèse de Toulouse, p. 54.

ROGNETTA, 1839. Cours d'opht., p. 372.

SCHÖBL, 1900. *System of diseases of the eye* (Norris and Oliver). Vol. III, p. 444.

SCHLEICH, 1884. *Mitth. aus der opht. Klin. Tübingen.*

SLUYTER, 1893. Thèse de Kiel, p. 8 et 9.

R. SCHWEIGGER, 1897. Ueber Netzhautblutungen. Thèse de Berlin.

SCHWEIGGER, 1864. Gebrauch des Augenspiegels, p. 112.

TEILLAIS, 1895. *Rec. d'Opht.*, p. 622.

UNTERHARNSCHEIDT, 1877. Ueber die Apoplexie zwischen Retina und corpus vitrenm. *Thèse de Bonn*.

WAGENMANN, 1900. *Graefe's Archiv*, II, 3, p. 353.

WALTHER, 1849. Lehre v. d. *Augenkrankh.*, II, p. 757.

WECKER, 1889. Traité compl., IV, p. 84-85.

CHAPITRE VII

HÉMORRAGIES RÉTINIENNES DES ADOLESCENTS

(HÉMORRAGIES PROFUSES, SPONTANÉES ET RÉCIDIVANTES DE LA RÉTINE
ET DU CORPS VITRÉ CHEZ LES JEUNES SUJETS)

Historique. — Des observations isolées, mais dont le nombre a augmenté sans cesse, montrent qu'il peut se produire chez les adolescents, en dehors des causes ordinaires, d'abondantes hémorragies dans la rétine et le vitré.

Ce type d'hémorragies, que déjà DE GRÆFE avait signalé, a été décrit plus tard par EALES, HUTCHINSON et NIEDEN, puis par ABADIE, HAAB et leurs élèves ; le caractère principal en est de survenir sans prodromes, chez des sujets dont la santé générale paraît être excellente, de récidiver avec facilité et de conduire parfois à la perte complète et définitive de la vision. Bien des cas s'étant trouvés en relation étroite avec une rétinite proliférante ont été publiés sous cette dernière dénomination. Cependant les deux affections ne sont pas identiques, car il y a d'une part des hémorragies profuses qui ne se compliquent pas d'une prolifération connective à la surface de la rétine, d'autre part des cas de rétinite proliférante dont le début n'a pas été marqué par une hémorragie rétinienne conforme au type dont il est ici question.

Une discussion soulevée en 1898 au sein de la Société française d'ophtalmologie par un rapport d'ABADIE sur la question des « hémorragies intra-oculaires chez les adolescents », a montré que les praticiens sont encore loin d'être unanimes sur les caractères distinctifs de ces hémorragies dites essentielles, sur leur fréquence et sur leur pathogénie.

Nous admettons comme très probable qu'une partie des hémorragies profuses du corps vitré n'ont pas leur point de départ dans la rétine, mais dans l'uvée au niveau de la région ciliaire. Toutefois il est le plus souvent impossible de reconnaître laquelle de ces deux origines est en cause.

Symptomes, marche et terminaison. — C'est le plus souvent d'une façon tout à fait inopinée que survient le premier trouble visuel ; une opacité concrète ou bien un brouillard diffus apparaissent à l'un des yeux ou plus rarement à tous deux à la fois ; ce trouble s'accompagne aussi de photopsies, ou encore d'une sensation de plénitude dans le globe oculaire.

Ainsi que le remarque ABADIE, la perte de la vision peut être en pareil cas *très rapide*, mais elle n'est pas *subite* comme lorsqu'il s'agit d'une obstruction de l'artère centrale. Dans la règle, les limites du champ visuel demeurent intactes ; on ne constate de rétrécissement localisé que s'il s'est produit une thrombose de quelque vaisseau rétinien, ainsi qu'une observation de FRIEDENWALD (p. 42) en est un exemple.

La pupille est souvent dilatée et sa réaction plus ou moins affaiblie. Le corps vitré présente un trouble dont l'intensité est extrêmement variable suivant les cas. Par leur aspect ophtalmoscopique, les hémorragies rétiniennes n'ont elles-mêmes rien de véritablement caractéristique, toutefois elles offrent certaines particularités : ainsi leur provenance est presque toujours veineuse ; leur abondance entraîne dans une forte proportion des cas l'envahissement du corps vitré ; leur localisation fréquente entre la rétine et l'hyaloïde fait qu'elles répondent assez souvent au type des hémorragies prémaculaires en forme de demi-lune ou de ménisque (fig. 64).

En bien des cas, le point de départ de l'extravasation reste incertain ; d'autres fois on reconnaît aisément les vaisseaux qui en ont été la source.

HAAB (1896), SCHEFFELS et SIMON ont vu de fines bordures blanches le long des veines rétiniennes et FRIEDENWALD (p. 43) a noté des varicosités de ces vaisseaux. AMMAN (1898, p. 37) et HAAB mentionnent en outre de petits foyers de dégénérescence blanche qui, en certains cas, formaient dans la région maculaire une figure étoilée rappelant celle d'une rétinite albuminurique.

Il arrive fréquemment que ces détails du fond deviennent absolument invisibles à cause du trouble du corps vitré. On n'aperçoit alors au travers de la pupille qu'une coloration rouge sombre uniforme. A peine réussit-on à y discerner à l'aide d'un éclairage focal des masses flottantes qui sont des caillots hémorragiques ou des membranes de néoformation conjonctive.

Au bout de quelques semaines ou de quelques mois, le corps vitré retrouve sa transparence, à moins que des rechutes ne soient intervenues. Les détails de la rétine deviennent à nouveau perceptibles, mais dans un grand nombre de cas on constate qu'il s'est développé une rétinite proliférante. Cette issue a été notée si souvent que les hémorragies des jeunes sujets se trouvent constituer la cause la plus fréquente de ces proliférations dites rétiniennes.

Les récidives font rarement défaut ; elles surviennent à intervalles très variables. NIEDEN (p. 11) en a compté jusqu'à six dans une même année.

BEUING rapporte l'histoire d'un jeune homme qui pendant une observation de dix années a présenté 15 récidives à l'œil droit et 5 à l'œil gauche.

Après un temps plus ou moins long, généralement de deux à trois ans, les récidives cessent de se produire, sans que dans les conditions de la santé générale on retrouve la raison de cet arrêt. L'œil malade regagne peu à peu sa vision perdue ou bien il demeure amblyope, ce qui est le cas principalement lorsqu'il est devenu le siège d'une rétinite proliférante.

Une aggravation ultérieure par *décollement de la rétine* reste une conséquence possible et même fréquente des proliférations rétiniennes.

Le *glaucome* s'observe plus rarement, mais s'il éclate, il peut acquérir une grande malignité, ainsi que notre expérience nous en a montré plusieurs exemples.

On a plusieurs fois noté l'existence de foyers de chorio-rétinite ou tout au moins de taches pigmentaires disséminées à la périphérie de la choroïde. (Nieden, p. 12 et 16; Leber; Beuing, IVe, Ve, VIIe et VIIIe cas; Ammann, 1898, p. 5 et 35). Nieden voyait dans cette circonstance une raison de conclure à la provenance choroïdienne des hémorragies. Leber tend plutôt à considérer la choroïdite disséminée et les apoplexies rétiniennes comme deux processus qui seraient indépendants l'un de l'autre tout en dérivant d'une seule et même cause.

Étiologie et pathogénie. — Il règne une grande incertitude sur les causes éloignées ou immédiates de ces hémorragies récidivantes chez les adolescents.

Les examens microscopiques n'ont guère porté que sur des yeux atteints de complications telles que la rétinite proliférante et le glaucome; sur la genèse des hémorragies, ils n'ont rien enseigné de nouveau.

Les recherches cliniques n'ont pas non plus conduit à des conclusions bien certaines; aussi les opinions des auteurs sont-elles très divergentes. Les uns (Panas et ses élèves), accusent essentiellement l'hypertrophie du cœur que dans la plupart des cas ils auraient pu constater; d'autres insistent plutôt sur le rôle des altérations locales des vaisseaux (Mayweg, Meyer), plus spécialement des veines (Haab, Friedenwald, Simon, Fischer, Fehr); une troisième opinion est celle qui met en cause une altération du sang, de nature encore inconnue (Amman, 1898, p. 38; Scrini et Bourdeaux, p. 168). La seule modification du sang qui ait été reconnue jusqu'ici consiste en une diminution du nombre des globules rouges (Abadie, 1886, p. 42), mais quelques observations ont montré des hémorragies intra-oculaires récidivantes chez des sujets atteints d'hémophilie (Vialet, Wagenmann, Weber).

L'hérédité joue un certain rôle; ainsi des observations de Gontard concernent deux frères de seize et vingt ans; la prédisposition spéciale des jeunes gens de vingt à trente ans semble liée à des phénomènes de croissance particuliers à cet âge; les hémorragies oculaires font souvent suite à des épistaxis; Eales et Nieden pensent que les jeunes filles trouvent une protection dans la régularité de leur flux menstruel.

Comme il arrive fréquemment que le trouble hémorragique occupe le corps vitré avant qu'il ait été possible de reconnaître l'état du fond de l'œil, la provenance de cet épanchement peut donner lieu à discussion. C'est ainsi que Nieden croyait devoir accuser les vaisseaux périphériques de la choroïde; la plupart des auteurs s'accordent aujourd'hui pour admettre que les hémorragies du vitré ont leur source principale dans les vaisseaux de la rétine.

Nos propres observations nous amènent aux mêmes conclusions : chaque fois qu'à la suite d'une hémorragie profuse nous avons pu explorer les détails du fond de l'œil, nous avons constaté des inégalités prononcées dans le calibre des veines rétiniennes, dont la coloration noirâtre et le trajet sinueux voilé partiellement par de l'œdème ou des caillots sanguins, dénotaient clairement des troubles circulatoires.

Une fois entre autres, au moment même de l'examen ophtalmoscopique, il s'est produit une coulée sanguine dont le point de départ se laissait localiser nettement sur le point de bifurcation de deux petites branches veineuses ; trois heures plus tard, le corps vitré était entièrement troublé et la provenance du sang n'aurait plus été reconnue.

La soudaineté de l'attaque et la grande abondance du sang répandu font penser qu'il s'agit plus souvent d'une rupture vasculaire que d'une simple diapédèse ; fréquemment c'est un effort ou une attitude penchée qui semblent avoir été le facteur déterminant de l'hémorragie. Quant à la cause première, elle consisterait, dans l'opinion d'ABADIE (1898, p. 12), en une vaso-dilatation excessive liée aux phénomènes de la croissance.

Plusieurs auteurs, entre autres PRESSEL, SCHEFFELS, MEYER, FEHR, KLÖPPER, croient à une altération locale des vaisseaux rétiniens due à la syphilis héréditaire.

Diagnostic et fréquence. — Le type nosologique constitué par les hémorragies rétiniennes des adolescents repose sur des données purement cliniques, soit essentiellement sur l'âge des sujets atteints et le mode d'évolution de la maladie ; partant il ne se différencie pas toujours bien nettement des autres affections hémorragiques de la rétine dont la classification est basée sur des notions différentes, par exemple sur l'étiologie ou sur la nature des altérations anatomiques.

Ainsi des hémorragies intra-oculaires profuses et récidivantes survenant chez un jeune homme en bonne santé apparente devront être rangées au nombre des « hémorragies spontanées de l'adolescence » aussi longtemps que l'examen des urines n'aura donné aucun résultat anormal ; mais si l'on arrive à constater de la glycosurie, le même cas passera pour un exemple de « rétinite diabétique à forme hémorragique ».

D'autre part, si nous observons chez un sujet de trente à quarante ans des hémorragies rétiniennes nombreuses dans le domaine d'une veine dont la teinte est noirâtre et le calibre inégal, peut-être porterons-nous le diagnostic de rétinite apoplectique par thrombose probable d'une branche de la veine centrale. Or, si nous avions vu le même malade deux ou trois jours plus tard, le corps vitré s'étant troublé de façon à cacher les détails de la rétine, nous aurions pu conclure à un cas typique « d'hémorragie spontanée des adolescents » survenue sans cause apparente.

Une observation prolongée est donc la condition essentielle du diagnostic dans l'état actuel de nos connaissances. C'est par élimination de tous les autres facteurs étiologiques que l'on arrive à devoir songer au facteur encore inconnu qui préside aux hémorragies intra-oculaires des jeunes sujets. L'abondance de ces extravasations sanguines, la fréquence des rechutes, l'absence de toute autre complication générale, enfin l'arrêt spontané de la diathèse au bout d'un temps relativement court, confirmeront le diagnostic.

La confusion avec des affections de nature toute différente n'aura lieu que rarement.

Lorsque le corps vitré est entièrement trouble, cette obscurité du champ ophtalmoscopique peut en imposer pour un décollement total de la rétine.

Une teinte rougeâtre diffuse, semblable à la lueur d'un incendie aperçue de très loin par une nuit obscure, est un signe qui distingue l'hémorragie intra-oculaire du décollement rétinien lorsque cette lueur est visible sur tout le pourtour équatorial de l'œil (ABADIE).

En outre, dans le cas d'une hémorragie, la réaction pupillaire et la projection lumineuse sont conservées, tandis qu'un décollement aussi avancé entraînerait fatalement des erreurs de projection dans une partie du champ visuel et l'abolition presque complète du réflexe lumineux.

La fréquence des hémorragies idiopathiques chez les adolescents est difficile à établir en raison des incertitudes du diagnostic. HAAB dit en avoir observé 12 cas sur environ 60 000 malades, NIEDEN 6 sur environ 34 000, VACHER 3 sur 20 000 et PANAS 1 ou 2 par an sur près de 5 000 malades.

Dans notre statistique de l'hôpital ophtalmique de Lausanne, la proportion est à peu près du triple, soit de un cas pour 1 000 ou 1 500 malades admis à la consultation. Notre plus jeune malade était âgé de dix ans.

Les femmes sont atteintes beaucoup moins fréquemment que les hommes ; des 19 malades de GOUVEA, deux seulement étaient du sexe féminin ; notre propre statistique comporte une femme en regard de 4 ou 5 hommes. L'affection est généralement bilatérale, mais il peut s'écouler un temps assez long, plusieurs semaines ou plusieurs mois, entre le moment où le premier œil est atteint et celui où l'autre œil devient à son tour le siège d'une hémorragie profuse.

Pronostic et traitement. — Des hémorragies, même très abondantes, peuvent se résorber entièrement dans un temps assez court, soit en quelques semaines. C'est le cas notamment des épanchements rétrohyaloïdiens de la région maculaire. Plus les récidives sont fréquentes, plus le rétablissement complet de la vision devient incertain ; il y a cependant des exceptions à cette règle, car AMMAN cite un malade qui, malgré sept récidives, avait recouvré une bonne acuité visuelle. Assez souvent il persiste des opacités flottantes qui provoquent des scotomes relatifs ou des obscurcissements passagers.

En regard de ces terminaisons favorables, on doit enregistrer malheureusement certaines formes malignes dans lesquelles les récidives se succèdent coup sur coup avant que le trouble provenant des hémorragies précédentes soit parvenu à se dissiper. Les deux yeux se trouvent atteints simultanément ou l'un après l'autre, et, même après la cessation des récidives, la vision ne revient pas. Le fond de l'œil reste inéclairable ; le principal changement consiste en ce que la teinte rougeâtre du vitré fait place à une coloration plus terne, à un brouillard gris, qui marque sans doute la transformation des masses hémorragiques en membranes connectives.

Nous avons eu dans ces dernières années l'occasion d'observer 5 fois cette terminaison fâcheuse. Dans les 3 cas il s'agissait de jeunes hommes robustes et sains en apparence. Aucune médication, ni styptique, ni résoltive, ne parut avoir d'effet vraiment utile. Les récidives survenaient sans cause apparente.

L'iodure de potasse, associé au biiodure rouge de mercure, a été chaudement recommandé par Nieden. Abadie parle d'améliorations obtenues par l'emploi de l'ergotinine, de la limonade sulfurique, du perchlorure de fer, de l'extrait de quinquina ou de la quinine à dose journalière de $0^{gr},5$ à 1 gramme (1886, p. 40 et 1898, p. 23).

Haab (1900, p. 532) se montre plus sceptique à l'endroit du traitement ; il recommande cependant les fortifiants, le repos, puis les frictions mercurielles et l'iodure de K. Dans les cas malins, il considère comme justifiées la ligature de la carotide ou des saignées périodiques. Mayweg (p. 96) a obtenu un bon résultat de la ligature de la carotide commune chez un jeune homme dont l'un des yeux avait été totalement perdu à la suite d'hémorragies incessantes et dont l'autre œil se trouvait menacé du même sort.

De Lapersonne a proposé l'emploi de la thyroïdine. Les expériences faites en chirurgie nous permettent aussi de supposer que des injections gélatinisées auraient un effet favorable sur les hémorragies profuses, mais nous n'avons pas eu l'occasion de nous convaincre de l'efficacité de ce moyen. Fromaget et de Wecker, qui l'ont expérimenté, disent en avoir obtenu des résultats encourageants.

Le décollement de rétine consécutif aux hémorragies récidivantes avec proliférations dans le corps vitré est une forme particulièrement rebelle au traitement et qui, dans nos observations personnelles, nous a paru fatalement progressive.

Le glaucome, dont nous avons observé deux cas très malheureux, est redoutable par les douleurs intenses qu'il procure ; chez un jeune malade que nous avons eu en traitement, ces douleurs n'ont cédé qu'à des injections sous-conjonctivales d'adrénaline.

BIBLIOGRAPHIE

Abadie. Des hémorragies profuses du fond de l'œil. *Ann. d'ocul.*, XCV, p. 36 1886.

— Des hémorragies intraoculaires chez les adolescents, *Bull. et mém. de la Soc. fr. d'opht.*, XVI, p. 1. 1898.

Ammann. Die Netzhautblutungen bei chor. diss. Thèse de Zürich, 1896.

— Die Netzhautblut. bei Blut u. Gef. Erkr. *Beitr. zur. Augenheilk.*, XXXIII, 1898.

Beuing. Beitrag zur Casuistik der Glaskörperblutungen. *Inaug. Diss. Giessen*, 1900.

Eales. Primary retinal haemorrhages in Young men. *Opht. Rev.* I, 1881.

Fehr. Ueber die recidiv. juvenilen Netzh. u. Glask. blut. *Centr. Bl. für Aug.*, janv. et févr,. 1901.

Fischer. Glaskörperblutung bei jugendlichen Individuen. *Centr. Bl. für Aug.*, XXI. juin, p. 173, 1897.

Friedenwald. Ueber jugendliche Netzhaut und Glaskörperblutungen. *Centr. Bl. f. Aug.*, XX, p. 33, 1896.

Fromaget, 1903. Traitement des hém. récidiv., etc. *Ann. d'ocul.*, CXXX, p. 165.

Gaillard. Des hémorragies spontanées du corps vitré. Thèse de Bordeaux, 1902.

Gontaru. Des hémorragies spontanées de l'organe de la vision chez les adolescents. Thèse de Paris, 1891.

Gouvéa, 1898. Discussion sur le rapport d'Abadie. *Soc. fr. d'opht.*, p. 35.

Graefe, von Notiz über die im Glaskörper vorkom. Opacitäten. *Arch. f. Opht.*, I, 1, p. 359, 1854.

Haab. *Beitr. z. Augenheilk.*, V, 1892.

— 1900. Ocular lesions dep. up. diseases in the circul. syst. *System of diseases of the eye*, IV, p. 529-532.

— 1896. Atlas d'ophtalm. 1ʳᵉ éd. franç , pl. XXVII.

Hutchinson. On a case of primary intraocular-haemorrh. *Opht. Soc. Unit. Kingd.*, I, 1881.

Jacqueau. Hém. du vitré monolatérale, etc., 17ᵉ *Congr. Soc. fr. d'opht.*, p. 483, 1899.

Klöpper, 1902. Ueber die recidiv. juvenilen Netzh. blut. Thèse de Leipsig, 1902.

Lapersonne (de), 1898. *Soc. fr. d'opht.*, p. 51.

Leber. Ueber Zusammentr. v. diss. chor.-mit haem. Retinitis, etc. *Festschrift für Helmholtz*, p. 55, 1891.

Leduc. Étude clinique sur les hém. de la rétine. Thèse de Paris, 1895.

Mayweg, 1889. Ueber recidivirende Glaskörperblutung. XX⁰ Vers. der d'opht. Ges. Heidelberg, p. 92.

Meyer, 1898. Disc. sur le rapport d'Abadie. *Soc. fr. d'opht.*, p. 53.

Nieden, 1882. Ueber recidivirende, idiopath. Glaskörperablösung, etc. bei jungen Leuten. XIV⁰ Vers. opht. Ges. Heidelberg, p. 8.

Panas, 1903. Cité par Scrini. *Arch. d'opht.*, XXIII, p. 151.

Pressel. Ein Fall von recidiv. Glaskörperblutungen. Thèse de Würzburg, 1894.

Prunet. Des troubles oculaires d'origine cardiaque. Thèse de Paris, 1894.

Scheffels, 1897. Netzhautvenenerkr. als Ursache recidiv. jugendl. ... Blutungen. *Deutsche med. Woch.*, n° 13.

Scrini et Bourdeaux, 1903. Des hém. intra-oculaires dites essentielles. *Arch. d'opht.*, XXIII, p. 141.

Simon, 1896. Netzhautvenen Erkr. als Ursache der jugendl. Netzhaut und Glasskörper Blut. *Centr. Bl. f. Aug.*, XX, p. 325.

Vacher, 1898. *Soc. fr. d'opht.*, p. 41.

Vialet. Hémorragies rétiniennes chez un hémophile héréditaire. *Rec. d'opht.*, juin, p. 321, 1895.

Wecker (de), 1901. *Clin. opht.*, p. 21.

Wagenmann. Spontaner Haemophthalmus bei hered. Haemophilie. *Graefe's Arch.*, XLIV, 1, p. 206, 1897.

Weber. Fall v. successiver Erblind. beider Augen bei Haemophilie, *ibid*, p. 214, 1897.

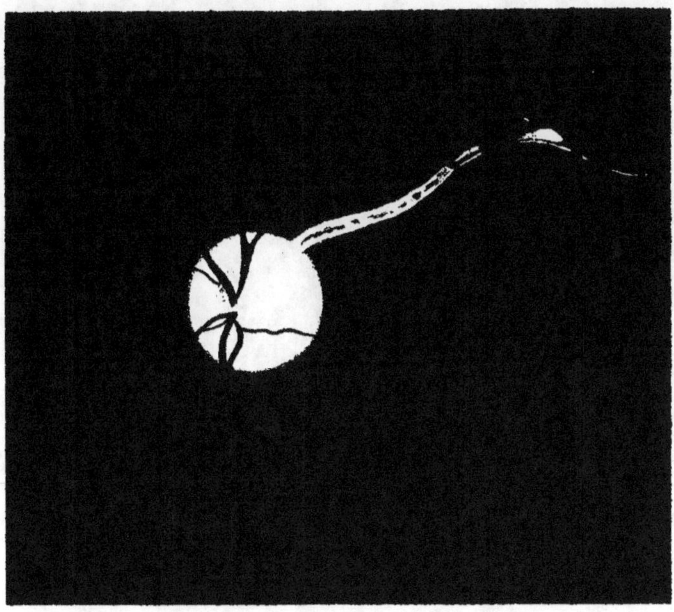

Fig. 3. Artère rétinienne avec endo-et périartérite.

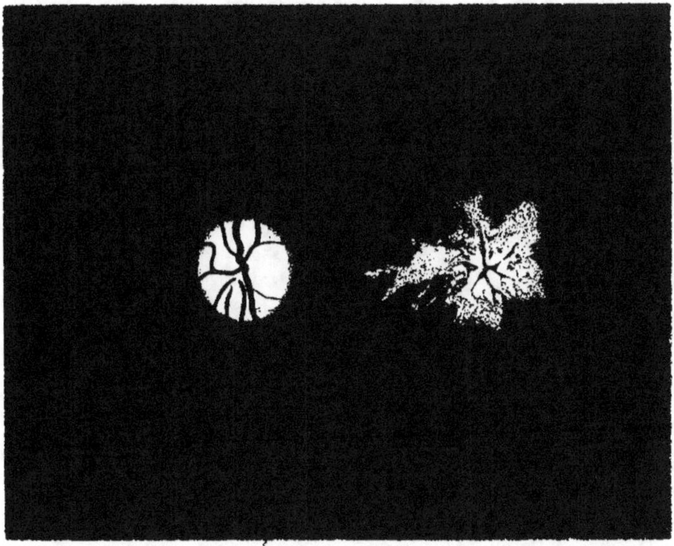

Fig. 4. Rétinite albuminurique avec étoile maculaire.

CHAPITRE VIII

HÉMORRAGIES RÉTINIENNES PAR ANGIO-SCLÉROSE

On peut désigner brièvement sous ce titre les hémorragies de la rétine qui surviennent chez des sujets le plus souvent âgés sans qu'il soit possible de leur découvrir une autre cause que des altérations locales des vaisseaux rétiniens sous la dépendance d'une angio-sclérose généralisée.

Les relations fréquentes de ces hémorragies avec des accidents cérébraux n'ont pas échappé aux premiers observateurs. Déjà Schweigger (1864) et Pagenstecher (1866) ont relevé le rôle important que jouent dans la production des apoplexies rétiniennes la rigidité des artères périphériques et l'hypertrophie du cœur.

C'est en premier lieu sur les troubles cardiaques que s'est portée l'attention (Galezowski, Leber) et quelques auteurs en sont arrivés à prétendre comme Daguillon qu' « il n'y a pas, pour ainsi dire, de rétinite hémorragique là où il n'y a pas de lésion du cœur ». Peu à peu, grâce aux études ophtalmoscopiques de Gowers, de Gunn, de Raehlmann et de Thoma, complétées par de nombreuses recherches d'anatomie pathologique, le rôle des altérations locales des vaisseaux de l'œil est apparu avec plus d'évidence, si bien qu'il constitue aujourd'hui l'un des thèmes favoris des ophtalmologistes.

Il sera nécessairement fait mention de ces altérations vasculaires à propos de la rétinite albuminurique et de plusieurs autres affections du fond de l'œil, mais c'est dans le chapitre des apoplexies rétiniennes que leur description trouve le mieux sa place, car les hémorragies sont le symptôme le plus important de l'angio-sclérose (Haab).

Aspect ophtalmoscopique. — Les hémorragies rétiniennes qui résultent de l'angio-sclérose n'ont en elles-mêmes rien de caractéristique. Leur abondance, leur siège et leurs dimensions sont très variables et dépendent essentiellement du nombre et de l'importance des vaisseaux altérés. A l'ordinaire elles ne sont pas réparties d'une façon uniforme sur tout le fond de l'œil, mais elles sont groupées, semblables à des archipels dans telle ou telle région. Quand elles sont localisées dans un secteur de la rétine correspondant à l'aire de distribution d'une branche vasculaire, on peut supposer qu'elles résultent d'une thrombose veineuse ou peut-être artérielle. Quelquefois on en voit apparaître isolément dans la région de la macula ou sur le trajet de l'un des gros vaisseaux.

Dans la majorité des cas ces hémorragies rétiniennes ne sont pas suivies de l'apparition de foyers jaunâtres de dégénérescence; il est encore moins fréquent qu'elles soient accompagnées de taches blanches naissant spontanément dans le tissu rétinien :

Nous en avons cependant observé un exemple remarquable chez un jeune homme de trente ans atteint d'artério-sclérose prononcée bien qu'il n'eût jamais présenté de symptômes de néphrite ni de syphilis ni d'une autre affection dyscrasique.

Ce malade que nous avions eu en traitement au mois de février 1900 pour des hémorragies de l'œil droit avec thrombose probable des branches de la veine temporale inférieure, nous revint deux mois plus tard parce que son autre œil se trouvait à son tour atteint d'hémorragies rétiniennes. L'œil droit présentait encore de nombreux extravasats dans le domaine des veines inférieures, mais on y remarquait surtout un nombre infini de petites taches arrondies, d'un blanc très pur, semblables à des flocons de neige, disposées en un demi-cercle autour de la macula et en une surface plus étendue située entre la papille et les foyers hémorragiques (voy. fig. 9, pl. V).

Ces petites taches, de grandeur très uniforme, avaient fort peu de tendance à confluer ce qui les faisait différer de celles de la rétine albuminurique. Elles paraissaient occuper toutes un même plan de la rétine, plus profondément que la couche des vaisseaux, car ceux-ci les recouvraient sur tout leur trajet. Cinq mois plus tard on les voyait encore, mais grisâtres et peu distinctes, en voie de disparaître.

Le sang ni l'urine ne présentaient de modifications; l'examen du cœur ne révélait aucun vice organique et la santé générale était excellente; le seul facteur étiologique admissible consistait en une sclérose accentuée des artères périphériques. Les artères de la rétine étaient elles-mêmes plus étroites et beaucoup plus sinueuses que normalement; quelques-unes de leurs branches apparaissaient contournées à la façon de vrilles ou de tire-bouchons (fig. 9, pl. V).

Goldzieher nous donne la description d'un cas très analogue : en présence d'artères très sinueuses et de nombreuses éclaboussures hémorragiques, il a vu la région papillo-maculaire criblée de petites taches blanches dans le tissu rétinien. Il s'agissait d'un homme de quarante-deux ans, sans antécédents syphilitiques et qui déjà avait subi l'atteinte de petites attaques.

Ce n'est pas sur l'aspect des hémorragies, mais sur celui des vaisseaux rétiniens que se fonde le diagnostic d'apoplexies par angiosclérose. Les modifications des artères sont les plus fréquentes et les mieux reconnaissables; elles consistent essentiellement en une augmentation de leur sinuosité et en un rétrécissement de leur calibre. Certaines branches secondaires rappellent par leur trajet sinueux l'aspect de vrilles ou de tire-bouchons. La colonne sanguine se voit fort amincie pour autant que la paroi même du vaisseau a conservé sa transparence. Cet amincissement peut s'étendre à toute la longueur du vaisseau ou bien ne se prononcer que sur un certain point de façon à y revêtir le caractère d'une stricture (Gunn, Friedenwald; Raehlmann, pl. VIII).

Si la paroi vasculaire s'opacifie, la colonne sanguine est accompagnée d'une bordure blanche d'épaisseur variable, ou bien l'on voit de petites écailles blanchâtres disséminées le long du vaisseau. De pareilles opacités tions permettent bien de reconnaître qu'en certains points la paroi est é sie, mais elles rendent fort difficile d'apprécier le degré de perméabilité du vaisseau.

Haab (1900, p. 523) tient l'apparition d'une bordure blanche ou de plaques disséminées le long des parois vasculaires pour exceptionnelle dans la simple sclérose sénile ; il estime que ces modifications ophtalmoscopiques doivent faire naître le soupçon d'une albuminurie ou d'une syphilis.

Des altérations des veines (phlébo-sclérose) se voient plus rarement avec l'ophtalmoscope ; elles ont été cependant reconnues et décrites par Raehlmann. Elles se manifestent principalement par des inégalités de calibre, rétrécissements alternant avec des dilatations variqueuses ou anévrysmales qui seraient visibles dans environ 20 p. 100 des cas (1902, p. 425).

Le rétrécissement peut devenir si prononcé que les troncs veineux les plus importants sont transformés sur une partie de leur parcours en un mince filet ou même qu'ils s'effacent entièrement (Voir les planches de Schubert, Gunn, Seydel, Raehlmann). Un étranglement de cette nature a souvent pour conséquence une tortuosité extrême des ramifications périphériques et la production d'hémorragies. Si ces dernières ne sont pas très nombreuses, c'est que des anastomoses sont capables de s'établir entre les deux extrémités du tronçon interrompu, comme dans le cas de Seydel (pl. V), ou bien entre les ramifications de la veine oblitérée et d'autres veines de la rétine, ainsi que l'ont constaté plusieurs auteurs (voy. chap. ii et iv).

L'opacification des parois veineuses sous forme d'une bordure blanche est assez rarement observée. Scheffels, Hirschberg et Seydel en ont donné cependant des exemples intéressants.

Reimar, dans un travail consacré à l'embolie de l'artère centrale, s'est attaché à démontrer que dans la plupart sinon dans la totalité des cas, où des observateurs ont cru reconnaître avec l'ophtalmoscope un embolus logé dans une branche artérielle, il s'agissait vraisemblablement d'un simple épaisissement de la paroi vasculaire sur base artério-scléreuse. Le dessin ophtalmoscopique donné par Reymar d'un cas de son observation fait penser en effet à un épaississement local de la paroi bien plus qu'à un bouchon importé ; on peut en dire autant du dessin de Saemisch se rapportant au premier cas qui ait été publié comme dénotant une obstruction isolée de l'une des branches de l'artère centrale.

L'étude des manifestations ophtalmoscopiques de l'artério-sclérose est ainsi liée étroitement à celle des phénomènes considérés jusqu'ici comme résultant d'un processus embolique dans les vaisseaux rétiniens. Ces deux facteurs d'obstruction vasculaire ne pourront être différenciés que par l'observation systématique et minutieuse de nombreux cas, ajoutés à ceux dont nous possédons jusqu'ici la description.

Anatomie pathologique. — Bien que les hémorragies rétiniennes survenant chez des angioscléreux soient assez fréquentes, les conditions anatomiques en sont imparfaitement connues. Cela tient surtout au fait que les examens microscopiques ont presque exclusivement porté sur des yeux énucléés à la suite d'une attaque de glaucome ; il était en conséquence fort difficile de distinguer entre les altérations vasculaires primitives et celles qui étaient peut-être secondaires à l'augmentation de la pression.

Au matériel d'étude fourni par les cas de glaucome hémorragique viennent s'ajouter quelques séries de globes que l'on a trouvé atteints d'altérations vasculaires quoiqu'ils n'eussent jamais présenté à l'ophtalmoscope des phénomènes d'apoplexie rétinienne. Comme il s'agit d'altérations primitives, il est instructif de les comparer avec celles que l'on a rencontrées dans les cas de rétinite hémorragique compliquée de glaucome.

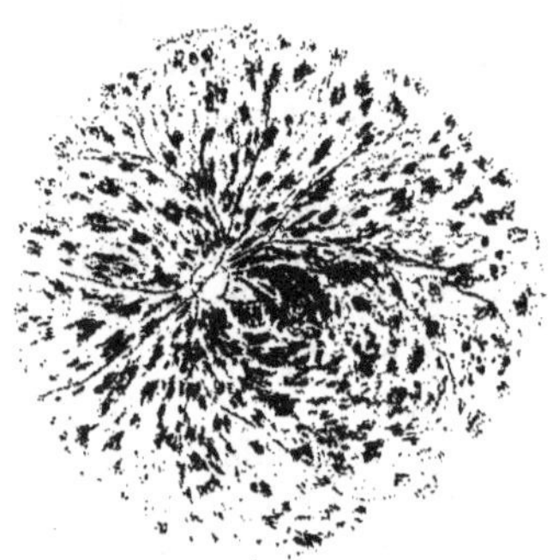

Fig. 65.

Hémorragies rétiniennes chez un angioscléreux. Préparation de surface. (Le diagnostic ophtalmoscopique avait été celui d'une thrombose de la veine centrale, mais l'examen anatomique ne montra qu'une obstruction presque totale du tronc de l'artère).

Le nombre des observations anatomiques qui se rapportent à des hémorragies rétiniennes sans complications est extrêmement limité ; il en est une qui nous est propre et sur laquelle nous reviendrons. Quant au glaucome hémorragique, il a donné lieu à d'assez nombreuses descriptions, mais il n'y en a qu'une vingtaine qui soient assez détaillées pour donner une idée quelque peu précise des altérations des vaisseaux rétiniens.

Ces descriptions diffèrent suffisamment entre elles pour qu'il soit utile de les répartir en plusieurs groupes, selon qu'elles retracent une obstruction de la veine centrale de la rétine, ou des branches artérielles, ou des deux systèmes à la fois, ou bien encore des modifications moins prononcées dans le calibre des vaisseaux rétiniens.

A. Les cas d'*obstruction veineuse* se sont trouvés les plus nombreux ; Michel a fait une forme clinique à part de la thrombose du tronc de la veine centrale. Weinbaum, Purtscher, Gauthier, Tornabene, etc., ont rencontré une thrombose de ce genre dans des globes énucléés pour un glaucome hémorragique et Alt des thromboses multiples dans les branches secondaires.

B. Wagenmann, Bankwitz, Würdemann et Sidler ont constaté dans des circonstances semblables une obstruction partielle du tronc de la veine centrale, mais ici *les altérations des artères étaient tout aussi accentuées que celles des veines* ce qui rend difficile de savoir auxquelles de ces altérations il faut attribuer le rôle principal. Dans le même groupe se rangent les observations de Friedenberg, Ischreyt et Meyerhof, qui ont vu des thromboses multiples dans les veines et les artères de la rétine.

C. D'autres examens de Wagenmann, de Stölting, de Reimar et de Meyerhof (IIᵉ cas), offrent un très vif intérêt, mais aussi de grandes difficultés d'interprétation. L'aspect ophtalmoscopique avait été celui d'une thrombose véineuse et cependant le microscope ne révéla qu'une *obstruction des branches artérielles*.

Wagenmann trouva le lumen de l'artère rétréci des deux tiers et celui des branches principales oblitéré par places au voisinage de la papille optique par des amas de cellules endothéliales ou de grandes cellules nucléées en dégénérescence hyaline ou graisseuse ; il jugea que cette endartérite devait être consécutive à des embolies multiples mais il n'est pas arrivé à notre avis à justifier cette hypothèse par des arguments suffisants.

Reimar (p. 209) nous donne une description minutieuse de son observation : l'artère centrale était réduite à une simple fente et plusieurs de ses branches se voyaient fortement rétrécies ou entièrement oblitérées par une prolifération de l'intime : c'était un tissu fibrillaire pauvre en noyaux qui, se développant entre la lame élastique et l'endothélium, formait un bourrelet concentrique autour du lumen, ou bien repoussait ce lumen contre une des parois du vaisseau en lui donnant sur la coupe la forme d'un croissant. Dans quelques-unes des artères rétiniennes, le tissu de prolifération se montrait plus riche en cellules nucléées que l'on ne pouvait différencier de l'endothélium normal.

Stölting et Meyerhof apportent moins de détails ; le premier suppose comme Wagenmann un accident embolique ; le second conclut avec Reimar à une simple endartérite proliférante. Nous avons nous-même publié une observation qui est fort semblable à celle de Reimar (*Arch. d'opht.*, avril, 1903).

D. Plusieurs auteurs se bornent à mentionner l'existence d'une *sclérose des vaisseaux rétiniens*, sans indiquer en détail la nature ni le degré des altérations constatées. Il est fort possible en pareil cas que des obstructions localisées aient passé inaperçues, car pour les reconnaître avec certitude il faut que l'examen soit fait au moyen de coupes sériées, ce qui n'a pas été toujours le cas. Cependant Hermann et Ahlstroem, qui ont procédé avec les soins voulus, n'ont constaté aucune thrombose véritable et croient pouvoir rapporter les hémorragies à la dégénérescence hyaline des petites artères.

La présence d'anévrysmes miliaires a été confirmée en quelques occasions par le microscope, ainsi dans les examens de Nettleship, de Litten, de Felser et de Reimar (p. 227 et 236 ; fig. 22, 23 et 24) ; de même la présence de varicosités des veines ou des capillaires (Pagenstecher, 1871, p. 106 et 110). Reimar a observé aussi la formation de nodules vasculaires dans le tissu rétinien par l'empelotonnement de fines anses veineuses (voy. fig. 48).

Nos connaissances sur les altérations des vaisseaux rétiniens ont été utilement complétées par l'examen microscopique d'un certain nombre de globes oculaires empruntés à des individus qui, sans avoir montré des hémorragies intraoculaires, se trouvaient atteints d'artério-sclérose généralisée.

Felser en 1889 avait déjà constaté sur plusieurs sujets que la sclérose des vaisseaux cérébraux s'accompagne fréquemment d'un épaississement de l'adventice et de l'intime des artères rétiniennes.

Lurje décrivit à son tour les altérations des vaisseaux de l'œil de 18 individus artério-scléreux. Dans l'artère centrale du nerf optique et dans ses branches rétiniennes il retrouva d'une façon presque constante un épaississement de l'intime par néoformation de tissu fibreux entre l'endothélium et la tunique élastique. Les petites artères lui semblèrent être particulièrement atteintes ; leur paroi se voyait tout entière en dégénérescence hyaline.

Streiff et Hertel ont repris ces études en les perfectionnant par l'emploi des nouveaux réactifs propres à mettre en évidence les fibres élastiques des vaisseaux ; en traitant par l'orcéine, ou par le colorant de Weigert, des préparations empruntées à des sujets très âgés, ils ont reconnu que les épaississements de l'intime sont en grande partie constitués par du tissu élastique

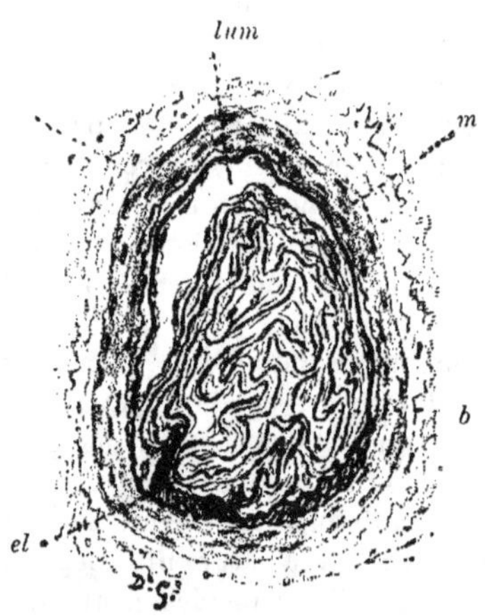

Fig. 66.

Bouchon endartéritique obstruant presque entièrement le tronc de l'artère centrale (cas d'hémorragies rétiniennes représenté par la figure 65).

a, adventice. — *m*, musculaire. — *el*, membrane élastique. — *b*, bouchon formé par la prolifération de l'intime : il se compose de fibrilles élastiques très sinueuses et de cellules endothéliales. — *lum*, lumen artériel très rétréci.

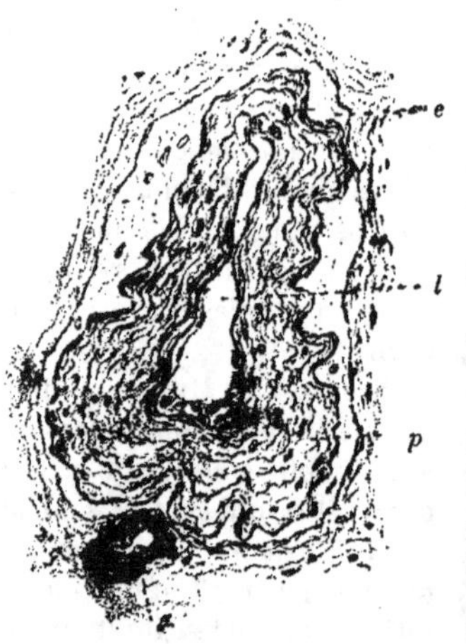

Fig. 67.

Coupe de la veine centrale (même cas que les figures précédentes).

e, espace périvasculaire. — *p*, paroi veineuse fortement hypertrophiée. — *l*, lumen de la veine. — *a*, artère satellite.

néoformé (Streiff, p. 14 et 30), Hertel, p. 203 et pl. I et II), tandis que l'endothélium proprement dit reste le plus souvent inaltéré (Streiff, p. 31).

Les veines montrent surtout un épaississement de la tunique moyenne et de l'adventice ; leur calibre est généralement augmenté (Streiff, p. 31 ; Hertel, p. 217).

Les individus dont les vaisseaux rétiniens présentaient ces altérations, n'avaient accusé pendant leur vie aucun trouble visuel ; sur 14 d'entre eux, Hertel n'avait constaté à l'ophtalmoscope qu'une certaine étroitesse des artères avec un trajet quelque peu sinueux, une dilatation modérée des veines, enfin une légère pâleur sénile de la papille optique. On le voit, les manifestations de l'angiosclérose dans un œil dont l'apparence est saine et le fonctionnement normal, se rapprochent beaucoup de celles qui ont été décrites dans les cas de glaucome hémorragique en particulier par Wagenmann et par Reimar.

Nous en pouvons conclure que l'endartérite proliférante n'est point un phénomène secondaire à l'augmentation de la pression, mais qu'elle constitue réellement l'une des lésions primitives des vaisseaux rétiniens chez les sujets artério-scléreux.

Pathogénie. — L'étude des hémorragies rétiniennes au point de vue de leur mode de production est rendue difficile par les incertitudes qui règnent encore sur le caractère primaire ou secondaire des altérations des artères et des veines.

Selon Thoma, la rigidité des parois vasculaires ou leur relâchement par diminution de leur contractilité auraient pour effet la production d'une endo-vasculite destinée à compenser les inégalités du calibre.

De la rigidité des artères résulte un ralentissement de la circulation et de ce ralentissement une nouvelle diminution dans l'élasticité des parois.

La prolifération de l'intime des artères peut être une des manifestations de l'artério-sclérose généralisée ou bien résulter secondairement d'une stase dans le système veineux. Réciproquement un processus endophlébitique peut avoir pour cause le ralentissement de la circulation consécutif à la sclérose artérielle. En conséquence, lorsqu'on se trouve en présence de lésions qui intéressent à la fois les artères et les veines, il est malaisé d'établir quelle peut avoir été la lésion primitive.

S'il s'est agi d'une obstruction primaire des veines par endophlébite avec ou sans thrombose, la naissance des hémorragies s'explique d'une manière assez naturelle, la stase sanguine et les troubles de nutrition, qui en résultent pour la paroi du vaisseau, favorisant la diapédèse ou la production de ruptures microscopiques.

Lorsque la diminution de calibre intéresse surtout les artères et que les veines sont peu ou pas affectées, l'explication devient moins simple. Leber en supposant qu'il s'agissait là d'embolies multiples, considérait les extravasats comme le produit d'un infarct hémorragique par reflux du sang veineux dans les ramifications artérielles, selon la théorie de Cohnheim. Cette interprétation, adoptée aussi par Wagenmann (p. 230), apparaît aujourd'hui fort contestable sur la foi des statistiques, qui montrent que, dans la majorité des cas publiés, l'obstruction isolée d'une ou de plusieurs branches de l'artère rétinienne n'a pas été suivie d'hémorragies (voy. p. 750 et 765).

Une autre interprétation, soutenue principalement par Reimar (p. 249 et 250), consiste à faire dépendre les hémorragies du retour de la circulation régulière dans des vaisseaux momentanément ischémiés.

Après avoir provoqué une obstruction complète du lumen, les végétations endartéritiques subiraient une métamorphose régressive suffisante pour rétablir dans l'artère un certain degré de perméabilité ; ainsi le liquide sanguin, mis en contact avec des parois altérées, se répandrait en extravasations d'autant plus nombreuses que l'interruption du courant normal aura été plus prolongée et que l'altération post-anémique des vaisseaux se trouvera plus avancée.

Ces apoplexies rétiniennes dans les cas d'endartérite seraient en conséquence comparables à celles que l'on observe assez fréquemment à la suite des obstructions dites emboliques de l'artère centrale ; leur abondance ou la précocité de leur apparition différencieraient seules la rétinite hémorragique proprement dite de l'affection rétinienne qui portait jusqu'ici le nom d'. « embolie de l'artère centrale ».

C'est tout au moins la conclusion à laquelle on arrive si l'on veut se ranger à l'opinion de REIMAR qui voit dans « la prétendue embolie de l'artère centrale » le résultat d'une endartérite oblitérante sur base artério-scléreuse.

RAEHLMANN et LITTEN attribuent à la rupture des anévrysmes miliaires de la rétine un rôle important dans la production des hémorragies.

Étiologie et diagnostic. — On considère généralement la *sénilité* comme le facteur principal de la sclérose vasculaire et particulièrement de l'artério-sclérose ; cependant son rôle est peut-être moins important qu'il ne le semble au premier abord, car on peut trouver des vaisseaux relativement sains chez des sujets très âgés, tandis que chez d'autres à trente ou quarante ans les altérations vasculaires sont déjà très prononcées.

HAAB estime que les cas où la sénilité peut être donnée comme la cause d'une rétinite hémorragique deviendront de plus en plus rares en raison du soin que l'on mettra à rechercher l'*albuminurie* ou la *syphilis*.

La rétinite albuminurique offre en effet des exemples très caractéristiques d'artério et de phlébo-sclérose, ainsi que l'ont démontré MICHEL et le duc CHARLES-THÉODORE (voy. le chapitre de la rétinite albuminurique). Il sera question dans le chapitre de la rétinite syphilitique des hémorragies et des altérations vasculaires qui se voient dans les formes aiguës de cette affection en compagnie de phénomènes inflammatoires du tissu rétinien. Quant aux formes purement hémorragiques de la rétinite néphrétique et aux hémorragies rétiniennes qui surviennent en l'absence de tout autre symptôme spécifique chez des sujets anciennement infectés de syphilis, elles sont très assimilables aux cas de rétinite apoplectiforme par simple angio-sclérose et ne diffèrent que par l'étiologie de ceux qui reconnaissent pour cause la sclérose sénile.

Parmi les autres influences susceptibles de produire une sénilité précoce des vaisseaux il faut citer l'*alcoolisme*, puis l'*impaludisme* et l'*arthritisme,* auquel certains auteurs font jouer un très grand rôle. Il résulte de notre expérience que cet état assez vaguement défini, qu'on appelle l'arthritisme mais par lequel on entend ce trouble d'équilibre dans la nutrition qui résulte d'une alimentation trop riche et d'une dépense trop faible, est véritablement une cause assez importante des altérations vasculaires en question.

Un dernier facteur, qu'il ne faut pas négliger, est l'influence de famille qui détermine des altérations vasculaires à un certain âge. On connaît ces exemples où plusieurs membres de la même famille sont atteints d'accidents vasculaires variés assez tôt dans la vie, et ces familles à longévité remarquable dont le caractère commun le plus certain est d'échapper très longtemps à la sénilité des vaisseaux.

Nous avons eu l'occasion de noter plusieurs fois des hémorragies rétiniennes par angio-sclérose chez des personnes dont les ascendants ou d'autres membres de la même famille avaient été atteints d'apoplexie cérébrale.

Traitement. — Outre les indications thérapeutiques résultant de la présence des hémorragies dans la rétine, les accidents de l'angio-sclérose réclament un traitement particulier et des mesures hygiéniques spéciales. Les malades sont d'abord examinés avec soin pour éliminer ceux dont les hémorragies seraient connexes à un état néphrétique ou diabétique.

Le facteur d'angio-sclérose étant bien établi soit par l'examen des artères périphériques ou des artères rétiniennes, soit par élimination des autres facteurs possibles, le malade sera soumis à un traitement ioduré sous la formule de iodure de sodium dont il supportera facilement une dose de 1 gramme par jour. Cette dose sera donnée en deux ou trois fois, en solution aqueuse, soit seule, soit mélangée à une demi-tasse de lait. Si l'affection rétinienne est associée à des phénomènes de dyspnée, on pourra donner des doses plus fortes jusqu'à 2 ou 4 grammes par jour.

Le même traitement ioduré peut être prescrit sous la forme de iodure de potasse à la dose de 1 à 2 grammes par jour en pilules ou en solution aqueuse mélangée à du lait ou à de l'eau gazeuse, surtout s'il y a dans l'histoire du malade des accidents syphilitiques anciens.

Les eaux minérales naturelles à contenu ioduré [Tölz (Haute-Bavière), Kempten-Sulzbrum (Souabe), Hall (Haute-Autriche] seront appelées à rendre quelques services, surtout si elles procurent au malade l'occasion de vivre beaucoup en plein air et dans une contrée boisée.

Le traitement déplétif légèrement purgatif par des eaux alcalines salines, qui facilitent la diurèse et augmentent les sécrétions intestinales, est d'un effet favorable. Cet effet s'accentue encore s'il est combiné avec des exercices physiques réguliers, mais non pas excessifs.

[Eaux de *Tarasp* (Grisons, Suisse), *Marienbad* et *Franzensbad* (Bohême), *Elster* (Saxe), *Fured* (Hongrie), *Kissingen* (Bavière), *Brides* (Savoie), *Montmirail* (Vaucluse, etc.].

Les eaux de *Carlsbad* (Bohême), favorables aussi, sont plus débilitantes que les précédentes, mais elles trouvent leur indication chez les personnes dont les fonctions digestives ont souffert par un retard dans la sécrétion biliaire.

Les indications hygiéniques sont aussi importantes que les prescriptions thérapeutiques. D'une manière générale les hémorragies par angio-sclérose, si elles ne surviennent pas à un âge avancé, sont le lot des classes aisées. Une nourriture trop riche, surtout en viandes et en mets épicés, l'usage habituel exagéré du vin et des liqueurs, un travail musculaire insuffisant, disposent à l'état vasculaire d'où l'hémorragie résulte : en conséquence on doit prescrire un régime très simple et très doux ; lait, œufs, viandes blanches, légumes verts ou farineux, fruits. Comme boissons, des eaux légèrement alcalines de *Vals* (Ardèche), *Évian* (Haute-Savoie), *Montreux* (Suisse), *Billin* (Bohême),

Nocera (Italie). L'eau de pluie ou l'eau distillée est recommandable. Le vin blanc le plus léger sera le moins mauvais.

L'habitude de prendre le matin de bonne heure du lait étendu d'eau de Vichy est une bonne mesure hygiénique. En règle générale l'alimentation sera non seulement modifiée dans sa qualité, mais diminuée dans sa quantité.

Les personnes dont les vaisseaux se maintiennent longtemps souples et résistants sont de petits mangeurs et de petits buveurs, même d'eau claire.

L'exercice physique est nécessaire. Le meilleur est la marche sur un terrain plat ou légèrement ondulé. Nous estimons que c'est une marche quotidienne de 4 ou 5 kilomètres qui a maintenu en santé jusqu'à un âge très avancé les vaisseaux de plusieurs vieux militaires ou ecclésiastiques de notre connaissance. On ne saurait trop imiter leur exemple.

BIBLIOGRAPHIE

AHLSTROEM. 1903. De la rétinite hémorragique. *Ann. d'ocul.*, CXXX, p. 150.

ALT, 1897. Hæmorragic Glaucoma. *Amer. J. of. Opht.*, p. 114 (d'après Jahresb., 1897, p. 184).

BANKWITZ. Beitr. zur Kenntn. der einseit. Ret. hem. *Graefe's Arch.*, XLV, 2, p. 384, 1898.

DAGUILLON. La rétinite hémorr. et les mal. du cœur. *Bull. des Quinze-Vingts.* p. 123, 1885.

DEUTSCHMANN. Zur pathol. Anat. des hœm. Glaucoms. *Graefe's Arch.*, XXV, 3, p. 163, 1879.

ELSCHNIG, 1898. *Kl. M. Bl. für Aug.*, XXXVI, p. 56.

EVERSBUSCH. 1899. *Ibid.*, XXXVII, p. 12.

FELSER. Beitr. z. path. Anat. der Netzh. bei Erkr. des Gehirns. Thèse de Saint-Pétersbourg, (Jahresber, p. 525), 1889.

FRIEDENBERG. Zur Pathol. des hem. glaucoms. *Arch. f. Aug.*, XXXIV, 3, p. 175.

FRIEDENWALD, 1897. Die Bedeutung von Vereng. und Erweit. im Kaliber der Ret. art. *Arch. f. Aug.*, XXXIV, 3, p. 242.

GALEZOWSKI. Sur les relations qui existent entre les lésions de la rétine et celles du cœur. *Union médicale.* 21, IX, 1869,

GALEZOWSKI. Endartérite oblitérante syph. et périartérite. *Traité iconog.*, XVIII, 2 et XXI, 5. 1886.

GARNIER (von). Einiges über d. endart. Veränd. der Augengef. *Centr. Bl. f. Aug.*, XVI, p. 9, 1892.

GOLDZIEHER, 1889. Ueber einen Fall von Endoart. oblit. retinæ. *Centr. Bl. f. Aug.*, XIII, p. 361.

GONIN, 1903. Deux cas d'obstruction des vaisseaux de la rétine. *Archives d'Opht.*, XXIII, p. 1903.

GOWERS, 1892 et 1904. Medical ophthalmoscopy.

GRAEFE-SCHWEIGGER. Beitr. zur Anat. klinik der Augen. *Arch. f. opht.*, VI, 2, p. 254, 1860.

GUNN. A case of hemorr. disease of the ret. *Festschrift für Helmholtz*, II.

HAAB, 1900. Ocul. dis. dep. up. dis. in the circ. System., p. 521. *System of diseases* (Norris et Oliver), IV.

HAAB, 1891. Specifische Arter-Erkr. der Netzhaut. *Festschrift f. Helmholz*, V.

HACHE. Du glaucome hémorragique. *Recueil d'ophtalm.*, p. 58 et 134 (Jahresb., p. 192), 1875.

HERMANN, 1899. Ein Fall von Retinitis hæmorragica. *Inaug. Diss. Göttingen*, p. 28 et 30.

Hertel. Beitr. z. Kenntniss der Angiosclerose der Centralgef. *Graefe's Arch.*, LII, 2, p. 191, 1901.

Hirschberg, 1897. Eigenthüml. Entart. sämmtl. Netzhautblutadern. *Centr. Bl. f. Aug.*, XXI, p. 206.

Ischreyt, 1900. Beitr. z. path. Anat. der hæm. Netzhauterkr. *Arch. f. Aug.*, XLI, 1. p. 38.

Leber. Die hæmorragische Retinitis. *Graefe-Saemisch.*, V, p. 568, 1877.

Litten. Apopl... der Retina bedingt durch Miliaraneur. *Berl. Klin. Woch.*, n° 26, 1881.

Lurje. Ueber das Verhalten d. Netzh. gef. bei Sclerose. *In. Diss. Dorpat.* 1893.

Meyerhof, 1900. Zur Anat. des glauc. hæmorrhagicum. *Zeitschr. f. Aug.*, IV, 6, p. 676.

Meyer. Contrib. au diagn. opht. des alter. des parois vascul. de la rétine. *Festschrift f. Helmholtz*, VI, 1891.

Michaelsen. Ein Fall von Phlébect. ret. bei Ret. hœm. *Cent. Bl. f. Aug.*, XIII, p. 106, 1889.

Nettleship, 1877. *Opht. Hosp. Rep.*, IX, 2 (d'après Reimar).

Pagenstecher. Klinische Beobachtungen. *Wiesbaden*. I, p. 52; II, p. 25; III, p. 83, 1861, 1862, 1866.

Pagenstecher. Beitr. zur Lehre vom hæm. Glaucom. *Graefe's. Arch.*, XVII, 2, p. 105, 1871.

Raehlmann, 1889. Ueber ophthalmosc. sichtbare Erkr. der Netzhaut-Gefässe bei allgem. Arterio-sclerose. (Jahresber. p. 496). *Zeitschr. f. klin. Med.*, XVI, p. 60.

— Ueber Sclerose der Netzhautarterien als Ursache plötzlicher beiderseit. Erblindung. — Fortschritte der Medizin. (Exposé dans *Z. f. Aug.*, VIII, 5, p. 345.)

Raehlmann. Ueber Endarteritis oblit. nodosa der Netzhautgefässe, etc. *Zeitschrift f. Aug.*, VIII, 5, p. 343, 1902.

Raehlmann. Ueber die ophthalmosc. Diagn. sclerot. Erkr. d. Netzhautgef. *Zeitschr. f. Aug.*, VIII, 6, p. 425, 1902.

Reimar. Ueber Retinitis haem. in Folge von Endart. *Arch. f. Aug.*, XXXVIII, 3, p. 209. 1899.

— 1899. Die sog. Embolie der art. centr. ret. *Arch. für Aug.*, XXXVIII, p. 291.

Saemisch, 1866. *Kl. M. Bl. f. Aug.*, IV, p. 32.

Scheffels. Ein Fall von Perivasculitis retinæ. *Arch. f. Aug.*, XXII, p. 374, 1891.

Schnabel et **Sachs**, 1885. *Arch. f. Augenheilk.*, XV.

Schubert, 1881. Zur Casuistik der Retinitis syphil. *Centr-Bl. f. Aug.*, V, p. 330.

Schweigger, 1864. Gebrauch des Augenspiegels, p. 111.

Seydel, 1899. Zu den Circulationsstörungen d. Netzhaut. *Zeitschr. f. Aug.*, II, 4, p. 349, et pl. V.

Stölting. Ueber Ret. hem. mit nachfolg. Glaucom. *Graefe's Arch.*, XLIII. 2, p. 306. 1897.

Streiff, 1898. Micr. Unters. über Altersveränd. d. Vasa centr. *In-Diss. Zürich.*

Thoma. Ueber die Elasticität der Netzhautarterien. *Graefe's Arch.*, XXXV, 2. (Jahresber, 1889, p. 494.)

Tornabene, 1896. *Arch. di Ottalm.*. III (d'après Jahresb., p. 381).

Sidler-Huguenin, 1904. Abhebung des Endothelrohres in der Centralarterie, etc. *Arch. für Aug.* LI, p. 27.

Valude et **Dubief**. Contrib. à l'étude du glauc. hémorr. *Ann. d'oc.*, CVIII, p. 81, 1892.

Wagenmann, 1892. Anat. Unters. ü. einseit. Ret. hæm. *Graefe's. Arch.*, XXXVIII, 3, 213.

CHAPITRE IX

RÉTINITE ALBUMINURIQUE

Historique. — Des troubles visuels au cours de la néphrite ont été notés par Bright et les auteurs qui après lui ont décrit cette maladie; en 1849, Landouzy, de Reims, insista tout particulièrement sur la fréquence d'une « amaurose néphrétique » qui, se développant d'une manière insensible et sans aboutir à la cécité complète, lui semblait être un symptôme presque constant et le plus souvent un signe initial du mal de Bright. Plusieurs praticiens (Levy, Forget) confirmèrent l'existence de ce genre d'amaurose en tant que symptôme concomitant de l'albuminurie, sans toutefois lui attribuer la même fréquence et la même régularité que Landouzy.

Au reste les observations dont il s'agit ici pouvaient concerner aussi bien certaines amauroses urémiques et d'origine centrale que des cas de rétinite proprement dite ; les lésions anatomiques de la rétine chez un néphértique ont été reconnues pour la première fois en 1850 et démontrées par Türck à la Société des médecins de Vienne ; elles furent peu après l'objet de recherches minutieuses de la part de Virchow, H. Müller, Wagner, Schweigger, et d'autres.

Quant aux premières observations ophtalmoscopiques, l'une a été mentionnée en passant par de Graefe en 1855; trois autres sont données par Heymann avec le résultat d'un examen microscopique par Zenker; l'année suivante (1857) Wagner en rapportait une série de dix-huit donnant toute la gamme des altérations rétiniennes, de la simple hyperhémie avec un œdème péripapillaire plus ou moins prononcé jusqu'à la coexistence d'hémorragies nombreuses et de larges plaques d'exsudats.

C'est Liebreich qui décrivit le premier la disposition caractéristique qu'affectent les taches blanches de la rétine en une figure étoilée autour de la macula, ou bien en une zone circulaire ayant pour centre la papille optique.

Symptomatologie. — *A.* Aspect ophtalmoscopique. — Le type le plus habituel de la rétinite albuminurique est conforme au tableau suivant :

Un trouble gris rougeâtre occupe les bords de la papille optique dont il estompe les contours et exhausse le niveau. Ce trouble diffus s'étend jusqu'à 2 ou 3 diamètres de papille dans toutes les directions et, du côté temporal, il peut embrasser la macula. Les vaisseaux ondulent dans le trouble qui les voile par places et quelquefois même les rend indistincts. Les veines, plus larges et plus gonflées, restent assez bien visibles, mais les artères, plus pâles, plus étroites, et plus sinueuses qu'à l'état normal, se détachent mal sur la couleur du fond.

Cet aspect diffus de la région papillo-maculaire est dû à un œdème prononcé des couches internes de la rétine.

A cet œdème s'ajoute deux sortes d'accidents locaux : 1° des taches rouges, qui sont des hémorragies ; 2° des taches blanches dont la forme et l'étendue sont extrêmement variables.

Les hémorragies, souvent très nombreuses dans le voisinage immédiat de la papille, empruntent aux caractères anatomiques de cette région leur forme particulière en stries ou en flammèches ; comme direction, elles sont radiées, c'est-à-dire qu'elles obéissent à l'irradiation des fibres optiques. Leur dimension est généralement peu considérable ; les plus petites ressemblent à des points d'exclamation, les plus grandes sont dentelées à leur extrémité (Voy. pl. III, fig. 5).

Plus loin dans la rétine, on voit aussi des hémorragies disséminées ou en archipel le long de certains vaisseaux, plus souvent au voisinage des veines que des artères ; très variables comme nombre et comme étendue, elles répondent par leur forme aux types des hémorragies en pointillé ou en plaques.

Les foyers blancs offrent deux modes de groupement dans la rétine ; l'un d'eux a pour centre la papille ; l'autre la macula.

Les foyers *péri-papillaires* sont les plus constants, mais aussi les moins réguliers dans leur nombre, leur forme et leur dimension. Ils se rencontrent tantôt isolément, tantôt disséminés en plus grand nombre dans une zone qui dépasse quelque peu les limites de l'œdème ; quelquefois ils confluent de façon à constituer de larges plaques d'un blanc mat ou légèrement jaunâtre, qui, à leur tour, peuvent s'étendre en surface jusqu'à former une ceinture plus ou moins complète autour du nerf optique (Voy. pl. III, fig. 6). Dans certains cas où cette ceinture enserre immédiatement la papille, celle-ci n'est plus reconnaissable que par l'émergence des vaisseaux.

Les grandes plaques blanches sont relativement profondes dans le tissu de la rétine, car elles siègent en arrière des vaisseaux ; on reconnaît, dans les couches les plus internes, des hémorragies plus ou moins nombreuses, des groupes de foyers très petits, d'un blanc très pur comme des flocons de neige, ou bien encore de fines stries blanchâtres qui marquent la direction des fibres optiques irradiant dans la rétine.

Quand les foyers blancs sont encore isolés, on peut les suivre à l'ophtalmoscope dans leur apparition et les différents stades de leur développement : il nous est arrivé plusieurs fois de voir apparaître une petite tache rosée, qui se marquait en clair sur la couleur rouge du fond ; trois ou quatre jours plus tard la tache rosée était devenue d'un blanc de lait : elle grandissait un peu, puis s'effaçait graduellement en laissant après elle une trace jaunâtre.

L'évolution complète nous a paru se faire en un temps qui oscillait entre trois et six semaines ; les taches semblaient coïncider avec une recrudescence de l'œdème local, et quelques-unes étaient accompagnées, mais non pas précédées, d'une petite hémorragie.

Le groupement *maculaire* est beaucoup plus régulier dans sa forme ; il est constitué par des foyers blancs très petits qui se disposent en rayons convergeant vers la fovea. Lorsque ces rayons sont nombreux dans toutes les directions, il en résulte une figure étoilée qui a été reconnue par LIEBREICH comme un des symptômes les plus caractéristiques de la rétinite albuminurique ; il peut se présenter que les foyers maculaires n'occupant que deux ou trois rayons dans un secteur étroit, constituent seulement un fragment d'étoile, mais la signification n'en est pas autre que si l'étoile était complète.

Les foyers blancs de la macula sont généralement très petits, avons-nous dit ; cependant ils peuvent confluer en de petites plaques triangulaires ou trapézoïdes avec des angles arrondis qui n'en conservent pas moins la disposition primitive en étoile (Voy. pl. II, fig. 4). Dans les cas les plus accentués la confluence peut être complète.

Comparés aux taches péri-papillaires, le dessin de la macula est d'un blanc plus brillant et parfois même nacré ; cet effet se trouve accentué encore par la coloratoin plus sombre et presque noirâtre du fond ; c'est à l'absence de l'œdème dans la région maculaire que l'on peut attribuer cet effet de contraste plus marqué que dans le voisinage immédiat de la papille.

Autant les altérations des autres régions sont mobiles et variables, autant celles de la macula sont fixes et lentement progressives ; elles peuvent subsister pendant plusieurs semaines ou plusieurs mois sans changements appréciables.

La figure stellaire de la macula ne semble pas être en relation avec les hémorragies rétiniennes. En revanche quelques-unes des taches du groupement péri-papillaire sont consécutives à des extravasations et l'on est en droit par conséquent de leur attribuer une origine hémorragique ; leur couleur est, dans la règle, un peu plus jaunâtre que celle des foyers spontanés.

Les trois genres d'altérations rétiniennes que nous venons de décrire, *œdème, hémorragies* et *taches blanches,* se rencontrent ensemble dans les cas les plus typiques ; mais il ne faudrait pas croire que leur présence simultanée soit nécessaire pour constituer la rétinite albuminurique, car un seul d'entre eux suffit en bien des occasions pour justifier le diagnostic. Les statistiques permettent de classer sous trois chefs les formes principales par lesquelles se manifeste l'affection rétinienne au cours de la néphrite :

a) *Œdème et congestion de la papille optique, sans hémorragies ni foyers blancs dans la rétine.*

Forme peu fréquente, sauf au début de la maladie, notée une fois sur 18 par WAGNER (p. 258), une fois sur 20 par MAGNUS (p. 6), et trois fois sur 43 par SCHLESINGER dans la clinique de SCHÖLER.

b) *Hémorragies rétiniennes sans taches blanches.* — Variété un peu plus

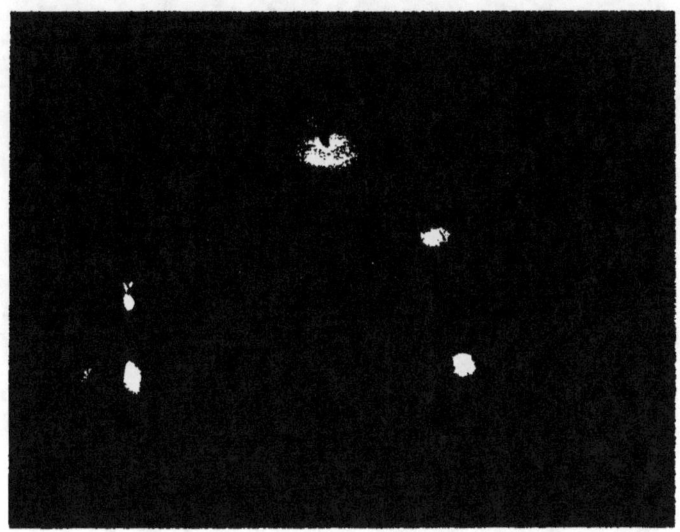

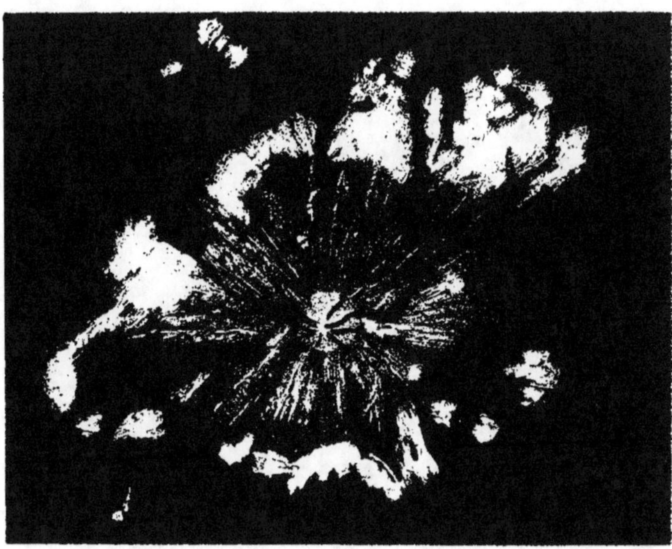

Gonin ad nat. del.

Lith. Kunstanstalt F. Reichhold, Münc

fréquente que la précédente et constatée trois fois par WAGNER, une fois par
MAGNUS et six fois par SCHÖLER.

c) *Hémorragies avec taches blanches dans la rétine*. — Ce type répond au
tableau habituel, mais il offre toutes les variétés quant au nombre absolu et
à la proportion relative des foyers hémorragiques ou exsudatifs. Tantôt ce
sont les altérations péri-papillaires qui sont les plus marquées, tantôt ce sont
les foyers de la macula qui prédominent.

WADSWORTH n'a vu l'étoile maculaire que 2 fois sur 90 cas : nous aurions
lieu d'en être surpris si nous ne tenions compte que des malades amenés à
notre consultation par les troubles visuels, mais il est certain que la figure
stellaire dans sa forme tout à fait typique est un phénomène relativement
rare si l'on considère le nombre total des albuminuriques atteints d'altérations rétiniennes.

Beaucoup de descriptions n'accordent pas une attention suffisante à l'aspect ophtalmoscopique des vaisseaux rétiniens. Les artères sont généralement
étroites et souvent très sinueuses, surtout dans la forme hémorragique.
GUNN et SILEX ont décrit en outre une augmentation de largeur et d'intensité
du reflet central des artères, ce qui les fait ressembler à des fils de cuivre et
d'argent polis (GUNN). Cette modification du reflet serait l'un des symptômes
de l'artério-sclérose. SILEX pense qu'elle est provoquée par une stase dans les
gaines lymphatiques périvasculaires.

Les altérations rétiniennes sont quelquefois voilées par un *trouble nuageux
du corps vitré* (GRAEFE, MAGNUS, SCHLESINGER). En d'autres cas les lésions
sont surtout marquées du côté de la choroïde et se présentent sous l'aspect
de foyers grisâtres de chorio-rétinite (OSTWALD, p. 340; MAGNUS, fig. 8 a).
L'exsudat rétro-rétinien peut même provoquer un décollement circonscrit,
principalement dans la région maculaire (LIEBREICH, NORDENSON, (p. 160) ;
WEEKS, p. 68; NUEL, p. 600).

Dans le stade de régression des lésions rétiniennes, on voit apparaître les
foyers choroïditiques sous l'aspect de plaques de décoloration pigmentaire,
tandis qu'en d'autres points apparaissent des taches de pigmentation secondaire de la rétine (LIEBREICH, JÆGER, GALEZOWSKI, EUTENEUER, BUSCHMANN,
NETTLESHIP, BRECHT, MAGNUS). Il peut en résulter un aspect ophtalmoscopique
analogue à celui de la rétinite tigrée (MAGNUS, 1873, fig. 6) ou de véritables
plaques d'atrophie intéressant la choroïde jusqu'à la sclérotique (Obs. pers.).

Dans la même période de régression, on observe parfois une *pâleur anémique de la papille*, compatible en certains cas avec le maintien de la vision
(HÖRING, BRECHT), mais qui en d'autres circonstances s'accompagne d'une
atrophie véritable des fibres optiques (MAGNUS, WEEKS).

B. TROUBLES VISUELS. — Les troubles visuels ne sont pas proportionnels à
l'importance des altérations visibles à l'ophtalmoscope, car ils dépendent
avant tout de la localisation de ces altérations.

Une modification, si petite soit-elle, du tissu rétinien dans la région maculaire, s'impose à l'attention du malade beaucoup plus qu'un œdème prononcé

et des hémorragies nombreuses dans le voisinage du nerf optique. En effet l'acuité centrale peut baisser rapidement à 1/10 et au-dessous lors même qu'il n'existe encore dans la macula que deux ou trois petites taches blanches formant entre elles un fragment de la figure étoilée ; la cause de cette baisse visuelle réside dans un *petit scotome central ou paracentral*, analogue à celui qui aurait produit une hémorragie, et qui, effaçant ou entamant certains caractères d'impression, rend le malade beaucoup plus conscient de son mal dans la lecture que dans l'orientation.

Au surplus, les personnes qui savent observer leurs sensations remarquent dans leur vision indirecte des troubles en rapport avec l'œdème ou l'infiltration des parties de la rétine qui sont extérieures à la macula. Quant aux impressions subjectives de lumière, sans être fréquentes, elles peuvent résulter de la présence ou de la formation des hémorragies.

On a observé quelquefois de la *cécité pour le bleu*, limitée à la région centrale du champ visuel ; Simon en rapporte 3 exemples dont l'un concerne un malade de Hirschberg ; le bleu était pris pour du vert comme en bien des cas de décollement rétinien, et, conformément à des observations de Nuel (p. 602) on peut supposer qu'il s'agissait là d'un décollement localisé à la régon maculaire.

Leber (p. 583) a noté une fois un *scotome annulaire* sans que l'examen ophtalmoscopique en donnât l'explication.

Bien que le sens lumineux soit généralement intact, Schmidt-Rimpler (p. 310) rapporte un cas où l'*héméralopie* constituait l'unique symptôme subjectif.

Anatomie pathologique. — Les altérations anatomiques de la rétinite néphrétique dénotent des troubles circulatoires plutôt qu'un processus d'inflammation active ; elles sont constituées principalement par des hémorragies, de l'œdème, l'accumulation au sein du tissu rétinien de corps granulo-graisseux et de masses hyalines, enfin par des lésions vasculaires qui le plus souvent intéressent aussi les autres tissus de l'œil.

Les *hémorragies* siègent dans la couche des fibres optiques et, quand elles sont abondantes, on les retrouve dans les couches plus profondes, granuleuse interne ou inter-granuleuse, parfois entre la couche des bâtonnets et l'épithélium pigmentaire. Elles dissocient par leur masse les éléments du stroma rétinien ; en devenant anciennes elles font place à des masses granuleuses où l'on ne reconnaît plus la forme des globules sanguins (Virchow p. 174).

L'*œdème* produit le gonflement de la papille optique et des parties avoisinantes de la rétine ; il est probablement à la base des décollements rétiniens qui ont été observés au cours de la rétinite. Il contribue à la formation de grands espaces lacunaires au niveau des couches granuleuses par dissociation des fibres radiaires de Muller. La couche des fibres optiques est souvent très épaissie : on y voit des corps globuleux et très réfringents, que les premiers observateurs ont pris pour des cellules ganglionaires en dégénérescence graisseuse (Virchow, p. 176 ; Zenker, Wagner, p. 266), mais que

H. Muller (1857, p. 297 et 1858, p. 42) et Schweigger ont reconnus pour des *dilatations ampullaires ou variqueuses* des fibres optiques (voy. fig. 68, *op.*)

Au reste les cellules ganglionnaires ont été également trouvées par quelques auteurs en état de gonflement et de dégénérescence commençante (Alt, Weeks, Ewetzky, v. Michel). L'hypertrophe des fibres nerveuses est évidemment la cause des fines stries radiées que l'ophtalmoscope fait voir au-devant des vaisseaux rétiniens; elle n'est au reste pas spéciale à la rétinite albuminurique (Roth).

Les taches blanches punctiformes, dont la plupart sont un peu moins

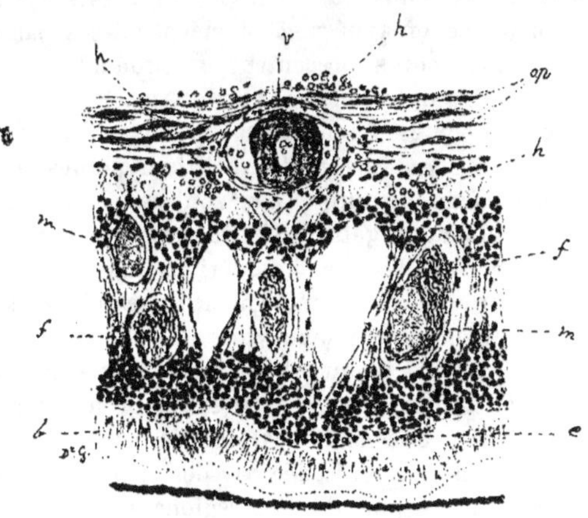

Fig. 68.

Rétinite albuminurique (coupe transversale de la rétine).

op, fibres optiques en dégénérescence variqueuse. — *v*, vaisseau sanguin sclérosé. — *h, h, h*, hémorragies. — *m, m*, masses hyalines dans les lacunes de la couche inter-granuleuse. — *f*, amas de fibrine. — *e*, exsudat entre la limitante externe et la couche des bâtonnets. — *b*, couche des bâtonnets de la rétine.

superficielles que les stries, se révèlent à l'examen microscopique comme des *agglomérations de sphérules granulo-graisseuses* aisément reconnaissables sur des préparations de surface (Turck, Pagenstecher et Genth).

Il est moins facile d'établir la nature des altérations histologiques auxquelles répondent les larges plaques de dégénérescence blanche dans le tissu rétinien. Les espaces lacunaires, parfois énormes, qui occupent les couches moyennes et principalement la couche intergranuleuse, contiennent des *masses amorphes et irrégulières*. Ces masses n'ont pas toutes la même structure et ne se comportent pas toutes de la même façon à l'égard des réactifs. Les unes sont formées par un enchevêtrement de fibrilles et ressemblent aux exsudats de la pneumonie croupeuse (Alt, Haab, Lawford; voy. aussi notre fig. 68, *f*); l'intensité de leur coloration par l'éosine et par le violet de gentiane d'après la méthode de Weigert, prouve en effet qu'elles sont constituées par des dépôts fibrineux.

Les autres masses sont homogènes ou finement granuleuses; les plus homogènes ont les caractères de la substance hyaline. La plupart des auteurs supposent qu'elles résultent d'une coagulation de matières albumineuses, mais Ammann qui les a étudiées dans un cas de rétinite circinée, les considère comme un produit de désagrégation des globules sanguins. Les masses dont la structure est granuleuse marquent la transition : traitées par le colorant de van Gieson, elles prennent une teinte orangée intermédiaire entre la coloration jaune des hématies et le rouge intense des plaques homogènes en dégénérescence hyaline.

Les amas de fibrine sont dépourvus d'éléments figurés à l'exception de quelques leucocytes enfermés dans leurs mailles; les masses hyalines au contraire sont fréquemment accompagnées et même pénétrées par des cellules granulo-graisseuses; leurs bords présentent de profondes échancrures et semblent avoir été entamés par les cellules. Nuel et Ammann regardent donc ces dernières comme des phagocytes et pensent que leur aspect granuleux résulte de l'absorption des matières en désagrégation. Cette hypothèse a beaucoup de vraisemblance. En effet les corps granuleux ne sont pas comme on l'a cru tout d'abord (Wagner) de simples aggrégats de détritus graisseux, car ils possèdent un noyau (Nagel, Alt); ce sont des éléments dérivés du tissu interstitiel (Virchow) ou de l'endothélium des vaisseaux lympathiques (Ammann), peut-être aussi des leucocytes modifiés par la phagocytose.

Si les dépôts de fibrine et les plaques hyalines ne sont autre chose que les résidus d'anciens foyers hémorragiques, leur présence ne suffit pas à expliquer la production des grandes plaques blanches, dont la majeure partie, dans la rétinite albuminurique n'est pas précédée par des épanchements sanguins. Ammann (p. 130) a constaté de plus que les régions de la rétine où l'on ne rencontre que des masses hyalines montrent à l'ophtalmoscope une teinte jaunâtre diffuse très différente de la blancheur mate de celles qui sont occupées par des cellules granulo-graisseuses.

C'est donc l'*infiltration graisseuse* qui joue le rôle principal dans la genèse des grands foyers blanchâtres de la rétine; elle n'est pas liée à la présence des extravasats, car elle peut résulter d'autres produits de désagrégation; en fait elle ne montre aucun rapport d'intensité avec l'étendue ou le nombre des hémorragies (Leber, p. 574; Schmidt et Wegner, p. 272); l'infiltration graisseuse n'est pas non plus limitée aux cellules libres : elle se produit également au sein des éléments fixes du tissu rétinien et semble se localiser de préférence à l'extrémité interne des fibres radiaires de Muller; de la disposition rayonnante de ces fibres autour de la fovea résulterait ainsi l'étoile maculaire de l'image ophtalmoscopique (Schweigger, 1860, p. 312-314).

Dimmer et Nuel ont conclu de leurs recherches microscopiques que l'étoile maculaire est due à l'accumulation de corps granulo-graisseux (Dimmer) ou de globes exsudatifs (Nuel. p. 599, p. 602 et fig. 1) entre les fibres de la couche de Henle ou réticulaire externe, plutôt qu'à l'infiltration des éléments de soutien.

Il se peut au reste que les deux facteurs soient en cause.

On ne voit pas bien pourquoi Weeks a cru devoir émettre la supposition que l'infiltration graisseuse des fibres de Müller ne serait qu'un phénomène cadavérique.

Koppen a trouvé comme Nuel des masses homogènes dans les lacunes de la couche de Henle et de grosses cellules granuleuses qui sont peut-être des phagocytes. Les masses homogènes lui ont paru dérivées d'anciens extravasats hémorragiques et la figure stellaire lui semble être en relation avec le trajet des petits vaisseaux maculaires, plus encore qu'avec la disposition des fibres de Henle. Pulvermacher avait exprimé déjà la même opinion.

Les *altérations vasculaires* de la rétinite Brightique ont été données par Virchow, H. Müller, Schweigger, comme assez peu prononcées et consistant principalement en un épaississement scléreux des parois; elles ont acquis dans les travaux postérieurs une importance bien plus grande : Michel et le duc Charles Théodore leur attribuent le premier rôle dans la production des lésions rétiniennes; ils décrivent des processus endartéritiques et endophlébitiques. attaquant surtout les vaisseaux de petit·ou de moyen calibre et conduisant à des anévrysmes et à des thromboses. Pour Michel (1899, p. 33) le tableau ophtalmoscopique de la rétinite dite albuminurique n'est que l'expression de ces altérations vasculaires. Les artères sont surtout affectées (Michel, Ewetzky, p. 395 ; Wehrli, p. 209); l'intime montre une dégénérescence graisseuse de ses éléments épithéliaux; la tunique moyenne et l'adventice sont le siège d'une sclérose avec transformation hyaline plus ou moins accentuée. Tout à l'entour du vaisseau, il y a prolifération conjonctive ou accumulation de cellules lymphatiques. Les veines et les capillaires, bien que présentant des lésions moins apparentes, subissent assez fréquemment des ruptures de leur paroi et donnent lieu de cette manière à des hémorragies dans le tissu ambiant.

Ces lésions vasculaires n'en sont pas moins insuffisantes, à l'avis des plus récents auteurs, pour expliquer l'ensemble des altérations du tissu rétinien. Leur constance, leur intensité et leur extension ne sont en effet pas en rapport avec les symptômes ophtalmoscopiques (Opin et Rochon-Duvigneaud, Yamaguchi, p. 423).

L'hypertrophie des fibres et des cellules nerveuses, l'œdème interstitiel, les dépôts de matière hyaline ou graisseuse, la sclérose péri-vasculaire et les hémorrhagies, sont autant de facteurs d'épaississement de la rétine. La boursouflure de celle-ci du côté du corps vitré peut être encore augmentée par la présence d'un exsudat que l'on rencontre en certains cas sous la limitante interne (Alt, 1880, p. 183 ; Michel, 1899, p. 21) ou plus fréquemment entre la couche des bâtonnets et l'épithélium pigmentaire (Alt, Nordenson, p. 153 ; Nuel). Il y a alors un *décollement rétinien* plus ou moins prononcé, dont le siège de prédilection paraît être la région maculaire (Alt. Nuel, fig. 1), et qui s'accompagne d'une hypertrophie dégénérative des cônes et bâtonnets comme dans tout autre décollement ou d'une altération plus singulière, l'allongement du segment externe des bâtonnets (Alt, Nordenson, pl. XXII ; Nuel, p. 600) jusqu'au double ou au triple de leur longueur normale.

Une *prolifération de l'épithélium pigmentaire* a été notée plusieurs fois, principalement au voisinage de la papille optique ; (Schweigger, Weeks, Ewetzky) ; elle s'accompagne d'une décoloration de la même couche pigmentaire sur d'autres points et peut aboutir à une pénétration d'éléments mélaniques dans les couches de la rétine (Schweigger, 1860, p. 310 et 318 ; Liebreich) ; ces altérations épithéliales, semblables à celles qui caractérisent la rétinite pigmentaire typique, sont tout comme dans cette dernière affection sous la dépendance de processus sclérosants dans le domaine des vaisseaux choroïdiens (Schweigger ; Brecht, p. 104 ; Yamaguchi).

La *choroïde* montre en effet des altérations vasculaires analogues à celles de la rétine, souvent même à un degré plus prononcé (Hofmann, Koppen) ; elles ont été étudiées en détail par H. Müller, puis par le duc Charles-Théodore.

Il s'agit ici encore d'une sclérose avec dégénérescence hyaline portant surtout sur les artérioles et les vaisseaux de la chorio-capillaire ; il n'est pas rare que le lumen soit obstrué par une masse thrombotique. Les mêmes lésions se retrouvent dans les autres membranes de l'œil (Charles-Théodore, Weeks) et prouvent qu'il s'agit d'une affection généralisée du système vasculaire (Michel).

Les *verrucosités de la lame vitrée*, que H. Müller a décrites dans la rétinite Brightique, paraissent être elles-mêmes en relation avec les altérations vasculaires de la choroïde. Ces formations, comme aussi des amas hyalins d'aspect semblable que l'on peut rencontrer dans la papille et le nerf optique, (Gurwitsch, Treitel) se retrouvent dans la rétinite pigmentaire (Leber) ou la chorio-rétinite (Oeller), de même que dans des cas non pathologiques surtout chez des vieillards. On ne peut donc leur attacher une signification spéciale à la maladie de Bright.

Le *corps vitré* présente fréquemment une modification de sa structure au voisinage de la membrane hyaloïde ; le nombre de ses éléments cellulaires semble augmenté par prolifération, peut-être aussi par immigration d'éléments étrangers, leucocytes, cellules granulo-graisseuses. Il renferme aussi des foyers hémorragiques lorsque la limitante interne de la rétine a été rompue (Weeks fig. 17 ; Virchow, p. 180 et H. Müller, 1872, p. 307) ont remarqué en outre des fibrilles souvent nombreuses et entrelacées en un feutrage plus ou moins épais, que Nordenson (p. 159 et pl. XXIII) tient pour de la fibrine. Ces altérations anatomiques rendent compte du trouble nuageux souvent remarqué à l'ophtalmoscope au-devant de la rétine.

Outre l'œdème auquel il participe, le *nerf optique* montre au niveau de la papille, ou même en arrière de l'anneau scléral, une hyperplasie de son tissu interstitiel et parfois des amas de corps réfringents de nature amylacée (Heymann et Zenker p. 143 ; Galezowski, 1865 ; Schweigger, 1860, p. 289 ; Treitel, p. 221 ; Alt p. 186.) C'est à cette sclérose conjonctive qu'il faut attribuer certains cas d'atrophie secondaire des fibres nerveuses.

Une description, celle de Roemer, a mentionné dans un cas de rétinite albuminurique, compliqué de glaucome, la présence de nombreuses plaques calcifiées au sein des couches internes de la rétine, dans l'étage des vaisseaux et des cellules ganglionnaires.

Pathogénie. — La cause intime des lésions rétiniennes dans la maladie de Bright est encore aussi discutée que celle de la néphrite elle-même.

L'un des premiers facteurs invoqués a été *l'augmentation de la pression sanguine* et SCHWEIGGER, comme aussi GRAEFE, insista sur la coïncidence habituelle d'une hypertrophie du ventricule gauche avec la présence d'une rétinite.

Cependant dans les observations de WAGNER, de NAGEL (p. 230) et de PAGENSTECHER (1866), cette hypertrophie cardiaque avait manqué plusieurs fois ; cela n'a pas empêché l'explication de SCHWEIGGER de trouver des défenseurs jusqu'à notre époque, mais ils admettent généralement que la pression artérielle et la stase veineuse n'agissent que par leur combinaison avec des *altérations dans les parois vasculaires* (WECKER, PANAS, EWETZKY, p. 398).

Quelle est maintenant la cause de ces lésions des vaisseaux rétiniens ? Certains auteurs y voient simplement la conséquence d'un ralentissement du courant sanguin, particulièrement dans les veines (EWETZKY), tandis que d'autres pensent qu'elles se produisent sous l'influence d'une altération dans la composition du sang (NAGEL, CHARLES-THÉODORE. KÖNIG). Par cela le problème n'est point encore résolu, car il reste à montrer de quelle nature serait cette altération du sang et si on doit la considérer comme une cause ou comme un effet de la néphrite.

L'urémie et la déperdition d'albumine (MAGNUS, 1873, p. 22 et 43), qui sont évidemment des effets de la néphrite, ont été invoqués comme les causes des lésions rétiniennes ; DE GRAEFE, (1860, p. 282) tout en admettant qu'à la rigueur la rétinite pourrait être un symptôme de *l'urémie chronique*, a montré que les signes d'une intoxication de ce genre font défaut dans la plupart des amblyopies néphrétiques et il a nettement différencié les troubles visuels dépendant d'altérations anatomiques dans la rétine d'avec l'amaurose urémique d'origine cérébrale qui peut évoluer sans être accompagnée d'aucun désordre ophtalmoscopique ; quant à la *déperdition d'albumine*, elle ne paraît pas être non plus un facteur essentiel car la rétinite peut se produire avant l'apparition de l'albuminurie ou coïncider avec une albuminurie peu prononcée ou transitoire, tandis qu'elle fait défaut en certains cas où l'albumine est sécrétée en quantité formidable. L'argument que MAGNUS (*loc. cit.*, p. 45) tire de la résistance individuelle du sujet ne conserve guère sa valeur quand il s'agit d'une néphrite albumineuse qui aboutit à la mort sans avoir donné lieu cependant à aucune complication rétinienne.

Sans donner l'explication de l'altération des vaisseaux rétiniens, plusieurs auteurs récents la considèrent comme ne résultant en aucune manière de l'affection rénale, mais dépendant au même titre que celle-ci d'une cause générale dont elles ne seraient l'une et l'autre que des manifestations locales. (LEMKE, MICHEL, MOGLIE). Il y aurait *sclérose artérielle généralisée* avec perméabilité anormale des parois veineuses et des capillaires ayant pour effets, dans la rétine, la transsudation de liquide au sein du tissu ; dans le rein, le passage de l'albumine dans les urines ; néphrite et rétinite seraient donc deux affections cliniquement indépendantes quoique fréquemment associées.

Cette interprétation, bien qu'elle fasse saisir la possibilité d'une localisation rétinienne précoce ou inversement d'une absence de toute rétinite dans un cas de néphrite grave, n'ajoute rien, il est à peine besoin de le dire, à nos connaissances sur la cause intime de la maladie, car la production de cette artério-sclérose aiguë reste un phénomène inexpliqué chez un sujet jeune et jusqu'alors bien portant.

Au surplus, si nous voulions admettre que la sclérose vasculaire est le seul facteur en jeu dans les rétinites dites albuminuriques, il nous serait difficile de nous expliquer pourquoi cette rétinite a des caractères particuliers que l'on ne retrouve pas dans toutes les formes de rétinites hémorragiques survenant chez des artério-scléreux (foyers de dégénérescence spontanée, étoile maculaire, œdème, etc). La difficulté sera d'autant plus grande que l'importance des lésions vasculaires dans la rétine ne paraît nullement proportionnelle à l'intensité des désordres ophtalmoscopiques (Monthus, Opin et Rochon-Duvigneaud). Sans nier le rôle important des altérations vasculaires locales, il nous faut donc admettre la coopération d'un autre facteur morbide en relation avec la néphrite.

Une opinion assez récente tend à distinguer deux formes de rétinites brightiques, dont l'une dépendrait d'un état du sang et résulterait d'une néphrite aiguë antérieure aux lésions oculaires, et dont l'autre reposerait sur une affection générale du système vasculaire et pourrait précéder tout symptôme venu du rein (Weeks, Panas). La première appartiendrait à la néphrite parenchymateuse et serait marquée surtout par des altérations dégénératives, l'œdème et les plaques blanches, avec prédominance des foyers de la macula et du rempart péripapillaire sur les hémorragies, qui ne surviendraient guère que plus tard ; la seconde forme coïnciderait surtout avec la sclérose rénale interstitielle et aurait pour symptôme dominant l'apparition d'hémorragies précoces et abondantes. König pense que dans la première forme les hémorragies sont surtout veineuses, tandis que dans la seconde elles proviennent principalement des artères. Ces différentes suppositions demandent encore à être étayées par des constatations positives.

A citer ici l'hypothèse émise par Yvert et par Brunet qui voient dans la rétinite albuminurique l'effet possible d'un *trouble réflexe*, vasomoteur ou autre, transmis par le grand sympathique. Le premier de ces auteurs, Yvert, avait eu l'observation très curieuse d'un malade atteint de rétinite unilatérale et chez lequel l'autopsie démontra la présence d'un rein unique, situé du même côté que la rétinite et en état d'inflammation parenchymateuse ; Brunet de son côté avait vu un œdème localisé au côté droit et coïncidant avec une altération rétinienne du même côté ; tous deux ont rapproché leurs observations de celles que Potain avait exposées dans une de ses leçons cliniques (*Gaz. des hôp.*, 1883) et qui se rapportent à des cas de contusion du rein avec limitation des symptômes néphrétiques au côté du corps atteint par le traumatisme.

Étiologie et fréquence. — Les observations concordent à prouver que la rétinite brightique est surtout fréquente en présence de la *néphrite interstitielle chronique* qui conduit à l'atrophie granuleuse du rein. On la rencontre cependant aussi dans certaines affections rénales plus aiguës, soit qu'elles deviennent à leur tour chroniques, soit qu'elles aient gardé un caractère transitoire ; ainsi à la suite d'exanthèmes aigus comme la *scarlatine* ou la *rougeole* (ANDERSON, HORNER) ou après la *diphtérie*. La néphrite gravidique, qui débute dans les derniers mois de la grossesse pour diminuer d'intensité ou guérir généralement aussitôt après l'accouchement, se complique aussi, malgré son caractère transitoire, de rétinite dans un nombre de cas relativement grand. Il y a des femmes qui, à chaque nouvelle grossesse, sont atteintes à nouveau de lésions oculaires avec des troubles visuels souvent fort accentués. Ce fait n'avait pas échappé à l'observation des anciens auteurs [1].

La rétinite peut accompagner certaines formes rares de néphrite, celle entre autres qui est consécutive à une *intoxication saturnine* (DESPAGNET, LEHMANN).

OSTWALD en a décrit deux cas survenus au cours de la maladie de Pavy caractérisée par une albuminurie diurne ; il est vrai que ce n'étaient point là des formes tout à fait typiques.

La rétinite brightique a été rencontrée dans quelques cas de *dégénérescence amyloïde du rein* (BECKMANN, p. 97), ALEXANDER, ARGYLL ROBERTSON, p. 58), mais d'après BULL on doit admettre qu'en pareil cas la dégénérescence faisait suite à une cirrhose de l'organe.

Les observations ne sont pas rares de lésions rétiniennes ayant précédé de longtemps l'apparition de l'albuminurie (POSSANER, p. 15; EYRE, VON MICHEL).

Leur fréquence en présence d'une albuminurie dûment constatée variait selon les statistiques réunies par LEBER en 1877 de 7 à 21 p. 100. GROENOUW sur un total de 935 cas a compté 209 observations de rétinites, soit une proportion de 22,4 p. 100. Si l'on ne prenait en considération que les néphrites ayant abouti à la mort, la fréquence de la rétinite serait certainement très grande, car nous l'avons constatée dans les 7/8 des globes oculaires provenant de l'autopsie des sujets néphrétiques.

La rétinite albuminurique est dans la règle bilatérale; il y a cependant quelques exceptions citées par MAGNUS (1874, p. 174), DESPAGNET, WEEKS (p. 66) et WEHRLI (p. 218). L'observation d'YVERT est surtout remarquable par le fait que la rétinite unilatérale coïncidait avec la présence d'un rein unique situé du même côté.

Comparée au nombre total des maladies oculaires, la rétinite albuminurique représente le 1 p. 1 000 environ des observations de l'hôpital ophtalmique de Lausanne, car elle a été constatée 35 fois sur 36.000 malades. La proportion relative aux affections de la rétine s'est trouvée de 6 p. 100.

Quant à l'âge auquel se montre la rétinite albuminurique, les statistiques prouvent qu'il est très variable ; cependant la maladie se voit moins fréquemment dans l'enfance qu'à l'âge adulte. Le plus grand nombre des malades se trouvent avoir dépassé quarante ans.

Le sexe masculin paraît être plus disposé que le sexe féminin (environ 70 p. 100 d'hommes) (GROENOUW).

---

[1] « Rolfincius memorat exempla feminarum. quae. quoties gravidae, obcaecatae semper fuerunt usque ad partus tempus. » MALPIGHI. De sedibus et causis morborum. Epist. XIII, art. 6.

Complications. — Les complications de la rétinite albuminurique tiennent à ce que telle ou telle des lésions anatomiques habituelles s'est prononcée avec une intensité particulière si bien qu'elle finit par dominer le tableau symptomatique.

a) L'*atrophie du nerf optique* est quelquefois le stade terminal de la névrite qui accompagne presque toujours, à un degré plus ou moins prononcé, les lésions rétiniennes (MAGNUS, BRECHT, FOERSTER, LOTZ).

b) Une atrophie optique peut être aussi la conséquence d'une obstruction des artères de la rétine, accident survenant au cours de la rétinite et qui prête à celle-ci le tableau de l'*embolie de l'artère centrale* (MICHEL, PONCET, KEPINCKI, REIMAR, VÖLKERS, WELT, SCHMIDT-RIMPLER, HOFMANN, v. MEYER). Il s'agit probablement d'une obstruction par endartérite telle qu'on sait qu'elle est favorisée par l'état néphrétique (voy. notre fig. 3, pl. II).

c) *Le décollement de rétine* n'est pas une complication rare : en 1887 NORDENSON en avait réuni une douzaine de cas ; dès lors cette liste s'est fortement augmentée (WEEKS, LOTZ, NUEL, GUENDE, FLEMMING, EWETZKY, OELLER, etc.).

D'après ELSCHNIG, sur 100 cas de rétinite albuminurique, il y en aurait 10 qui se compliquent de décollement, surtout aux derniers temps de la vie.

Dans un tiers des cas publiés jusqu'ici il s'agissait de rétinites gravidiques. Si dans cette dernière forme le décollement se montre avec une fréquence relative, il semble posséder aussi une tendance particulière à la guérison ; en effet dans presque tous les cas on a pu constater après un temps plus ou moins long une réapplication complète de la rétine, alors même que le décollement s'était montré très prononcé (GRAEFE, BRECHT, LOTZ, GUENDE). Dans le cas de LOTZ la vision fut néanmoins perdue, car le nerf optique finit par s'atrophier. — La guérison d'un décollement rétinien très étendu a été observée également par SAMMET chez un malade masculin. Son pronostic est beaucoup plus mauvais quand il est secondaire à des hemorragies avec développement d'une rétinite proliférante (WEEKS, WEHRLI).

Le décollement consécutif à la rétinite brightique s'est produit aux deux yeux dans la majorité des cas ; dans les observations de WEEKS et d'EWETZKY il était unilatéral et s'est compliqué de glaucome.

d) Le *glaucome* est généralement considéré comme une complication peu fréquente de la rétinite albuminurique. Plusieurs auteurs l'ont mentionné cependant (GRAEFE, PAGENSTECHER, 1860; LANDSBERG, JOQS). On en a des observations avec examen anatomique de HUTCHINSON, WEEKS, WEHRLI, EWETZKY et ROEMER.

e) BERGER et KNIES sont d'accord pour estimer que la *cataracte* ne peut être considérée comme une complication de l'albuminurie. En revanche ils rapportent quelques observations *d'iritis*.

Nous avons eu récemment l'occasion d'observer une caracte particulièrement blanche, et très semblable à une cataracte diabétique, chez une femme souffrant d'albuminurie avec insuffisance mitrale sans aucun symptôme de diabète. L'extraction du cristallin, pratiquée avec succès, fut suivie quelques mois plus tard d'une iritis avec hypopion.

Pronostic. — Les désordres anatomiqnes qui caractérisent la rétinite néphrétique ne sont généralement pas de nature à rendre impossible le *rétablissement de la fonction visuelle* : c'est ce qui ressort des cas assez nombreux de guérison que l'on a observés à la suite de rétinites gravidiques ou même, quoique plus rarement, au cours d'une albuminurie d'origine différente. Schweigger crut pouvoir conclure de ses examens microscopiques qu'une restitution *ad integrum* de la fonction pouvait faire suite à la dégénérescence graisseuse de la trame rétinienne, mais que la sclérose ou hypertrophie des éléments nerveux ne laissait guère d'espoir de guérison : il n'y avait en somme là qu'une hypothèse et rien n'est venu la confirmer d'une façon irréfutable. Tout au plus peut-on dire aujourd'hui que dans les cas où la vision se perd, il s'agit généralement d'une atrophie du nerf optique (Brecht, Magnus, Foerster, Euteneuer, Lotz). Ainsi que nous l'avons vu, le décollement de la rétine n'a pas au cours de la rétinite albuminurique un caractère aussi rebelle que lorsqu'il dépend d'une autre cause ; dans un cas de Hirschberg, il a conduit toutefois à la cécité. Le glaucome aboutit au même résultat.

Les observations de guérison d'une rétinite d'origine non gravidique ne sont pas nombreuses : on en connaît cependant malgré la persistance de l'albuminurie (Horner, Mooren). Le plus souvent les lésions oculaires s'amendent en même temps que l'état général et les autres symptômes de la néphrite (Höring, Galezowski, 1886 ; Oeller, Adamük, Buschmann, Zirm). Le cas publié par Adamük est particulièrement remarquable, car il s'agissait d'une forme de rétinite hémorragique dont le pronostic paraissait tout à fait mauvais au début, *quoad visum*, et de plus *quoad vitam*.

Le pronostic relatif à la *durée probable de la vie*, une fois la rétinite albuminurique bien et dûment constatée, prime en importance l'appréciation des dangers que peut courir la *vue*. Cette question de la survie des néphrétiques a fait l'objet de nombreuses statistiques ; plusieurs d'entre elles sont assez pessimistes : ainsi Bull (1886), sur 87 malades suivis pendant plus de deux ans, en avait vu mourir 86, parmi lesquels onze seulement avaient survécu à la seconde année. Il est vrai que le seul survivant était atteint de rétinite depuis sept ans déjà. D'après les calculs de Belt portant sur 419 malades, 65 p. 100 succombèrent pendant la première année et 6 p. 100 seulement survécurent à la seconde. Ici encore on notait un cas de survie exceptionnelle, soit de 17 années. Le verdict de Zimmermann est encore plus sévère, car il dut constater la mort des 85 p. 100 dans la première année et des 93 p. 100 avant la fin de la seconde.

D'autres auteurs donnent des chiffres un peu plus rassurants ; ainsi Mme Possaner indique sur 71 malades 21 cas de survie après la seconde année, soit environ 30 p. 100, avec une durée de 8 ans dans 2 cas, de 11 ans dans un autre. Trousseau n'a eu que 8 morts sur 45 malades dans la première année et 28 dans l'espace de 2 ans ; Hæhnle, dans le même temps, calcule 68 p. 100 et 83 p. 100. Lentze 62 p. 100 et 68,5 p. 100 ; enfin Euteneuer 67.8 et 82,7 p. 100. Mme Possaner, Lentze, Hæhnle et Euteneuer ayant trouvé une mortalité notablement plus élevée et plus rapide chez les hommes que chez les femmes, pensent pouvoir l'expliquer partiellement par l'influence de l'alcoolisme. Mme Possaner ayant étudié séparément les malades de la clinique universitaire de Zurich et ceux de la clientèle privée du professeur Haab, attribue à la plus grande aisance de ces derniers la survie plus longue qu'elle a calculée en leur faveur.

La *rétinite gravidique* a beaucoup plus souvent une terminaison favorable, à condition qu'elle soit dépendante de l'état de grossesse et non pas d'une néphrite chronique antérieurement existante. La vie n'est pas directement menacée et les altérations rétiniennes restent susceptibles de régression même lorsqu'elles sont très prononcées. Nous en avons observé un exemple très frappant chez le sujet de notre fig. 6, pl. III.

Certaines modifications ophtalmoscopiques, en particulier les petits foyers blancs de la région maculaire, peuvent persister longtemps ; Silex n'a vu que deux fois leur disparition complète.

Quant au rétablissement fonctionnel des 21 malades que Silex a pu suivre d'assez près, 6 ont recouvré une vision centrale supérieure à une demi et 10 une vision supérieure à un dixième ; cinq sont demeurés aveugles. Sur 36 cas de rétinite gravidique, Culbertson en a compté 6 avec guérison complète et 9 ayant abouti à la cécité. La proportion des cas malheureux serait ainsi d'environ 25 p. 100, mais il est probable que dans les statistiques ci-dessus les formes graves ont été seules prises en considération.

Un œil dont le nerf optique a souffert dans une première atteinte risque fort de devenir aveugle lors d'une grossese ultérieure (Förster, Fürst, Kristeller, 4ᵉ cas). Il y a cependant des exceptions et l'on a vu la seconde grossesse se terminer sans complications oculaires chez une femme qui précédemment avait été atteinte d'une grave rétinite gravidique (Alt, 1894 ; Axenfeld, 1895 ; Enteneuer, obs. I).

Traitement. — A l'encontre de l'opinion de bien des auteurs, qui envisagent d'une façon sommaire le traitement de la rétinite néphrétique, dans l'idée pessimiste que, quoi que l'on fasse, la maladie marche fatalement vers une issue fâcheuse, nous croyons que le praticien ne doit pas jeter le manche après la cognée, car son intervention peut avoir pour le malade une réelle utilité. Non pas que l'on doive se promettre la guérison de l'affection rétinienne, car cette guérison ne survient que dans des occasions très rares, mais on peut espérer des améliorations momentanées et la prolongation de la période pendant laquelle le malade conservera l'usage de sa vision.

En effet certains troubles visuels résultent de phénomènes qui ne sont pas définitifs, ainsi des hémorragies, des œdèmes, et l'atténuation de ces accidents locaux entraîne une amélioration de la vision. Même dans les cas destinés à finalement tourner mal, on constate de ces améliorations qui peuvent durer plusieurs mois.

La base de toute la thérapeutique dans cette affection est le traitement général de la néphrite.

En premier lieu il faut avoir égard aux données étiologiques, car si l'on se trouve en présence d'une cause encore agissante, il importe de la supprimer, ainsi l'usage des alcooliques ou de certains médicaments irritants (acide pyrogallique, styrax, etc.), ou bien l'influence saturnine. Quant aux causes infectieuses multiples qui sont capables de provoquer la néphrite, leur influence s'atténue avec le temps, si le malade est placé dans des conditions de nutritions favorables.

Les prescriptions ayant trait à l'étiologie ne sont pas superflues à indiquer ici, car l'oculiste étant quelquefois le premier à signaler une affection néphrétique, sera appelé aussi à élargir sa thérapeutique strictement oculaire en rendant le malade attentif à son affection générale et aux causes qui peuvent l'avoir amenée.

Le traitement général a pour but d'assurer la régularité des fonctions de la peau ; pour cela, le milieu le plus uniformément chaud est le plus favorable et c'est le séjour au lit qui remplit le plus facilement cette indication.

Le malade sera soumis en outre à deux sudations par semaine, procurées soit par un bain chaud, soit par l'étuve à air sec. Les évacuations intestinales amenées par les drastiques tels que l'infusion de séné composée, l'électuaire de séné, la poudre de réglisse composée, la teinture de jalap, constituent une dérivation utile, pouvant être employée dans l'intervalle des sudations.

Le régime est de toute importance ; le meilleur est le régime strictement lacté, le malade prenant si possible deux ou trois litres de lait par jour à l'exclusion de toute autre nourriture.

On peut donner quelque agrément à ce régime uniforme en ajoutant au lait un peu d'eau alcaline, ou en y trempant des tranches de pain grillé.

Le vin et les autres boissons alcooliques sont interdits ; le thé et le café ne seront pas autorisés en infusions fortes.

Le traitement spécial des complications oculaires réclame le repos de la rétine ; on évitera donc d'exposer le malade à la lumière forte, à un éclairage intermittent et aux efforts d'accommodation ; à cet effet il sera maintenu dans une chambre faiblement mais régulièrement éclairée et devra s'abstenir de toute occupation de lecture ou d'écriture.

La principale intervention locale sera la dérivation du sang par les ventouses sèches ou scarifiées derrière les épaules, par la ventouse sèche de Heurteloup à l'apophyse mastoïdienne, enfin par des pédiluves alcalinisés avec des cendres ou acidulés avec une cuillerée à soupe d'eau régale.

L'application des ventouses sera répétée toutes les semaines, ou même un peu plus souvent si l'état général du malade le permet.

La teinture d'iode en badigeonnage sur l'apophyse mastoïdienne a pu remplacer quelquefois la ventouse.

La traitement qui vient d'être exposé a surtout en vue l'œdème et les hémorragies ; il est de bien peu d'action sur la figure étoilée de la macula, mais n'éprouve de ce dernier symptôme aucune contre-indication.

TRAITEMENT DE LA RÉTINITE GRAVIDIQUE. — On connaît plusieurs cas de rétinite albuminurique, chez des femmes gravides, qui ont été favorablement influencés par l'interruption de la grossesse.

Aussi l'accouchement prématuré a-t-il été conseillé par quelques praticiens et plusieurs fois mis en pratique avec succès (SNELL, DE LAPERSONNE) ; cette intervention ne permet cependant pas de garantir le rétablissement de la vision lorsqu'elle est gravement atteinte ou qu'il existe des altérations vasculaires dans la rétine. En pareil cas, malgré l'amélioration de l'état général et la régression partielle des foyers rétiniens, il est arrivé plusieurs fois que la vision continuait à baisser jusqu'à la cécité plus ou moins complète (MEYER, KRISTELLER). Aussi les opinions diffèrent-elles au sujet des indications de l'accouchement prématuré ; SILEX le croit indiqué chaque fois qu'il s'agit d'une néphrite chronique que la grossesse doit nécessairement aggraver ; AXENFELD n'admet l'intervention opératoire qu'à la condition que l'on ait des chances d'obtenir un enfant vivant ou que dans le cours d'une néphrite chronique la vision soit descendue au-dessous de 1/6.

SILEX et SANDMANN admettent que l'indication est plus pressante lorsque la rétinite survient déjà dans les premiers mois de la grossesse et que l'ophtalmoscope fait reconnaître des altérations des vaisseaux rétiniens. En tout état de cause chez une femme atteinte de rétinite, il importe d'abréger autant que possible la durée de l'accouchement et d'éviter les hémorragies abondantes (KRISTELLER). Comme mesure préventive, il faut déconseiller une nouvelle grossesse pour mettre la malade à l'abri d'une dangereuse récidive (SILEX).

BIBLIOGRAPHIE

ALT. Retinitis albuminurica. *Comp. der Histol. des Auges*, p. 181, 1880.

ALT. A case of puerp. alb. neuroret. *Amer. J. of. Opht.*, 1894.

ADAMÜK. Fall von retinit. haem. alb. *Centr. bl. f. Aug.*, XIII, p. 98, 1889.

ALEXANDER, 1867. Retinitis ex Morbo Brighti.*Kl. Mon. bl. f. Aug.*, V, p. 221.

AMMANN, 1897. *Arch. f. Aug.*, XXXV, p. 128-130.

ANDERSON, 1888. (Cité par Berger : mal. des yeux, p. 249, 1892.)

AXENFELD, 1895. (D'après Kristeller, 1902, p. 10 et 11.)

BECKMANN. Ueber amyloïde Degeneration. *Virch. Arch.*, XIII, p. 94, 1858.

BELT. Prognostic significance of alb. ret. *Opht. Rev.*, (Nagel's ber, p. 380), 1896.

BERGER. Troubles ocul. dans les aff. des reins. *Mal. des yeux dans leurs rapports avec la path. gener.*, p. 245-246, 1892.

BRECHT, 1872. Ret. album. mit hochgrad. Netzh. abl. *Graefe's. Arch.*, XVIII. 2, p. 102.

BRUNET. Mal. de Bright avec œdème et rétinite d'un seul côté. *Rec. d'opht.*, p. 740, 1884.

BULL (STEDMAN), Analyses of 103 cases of exud. neuroret. Opht. Rev., 252, 1886.

BULL. Obs. on infiltrations of the intima *Nagel's ber.*, 1878, p. 263, 1879. p. 255.

BUSCHMANN, 1894. Einige Fälle von Ret. albumin. *Inaug. Diss. Kiel*, p. 9 et p. 14.

CHARLES-THEODORE, DUC DE BAVIÈRE, zur path. Anat. des Auges bei Nierenleiden. *Wiesbaden.* (Nagel's Ber. p. 196), 1886.

CULBERTSON. Alb. neuroret in pregnancy. *Am. Journ. of. Opht.*, (Jahresb., p. 580), 1894.

DESPAGNET. Rétinite albuminurique. *Rec. d'ophtalm*, p. 96, 1882.

DIMMER. Ueber Retinitis albuminurica, **VII**e Congr. intern. Edimbourg, p. 65, 1894.

EUTENEUER. Die prognostische Bedeutung der Retinitis album. *Inaug. Diss. Giessen*, 1901.

EWETZKY. Zur Pathologie der Ret. album. *Zeh. M.-Bl.*, XXXVI, p. 381, 1898.

Eyre, 1897. (Nagel's Jahresb., p. 282).

Elschnig. 1903. XXXIᵉ Sess. de la Soc. opht. de Heidelberg, *Bericht*, p. 21.

Flemming. Ueber einen Fall von Netz. habl. *In. Diss. Berlin*, 1898.

Forget. Recherches cliniques sur l'amaurose comme symptôme de l'albuminurie, *Ann. d'ocul.*, XXII, p. 180, 1849.

Foerster. Bez. d. Krankh. d. Harnorgane zum Sehorgan. *Graefe-Saemisch.*, VII, p. 80-83, 1876.

Fürst, 1887. *Berl. Kl. Woch.*

Galezowski, 1886. *Traité iconographique*, pl. V, fig. 1 et 4.

Galezowski. 1865. Sur la dégén. grais. de la rétine. *Union med.* (Rés. dans *Kl. Mon. bl.*, 1866, p. 150).

Gurwitsch, 1891. Ueber hyaline Bildungen im Schnervenkopfe und in der Netzhaut bei Morbus Brighti. — *Central. bl. f. Aug.*, XV, p. 225 et fig. 1-3.

Gowers. State of art. in Bright's disease. *Brit. med. J.* (Nagel's, p. 365), 1876.

Growers. — Bright's disease, — *Medical ophtalmoscopy*, 1904, p. 196.

v. Graefe. (Mention d'une rétinite alb. reconnue à l'ophtalmoscope). *Arch. f. Opht.*, II, 1, p. 222, 1855.

Graefe-Schweigger. Netzh. Degen. in Folge diffuser. Nephr. *Arch. f. Opht.*, VI, 2, p. 277, 1860.

Grœnouw. Bezieh. d. Allg. leiden zu Veränd. d. Sehorgans. 1901. *Graefe-Saemisch.*, 2ᵉ éd., ch. xxii. p. 97.

Guende. Deux observ. de retinite gravidique. *Rec. d'opht.*, p. 610, 1898.

Gunn. Trans. of the Opht. Soc. of the U. K. XII et XIII. — *Opht. Review*, 1898, p. 87.

Haab, 1900. Atlas d'ophtalmoscopie. 2ᵉ et 3ᵉ éd., fig. 26 et 27.

Hänhle. Ueber die Lebensdaner der an R. alb. erkrankten *Inaug. Diss. Tübingen* (cité par Lentze).

Heymann. Ueber Amaurose bei Brightischer Krank. *Arch. f. Opht.*, II, 2, p. 137, 1856.

Hirschberg. Amaurose durch alb. Netzhauterk. *Centr. Bl. f. Aug.*, VIII, p. 244, 1884.

Hofmann. Ein Beitr. z. K. d. Gefässveränd. im Auge bei chron. nephritis. *Arch. f. Aug.*, XLIV, p. 339, 1902.

Horner. 1863, Zur Retinalerkr. bei Morb. Brighti. *Zeh. M. Bl.*, I, p. 11-21.

Höring. 1863. Retinalerkrank. bei Morb. Brighti. *Zeh. M. Bl.*, p. 215-217,

Hutchinson. Royal London Hosp. Rep. V.

Joqs. Rétinite album. et punc. hém. *Clin. ophtalmol.*, 1898.

Kepincki, 1888. (Cité par Max Knies : *Bez. des Sehorgans*, 1893, p. 317.)

Knies. Erkr. der Harnogane. *Bez. des Sehorgans*, etc., 1893.

Koppen. Ein. B. z. K. d. pathol. Anat. d. Retina. bei chron. Nephritis. *Zeitschr. f. Aug.*, VIII, 6, p. 603, 1902.

Kœnig. 1891. La rétinite brightique. *Rec. d'opht.*, p. 143 et 526.

Kristeller. Ein B. zur Retinitis alb. gravid. Thèse de Fribourg, 1902.

Landsberg. Glaucoma fulminans beidseitig in einem Fall von Ret. e morbo Brighti. *Centr. bl. für Aug.* VIII, p. 292 1884.

Landesberg. Amaurose in Folge von ret. e morbo Brighti. *Centr. f. Aug.*, IX, p. 106, 1885.

Landouzy. De la coexistence de l'amaurose et de la néphrite albumineuse. *Ann. d'ocul.*, XXII, p. 129, 1849.

Landouzy. De l'amaurose dans la néphr. album. *Ann. d'ocul.*, XXVI, p. 134, 1851.

Lapersonne et Dehenne. De l'intervention dans la ret. gravid. *Arch. d'opht.*, VIII, p. 266, 1888.

Lawford. 1900. Ocul. lesions dep. upon dis. of the. secret. organs, p. 648-656. System of diseases of the eye, *Norris and Oliver.* t. IV, pl. V, p. 651.

Leber. Retinitis bei Nierenleiden. *Graefe-Saemisch.*, V. p. 572-593, 1877.

Lehmann, 1890. (Nagel's Jahresb., p. 451).

Lemke. 1884. Ursächl. Bez. zu chron. interst. Nephr., In. Diss. (Nagel's Jahresb., p. 386).

LENTZE. Prognose der Ret. alb. *Inaug. Diss. Strasbourg.*, 1899.

LEVY, DEBOUT. CUNIER. De l'amaurose dans l'albuminurie. *Ann. d'ocul.*, XXII, p. 166 et 167, 1849.

LIEBREICH, 1859. Opht. Befund bei Morbus Brighti. *Arch. f. Opht.*, V, 2, p. 265.

LIEBREICH. Dégénérescence graisseuse de la rétine. *Traité des mal. de l'œil* de Mackensie, Trad. fr. 1857, page LXIX.

LIEBREICH, 1860. (Cité par Schweigger. *Arch. f. Opht.*, VI. 2, 318).

LIEBREICH. Altas d'ophtalmoscopie, pl. IX, fig. 1 et 2, 1863.

LOTZ. Vorübergeh. Netzhabl. in Folge von album. *Zeh. M-Bl.*, XXVII, p. 364, 1889.

MAGNUS. Die Albuminurie, in ihrem ophthalmosc. Erschein. *Leipzig*, 1873.

— Retinit. apoplect. albumin. *Zeh. M. Bl.*, XII, p. 171, 1874.

MEYER. 1899. Ein Fall von Schwangerschaftsunterbrechung. *Zeitschr. f. Aug.* II, 4, p. 346.

MICHAELSEN. Ueber einen Fall v. ret. haemorrh. *Centr. bl. f. Aug.*, XII, p. 356, 1888.

MICHEL. 1886. Nagel's Iahresb., p. 195.

v. MICHEL. Ueber Erkrank. des Gefässsystems. *Zeitschr. f. Aug.*, II, 1, p. 1-34, 1899.

MILES MILEY. Prognosis of Neuro-retin. in Bright's diesease. *Opht. Rev.* (Nagel's ber, p. 573), 1888.

H. MULLER. Ueber hypertrophie der Nervenprimitivfasern, *Arch. f. Opht.*, IV, 2, p. 40, 1858.

H. MULLER. 1860. Erkr. v. Choroïdea, Glask. u. Ret. oei. M. Brightii. *Gesammelte Schriften* (1872), p. 303.

H. MÜLLER, 1857. Ueber Veränderuingen an der choroïdea bei Morbus Brighti. *Gesammelte Schriften* (1872), p. 293-295.

MOGLIE. Retinite albuminurica, Il policlinico. (Nagel's ber, p. 207), 1896.

MONTHUS. Contrib. à l'étude des rét. albuminuriques. Thèse de Paris, 1902.

MOOREN. Retinitis albuminosa. *Ophtalm. Beobacht.*, p. 285, 1867.

NAGEL, 1860. Die fettige Degen. der Netzhaut. *Arch. f. Opht.*, VI, I, p. 191.

NETTLESHIP. La rétinite rénale. (*Ann. d'ocul.*, fév. 1899, p. 137).

NORDENSON. Netzhautablös. bei Ret. Alb. *Die Netzhautablösung.*, 1887.

NUEL. Figure maculaire étoilée. *Arch. d'opht.*, XV, p. 593, 1895.

OELLER, 1900. Atlas selt. opht. Bef. C III.

OPIN et ROCHON-DUVIGNEAUD. Lésions comparées de la rétine chez les malades atteints de rétinite brightique, *Archives d'opht.*, XXIV, p. 155, 1904.

OSTWALD, 1897. Complic. ocul. de la mal. de Pavy. *Rev. génér. d'opht.*, XVI, p. 337.

PAGENSTECHER. Retinitis Morb. Brighti. *Klin Beobacht.*, 3, p. 79, 1866.

PAGENSTECHER-GENTH. Retinitis morb. Brightii. *Altas d. path. Anat.*, pl. XXVII. 1875.

PAGENSTECHER, 1860. *Arch. f. Opht.*, VII, p. 92.

PANAS. Rétinite albuminurique. *Leçons sur les rétinites*, p. 91-106, 1878.

PANAS. Rétinite albuminurique. *Traité des mal. des yeux*, I, p. 634, 1894.

PONCET. Rétinite albuminurique. *Gaz. méd Paris*. (Nagel's ber, p. 637), 1876.

POSSANER. Lebensdauer nach dem Auftreten von Ret. alb. *Inaug. Diss. Zurich*, 1894.

PULVERMACHER, 1890. Ueber die Sternfigur in der Netzhantmitte. *Centr. Bl. für Augenheilk.* XIV, p. 325.

REIMAR, 1899. *Arch. f. Aug.*, XXXVIII, cas II et III.

ROBERTSON (ARGYLL). Rétinite albuminurique. *Ann. d'ocul.*, LXVI, p. 49, 1871.

ROTH. Beitr. zur Kenntniss d. varicos. Hypert. der Nervenfasern. *Virch. Arch.*, LV, p. 197 et p. 517, 1872.

ROEMER. Verkalkung der Retina bei chron. Nephritis. *Graefes Arch.*, LII, 3 p. 514, 1901.

SAMMET. Der Ophtalmosc. Befund bei R. Alb. *Inaug. Diss. Darmstadt.* (Nagel's ber p. 765) 1876.

SANDMANN, 1902. (D'après Kristeller, p. 12.)

SCHLESINGER. Bez. d. Path. der Netzhaut zur morb. Brighti. *Inaug. Dis. Berlin* (Nagel's ber., p. 387) 1884.

SCHMIDT-RIMPLER. 1898. Die. Erkr. des Auges im Znsammenhang mit anderen Krankh. *Nothnagel. spez. Pathol.*, XXI, p. 305.

SCHMIDT et WEGNER, 1869. Doppelseit. Neuro.-ret. album. *Arch. f. Opht.*, XV, 3, p. 266.

SCHÖBL. Diseases of the retina. p. 515-529, *System of. diseases of the eye*, t. III, 1900.

SCHREIBER. Ueber Veränderungen des Augenhintergrundes bei internen Erkranhk. *Leipsig.*, p. 62-73, 1878.

SCHWEIGGER. Ueber die Amblyopie bei Nierenleiden *Arch. f. Opht.*, VI, 2, p. 294, 1860.

SCHWEIGGER. Retinitis durch Morb. Brighti. *Gebrauch des Augenspiegels*, p. 101-109, 1864.

SILEX. Ueber Retinis album. gravid. *Berl. Bl. Woch.*, n° 18, 1895.

SIMON. Ueber typische Violettblindheit bei Ret. alb. *Centr. Bl. f. A.*, XVIII, p. 132.

TÜRCK. (Présentation d'une préparation de rétinite à la Soc. des Méd. de Vienne) d'après Heymann. *Arch. f. Opht.*, II, 2 p. 145, 1850.

TREITEL. Ein seltener Fall v. Morbus Brighti. *Graefe's Arch.*, XXII, 2, p. 204, 1876.

TROUSSEAU. La survie après l'appar. de la Ret. alb. *Ann. d'ocul.*, CXV, p. 424, 1896.

UHTHOFF, 1903. XXXI° session de la soc. opht. de Heidelberg, p. 4 et 21.

VIRCHOW. Zur pathol. Anat. d. Netzhaut. *Virch. Arch.*, X, p. 170, 1856.

VÖLKERS, 1875. Retinitis albuminurica. v. ZIEMSSEN's Handbuch., IX, 1, p. 435.

WAGNER. Ueber Amblyopie bei Brightischer Nierenkrankh. *Virch. Arch.*, XII, p. 218, 1857.

WECKER. Rétinite néphrétique. *Traité des mal. des yeux*, 1868, p. 335

WECKER. Rétinite néphrétique. Traité complet, IV, p. 90, 1889.

WADSVORTH, 1877 (d'après WEHRLI, p. 199).

WELT, 1900. *Arch. f. Aug.*, XLI, p. 363.

WEHRLI. Glaucom nach Neuro-ret. alb. *Arch. f. Augenheilk*, XXXVII, p. 173, 1898.

WEEKS. z. Path. der Ret. album. *Arch. f. Aug.*, XXI, p. 54, 1889.

YVERT. Rétinite album. unilat. *Rec. d'ophtalm*, p. 145, 1883.

YAMAGUCHI. Ein Beitrag zur path. Anat. d. Ret.-chor. album. *Zeitschr. für Aug.*, XI, p. 418. 1904.

ZENKER, 1856. (Cité par Heymann). *Arch. f. Opht.*, II, 2, p. 142.

ZIMMERMANN. The clinical value of alb. ret. (Nagel's ber. p. 282), 1897.

ZIRM. Retinitis albuminurica, Ausgang in vollst. Heil. *Centr. Bl. f. Aug.*, XXV, p. 90, 1901.

CHAPITRE X

RÉTINITE DIABÉTIQUE

Historique. — La connaissance des lésions de la rétine qui surviennent au cours du diabète n'est pas encore très complète, car non seulement ces lésions sont rares, mais elles peuvent être confondues avec celles de la rétinite albuminurique.

Jæger et Desmarres ont été les premiers à décrire une rétinite survenue chez des diabétiques, mais de cette coïncidence ils ne conclurent pas à une réelle connexité entre les deux affections. Desmarres pensait bien plutôt que les malades en question devaient avoir souffert antérieurement d'une albuminurie.

Ce ne furent que les observations plus complètes de Noyes et d'Haltenhoff, qui montrèrent que la rétinite se développe parfois au cours du diabète en l'absence de toute complication rénale.

Malgré la monographie de Leber qui, en 1875, avait réuni 19 cas, et les travaux de Lagrange et de Hirschberg apportant près de 40 observations nouvelles, le tableau clinique n'est pas encore définitivement constitué.

Quant aux constatations anatomo-pathologiques, elles font quasiment défaut, car on ne possède pas encore d'examen qui ait porté sur un cas typique.

Symptomatologie. — Aspect ophtalmoscopique. — Les altérations ophtalmoscopiques sont quelque peu variables et ne présentent dans leur ensemble rien de caractéristique pour le diabète (Leber); toutefois certaines formes sont plus spéciales à cette maladie et constituent déjà une certaine présomption que seul un examen des urines peut changer en certitude.

Hirschberg (1891, p. 18 et 24) distingue trois types principaux dans les altérations diabétiques de la rétine :

1° Une rétinite centrale ponctuée ;

2° Des hémorragies rétiniennes avec foyers de dégénérescence ;

3° Des formes rares avec lésions inflammatoires ou dégénératives dont la connexité avec le diabète n'est pas clairement établie.

I. Le premier type de rétinite est d'après Hirschberg tout à fait caractéristique pour le diabète et se distingue bien de la dégénérescence néphrétique. Il est marqué par la présence de *petits foyers d'un blanc brillant* qui siègent dans le tissu rétinien près du pôle postérieur de l'œil et se groupent autour

de la macula sans jamais produire la figure étoilée de la rétinite albuminurique. Quelques-unes de ces taches sont disséminées dans d'autres régions
voisines de la papille optique, mais en moindre quantité ; elles ne sont pas
toutes ponctiformes mais ont aussi l'aspect de fines stries ou de croissants.
Ces foyers blancs ne donnent pas lieu à de la pigmentation.

De petites *taches ou points hémorragiques* avoisinent les foyers blancs
et s'étendent aussi plus loin vers la périphérie. Leur nombre n'est jamais très
considérable ; ils peuvent s'effacer, puis se reproduire.

Les foyers de dégénérescence ont plus de fixité que les hémorragies ; ils
ne se modifient guère qne pour augmenter de volume et de nombre. Leur
diamètre ne dépasse pas dans la règle le quart ou la moitié de celui de la
papille (Leber) ; ils ne confluent généralement pas comme dans la rétinite
néphrétique (Leber, 1875, p. 259, et 1877, p. 594 ; Dodd).

La description donnée par Hirschberg est très fidèle, nous avons pu nous
en convaincre, et le dessin qui l'accompagne est à bon droit reproduit dans
les principaux traités (voy. aussi notre fig. 7, p. IV).

II. Les formes hémorragiques de la rétinite diabétique peuvent se combiner à la rétinite ponctuée ou la précéder dans son apparition (Hirschberg).
Elles sont moins caractéristiques que ce premier type et présentent plus de
modalités. Hirschberg les divise en quatre catégories selon le degré d'intensité : *a*) les hémorragies ponctiformes ; *b*) les hémorragies plus étendues avec
ou sans trouble du corps vitré ; *c*) l'infarctus hémorragique de la rétine ; *d*) le
glaucome hémorragique.

C'est là du reste une classification qui peut s'appliquer au même titre à
toute autre rétinite hémorragique.

Les *troubles du vitré* sont fréquents ; on les trouve mentionnés dans la
plupart des observations (Leber) ; ils résultent selon toute probabilite des
hémorragies rétiniennes (Leber, Hirschberg).

Le glaucome et l'infarctus rétinien par thrombose de la veine centrale
devraient être envisagés comme des complications plutôt que comme des
formes spéciales de la rétinite diabétique. Une thrombose de la veine a été
mentionnée deux fois par Hirschberg, cinq fois par Moses. Le glaucome
hémorragique se produit plus souvent (Galezowski, (1886 ; Wiesinger, Kœnig,
Hirschberg).

III. Au nombre des formes rares de rétinite rencontrées chez des diabétiques, Hirschberg range trois cas de *pigmentation rétinienne* avec héméralopie et rétrécissement du champ visuel. Lagrange cite aussi deux rétinites à
forme pigmentaire observées dans la clinique de Badal sur un total de
52 malades atteints à la fois de diabète et de troubles oculaires. Les détails
nous manquent pour juger de la véritable signification de cette anomalie, car
il pourrait y avoir là une simple coïncidence, une personne atteinte de rétinite pigmentaire pouvant toujours devenir diabétique.

Dans l'altération rétinienne d'origine diabétique, le disque optique
est presque toujours exempt d'œdème et l'on n'observe pas non plus le
trouble diffus de la rétine avoisinante qui est si généralement présent dans le

cas d'une affection néphrétique ; en outre il n'existe que rarement des altéra-tions vasculaires reconnaissables à l'ophtalmoscope (WECKER, HIRSCHBERG) ; la présence de ces altérations devrait faire penser à une combinaison avec la rétinite albuminurique. LAGRANGE, qui mentionne deux cas avec névrite ou névro-rétinite, ne se prononce pas sur la possibilité d'une complication par albuminurie (6ᵉ et 7ᵉ cas).

Pour tenir compte des formes de rétinite diabétique avec albuminurie, SCHÖBL croit devoir ajouter deux types nouveaux aux trois types établis par HIRSCHBERG : l'un deux comprendrait les rétinites véritablement mixtes à la fois diabétiques et albuminuriques, conformes à celle qu'a décrite DAHRENS-TAEDT ; l'autre réunirait les cas de rétinites albuminuriques qui peuvent surve-nir chez des sujets diabétiques.

Cette double distinction est-elle vraiment utile ? Serait-elle même possible dans la majorité des cas ? Aussi longtemps que nos connaissances sur la patho-génie des foyers de dégénérescence rétinienne et des hémorragies ne seront pas plus précises qu'elles le sont aujourd'hui, il doit sembler bien hardi de vouloir déterminer l'origine ou la nature de telle ou telle lésion ophtalmos-copique sur la seule base de leur aspect extérieur, dans les cas où l'examen de l'urine montre à la fois la présence du sucre et celle de l'albumine. L'es-sentiel est de bien noter qu'il existe des formes mixtes où les causes habituelles d'une rétinite albuminurique s'ajoutent à celles qui dans le diabète simple provoque les altérations rétiniennes.

TROUBLES VISUELS. — Les symptômes subjectifs de la rétinite diabétique sont encore moins caractéristiques et moins constants que l'ensemble des lésions visibles à l'ophtalmoscope.

Dans la forme ponctuée, des *phénomèmes irritatifs* au centre de la rétine provoquent des sensations de scintillement ou de papillotement ; la dégéné-rescence des éléments maculaires a pour conséquence la production d'un *scotome central*, tandis que les limites du champ visuel restent normales ; dans ces conditions, l'acuité centrale descend à 1/2, 1/3, ou s'abaisse jusqu'à 1/20 (HIRSCHBERG).

L'abolition du sens des couleurs, mentionné par BADAL, doit être mis sur le compte d'une complication par atrophie du nerf optique plutôt que sur celui des altérations rétiniennes.

L'état de la vision centrale varie entre de plus grandes limites, lorsqu'il s'agit surtout d'une forme hémorragique, car la situation des extravasats par rapport au centre maculaire est le principal facteur d'où peuvent dépendre les désordres subjectifs. L'affection rétinienne peut rester ignorée jusqu'à ce qu'une hémorragie vienne occuper la région de la macula, ou que des troubles du corps vitré aient produit une sensation de brouillard ou de fumée qui force l'attention du malade. Là, tous les degrés sont possibles, et, de rechute en rechute, la vision peut se trouver entièrement abolie (LEBER, HIRSCH-BERG).

Les troubles visuels produits par de l'iritis, par le glaucome, la cataracte ou l'atrophie du nerf optique, n'étant pas sous la dépendance directe des lésions rétiniennes, appartiennent au chapitre des complications.

Il en est de même de la mydriase, lorsqu'elle est disproportionnée à l'abaissement de la vision comme dans l'observation d'Haltenhoff.

Anatomie pathologique et pathogénie. — La description la plus complète a été donnée par Mackenzie et Nettleship. Il s'agissait d'une femme de trente-deux ans qui, atteinte d'une rétinite hémorragique avec 10-12 p. 100 de sucre dans l'urine et des traces d'albumine, mourut dans le coma diabétique. L'autopsie montra des lésions interstitielles et parenchymateuses dans les reins ; une dégénérescence de l'intime des artères dans les reins et le cerveau.

La rétine était épaissie jusqu'au double ou au triple de la normale, surtout au niveau de la couche des fibres qui montraient de nombreuses varicosités ; le tissu rétinien présentait de l'œdème chronique et une hyperplasie conjonctive. Les papilles optiques étaient gonflées.

Les vaisseaux de la rétine, principalement l'artère centrale, étaient le siège d'une sclérose avec dégénérescence hyaline. Des anévrysmes capillaires semblaient être l'origine des hémorragies qui avaient pénétré dans le corps vitré.

Ces altérations paraissent devoir être attribuées aussi bien à l'état de néphritisme qu'au diabète dont souffrait le sujet. L'enflure des papilles, l'œdème rétinien, la varicosité des fibres optiques, appartiennent au tableau de la rétinite albuminurique bien plus qu'à celui des altérations diabétiques. Aussi l'observation de Mackensie doit-elle être classée dans les formes mixtes ; tout au moins ne s'agissait-il pas d'un cas véritablement typique.

A l'autopsie de l'œil d'un diabétique, Michel reconnut en 1878 une obstruction partielle de la veine centrale, Hummelsheim et Leber un rétrécissement prononcé de l'artère centrale par endartérite.

Dans leurs études anatomiques sur le diabète, Deutschmann et Kamocki n'ont pas eu l'occasion de constater des altérations rétiniennes de quelque importance ; le premier de ces auteurs a noté l'allongement des cellules visuelles tel qu'on le rencontre parfois dans la rétinite albuminurique : il s'agit plus exactement d'un changement dans la situation du noyau des cônes ou bâtonnets, ce noyau passant à la surface externe de la membrane limitante.

Kamocki (p. 259) a rencontré dans trois cas des kystes de l'ora serrata sans autres anomalies de la rétine.

Cette pénurie de constatations anatomiques nous laisse dans l'incertitude au sujet de la pathogénie des foyers blanchâtres de la rétine et des hémorragies. Leber se borne à supposer que les premiers consistent en une dégénérescence graisseuse et que les hémorragies résultent d'une altération des vaisseaux consécutive à l'altération du sang.

En quoi ces altérations diffèrent-elles de celles de l'albuminurie et sous quelle influence voit-on les lésions diabétiques se localiser selon des lois qui leur sont particulières, ce sont là des questions qui sont encore à résoudre.

Kamocki, Deutschmann et Papanikolau n'ont pas constaté dans les yeux des diabétiques de réelles altérations du système vasculaire ; Hirschberg (1891, p. 72) suppose que ces altérations n'intéressent que les petits vaisseaux puisqu'on ne les voit généralement pas à l'ophtalmoscope.

Tandis que Galezowski pense que les hémorragies sont tantôt artérielles et tantôt veineuses, Dianoux n'a jamais pu voir leur point de départ dans une artère : les extravasations proviendraient donc essentiellement des veines ou des capillaires.

Étiologie et fréquence. — Leber a conclu de ses études que les maladies de la rétine dans le diabète sucré peuvent dépendre soit du *diabète* lui-même, soit d'une *néphrite secondaire*, soit des deux affections à la fois.

Les avis diffèrent sur l'importance relative de ces deux facteurs étiologiques.

De Wecker regarde les rétinites diabétiques chez des malades non albuminuriques comme étant d'une excessive rareté, bien que Dodd en ait pu réunir 37 cas. Dianoux pense que l'existence de plaques blanches brillantes indique la présence de l'albumine dans l'urine et que la cause productrice est la même que dans la rétinite brightique.

Lagrange, en revanche, dit avoir observé fréquemment la rétinite glycosurique ; il est vrai que des 13 cas décrits par lui, deux avaient montré de l'albumine d'une façon certaine et que 10 autres cas manquent d'indications précises sur ce point. Hirschberg croit qu'un examen attentif ferait découvrir des hémorragies chez la majorité des malades qui souffrent de diabète depuis six à dix ans. En pareil cas l'apparition tardive d'une albuminurie ne prouve rien contre l'origine glycosurique de l'affection rétinienne, car cette albuminurie est pour ainsi dire de règle dans le diabète invétéré (p. 55 et 72).

Les auteurs sont d'accord pour admettre que la rétinite ne survient guère que chez des sujets diabétiques depuis un temps assez long. Toutefois il ne s'agit pas nécessairement de malades affaiblis (Wecker, Lawford), et il peut arriver, comme pour l'albuminurie, que l'examen ophtalmoscopique soit le premier à mettre sur la voie de l'affection générale dont les autres symptômes avaient jusque-là passé presque inaperçus ou tout au moins n'avaient pas inquiété le malade (Hirschberg, p. 54 ; Schmidt-Rimpler, p. 346).

Ce n'est pas à dire que l'affection rétinienne soit indépendante de l'état général : bien au contraire, Leber a reconnu que les récidives coïncident le plus souvent avec des périodes de dépression et d'affaiblissement musculaire. Les lésions ophtalmoscopiques suivent en une certaine mesure les fluctuations de la glycosurie.

La fréquence de la rétinite diabétique est présentée d'une façon assez diverse selon les auteurs. Comparée au *nombre total des diabétiques*, elle serait d'environ 4 p. 100, si l'on prend la moyenne des trois statistiques de Williamson, de Moore et de Seegen ; d'après König, elle n'atteindrait pas 1 p. 100.

Parmi les troubles oculaires qui accompagnent le diabète, la rétinite est loin d'être aussi fréquente que la cataracte ou les affections du nerf optique (LEBER) : GALEZOWSKI l'a vue 27 fois sur 144 cas, SCHMIDT-RIMPLER, 34 fois sur 150, LAGRANGE, 13 fois sur 52 cas d'affections oculaires diabétiques.

Dans la clientèle de UHTHOFF le nombre des rétinites représente le 23 1/2 p. 100 des affections diabétiques de l'œil (57 cas sur 280).

La rareté de la rétinite diabétique est affirmée par le fait que nous ne l'avons observée que 2 fois à l'hôpital ophtalmoscopique de Lausanne sur un total de 40.000 malades, et d'environ 560 affections de la rétine ; sa fréquence absolue s'est trouvée de cette façon 15 fois moindre que celle de la rétinite albuminurique, mais elle est certainement plus grande dans la clientèle privée que dans la clientèle hospitalière.

Il est possible au reste qu'un certain nombre de lésions rétiniennes au cours du diabète passent inaperçues parce qu'elles sont précédées par la formation d'une cataracte (HIRSCHBERG, obs. 11, 12, 13 et 14).

La rétinite est dans la règle bilatérale bien que les deux yeux ne soient généralement pas affectés au même degré (LEBER, LAWFORD). Selon les notes cliniques recueillies par MOMOJI KAKO, de 45 malades d'UHTHOFF, 19 étaient atteints d'un seul côté ; il se peut en effet que le second œil ne montre les symptômes d'une rétinite que longtemps après la constatation des hémorragies ou des foyers blancs dans la rétine du premier œil.

Marche et complications. — L'évolution de la rétinite centrale a lieu souvent d'une façon tout à fait chronique (HIRSCHBERG, LAWFORD) ; les formes hémorragiques sont sujettes à des *aggravations* subites, avec *troubles du corps vitré* qui mènent par degrés à la perte de la vision (LEBER, LAWFORD). Le *glaucome* en est l'issue la plus à craindre (HIRSCHBERG, GALEZOWSKI, KŒNIG, KAKO, p. 265).

Les autres complications possibles dans le domaine des lésions rétiniennes sont en premier lieu le développement d'une rétinite albuminurique qui se superpose à la dégénérescence diabétique, puis la *thrombose de la veine centrale* observée par HIRSCHBERG et l'*obstruction de l'artère*, par embolie ou thrombose (KNAPP, DODD, SCHMIDT-RIMPLER, p. 252 ; KAKO).

Les *troubles de l'accommodation*, l'*atrophie optique* et la *cataracte*, qui dépendent de la même cause générale que la rétinite, la précèdent souvent et ne peuvent être comptés au nombre de ses complications proprement dites. Il serait plus juste de dire que c'est la rétinite qui vient compliquer la cataracte des diabétiques.

La *gangrène* des extrémités et les *accidents cérébraux* sont également des phénomènes concomitants qui ont leur importance pour le pronostic.

Diagnostic. — C'est principalement avec la *rétinite albuminurique* que les altérations de la rétine au cours du diabète peuvent être confondues. HIRSCHBERG tient cependant le diagnostic pour facile à l'aide des seuls renseignements que donne l'ophtalmoscope.

Les taches blanches de la rétinite diabétique sont bien délimitées, de formes irrégulières, mais sans bordure diffuse ; elles ne confluent généralement pas en de grandes surfaces, comme cela se voit dans la maladie de Bright [1] ; elles forment une couronne autour de la macula et n'y sont pas disposées en une figure étoilée. Les hémorragies sont disséminées, arrondies, et n'irradient pas de la papille optique ; telles de ces hémorragies peuvent être abondantes et pénétrer la substance du corps vitré, ce qui ne se voit généralement pas dans la maladie de Bright.

Un signe important consiste dans le fait que la rétinite du diabète ne s'accompagne pas d'une enflure du disque optique et d'un trouble œdémateux de la rétine et que les altérations vasculaires avec modifications du calibre des veines ou des artères y sont tout à fait exceptionnelles contrairement à ce qu'on observe dans la rétinite albuminurique (HIRSCHBERG, 1891, p. 24 et 57 ; SCHMIDT-RIMPLER, p. 348).

Des autres affections rétiniennes qui peuvent provoquer l'apparition de petits foyers blancs près du pôle postérieur de l'œil et présenter ainsi quelque analogie avec la rétinite diabétique, il n'y a guère à citer que la *rétinite circinée* (voy. chap. XXIV). Mais ici l'examen des urines sera décisif.

Pronostic. — L'avenir de l'œil atteint de rétinite diabétique est gravement menacé ; bien que GALEZOWSKI affirme avoir constaté chez plusieurs malades une guérison complète et durable, et que les *améliorations* momentanées ne soient pas rares, il faut toujours s'attendre à des *rechutes* dont chacune laisse après elle un abaissement de la vision. La cécité totale en est plusieurs fois résultée (HIRSCHBERG, SCHMIDT-RIMPLER, etc.).

Le pronostic, quant à la *survie*, est considéré comme moins défavorable que celui d'une rétinite albuminurique, mais les complications rétiniennes du diabète semblent néanmoins plus fâcheuses que les autres affections oculaires, telles que la cataracte ou l'amblyopie optique.

Des accidents graves, comme la gangrène des extrémités, sont parfois imminents (HIRSCHBERG, 1891, obs. 22 ; 1886, p. 197).

Une hémorragie cérébrale peut amener la mort à brève échéance lors même que l'apparition de la rétinite n'a été précédée par aucun symptôme inquiétant (WECKER, DIANOUX).

Ce sont les formes hémorragiques de la rétinite qui sont les plus redoutables sous le rapport du pronostic (HIRSCHBERG, p. 76).

Traitement. — La plupart des praticiens n'accordent de l'importance qu'au traitement dirigé contre la cause générale. Ils recommandent surtout un régime sévère, des cures à Vichy ou à Carlsbad et l'emploi du iodure ou du bromure de potasse (GALEZOWSKI, SCHMIDT-RIMPLER). LEBER s'est bien trouvé de l'acide phénique à l'intérieur (1875, p. 246).

---

[1] Ce signe différentiel n'est pas absolu : nous avons pu observer un malade diabétique et sans albuminurie, dont les deux yeux présentaient de grandes plaques blanchâtres occupant au pôle postérieur de l'œil tout l'espace compris entre la veine temporale supérieure et la veine temporale inférieure.

Notre expérience nous porte à penser que le traitement local de la rétinite, c'est-à-dire la dérivation sur le dos, la région mastoïdienne et sur l'intestin, procure aux malades quelque amélioration visuelle.

Au cours de ce traitement nous avons vu des épanchements hémorragiques s'atténuer et même disparaître, ce qui ne les empêchait d'ailleurs pas d'être remplacés plus tard par d'autres épanchements. Pour les détails de ce traitement local nous renvoyons à ce que nous avons dit des indications thérapeutiques qui résultent des hémorragies chez les artério-scléreux (chap. VIII).

ALTÉRATIONS RÉTINIENNES CONSTATÉES CHEZ DES MALADES ATTEINTS DE POLYURIE (DIABÈTE INSIPIDE), D'OXALURIE OU DE PHOSPHATURIE

GALEZOWSKI dit avoir observé quatre fois des hémorragies de la rétine chez des sujets atteints de *polyurie simple;* MACKENSIE et LEBER en ont vu coïncider avec une proportion anormale d'*oxalates dans les urines.* Ces extravasions rétiniennes se trouvaient-elles réellement en relation avec le trouble de l'appareil excréteur ou leur présence était-elle fortuite? Les observations sont trop peu nombreuses pour être concluantes.

L'un des cas de LEBER avait abouti à la production de membranes proliférantes dans le corps vitré. JAEGER a donné une description du même genre concernant un jeune homme dont les urines renfermaient une assez grande quantité de phosphate et d'oxalate de chaux.

Récemment encore, la phosphaturie, l'azoturie et l'oxalurie ont été mises en cause comme ayant été un facteur d'hémorragies rétiniennes chez des malades observés par TROUSSEAU, ANTONELLI et JACQUEAU.

Le malade de JACQUEAU était sujet depuis seize ans à des hémorragies profuses dans le corps vitré de son œil gauche, mais chaque nouvelle rechute était suivie d'une prompte guérison.

BIBLIOGRAPHIE

BADAL, cité par Lagrange, 1887. *Arch. d'opht.*, VII, p. 70.

BERGER. Diabète sucré. *Les mal. d. yeux dans l. rapp. av. l. mal. gén..* p. 285-287, 1892.

DAHRENSTAEDT. Ein Fall von Mischform. alb. u. diab., *Centr.-Bl. f. Aug.*, XVI, p. 132, mai, 1892.

DESMARRES. (Deux cas de rétinites chez diabétiques.) *Traité des mal. des yeux*, 2ᵉ éd. III, p. 521-526, 1858.

DESPAGNET. Clinique opht. du Dr Galezowski. *Rec. d'opht.*, fév.. p. 99, 1882.

DEUTSCHMANN. Path. anat. Unt. einig. Aug. v. Diabet., *Graefe's Arch.*, XXXIII, 2, p. 229, 1887.

DIANOUX. Des troubles ocul. dans le diabète. *Ann. d'ocul.*, CXX, p. 248, 1898.

DODD. (Ueber Retinitis diabetica.) *Arch. f. Aug.*, XXXI, p. 291, 1895.

GALEZOWSKI. De la rétinite glycosurique en général. etc. *Rec. d'opht..* p. 90. 1871.

Galezowski et Daguenet. Rétinite diabétique. *Diagn. et trait. des mal. ocul.*, p. 616, 1885.

Galezowski. Rétinite glycosurique. *Traité iconogr.*, p. 156 et 228, 1886.

Groenouw. Bez. d. allg. Leid. z. Ver. d. Sehorg., *Graefe-Saemisch.* XXII, 1, p. 348-351, 1902.

Haltenhoff. Retinitis hœmorrh. bei Diabetes mell., *Klin. M-Bl.*, XI, p. 291, 1873.

Hirschberg. Diabetes in der Prival-praxis. *Centr.-Bl. f. Aug.*, X, juil., p. 197, 1886.

— 1891. Ueber diabet. Netzhautentzünd., *Centr.-Bl. f. Aug.*, XV, janv. fév. et mars, 1891.

Hummelsheim et Leber, 1901. Ein Fall von... hochgradiger Endarteritis der Art. centr. ret. bei diabetes mellitus. *Graefe's Archiv*, LII, p. 336.

Jaeger. (Rét nite hémorrh. chez un diabétique.) *Beitr. z. path. des Auges.*, pl. XII, p. 33, 1855.

Knapp. (Deux cas de rétinites diabétiques.) *Arch. f. Aug.*, X, p. 99, 1882.

Kamocki. Path. anat. Unt. v. Aug. Diab. Ind., *Arch. f. Aug.*, XVII, 3, p. 247, 1887.

Knies. Diabetes. *Bez. d. Sehorg. z. d. Erkr. des Körpers.*, p. 456, 1893.

Koenig. Les complications ocul. du diab. *Soc. fr. d'opht.*, XIII, p. 550, 1895.

Lagrange. Affect. oculaires dans le diab. sucré. *Arch. d'opht.*, VII, p. 65, 1887.

Lawford. Ocul. lesions dep. up. disorders of the secr. org., *System of diseases of the eye*, IV, p. 669, 1900.

Leber. Ueber die Erkrank. des Auges bei Diab., *Graefe's Arch.*, XXI, 3, p. 206, 1875.

— Die Netzhautaffect. bei Diabetes. *Graefe-Saemisch.*, V, p. 593, 1877.

Mackensie et Netfleship. (A case of glycosuric Retinitis). *Opht. Hosp. Rep.*, IX, 2, (*Rés. Centr. Bl. f. Aug.*, 1878, p. 91), 1877.

Momoji-Kako. Beitr. z. Kenntn. d. Augenaffekt. bei Diabetes mell. *Klin. Monals-Bl. für Aug.*, XLI, p. 253, 1903.

Moses. Thèse de Würzburg (*Jahresber, für Ophth.*, 1896, p. 382.

Nitzsche. Beitr. z. Kenntn. d. Augenerkr. bei Diab. mellitus. Thèse de Iéna. 1901.

Noyes. Retinitis in glycosuria. *Trans. Am. opht. Soc.*, p. 71, 1869.

Panas. Rétinite diabétique. *Traité d. mal. d. yeux.* I, p. 639, 1894.

Papanikolau. (Cité par Schmidt-Rimpler, 1898. in Nothnagel, XXI, p. 352.)

Schmidt-Rimpler. Diabetes mell. und insip., *Nothnagel : Handbuch. d. spez. Path. u. Ther.*, XXI, p. 335-350, 1898.

Schöbl. Diseases of the retina. *Norris-Oliver : System. of. diseases of the eye.* III, p. 509-515, 1900.

Uhthoff, 1903. Statistique de *Momoji Kako, Kl. M. Bl.*, XLI, p. 254.

Wecker (de). Rétinite diabétique. *Traité compl.*, IV, p. 103, 1889.

Wiesinger. Ueber das Vorkommen von Entzünd. bei Diab., *Graefe's Arch.*, XXXI, 4, obs. IX, 1885.

Williamson, Moore, Seegen. Cités par Lawford 1900. *System of diseases*, IV, p. 668.

Polyurie, oxalurie, phosphaturie, azoturie.

Antonelli. (Discussion sur le rapport d'Abadie). *Soc. fr. d'opht.*, XVI, p. 26, 1898.

Galezowski, 1886. Rétinite polyurique. *Traité iconogr.*, p. 159, et pl. V, fig. 6.

Jæger, 1870. *Beitr. z. path. des Auges.*, pl. XLV, et p. 118.

Jacqueau. Hémorragie du vitré monolatérale avec guérisons et rechutes très fréquentes. *Soc. fr. d'opht.*, XVII, p. 483, 1899.

Leber. Die Netzhauterkr. bei Oxalurie. *Graefe-Saemisch.* V, p. 597, 1877.

Mackensie. Cas d'amaurose coïncidant avec l'oxalurie. *Ann. d'ocul.*, LIII, p. 248, 1865.

Trousseau. Les hém. ocul. dans la phosphaturie et l'azoturie. *Bull. médical*, avril. 1897.

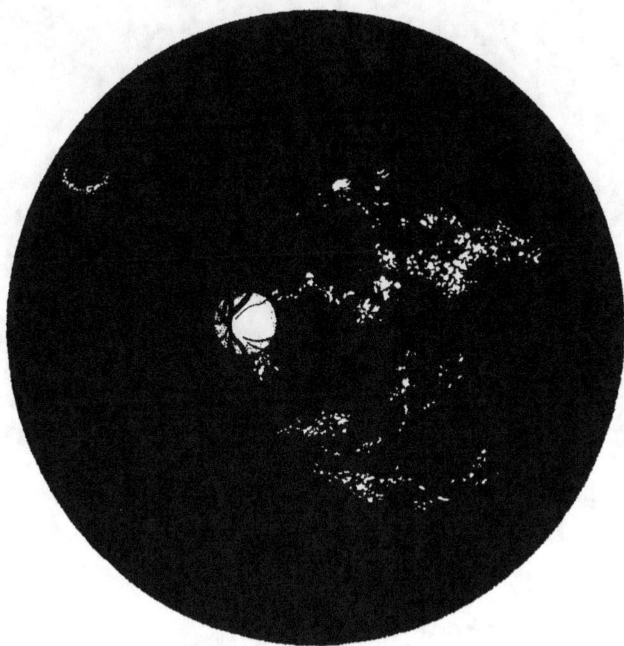

Fig. 7. Rétinite diabétique, forme ponctuée.

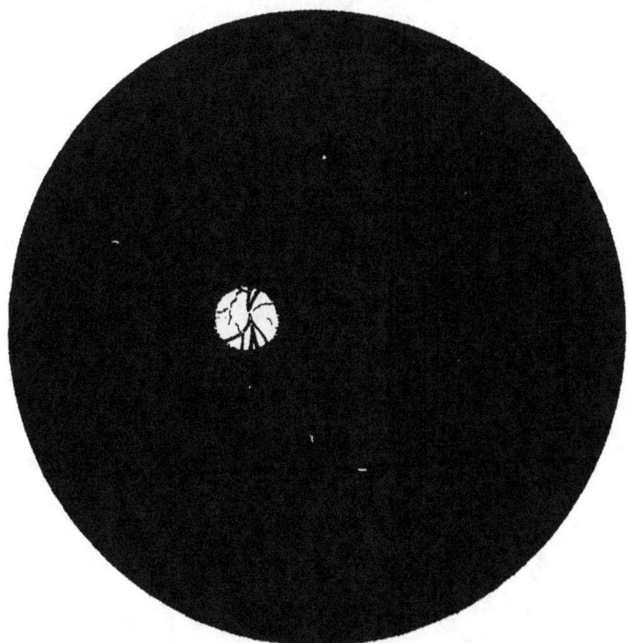

Fig. 8. Hémorrhagies rétiniennes au cours d'une anémie.

Gonin ad nat. del.   Lith. Kunstanstalt F. Reichhold, Münc

CHAPITRE XI

RÉTINITE LEUCÉMIQUE

Historique. — La leucémie était déjà connue depuis seize ans par les travaux de VIRCHOW, lorsque LIEBREICH attira l'attention des ophtalmologistes sur une forme d'altération rétinienne qui lui paraissait être sous la dépendance de cette maladie. Sa première communication, datant de 1861, rapporte trois cas de rétinite leucémique, dont l'un avait été découvert au cours d'une autopsie. En 1863 il disposait de trois nouvelles observations et, dans son atlas d'ophtalmoscopie, il donna le dessin d'un cas typique en mentionnant brièvement les résultats d'un examen microscopique pratiqué par RECKLING-HAUSEN.

Les descriptions publiées dès lors, sans être très fréquentes, ont confirmé qu'il se produit au cours de la leucémie une forme de rétinite assez caractérisée pour constituer une entité à part ; aussi la plupart des traités accordent-ils aujourd'hui droit de cité à la rétinite leucémique à côté des autres affections oculaires symptomatiques telles que les complications rétiniennes du diabète ou de la maladie de Bright.

Symptomatologie. — *A*. TROUBLES VISUELS. — Il arrive parfois qu'un affaiblissement de la vue et tout particulièrement la production d'un petit scotome central amène le malade chez un oculiste et que ce dernier découvre la présence d'une fine hémorragie ou de quelques foyers blanchâtres dans la région maculaire ; c'est ainsi qu'en certaines occasions un examen oculaire a conduit au diagnostic de l'affection générale (BECKER, HIRSCHBERG, DUCLOS). Toutefois le plus grand nombre des cas de rétinite leucémique ont été surpris chez des sujets dont les troubles visuels étaient nuls ou seraient demeurés ignorés si l'ophtalmoscope n'avait pas décelé des altérations dans le fond de l'œil (GRUNERT).

DE WECKER a observé, chez deux femmes, la présence d'une rétinite très accusée sans aucun désordre fonctionnel ; ce qui est surtout déterminant sur ce point, c'est la localisation des lésions rétiniennes : une hémorragie dans la macula se révèle par un petit scotome, tandis que des extravasats multiples passeront inaperçus s'ils siègent à la périphérie.

Les **opacités flottantes** du corps vitré ou la cécité par glaucome hémorragique (SAEMISCH) semblent être des complications exceptionnelles.

B. Aspect ophtalmoscopique. — Une teinte claire, orangée, du fond de l'œil, et une coloration aussi très claire, rose pâle, ou jaunâtre, des vaisseaux de la rétine et de la choroïde, ont été donnés par Liebreich comme caractéristiques de la rétine leucémique ; cet aspect ne se rencontre toutefois que dans les cas les plus prononcés ; la majorité ne se distinguent que par une pâleur modérée des vaisseaux et du fond.

Les altérations proprement dites de la rétine consistent en un trouble léger avec de petites *hémorragies d'un rouge clair* au voisinage de la papille, dans la région maculaire ou vers la périphérie.

On note en outre de *petites taches blanchâtres* qui ont certains caractères particuliers à la leucémie. Premièrement, elles siègent de préférence à la périphérie de la rétine et, lorsqu'elles se voient aussi à l'entour de la macula, ce qui arrive quelquefois, leur intensité est moindre et la régularité de leur disposition n'est pas comparable à celle de l'étoile maculaire des néphrétiques. Ces taches diffèrent encore des foyers de dégénérescence albuminuriques par leur forme toujours arrondie et leur tendance beaucoup moindre à confluer : tout au moins ne se confondent-elles jamais en de larges plaques irrégulières et diffuses. En outre, les plus grandes d'entre elles proéminent d'une façon très évidente du côté du corps vitré. Un dernier caractère est que ces taches sont fréquemment entourées d'un liséré hémorragique, les globules rouges ayant une tendance manifeste à se localiser sur leurs bords (Leber 1869, p. 314).

La *stase sanguine*. qui ne manque jamais, se montre variable quant à son degré. Liebreich a vu dans un cas, les veines énormément distendues et tortueuses, mais les artères étroites ; dans un autre, tous les vaisseaux étaient gonflés de sang, ce qui est aussi conforme à une observation de Deutschmann (1878).

Quelques-unes des veines sont bordées par une gaine blanchâtre sur une partie de leur trajet (Becker, Grunert). En d'autres cas, ce sont les vaisseaux eux-mêmes qui prennent une coloration très claire et brillante, soit qu'il s'agisse d'un état plus marqué des reflets de leur surface, soit que leur paroi ait subi elle aussi des altérations ainsi que le pense Haab.

Le trouble rétinien voile en partie les bords de la papille et dissimule l'origine des vaisseaux.

Le *gonflement de la papille optique* avec proéminence de sa surface a été observé plusieurs fois à l'ophtalmoscope (R. Kerschbaumer, p. 104 ; Grunert, Baeck, p. 239 ; Oeller, 1904). Saemisch a noté des troubles flottants dans le corps vitré.

Dans l'observation de Grunert, il y avait une dénivellation équivalente à 6 ou 7 dioptries Cette observation de Grunert est surtout curieuse par le fait que la circulation sanguine était nettement perceptible dans les veines de la rétine : on aurait dit que de petits grains de sable se mouvaient avec rapidité à l'intérieur de ces vaisseaux dans une direction centripète conforme à celle du courant sanguin. Ce phénomène était dû sans aucun doute à l'augmentation du nombre des globules blancs et au ralentissement de la circulation qui

favorisait leur agglutination ; Elschnig a réussi à le provoquer en exerçant
une pression sur le globe de l'œil.

Anatomie pathologique. — Malgré la rareté de la rétinite leucémique, on
en possède un assez grand nombre de descriptions anatomiques (près d'une
trentaine), ce qui tient à l'issue presque toujours fatale de l'affection générale. Ces descriptions concordent par leurs traits principaux et les quelques
divergences qu'elles apportent sont principalement attribuables à des différences dans l'intensité et la localisation des altérations.

La coloration claire du fond de l'œil, rouge brique ou orangée suivant les
cas, trouve sans peine son explication dans la faible proportion des hématies
que renferme le sang leucémique. Cette proportion, au lieu d'être de 500 en
moyenne pour un globule blanc, peut se modifier par l'accroissement du
nombre des leucocytes jusqu'à donner la prédominance à ces derniers. Cela
prête aux vaisseaux de la rétine et de la choroïde un aspect tout particulier
lorsqu'on les examine sur des coupes ; on les voit gorgés d'éléments nucléés
qui s'accumulent le long des parois tandis que les hématies suivent de préférence la partie centrale du lumen (Baeck, Feilchenfeld, Bondi). Dans le cas
étudié par Bondi, il y avait une énorme dilatation des espaces périvasculaires.

La paroi même du vaisseau, principalement l'adventice, est souvent parcourue par des traînées de leucocytes qui rendent compte des gaines grisâtres visibles à l'ophtalmoscope le long de certains troncs veineux (Leber,
Deutschmann). La surface externe du vaisseau peut être infiltrée à tel point
que les éléments de la paroi en sont difficilement reconnaissables et que l'on
pourrait tenir le tout pour une simple agglomération de cellules lymphatiques (Murakami ; Scholtz, fig. 2).

Un détail important, c'est qu'à part leur énorme dilatation et l'infiltration leucocytaire déjà mentionnée, les vaisseaux se montrent généralement
sans altérations (Leber, Deutschmann, Baeck, Feilchenfeld, etc.) Roth est
seul à faire mention d'une dégénérescence graisseuse des parois, mais il n'en
remarque pas moins que certaines hémorragies provenaient de vaisseaux
qui ne montraient aucun changement de structure. Scholtz a noté aussi une
dégénérescence hyaline des vaisseaux (p. 167).

Murakami n'a découvert de rupture de la paroi que sur une seule branche
veineuse ; il a constaté dans les parties périphériques de la rétine de petites
varicosités miliaires qu'il tient pour consécutives à l'obstruction du lumen
par des leucocytes (p. 142 et 144). Bondi a vu quelques vaisseaux thrombosés
au voisinage d'une grosse hémorragie.

Au sein de la rétine on rencontre de petits extravasats, peu abondants, et
de forme irrégulière, généralement allongée, occupant surtout la couche des
fibres optiques ou celle des cellules ganglionnaires. Ils correspondent aux
suffusions hémorragiques reconnaissables comme telles à l'ophtalmoscope.

Les taches blanches arrondies ont pour substratum anatomique des amas
cellulaires globuleux, siégeant le plus souvent dans la couche ganglionnaire

ou dans celle des grains internes, et qui, par la régularité de leur forme, donnent l'illusion d'être encapsulés (FEILCHENFELD, p. 274).

Par leur masse ils repoussent et tassent le tissu rétinien jusqu'à effacer sa stratification normale. Selon leur situation, les plus gros d'entre eux proéminent du côté du corps vitré en voussurant la limitante interne (LEBER, FEILCHENFELD), ou vers la choroïde, après avoir repoussé ou même dépassé la limitante externe et la couche des bâtonnets (DEUTSCHMANN, FEILCHENFELD, MURAKAMI).

Ces nodules, mesurant jusqu'à 1 millimètre de diamètre, ou plus, sont essentiellement constitués par des cellules lymphoïdes, mais on y reconnaît aussi des globules rouges accumulés à la périphérie (LEBER, DEUTSCHMANN) ou disposés en plusieurs couches successives et concentriques (REINCKE, p. 404).

FEILCHENFELD (p. 275) ayant remarqué dans le voisinage immédiat d'un nodule la coupe d'un vaisseau très fin, le considère comme de nouvelle formation parce qu'il siège dans la granuleuse externe. MURAKAMI (p. 140) a reconnu au sein même de l'amas cellulaire les éléments de la paroi d'un vaisseau qui lui semble en dilatation variqueuse : ce détail a une certaine importance au point de vue de la genèse des nodules.

Outre l'augmentation d'épaisseur qui résulte de l'infiltration leucocytaire, le stroma rétinien est parfois le siège d'un léger œdème (LEBER) qui peut amener la production de quelques lacunes par dissociation des fibres de soutien (DEUTSCHMANN, BAECK).

Chez l'un des malades de Liebreich, RECKLINGHAUSEN trouva que les taches blanches de la rétine étaient constituées par des fibres optiques sclérosées, analogues à celles que H. Müller et Zenker ont décrit dans la rétinite albuminurique. DEUTSCHMANN, ROTH, OSTERWALD, SCHOLTZ et BONDI ont observé aussi quelques foyers isolés de sclérose hypertrophique dans la couche des fibres ; en revanche ni LEBER, ni OELLER, ni FEILCHENFELD, ni MURAKAMI, n'ont retrouvé cette altération ; aussi devons-nous penser avec BAECK qu'elle n'est pas typique pour la rétinite leucémique. Il faut en dire de même des cellules granulo-graisseuses mentionnées dans une description de PERRIN.

L'œdème papillaire, l'infiltration du nerf optique par des leucocytes et de nombreux capillaires, ont été notés plusieurs fois (PONCET, OELLER, OSTERWALD, KERSCHBAUMER, SCHOLTZ, BONDI, BAECK), et sont un effet de la stase.

La choroïde est parfois considérablement épaissie, jusqu'au triple ou au quadruple de la normale (KERSCHBAUMER), mais tandis que SAEMISCH et BECKER attachent une grande importance aux altérations de cette membrane, les examens d'OELLER et de BAECK n'ont démontré qu'une infiltration limitée ; ceux de LEBER, de PONCET, de DEUTSCHMANN, de FEILCHENFELD et de BONDI ont prouvé que la choroïde était normale hormis une forte injection vasculaire comparable à celle de la rétine.

Pathogénie. — L'absence habituelle d'altérations prononcées dans les parois vasculaires fait rapporter à une diapédèse la naissance des foyers hémorragiques. Il est plus difficile d'expliquer la production des nodules leucocytaires car, au lieu de se diffuser comme les hémorragies dans les espaces de moindre résistance, leurs éléments conservent une grande cohésion et par l'augmentation de leur nombre parviennent à repousser le tissu rétinien du voisinage.

Par leur forme régulière et bien limitée, ces amas leucocytaires se distinguent des simples extravasats. Saemisch n'a pas tenu suffisamment compte de ce fait en exprimant l'opinion que la rétinite leucémique ne serait autre chose qu'une rétinite apoplectique modifiée dans son aspect par l'abondance anormale des globules blancs.

Leber a donné aux nodules lymphoïdes une signification plus spéciale en les comparant aux tumeurs leucémiques déjà décrites par Virchow dans d'autres organes. Toutefois la présence des hématies et notamment leur distribution à la périphérie du nodule ont forcé Leber d'admettre qu'à l'origine une extravasation de globules rouges puis de globules blancs devait s'être produite. Une multiplication ultérieure « in loco » des éléments nucléés lui semblait pouvoir être invoquée pour expliquer l'accroissement graduel de l'amas cellulaire et son caractère de tumeur proéminente (1877, p. 608).

A cette théorie on peut objecter qu'à l'exception de Mme Kerschbaumer, les observateurs ont vainement recherché au sein des amas lymphoïdes les signes d'une prolifération cellulaire (Baeck, Fielchenfeld). Reincke remarque au surplus que pour parler d'une tumeur leucémique, il faut avoir constaté dans son sein l'existence d'un stroma réticulaire. Il est vrai que Friedlænder, après avoir fait mention d'un réticulum bien développé dans les nodules leucémiques du cerveau, dit avoir trouvé dans la rétine des formations tout à fait analogues (p. 366); mais d'une description si concise il n'est guère permis de tirer des conclusions certaines.

L'idée d'une diapédèse pure et simple des globules rouges et blancs se heurte principalement à la difficulté d'expliquer la force expansive de l'amas leucocytaire. Murakami suggère une interprétation d'après laquelle le prototype des nodules leucémiques serait offert par les varicosités de petits vaisseaux qui, se trouvant obturés par les leucocytes, subiraient une dilatation ad maximum et deviendraient ainsi la source d'une diapédèse très active (p. 141 et 146).

Déjà Oeller avait émis la supposition que l'accumulation des leucocytes dans les espaces lymphatiques péri-vasculaires pourrait contribuer à la formation des amas cellulaires intra-rétiniens. Ainsi, selon Murakami, la proéminence si accentuée des nodules serait due en premier lieu à la dilatation passive des vaisseaux gorgés de leucocytes; elle s'accroîtrait secondairement par l'effet d'une diapédèse exagérée. Les globules rouges, issus du vaisseau central, se répandraient à la périphérie de la tumeur à cause de leur plus grande diffusibilité et parce que les leucocytes ont une plus grande tendance à s'agglomérer autour des parois vasculaires (1878, p. 254).

Ce rôle pathogénique des varicosités miliaires ferait comprendre pourquoi les nodules leucémiques se produisent de préférence à la périphérie de la rétine et dans une zone qui circonscrit la macula, car cette localisation coïncide, conformément à une remarque de Leber, avec les limites de la vascularisation rétinienne.

Complications, diagnostic, étiologie et fréquence. — On ne connaît guère d'autre complication de la rétinite leucémique que la production de troubles du corps vitré et la terminaison par un glaucome hémorragique (Saemisch). Les tumeurs lymphoïdes rétrobulbaires et l'exophtalmos qui en résulte dépendent de l'affection générale et n'ont aucune relation directe avec les altérations rétiniennes.

Le tableau ophtalmoscopique de la rétinite leucémique pourrait se combiner avec celui d'une rétinite albuminurique lorsqu'il y a coïncidence de ces deux causes générales ; on n'en connaît cependant pas d'exemple démonstratif. Dans l'observation de Leber (1878), où des hémorragies rétiniennes s'étaient produites chez un sujet à la fois leucémique et albuminurique, la seule difficulté consistait à choisir entre ces deux causes possibles pour établir la nature des hémorragies.

Le diagnostic différentiel ne doit pas présenter de difficultés dans les cas typiques. Il se basera sur la teinte claire du fond de l'œil, des vaisseaux et des hémorragies, et sur les caractères particuliers des taches blanches, leur dissémination à la périphérie de la rétine, leur forme régulièrement arrondie, leur légère proéminence et leur bordure hémorragique (Leber). L'examen du sang, qui en aucun cas ne devra être négligé, sera le plus souvent décisif. Si, dans un cas de leucémie avérée, la rétine ne présente pas de taches blanches, il n'y a pas lieu d'admettre une rétinite leucémique ; il faut parler plutôt, selon le cas, de stase papillaire ou d'hémorragies rétiniennes « chez un leucémique ». Poncet a émis l'avis que la présence d'une tache blanche au centre de plusieurs extravasats hémorragiques suffit pour justifier le diagnostic de leucémie. Il est probablement plus prudent de dire que ce détail ophtalmoscopique doit suffire pour faire songer à la possibilité d'une affection leucémique.

Quant à la fréquence de la rétinite au cours de la leucémie, elle ne pourrait être reconnue avec quelque exactitude que si l'on faisait d'une façon systématique l'examen à l'ophtalmoscope de tous les sujets leucémiques. Leber l'estime au 1/4 ou au 1/3 des cas, tout au plus, ce qui suffit à prouver sa rareté. La rétinite, comme l'affection générale dont elle résulte, paraît plus fréquente chez les hommes que chez les femmes et survient de préférence à l'âge de 30 à 40 ans.

L'étiologie en est aussi obscure que celle de la leucémie elle-même. Quelques malades avaient été atteints de syphilis (Hirschberg, Becker). Kerschbaumer (p. 113) dit avoir constaté dans les foyers leucocytaires et les vaisseaux de l'œil de nombreux micro-organismes, en particulier des microcoques et des petits bacilles offrant quelque analogie avec ceux du rhinosclérome. Il s'agirait ainsi d'une maladie nettement infectieuse (?).

Pronostic et traitement. — Le pronostic de la rétinite leucémique au

point de vue de la régression possible des altérations du fond de l'œil ne
paraît pas être très défavorable, car Becker a constaté la diminution et même
la disparition totale des foyers blancs de la rétine et une rapide amélioration
de la vue, mais des récidives surviennent régulièrement sous l'influence de
l'état général qui ne s'améliore pas.

Le nombre relativement grand des examens anatomiques publiés jusqu'ici
fournit déjà une preuve de la fréquence d'une issue fatale à bref délai et nous
n'avons pas trouvé dans la littérature ophtalmologique la mention d'un seul
cas de guérison définitive et certaine. Dans ces conditions, le traitement local
de la rétinite ne saurait avoir une grande importance. Bien moins que dans
un cas de diabète ou d'albuminurie, il ne peut apporter au malade une amélioration durable.

———

BIBLIOGRAPHIE

Baeck. Ueber leukaem. Augenveränd. *Zeitschr. f. Aug.*, I, 3, p. 234. 1899.

Becker. Ueber Retinitis leucæmica. *Klin. M-Bl. f. Aug.*, VI, p. 349, 1868, et *Arch. f. Augen-
Ohrenh.*, I, p. 94, 1869.

Berger. Leucocythémie. *Mal. des yeux dans leurs rapports*, etc., p. 236, 1892.

Bondi. Die klin. und. anat. Augenhintergrunderkr. eines Falles von Leukaemia lienalis.
Prag. Med. Wochensch., XXVI, n° 26, p. 312 et 313. 1901.

Deutschmann. Beitr. z. path. Anat. d. Netz. herkr. *Klin. M-Bl.*, XVI, p. 231, 1878.

— Ueber Veränd. des Auges bei Leukaemie. *Deutschmann's Beitr.*, IV (*Jahresb.*
p. 509, 1892.

Duclos. Hémorragie rétinienne au cours de la leucémie. *Ann. d'ocul.*, CXVII, p. 50, 1897.

Elschnig. Augenspiegelbefund bei Leukaemie. *Res. Z. f. A.*, VIII, p. 573, 1902.

Feilchenfeld. Ueber leucaem. Pseudotumoren. *Arch. f. Aug.*, XLI, 3, p. 271. 1900.

Foerster. Allgem. Leiden u. Ver. des Sehorgans. *Gr. Saem.*, VII, p. 77-78, 1877.

Friedlaender. Ein Fall v. mult. leukaem. Neubild. *Virch. Arch.*, LXXVIII, p. 362, 1879.

Galezowski et Daguenet. Rétinite leucocythémique. *Diagn. et trait. d. mal. ocul.*, II, p. 624,
1885.

Galezowski. Rétinite leucémique. *Traité iconogr. d'ophtalm.*, p. 159, 1886.

Grunert. Sichtbare Blut-Strömung in den Netzhautvenen bei Leukaemie. *Centr.-Bl. f. Aug.*,
p. 225, 1901.

Groenouw. Bezieh. d. Allg. Leiden zu Veränd. d. Sehorgans. *Graefe-Saem.*, 2e éd., ch. XXII,
1, p. 314-317, 1901.

Haab, 1900. Atlas manuel d'ophtalmoscopie, IIIe éd. fig. 60 a.

Hirschberg. Leukaemische Netzhautentzündung. *Centr.-Bl. f. Aug.*, XI, p. 97, 1887.

Kerschbaumer. Ein Beitr. z. Kennt. der leukaem. Erkr., *Graefe's Arch.*, XLI, 3, p. 99, 1895.

Knies. Leukaemie. *Bez. d. Sehorgans z. d. übr Kr.*, p. 469-470. 1893.

Leber. Retinitis leucæmica. *Klin. M-Bl.*, VII, p. 312, 1869.

— Die Erkrank. d. Netzhaut bei Leukaemie. *Gr.-Saem.* V, p. 599, 1877.

— Ueber einen selt. Fall. v. Leukaemie. *Graefe's Arch.*, XXIV, 1, p. 295, 1878.

Liebreich. Ueber Retinitis leucæmica. *Deutsche Klinik*, n° 50. 1861.

— Rétinite leucémique. *Atlas d'ophtalmoscopie*, pl. X, p. 29. 1863.

Murakami. Ein Beitr. z. d. Netzh. gefäss. Veränd. *Klin. M-Bl.*, XXXIX, p. 136, 1901.

OELLER. Beitr. z. path. Anat. des Auges bei Leukaemie. *Graefe's Arch.*, XXIV, 3, p. 239, 1878.

OELLER, 1904. *Atlas selt. Opht. Bef.*, pl. B. I.

OSTERWALD. Ein neuer Fall von Leukaemie. *Graefe's Arch.*, XXVII, p. 203, 1881.

PERRIN. Rétinite leucocythénique. *Gaz des Hôp.*, n° 48, 1870.

— Note sur un cas de rét. leucémique. *Gaz. des hôp.*, n° 53, 1874.

PONCET. Rétinite leucocythémique. *Arch. de phys. norm. et path.*, p. 496, 1874.

RECKLINGHAUSEN, 1863. (Cité par Liebreich, atlas d'ophtalmosc., p. 30.)

REINCKE. Fall von Leukaemie. *Virch. Arch.*, LI, p. 399, 1870.

ROTH. Ein Fall von Ret. leukaem., *Virch. Arch.*, XLIX, p. 441, 1870.

SAEMISCH. Retinitis leucæmica. *Klin. M-Bl.*, VII, p. 305, 1869.

SCHÖBL. Diseases of the retina. *Norris and Oliver : System. of diseases.* III, 1900.

SCHOLTZ. Ueber retinitis leucaemica. Ungar. Beitr. z. Aug., p. 161, 1900.

SCHMIDT-RIMPLER. Leukaemie. *in Nothpagel : Spec. pathol.*, XXI, p. 389-390, 1898.

WECKER (DE). Rétinite leucémique. *Traité compl. d'opht.*, IV, p. 106, 1889.

CHAPITRE XII

ALTÉRATIONS RÉTINIENNES DANS CERTAINES MALADIES OU NTOXICATIONS GÉNÉRALES

TELLES QUE L'ANÉMIE PERNICIEUSE OU CHRONIQUE, LE SCORBUT
LA MALARIA, ETC.

I. — ANÉMIE PERNICIEUSE

Historique. — Biermer, dans sa description de l'anémie pernicieuse progressive, signala pour la première fois la fréquence particulière des hémorragies rétiniennes dans cette maladie. Ses observations sur ce point furent confirmées par Horner, puis par Quincke. Des examens microscopiques pratiqués par Manz, par Quincke, et d'autres en plus grand nombre par Uhthoff, Bettmann et Bondi, ont fait connaître les altérations pathologiques de la rétine.

Au reste les cas publiés jusqu'ici sont en petit nombre, en rapport avec la rareté de l'anémie pernicieuse essentielle. Quelques-uns d'entre eux doivent être classés dans le chapitre des complications oculaires d'une anémie secondaire à des pertes sanguines et s'écartent en conséquence du type d'hémorragies rétiniennes établi par Biermer.

Aspect ophtalmoscopique. — Lors même que dans la majorité des cas il n'y avait aucune diminution de la vision, Biermer, Horner et Quincke ont constaté des hémorragies rétiniennes chez presque tous les malades qu'ils ont ophtalmoscopé au cours de l'anémie pernicieuse.

Quincke n'était pas loin de considérer les hémorragies comme pathognomoniques de l'anémie pernicieuse ; il vaut mieux dire qu'elles sont un symptôme constant de cette maladie (Bondi) ; si elles manquent parfois au début, on les voit se produire dans la suite (Biermer) ; elles sont généralement en grand nombre, mais leur dimension n'atteint que très exceptionnellement à celle de la papille optique ; siégeant dans les couches internes de la rétine, elles sont striées ou punctiformes et se voient principalement au pôle postérieur de l'œil, près du nerf optique ou de la macula.

Assez fréquemment, mais non point dans tous les cas, on observe au centre de l'extravasation sanguine une petite tache plus claire, gris rosé ou blanc jaunâtre, assez analogue aux nodules de la rétinite leucémique ; il pent y avoir en outre des plaques blanches plus considérables avec ou sans liséré hémorragique. Encore plus rarement on a vu de très petits foyers blancs groupés autour de la macula en une figure étoilée pareille à celle de la rétinite albuminurique (QUINCKE).

Aux hémorragies et aux taches claires s'ajoutent en quelques cas un trouble diffus de la rétine ; le disque optique a ses limites indistinctes, mais il reste pâle en dépit d'une dilatation souvent très considérable des veines rétiniennes. Ce n'est donc pas l'aspect d'une papillite ou d'une stase papillaire (HORNER).

On a noté de plus la présence d'un pouls veineux (BONDI, p. 94).

Anatomie pathologique et pathogénie. — Recherchées à l'aide du microscope, les hémorragies se montrent principalement dans la couche des fibres optiques de la rétine et dans la couche intergranuleuse (UHTHOFF, p. 514, OLIVER, BONDI p. 92) ; exceptionnellement elles occupent plusieurs couches à la fois. Les plus considérables d'entre elles peuvent atteindre à la limitante externe qui s'est même trouvée plus d'une fois rompue (BETTMANN, BONDI, ULRICH).

A la tache claire, qui marque le centre des épanchements sanguins, correspond quelquefois un groupe de leucocytes (BETTMANN), ou bien une matière décolorée et finement granuleuse qui résulte probablement de la dégénérescence des globules (QUINCKE, BETTMAN). MANZ dit avoir reconnu que ces masses blanchâtres sont limitées par une fine enveloppe ; il se pourrait donc qu'elles fussent constituées par les dilatations variqueuses de vaisseaux capillaires gorgés de leucocytes, de la même façon que les nodules de la rétinite leucémique selon l'explication donnée récemment par MURAKAMI (Kl. M-Bl. f. Aug., fév. 1901, p. 141-147). (Voyez le chap. de la rét. leucémique, p. 843).

Il y a deux autres altérations susceptibles de produire les taches blanchâtres que l'on voit à l'ophtalmoscope ; ces deux altérations sont habituelles dans la rétinite albuminurique, mais UHTHOFF a été le premier à les décrire au cours de l'anémie pernicieuse : c'est en premier lieu l'hypertrophie ampullaire ou variqueuse des fibres optiques ; puis l'accumulation de masses réfringentes et d'apparence colloïde dans les lacunes du tissu rétinien.

L'hypertrophie des fibres a été retrouvée par plusieurs auteurs : ULRICH, BETTMANN, BONDI, DE SCHWEINITZ, OLIVER ; elle existe souvent à un degré très prononcé, à tel point qu'elle peut produire une voussure de la limitante interne vers le corps vitré. Bien qu'elle se développe parfois au sein des foyers hémorragiques, elle paraît être indépendante de ces derniers ; elle joue probablement le rôle principal dans la formation des masses blanchâtres qui apparaissent isolément dans le tissu de la rétine (BETTMAN, p. 47).

Cette dilatation variqueuse des fibres optiques est due vraisemblablement à un phénomène d'imbibition séreuse ; elle dépend en une certaine mesure de l'intensité de l'œdème rétinien ; l'œdème simple se traduit à l'ophtalmoscope par le trouble diffus de la rétine ; il occupe essentiellement la couche des fibres et, dans les cas de longue durée, il finit par intéresser les couches plus profondes (BETTMAN).

Manz et Nykamp avaient constaté des dilatations anévrysmales des capillaires de la rétine ; Bettmann et Bondi n'ont observé qu'une sclérose des grosses branches vasculaires. Les extravasations les plus considérables se voient au voisinage de ces vaisseaux sclérosés et l'on doit admettre qu'elles résultent d'une rupture de leurs parois (Bettmann, Sgrosso). Là où ces altérations vasculaires font défaut, les hémorragies sont à l'ordinaire peu abondantes et il est probable qu'elles ont lieu par diapédèse (Bettman, Thalberg, Tschemolossow).

Ainsi qu'il ressort de cette description, les désordres histologiques de la rétine au cours de l'anémie pernicieuse diffèrent fort peu de ceux de la rétinite leucémique. En revanche la choroïde est beaucoup moins altérée dans la première de ces affections que dans la seconde ; la plupart des examens l'ont montrée tout à fait normale.

Étiologie, fréquence et pronostic. — Les altérations rétiniennes qui viennent d'être décrites se voient essentiellement dans les cas d'anémie pernicieuse essentielle, dont les causes déterminantes sont encore peu connues ; on les rencontre aussi dans certaines anémies par dénutrition progressive telles que les anémies provoquées par des parasites intestinaux, anchylostomes, botryocéphales, etc.

Ces différents états d'anémie ont pour symptômes communs une énorme diminution du nombre des globules rouges du sang (jusqu'à 1/10 du nombre normal) et une dégénérescence de ces globules avec changements de forme et de volume (poikilocytose et microcytose). On les observe à tout âge : le plus jeune des malades de Quincke avait onze ans, le plus âgé avait cinquante-neuf ans.

Les hémorragies rétiniennes se produisent dans presque tous les cas d'anémie pernicieuse essentielle (Biermer, Horner, Quincke) ; d'après Nieden on les trouverait dans 7 ou 8 p. 100 des cas d'anémie par anchylostomes ; leur fréquence en présence du botryocéphale est certainement beaucoup moindre, bien que plusieurs cas typiques aient été observés par Tschemolossow et que Reyer prétende avoir rencontré le botryocéphalus latus dans tous les cas d'anémie pernicieuse (?)

L'anémie pernicieuse essentielle est presque toujours fatale ; la constatation des hémorragies rétiniennes n'ajoute pas grand'chose au pronostic déjà fâcheux que les symptômes généraux ont dû faire porter ; lorsqu'elles apparaissaient au cours d'une anémie parasitaire, elles confirment l'extrême gravité de l'affection et l'on a vu plusieurs fois survenir la mort (Natanson) ; la guérison est cependant possible après l'expulsion du parasite, ainsi que cela ressort des observations de Tschemolosow et de Fischer.

II. — ANÉMIE CHRONIQUE

Plusieurs auteurs se sont occupés des altérations ophtalmoscopiques que l'on observe au cours de certaines anémies chroniques, secondaires à des affections débilitantes de l'organisme ; leurs descriptions ne concordent pas sur tous les points, ce qui peut tenir en partie à la grande diversité du matériel d'observation.

Hirschberg, ayant examiné des malades anémiés par des pertes de sang, distingue 3 types d'altérations attribuables à ce genre d'anémie :

1° Pâleur de la papille optique avec largeur normale des vaisseaux ;

2° Trouble diffus de la papille et rétrécissement des vaisseaux, principalement des artères. Petites hémorragies et foyers grisâtres plus ou moins prononcés dans les parties avoisinantes de la rétine sans désordres visuels importants ;

3° Neuro-rétinite accentuée s'accompagnant d'un trouble diffus de la rétine ; extravasations de dimensions variables. Amblyopie à peu près constante pouvant conduire à une amaurose absolue et définitive.

Ce dernier type se voit essentiellement à la suite d'hémorragies abondantes ; il n'appartient pas à proprement parler aux manifestations de l'anémie chronique ; il aboutit fréquemment à l'atrophie du nerf optique et relève du chapitre des amblyopies ou amauroses aiguës par pertes sanguines.

Ulrich s'est attaché à la description des anémies secondaires aux hématémèses répétées ; il a noté dans ces conditions une grande pâleur de la papille avec un rétrécissement marqué des artères ; quant aux veines, elles se voyaient bien décolorées et amincies au niveau de la papille, mais sur le reste de la rétine elles apparaissaient plus dilatées et plus tortueuses qu'à l'état normal. La moindre pression exercée sur le globe oculaire provoquait l'effacement de leur tronçon périphérique en même temps que l'apparition d'un pouls artériel. D'une façon à peu près constante on remarquait de petites hémorragies veineuses et des foyers blanchâtres dans la rétine au voisinage du pôle postérieur de l'œil. Déjà Nægeli en 1879 avait donné une description semblable (*Corresp. Bl. f. Schweizer-Aerzte.*, p. 730).

Zumft conclut de patientes recherches à une dilatation des vaisseaux rétiniens d'autant plus prononcée que la diminution des matières solides du sang est plus considérable ; sur ce point ses résultats sont en opposition avec ceux de Hirschberg, puisque ce dernier parle d'un amincissement de tous les vaisseaux, et avec ceux d'Ulrich, cet auteur n'ayant vu que la dilatation des veines en dehors des limites de la papille optique. Raehlmann est arrivé à concilier dans une certaine mesure ces opinions divergentes, car il donne l'hyperhémie des vaisseaux comme existant dans 57 à 60 p. 100 des cas d'anémie générale, tandis que dans 20 p. 100 il y a aurait au contraire une anémie visible de la rétine.

Pick a porté son attention, moins sur l'état de réplétion des vaisseaux, que sur les extravasations sanguines et les foyers de dégénérescence rétinienne. Ces foyers sont situés le plus souvent près de la papille et dans le voisinage des vaisseaux ; ils engainent quelquefois les veines ou les recouvrent en partie ; leur forme est irrégulière, leurs dimensions très inégales et leurs limites diffuses ; leur teinte varie de la plus *légère* buée grisâtre à la blancheur éclatante des plaques de la rétinite albuminurique.

Les hémorragies sont moins fréquentes ; on les voit surtout au pôle postérieur, mais parfois aussi dans les régions périphériques de la rétine ; elles n'offrent pas toujours des rapports visibles avec les vaisseaux ; elles sont arrondies ou striées, souvent blanchâtres en leur centre.

Ces altérations rétiniennes ne se révèlent en règle générale par aucun trouble fonctionnel.

La pâleur de la papille doit paraître chose toute naturelle au cours de l'anémie, car le sang possède une transparence anormale (RAEHLMANN). Les différences observées dans le calibre des veines ne sont pas d'une explication si simple : leur dilatation sur la rétine serait d'après ULRICH un phénomène de stase résultant d'un défaut d'équilibre entre la tension sanguine et la pression intra-oculaire. Les veines subissent une sorte d'étranglement sur les bords de la papille, au point où elles décrivent un coude assez brusque avant de se plonger dans le nerf optique. En amont de ce coude il y a stase, en aval ischémie relative. Les extravasations sont causées par la stase veineuse combinée à une perméabilité anormale des parois (p. 10 et 38). ZUMFT pense que ces hémorragies ont pour effet de diminuer dans la suite l'hyperhémie des vaisseaux rétiniens (p. 88).

A part les modifications du calibre, on ne constate généralement pas de lésions prononcées des parois vasculaires (PICK, p. 189) ; il se peut toutefois que l'altération du sang ait pour conséquence une dégénérescence graisseuse de l'intime.

Quant aux foyers grisâtres de la rétine, ils sont probablement les uns primaires, et les autres secondaires à des hémorragies. Par analogie avec la rétinite de l'anémie pernicieuse, PICK attribue leur production à l'hypertrophie variqueuse des fibres optiques. Il n'y a pas eu jusqu'ici d'examen microscopique qui permît de vérifier avec une certitude suffisante ces différentes suppositions.

C'est à PICK que nous devons le plus de renseignements au sujet de l'étiologie des rétinites post-anémiques : il classe d'après EHRLICH et LAZARUS les causes d'anémie chronique en 9 groupes principaux :

1° Pertes sanguines ; 2° suppurations chroniques ; 3° albuminurie ; 4° fièvres infectieuses ; 5° maladies des organes digestifs ; 6° syphilis ; 7° malaria ; 8° tumeurs ; 9° parasites intestinaux.

Parmi toutes ces causes possibles, ce sont les carcinomes de l'estomac qui ont paru à PICK jouer le rôle le plus important, car dans 30 p. 100 des cas d'anémie due à cette cause, il a pu constater des altérations de la rétine, bien qu'en plusieurs occasions il ait dû se contenter d'un examen unique et quelque peu rapide. PICK estime qu'une recherche plus minutieuse et plus souvent répétée lui aurait donné un résultat positif chez 60 à 70 p. 100 des malades (p. 181).

Les cas d'ulcère stomacal sont loin de présenter des altérations rétiniennes avec la même fréquence, lors même que la proportion d'hémoglobine se trouve abaissée à 15 p. 100 de la normale.

PICK veut expliquer cette différence en supposant que les tumeurs malignes

produisent des substances toxiques qui agissent directement sur le tissu rétinien. Il y aurait là même un élément de diagnostic différentiel. Toujours
d'après les recherches de Pick, les altérations rétiniennes se présentent avec
une rareté surprenante chez les tuberculeux, même à la dernière période de
la cachexie (p. 184).

Les anémies provoquées par les parasites intestinaux se rapprochent
beaucoup de l'anémie pernicieuse au point de vue de leur pronostic. Il en a
été question déjà dans le paragraphe précédent.

Les altérations rétiniennes des anémies secondaires sont trop semblables
à celle de l'anémie pernicieuse pour que leur aspect puisse servir à un diagnostic différentiel. C'est tout au plus si *par leur absence* dans un cas donné,
elles peuvent contribuer à faire porter le diagnostic d'anémie bénigne plutôt
que d'anémie pernicieuse. De même le retour graduel du tissu rétinien à son
aspect normal sera l'indication d'une amélioration parallèle dans l'état général et le signe probable d'une guérison prochaine. Hémorragies et foyers
blanchâtres peuvent disparaître en pareil cas sans laisser de traces. Pick
estime que certaines altérations passagères, considérées quelquefois comme
des formes bénignes de rétinite albuminurique, ne sont autre chose que les
manifestations rétiniennes de l'anémie qui souvent accompagne les néphrites
interstitielles.

Le traitement consiste essentiellement à rechercher et à combattre la
cause première de l'anémie ; il ressort de la médecine interne et l'ophtalmologiste sera bien rarement appelé à le mener à chef.

III. — CHLOROSE

Les altérations du fond de l'œil décrites chez les chlorotiques consistent
principalement en des névro-rétinites accompagnées parfois d'hémorragies
ou de foyers blanchâtres dans les parties de la rétine qui avoisinent la papille
optique.

Le premier cas de ce genre a été décrit par Bitsch ; dans sa thèse de 1897,
Neumann a réuni 5 autres cas, auxquels il en ajoute 2 de son observation personnelle. On peut citer encore ceux de Edison et Teale et de Schmidt.
C'est un total bien peu élevé pour une affection qui ne paraît pas très rare
si nous en jugeons par plusieurs exemples que nous avons observés. [

Les hémorragies sont généralement de peu d'étendue et sont disposées en
collerette autour du disque optique. Les foyers blancs ont une situation analogue ou bien se groupent autour de la macula de telle façon qu'ils peuvent
simuler la figure étoilée d'une rétinite albuminurique (Mackensie, Knies,
Schmidt, Williams).

Les troubles visuels sont, dans la règle, beaucoup moins prononcés qu'on
ne serait tenté de le croire d'après l'aspect ophtalmoscopique, et le pronostic
est réellement favorable. Les cas de Williams et de Schmidt aboutirent à la
guérison malgré la présence des foyers maculaires. Gowers, en dépit de plu-

sieurs rechutes, obtint une grande amélioration par l'usage du fer et le repos. Elze a reconnu aussi l'importance d'une médication par le fer.

Certains cas de thrombose de la veine centrale ont été attribués à l'influence de la chlorose (Clermont, Ballaban), mais il s'agit là d'une complication très rare au tableau de la névro-rétinite bénigne.

IV. — SCORBUT ET PURPURA

Des hémorragies rétiniennes ont été mentionnées plusieurs fois chez des malades souffrant de scorbut (Wegscheider, Mackensie, Belawsky, Denig, Weill) ou de purpura (Ruc, Mackensie, Goodhart, Méry); nous n'en connaissons que trois exemples qui aient donné lieu à un examen anatomique : ce sont ceux que rapportent Ruc, Foucherand et Goh; encore dans ces deux derniers cas l'étiologie n'était-elle pas bien établie.

Dans l'observation de Ruc, l'examen microscopique fait par Hayem montra comme seule particularité digne d'être notée la présence de quelques amas granulo-graisseux dans le tissu rétinien.

Sous le double titre de « diathèse hémorragique » et d' « anémie grave », Foucherand nous donne l'histoire d'un jeune homme de trente et un ans qui fut atteint sans cause connue de multiples hémorragies nasales et gingivales, si bien que la proportion des globules rouges descendit à moins de 1/10 de la normale et que la mort s'ensuivit. Dans la rétine, surtout près du pôle postérieur, de nombreuses hémorragies accompagnées d'un liséré blanc périphérique et d'une tache claire plus marquée en leur centre.

L'examen anatomique de l'œil, pratiqué par Dor, ne révéla aucune altération particulière des vaisseaux, ce qui fit admettre que les hémorragies s'étaient produites par diapédèse. Quant à la coloration blanche du centre, Dor ne trouva rien qui fût de nature à l'expliquer; il conclut donc à un effet optique dû à la réflexion de la lumière par des globules peu colorés.

Nous avons déjà mentionné une observation personnelle (pl. IV, fig. 8) où des reflets lumineux se produisant à la surface de la limitante interne donnaient l'illusion de taches claires pareilles à celles qu'on voit souvent apparaître au centre des hémorragies rétiniennes; il se pourrait qu'il se fût agi dans le cas décrit par Dor d'un phénomène semblable; il est cependant aussi possible qu'une recherche plus minutieuse lui aurait démontré la présence de fibres optiques en hypertrophie variqueuse ou de cellules granulo-graisseuses comme on en rencontre dans presque toutes les diathèses hémorragiques.

Il reste incertain si l'on doit considérer cette observation de Foucherand et Dor comme un exemple de purpura avec localisations rétiniennes ou le ranger au nombre des cas d'anémie pernicieuse avec lesquels il offre une grande ressemblance.

La même incertitude règne au sujet de l'observation de Goh concernant une folle de soixante-deux ans qui, s'étant volontairement privée de nourriture, fut atteinte de scorbut avec hémorragies et taches blanches dans la rétine. Goh en fait un exemple de rétinite septique, mais il n'a pu reconnaître la présence d'aucun microbe pathogène. Un examen microscopique complet fait à l'aide de coupes sériées lui a permis de constater que les hémorragies résultaient de diapédèse et que les taches claires correspondaient à des foyers de fibres optiques ou hypertrophie variqueuse.

Ces altérations sont identiques à celles que l'on rencontre dans la rétine au cours de l'anémie pernicieuse ou de la septicémie.

Dans une observation de SEGGEL, les désordres ophtalmoscopiques se bornaient principalement à la présence d'une légère stase papillaire.

WEILL, ayant examiné 61 prisonniers atteints par une épidémie de scorbut, en trouva cinq qui présentaient des complications oculaires : deux fois il s'agissait là de petites hémorragies disséminées dans la rétine avec ou sans névrite optique, et deux fois de foyers blanchâtres groupés autour de la macula.

V. — MALARIA

Plusieurs observateurs ont mentionné la production d'hémorragies rétiniennes au cours de la malaria ; aussi devons-nous leur prêter quelque attention. SULZER (p. 199) dit avoir trouvé dans environ le tiers des cas de cachexie palustre des hémorragies périphériques de la rétine qui se résorbèrent sans laisser de traces. BASSÈRES en rapporte une douzaine d'exemples, observés tantôt pendant la période des accès fébriles, tantôt dans celle de la cachexie palustre. PONCET estime qu'on peut les constater dans environ 10 p. 100 des cas.

Ces hémorragies sont à l'ordinaire la seule altération ophtalmoscopique : elles semblent provenir aussi bien des branches veineuses que des artères ; elles occupent de préférence le voisinage de la papille optique ou la macula ; elles sont généralement superficielles, multiples et le plus souvent bilatérales. Les troubles visuels qui les accompagnent et le temps nécessaire à leur résorption ne diffèrent pas de ce que l'on sait des hémorragies rétiniennes en général. Quant à leur cause, elle réside probablement dans une altération du sang analogue à celle de l'anémie pernicieuse (BRUNS). On peut admettre aussi le rôle concomitant de certaines altérations vasculaires, GUARNIERI ayant constaté la présence de dilatations ampullaires sur les veines rétiniennes. Au reste ces dilatations veineuses sont probablement secondaires à la stase que provoque dans les vaisseaux l'abondance des leucocytes.

PONCET croyait pouvoir attribuer les hémorragies rétiniennes à des embolies pigmentaires qu'il avait constatées dans les vaisseaux d'un sujet mort au cours d'un accès palustre ; les capillaires de la papille optique et de la rétine contenaient des globules blancs en grand nombre, qui tous avaient une tache de pigment en leur centre. KNIES admet que ces embolies peuvent être aussi la cause de la pigmentation rétinienne que l'on a constatée quelquefois.

VI. — ICTÈRE, TUBERCULOSE MILIAIRE, INFLUENZA

Des hémorragies rétiniennes ont été signalées quelquefois au cours de certaines maladies débilitantes autres que celles que nous avons déjà passées en revue, par exemple, dans la tuberculose miliaire (EWER), l'influenza (GILLET DE GRANDMOND, GALEZOWSKI, PÉCHIN), la cirrhose du foie et l'ictère (STRICKER, LITTEN), mais il se peut fort bien qu'elles n'eussent qu'une signification accidentelle, et rien ne nous autorise, jusqu'à plus ample information, à les considérer comme étant en relation directe avec l'affection générale qu'elles accompagnaient. Nous ne les citons donc ici que pour mémoire. De même l'observation d'hémorragies rétiniennes que NICATI croit pouvoir considérer comme symptomatiques d'une fièvre urineuse.

VII. — BRULURES DE LA PEAU

MOOREN en 1884 mentionna la production d'hémorragies rétiniennes chez les personnes qui ont subi des brûlures de la peau ; il attribuait cet accident rétinien à des influences réflexes sur les vaisseaux. WAGENMANN ayant eu l'occasion d'observer un exemple très marqué de rétinite hémorragique chez un jeune homme de dix-neuf ans victime de brûlures étendues, proposa une explication plus satisfaisante que celle de MOOREN : à son avis les hémorragies rétiniennes sont causées par l'altération du sang provoquée par la brûlure, altération capable d'entraîner des phénomènes généraux bien plus graves encore et même la mort du blessé, comme de nombreux exemples en font foi. KNIES partage la même opinion, et il estime que les hémorragies rétiniennes sont d'un pronostic fâcheux en cas de brûlures cutanées, car elles sont la preuve d'une sorte d'intoxication par les produits de la dégénérescence des hématies. Cependant elles n'excluent pas une guérison, ainsi que le montre l'observation même de WAGENMANN.

VIII. — POISONS VÉGÉTAUX OU MINÉRAUX

La plupart des intoxications produites par des substances industrielles, médicamenteuses ou autres, affectent le nerf optique plus directement que la rétine ; leurs effets seront donc étudiés à propos des maladies du nerf optique. Un petit nombre (phosphore, plomb, oxyde de carbone, naphtaline), provoquent des altérations primitives dans la rétine.

Des altérations rétiniennes par le *phosphore* ont été signalées par NIEDERHAUSER et produites expérimentalement par UZIEMBLO et par STEINHAUS. Elles consistaient surtout en une hyperhémie veineuse avec quelques hémorragies et gonflement plus ou moins prononcé de la papille. L'œdème rétinien aboutissait à la formation de nombreux décollements localisés bien reconnaissables à l'ophtalmoscope et confirmés par l'examen microscopique. De cet œdème résultait aussi la formation de lacunes dans le tissu rétinien et la dégénérescence assez rapide des cellules visuelles (UZIEMBLO, STEINHAUS). UHTHOFF pense que les altérations de la rétine dans l'intoxication par les phosphores auraient pu être constatées avec une certaine fréquence si l'on avait pris soin de les rechercher (p. 113).

Dans quelques cas exceptionnels d'*intoxication saturnine*, on a décrit des altérations rétiniennes, hémorragies, foyers blanchâtres, sans participation évidente du nerf optique (d'après UHTHOFF, p. 64).

L'intoxication par l'oxyde de carbone provoque une hyperhémie des veines rétiniennes selon les constatations faites par quelques auteurs (d'après UHTHOFF, p. 125)

Les altérations rétiniennes accompagnant une intoxication par la naphtaline sont assez semblables à celles que nous avons mentionnées pour le phosphore et consistent surtout en de l'œdème rétinien avec dégénérescence des cellules ganglionnaires et de l'épithélium pigmentaire (UHTHOFF).

BIBLIOGRAPHIE

I. — ANÉMIE PERNICIEUSE

BETTMAN. Der Augenbefund bei tödlich verlauf. Anaemie. *Arch. f. Aug.*, XI, p. 28, 1881.

BIERMER. (Communication sur une forme particulière d'anémie pernicieuse progressive.) *Correspondenzblatt f. . Schweiger-Aerzte*, II. p. 15-17, 1871.

BONDI. Die pathologisch. anat. Veränd. der Retina bei pern. anaemia. *Arch. f. Aug.*, XXXIII, Erg., p. 85.

FISCHER, 1896. Einiges über Biermersche essentielle Anaemie, etc. *Rés. Centr. Bl. f. Aug.*, XX. p. 81.

FÖRSTER. Allgem. Leiden und Veränd. des Sehorgans. *Graefe-Saemisch*, VII, p. 64 et 74.

GROENOUW. Primäre perniciöse Anämie. Bezieh. d. Allg. leid. zu Veränd. d. Sehorgans, p. 296, 301, figure 12, p. 291. *Graefe-Saemisch*, 2e éd. ch. XXII, 1re partie, 1901.

HIRSCHBERG. Ueber die Veränd. des Augengr. bei allg. Anhaemie. *Beitr. zur. Aug.*, III, 1878.

HORNER. (Discussion dans la Soc. opht. de Heidelberg.) *Klin. Mon.-Bl.*, XII, p. 458, 1874.

MANZ, 1874. Veränd. in der Retina bei Anaemia progr. pern. *Med. Centr. Bl.*, p. 675.

NATANSON. (Symptomatologie et anat. path. de l'an. pern. parasitaire). En russe. — **Rés.** in *Jahresb. f. Opht.*, p. 528), 1894.

NIEDEN. 1897. Ueber den Einfluss der Anchylostom. auf das Auge. *Wien. med. Presse* (Jahresb.. p. 264).

NYKAMP. Ueber die Entstehung der Apoplex. ret. bei. pern. Anaemie. *Berl. Kl. Woch* (Jahresber. f. Aug. p. 208), 1877.

OLIVER. A study of the opht. changes... in pern. anaemia. *Amer. opht. Soc.*, XXXIII, meet. 1897. *Jahresb. f. Opht.*. p. 264.

QUINCKE. Ueber perniciös: Anæmie. *Volksmann's Klin Vorträge* n° 100, p. 799, 1876.

REYER, 1885. *Deutsches Arch. f. Klin. Med.*, XXXI, p. 31. (D'après Jahresber, für Opht. p. 246).

SARGENT. Profund aff. of the eyes in a case of pern. anaemia. *Arch. of Opht.*, XXI, 1392

Schweinitz (de). Exam. of eyes from a case of pern. anaemia. *Amer. opht. Soc.* (Jahresb., p. 449), 1896.

Sgrosso. (Recherches clin. et anat. sur les alt. rét. dans l'aném. pern.). *Acad. méd. chir. Napoli.* (Jahresb. p. 173), 1897.

Thalberg. Zur pathol. Anat. d. Netzhauthem. *Arch. f. Aug.*, XIII. 133, 1884.

Tschemolosow. (Les hémorr. rét. dans l'anémie parasit.) En russe. — (Rés. Jahresb., p. 505, 1895.

— (Hémorr. rét. dans l'aném. pern. parasit.) *VIII° Congrès de Pirogoff*, à Moscou. (*Zeit. f. Aug.*, VII, 6, p. 485), 1902.

Ulrich, 1887. Ueber Netzhautblut. bei Anaemie. *Graefe's Arch.*, XXXIII, 2, p. 39-40.

Uhthoff. Ueber die pathol. anat. Ret. Veränd. bei progr. pern. Anaem. *Kl. Mon.-Bl.*, XVIII, p. 513, 1880.

II. — ANÉMIES CHRONIQUES ET SECONDAIRES

Berger. Anémie et chlorose p. 230, 233. *Mal. d. yeux dans l. rapp. avec la path. gén.*, 1892.

Eales. Severe retinitis haem... in a case of simple chronic. anaemia. *Opht. Rev.* III, p. 69, 1884.

Groenouw. Bezieh. d. Allg. Leiden zu Veränd. des Sehorgans, fig. 13 et p. 301, 383. *Graefe-Saem.* II° éd. ch., xxii, 1re partie.

Pick. Netzhautveränder. bei chron. anaemie. *Kl. Mon. Bl. f. Aug.*, XXXIX, mars, p. 177.

Hirschberg. Ueber die Veränd. des Augengrundes bei Allgem. Anhaemie. X° sess. Soc. opht. Heidelb., 1877, p. 53; *Beitr. z. prakt. Augenheilk*, III, 1878.

Litten. Ueber einige... interessante Augenveränderungen. *Berl. Klin. Woch.* et *Centrbl. für Aug.*, V, 1881.

Mackensie. On anaemia as a cause of ret. haem. *Lancet*, II, p. 109 (Jahresb. p. 298), 1883.

Raehlmann. Ueber einige Bezieh. d. Netzh. circ. zu Allg. Stör. etc. *Virch. Arch.*, CII, p. 184, 1885.

Ulrich. Ein neuer ophthalmosc. Befund nach Blutverlust. *Klin. Mon. Bl.*, mars, XXI, 1883.

— Ueber Netzhautblutungen bei anaemie, etc. *Graefe's Arch.*, XXXIII, 2, p. 1, 1887.

Zumft. Verhalten des Augenspiegelbef. bei chron. anaemie. Thèse de Dorpat, 1891.

III. — CHLOROSE

Ballaban. Thrombose d. vena centr. in Folge v. Chlorose. *Arch. f. Aug.*, XLI, p. 280, 1900.

Bitsch. Neuroretinitis bei Chlorose. *Klin. M. Bl. f. Aug.*, XVII, p. 144, 1879.

Clermont. Thrombose de la veine centr. de la rétine. Thèse de Paris, 1899.

Dieballa. Chlorosis und Papillo-retinitis. *Deutsch. med. Woch.*, n° 28, 1896.

Edison et Teale. Case of optic. neuritis associated with chlorosis. *Brit. med. J.*, p. 221 (Jahresb. p. 530), 1888.

Elze. Ueber einen durch... Eisen geheilt. Fall. v. neuroret. haem. *Woch. f. Ther. u. Hyg. des Aug.*, n° 20, 1901 (*Z. f. A.* sept., 1901, p. 229).

Gowers. Optic neuritis in chlorosis. *Brit. med. J.*, p. 755. (Cité par Neumann 1897), 1880.

— Medical ophtalmoscopy, 4° éd. 1904, p. 230.

Neumann. Papillo-retinitis bei chlorose. Thèse de Berlin, 1897.

Mackensie. Diffuse papillo-retinitis due to chlorosis. *Brit. med. J.*, p. 328. (Cité par Neumann 1897), 1885.

Knies. Chlorose p. 451. Bezieh. d. Sehorg. zu den übr. Krankh., p. 451, 1893.

Schmidt. Ueber einen Fall v. Papillo-retinitis bei chlorose. *Arch. f. Aug.*, XXXIV, 3, p. 164.

Williams. A case of double neuro-retinitis, etc. *Brit. med. J.*, p. 110 (Cité par Neumann), 1884.

IV. — SCORBUT ET PURPURA

Belawsky. (Des troubles fonctionnels de l'œil dans le scorbut). Thèse de Saint-Pétersbourg (Jahresb, p. 578), 1894.

Denig. Einige seltene Augenerkrank. *Münchner med. Woch*, (Jahresb. p. 505), 1895.

Foucherand et Dor. Diathèse hémorragique ? anémie grave, etc. *Revue de méd.*. I, p. 333 1881.

Goodhart. Purpura with subretinal hœmorrage. *Lancet*, I, p. 123 (Jahresb., p. 227), 1878.

Goh. Beitr. z. Kenntn. d. Augenerkr. bei sept. allg. Erkr. *Graefe's Arch*. XLIII, 1, p. 160, 1897.

Groenouw. Bez. d. Allg. erkr. zu Veränd. d. Sehorg., p. 323-325. *Graefe-Saemisch*, 2ᵉ éd., ch. xxii, 1, 1901.

Méry. Hém. rétiniennes au cours des infections gén. aiguës. *Thèse de Paris*, 1904.

Mackensie. Retinal haemorrages and degeneration in scurvy. *Lancet*, II, 25 (*Jahresb.*, p. 236), 1880

—   Purpura. *Med. Times and Gazette*, nᵒ 292 et 293 (Jahresb., p. 207). 1877.

Ruc, 1870. Apoplexie rétinienne au cours d'un purpura hemorragique. *Union médicale*, nᵒ 48 (d'après Grœnouw, p. 325 et Méry, p. 60).

Seggel. Skorbutische Erkr. der Augen. *Klin. Monats-Bl.*, XXXVII, p. 298, 1899.

Wegscheider, 1877. Aus dem Augustahospital. Deutsch. med. Woch, 18. (Jahresb.. p. 207).

Weill. Ueber skorbutische Augenleiden. *Zeitsch. für Aug.*, IX, 5, p. 514.

V. — MALARIA

Bassères. Hémorragies rétiniennes d'origine palustre. *Arch. d'opht.*, XVI, p. 352, 1896.

Bruns II. Dickson. Malarial retinal hemorrage. (*Res. in. Ann. d'ocul.*, p. 92, 1888.

Groenouw. Bez. d. Allg. leiden zu Ver. d. Sehorgans. *Graefe-Saemich*, XXII, 1, p. 592, 1903.

Guarnieri. 1897. (Cité d'après Groenouw, *Graefe-Saemisch*, 2ᵉ édit., ch. XXII, 1, p. 593).

Poncet. De la rétino-choroïdite palustre. *Ann. d'ocul.*, LXXIX. p. 204, 1878.

Raynaud. Troubles oculaires de la malaria. Thèse de Paris, 1892.

Sulzer. Troubles de la vision dans l'impaludisme. *Arch. d'opht.*, X, p. 193, 1890.

VI. — ICTÈRE, INFLUENZA, ETC.

Ewer, 1900. Thèse de Berlin.

Galezowski, 1895. *Ann. d'ocul.*, CXIII, p. 275.

Gillet de Grandmont, 1890. *Rés. Rec. d'opht.*, p. 125.

Litten, 1882. *Deutsche med. Wochenschr.*

Nicati, 1893. Hem. ret. symptom. de fièvre urineuse. *Ann. d'ocul.*, CIX, p. 102.

Stricker, 1874. *Berl. Klin., Wochenschr*, nᵒ 21.

Péchin. Cité par Méry, obs. II, *Thèse de Paris*, 1904.

VII. — BRULURES CUTANÉES

Lacomme. Troubles ocul. consécutifs aux brûlures étr. à l'œil. Thèse de Lyon, 1901.

Knies. Verbrennungen, p. 271 et 283, *Bezieh. des Sehorgans... z. d. übr. Krankh.*, 1893.

Mooren. Hauteinflüsse und Gesichtsstörungen. Wiesbaden, 1884.

Wagenmann. Retinitis hem. nach ausgedehnt. Hautverbrenn. *Graefe's Archiv.*, XXXIV, 2, p. 181, 1888.

VIII. — POISONS

Niederhauser, 1875. Zur symptom. Aetiologie und sympt. Bed. der Ret. apopl. Thèse de Zürich.

Uziemblo, 1892. Alt. path. de la rétine dans l'intox. par le phosphore. (D'après Steinhaus, p. 467.)

Steinhaus, 1897. Ueber die Veränderungen der Netzhaut bei Phosphorvergiftung. *Ziegler's Beitr. zur path. Anat.*. XXII, p. 466.

Uhthoff, 1901. *Graefe-Saemisch*. 2ᵉ édit.. ch. XXII. 2.

CHAPITRE XIII

RÉTINITES SEPTIQUE ET MÉTASTATIQUE

Historique. — Les oculistes du xviiie siècle et ceux de la première moitié du xixe attachaient trop d'importance aux causes éloignées des maladies oculaires pour ne pas avoir remarqué les relations que certaines inflammations suppuratives de l'œil affectent avec d'autres états inflammatoires de l'organisme. Déjà Saint-Yves rapporte l'histoire d'une dame, qui, à la suite d'une pleurésie (?), fut atteinte aux deux yeux successivement de « l'ophtalmie la plus violente, appelée chémosis ».

En 1817, Beer parle d'une façon aussi peu précise de l'amaurose qui, chez les accouchées, fait suite à un arrêt brusque de la lactation ; on a voulu y voir une allusion à l'ophtalmie puerpérale. (?) Mackensie, Himly, puis Fischer et Arlt sont plus explicites et décrivent des suppurations intra-oculaires consécutives à des phlébites utérines ou autres.

Cependant on attribuait à l'ophtalmie métastatique les causes les plus diverses[1] et le mode de pénétration dans l'œil demeura ignoré jusqu'au moment où Virchow reconnut dans les capillaires de la rétine et de la choroïde des bouchons purulents qui lui parurent provenir des végétations de l'endocarde.

La théorie des embolies infectieuses, créée ainsi par Virchow et développée plus tard par les recherches bactériologiques, nous explique l'éclosion soudaine d'une rétinite ou d'une choroïdite suppurative au cours de la septicopyémie, mais cette complication n'est pas la plus fréquente : les observations de Roth, de Litten et de Herrenheiser (p. 414) ont montré que des hémorragies rétiniennes, non suivies de suppuration, se produisent encore plus souvent.

En dépit de l'opinion de Roth, qui attribua ces hémorragies simples à l'action des toxines du sang sur la paroi des vaisseaux et voulait séparer cette « rétinite septique » de l'ophtalmie métastatique proprement dite, on a cru pendant longtemps à la nature identique de ces deux affections. La rétinite

---

[1] Voici un passage bien typique des idées du temps : « ... il arrive quelquefois qu'une
« dartre ou tout autre exanthème aigu ou chronique se trouve supprimé. Ces éruptions, que
« l'on doit attribuer à d'heureux effets de la nature... venant à cesser, on voit souvent sur-
« venir des ophtalmies. La brusque suppression des poux chez les enfants peut donner lieu
« à cette maladie. Je lui ai souvent trouvé pour cause immédiate l'extraction d'une dent
« cariée, etc. » Demours, 1821.

hémorragique de la septicémie et la rétinite purulente n'auraient différé que par le stade de leur développement ou par le degré de leur intensité ; l'une et l'autre seraient résultées d'embolies ; mais la première aurait eu pour cause immédiate le trouble circulatoire produit par les bouchons vasculaires ; la seconde, l'action irritante des bactéries eux-mêmes (LEBER, LITTEN, KAHLER). LEBER émit aussi l'hypothèse que la rétinite dite septique pouvait être due à des embolies multiples de nature faiblement infectieuse, impuissantes par conséquent à provoquer une panophtalmie véritable.

Depuis lors, à la suite des travaux de HERRENHEISER, de GOH et d'AXENFELD, la dualité des deux affections oculaires a été généralement reconnue (ISCHREYT) et l'on est en droit de décrire séparément la rétinite septique et la rétinite purulente métastatique.

I. — RÉTINITE SEPTIQUE

La « rétinite septique » a été appelée de ce nom par ROTH, qui, dans son travail de 1872 sur les altérations de la rétine au cours de la septicémie, distingua pour la première fois entre les formes bénignes, attribuables à des changements chimiques dans la composition du sang, et l'ophtalmie métastatique purulente, produite par la pénétralion dans l'œil d'embolies infectieuses.

La raison d'être de cette distinction étant contestée (LEBER, KAHLER, LITTEN), l'existence d'une rétinite « septique » a été passée sous silence par la plupart des manuels (WECKER, PANAS) jusqu'il y a fort peu de temps. En 1892 HERRENHEISER remit en honneur la manière de voir de ROTH en confirmant par ses propres observations que la rétinite septique est une affection relativement fréquente, qu'elle n'est pas nécessairement suivie de suppuration rétinienne et qu'elle est susceptible d'une guérison complète. Les auteurs mentionnent aujourd'hui les manifestations rétiniennes de la septicémie au même titre que celles de l'anémie pernicieuse, de la leucémie ou de l'albuminurie.

Les cas publiés de rétinite septique sont encore en petit nombre, mais ils montrent une concordance remarquable aussi bien dans l'apparence ophtalmoscopique que dans la nature anatomique des altérations rétiniennes.

Dans leur ensemble, ces altérations offrent une grande analogie avec celles de l'anémie pernicieuse. Les *extravasations sanguines* en sont l'expression la plus constante ; LITTEN a pu voir en effet des hémorragies 28 fois sur 35 cas de septicémie, HERRENHEISER (1892, p. 414) 18 fois sur 27 ; quelquefois, mais pas toujours, elles ont en leur centre une tache claire (GIMURTO, p. 30) ; leur nombre peut être très considérable ; leurs dimensions varient, mais elles siègent le plus souvent dans les couches superficielles de la rétine, quelquefois même au-devant de cette membrane (ISCHREYT, p. 67), et se localisent de préférence aux bords de la papille ou de la macula.

Des *foyers blanchâtres* désignés quelquefois sous le nom de « taches de Roth » s'ajoutent dans un certain nombre de cas aux extravasations hémor-

ragiques : rarement ils les prècèdent dans leur apparition (GIMURTO, p. 37).
Ces foyers blancs sont généralement très petits, bien circonscrits, et n'ont
pas de tendance à confluer bien qu'ils puissent se montrer en très grand
nombre (ROTH). Ils occupent comme les hémorragies les parties voisines de la
papille optique.

Les vaisseaux rétiniens gardent généralement leur apparence normale;
dans la règle, les symptômes de stase veineuse font défaut (GOH, p. 198); ils
ne se sont trouvés véritablement prononcés que dans un cas où des thromboses s'étaient produites dans la veine centrale et certains capillaires de la
rétine (GOH, p. 168).

Le bord de la papille peut prendre un aspect diffus (HERRENHEISER).

A ces modifications de l'aspect normal du fond de l'œil correspondent des
altérations histologiques généralement peu considérables et qui n'intéressent
guère que les couches internes de la rétine. Ce sont en premier lieu des épanchements hémorragiques dans la couche optique sous forme de petits groupes
d'hématies qui s'insinuent entre les faisceaux de fibres, ou d'extravasats plus
considérables, assez abondants pour soulever la limitante interne et voussu-
rer vers le corps vitré; les couches granuleuses restent dépourvues de ces
hémorragies ou ne les montrent que très disséminées (HERRENHEISER, 1892;
ISCHREYT).

Les taches de Roth sont essentiellement constituées par des fibres optiques
en hypertrophie variqueuse auxquelles s'entremêlent parfois des cellules
granulo-graisseuses. Les foyers de fibres hypertrophiées se sont retrouvés
jusqu'ici dans presque tous les cas examinés au microscope (HERRENHEISER,
1894, p. 144; GOH, p. 171 et 187; ISCHREYT, p. 70). Cette altération n'est pas
d'ailleurs spéciale à la rétinite septique, il est presque superflu de le rappeler; elle se rencontre avec une assez grande constance dans la rétinite
albuminurique, fréquemment aussi en cas de leucémie ou d'anémie pernicieuse. Tandis que GOH (p. 188) veut la mettre en relation avec les hémorragies, ISCHREYT (p. 74-75) la tient pour indépendante de la présence des extravasats dans le tissu rétinien.

Les vaisseaux de la rétine ne paraissent pas gravement altérés; seuls, les
capillaires montrent une dégénérescence de leur endothélium, dont les noyaux
ne se colorent pas bien par les réactifs; la plupart des hémorragies sont donc
attribuables à la diapédèse; toutefois dans certains foyers hémorragiques,
HERRENHEISER (1892) et ISCHREYT ont remarqué des ruptures vasculaires. GOH
a décrit aussi des thromboses dans la veine centrale et dans plusieurs
capillaires, mais il s'agissait là d'une complication exceptionnelle.

LITTEN et KALHER, ayant reconnu chez des sujets morts de septicémie que de
petits vaisseaux de la rétine se trouvaient totalement obstrués par des micro-
organismes, crurent y voir la preuve que les hémorragies rétiniennes avaient
été produites par des embolies microbiennes; cependant comme les tissus voisins ne montraient aucune trace d'inflammation, il est plus probable que la
présence de micro-organismes en si grand nombre résultait d'une multiplication *post mortem*. C'est aussi la conclusion à laquelle sont arrivés HERRENHEI-

ser (1892, p. 412), Axenfeld (1894, p. 147 et 173) et Goh (p. 157 et 189) par l'étude microscopique de cas tout semblables à ceux de Kahler et de Litten.

Il n'est pas surprenant que des bactéries se rencontrent à l'examen d'une rétinite septique puisque ces bactéries existent dans le sang et sont par conséquent répandues dans tout l'organisme ; ce qui différencie anatomiquement la rétinite septique d'une ophtalmie métastatique due à l'action locale des microbes, c'est que, dans la première, les altérations sont purement dégénératives, tandis que, dans la seconde, il existe des foyers d'inflammation évidente avec infiltration leucocytaire à l'entour des vaisseaux (Axenfeld, 1896, p. 290)[1].

Les conditions étiologiques des altérations rétiniennes au cours de la septicémie sont loin d'être élucidées. Si, comme le prétend Schöbl, ces altérations peuvent se produire ou faire défaut dans les formes les plus graves et dans les plus légères, il faut supposer que bien des facteurs importants nous échappent. On ignore en particulier si certaines toxines ont sur la production de la rétinite une influence plus prononcée que d'autres. Ce sont des streptocoques que les recherches bactériologiques ont le plus souvent décelés dans le sang des malades (Herrenheiser) ; on a trouvé aussi le staphylococcus aureus (Herrenheiser) et le pneumocoque (Goh). Ischreyt mentionne enfin la présence d'un strepto-bacille dont il n'indique pas plus exactement la nature.

La rétinite septique ne provoque des *troubles visuels* que lorsque la macula est occupée par des hémorragies ; on détermine alors l'existence d'un scotome central ou para-central. Le manque de tout symptôme subjectif explique qu'en bien des occasions la présence des complications rétiniennes puisse être méconnue ; pour estimer leur fréquence moyenne il faut soumettre à un examen ophtalmoscopique systématique et répété tous les cas de septicémie qui se présentent dans les services hospitaliers. C'est par une enquête de ce genre que Roth et Herrenheiser ont reconnu que la rétinite septique est incomparablement plus commune que la panophtalmie métastatique. Ils ont pu constater en outre que le pronostic en est beaucoup plus favorable, tant sous le rapport de la vision de l'œil atteint que sous celui de la vie du malade. Herren-

---

[1] Lagrange a communiqué à la Société française d'ophtalmologie un cas d'ophtalmie métastatique où il voit une confirmation de l'opinion de Roth et de Herrenheiser, mais qui diffère très fortement de ce que ces auteurs entendent par rétinite septique. Il s'agissait d'un exsudat venu de la choroïde ou de la rétine, lequel, en envahissant une partie de la cavité oculaire, avait produit dans le fond de l'œil une voussure assez semblable à un gliome rétinien. La rétine était entièrement décollée, mais ne présentait pas d'hémorragies ; ses couches les plus internes montraient seules une dégénérescence prononcée de leurs éléments. L'examen microscopique des coupes n'ayant pu déceler aucun élément microbien, Lagrange en conclut que les altérations des membranes étaient dues probablement à une toxine « apportée dans l'œil par le torrent circulatoire ».

Si les résultats négatifs d'une recherche faite sur des coupes microscopiques pouvaient suffire à démontrer l'origine non microbienne d'un exsudat, le cas de Lagrange n'en resterait pas moins distinct, par tous ses caractères, des exemples de rétinite septique publiés jusqu'ici : il serait à classer dans une catégorie intermédiaire, entre cette rétinite et la panophtalmie infectieuse : toutefois le bien-fondé de cette distinction nouvelle est encore à démontrer.

HEISER (1892 p. 414) indique que sur 12 malades qu'il a pu suivre assez longuement, 10 ont guéri et 2 seulement sont morts. Lorsque l'issue fatale est évitée,
les altérations rétiniennes, même prononcées, finissent par se dissiper entièrement ; HERRENHEISER (1894 p. 152) cite à ce propos un cas dans lequel, malgré
des hémorragies très nombreuses, la guérison intervint en quelques semaines. Les 3 exemples de rétinite septique rapportés par GIMURTO ont trait à des
fièvres puerpérales : dans l'un deux (cas IX) il y eut aussi guérison complète.

HERRENHEISER en arrive à conclure de ses observations que le *pronostic*
d'une septicémie n'est pas influencé par l'apparition des complications rétiniennes. Il importe donc de ne point confondre ces dernières avec les symptômes oculaires d'une anémie pernicieuse ou d'une albuminurie au début.
Malheureusement l'aspect ophtalmoscopique n'est pas assez caractéristique
pour permettre à lui seul cette différenciation ; les données de l'état général
(état fébrile) sont pour le diagnostic des indications plus certaines. En
revanche, lorsqu'il s'agirait de décider entre une septicémie et d'autres
affections fébriles qui ne se compliquent généralement pas d'hémorragies
rétiniennes, comme le typhus ou la tuberculose miliaire, la présence des
altérations décrites par ROTH pourrait acquérir une valeur différentielle
(HERRENHEISER, 1894 p. 152).

Si l'on est en présence d'un cas de septicémie ou de septico-pyémie bien
évident, la difficulté consiste à distinguer les altérations rétiniennes dues à
des influences purement chimiques d'avec les lésions très semblables qui
marquent le début d'une invasion microbienne et sont le prélude de l'infiltration suppurative. AXENFELD (1896, p. 292) estime que ce diagnostic différentiel
n'est permis qu'après une observation de quelques jours, car si des bactéries
ont pénétré dans l'œil et s'y établissent, ils ne tarderont pas à provoquer
une inflammation purulente qui lèvera tous les doutes. Réciproquement, si
le tableau ophtalmoscopique de la rétinite septique avec hémorragies et taches
de ROTH subsiste sans modifications importantes, on peut conclure à l'absence
d'embolies infectieuses. Cette règle n'est cependant pas absolue, AXENFELD en
convient lui-même, car il a étudié avec GOH un œil dans lequel de petits abcès
rétiniens produits par des pneumocoques étaient accompagnés d'une réaction
locale si faible, qu'on eût pu les confondre à l'ophtalmoscoque avec des foyers
de simple dégénérescence et que le microscope était seul en état de révéler
leur véritable nature.

Le second œil du même sujet ne présentait que les altérations d'une rétinite septique.

HERRENHEISER, lui aussi, a suivi chez un de ses malades le développement
d'une ophtalmie purulente à l'un des yeux, tandis que de l'autre côté la rétinite septique subsistait sans changements (1892, p. 414).

Un exemple du même genre cité par GRUNERT n'est pas très probant, car
les symptômes de la rétinite septique n'étaient apparus que vingt-quatre
heures avant la mort ; ils ne marquaient peut-être que le début d'une inflammation suppurative, ce qui nous semble corroboré par les résultats de l'examen microscopique publiés par MICHEL.

Il est évident que dans le cours d'une septicémie l'arrivée dans l'œil d'une embolie infectieuse reste toujours une complication possible. Mais si la rétinite septique est nécessairement bilatérale puis qu'elle repose sur une altération générale du sang, il n'en est pas de même pour l'inflammation purulente, car cette dernière dépend de circonstances plus ou moins fortuites qui seront étudiées à l'occasion de la rétinite métastatique.

Le traitement local d'une rétinite septique est subordonné à celui de l'affection générale. Il est inutile si le pronostic est grave ; en cas de guérison de la septicémie, il pourra hâter peut-être la résorption des extravasats et le retour intégral des fonctions visuelles. Ce traitement local ne différera d'ailleurs en aucune façon de ce qu'il est pour les autres maladies hémorragiques de la rétine (voy. chap. VIII et IX).

II. — RÉTINITE PURULENTE MÉTASTATIQUE

Les suppurations métastatiques de l'œil ont une marche si rapidement progressive qu'elles aboutissent en peu d'heures ou en peu de jours à la panophtalmie ; aussi est-il, en bien des cas, très difficile, ou même impossible, de déterminer avec une certitude suffisante quel a été le point de départ de l'invasion.

ARLT avait conclu de ses recherches anatomiques que la choroïde est le siège primitif de la suppuration ; KNAPP en a jugé de même, mais HIRSCHBERG (1880, p. 308) taxe d'opinion préconçue l'idée que nous trouvons encore aujourd'hui exprimée par beaucoup d'auteurs, à savoir que l'ophtalmie métastatique aurait pour cause habituelle un processus embolique dans les vaisseaux de l'uvée.

Une étude plus approfondie démontre en effet qu'en bien des cas la suppuration a débuté dans la rétine ou qu'elle a dû envahir cette membrane en même temps que la choroïde (VIRCHOW, HEIBERG, LEBER, HIRSCHBERG) de telle façon que les deux processus sont indépendants l'un de l'autre. Il existe donc une « rétinite métastatique » aussi bien qu'une choroïdite métastatique. (HIRSCHBERG, AXENFELD, 1894, p. 125 ; SCHÖBL). Les descriptions anatomiques se rapportant aux stades les moins avancés de la maladie dénotent même dans la rétine des altérations beaucoup plus avancées que dans la choroïde (HERRENHEISER, 1892, p. 398 ; AXENFELD). Une statistique de tous les cas publiés jusqu'en 1894, établie par AXENFELD, tend à prouver que la rétine est atteinte la première dans la généralité des cas d'infection simultanée des deux yeux, qu'il s'agisse de pyémie puerpérale (loc. cit. XL. 3 p. 32), chirurgicale (XL. 3 p. 55), ou cryptogénétique, c'est-à-dire médicale ou de cause inconnue (XL. 3, p. 75).

Symptômes cliniques. — Nous ne pouvons demander aux examens ophtalmoscopiques beaucoup de renseignements sur les symptômes du début, car il n'en est qu'un bien petit nombre qui aient été pratiqués à temps. Le plus souvent l'oculiste se trouve en présence d'une suppuration déjà si prononcée dans les membranes profondes qu'il n'arrive pas à percevoir autre chose qu'un reflet grisâtre uniforme, ou de grosses opacités flottantes dans le corps vitré.

La description la plus détaillée, que nous possédions d'une rétinite métastatique en voie de développement, nous est donnée par Gimurto (p. 74 et fig. 4). Le fond de l'œil, qui, la veille au soir, était apparu dans son état normal, fit voir un matin l'effacement presque complet de tous les vaisseaux rétiniens, en outre un trouble diffus de la rétine et des bords papillaires, et, dans le centre de la macula, une légère tache rouge; c'était un tableau semblable à celui de l'embolie simple de l'artère centrale, mais il en différait par la présence de plusieurs grosses hémorragies sur le trajet des veines et d'opacités dans le corps vitré. Quatre heures plus tard, l'aspect des vaisseaux n'était plus reconnaissable et, vers le soir du même jour, on ne distinguait plus dans la rétine que de gros foyers blanchâtres, à bords dentelés et circonscrits par des stries hémorragiques. La malade étant trop apathique pour se plaindre d'un trouble visuel, tous ces détails auraient passé inaperçus si les médecins de la clinique n'avaient songé à l'utilité d'une exploration ophtalmoscopique à intervalles réguliers.

Hirschberg (1880, p. 302) et Herrenheiser (1892, p. 400) ont été eux aussi les témoins de l'envahissement de la rétine, ainsi que Bayer, dont Gimurto rapporte les observations. Un foyer blanc jaunâtre de la région maculaire, légèrement surélevé et mesurant environ 1/3 du diamètre de la papille, atteignit en moins de vingt-quatre heures la largeur de 5 diamètres papillaires. (Herrenheiser). Dans tous ces cas les détails du fond de l'œil ne sont pas restés perceptibles pendant plus de deux jours. Une autre description de Hirschberg (1883) semble se rapporter plutôt à une choroïdite suppurative, car le fait principal consistait en un décollement progressif de la rétine; malheureusement il n'y a pas eu d'examen anatomique.

Les symptômes extérieurs d'une rétinite métastatique sont variables : c'est quelquefois l'injection épibulbaire et la chémose qui attirent l'attention du médecin. Il s'y joint bientôt de l'iritis et de l'hypopion. En d'autres cas rien ne trahit au dehors les graves altérations du fond de l'œil (Herrenheiser).

Dans le cas déjà cité de Gimurto, l'aspect de la cornée et de la chambre antérieure resta normal jusqu'à la fin. De même il peut y avoir des douleurs aiguës, ou bien l'affection oculaire est indolore, au moins pendant les premiers jours.

La perte de la vision est quelquefois donnée comme ayant été soudaine, mais il s'agit le plus souvent d'une diminution graduelle, bien que rapide, conduisant en quelques heures à la simple perception de la lumière et se terminant peu de jours plus tard par la cécité complète de l'œil atteint.

La marche ultérieure de la maladie, l'envahissement successif de toutes les membranes de l'œil, l'issue par perforation ou par phtisie du globe, sont des détails qui rentrent dans le chapitre de la panophtalmie en général et qu'il vaut mieux omettre ici pour éviter des répétitions.

Nous avons vu que les hémorragies de la rétinite septique avaient été attribuées par Leber (1891) à l'action d'embolies faiblement infectieuses; il existe bien réellement, à côté des formes quasi foudroyantes dont nous venons de parler, une forme bénigne de rétinites métastatiques dues à l'arrivée dans la rétine de microorganismes peu virulents : c'est du moins ce qui nous paraît avoir été démontré par Axenfeld (1896) et Goh.

Ces deux auteurs ont étudié et décrit d'une façon détaillée un œil qui du vivant du malade n'avait pas montré d'autres symptômes morbides que des hémorragies rétiniennes, mais dont la rétine contenait cependant à sa périphérie trois petits foyers d'infiltration leucocytaire. Deux de ces foyers laissèrent voir en leur centre de petits amas de microcoques ; ces microbes, que des cultures avaient précédemment décelés dans le sang du malade, étaient des pneumocoques de Fraenkel-Weichselbaum ; leurs formes involutives et la phagocytose déjà commencée prouvaient qu'ils séjournaient depuis quelque temps déjà dans la rétine (Axenfeld) ; si donc ils n'avaient pas provoqué de suppuration étendue, c'est que leur virulence devait être fortement atténuée (Axenfeld, Goh).

Des faits de ce genre doivent être, de l'avis même d'Axenfeld et de Goh, tout à fait exceptionnels; cependant il a été publié trois observations ophtalmoscopiques qui tendent à faire penser que des foyers d'infiltration rétinienne attribuables peut-être à des embolies de pneumocoques se produisent quelquefois au cours d'une pneumonie sans entraîner de graves désordres dans l'œil atteint : la première de ces observations (Fraenkel) concernait un médecin dont la vue se trouva diminuée dès le début de la pneumonie par la présence de petits scotomes paracentraux; l'ophtalmoscope fit voir autour de la macula cinq à six taches blanchâtres, dont l'une était nettement proéminente et qui s'effacèrent en l'espace de quelques semaines.

Les deux autres descriptions viennent de Peters et sont analogues à la précédente.

Citons enfin l'observation très intéressante de Muller, qui, chez un jeune homme souffrant d'actinomycose milliaire, reconnut la présence, au voisinage du nerf optique, de petits foyers blanchâtres et surélevés, assez semblables à des tubercules de la choroïde, mais que l'examen anatomique décela sous la forme d'amas épithélioïdes siégeant dans la rétine. Bien que les recherches faites n'aient pu mettre au jour dans ces amas cellulaires aucune espèce de bactéries. Muller tient pour vraisemblable qu'il s'agissait là de nodules d'actinomycose.

Anatomie pathologique. — Lorsqu'une rétinite purulente aboutit à la panophtalmie, on retrouve généralement les microbes pathogènes en masses énormes, pour peu que l'examen anatomique de l'œil soit fait assez tôt; ils occupent le lumen des vaisseaux et l'obstruent (Heiberg, Hosch, p. 194; Wagenmann, p. 167; Mitwalsky, Axenfeld 1894; Bull, troisième cas); de là ils se répandent dans le tissu où ils se multiplient avec abondance (Herrenheiser 1892 p. 403, Wagenmann, Bull). Si la pièce n'a pas été obtenue par énucléation pendant la vie, mais qu'elle provienne d'une autopsie, il importe de bien distinguer entre les colonies microbiennes qui ont été la cause des altérations du tissu et celles qui peuvent s'être développées après la mort. Lorsque ce sont des artères qui contiennent les microbes, que leurs parois sont infiltrées (Mitwalsky) et que le territoire rétinien qu'elles irriguent est en état de nécrose prononcée (Axenfeld), on a le droit de penser à des embolies microbiennes, mais si les capillaires ou les veines sont gorgés de microorganismes sans que le tissu voisin montre de réaction inflammatoire, il faut conclure comme Herrenheiser (1894, p. 148), Wagenmann (p. 173) et Axenfeld 1894, p. 144) à une multiplication post mortem.

Pour qu'il soit possible de déterminer le siège primitif de l'embolie infectieuse, celle-ci doit être récente, car en peu de jours les microbes pathogènes se répandent dans toutes les parties de l'œil. La plupart des recherches anatomiques se sont heurtées à des lésions trop avancées pour permettre une conclusion certaine (cas de Veillon et Morax, p. 346 et de Terrien, p. 174) ; en pareil cas l'habitude est de parler d'une choroïdite ; toutefois les examens faits à temps montrent que la rétine a son rôle actif dans l'établissement de la suppuration et que les premiers signes d'inflammation se voient dans ses couches internes, autour de ses vaisseaux (Knapp, p. 161 ; Leber 1877). La couche des fibres est la première infiltrée de leucocytes ; elle est épaissie, parsemée d'hémorragies (Hosch, Oeller, Wagenmann, Mitwalsky), les cellules ganglionnaires deviennent indistinctes et résistent aux colorants nucléaires. La couche intergranuleuse s'imbibe d'un exsudat fibrineux ; les cônes et bâtonnets tombent de bonne heure en dégénérescence : ils sont gonflés en massue, désagrégés en boules hyalines et plusieurs d'entre eux ont franchi avec leur noyau la limitante externe ; leur couche se plisse à la façon d'une ruche ou se détache tout entière (Wagenmann, Axenfeld). La surface interne de la rétine ne tarde pas à se recouvrir d'un exsudat fibrino-purulent qui peu à peu progresse dans le corps vitré. Les produits de l'inflammation s'écoulent également dans l'espace sous-rétinien où ils s'amassent en décollant la rétine, si bien que les couches granuleuses finissent par être seules reconnaissables et qu'elles apparaissent comme noyées dans un lac de pus.

Cette destruction du tissu rétinien est surtout manifeste et rapide dans les parties périphériques : elle y prend le caractère d'une véritable nécrose (Wagenmann, Axenfeld) précédant ou dépassant de beaucoup l'invasion des microbes (Mitwalsky). Les derniers vestiges de la rétine se retrouvent dans le voisinage de la papille optique.

La choroïde participe à l'inflammation et surtout à la production du pus qui remplit la cavité de l'œil (Axenfeld), mais elle est dans la règle moins profondément altérée que la membrane nerveuse (Hirschberg 1880 ; Oeller, p. 363 ; Herrenheiser 1894, p. 145 ; Axenfeld, etc.).

Pathogénie, Étiologie et fréquence. — Au point de vue de la pathogénie de la rétinite métastatique, les questions qui se posent sont les suivantes :

1° Sous quelle forme les agents infectieux pénètrent-ils dans les vaisseaux de l'œil ?

2° Quelles sont les conditions qui déterminent leur établissement et leur pullulation dans la rétine ou la choroïde ?

Depuis les travaux de Virchow l'idée la plus répandue est que les germes infectieux pénètrent sous la forme d'*embolies*. D'où proviendraient ces embolies, si la cause de la pyémie réside dans une infection puerpérale ou une infection chirurgicale des extrémités ? Il n'est pas admissible que des caillots veineux détachés de la région malade puissent être transportés directement à l'œil par le courant sanguin, car ils seraient retenus par les capillaires du poumon avant de parvenir au cœur et de là dans le système artériel. La source d'une embolie pourrait être cherchée, il est vrai, dans l'endocardite ulcéreuse qui fréquemment complique la septicémie. Cependant Axenfeld (1894), dans son importante statistique, a trouvé que l'ophtalmie métastatique ne s'accompagne d'une endocardite que dans le tiers des cas.

Supposons néanmoins que les conditions soient données pour la formation dans le cœur de débris emboliques capables de servir de véhicules aux microbes : ces débris entraînés dans l'aorte, puis dans les carotides, auraient fort peu de chances de pénétrer dans l'artère ophtalmique plutôt que dans les branches artérielles de la tête et du cou, car l'artère ophtalmique est de calibre peu considérable et de plus elle se détache à angle droit de la carotide interne, ce qui doit être considéré comme une circonstance défavorable à la pénétration d'un embolus. A leur tour, les vaisseaux destinés au globe de l'œil forment avec la direction de l'artère ophtalmique des angles plus ou moins accusés et la somme de leurs calibres ne représente que 1/8 environ du calibre de cette artère (Axenfeld). Ces conditions anatomiques feraient penser *a priori* que les embolies oculaires sont exceptionnelles comparées à la fréquence des embolies du cerveau, et l'embolisation simultanée des deux yeux devrait paraître d'une rareté touchant à l'invraisemblance. Or les statistiques d'Axenfeld montrent que tout au contraire, l'ophtalmie métastatique bilatérale et simultanée constitue le plus souvent la seule métastase que l'on puisse retrouver dans le domaine des artères carotides (*loc. cit.*, LX, 4, p. 182).

De ces considérations, et d'autres encore qu'il serait trop long d'énumérer, Axenfeld conclut que l'infection simultanée des deux yeux (et dans bien des cas aussi l'infection unilatérale) débute dans les capillaires les plus fins et qu'elle a pour agents des microorganismes disséminés en très petits groupes dans le sang du malade.

Comment donc se fait-il que ces microbes circulant dans tous les organes se localisent à l'œil plutôt que dans une autre partie du corps ? C'est la question qui reste à examiner.

Axenfeld (*loc. cit.*, XL, 3, p. 5-7) estime que si l'œil offre des conditions peu propices à la pénétration de masses emboliques compactes, il fait preuve en revanche d'une certaine disposition aux *embolies capillaires*.

Pareille prédisposition peut résulter en partie de la pression intra-oculaire qui ralentit la circulation sanguine; en partie de l'étroitesse des capillaires de la rétine (5 à 6 micromes).

En outre, de la rétine ou de la choroïde, c'est la rétine qui doit succomber le plus facilement à l'envahissement microbien, parce que son mode de vascularisation, avec artères terminales, laisse peu de chances à la réaction leucocytaire. Sitôt que l'une de ces artères rétiniennes est obstruée par des microbes, le territoire qu'elle irrigue est frappé de nécrose et constitue un terrain tout préparé pour une infection diffuse. Dans la choroïde, au contraire, la propagation d'un agent irritant rencontre une résistance intense. Grâce aux voies collatérales, les foyers d'inflammation tendent à rester circonscrits et s'entourent d'une zone de démarcation réactionnelle (LEBER, AXENFELD). C'est une défense de l'organisme conforme aux lois de la pathologie générale mais exigeant un tissu bien vascularisé.

Pour que les microorganismes charriés par le sang se mettent à pulluler dans un organe, il faut une cause qui les retienne à la paroi des vaisseaux ou qui les amène à franchir cette paroi. AXENFELD suppose que les altérations produites par les toxines du sang, telles qu'on les voit dans la rétinite septique (dégénérescence de l'épithélium vasculaire, hémorragies) peuvent ici jouer un certain rôle. LITTEN (1877), LEBER (1891) et PANAS attribuent surtout de l'importance aux thromboses des vaisseaux de l'œil. On sait en effet combien souvent des thromboses compliquent la septicémie; AXENFELD (1896) et GOH les ont démontrées dans les capillaires et les veines de la rétine. Dans cet ordre d'idées, PANAS rapporte l'histoire d'un homme âgé qui, s'étant exposé à l'influence d'un froid rigoureux, fut atteint le même soir d'une ophtalmie suppurative.

Les inflammations intra-oculaires qui accompagnent la *méningite cérébro-spinale* ont été envisagées souvent comme une propagation de la méningite à l'œil par la voie des gaines du nerf optique (WECKER, *Traité complet*, II, p. 462). Cette interprétation ne repose sur aucun fait certain (AXENFELD, *loc. cit.*, XL, 3, p. 112). OELLER, AXENFELD et SCHÖBL ont trouvé qu'il s'agissait là encore d'une rétinite plutôt que d'une choroïdite. Les deux observations d'AXENFELD (1894, obs. VIII et IX) sont surtout intéressantes par le fait que dans l'une d'elles la rétine renfermait des microcoques sans qu'il fût possible d'en déceler dans la gaine optique, et que, dans la deuxième observation, bien que les deux gaines fussent injectées de masses énormes de diplocoques, il n'y avait aucune communication visible entre ces amas extra-oculaires et les colonies que renfermaient quelques-uns des capillaires de la rétine. Dans les deux cas AXENFELD crut devoir conclure à des métastases proprement dites par la voie indirecte d'une infection du sang. La possibilité d'une propagation par les gaines ne lui semble toutefois pas définitivement écartée et de nouvelles recherches sont à désirer sur ce point.

Ces ophtalmies purulentes secondaires à la méningite cérébro-spinale sont celles dont la pathologie est la moins connue, parce qu'elles aboutissent d'ordinaire à la guérison avec atrophie lente de l'œil, sans qu'il devienne nécessaire de recourir à l'énucléation. SCHÖBL les classe au nombre des rétinites métastatiques « chroniques ». Ce caractère de bénignité relative tient peut-être au pneumocoque de Fraenkel-Weichselbaum que l'on connaît aujourd'hui comme la cause de la méningite épidémique (AXENFELD). La statistique d'AXENFELD (1894) nous montre en effet que les ophtalmies consécutives à des affections pulmonaires ont un pronostic particulièrement favorable (50 p. 100 de survie); dans la pyémie chirurgicale, où le streptocoque et le staphylocoque doré sont en action, les chances de survie après une métastase oculaire ne sont que de 37 p. 100. Trois fois seulement il y eut guérison malgré la bilatéralité de l'ophtalmie.

C'est pour l'*infection puerpérale* que le pronostic est le plus grave : AXEN-FELD a compté en tout 30 p. 100 de guérison et ce chiffre lui paraît encore trop fort si l'on songe à tous les cas malheureux qui n'ont pas été publiés. Toutes les métastases bilatérales et simultanées ont été suivies d'une issue fatale. Dans l'observation de HENIUS et HIRSCHBERG, les deux yeux ont été atteints à douze jours d'intervalle. Dans celle de JANUSKIEWICZ ils semblent l'avoir été simultanément. Avec ceux que rapportent FISCHER et KATER, ce sont les seuls exemples connus jusqu'ici de bilatéralité avec survie. Le streptocoque est l'agent habituel de ces ophtalmies puerpérales. Il conduit presque toujours à la perforation du globe oculaire; DESPAGNET, AXENFELD et KATER ont pu observer néanmoins le passage direct à l'atrophie du globe.

Comme il est bien souvent impossible de faire le diagnostic entre une réti-nite et une choroïdite suppuratives, c'est à l'ophtalmie métastatique en général que se rapportent les données statistiques réunies par AXENFELD (1894). Plusieurs de ces chiffres sont intéressants à connaître :

98 fois la métastase oculaire était unilatérale et 60 fois bilatérale; lorsqu'un seul œil se trouvait atteint, il s'est agi 30 fois de l'œil droit et 46 fois du gauche.

En deux circonstances on a vu survenir une ophtalmie sympathique de l'œil épargné par la métastase ; dans l'un de ces cas il y avait eu perforation du globe et dans l'autre panophtalmie sans perforation.

AXENFELD estime à 3,5 p. 100 la fréquence des infections oculaires au cours de la fièvre puerpérale et à 0,27 p. 100 tout au plus dans les affections chirurgicales. Les épidémies de méningite cérébro-spinale ont fourni à certaines époques un important matériel d'observations. (KNAPP, SCHÖBL.)

Dans les formes aiguës, la métastase occulaire se diagnostique aisément car il suffit d'avoir pris en considération la possibilité d'une infection traumatique; les formes chroniques peuvent être confondues chez des enfants avec le gliome rétinien. (SCHÖBL, LAGRANGE, p. 376 ; TERSON, *ibidem*, p. 386.)

BIBLIOGRAPHIE

ARLT. Choroïditis pyemica. *Krankh. des Auges.*, II, p. 209, 1853.

AXENFELD. Ueber die eitr. metast. Ophthalmie, etc. *Graefe's Arch.*, XL, 3 et 4, 1894.

— Ueber mildere u. gutart. metast. Augenentzünd. *XXV° Vers. d. opht. Ges. Heidelberg*, p. 282, 1896.

BEER. Von dem vicarirenden schwarzen Staare, etc. *Lehre v. d. Augenkrankh.*, II, p. 572, 1817.

BERGER. Septicémie. *Mal. d. yeux* dans l. rapp. avec la path. gén., p. 299, 1892.

BULL (STEDMAN). Metast. chorioditis in Course of Pneumonia. *Amer Opht. Trans.*, 1901.

COHN. Panophthalmie in Puerperium, p. 165-173. *Uterus und Auge. Wiesbaden*, II, p. 459, 1890.

DEMOURS. Ophthalmie métastatique. *Précis sur les mal. d. yeux*, p. 104, 1821.

DESPAGNET. Deux cas d'iridochor. suppur. par auto-infection. *Bull. de la Soc. fr. d'opht*, p. 498, 1896.

FISCHER. Ophthalmia metastatica e phlebitide. *Lehrbuch.*, p. 285, 1846.

— (Cas de survie malgré opht. met. puerp. double). *Centralbl. f. Aug.*, XXI, p. 174, juin 1897.

FRAENKEL. Augenspiegelbefund bei Pneumonie. *Centralbl. f. Aug.*, XLVIII, 2, p. 456, 1899.

GIMURTO. Ueber Veränder. des Augenhintergr. bei Rr. Wöchner. Thèse de Strasbourg, 1893.

GOH. Beitr. z. K. d. Augenveränd. bei sept. Allg. erkrank. *Graefe's Arch.*, XLIII, 1, p. 147, 1897.

GRUNERT. Præparata über Ret. sept. u. metast. *Soc. opht. Heidelbg*, XXX° session, 1902.

GROENOUW. Bez. der Allg. leiden z. Veränd. d. Sehorgans, p. 494. *Graefe-Saemisch*, 2° éd., ch. XXII, 1, 1902.

HEIBERG. Ein Fall v. Panopht. puerp. bedingt durch mikrokokken. *Cent. Bl. f. med. Wiss.*, p. 561, 1874.

HENIUS-HIRSCHBERG. Doppelseit. Erblind. in Folge v. puerp. Inf. *Centr. Bl. f. Aug.*, IX p. 84, 1885.

HERRNHEISER. Beitr. z. Kenntn. der met. Entz. im Ange, etc. *Kl. M. Bl.*, XXX, p. 393, déc. 1892.

— Zur K. d. Netzhveränd. bei sept. Allgemeinleiden. *Kl. M. Bl.*, XXXII, p. 137, mai 1894.

HIMLY. Ophthalmia puerperalis. *Krankh. u. Missbild. d. menschl. Auges*, I, p. 448, 1843.

HIRSCHBERG. Ueber puerp. sep. Emb. d. Auges. *Arch. f. Aug.*, IX. p. 299, 1880.

— Ein Fall v. puerp. sep. Emb. beid. Aug. *Centr. Bl. f. Aug.*, VII. p. 259, 1883.

HOSCH. Ueber embol. Panophthalm. im Puerperium. *Graefe's Arch.*, XXVI, 1, p. 177, 1880.

ISCHREYT. Retinitis septica Roth. *Arch. f. Aug.*, XLI. p. 65, 1900.

— Ueber septische Netzhautveränd. *Samml.-Zwanglos. Abhandl.*, III. 7, 1901.

JANUSKIEWICZ. Zwei Fälle von puerp. sept. emb. des Auges. *Centr. Bl. Aug.*, XX, p. 206-207, 1896.

KAHLER. Septische Netzhautaffect. *Prag. Zeitsch. f. Heilkunde.* 1880.

KNAPP. Metastatische choroïditis. *Arch. f. Opht.*, XIII, 1, p. 127, 1867.

LAGRANGE. Contrib. à l'étude des opht. métast. d'origine non microbienne. *Bull. de la Soc. fr. d'opht.*, XIV, p. 370, 1896.

LEBER. Die Krankheiten der Netzhaut., etc. *Graefe-Saemisch.*, V, p. 564, 1877.

— Ueber Zusammentreffen v. diss. choroïditis u. haem. Ret. *Festschrift f. Helmholtz.* XII, p. 54, 1891.

LITTEN. Ueber die bei der acut. malign. Endoc... vorkom. Ret. Veränd. *Ber. ü. X, Vers. d. opht. Ges Heidelb.*, p. 140, 1877.

LITTEN. Ueber septische Erkrankungen. *Zeitsch. f. Kl. Med.*, II, 3, p. 382, 1881.

MACKENSIE. Ophthalmia from the absorption of pus. *A pract. tre alise on the dis. of the eye*, p. 564-567, 1835.

MICHEL. Beitr. zur Kenntniss der Ret sept. Thèse de Tubingue, 1902.

MITWALSKY. Des ophtalmies septiques. *Rev. gén. d'opht.*, nov., p. 481, 1891.

MÜLLER (H.). Metastatische ophthalmie, 1856. *Gesammelte Schrift.*, I, p. 339, 1872,
— Veränd. im Augenhintergrund bei miliarer Aktinomykose. *Klin. Monats.-Bl. für Aug.* XLI, p. 236, 1903.

NAGEL. Beobacht über eitrige Retinitis. *Arch. f. Opht.*, VI, 1, p. 220, 1860.

OELLER. Retinitis u. Cyclitis suppur. bei cerebro-spinal. méningitis. *Arch. f. Aug.*, VIII, p. 357, 1879.

PANAS. Du rôle de l'infection par voie interne. *Festschrift f. Helmholtz.*, XIII, p. 60, 1891.
— Choroïdite suppurative. *Traité des mal. d. yeux*, I, p. 395, 1894.

PETERS. Ueber Veränd. im Augenhintergr. bei Pneumonia. *Klin. Mon. Bl. |f. Aug.*. XXXIX, p. 392, mai 1901.

ROTH. Ueber Netzhautaffection bei Wundfiebern. *Deutsch. Z. f. Chir.*, p. 471, 1872.

SAINT-YVES. De l'ophthalmie la plus violente appelée chémosis. *Traité des mal. des yeux*, 1re éd., 1722, p. 185, 2e édit., 1736, p. 139.

SCHÖBL. Ueber selbständ. eitr. Netzhantentzünd. *Centr. Bl. f. Aug.*, XIII, p. 65, 1889.
— Metastatic or emb. pur. ret. Sept. ret. of Roth. *System of diseases of the eye* (Norris and Oliv.), III, p. 492-498, 1901.

TERRIEN. Ophtalmie métast. suivie de mort. *Arch. d'opht.*, XIX, p. 171, 1899.

VALUDE. Iridochor. sept. conséc. à une hém. utérine. *Ann. d'oc.*, CXIII, p. 38, 1895.

VEILLON et MORAX. Choroïdite suppurative à streptocoques, etc. *Ann. d'ocul.*, p. 341, mai 1894.

VIRCHOW. Ueber capilläre Embolie. *Virch. Arch.*, IX, p. 307, 1856.
— Zur pathol. Anat. der Netzhaut, etc. *Virch. Arch.*, X, p. 179-187, 1856.

WAGENMANN. Ein Fall v. doppelseit. metast. Opht. *Graefe's Arch.*, XXXIII, 2, p. 147, 1887.

DE WECKER. Rétinite suppurative, choroïdite métast., *Traité complet*, II, p. 459, 1886 et IV, p. 119, 1890.

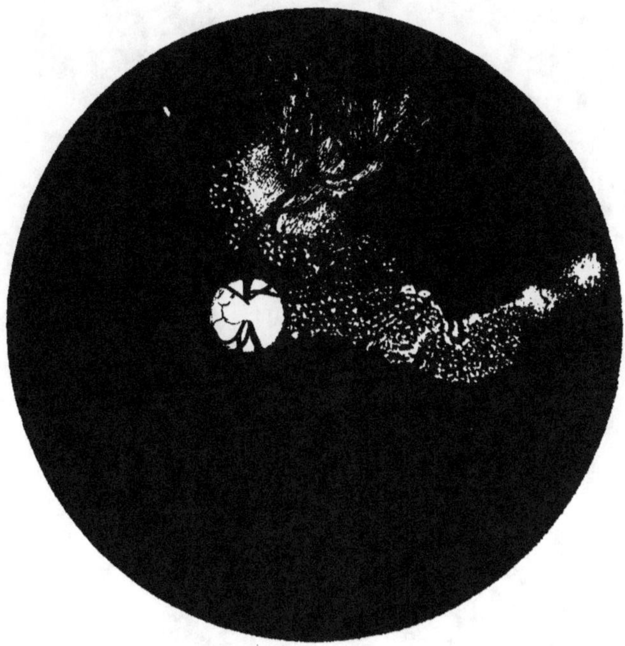

Fig. 9. Hémorrhagies rétiniennes chez un artérioscléreux.

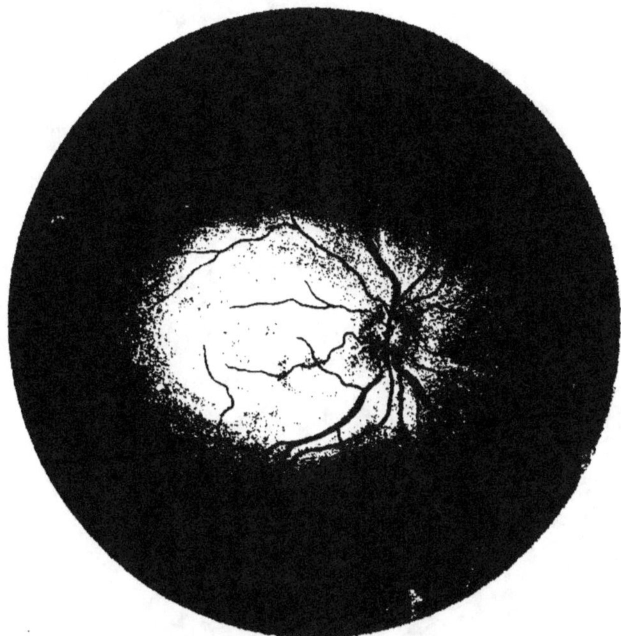

Fig. 10. Neuro-rétinite syphilitique diffuse.

CHAPITRE XIV

RÉTINITES SYPHILITIQUES

JACOBSON décrivit en 1859 pour la première fois sous le nom de « rétinite syphilitique » une affection du fond de l'œil attribuable à l'influence de la syphilis acquise : LIEBREICH et GRAEFE en observèrent bientôt des formes assez différentes. FÖRSTER, en 1874, sans contester absolument l'existence d'une véritable rétinite syphilitique, rangea la maladie décrite par JACOBSON au nombre des *choroïdites* et, dans un travail demeuré classique, il en étudia en détail les symptômes subjectifs.

Depuis lors, on a beaucoup discuté sur le point de savoir s'il n'y a que des choroïdites et chorio-rétinites, ou s'il existe en outre une rétinite syphilitique indépendante ; les examens anatomiques, peu nombreux jusqu'ici, n'ont pas suffi à trancher définitivement ce débat ; on tend à admettre aujourd'hui que le virus syphilitique peut causer des altérations localisées dans les couches internes de la rétine sans participation immédiate des couches externes qui dépendent de la choroïde. Toutefois, les auteurs qui admettent l'existence de ces rétinites syphilitiques primitives sont encore loin d'être d'accord sur les différentes formes qu'elles peuvent revêtir et sur les caractères qui les distinguent d'une chorio-rétinite. A côté du type établi par JACOBSON il existe des variétés presque aussi nombreuses que les observations publiées. On est forcé, si l'on veut être complet, de les passer successivement en revue, car les documents existants ne permettent point encore une généralisation des faits observés.

A. RÉTINITE DE JACOBSON (*Retinitis syphilitica simplex*) ; CHOROÏDITE SYPHILITIQUE DE FÖRSTER ; RÉTINITE OU NÉVRO-RÉTINITE DIFFUSE. — Le disque optique est hyperhémié, ses limites indistinctes ; la rétine avoisinante est le siège d'un trouble diffus ; les veines se voient modérément dilatées ; il n'y a le plus souvent pas d'hémorragies ni de foyers de dégénérescence blanche ; voilà quels sont les éléments principaux du tableau ophtalmoscopique.

Le trouble rétinien a des caractères bien à lui ; il est parfois si peu prononcé qu'il pourrait passer inaperçu et semble n'être que l'exagération des réflexes normaux du fond de l'œil : c'est une buée qui occupe surtout le pôle postérieur et s'efface d'une façon uniforme et graduelle vers la périphérie de la rétine (JACOBSON, LIEBREICH) ou bien se prolonge sous l'aspect de languettes le long des vaisseaux principaux (GALEZOWSKI, 1886, pl. VI, fig. 2 ; CLASSEN, SCHREIBER, 1878, fig. 9 ; MAUTHNER, etc.).

Selon Mooren (p. 291) il n'y a pas de rétinite où la congestion vasculaire joue un rôle aussi effacé ; dans certains cas exceptionnels on note cependant de la dilatation veineuse et des hémorragies (Mandelstamm ; obs. pers : voy. fig. 10, pl. V).

L'aspect de la papille optique est à peu près pathognomonique ; sa teinte jaunâtre ou rosée la différencie peu nettement du fond rouge de l'œil ; elle apparaît voilée d'un halo comme si on la regardait au travers d'une fine gaze ou d'un verre légèrement dépoli. Ce phénomène a sa cause dans un trouble poussiéreux du corps vitré qui d'après Förster (p. 34) et Wecker (II p. 452) ne manque presque jamais. Ce sont de très fines particules en suspension près du pôle postérieur de l'œil et dans les parties les plus déclives du corps vitré, faisant généralement défaut dans les autres régions de la périphérie ; elles passent facilement inaperçues si l'on n'a pas soin de les rechercher à l'aide d'un miroir plan muni d'une forte lentille convexe (Wecker, Hirschberg). Il peut être nécessaire aussi de dilater la pupille pour les voir (Förster).

Quelquefois on dirait que cette fine poussière s'est disposée en couches parallèles comme si elle adhérait à de minces membranes flottantes (Förster). Wecker a constaté seulement qu'elle se condense en masses grumeleuses qui finissent par s'amasser dans les parties déclives, mais qu'un brusque mouvement de l'œil fait surgir à nouveau.

Le tableau ophtalmoscopique peut présenter certaines variantes : nous avons déjà mentionné le fait que le trouble de la rétine, au lieu de s'étendre uniformément sur tout le pôle postérieur de l'œil, se prolonge assez souvent sous forme de languettes le long des vaisseaux. Ostwalt (1888 p. 483 et 1891, p. 18) estime que dans un grand nombre de cas une recherche attentive ferait découvrir en outre de très petits foyers grisâtres disposés en grappes autour des fines ramifications artérielles dans la région maculaire comme à la périphérie. Schweigger (p. 111), Classen, et Alexander (1888, p. 87) ont noté un épaississement de la rétine tel qu'il en résultait une sorte de bourrelet circulaire autour du disque optique.

Chez un de nos malades (voy. fig. 10, pl. V) la participation des couches internes était si intense que la rétine apparaissait comme boursouflée et que sa surface montrait dans la région maculaire de légères ondulations. L'opacification du tissu rétinien était aussi prononcée que dans le cas d'une obstruction de l'artère centrale, mais au lieu de la coloration laiteuse caractéristique de cette dernière affection, il y avait une teinte d'un gris presque verdâtre avec des reflets nacrés et tendineux. Cette rétinite était bilatérale et avait succédé à des iritis. L'infection syphilitique datait de trois ou quatre ans.

La rétinite de Jacobson constitue l'une des manifestations tardives de la syphilis secondaire, survenant le plus souvent après la période où l'on observe des iritis, soit une, deux, ou plusieurs années après l'accident primaire, rarement déjà au bout de quatre à six mois (Förster, p. 75). Sa durée est de plusieurs mois et sa marche extrêmement torpide : bien des semaines peuvent s'écouler sans qu'on voie se produire des modifications appréciables dans l'aspect ophtalmoscopique. Après une période d'état, il y a répression lente et les récidives sont exceptionnelles (von Graefe). Le trouble poussiéreux persiste encore longtemps ; Foerster (p. 36) l'a retrouvé plusieurs fois après quatre à cinq ans, dans un cas même au bout de quatorze ans.

B. Rétinite centrale récidivante de Graefe. — Cette forme diffère de la précédente par sa marche bien plus encore que par les modifications du fond de l'œil. Elle se manifeste par des troubles visuels qui surviennent brusquement, puis se dissipent en quelques jours pour reparaître après quelques semaines ou quelques mois jusqu'à 10, 20 ou 30 fois ; Graefe a même noté dans un seul cas plus de 80 récidives !

L'examen ophtalmoscopique montre un trouble léger dans la région de la macula, le plus souvent au centre de celle-ci ; on y voit parfois aussi de petites taches blanchâtres qui se superposent au trouble diffus.

Les symptômes subjectifs précèdent généralement dans leur apparition ces modifications de la rétine et persistent un peu après qu'elles se sont effacées

Grâce à la multiplicité des rechutes, la maladie évolue en plusieurs années ; son éclosion est du reste plus tardive que celle de la rétinite diffuse ; Graefe (p. 214) l'a vu débuter douze ans après l'accident primaire.

Quelques ophtalmologistes n'ayant jamais observé la rétinite récidivante (Schöbl 1900, p. 483) ont douté qu'elle existât réellement (Wecker, IV, p. 110); cependant Alexander (1888, p. 91 ; 1895, p. 24) en a vu 5 cas ; nous-mêmes nous l'avons observée une fois ; ce qui est certain, c'est qu'elle est extrêmement rare.

C. Rétinite syphilitique circonscrite (voy. fig. 11, A et B, pl. VI). — La rétinite diffuse de Jacobson et la rétinite centrale récidivante sont les deux formes dont le tableau clinique est le mieux défini, mais elles sont loin de comprendre tous les faits observés. Si l'on veut tenir compte de plusieurs descriptions isolées, il faut admettre qu'il y a place pour un type intermédiaire constitué par une affection rétinienne circonscrite, et non point diffuse; centrale, mais d'évolution graduelle plutôt que soudaine et récidivante.

Galezowski (1886, p. 151) en fait mention sous le titre de « plaques exsudatives isolées », Schöbl (1900, p. 477) sous celui de « chorio-rétinite circonscrite centrale et disséminée. »

Alexander la range aussi parmi les choroïdites (1888, p. 78).

Une description donnée par Ole Bull (1871) semble se rapporter au même type de rétinite.

Le type en question se caractérise par l'apparition de plaques blanches tout à fait isolées et limitées à une petite portion de la rétine, le plus souvent dans la région maculaire, d'autre fois au voisinage de la papille ou sur le trajet des vaisseaux rétiniens. Ces foyers sont nettement surélevés et leurs bords semblent parfois taillés à pic ; leur forme est irrégulière, arrondie ou polyédrique, leur dimension très variable, mesurant jusqu'à plusieurs diamètres papillaires. Ils peuvent être accompagnés d'autres foyers plus petits ; ils n'ont pas la blancheur des plaques de la rétinite albuminurique, leur teinte est un peu jaunâtre, grise ou bleuâtre ; de fines hémorragies peuvent être visibles à leur surface, mais elles ne sont pas constantes.

En même temps la papille optique est diffuse, et le trouble irradie en s'atténuant par degrés dans les parties avoisinantes de la rétine ; les vaisseaux rétiniens sont plus ou moins congestionnés.

Le tableau optalmoscopique offert par une rétinite circonscrite est susceptible de se modifier notablement dans l'espace de quelques jours ou de quelques semaines ; les foyers rétiniens changent de forme et d'étendue ; ils se rétractent, ils se divisent et tendent à se transformer en un tissu cicatriciel.

A en juger d'après les observations publiées, on n'a point encore eu l'occasion d'étudier en détail les foyers de la rétinite circonscrite dès leur naissance jusqu'à leur complète disparition.

Leber se borne à mentionner dans son chapitre de la rétinite diffuse la présence exceptionnelle de grands foyers proéminents qui plus tard se rétractent sous la forme d'une cicatrice ramifiée d'un blanc bleuâtre. Förster (p. 38), et Wecker (IV, p. 110) ont vu des cas semblables. Hirschberg (1888 p. 164) cite aussi un exemple de ce genre sous la dénomination de « chorio-retinitis tumida » : cinq jours après que le malade, âgé de trente-deux ans, s'est aperçu qu'il ne peut plus lire de son œil droit, on constate au centre de la rétine un foyer large de 0,75 millimètres et saillant de 0,3 millimètres. Ce foyer progresse encore pendant quelques jours ; puis il s'atténue en son centre et, deux semaines après le premier examen, il se résout en plusieurs fragments ; d'autres foyers à peu de distance du premier subissent des modifications analogues. Au bout de dix à douze mois on ne voyait plus que des taches décolorées avec quelques amas de pigment.

Alexander (1888) a constaté également après plusieurs années une décoloration du fond de l'œil, avec des plaques pigmentées.

Galezowski (1886, p. 151) a vu se dissiper sous l'action du traitement antisyphilitiqne un foyer semblable à un faisceau de fibres optiques à myéline sur les bords de la papille optique, et, chez un autre malade, une large plaque grisâtre occupant la macula.

Monprofit (p. 140) donne une observation presque identique : au niveau de la macula, une tache blanchâtre dont le diamètre est double de celui de la papille. Sous sa coloration d'un blanc perle, perce une teinte rouge chair qui paraît due à des vaisseaux néoformés ; limites assez tranchées du côté externe, plus diffuses du côté de la papille. Amélioration rapide sous l'influence d'un traitement mercuriel.

Schöbl (1900, p. 479) dit avoir observé 8 cas de chorio-rétinite circonscrite ; il a vu guérir ceux qu'il a pu suivre assez longtemps, mais la vision n'a pas été recouvrée dans son intégrité ; comme Hisschberg il a constaté une certaine tendance aux rechutes.

Ole Bull (1871) a vu les plaques exsudatives siéger de préférence au bord supérieur de la papille à l'entour des gros vaisseaux.

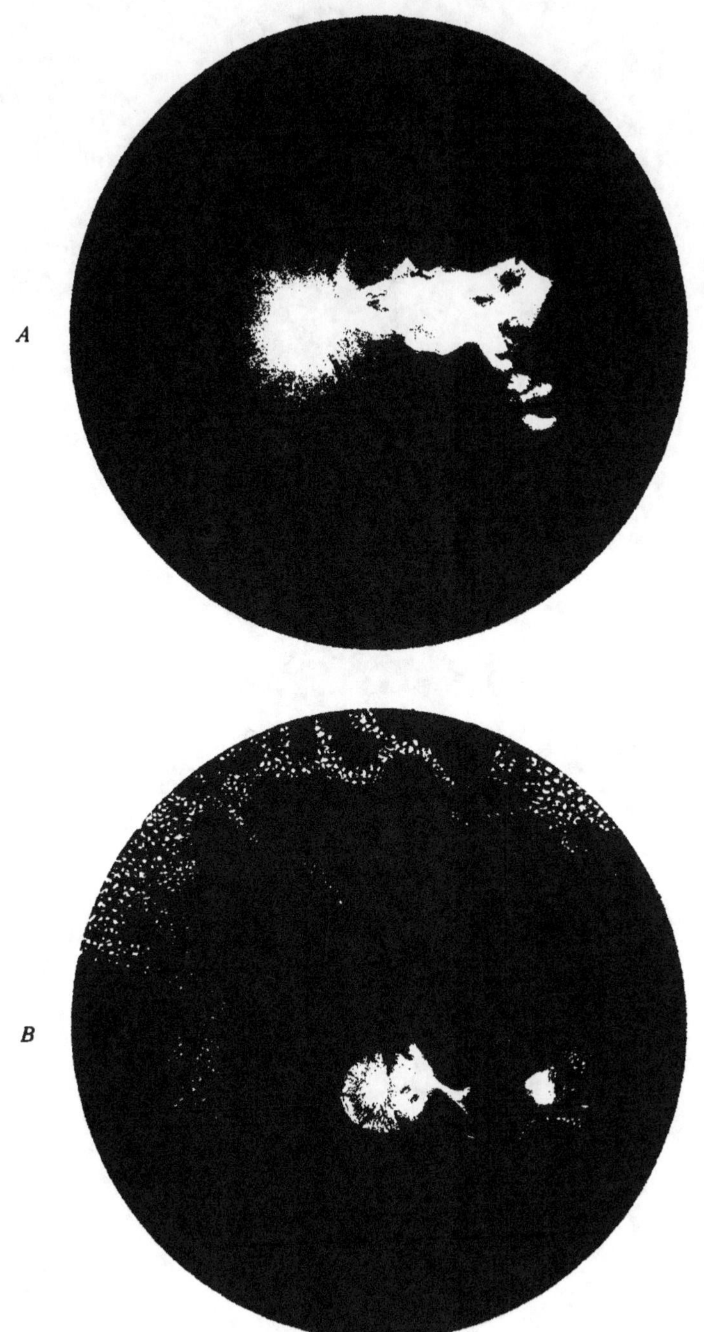

Fig. 11. A et B. Neuro-rétinite syphilitique avec foyers maculaires et périphériques.
(Les deux croquis ont été pris à 3 mois d'intervalle)

Nous avons eu l'occasion de suivre pendant plusieurs mois les transformations d'un cas très remarquable de rétinite circonscrite (voy. fig. 11, A et B, pl. VI).

L'accident primaire datait d'un an ; l'œil droit seul était affecté. En présence de milieux transparents, la papille était noyée dans un trouble diffus qui dissimulait l'origine des vaisseaux rétiniens. Ce trouble s'atténuait avec rapidité dans toutes les directions sauf du côté temporal ; à l'image droite on pouvait se convaincre facilement qu'il était superficiel et l'on distinguait très bien l'irradiation des fibres nerveuses opacifiées. Dans la région maculaire, une large plaque irrégulière et surélevée, avec des bords nets, abrupts, une surface un peu ondulée montrant quelques dépressions séparées par des crêtes mousses ; le plus grand diamètre de cette plaque mesurait trois fois le diamètre de la papille ; sa coloration, d'un blanc sale, était rehaussée par de fines extravasations capillaires en forme de stries ou de pointillé ; une bande blanchâtre, à limites plus diffuses et moins saillantes, la reliait au bord temporal du disque optique en se perdant dans le trouble péri-papillaire.

Après trois mois de traitement mercuriel, les limites du nerf optique étaient devenues beaucoup plus distinctes, mais la bande exsudative sur son bord maculaire s'était transformée en un tractus concret tout pareil aux cordons conjonctifs de la rétinite proliférante, s'attachant d'une part sur la papille à la naissance des gros vaisseaux rétiniens, de l'autre à la surface de la rétine par un prolongement fourchu, et poussant un autre prolongement en avant dans le corps vitré où il se terminait par un petit renflement.

Le foyer principal, très diminué d'étendue, se voyait maintenant isolé dans la région de la fovea, sous l'aspect d'une petite tache rectangulaire, grisâtre et peu surélevée ; tout à l'entour, de fines éclaboussures brillantes marquaient le territoire antérieurement occupé par la grande plaque exsudative. Un examen attentif à l'image droite montrait de plus des inégalités dans l'épithélium pigmentaire et une infiltration commençante de grains de pigment dans les couches plus superficielles de la rétine. Les artères tendaient à se rétrécir et la coloration pâlie du nerf optique faisait prévoir une atrophie prochaine.

Les troubles fonctionnels consistaient en un large scotome central avec liberté des parties périphériques du champ visuel.

Ces diverses descriptions de rétinite circonscrite ont bien des points communs ; comme elles ne cadrent d'autre part ni avec la rétinite diffuse, ni avec la rétinite récidivante de Graefe, on est justifié de les réunir en un type spécial. Aux recherches ultérieures de montrer si elles se rapportent toutes à un processus identique.

Les documents existants ne permettent pas de fixer d'une façon quelque peu certaine la période où se développent les foyers rétiniens ; dans notre observation déjà citée, ils ont précédé l'apparition d'une iritis à l'œil malade ; dans celle de Hirschberg (1888, p. 164), ils suivirent de sept mois l'infection spécifique. Sur ce point la forme circonscrite ne semble pas différer de la rétinite de Jacobson ; en revanche son évolution paraît être plus rapide ; sa fréquence est encore difficile à estimer faute de renseignements statistiques suffisants, mais elle doit être supérieure à celle de la rétinite récidivante de Graefe.

Les trois types de rétinite dont il a été question jusqu'ici embrassent sinon la totalité, du moins la grande majorité des altérations dont la rétine peut être atteinte dans la période précoce de la syphilis oculaire. Trois autres formes, que l'on trouve citées dans certains manuels, ne doivent pas être mises sur le même rang ; l'une d'entre elles, la forme *hémorragique*, n'est pas à proprement parler une rétinite et résulte d'altérations vasculaires appartenant à la seconde période de la syphilis ; les deux autres, la rétinite *pigmentaire* et la rétinite *proliférante* syphilitiques, n'ont pas de caractère *sui generis* et ne représentent vraisemblablement que le stade ultime des autres rétinites ou chorio-rétinites. Il importe, pour éviter toute confusion, de n'aborder ces manifestations tardives de la syphilis oculaire qu'après avoir achevé l'étude des formes primitives.

Symptômes fonctionnels. — La rétinite de Jacobson, celle de Graefe et la rétinite syphilitique circonscrite diffèrent par leur aspect ophtalmoscopique et dans une certaine mesure par leur évolution ; elles ont en revanche plusieurs symptômes communs, tels que la micropsie ou la métamorphopsie, l'apparition de phénomènes lumineux subjectifs, étincelles ou éclairs ; en certaines circonstances un peu de photophobie et d'injection ciliaire. Il peut se faire que la diminution de vision soit très faible et que le sens chromatique paraisse seul abaissé (obs. pers). Dans les cas plus graves les troubles fonctionnels se manifestent en premier lieu sous la forme d'un scotome central ou de plusieurs scotomes paracentraux, ceci principalement dans la forme récidivante (Graefe). La production d'un scotome annulaire et l'héméralopie, deux symptômes auxquels Foerster attache beaucoup d'importance, semblent appartenir surtout à un stade ultérieur, bien que Foerster ne le dise pas expressément ; le fait est que l'on ne constate guère autre chose qu'un scotome central quand les altérations sont encore récentes. Le malade a la sensation subjective des lacunes de son champ visuel (scotomes positifs) ; il les localise exactement et peut en dessiner les contours : c'est au niveau de ces scotomes que se produisent les sensations lumineuses subjectives (scotomes scintillants). Après un à deux ans, les scotomes deviennent négatifs, c'est-à-dire qu'ils ne sont plus remarqués par le malade et représentent simplement des lacunes dans le champ visuel au même titre que la tache de Mariotte (obs. pers.).

Foerster (p. 53) a remarqué que les photopsies s'apaisent dans le repos et l'obscurité, mais que le moindre mouvement, une émotion, ou l'influence directe de la lumière, suffisent pour les éveiller à nouveau. Elles peuvent

persister pendant des années, soit aussi longtemps que la maladie n'a point
encore abouti à un état tout à fait stationnaire.

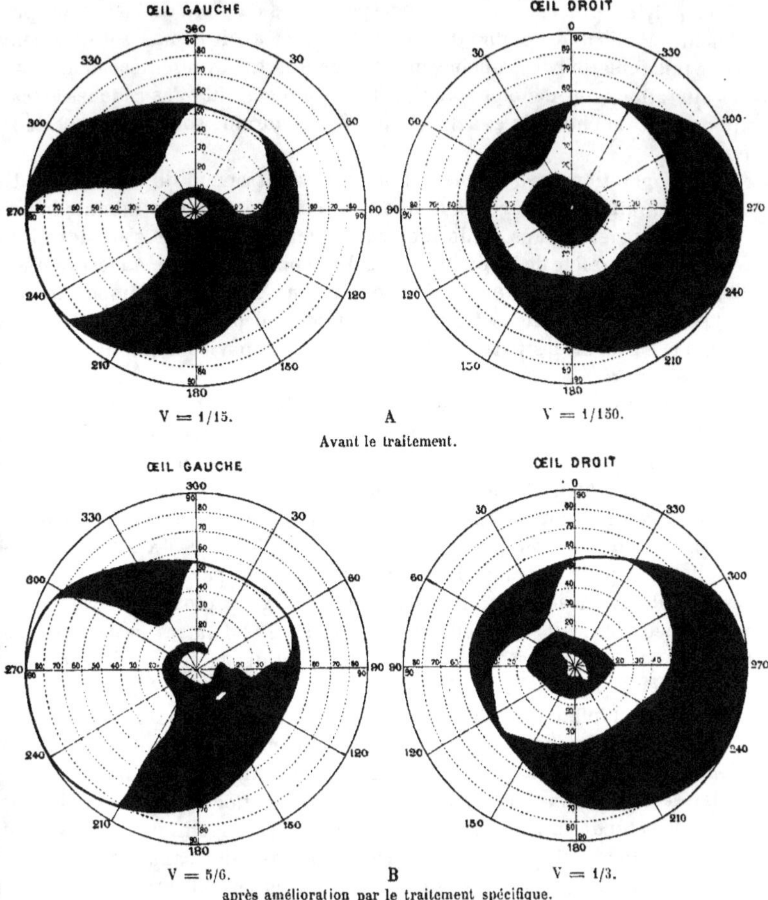

Avant le traitement.

après amélioration par le traitement spécifique.

Fig. 69, A et B.

Champ visuel dans un cas de choriorétinite pigmentaire post-syphilitique.

Ce genre de scotome zonulaire, que nous avons plus d'une fois constaté chez des syphilitiques, se décompose :
1° en un scotome en anneau qui enserre plus étroitement le centre de la fixation que celui de la dégénérescence
pigmentaire congénitale ; 2° en un certain nombre de scotomes périphériques qui finissent par confluer avec le
scotome paracentral. Dans le cas dont il s'agit ici, le scotome annulaire de l'œil *gauche* a été ramené par le traitement à la forme d'un anneau incomplet ; à l'œil *droit*, le reste de perception qui existait encore au centre
du scotome a fait place à un champ de vision centrale bien délimité.

La production des scotomes circonscrits et des photopsies est liée à des
modifications pathologiques dans la couche des cellules visuelles de la rétine ;
si donc ces phénomènes se rencontrent dans un cas de rétinite, il faut
admettre que l'opacification des fibres optiques a masqué des altérations con-

comitantes de la choroïde ou que les modifications du tissu rétinien vont en progressant dans la profondeur. C'est ici la raison pour laquelle les rétinites syphilitiques ont été rangées souvent au nombre des choroïdites.

Le polymorphisme des affections spécifiques du fond de l'œil tient précisément au fait que nombre d'entre elles, après avoir débuté sous les dehors d'une inflammation des couches internes de la rétine, présentent dans la suite des altérations qui dénotent une participation certaine des couches externes attenantes à la choroïde et dépendantes de la choroïde sous le rapport de leur nutrition.

La coopération des deux membranes à l'établissement du processus pathologique paraît être la règle, à moins qu'il ne s'agisse d'une atteinte bénigne et très passagère. Dans ce dernier cas seulement on peut s'attendre à une réparation complète de la fonction visuelle (FOERSTER, p. 65). A mesure que les altérations des couches profondes de la rétine gagnent en importance, on voit se prononcer les deux troubles fonctionnels déjà mentionnés, *l'héméralopie* et l'effacement des parties moyennes du champ visuel sous la forme d'un *scotome annulaire*.

L'héméralopie, ou pour mieux dire l'abaissement du sens lumineux, est un symptôme très constant des chorio-rétinites syphilitiques. FOERSTER (p. 41-50) l'a étudié avec soin et en a mesuré le degré chez ses malades au moyen de son appareil photométrique.

Le scotome en forme d'anneau, considéré souvent, mais à tort, comme à peu près pathognomonique d'une affection syphilitique, a été signalé déjà par MOOREN (p. 290), puis décrit minutieusement par FOERSTER (p. 40) ; il résulterait, selon ce dernier auteur, d'un large scotome central dont la partie médiane s'est graduellement éclaircie. En d'autres cas il naît de la réunion de plusieurs scotomes isolés et débute sous forme d'un croissant ou d'un fer à cheval à une distance variable du centre de la fixation. Inversement, sous l'influence du traitement il peut suivre une marche régressive et revenir à l'état de croissant ou d'îlot, voire même se dissiper intégralement (MOOREN, *l. c.* ; FOERSTER, p. 41 ; voy. aussi notre fig. 69, A et B).

Le scotome annulaire ou zonulaire de la chorio-rétinite syphilitique diffère de celui de la dégénérescence pigmentaire congénitale par ses limites plus irrégulières et par une symétrie moins parfaite dans les deux yeux ; cette règle n'est cependant pas sans exceptions et les différences indiquées se rattachent bien moins à la nature syphilitique de l'affection qu'à sa marche plus rapide et plus capricieuse.

Lorsqu'il s'aggrave, le scotome zonulaire s'étend aux parties périphériques du champ visuel et finit par les effacer entièrement ; il prend ainsi les allures d'un rétrécissement concentrique et le champ resté libre autour du point de fixation peut être lui-même extrêmement restreint ; dans ces conditions l'acuité centrale est de son côté fortement abaissée ; le sens chromatique est altéré ou aboli.

MANIFESTATIONS RÉTINIENNES TARDIVES
DE LA SYPHILIS ACQUISE

1° INFILTRATION PIGMENTAIRE. — Ce processus pathologique, dans lequel certains auteurs ont voulu voir une forme spéciale de rétinite syphilitique, succède à la rétinite diffuse avec une telle fréquence que FOERSTER (p. 33) l'a englobé avec elle dans une même description. Il s'agit bien d'une manifestation tardive, car FOERSTER (p. 67) affirme qu'elle apparaît au plus tôt deux ans après le début de la maladie oculaire. Néanmoins elle peut se dessiner avant que le trouble primitif de la rétine ait entièrement disparu. A un moment où les détails du pôle postérieur de l'œil sont encore indistincts et flous, on voit surgir à la périphérie des taches irrégulières, de coloration jaune ou jaunâtre ; c'est là le premier signe d'une altération intéressant la couche de l'épithélium pigmentaire. Plus tard, quand le trouble diffus du centre de la rétine tend à se dissiper, les mêmes foyers de dépigmentation se voient plus près de la papille sans toutefois s'amasser dans son voisinage immédiat (FOERSTER, p. 67). Peu à peu, dans le cours des mois et des années, ils se marquent en leurs centres ou sur leurs bords de grains ou de filaments pigmentaires très fins, dont la netteté et le noir intense indiquent qu'ils occupent des couches plus superficielles de la rétine. L'examen ophtalmoscopique répété à intervalles éloignés fait bien saisir la marche du processus : à la raréfaction du pigment dans la couche épithéliale, succède l'émigration de ce même pigment au sein du tissu rétinien proprement dit. Le phénomène est identique dans son essence à celui de la « rétinite » ou dégénérescence pigmentaire congénitale, mais il est moins uniforme, moins régulièrement étendu à toute la zone moyenne du fond de l'œil. Il aboutit ainsi à une distribution plus inégale des taches pigmentaires dans le fond de l'œil et à l'établissement de scotomes plus irréguliers dans le champ visuel.

Il existe en effet des rapports étroits entre la localisation des altérations pigmentaires et celle des scotomes circonscrits que révèle le périmètre. Nous avons pu nous en convaincre chez un malade fort bien au courant de son mal et qui savait présenter successivement à l'éclairage de notre ophtalmoscope les différents points de sa rétine occupés par des scotomes ; en chacun de ces points on reconnaît un foyer de dépigmentation jaunâtre avec des bords finement mais très nettement dessinés et de petits grains noirâtres qui montrait le début d'une invasion du pigment dans les couches internes.

L'abaissement du sens lumineux et le développement d'un scotome annulaire dans le champ visuel sont tout spécialement liés à cette pigmentation secondaire de la rétine bien qu'ils la précèdent quelquefois d'un temps assez long. Leur ensemble constitue un tableau clinique conforme à celui de la rétinite pigmentaire congénitale ; d'après certains auteurs, la ressemblance peut être si parfaite que sans l'aide des commémoratifs on serait dans l'impossibilité de distinguer entre elles ces deux affections (WECKER, II, p. 454 ; MAZET, ROLLET, p. 266). Ce que nous admettons sans peine, c'est que l'aspect de certaines pigmentations d'origine spécifique se rapproche beaucoup de la forme typique, ainsi que le montrent les dessins publiés par Rollet (pl. XIV), Silex (p. 150), et Millet (obs. II). Foerster (p. 69) estimait que les amas de pigment sont moins étroitement solidaires du trajet des vaisseaux rétiniens ; ce signe différentiel n'est cependant pas absolu (Galezowski, 1886, p. 199).

Plusieurs auteurs considèrent que la pigmentation la plus caractéristique d'une affection due à la syphilis est constituée par de petits cercles ou croissants comparables par leur forme à d'autres manifestations spécifiques, telles que les syphilides cutanées. Cette « rétinite pigmentaire circinée » a été dépeinte en particulier par Galezowski (1886, pl. VII, 4 ; pl. VIII, 1 et 3), Rollet (p. 266 et phot. 26) et par Millet (obs. IV). Voir aussi notre figure 70 empruntée à Sidler.

Un troisième type de pigmentation rappelle les cicatrices d'une choroïdite disséminée ; ce sont des taches plus ou moins volumineuses, arrondies ou polygonales et réparties par groupes inégaux dans les différentes régions du fond de l'œil ; enfin, le type le plus rarement observé n'intéresse que la région maculaire : il s'agit d'un pointillé de petites taches jaunes et de grains noirâtres et bruns comme on en voit dans certaines altérations séniles ou à la suite d'un éblouissement prolongé.

L'évolution des rétinites syphilitiques est si lente et si graduelle que l'on a difficilement l'occasion de les suivre de leur début jusqu'à leur stade ultime. Une telle observation, pour être complète, doit s'étendre en effet sur 10, 15 ou 20 années ; aussi ignorons-nous encore à quelle forme d'altérations primitives doit correspondre tel ou tel type de pigmentation. Wecker (II, p. 453) et Masselon semblent admettre en effet qu'une altération primitive peut avoir jusqu'à cinq terminaisons distinctes.

Nous avons noté plus haut que Foerster (p. 33) réunis dans une même description la dégénérescence pigmentaire post-syphilitique et la rétinite diffuse de Jacobson.

Graefe (p. 213) a vu également une pigmentation rétinienne apparaître à la suite de la rétinite centrale récidivante.

Comme Hirschberg, nous avons pu constater que la cicatrisation d'une plaque de rétinite circonscrite s'accompagne elle aussi d'une infiltration de pigment. Les trois formes que nous avons distinguées dans la rétinite syphilitique sont donc susceptibles d'aboutir à une pigmentation secondaire.

2°. Néoformations pseudo-membraneuses. — Le développement de membranes néoformées à la surface de la rétine et sur les bords du nerf optique, ou de tractus conjonctifs le long des vaisseaux rétiniens, peut s'observer au cours de la syphilis oculaire (Liebreich, pl. X, 1 ; Leber, p. 621), mais c'est aller certainement trop loin que d'assimiler comme Wecker (II, p. 455 et IV, p. 109) à une rétinite syphilitique, toutes les productions qui constituent ce que Manz a dénommé « rétinite proliférante. »

Les membranes et tractus conjonctifs, que laissent après elles certaines hémorragies intra-oculaires, reconnaissent des facteurs étiologiques très divers ;

on sait par de nombreux exemples que la syphilis n'est pas le plus important de ces facteurs (Scholtz, p. 440) ; en revanche, dans les cas exceptionnels où les néo-membranes n'ont pas été précédées d'une hémorragie, on peut admettre qu'elles résultent d'un processus pareil à celui que nous avons observé dans un cas de rétinite circonscrite, c'est-à-dire de la rétraction d'un foyer d'exsudation rétinienne (voy. fig. 11, B, pl. X).

Goldzieher estime de son côté que les proliférations rétiniennes dues à la syphilis n'ont rien de commun avec celles d'une « rétinite proliférante » et qu'elles ont pour cause une périvasculite ; contrairement aux fausses membranes d'origine hémorragique, elles seraient influençables et même entièrement guérissables par le traitement spécifique.

Une observation fort curieuse publiée par Meyer vient à l'appui de cette manière de voir : chez un malade de soixante et un ans, qui trente ans auparavant avait souffert d'une iridochoroïdite syphilitique, les vaisseaux rétiniens s'entourèrent peu à peu d'un manchon blanc qui recouvrait aussi une grande partie de la papille optique et proéminait du côté du corps vitré. Un cas analogue a été décrit précédemment par Nagel (1864) et bien qu'il n'y soit pas fait mention de la syphilis, il paraît bien probable qu'elle était en cause.

3°. Altérations vasculaires. — Nous avons noté plus haut que dans les formes exsudatives de rétinite syphilitique l'aspect des vaisseaux est généralement peu modifié et les hémorragies peu nombreuses et peu considérables. La syphilis n'en joue pas moins un grand rôle dans la production d'altérations vasculaires, mais celles-ci sont dans la majorité des cas une manifestation tardive, coïncidant peut-être avec le développement d'une syphilis cérébrale.

La plus habituelle des altérations vasculaires visibles à l'ophtalmoscope consiste en une opacification des parois artérielles qui fait apparaître de fines bordures blanches des deux côtés de la colonne sanguine et aboutit à transformer le vaisseau tout entier en un cordon blanchâtre.

Quand l'opacité n'intéresse que les parois du vaisseau, le diamètre réel n'en est pas modifié ; si la colonne sanguine semble être dans ces conditions plus étroite que normalement, cela peut tenir à un effet d'optique et n'implique pas nécessairement une diminution du calibre. Lors même qu'une artère apparaît tout à fait opaque à l'examen ophtalmoscopique, il peut se faire que la circulation n'y soit que entièrement interrompue, ainsi que Haab (1891 p. 21) a pu le constater dans un cas.

L'obstruction complète d'une branche artérielle a pour symptôme un trouble diffus de la rétine pareil à celui qui se formerait dans le cas d'une embolie (Haab, atlas d'opht., fig. 36 ; Magnus, pl. III). Mais pour constater ce trouble à l'ophtalmoscope, il faut que la recherche en soit faite à temps, car il se dissipe à la longue (Haab, 1891, fig. 2 et 3). Les hémorragies sont un autre symptôme des troubles de circulation rétinienne ; elles sont en général massives et se localisent dans un secteur déterminé de la rétine, correspondant au territoire irrigué par les artères malades ; d'ailleurs elles ne sont pas nécessairement liées à l'opacification des parois artérielles ; elles peuvent faire défaut dans le voisinage d'un vaisseau blanc et se produire au contraire dans le domaine de telle autre artère dont l'apparence est à peu près normale (HAAB, 1891, p. 20-21).

La transformation des artères rétiniennes en des cordons blanchâtres sous l'influence de la syphilis a été notée par plusieurs auteurs, entre autres par LIEBREICH (1863), LEBER (p. 620), MICHEL (p. 562), SEGGEL et GALEZOWSKI (1886, pl. XVIII, 2). HAAB (1886 et 1891) a tout spécialement insisté sur la signification qu'elle acquiert en présence du trouble rétinien et des hémorragies. Toutefois cette artérite syphilitique est assez rare. Il y a un autre signe auquel HAAB (1900, p. 528) attache une grande importance parce qu'il le croit très fréquent et presque pathognomonique pour la syphilis artérielle : c'est l'apparition de petites écailles très brillantes et dissiminées sur la paroi du vaisseau, si fines que dans la règle elles ne sont reconnaissables qu'à l'image droite. Ces écailles disséminées ne sont probablement que le premier degré d'une opacification plus diffuse de la paroi artérielle.

A côté ou indépendamment des altérations de la paroi même, il se produit quelquefois une prolifération du tissu conjonctif périvasculaire transformant le vaisseau en un cordon blanchâtre d'épaisseur très irrégulière qui proémine plus ou moins fortement à la surface de la rétine. Cette périvasculite, lorsqu'elle est très intense, finit par se propager à toutes les branches artérielles ou veineuses de la rétine; les deux cas de NAGEL et de MEYER déjà cités en sont des exemples. Un dessin de MEYER (*loc. cit.*, fig. 2) montre la papille recouverte d'une figure étoilée que l'on dirait constituée par un assemblage de plumes blanches recouvrant les vaisseaux.

Les trois types d'altérations rétiniennes tardives qui viennent d'être étudiés n'ont guère pour expression subjective que des scotomes. Nous avons déjà dit que ces scotomes correspondent par leur situation soit aux foyers pigmentaires, soit aux pseudo-membranes qui occupent la rétine.

Quant aux altérations vasculaires, elles n'influencent le champ visuel que dans la mesure où elles ont donné lieu à des hémorragies ou à l'interruption de la circulation dans l'une des branches artérielles : dans ce dernier cas, le scotome répond au secteur rétinien vascularisé par l'artère obstruée.

MANIFESTATIONS RÉTINIENNES DE LA SYPHILIS HÉRÉDITAIRE

Les altérations du fond de l'œil attribuables à une influence hérédo-syphilitique ont beaucoup d'analogie avec les manifestations tardives de la syphilis acquise ; elles peuvent être en effet regardées comme le résultat plus ou moins éloigné d'une affection évoluée pendant la vie intra-utérine. Elles sont de nature dégénérative plutôt qu'inflammatoire et s'accompagnent dans la règle d'un certain degré d'amincissement des vaisseaux rétiniens. Au reste les stades du début échappent souvent à l'observation, soit que les sujets soient trop jeunes pour se prêter facilement à une recherche ophtalmoscopique, soit que cette recherche soit encore retardée ou rendue malaisée par la présence d'une kératite parenchymateuse ou d'un reliquat de taies cornéennes.

Pendant longtemps les localisations rétiniennes de la syphilis héréditaire sont restées peu connues et n'ont été mentionnées qu'en passant dans des publications disséminées (HUTCHINSON, ALEXANDER, ABADIE, etc). HIRSCHBERG et HAAB en 1895 en ont pour la première fois donné une description quelque peu complète et SIDLER-HUGUENIN vient de leur consacrer une monographie détaillée. En outre ANTONELLI et SENN en ont recherché et décrit les stigmates rudimentaires.

Les formes les plus caractéristiques de ces altérations du fond de l'œil nous sont aujourd'hui connues par les planches coloriées de HAAB, ANTONELLI, OELLER et SIDLER. C'est HIRSCHBERG (1895) qui, le premier, a tenté de classer ces formes très variées, mais la classification chronologique adoptée par lui ne paraît pas très heureuse (SIDLER) ; il vaut mieux pour le moment et jusqu'à plus ample informé s'en tenir aux données de l'aspect ophtalmoscopique : c'est ce qu'a fait SIDLER en distinguant quatre types principaux qui n'excluent d'ailleurs ni les formes de transition ni les formes atypiques ou exceptionnelles.

Les quatre types de rétinites ou chorio-rétinites hérédo-syphilitiques établis par SIDLER répondent aux trois formes d'altérations reproduites précédemment par HAAB dans son atlas d'ophtalmoscopie, (1re éd., fig. 31, 32 et 33), auxquelles s'ajoute comme quatrième une forme de rétinite pigmentaire qui offre une assez grande ressemblance avec la dégénérescence pigmentaire congénitale et non syphilitique.

Cette classification de SIDLER n'est probablement pas définitive : cependant comme elle facilite beaucoup l'exposé des principales altérations hérédo-syphilitiques du fond de l'œil, nous la suivrons ici.

Ier Type (fig. 31 de la 1re éd. de l'atlas de HAAB ou 39 de la 3e éd., fig. III, IV, V, et VI d'ANTONELLI, surtout la fig. V; fig. 1 de SIDLER-HUGUENIN).

Semis de petites taches jaunâtres ou d'un jaune rosé, arrondies, quelquefois confluentes, d'une surface 12 à 20 fois moindre que celle de la papille, occupant principalement la région moyenne du fond de l'œil et ne s'avançant jusque tout près de la papille que dans les cas les plus accentués. En outre, pigmentation ponctuée formée par des grains de pigment très menus, dont quelques-uns seulement atteignent aux dimensions des taches jaunâtres, et qui, produisant un fin sablé de la rétine, feraient croire, selon la comparaison de Sidler, que cette membrane a été saupoudrée de poussière de tabac. Teinte plombée ou grisâtre de l'extrême périphérie. Papille pâle; vaisseaux plus ou moins rétrécis, généralement sans opacification de leurs parois. Choroïde sans altérations bien apparentes à moins de complication par le IIᵉ ou le IIIᵉ type. Corps vitré généralement transparent (Sidler-Huguenin, p. 130 à 139 et 230-231).

Les altérations visibles à l'ophtalmoscope ont probablement leur siège dans la rétine, soit au sein de l'épithélium pigmentaire, mais elles sont peut-être sous la dépendance d'une modification de la chorio-capillaire. Elles se produisent parfois chez des sujets très jeunes tout en nemontrant que fort peu de tendance à se modifier, même après un temps très long. Sidler les a reconnues déjà chez un enfant de sept mois et, chez un autre enfant de quatorze mois, elles avaient absolument la même apparence que chez un malade âgé de quarante et un ans.

On n'observe pas le passage de ce premier type à un autre type, mais il peut y avoir superposition de types différents.

Le pronostic est meilleur que pour la dégénérescence pigmentaire proprement dite; l'acuité visuelle peut rester égale ou supérieure à 1/2. Une amblyopie prononcée, le rétrécissement du champ visuel et l'héméralopie ne se voient que dans les cas les plus graves.

Ce Iᵉʳ type a été noté 30 fois parmi les 125 observations réunies par Sidler; il n'a pas de propension particulière à s'accompagner d'une kératite parenchymateuse.

IIᵉ Type (fig. 32 de la Iʳᵉ éd. et 40 de la IIIᵉ éd. de Haab).

Prédominance de taches pigmentaires arrondies qui résultent probablement d'une prolifération de la couche épithéliale et ne semblent pas être secondaires à des foyers d'inflammation chorio-rétinienne. Elles atteignent le quart ou la moitié de la surface de la papille et peuvent par leur confluence former des amas de plus grandes dimensions. A côté des masses pigmentaires, il y a des taches jaunâtres également arrondies, mais en moindre abondance, assez semblables à celles du type précédent. Les véritables foyers d'atrophie choroïdienne sont une exception.

Ces deux espèces d'altérations pigmentaires se localisent essentiellement à la périphérie et progressent de là vers l'équateur de l'œil. Il se peut qu'elles soient en relation avec l'iritis et la kératite parenchymateuse qui souvent les précèdent ou les accompagnent. Les différents secteurs de la rétine ne sont pas atteints au même degré ; c'est la région inférieure qui est la plus fréquemment affectée.

Les troubles visuels sont moindres encore que dans le Iᵉʳ type. Le sens lumineux et le champ visuel ne montrent qu'une diminution peu importante. L'acuité visuelle peut demeurer assez bonne (Sidler-Huguenin, p. 116). Ce

type de rétinite hérédo-syphilitique s'est présenté 47 fois sur les 125 cas de
SIDLER. Il est presque toujours bilatéral et fréquemment compliqué de kératite parenchymateuse.

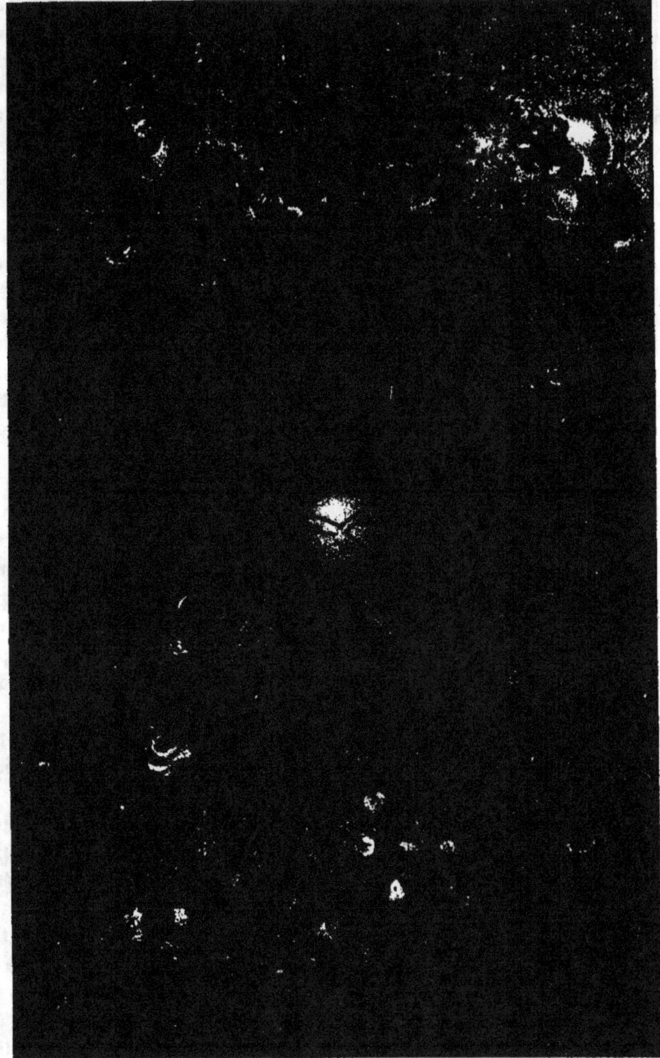

Fig. 70.

Pigmentation rétinienne dans l'hérédo-syphilis, IV° type, d'après SIDLER-HUGUENIN.

(A notre avis cette pigmentation se rapproche beaucoup de celle qui succède aux rétinites diffuses de la syphilis acquise ; en revanche, elle offre fort peu de ressemblance avec la pigmentation de la dégénérescence rétinienne congénitale non syphilitique.)

III° Type (fig. 33 ou 41 de HAAB; phot. 30 de l'atlas de ROLLET (?); fig. 2
de SIDLER-HUGUENIN).

Prédominance des taches claires du voisinage de l'ora serrata. Foyers de nature apparemment inflammatoire, gris rosé au début et devenant de plus en plus blancs par cicatrisation. Leur siège anatomique est entre la couche des vaisseaux rétiniens et le stratum vasculaire de la choroïde. Ils peuvent subsister pendant des années sans modifications notables ou bien donner lieu à une pigmentation secondaire de la rétine qui atteint parfois une grande intensité (fig. 2 de SIDLER). Les foyers pigmentaires sont pour la plupart circinés ou prennent l'aspect de « cibles », c'est-à-dire que le pigment s'accumule à la fois sur les bords et dans le centre des taches claires. Les plaques d'atrophie chorio-rétinienne ne sont pas rares et le corps vitré se trouble fréquemment au début de l'affection (SIDLER-HUGUENIN, p. 164 à 173).

L'état de l'acuité visuelle dépend surtout des complications possibles. Le sens lumineux et le champ visuel sont assez peu affectés. La fréquence de cette forme paraît un peu moindre que celle des précédentes (18 cas sur 125).

IVe Type (fig. 3 de SIDLER, pl. VI de SWANZY, 1871).

Grande ressemblance avec la dégénérescence pigmentaire typique de la rétine à tel point que le diagnostic peut devenir difficile. (?) Irrégularité de la couche pigmentaire conduisant à la pénétration secondaire du pigment dans le tissu rétinien. Les taches noires ont des formes très diverses, arrondies, anguleuses, quelquefois ramifiées comme celles de la pigmentation typique. La sclérose des vaisseaux de la choroïde et de la rétine se voit assez souvent.

C'est la région équatoriale qui est surtout affectée et l'on a constaté des scotomes annulaires correspondants (SCIMENI) ; toutefois, SIDLER (p. 187) n'a reconnu que le rétrécissement concentrique du champ visuel. D'après ce dernier auteur, le sens lumineux est moins fortement abaissé que dans la dégénérescence typique, tandis que l'acuité centrale est en règle générale plus imparfaite. HUCHINSON et SIDLER sont au surplus en divergence sur plusieurs points de ce diagnostic différentiel, HUCHINSON estimant que la rétinite pigmentaire hérédo-syphilitique est ordinairement unilatérale et qu'elle progresse avec plus de rapidité que la dégénérescence non syphilitique, tandis que SIDLER a remarqué précisément le contraire.

Rappelons ici pour mémoire qu'à l'avis de certains praticiens la rétinite pigmentaire dite « typique » est elle-même d'origine hérédo-syphilitique (GALEZOWSKI).

V. — Au nombre des cas *atypiques* qui restent en dehors de la classification de SIDLER, il faut citer les altérations des vaisseaux rétiniens qui se présentent essentiellement sous l'aspect d'une périvasculite. MEYER en a décrit deux exemples, l'un chez une fillette de huit ans, l'autre chez une dame de quarante ans dont certaines artères rétiniennes montraient une opacification de leur paroi sous forme d'un liséré blanchâtre. La nature spécifique de ces altérations artérielles n'est du reste pas évidente. Un malade de SCHEFFELS, âgé de dix-huit ans, présentait une particularité plus rare consistant en une périvasculite limitée aux veines de la rétine avec d'énormes inégalités dans leur calibre.

Des 125 malades dont SIDLER (p. 213) a enregistré l'histoire, 74 avaient été atteints de kératite parenchymateuse. D'autre part les altérations du fond

de l'œil se sont montrées 16 fois sur 100 cas de kératite réunis par Ancke. De
la comparaison de ces chiffres il semble ressortir que la kératite est un symptôme d'hérédo-syphilis beaucoup plus fréquent que les altérations ophtalmoscopiques.

Cette proportion relative serait probablement renversée si l'on voulait
tenir compte de ce qu'Antonelli (1897, p. 27) appelle les « stigmates rudimentaires » de la syphilis héréditaire, mais parmi ces stigmates il en est que
l'on a considérés jusqu'ici comme des particularités physiologiques et dont
Antonelli ne nous semble pas avoir établi avec une certitude suffisante le
caractère spécifique. C'est ainsi qu'il attache (p. 48) une grande valeur à la
présence d'un « cadre pigmentaire » autour de la papille optique, lorsque
ce cadre est bien noir, divisé en plusieurs secteurs, avec un bord net du côté
de la papille et plus ou moins déchiqueté vers la périphérie. De même la
teinte ardoisée de la région papillaire, et l'aspect tigré de la périphérie,
résultant d'une pigmentation abondante dans les espaces intervasculaires de
la choroïde, seraient, à l'en croire, au nombre des stigmates rudimentaires.
Or nous devons avouer que de sa description nous n'avons pas saisi clairement en quoi ces particularités du fond de l'œil diffèrent de celles qui sont
physiologiques.

Dreyer-Dufer dit avoir trouvé les stigmates ophtalmoscopiques d'Antonelli chez 230 malades dont deux seulement avaient une hérédité syphilitique certaine.

Senn (p. 154) ne retient au nombre des altérations rudimentaires que les
trois formes suivantes : 1° la dépigmentation rétinienne localisée autour de
la papille, dans la zone phériphérique, ou dans un secteur du fond de l'œil ;
2° l'aspect *chagriné* de certaines régions de la choroïde ; 3° les petits foyers
jaunâtres ou pigmentaires disséminés à la périphérie.

Hérédo-syphilis a la deuxième génération. — Quelques auteurs, en particulier Galezowski (1896) et Strzeminski, affirment avoir constaté des altérations
du fond de l'œil identiques à celles de l'hérédo-syphilis chez des enfants dont
les parents n'avaient pas contracté la syphilis mais présentaient eux-mêmes les
symptômes de la syphilis héréditaire. Ils tiennent pour certaine cette hérédité à la deuxième génération, bien qu'elle soit en bien des cas malaisée à
établir en raison des difficultés de l'ananmèse. Il importe en premier lieu
d'éliminer toute possibilité d'une syphilis acquise chez les parents du malade
ou le malade lui-même (infection par la nourrice, etc.) ; en second lieu il faut
avoir la preuve de la syphilis acquise chez l'un des grands parents et des symptômes hérédo-syphilitiques chez l'un des parents du malade.

Ces difficultés ont amené Sidler (p. 205 à 209) à concevoir quelques doutes
sur l'authenticité des cas d'hérédo-syphilis à la deuxième génération publiés
jusqu'ici, d'autant plus qu'il n'a pu lui-même constater aucune altération du
fond de l'œil chez 19 enfants issus de parents dont la syphilis héréditaire était
certaine.

Au reste Strzeminski (1901 p. 369) reconnaît lui aussi que la grande majorité des enfants hérédo-syphilitiques à la deuxième génération échappent à la fâcheuse influence de cette hérédité : quant aux autres, ils montrent une forme atténuée des altérations caractéristiques de l'hérédo-syphilis et leur guérison se fait avec plus de rapidité que lorsqu'il s'agit d'une syphilis acquise ou d'une hérédité à la première génération.

Anatomie pathologique. — Les recherches anatomiques qui ont porté jusqu'ici sur la syphilis oculaire sont encore fort peu nombreuses relativement à la fréquence des observations cliniques ; elles tendent à prouver que soit la choroïde, soit la rétine peuvent être primairement affectées, mais que le plus souvent les deux membranes participent au processus pathologique.

Dans la majorité des cas c'est la choroïde qui s'est trouvée le siège des altérations principales, et les modifications rétiniennes, limitées aux couches externes, paraissaient secondaires à celles de la choroïde (von Hippel et Neumann, 1867 p. 70 ; Schöbl, 1888, p. 324 ; Rochon-Duvigneaud, p. 767) ; d'autres fois on constatait en outre un état d'inflammation des couches internes de la rétine n'ayant pas de relation apparente avec le processus choroïdien (Hutchinson et Bader, Nettleship). Enfin, quelques faits isolés ont fait conclure à l'existence anatomique d'une rétinite syphilitique qui, évoluant sous l'aspect ophtalmoscopique de la rétinite de Jacobson, affecte la rétine dans ses couches internes sans participation nécessaire de la choroïde (Edmunds et Brailey, Bach et v. Appel).

Les modifications du tissu rétinien qui sont secondaires à l'inflammation de la choroïde n'ont en elles-mêmes rien de caractéristique pour la syphilis et se retrouvent dans toute autre chorio-rétinite comme aussi dans la dégénérescence pigmentaire de la rétine : ce sont l'atrophie de la couche granuleuse externe et la destruction plus ou moins complète des cônes et des bâtonnets ; en outre la distribution irrégulière de l'épithélium pigmentaire, dépigmentation par places, épaississement et surpigmentation en d'autres points, avec infiltration de pigment dans la rétine en abondance plus ou moins grande selon l'ancienneté du processus (Baas p. 657 ; Nagel 1898, p. 37 2 ; Stein, p. 468).

Les altérations primaires de la rétine sont localisées essentiellement dans l'étage des vaisseaux et se traduisent par de l'endo- et de la péri-artérite avec une infiltration modérée du tissu avoisinant dans les cas frais. La prolifération de l'intime atteint surtout les petits vaisseaux et provoque leur oblitération ; l'inflammation chronique de l'adventice se termine par la sclérose des artères de tout calibre ; les veines sont plus rarement affectées (Bach, p. 69). Nettleship a décrit deux modifications exceptionnellement prononcées du tissu rétinien : épaississement diffus de toutes les couches avec allongement des fibres de soutien, multiplication des noyaux dans la couche des fibres optiques avec accumulation de cellules rondes.

Les altérations dépendantes du système vasculaire de la rétine sont plus diffuses que celles de la choroïde ; la dégénérescence secondaire des couches externes est au contraire limitée à des foyers circonscrits.

Les manifestations anatomiques de la syphilis héréditaire, telles qu'elles ont été retracées par Hutchinson, Edmunds et Brailey, Nettleship, Rochon-Duvigneaud, Nagel, etc., ont trop de ressemblance avec celles de la syphilis acquise pour mériter une description à part. D'après Antonelli (1900, p. 341), Loktew a trouvé dans les yeux d'enfants hérédo-syphilitiques, âgés de sept jours à dix mois, des altérations constantes qui, dans la rétine, consistaient en de l'infiltration parvi-cellulaire avec œdème des couches internes, de l'endo- et de la péri-vasculite.

Complications, pronostic, fréquence et traitement. — Les complications les plus importantes de la rétinite syphilitique, l'iritis et la kératite parenchymateuse, ont été mentionnées à l'occasion des formes de cette rétinite qu'elles accompagnent le plus souvent. De même ce qui touche au pronostic « quoad visum » a fait l'objet de remarques particulières à propos de ces différentes formes.

Les diverses manifestations de la syphilis dans le fond de l'œil ont en commun le traitement spécifique auquel elles doivent être soumises. Le mercure constitue l'indication générale qui reste admise par presque tous les praticiens et les divergences ne portent guère que sur le mode de son application. C'est ainsi que Galezowski (*Soc., franç. d'opht.*, 1895, p. 329), et bien d'autres avec lui, tient fermement aux frictions d'onguent gris, prolongées s'il le faut, pendant plusieurs années, tandis qu'Abadie (*Ibid.*, p. 325) préfère les injections sous-cutanées ou intra-veineuses de sublimé. A ces deux praticiens l'absorption par voie stomacale des mercuriels semble tout à fait insuffisante. Pour Galezowski les frictions sont aussi le seul remède suffisamment actif à recommander dans les cas de syphilis héréditaire; cependant Sidler (p. 228) dit avoir obtenu des résultats tout aussi satisfaisants par un traitement mercuriel peu intensif combiné avec le traitement roborant.

Alexander (1889, p. 212-218), après avoir expérimenté les divers procédés de traitement mercuriel, se prononce très catégoriquement pour la supériorité des frictions d'onguent gris, à condition que les forces du malade soient soutenues par un régime fortifiant et un exercice modéré. Les injections de sublimé lui ont paru d'un effet trop passager; en revanche les injections intramusculaires de mercure sous une forme insoluble, telle que le calomel (en suspension dans de l'huile d'olive) ou l'oxyde jaune, lui semblent recommandables pour renforcer l'action de l'onguent gris ou le remplacer en cas d'intolérance de la peau. Alexander a pu se convaincre en outre par les résultats obtenus dans sa clientèle d'Aix-la-Chapelle que les eaux sulfureuses sont un adjuvant utile au traitement antisyphilitique.

L'usage de l'iodure de potasse, par lequel on a tenté quelquefois de remplacer les mercuriaux, se montre dans la règle insuffisant pour prévenir les altérations graves du fond de l'œil (Bacchi) ou à les faire aboutir à la guérison; il n'est à préférer aux frictions que dans la période tardive de la syphilis et lorsqu'il s'agit essentiellement d'un processus atrophique sans manifestations inflammatoires proprement dites (Alexander).

Le traitement que nous pratiquons de préférence dans les cas aigus est celui des frictions mercurielles à la dose de 4 à 8 grammes par jour. Aussi longtemps que nous n'avons pas obtenu une amélioration considérable de la fonction, nous ne nous laissons arrêter dans cette cure hydrargyrique que par des signes d'intolérance (inflammation de la bouche). Le traitement est fait au lit ou tout au moins dans un milieu uniformément chaud (vêtements de laine) ; en outre il importe d'éviter toute influence de lumière vive ou intermittente. Chaque semaine on fait prendre au malade un bain chaud et on le soumet à une sudation. Une dérivation est tentée sous la forme de ventouses sèches derrière l'oreille ou derrière l'épaule ; le malade reçoit un purgatif drastique chaque semaine et un ou deux pédiluves irritants suivis d'un maillot sur les pieds. Une amélioration survient généralement au bout de peu de semaines, mais on ne peut pas compter sur le rétablissement intégral de la vision.

Dans les formes chroniques et d'un développement très lent (formes pigmentaires), où les dérivatifs ne sont plus de mise, le traitement mercuriel est encore utile, mais il doit se faire d'une façon plus lente et plus prolongée, par exemple par l'ingestion de pilules de sublimé à la dose de 0, 5 à 1, 5 centigrammes par jour. Ici, comme dans les stades antérieurs de la maladie, il importe de ne pas se départir des règles que nous avons indiquées touchant l'importance qu'il y a d'éviter l'influence du froid humide sur la peau, l'exposition de l'œil malade à de trop vives lumières. A ce dernier point de vue, on ne saurait trop recommander une grande retenue dans la lecture, l'écriture et tout autre genre de travail visuel.

Il est très difficile d'estimer la fréquence absolue des maladies syphilitiques de l'œil parce que le diagnostic étiologique reste souvent incertain ; en ne tenant compte que des cas de syphilis avérée, la fréquence relative des affections de la rétine comparées aux affections des autres membranes est appréciée très diversement selon la manière dont chaque auteur différencie les rétinites des choroïdites ou des névrites optiques.

La proportion des maladies syphilitiques par rapport au nombre total des maladies oculaires oscille selon les statistiques entre 0,83 p. 100 (à Kiel, d'après Achilles) et 2, 76 p. 100 (à Aix-la-Chapelle, d'après Alexander, 1888, p. 3). Cette proportion est naturellement susceptible de varier beaucoup avec les circonstances locales. Quant à la fréquence des affections rétiniennes relativement aux autres affections syphilitiques de l'œil, elle est de 7, 72 p. 100 dans la statistique d'Alexander en regard de 24 p. 100 pour les maladies de l'uvée et de 41 p. 100 pour celles du nerf optique.

Unthoff a constaté que la fréquence de la syphilis cérébrale est aussi beaucoup plus grande que celle des altérations des vaisseaux rétiniens. Ce fait vient à l'encontre de l'opinion de Ostwalt (1888, p. 505 et 1891, p. 49) qui attribuait à la rétinite syphilitique une importance particulière au point de vue du diagnostic précoce des affections cérébrales.

BIBLIOGRAPHIE

ABADIE. Des manifestations oculaires de la scrofule et de la syph. héréd. *Soc. fr. d'opht.* *Bull. et mém.*, p. 128, 1884.
— Des manif. ocul. graves de la syph. et de leur traitement. *Soc. fr. d'opht.*, XIII, p. 325, 1895.

ACHILLES. Beitrag zur Statistik der syphil. Augenkrankh. Thèse de Kiel, 1893.

ALEXANDER. Neue Erfahrungen üb. luetische Augenkrankh. *Wiesbaden*, p. 21-29, 1895.
— Syphilis und Auge. *Wiesbaden*, I, p. 72 et II, p. 197, 1888-1889.

ANTONELLI. Les stigmates ophtalm. rudiment. de la syph. héréd. Thèse de Paris, 1897.
— Stigmates ophtalmosc. de la syph. héréd. et atavique. XIII° Congr. internat. de méd., p. 341, 1900.

ANCKE. 100 Fälle u. parench. Keratitis. *Centr. Bl. f. Aug.*, p. 360, 1885.

BAAS. Beitr. z. Kenntniss. d. durch. syph. am. Auge hervorgeruf. Veränd. *Graefe's Arch.*, XLIV, 3, p. 641, 1898.

BACH. Anatomischer Befund v. Ret. luetica. *Arch. f. Aug.*, XXVIII, p. 67, 1893.

BACCHI. Sur la syphilis précoce des membr. prof. de l'œil. *Bull. d. Quinze-Vingt*, III, p. 40, 1885.

BULL (OLE). Nord. med. Ark. III. (Rés. in *Iahresber*, p. 295-297), 1871.
— Eigenthüml. Veränd. in der advent. d. Netzh. gef. *Graefe's Arch.*, XVIII. 2, p. 128, 1872.

BULL (OLE). Ophthalmoscope and Lues. *Christiania*, 1884.
— Krankheiten der Retinalgefässe. *Leipsig*, 1903.

CLASSEN. (Un cas de ret. syph.). *Arch. f. Opht.*, X, 2, p. 157, 1864.

DREYER-DUFER. De la valeur diagnost. des stigm. ophtalm. de dégénérescence. *Clinique ophtalmologique*, 1899.

EDMUNDS et BRAILEY. On some changes which occur in the blood-vessels in diseases of the eye. *Opht. hosp. Rep.*, X, 1882.

EWETZKY. Ret. centr. syph. *Centr. Bl. f. Aug.*, VI, 1882.

FŒRSTER. Zur Klin. Kenntn. d. chor. syph. *Graefe's Arch.*, XX, 1, p. 33. 1874.

GALEZOWSKI. Etude sur les amblyop. et amaur. syph. *Arch. gén. de méd.*, janv. mars, 1871.
— Affections syphilitiques du fond de l'œil. *Traité iconogr.*, p. 150. 1886.
— De l'hérédité syph. ocul. à la 2° génér. *Rec. d'ophtalm.*, p. 1, 1896.

GOLDZIEHER. Zur Pathologie der Ret. prolif. *Centr. Bl. f. Aug.*, XVI, p. 362, 1891.

VON GRAEFE. Ueber centrale recidivirende Retinitis. *Arch. f. Opht.*, XII, 2, p. 211, 1866.

HAAB. Syphilis congénitale, fig. 31, 32 et 33. *Atlas d'ophtalmosc.*, 1895.
— Arteritis syphilitica. *Corresp. Bl. für Schweizer Aerzte*, p. 152, 1886.
— Ocular lesions dep. up. diseases of the circ. syst. *Norris et Oliver : system. of diseases of the eye*, IV, p. 527-529, 1900.
— Specifische Arterien-Erkr. d. Netzh. *Festschr. f. Helmholtz*, p. 19, 1891.

VON HIPPEL. Fall von gummoser Neubild, etc. *Arch. für Opht.*, XIII, 1. p. 65, 1867.

HIRSCHBERG. Retinitis diffusa syphilitica. *Beitr. z. prakt. Augenheilk*, Berlin, p. 38, 1876.
— Netzhautarterienerkr. bei einem Luetischen. *Centr. Bl. für Aug.*, VI, p. 327, 1882.
— Lues congenita als Ursache schwerer Augenleiden. *Ibid.*, p. 97, 1886.
— Zur Entwickel. gesch. der Ret. diff. spéc. *Centr. Bl. f. Aug.*, X, p. 92, 1886.
— Einige Fälle v. entz. Anschw. im Augengr. *Centr. f. Aug.*, XII, p. 162, 1888.
— Ueber Netzhautentzünd. b. angebor. Lues. *Deutsch. med. Woch.*, n°s 26 et 27, 1895.

Hock. Die syphilitischen Augenkrankheiten. *Wiener Klinik.*, II, (*Iahresb.*, p. 361), 1876.

Houpart. Choriorétinite pigmentaire spécif. *Rec. d'opht.*, p. 673, nov., 1895.

Hutchinson. Secondary syphilis. *Opht. Hosp. Rep.*, I, 1858.

Hutchinson et Bader. *Opht. Hosp. Rep.*, II, (*Rés.* ds Baas, 1898, p. 643 et Sidler, 1902, p. 31), 1860.

Hutchinson. A clinical memoir of cert. dis. conseq. of inher. syph. *London*, 1863.

— Chorioido-ret. as the result of her. syph., etc. *Opht. hosp. Rep.*, p. 54, 1876.

Jacobson. Ueber Retinitis syphilitica. *Königsb. med. Jahrb.*, I, p. 283. 1851.

— Bez. d. Veränd. u. Krankh. des Sehorg. zu *Allg. Organerkr.*, Leipsig, p. 23, 1885.

Knies. Syphilis, p. 425-426. Bez. d. Sehorgans z. d. übr. Krank. 1892.

Krückmann. Beitrag zur Kenntniss der Lues des Augenhintergrundes. *Soc. opht. de Heidelberg*, XXXI° session, *Ber.*, p. 51.

Leber. Die Krankh. d. Netzhaut u. d. Sehnerven. *Graefe-Saemisch*, V. p. 610, 1877.

Liebreich. (Description d'un cas de ret. syph.). *Allg. med. centr. Zeit.*, 14, XII, 1861.

— Retinitis syphilitica. *Atlas d'Ophthalmosc.*, pl. X 1, et 2, 1863.

Mandelstamm. Retinitis syphilitica. (in : Pagenstecher. *Klin. Beobach.*, III, p. 81), 1866.

Magnus. Zur Casuistik der Arteritis specific. ret. *Klin. Monats. bl. f. Aug.*, p. 465, pl. III 1889.

Masselon. La chorio-rétinite spécifique. *Mémoires d'ophtalmoscopie*, Paris, 1883,

Mauthner. Die syphilitische Retinitis, p. 368. *Lehrb. d. Ophthalmosc.*, II, p. 369, 1868.

Mengin. Rétinite syphilitique. *Rec. d'opht.*, p. 118, 1879.

Meyer. Contribution au diagn. des alter. des parois vasc. de la rétine. *Festschr. f. Helmholtz.* p. 23, 1891.

Michel. Die syphilitischen Erkr. d. Netzhaut. *Lehrbuch.*, p. 561, 1884.

Mooren. Retinitis luetica. *Ophthalmiatr. Beobacht.*, p. 279, 1867.

Monprofit. Sur un cas de chor. macul. d'orig. syph. *Arch. d'opht.*, XV, p. 138, 1885.

Nagel. Ueber eine eigenthümliche Erkr. d. Ret. *Klin. M. Bl. für Aug.*, II, p. 394, 1864.

— Untersuch. zweier Fälle alter chorioret. specific. *Arch. f. Aug.*, XXXVI, 4, p. 36, 1898.

Nettleship. On the pathol. changes in syph. chor. and ret. *Opht. Hosp. Rep.*, XI, 1886.

Oeller. Atlas d'ophtalmoscopie, D, pl. VIII.

Ohanian. Contrib. à l'étude d. aff. her. syph. de l'œil. *Thèse de Genève*, 1894.

Ostwalt. Ueber Retinitis syphilitica, etc. VII° *Congr. intern. d'opht. Heidelb.*, p. 474, 188

— De la rétinite syphilitique et de ses rapports avec les art. ret. Thèse de Paris 1891.

Panas. Rétino-choroïdite syphilitique. *Traité d. mal. d. yeux*, I, p. 393, 1894.

Raehlmann. Ueber miliar. Aneurysmen an. d. Netzhautgefässen. *Klin. Monatsbl. f. Aug* p. 253-256, 1889.

v. Reuss. Centrale recidivirende Retinitis (Wien med. Presse). *Res. Jahresb.*, p. 408, 188

Rochon-Duvigneaud. *Arch. d'opht.*, XV, p. 764, 1895.

Rollet. Retinites syphilitiques. *Traité d'ophtalmoscopie*, p. 259. 1898.

Scholtz. Ueber die Ursache der Bindegew. neubild., etc. *Ungarische Beiträge zur Aug.*, p. 427. 1900.

Schöbl. Diseases of the retina. *Norris et Oliver : system. of diseases of the eye*, III, p. 4; 487, 1900.

— Einige Worte über chor. spécific, etc. *Centr. f. Aug.*, XII, p. 321, 1888.

Scheffels. Ein Fall von perivasculitis retinæ. *Arch. f. Aug.*, XXII, p. 374, 1891.

Schreiber. Ueber Veränder. d. Augenhintergr. b. int. Erkr. *Leipsig*, p. 84-92, 1878.

Schubert. Ueber syphilitische Augenkrankeiten, *Berlin*, 1881.

— Zur Casuistik der Ret. syph. *Centr. Bl. f. Aug.*, V, 329, 1881.

Schröpfer. Ueber die luetischen Affectionen der Papille und der Netzhaut. Thèse de Leipsig, 1903.

Scimeni. Di una speziale pigmentatione del fondo oculare, XV° Congrès de l'ass. opht. ital., 1898.

Schweigger. Retinitis syphilitica. *Gebrauch des Augenspiegels*, p. 110, 1864.

Seggel. Die ophthalmosc. Kenntzeichen d. Hirnsyphilis. *Deutsch. Arch. f. Klin. Med.*, 44, *Jahresber*, p. 303, 1889.

Senn. Retino-choroïditis rudimentaris e lue congenita. *Arch. für Aug.*, XLIV, (supplément) p. 147, 1901.

Sidler-Huguenin. Ueber die heredo-syphilitischen Augenhintergrundsveränderungen, etc. *Beiträge zur Augenheilk.*, 51, 1902.

Strzeminski. Mal. hérédo-syph. des yeux à la 2ᵉ génér, *Rec. d'ophtalm.*, p. 602, oct. 1896.

—   Un cas de syph. héréd. des yeux, etc. *Rec. d'ophtalm.*, p. 545, 1898.

—   Beitr. z. Frage ü. d. Vork. der Augensyph. in d. dritten Gener. *Graefe's Arch.*, LIII, 2, p. 360, 1901.

Stein. Zur pathol. Anat. u. Differentialdiagnose. d. Chorioretinitis syphilitica, etc. *Graefe's Arch.*, LVI, 3, p. 463, 1903.

Swanzy. A peculiar case of. Ret. pigm. in connex. with inher. syph. *Dubl. Quart. J. of med. Science*, LI, p. 290, 1871.

Uhthoff. Unters. ü. d. bei d. syph. d. Centralnervensystems vorkomm. Augenstör. *Graefe's Arch.*, XXXIX, 3, p. 162 et 166, 1893.

de Wecker. Choroïdite spécifique et Rétin. syphil. *Traité complet*, II. p. 451, IV, p. 109, 1886-1889.

CHAPITRE XV

DÉGÉNÉRESCENCE (RÉTINITE) PIGMENTAIRE

Historique. — La rétinite pigmentaire, ou dégénérescence pigmentaire de la rétine, n'a pris rang parmi les maladies oculaires que depuis l'emploi de l'ophtalmoscope, bien que son principal symptôme clinique, l'*héméralopie* ou *cécité nocturne*, fût connu dès l'antiquité.

L'héméralopie et le rétrécissement du champ visuel se trouvent mentionnés dans la plupart des anciens traités au nombre des symptômes de certaines amblyopies ou amauroses. D'autre part plusieurs examens anatomiques avaient fait voir une pigmentation anormale de la rétine (Langenbeck, von Ammon). Toutefois on n'avait pas songé à faire la synthèse de ces divers symptômes cliniques et anatomiques. L'observation même de Mackensie (p. 883), qui, en disséquant l'œil d'un sourd-muet atteint de cécité nocturne congénitale, découvrit de nombreuses taches noires sur la rétine, n'attira pas fortement l'attention.

Van Trigt en 1853, donna la première description ophtalmoscopique d'une pigmentation de la rétine chez un sujet atteint de torpeur rétinienne et d'un rétrécissement très marqué du champ visuel. Peu après, Ruete, Arlt, et Graefe (1856) notèrent avec des symptômes cliniques très semblables la coexistence des mêmes mouchetures pigmentaires, que Graefe localisa tout d'abord à la surface interne de la choroïde bien qu'il eût de cette façon peine à s'expliquer la cause des désordres visuels.

Des examens anatomiques permirent bientôt à Donders d'établir le siège rétinien de la pigmentation et l'affection fut connue dès lors sous le nom de rétinite tigrée ou dégénérescence pigmentaire de la rétine. Nous conservons cette dénomination parce qu'elle est en usage et que nous n'en n'avons pas de meilleure à proposer, bien que l'on sache aujourd'hui d'une part que la pigmentation n'est pas le fait le plus important, d'autre part que les altérations dégénératives affectent la choroïde aussi bien que le tissu propre de la rétine.

Symptomatologie. — La dégénérescence pigmentaire est l'une des mieux caractérisées d'entre les maladies de la rétine. Elle a pour principaux symptômes cliniques : 1° l'*héméralopie*; 2° la *diminution du champ visuel périphérique*, et pour manifestation ophtalmoscopique : la *pigmentation de la rétine* avec une *teinte gris jaunâtre* très caractéristique du fond de l'œil.

Dans tous les cas les plus typiques, ces quatre symptômes sont présents mais ils peuvent faire défaut, chacun d'eux aussi bien que les autres, de telle sorte qu'en certaines circonstances l'oculiste ne trouve à se baser que sur un seul ou sur deux éléments du diagnostic. Ils méritent donc d'être décrits séparément.

A. Sens lumineux. — La *cécité nocturne* se trouve mentionnée par quelques auteurs de l'antiquité sous le nom de « nyctalopie » (Celse et Pline, Ier siècle, Galenus, IIe siècle); d'après Hirschberg, cette même expression de nyctalopie, qui se retrouve dans Hérodote, aurait été employée par ce dernier dans un sens tout opposé, s'appliquant à des malades qui, atteints de photophobie, fuyaient le grand jour et voyaient mieux de nuit.

Notée au cours du moyen âge par les médecins grecs Aetius et Paul d'Égine, (vi[e] siècle) et les arabes Rasis et Avicenne, la cécité nocturne est généralement désignée vers la fin du xviiie siècle par le terme *d'héméralopie* ; tantôt elle passe pour une affection passagère et facile à guérir, tantôt elle est donnée comme un symptôme ou comme un premier degré de l'amaurose ; dans le premier cas, c'est l'héméralopie dite « essentielle », aiguë et épidémique, que l'on met en cause; dans le second, il s'agit soit de l'héméralopie symptômatique d'une rétinite pigmentaire, soit d'une diminution de la sensibilité rétinienne comme on en voit dans d'autres altérations des membranes profondes de l'œil (décollement rétinien, chorio-rétinites, etc.). Les deux formes d'héméralopie sont le plus souvent confondues en une même description : quelques auteurs seulement font entre elles une certaine distinction (Andreæ, Himly, Deval) ; une séparation nette entre l'héméralopie passagère et celle qui est liée à la dégénérescence pigmentaire de la rétine n'a pu se faire qu'après que le type clinique de cette dernière affection eût été fixé par les données de l'ophtalmoscope.

L'opinion assez répandue et accréditée par bien des ophtalmologistes (Scarpa, Demours, Desmarres), qui faisait de l'héméralopie une sorte de névrose périodique se développant chaque soir pour disparaître le matin, a été réduite à néant par les examens photométriques de Foerster ; en effet cet auteur a démontré qu'elle repose sur une diminution de la sensibilité des éléments nerveux et qu'à éclairage égal elle se manifeste aussi bien pendant les heures du jour que dans celles de la nuit.

L'héméralopie est, dans la majorité des cas, le symptôme le plus précoce d'une rétinite pigmentaire en voie de se développer. De bonne heure les parents s'aperçoivent qu'un de leurs enfants a peine à se diriger le soir dans une rue mal éclairée, ou même de jour dans les parties les plus sombres de la maison (escaliers de cave, corridors, etc.) C'est le plus souvent ce qui les engage à conduire le malade chez un oculiste ; c'est aussi le symptôme qui frappe le reste de la parenté et dont le récit se transmet le plus facilement. Fréquemment, lorsque nous interrogeons un malade au sujet d'autres cas de rétinite pigmentaire qui auraient été constatés chez ses ascendants, il nous cite l'exemple d'un frère ou d'un oncle de son père ou de sa mère « qui ne voyait pas la nuit » mais dont les yeux n'ont cependant jamais été examinés par un spécialiste. Des exemples de ce genre ont permis de conclure avec une assez grande probabilité à la transmission d'une rétinite pigmentaire au travers de plusieurs générations en remontant jusqu'à cinq ou six générations (Schneider p. 31, Cunier).

Lorsqu'elle est soumise à un examen méthodique, on voit que l'héméralopie se manifeste à la fois par une diminution rapide du champ visuel périphérique et par un abaissement de la vision centrale, mais ces deux fonctions ne sont pas nécessairement affectées dans une égale proportion pour une même diminution de l'éclairage. Il y a sur ce point de très grandes différences individuelles, car certains malades montrent dans une faible lumière un champ visuel très rétréci en présence d'une acuité centrale relativement peu [modifiée, alors que d'autres ont une acuité très faible sitôt qu'on baisse l'éclairage, tandis que leur vision périphérique ne subit que peu ou pas de changement. Les variations de l'acuité visuelle centrale selon l'intensité de l'éclairage se mesurent au moyen des « photomètres » dont le plus connu est celui de Foerster.

Il semble qu'à l'héméralopie soit liée une perception imparfaite de la couleur *bleue*, le *vert* et surtout le *rouge* étant plus facilement reconnus, contrairement à ce que l'on observe dans la plupart des affections du nerf optique. Sur ce point nos observations confirment la manière de voir de Macé et Nicati.

B. Champ visuel. — La diminution du champ visuel a été brièvement notée par Arlt et van Trigt lors de leurs premières observations de rétines pigmentées, mais c'est de Graefe (1856) qui a relevé l'importance du *rétrécissement concentrique* en présence d'une acuité centrale relativement peu diminuée ; c'est aussi lui (1858) qui attira l'attention sur une forme particulière où la torpeur rétinienne, au lieu d'être surtout accentuée à la périphérie, a son maximum dans la zone moyenne, de telle façon que le champ visuel n'est pas concentriquement rétréci, mais qu'il présente un *scotome annulaire* qui, tout en ménageant le centre de la fixation, laisse en outre une liberté relative à la périphérie. Cette division du champ visuel en trois zones concentriques, dont la zone médiane est occupée par un scotome, a été signalée depuis de Graefe par une quinzaine d'auteurs dont on trouvera la liste dans un mémoire que nous avons publié dans les *Annales d'oculistique*, en février 1901, mais elle avait toujours passé pour exceptionnelle ou pour atypique.

Une série d'observations personnelles, dont quatorze ont été publiées, (*Annales d'oculistique*, février 1901 et août 1902), mais qui ascendent aujourd'hui à près d'une trentaine, nous ont montré que le scotome annulaire est le stade initial du rétrécissement dit concentrique dans la dégénérescence pigmentaire de la rétine. Il débute par un scotome en croissant dans la partie moyenne du champ visuel, et le plus souvent dans une région symétrique aux deux yeux, voy. fig. 71 *a*. Ce croissant va s'élargissant aussi bien dans le sens centripète que dans la direction centrifuge et ses deux extrémités s'allongent jusqu'à ce qu'elles arrivent à se rejoindre (voy. fig. 71 *b*) ; à ce moment il circonscrit à la façon d'un anneau le centre de la fixation. Dans les stades ultérieurs, il continue à s'élargir et dans la majorité des cas il progresse plus rapidement vers la périphérie que dans la direction du centre, ce qui fait que la zone de vision périphérique s'efface avant la disparition de la partie tout à fait centrale du champ visuel (voy. fig. 72). C'est ici le der-

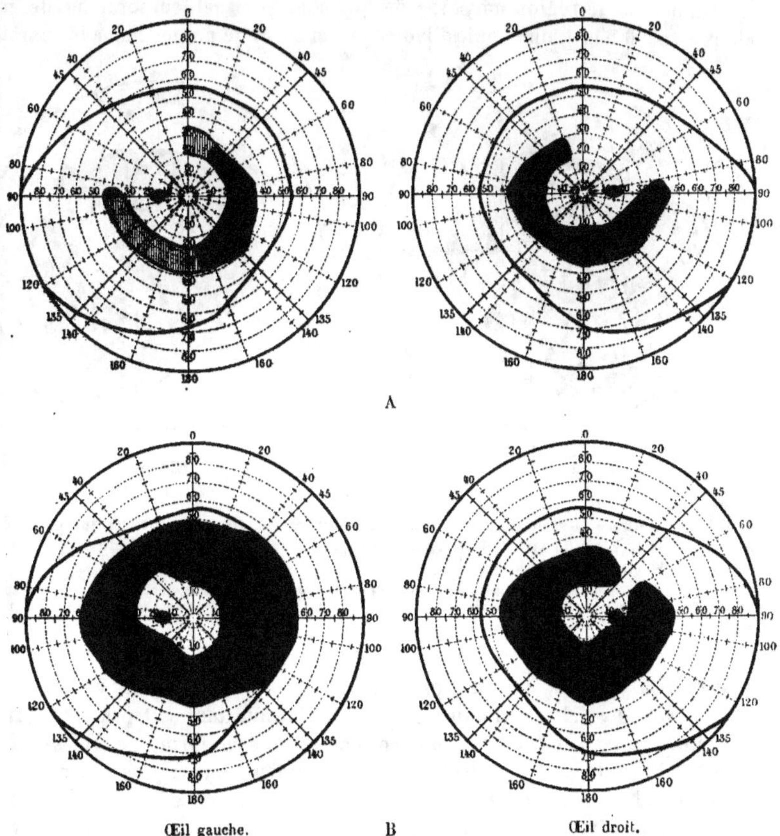

Fig. 71, A et B.

Transformation d'un scotome en croissant en un scotome annulaire par la diminution de l'éclairage (homme de trente ans, héméralope dès l'enfance).

.... Champ visuel pour le *rouge*.
------------ Champ visuel pour le *bleu*.

A, champ visuel mesuré en plein jour. — B, champ visuel du même malade mesuré dans une chambre obscure dans laquelle on laisse pénétrer la lumière du jour par une ouverture de 64 centimètres carrés (œil droit) ou de 40 centimètres carrés (œil gauche).

nier stade qui ferait croire à un rétrécissement régulièrement concentrique ayant débuté à l'extrême périphérie du champ visuel.

Constatation fort intéressante : en examinant un même malade dans un

éclairage d'intensité toujours décroissante, on peut obtenir une série de champs
visuels qui reconstituent exactement les différentes phases que le champ visuel
de ce malade aurait parcourues, selon toute probabilité, au travers d'une longue suite d'années. Ainsi tel sujet qui, dans une bonne lumière, semble
disposer d'une vision périphérique tout à fait normale, et n'accuse aucun
scotome pour un objet lumineux que l'on déplace devant lui, indiquera cependant que dans la région moyenne de son champ visuel temporal ou de son
champ visuel nasal, une boule d'ivoire ou un carré de papier blanc lui parais-

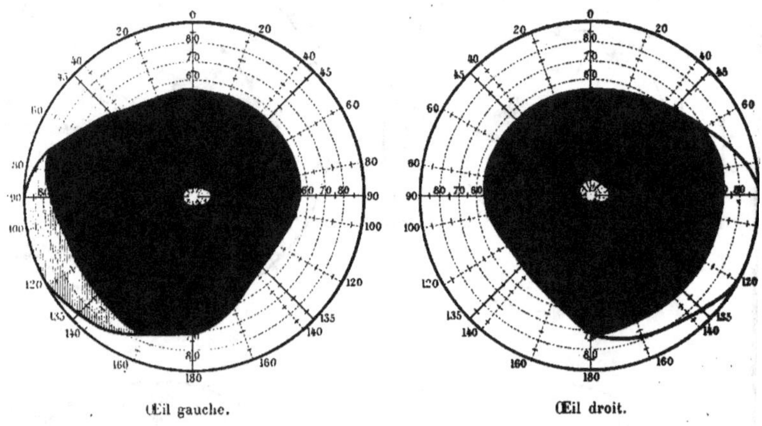

Fig. 72.

Scotome annulaire en voie de se transformer en un rétrécissement concentrique par l'effacement de la zone de vision périphérique (homme de vingt-huit ans, frère aîné de celui
auquel est empruntée la figure 74),

A l'œil droit, les mouvements d'une boule blanche de 2 centimètres de diamètre, sont encore reconnus entre
65° et 90° de périphérie, tandis que l'œil gauche ne perçoit plus que les mouvements de la main dans la zone
correspondante.

sent un peu plus gris que plus près vers le centre ou plus loin vers la périphérie (voy. fig. 71 *a*, œil gauche) ; si l'on diminue tant soit peu l'éclairage
ce scotome relatif fera place à un scotome absolu en forme de croissant ou
de fer à cheval (fig. 71, œil droit). Dans une lumière encore plus diminuée, on
constate l'absence de toute perception lumineuse dans les régions moyennes
de la rétine (voy. fig. 71 *b* et 73 *a* et *b*). Quand l'éclairage est réduit à son
minimum, il n'y a plus aucune vision périphérique et c'est à peine si le
malade perçoit encore à quelques degrés du centre (fig. 73 *c*).

Il est ainsi facile de comprendre comment le rétrécissement concentrique du champ visuel dans la rétinite pigmentaire dérive d'un scotome
primitif en forme de croissant ou d'anneau ; mieux que cela : l'étude du
champ visuel à la faveur d'un éclairage d'intensité variée permet de ramener
sans peine au type du scotome zonulaire certaines formes de champ visuel
que l'on tenait jusqu'ici pour atypiques et dont l'interprétation ne laissait pas
que d'être fort embarrassante, aussi longtemps que demeura intangible le

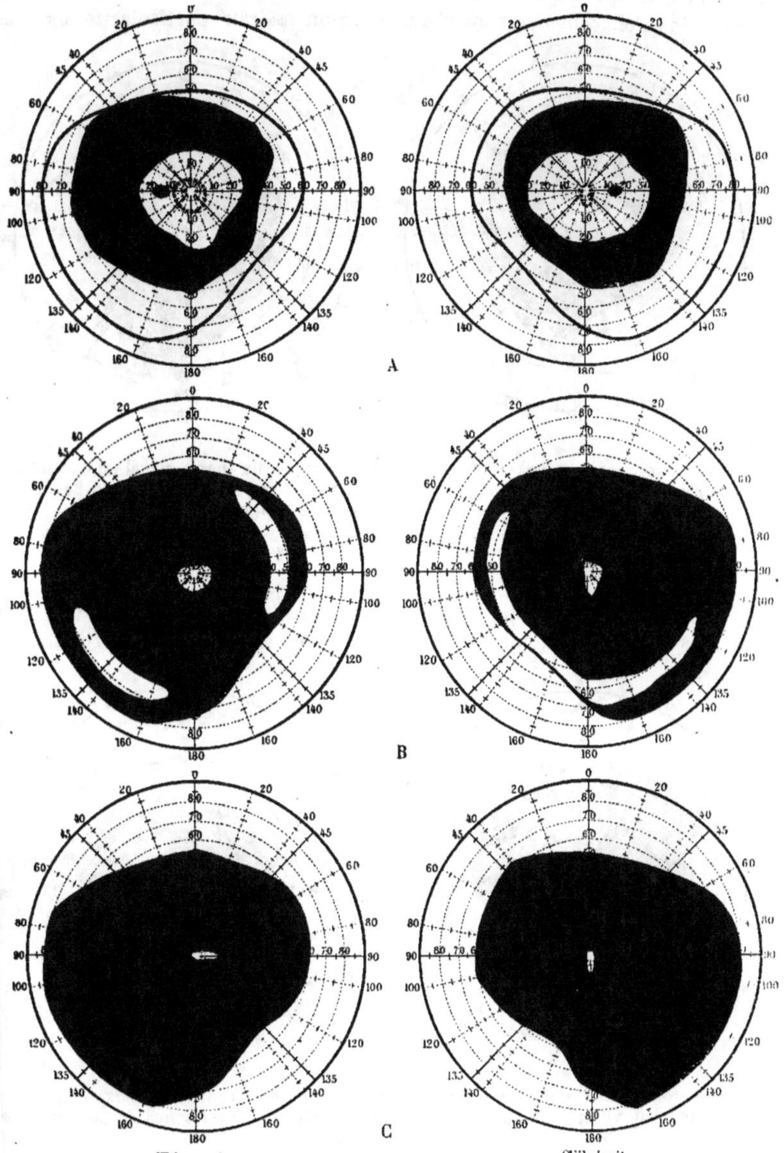

Fig. 73, A, B, et C.

Transformation d'un scotome annulaire en un rétrécissement d'allure concentrique par la diminution de l'éclairage (homme de trente-cinq ans, héméralope dès l'enfance).

.... Champ visuel pour le *rouge*, la perception du *bleu* faisant défaut à l'œil droit et coïncidant avec celle du rouge à l'œil gauche.

A, scotome annulaire mesuré en plein jour. — B et C, champs visuels du même malade mesurés dans un éclairage graduellement diminué.

doctrine classique du rétrécissement concentrique dans la rétinite pigmentaire. Ainsi l'effacement primitif d'une région latérale (particularité signalée

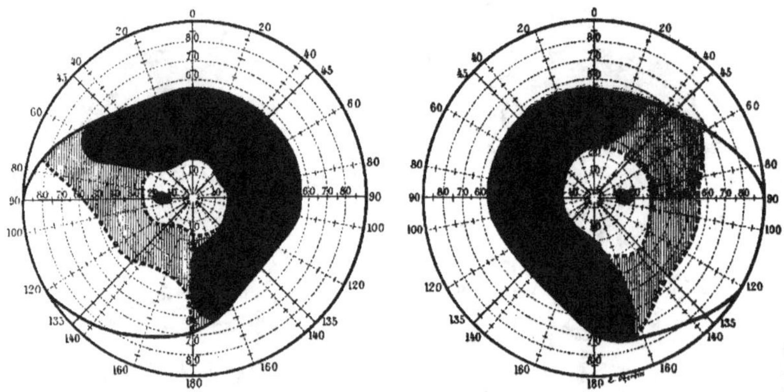

Fig. 74.

Scotome en croissant atteignant aux limites physiologiques du champ visuel du côté interne
et supérieur de façon à donner l'illusion d'un rétrécissement latéral (jeune homme de
vingt ans, frère cadet de celui auquel est empruntée la figure 72.

La forme circulaire du scotome est complétée par une zone de perception relative dans laquelle,
avec la diminution de l'éclairage, toute perception lumineuse est rapidement supprimée.

par GRAEFE en 1856, p. 283, et que nous avons plusieurs fois constatée) tient
à la présence d'un scotome en croissant, dont un scotome relatif déjà plus ou

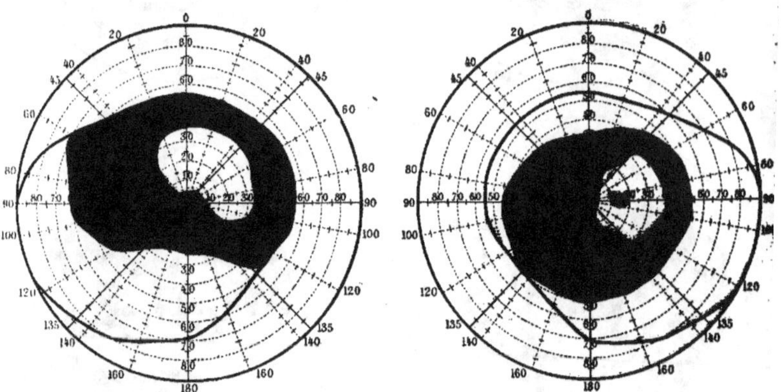

Fig. 75.

Scotome annulaire intéressant par l'un de ses bords le centre de la fixation,
chez un sujet de vingt-quatre ans atteint d'héméralopie et de nystagmus dès son enfance

moins accusé ne tardera pas à compléter la forme circulaire (voy. fig. 74)
Quant à la production d'un scotome central, elle s'explique soit par la situation excentrique d'un scotome annulaire (voy. fig. 75), soit par la suppressio

précoce du champ de vision centrale ménagé à l'intérieur de l'anneau ainsi que nous l'avons noté chez deux de nos malades. Envisagées de cette façon, les modifications du champ visuel au cours de la dégénérescence pigmentaire de la rétine présentent un caractère d'unité et de constance qu'on ne leur connaissait pas jusqu'ici.

Le scotome zonulaire débute tantôt dans la moitié nasale et tantôt dans la moitié temporale du champ visuel ; il n'apparaît pas non plus toujours à la même distance du centre de la fixation, mais on peut établir qu'en moyenne il a son siège principal entre 30° et 50° de périphérie. Ce qui fait règle, c'est la bila-

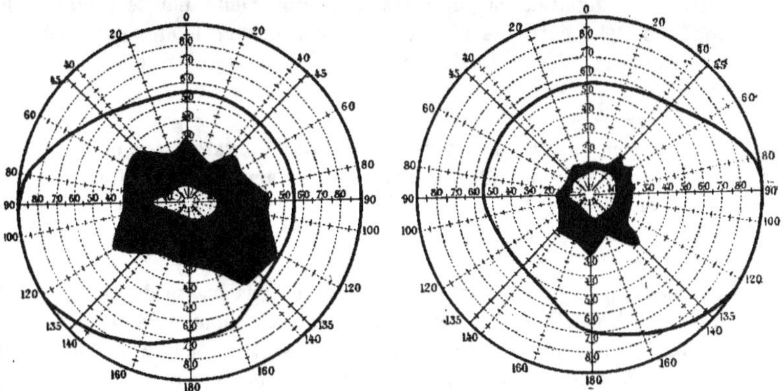

Fig. 76.

Scotome annulaire bilatéral mais très irrégulier chez un homme de cinquante-trois ans qui avait été atteint d'héméralopie seize ans auparavant à la suite d'attaques de malaria.

La pigmentation rétinienne, sans être tout à fait typique, ressemblait beaucoup plus à celle d'une dégénérescence congénitale que la plupart des pigmentations post-syphilitiques.

téralité des scotomes et leur symétrie à peu près parfaite dans les deux yeux. A-t-on pu déterminer l'existence d'un scotome dans la région temporale droite, on est à peu près certain d'en trouver un semblable dans la région temporale du champ visuel de l'œil gauche. Tout au plus observe-t-on assez souvent qu'à l'un des yeux le rétrécissement visuel est un peu plus avancé qu'à l'autre œil. Il nous est arrivé une seule fois de constater un scotome zonulaire unilatéral.

Le scotome zonulaire symptomatique de la dégénérescence pigmentaire congénitale a des limites beaucoup plus régulières que celui qui accompagne certaines chorio-rétinites subaiguës, en particulier les chorio-rétinites syphilitiques. Chez un malade qui avait été atteint d'une rétinite pigmentaire à marche rapide à la suite d'une attaque de malaria, nous avons déterminé un scotome annulaire (fig. 76) beaucoup plus découpé que dans la généralité des cas de dégénérescence congénitale.

Le champ visuel chromatique est le plus souvent très rétréci jusqu'à 5 ou 10° du centre ; dans la règle il est encore plus étroit pour le bleu que pour le vert et surtout pour le rouge, contrairement à ce qui se voit dans les cas d'atrophie primaire du nerf optique.

L'acuité visuelle centrale est rarement tout à fait normale ; le plus souvent elle n'est que de 2/3 ou 1/2, lors même qu'on ne découvre dans le champ visuel qu'un scotome très localisé. Toutefois, dans les stades ultérieures de la maladie, l'acuité centrale ne s'abaisse que fort lentement : elle est égale encore à 1/3 ou 1/4 dans bien des cas où le scotome annulaire est entièrement constitué et ne ménage plus qu'un champ visuel très étroit autour du centre de la fixation. Dans ces conditions, le malade peut lire et voir l'heure à sa montre, mais il éprouve les plus grandes difficultés à se conduire. A la période ultime, où les progrès du scotome tendent à supprimer entièrement la zone de vision périphérique, l'acuité centrale est généralement inférieure à 1/10. Il va sans dire que si le centre de la fixation est intéressé de bonne heure par le scotome, les relations indiquées entre l'acuité visuelle centrale et le champ visuel périphérique subissent de profondes modifications et varient selon chaque cas particulier.

C. ALTÉRATIONS OPHTALMOSCOPIQUES. — L'aspect ophtalmoscopique de la rétinite pigmentaire (voy. pl. VII, fig. 12) a été vulgarisé de bonne heure par les dessins qu'en donnèrent VAN TRIGT (1853, fig. 10) et JÆGER, mais ces descriptions accordaient une importance trop grande à la pigmentation même de la rétine.

En effet LEIBREICH (1857) observa bientôt que « la masse du pigment n'est nullement en rapport avec le développement et l'ancienneté de la maladie et qu'elle paraît dépendre de circonstances accessoires peu importantes ». De son côté SCHWEIGGER (1859, p. 109) fut amené à conclure que « le processus morbide pourrait fort bien se dérouler avec ses principaux caractères en l'absence de toute pigmentation, de façon à simuler à s'y méprendre une amaurose d'origine cérébrale ».

Cette hypothèse ne tarda pas à être confirmée par les constatations cliniques de MOOREN (1867) et de LEBER (1869, p. 6), qui reconnurent l'existence d'une affection rétinienne en tout semblable à la rétinite pigmentaire, moins la pigmentation, affection désignée quelquefois sous le nom paradoxal de « rétinite pigmentaire sans pigment ».

Commençons par décrire un cas typique, dans lequel il nous faut considérer : 1° la papille optique et ses vaisseaux ; 2° les régions périphériques de la rétine ; 3° les détails de la choroïde que l'on aperçoit au travers du tissu rétinien.

L'aspect de la papille est si caractéristique que bien souvent il suffit à lui seul, si non pour fixer définitivement le diagnostic, du moins pour faire envisager comme très probable l'existence d'une rétinite pigmentaire. Une teinte « cireuse », à la fois jaunâtre et légèrement rosée, mais plus pâle et plus uniforme que la coloration d'un nerf optique normal, trahit un état d'atrophie qui ne ressemble en aucune façon à l'atrophie blanche d'un tabes ou d'une amaurose par obstruction subite des artères rétiniennes. Bien au contraire, la papille optique d'une dégénérescence pigmentaire se différencie mal du reste du fond de l'œil, d'autant moins que la zone rétinienne qui l'environne

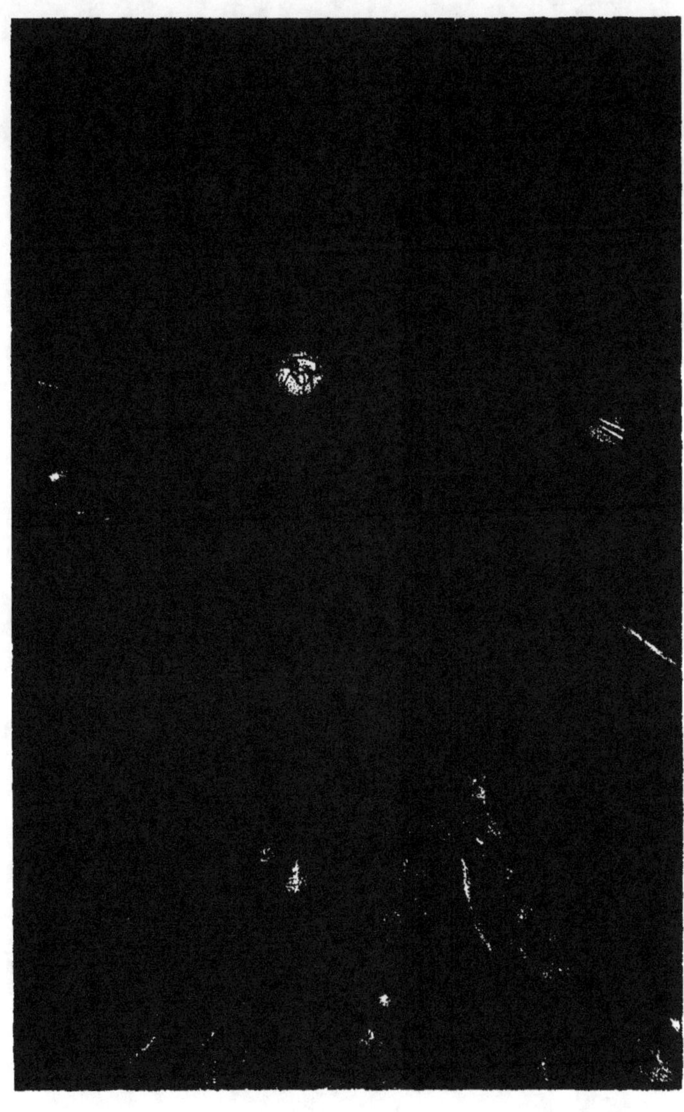

a quelquefois la même teinte pâle et jaunâtre. Ses vaisseaux, principalement les artères, sont eux-mêmes peu distincts, à cause de leur étroitesse, et, dans les cas les plus avancés, on ne peut les suivre qu'à une fort petite distance sur la rétine ; toutefois ils ne sont généralement pas accompagnés d'une bordure blanche résultant de l'opacification de leur paroi, contrairement à ce que l'on observe dans les cas d'atrophie optique d'origine inflammatoire. Ce qui empêche de les suivre bien loin, c'est que leur calibre décroît très rapidement vers la périphérie ; il est inexact de prétendre, comme le font certaines descriptions, que les grosses branches vasculaires ne tardent pas « à se transformer en des traînées de pigment ». En fait, certaines d'entre elles sont accompagnées ou recouvertes sur une partie de leur trajet par de fins amas pigmentaires, mais une recherche attentive montre qu'elles reparaissent un peu plus loin sous la forme d'un mince filet rouge, ce qui prouve que leur lumen n'a pas été interrompu. Il n'y a que des ramifications tout à fait secondaires qui sont pénétrées et même obstruées par le pigment, ainsi que les examens anatomiques l'ont prouvé.

Cette réserve faite, il est incontestable que la pigmentation se prononce avec une prédilection marquée le long des vaisseaux rétiniens ; c'est là qu'on la trouve en bien des cas où le reste du tissu de la rétine en est encore indemme ; tantôt c'est un filament noirâtre qui suit la paroi du vaisseau, tantôt c'est un amas anguleux qui chevauche sur une bifurcation. Cette pigmentation péri ou para-vasculaire nous a paru intéresser aussi bien les veines que les branches artérielles de la rétine.

Dans les stades plus avancés, la pigmentation typique de la rétinite pigmentaire consiste en un réseau de figures irrégulières, d'un noir intense, siégeant dans les couches superficielles de la rétine. A la suite de ARLT, on les a plusieurs fois comparées à des corpuscules osseux : il n'y a là qu'une lointaine analogie, car une recherche exacte, faite à l'image droite, prouvera que les amas pigmentaires de la rétine ont bien rarement la forme qui caractérise un corpuscule osseux : à savoir un corps central ovalaire d'où rayonne dans tous les sens une couronne de fins prolongements. Les figures de la pigmentation rétinienne sont plus inégales, plus déchirées, et leurs ramifications se dirigent pour la plupart vers la périphérie de la rétine, comme celles des vaisseaux sanguins ; fréquemment elles s'anastomosent de groupe à groupe en formant des arcades latérales analogues aux anses vasculaires. Nous avons comparé ces arborisations noirâtres, qui accompagnent les vaisseaux, à des branchilles de bois mort (*Ann. d'ocul.* févr. 1901, obs. IV) ; lorsqu'elles s'enchevrêtent et qu'elles sont reliées par un réseau de très fines mailles pigmentaires, elles rappellent par leur ensemble certains buissons défeuillés dont les branches épineuses servent encore de soutien à des amas irréguliers de nids de chenilles ou de toiles d'araignées (voy. fig. 12, p. VII).

Cette pigmentation typique a son maximun dans une zone de largeur variable qui circonscrit le pôle postérieur de l'œil, occupant principalement la région moyenne de la rétine, a peu près à égale distance de la macula et de l'ora serrata.

Du reste la situation de cette zone est sujette à des modalités nombreuses. En outre la pigmentation peut être très intense dans tel secteur de la rétine, tandis qu'elle fera presque défaut dans tel autre secteur.

Ce n'est que dans les stades ultimes de la maladie qu'on voit l'infiltration pigmentaire étendue à toutes les parties de la rétine; de la zone moyenne, où elle a débuté, elle gagne graduellement les parties plus centrales et plus périphériques ; elle progresse par l'apparition de mouchetures isolées

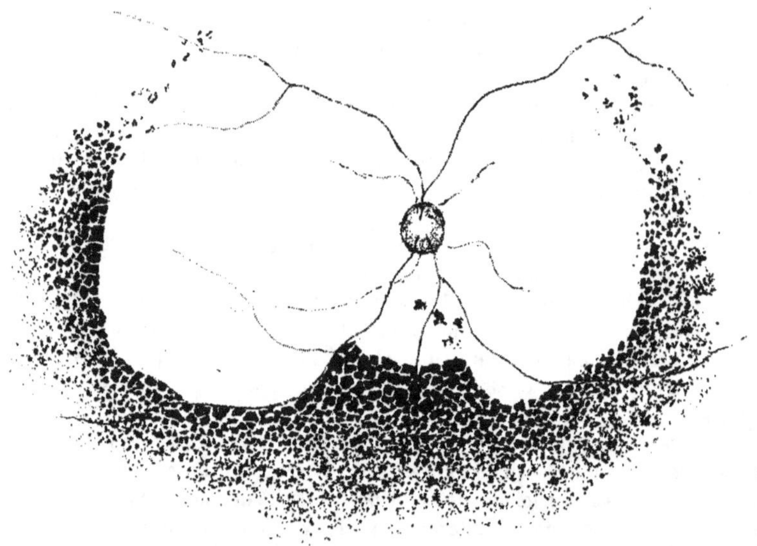

Fig. 77.

Aspect exceptionnel de la pigmentation rétinienne dans un cas de dégénérescence congénitale avec scotome en forme de croissant (voy. fig. 71).

Ce type de pigmentation offre une assez grande ressemblance avec celle de l'hérédo-syphilis, mais chez le malade en question il n'y avait aucune raison de conclure à une influence de ce genre. Les altérations rétiniennes étaient bilatérales et symétriques.

punctiformes ou polyédriques, qui précèdent le développement des figures ramifiées.

Par la présente description, nous nous écartons de la plupart des traités, qui représentent la pigmentation rétinienne comme débutant à l'extrême périphérie pour s'étendre de là concentriquement vers les régions postérieures. Le fait est que, dans la généralité des cas, la zone de rétine comprise entre l'équateur et l'ora serrata est aussi libre de mouchetures pigmentaires que le voisinage immédiat de la macula. Leber (1877, p. 641) avait été déjà fort catégorique sur ce point et nous y avons encore insisté à propos de récentes observations (Ann. d'ocul., février 1901 et août 1902).

Il est tout à fait exceptionnel que les mouchetures pigmentaires arrivent à empiéter sur la surface même de la papille (Leber, loc. cit. ; de Wecker, p. 124);

nous ne croyons pas qu'on ait jamais observé les figures ramifiées typiques au centre de la macula : quand cette dernière est le siège d'une pigmentation pathologique, c'est un pointillé de petits grains noirs ou grisâtres, tout pareils à des grains de sable ou bien des plaques de décoloration jaunâtre dont les bords sont marqués çà et là d'un fin liséré pigmentaire (voy. fig. 12, pl. VII).

La pigmentation typique de la dégénérescence rétinienne peut être accompagnée ou même remplacée par d'autres accumulations pigmentaires, moins caractéristiques de cette affection parce qu'elles offrent une certaine ressemblance avec les foyers d'une chorio-rétinite disséminée. Ce sont des taches arrondies ou polyédriques siégeant dans les couches les plus profondes de la rétine, car on voit que les vaisseaux passent au-devant d'elles. Le fait principal qui les différencie des foyers chorio-rétinitiques c'est qu'elles ne sont point circonscrites par un liséré jaune ou blanc d'atrophie choroïdienne. Nous les avons constatées en certains cas de rétinite pigmentaire congénitale dont tous les autres symptômes étaient ceux de la dégénérescence rétinienne typique (voy. fig. 77). L'aspect des taches pigmentaires de la rétine n'est donc pas à lui seul un critère suffisant pour constituer des formes différentes de rétinite pigmentaire. Il en est de même de l'abondance plus ou moins grande, voire de l'absence totale de la pigmentation.

LEBER (1869, p. 5 et 6) rapporte en effet que DE GRAEFE et lui-même ont eu l'occasion d'observer plusieurs frères et sœurs, dont les plus jeunes étaient atteints de torpeur rétinienne sans qu'il y eût de pigment visible à l'ophtalmoscope, tandis que les aînés présentaient déjà les caractères de la dégénérescence typique ; on pouvait des uns aux autres suivre l'apparition graduelle et le développement des mouchetures pigmentaires dans la rétine ; en aucun cas LEBER ne les a constatées aussitôt après la naissance, mais plusieurs fois dans l'enfance à partir de dix ou douze ans ; avec plus de netteté encore dès la vingtième année, où leur abondance était déjà fort grande.

A défaut de la pigmentation, les altérations du fond de l'œil sont caractérisées par la teinte cireuse de la papille optique et l'étroitesse des artères rétiniennes ; il y a de plus un fin pointillé de très petites taches d'un fauve clair, dont le stratum le plus probable est l'épithélium rétinien et que déjà SCHWEIGGER (1864, p. 116) et LEBER (l.c.) ont remarquées et décrites chez des enfants atteints d'amblyopie congénitale. Les foyers de dépigmentation rétinienne peuvent se présenter aussi sous la forme de plaques jaunâtres plus grandes, moins bien délimitées et qui montrent une certaine tendance à la confluence.

Dans ces formes à pigmentation tardive, l'apparition des foyers pigmentaires se fait sous l'aspect de petits grains noirâtres se développant sur le bord ou dans l'intérieur des taches claires de la rétine (PELTESOHN, p. 210) : leur siège anatomique est alors la couche des grains externes ; on peut les y découvrir à l'examen microscopique avant même qu'ils soient devenus perceptibles avec l'ophtalmoscope (PONCET, p. 236) ; ils ne prennent la forme de figures étoilées ou ramifiées que lorsqu'ils ont gagné les couches plus superficielles de la rétine, en particulier l'étage des gros vaisseaux.

Outre les plaques de dépigmentation jaunâtre paraissant avoir leur siège au niveau de l'épithélium rétinien, le fond d'un œil atteint de rétinite pigmentaire présente des changements de coloration qui intéressent le tissu de la choroïde et son réseau vasculaire. Ce dernier apparaît plus distinct que normalement ; d'une part, l'état de sclérose plus ou moins prononcé des vaisseaux de la choroïde leur prête une coloration plus claire, rouge brique ou dorée ; d'autre part, les espaces intervasculaires offrent une teinte grisâtre ou terreuse qui augmente beaucoup leur netteté (voy. pl. VII. fig. 12). C'est à cette teinte terreuse du stroma choroïdien que tient la coloration plombée du fond de l'œil dont parlent certaines descriptions (HAAB).

Les altérations de la choroïde s'accentuent quelquefois au point de provoquer la formation de larges plaques atrophiques qui, par leur confluence, finissent par occuper entièrement la zone moyenne du fond de l'œil ; un cas de ce genre a été dessiné par MAGNUS et décrit par JACOBSOHN ; on en doit quatre autres observations à FUCHS (1896), qui les a classées à part sous la dénomination de « atrophia gyrata retinae et choroïdeae ». Nous en avons vu deux exemples très semblables ; quant à celui que rapporte BEDNARSKI, il se caractérise par une atrophie à peu près complète de la choroïde avec sclérose très prononcée de ses vaisseaux. Ce sont là des formes très exceptionnelles de la rétinite pigmentaire.

Anatomie pathologique. — L'anatomie pathologique de la rétinite pigmentaire nous est connue par de nombreux examens macro et microscopiques ; toutefois la plupart de ces examens ayant porté sur un stade avancé de la maladie, il subsiste certaines divergences entre les auteurs dans la façon dont ils interprètent la nature des altérations pathologiques et leur importance relative.

Les premiers travaux se sont surtout occupés de *l'origine du pigment* qui infiltre la rétine ; ils établirent que ce pigment ne provient pas de la choroïde, contrairement à ce qu'on avait cru tout d'abord. C'est là ce qui a fait maintenir la dégénérescence pigmentaire au nombre des affections de la rétine. Les plus récentes recherches n'en ont pas moins démontré que les principales altérations de la rétinite pigmentaire sont consécutives à un état pathologique primitif de la chorio-capillaire, de telle sorte que l'affection semble avoir son point de départ aussi bien dans la choroïde que dans la rétine.

Lorsqu'on fait l'ouverture d'un œil atteint de rétinite pigmentaire, ce qui frappe en premier lieu c'est la couronne des fines taches noirâtres, qui enserre la région du pôle postérieur. Cette pigmentation circulaire a son maximum dans la zone équatoriale, et non point au voisinage de l'*ora serrata* comme certaines descriptions le feraient croire. Elle s'étend sur une largeur variable qui, dans une certaine mesure, augmente avec la durée de la maladie, mais qui ne saurait cependant servir de point de comparaison pour établir d'un cas à un autre le degré de la dégénérescence rétinienne et l'importance des troubles fonctionnels. Il importe en effet de ne pas oublier que, si l'infiltration du pigment dans la rétine est de toutes les modifications anatomiques celle qui force le plus l'attention, elle ne joue pas le rôle essentiel, en dépit du nom de la rétinite pigmentaire.

Le plus souvent il se trouve que la rétine est altérée dans une zone beaucoup plus étendue que la zone où siège la pigmentation, et l'on peut alors constater une soudure de la rétine à la choroïde dans telle région du fond de l'œil qui à première vue ne semblait pas atteinte. Cette adhérence anormale entre les deux membranes est très significative, car elle indique d'emblée l'existence d'un processus pathologique intéressant les couches externes de

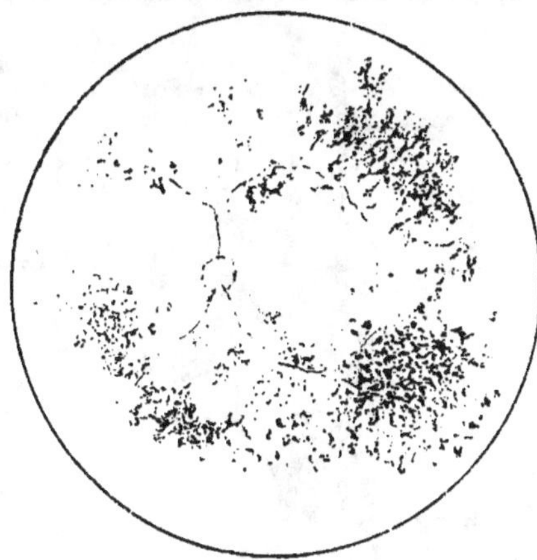

Fig. 78.

Pigmentation de la rétine dessinée à la loupe dans un cas de dégénérescence congénitale.

la rétine, c'est-à-dire l'étage si délicat des cellules visuelles. Si l'on insiste pour la détacher de la choroïde, la rétine entraîne avec elle de grands lambeaux de l'épithélium pigmentaire, ce qui ne se produirait pas dans un œil normal.

Transportés sous le microscope pour être étudiés en préparations plates, les fragments de rétine pathologique font voir sur leur face externe un tapis de cellules épithéliales très inégalement pourvues de grains pigmentaires, et du côté de leur face interne des arborisations noirâtres constituées par les vaisseaux rétiniens que suivent et enveloppent des traînées de pigment. (voy. fig. 79). Si l'on dissocie la rétine, on y retrouve les vaisseaux sous la forme de cordons plus ou moins rigides et brillants qui se laissent isoler bien mieux qu'à l'état sain.

Quelques-uns de ces vaisseaux sclérosés (des artères, selon toute apparence) se rencontrent même dans les couches les plus externes de la rétine, à tel point qu'ils peuvent venir en contact avec l'épithélium pigmentaire et s'y imprimer sur une partie de leur trajet (JUNGE, p. 58 ; LANDOLT 1873, p. 148; GONIN, 1903, p. 32).

Considérée sur des coupes méridionales, la rétine se montre le plus sou-

vent fort diminuée dans son épaisseur (Landolt, p. 142; Alt, p. 378) ; à
l'opposé de Leber (1877, p. 636) nous ne l'avons jamais trouvée plus épaisse
qu'une rétine normale : dans un cas de rétinite pigmentaire en voie de développement (*Ann. d'ocul.*, déc. 1902 et janv. 1903), nous avons vu l'épaisseur
de la rétine un peu moindre que normalement au niveau des parties les plus
saines, mais au voisinage de l'équateur, où la dégénérescence était à son
maximum, la rétine était amincie jusqu'au tiers de la normale. Dans l'exemple
de rétinite beaucoup plus étendue dont Aubineau a publié la relation et que

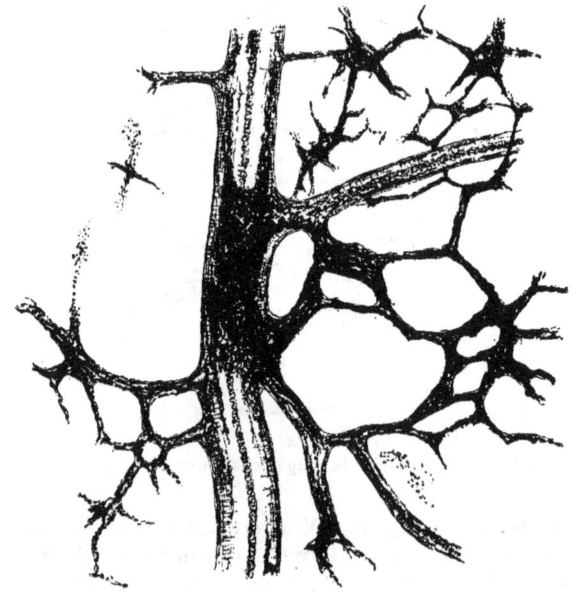

Fig. 79.
Vaisseaux rétiniens sclérosés et entourés de pigment dans un cas de dégénérescence
congénitale (d'après Landolt).

nous avons eu l'occasion d'étudier sur ses coupes, l'épaisseur de la rétine
malade était assez uniformément réduite des 3/5 de son épaisseur.

La diminution porte en premier lieu sur les couches externes de la rétine
et n'atteint que tardivement l'étage des grains internes, des cellules ganglionaires et des fibres optiques.

Les altérations rétiniennes, que le microscope décèle dans la dégénérescence pigmentaire, peuvent être classées en 3 processus :

    a. La sclérose progressive des vaisseaux ;

    b. L'atrophie des éléments nerveux ;

    c. L'infiltration pigmentaire.

Quelques auteurs mentionnent encore :

    d. L'hyperplasie du tissu de soutien.

A. *La sclérose* intéresse en son entier l'arbre vasculaire de la rétine, veines et artères, mais elle est surtout prononcée dans les artères. La paroi s'épaissit par hypertrophie des éléments dont elle est formée, sans qu'on remarque une augmentation bien nette des noyaux de l'adventice. La tunique moyenne participe à cet épaississement, tandis que l'intime demeure le plus souvent sans modifications visibles. Il s'en suit que le lumen ne subit pas au premier abord une diminution très notable, bien qu'il représente une moindre partie du diamètre total du vaisseau. Les grosses artères se voient béantes sur la coupe, au lieu d'être déprimées comme à l'état normal ; lorsqu'elles sont voisines de la surface de la rétine, elles voussurent la limitante interne du côté du corps vitré (fig. 80). Bientôt, par les progrès de la sclérose des parois, le calibre du vaisseau diminue, et ce rétrécissement progressif du lumen aboutit à sa suppression complète, en commençant par les ramifications les plus fines pour s'étendre peu à peu aux branches principales des artères rétiniennes. En même temps la paroi vasculaire subit des changements histologiques se manifestant par la dégénérescence hyaline ; dans cet état le vaisseau devient presque méconnaissable, car il se transforme en un cordon plein et homogène, coloré d'une façon diffuse par l'éosine ou par la fuchsine de van Gieson, mais que ne différencient plus les colorants nucléaires ni les réactifs pour les fibres élastiques ; s'il ne restait possible, en suivant la série des coupes, de suivre ce cordon hyalin jusque dans les régions de la rétine où il retrouve son lumen, on pourrait fort bien prendre ces vaisseaux oblitérés pour de simple trainées de tissu conjonctif dégénéré. Quelques-unes de ces artères sclérosées décrivent au sein du tissu rétinien des sinuosités qui les amènent jusque dans les couches les plus externes, à tel point qu'elles arrivent en contact direct avec l'épithélium pigmentaire ; en pareil cas elles s'entourent d'un manchon de pigment qui les accompagne dans leur trajet ultérieur au travers de la rétine (voy. fig. 84, V et V').

B. *L'atrophie des éléments nerveux* est le phénomène le plus important puisqu'il est à la base des troubles fonctionnels. Elle se manifeste en premier lieu par la dégénérescence et la disparition des cônes et bâtonnets : leur segment externe se raccourcit, puis il se déforme et se détache de telle façon que bientôt la limitante externe se trouve directement en contact avec l'épithélium pigmentaire (fig. 81). La granuleuse externe diminue de volume au point de ne plus compter qu'une seule ou qu'une double rangée de noyaux ; en outre la couche intergranuleuse subit une notable réduction de sa largeur, ce qui complète l'atrophie du neurone externe de la rétine (voy. fig. 81 et 82). Lentement le même processus s'étend au second neurone, entraînant la fusion des deux couches granuleuses et la raréfaction des grains internes.

A mesure que ces éléments nucléés disparaissent, on voit apparaître avec plus de netteté la trame du tissu de soutien constituée par les fibres radiaires de Muller (voy. fig. 82 et 84). Ce n'est qu'à la période ultime de la maladie que le troisième neurone rétinien, c'est-à-dire le système des cellules ganglionaires et des fibres optiques, succombe à son tour à l'atrophie. Chez le malade d'AUBINEAU, âgé de cinquante-deux ans et qui était aveugle depuis son enfance, on voyait encore des cellules ganglionaires et des fibres nerveuses en état de conservation relative.

C. *L'infiltration du pigment dans la rétine* est précédée par des modifications au sein de l'épithélium rétinien : raréfaction des grains de pigment dans la plupart des cellules, accumulation de ces grains dans les autres, hypertrophie avec dégénérescence trouble d'une partie des épithéliums et formation de cellules jeunes de remplacement. Plusieurs cellules pigmentaires poussent du côté de la rétine des prolongements ramifiés ; d'autres se détachent et se désagrègent.

Les grains de pigment sont eux-mêmes plus inégaux et plus foncés qu'à l'état normal ; ils sont généralement sphériques au lieu d'être ovoïdes ; beaucoup d'entre eux abandonnent les cellules épithéliales et s'introduisent isolément dans les lacunes du tissu rétinien, ou bien, mélangés aux débris des cônes et des bâtonnets, ils s'amassent le long de la limitante externe.

Dans les régions où la dégénérescence des couches externes de la rétine est déjà prononcée, l'épithélium pigmentaire devient encore plus irrégulier : par places il

semble interrompu, mais on voit qu'il est encore présent sous la forme d'une simpl
rangée de cellules incolores ; en d'autres points son épaisseur est fortement augmenté
et ces épaississements se présentent à la coupe sous l'aspect de masses bosselées, mar
gées de pigment, qui proéminent plus ou moins fortement du côté de la rétine (fig. 83)
Ces bosselures épithéliales sont probablement identiques aux productions qu'on
pris longtemps pour des verrucosités de la lame vitrée (LEBER 1869, p. 14) ; elles son
le point de départ de nombreuses traînées pigmentaires que l'on voit pénétrer dan
le tissu rétinien, s'enfoncer comme des coins au travers des granuleuses jusqu'à l
limitante interne, ou bien, s'attachant au trajet des vaisseaux, se perdre dans l'étag
moyen de la rétine. Les traînées en question ne sont pas de nature connective, comm
certaines descriptions le feraient croire (DE WECKER) ; elles sont essentiellement cons
tituées par des cellules identiques à celles de l'épithélium pigmentaire et dont le
relations de continuité avec cet épithélium sont faciles à établir par l'examen d
coupes sériées ; leur gros noyau ovalaire permet de les différencier fort bien des élé
ments propres de la rétine ; à côté de ces éléments, dont la structure cellulaire bie
nette atteste la vitalité, on trouve des boules pigmentaires sans noyau apparent e
des masses amorphes dérivant des épithéliums en dégénérescence (fig. 82).

Les cellules nucléées contiennent des grains de pigment en abondance variable
quelques-unes en sont presque dépourvues : leur corps cellulaire est allongé, plus o
moins cylindrique. Elles se disposent parfois tout autour de la paroi d'un vaissea
de telle façon qu'à la coupe on dirait un canal glandulaire (fig. 83, v). Lorsqu'elles son
parvenues à la surface antérieure de la rétine, elles ont une tendance marquée à s'
ranger en un revêtement régulier, tantôt sous l'aspect de cellules cylindriques dis
posées en éventail (fig. 82, ep), tantôt en une simple rangée de cellules cubiques ; o
les voit aussi s'étaler sur la limitante interne à la façon d'un endothélium (fig. 82
end) ; il arrive même que les cordons épithéliaux pigmentés se prolongent dans l
corps vitré sous la forme de bourgeons coniques ou de renflements pédiculés attei
gnant jusqu'à un tiers de millimètre de longueur (fig. 83 et 84, pr). Cette émigratio
des éléments de l'épithélium pigmentaire au travers de la rétine jusque dans l
corps vitré, ne paraît pas avoir été connue jusqu'au moment où nous l'avons signalée
(Annales d'oculistique, janvier 1903). LANDOLT (1873, p. 149), DEUTSCHMANN (p. 78) e
WAGENMANN (1891 p. 240) avaient, il est vrai, mentionné la présence de grandes cel
lules nuclées dans le vitré, mais ils n'en avaient pas établi l'origine.

Le pigment qui circonscrit les vaisseaux rétiniens est en majeure partie ren
fermé dans des cellules de même origine que celles des traînées pigmentaires indé
pendantes : ces cellules formant autour du vaisseau une gaine presque ininterrompue
bien que d'épaisseur variable, permettent de le reconnaître quand il a perdu son lume
et se trouve transformé en un cordon hyalin (fig. 84, V'). Par places les granulation
mélaniques infiltrent la paroi même du vaisseau et nous en avons trouvé aussi à l'in
térieur du lumen qu'elles obstruaient complètement. Pareille observation avait été déj
faite par WAGENMANN (1891 p. 213) et par BÜRSTENBINDER (p. 183), mais elle avait ét
mise en doute par KRÜCKMANN (p. 259), elle a du reste un caractère exceptionnel
Ainsi que nous l'avons déjà fait remarquer dans notre description ophtalmoscopique
certains vaisseaux se voient entourés d'un manchon pigmentaire lors même qu'il
sont encore perméables à la circulation du sang.

D. L'hyperplasie du tissu de soutien de la rétine est donnée par quelques auteurs
entre autres par LEBER et LANDOLT, comme l'une des principales altérations histolo
giques de la rétinite pigmentaire, à tel point qu'elle a paru justifier la dénominatio
de « cirrhose rétinienne » attribuée quelquefois à cette maladie. Des figures même
qui illustrent les descriptions de LEBER (1877, p. 638) et de LANDOLT (Traité complet d
Wecker et Landolt, IV, p. 129), et des recherches que nous avons pu faire sur ce poin
au moyen de coupes microscopiques, nous croyons pouvoir conclure que l'hyperplasi
conjonctive ne fait point partie du processus ordinaire de la dégénérescence typique
et qu'à l'opposé d'une « densification du tissu » (WECKER), il se produit dans cett
maladie une raréfaction de tous les éléments de la rétine. L'atrophie des couches gra

nuleuses provoque la formation de lacunes et transformerait peu à peu la rétine en un réseau de mailles relâchées, si l'infiltration pigmentaire ne venait dans une certaine mesure combler ces vides du tissu. Si dans ces conditions les éléments de soutien prédominent, c'est qu'ils sont à peu près seuls à subsister ; on ne constate point d'hypertrophie certaine, ni de multiplication des fibres radiaires de Müller : tout au plus peut-on admettre que, dans la couche des fibres au niveau de la papille optique, le nombre des noyaux est légèrement augmenté ; c'est la conclusion à laquelle nous avons été amené par la comparaison de deux cas extrêmes : le cas de rétinite pigmentaire en voie d'évolution dont nous avons publié les détails (*Annales d'oculistique* décembre 1902 et janvier 1903) et le cas d'Aubineau ayant trait à une dégénérescence congénitale dans un stade très avancé.

Les trois genres d'altérations que nous avons décrites, la sclérose des vais-

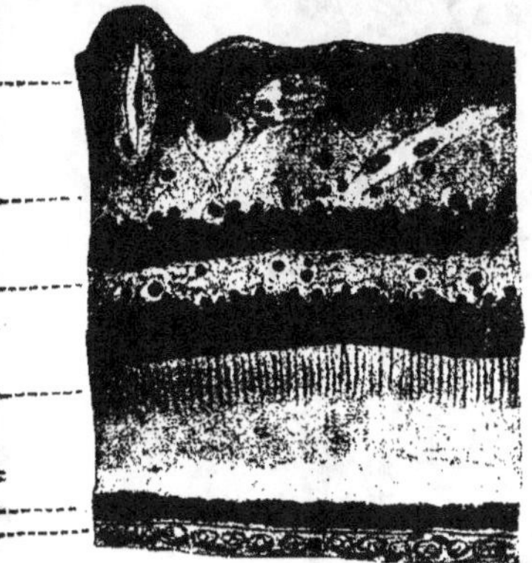

Fig. 80.

Rétine d'apparence presque normale
(1er stade de la dégénérescence).

fi, couche des fibres montrant à gauche une artère légèrement sclérosée et au centre un petit vaisseau entouré d'un peu de pigment. — *pl*, couche plexiforme interne — *int*, intergranuleuse. — *ba*, bâtonnets. — *pi*, épithélium pigmentaire un peu décoloré. — *ch*, chorio-capillaire sans altérations évidentes. Le pigment qui est visible dans l'étage des vaisseaux s'était propagé des régions voisines, où les altérations des couches rétiniennes externes se trouvaient déjà plus prononcées.

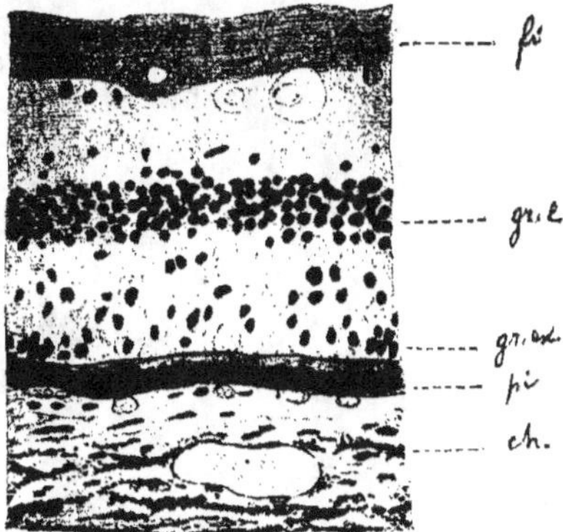

Fig. 81.

Atrophie du neurone externe
(2e stade).

fi, couche des fibres. — *gr, i*, granuleuse interne d'épaisseur encore normale. — *gr, ex*, granuleuse externe désorganisée et très diminuée. — *pi*, épithélium pigmentaire en prolifération commençante. — *ch*, chorio-capillaire en voie d'atrophie.

seaux, l'atrophie des éléments nerveux de la rétine, et l'infiltration pigmentaire, se combinent dans des proportions qui varient avec l'ancienneté de l'affection, la rapidité de son développement et d'autres particularités individuelles dont nous ne connaissons qu'imparfaitement la nature et la signification ; elles n'affectent pas non plus d'une manière uniforme toute l'étendue de la rétine, mais elles ont généralement leur intensité maximale dans une zone à peu près circulaire, dont la situation moyenne est un peu moins périphérique que le grand cercle de l'équateur de l'œil. Selon le degré de ces altérations, il nous a semblé utile de distinguer quatre stades dans l'évolution anatomique de la rétinite pigmentaire.

I. Dans le 1er stade, l'aspect général de la rétine ne diffère que fort peu de l'état normal (fig. 3) ; on y remarque seulement une diminution dans l'épaisseur relative des couches du neurone externe, une sclérose commençante des ramificaiions de l'artère centrale, parfois aussi de petits amas pigmentaires à l'entour de l'un de ces vaisseaux. Ces premières altérations ne paraissent point avoir une répercussion bien prononcée sur l'intégrité des fonctions

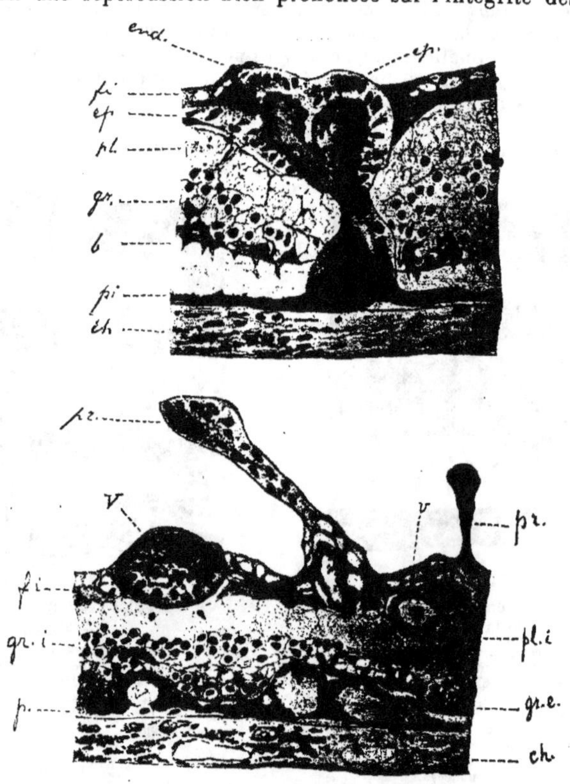

Fig. 82 et 83.

Pénétration du pigment dans la rétine (3ᵉ stade de la dégénérescence).

fi. couche des fibres occupée par du pigment et des traînées de cellules (*ep*), dérivées de l'épithélium pigmentaire. Ces mêmes cellules tapissent à la façon d'un endothélium (*end*), la surface antérieure de la rétine ; elles forment en outre de longs prolongements en massue (*pr*), qui font saillie dans le corps vitré. Les vaisseaux sont entourés d'un manchon de ces cellules (V), ou obstrués par du pigment (*v*). Les deux granuleuses sont confondues en une seule couche (*gr*). — Les bâtonnets sont disparus ou dégénérés (*b*). La chorio-capillaire (*ch*), est atrophiée.

visuelles ; tout au plus ont-elles pour conséquence un certain degré de torpeur rétinienne.

II. Le second stade est marqué par une destruction plus ou moins complète des cônes et bâtonnets avec atrophie partielle de la granuleuse externe (fig. 4). L'épithélium pigmentaire devient très irrégulier et par places il adhère à la rétine. Les parties correspondantes du champ visuel font voir un scotome relatif qu'un abaissement de l'éclairage transforme rapidement en un scotome absolu.

III. Dans le 3e stade, la couche granuleuse externe est désorganisée et se confond partiellement avec celle des grains internes, qui elle-même est en voie d'atrophie. Des traînées de cellules, dérivant de l'épithélium pigmentaire, pénètrent dans le tissu de la rétine jusqu'à la couche des fibres et même au delà (fig. 5 et 6) ; les vaisseaux sont pour la plupart oblitérés à l'exception des grosses branches, et s'entourent d'un manchon de pigment. La destruc-

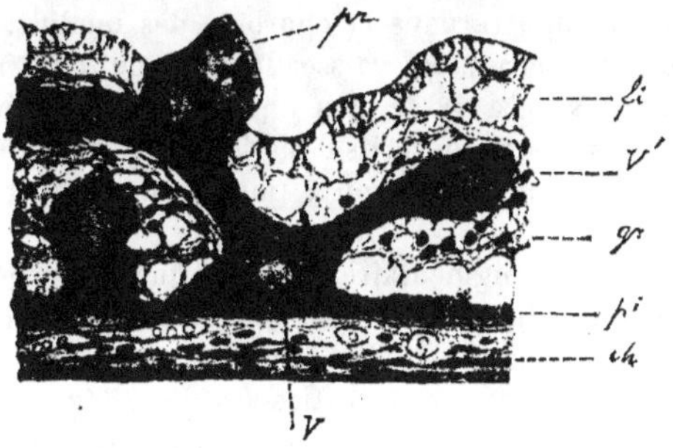

Fig. 84.

Atrophie de toutes les couches de la rétine (4e stade de la dégénérescence).

Le vaisseau V se trouve en contact direct avec l'épithélium pigmentaire à la suite de la disparition des couches rétiniennes qui l'en séparaient. Les ramifications sont transformées en des cordons homogènes entourés de pigment (V') ; une masse de prolifération épithéliale a suivi l'une de ces ramifications et proémine à la surface antérieure de la rétine (pr).

tion totale des éléments percepteurs de la rétine se traduit par un scotome absolu dans le champ visuel.

IV. Au 4e stade de la dégénérescence, on ne reconnaît plus la structure normale de la rétine. Toutes les couches sont confondues en un réseau de fibrilles avec des noyaux sans disposition régulière et des accumulations de pigment plus ou moins considérables. La couche des fibres optiques est à son tour atteinte par l'atrophie. L'amincissement total de la rétine peut être extrême (fig. 84).

Plus encore que dans le stade précédent, les désordres histologiques de la rétine sont incompatibles avec le moindre degré de vision.

L'étude comparative des différentes régions de la rétine fait reconnaître que dans une rétinite pigmentaire au début, si la vision centrale est encore bonne et que le champ visuel ne révèle qu'un scotome zonulaire en forme de croissant ou d'anneau, la région maculaire et la zone périphérique de la rétine entre l'équateur et l'ora serrata ne montrent que les altérations du premier stade ; dans la région moyenne de la rétine, correspondant au scotome dans le champ visuel, on trouve déjà les altérations du 3e degré ; dans les deux zones intermédiaires, les désordres du 2e stade ménagent la transition entre les parties les plus malades et les parties les plus saines.

S'il s'agit au contraire d'une forme très avancée de la maladie, on ne retrouve plus les altérations au 2° degré qu'au niveau de la fovea et peut-être encore dans les régions tout à fait périphériques de la rétine, tandis que la zone moyenne est occupée par les importants changements de structure qui caractérisent le 3° et le 4° stade de la dégénérescence.

A côté des altérations rétiniennes, il importe de ne pas oublier celles qui affectent la choroïde, car leur signification a pendant longtemps été méconnue. Landolt (1873, p. 155), qui fut le premier à noter une *sclérose des vaisseaux de la choroïde* avec diminution de la chorio-capillaire, n'y avait pas attaché beaucoup d'importance. Les travaux plus récents de Wagenmann, Deutschmann, et Bürstenbinder ont montré dans la choroïde des modifications constantes sous la forme d'une sclérose des vaisseaux et d'une *atrophie de la chorio-capillaire*; Bürstenbinder a vu de plus une infiltration leucocytaire diffuse avec de nombreux foyers circonscrits dans le stroma de la choroïde, mais il est bon d'ajouter que son observation a porté sur un œil en panophtalmie commençante.

Dans le cas de rétinite pigmentaire au début que nous avons examiné, on pouvait reconnaître une diminution très manifeste dans le nombre et le calibre des vaisseaux de la chorio-capillaire : cette couche avait même presque entièrement disparu au niveau des parties les plus dégénérées de la rétine. Quant aux gros vaisseaux choroïdiens, ils ne paraissaient pas modifiés.

Dans les cas plus avancés, les artères ciliaires et choroïdiennes montrent une sclérose avec dégénérescence hyaline de leur paroi : leur lumen est béant sur la coupe comme celui d'un tube rigide, et son diamètre ne représente guère que le tiers ou le quart du diamètre total du vaisseau.

C'est dans la région équatoriale de l'œil que les modifications de la chorio-capillaire ont leur intensité maximale.

Les autres membranes de l'œil ne présentent généralement pas d'altérations bien saillantes : on note cependant une sclérose de l'iris pareille à celle qui affecte les vaisseaux de la choroïde (Wagenmann, 1891, p. 235).

Le corps vitré est partiellement adhérent à la surface interne de la rétine, ce qui s'explique fort bien par la façon dont les traînées des cellules épithéliales pénètrent de la rétine dans la profondeur de ce tissu (voy. p. 912).

L'examen microscopique a plus d'une fois confirmé l'existence d'une *cataracte polaire postérieure* telle qu'on peut souvent la reconnaître à l'ophtalmoscope.

Pathogénie. — A. CAUSES ANATOMIQUES DES TROUBLES VISUELS. — Dans les premiers temps de l'ophtalmoscopie, le rétrécissement concentrique du champ visuel fut communément attribué à une insuffisance de nutrition des régions périphériques de la rétine par suite de l'infiltration pigmentaire et de l'étroitesse des artères rétiniennes. Aussi de Graefe (1858, p. 252) se trouva-t-il dans un grand embarras lorsqu'il voulut s'expliquer la genèse du scotome annulaire qu'il avait rencontré chez deux de ses malades; il lui semblait fort extraordinaire que la zone la plus périphérique de la rétine fût encore en état de fonctionner, quand les parties plus centrales, conductrices des impressions lumineuses de la périphérie, se trouvaient en pleine dégénérescence pigmentaire.

Bientôt les examens anatomiques de H. Müller (*Gesammelte Schriften*, p. 322), Junge (p. 95), Schweigger (p. 109), en montrant que l'atrophie affecte en premier lieu les cônes et bâtonnets de la rétine, permirent de concevoir la production d'un scotome en forme d'anneau. En effet, s'il y a destruction des éléments percepteurs dans la zone moyenne de la rétine, avec conservation des éléments conducteurs, rien n'empêche que les impressions reçues par la périphérie continuent à être transmises aux centres nerveux par les fibres optiques, mais alors l'absence d'éléments percepteurs dans la région moyenne se traduira nécessairement par un scotome dans les parties correspondantes du champ visuel.

La justesse de ce raisonnement théorique nous a été directement confirmée par l'examen que nous avons pu faire d'un cas de rétinite pigmentaire avec scotome zonulaire, où nous avons pu reconnaître que, dans les régions correspondant au scotome, il y avait dégénérescence des éléments percepteurs de la rétine, tandis que ces mêmes éléments étaient conservés dans les régions plus centrales ou plus périphériques (*Annales d'oculistique*, décembre 1902).

Les faits anatomiques et cliniques concordent à démontrer que l'effacement des fonctions visuelles dans la rétinite pigmentaire tient à l'atrophie du neurone externe et que l'infiltration pigmentaire n'y contribue pas directement. Quant à la torpeur rétinienne, qui se traduit par l'héméralopie, elle est probablement liée à des troubles dans la production du pourpre rétinien sous la dépendance des altérations de l'épithélium pigmentaire.

B. Cause de l'atrophie des éléments nerveux. — Il est aujourd'hui reconnu que la cause de l'atrophie des éléments sensoriels de la rétine ne saurait être cherchée dans l'infiltration pigmentaire, car la dégénérescence du neurone externe précède l'invasion du pigment et se prononce sur une plus grande étendue de la rétine, ainsi que cela ressort des expériences de Krückmann (p. 252) et de plusieurs examens anatomiques.

On ne peut s'arrêter non plus à la compression que, selon Leber (1877, p. 638) les verrucosités de la lame vitrée exerceraient sur la couche des cellules visuelles, car la constance et l'étendue de ces productions hyalines sont encore moindres que celles de la pigmentation.

La sclérose des artères rétiniennes et le déficit de circulation qu'elle entraîne, incriminés surtout par Landolt (1873, p. 154) et de Wecker (p. 126), ne peuvent être la cause d'une atrophie qui débute par les couches externes de la rétine, puisque ces couches ne dépendent précisément pas du système de l'artère centrale.

Quant à l'hyperplasie du tissu de soutien qui aurait pour effet d' « étouffer les grains de la rétine » (Wecker, p. 126, et 128), nous l'avons vainement cherchée. Au surplus l'hypothèse d'une hyperplasie « conjonctive » se développant dans les couches granuleuses (Leber, 1877, p. 627 ; de Wecker) est bien invraisemblable, étant donné que la trame rétinienne de par son origine ectodermique diffère absolument du tissu conjonctif proprement dit.

L'explication de beaucoup la plus satisfaisante consiste à mettre les altérations des couches externes de la rétine sur le compte de l'atrophie de la chorio-capillaire dont leur nutrition dépend. En effet nous avons vu que la sclérose des petits vaisseaux de la choroïde est surtout manifeste au niveau des parties les plus dégénérées de la rétine. On sait au surplus par les expériences de Wagenmann (1890, p. 93) et de Krückmann (p. 252) qu'un déficit dans la circulation choroïdienne a bien réellement pour conséquence la dégénérescence des couches externes de la rétine.

C. Causes de la pigmentation rétinienne. — Le pigment qui infiltre la rétine tire son origine de l'épithélium pigmentaire : c'est la conclusion à laquelle ont abouti toutes les recherches les plus récentes. Nous ne connaissons aucun fait qui nous permette de supposer, comme de Wecker dans son *Traité d'ophtalmologie* (p. 131), que le sang contenu dans les vaisseaux oblitérés ou le pigment de la choroïde puissent contribuer aussi à la pigmentation rétinienne.

L'oblitération des vaisseaux a lieu d'une façon si graduelle qu'on ne peut faire état du sang retenu dans leur lumen; quant à la choroïde, son tissu propre reste partout distinct de celui de la rétine, même au niveau des adhérences, et c'est là précisément un des caractères qui distinguent la dégénérescence typique des chorio-rétinites aiguës.

En comparant attentivement, au moyen de coupes sériées, la richesse en pigment de l'épithélium pigmentaire avec celle du tissu rétinien, on arrive à se convaincre qu'il s'est produit un simple déplacement des granulations mélaniques sans diminution ni augmentation évidentes de leur quantité totale. C'est au niveau des parties décolorées de l'épithélium que se voient les plus gros amas pigmentaires dans les couches internes de la rétine, et la masse de ce pigment immigré ne paraît point dépasser ce dont la couche épithéliale a été appauvrie. La quantité de pigment qui pénètre la rétine est donc limitée par la richesse des cellules épithéliales en granulations mélaniques; nous en avons la confirmation dans le fait que, même dans les stades les plus avancés, la pigmentation de la rétine n'aboutit pas à une saturation.

Tant que l'on n'était pas au clair sur l'origine du pigment, la cause première de la pigmentation rétinienne ne pouvait être élucidée; aussi a-t-elle été longtemps méconnue ou faussement interprétée : c'est ainsi que Berlin, ayant observé que chez des animaux, auxquels il avait sectionné le nerf optique, il se produisait une infiltration de pigment dans la rétine, crut devoir attribuer ce phénomène à la lésion simultanée des vaisseaux centraux, et l'on en conclut généralement qu'une interruption de l'afflux sanguin dans la rétine pouvait avoir pour conséquence la pigmentation (Leber 1877, p. 639).

Wagenmann (1890, p. 93 et 119) a démontré par des recherches méthodiques que dans les essais de Berlin les modifications pigmentaires étaient dues, non point à la section de l'artère centrale du nerf optique, mais aux lésions concomitantes des vaisseaux ciliaires. Les mêmes troubles de la circulation choroïdienne qui provoquent l'atrophie des couches externes de la rétine, entraînent aussi la dégénérescence de l'épithélium et l'émigration du pigment dans la rétine. Pour la rétinite pigmentaire, c'est donc de nouveau la sclérose de la chorio-capillaire qu'il nous faut mettre en cause.

Et maintenant, quel est le mécanisme de la pénétration du pigment au sein du tissu rétinien? De nombreuses théories ont été émises à ce sujet.

Schweigger (1859, p. 101) et Guaita (p. 395 et 396) supposaient que les granulations pigmentaires sont entraînées dans la rétine par un courant exsudatif venu de la choroïde (Schweigger) ou par un courant destiné à venir en aide à l'insuffisance de la circulation rétinienne (Guaita). Pope pensait que les fibres de Müller en se recourbant à leur extrémité peuvent les attirer dans le tissu rétinien. Leber (1869, p. 21) accusa la compression exercée par les verrucosités de la lame vitrée et Junge (p. 80) l'ébranlement produit par les vibrations des vaisseaux. Plus récemment Gayet et Aurand ont indiqué les leucocytes comme des agents très actifs du transport du pigment dans la rétine.

Capauner et Krückmann, ayant étudié la question par voie expérimentale, sont d'accord pour envisager la dégénérescence des couches rétiniennes comme une condition nécessaire de la pénétration du pigment, mais Capauner affirme que les cellules de l'épithélium s'insinuent dans la rétine grâce à des mouvements de locomotion dont elles sont douées, tandis que pour Krückmann cette émigration se fait de façon toute passive par la simple poussée des cellules de remplacement, les lacunes de la rétine étant la seule voie offerte à l'épithélium pigmentaire pour éliminer ses produits de désagrégation.

Nos examens anatomiques nous ont confirmé que des cellules dérivées de l'épithélium sont le principal agent du transport du pigment dans la rétine. (*Annales d'oculistique*, janvier 1903). Quant au mode de pénétration de ces éléments pigmentés, il nous a paru qu'un certain nombre d'entre eux sont entraînés passivement dans la rétine, pendant que les autres, d'apparence plus saine, les entraînent et leur frayent la voie (voy. fig. 82). Sans contester que les espaces péri-vasculaires et les lacunes résultant de l'atrophie rétinienne facilitent cette infiltration pigmentaire, nous croyons que l'explication de Krückmann est insuffisante; en effet la façon dont les cordons épithéliaux pénètrent dans la rétine en suivant la voie la plus courte qui doit les conduire à l'un des vaisseaux ou dans la couche des fibres optiques, sans s'attarder dans les lacunes du tissu environnant, parle bien en faveur d'une locomotion active. Ces traînées cellulaires bien délimitées, qui vont directement de la face externe à la face interne de la rétine (fig. 82), n'ont point du tout l'apparence d'obéir au chemin « que leur dicte les lacunes du tissu raréfié » selon l'expression de Krückmann. De même l'arrangement des cellules immigrées en une couche bien régulière à la surface de la limitante interne et surtout leur pénétration sous forme de longues massues dans la profondeur du corps vitré (fig. 83) ne sauraient s'expliquer par la simple poussée des cellules de remplacement de l'épithélium. On est donc forcé d'admettre l'existence d'une force attractive déterminant la locomotion des cellules épithéliales dans la direction des couches internes de la rétine et du corps vitré.

Capauner (p. 71), se basant sur une opinion de Leber, suppose une influence chimiotaxique, par laquelle les produits de la métamorphose régressive du tissu rétinien attireraient les cellules de l'épithélium vers les foyers de dégénérescence ; s'il en était ainsi les cellules immigrées s'accumuleraient au niveau des granuleuses et ne montreraient aucune tendance à pénétrer plus loin jusque dans les couches moins altérées, encore moins à s'enfoncer dans le corps vitré.

Étant donné qu'une atrophie de la chorio-capillaire précède ou accompagne la dégénérescence de l'épithélium et son émigration dans la rétine, l'explication la plus simple consiste à penser que les cellules abandonnent la surface de la choroïde pour aller au-devant de meilleures conditions de nutrition ; les plus altérées restent en chemin dans les espaces de la rétine, les autres parviennent aux vaisseaux, les enveloppent et les suivent, pour les abandonner à leur tour lorsqu'ils sont oblitérés. Ainsi la force attractive ne serait ailleurs 'que dans les sucs nourriciers de l'œil et par conséquent la pénétration des cellules dans le corps vitré n'aurait plus rien que de naturel [1].

Dans les formes de « rétinite pigmentaire sans pigment », on peut supposer que la sclérose des vaisseaux rétiniens devance celle de la chorio-capillaire, d'où il résulte que les éléments de l'épithélinm pigmentaire sont moins directement sollicités de quitter la surface de la choroïde pour gagner les couches internes de la rétine. En effet, dans ces cas, l'atrophie optique paraît souvent en raison inverse de la pigmentation.

Ainsi, le phénomène primaire, dans la dégénérescence pigmentaire typique, semble être une sclérose des vaisseaux, qui affecte à la fois la rétine et la choroïde, sans que nécessairement ces deux membranes en soient atteintes au même degré. De la sclérose des petites artères choroïdiennes résulte la dégénérescence de l'épithélium pigmentaire et l'atrophie des couches rétiniennes externes, puisque leur nutrition dépend de la choroïde ; au rétrécissement progressif des branches de l'artère centrale, on peut attribuer d'autre part l'état d'atrophie plus ou moins prononcée du nerf optique. Dans ce double processus, la part la plus considérable revient à la choroïde : en effet les principaux symptômes cliniques, soit l'héméralopie, le développement d'un scotome zonulaire, la pigmentation et la décoloration jaunâtre du fond de l'œil, sont liés aux altérations des couches externes de la rétine ; le rétrécissement concentrique du champ visuel ne pourrait être regardé comme une manifestation de l'atrophie optique que dans les cas, à notre avis exceptionnels, où ce rétrécissement aurait bien réellement débuté par l'extrême périphérie.

Une fois bien admis que la dégénérescence des cellules sensorielles de la

---

[1] Nous avons exposé ce mécanisme dans le numéro de janvier 1903 des *Annales d'oculistique*. Dans un travail publié postérieurement à ce mémoire, Leber semble abandonner son opinion première sur l'attraction des éléments pigmentaires par les foyers de dégénérescence, et il conclut, lui aussi, à une émigration des cellules de l'épithélium vers les milieux plus oxygénés (*Graefe-Saemisch*, 2ᵉ éd., 1ʳᵉ partie, ch. XI, p. 169).

rétine et de l'épithélium pigmentaire dépend d'un état pathologique de la choroïde, il est encore une question qui se pose : pourquoi le déficit de la circulation choroïdienne se fait-il sentir en premier lieu dans la zone moyenne du fond de l'œil ? Pourquoi, en d'autres termes, l'atrophie de la chorio-capillaire a-t-elle son intensité maximale au voisinage de l'équateur ? Ici nous en sommes malheureusement réduits à des hypothèses. Des théories émises par IMRE, HERSING, SCHÖN, CRZELLITZER et GALLUS pour expliquer la production des scotomes en forme d'anneau, aucune n'est applicable à la rétinite pigmentaire [1]. Aussi avons-nous proposé une explication analogue à l'ancienne théorie qui attribuait le rétrécissement du champ visuel à l'insuffisance de l'apport artériel dans les régions périphériques de la rétine. Tenant compte de ce que la choroïde doit sa nutrition d'une part aux artères ciliaires postérieures, et de l'autre aux artères ciliaires antérieures (LEBER), nous avons attiré l'attention sur le fait que, dans la zone de l'équateur, elle n'est alimentée que par les ramifications terminales de ces deux systèmes artériels ; que par conséquent, envisagée au point de vue spécial de sa vascularisation, cette zone moyenne représente la région périphérique de la choroïde. Dès lors, rien d'étonnant à ce que dans une affection généralisée à tous les vaisseaux de l'œil et marquée par une diminution graduelle de leur calibre portant principalement sur les artères de moindre dimension, la zone équatoriale soit la première à souffrir d'un manque de circulation (*Annales d'oculistique*, février 1901). Notre interprétation, bien qu'elle s'appuie sur un fait anatomique constant, permet cependant de concevoir que le siège des altérations dans la rétine, et par conséquent la forme du scotome dans le champ visuel, soient susceptibles de quelques variations. On sait en effet que souvent la sclérose intéresse un système artériel plus gravement qu'un autre, mais aussi que dans un même système, elle n'est pas toujours uniformément répartie entre les différentes branches, de telle façon que les nombreuses petites artères ciliaires, qui perforent la coque de l'œil pour se distribuer dans la choroïde, peuvent être inégalement affectées. Selon que les altérations seront plus prononcées dans un groupe d'artérioles ou qu'elles y soient à peines accusées, le territoire correspondant de la choroïde et de la rétine sera lui-même dégénéré dans une plus ou moins grande étendue. En effet, comme il s'agit là d'un rétrécissement du calibre des vaisseaux, l'apport du sang venu des territoires vasculaires voisins n'aura qu'une minime importance, cela d'autant moins que les anastomoses si nombreuses dans la choroïde concernent les veines beaucoup plus que les artères (LEBER).

C'est donc à de simples inégalités dans la vascularisation de la choroïde que l'on pourrait attribuer les différences de siège, de forme et de largeur, que présentent d'un cas à un autre la zone des altérations rétiniennes et le rétrécissement du champ visuel. Cette théorie du scotome annulaire, basée sur le mode de distribution des artères dans la choroïde, n'a point encore, à

---

[1] Nous avons fait l'exposé et la critique de ces diverses théories dans deux mémoires publiés par les *Annales d'oculistique* (février 1901 et janvier 1903).

notre connaissance, rencontré de contradiction sérieuse ; Parisotti (p. 163) l'a pleinement adoptée, s'étonnant même qu'on n'y ait pas songé plus tôt. Cependant nous manquons encore de constatations positives pour en prouver le bien fondé.

Quant à la nature première et à la cause immédiate de la sclérose des vaisseaux nourriciers de l'œil, nous devons reconnaître qu'elles nous sont totalement inconnues. On en est encore réduit à enregistrer les divers facteurs étiologiques par lesquels cette sclérose semble être favorisée.

Etiologie. — Ce sont les travaux de Leber (1865 et 1871) qui ont montré que la dégénérescence pigmentaire de la rétine a presque toujours une *origine congénitale*, lors même qu'elle ne se révèle avec tous ses symptômes que vers la dixième ou douzième année ou même beaucoup plus tard. Déjà Graefe (1858), se basant sur l'apparition de la maladie chez plusieurs frères et sœurs, avait attiré l'attention sur l'importance du facteur héréditaire. Liebreich (1861) souligna peu après la fréquence de la rétinite pigmentaire chez les enfants issus de mariages consanguins : ses constatations furent généralement confirmées et l'on a considéré longtemps que le rôle de la consanguinité devait être plus important que celui de l'hérédité, bien que Leber (1877, p. 654) eût indiqué dans sa statistique des chiffres assez voisins pour ces deux facteurs.

Plusieurs auteurs cependant sont arrivés à penser comme Trousseau (p. 12) que, « sans l'intervention de l'hérédité, la consanguinité est impuissante à amener des lésions oculaires » et qu'elle n'a d'autre influence sur les enfants que de soumettre ceux-ci à une hérédité convergente, augmentant ainsi leurs chances d'être atteints par la maladie qui existe à l'état latent dans la famille.

Il est à remarquer en effet que bien que la consanguinité des parents ait été constatée dans une assez forte fraction des cas publiés de rétinite pigmentaire, elle a pu être exclue avec certitude dans la majorité de ces observations, ainsi que cela ressort de plusieurs statistiques soigneusement établies (Leber, Wider, p. 241 ; Herrlinger, p. 22, etc.). L'absence de toute influence héréditaire est bien autrement difficile à déterminer, car il importe de connaître l'état de santé non seulement des parents, mais aussi des autres membres de la famille, et la disposition familiale peut se manifester chez ceux-ci par une affection autre que la rétinite pigmentaire. Une union contractée entre deux familles sans relation de parenté, mais soumises à la même tare constitutionnelle, peut donner lieu à une hérédité convergente au même titre qu'un mariage consanguin, et la disposition morbide, latente chez les parents, se manifeste avec évidence chez leurs enfants.

Ce rôle essentiel de l'hérédité convergente (« potenzierte Heredität » des Allemands) permet de comprendre pourquoi la consanguinité peut rester dans bien des cas sans conséquences fâcheuses, tandis qu'en d'autres circonstances elle acquiert une importance qu'il est difficile de nier.

Ces questions complexes d'hérédité et de consanguinité ont fait l'objet de plusieurs recherches statistiques dont il est intéresssnt de comparer les résultats :

A. Consanguinité. — Contrairement à Liebreich, qui avait cru pouvoir mettre en cause la consanguinité des parents dans près de la moitié des cas de rétinite pigmentaire, Leber (1877) estima que cette proportion devait être abaissée à environ 25 p. 100. Cependant Wider (p. 234) en prenant la moyenne de 17 statistiques obtint le chiffre de 31,8 p. 100 et Herrlinger, sur un total de 751 cas, en a trouvé 228 avec consanguinité, ce qui maintient la moyenne à 30 p. 100.

Il reste toutefois acquis que le facteur étiologique ne peut être invoqué que dans le quart ou le tiers des cas de dégénérescence typique; mais il prend une valeur bien plus considérable si l'on tient compte de la proportion relativement faible des mariages consanguins dans le nombre total des mariages, proportion qui a été estimée pour la France à 1 p. 100 en moyenne (Fuchs, 1885, p. 14) et que Schmidt (p. 14) donne comme ayant été de 1 p. 149 en Prusse dans l'année 1887. Il résulte de cette comparaison que la rétinite pigmentaire aurait une fréquence relative de 30 à 40 fois plus grande à la suite d'un mariage consanguin.

B. Hérédité. — On distingue généralement plusieurs variétés de transmission héréditaire. Il y a d'une part l'hérédité *identique* ou *de même genre*, lorsque l'affection dont sont atteints les enfants est exactement la même que celle des parents; d'autre part d'hérédité *variée* ou *de genre différent*, lorsque la tare transmise n'a qu'un rapport plus ou moins éloigné avec celle que l'on connaît aux ascendants.

A l'endroit de la rétinite pigmentaire, on admet qu'il peut y avoir hérédité variée quand les parents du malade ou d'autres membres de leur famille sont atteints d'héméralopie simple, d'atrophie optique (Herm. Schmidt), de surdi-mutité, peut-être aussi de maladies mentales ou d'épilepsie (Siegheim, Herrlinger). Quelques auteurs mentionnent aussi la cataracte ou la myopie des parents; dans ce domaine un peu hypothétique il est difficile d'établir des limites.

L'hérédité (qu'elle soit identique ou variée) peut se faire en ligne directe, c'est-à-dire du père ou de la mère aux enfants; on l'appelle indirecte si les parents sont d'apparence saine et que la tare n'existe que chez d'autres membres de leur famille; elle est collatérale lorsqu'elle se manifeste par l'éclosion de la maladie chez plusieurs frères et sœurs.

L'*hérédité directe et identique* se montre beaucoup plus rarement qu'on pourrait le supposer. Leber ne l'a vue qu'une fois sur 66 malades. Schneider (p. 24) en a réuni une dizaine d'exemples; Schmidt (p. 6) estime qu'elle n'est en jeu que dans 4 p. 100 des cas et Groenouw dans 3 p. 100 tout au plus. L'observation la plus remarquable d'une hérédité de ce genre, qui ait été publiée, est bien certainement celle de Cunier (à supposer qu'il se soit bien agi d'une dégénérescence pigmentaire de la rétine); dans cette observation restée fameuse, il avait été possible de retrouver par quelle voie l'héméralopie d'un seul individu s'était transmise au travers de 6 générations à 85 de ses descendants !. Schneider (p. 31) et Snell ont cité des exemples analogues portant sur 5 générations. D'après Leber la pigmentation rétinienne se transmet rarement à 2 ou 3 générations, et, dans l'exemple de Cunier, on peut supposer que la plupart des individus atteints n'auraient présenté à l'ophtalmoscope aucune anomalie apparente.

L'*hérédité indirecte* se voit plus fréquemment, surtout si l'on veut tenir compte de certaines formes de transmission variée qui sont quelque peu discutables. C'est ainsi que Herrlinger (p. 18) en cite 16 cas sur 92.

L'*hérédité collatérale*, dont la détermination repose généralement sur des données plus sûres, se retrouve dans une assez forte proportion des cas, 21 p. 100 selon Leber, et 27 p. 100 selon Schmidt, dont le calcul est basé sur un total de 294 malades.

Si l'on admet que les unions consanguines n'agissent que par la combinaison de deux hérédités fàcheuses, que l'on attribue des limites un peu étendues au domaine de l'hérédité variée, et qu'à tous les cas de transmission directe ou indirecte on ajoute encore les cas d'hérédité collatérale, on arrive à établir la présence d'une disposition familliale dans la majorité des cas de rétinite pigmentaire congénitale. A ces influences héréditaires dont la cause n'est pas connue, quelques auteurs ajoutent la syphilis héréditaire (Hutchinson, Galezowski, Boccui), d'autres encore l'impaludisme ou l'alcoolisme des parents (Ferret, Herrlinger).

A côté de la dégénérescence pigmentaire typique, qui est congénitale, plusieurs auteurs veulent distinguer une forme acquise de cette maladie. La cause principale en serait la *syphilis* (Manhardt, Rollet, Millet, Galezowski, Quaglino), ou bien une autre affection constitutionnelle comme la *malaria* (Guaita, Millet), ou la *pellagre* (Rampoldi). Schoen incrimine aussi le *rachitisme*.

On a rapporté quelques cas à des maladies infectieuses aiguës, en particulier à la scarlatine et au typhus (Schmidt, Herrlinger).

Nous avons nous-même trois observations dans lesquelles une *fièvre typhoïde* est donnée avec insistance comme ayant été le point de départ des symptòmes héméralopiques.

Les observations concernant la malaria sont encore peu nombreuses; quant à la pellagre, son rôle étiologique est loin d'être prouvé, ainsi qu'il ressort des récentes recherches de Bietti (p. 346 et 456), car cet auteur n'a pu découvrir aucun exemple de rétinite pigmentaire sur un total de 98 individus atteints de pellagre au dernier degré ou d'une hérédité pellagreuse avérée.

Lorsque la syphilis est en cause, il s'agit de chorio-rétinites subaiguës ayant pris l'aspect ophtalmoscopique de la sclérose rétinienne typique ; c'était là l'opinion de Leber (1877, p. 656), et Galezowski semble bien lui donner raison en indiquant au nombre des symptòmes caractéristiques de la rétinite pigmentaire acquise l'existence de plaques exsudatives dans la choroïde et d'opacités flottantes dans le corps vitré. Les rétinites d'origine syphilitique différeraient aussi par l'aspect des taches pigmentaires dont la forme est en croissants ou en petits cercles au lieu d'être étoilée. On en a cependant décrit qui avaient des mouchetures identiques à celles de la dégénérescence typique (Millet, obs. II, Silex). Le cas de Silex présentait aux deux yeux un scotome annulaire.

En ce qui nous concerne, nous avons toujours trouvé que la pigmentation rétinienne qui fait suite à une rétinite syphilitique pouvait être facilement distinguée de celle de la dégénérescence congénitale et non syphilitique.

Il est une autre catégorie de rétinites pigmentaires acquises, qui ne sont point sous la dépendance d'une disposition générale mais résultent d'une influence tout à fait locale : ce sont celles qui sont provoquées par *le séjour d'un corps étranger métallique* dans les membranes de l'œil (voy. p. 957). Non seulement les symptômes cliniques, héméralopie, rétrécissement du champ visuel, pigmentation de la rétine, mais encore les lésions microscopiques, atrophie des éléments nerveux et hyperplasie du tissu connectif de soutien, ressemblent à ce qu'ils sont dans la dégénérescence congénitale. Le métal agit au moyen de particules infinitésimales de sa substance qui diffusent dans toutes les parties de l'œil et qu'une réaction chimique décèle en grande abondance au sein du pigment qui infiltre la rétine ; il semble en résulter de profonds troubles de nutrition, car même après l'extraction du corps étranger on a vu l'abaissement de la vision se poursuivre jusqu'à la cécité presque complète (E. von Hippel, p. 163 et 175) ; Hirschberg). Au cours de ses recherches, Krückmann (p. 248) a constaté en effet que l'introduction de fragments métalliques dans le corps vitré produit dans la choroïde et la rétine les mêmes altérations que la section des artères ciliaires.

Les conditions de cette pigmentation rétinienne par influence métallique sont encore insuffisamment connues. Elle semble ne se produire que si le corps étranger n'est pas entièrement encapsulé ; on a d'autre part des exemples où, bien que le corps étranger se trouvât libre, la vision est restée bonne pendant plusieurs années. Nous avons une observation dans laquelle un fragment de fer parfaitement visible à l'ophtalmoscope n'avait encore provoqué aucune dégénérescence de la rétine six ans et demi après la pénétration.

La nature du métal n'est pas indifférente à la production de la dégénérescence rétinienne ; dans les exemples que l'on possède jusqu'ici, il s'agissait principalement de fragments de fer, parfois de cuivre (Adamük ; Haab, pl. 56).

Marche et pronostic. — Les travaux de Leber (1869 et 1871), en montrant la parenté des cas de rétinite pigmentaire typique avec ceux d'amaurose congénitale marqués par une atrophie rétinienne sans pigment, ont illustré la grande diversité que présente cete maladie dans sa marche et son développement. Les symptômes constatés dès la naissance sont ou bien la cécité complète, ou bien de l'amblyopie, ou bien encore une bonne acuité centrale avec un rétrécissement commençant du champ visuel ; quelquefois il existe uniquement de l'héméralopie.

La pigmentation de la rétine ne se voit pas à la naissance (LEBER 1877, p. 648); mais elle apparaît parfois dans les premières années de la vie pour ne s'étendre sur le trajet des vaisseaux qu'à l'âge de dix ou douze ans, parfois seulement vers la vingtième année; dans un cas d'ALVARADO elle n'existait point encore à trente-deux ans. MOOREN (1882 p. 220), l'a vue en revanche apparaître chez un enfant de trois ans.

Une dégénérescence pigmentaire qui ne survient qu'à l'âge adulte est généralement d'origine acquise (SILEX). Son évolution est alors beaucoup plus rapide que dans les formes congénitales; ce fait s'observe pour les rétinites que l'on attribue à la syphilis (GALEZOWSKI, SILEX) comme pour celles qui résultent de l'action d'un corps étranger (VON HIPPEL).

LEBER (1877, p. 651 et 656), estime avec HUTCHINSON qu'une dégénérescence pigmentaire unilatérale, ou beaucoup plus prononcée d'un côté que de l'autre, ne se voit guère en dehors de la syphilis; il en a toutefois été publié plusieurs cas (PEDRAGLIA et DEUTSCHMANN, BAUMEISTER, ANCKE, GÜNSBURG, ROSENBAUM, DUMONT) où l'infection spécifique ne semblait pas en cause.

Nous avons l'observation d'un jeune homme qui, ayant perdu totalement la vision d'un œil à l'âge de dix-huit ans, a néanmoins pu faire son service militaire comme officier d'artillerie sans avoir remarqué à cette époque aucune diminution visuelle de son second œil. Ce n'est qu'à l'âge de trente ans que ce second œil fut à son tour atteint d'héméralopie. En outre, nous avons publié les détails d'un exemple de rétinite pigmentaire unilatérale confirmée par l'examen anatomique. (*Annales d'oculistique*, décembre 1902 et janvier 1903.)

Pour donner idée du pronostic moyen qui s'attache aux formes les plus typiques de la rétinite pigmentaire, nous supposerons ce cas concret : un enfant d'une douzaine d'années nous est amené parce que les parents ont remarqué que le soir il se dirige moins bien que ses camarades. Nous constatons une vision centrale à peu près normale, mais aussi le début d'un scotome dans le champ visuel surtout dans un éclairage quelque peu diminué. L'ophtalmoscope a fait voir quelques taches pigmentaires disséminées et les conditions de familles confirment le diagnostic. Cet enfant n'aura probablement pas de peine à suivre ses classes jusque seize ou dix-huit ans; il continuera avec quelques difficultés ses études au delà de cet âge et ne pourra guère subir des concours ou des examens du degré supérieur. Entre vingt et trente ans sa faculté de se diriger commencera d'être entravée, surtout après qu'il aura été exposé à l'influence d'une vive lumière. A partir de trente ans l'exercice d'une profession libérale ou d'un métier d'artisan devient souvent difficile. Cet âge est en effet la limite au-dessus de laquelle le scotome zonulaire fait généralement place au rétrécisement concentrique du champ visuel, ainsi que cela ressort de la moyenne de nos observations (*Annales d'oculistique*, août 1902).

Dans la période ultérieure, soit de quarante à soixante ans, la liberté d'action est diminuée de toute manière et la capacité de travail se rapproche de celle d'un aveugle. Toutefois, malgré cette aggravation constante, il est exceptionnel que la rétinite pigmentaire conduise à l'abolition complète de la perception lumineuse ; on peut dire en conséquence que dans la période moyenne de la vie cette affection conduit à la cécité économique tout en n'aboutissant pas dans la règle à une cécité absolue.

Il va bien sans dire que des indications qui précèdent, aucune ne saurait être absolue ; cependant elles peuvent servir à l'oculiste pour établir dans chaque cas particulier la gravité relative et la rapidité du développement de l'affection rétinienne. Selon que l'abaissement des fonctions visuelles se montrera en avance, ou bien au contraire en retard sur ce qui nous paraît être la norme, le pronostic sera plus mauvais ou plus favorable.

Les conditions de nutrition insuffisantes, ou l'exposition habituelle à une vive lumière, sont deux facteurs qui aggravent le pronostic en accélérant la marche de l'affection.

Fréquence. — Schmidt a compté 43 cas de rétinite pigmentaire au sein d'un matériel de 28.700 malades et Rosenbaum 64 cas sur 40.000 malades ce qui représente environ 1 1/2 p. 1.000. Notre statistique de l'Hôpital ophtalmique de Lausanne, portant sur les quinze dernières années, nous donne 2 p. 1.000 du total des malades et 12 p. 100 de celui des maladies de la rétine.

Calculant pour l'ensemble de la population de Brestau, Magnus (p. 415) a trouvé la proportion de 0,06 rétinite pigmentaire pour 10.000 habitants. Quant à la fréquence de cette maladie comme cause de cécité, Magnus l'estime à 12 p. 100 des cas et Seidelman à 9 p. 100 (d'après Fuchs 1885, p. 5). En Suisse une statistique officielle, dont Paly a étudié les résultats, donne une proportion un peu plus élevée, soit 16 p. 100. Au reste, nous avons observé que la maladie est moins fréquente dans les villes que dans les contrées montagneuses (Valais), ce qui nous semble en rapport avec la fréquence relative des mariages consanguins.

Schaefer, ayant recherché la fréquence de la rétinite pigmentaire chez les sourds-muets, l'a rencontrée 5 fois sur 95, chiffre qui se rapproche de celui de 5, 8 p. 100 indiqué par Liebreich, tandis que Hocquard n'a trouvé que 2,5 p. 100 et Mulder 3 p. 100 (11 cas de rétinite sur 383 sourds-muets).

La fréquence selon le sexe est considérée comme plus grande pour les hommes que pour les femmes. La statistique de Leber (1877, p. 656) donnait une proportion de 3 à 1 ; celle de Schmidt (1890, p. 5) n'indique que 69 p. 100 à 31 p. 100 et Herrlinger (p. 28), sur 476 malades, ne trouve plus que trois hommes pour deux femmes atteintes de la maladie.

Complications. — Les personnes atteintes de rétinite pigmentaire présentent parfois d'autres anomalies congénitales qu'il est intéressant de mentionner ici bien que nous ignorions absolument quel est le lien qui les rattache à l'affection rétinienne ; ces anomalies sont :

La persistance de l'artère hyaloïdienne ou du canal de Cloquet (Ulrich, Schöbl p. 421); l'ectopie du cristallin (Lindner); la surdi-mutité (Alfred Graefe, *Archiv., für Opht.* IV, 2, p. 202; Liebreich 1861); la polydactylie

(Höring, Stör, obs. pers.) ; l'idiotie (Gerold, Höring, Liebreich) avec hydro-céphalie ou microcéphalie (Bayer).

La plus importante de ces anomalies concomitantes est la *surdi-mutité*. Leber (1877, p. 657) et Schmidt (p. 31) ont reconnu sa présence dans environ 20 p. 100 des cas de rétinite pigmentaire.

Parmi les complications proprement dites de la dégénérescence pigmentaire de la rétine, la plus commune est la *cataracte*, qui débute par une opacification en étoile des couches postérieures du cristallin et que l'on observe dans une forte proportion des cas les plus avancés.

Ces opacités radiées du cristallin finissent par rendre très difficile l'examen du fond de l'œil, mais il est exceptionnel qu'elles aboutissent à une cataracte totale.

Des foyers d'*atrophie choroïdienne* compliquent fréquemment le tableau ordinaire de la dégénérescence rétinienne ; ils ne sont au reste que l'exagération du processus de sclérose vasculaire qui affecte l'uvée aussi bien que la rétine.

Il n'est pas rare qu'il s'y ajoute des poussées de *choroïdite subaiguë* avec troubles du corps vitré ; cependant ce genre de complication se voit surtout dans les formes acquises de la rétinite pigmentaire. Chez l'une de nos jeunes malades, sourde-muette et dont l'affection est très certainement congénitale, sans aucun signe d'hérédo-syphilis, nous avons vu des *hémorragies-profusés* se superposer sans cause connue aux altérations pigmentaires de la rétine. A deux récidives de ces hémorragies spontanées a succédé la formation de néomembranes pareilles à celles qui caractérisent la « rétinite proliférante ».

Le *glaucome* a passé pendant longtemps pour une complication rare. En réalité on en connaît plusieurs exemples. Ainsi Bellarminoff, Heinersdorff et Galezowski (1886, pl. VII, fig. 3) ont décrit des rétinites pigmentaires aggravées par un glaucome chronique ; nous avons fait une observation toute semblable chez un homme de quarante et un ans qui, ayant eu dès son enfance des symptômes de rétinite pigmentaire, avait vu sa vision baisser rapidement depuis peu d'années ; outre la pigmentation caractéristique de la rétine on notait chez lui une excavation très prononcée des deux papilles optiques. L'œil gauche était amaurotique et il fallut faire une iridectomie pour conserver un reste de vision à l'œil droit.

Galezowski (*Ann. d'ocul.*, XLVII, p. 255 et XLVIII, p. 269) et Schnabel (1878, *Archiv für Augenheilk*, III, p. 128) citent des exemples de glaucome aigu en présence d'une rétinite pigmentaire et Schmidt-Rimpler (1877, *Graefe-Saemisch*, V, p. 48), dit avoir lui aussi remarqué une augmentation de pression dans un assez grand nombre de cas. Enfin, détail curieux, Blessig rapporte l'histoire d'une famille dans laquelle cinq frères et sœurs présentaient alternativement un glaucome ou bien une rétinite pigmentaire.

Traitement. — La plupart des auteurs sont très sceptiques au sujet des bons effets d'un traitement quel qu'il soit (Leber *Graefe-Saemisch*, 1877, V, p. 658). Quelques-uns admettent toutefois que dans les cas d'origine syphilitique un *traitement mercuriel* peut donner de bons résultats ; d'autres se montrent moins affirmatifs sur ce point (Galezowski, 1885, p. 641 ; Silex).

Le traitement par *révulsion*, primitivement employé, est fortement déconseillé par Wecker (1889, p. 139) qui recommande en revanche les roborants et la *strychnine*. L'*électricité* sous la forme du courant constant à donné de bons résultats à Dor et Hasket, comme aussi la faradisation à d'autres praticiens.

Schiess-Gemuseus, Mayerhausen et Mellinger ont obtenu par des sudations, tantôt une amélioration de la vision centrale, tantôt une extension du champ visuel.

Les injections d'*antipyrine* ont été préconisées par Grandclément.

Nous-même, après avoir passé par une période assez longue pendant laquelle il ne nous semblait pas qu'un traitement utile pût être institué, nous nous sommes arrêté cependant à une attitude moins négative. Considérant comme un fait suffisamment établi par l'observation, que le malade voit mieux lorsqu'après avoir séjourné dans l'obscurité il passe à un éclairage modéré ; qu'en revanche il voit plus mal quand il sort d'une lumière vive, nous avons pris le parti de recommander toujours l'éclairage atténué, le port de verres fumés ; en un mot la protection contre la lumière forte. En outre, l'action nocive de la lumière nous ayant paru comparable à celle des amblyopies par intoxication, nous avons pratiqué les injections de strychnine qui nous ont toujours paru améliorer la vision. Cette amélioration n'est, il est vrai, pas durable : au bout de quelques semaines la torpeur rétinienne reparaît, mais on peut répéter l'action stimulante de la strychnine au moyen d'une série de 12 à 20 injections de 2 ou 3 milligrammes qui rehaussent à nouveau la sensibilité.

Ainsi, par une succession de hauts et de bas dans la fonction rétinienne, on arrive à la maintenir à un niveau encore précieux au lieu de la laisser tomber à zéro. C'est ce qu'il nous a été donné de constater chez une malade qui profite de ce traitement depuis une vingtaine d'années.

BIBLIOGRAPHIE

Adamük. Ueber traumatische Netzhautdegeneration. *Archiv für Aug.*, XXXVI, p. 114, 1897.

Alt. Ein Fall von vor der Enucleation diagnosticirter Ret. pigm. *Arch. f. Aug.*, VII, p. 376, 1878.

Alvarado. Un cas de rét. pigm. sans pigment (*Rés. Centr. bl. f.*, *Aug.*, VI. p. 312), 1882.

v. Ammon. *Krankh. und Bildungsfehler des Auges*, I. pl. XIX, fig. 9-10. 1838.

Andreae. Die Nachtblindheit. Grundriss der speziellen Augenheilk., *Magdeburg*, p. 127. 1837.

Arlt. Retinal Amblyopie., *Krankh. des Auges*, III, p. 101-102. 1856.

Ancke. Beitr. z. Kennt. v. d. Ret. pigm. *Centr. bl. f. A.*, IX, p. 167, 1885.

Aubineau. Rétinite pigmentaire congénitale familiale. *Soc. franç. d'opht.*, XX, p. 389, 1903.

Baumeister. Retin. pigment. unilat. mit gleichseit. Taubheit. *Graefe's Arch.*, XIX, 2, p. 261, 1873.

Bayer. Ueber Ret. pigment. Thèse de Bonn, 1872.

Bednarski. Ueber einen Fall v. atrophia gyrata, etc. *Arch. f. Aug.*, XL. p. 420, 1900.

Bellarminoff. Ein seltener Fall von Ret. pigm. complizirt durch Glaucom., XXVII, p. 53, 1893.

Berlin. Ueber Sehnervendurchschneidung. *Kl. Mon. bl. f. Aug.*, IX, p. 278, 1871.

Bietti. Ueber Augenveränderungen bei Pellagra, *Klin. M. Bl. f. Aug.*, XXXIX, p. 337 et 450, 1901.

Blessig. (Alternance dans une même famille de glaucome et de rét. pigm.). *Soc. opht. de St.-Pétersburg*, 1901 (*Zeitschr. f. Aug.*, mars 1902).

Bocchi. *Gaz med.*, Cremone. (*Rés. in Centr. Bl. f. Aug.*, p. 688), 1896.

Bürstenbinder. Anatom. Untersuch. eines Falles v. Ret. pigm. *Graefe's Arch.*, XLI, 4, p. 175, 1895.

Capauner. Das Zustandekommen der Netzhautpigmentirung. 23° *Vers. der opht. Ges. Heidelberg*, p. 45, 1893.

Carron du Villars. Héméralopie. *Guide pratique des mal. des yeux, Bruxelles*, p. 487-491, 1838.

Chelius. Von der Nachtblindheit. *Handbuch d. Augenheilk. Stuttgart*, p. 358-361, 1839.

Coroenne. Rét. pigm. anormale avec Nyctalopie. *Bull. des Quinze-Vingts*, V, p. 101 et 103, 1887.

Cunier. Hist. d'une héméralopie héréditaire depuis deux siècles. *Ann. d'ocul.*, I, 1838.

Cutler. Ueber Angeborene Nachtblindheit, etc. *Arch. f. Aug.*, XXX, p. 92, 1895.

Daguillon. Rét. pigm. héréditaire, 1887.

Darier. Ret. pigm. avec anomalies intéress. *Arch. d'opht.*, VII, p. 170, 1887.

Delarue. Dimin. de l'irritabilité de la rétine, etc. *Cours complet des mal. des yeux, Paris*, p. 370-372, 1823.

Demours Héméralopie ou aveuglement de nuit. *Précis sur les mal. des yeux, Paris*, p. 470, 1821.

Desmarres. Héméralopie ou cécité de nuit. *Traité des mal. des yeux, Paris*, p. 696-699. 1847.

L'abbé Desmonceaux. *Traité des mal. des yeux et des oreilles*, p. 134, 1786.

Deutschmann. Einseit. typ. Ret. pigm. mit. path. Anat. Befund. *Beitrdge z. Augenheilk.*, III, p. 69, 1891.

Deval. De l'héméralopie. *Traité de l'amaurose, Paris*, p. 294-307, 1851.

Donders. Pigmentbildung in der Netzhaut. *Arch. f. Opht.*, III, 1, p. 139, 1857.

Dor. Beiträge zur Electrotherapie der Augenkr. *Graefe's Arch.*, XIX, 3, p. 342-345, 1873.

Dumont. Rétinite pigmentaire unilatérale. *Bull. des Quinze-Vingts*, 1886.

Ferret. Contrib. à l'ét. de l'étiol. de la R. p. *Bull. d. Quinze-Vingts*, III, p. 32-35, 1885.

Foerster. Ueber Hemeralopie und die Anwendung eines Photometers, *Breslau*, 1857.

Furnari. Héméralopie. *Traité prat. d. mal. d. yeux, Paris*, p. 369, 1841.

Fuchs. Causes et prévention de la cécité. *Trad. franç., Paris*, 1885.

Fuchs. Ueber zwei der Ret. pigm. verwandte krankh. *Arch. f. Aug.*, XXXII, p. 111, 1896.

Galezowski. Recherches ophtalm. sur les mal. de la rétine et du nerf opt., *Paris*, 1863.

— Traité iconogr. d'ophtalmoscopie, p. 176 et pl. VII, 1886.

Gallus. Zur Frage der Ringscotome. *Zeitschr. für Aug.*, VII, p. 361, 1902.

Gayet et Arrand. Des modific. de la couche pigm. de la rét. *Soc. fr. d'opht.*, 18° sess. ann., p. 314. 1901.

Gerold. Individuen mit Nachtblindheit sind meist beschränkten Verstandes. *Die Lehre vom Schwarzen Staar. Magdeburg*, p. 81, 1846.

Guaita. Anat. e fisiologia patol. d. Ret. pigm. *Ann. di ott.*, XIII, et *Rec. d'ophtalm.*, p. 319 et 386, 1884.

Gonin. Le scotome annulaire dans la dég. pigm. de la rétine. *Ann. d'ocul.*, CXXV, fév. 1901.

— Nouvelles obs. de scot. annul. dans la dég. pigm. de la rét. *Ann. d'ocul.*, CXXVIII, août 1902.

— Examen anat. d'un œil atteint de ret. pigm. en voie d'évolution, etc. *Ann. d'ocul.*, déc., 1902 et janv. 1903.

von Graefe. Ueber die Untersuchung des Gesichtsfeldes bei ambl. Affect. *Arch. f. Opht.*, II, 2, p. 282-284, 1856.

— Exception. Verhalten des Gesichtsfeldes bei Pigm. entart. der Netzh. *Arch. f. opht.*, IV, 2, p. 250, 1858.

Grandclément. Efficacité des inj. d'antipyrine dans 3 cas d'héméralopie. *Ann. d'ocul.*, CIV, p. 232, 1890.

Groenouw. Erbliche Netzhautleiden. *Graefe-Saemisch.*, XXII, 1, 240, p. 440-448, 1902.

Guérin. Héméralopie. *Traité des mal. des yeux, Lyon*, p. 268-269, 1769.

Günsburg. Ueber einen Fall von typ. R. p. unilat. *Arch. f. Aug.*, XXI, p. 134, 1890.

Haab. *Atlas-manuel d'ophtalm.*, (éd. fr., 1896), pl. XXIX, XXX et LVI.

Handmann. Ueber Ringscotome. *Zeitsch. für Augenheilk.*, 5, VI, p. 127, 1901.

Haase. Retinit. pigment. cum hyperesth. retinæ. *Kl. Mon. bl. f. Aug.*, V, p. 228, 1867.

Hasket. On the possible retardation of. R. pigm. *Ann. opht. S. (Kl. M. Bl.*, p. 178), 1887.

Henderson. Two cases of pigmentation of fhe retina. *Opht. hosp. Rep.*, XV, p. 355, 1903.

Heinersdorff. Ein Fall von... Glaucom bei R. p. *Arch. für Aug.*, XXXIV, p. 230, pl. XIII, 1897.

Herrlinger. Ueber die Etiologie der R. pigm. *Thèse de Tubingen*, 1899.

Himly. Die Nachtblindheit. *Krankh. u. Missbild. d. Menschl. Aug.*, II, p. 450-456, 1843.

von Hippel. Ueber Netzhautdegeneration durch Eisensplitter. *Graefe's Arch.*, XLII, 4, p. 151, 1896.

Hirschberg. Retinitis pigmentosa. *Arch. f. Aug.*, VIII, 1, p. 53, 1879.

— Zur Pigmententartung der Netzhaut. *Centr. Bl. für Aug.*, XIII, p. 37, 1889.

— Ueber Gelbsehen u. Nachtblindheit. *Berl. Kl. Woch.*, n° 23, 1885.

— Geschichte der Augenheilkunde im Alterthum. *Graefe-Saemisch.*, 2ᵉ édit., chap. XXIII, 1899.

Hocquart. De la rétinite pigmentaire. *Thèse de Paris*, 1875.

Höring. Retinitis pigmentosa. *Kl. Monatsbl.*, II, p. 233, 1864.

— Notizen über ret pigmentosa. *Kl. Monatsbl.*, III, p. 236, 1865.

Hosch. Ungewöhuliche Form. v. Ret. pigment. *Kl. Mon. bl. f. Aug.*, XIII, p. 58, 1875.

Huidiez. Rétinite pigm. sans pigm. visible. *Ann. d'ocul.*, LXXVIII, p. 321, 1877.

Hutchinson. Cases of Ret. pigm. with remarks, *Opht. Hosp. Rep.*, VI, p. 30, 1867.

Jacobsohn. Ein Fall von ret. pigm. atypica. *Kl. M. Bl.*, p. 202, mai 1888.

Jaeger. Ueber Staar und Staaroperationen, fig. 35, 1854.

Junge. Beiträge z. path. Anat. in der « getigerten Netzhaut ». *Arch. f. Opht.*, V, 1, p. 49, 1859.

Jüngken. Von der Hemeralopia. *Lehre v. d. Augenkrankh.*, *Berlin*, 1832.

Krückmann. Die path. Veränd. der retin. Pigmentepithelzellen. *Graefe's Arch.*, XLVIII, 2, p. 237, 1899.

Landolt. Anatomische Unters. ü. typische Ret. pigment, *Graefe's Arch.*, XVIII, p. 325, 1872.

— Recherches anatom. sur la rét. pigm. typ. *Ann. d'ocul.*, LXIX, p. 138, 1873.

Langenbeck. De retina. *Observationes anat. pathol.*, p. 158, 1836.

Leber. Ueber retin. pigment. u. angeborene Amaurose. *Arch. f. Opht.*, XV, 3, p. 1, 1869.

— Ueber anomale Formen der Ret. pigm. *Arch. f. Opht.*, XVII, 1, p. 314, 1870.

— Die Pigment degeneration der Netzhaut. *Graefe-Saemisch.*, V, p. 633, 1877.

Levi. Troubles oculaires d'origine hépatique. *Presse medic.*, n° 28 (*Jahresb.*, p. 518), 1896.

Liebreich. De l'examen de l'œil au moyen de l'ophtalmoscope. *Traité d. mal. de l'œil* par W. Mackensie (tr. fr. par Warlomont et Testelin), vol. ii, p. 44, 1857.

— Abkunft aus Ehen unter Blutverw. als Grund v. Ret. pigm. *Deutsche Klin.*, n° 6, 1861.

Lindner. *Wien. med. Woch.*, n° 37 (Rés. Jahresber., p. 353), 1895.

Lister. A case of retinitis pigmentosa. *Opht. hosp. Rep.*, XV, p. 254, 1903.

Macé et Nicati. Héméralopie et torpeur rétinienne. *Acad. des Sciences*, 13, VI, 1881.

Mackensie. Night Blindness. A pract. treatise on the dieseases of the eye. *London*, p. 880-885, 1835.

Magnus. Die Blinden der Stadt Breslau. *Arch. f. Aug.*, XIV, p. 391, 1885.

Maitre-Jan. De l'aveuglement de nuit. *Traité des mal. de l'œil, Paris*, 2ᵉ éd., p. 296-298, 1741.

Manhardt. Klin. Mittheil. aus Constantinopel. *Arch. f. Opht.*, XIV, 3. p. 48, 1868.

Mayerhausen. Besserung... bei Ret. pigm. *Kl. M. Bl.*, XVII, p. 155-156, 1879.

Mellinger. Drei Falle von Ret. pigm. Besserung. *Kl. M. Bl.*, XXVI, p. 356, 1888.

—. Typ. ausgedehnt. R. P. ohne Gesichtsfeldeinschränk. *Kl. M. Bl. für Aug.*, XXIX, p. 171, 1891.

Millet. La rétinite pigmentaire syph. acquise. *Paris* (Thèse), 1899.

Mooren. De la rétinite pigmentaire. *Ann. d'ocul.*, XLI, p. 21-31, 1859.

— Ueber retinitis pigmentosa. *Klin. Monatsbl. für Aug.*, I, p. 93, 1863.

— Ophthalmiatrische Beobachtungen, p. 260-265, 1867.

— Fünf Lüstren ophtalmol. Thätigkeit., p. 217-224, 1882.

Mulder. Retinitis pigmentosa bij doofstommen. *Nederl. Tijdschr. v. geneesk.*, (Rés. Z. für Aug., IX), p. 73), 1902.

Muller (H.). Retinitis pigmentosa. *Gesammelte Schriften* (publié par Otto Becker en 1872, II, 316-329), 1856-1861.

Netter. Lettres sur l'héméralopie. *Ann. d'ocul.* (Nagesl'ber., p. 371), 1876.

Neuffer. Ueber den Einfluss der Heredität u. Consanguinität, etc. Thèse de *Strasbourg*, 1893.

Pagenstecher u. Genth. Choroïdo-retinitis pigment. *Atlas d. pathol. Anat. d. Aug.*, pl. XXVI, 1875.

Pagenstecher. Ein Fall v. Verletz. d. Nervus opt. mit. Zerreiss. d. centr. Gef. *Arch. f. Opht.*, XV, 1, p. 223, pl. X, 1869.

Paly. Die Blinden der Schweiz. Thèse de *Berne*, 1900.

Parisotti. *Histologie pathologique de l'œil*, p. 155 et suiv., 1904.

Payen (Ch.-V.). Dissertation sur l'héméralopie. *Paris*, 1816.

Peoraglia. Retinitis pigment. unilateralis. *Kl. Mon. bl. f. Aug.*, III, p. 114, 1865.

Peltesohn. Zur Frage der ret. pigm. sine pigm. *Centr. Bl. für Aug.*, XII, p. 206, 1888.

Plenck. Hemeralopia. *Doctrina de morb. ocul. ed.*, III, Lovanii, p. 162, 1796.

Poncet. Examen histol. d'un cas de rét. pigm, *Ann. d'ocul.*, LXXIV, p. 234, 1875.

Pope (Bolling). Ueber retinitis pigment. *H. Müller's Gesammelte Schriften*, 1872, II, p. 323-328, 1862.

Quaglino. Intorno alla ret. pigm. *Ann. di ottalm.*, XII. 5 (Nagel's ber., 458), 1883.

Ransohoff. Zur Kenntniss. d. ret. pigm. *Kl. M. Bl. für Aug.*, XXIX, p. 271, 1891.

Rampoldi. Ret. pigm. in 4 fratelli pellagrosi. *Ann. di ottalm.*, XII, 5 (Nagel's ber., p. 458, 1883.

Remak. Ein Fall von excessiver Drusenbildung, *Centr. bl. f. A.*, p. 257, 1885.

Rollet. *Traité d'ophtalmoscopie*, p. 272 et 273, 1898.

Rosas. Die amaurotische Nachtblindheit. *Handbuch d. Augenheilk, Wien*, p. 521-523, 1830.

ROSENBAUM. Ueber Retinitis pigmentosa. Thèse de *Kiel*, 1900.

RUETE. Haemeralopie (obs. ophtalm.). *Lehrbuch der Ophthalm.*, II, p. 452-453, 1855.

SAMBUC. Etude de la consanguinité, etc. Thèse de Bordeaux (*Nagel's b.*, p. 376), 1896.

SCARPA. De l'héméralopie. *Traité pratique des mal. des yeux*, II, p. 268 (trad. franç. par LÉVEILLÉ. 2ᵉ éd., *Paris*), 1807.

SCHAEFER. Die Augen der Zöglinge der Taubstummenanstalt. *Centr. bl. f. Aug.*, VIII, p. 69-70, 1884.

SCHIESS-GEMUSEUS. Retinitis pigmentosa, Besserung. *Kl. Mon. bl, f. Aug.*, p. 200, 1875.

SCHMIDT (HERM.) Beitr. z. Kenntn. der Emb. d. art. centr. *Graefe's Arch.*, XX, 1, p. 287, 1874.

— Zür Heredität d. Ret. pig. *Kl. Mon. bl. f. Aug.*, XII, p. 29, 1874.

SCHMIDT. Ueber Retinitis pigmentosa. Thèse de *Bonn*, 1890.

SCHNEIDER. Ueber die Erblichkeit der Ret. pigm. Thèse de *Berlin*, 1896.

SCHÖN. Die Ursache der Ret. pigment. *Centr. Bl. f. Aug.*, XXII, p. 15, 1898.

SCHOEN. Ueber einen Fall von Ret. pigm. XIIIᵉ Congr. internat. de méd., *Paris*, p. 5, 1900.

SCHÖBL. Diseases of the retina. *System. of diseases of the eye* (NORRIS et OLIVER), III, p. 421, 1900.

SCHWEIGGER. Unters. über pigm. Netzhaut. *Arch. f. Opht.*, V, 1, p. 96, 1859.

    — Zur pathol. Anat. der choroïdea. *Arch. f. Opht.*, IX, 1, p. 204-205, 1863.

    — Vorl. ü. d. Gebrauch d. Augenspiegels, p. 113-115, 1864.

SICHEL (JUN.). Ein Fall von Ringscotom bei Ret. pigm. *Centrabl. f. Aug.*, I, p. 58, 1877.

SIEGHEIM. Beitr. zur Kenntn. der Ret. pigm. Thèse de *Breslau*, 1886.

SILEX. (Un cas de scotome annul. dans une ret. pigm. syph. acquise). *Zeitschr. f. Aug.*, I, 2, p. 150, 1899.

SNELL. Nyctalopia (Ret pigm.) in five generations. *The Lancet*, nᵒ 4135, 1902.

STEIN. Zur pathol. Anat. und. diff. Diagnose der Ret. pigm. *Graefe's Arch.*, LVI, 3, p. 463, 1903.

STÖR. Retinitis pigmentosa. *Kl. Mon. bl. f. Aug.*, III, p. 23, 1865.

TRANTAS. Scotome annulaire dans un cas de rét. pigm. typ. *Rec. d'opht.*, p. 331, 1895.

VAN TRIGT. Der Augenspiegel (trad. all. par SCHAUENBURG, Lahr., 1854), p. 100.

TROUSSEAU. La consanguinité en pathologie oculaire. *Ann. d'ocul.*, CVII, p. 5, 1892.

ULRICH. 3 Fälle von typ. R. p. mit rudim. Art. hyal. persist. *Kl. M. Bl. für Aug.*, XX. p. 338, 1882.

— Typ. R. p. mit. congenit. Glaskörper Anomalien. *Kl. M. Bl. für Aug.*, XXI, p. 140, 1883.

WAGENMANN. Exper. Unters. ü. d. Einfluss der Circulation auf die Ernährung des Auges. etc., *Graefe's Arch.*, XXXVI, 4, p. 1, 1890.

— Beitr. z. Kennt. d. path. Anat. d. R. p. *Graefe's Arch.*, XXXVII, 1, p. 230, 1891.

DE WECKER. Dégénérescence pigmentaire, cirrhose. *Traité complet*, IV. p. 121-140, 1889.

WELLER. Die Nachtblindheit. *Krankh. d. menschl. Auges, Wien*, p. 365-367, 1831.

WENZEL. Héméralopie. *Manuel de l'oculiste*, II, p. 53, 1808.

WIDER. Ueber die Etiologie der Ret. pigm. *Mitt. d. opht. Kl. Tubingen*, 1885.

WINDSOR. Rétinite pigmentaire : son siège et sa nature. *Ann. d'ocul.*, LXV, p. 143-149, 1871.

RÉTINITE PONCTUÉE ALBESCENTE

Mooren a employé pour la première fois le terme de « retinitis punctata albescens » à l'occasion d'un malade de trente à quarante ans, chez lequel il avait remarqué de très petites taches blanches, qui, par centaines, occupaient la rétine et qu'un intervalle de plusieurs années lui fit revoir sans changement notable. Dès lors, plusieurs cas marqués par des taches blanches ou jaunâtres dans la rétine (Landesberg) furent publiés comme des exemples de la rétinite de Mooren, bien qu'ils n'eussent entre eux que des rapports de ressemblance très éloignés. Fuchs proposa donc de réserver le nom de « retinitis punctata albescens » à une affection peu fréquente, mais assez bien caractérisée, dont Gayet, Nettleship et Wuestefeld ont donné jusqu'ici les descriptions les plus typiques.

Cette affection est peut-être congénitale, car elle se développe dès la première enfance et se retrouve quelquefois chez plusieurs frères et sœurs (Gayet, Liebrecht, Spengler, Galezowski) ; elle a pour symptômes subjectifs de l'héméralopie, un rétrécissement concentrique du champ visuel, et, dans les stades ultérieurs, un abaissement plus ou moins prononcé de l'acuité visuelle centrale.

Les *taches rétiniennes* sont en nombre extrêmement grand, dans les cas typiques : elles sont répandues sur tout le fond de l'œil, de la papille à l'extrême périphérie, et ne font défaut qu'au centre de la macula. Fuchs les a vues manquer à la périphérie ; dans les cas de Gayet et de Knapp-Wuestefeld, elles étaient très petites au pôle postérieur et allaient en augmentant vers l'équateur de l'œil. Leur coloration est d'un blanc plus ou moins pur, quelquefois grisâtre (Knapp et Wuestefeld) ; elles n'ont aucune tendance à confluer, ce qui fait qu'elles rappellent un peu, selon Gayet, les taches blanches du plumage des pintades ; leur forme est arrondie et leurs bords généralement bien délimités, sans liséré de pigment. Leur diamètre est en moyenne celui d'un vaisseau rétinien de premier ou de deuxième ordre. Dans les observations de Spengler elles étaient plus petites encore. Elles ne font voir aucun déplacement parallactique et siègent toutes, sans exception, dans un plan plus profond que les vaisseaux rétiniens mais antérieur au plan des vaisseaux de la choroïde.

La teinte générale du fond de l'œil, dans les cas de rétinite ponctuée albescente, est assez fortement pigmentée, lors même qu'il s'agit d'un sujet plutôt blond ; cette désharmonie est surtout frappante dans l'observation décrite par Wuestefeld car, bien que le jeune malade ait eu les cheveux blonds, la belle planche ophtalmoscopique dessinée par Knapp ferait croire qu'il s'agissait du fond de l'œil d'un nègre (voy. à la fig. 85 une reproduction photographique de cette planche).

L'*héméralopie* et le *rétrécissement du champ visuel*, qui accompagnent la rétinite ponctuée albescente, ont fait penser qu'il devait exister une relation étroite entre cette maladie et la dégénérescence pigmentaire de la rétine

(Gayet Fuchs, Qurin). Cette supposition se justifie d'autant mieux que dans plus d'un cas on a pu reconnaître chez un frère ou une sœur du malade la

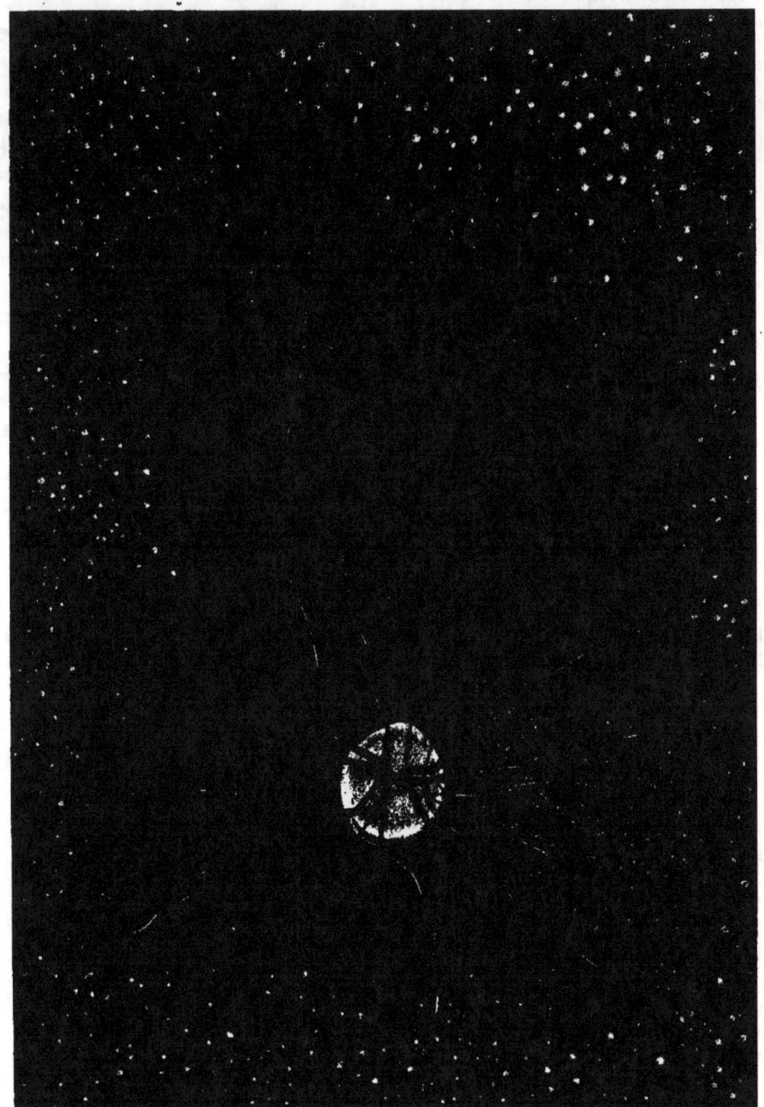

Fig. 85.

Retinitis punctata albescens (d'après Knapp).

Le fond de cet œil est très pigmenté bien que le sujet fût blond.

présence des mouchetures pigmentaires caractéristiques de la dégénérescence congénitale (Gayet, Wuestefeld, Galezowski).

A mainte reprise, on a noté la consanguinité des parents (Gayet, Fuchs, Spengler, Qurin, Galezowski) ; nous ne connaissons jusqu'ici pas d'autre facteur étiologique.

Aucune des observations ophtalmoscopiques encore si peu nombreuses n'a été suivie d'autopsie, de telle sorte que l'on ignore aussi quelles sont les bases anatomiques des altérations rétiniennes. Tout ce que l'on peut dire, c'est que les taches blanches semblent avoir pour siège les couches profondes de la rétine, peut-être l'épithélium pigmentaire (Gayet, Spengler). Il est d'ailleurs fort possible que les altérations rétiniennes soient de nature secondaire et que l'affection ait son point de départ dans la choroïde exactement comme la dégénérescence pigmentaire typique (rétinite pigmentaire). A l'appui de cette supposition, on peut citer deux des observations de Spengler où les taches blanches de la rétine étaient accompagnées de modifications dans la choroïde sous forme de stries le long des vaisseaux et de taches jaunâtres, un peu diffuses, dans les espaces intervasculaires.

La plupart des descriptions, particulièrement celles de Spengler, rappellent de très près l'aspect ophtalmoscopique de la « rétinite pigmentaire sans pigment » telle qu'elle a été dépeinte par Mooren (1867,) et par Leber (1869).

BIBLIOGRAPHIE

Byers. An atypical case of ret. pigment. *Ann. of Opht.*, (*Jahresber*, p. 616), 1900.

Dor. Héméralopie dépendant d'une forme typique de rétinite. *Archives d'opht.*, p. 481, 1883.

Fuchs. Retinitis circinata. *Graefe's Arch.*, XXXIX, 3, 1893.

— Ueber zwei der Retinitis pigmentosa verwandte Krankheiten. *Arch. f. Aug.*, XXXII, p. 111, 1896.

Galezowski, Jean. Rétinite ponctuée albescente congénitale. *Rec. d'opht.*, déc. 1904, p. 714.

Gayet. D'une lésion congénitale de la rétine. *Archives d'opht.*, III, p. 385, 1883.

Griffith et Collins. Retinitis punctata albescens. *Opht. Review*, p. 162, 1897.

Gunn. *Trans. of the opht. Soc.*, III, p. 110.

Landesberg. Zur retinitis punctata albescens. *Centr. Bl. f. pr. Aug.*, sept. 1883.

Lang. *Trans. of the oph. Soc.*, V, p. 140.

Liebrecht. Retinitis punctata albescens. *Klin. Monats-bl.*, XXXIII, p. 169, 1895.

Mooren. Retinis punctata albescens. *Fünf Lustren ophthalm. Wirksamk.*, p. 216, 1882.

Nettleship. *Trans. of the oph. Soc.*, VIII, p. 163.

Qurin. Ueber Retinitis punctata albescens. *Klin. M. Bl. für Aug.*, XLII, 2, p. 19, 1904.

Spengler. Einige ungewöhnliche Aderhaut-Netzhaut-Veränderungen. *Zeitschr. für Aug.*, VI, 4, p. 285, et pl. IV, 1901.

Wuestefeld-Knapp. Zur Casuistik der Retinitis punctata albescens. *Zeitschr. f. Aug.*, V, 2, p. 110 et pl. II, 1901.

CHAPITRE XVI

ALTÉRATIONS SÉNILES DE LA RÉTINE

Il se produit, dans l'aspect du fond de l'œil des vieillards, certaines modifications qui peuvent être considérées comme physiologiques, tant elles sont constantes : ainsi, la pâleur légère de la papille optique, la sinuosité et l'étroitesse plus grande des artères rétiniennes, la netteté augmentée des espaces intervasculaires de la choroïde. Cette dernière modification ophtalmoscopique tient à la raréfaction du pigment de la couche épithéliale et comme les deux premières, elle confine à des altérations réellement pathologiques qui aboutissent à une atrophie partielle des éléments nerveux de la rétine.

L'atrophie rétinienne sénile se prononce surtout dans les trois régions suivantes : *a*, au voisinage de l'ora serrata ; *b*, sur les bords de la papille optique ; *c*, dans la région maculaire.

Les altérations périphériques sont évidemment la cause du rétrécissement du champ visuel que l'on constate quelquefois chez les vieillards, mais elles sont assez inégalement réparties le long de l'ora serrata : elles se présentent à l'ophtalmoscope sous la forme de plaques irrégulières, jaunâtres ou légèrement pigmentées, dans le champ desquelles les vaisseaux de la choroïde apparaissent avec une netteté augmentée : anatomiquement, elles consistent à une diminution des éléments nerveux de la rétine que l'on peut attribuer à une vascularisation insuffisante ; en effet Kuhnt (p. 41) a observé que ce sont tantôt les fibres optiques seules qui sont en déficit, tantôt les couches externes de la rétine, c'est-à-dire les bâtonnets et les grains, qui montrent une atrophie prononcée ; dans le premier cas, les ramifications terminales des vaisseaux rétiniens lui ont paru faire défaut ; dans le second cas, il a trouvé constamment des altérations étendues de la choroïde dans les régions correspondantes du fond de l'œil.

Sur les bords de la papille l'atrophie sénile se manifeste : 1° à *l'ophtalmoscope* par une zone claire, grise ou jaunâtre, assez semblable à celle qui accompagne la myopie forte ; 2° *à l'examen du champ visuel* par un agrandissement plus ou moins prononcé de la tache de Mariotte. Ici, comme dans les régions périphériques de l'œil, c'est à une insuffisance de nutrition de la part de la chorio-capillaire qu'il faut attribuer la dégénérescence de l'épithélium pigmentaire et des cellules visuelles de la rétine (Kuhnt).

L'atrophie sénile de la macula, elle aussi, ne se révèle à l'ophtalmoscope que par les changements pigmentaires qui l'accompagnent, mais elle a une grande importance pratique, puisqu'elle entraîne la production d'un scotome central plus ou moins marqué ; elle ne se complique ordinairement pas dès le début d'une destruction du tissu propre de la choroïde sous la forme de plaques atrophiques laissant paraître le blanc de la sclérotique, mais ces altérations profondes peuvent apparaître dans la suite (Haab, 1900, pl. 46 ; Meyer, p. 13 ; Schindler, p. 19).

La *dépigmentation sénile de la macula* (voy. fig. 87) se présente sous l'aspect de taches irrégulières et de grandeur très variable jusqu'à un diamètre double ou triple de la papille. Leur teinte est jaunâtre ou rosée, mais

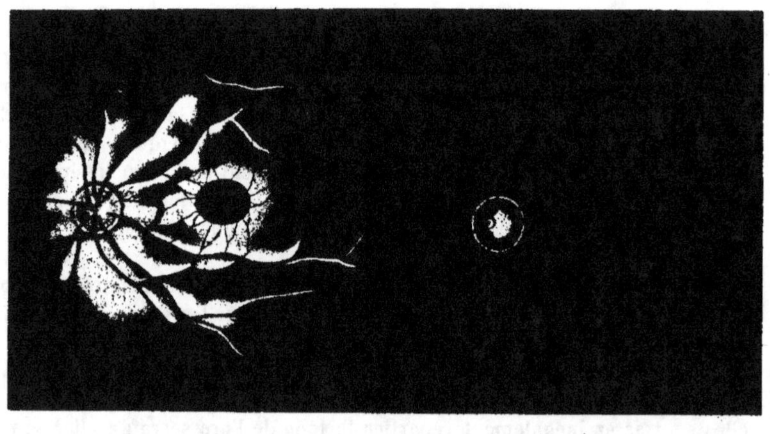

A   B

Fig. 86.

Aspect du fond de l'œil chez des sujets fortement pigmentés (d'après Haab).

A, jeune sujet, avec reflets rétiniens très accentués. — B, sujet âgé, avec suppression des reflets rétiniens et netteté très grande des espaces intervasculaires de la choroïde. Ces deux dessins montrent fort bien les différences physiologiques attribuables à l'âge.

devient graduellement plus claire jusqu'au gris ou au blanc sale ; elles montrent quelquefois un pointillé plus sombre et sont aussi limitées par un fin liséré de pigment. Ces taches ont une assez grande ressemblance avec les altérations maculaires résultant d'un ancien traumatisme[1]. Leur fréquence, longtemps méconnue, nous a été révélée par les observations de Haab et de Hirschberg. Ainsi Schindler les a notées à la clinique de Zurich chez plus du 5 p. 100 des malades âgés de soixante à soixante-dix ans, et environ 8 fois sur 100 chez ceux qui avaient dépassé quatre-vingts ans.

Meyer (p. 13) exprimait en 1889 l'opinion que les altérations séniles de la macula ont leur siège primaire dans les couches profondes de la rétine

---

[1] Comparez les pl. 46 et 66 de l'*Atlas de Haab* (3ᵉ édit.) ou les planches XXXVII et XXXVIII de la 1ʳᵉ édition. Voyez aussi nos fig. 87 et 88 d'après Meyer et Haab.

plutôt que dans la choroïde. Cette hypothèse n'est plus guère admissible aujourd'hui que l'on connaît le rôle important de la chorio-capillaire dans la genèse des troubles nutritifs de l'épithélium pigmentaire. Il est vrai qu'un examen anatomique pratiqué par HARMS n'a montré dans la choroïde que des altérations à peu près nulles, limitées à un rétrécissement des vaisseaux de la chorio-capillaire. Cependant le moindre déficit de nutrition doit avoir une influence marquée sur les fonctions si actives des éléments percepteurs de la macula et par conséquent sur leur intégrité anatomique. Les modifications rétiniennes décrites par HARMS consistaient en un amincissement de toutes les couches rétiniennes intéressant surtout, la couche des cônes et des grains externes. Les cônes faisaient même entièrement défaut sur une étendue de

Fig. 87.
Altération sénile de la macula (d'après MEYER-HAAB).

0,32 millimètres, et, sur le même espace, les grains externes étaient réduits à une ou deux rangées de noyaux. Il s'agissait d'un homme de soixante-dix-sept ans dont la vision centrale avait été environ de 1/60 de la normale.

La marche de l'affection est extrêmement lente et insidieuse. HAAB insiste avec beaucoup de raison sur l'intérêt qu'il y a d'examiner avec grand soin la région maculaire des vieillards qui se présentent avec une cataracte commençante, car la constatation préalable d'une altération sénile évitera au malade comme à l'opérateur une déception trop vive si l'extraction de la cataracte ne donne pas un résultat visuel satisfaisant. Il nous est arrivé plus d'une fois de trouver dans une atrophie maculaire l'explication d'une amblyopie très prononcée en présence d'un cristallin encore peu troublé ou à la suite d'une extraction bien réussie.

L'atrophie maculaire sénile décrite par HAAB et par HIRSCHBERG ne doit pas être confondue avec une altération tout aussi fréquente mais beaucoup moins redoutable, qui a pour cause la formation de *verrucosités à la surface de la lame vitrée* de la choroïde. Les verrucosités (en allemand : « Drusen »), ayant pour effet d'appauvrir en pigment l'épithélium rétinien, ou plutôt de priver de leur pigmentation certaines cellules de cet épithélium en exerçant sur elle une compression plus ou moins marquée, produisent de cette façon des taches claires reconnaissables à l'ophtalmoscope. Ce sont de petites taches arrondies, souvent confluentes, d'un blanc jaunâtre ou fauve, quelquefois assez brillantes, rarement bordées de pigment ; elles sont disséminées sur tout le fond de l'œil, notamment au voisinage de la papille et dans les régions périphériques. Leur situation dans les couches profondes de la rétine est toujours en arrière des vaisseaux ; leur uniformité et leur coloration, enfin l'absence de tout œdème ou hémorragie dans la rétine et de toute modification rapide dans leur nombre et leur apparence, permettront de les différencier sans peine des foyers de dégénérescence qui peuvent se produire dans le tissu rétinien, par exemple au cours de l'albuminurie ou du diabète ; en revanche elles peuvent être prises pour des foyers anciens de chorio-rétinite disséminée bien qu'elles en diffèrent par la pauvreté de leur pigmentation ; ce qui les distingue de l'atrophie maculaire sénile, c'est leur forme plus régulière, arrondie, leur dimension plus petite, leur couleur plus brillante et leur situation moins centrale.

Les verrucosités de la lame vitrée ont été décrites dans leurs manifestations ophtalmoscopiques par HUTCHINSON, NETTLESHIP, NAGEL, HAAB (*atlas-manuel*, 1re. éd., pl. 54 et 3e. éd., pl. 66), etc. ; on les a constatées anatomiquement chez bien des sujets qui n'étaient pas des vieillards, surtout en présence d'une rétinite pigmentaire ou albuminurique. Leur origine est à chercher probablement dans une prolifération de l'épithélium pigmentaire lui-même et non pas de la lame vitrée, car celle-ci en sa qualité de membrane anhiste n'est pas susceptible de multiplication active.

En comprimant et déplaçant les bâtonnets de la rétine, les verrucosités vitrées doivent exercer, quand elles sont volumineuses, une influence défavorable sur les fonctions de ces éléments, mais comme elles épargnent en général la région de la fovea centralis, elles ne jouent pas un grand rôle dans l'abaissement de l'acuité visuelle et leur présence n'empêche pas de porter un pronostic favorable pour peu qu'elles ne s'accompagnent pas des altérations maculaires plus diffuses et plus exactement centrales que nous avons décrites en premier lieu.

Les modifications séniles des *vaisseaux rétiniens* sont décrites avec des détails suffisants, soit dans notre chapitre des troubles de circulation, soit dans celui des hémorragies par angiosclérose.

La *dégénérescence kystique* des parties périphériques de la rétine a été présentée plusieurs fois comme une altération sénile. En réalité elle se rencontre dans des états pathologiques très divers. L'exposé des symptômes qu'elle peut provoquer et surtout des erreurs de diagnostic, auxquelles elle expose quand elle est très prononcée, appartient au chapitre des tumeurs et pseudo-tumeurs de l'œil.

BIBLIOGRAPHIE

Bünger. Ueber senile Veränder. des Augenhintergr. Thèse de Kiel, 1893.

Haab. Atlas-manuel d'ophtalmoscopie, 3e édit., pl. 46 et 66.

— Ueber die Erkrank. d. Mac. lutea, p. 432-433. VIIe Congrès internat. d'Opht., 1888.

Harms. Anatomisches über die senile Macula-affection, *Klin. M.-Bl.*, XLII, p. 448, 1904.

Hirschberg. Die Entartung der Netzhautmitte bei Greisen. *Centralbl. für Aug.*, XIII, p. 258, 1889.

— Ueber Altersveränderungen der Netzhaut. *Centr. Bl. für Aug.*, XIV, p. 322, 1890.

Hutchinson. Symmetrical central chorioido-retinal disease in senile persons. *Opht. hosp.*, Rep. VIII, p. 231, 1876.

Kerschbaumer. Ueber Altersveränder. der Uvea. *Graefe's Arch.*, XXXVIII, p. 127, 1892.

Kuhnt. Ueber einige Altersveränderungen im menschlichen Auge. XIIIe Sess. de la *Soc. opht. de Heidelberg*, p. 38, 1881.

Leber. Senile Veränderungen der Netzhaut. *Graefe-Saemisch*, 1re édit., p. 751, 1877.

Meyer. Ueber die Erkr. der Mac. lut. der Netzhaut. Thèse de Zurich, p. 8-16, 1889.

Nagel. Hochgradige Amblyopie, bedingt durch glashäutige Wucherungen, etc. *Klin. Monasbl. für Aug.*, XIII, p. 338, 1875.

Nettleship. The students guide to diseases of the eye, p. 189-191, 1887.

Schindler. Ueber die senile Macula erkr. Thèse de Zurich, 1901.

Wiegmann. Ein Fall von Chorioretinitis maculata. *Kl. M.-Bl. für Aug.*, XXXII, p. 357, 1894.

remarquait encore les vestiges du trouble péri-vasculaire; trois jours ap[rès]
l'accident, le tout avait disparu sans traces. La plupart des observateurs n'[ont]
trouvé aucune modification sensible dans le calibre des vaisseaux; cependa[nt]
nous avons pu noter en quelques occasions une dilatation très évidente p[or]-
tant surtout sur les artères, dont le diamètre sur la papille égalait presq[ue]
celui des veines (pl. VIII, fig. 14). Au niveau des parties troublées, les ra[mi]-
fications veineuses et artérielles sont très difficiles à distinguer les unes [des]
autres.

Examiné à la faveur du grossissement que donne l'image droite, le trou[ble]
ophtalmoscopique de la contusion rétinienne est beaucoup moins homog[ène]
que celui d'une embolie : il se décompose en une infinité de petits poi[nts]
blanc de neige dont quelques-uns sont isolément perceptibles à l'œil [de]
l'observateur; ce pointillé a l'apparence d'être assez superficiel; cependan[t il]
ne recouvre pas les vaisseaux. Des stries très fines, très brillantes et légè[re]-
ment ondulées font l'impression d'intéresser essentiellement la limita[nte]
interne. Elles prêtent un aspect chatoyant à l'opacité du tissu rétinien et p[ro]-
duisent à sa surface des effets de moiré d'une extrême délicatesse (pl. V[II,]
fig. 13).

Au cours d'une de ses expériences, DENIG a surpris la première appariti[on]
du trouble traumatique au bout de quinze minutes sous forme de petits poi[nts]
argentés et brillants qui semblaient siéger sur la surface antérieure de [la]
rétine et qui plus tard confluaient en un réseau très fin.

L'opacité atteint son maximum après vingt-quatre ou trente-six heur[es,]
puis elle diminue si rapidement que, dans la règle, elle a complètement dispa[ru]
deux ou trois jours après l'accident. En certains cas elle laisse encore aprè[s elle]
pendant quelques heures ou quelques jours une teinte gris jaunâtre coupée [de]
petits foyers blancs très disséminés et de bordures claires le long des vaissea[ux.]
Cette teinte, lavée, avec des bords très diffus, ressemble beaucoup à celle [qui]
marque la place d'un décollement rétinien guéri depuis peu de temps.

La durée du trouble traumatique est en raison de la violence du choc q[ui]
l'a produit. A la suite de contusions particulièrement fortes, nous l'avons [vu]
conserver une intensité très grande pendant deux fois vingt-quatre heu[res]
et ne s'effacer qu'après le quatrième jour; il s'accompagnait d'hémorrag[ies]
nombreuses qui restèrent visibles pendant deux à trois semaines. D[ans]
quelques cas où la teinte blanchâtre de la rétine s'est prolongée au delà [de]
huit jours, il y avait selon toute apparence complication par décollement ré[tinien;]
l'ophtalmoscope avait fait voir une réelle différence de niveau ent[re]
les parties lésées et les autres régions de la rétine (UHTHOFF). Il n'y en a p[as]
certains cas, où, malgré une dénivellation évidente, la guérison [a]
[eu lieu?] en trois ou quatre jours (HIRSCHBERG, OSBORNE).

Les complications ophtalmoscopiques de la contusion rétinienne peuvent ê[tre]
compliquées, soit dans la région qui correspond exactement au point où a po[rté]
le coup, soit dans la région opposée du globe de l'œil, soit encore dans l[es]
deux régions à la fois.

Le premier et le dernier cas se présentent lorsque le choc direct a porté s[ur]

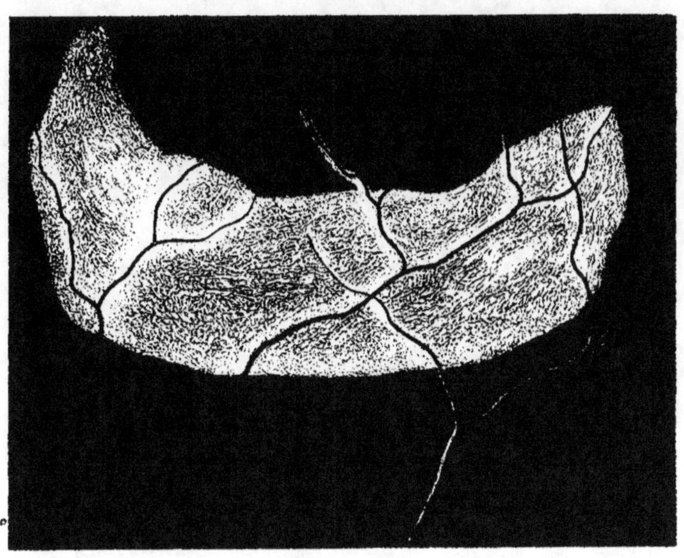

Fig. 13. Contusion simple de la rétine.

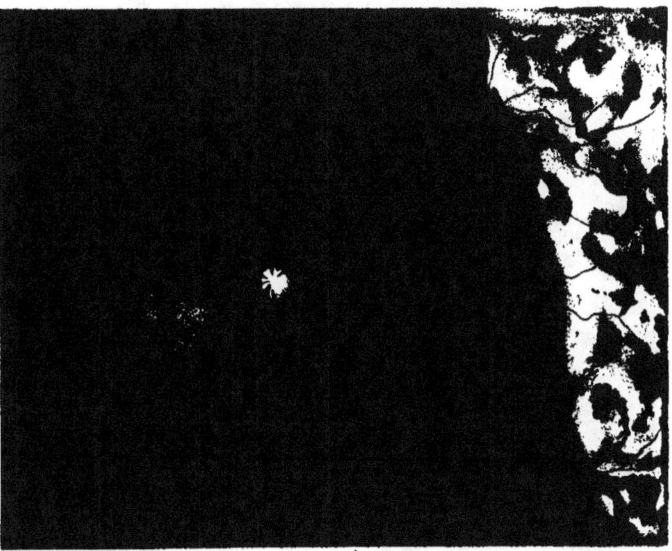

Fig. 14. Contusion rétinienne avec hémorrhagies et contre-coup dans la région maculaire.

la sclérotique à une distance de la cornée suffisante pour que les parties adjacentes de la rétine soient accessibles à l'examen par l'ophtalmoscope. Une contusion modérée ne trouble que la région soumise au choc direct ; un choc plus violent produit un effet de contre-coup dans la moitié postérieure du globe ; ce contre-coup a lieu, selon la direction du choc, au niveau de la macula ou dans la région qui est diamétralement opposée à celle où a porté le coup.

Si le traumatisme a atteint la cornée d'avant en arrière, il n'y a pas de trouble rétinien qui corresponde à ce choc direct, mais on découvre l'effet du *contre-coup* dans le voisinage du pôle postérieur de l'œil.

Le trouble rétinien résultant du *coup* est le premier à se prononcer et le plus lent à disparaître. Il est aussi le plus étendu et le plus intense. Il occupe un secteur périphérique de la rétine (pl. VIII, fig. 14) ou bien il s'étend en forme de croissant dans une zone parallèle à l'équateur (pl. VIII, fig. 13).

Le trouble du *contre-coup* circonscrit la papille et la macula à la façon du trouble post-embolique (Linde, fig. 1) ou bien se dessine sous la forme d'une demi-lune ou d'un croissant sur les bords de la région maculaire (HAAB, fig. 39 et 40 et notre fig. 14, pl. VIII).

Des *hémorragies* peuvent se produire dans le coup et dans le contre-coup et témoignent dans la règle d'une contusion violente. Il nous a paru qu'elles proviennent indifféremment des veines ou des artères ; elles sont généralement très petites, mais nous en avons constaté qui avaient la grandeur de la papille optique et même une étendue deux ou trois fois plus grande (pl. VIII, fig. 14). En présence de ces hémorragies, le trouble rétinien est généralement plus opaque et plus grisâtre et semble moins superficiel que lorsqu'il s'agit d'un traumatisme léger. Plusieurs auteurs attribuent à une transformation des hémorragies rétiniennes les taches pigmentaires qui se développent assez souvent dans la rétine à la suite d'un traumatisme (HIRSCHBERG, 1869 ; HERSING, YVERT) ; il nous semble plus probable que la pigmentation post-traumatique a pour cause une lésion de l'épithélium pigmentaire, lésion qui provoque une prolifération des éléments de cet épithélium et qu'elle est favorisée en outre par des solutions de continuité dans la couche des bâtonnets et dans la limitante externe. Cette supposition nous est d'ailleurs confirmée par les résultats d'un examen anatomique récemment publié par CAMILL HIRSCH.

Symptômes visuels et complications. — Les traumatismes susceptibles de produire une contusion de la rétine sont suivis quelquefois d'une *cécité immédiate* et complète de l'œil atteint, cécité dont la durée n'est au reste que de quelques minutes, mais qui peut faire place à une *amblyopie* plus ou moins prononcée. L'acuité visuelle reste abaissée pendant plusieurs jours entre 1/10 et 1/2 de la normale, puis elle se rétablit entièrement dans la majorité des cas.

BERLIN (p. 55) ayant remarqué que la diminution de l'acuité centrale est dans une certaine mesure indépendante de la situation du trouble ophtal-moscopique, en avait conclu qu'il n'existe aucune relation directe entre la contusion rétinienne et les désordres visuels qui souvent l'accompagnent. Dans ces termes, une pareille conclusion est certainement erronée, ainsi que l'ont observé déjà LEBER, SCHMIDT-RIMPLER, OSTWALT et LINDE, car on peut en bien des cas reconnaître un abaissement de la vision dans la partie du champ visuel qui correspond au trouble rétinien. Il s'agit généralement d'un scotome relatif que le blessé perçoit quelquefois sous l'aspect d'un léger brouillard ou d'une ombre (*scotome positif*). Dans l'étendue de ce scotome, il nous est arrivé de constater un abaissement du sens chromatique, le bleu et le vert étant confondus l'un avec l'autre et le rouge étant pris pour du brun. Des constatations de BERLIN il en est une cependant qu'il faut retenir : c'est qu'une diminution de la vision centrale peut se manifester sans que la rétine se voie lésée dans la région maculaire. En pareil cas, c'est à des altérations concomitantes des autres membranes de l'œil qu'il faut attribuer l'amblyopie. BERLIN a supposé un *astigmatisme irrégulier* du cristallin : dans certaines occasions on a constaté en effet un astigmatisme passager ou de la *myopie* attribuable peut-être au relâchement de la zonule de Zinn. L'abaissement de la tension oculaire peut être aussi incriminé lorsqu'il se produit (NAGEL). Une cause plus importante de trouble visuel nous est donnée par des érosions superficielles de la cornée ou des hémorragies dans la chambre antérieure ou dans le corps vitré qui viennent assez fréquemment compliquer la contusion rétinienne.

Ces hémorragies peuvent dominer le tableau clinique et dissimuler la participation de la rétine en empêchant l'examen du fond de l'œil pendant plusieurs jours, si bien que dans l'intervalle le trouble blanchâtre a pu se dissiper entièrement. Chez un jeune homme qui avait été blessé par le bouchon d'une bouteille de limonade, nous avons vu dans la région supérieure de l'œil, où s'était produit le contre-coup, de nombreuses plaques hémorragiques avec une grosse goutte de sang pendante au sein du corps vitré jusqu'au-devant de la papille optique. Dans ce cas la vision fut bien des mois avant de revenir à son état normal, et il subsista pendant longtemps encore des phénomènes lumineux subjectifs ayant pour siège la région supérieure de la rétine.

L'injection épisclérale, l'hyphæma, l'irrégularité de la pupille et sa résistance à se laisser dilater par l'atropine, sont des symptômes qui accompagnent souvent le trouble traumatique de la rétine, mais se dissipent à peu près en même temps que lui.

La complication la plus importante de la contusion rétinienne consiste dans les altérations durables qui peuvent affecter la macula et que nous traiterons à part pour plus de clarté.

Anatomie pathologique et pathogénie. — L'occasion ne s'est pas encore présentée jusqu'ici d'étudier au microscope les altérations produites dans la rétine humaine par une contusion fraîche, sans rupture des membranes de l'œil, et nous en sommes réduits aux suppositions que nous suggèrent les détails visibles à l'ophtalmoscope. C'est ainsi que Hirschberg et Ostwalt, se basant sur les relations déjà mentionnées plus haut du trouble et des vaisseaux rétiniens, attribuent l'opacification de la rétine à un œdème favorisé par une perméabilité anormale des parois vasculaires.

Berlin, Denig et Baeck ont eu recours à des expériences sur les lapins. Berlin, ayant provoqué une hémorrhagie rétro-choroïdienne en frappant le globe oculaire avec une baguette élastique, crut trouver dans ces hémorragies profondes la cause du trouble rétinien ; cette interprétation est contestée par les deux autres expérimentateurs ; à leur avis les hémorragies choroïdiennes résultaient d'un choc trop violent car, dans leur propres essais, ils ont pu faire apparaître le trouble rétinien sans qu'il se produisît aucune extravasation de la choroïde. Tous deux s'accordent à prêter une signification bien plus importante à un transudat séreux dont ils ont reconnu la présence constante entre la rétine et la choroïde, mais d'après Bæck ce transudat en imbibant la rétine serait le facteur unique du trouble ophtalmoscopique, tandis que Denig admet que le liquide du corps vitré contribue à l'œdème rétinien en s'infiltrant au travers de fines solutions de continuité dans la limitante interne. Ce dernier auteur a noté en effet des déchirures de la limitante et de nombreuses petites bosselures à la surface de la couche des fibres. Ces bosselures, brillantes et réfringentes, ont une épaisseur variant de 1/10 à 1/3 de celle de la rétine. Leur grosseur est en raison de la violence du coup et leur présence est, selon Denig, caractéristique pour le trouble traumatique de la rétine (1899, p. 680). .

Les lésions rétiniennes décrites par Berlin sont vraisemblablement le fait d'une contusion plus violente : ce sont des plis de la rétine qui ne sont à tout prendre autre chose que de minimes décollements ; de plus, les différentes couches rétiniennes peuvent être fissurées isolément ou dans leur ensemble.

La cause des transudations rétinienne ou choroïdienne est à rechercher probablement dans une paralysie traumatique des vaisseaux, c'est-à-dire dans un relâchement de leur paroi consécutif à une courte période d'ischémie. (Hirschberg-Ostwalt, Denig, Baeck). En effet, immédiatement après le choc, les vaisseaux rétiniens deviennent et demeurent exsangues pendant quelques minutes (Berlin, Denig, Baeck). Denig a remarqué de plus une dilatation secondaire mais fugitive de ces mêmes vaisseaux.

Ces phénomènes s'expliquent sans peine dans la région où a porté le choc direct ; quant à l'effet de contre-coup, Berlin (p. 73) l'attribue au fait que le globe de l'œil serait violemment repoussé contre les parois de l'orbite ou le rebord orbitaire ; il est plus naturel, semble-t-il, de l'expliquer par la propulsion du corps vitré contre la rétine sous l'influence d'une très brusque augmentation de la pression intra-oculaire, car cet effet de contre-coup se fait fréquemment sentir au voisinage du pôle postérieur de l'œil et l'on ne peut guère se représenter comment cette région viendrait en contact avec une surface osseuse.

Linde croit avoir remarqué que le contre-coup est d'autant plus prononcé que l'objet contondant est de consistance plus élastique, comme un bouchon, une balle de cuir, etc. À notre avis la surface de l'objet a une importance au moins égale, car plus sa surface est grande, plus la violence du choc a la chance de se transmettre intégralement à la paroi opposée de l'œil.

Les agents contondants le plus souvent cités comme ayant produit le trouble de la rétine sont les fragments de bois, de pierre ou de métal, les boules de neige et les bouchons de champagne, les coups de bâton ou de poing. Nous avons noté aussi des projectiles tels que du plomb de chasse, les fragments d'une balle de bois projetée par une cartouche d'exercice et des grains de sable et de poudre résultant de l'explosion d'un mortier.

À la clinique ophtalmologique de Kiel (SCHMIDT, KAMMAN et ORTMANN), le trouble a été vu trente fois dans la région maculaire sur un total de quatre-vingt-onze « rétinites traumatiques ». HAAB (1888, p. 430 et 431) voit dans cette participation fréquente de la macula la preuve d'une vulnérabilité spéciale de cette région : il semble même admettre que le trouble maculaire se produit indépendamment de l'effet du contre-coup. En réalité, nous n'avons pas connaissance d'un seul cas où l'on ait pu voir se produire à la fois l'effet du coup direct, celui du contre-coup et de plus le trouble spécial de la macula. À Zurich (SIEGFRIED, p. 7), sur 167 cas de contusion de l'œil, on en a compté 29 où l'altération de la rétine était visible : 8 fois il occupait uniquement la périphérie et 21 fois la périphérie en même temps que la région maculaire. C'est en pareil cas le trouble de la macula qui selon toute vraisemblance, représente le phénomène de contre-coup, alors même qu'il ne siège pas dans la partie diamétralement opposée à celle qui, a subi le choc direct. Sa situation près du pôle postérieur de l'œil est sans doute déterminée par la *direction* du coup.

Pronostic et traitement. — La contusion de la rétine aboutit dans la règle à une guérison complète dans l'espace de peu de jours, à moins qu'elle ne se soit compliquée d'hémorragies étendues, de décollement rétinien ou de lésions maculaires. Le pronostic est donc favorable, pour peu que, l'exploration ophtalmoscopique étant possible, on ne constate aucune de ces complications.

La présence même d'un décollement localisé avec saillie de la rétine et sinuosité des vaisseaux n'exclut pas la possibilité d'une guérison rapide (HIRSCHBERG). Cependant comme l'issue peut être toute différente, dans le cas d'une rupture de la rétine ou de la chroroïde qui aurait passé inaperçue pendant les premiers jours, l'atropine, le bandage et le repos, unis à des révulsions légères, sont à conseiller jusqu'à disparition complète des lésions matérielles et des troubles visuels.

COMPLICATIONS MACULAIRES DE LA CONTUSION RÉTINIENNE. — L'attention a été attirée par HAAB sur la vulnérabilité toute spéciale dont la région de la macula semble faire preuve à l'égard des traumatismes ; ses observations, publiées en partie dans les thèses de MEYER et de SIEGFRIED, prouvent que le trouble traumatique, qui, dans les autres parties de la rétine, s'efface sans laisser aucune trace, est quelquefois suivi d'une altération durable au niveau de la *fovea* centralis : il s'agit le plus souvent d'une *pigmentation anormale*, sous forme d'un pointillé noir ou jaunâtre qui peut évoluer très lentement et aboutir après quelques mois ou plusieurs années à la formation d'un foyer local d'atrophie rétinienne avec scotome central plus ou moins absolu. Les premiers symptômes ophtalmoscopiques de cette complication deviennent perceptibles parfois de très bonne heure, soit quatre à cinq jours après la

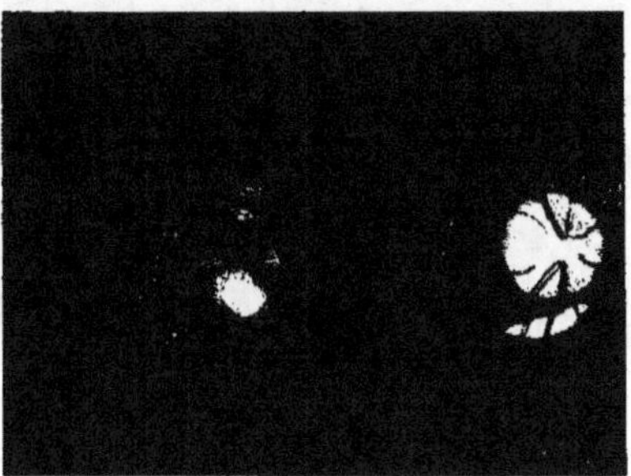

Fig. 88.

Inégalités de pigmentation dans la région maculaire à la suite
d'une contusion de l'œil (d'après MEYER-HAAB).

Au-dessous de la papille on remarque, en outre, sous la forme d'un croissant blanc,
une petite rupture de l'épithélium pigmentaire.

contusion. Leur apparition précoce est d'un pronostic fâcheux. Aux irrégularités pigmentaires s'ajoute généralement l'abolition ou tout au moins la déformation du reflet circulaire de la macula.

KUHNT et HAAB ont décrit simultanément un autre genre d'altération maculaire, qui paraît être aussi dans la majorité des cas, la conséquence d'une contusion de l'œil (HAAB). Cette curieuse lésion est encore peu connue : elle consiste en une *perforation apparente ou réelle de la fovea centralis* dans toute son étendue et se caractérise par la présence d'une tache rouge, régulièrement arrondie ou ovalaire, au centre de la macula. Les bords en sont nets, sans bavures ni dentelures, comme s'ils avaient été taillés à l'emporte-pièce. Le diamètre de la tache à la moitié ou les deux tiers de celui de la papille ; en son centre on distingue quelques grains blancs ou jaunâtres que souvent l'image droite est seule à faire reconnaître ; elle est circonscrite par une zone de rétine grisâtre, parsemée elle aussi de petits points ou de fines stries blanches. La teinte fondamentale de la tache rouge varie selon les individus ; son uniformité est rompue par un certain grenu jaune ou brun qui donne l'impression que l'on aperçoit directement la surface de la choroïde et son réseau capillaire avec les cellules de l'épithélium pigmenté.

Ce tableau ophtalmoscopique (pl. X, fig. 17) a quelque ressemblance avec celui d'une « embolie » de l'artère centrale, mais la tache maculaire est plus grande, souvent plus régulièrement arrondie, plus nettement délimitée que dans les cas d'obstruction artérielle et le trouble péri-maculaire est dans la règle beaucoup moins prononcé. En outre les symptômes subjectifs sont très différents, car l'affection décrite par Kuhnt et par Haab ne donne naissance

ŒIL GAUCHE

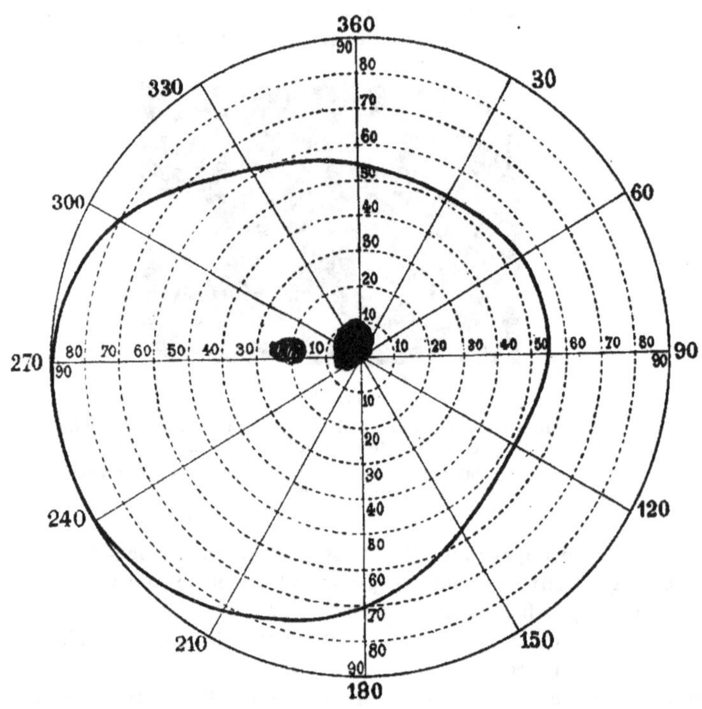

Fig. 89.

Champ visuel montrant un scotome central absolu, tout à fait distinct de la tache de Mariotte, à la suite d'une perforation traumatique de la fovea centralis. (Voyez le dessin ophtalmoscopique à la pl. X, fig. 17.)

qu'à un scotome central restreint dont l'étendue correspond à peu près à celle de la tache rouge.

Une hémorragie n'aurait pas non plus des limites aussi régulières, ni une forme et une situation aussi constantes ; à la longue on la verrait s'effacer, tandis que l'altération maculaire de Kuhnt et Haab peut être observée pendant plusieurs mois sans montrer aucun changement.

Le centre de la tache est déprimé d'une quantité équivalente à une dioptrie environ relativement à ses bords et ceux-ci laissent reconnaître un déplacement parallactique assez net.

Haab considère le phénomène en question comme l'expression ophtalmoscopique d'un trou véritable au centre de la macula ; Kuhnt croit plutôt à un processus d'atrophie locale des éléments rétiniens (*retinitis atrophicans sive rareficans centralis*) ; il s'appuie pour cela sur le fait qu'il a remarqué dans l'aire de la tache rouge la présence d'une fine membrane vitrée, unissant les bords de cette tache avec les petits grains blancs disséminés en son centre ; ce serait là comme un vestige de la rétine maculaire réduite à l'épaisseur de ses limitantes.

Selon notre expérience, c'est la description de Haab qui s'applique le mieux aux cas de traumatisme ; nous avons deux observations récentes où il nous a paru hors de doute que la fovea était réellement perforée (voy. pl. X fig. 17) ; dans ces deux cas la perforation rétinienne s'accompagnait d'un décollement partiel.

Fuchs a publié d'autre part l'examen anatomique d'un œil énucléé à la suite d'une violente contusion et dans lequel il découvrit de grandes lacunes au centre même de la fovea. Ces lacunes, occupant la couche intergranuleuse, avaient eu pour effet de dissocier à l'extrême le tissu rétinien : un pont très mince, constitué par la limitante interne et quelques fibres, était seul à les séparer du corps vitré ; la couche des grains externes et des bâtonnets, en partie désagrégée, formait leur paroi postérieure. Fuchs suppose que l'aspect ophtalmoscopique aurait pu simuler ici une perforation complète de la fovea conformément à la description de Kuhnt. Malheureusement l'examen avec l'ophtalmoscope n'avait pas été possible.

II. — RUPTURES DE LA RÉTINE

A la suite d'un choc ayant porté sur l'œil, le soulèvement de la rétine par un épanchement hémorragique ou un transudat séreux se manifeste quelquefois par une dénivellation bien reconnaissable à l'ophtalmoscope. Cet état ne constitue à tout prendre qu'un degré supérieur de la contusion rétinienne et nous avons vu qu'il peut faire place en peu de jours à une guérison complète. Il acquiert en revanche une réelle gravité quand il se complique d'une ou plusieurs ruptures de la rétine, ruptures qui ne sont elles-mêmes que l'exagération des fissures rétiniennes que l'on a remarquées dans certains cas de contusion simple.

Les *ruptures de la rétine* sont quelquefois données pour très rares en l'absence d'une déchirure de la coque sclérale de l'œil ; cela provient de ce qu'elles sont facilement voilées par le trouble des milieux transparents ou qu'elles siègent trop à la périphérie pour être aisément reconnues à l'ophtalmoscope. Mackensie et Warlomont, ainsi que Wecker, affirment les avoir observées plus d'une fois et nous en pouvons dire autant. Tantôt la rétine est lésée isolément, tantôt elle l'est conjointement avec la choroïde.

Les ruptures dites « ruptures isolées de la choroïde », voisines du pôle postérieur de l'œil et produites par contre-coup, ne comprennent généralement pas les couches internes de la rétine, ce dont on peut se convaincre par le trajet non interrompu des vaisseaux rétiniens et par l'absence d'un rétrécissement périphérique du champ visuel. En revanche, les *couches externes*, c'est-à-dire les cellules visuelles et l'épithélium pigmentaire, sont lésées selon toute vraisemblance dans la grande majorité des cas, ce dont on a la preuve par la production d'un scotome localisé et par la pigmentation secondaire du tissu rétinien. En certaines occasions où la rupture ne fait point apparaître à nu le blanc tendineux de la sclérotique, mais où elle conserve une coloration fauve ou jaunâtre, pareille à celle des plaques de dépigmentation qui accompagnent la dégénérescence pigmentaire congénitale, il semble que la rupture dite choroïdienne intéresse l'épithélium rétinien plus encore que les couches de la choroïde (fig. 88).

On peut constater aussi un épanchement hémorragique qui, sous la forme d'une nappe très mince, paraît s'être répandu dans l'espace rétro-rétinien, c'est-à-dire entre les cellules visuelles et l'épithélium pigmentaire. On voit alors une teinte d'un rouge sombre uniforme qui voile le dessin de la choroïde dans une zone de largeur variable tout autour de la partie déchirée, mais qui a manifestement son siège en arrière des vaisseaux rétiniens. Cette zone rouge n'est pas un simple effet de contraste, car ses limites périphériques, bien que sinueuses, ont une netteté parfaite. La couche hémorragique qui l'a produite doit être de peu d'épaisseur, car elle ne fait reconnaître aucun déplacement parallactique de la rétine. Elle tire son origine probablement de la chorio-capillaire.

Moins fréquemment, les *couches internes* de la rétine sont rompues avec celles de la choroïde, comme des exemples en ont été cités par LEBER, YVERT MAGNUS ; il peut en résulter une hémorragie abondante dans le vitré et dans la suite une cicatrice blanchâtre qui recouvre les vaisseaux rétiniens (YVERT, DE WECKER), sur une partie de leur trajet.

Ces ruptures simultanées des deux membranes internes de l'œil font aussi partie intégrante des vastes délabrements que l'on observe à la suite de coups de feu dans l'orbite quand le nerf optique a été lésé par le projectile près de son insertion au globe de l'œil.

Les *ruptures isolées* de la rétine sont assez exceptionnelles : quand elles se produisent, il peut se faire que la choroïde paraisse tout à fait intacte (observation de DOHMEN) ou bien qu'elle soit elle-même rompue à peu de distance de la lésion rétinienne (observations de SAEMISCH et de PAGENSTECHER). Nous avons parmi nos observations personnelles des exemples de l'un et l'autre cas.

Lors même que la rétine est largement fenêtrée, il ne s'ensuit pas toujours un décollement rétinien ; c'est là une constatation intéressante que l'on peut faire aussi à la suite des plaies perforantes par un instrument piquant ou par un corps étranger.

Lorsqu'un des vaisseaux de la rétine a été divisé par la rupture, son tronçon périphérique s'efface et reste invisible ; DOHMEN a noté de plus un détail fort intéressant : c'est que ce même vaisseau s'atrophie aussi dans la direction centripète jusqu'à la bifurcation la plus voisine, en d'autres termes jusqu'au tronc qui lui est commun avec d'autres branches vasculaires demeurées en activité.

Nous avons observé une fois la rupture et le décollement isolé d'un vaisseau rétinien sans déchirure ni décollement du tissu propre de la rétine. Ce vaisseau libéré de ses attaches à la papille, flottait librement dans le corps vitré.

Nous reviendrons avec plus de détails sur le décollement traumatique par contusion dans le chapitre spécialement consacré aux décollements rétiniens. C'est dans ce chapitre également que nous parlerons, des lésions du 3e degré qui consistent en l'arrachement de la rétine à l'une de ses insertions.

BIBLIOGRAPHIE

I. — Contusion rétinienne

Arlt. Traumatische Retinalamblyopie und amaurose. *Die Krankheiten des Auges*, III, p. 103, 1856.

Baeck. Experim. histol. Unters. üb. Contusio bulbi. *Graefe's Arch.*, XLVII, 1, p. 82, 1898.
— Erwiderung auf die Bemerk. des H. Dr Denig. *Graefe's Arch.*, XLVIII, 2, p. 470, 1899.

Berlin. Zur sogenannten Commotio retinae. *Klin. Monatsbl. f. Aug.*, XI, p. 42, 1873.

Denig. Ist die Weissfärbung der Netzhaut,.. als ein acutes Oedem,.. aufzufassen? *Arch. f. Aug.*, XXXIV, p. 52, 1896.
— Bemerk. zu der Arbeit des H. Dr. S. Baeck. *Graefe's Arch.*. XLVII, 3, p. 678, 1899.

Fuchs. Zur Veränd. der mac. lutea nach contusion. *Zeitschr. für Aug.*, VI, 3, p. 181, 1901.

Haab. Die traumatische Durchlöcherung dermacula lutea. *Zeitschr. für Aug.*, III, p. 113, 1900.
— Ueber die Erkrank. der Mac. lutea. VIIe *Congr. internat. d'opht. Heidelb.*, p. 429, 1888.
— Commotion de la rétine, fig. 38, 39 et 40. *Atlas-manuel d'ophtalmosc.*, 1895.

Herdegen. Ueber sogenannte commotio retinae. *Arch. f. Aug.*, X, p. 391. 1881.

Hersing, 1872. *Klin Monatsbl, für Aug.*, X, p. 172.

Hirschberg, 1869. *Klin. Monatsbl. für Aug.*, VII, p. 327.
— Ueber Verletzungen des Auges. *Berl. Kl. Woch.*, p. 299 (*Rés. Herdegen*, p. 399), 1875.

Hirsch, Camill. Untersuchungen über die Pigmentierung der Netzhaut. *Berlin*, 1905, p. 28 et pl. I.

Kammann. Beitr. z. Casuistik der Ret. traum. *Thèse de Kiel*, 1893.

Knapp. Augenspiegelbefund bei Erschütterung der Netzhaut. *Arch. f. Aug.*, X, p. 337, 1881.

Kuhnt. Ueber eine eigenthüml. Veränd. der Netzhaut ad maculam. *Zeitsch. f. Aug.*, III, 2, p. 105, 1900.

Leber. Die Krankheiten d. Netzhaut u. d. Sehnerven. *Graefe-Saemisch.* V, p. 747.1877.

Linde. Ueber contusion des Bulbus mit bes. Berücksicht. der commotio retinae. *Centr. Bl. f. Aug.*, XXI, p. 97, 1897.

Makrocki. Zur Symptomatologie der Commotio retinae. *Arch. f. Aug.*, XXIV, p. 244, 1892.

Meyer. Ueber d. Erkrank. d. Mac. lutea d. Netzhaut. *Thèse de Zurich*, p. 16-31, 1889.

Nettleship. Clinical lecture on some effects of blows upon the eyeball. *Lancet*, I, p. 941. 1880.

NORMAN-HANSEN. Etudes sur la contusion de l'œil. *XII° Congr. internat. de Méd. Moscou*, p. 189, 1898.

OELLER. Proliferatio pigmenti in regione mac. lut. post. contusionem, *Allas selt. ophth., Bef.*, C. VIII, 1904.

ORTMANN. Beitr. zur Casuistik der Ret. traum. *Thèse de Kiel*, 1898.

OSBORNE. Albedo retinae bei traum. Netzhautablösung. *Arch. f. Aug.*, XLIV, p. 112, 1901.

OSTWALT. Klin. Bemerk. zur commotio retinae. *Centr. Bl. f. Aug.*, XI, p. 33 et 72, 1887.

PAGENSTECHER. Zwei Fälle von traumat. Retinaveränderung. *Graefe's Archiv.*, LV, 1, p. 135, 1902.

SCHMIDT-RIMPLER. Zur Kenntniss einiger Folgezustände der contusio bulbi. *Arch. f. Aug.*, XII, p. 135, 1883. *Klin. Monats. bl.*, 1884.

SCHMIDT. Beitr. zur Casuistik der Ret. traum. *Thèse de Kiel*, 1890.

SIEGFRIED. Die traumat. Erkrank. der Mac. lutea der Netzhaut. *Thèse de Zurich*, 1896.

DE WECKER. Commotion de la rétine. *Traité complet*, IV, p. 198, 1889.

UHTHOFF (Cité par BAECK, 1898, p. 97 et 98).

YVERT, 1880. *Traité des blessures du globe de l'œil*, p. 500.

II. — RUPTURES TRAUMATIQUES DE LA RÉTINE

DOHMEN. Traum. Iris-Colob. u. Ruptur d. Retina, *Klin. Monatsbl. für Aug.*, p. 160, 1867.

HERSING. Pigment. Bild. in. d. Netzhaut aus Retinal haemorrh. *Ibid.*, X, p. 171, 1872.

HIRSCHBERG. Zur Casuistik d. Augenverletz. *Ibid.*, VII, p. 321, 1869.

LEBER. Verletzungen der Netzhaut, *Graefe-Saemisch*. V, p. 744, 1877.

MAGNUS. Zur Cas. d. Aderhaut-Netzhautrisse. *Kl. Monats. bl.*, XXV, p. 478, 1887.

PAGENSTECHER. Zwei Fälle v. traum. Retinaveränd. *Graefe's Arch.*, LV, 1, p. 135, 1902.

SAEMISCH. Traumatische Ruptur der Ret. u. d. Chor. *Klin. Monats. bl.*, V, 1867.

WARLOMONT. Lésions traumatiques de la rétine, p. 256. *Traité pratique des maladies des yeux*, par *Mackensie, Testelin* et *Warlomont*, 3° vol., 1865.

DE WECKER. Maladies de la rétine, p. 196-198, *Traité complet*, IV, 1889.

YVERT. Des ruptures isolées de la rétine. Traité des blessures du globe de l'œil. p. 502 et 505, 1880.

CHAPITRE XVIII

PLAIES ET CORPS ÉTRANGERS DE LA RÉTINE

Les plaies produites dans la rétine par un instrument piquant ou par un corps étranger ont ceci de commun qu'elles ont nécessairement intéressé d'autres membranes de l'œil en même temps que la rétine et que de plus elles ouvrent une porte à l'infection.

Notre plan n'est pas d'exposer ici comment se comporte la rétine en présence d'un traumatisme complexe, mais uniquement d'établir de quelle façon elle réagit à l'égard des plaies et des corps étrangers dans les cas les plus simples où la participation des autres tissus de l'œil est réduite à son minimum.

Berlin, qui a le premier reconnu, par une étude méthodique, que des corps étrangers en pénétrant dans l'œil vont souvent frapper la paroi postérieure du globe et ricochent de là vers les parties équatoriales, décrivit quelques-unes des plaies faites dans les membranes profondes par un éclat de fer ou de cuivre. Il signala sur les bords mêmes de la plaie un épaississement plus ou moins prononcé des fibres optiques rappelant l'hypertrophie variqueuse plusieurs fois constatée dans la rétinite albuminurique, et, dans les parties avoisinantes de la rétine, il nota une destruction étendue des cônes et des bâtonnets.

Les mêmes altérations ont été reproduites expérimentalement et décrites avec plus de détails par Roth, par Baquis et par Tepljaschin. Ces trois auteurs sont unanimes à déclarer que les éléments nerveux de la rétine ne sont pas susceptibles de régénération ; la perte de substance est partiellement compensée par un tissu cicatriciel auquel coopèrent les éléments interstitiels de la rétine, mais qui résulte aussi pour une part d'une prolifération venue de la choroïde, de la scléra ou du corps vitré. Cette cicatrice se pigmente secondairement sous l'action des hémorragies rétiniennes (Roth) ou de la migration des cellules de l'épithélium pigmentaire (Tepljaschin).

La dilatation variqueuse des fibres optiques s'observe selon Roth à partir du premier jour jusqu'au dixième après la lésion ; au seizième jour la plupart des fibres ont déjà disparu dans le voisinage de la plaie ; leur résorption est favorisée par des phénomènes de phagocytose (Tepljaschin, p. 527).

On n'assiste pas seulement à la destruction des éléments rétiniens directement lésés par la blessure, mais les fibres optiques qui ont été divisées subissent une dégénérescence secondaire dans une double direction, soit une dégénérescence ascendante et centrifuge jusqu'aux cellules ganglionnaires dont elles dérivent, et une dégénérescence centripète encore plus rapide jusqu'au sein du nerf optique. De plus, la lésion directe des cellules ganglionnaires est suivie de cette même atrophie descendante des fibres optiques (BAQUIS).

Toute solution de continuité de la rétine exclut donc la possibilité d'une restitution intégrale de ses fonctions.

La faculté d'une division caryokinétique appartient surtout aux éléments du tissu de soutien ; il semble que dans certaines circonstances les cellules ganglionnaires entrent aussi en prolifération active (TEPLJASCHIN).

En revanche ce phénomène n'a pas été constaté au sein des cellules visuelles ; la disparition de ces éléments si importants peut être très rapide, surtout s'il y a infection de la plaie, bien qu'en ce cas la suppuration se localise en premier lieu dans les couches rétiniennes internes, c'est-à-dire dans la couche des fibres et des vaisseaux.

Les plaies directes de la rétine offrent moins encore que les ruptures par contre-coup le danger immédiat d'un décollement rétinien, quand il n'y a pas eu d'emblée arrachement d'un lambeau ou de la rétine dans sa totalité ; il se produit même au niveau de la blessure une solide adhérence avec la choroïde et la sclérotique à tel point que lorsqu'un décollement survient dans la suite sous l'action d'une rétraction du corps vitré, la partie lésée de la rétine est la seule qui résiste à ce décollement. BERLIN (1868, obs. 1 et 8) a plus d'une fois noté cette particularité ; nous possédons aussi des pièces anatomiques qui l'illustrent d'une manière évidente (Voir le chapitre du décollement rétinien, p. 995).

Si le corps étranger reste fixé dans la rétine, la cicatrisation a pour effet de l'entourer d'une collerette de tissu conjonctif ou même de l'encapsuler entièrement.

L'intensité de la réaction locale dépend de la nature du corps étranger, mais aussi de son état de pureté au point de vue aseptique.

L'encapsulement est la règle quand il s'agit d'un éclat de cuivre ; selon E. v. HIPPEL (1896, p. 184) il ne se produit autour d'un éclat de fer qu'à la faveur d'un processus infectieux. Les pièces anatomiques de notre collection nous conduisent aux mêmes conclusions.

Lorsque la plaie rétinienne est due à un instrument piquant, qui n'a fait que perforer le globe de l'œil sans y séjourner, la lésion directe des éléments nerveux peut s'aggraver d'une *inflammation suppurative* ou d'un *décollement secondaire à la rétraction cicatricielle*. Dans le cas d'un corps étranger métallique qui séjourne dans l'œil, il faut redouter en outre pour la rétine deux autres complications : la première consiste en des altérations de la région maculaire sur lesquelles HAAB a pris soin d'attirer l'attention ; la seconde est une dégénérescence plus tardive et plus diffuse du tissu rétinien, offrant quelque analogie avec la rétinite pigmentaire et que nous connaissons principalement par les travaux de v. HIPPEL.

1° Les *altérations de la macula,* décrites par HAAB et ses élèves MEYER et SIEGFRIED, peuvent se produire quelle que soit la situation du corps étranger sur la rétine ou dans le vitré : elles apparaissent parfois après un temps très court ; leur régression complète est exceptionnelle, même après l'extraction du corps du délit. Ainsi, en deux occasions où un éclat de fer n'était resté dans l'œil que vingt-quatre heures à peine, la macula devint le siège de taches indélébiles avec une importante diminution de l'acuité visuelle (SIEGFRIED, obs. 47 et 48) ; en revanche, dans un cas particulièrement favorable, une altération maculaire provoquée par le voisinage d'un éclat de cuivre, se dissipa presque entièrement et permit le retour d'une vision normale (MEYER, obs. 24).

Il s'agit dans cette affection de la macula d'un trouble de nutrition par influence probablement chimique, qui se manifeste à l'ophtalmoscope par des irrégularités de l'épithélium pigmentaire sous forme de petites taches blanches ou jaunâtres telles que HAAB les a représentées dans son atlas-manuel d'ophtalmoscopie (1re éd., pl. 41). Ces altérations maculaires traumatiques, qui ont été longtemps méconnues, peuvent acquérir une assez grande importance médico-légale, surtout à l'endroit des assurances contre les accidents du travail.

2° A en juger par les observations réunies par v. HIPPEL, la *dégénérescence rétinienne avec pigmentation*, consécutive au séjour dans l'œil d'un éclat métallique, se développe très graduellement dans l'espace de plusieurs mois ou de plusieurs années ; elle se révèle à l'ophtalmoscope par l'apparition sur le fond de l'œil de taches noires et anguleuses qui

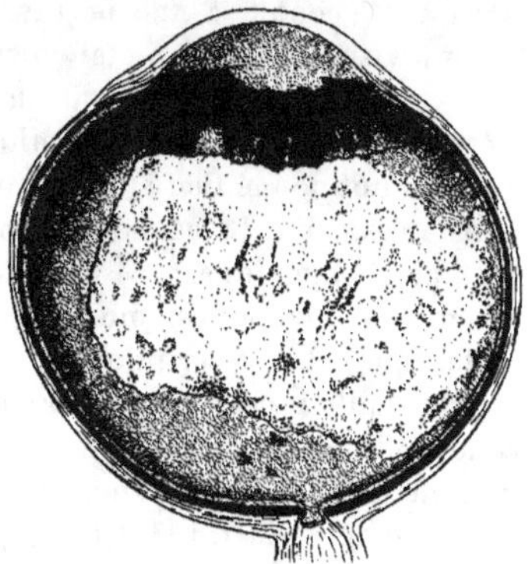

Fig. 90.

Pigmentation de la rétine avec dégénérescence étendue de l'épithélium pigmentaire (sidérose de l'œil consécutive au séjour d'un éclat de fer pendant seize ans dans la région du corps ciliaire, où il se voit encore sur la préparation).

n'ont pas de relation particulière avec le trajet des vaisseaux (HERTEL) et dont l'aspect général rappelle d'assez loin les mouchetures caractéristiques de la dégénérescence pigmentaire congénitale, ainsi que cela nous a été prouvé par une pièce très démonstrative de notre collection (voy. fig. 90). Les symptômes subjectifs concomitants sont le rétrécissement progressif du champ visuel jusque tout près du point de la fixation et l'abaissement plus ou moins rapide de l'acuité centrale. VON HIPPEL croit aussi pouvoir compter l'héméralopie au nombre des manifestations précoces de cette dégénérescence (1896, p. 189).

La cause déterminante en est le séjour prolongé dans l'œil d'un éclat de fer (« siderosis bulbi », BUNGE, v. HIPPEL, HERTEL, etc.), plus rarement d'un fragment de cuivre (HAAB, ADAMÜK), car ce dernier métal conduit le plus souvent à une suppuration. L'observation de HAAB est particulièrement intéressante parce qu'elle a été suivie de près pendant au mois dix-sept ans. L'énucléation de l'œil blessé n'avait pas été faite malgré la présence certaine d'un éclat de capsule à son intérieur, parce qu'il s'agissait là du seul œil de la malade. Un décollement rétinien constaté dans les premiers mois finit par se guérir et le corps étranger ne tarda pas à s'encapsuler. En sus des altérations maculaires pareilles à celles qui ont été mentionnées plus haut, la rétine se parsema peu à peu de taches claires et de paillettes pigmentaires, mais la vision ne s'en améliora pas moins graduellement jusqu'à égaler 1/3 ou 1/2 de la normale.

L'histoire du malade rapportée par ADAMÜK comporte aussi un décollement passager, puis une période de calme de neuf ans environ, qui fit place sans cause connue à une aggravation progressive de la vision centrale et du champ visuel jusqu'à un état voisin de la cécité.

Parmi les exemples connus de « sidérose de l'œil », c'est-à-dire de dégénérescence sous l'influence chimique des particules de fer, il en est quelques-uns qui ont donné lieu à un examen anatomique de la rétine. Les altérations constatées par v. HIPPEL se rapprochent beaucoup de celles de la rétinite pigmentaire congénitale, à ce détail près que l'infiltration de pigment dans les couches rétiniennes est moins prononcée dans la dégénérescence par action métallique. La description de HERTEL en diffère un peu plus : ainsi la chorio-capillaire lui est apparue dans un état de conservation parfaite et les couches internes de la rétine semblaient plus fortement dégénérées que la granuleuse externe; cependant il ne subsistait que des vestiges des cônes et des bâtonnets. En traitant la préparation par le ferrocyanure de potasse et par un acide, on obtient une teinte bleuâtre diffuse du tissu interstitiel de la rétine et de nombreuses granulations accumulées surtout dans les couches internes donnent d'une manière intense la réaction bleue révélatrice du fer.

Les conditions dans lesquelles se produit la dégénérescence rétinienne en présence d'un éclat métallique sont encore insuffisamment éclaircies, car on a des exemples d'un fragment de fer ou de cuivre ayant séjourné plusieurs années dans un œil sans que la pigmentation pathologique soit survenue (v. HIPPEL, p. 179). L'encapsulement du corps étranger semble empêcher dans une certaine mesure cette dégénérescence, mais la réciproque n'est pas toujours vraie, car nous avons eu l'occasion de constater l'intégrité parfaite de la rétine d'un jeune ouvrier dont l'œil était depuis six ans et demi porteur d'un éclat de fer, parfaitement reconnaissable au voisinage de l'ora serrata. L'acuité centrale était de 5/10 après correction de l'aphakie résultant de l'extraction d'une cataracte traumatique.

Il importe de ne point perdre de vue l'éventualité d'une action nocive du métal sur la rétine lorsqu'on se trouve en présence d'un fragment de fer ou de cuivre qui ne provoque aucun symptôme extérieur et que l'on serait tenté de laisser dans l'œil dans l'espoir de le voir s'encapsuler.

La statistique de v. HIPPEL montre que les petites dimensions de l'éclat ne garantissent pas contre les accidents ultérieurs et la non-intervention ne se justifie que lorsque le blessé peut être l'objet d'une surveillance incessante, car sitôt que les symptômes de la dégénérescence se sont déclarés, il est déjà trop tard pour que l'extraction du fragment de métal puisse en empêcher le développement. Von Hippel cite à l'appui de ce fait l'histoire d'un ouvrier dont l'éclat de fer fut extrait avec succès cinq mois après sa pénétration dans l'œil ; trois ans plus tard l'affection rétinienne suivait encore sa marche progressive.

Ce qui augmente les difficultés de la situation, c'est que nous ne possédons actuellement aucun moyen de prévoir avec quelque certitude si la dégénérescence de la rétine va se produire ou non. Aussi avons-nous pris pour règle de conduite de prévenir toutes les éventualités mauvaises en intervenant aussitôt que possible dans tous les cas où nous avons acquis la certitude de la présence d'un éclat de fer. Quant aux fragments de cuivre, les difficultés plus grandes que présente leur extraction nous engagent à n'intervenir que dès qu'il se produit des phénomènes inflammatoires de nature inquiétante.

BIBLIOGRAPHIE

Adamük. Ueber traumatische Netzhautdegeneration. *Arch. f. Aug.*, XXXVI, p. 114, 1897.

Baquis. Etude expérim. sur les rétinites en rapport avec la réact. irrit. d. élém. rét. *Ziegler's Beitr.* p. 265 (*Rés. in. Jahresb.*, p. 174), 1889.

Berlin. Ueber den Gang der in den Glaskörperraum eingedr. fremden Körper. *Graefe's Arch.*, XIII, 2, p. 275. 1867.
— Beobacht. ü. fremde Körper im Glaskörperraum. *Graefe's Arch.*, XIV, 2, p. 275, 1868..

Haab. Ueber die Erkrank. d. Mac. lutea. *VII° Congr. internat. d'opht. Heidelb.*, p. 31, 1883
— Altérations de la macula consécutives à la présence d'un corps étranger. *Atlas-manuel d'ophtalmoscopie*, 3° éd., pl. 45 a, 51, 68, 1900.

Hertel. Anatom. Unters. eines Falles v. siderosis bulbi. *Graefe's Arch.*, XLIV, 2, p. 283, 1897.

E. v. Hippel. Ueber Siderosis bulbi etc.. *Graefe's Arch.*, XL, 1, p. 123, 1894.
— Ueber Netzhautdegeneration durch Eisensplitter. *Graefe's Arch.*, XLII, 4, p. 151, 1896.

Meyer. Ueber d. Erkrank. d. Mac. lutea d. Netzhaut. *Thèse de Zurich*, p. 31-39, 1889.

Roth. Beitr. z. Kenntniss d. varic. Hypertroph. d. Nervenfasern. *Virch. Arch.*, LV, p. 197, 1872.

Siegfried. Die traum. Erkr. d. Mac. lutea der Netzhaut. *Thèse de Zurich*, p. 32-40, 1896.

Tepljaschin (Des altér. hist. conséc. aux blessures rétiniennes) (en russe). *Rés. in Jahresb.*, p. 525, 1893.

CHAPITRE XIX

ÉBLOUISSEMENT DE LA RÉTINE

Historique. — L'obscurcissement passager de la vision, qui se produit après que l'œil a fixé une lumière vive, est évidemment connu de toute antiquité, mais il semble que l'observation de troubles durables à la suite d'un éblouissement de la rétine soit resté un fait exceptionnel. Saint-Yves est, à notre connaissance, le premier auteur moderne qui en rapporte des exemples ; quelques-uns d'entre eux sont sujets à caution ; d'autres ont une certaine vraisemblance et concordent avec des observations plus récentes[1]. D'ailleurs la plupart des traités d'ophtalmologie (si l'on excepte ceux de Jaeger et de Mackensie) ont attaché peu d'importance à ces amblyopies par éblouissement et, jusqu'en 1879, on a ignoré quelles pouvaient être leurs manifestations ophtalmoscopiques.

Les troubles visuels suscités par l'action directe sur la rétine de grandes surfaces lumineuses telles que les vastes champs de neige de la montagne (Carron du Villards) ou les sables du désert (Jaeger, p. 54) sont encore mal connus dans leur essence et paraissent de nature purement fonctionnelle comme l'héméralogie dite essentielle ou l'érythropsie longuement étudiée par Fuchs (1896, *Graefe's Archiv.*, XLII, 4, p. 207).

En revanche on sait aujourd'hui qu'une source de lumière très intense et localisée peut provoquer dans la rétine des lésions matérielles reconnaissables à l'ophtalmoscope et bien souvent définitives. Les premières constatations de ce genre ont eu lieu à l'occasion de certaines éclipses de soleil qui, ayant excité l'intérêt de personnes inexpérimentées et imprudentes, avaient été ainsi la cause indirecte de plusieurs éblouissements graves.

Jaeger (p. 75), rapporte qu'à la suite d'une éclipse de l'année 1851, il vit 14 personnes atteintes de troubles visuels persistants.

En 1879 l'éclipse du 19 juillet fournit aux médecins de l'hôpital ophtalmique de Lausanne l'observation la plus démonstrative qui ait été publiée jusqu'ici (Marc Dufour) ; celle des 16 et 17 mai 1882 eut pour conséquence un

---

[1] « Un ouvrier de la monnoye de Paris, qui jettait le métail dans un creuset rougi, devint aveugle par l'éclat du brillant du feu. »

« J'ai vû de semblables effets par des coups d'éclairs fort vifs ; plusieurs personnes ont perdu leur vue à moitié pour avoir regardé trop longtemps les éclipses du soleil. »

... « D'autres ont eu ce malheur pour avoir marché longtemps sur la neige pendant un trop grand jour. »

Saint-Yves, 1722. *Nouveau traité des maladies des yeux*, p. 369.

grand nombre d'accidents du même genre, décrits successivement par HAAB, MARC DUFOUR, EMMERT, DEUTSCHMANN et SULZER, mais elle ne suffit pas à prémunir le public contre le danger d'un trop grand zèle astronomique quand il n'est pas accompagné de précautions suffisantes. En effet nous avons encore à enregistrer, à part quelques observations isolées, une série d'éblouissements de la rétine constatés à Zurich (SIEGFRIED) après l'éclipse solaire du 17 juin 1890 ; puis à Barcelone (MENACHO), à Madrid (MARQUEZ), à Bordeaux (LESCARRET), après celle du 28 mai 1900.

Le développement de l'industrie électrique et l'emploi de courants à haute tension ont fait surgir depuis quelques années une autre cause d'éblouissement rétinien, à savoir les étincelles très intenses qui résultent à l'improviste d'un court circuit. Cette cause de troubles visuels vient d'être étudiée d'une façon très complète par TERRIEN dans les *Archives d'ophtalmologie* et son importance s'accroît d'année en année.

Au reste les lésions de la rétine provoquées par l'action directe de la lumière électrique doivent être soigneusement distinguées des amblyopies sans manifestation ophtalmoscopique ou des atrophies progressives du nerf optique que l'on observe chez des personnes foudroyées pendant un orage ou traversées par un courant électrique industriel, car ici l'influence nocive est de tout autre nature et n'intéresse pas aussi directement le tissu rétinien (GONIN). Outre la lumière du soleil et l'étincelle voltaïque, d'autres corps lumineux sont peut-être capables de produire un éblouissement grave de la rétine, aussi les gaz oxhydrique et acétylène, les métaux ou le verre en fusion, les rayons X et les substances radioactives ; dans ce domaine, les faits cliniques sont encore trop peu nombreux pour être véritablement probants.

A. ÉBLOUISSEMENT PAR LA LUMIÈRE SOLAIRE

L'exposition directe de la rétine aux rayons du soleil excite à tel point les réflexes protecteurs de l'œil (réflexe palpébral et réflexe pupillaire), et provoque des sensations si désagréables, que chaque personne l'évite avec soin à moins que son attention ne soit 'sollicitée d'une façon très spéciale par le disque solaire ; c'est ici la raison par laquelle les observations astronomiques et tout particulièrement la contemplation des éclipses fournissent la presque totalité des cas d'éblouissement grave par les rayons du soleil.

De ces conditions dans lesquelles se produit l'éblouissement, il résulte presque nécessairement que les lésions rétiniennes intéressent le centre de la fixation, la fovea ou son voisinage immédiat ; elles ont ainsi pour principale manifestation un *scotome central,* plus ou moins absolu et d'étendue très variable, mais qui est très gênant pour le malade et l'amène en quelques jours au médecin.

Le scotome est presque toujours positif ; il a parfois des reflets colorés et peut être animé de mouvements rotatoires ou vibratoires (HAAB, 1882, p. 385 ;

Emmert, p. 399 ; Siegfried, p. 51 ; Lescarret, obs. II, IV, VI, VIII, IX et XXI).
On a plusieurs fois noté de la métamorphopsie (Lescarret, obs. V et VI ;
Menacho. 1901).

L'acuité visuelle est abaissée tantôt jusqu'à 1/2 ou 1/3 seulement, tantôt
plus fortement jusqu'à 1/10 ou 1/20. L'affection est bilatérale quand les deux
yeux ont été dirigés vers le soleil, mais il s'est trouvé plusieurs fois qu'elle
n'existait que d'un seul côté, soit que l'autre œil fût atteint de strabisme, soit
que les curieux de l'éclipse n'eussent pas jugé utile de se servir de leurs deux
yeux simultanément.

L'observation prise à Lausanne en 1879 est si typique au double point de
vue des symptômes subjectifs et des lésions ophtalmoscopiques, que nous
nous permettrons d'en rappeler les détails principaux, d'autant plus qu'elle
est consignée dans une revue qui manque probablement dans beaucoup de
bibliothèques :

« M. S..., vingt-six ans, d'Abondance (Savoie), était dans un chemin de montagne,
au 19 juillet dernier. Sachant qu'il devait y avoir une éclipse ce jour-là, il regarda
le soleil en face quelques instants. En baissant les yeux, il voit devant lui comme
une boule de fleurs bleu sale faisant un mélange confus qui semble être sur son chemin. Il donne un coup de pied dans cet obstacle avec un juron de circonstance. Son
pied passe dans cette boule comme dans un spectre, et levant les yeux, M. S... voit
qu'il porte avec lui cette tache bleu grisâtre ; il se rend compte sans tarder que le
mal vient de son œil.

Le jeune S... attend trois jours, puis voyant que le trouble de son œil ne se modifie
pas, il vient consulter à Lausanne. L'acuité visuelle est de 1/20, dans une direction
un peu excentrique.

A l'ophtalmoscope, on constate dans l'œil droit l'état suivant :

Trouble diffus très léger de la rétine autour du nerf optique, semblable à un mince
voile de vapeur sur de petits vaisseaux. Ce trouble n'existe guère qu'en dehors du
nerf optique, entre celui-ci et la macula, il comprend cependant le bord externe du
nerf optique. La macula est rouge foncé et semble être le siège d'un épanchement
sanguin d'un diamètre de papille optique environ. Le centre est occupé par une tache
blanche ressortant vivement au milieu de ce rouge foncé et paraissant en relief à
l'image renversée. L'examen à l'image droite corrige ces deux impressions. Il montre
d'abord que ce qui semblait être un épanchement de sang n'en est pas un ; nulle part
on ne peut trouver une délimitation exacte de cette teinte, et la couleur très brune
vers le centre va en décroissant peu à peu jusqu'à la teinte normale de la rétine.
Cependant l'aspect brun foncé de cette place est tout au moins une violente congestion capillaire, car son aspect se distingue manifestement de la teinte brune pigmentée si fréquente autour de la macula. Elle est bien plus sombre également que la
place correspondante de l'autre œil (qui, se trouvant en état de convergence excessive
n'a pas été dirigé vers le soleil).

La tache blanche du milieu apparait à l'image droite comme un disque parfait
d'un blanc jaunâtre, et dont les bords exactement marqués semblent se détacher à
l'emporte-pièce de la couleur brune du fond ».

Le dessin ophtalmoscopique qui accompagnait cette description est, à notre connaissance, le seul qui ait été publié jusqu'ici pour illustrer les lésions maculaires
produites par l'action directe du soleil ; aussi l'avons-nous fait reproduire (pl. XI,
fig. 19) ; il fait voir au centre de la fovea une tache blanche dont la forme circulaire
est si précise et si exacte, qu'on peut l'envisager avec quelque vraisemblance comme
un *optogramme du soleil* (Dufour). Toutefois les dimensions du scotome dans le
champ visuel firent admettre que l'espace paralysé dans la rétine avait 0^{mm},25 de lar-

geur et seulement 0^{mm},10 en hauteur, ce qui laisse à penser que l'œil avait accompli quelques mouvements de latéralité pendant qu'il fixait le soleil.

Pendant les jours suivants la tache blanche du centre tendit à s'effacer ; elle devint couleur de chair ou chamois, et l'aréole rouge foncé disparut dans la huitaine. La vision s'éleva en trois semaines jusqu'à 1/2, mais après plusieurs mois elle n'était point encore revenue à l'état normal [1].

Dans l'observation qui vient d'être résumée, les modifications ophtalmoscopiques de la macula, très évidentes au quatrième jour, s'étaient atténuées déjà onze ou douze jours après l'éclipse, au point que l'on aurait pu considérer l'aspect du fond de l'œil comme normal. Ce peu de persistance des lésions visibles nous explique pourquoi, dans une forte proportion des cas de scotome par éblouissement solaire, l'ophtalmoscope n'a rien révélé d'anormal, tout au moins rien de bien caractéristique (MARC DUFOUR, 1882 ; EMMERT, MACKAY, SIEGFRIED, obs. 61 et 62, 71 à 76 ; MENACHO ; LESCARRET, obs. I, II, IV, VI, VIII et IX), et d'un autre côté elle nous commande une certaine réserve à l'égard de quelques descriptions qui retracent des troubles congestifs de la macula reconnus trois, quatre et même six semaines après l'éblouissement (LESCARRET, obs. V, VII, IX et XXXII ; DEUTSCHMANN, obs. I).

Ce sont 3 observations de HAAB, rapportées par SIEGFRIED (obs. 63, 64 et 65), qui se rapprochent le plus de celle que nous avons prise pour type : là aussi on peut noter la présence au niveau de la fovea d'une tache claire comparable à un *optogramme du soleil*, et, détail curieux, cette tache avait une forme en demi-lune ou en croissant, identique à l'image du soleil au moment de l'éclipse.

Le foyer clair du centre de la macula s'efface en peu de jours pour faire place à une tache brun rouge qui est elle-même entourée d'une aréole grisâtre (SIEGFRIED) et dont la cause anatomique est peut-être une hyperplasie de l'épithélium pigmentaire (SULZER, p. 136). LEBER indique comme un accident fréquent à la suite des éclipses de soleil la production d'hémorragies dans la région maculaire, mais il ne cite à ce propos aucun fait précis. Parmi les observations récentes, nous n'avons trouvé la mention d'une hémorragie maculaire que dans un cas de MENACHO (1901 p. 254) et dans un autre de FROMAGET (cité par LESCARRET, p. 21), mais la description de MENACHO fait penser bien plutôt à une tache pigmentaire qu'à une hémorragie. Quant aux premières constatations ophtalmoscopiques faites par ARLT et par JAEGER (p. 76) après l'éclipse de 1851, elles ne nous apportent pas grand enseignement, car le premier de ces auteurs parle simplement d'une « rétinite diffuse » et le second d'une choroïdite exsudative sans nuls autres détails.

Les symptômes subjectifs peuvent s'amender en quelques jours et faire

[1] Nous venons d'examiner le 2 septembre, avec notre confrère M. Othmar Dufour, un malade qui, à l'occasion de l'éclipse du 30 août 1905, a été atteint d'un éblouissement grave des deux yeux avec scotome central de 3 degrés de diamètre environ. L'ophtalmoscope nous a fait voir au centre de chaque macula un petit disque blanchâtre très semblable à celui que représente la figure 19, pl. XI, mais d'une intensité moindre, et la zone rougeâtre qui l'entourait était aussi moins prononcée; somme toute, cette nouvelle observation confirme fort bien la précédente.

place à une guérison complète, mais dans quelques cas il persiste une diminution de la vision sous la forme d'un petit scotome central, lequel prend le caractère d'un scotome négatif, mais se révèle chaque fois que le malade veut tirer à la cible ou cherche à distinguer les détails d'un objet éloigné. Le *pronostic* d'un éblouissement par les rayons solaires doit donc être toujours réservé.

Le *traitement* consiste principalement en une cure de repos dans l'obscurité ; on y ajoutera dans la période aiguë des révulsifs légers et plus tard des injections de strychnine. Marquez (p. 284), supposant que l'action nocive de la lumière a dû produire un « spasme du réflexe pigmentaire de la rétine », commence par l'emploi des antispasmodiques. Les mesures préventives, surtout, ne sont pas à négliger et le public doit être mis en garde contre le danger qu'il y a de contempler en face le disque du soleil sans être muni de verres convenablement noircis à la flamme d'une bougie. Les lunettes en verre simplement coloré ou « fumé » se sont montrées le plus souvent insuffisantes.

Pathogénie. — La pathogénie de l'éblouissement rétinien par la lumière solaire a été étudiée expérimentalement. Czerny et Deustchmann (p. 247) sont arrivés à des résultats concordants par un procédé qui consiste à projeter dans l'œil d'une grenouille ou d'un lapin atropinisé un faisceau de rayons parallèles après qu'ils ont été collectés et rassemblés à l'aide d'un miroir concave et d'une lentille convexe dont les foyers coïncident. Au bout de dix à quinze secondes, la rétine montre à l'examen ophtalmoscopique une tache claire et brillante, qu'entoure une aréole grise ou jaunâtre, puis un liséré plus foncé, rouge, brun, presque noir. Dans la suite, ces différentes teintes varient quelque peu, mais en trois semaines le processus a évolué et le centre du foyer rétinien est devenu le siège d'une tache noire, qui demeure.

L'interposition de verres fumés ou bleutés entre l'œil et la source de lumière ne modifie pas d'une manière appréciable ce résultat (Deutschmann, p. 249).

Au microscope, on trouve que le tissu rétinien a perdu sa structure dans les parties les plus affectées et qu'il est transformé en un conglomérat de matière granuleuse. La couche des fibres semble être la plus atteinte, puis la couche des bâtonnets et celle des grains externes, tandis que les cellules ganglionnaires montrent le maximum de résistance (Deutschmann, p. 251). Là où les cônes et bâtonnets sont encore reconnaissables, on voit que les prolongements de l'épithélium pigmentaire pénètrent plus profondément qu'à l'état normal dans leurs interstices (Czerny) ce qui paraît être en quelque sorte l'exagération du réflexe lumineux physiologique selon les recherches de Kühne.

La partie détruite de la rétine finit par se cicatriser sous l'aspect d'une mince membrane connective englobant de nombreuses cellules pigmentées, mais les éléments nerveux ne subissent aucune régénération.

Czerny et Deutschmann ont conclu que le premier acte de ce processus de destruction est une coagulation des matières albumineuses de la rétine. Ils obtinrent au reste les mêmes modifications du tissu rétinien en interceptant par une couche d'eau les rayons caloriques non lumineux ; ce fait n'exclut cependant pas la possibilité d'une influence thermique dans la genèse des lésions, car la concentration des rayons du soleil opérée par le cristallin est comparable à celle d'une lentille de verre suffisante pour enflammer promptement de l'amadou (MARC DUFOUR).

BIRCH-HIRSCHFELD ayant repris les expériences de CZERNY et de DEUTSCHMANN est arrivé à des résultats anatomiques un peu différents : Il constata un œdème de la rétine et des altérations histologiques surtout prononcées dans les couches externes, modifications qui lui parurent dépendre surtout de troubles vasculaires dans le domaine de la choroïde. De plusieurs expériences comparatives, BIRCH-HIRSCHFELD conclut que dans l'éblouissement par la lumière solaire le rôle nocif appartient aux rayons lumineux du spectre à l'exclusion des rayons ultra-violets (*Graefe's Archiv*, LVIII, p. 541).

B. — ÉBLOUISSEMENT PAR LA LUMIÈRE ÉLECTRIQUE

Les désordres rétiniens produits par l'action de la lumière électrique demandent à être exposés à part, car les constatations faites diffèrent par plusieurs points de ce que nous savons des lésions de la rétine par éblouissement solaire. Nous devons à TERRIEN un important travail sur la matière, car il a recueilli à lui seul 45 observations de troubles visuels d'origine électrique, concernant presque toutes des employés du chemin de fer métropolitain de Paris. Ces employés, mécaniciens ou conducteurs de machines, s'étant trouvés exposés, pendant plusieurs minutes et à courte distance, aux étincelles d'un court circuit, se présentaient généralement avec des symptômes pareils à ceux d'une violente insolation : rougeur et gonflement de la peau du visage, parfois même brûlures des cils et des sourcils, hyperhémie de la conjonctive bulbaire, avec sensation de cuisson, démangeaisons, picotements. Après quelques jours on voyait se développer une conjonctivite très tenace, avec sécrétion muco-purulente, et dans les 2/3 des cas de l'injection ciliaire par congestion de l'iris ; très exceptionnellement des troubles de la cornée ; en revanche, en aucun cas les opacités du cristallin qui se produisent quelquefois chez les personnes frappées de la foudre.

Les modifications du fond de l'œil attribuables à l'influence de la lumière électrique sont dans la majorité des cas reconnaissables à l'ophtalmoscope, mais elles se trouvent moins exactement localisées dans la macula que celles dont la cause a été une éclipse de soleil. Il est facile de se représenter qu'un ouvrier surpris par une étincelle électrique évite dans la mesure du possible de la regarder en face et que son œil ne conserve pas une fixité suffisante pour la production d'un optogramme sur la fovea. L'ophtalmoscope ne fait voir en conséquence qu'un trouble diffus de la région papillo-maculaire, rappelant selon TERRIEN, une chorio-rétinite (ou névro-rétinite) syphilitique de moyenne intensité. C'est un léger nuage qui voile l'origine des gros vaisseaux et les bords du disque optique, mais le trouble poussiéreux du corps vitré fait ici défaut.

Les désordres fonctionnels consistent en un éblouissement immédiat d'une durée variable, selon les individus, de quelques minutes à une ou deux heures, faisant place à une érythropsie passagère, puis à une diminution plus ou moins prononcée de la vision centrale et périphérique.

L'abaissement de l'acuité visuelle à 2/3, 1/2 ou 1/3 de la normale se complique d'une certaine asthénopie ou de photopsies qui rendent la fixation difficile ; en outre on constate presque toujours un rétrécissement concentrique du champ visuel pour le blanc et pour les couleurs, mais ce rétrécissement n'est pas nécessairement en rapport avec l'importance de la diminution de l'acuité centrale ; quant au sens lumineux, il est très souvent abaissé jusqu'à l'héméralopie.

D'autres phénomènes subjectifs assez fréquents sont la photophobie, la céphalée, les douleurs à la pression sur le globe de l'œil, le blépharospasme et le larmoyement.

La guérison s'obtient en trois ou quatre semaines en moyenne, mais dans 3 cas sur 45, TERRIEN dut enregistrer une issue malheureuse équivalente à une cécité presque totale et dans 5 autres cas une cécité incomplète.

Il est fort difficile de prévoir au début quelle sera la durée des troubles visuels, car ce n'est pas de leur intensité première que dépend surtout le pronostic ; la marche de l'affection et la rapidité plus ou moins grande de l'amélioration fonctionnelle permettent plus sûrement d'escompter le résultat final. TERRIEN (p. 735) considère comme de fâcheux symptômes une dilatation pupillaire avec absence de réaction ou réaction instable à la lumière, et la persistance de vives névralgies ou de douleurs à la pression sur le globe de l'œil. La distance à laquelle le blessé se trouvait de l'étincelle électrique lui paraît avoir été d'une importance capitale pour le pronostic des troubles visuels qu'il a constatés : une distance de 30 à 50 centimètres doit faire craindre une lésion grave ; quand cette distance est beaucoup plus considérable, on a chance d'avoir affaire à des cas bénins.

Un exemple rapporté par UHTHOFF diffère de ceux de TERRIEN par le fait que les lésions ophtalmoscopiques intéressaient surtout la région maculaire sous forme de petits foyers gris jaunâtres paraissant être des modifications de l'épithélium pigmentaire. Quelques mois plus tard ces lésions maculaires étaient devenues encore plus distinctes. Un autre cas très semblable, a été décrit par HAAB (1897, p. 225), mais il est attribué par cet auteur à l'influence directe du courant électrique et non pas à celle des rayons lumineux.

Le diagnostic des troubles rétiniens d'origine électrique est compliqué par la possibilité d'une simulation ou d'une hystérie traumatique. Ces deux éventualités doivent être prises en considération dans l'appréciation des dommages causés par l'accident.

Quant au traitement, TERRIEN le tient pour à peu près nul, car il n'a obtenu de résultat certain ni par l'action du courant constant, ni par l'emploi du lactate de zinc, de la noix vomique ou du nitrite d'amyle.

Malgré la grande extension qu'ont prise en Suisse les installations d'électricité industrielle, nous n'avons eu que rarement à constater des lésions oculaires produites par l'étincelle électrique. Nos quelques observations confirment d'ailleurs celles de TERRIEN.

Les expériences tentées pour élucider la pathogénie des lésions rétiniennes d'origine électrique n'ont pas donné de résultats bien concluants. LESCARRET et METTEY n'ont pu découvrir aucune modification certaine du fond de l'œil chez des lapins ou des chiens qu'ils avaient exposés à la lumière d'un arc voltaïque; TERRIEN constata de même sur des chiens que les symptômes étaient à peu près nuls, les altérations anatomiques se bornant d'ailleurs à un très léger œdème de la rétine.

WIDMARK (d'après le compte rendu qu'en donne LESCARRET, p. 44) réussit en revanche dans ses tentatives de produire des altérations rétiniennes par la lumière électrique; ces altérations consistaient en une tache grisâtre accompagnée d'un gonflement de la rétine et d'une dégénérescence plus ou moins accentuée de ses éléments.

BIRCH-HIRSCHFELD n'obtint un effet semblable que dans des yeux privés de cristallin; il estime en conséquence que l'action nocive de la lumière électrique appartient surtout aux rayons ultra-violets, rayons qui dans un œil normal sont en grande partie interceptés par le cristallin.

Les foyers de chorio-rétinite constatés par KIRIBUCHI ne sauraient être donnés comme exemples de lésions par éblouissement électrique, car KIRIBUCHI, se proposant d'étudier les effets de la foudre sur l'appareil visuel, procédait à l'aide d'une étincelle électrique qu'il lançait au travers de la tête d'un lapin. Les lésions rétiniennes provoquées de cette façon seraient imputables à l'action directe du courant électrique sur les membranes de l'œil et non pas à l'influence photochimique de la lumière.

C. — ÉBLOUISSEMENT PAR DES CAUSES DIVERSES

On trouve dans la littérature ophtalmologique la description de quelques cas d'amblyopie attribuable, semblerait-t-il, à *l'éclat lumineux des éclairs*, mais il n'y avait le plus souvent pas de lésions rétiniennes bien caractérisées. Dans une observation de BRIÈRE, il se produisit une névro-rétinite double avec perte de la vision; OLIVER a décrit un cas de chorio-rétinite double qui se termina par une guérison partielle; nous avons aussi rapporté l'histoire d'un jeune homme qui à la suite d'un orage fut atteint à l'œil droit d'un scotome central persistant (*Annales d'oculistique*, fév. 1904). Au reste aucun de ces exemples n'est absolument probant à l'endroit de l'action nocive de l'éclat des éclairs sur la rétine. BIRCH-HIRSCHFELD n'a réussi à produire expérimentalement des altérations rétiniennes par l'éclat des étincelles électriques que chez des lapins qu'il avait préalablement privés de leur cristallin.

Les observations d'éblouissement rétinien causé par la *reverbération de la neige* sont fort peu nombreuses comparativement à la fréquence des lésions superficielles des paupières et de la conjonctive. Malgré le grand nombre des touristes et des guides qui parcourent les Alpes chaque été, nous n'avons pas le souvenir d'avoir observé à Lausanne un seul cas grave d'éblouissement de la rétine qui fût imputable à l'éclat de la neige. La cause en est probablement que l'action irritante de la lumière du soleil dans les hautes altitudes tient à sa richesse en rayons ultra-violets et que ces rayons sont interceptés par le cristallin, ainsi que les expériences de Birch-Hirschfeld l'ont encore récemment démontré.

Nous n'avons pas à nous arrêter ici à certains troubles visuels passagers, tels que l'héméralopie et l'érythopsie, qui ne s'accompagnent pas de lésions rétiniennes reconnaissables à l'ophtalmoscope et dont la nature est peut-être purement fonctionnelle.

D'autre part il suffit de mentionner très brièvement les altérations histologiques que subit la rétine sous *l'influence des rayons X de Röntgen et des substances radioactives telles que le radium;* ces altérations, étudiées expérimentalement par Birch-Hirschfeld, consistent principalement en une dégénérescence des endothéliums vasculaires et des cellules ganglionnaires de la rétine; bien qu'elles n'aient point encore, que nous sachions, donné lieu à des constatations cliniques, elles doivent mettre en garde contre l'emploi imprudent des nouvelles méthodes radiothérapiques dans le traitement des affections du visage et commandent de protéger le globe oculaire par une plaque de métal.

De même les yeux des aphaques soumis à l'influence de la lumière ultra-violette devront être munis de verres simples ou légèrement fumés.

BIBLIOGRAPHIE

Arlt. Entzündung der Netzhaut, p. 127. *Krankh. d. Auges*, III, 1856.

Birch-Hirschfeld. Die Wirkung der ultravioletten Strahlen auf die Netzhaut. XXXIe *sess.. de la soc. opht. de Heidelberg*, 1903.

— Die Wirkung der ultravioletten Strahlen auf das Auge. *Graefe's Arch.*, LVIII, p. 469, 1904.

— Die Wirkung der Röntgen und Radiumstrahlen auf das Auge. *Graefe's Arch.*, LIX, p. 229, 1904.

Carron du Villards. *Guide pratique*, t. II, p. 487, 1838.

Czerny. Ueberblendung der Netzhaut durch Sonnenlicht. *Acad. des Sciences de Vienne*, LVI, II, oct. (*Rés. in Kl. M. Bl.*, 1867, p. 393), 1867.

Deutschmann. Ueber die Blendung d. Netzhaut durch directes Sonnenlicht. *Graefe's Arch.*, XXVIII, 3, p. 241, 1882.

Duane. Bleibendes centrales Scotom nach Betracht. einer Sonnenfinsterniss. *Arch. f. Aug.*, XXXI, 3, p. 286, 1895.

Dufour (Marc). Affection rétinienne produite par une éclipse de soleil. *Bull. de la Soc. méd. de la Suisse rom.*, p. 321 et 378, 1879.

— (Quelques cas d'éblouissement de la rétine). *Rev. méd. de la Suisse rom.*, p. 380, 1882.

Emmert. Scotome par éclipse de soleil. *Rev. méd. de la Suisse rom.*, p. 395, 1882.

GONIN. Lésions oculaires causées par la foudre. *Ann. d'ocul.*, février 1904.

HAAB. Ueber die Schädigung des Auges durch Sonnenlicht. *Corresp. Bl. f. Schweizer Aerzte.* p. 383, 1882.

— Traum. Macula-Erkr. bewirkt durch elektr. Strom. *Kl. Monatsbl. f. Aug.*, XXXV, p. 218, 1897.

JAEGER. Schädliche Einwirkung der Sonnen-Strahlen auf dem Auge. *Ueber Staar u. Staaroperat.*, p. 73-76, 1854.

KIRIBUCHI. Exper. Unters, ü…. Augenaffect. durch Blitzschlag. *Graefe's Arch.*, L, 1, 1900.

LEBER. Blendung der Netzhaut. *Graefe-Saemisch*, V, p. 749, 1877.

LESCARRET. Des scotomes par éclipse solaire. *Thèse de Bordeaux*, 1901.

MACKAY. On blinding of the retina by direct Sunlight. *Opht. Rev.* (*Rés. Jahresber*, p. 600), 1894.

MACKENSIE. *Traité prat. d. mal. de l'œil.* Trad. franç. II, p. 820, 1857.

MARQUEZ. Contrib. al estudio della accion nociva de la luz. *Rés. in Archivos de oftalmologia, mai.* p. 282, 1901.

MENACHO. Trastornos oculares pro ancidos por la observacion directa de la luz solar. *Congr. internat. de méd.*, Paris, 1900, *Opht.*, p. 78. *Archivos de oftalmologia,* p. 243, 1901.

METTEY. Recherches expérimentales sur le phototraumatisme. *Arch. d'opht.*, XXIV, p. 227, 1904.

OLIVER. *Trans. of the Am. ophth. Soc.* 1896, et *System of diseases of the eye*, vol. III. p. 720, 1900.

PANAS. Amblyopie et amaurose par décharge électrique. *Arch. d'Opht.*, XXII p. 625, 1902.

SAINT-YVES. *Nouveau traité des maladies des yeux*, p. 369. Paris, 1722.

SCHIRMER. Ueberblendung d. Macula lutea. *Kl. M. Bl. f. Aug.*, IV, p. 261, 1866.

SIEGFRIED. Die traum. Erkrank. d. Mac. lutea, p. 42-52, *Thèse de Zurich*, 1896.

SULZER. Vier Fälle v. Ret. affect. durch d. Beobacht. d. Eklipse vom. 16, V, 1882, *Kl. M. Bl. f. Aug..* XXI, p. 129, 1883.

TERRIEN. Du pronostic des troubles visuels d'origine électrique. *Arch. d'Opht.*, XXII, p. 692. 1902.

UHTHOFF. Ein Fall v. einseit. centr. Blendungs-Retinitis. *Zeitsch. f. Aug.*, II, 4, p. 341, 1899.

CHAPITRE XX

Nous réunissons dans ce chapitre trois groupes d'altérations rétiniennes qui sont généralement associées à des choroïdites, mais que nous ne pouvons omettre de mentionner au nombre des maladies de la rétine.

I. — RÉTINITE PURULENTE D'ORIGINE TRAUMATIQUE

Nous avons déjà dit à propos de la *rétinite purulente métastatique* que bien des affections suppuratives du fond de l'œil, attribuées généralement à une choroïdite infectieuse, ont en réalité leur point de départ dans la rétine. Il en est de même pour la plupart des suppurations intra-oculaires qui succèdent à des traumatismes; Schöbl, puis Fuchs, l'ont démontré par de nombreux examens anatomo-pathologiques.

Schöbl, ayant étudié 24 cas de panophtalmie, reconnut que 11 fois la suppuration avait eu bien certainement la rétine pour foyer principal; que 3 fois la rétine avait été l'origine très probable de la panophtalmie, 5 fois la rétine et la choroïde à titre égal, et 5 fois la choroïde avec participation nulle ou seulement secondaire de la rétine. Il en conclut qu'on identifie à tort la panophtalmie avec une choroïdite purulente, puisque c'est le plus souvent une rétinite qui donne lieu au tableau clinique de la panophtalmie. Cette origine rétinienne est surtout de règle dans les suppurations qui font suite à des blessures de la cornée sans lésion directe du tractus uvéal, tandis qu'une plaie sclérale, lorsqu'elle s'infecte, a plus de chances de provoquer une choroïdite suppurative.

Fuchs nous décrit les différents stades de la suppuration intra-oculaire. Quand une plaie perforante a entraîné une infection du vitré, c'est la *pars ciliaris retinae* qui s'infiltre la première de leucocytes émigrés, puis la rétine elle-même prend une part active à la suppuration. Celle-ci débute par le voisinage de l'ora serrata et le pourtour du nerf optique, à moins que la cause irritante (par exemple un corps étranger) ne soit à proximité immédiate d'une autre région de la rétine.

Dans les cas bénins ou de courte durée, l'inflammation se limite aux couches internes de la rétine; les leucocytes s'amassent en grand nombre autour des veines, en quantité moindre autour des artères, puis ils s'accumulent à la surface de la limitante interne. A mesure que la suppuration progresse, la rétine est pénétrée dans toute son épaisseur et les foyers isolés se confondent en un abcès diffus de la rétine et du corps vitré.

Dans la majorité des cas, le décollement rétinien se produit de bonne heure ; il s'accompagne d'un épanchement de liquide séreux en arrière de la rétine. Ce liquide dérive de la rétine plutôt que de la choroïde, ce dont on a la preuve dans le fait que les leucocytes se voient accumulés à la surface externe de la rétine et que d'autre part l'épithélium pigmentaire et la choroïde conservent un aspect tout à fait normal. Plus le décollement est précoce, plus la choroïde a chances de rester étrangère au processus inflammatoire. Cependant lorsque la rétine a été perforée ou qu'elle a été détruite entièrement, la choroïde peut être affectée à son tour.

Fuchs a toujours trouvé les bactéries pathogènes accumulées dans le corps vitré, mais jamais sur la rétine elle-même. La suppuration rétinienne résulte donc d'une action à distance de ces bactéries par l'intermédiaire de leurs toxines.

Le rôle des toxines s'affirme aussi par la perte très rapide de la vision avant même que la suppuration ait envahi la rétine dans toute son étendue. Il est probable en effet qu'une paralysie des fibres optiques précède leur destruction proprement dite.

Les rétinites purulentes post-traumatiques donnent rarement lieu à un diagnostic ophtalmoscopique ; elles sont généralement dominées par les autres manifestations cliniques de la panophtalmie, ulcère circulaire de la cornée, hypopion, iritis, trouble du corps vitré, etc. Elles n'ont pas, au point de vue du diagnostic différentiel, la même importance que les suppurations endogènes que l'on peut souvent confondre avec une tumeur (gliome). Le diagnostic, et par conséquent le traitement à suivre, ne peuvent offrir de vraie difficulté que si le traumatisme a passé inaperçu (piqûre, pénétration d'un petit éclat de métal dans la profondeur de l'œil, etc.). L'anamnèse du malade et la recherche attentive d'une fine cicatrice dans la cornée, l'iris ou la sclérotique, permettront presque toujours de décider entre la rétinite suppurative d'origine traumatique et la rétinite suppurative par voie endogène.

Quand l'agent infectieux est venu de l'extérieur, le traitement local est évidemment beaucoup plus utile que dans le cas d'une infection métastatique. On devra essayer les injections sous-conjonctivales de sels de mercure (bichlorure ou cyanure de Hg.) ; en cas de panophtalmie évoluée avec menace de phtisie douloureuse, l'énucléation sera dans bien des cas un moyen de ramener le calme et d'éviter une ophtalmie sympathique. Remarquons à ce propos que l'expérience journalière, complétée par les recherches anatomiques (Ruge), montre que les infections franchement purulentes, à marche rapide et tapageuse, offrent au point de vue de l'ophtalmie symphatique un danger bien moindre que les inflammations chroniques de nature fibrinoplastique.

Fuchs, 1904. Anatomische Veränderungen bei Entzündung der Aderhaut *Graefe's Archiv.*, LVIII, 3 p. 391.

Ruge, 1904. *Graefe's Archiv.*, LVII. p. 401.

Schöbl, 1890. Beitr. zur path. Anat. der Panophtalmitis. *Archiv für Aug.*, XXI. p. 348.

II. — RÉTINITE SYMPATHIQUE

Au cours de l'ophtalmie sympathique, la rétine peut être affectée secondairement à la choroïde, mais selon Schirmer il y aurait lieu d'admettre qu'une rétinite ou plus exactement une *papillo-rétinite sympathique* peut aussi se développer indépendamment de l'uvéite dans l'œil sympathisé. Schirmer (p. 86-91) se base sur 17 exemples de ce genre qu'il a réunis dans la littérature ophtalmologique ; les manifestations ophtalmoscopiques sont un état de congestion modérée de la papille optique, dont la proéminence est presque nulle, mais dont les bords sont diffus et la coloration d'un rouge plus foncé qu'à l'état normal Un trouble grisâtre et ténu irradie plus ou moins loin dans la rétine. Les artères ont un calibre normal ou peu augmenté ; les veines sont très dilatées et tortueuses.

L'acuité visuelle centrale n'est pas très fortement abaissée (1/2 ou 1/3) ; le champ visuel et le sens chromatique restent le plus souvent intacts. Il y a fréquemment coïncidence de violents maux de tête.

Par son évolution et son pronostic, cette papillo-rétinite diffère totalement de l'uvéite sympathique ; elle ne subit pas de régression spontanée et résiste à tous les traitements médicamenteux, mais elle cède toujours à l'énucléation de l'œil sympathisant, ce qui est loin d'être le cas pour l'uvéite. En peu de semaines, la vision redevient normale et l'on n'observe jamais de récidive. De ces différences Schirmer croit devoir conclure que les phénomènes inflammatoires de l'uvée sont produits par l'action directe d'un agent microbien (encore inconnu mais dont l'existence lui paraît certaine), tandis que la papillo-rétinite aurait pour cause des toxines propagées le long des nerfs optiques (Schirmer, *Graefe-Saemisch*, 2ᵉ éd. ch. viii, 1900). Nos lecteurs ont pu lire dans le tome VI de cette Encyclopédie, page 243, que Gama Pinto ne croit pas que l'existence de cette papillo-rétinite sympathique soit encore démontrée d'une façon positive.

III. — ALTÉRATIONS DU TISSU RÉTINIEN SECONDAIRES A DES CHOROIDITES (CHORIO-RÉTINITES)

Nous avons mentionné, dans plusieurs des chapitres précédents, les relations étroites qui existent entre les couches externes de la rétine et le système vasculaire de la choroïde, notamment de la chorio-capillaire.

Les rétinites syphilitiques, la dégénérèscence pigmentaire progressive, les altérations séniles de la rétine, etc., comportent bien des altérations qui n'ont pas leur point de départ dans la rétine, mais résultent d'autres altérations siégeant dans la choroïde. Si nous les avons décrites au nombre des maladies rétiniennes, c'est qu'elles présentent aussi des manifestations pathologiques qui sont primitives dans la rétine et progressent indépendamment du processus choroïdien.

En d'autres chorio-rétinites, les altérations du tissu rétinien ont une signification purement secondaire, mais comme c'est de ces altérations rétiniennes que résultent les troubles visuels, leur importance clinique est trop grande pour que nous les passions entièrement sous silence.

Les plus communes d'entre les affections de la choroïde, qui agissent secondairement sur l'intégrité de la rétine, sont la *choroïdite disséminée ou alvéolaire* et les *atrophies choroïdiennes accompagnant la myopie forte*. Les désordres qu'elles entraînent dans le tissu rétinien sont assez semblables à ceux de la « rétinite pigmentaire »; ils en diffèrent toutefois par les points suivants :

1° Il y a quelquefois destruction de la lame vitrée de telle sorte que le stroma de la choroïde se confond partiellement avec les éléments de la rétine, ce qui n'a pas lieu dans la dégénérescence pigmentaire typique;

2° On trouve généralement à la surface externe de la rétine, ou à l'intérieur même de son tissu, des amas de leucocytes, ce que nous n'avons pas constaté dans la dégénérescence pigmentaire;

3° La pénétration du pigment dans la rétine se borne le plus souvent aux couches externes et, dans les cas même où elle parvient aux couches internes, elle ne s'attache pas au trajet des vaisseaux rétiniens comme dans la dégénérescence pigmentaire congénitale;

4° En règle générale, les altérations rétiniennes sont plus nettement localisées et n'occupent pas la zone moyenne de l'œil avec la même régularité que dans la dégénérescence pigmentaire typique. Elles siègent tantôt dans la région maculaire, tantôt au voisinage de la papille optique, tantôt à l'équateur, tantôt le long de l'ora serrata.

A l'ophtalmoscope, les foyers de chorio-rétinite fraîche se présentent sous l'aspect de petites taches d'un gris jaunâtre, situées en arrière des vaisseaux rétiniens et voussurant un peu la surface de la rétine; en se cicatrisant, ces foyers laissent après eux des inégalités de pigmentation, taches d'atrophie blanche, ou bien au contraire accumulations anormales d'éléments pigmentés.

Des recherches exactes ont montré que toute inégalité de l'épithélium rétinien s'accompagne d'altérations dans la couche si délicate des cônes et bâtonnets ; il en résulte un trouble fonctionnel sous la forme de scotomes relatifs ou absolus dans le champ visuel selon l'intensité du désordre anatomique.

Les scotomes d'une chorio-rétinite disséminée constituent autant de petites taches aveugles dont il est possible de déterminer au périmètre la situation et l'étendue à condition que l'on use pour cette recherche d'un « test-objet » très petit. Les scotomes sont parfaitement perçus par le malade lorsqu'ils sont récents (scotomes positifs); plus tard ils ne causent plus de gêne appréciable, à moins qu'ils n'intéressent le centre de la fixation et soient ainsi la cause d'une diminution de l'acuité visuelle.

Leurs dimensions n'augmentent pas d'une façon bien notable par la diminution de l'éclairage comme les scotomes de la rétinite pigmentaire; dans les parties intermédiaires du champ visuel, on n'observe le plus souvent pas de trouble du sens chromatique ou lumineux.

Le début d'un foyer de chorio-rétinite dans la région maculaire est marqué par le phénomène subjectif de la *métamorphopsie;* une ligne droite paraît incurvée sur un point; quelques-unes des lettres d'un mot sortent du rang des autres lettres comme des notes de musique. Le plus souvent la métamorphopsie prend le caractère de la *micropsie,* car les cellules visuelles, un peu soulevées, sont par ce fait même un peu éloignées les unes des autres, de telle sorte qu'une image de même grandeur intéresse un moins grand nombre de ces éléments nerveux. Ce phénomène, peut se produire dans toutes les parties de la rétine, mais il n'est généralement perçu par les malades que dans la région maculaire[1].

Ce sont aussi les éléments rétiniens de la macula qui souffrent le plus gravement dans leur intégrité anatomique lorsqu'ils sont impliqués dans un foyer de choroïdite. L'absence de vascularisation dans le domaine de la fovea et la très grande minceur de cette partie de la rétine expliquent que le processus inflammatoire aboutisse avec une facilité relative à la destruction des éléments nerveux et même à la perforation complète de la rétine sous forme d'un orifice circulaire, ainsi que PAGENSTECHER et GENTH (*Atlas d'anat. pathol.*, pl. XXV, fig. 1 et 4) puis MURAKAMI (*Graefe's Archiv*, LIII, p. 439) l'ont reconnu sur des préparations anatomiques.

Ces perforations dites « spontanées », de la macula ont beaucoup d'analogie avec celles que nous avons décrites comme résultant d'une contusion de l'œil (voy. chap. XVII), mais elles sont parfois bilatérales et leur bord est moins nettement découpé, comme nous l'avons récemment constaté dans deux cas.

L'étude de l'étiologie, du pronostic et du traitement des chorio-rétinites nous entraînerait hors des limites qui nous sont assignées et appartiennent aux chapitres des maladies de la rétine.

---

[1] Il nous paraît intéressant de noter ici que, dans son traité publié en 1821, DEMOURS attribuait déjà la métamorphosie à « des tuméfactions légères et partielles de la choroïde qui soulèvent quelques parties de la rétine » (*Précis sur les maladies des yeux*, p. 455).

CHAPITRE XXI

DÉCOLLEMENT RÉTINIEN

GÉNÉRALITÉS

Le décollement ou détachement de la rétine ne constitue pas comme tel une entité morbide; il n'est à proprement parler qu'un accident anatomique susceptible de compliquer des affections oculaires très diverses. Ses causes sont multiples et souvent difficiles à élucider, d'autant plus que deux ou trois d'entre elles peuvent se combiner et agir en un même cas.

Ce qui caractérise anatomiquement le décollement rétinien, c'est la séparation plus ou moins complète de la rétine d'avec la choroïde; toutefois comme l'épithélium pigmentaire demeure à la surface de la choroïde, il serait plus exact de dire que la séparation a lieu entre la couche des cônes et bâtonnets et celle de l'épithélium rétinien. L'espace pathologique ainsi formé est occupé par un liquide séreux, hémorragique ou purulent, selon la nature spéciale du décollement.

Au point de vue clinique, il importe de faire une distinction entre différentes formes d'après la cause première du décollement rétinien et le mécanisme qui lui a donné naissance. De ces formes cliniques, la plus importante est celle que l'on désigne généralement sous le nom de décollement rétinien « spontané » ou « idiopathique », car elle atteint souvent à l'improviste des yeux dont la vision avait été jusque-là fort bonne et pour lesquels rien ne faisait prévoir une pareille catastrophe. Les conditions particulières où se produit le décollement idiopathique, les symptômes de son début, son aspect à l'ophtalmoscope, sa marche habituellement progressive et ses complications les plus fréquentes, la façon même dont il aboutit à une guérison dans certains cas exceptionnels, tout cela concourt à faire de cette forme une affection bien caractérisée : c'est à elle seule que l'on pourrait prêter la qualité d'entité morbide qui n'appartient pas au détachement de la rétine dans le sens anatomique de ce terme. Aussi la plupart des travaux qui traitent du décollement rétinien, de sa pathogénie, de son pronostic et de son traitement, ont-ils en vue le décollement « spontané » à l'exclusion de tout autre.

Les *causes premières* du décollement rétinien anatomique peuvent être de nature traumatique ou non traumatique. Parmi les *traumatismes* il faut surtout mentionner :

1° Les contusions de l'œil avec ou sans rupture de la sclérotique;

2° Les plaies perforantes avec ou sans infection consécutive;

3° Le séjour d'un corps étranger dans l'œil.

Quant aux *formes non traumatiques* du décollement rétinien, elles sont en relation avec des états pathologiques très variés dont voici les princi-. paux :

a. Foyers disséminés de chorio-rétinite dans les régions antérieures de l'œil avec adhérences anormales du corps vitré à la rétine et troubles de nutrition du vitré. Selon les constatations les plus récentes, c'est ici la cause ordinaire du décollement rétinien dit « spontané ».

b. Épanchements hémorragiques dans le corps vitré ou à la surface de la rétine avec développement consécutif de membranes et de tractus connectifs comme on les observe principalement dans les formes morbides connues sous le nom « d'hémorragies rétiniennes des adolescents » et de « rétinite proliférante ».

c. Développement d'une tumeur intra-oculaire (gliomes, sarcomes, cysticerques, etc.).

d. Troubles de circulation (rétinite albuminurique, papille étranglée, tumeurs de l'orbite, etc.).

e. Processus inflammatoires intéressant les tuniques de l'œil ou les tissus voisins (rétinites métastatiques, choroïdites séreuses ou purulentes, sclérites, abcès rétrobulbaires, sinusites, etc.).

Contrairement à une opinion assez répandue, la *myopie* ne peut être donnée comme une cause véritable de décollement, mais seulement comme une condition qui prédispose au décollement rétinien; il n'existe en effet aucune forme de décollement qui soit spéciale à la myopie, et l'on voit des personnes très myopes qui échappent au décollement[1] tandis que cet accident atteint bien des yeux dont la myopie est faible ou même tout à fait nulle. Au reste la myopie favorise aussi bien le décollement traumatique que le décollement spontané : trois statistiques dressées par NORDENSON (p. 212), HALDER (p. 13) et HORSTMANN (p. 168) donnent 181 cas de myopie pour un total de 295 yeux atteints de décollement spontané, ce qui représente environ le 61 p. 100; les deux statistiques de WALTER (p. 20) et de GROS (p. 59) établissent d'autre part que, sur 320 cas de décollement de toute nature, il se trouvait 204 yeux myopiques, ce qui fait un peu plus de 63 p. 100. GALEZOWSKI (1883, p. 702) indique une proportion encore beaucoup plus forte, soit 598 myopies dans 649 cas de décollement (?).

La grande diversité des causes, qui peuvent produire un décollement rétinien, fait prévoir que le mécanisme ne saurait être le même dans tous les cas et que les désordres anatomiques qui en résultent présentent aussi de notables différences. Nous aurons donc à étudier la pathogénie et l'anatomie pathologique de chacune des formes cliniques que nous connaissons.

---

[1] D'après une statistique de FROEHLICH portant sur 1.193 personnes atteintes d'une myopie supérieure à 10 D, le décollement rétinien se serait trouvé dans le 2 p. 100 des cas avant l'âge de trente ans et dans le 6,5 p. 100 des cas après trente ans.

Quant aux éléments du *diagnostic*, ils dépendent surtout du stade de l'affection ; un grand nombre de décollements rétiniens sont à leur début facilement reconnaissables à l'ophtalmoscope, mais plus tard les détails de la rétine se voilent par l'opacification des milieux transparents et l'examen direct devient impossible ; c'est alors l'affaiblissement des fonctions visuelles, notamment les erreurs dans la projection lumineuse, qui peuvent faire conclure à l'existence du décollement ; enfin certains détachements de la rétine consécutifs à des traumatismes ou compliqués d'un état glaucomateux demeurent absolument inaccessibles à l'investigation clinique ; leur présence n'est reconnue qu'à l'autopsie de l'œil.

Considéré au point de vue de son *pronostic*, le décollement de la rétine est toujours un accident grave quelle que soit sa cause ; cependant les chances de guérison sont un peu meilleures dans certaines formes (rétinite albuminurique, contusions) que dans les autres (décollement spontané, etc.). La jeunesse du sujet est une condition favorable en cas de décollement traumatique ; elle semble être au contraire une circonstance aggravante s'il s'agit du décollement idiopathique.

La *fréquence* du décollement rétinien est plus grande chez les hommes que chez les femmes (Galezowski, p. 702 ; Poncet ; Laggai, p. 7 et 15) ; elle offre un premier maximum dans la troisième décade de la vie, puis un second maximum entre cinquante et soixante ans. Dans la clinique de Tubingue, les cas de décollement rétinien représentaient le 3,4 p. 1.000 du nombre total des maladies des yeux (Laggai) ; cette proportion s'est trouvée de 4,6 dans la clinique de Giessen (Gros, p. 50) et de 5 p. 1.000 dans celle de Hirschberg (113 cas sur 22.500) malades) ; elle est plus forte encore à l'hôpital ophtalmique de Lausanne, car d'après nos calculs portant sur 46.000 malades, la proportion des cas de décollement rétinien y est de 5,8 p. 1.000, chiffre qui se rapproche beaucoup du 6 p. 1.000 indiqué dans la statistique de la Société française d'ophtalmologie (*Bulletin et mém.*, 1887, p. 67).

La plupart des statistiques ne font voir aucune différence notable entre la fréquence du décollement à l'œil droit et à l'œil gauche ; quant à la proportion des cas de décollement *bilatéral*, nous avons calculé qu'elle est de 11,6 p. 100 par rapport au nombre total des cas de décollement spontané (statistiques de Horstmann, de Laggai et de la Société française d'ophtalmologie), tandis qu'elle n'est que de 7,7 p. 100 si l'on tient compte de toute les formes cliniques du décollement (statistiques de Walter, Gros, Kemper et Galezowski).

L'importance relative des diverses causes de décollement rétinien ne peut être estimée avec une exactitude suffisante ; en effet, si l'on s'en tient au diagnostic clinique, les cas de décollement spontané auront une fréquence beaucoup trop grande comparée à celle des décollements traumatiques ; si au contraire on se base sur le résultat des examens anatomiques, les décollements traumatiques ou secondaires à des tumeurs se trouveront en proportion exagérée.

C'est surtout à propos du *traitement* qu'il importe de se rappeler qu'il n'y a pas *une* affection portant le nom de décollement rétinien, mais *un grand nombre* d'états pathologiques très divers qui n'ont de commun entre eux que le déplacement de la rétine. Avant de tenter une thérapie quelconque, on doit s'efforcer d'établir dans chaque cas quelle est la cause de l'accident et ne pas appliquer à tous les types indifféremment les résultats obtenus dans le traitement d'une forme particulière du décollement rétinien. La plupart des statistiques que nous connaissons pèchent par défaut d'une distinction assez précise entre les différents genres de décollement.

HISTORIQUE

1° *Observations cliniques et anatomo-pathologiques*

Saint-Yves semble avoir été le premier praticien qui ait connu dans ses symptômes cliniques le « détachement de la rétine ». C'est, dit-il, « la séparation et le détachement de quelque portion de cette membrane d'avec la choroïde, d'où il se forme dans l'endroit de cette séparation, une élévation ou replis qui arrête la lumière..., ce qui fait comme une ombre que les malades voient dans l'air ».

Saint-Yves n'indique toutefois pas de quelle façon il a pu constater le détachement dont il parle, et comme la suite de sa description paraît s'appliquer mieux encore à des opacités du corps vitré, on ne peut tenir pour certain qu'il ait réellement observé des cas de décollement rétinien.

De la même époque datent les écrits de Maitre-Jan : on y lit qu'à la suite de certains traumatismes, contusions ou piqûres, il peut se produire un « dérangement des parties intérieures de l'œil » et que « la rétine, qui est déchirée ou contuse, change pareillement sa situation naturelle » (p. 331 et 332).

Les premières observations certaines de décollements rétiniens ont été faites au moyen de dissections sur le cadavre. Plusieurs anatomistes du xviiiᵉ siècle, entre autres Haller et Morgagni, ont eu l'occasion d'observer cette altération pathologique dans des yeux atrophiques, mais ils ont montré quelque hésitation dans la façon de l'interpréter.

Voici deux citations de Haller et de Morgagni :

« 1° In furis cadavere, quod a. 1752 dissecuimus,... choroïdeæ membranæ suberat, retinæ loco, lamina ossea, aut lapidea (nam fibras osseas nullas vidimus) cui ipsa choroïdea adhaerebat, ut alias retinæ solet, concentrica, hemisphaerio cavo similis, nisi quod duplici lamina fieret, et in altero latere duobus quasi loculis excavaretur. Is quasi scyphus accurate rotundo foramine perforabatur, qua nervus opticus subit, ut eo magis induratam retinam esse adpareret. Intra hanc osseam caveam nullum vitreum legitimum corpus, sed nervum quasi, albam nempe cylindrum reperimus, quae per foramen ossei scyathi transmissa, metiens ejus diametrum, denique adhaerebat osseo confuso corpori, quod potuisset pro corrupta lente crystallina habere ». (Il est évident que le cordon cylindrique dont il s'agit ici n'était autre que la rétine décollée en entonnoir et renfermant le corps vitré tandis que la capsule ossifiée, que Haller a l'air de tenir pour la rétine, provenait d'une calcification des couches internes de la choroïde comme on en rencontre assez fréquemment dans les bulbes atrophiques). *Opuscula pathologica*, obs. LXV.

2° « Choroïdi autem membrana subjecta erat alba, crassa, firma, quæ Retina olim, aut Vitrea tunica, an utraque fuerit priusquam sic crassesceret, hinc existimabis, quod antrorsum pergebat, eam quoque totam obducens oculi partem ubi esse ciliare corpus et humor crystallinus solent ». *De sedibus et causis morborum*, Epist. XIII, § 9.

Maitre-Jan donne en revanche une description fort juste d'un décollement total qu'il aurait constaté en 1691 dans l'œil d'une vache atteinte d'une « cataracte branlante » : « ... Je reconnus que la rétine était entièrement séparée de l'uvée, et attachée par derrière au fond de l'œil, à l'entrée du nerf optique, et par devant autour du cercle ciliaire, près le cristallin : de sorte que cette membrane imitait un cône. dont la pointe était à l'entrée du nerf optique, et la base autour du cercle ciliaire, Au milieu de ce cône formé par la rétine, je remarquai quelques fibres membraneuses,... c'était aussi tout ce qui restait du corps vitré » (p. 242).

Cette observation intéressante, qui fut probablement la première en date, conduisit Maitre-Jan à considérer le « dérangement de la rétine » comme l'une des causes de l'incurabilité de certaines cataractes compliquées. Au début du xix° siècle, le décollement des membranes internes de l'œil fut étudié particulièrement par deux auteurs anglais, Ware et Wardrop.

A la suite de Wardrop (1818), on distingua généralement entre l'hydropisie sous-sclérotidienne (hydrops choroïdeæ externus) et l'hydropisie sous-choroïdienne appelée parfois aussi sous-rétinienne (hydrops choroïdeæ internus). Cet état pathologique passait d'ailleurs pour être rare : c'est qu'il n'était reconnaissable sur le vivant que dans les cas très avancés et que même alors il faisait souvent l'objet d'erreurs de diagnostic. Ainsi dans un cas de Wardrop, il y avait eu tentative d'abaissement comme pour une cataracte et dans un autre, cité par Panizza (1826), l'œil fut énucléé comme atteint d'une tumeur maligne. Plusieurs auteurs ne connaissaient de l'hydropisie choroïdienne que les désordres anatomiques : Fischer en 1846 dit ne l'avoir jamais reconnue chez un de ses malades et Tavignot, qui parle avec beaucoup de justesse du « déplacement de la rétine » dans les cas d'épanchements sous-choroïdiens, ajoute que cette maladie est difficile à reconnaître pendant la vie.

Ce n'est pas à dire que l'aspect clinique du décollement de rétine dans son stade avancé ait échappé jusqu'à cette époque à l'observation des praticiens, mais il avait été le plus souvent mal interprété, quant à ses causes anatomiques ; en 1817, Beer avait décrit une forme spéciale d'amaurose à laquelle il donnait le nom d' « œil de chat » et qu'il attribuait à un manque de pigment dans la choroïde à cause des reflets jaunes ou rougeâtres du fond de l'œil. Dans cette description, Beer paraît avoir eu en vue certains cas de décollement, ainsi qu'il ressort des passages suivants :

« Cette espèce de cataracte noire se développe très rarement jusqu'à cécité complète ; on la rencontre le plus souvent chez des gens très âgés et il s'agit peut-être de ce que d'autres oculistes ont nommé *amblyopie sénile*... ».

... « Une particularité à remarquer, c'est que cette amblyopie se rencontre toujours chez des vieillards enclins au marasme, ou bien chez des jeunes gens débiles ou phtisiques, ou chez des enfants mal constitués ; de même à la suite de graves lésions de l'œil... » (p. 495).

... « Il est fort heureux que cette amaurose n'atteigne que rarement le point ultime de son développement, ... mais je n'ai jamais remarqué qu'elle ait fait le plus petit pas en arrière » (p. 498 ; *traduit*).

La description donnée par Beer de l' « œil de chat amaurotique » a été reprise par plusieurs auteurs : Weller et Andreæ en recherchent eux aussi la cause dans un manque de pigment choroïdien, Carron du Villards dans une coloration citrine du cristallin ; d'autres allèguent avec plus de raison des exsudats de la rétine ou une choroïdite suppurative (Himly, Ruete). Un petit nombre seulement ont su rapprocher le symptôme en question de la lésion pathologique connue déjà sous le nom d'hydropisie de la choroïde et coordonner sur ce point leur expérience clinique avec les notions anatomiques de l'époque. Chelius, Sichel, Desmarres, sont parvenus par ce travail de synthèse à donner du décollement de la rétine des descriptions excellentes, auxquelles, par un examen ophtalmoscopique, on n'aurait pas trouvé grand'-chose à modifier.

« Dans les cas avancés de la maladie, dit Chelius, on voit apparaître dans la pupille un corps opaque qui a l'aspect d'un fongus médullaire croissant au fond de l'œil. Ce corps opaque est la rétine qui se trouve repoussée par l'exsudat liquide de telle façon que, après que le corps vitré a été résorbé, elle se transforme en un cordon tendu de l'entrée du nerf optique jusque derrière la pupille et que l'on peut apercevoir à travers celle-ci. » (p. 367 : *traduit*).

Voici une description de Sichel (1841) :

« L'hydropisie sous-choroïdienne présente à son début une opacité striée et jaunâtre... A mesure que la maladie augmente, les stries deviennent plus larges, plus élevées, formant des plis et une saillie plus évidente, en même temps que le mouvement qu'elles présentent devient plus manifeste. A chaque déplacement du globe oculaire on voit s'opérer, dans chaque pli ou au moins dans les plis les plus élevés, un tremblottement, un mouvement d'oscillation. indiquant clairement la fluctuation d'un liquide épanché entre la choroïde et la rétine soulevée. »

Desmarres (p. 710) s'exprime d'une façon très semblable :

« On voit au fond de l'œil une opacité jaunâtre, occupant le plan le plus reculé de la coque oculaire. et présentant des lignes ou stries semblables à des plis, et placées ordinairement dans le sens transversal...

« L'opacité. constituée évidemment par la rétine, que pousse en avant le liquide épanché dans la membrane de Jacob, présente, toutes les fois que le globe change de place, une sorte de fluctuation ou de flottement remarquable, indiquant d'une manière évidente les mouvements imprimés aux liquides... Il n'est pas rare de voir, sur un des points de la tache, une partie enfoncée et noire, parcourue de quelques vaisseaux ; ce signe indique que dans cet endroit la rétine ne s'est point encore décollée. L'opacité siège le plus ordinairement dans un point assez rapproché de la partie la plus déclive du globe. »

Malgré cette appréciation si juste de quelques-uns des symptômes offerts par l'hydropisie sous-rétinienne, il semble que cette affection soit restée peu familière à la plupart des praticiens et les erreurs de diagnostic doivent s'être montrées encore fréquentes. surtout la confusion avec le gliome de la rétine, si l'on en juge par le soin que Deval et de nouveau Sichel, en 1854, mettent à bien différencier ces deux maladies dont le pronostic est si différent. Sichel lui-même ne se considère pas comme à l'abri d'une erreur de diagnostic, car après avoir présenté aux visiteurs de sa clinique un enfant atteint, selon toute apparence, d'une tumeur, il a soin d'ajouter :

« Bien que persuadé que nous avons affaire ici à un encéphaloïde de la rétine, je ne regarde pas comme tout à fait impossible de trouver, après l'extirpation du globe oculaire. qu'il y avait là une hydropisie sous-choroïdienne gélatiniforme, etc. »

Sichel n'en donne pas moins des éléments de diagnostic d'une grande justesse :

« Dans l'hydropisie sous-choroïdienne, il y a une opacité profonde, jaunâtre, formée de stries ou de bosselures plus ou moins larges, plus ou moins élevées, dans lesquelles on aperçoit à chaque déplacement du globe oculaire un tremblottement, une oscillation indiquant la fluctuation d'un liquide épanché entre la choroïde et la rétine soulevée. Quelquefois. au lieu de stries ou élévations multiples, il n'y en a qu'une seule, très volumineuse, d'un gris verdâtre ou jaunâtre, douée d'un certain reflet ,mais non pas chatoyante comme l'est le cancer encéphaloïde de la rétine à son premier degré. Un dernier caractère différencie l'hydropisie sous-choroïdienne de l'encéphaloïde de la rétine, c'est que dans le premier cas. on observe souvent au début une vision latérale, phénomène qui manque dans la deuxième affection : c'est par les points de la rétine soulevés par le liquide sous-jacent que le malade ne perçoit plus la lumière ».

(Il est assez étrange que dans cette description, publiée en 1854, il ne soit fait encore aucune mention de l'ophtalmoscope).

Deval. en 1851. insiste lui aussi sur l'importance qu'il y a de ne pas confondre l'hydropisie sous-rétinienne avec l'encéphaloïde et il cite plusieurs cas où il s'est félicité d'avoir déconseillé une énucleation :

« Il y aurait erreur à croire, remarque sur laquelle nous ne saurions trop insister, que l'opacité à reflet plus ou moins chatoyant dénotât constamment le premier degré de fongus médullaire. Dans quelques cas, le phénomène paraît provenir d'un produit plastique épanché entre le corps vitré et la rétine... dans d'autres, l'obscurcissement jaunâtre résultait d'un fluide accumulé derrière la rétine qu'il soulevait, d'une hydropisie sous-rétinienne » (p. 330).

Les premières descriptions du décollement de la rétine vu à l'ophtalmoscope ont été données par Coccius (1853, p. 25), van Trigt (obs. 32) et de Graefe (1854, p. 362). Nous en devons les premiers croquis à van Trigt (pl. II, fig. 12) et à Jaeger (pl. IV, fig. 26).

Ces premières observations ont été suivies d'autres en grand nombre ; le décollement de rétine, loin d'être une maladie rare, s'est trouvé constituer une cause fréquente de l'amaurose, à tel point que Graefe en 1856 et Liebreich en 1857 déclarent en avoir observé déjà plusieurs centaines de cas. Liebreich s'est attaché à décrire en détail le tableau ophtalmoscopique de la rétine décollée en expliquant les différences de coloration par la nature de liquide sous-jacent et en démontrant que l'aspect noirâtre des vaisseaux est dû, non pas à leur oblitération comme on l'avait cru, mais à un simple phénomène optique.

C'est en revanche à de Graefe que l'on doit l'indication précise des troubles du champ visuel caractéristique du décollement ainsi que de nombreuses notes sur l'origine, le pronostic et le traitement de cette affection (*Archiv für Opht.*, I, II, III, IV et IX). Le rétrécissement latéral du champ visuel avait été cependant déjà noté par Sichel et Desmarres avant la connaissance de l'examen ophtalmoscopique.

2° *Théories émises sur la pathogénie du décollement rétinien.*

Dans la seconde moitié du XIXᵉ siècle, les cliniciens et les pathologistes se sont surtout préoccupé des causes anatomiques du décollement rétinien.

Les premiers auteurs qui ont constaté l'hydropisie sous-choroïdienne l'avaient attribuée à un épanchement de liquide entre la choroïde et la rétine.

Arlt (1853, p. 160), en se basant sur l'apparition parfois soudaine de la cécité, pensa que par suite d'un ramollissement inflammatoire la rétine se déchire (ou même se trouve entièrement dissoute) et qu'elle se met alors à flotter dans l'exsudat ou dans le corps vitré liquéfié.

Il estimait que cet accident ne doit guère être une conséquence d'une inflammation de la rétine elle-même, mais bien plutôt d'un épanchement séreux ou hémorragique de la choroïde (1856, p. 119).

De Graefe (1854, p. 369), considérait que la cause la plus probable du décollement est une hémorragie, peut-être aussi un épanchement séreux ; il écarta l'hypothèse d'un exsudat inflammatoire étant donné l'absence habituelle de prodromes.

Quant à la fréquence si grande des décollements dans la myopie progressive, Graefe (*Archiv für Opht.*, III, 2, p. 395) l'expliquait par la distension de la rétine que son peu d'extensibilité empêcherait de suivre les autres membranes de l'œil lorsqu'elles subissent une forte ectasie.

Un autre facteur de décollement a été indiqué par H. Müller, qui, en examinant des yeux énucléés par Graefe, y trouva le corps vitré transformé en une sorte de tissu fibreux comme s'il avait subi une rétraction cicatricielle et fortement adhérent à la rétine décollée ; il lui sembla qu'un pareil ratatinement du corps vitré devait avoir été la cause et non le résultat du décollement. Graefe (1857 et 1858) n'accepta cette interprétation que pour certains détachements de la rétine consécutifs à des plaies de la sclérotique.

D'une série d'observations subséquentes, il sembla ressortir que le décollement de rétine pouvait provenir de causes très diverses, mais que ces causes agissaient de l'une des façons indiquées ci-dessus. On en vint donc à distinguer trois sortes de décollements, en considérant comme produits par *distension* de la rétine ceux qui viennent compliquer une myopie progressive (von Graefe, 1857) ; par *soulèvement*, ceux que l'on observe au cours de certaines choroïdites exsudatives (Arlt ; Schweigger, 1863), ou d'une rétinite albuminurique, ou lorsqu'il existe un obstacle à la circulation tel qu'une tumeur (Dor, 1860 ; Goldzieher, 1873), ou un abcès rétrobulbaire (Graefe, 1863 ; Berlin, 1866) ; enfin par *attraction*, ceux qui sont consécutifs à une plaie oculaire accompagnée d'une perte de corps vitré ou suivie d'adhérences et de rétractions cicatricielles (H. Müller, von Graefe ; Saemisch, 1866).

Cette division a été pendant quelque temps classique, mais on finit par reconnaître qu'elle n'est pas très exacte, car les divers facteurs de décollement se trouvent fréquemment combinés en un même cas. C'est ainsi que bien des auteurs sont d'avis qu'un épanchement rétro-rétinien, pour être la cause déterminante d'un brusque décollement, doit être précédé par des modifications dans le corps vitré.

Iwanof, concluant d'assez nombreuses observations de *décollement du corps vitré*, exprima l'opinion que cet accident devait constituer dans la majorité des cas un prodrome du décollement de la rétine (p. 67) et qu'il précédait ce dernier non seulement chez les myopes, mais aussi dans les yeux atteints de blessures ou de tumeurs. Une accumulation de liquide aurait lieu tout d'abord entre le corps vitré et la rétine (p. 61), puis la pression de ce liquide agissant par l'intermédiaire du corps vitré sur la rétine, aboutirait à soulever celle-ci de ses attaches à la choroïde.

De son côté, Raehlmann (1875), tout en cherchant dans le corps vitré la cause du détachement rétinien, admit qu'elle réside dans une altération de la constitution chimique plutôt que dans une action purement mécanique ; cette altération chimique provoquerait au travers de la rétine des phénomènes d'osmose tels, que le liquide du corps vitré trouverait facilement passage, tandis que la membrane nerveuse retiendrait à sa surface extérieure les sucs plus riches en albumine et par conséquent moins diffusibles, provenant des vaisseaux choroïdiens. Raehlmann appuyait sa théorie sur une série d'expériences où l'injection de solutions salées dans le vitré avait été suivie d'une accumulation de liquide albumineux dans l'espace rétro-rétinien.

Pour que cette explication fût suffisante, il lui faudrait une confirmation directe, car si Raehlmann a prouvé que des substances agissant à la façon des solutions salées peuvent provoquer un décollement de rétine, il n'a pas démontré par des analyses que la production de pareilles substances a réellement lieu dans le corps vitré pathologique et dès lors, qu'elle est bien la cause ordinaire du décollement.

C'est l'explication donnée par Iwanof qui semble avoir trouvé le plus de partisans : elle a été pleinement adoptée par de Wecker (p. 151), et Lebes s'en est servi pour édifier la théorie sur le décollement qu'il a présentée au

Congrès d'Heidelberg, en 1882, théorie d'après laquelle les déchirures de la rétine ne seraient point secondaires au décollement, mais devraient être considérées au contraire comme la cause déterminante de ce décollement, au moins dans tous les cas aigus. Considérant qu'un grand nombre de décollements spontanés surviennent dans des yeux qui ne sont pas fortement myopiques, où la simple distension de la rétine n'est par conséquent pas en cause ; que d'autre part un exsudat sous-choroïdien ne pourrait se produire soudainement en présence d'un corps vitré normal sans provoquer une notable augmentation de la tension intra-oculaire, LEBER en était venu à la conviction que le facteur ordinaire réside dans les tractions exercées sur la rétine par le corps vitré, car le microscope lui avait permis de reconnaître dans ce tissu une structure fibrillaire anormale dans certains cas même où l'ophtalmoscope n'avait révélé aucun trouble de transparence ou seulement des troubles insignifiants. C'est selon LEBER à cette dégénérescence du vitré que serait due la perforation de la rétine, qu'il dit avoir reconnue dans presque tous les cas frais, et qui expliquerait la brusque formation d'un épanchement rétro-rétinien par un simple changement de situation des liquides intra-oculaires.

Les idées de LEBER ont été reprises et développées par un de ses élèves, NORDENSON, qui les a étendues aux décollements accompagnant la rétinite albuminurique ou les tumeurs choroïdiennes ; elles ne sont pas encore unanimement adoptées : la plupart des ophtalmologistes, entre autres SCHWEIGGER (1889), BECKER, H. PAGENSTECHER, tout en reconnaissant que la théorie d'une rétraction du corps vitré est applicable à bien des cas, se sont dès l'abord opposés à ce qu'elle fût généralisée à tous les genres de décollements. SCHWEIGGER a notamment insisté sur le fait que l'on rencontre des déchirures de la rétine en présence d'un corps vitré parfaitement sain en apparence, et il estime qu'un état de rétraction assez avancé pour avoir provoqué ces déchirures serait certainement reconnaissable à l'ophtalmoscope.

RAEHLMANN (1893), lui aussi, a soumis la théorie de LEBER à une étroite critique : selon lui rien ne prouve que la dégénérescence du corps vitré ait été le phénomène primaire dans les cas observés par LEBER et NORDENSON : cet état pathologique n'est en effet pas en relation intime avec le décollement car l'on peut trouver l'un sans l'autre ; il est difficile d'expliquer par une rétraction du corps vitré pourquoi la rétine se déchire et comment un liquide peut fuser entre elle et la choroïde ; enfin, contrairement à l'opinion de LEBER (1882), le liquide rétro-rétinien diffère par sa constitution chimique de celui du corps vitré : il est plus riche en albumine et d'un poids spécifique plus élevé, ce qui tend à prouver qu'il a une origine différente et provient des vaisseaux sanguins de la choroïde.

L'origine exsudative et choroïdienne de certains épanchements rétro-rétiniens survenant en l'absence de toute déchirure de la rétine a été derechef affirmée par HORSTMANN (1891) et SCHMIDT-RIMPLER (1897).

Il y a donc à nouveau trois théories en présence sur la pathogénie du décollement : celle de LEBER (*rétractionstheorie*), attribuant à l'action mécanique du corps vitré la production d'une perforation de la rétine qui serait à l'origine de tout décollement aigu; celle de RAEHLMANN (*diffusions-theorie*), d'après laquelle des phénomènes d'osmose résulteraient d'une altération chimique du vitré; la troisième enfin (*exsudationstheorie*), datant d'ARLT et de GRAEFE, et qui admet un exsudat primaire de la choroïde, accompagné ou suivi d'une diminution compensatrice dans le volume du corps vitré (SCHWEIGGER, HORSTMANN, SCHMIDT-RIMPLER).

De ces trois théories, les deux dernières ont bien des points communs : la première, celle de LEBER, s'en distingue surtout en ce qu'elle implique la présence à peu près constante d'une perforation de la rétine et l'identité des liquides sus et sous-rétiniens ; or ce sont précisément là les deux points les plus contestés : en effet l'observation anatomique démontre assez fréquemment que le liquide épanché derrière la rétine est plus albumineux et plus facilement coagulable par les réactifs que le corps vitré ; quant aux perforations rétiniennes, on relève le fait que NORDENSON lui-même n'a pu les constater que 46 fois sur 119 cas examinés, et que GALEZOWSKI (1883) les a notées seulement 131 fois sur 649 cas de décollement. SCHMIDT-RIMPLER (1894) et VOSSIUS, s'accordent à les trouver moins fréquentes que ne le pense LEBER ; mais DE WECKER (1889, p. 145) s'est rangé catégoriquement à l'avis de ce dernier en affirmant qu'une déchirure peut être reconnue dans un très grand nombre de cas et que dans d'autres elle n'existe pas moins, bien qu'elle soit souvent cachée au regard de l'observateur.

La théorie de LEBER permettrait d'expliquer comment certains décollements très étendus peuvent se produire d'une façon à peu près soudaine sans augmentation de la pression intra-oculaire : d'autre part elle semble exclure la possibilité d'une guérison spontanée, car il est assez difficile de concevoir comment les brides du corps vitré, après avoir détaché la rétine de son contact avec la choroïde, cessent d'exercer sur elle leurs tractions et lui permettent de reprendre sa situation normale.

Cet argument et d'autres encore parmi ceux que RAEHLMANN avait opposés à LEBER ont influencé les ophtalmologistes à tel point que la plupart d'entre eux sont restés peu favorables, semble-t-il, aux idées du professeur de Heidelberg.

Nous avons tenu à retracer aussi impartialement que possible les principales phases de ce long débat sur la pathogénie du décollement rétinien : cela nous permettra d'exposer dans le chapitre suivant les faits anatomo-pathologiques sans revenir à chaque instant aux discussions qu'ils ont fait naitre.

Anatomie pathologique et pathogénie. — *A.* DÉCOLLEMENT RÉTINIEN IDIOPATHIQUE. — Lorsque l'on sectionne un œil dont la vision s'est perdue quelques années auparavant par un décollement rétinien spontané, on constate le plus souvent que la rétine n'a plus aucune relation de contact avec la choroïde et qu'elle a seulement conservé ses attaches postérieures à la papille optique et ses attaches antérieures à l'ora serrata. C'est ici le décollement rétinien total en « entonnoir » ou en « corolle de liseron ». La rétine dans son ensemble a pris en effet la forme d'un cône dont le sommet répond à la papille et dont la base évasée s'applique sur la surface postérieure du cristallin et du corps ciliaire (voy. fig. 91). L'espace du corps vitré se trouve réduit à fort peu de chose à l'intérieur de l'entonnoir rétinien ; en revanche l'espace anormalement constitué entre la choroïde et la rétine se voit occupé par un liquide visqueux plus ou moins trouble, grisâtre, verdâtre ou jaunâtre, riche en matières albuminoïdes et que l'action des fixateurs tels que la liqueur de MULLER et le formol coagule en une gelée de consistance plus ou moins compacte. Dans ce liquide rétrorétinien, il n'est pas rare de constater la présence de flocons de fibrine ou de nombreuses paillettes brillantes qui sont des cristaux de choléstéarine.

Le tissu même de la rétine est épaissi, opacifié, teinté de jaune ou de verdâtre, sa surface rendue inégale par une succession de plis et de sillons, de voussures irrégulières et de gonflements kystiques ; les vaisseaux n'y sont visibles que par tronçons très courts ; le plus souvent ils sont indistincts et difficiles à différencier de stries hémorragiques ou pigmentaires. Le corps vitré, quand il est encore reconnaissable, est beaucoup plus dense qu'à l'état normal et il a perdu sa transparence ; il adhère à la surface interne de la rétine qui l'enserre étroitement. Le cristallin est ordinairement cataracté, quelquefois calcifié ou ratatiné. Enfin quand l'énucléation de l'œil a été nécessitée par une iridocyclite ou par un glaucome, on constate les particularités anatomiques propres à ces deux genres de complications, soit des synéchies de l'iris, de l'œdème du corps ciliaire et de la choroïde, l'effacement de l'angle scléro-iridien ou même de la chambre antérieure, l'atrophie diffuse de l'uvée,

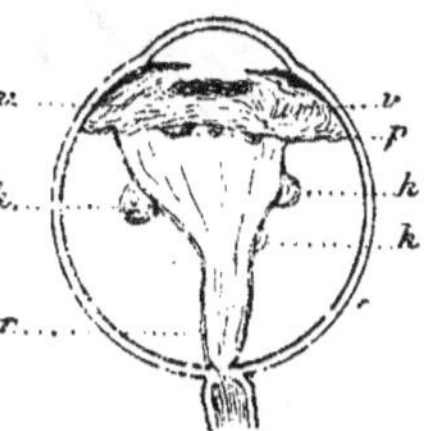

Fig. 91.

Rétine décollée en corolle de liseron.

v, v, corps vitré rétracté. — *p,* trois perforations rétiniennes à la limite des adhérences du vitré à la rétine, — *k, k, k,* kystes de la rétine. — *r,* rétine.

parfois même l'excavation de la papille optique et la présence de staphylomes de la sclérotique.

L'étude anatomique de ces cas de décollement déjà anciens et compliqués ne donne pas une idée nette et certaine de la genèse des altérations. La nature du liquide rétrorétinien ferait penser tout d'abord à un exsudat de la choroïde conformément à la théorie du *soulèvement rétinien* (voy. p. 982) ; d'un autre côté, le plissement compliqué de la rétine et ses relations intimes avec le corps vitré ratatiné paraissent bien indiquer que le décollement s'est produit par *attraction*. Il est donc indispensable d'étudier le mécanisme du décollement rétinien sur des pièces fraîches, c'est-à-dire dans des yeux où l'affection est de date récente et n'a pas été compliquée par des processus inflammatoires de longue durée. Ce matériel d'étude est malheureusement d'une assez grande rareté et il n'a pas été jusqu'ici l'objet de l'attention qu'il aurait méritée ; nous ne connaissons du décollement rétinien spontané que huit descriptions détaillées, dont cinq proviennent de la clinique de LEBER (NORDENSON et DRUAULT), et trois de l'hôpital ophtalmique de Lausanne (GONIN).

Voici les principales constatations que permettent les cas de décollement rétinien récent, et que l'on ne peut faire avec la même constance ni la même sûreté dans les cas plus anciens ou plus compliqués :

1° Le corps vitré se voit fortement rétracté en avant ; il est décollé de la rétine dans la région postérieure, mais il présente des adhérences anormales avec la membrane nerveuse au niveau de la zone équatoriale ou dans le voisinage de l'ora serrata ;

2° La forme du décollement et le plissement de la surface interne de la rétine indiquent clairement que des tractions se sont exercées sur la rétine au niveau de ses adhérences avec le vitré ;

3° Au voisinage de l'équateur ou de l'ora serrata, il existe une ou plusieurs petites perforations de la rétine. Dans les régions correspondantes de la choroïde on trouve des cicatrices de chorio-rétinite ;

4° Le liquide accumulé entre la choroïde et la rétine est *identique* à celui qui occupe l'intérieur de l'entonnoir rétinien en arrière du corps vitré décollé. Ce liquide est plus transparent et moins riche en albumine que dans les cas de décollement plus anciens ;

5° Le cristallin est généralement déplacé en arrière par suite de ses adhérences avec le corps vitré ratatiné ; la partie périphérique de l'iris est parfois réclinée de la même façon, d'où il résulte que la chambre antérieure de l'œil est beaucoup plus profonde que normalement.

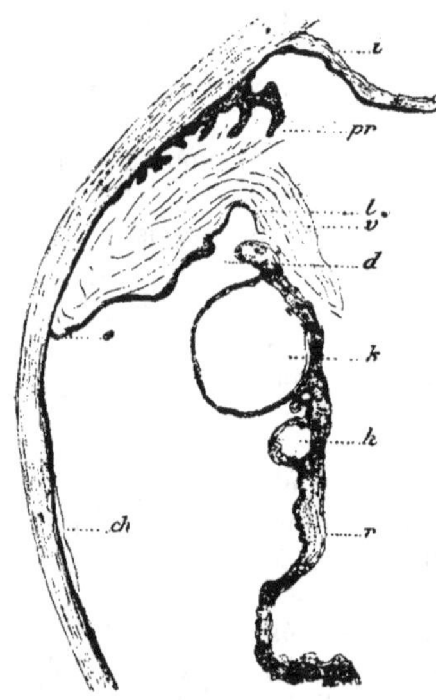

Fig. 92.

Coupe antéro-postérieure pratiquée au niveau de l'une des déchirures rétiniennes dans le cas représenté par la figure précédente et montrant les rapports du corps vitré avec la rétine décollée.

i, iris fortement récliné. — *pr*, procès ciliaires. *o*, insertion de la rétine à l'ora serrata. — *r*, rétine. — *k, k*, kystes de la rétine. — *d*, déchirure de la rétine. — *l*, lambeau antérieur de la déchirure. - *v*, tractus du vitré adhérant au lambeau. — *ch*, foyer de choroïdite en un point qui correspond à la situation normale de la rétine déchirée.

Les plus importantes d'entre ces particularités anatomiques sont la présence des *perforations rétiniennes* et *l'identité des deux liquides sus et sous-rétiniens* ; c'est sur elles que se fonde la théorie de Leber, exposée par son auteur en 1882 devant la Société ophtalmologique de Heidelberg, développée plus tard par Nordenson (1887), et que nous avons récemment reprise avec quelques modifications de détail à l'occasion du Xᵉ Congrès international d'ophtalmologie (1904).

Cette théorie, nous le rappelons, consiste à voir dans le décollement spontané de la rétine la conséquence directe des tractions exercées à sa surface par le corps vitré et elle implique la production d'une déchirure qui permette au liquide du vitré de fuser en arrière de la rétine à mesure que celleci se déplace en avant. Les nombreuses objections théoriques faites par Schweigger (1889), Pagenstecher, Raehlmann (1893), et d'autres, à la possibilité d'une déchirure rétinienne par le seul effet des tractions du vitré ne sauraient prévaloir contre les faits observés (*Ann. d'ocul.*, juil. 1904, p. 14 à 16).

Certains ophtalmologistes, tout en reconnaissant que les déchirures de la rétine se voient assez fréquemment dans les cas de décollement spontané, ne leur attribuent qu'une importance secondaire (Galezowski, 1883, Horstmann 1897) et pensent qu'elles se produisent par macération du tissu rétinien ou qu'elles résultent de l'irruption au travers de la rétine d'un exsudat de la choroïde. Ces deux explications sont également controuvées par les données de l'anatomie pathologique.

On rencontre deux types de perforations rétiniennes dans le décollement spontané, le type « en soupape » et le type « à l'emporte-pièce ».

Les *perforations en soupape* ont généralement la forme d'un U ou d'un V, dont le sommet est dirigé en arrière, c'est-à-dire dans la direction du pôle postérieur de l'œil. Le lambeau de rétine compris entre les deux branches de la déchirure, étant attiré vers le corps vitré par suite des adhérences avec ce tissu, se soulève à la façon du clapet d'une soupape et rend ainsi béante la déchirure : les figures 92 et 93 montrent l'aspect qu'offrent ces perforations sur des coupes méridionales de l'œil : on y reconnaît la lèvre antérieure et la lèvre postérieure de la déchirure (*d*), sous la forme de petits renflements, et l'on voit de plus que le lambeau (*l*) qui prolonge la lèvre antérieure est partiellement constitué par la couche des fibres optiques arrachée à la rétine du côté opposé de la rupture. Rien ne pourrait démontrer avec plus de netteté comment la déchirure se produit par une traction d'arrière en avant agissant sur la surface interne de la rétine.

Les *perforations à l'emporte-pièce* paraissent être moins fréquentes, mais elles sont encore plus significatives du rôle important que joue le corps vitré. Nous en avons décrit (*Ann. d'ocul.*, VII, 1904, obs. III) et démontré (*Xe Congrès internat. d'ophtalm., Lucerne*, 1904) un exemple très curieux (fig. 94) : en avant de deux ouvertures arrondies, reconnaissables dans les régions antérieures de la rétine, se voyaient deux petites rondelles de même forme et de même grandeur qui flottaient retenues par des brides de corps vitré ; chacune de ces rondelles n'était autre que le lambeau de rétine arraché à l'ouverture correspondante, ainsi que cela fut confirmé par le microscope.

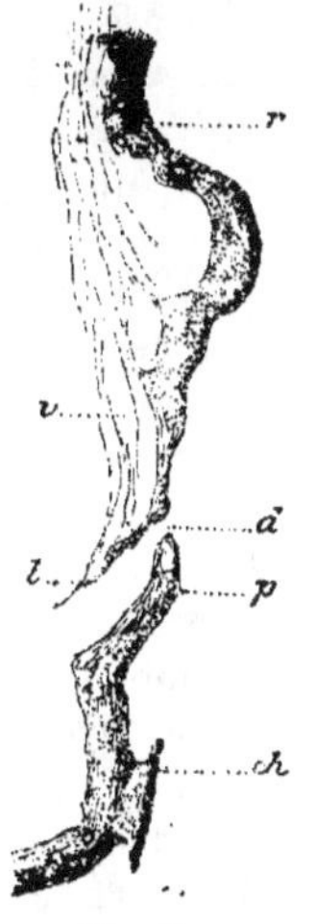

Fig. 93.

Coupe antéro-postérieure d'une rétine décollée.

r, rétine. — *v*, tractus du vitré adhérant à la rétine. — *d*, déchirure rétinienne. — *l*, lambeau antérieur de la déchirure soulevé à la façon d'une soupape par ses adhérences au vitré. — *p*, lèvre postérieure de la déchirure. — *ch*, adhérence chorio-rétinitique avec fragment de l'épithélium pigmentaire.

Dans ses premières descriptions, LEBER semblait croire que la rétraction du corps vitré s'accompagne d'une adhérence diffuse avec la rétine et représente ainsi la cause première de la déchirure rétinienne ; il s'est rangé depuis lors aux conclusions que nous avons tirées de nos propres constatations, à savoir que ce sont des adhérences très localisées du vitré à la rétine qui aboutissent à des perforations et que la localisation de ces adhérences est elle-même déterminée par la situation des foyers de chorio-rétinite dans les régions antérieures de l'œil (*Xe Congrès internat. d'opht., Lucerne*, 1904, p. C 76).

L'importance causale de ces *foyers de choroïdite antérieure* nous est affirmée par la constance avec laquelle nous avons constaté leur présence dans les points exactement correspondants aux perforations rétiniennes (voy. fig. 92); elle est de nature à expliquer la forte proportion des yeux myopiques qui succombent au décollement rétinien, puisque nous savons que la choroïdite antérieure est une complication fréquente de la myopie.

La même prédisposition au décollement, que montrent les yeux atteints d'hydrophtalmie, prédisposition signalée par AXENFELD (1903) et que nos observations nous ont fait aussi reconnaître, tient vraisemblablement à la même cause.

Le rôle attribuable aux foyers de chorio-rétinite dans la genèse du décollement rétinien ne nous semble point diminué par le fait que, dans les cas examinés jusqu'ici, les altérations de la choroïde se sont trouvées généralement peu nombreuses et de peu d'étendue ; en effet, c'est à la situation géographique de ces foyers dans l'œil, bien plutôt qu'à leur intensité ou à leur extension en surface, que revient le rôle principal. Les choroïdites si fréquentes, surtout dans l'œil myopique, au voisinage de la papille et de la macula sont probablement celles qui offrent le moindre danger au point de vue spécial du décollement, cela pour la raison suivante : c'est que le décollement postérieur du corps vitré, qui précisément dans la myopie est beaucoup plus commun qu'on ne le suppose généralement, constitue une condition défavorable à la production d'adhérences entre le vitré et la rétine dans le voisinage du pôle postérieur de l'œil. Tout au contraire, dans la zone comprise entre l'équateur et l'ora serrata, où le contact du vitré avec la surface interne de la rétine est plus intime et plus stable (ADDARIO), le moindre foyer inflammatoire a beaucoup de chances de créer entre ces deux tissus, par simple réaction de voisinage, des adhérences étroites et localisées (*Ann. d'ocul.*, juillet 1904, p. 17 et 18).

LEBER (1882, p. 23) et NORDENSON (p. 239), voyaient surtout dans la choroïdite la cause de troubles de nutrition se manifestant par la dégénérescence fibrillaire du vitré et par sa rétraction. Nous n'avons pas retrouvé cette dégénérescence fibrillaire aussi constante ni aussi régulière que la représente les planches de NORDENSON (*die Netzhautablösung*, pl. V, VI, VIII) ; aussi ne la considérons-nous pas comme une altération primaire du corps vitré, mais simplement comme l'effet d'une densification de son tissu par suite de la séparation des parties liquides et de la trame connective. Ce n'est qu'au voisinage des adhérences rétiniennes que le vitré nous a fait voir des faisceaux de fibrilles en assez grand nombre, s'insérant sur la couche des fibres optiques et se confondant partiellement avec le prolongement des fibres de MÜLLER. Ces fibrilles sont accompagnées de groupes ou de traînées de granulations pigmentaires, de leucocytes et de cellules à gros noyau ovalaire, pigmentées ou privées de pigment, dont nous aurons à reparler.

Les altérations microscopiques du tissu rétinien dépendent de l'ancienneté du décollement et sont à leur maximum au niveau des adhérences avec le vitré. Là, on note surtout le plissement de la surface interne régi par des brides de tissu conjonctif néoformé auxquelles le vitré contribue pour une part, mais pour une grande part aussi les cellules à gros noyau déjà mentionnées. Ces cellules forment un revêtement plus ou moins régulier sur la limitante interne et pourraient fort bien avoir un rôle actif dans la cicatrisation des déchirures rétiniennes ; elles nous ont paru dériver de l'épithélium pigmentaire que nous avons surpris en état de prolifération évidente (*Ann. d'ocul.*, VII, 1904) ; elles pénètrent sans doute dans l'espace du corps vitré par les déchirures de la rétine car elles se voient particulièrement nombreuses dans le voisinage immédiat de ces ouvertures (*Ann. d'ocul.*, VII, 1904, obs. II, et NORDENSON, *l. c.*, pl. XIII et XX).

Le plissement de la rétine et les troubles de circulation qui en résultent sont probablement la cause du développement des kystes souvent observés dans la rétine décollée (voy. fig. 92). Ces kystes ont généralement leur point d'origine dans la couche intergranuleuse et leur volume peut atteindre celui d'un pois ou d'une noisette ; ils sont occupés par un liquide séreux souvent mélangé de produits hémorragiques. C'est vraisemblablement la présence de ces kystes qui a conduit certains auteurs (IWANOF, p. 88 ; LEBER, 1877, p. 664 et 671) à penser que le décollement rétinien peut être lui-même secondaire à une dégénérescence cystoïde.

Cette supposition, n'a été confirmée, que nous sachions, par aucun fait positif. Dans les cas de décollement rétinien que nous avons examinés, on ne voyait précisément pas de kystes au voisinage de l'ora serrata ; aussi croyons-nous que la dégénérescence cystoïde dite *sénile*, que l'on rencontre dans les parties périphériques de la rétine en bien des états pathologiques (rétinite albuminurique, dégénérescence pigmentaire, etc.) et même en des yeux tout à fait sains, n'a pas la même signification que les kystes beaucoup plus volumineux et plus irréguliers du décollement rétinien.

Les autres altérations histologiques de la rétine, telles que la destruction progressive des cellules visuelles et l'atrophie plus lente des éléments conducteurs, cellules ganglionnaires et fibres optiques, ne diffèrent pas dans le décollement spontané de ce qu'elles sont en d'autres formes de décollement. Les cônes et bâtonnets, privés de leurs relations physiologiques avec l'épithélium pigmentaire et baignés par le liquide rétro-rétinien, dégénèrent en peu de temps et se désagrègent, de telle façon qu'il est rare qu'on les retrouve au microscope pour peu que le décollement remonte à quelques mois ; toutefois dans un cas où la durée du décollement avait été d'environ dix semaines, nous avons encore constaté leur présence. Dans les cas très anciens, les autres éléments nerveux ont à leur tour disparu ; la rétine est alors transformée en un tissu conjonctif plus ou moins dense où l'on ne reconnaît plus la stratification normale de ses différentes couches.

Quant au liquide rétro-rétinien, après avoir montré dans les cas récents une constitution chimique voisine de celle du corps vitré, avec quelques éléments figurés (leucocytes, corps granuleux, cellules de l'épithélium pigmentaire), il devient de plus en plus riche en albumine à mesure qu'il se charge de produits inflammatoires ou hémorragiques et d'éléments cellulaires en désagrégation, débris de l'épithélium pigmentaire et de la couche des cônes

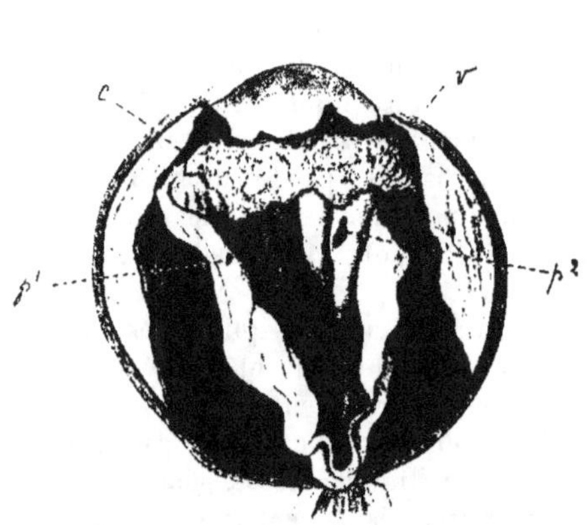

Fig. 94.

Décollement spontané de la rétine et de la choroïde avec deux perforations rétiniennes « à l'emporte-pièce ».

c, corps ciliaire. — *v*. vitré rataliné.
p¹, *p²*, perforations de la rétine.

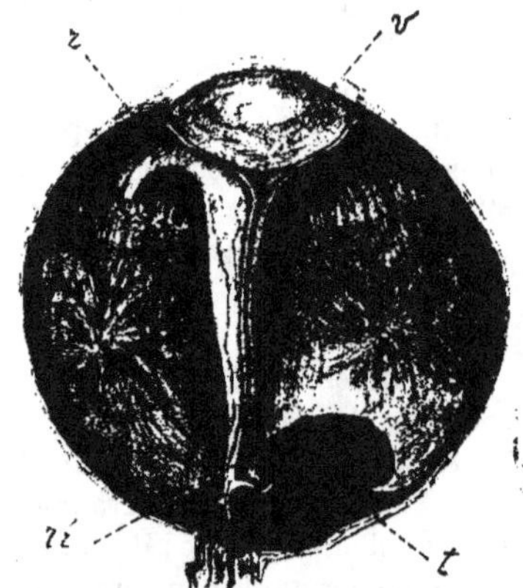

Fig. 95.

Décollement rétinien provoqué par un sarcome de la choroïde.

r, zone périphérique de la rétine moulée sur les procès ciliaires. — *rr′* pédicule formé par l'apposition des deux feuillets de la rétine. — *t*, tumeur. — *v*, vestiges du corps vitré.

et bâtonnets. Des cristaux de cholestéarine apparaissent en outre dans certains décollements de longue durée.

B. Décollement rétinien consécutif a des hémorragies dans le corps vitré. — Nous reparlerons des conditions anatomiques de ce décollement à propos de la rétinite proliférante, dont il est une complication relativement commune; il rentre dans la catégorie des décollements par *attraction*, mais son développement parait être dans la majorité des cas assez lent pour permettre une résorption graduelle du liquide du corps vitré et une exsudation compensatrice derrière la rétine, de telle sorte qu'il n'est ici pas nécessaire de supposer toujours une déchirure de la rétine pour expliquer le décollement. Ce mécanisme ressort nettement de l'une de nos préparations où l'on voit à la fois que la rétine est soulevée tout à l'entour de la papille optique par ses adhérences avec un caillot hémorragique du vitré, et qu'elle est séparée de la choroïde par une mince couche d'exsudat trouble, grisâtre et fortement albumineux.

Au reste il se présente aussi des cas où la rétine se déchire, sous l'influence des tractions exercées à sa surface, comme dans le décollement idiopathique ; nous en trouvons un exemple dans une observation ophtalmoscopique d'Axenfeld (1893).

C. Décollement rétinien secondaire a une tumeur. — L'autopsie d'un œil atteint d'une tumeur, par exemple d'un sarcome de la choroïde, ménage souvent une surprise, en ce sens qu'un décollement total de la rétine peut avoir été provoqué par une tumeur très petite, et qu'en revanche certaines tumeurs volumineuses ne sont accompagnées que d'un décollement partiel. C'est qu'en effet, dans la plupart des cas, le soulèvement rétinien est provoqué bien moins par le néoplasme lui-même que par un exsudat venu probablement de la choroïde. Cet exsudat, un peu trouble, légèrement grisâtre, diffère par sa constitution du liquide du corps vitré, car il est beaucoup plus albumineux et se coagule par l'action des fixateurs en une gelée de consistance assez ferme. Au microscope on y reconnaît une proportion parfois considérable de globules sanguins.

Ce n'est généralement pas dans les régions de l'œil occupées par la tumeur que l'accumulation du liquide exsudé est à son maximum ; cela tient probablement à ce que la rétine adhère assez souvent au néoplasme ; dans plusieurs pièces de notre collection, le sarcome de la choroïde occupe la région temporale de l'œil, et c'est dans la région nasale que la rétine se voit soulevée par l'exsudat. Autre particularité : l'exsudat rétro-rétinien n'a pas non plus de tendance particulière à s'amasser dans les parties les plus déclives de l'œil, lors même que sa densité est certainement supérieure à celle du corps vitré ; c'est un fait à opposer à l'un des principaux arguments des adeptes de la théorie sécrétoire du décollement rétinien spontané (voy. *Annales d'oculistique*, VII, 1904, p. 22).

A mesure que la rétine est repoussée en avant par la tumeur et par l'exsudat, le corps vitré se retire devant elle et diminue de volume ; cette rétraction aboutit à une disparition presque complète ; dans les cas les plus avancés on retrouve à peine quelques vestiges du corps vitré à la surface postérieure du cristallin. Le décollement rétinien est alors total (fig. 95) et rappelle le stade ultime du décollement spontané sauf qu'il est encore plus parfait et que les feuillets opposés de la rétine, appliqués l'un contre l'autre par la poussée de l'exsudat, n'offrent qu'un minimum de plissement et laissent voir sur leur face externe dans toute sa longueur le trajet des vaisseaux rétiniens. Dans le décollement consécutif à une tumeur, la zone antérieure de la rétine se moule sur les procès ciliaires et sur la cristalloïde postérieure d'une façon bien plus exacte que dans le décollement spontané. Ces quelques différences dans l'aspect macroscopique suffisent pour que, dans une collection de pièces anatomiques, on puisse distinguer à première vue les décollements rétiniens par *attraction* de ceux qui se sont produits par *vis a tergo*.

Au microscope, les modifications du tissu rétinien sont aussi moins prononcées que dans le décollement idiopathique ; il n'y a pas formation de kystes et la stratification normale des différentes couches rétiniennes reste longtemps conservée ; seule la couche des cônes et bâtonnets se désagrège de bonne heure au contact du liquide qui la baigne. Quant aux altérations que subit le tissu de la rétine, quand il est atteint lui-même par les progrès du néoplasme, elles ne rentrent pas dans notre sujet et doivent être étudiées dans le chapitre spécialement consacré aux tumeurs intra-oculaires.

D. Décollement rétinien consécutif a des troubles de circulation dans les vaisseaux de la choroïde ou de la rétine. — Ce genre de décollement résulte de l'accumulation d'un liquide séreux ou hémorragique en arrière de la rétine ; il a été signalé comme la conséquence possible d'une *tumeur de l'orbite* comprimant les vaisseaux efférents de l'œil ; il accompagne fréquemment la *stase papillaire* de cause cérébrale et les *rétinites hémorragiques* marquées par des extravasations abondantes ; il constitue enfin l'une des complications principales de la *rétinite albuminurique*.

Dans les affections hémorragiques de la rétine, qui sont sous la dépendance d'une thrombose veineuse ou d'altérations artérielles, il n'est pas rare que l'on trouve à l'autopsie de l'œil un ou plusieurs épanchements sanguins entre la choroïde et la rétine. Leur point de départ est généralement l'un des vaisseaux de la rétine et l'extravasat, après s'être amassé au sein des couches granuleuses, a fini par rompre la limitante externe pour se déverser dans l'espace rétro-rétinien. Ces décollements hémorragiques sont rarement assez prononcés pour qu'on les reconnaisse à l'ophtalmoscope ; ils sont cependant de nature à nous expliquer certains troubles visuels persistants et certaines irrégularités de pigmentation que l'on ne s'attendrait pas à rencontrer à la suite d'une simple hémorragie rétinienne. Un volumineux décollement hémorragique que décrit Yamashita résultait apparemment de la thrombose d'une veine vortiqueuse. Il s'agissait d'un malade albuminurique.

En règle générale le décollement de la rétinite albuminurique a pour cause une exsudation séreuse, riche en fibrine, venue de la choroïde et peut-être aussi de la rétine. Nordenson (p. 160) insiste sur une dégénérescence fibrillaire du corps vitré, qui selon lui contribue à la naissance du décollement ; cette fibrillation a été constatée aussi par d'autres, mais des examens de Yamashita (p. 36), Uhthoff (p. 4) et Mᵉ Gourfein-Welt, il n'en résulte pas moins que le mécanisme ordinaire se borne au soulèvement de la rétine par l'exsudat.

E. Décollement rétinien secondaire a une inflammation des tuniques de l'œil ou des tissus du voisinage. — Les foyers disséminés de chroroïdite exsudative, si fréquemment observés à l'ophtalmoscope, constituent au point de vue anatomique autant de petits décollements localisés qui ont peu de tendance à l'extension et aboutissent, dans la majorité des cas, à la guérison avec cicatrices choriorétinitiques.

Des exsudats plus diffus se produisent à la suite de certaines uvéites accompagnées d'œdème du corps ciliaire et de la choroïde (fig. 96) ; on ne les constate guère qu'à l'autopsie de l'œil, parce qu'il s'agit le plus souvent de globes en voie d'atrophie avec trouble des milieux transparents. Il n'est pas rare que la première cause de l'affection oculaire soit un traumatisme, mais l'exsudat lui-même résulte d'une irritation nouvelle qui, longtemps après le traumatisme, a provoqué ou réveillé une inflammation de l'uvée (poussées congestives de cause générale, ulcères de la cornée, etc.).

Le décollement rétinien se produit parfois en présence d'un *sclérite* sans

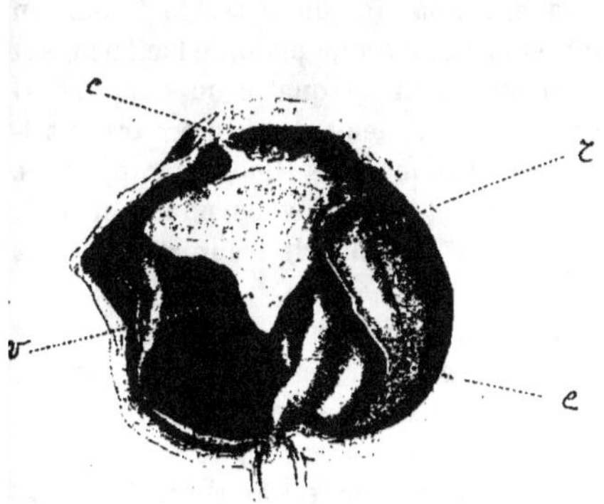

Fig. 96.
Décollement rétinien secondaire à une irido-cyclite post-opératoire.

r, rétine soulevée par un exsudat. — e, exsudat. — v, corps vitré décollé, mais sans adhérences avec la rétine. — c, cicatrice d'une iridectomie imparfaite.

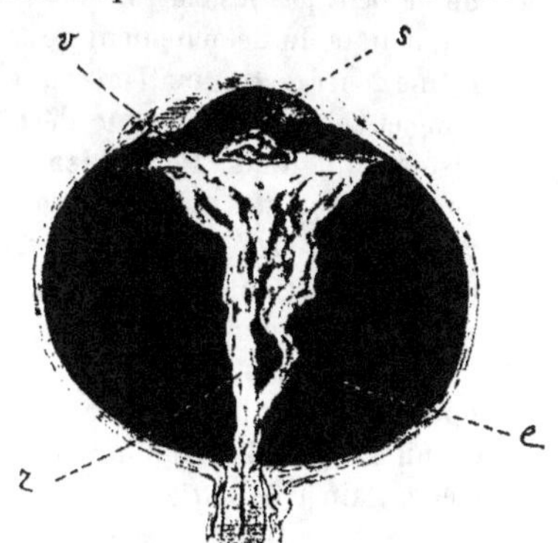

Fig. 97.
Décollement rétinien secondaire à un abcès du corps vitré (plaie infectée).

s, masses suppuratives dans la chambre antérieure. — v, abcès du vitré en voie de rétraction cicatricielle. — r, rétine décollée et largement adhérente au corps vitré. — e, exsudat rétro-rétinien.

qu'il y ait participation directe de la choroïde ou de la rétine au processus inflammatoire ; nous en avons un exemple dans notre collection de pièces anatomiques. Les décollements partiels plusieurs fois observés au cours d'un abcès de l'orbite (VON GRAEFE, 1863 ; BERLIN, BECKER et RYDEL, KEILER, LAAS), ou même d'une sinusite (BROECKAERT) résultent probablement aussi d'une exsudation par influence de voisinage : c'est la conclusion à laquelle nous a conduit un examen anatomique dont nous avons publié les détails dans les *Archives d'ophtalmologie* (avril 1903). LEBER (1904) a émis d'autre part la supposition que, dans ces cas d'abcès rétro-bulbaires, l'aspect ophtalmoscopique d'un soulèvement rétinien peut être simulé par une voussure de la paroi oculaire comme on en voit se produire sous la poussée de certaines tumeurs de l'orbite.

Les inflammations suppuratives de la choroïde et de la rétine résultant de la pénétration dans l'œil de microorganismes infectieux par voie de métastase, donnent très rapidement lieu à un décollement rétinien qui prend une grande extension sous la poussée de la collection purulente rétro-rétinienne.

Quand le corps vitré a été lui-même envahi, les adhérences qu'il contracte avec la surface antérieure de la rétine et la rétraction post-inflammatoire qu'il subit, contribuent à parfaire ce décollement. Assez fréquemment l'uvée se détache elle-même de la sclérotique. Nous n'entrerons pas ici dans le détail des altérations rétiniennes parce que nous les avons exposées dans le chapitre de la rétinite métastatique.

F. Décollements rétiniens traumatiques. — Les cas de décollement rétinien résultant d'un traumatisme offrent de nombreuses variétés anatomiques ; on ne peut pas les classer selon la nature du traumatisme subi, car la cause immédiate du détachement de la rétine n'est pas toujours la même pour un même genre de traumatisme : une contusion ou bien une plaie de l'œil peuvent l'une et l'autre entraîner le décollement en vertu de quatre ou cinq mécanismes différents. Pour bien connaître le décollement rétinien traumatique, nous sommes obligés d'examiner successivement les lésions anatomiques qui peuvent en être la cause déterminante et nous devons nous borner à indiquer pour chacune de ces lésions quel est le genre de traumatisme dont elle résulte le plus fréquemment.

Les différents facteurs de décollement, que nous avons énumérés à l'occasion des formes non traumatiques, se retrouvent dans les cas de décollement rétinien dus à des traumatismes, mais leur fréquence relative n'est plus la même : ainsi le *soulèvement de la rétine par une hémorragie*, qui est en somme exceptionnel en dehors de tout traumatisme, est au contraire l'une des causes les plus communes du décollement rétinien à la suite d'une contusion de l'œil, d'une rupture de la sclérotique ou d'une plaie perforante. Dans le cas d'une contusion simple, les hémorragies rétrorétiniennes sont généralement peu considérables ; mais quand la coque de l'œil a été rompue ou perforée, l'extravasation peut être si abondante que le sang envahit la plus grande partie de la cavité du globe en repoussant devant lui la rétine et le vitré, lequel alors s'écoule par la plaie (coup de corne de vache, pénétration dans l'œil d'un plomb de chasse, etc.) Le type le plus achevé du décollement rétinien par hémorragie est celui qui se produit lors de certaines iridectomies pour glaucome ou extractions de cataracte chez des artério-scléreux ; ici ce n'est pas une lésion directe des vaisseaux de la choroïde qui détermine l'hémorragie, mais la brusque diminution de la pression intra-oculaire, ce qui suppose un état de friabilité pathologique des parois des vaisseaux. Ces hémorragies dites « expulsives », méritent bien leur nom car elles conduisent dans les cas extrêmes, non seulement à l'expulsion complète du corps vitré, mais encore à la rupture des insertions périphériques de la rétine, de telle façon que cette dernière est elle aussi poussée dans la plaie et prolabe au dehors. Si le corps vitré ne s'est pas écoulé en totalité, les adhérences qu'il contracte avec les autres membranes de l'œil et la rétraction cicatricielle qui se produit dans la suite, ont souvent pour résultat définitif de parfaire le décollement de la rétine. On est alors en présence d'un mécanisme complexe qui tient à la fois du soulèvement de la rétine par un extravasat et de l'attraction de cette membrane par le corps vitré.

2° En d'autres cas, la *rétraction post-traumatique du corps vitré* est la cause déterminante du décollement rétinien ; cette rétraction est liée à des phénomènes réactionnels provoqués par des lésions de nature très diverse, plaies de la cornée ou de la sclérotique, ulcères perforés avec propagation de la suppuration du corps vitré, pénétration de corps étrangers, etc. Toutefois, si la rétine n'a pas été directement lésée, il faut, pour qu'un décollement rétinien se produise, que des adhérences se soient formées préalablement entre le vitré et la rétine ; sinon le corps vitré abandonne simplement la rétine sans l'entraîner avec lui, ce qui nous est prouvé par plusieurs pièces de notre collection.

Le mécanisme du décollement rétinien secondaire à une hyalite a été étudié expérimentalement par LEBER (1882) ; il a beaucoup d'analogie avec celui du décollement idiopathique, mais il n'implique pas nécessairement une déchirure précoce de la rétine parce que ce décollement peut être assez graduel pour qu'un exsudat vienne occuper au fur et à mesure l'espace rétro-rétinien. Néanmoins LEBER en expérimentant sur des lapins a vu se produire une rupture irrégulière de la rétine. Ce que nous avons constaté sur plusieurs pièces de notre collection, c'est qu'à la suite d'une inflammation suppurative du corps vitré, les tractions qui s'exercent sur la rétine peuvent être assez énergiques pour l'arracher de son insertion postérieure au nerf optique. Ces hyalites intenses résultent de l'infection d'une plaie ou de l'irritation purement chimique causée par la présence d'un fragment de métal oxydable tel que du fer ou du cuivre.

Les phénomènes réactionnels qui succèdent à un épanchement hémorragique, ou bien à une plaie pénétrante non infectée, sont plus localisés et n'entraînent généralement qu'un décollement partiel de la rétine. Il n'est pas rare de trouver à l'autopsie d'un œil un tractus cicatriciel marquant le trajet suivi par un instrument piquant ou un corps étranger qui a traversé le corps vitré jusqu'à la paroi postérieure du globe ; en ce cas deux conditions tout opposées peuvent s'être présentées : si la traînée cicatricielle du vitré n'a contracté qu'une adhérence de surface avec la rétine, elle provoque en se rétractant un décollement rétinien localisé au point précis où se trouve l'adhérence ; si au contraire l'agent vulnérant en frappant la paroi postérieure de l'œil a lésé à la fois la rétine, la choroïde et la sclérotique, il s'ensuit une soudure si intime de ces trois membranes que le décollement rétinien, s'il se produit, se produira partout ailleurs qu'au niveau de la cicatrice commune. Nous avons des exemples probants de l'un et de l'autre cas.

3° Il y a encore certains décollements rétiniens sur lesquels le corps vitré n'a aucune action directe, mais qui ne s'en produisent pas moins par un mécanisme d'attraction. Ils font suite presque sans exception à des plaies de la région antérieure de l'œil et c'est la *rétraction cicatricielle de la plaie* qui, intéressant directement les parties voisines de la rétine, attire cette membrane en avant avec une grande énergie (fig. 98). Le vitré, ayant subi la même influence, est le plus souvent décollé de la rétine, ce qui l'empêche d'exercer sur elle aucune traction directe. Au reste tous les plis de la rétine décollée convergent du côté de la cicatrice sclérale et démontrent clairement quel est le point de départ de la force attractive. Quelquefois le cristallin lui-même est entraîné dans cette direction, ce qui illustre bien l'énergie des tractions cicatricielles (*Xe Congrès internat. d'opht., 1904 compte rendu,* p. B, 30).

Nous insistons sur cette forme de décollement parce qu'elle est passée sous silence dans la plupart des manuels et que bien des auteurs, après avoir cité comme causes de décollement les tractions exercées par le vitré, négligent le rôle important que joue l'attraction directe de la rétine par une

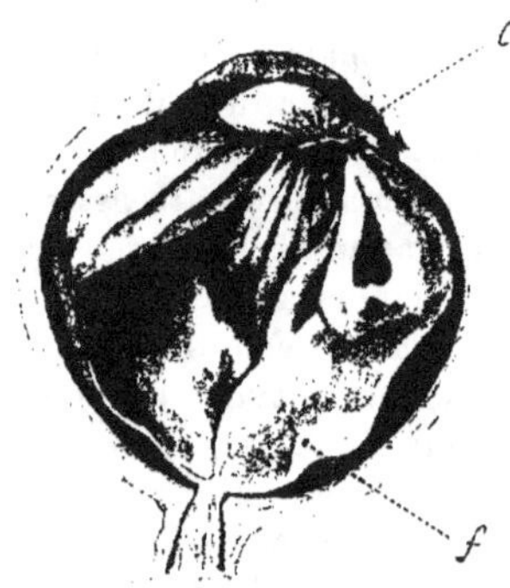

Fig. 98.

Décollement rétinien consécutif à une plaie de la région ciliaire.

c, cicatrice de la plaie, vers laquelle irradient les plis de la rétine. — f. fovea de la rétine décollée. Le cristallin est lui-même attiré vers la plaie et sa capsule postérieure montre un plissement en éventail analogue à celui de la rétine.

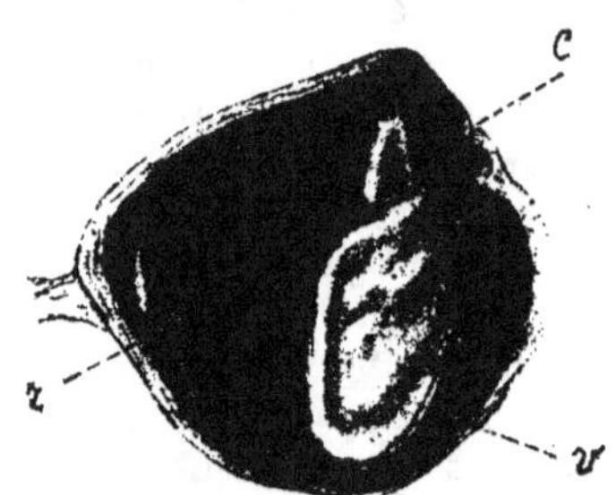

Fig. 99.

Plissement de la rétine consécutif à une rupture de l'œil (coup de corne de vache).

r, pli rétinien très abrupt. — v. corps vitré fortement rétracté, mais sans adhérences avec la rétine décollée. — c, cicatrice de la rupture sclérale.

cicatrice. DE GRAEFE (*A. f. O.* III, 2, p. 393) et LEBER (*Graefe-Saemisch,* V, p. 698) en ont fait mention cependant, mais ils ajoutent que les plaies de la sclérotique sont d'autant plus dangereuses qu'elles sont situées plus en arrière, ce qui est en opposition avec ce que nous avons observé. En effet, au voisinage de l'équateur de l'œil, contrairement à ce qui se passe dans la région ciliaire, nous avons vu généralement les plaies sclérales se cicatriser sans décollement rétinien.

4° Une quatrième forme de décollement rétinien traumatique s'observe dans certains cas de rupture de l'œil avec perte abondante du corps vitré. Par la *brusque diminution du volume du globe,* la coque sclérale se déprime et perd sa forme sphérique ; il en résulte un plissement des membranes internes et tout spécialement de la rétine douée de peu d'élasticité. C'est un décollement par « détente » que nous avons décrit pour la première fois au Xe Congrès d'ophtalmologie et qui est la contre-partie exacte du décollement par « distension », dont on a beaucoup discuté. Nous en avons des exemples non équivoques. Le plissement de la rétine se fait sous la forme d'une succession de petits replis à direction généralement antéro-postérieure et rayonnant de la papille optique. Quelquefois il n'existe qu'un ou deux replis très abrupts s'étendant du nerf optique à l'ora serrata. Le corps vitré est le plus souvent très fortement décollé et n'a, par conséquent, pas d'action directe sur la rétine (fig. 99).

Cette forme de décollement rétinien peut évidemment se terminer par la guérison si l'œil blessé reprend sa forme et son volume primitifs, mais bien souvent elle précède une atrophie progressive du globe oculaire.

5° La dernière cause de décollement rétinien que nous croyons utile de mentionner, ce sont les *déchirures de la rétine* qui se produisent par l'effet immédiat du traumatisme. En cas de plaie perforante, l'agent vulnérant peut avoir directement déchiré la rétine ou l'avoir arrachée de ses insertions. Si le traumatisme a consisté en une contusion de l'œil, la rupture de la rétine

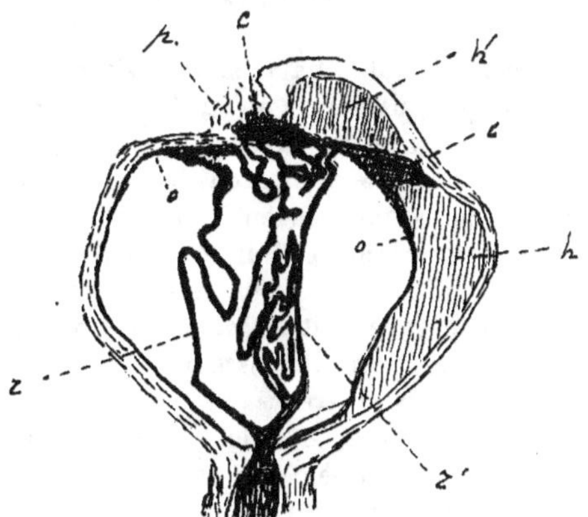

Fig. 100.

Décollement de la rétine avec arrachement partiel à l'ora serrata
à la suite d'une plaie perforante par fil de fer.

p, plaie. — *c, c*, corps ciliaire. — *o, o*, ora serrata. — *r*, feuillet rétinien décollé, mais encore attaché à l'ora serrata. — *r'*, feuillet rétinien détaché de l'ora et replié de façon très compliquée. — *h, h'*, hématomes en arrière de la choroïde et dans la chambre antérieure.

s'explique par la brusque distension que cette membrane a subie ; elle se voit dans la région correspondante au point sur lequel a porté le choc, ou bien au contraire dans la région tout opposée, là où s'est produit le phénomène du *contre-coup*.

Un type fort curieux des ruptures par contre-coup nous est donné par les quelques cas de *perforation circulaire de la fovea centralis* que nous avons rapportés à propos des contusions de la rétine au chapitre XVII ; trois exemples récents que nous en avons observés étaient accompagnés d'un décollement partiel de la région maculaire. (fig. 17, pl. X). Une déchirure circulaire de la rétine sur tout le pourtour du nerf optique a été aussi observée à l'ophtalmoscope par Paul (voy. fig. 107 à la page 1015).

Quant aux déchirures périphériques, qui sont les plus communes, il est parfois fort difficile de les reconnaître à l'ophtalmoscope ; en bien des cas on doit se borner à constater le décollement rétinien, mais, plus souvent encore, le trouble des milieux transparents ne permet de distinguer aucun détail dans le fond de l'œil. La fréquence relative des ruptures traumatiques de la rétine ne nous est donc connue que par les pièces anatomiques qui montrent que ce facteur de décollement s'ajoute fréquemment aux hémorragies rétro-rétiniennes et aux lésions du corps vitré (voy. fig. 100).

Plusieurs de nos préparations montrent cet arrachement plus ou moins complet de la rétine à l'ora serrata ; la même lésion a été décrite par Pagenstecher et Genth, Velhagen, Wintersteiner, Vossius et Roemer. L'arrachement de la rétine à son insertion au nerf optique est plus rare ; nous ne l'avons observé que secondairement à une rétraction inflammatoire du corps vitré, mais il s'était produit par l'effet direct du traumatisme dans les cas décrits par Pagenstecher et Genth, Weeks (obs. anatomiques) et Paul (obs. ophtalmoscopique, fig. 107).

Nous avons mentionné plus haut la *myopie* comme prédisposant au décollement traumatique aussi bien qu'au décollement spontané. En effet, indépendamment du fait que les myopes sont plus exposés que d'autres personnes à certains dangers de heurt, tous les oculistes ont appris à connaître les graves conséquences que peuvent avoir pour l'œil myopique un léger choc, ou bien telle intervention opératoire qui passerait pour inoffensive dans un œil tout à fait normal. La raison de cette prédisposition particulière de la myopie pour le décollement rétinien nous paraît être la fréquence relative des foyers de chorio-rétinite disséminée avec adhérences anormales du vitré à la rétine. Pareilles adhérences ont pour résultat de rendre la rétine solidaire des autres membranes de l'œil et de favoriser par cela même la naissance d'un décollement rétinien si le corps vitré vient à être ébranlé par un choc ou qu'il s'écoule par une plaie opératoire ; dans un œil tout à fait sain, le même accident n'aurait probablement entraîné qu'un simple décollement hyaloïdien. Les cicatrices communes à la rétine et à la choroïde agissent peut-être d'une façon analogue dans le cas d'un choc sur le globe de l'œil : nous savons en effet que le phénomène connu sous le nom de « contusion de la rétine » s'accompagne parfois d'un léger plissement et d'un soulèvement passagers de cette membrane ; il est donc permis de supposer qu'une adhérence localisée qui ferait obstacle à ce léger déplacement traumatique aurait pour effet une déchirure de la rétine avec production d'un décollement définitif.

Dans les chapitres qui vont suivre, nous ne nous occuperons, à moins d'indication contraire, que du décollement dit idiopathique ou spontané.

Aspect ophtalmoscopique. — Nous avons fait allusion dans notre exposé historique (p. 979), aux cas très exceptionnels où le décollement rétinien est

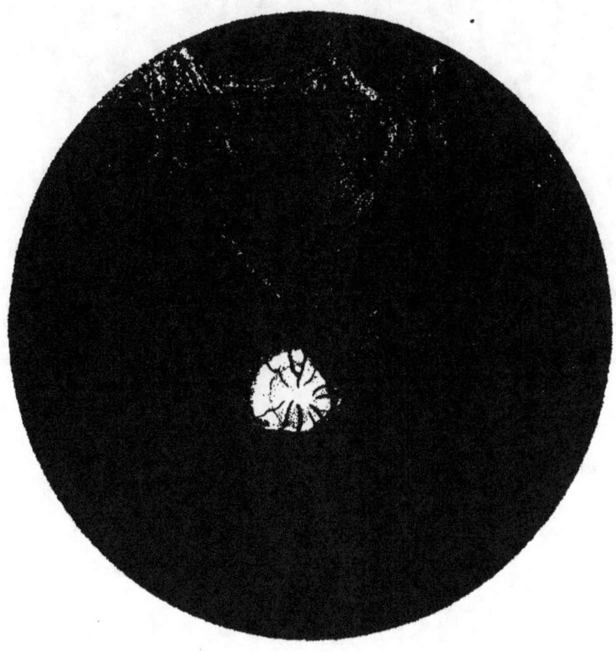

Fig. 15. *Décollement spontané de la rétine avec ruptures à la périphérie*

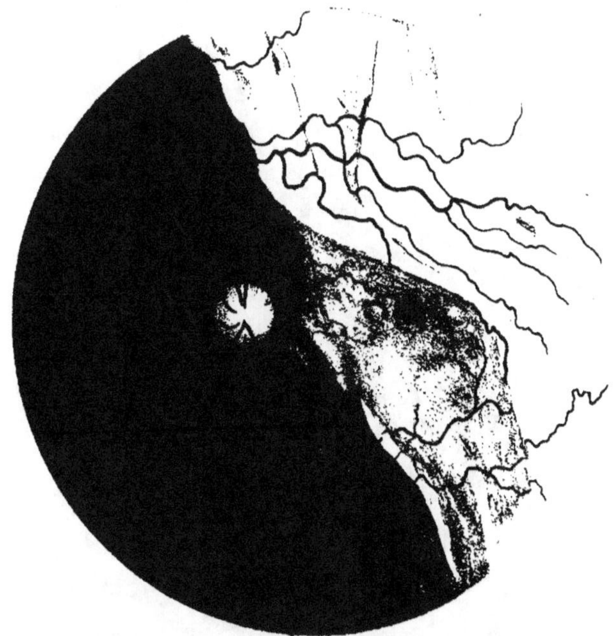

Fig. 16. *Décollement de la rétine avec perforation secondaire de la fovea.*

assez prononcé pour devenir visible à l'éclairage latéral sous la forme de plis en arrière du cristallin. Dans la grande majorité des cas, il n'est visible qu'à l'aide de l'ophtalmoscope, mais souvent le miroir seul suffit à révéler sa présence par une répartition inégale de la coloration rouge du fond de l'œil. Supposons un décollement dans les régions inférieures de la rétine : vous éclairez avec le miroir; la pupille se présentera avec une coloration normale quand le regard est dirigé en face ou en haut. Mais que le malade abaisse graduellement le regard, alors une ombre grise ou gris verdâtre envahit peu à peu la pupille de bas en haut.

La limite de cette ombre est parfois difficile à saisir parce qu'il suffit d'un léger mouvement de l'œil pour transformer de nouveau le reflet gris de la pupille en la coloration rouge.

En examinant successivement les différentes régions de l'œil, on aura bientôt constaté quelle est l'étendue du reflet gris et délimité approximativement la région malade. Hâtons-nous d'ajouter que la coloration de la pupille ne suffit pas à elle seule pour diagnostiquer un décollement; il n'est certain que si le miroir permet en outre de reconnaître des vaisseaux ondulés ou même le détail des plis de la rétine.

Dans les cas de décollement très saillant, l'examen au miroir est plus facile, mais il donne des renseignements moins précis que l'emploi combiné du miroir et de la lentille. Ce dernier procédé est indispensable lorsque le décollement est peu prononcé.

Vue à l'image renversée, la partie décollée de la rétine se reconnaît surtout à l'aspect des vaisseaux : au point précis où la rétine quitte le fond normal de l'œil, veines et artères paraissent coudées et parfois même interrompues; à partir de ce point leurs sinuosités sont plus nombreuses, plus courtes et répondent à un type plus irrégulier que les sinuosités toujours allongées d'un vaisseau normal. Chaque pli rétinien devient l'occasion d'une courbe plus marquée du vaisseau.

Veines et artères gagnent une coloration plus foncée et sont moins faciles à distinguer les unes des autres dans la région décollée. Cette coloration plus foncée, qui pour les veines peut être presque noire, fut attribuée par les premiers ophtalmoscopistes à un ralentissement de la circulation rétinienne; elle tient en réalité au fait que le vaisseau n'étant plus appliqué sur le fond se détache comme un corps étranger engagé dans un milieu transparent, à l'instar des opacités du corps vitré par exemple. Il en résulte que la coloration des vaisseaux est d'autant plus foncée que le décollement de la rétine est moins opaque.

Les parties décollées de la rétine, formant une succession d'étages de relief variable, donnent lieu au phénomène connu sous le nom de *déplacement parallactique* à chaque mouvement latéral de la lentille; ce déplacement est d'autant plus prononcé qu'il s'agit de parties plus proéminentes. Les vaisseaux, par la netteté de leur image, facilitent l'appréciation de ce phénomène.

Un fait assez caractéristique, c'est la difficulté qu'éprouve l'observateur à obtenir simultanément une image distincte des parties saines et des parties décollées de la rétine ; il ne les obtient que successivement, en éloignant la lentille de l'œil du malade pour l'examen des parties les plus saillantes.

La coloration du fond de l'œil dans les régions malades varie selon le relief et l'ancienneté du décollement, et de plus selon certaines conditions individuelles qui sont quelquefois difficiles à déterminer ; on a cru longtemps que cette coloration dépendait surtout de la nature du liquide rétro-rétinien : ce facteur peut être en cause dans bien des cas, mais il n'a pas l'importance qu'on lui attribuait. En effet, il est d'observation fréquente que même en présence d'une rupture visible à l'ophtalmoscope la rétine décollée montre une opacité marquée : or en pareil cas on peut avoir la certitude que le liquide rétro-rétinien ne diffère pas notablement de celui du corps vitré. D'une façon générale, un décollement très ancien est plus opaque qu'un décollement récent.

La crête des replis est marquée par un reflet blanchâtre qui tranche sur la teinte plus mate, grise ou rougeâtre, des parties intermédiaires.

La rétine décollée a beau être transparente, elle n'en efface pas moins le dessin des vaisseaux de la choroïde ; ce symptôme mérite d'être pris en considération car il peut être, avec la coloration foncée des vaisseaux, le seul qui fasse reconnaître un décollement peu saillant (voy. fig. 15, pl. IX).

Récapitulons : les symptômes qui caractérisent l'image ophtalmoscopique de la rétine décollée sont : 1° la sinuosité des vaisseaux ; 2° leur coloration plus foncée ; 3° le déplacement parallactique ; 4° la teinte plus grisâtre de la rétine décollée ; 5° l'ondulation ou le plissement de la surface rétinienne ; 6° l'effacement du dessin de la choroïde.

Il est rare que ces divers symptômes se présentent tous avec la même netteté. Bien que la présence d'un seul d'entre eux suffise en bien des cas pour faire soupçonner un décollement, le diagnostic n'est vraiment bien établi que si deux ou trois des signes indiqués existent simultanément et se confirment ainsi les uns les autres.

Certains détails dont il nous reste à parler, sans compter parmi les éléments du diagnostic, font assez souvent partie du tableau ophtalmoscopique d'un décollement rétinien. Ce sont les déchirures de la rétine, les modifications pigmentaires du fond de l'œil, les stries de la rétine ou de la choroïde et les opacités du corps vitré.

a) Les *déchirures de la rétine*, qui ont une signification très importante au point de vue de la pathogénie du décollement et de son pronostic, peuvent être constatées dans un grand nombre de cas lorsqu'on les recherche avec soin. Nous rappelons qu'elles ont été considérées pendant longtemps et par bien des auteurs comme des accidents secondaires au décollement ; on les supposait produites soit par la macération de la rétine, soit par l'irruption d'un exsudat de la choroïde au travers du tissu rétinien.

Le rôle qu'elles jouent dans la production même du décollement ressort de la fréquence avec laquelle on les constate dans les cas tout à fait récents. Elles constituent véritablement un accident du début. Il nous est arrivé plusieurs fois de les découvrir chez des malades dont les troubles subjectifs ne dataient que de peu de jours. Leur recherche, il est vrai, n'est pas toujours facile, à cause de leur situation souvent très périphérique. Qu'on se garde

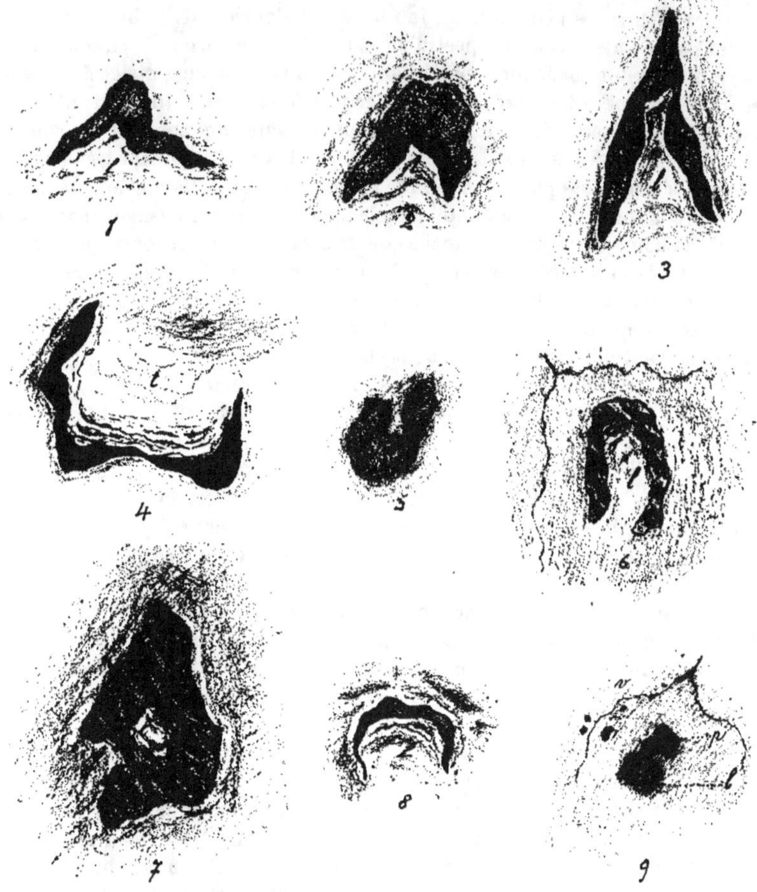

Fig. 101.

Différents types de perforations rétiniennes dans le décollement spontané.

Ces perforations ont été dessinées à l'image renversée ; les n°⁵ 1, 2, 3, 6, 7, 8 et 9 siégeaient dans la moitié supérieure de la rétine ; les n°⁵ 4 et 5 dans la moitié inférieure. Toutes ces déchirures avaient donc la direction signalée par LEBER en 1882, c'est-à-dire que leur base était tournée du côté de la périphérie rétinienne, ce qui prouve que l'arrachement du lambeau avait eu lieu *d'arrière en avant*. — Le lambeau *l* faisait souvent une saillie très prononcée du côté du corps vitré.

Dans l'observation n° 7, un fragment du lambeau rétinien semblait être resté adhérent à la choroïde, car les bords de la déchirure montraient un déplacement parallactique beaucoup plus accentué. Dans l'observation n° 9, tout au contraire, le lambeau se déplaçait au-devant de l'ouverture *p*, si bien que nous en avons conclu qu'il se trouvait entièrement arraché (perforation « à l'emporte-pièce »). Dans ce même cas, des amas pigmentaires se voyaient au-devant de la rétine, au voisinage d'un petit vaisseau *v*.

surtout d'affirmer qu'il n'y a pas de déchirure parce qu'on ne l'a pas constatée dans un premier examen ! Avec un peu de persévérance et après dilatation de la pupille, on finira souvent par la reconnaître là où on avait cru d'abord pouvoir la nier.

Les déchirures primaires de la rétine ont des caractères bien spéciaux : elles se présentent sous l'aspect d'une ouverture en forme de circonflexe ou de croissant dont le sommet ou le bord convexe est toujours dirigé du côté du nerf optique et la base du côté de la périphérie rétinienne (fig. 101, n° 1 à 9) ; au travers de cette fenêtre, plus ou moins béante, on aperçoit la couleur rouge vif et les vaisseaux de la choroïde. Ses bords deviennent très nets sitôt que leur image ophtalmoscopique est mise au point ; ils sont assez souvent incurvés et ont alors une teinte plus blanche que la rétine avoisinante. Le lambeau compris entre les branches de la déchirure fait en outre une saillie souvent très prononcée dans la direction du corps vitré, ce que l'on reconnaît sans peine à son déplacement parallactique. Ce même mouvement parallactique sert à mettre en évidence la différence de niveau qui existe entre les bords de la déchirure et le plan de la choroïde.

Quand les déchirures rétiniennes siègent à l'extrême limite ophtalmoscopique (fig. 15, pl. IX), leur forme est moins anguleuse ; elles sont festonnées et ne laissent pas reconnaître de lambeau périphérique, pour autant que la rétine s'est détachée à son insertion à l'ora serratá. On en voit quelquefois plusieurs les unes à côté des autres, et, gagnant en étendue, elles finissent par intéresser jusqu'à la moitié de la périphérie rétinienne.

Les ruptures voisines de l'ora serrata sont le plus souvent difficiles à apprécier, car dans cette région, la rétine étant très mince et pauvre en vaisseaux, l'observateur ne sait si la surface rouge qu'il a devant lui est la choroïde à nu ou bien la choroïde recouverte encore par la rétine. En recherchant les vaisseaux rétiniens dans les parties moins périphériques et en les suivant attentivement jusque dans la région douteuse, on arrivera généralement à se faire une conviction.

Sur un total de 46 cas, NORDENSON (p. 202) a compté que la déchirure siégeait 35 fois dans la moitié supérieure de la rétine et 11 fois dans la moitié inférieure. Nos propres constatations nous ont confirmé ce fait que les déchirures de la rétine, de même que le décollement rétinien à son début, se voient ordinairement dans les régions supérieures de l'œil. Il y a là, nous semble-t-il, un nouvel argument à l'appui du rôle pathogénique des tractions du vitré : en effet, de par la pesanteur du corps vitré, les tractions qui résultent de ses adhérences à la rétine doivent agir plus énergiquement de haut en bas que de bas en haut, ce qui revient à dire qu'elles arriveront plus facilement à provoquer une déchirure dans les parties supérieures que dans les parties inférieures de la rétine. BEST (1904), en rappelant le balancement souvent fort étendu que subissent les parties les plus denses du vitré à chacun des mouvements de l'œil, a insisté sur l'importance de ce mécanisme d'une façon qui répond entièrement à l'idée que nous nous en étions faite depuis que nous l'étudions de près.

Outre les déchirures précoces de la rétine, auxquelles on doit attacher une grande importance dans la genèse même du décollement, il faut admettre la

possibilité d'autres déchirures se produisant secondairement au niveau de
certaines adhérences entre la rétine et la choroïde. Il peut s'agir ici soit d'adhérences pathologiques résultant d'anciens foyers de chorio-rétinite, soit d'une
adhérence physiologique telle qu'on l'observe parfois au pôle postérieur de
l'œil. C'est ainsi que peut s'expliquer la présence d'une perforation au centre
de la fovea, signalée dans certains cas de décollement qui avaient envahi la

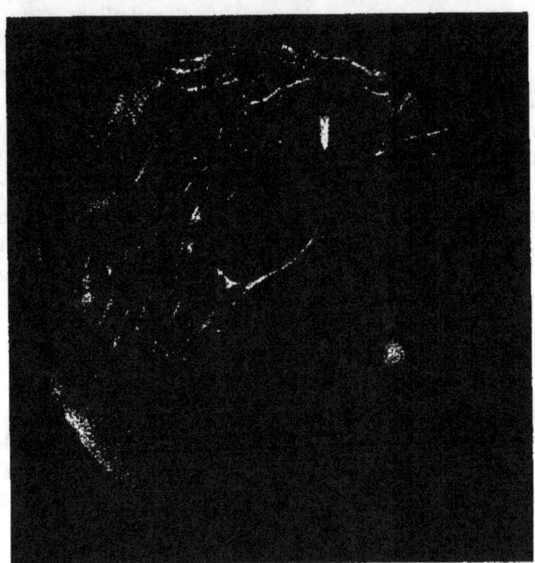

Fig. 102.
Décollement rétinien avec stries de la rétine marquant probablement
les anciennes limites de ce décollement (d'après Haab).

région maculaire. Nous avons constaté deux fois cette perforation maculaire
avec la plus grande netteté (voy. fig. 16, pl. IX); Elschnig en a décrit aussi un
exemple. Toutefois il est bon de noter ici qu'assez souvent les perforations
de la fovea ne sont qu'apparentes et qu'il s'agit en réalité d'un amincissement extrême de la rétine au centre de la région maculaire [1] ; en pareil cas
un examen très attentif à l'image droite fera reconnaître la persistance
d'une fine membrane très transparente, vestige probable des limitantes.
Qu'il y ait ou non perforation réelle, le décollement de la rétine au niveau
de la macula donne lieu à la production d'une tache d'un rouge clair qui
rappelle la tache rouge cerise bien connue dans le tableau de l'embolie de
l'artère centrale.

b) Les *dépôts pigmentaires* peuvent siéger soit au-devant, soit en arrière
de la rétine.

[1] Voyez Atlas-manuel de Haab, 3ᵉ éd., pl. 55 C.

Les taches pigmentaires sur la face antérieure de la rétine sont les moins fréquentes, mais elles présentent un réel intérêt, car elles semblent associées à la présence d'une perforation rétinienne (fig. 15, pl. IX et fig. 101, n° 9). De forme généralement circulaire ou ovale, et dans tous les cas d'un noir intense, elles se détachent très nettement sur la coloration rougeâtre du fond. Quelquefois nous les avons vues sous l'aspect de filaments noirâtres le long d'un vaisseau comme dans la rétinite pigmentaire congénitale. Il est vraisemblable que ces cellules pigmentaires dérivent de l'épithélium rétinien et qu'elles sont parvenues sur la face antérieure de la rétine au travers de la perforation.

Les taches pigmentaires rétro-rétiniennes font partie intégrante de foyers chorio-rétinitiques dont les uns sont évidemment antérieurs au décollement et dont les autres représentent un processus de cicatrisation. Ces derniers se voient à la limite du décollement ou dans les parties qui, ayant été précédemment décollées, sont devenues le siège d'une réapplication partielle.

Les foyers pigmentaires vus au travers du tissu rétinien sont d'un noir généralement moins intense que ceux que nous avons décrits à la face antérieure, à moins toutefois qu'on ne les aperçoive au travers de la perfora...

c) Les *stries de la rétine*, dont nous parlerons plus en détail à propos rétinite striée, appartiennent comme certains foyers pigmentaires à la cicatrisation du décollement rétinien. On les rencontre souvent en présence d'un décollement encore existant; elles constituent comme autant de jalons qui marquent les limites anciennes d'un décollement plus étendu.

d) Des *opacités du corps vitré* accompagnent fréquemment le décollement rétinien. Même dans les cas où elles ne sont pas visibles d'emblée, on les découvrira en les recherchant dans les régions périphériques; Nordex (p. 177) les a notées 97 fois sur 126 observations.

Un détail intéressant, c'est qu'en présence d'une perforation rétinienne, il n'est pas rare de constater une opacité particulièrement prononcée, sous la forme d'un flocon noirâtre qui flotte au-devant de l'ouverture; plus d'une fois il nous a paru que le lambeau arraché à l'ouverture faisait lui-même partie intégrante de cette opacité (perforations dites à l'emporte-pièce, fig. 101, n° 9).

Il importe de remarquer ici que les troubles du corps vitré se constatent même dans les cas de décollement les plus récents, de telle sorte qu'on peut les considérer soit comme préexistants au décollement, soit comme résultant de l'arrivée dans le corps vitré d'éléments étrangers au travers de la déchirure. Leur présence s'accorde donc indifféremment avec les deux principales théories émises pour expliquer la genèse du décollement (théories de la rétraction et de l'exsudation, voy. pages 983 et 984).

Aspect ophtalmoscopique d'une rétine recollée. — Le recollement partiel ou intégral d'une rétine anciennement décollée laisse presque toujours des traces ophtalmoscopiques, à moins que le décollement n'ait été de très courte durée (un mois, deux mois au maximum d'après Uhthoff (p. 17). La partie recollée de la rétine se distingue de la région normale par une teinte plus pâle, visible surtout près de la ligne de démarcation. La limite est en outre marquée par

un fin liséré blanchâtre ou par une succession de taches pigmentaires. Dans la
majorité des cas, le territoire de l'ancien décollement se reconnaît à la présence de nombreuses irrégularités de pigmentation, foyers noirâtres de
forme variée, qui donnent à cette région du fond de l'œil un aspect marbré
ou truité comparable à celui de certaines chorio-rétinites. Par places l'épithé-

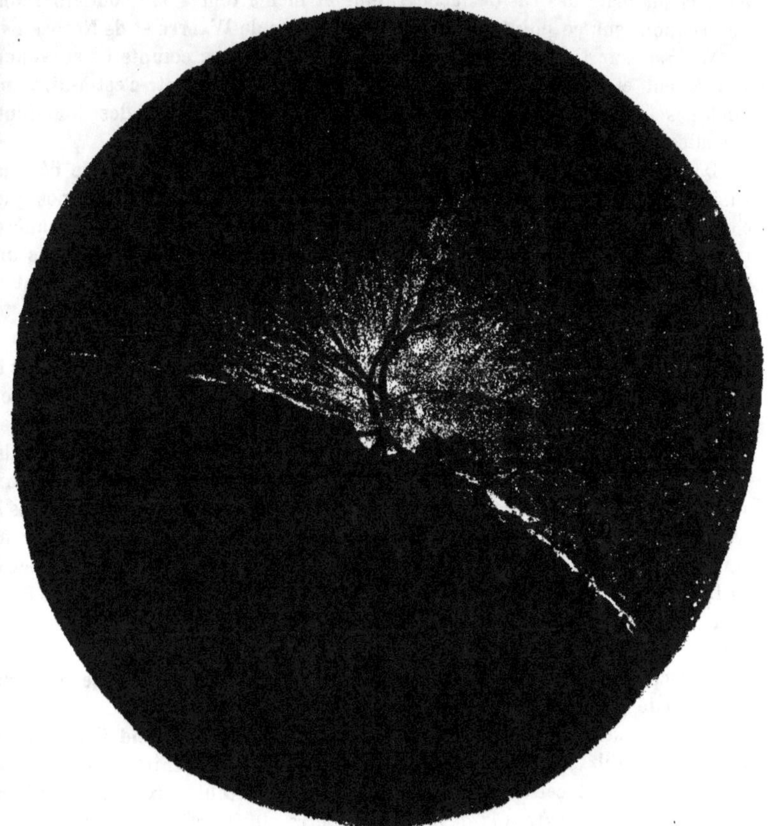

Fig. 103.

Décollement rétinien guéri avec irrégularités de pigmentation dans la moitié
inférieure de la rétine (image renversée, d'après MUGLICH).

lium pigmentaire est plus ou moins disparu et les vaisseaux de la choroïde se
voient comme à nu; plusieurs d'entre eux sont sclérosés et obstrués. Les stries
rétiniennes que nous avons déjà mentionnées, se superposent parfois aux
irrégularités pigmentaires.

Les altérations ophtalmoscopiques faisant suite à un décollement recollé
peuvent ressembler tellement aux reliquats d'une chorio-rétinite que c'est en

bien des cas leur stricte limitation dans tel secteur ou telle moitié de la rétine, qui seule, en l'absence de commémoratifs, permet le diagnostic différentiel.

Marche et terminaison. — Le décollement spontané de la rétine débute dans la majorité des cas de façon rapide et même tout à fait soudaine. Nos observations sur ce point concordent avec celles de WALTER et de NORDENSON.

WALTER, sur 150 cas dont le début était connu, en a compté 52 survenus subitement et sans prodromes, 41 développés rapidement, c'est-à-dire en quelques heures, et 57 marqués par un lent abaissement des fonctions visuelles.

Dans la statistique de NORDENSON (p. 213), la vision s'est troublée 64 fois subitement et 31 fois d'une façon graduelle. Remarquons à ce propos que c'est l'apparition du trouble visuel qui est pour le malade la première indication de l'existence du décollement et qu'en bien des circonstances un décollement très périphérique peut s'être produit déjà plusieurs jours avant le moment où il a été signalé.

SYMPTÔMES SUBJECTIFS. — Quoique beaucoup de décollements soient tout à fait soudains, plusieurs d'entre eux sont précédés de symptômes prodromiques, *troubles flottants* et *photopsies*. Ce sont l'apparition de mouches et de filaments noirâtres, d'araignées, et même de vols d'oiseaux, — selon la description des malades, — d'étincelles, de flammes, ou de globes lumineux se déplaçant dans l'espace. Après un temps variable de quelques semaines à très peu de jours, ces phénomènes passagers font place à un rideau noir ou verdâtre qui brusquement envahit l'un des secteurs du champ visuel. D'heure en heure, cet écran progresse en étendue et se rapproche du centre de la fixation. C'est à ce moment-là que le malade prend peur et se présente chez l'oculiste.

L'obscurcissement du champ visuel n'est parfois pas si rapide qu'il ne soit précédé par des phénomènes de *métamorphopsie*.

La déformation des images frappe surtout le malade quand il considère des lignes qu'il sait être droites et qu'il voit alors devenir onduleuses et mobiles ; en fait, cette observation s'applique surtout aux montants des portes ou bien aux carreaux des fenêtres. Entre plusieurs systèmes de lignes, ce sont les lignes verticales qui prêtent le plus à déformation, car leur image, intéressant à la fois la moitié supérieure et la moitié inférieure du champ visuel, a beaucoup de chances de se faire en partie sur la rétine décollée et en partie sur la rétine non décollée.

Le secteur obscur du champ visuel est quelquefois bordé par une bande plus claire qui peut même être lumineuse et ressembler au contour d'un phosphène. Plus tard, les mouvements de la rétine décollée procurent des sensations sous la forme de traits lumineux et mobiles sur un fond sombre, tels les reflets ondoyants de la lune sur de l'eau. Un symptôme souvent signalé consiste en un foyer lumineux qui apparaît en un point toujours le même, se meut dans le champ visuel suivant une demi-circonférence, et s'éteint pour recommencer un instant après le même parcours.

Les symptômes subjectifs qui viennent d'être énumérés ne sont susceptibles d'aucune mensuration, mais le médecin peut obtenir des renseignements plus précis par l'étude du champ visuel ; en effet la région qui correspond au décollement présente un état caractéristique de *torpeur rétinienne* : une rétine torpide ne perçoit de sensations que moyennant un certain minimum de lumière ; au-dessus de ce minimum, il peut sembler qu'elle fonctionne presque normalement ; de là l'obligation de faire l'examen du champ visuel, non seulement dans un bon éclairage, mais aussi dans un éclairage diminué. Si le premier n'a donné qu'un rétrécissement peu prononcé du champ visuel, le second, pratiqué à la faveur d'une lumière très faible, donnera un champ visuel plus fortement rétréci. Le rétrécissement mesuré dans un bon éclairage fera connaître l'étendue de la rétine privée de fonctions ; la différence entre les deux champs visuels indiquera l'étendue de la rétine torpide.

La torpeur rétinienne augmente sous l'influence de la lumière ; en conséquence un œil qui vient d'être exposé à une lumière forte sera plus insensible que celui qui a séjourné dans l'obscurité. Si l'on veut faire des examens comparables, il est donc prudent d'utiliser un éclairage constant, après une période d'égal repos ou d'égale exposition lumineuse.

L'étude du sens lumineux est utilement complétée par l'examen du *champ visuel pour les couleurs*.

Dans les cas de décollement rétinien, il n'est pas rare que la perception du bleu soit moins étendue dans le champ visuel que celle du rouge ou du vert, et, plus souvent encore, on observe que la couleur bleue est prise pour du vert. Cette anomalie du sens chromatique se produit principalement dans les régions qui correspondent aux limites de la rétine saine et de la rétine décollée, la perception du bleu se faisant normalement dans les régions de la rétine tout à fait saine et se trouvent d'autre part abolie au niveau des parties les plus malades de la rétine (voy. fig. 104).

Mentionnée déjà par Leber et par Cohn en 1877, puis étudiée d'une façon plus exacte par Dimmer en 1886, la confusion du bleu et du vert n'a pas encore trouvé une explication plausible. Nous l'avons constatée dans la majorité des cas de décollement rétinien spontané et dans quelques cas de décollement traumatique, tantôt en présence d'une déchirure rétinienne, tantôt en l'absence de toute déchirure visible, sans qu'il nous fût possible de savoir pourquoi elle existait ainsi dans certains cas et faisait défaut en d'autres.

Leber a voulu mettre en cause l'exsudat rétrorétinien dont la coloration jaunâtre absorberait une partie des rayons bleus. Cette explication n'est pas suffisante, surtout pas en présence d'une perforation rétinienne, car en pareil cas le liquide rétrorétinien en se mélangeant avec le corps vitré devrait modifier la perception du bleu dans toutes les parties du champ visuel et non point seulement dans un secteur ou une zone déterminée.

Quand le trouble des milieux (cataracte, opacités du corps vitré) ne permet pas des constatations précises dans le champ visuel, l'examen de la *projection lumineuse* constitue quelquefois le seul moyen par lequel on puisse reconnaître l'existence d'un décollement rétinien. Dans cet examen il importe de retenir les faits que voici : l'absence de projection lumineuse dans une partie du champ visuel peut être un symptôme de décollement, mais elle se constate

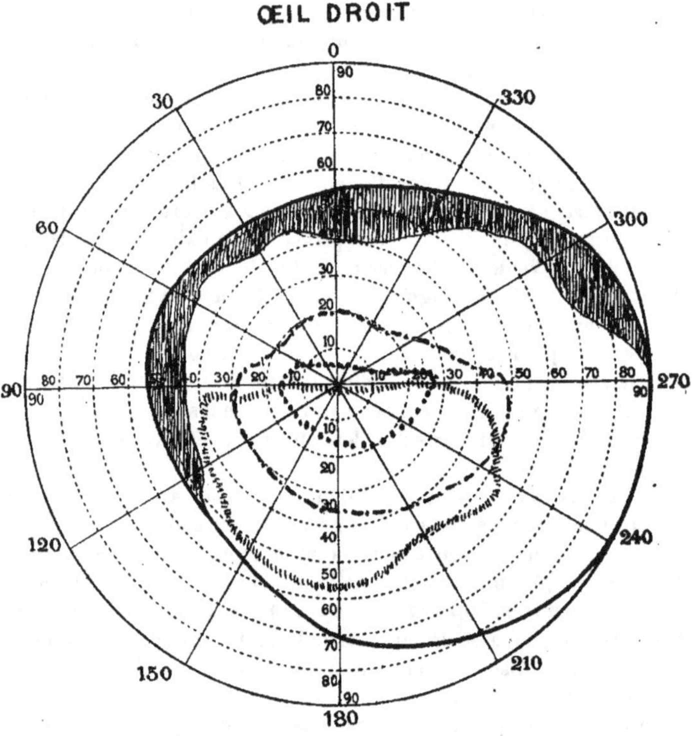

Fig. 104.

Champ visuel chromatique dans un cas de décollement de la région inférieure de la rétine.

.... Champ visuel pour le vert.
— — — — — Champ visuel pour le rouge.
||||||||||||||||| Champ visuel pour le bleu.
Au-dessus du centre de la fixation, le bleu est perçu comme du vert foncé par le malade.

aussi en présence d'autres affections telles que des hémorragies massives ou des chorio-rétinites atrophiques ayant entraîné la perte des fonctions visuelles dans l'un des secteurs de la rétine. Le décollement rétinien est très probable quand la projection est nulle à la faible lumière, mais qu'elle existe dans une lumière forte. Cette probabilité devient une quasi certitude si, au lieu d'une absence de perception, il y a *projection fausse*, car ce dernier symptôme indique que la rétine fonctionne, mais que ses éléments sont déplacés. — C'est généralement dans les parties inférieures du champ visuel que débute l'obs-

curcissement, ce qui permet de localiser dans les régions supérieures de la
rétine le déplacement initial. Tous les observateurs sont d'accord sur ce point.
Comme d'autre part une statistique de Nordenson (p. 202) montre que la grande
majorité des ruptures rétiniennes (35 sur 46) se voient en haut, il y a dans

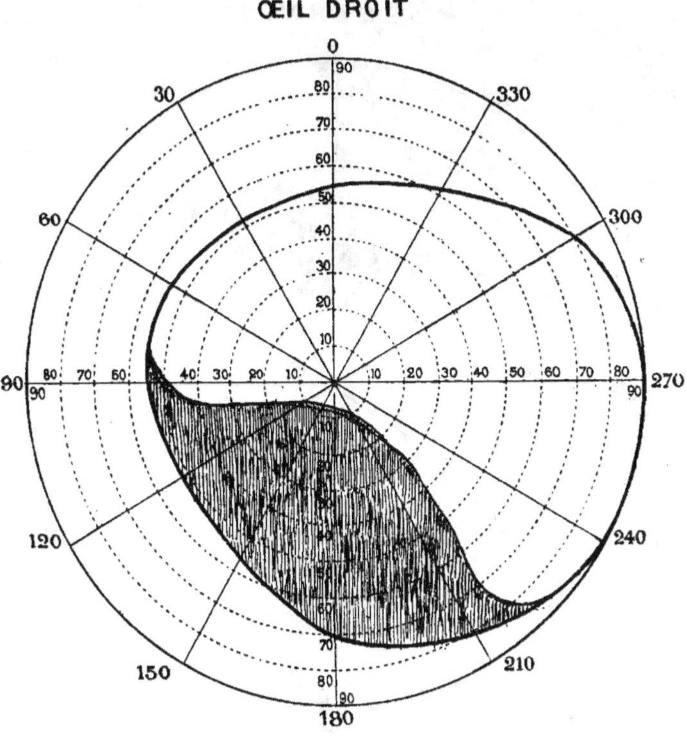

Fig. 105.

Champ visuel d'un malade dont le décollement rétinien vient de débuter dans la région
supéro-externe de la rétine (16 novembre 1899).

cette coïncidence de lieu une nouvelle présomption en faveur de la théorie de
Leber sur la pathogénie du décollement.

Changements de situation. — Les premiers décollements observés après
l'invention de l'ophtalmoscope étaient tous situés dans la région inférieure
de l'œil. On en avait conclu tout naturellement qu'ils débutaient dans cette
même région. De Graefe revint de cette opinion après avoir observé quelques
cas de décollement qui, primitivement situés dans la région supérieure,
s'étaient spontanément déplacés de haut en bas avec réapplication de la rétine
dans la région précédemment malade. Dès lors, cette constatation a été faite

si fréquemment que nous pouvons donner le déplacement de haut en bas comme étant de règle, quand la rétine ne se décolle pas totalement. Il est aussi probable que la guérison spontanée, si elle se produit, débute par le déplacement.

Entre le moment où l'on constate le décollement en haut et celui où l'on

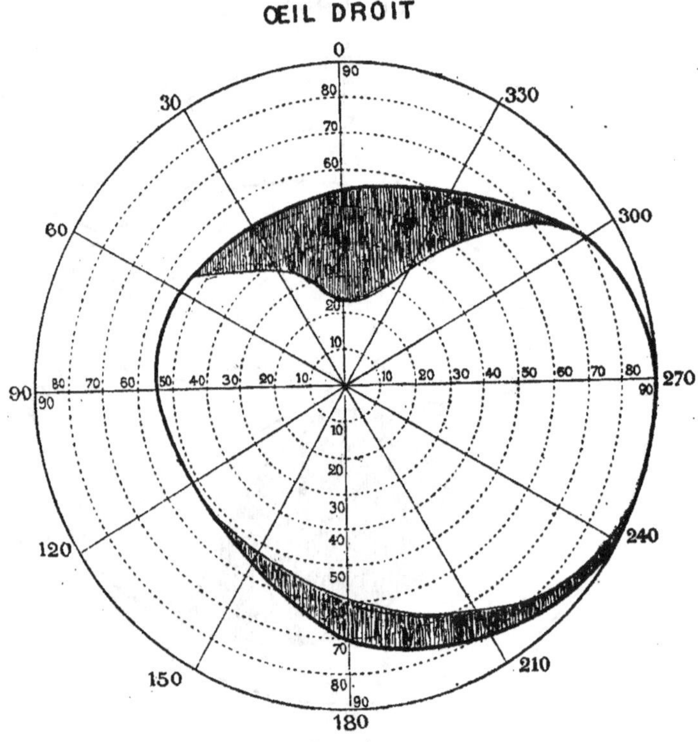

Fig. 106.

Champ visuel du même malade que celui de la figure précédente. Mensuration faite deux mois plus tard, soit après que le décollement s'est déplacé de haut en bas (16 janvier 1900).

peut reconnaître sa présence dans les parties inférieures de l'œil, il se produit bien souvent une diminution de l'acuité centrale et, à l'ophtalmoscope, un soulèvement partiel de la région maculaire. C'est ici la période la plus critique, de l'issue de laquelle dépendra soit le rétablissement d'une vision utile, soit une aggravation définitive, selon que le décollement rétinien va se localiser dans la région inférieure ou qu'il gagnera l'une après l'autre toutes les régions de l'œil malade.

Après un changement de situation, le décollement étant en bas, a beaucoup de chances de rester stationnaire; il peut même diminuer de mois en mois de telle façon que la rétine finisse par être sinon recollée, du moins immobilisée et assez exactement adaptée à la concavité de l'œil, mais le plus souvent il persiste sous la forme d'une poche plus ou moins saillante et grisâtre. A ce stade correspond un trouble dans la partie supérieure du champ visuel, trouble produisant l'effet d'un voile qui descend du front et que les malades comparent quelquefois à un lambrequin. Cette persistance du décollement dans les parties déclives de l'œil fait comprendre aussi que la partie inférieure du champ visuel reste seule conservée dans la plupart des cas de décollement invétéré, et, même lorsque l'examen ophtalmoscopique n'est plus possible, cet état de la fonction permet de conclure avec grande probabilité à la présence d'un ancien décollement.

SIGNES EXTÉRIEURS ET COMPLICATIONS. — L'œil atteint de décollement rétinien a une direction du regard peu précise : la pupille est en semi-dilatation et réagit mollement à la lumière. La chambre antérieure est ordinairement profonde parce que, moins bien soutenu par le cristallin, le disque de l'iris a perdu sa convexité. L'iris lui-même est plus flasque que dans un œil normal et fait voir assez souvent le ballottement et les mouvements ondulatoires connus sous les noms d'*irido-donésis*. La cause de ces changements réside dans une diminution de la pression intra-oculaire. En effet, cette diminution de pression est de règle au bout de peu de semaines, lors même qu'elle n'aurait pas existé tout au début.

L'état de la pression intra-oculaire a été beaucoup discuté à propos de la pathogénie du décollement, car LEBER avait insisté sur l'absence de toute pression augmentée comme argument contre la théorie exsudatoire. Quoi qu'il en soit de la valeur de cet argument qui vient d'être affaibli par des expériences de WESSELY, il n'en reste pas moins bien établi que le décollement de la rétine ne se produit pour ainsi dire jamais en présence d'une tension augmentée. Quand dès le début la tension n'est pas normale, c'est qu'elle est diminuée.

L'abaissement rapide de la tension oculaire doit faire craindre l'approche d'une complication assez grave qui est la *cyclite*. Peu de semaines ou peu de mois après le début des troubles visuels, l'œil s'injecte, devient douloureux spontanément ou à la pression, le tonus diminue souvent très fortement, et la chambre antérieure tend à augmenter encore de profondeur. Cet approfondissement se fait par un recul du plan de l'iris et donne à l'œil un aspect très caractéristique qui pour le clinicien exercé indique déjà la présence d'un décollement. La cause en est la traction exercée par le corps vitré sur les procès ciliaires, la base de l'iris, la zonule de ZINN et le cristallin. Les phénomènes douloureux peuvent être calmés par les sédatifs de l'iris, les applications chaudes, les dérivants et le repos, mais parfois aussi le processus aboutit à une phtisie douloureuse qui peut même obliger à l'énucléation.

Une autre complication fréquente du décollement est la *cataracte*. Elle ne se développe le plus souvent pas dans les premiers mois, mais seulement au bout d'une ou plusieurs années. Il y a des exemples où même après deux ans le cristallin a conservé sa transparence, mais ce ne sont pas les cas les plus ordinaires. Une fois que l'opacification du cristallin a commencé, elle progresse assez rapidement et il suffit de quelques mois pour la rendre complète. Sa formation est surtout rapide lorsqu'à la suite d'iridochoroïdite le cristallin a contracté des adhérences avec l'iris. La cataracte secondaire à un décollement rétinien se distingue par une teinte particulièrement blanche, laiteuse, ou quelquefois jaunâtre. De consistance molle au début, elle devient crayeuse et dure lorsqu'elle est ancienne. Le cristallin se déforme alors et se ratatine ; on le voit ballotter derrière la pupille, se déplacer partiellement et quelquefois se luxer dans la chambre antérieure.

Le *glaucome* n'est pas une complication rare, mais assez tardive. Bien des yeux qui ont échappé à la cyclite ou en ont guéri, et qui dans la suite ont présenté une cataracte inopérable, finissent par être énucléés pour glaucome douloureux, et c'est l'autopsie qui révèle l'existence d'un ancien décollement rétinien. Chose à remarquer, la présence dans un œil d'une hypotonie très prononcée n'est pas une garantie contre l'éventualité future d'un glaucome.

Même en l'absence de tout phénomène inflammatoire de l'iris et avec conservation de la transparence des milieux, un état de glaucome chronique peut survenir. Nordenson en rapporte deux observations, dans l'une desquelles le glaucome existait aux deux yeux, tandis que le décollement était unilatéral.

CARACTÈRES CLINIQUES SPÉCIAUX A CERTAINES FORMES
DE DÉCOLLEMENT RÉTINIEN

La description que nous venons de donner s'applique essentiellement au décollement rétinien dit « spontané » ou « idiopathique ». Les autres formes de décollement ont certains caractères spéciaux que nous devons encore passer en revue.

B. Décollement consécutif a des hémorragies dans le corps vitré. — Ce genre de décollement n'a pas une très grande importance clinique parce que le plus souvent il n'est pas reconnaissable à l'ophtalmoscope à cause du trouble du corps vitré ; il peut être toutefois soupçonné d'après l'examen fonctionnel (erreurs de projection) ; il peut en certaines circonstances faire croire à une tumeur, et cette erreur de diagnostic a conduit parfois à l'énucléation de l'œil (Webster). A propos des complications de la rétinite proliférante, nous aurons à reparler de ce décollement rétinien consécutif à des hémorragies dans le corps vitré.

C. Décollement rétinien secondaire a une tumeur. — Nous rappelons qu'en présence d'une tumeur de la choroïde au début, on assiste parfois à un décollement total de la rétine ; en pareil cas la cause réelle de ce décollement peut rester longtemps ignorée et ce n'est que l'apparition d'un glaucome qui met plus tard sur la voie du diagnostic. En d'autres cas on peut suivre à

l'ophtalmoscope les progrès du décollement au fur et à mesure de la croissance de la tumeur. Cette observation concerne le plus souvent des néoplasmes se développant près du pôle postérieur de l'œil car alors l'importance
des troubles visuels amène de bonne heure le malade au médecin. En règle
générale, un décollement rétinien localisé dans la région maculaire ou sur les
bords de la papille optique est suspect.

Le soulèvement de la rétine par une tumeur se distingue du décollement
idiopatique en ce qu'il est facile à suivre dans tout son pourtour parce que ses
limites sont plus précises ; sa surface est plus uniforme et présente des plis
moins nombreux, les vaisseaux sont moins irrégulièrement ondulés ; enfin,
différences importantes, le décollement par tumeur est plus opaque que le
décollement idiopathique ; il est surtout plus immobile, plus rigide.

Cette immobilité consiste non seulement dans l'absence de tout tremblottement de la rétine ; elle se manifeste aussi par la persistance de la voussure
rétinienne en certaines régions où le décollement spontané ne se voit guère ou
tout au moins ne persiste pas : ainsi dans les parties latérales de l'œil.

Il est souvent fort difficile, sinon impossible, de reconnaître à l'ophtalmoscope si le soulèvement de la rétine est dû à la poussée directe de la tumeur
ou à celle d'un exsudat. Cependant, en certains cas, on distingue au travers de
la rétine une marbrure d'un brun noirâtre qui indique la présence d'un néoplasme pigmenté. Quelquefois cette apparence est produite par des restes
hémorragiques. Enfin la présence d'une hémorragie à la surface de la rétine
décollée est un symptôme assez important qui parle pour un décollement par
tumeur.

D. Décollement rétinien secondaire a des troubles de circulation. —
Dans la grande majorité des cas, ce genre de décollement rétinien se reconnaît
sans peine grâce à des altérations concomitantes : stase veineuse dans le cas
d'une tumeur de l'orbite ; gonflement de la papille optique avec œdème de la
rétine avoisinante ; hémorragies rétiniennes, foyers de dégénérescence
blanche, notamment dans les cas de rétinite albuminurique.

L'aspect ophtalmoscopique diffère de celui du décollement spontané par la
mobilité moindre de la rétine et par l'absence de déchirure rétinienne ; il
varie d'ailleurs selon que le liquide rétrorétinien est de nature séreuse ou
hémorragique ; un décollement hémorragique peut avoir une grande ressemblance avec celui que produit une tumeur de la choroïde. Quant à la façon
dont il évolue, le décollement rétinien consécutif à des troubles de circulation ne permet pas d'établir de règle bien précise ; mais il offre généralement un pronostic beaucoup plus favorable que le décollement dit
« spontané ».

La réapplication de la rétine est même l'issue ordinaire pour peu que
l'affection primitive (stase papillaire, rétinite albuminurique) tende elle aussi
à la guérison. Au cours d'une albuminurie, le décollement rétinien diminue
ou s'aggrave selon les fluctuations de l'état général : on l'a même vu se dissiper aussitôt après qu'une ponction abdominale avait donné issue à l'ana-

sarque. Le rétablissement de la fonction dépend à la fois de la durée du décollement et de l'importance des autres altérations de la rétine.

E. Décollement produit par une inflammation de la choroïde ou des tissus du voisinage. — Ce genre de décollement rétinien se présente sous des formes très variables selon la nature de l'exsudat qui lui a donné naissance. S'il s'agit d'un liquide séreux et relativement pauvre en albumine, comme dans certaines uvéites chroniques ou dans le cas d'une simple influence de voisinage, le soulèvement de la rétine ressemble beaucoup par son aspect et son évolution aux décollements séreux par troubles circulatoires (stase papillaire, tumeur de l'orbite, etc.).

Lorsque l'exsudat est très riche en albumine, comme en présence d'une sclérite tuberculeuse ou syphilitique, la confusion peut se faire avec une tumeur de la choroïde ainsi que nous avons pu le constater une fois.

La rétine décollée est alors très opaque, et d'un gris clair, un peu verdâtre. Le reflet verdâtre et brillant du fond de l'œil est encore plus accentué quand l'exsudat qui soulève la rétine est de nature purulente; toutefois il n'est pas rare que des opacités du corps vitré dissimulent cet aspect.

Dans les cas où le processus inflammatoire est très localisé (choroïdites disséminées), il n'a généralement pas d'autres symptômes qu'un certain degré de photophobie et de la congestion des vaisseaux rétiniens; pour peu que l'inflammation soit plus diffuse et plus intense, elle se révèle le plus souvent par des signes extérieurs tels que la chémose, l'injection ciliaire, les dépôts d'iritis, qui facilitent le diagnostic de la nature du décollement rétinien.

Après que la rétine a été soulevée par un exsudat choroïdien, *la réapplication est la règle*, lors même que le décollement a été très prononcé; il n'y a guère que les cas d'infection métastatique qui fassent exception, quand le corps vitré a été lui-même envahi par la suppuration et qu'il a contribué par ses tractions à produire un décollement total.

Dans les cas de décollement rétinien par influence de voisinage (abcès de l'orbite, sinusite), la rétine se recolle sitôt après que la cause a cessé d'agir (évacuation de l'abcès) et le fond de l'œil peut retrouver son aspect normal avec rétablissement des fonctions visuelles (voy. Graefe, Berlin, Laas). Les inflammations du tissu même de la choroïde ne permettent pas une issue aussi satisfaisante, car la réapplication se fait avec production de nombreuses cicatrices pigmentées au niveau desquelles la sensibilité de la rétine demeure amoindrie ou abolie.

F. Décollements rétiniens traumatiques. — Les décollements rétiniens d'origine traumatique ont des caractères cliniques très différents selon le mécanisme qui leur a donné naissance.

Ceux qui résultent d'une contusion de l'œil avec déchirure de la rétine dans le voisinage de l'ora serrata ont un aspect ophtalmoscopique qui peut ressembler beaucoup à un décollement « spontané » par la mobilité et la transparence de la rétine soulevée. Il y a même des cas où l'on ne peut décider avec certitude si le décollement doit être tenu pour traumatique ou pour « spontané » ; cette difficulté se présente en particulier quand un œil myopique,

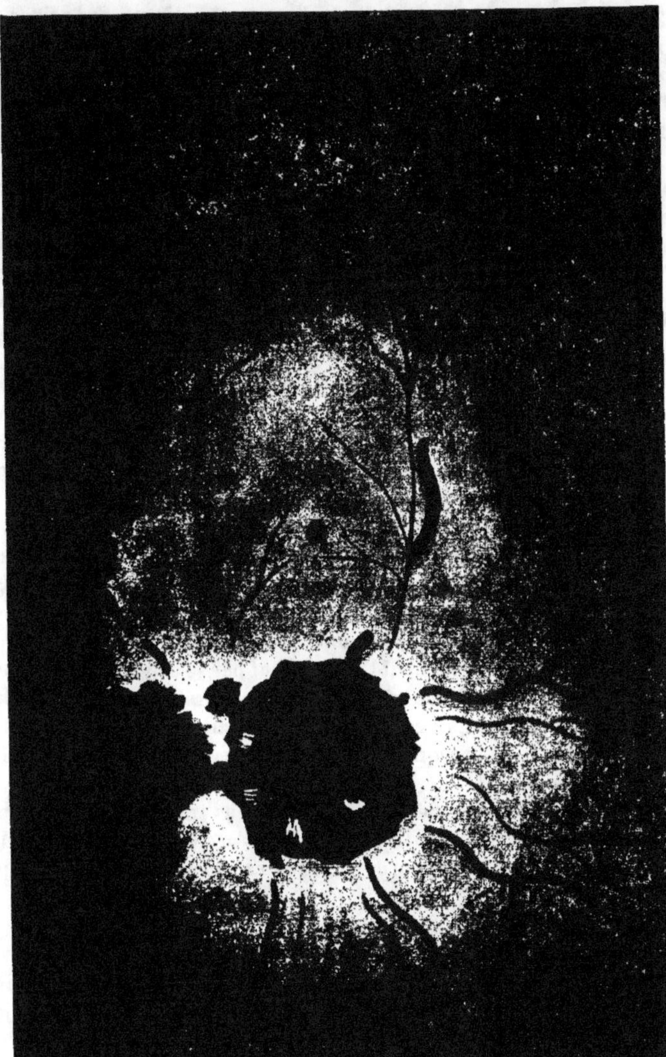

Fig. 107.

Rupture et décollement de la rétine sur tout le pourtour de la papille optique par l'effet d'une violente contusion de l'œil (image renversée), (d'après L. PAUL).

Au travers de la déchirure on aperçoit le nerf optique et les parties adjacentes de la choroïde partiellement dissimulés par des hémorragies. Une grosse hémorragie en forme de panache fait saillie dans le corps vitré. Par suite de la rupture des vaisseaux rétiniens, la région papillo-maculaire est occupée par un trouble laiteux et la fovea par une tache sombre, qui rappellent de très près le tableau habituel d'une « embolie » de l'artère centrale.

prédisposé au décollement de la rétine, se trouve atteint de cette complication quinze jours ou trois semaines après avoir été l'objet d'un léger choc.

Les décollements par contusion avec déchirure de la rétine sont assez souvent localisés à la périphérie inférieure, c'est-à-dire dans la région où porte habituellement *le coup*, ou bien au voisinage du pôle postérieur, c'est-à-dire dans la région du *contre-coup*. En ce dernier cas, ils intéressent soit la macula, avec ou sans perforation centrale (voy. fig. 17, pl. X), soit le voisinage immédiat du nerf optique (décollement péripapillaire). A la suite d'un choc contre l'œil, PAUL a vu la rétine déchirée sur tout le pourtour de la papille avec formation d'une large ouverture circulaire au travers de laquelle on apercevait le nerf optique et les parties adjacentes de la choroïde (voy. fig. 107).

Lorsqu'elle est périphérique, la déchirure peut être aussi très étendue d'emblée, et même intéresser dans sa totalité l'insertion de la rétine à l'ora serrata (WINTERSTEINER, ROEMER, VOSSIUS). Ces vastes délabrements de la rétine sont fort curieux à examiner à l'ophtalmoscope, car la rétine détachée de ses insertions se recroqueville (obs. pers.) ou se renverse sur la rétine restée en place, de telle façon qu'elle présente à l'observateur sa face postérieure (SCHEFFELS, BAQUIS, CONSTENTIN).

Les décollements rétiniens consécutifs à la rétraction cicatricielle d'une plaie sclérale se présentent le plus souvent à l'ophtalmoscope sous l'aspect d'une succession de replis irradiant de la cicatrice. Ils augmentent graduellement de saillie et d'étendue aussi longtemps que l'attraction de la plaie se fait sentir, puis ils deviennent stationnaires et peuvent dans la suite subir une régression partielle.

Ces replis sont généralement plus abrupts, plus opaques et plus rigides que ceux d'une rétine « spontanément » décollée, mais ils s'accompagnent aussi quelquefois d'une voussure rétinienne diffuse, transparente et mobile, dans une autre région de l'œil : alors on a des raisons de penser que la rétine, cédant aux tractions dont elle était l'objet, a fini par se détacher à l'ora serrata, ou se déchirer au niveau d'une cicatrice de chorio-rétinite, et que le liquide du corps vitré a fusé dans l'espace rétro-rétinien. Cet accident peut nous expliquer l'aggravation brusque que l'on note au cours de certains décollements traumatiques.

Une forte proportion des décollements rétiniens traumatiques échappent à l'observation ophtalmoscopique parce qu'ils s'accompagnent d'abondantes hémorragies et de trouble du corps vitré, de cataracte ou de séclusion pupillaire.

Traitement. — On attribue généralement à SICHEL, père, la première tentative de *ponction sclérale* faite dans le but de donner issue au liquide accumulé derrière la rétine : en réalité cette opération a été pratiquée déjà par WARE en 1804; elle est recommandée par RUETE (p. 282), par DESMARRES et par MACKENSIE, dans leurs traités d'ophtalmologie.

A la ponction simple, qui avait donné quelques bons résultats, DE GRAEFE (1863) crut devoir ajouter la perforation de la rétine décollée, car il avait remarqué que certains cas, où une déchirure avait été observée, restaient assez longtemps stationnaires et il pensait diminuer les chances d'extension du décollement en égalisant la tension des liquides sus- et sous-rétiniens; une même tentative fut faite par Bowman, qui dilacérait la rétine à l'aide de deux aiguilles, mais les quelques améliorations obtenues ne parurent pas bien durables et l'on nota plusieurs résultats malheureux (Hirschmann, Landesberg), qui firent abandonner la discision de la rétine pour en revenir à la ponction sclérale pure et simple (Alf. Graefe, Hirschberg), ou à l'aspiration de l'épanchement au moyen d'une seringue à trocart (Weber, de Wecker, 1889, p. 160) ou encore au *drainage de la poche rétinienne* par une anse de fil d'or (de Wecker). De l'insuccès de ces méthodes opératoires, les praticiens ont généralement conclu en faveur du *traitement mécanique* recommandé par Samelsohn et consistant dans l'application d'un bandage compressif avec décubitus dorsal prolongé; plusieurs y ont ajouté les révulsifs, les frictions mercurielles et les injections de pilocarpine.

Les ponctions sclérales eurent un nouveau temps de vogue sur la recommandation de Wolfe, qui en avait légèrement modifié la technique, et l'*iridectomie*, pratiquée autrefois par Galezowski, puis reprise par d'autres opérateurs (Coppez, Dransart, Bettremieux, Boucheron, etc.), fut même présentée comme ayant une valeur préventive contre le décollement. En 1887, après une enquête sur les résultats obtenus, Poncet n'en avait pas moins conclu que « toutes les méthodes opératoires ont cela de commun qu'elles conduisent à l'atrophie et aux ophtalmies sympathiques ». (*Ann. d'occul.*, 97, p. 236 et 238). Aux yeux de de Wecker (1888), tous les insuccès opératoires trouvaient leur explication dans la cause du décollement telle qu'elle a été donnée par Leber. Devant la Société française d'ophtalmologie, il exprima l'opinion que toute tentative d'évacuer le liquide rétro-rétinien devait rester inutile puisqu'elle n'avait pas pour effet de détruire les adhérences du corps vitré avec la rétine et de supprimer les tractions exercées sur celle-ci.

C'est dans le but, non de supprimer ces tractions, mais de les contrebalancer par une adhérence plus intime de la rétine à la choroïde, que Schoeler proposa des *injections iodées* qui devaient provoquer une rétinite adhésive et par là une amélioration ou tout au moins l'arrêt du décollement. Ces injections, qui dans quelques cas semblèrent avoir donné des résultats favorables, furent suivies en d'autres circonstances d'une aggravation du décollement (Schweigger), d'une atrophie du nerf optique (Pflüger, obs. pers.), de la phtisie de l'œil (Abadie), ou même d'une méningite mortelle (Gelpke); peu à peu elles ont été entièrement abandonnées.

Deutschmann (1895 et 1899), lui, s'est attaqué directement aux causes anatomiques du décollement, telles que nous les représente la théorie de Leber. Sa méthode de traitement, méthode hardie et d'une application difficile, exige à la fois du malade et du médecin beaucoup de patience et de persévérance; elle consiste tout d'abord en des discissions du corps vitré, répétées jusqu'à 20 fois et même plus, (!) dans le but de supprimer les adhérences qui attirent en avant la rétine; puis, pour compenser la diminution du volume que subit le corps vitré du fait de sa rétraction, Deutschmann y injecte du corps vitré de lapin, trituré et délayé dans de l'eau salée. A l'en croire, ses résultats seraient encourageants, car ils comporteraient 40 cas de guérison sur 174 yeux traités, soit le 23 p. 100, et plusieurs de ces guérisons auraient déjà de neuf à treize ans de durée (Soc. opht. de Heidelberg, 1902, 31e *session*, p. 258). Malheureusement DEUTSCHMANN est à peu près seul jusqu'ici à compter des succès avec sa méthode et les résultats de plusieurs autres opérateurs qui l'ont essayée sont loin d'être aussi concluants (BRAUNSTEIN, JUTZRENKA, v. HIPPEL). Ce que nous pouvons dire de mieux en faveur de la méthode de DEUTSCHMANN, c'est qu'au dire de son auteur lui-même elle est applicable aux décollements de date ancienne plus encore qu'aux décollements tout à fait frais ; elle peut donc être tentée après que tous les moyens usuels ont échoué et de ce fait elle constitue une ressource dernière qui peut être précieuse en certain cas où le malade est disposé à une intervention hardie, parce qu'il n'a rien à perdre et peut être quelque chose à gagner.

Résumons les procédés qui, tour à tour vantés, abandonnés et repris, constituent encore aujourd'hui l'arsenal thérapeutique où les oculistes puisent selon leur inspiration du moment, leurs expériences antérieures ou leurs convictions théoriques :

1er groupe : *Procédés non opératoires ayant pour but, soit d'amener la résorption du liquide rétro-rétinien, soit d'améliorer la nutrition du corps vitré.*
a. Traitement dit « de SAMELSOHN » par le repos, le bandage compressif et les révulsions.
b. Instillations d'ésérine (GRANCLÉMENT); injections de pilocarpine (DIANOUX et GUAITA), sudations.
c. Injections sous-conjonctivales ou intracapsulaires de solutions salées, sublimé, chlorure de sodium, etc. (DOR, BOURGEOIS, STAERKLE, LODATO, etc.).
d. Massages du globe de l'œil (GRADENIGO).

2e groupe : *Procédés ayant pour but l'évacuation du liquide rétro-rétinien.*
a. Discission de la rétine (A. DE GRAEFE).
b. Ponction sclérale (WARE, SICHEL, WOLFE, etc.)
c. Aspiration du liquide ou drainage (GALEZOWSKI, DE WECKER).
d. Iridectomie (DRANSART, BOUCHERON, BETREMIEUX, GALEZOWSKI).

3e groupe : *Procédés tendant à créer des adhérences entre la rétine et la choroïde ou la sclérotique.*
a. Injections iodées (SCHÖLER, ABADIE).
b. Thermo-cautérisations (CHEVALLDOEREAU, R).
c. Electrolyse (TERSON).
d. Suture de la rétine (GALEZOWSKI).

4ᵉ groupe : *Procédé destiné à supprimer les adhérences du corps vitré à la rétine et à rendre au vitré son volume normal :*

Discission du corps vitré et injections de corps vitré de lapin (Deutsch-mann, Secondi).

La classification que voilà est un peu artificielle, nous en convenons, d'autant plus que parmi les procédés ici énumérés il en est dont l'auteur lui-même serait sûrement embarrassé de préciser la raison théorique ou le but réel. Si l'on veut aller au fond des choses, on est forcé de reconnaître que bien souvent les traitements dirigés contre un décollement rétinien sont pure-ment empiriques, en ce sens que tel procédé, qui a paru réussir en un cas, est employé indifféremment contre tous les genres de décollement, quelles que soient leur nature et leur origine ; lorsque les insuccès se sont accumulés, on passe à une autre méthode de traitement que l'on appliquera de nouveau à toute une série de cas dissemblables. C'est là, ce nous semble, la raison prin-cipale de nombreux échecs et du discrédit dans lequel est tombé le traitement du décollement rétinien auprès de beaucoup de malades et de médecins. *Pour com-battre utilement un processus pathologique, il faut en connaître la nature et les conditions anatomiques :* nous croyons superflu de démontrer une vérité si évidente. Une étude raisonnée de la pathogénie du décollement spon-tané, étude basée sur des *faits* et non point sur des *suppositions*, permettra seule d'instituer un traitement utile contre cette affection. Il en sera de même pour les autres formes de décollement rétinien, car le traitement ne saurait être uniformément le même s'il existe ou non une déchirure de la rétine, si les altérations primitives sont de nature inflammatoire ou non, si le corps vitré attire en avant la rétine ou qu'il se rétracte passivement sous la pression d'un épanchement rétro-rétinien.

La plupart des statistiques publiées jusqu'ici ne tiennent point un compte suffisant de ces conditions différentes, et ne sont par conséquent pas pro-bantes ; de Grosz (1896, *Jahresber. für Opht.*, p. 95) a néanmoins pris la peine de les comparer au point de vue des résultats obtenus : il en résulte que les discissions de la rétine seraient demeurées inutiles dans 65 p. 100 des cas, les ponctions sclérales dans 44 p. 100, l'iridectomie dans 66 p. 100, les injec-tions de pilocarpine dans 59 p. 100. Dans la clinique de Schulek les injec-tions de pilocarpine ont donné 33 p. 100 d'améliorations, l'iridectomie une proportion semblable et les ponctions de la rétine 20 p. 100. Il est probable que si l'on dressait une statistique des cas laissés sans aucun traitement, la proportion des améliorations serait tout aussi élevée.

Müglich, en 1891, a réuni 136 observations de guérison « spontanée », c'est-à-dire sans intervention chirurgicale. Ici encore, il s'agit de décolle-ments de genres très différents, car un certain nombre d'entre eux étaient secon-daires à un traumatisme, à une rétinite albuminurique ou à des inflamma-tions de voisinage. Toutefois 42 guérisons se rapportent à des décollements considérés comme en relation avec la myopie et 50 autres à des décollements de cause indéterminée : nous avons le droit d'admettre qu'il s'agissait ici, dans la majorité des cas, de la forme « spontanée » du décollement rétinien.

Cette forme, si maligne, peut donc aboutir elle aussi à la guérison et nous en avons nous-mêmes plusieurs exemples très certains; il arrive quelquefois qu'un malade, dont le traitement a été abandonné parce qu'il n'avait donné au début que de mauvais résultats, présente au bout de quelques semaines ou de quelques mois une amélioration très grande ou même une entière guérison. Selon notre expérience, la guérison a lieu plus fréquemment quand le décollement se produit en bas que s'il a lieu dans les parties supérieures de la rétine; mais en ce dernier cas le déplacement du décollement de haut en bas constitue encore un facteur favorable et représente le premier degré de la guérison; si ce déplacement ne s'opère pas dans les quelques semaines qui suivent le début des accidents, le décollement court grand risque de devenir total.

La thérapie doit tendre à faciliter tout d'abord le déplacement de haut en bas, puis à localiser le décollement dans les parties les plus déclives de l'œil. Malheureusement nous ignorons encore quelles sont les causes anatomiques du changement de situation de la partie décollée : lorsque l'on aura une connaissance exacte du mécanisme de ce phénomène et des conditions qui le favorisent, un grand pas sera fait croyons-nous, vers le traitement rationnel du décollement rétinien.

BIBLIOGRAPHIE

Pour ne point surcharger cet index bibliographique, nous n'y avons mentionné que les publications auxquelles nous avons fait allusion dans notre texte, bien que la liste des travaux intéressants soit ainsi loin d'être complète surtout en ce qui concerne le traitement du décollement.

ABADIE. Traitement du déc. de la rétine. *Ann. d'ocul.*, CII, p. 203, 1889.

ADDARIO. Nuovo reperto anatomico che spiega il distacco idiopatico della retina. *X* Congr. internat. d'opht.*, p. C, 141, 1904.

VON AMMON. (Obs. anat. de déc. rét.). *Klin. Darstell. d. Krankh. u Bildungsfehler d. Aug.*, 1838.

ANDOGSKY. Ueber das Verhalten des Schpurpurs bei der N. Ablösung. *Graefe's Archiv*, XLI, 2, p. 404.

ANDRE.E. Das amaurotische Katzenauge. *Grundriss d. speziellen Augenheilk* (Magdeb p. 387, 1837.

ARLT. Diagn. diff. de l'hydrop. sous-choroïdienne et de l'encéphaloïde. *Krankheiten d. gen* (Prag). t. I, p. 159-172, 1853.

— Ablösung der Netzhaut von der choroïdea *Krankheiten d. Auges* (Prag.), t. II, p. 1856.

AXENFELD. Netzhautruptur bei... Bindegewebsneubild. *Archiv für Aug.*, XXVI, p. 227, 1

AXENFELD. Ueber das Vorkommen von N. Abl. beim Hydrophthalmus. *Festschrift für Ma* (Kl. M. Bl. für Aug), p. 1, 1903.

BADUEL. Sulla cura del distacco di retina secondo il metodo Schoeler (Rés. *Jahresber.* Opht., p. 386, 1896.

BAQUIS, 1896. Studio clinico di un caso di distacco di retina. *Ann. di ottalm.*, XXV. p. 2

BECKER. Zur Anatomie der Netzhautablösung. *XX* sess. de la Soc. opht. de Heidelber* Bericht. p. 132, 1889.

BECKER. Zur Anatomie der N. Ablösung. *XX° sess. de la Soc. opht. de Heidelberg. Ber.*, p. 122, 1889.

BECKER ET RYDEL. *Wien. med. Woch.*, p. 65, 1866. (Cité par LAAS, p. 193).

BEER. Amaurotisches Katzenauge. *Lehre v. d. Augenkrankh*, vol. II, p. 495-498. Wien.

BERLIN. Netzhautablösung durch Orbitalabcess. *Klin. M. Bl. für Aug.*, IV, p. 78, 1866.

BRST. 1904. Der Glaskörper bei Augenbervegungen. *Kl. M. Bl. für Aug.*, XLII, 2, p. 538.

BÉTTREMIEUX. Est-il prouvé que l'iridectomie est impuissante, etc., *Arch. d'opht.*, VIII, p. 43, 1888.

BIETTI. Ein klin. und anat. Beitr. zur metast. Opht. *Festschrift für Manz* (Kl. M. Bl.), p. 51.

BOUCHERON. Quelques conditions de la cure opér. rad. du décoll. *Arch. d'oph.*, XIII, p. 89, 1893.

BOURGEOIS. Constitution du corps vitré comme point de départ du trait. du déc. etc., *Rec. d'opht.*, p. 566, 1897.

BOWMAN. On needle operations in cases of detached retina. *Opht. hosp. Rep.*, IV, p. 133, 1864.

BRAUNSTEIN. Zur Frage der N. Ablösung und ihrer Behandlung. (Rés. *Jahresb. für Opht.*, p. 603, 1901).

BROECKAERT. Opacités du corps vitré et déc. rét. à la suite d'une sinusite, etc. Rev. hebd, de laryngologie, otologie et rhinologie. Rés. *Jahresb. für Opht.*, p. 626, 1900.

CARRON DU VILLARDS. OEil de chat amaurotique. *Guide pratique des mal. des yeux* (Bruxelles), p. 518-521, 1838.

CHELIUS. Wassersucht zwischen den einzeln. Haüten d. Auges. *Handbuch d. Augenheilk*, (Stuttgart), vol. II, p. 366-370, 1839.

CHEVALLEREAU. Traitement du déc. de la rétine. *Revue gén. d'opht.*, n° 5, 1892.

CLAVELIER. L'électrolyse dans le déc. de la rét. *Languedoc méd.*, 1897.

COCCIUS. (Obs. ophtalmoscop. de déc. rét.). *Ueber die Anwendung d. Augenspiegels.* (Leipsig), p. 125-130), 1853.

COHN. Farbensinn und Lichtsinn bei N. Abl. *Centr. Bl. für Aug.*, août, 1877.

CONSTENTIN. Un cas de diplopie monoculaire d'origine rétinienne. *X° Congr. internat. d'opht.*, p. B, 182, 1904.

COPPEZ. Traitement du décollement par l'iridectomie. *Soc. franç. d'opht.*, 1887. V, p. 78.

DAHRENSTAEDT. Ein seltener Fall von Netzhautablösung. *Centr. Bl. für Aug.*, p. 70, 1892.

DEMOURS. Amauroses dont le siège est dans le globe. *Précis s. l. mal. des yeux* (Paris), p. 455. 1821.

DESMARRES. Hydropisie sous-rétinienne. *Traité des mal. des yeux*, (Paris), p. 25, 710-712, 714, 1847.

DEUTSCHMANN. Neues Heilverfahren bei N. Ablösung. *Beitr. zur Aug.*, XX, 1895.

— Weitere Mittheil. über mein Heilverf, etc. *Beitr. zur Aug.*, XL, 1899.

DEUTSCHMANN. Drei Dauerheilungen operativ behandelter N. Ablösungen. *Münchn. med. Woch.*, p. 38, 1902.

DEUTSCHMANN. (Présentation de malades avec guérison d'un déc. rét.) *31° session de la Soc. opht. de Heidelberg*, 1903, Bericht., 258.

DEVAL. Hydropisie sous-rétinienne. *Traité de l'amaurose ou de la goutte sereine* (Paris), p. 330-332, 1851.

DIANOUX, 1881. Du trait. du déc. de la rétine. *Arch. d'opht.*, I, p. 69.

DIMMER. Beitr zur Pathologie der N. Ablösung. *Wien. med. Presse*, n° 45 et 46, 1886.

DOR. Beitrag zur Pathologie der intra-ocul. Geschwülste. *Arch. f. Opht.*, VI, 2, p. 244-253, 1860.

— Sur le traitement du déc. de la rétine. *IX° Congr. internat. d'Utrecht.*, p. 418, 1899.

DRANSART. Traitement du déc. rétinien, etc. *Ann. d'ocul.*, XCII, p. 30 et *Arch. d'opht.*, IV, p. 170, 1884.

DRUAULT. Un cas de décollement de la rétine suivi de glaucome. *Archives d'opht.*, XIX, p. 641, 1899.

ELSCHNIG. Zur Entstehung der Netzhautrisse bei Netzhautablösung. *Klin. M. Bl. für Aug*
     p. 416, 1892.
FISCHER. Wassersucht zw. choroïdea u. Retina. *Lehrbuch* (Prag.), p. 345, 1845.
FRÖHLICH. Ueber... Kurzsichtigkeitsnetzhautablösungen. *Archiv für Aug.*, XXXVIII, p. 1
     1898.
FRÜCHTE, 1903. Netzhautablösung bei Hydrophthalmus, *Thèse de Freiburg*.
GALEZOWSKI. De la curabilité du déc. de la rétine et de son traitement par l'aspiration d
     liquide sous rétinien. *Rec. d'opht.*, p. 151, 1888.
     —   Des différentes variétés de déc. de la rét. et de leur traitement. *Rec. d'opht.*
     1883 et 1884.
     —   Du déc. et de son traitement par ophtalmotomie. *Rec. d'opht.*, p. 385, 1895.
GALLUS. Ueber Behandlung der N. Abl. nach Dor. *Zeitschr. für Aug.*, VI, p. 127, 1901.
GELPKE. Ein Fall von operativ behand. Amotio retinæ. *Centr. Bl. für Aug.*, p. 260, 1889.
GOLDZIEHER. Zur Aetiologie der N. Abl. *Med. Centr. Bl.*, n° 11, p. 164, 1873.
GONIN. La pathogénie du décollement spontané de la rétine. *Annales d'ocul.*, CXXXII
     juillet 1904.
     —   Le rôle du corps vitré dans les différentes formes de décollement rétinien. *X• Congr*
     internat. d'opht., p. B, 25, 1904.
GOURFEIN-WELT (Mme). De la pathogénie du déc. rétinien dans la rét. albuminurique
     X° Congr. internat. d'opht., p. B. 33, 1904.
GRADENIGO. Sulla cura del distacco della retina col massagio. *Atti del R. Istit. Venet*
     (*Rés. Jahresber*, p. 414), 1894.
GRANDCLÉMENT. Trait. du déc. de la rét. par l'ésérine. *Rec. d'opht.*, p. 663, 1897.
VON GRAEFE. Notiz über die Ablosüngen der Netzhaut v. d. choroïdea *Archiv für Ophl*
     I. 1, p. 362-371, 1854.
     —   (Un cas de recollement de la rétine dans une rétin. albumin.) *Arch. f. Opht.*, II,
     p. 222-223, 1855.
     —   (Du champ visuel dans le déc. rét.). *Arch f. Opht.*, t. II, 2, p. 278-280. 1856.
     —   Ueber d. ophthalmosc. Erscheinen v. cholestearin. *Arch f. Opht.*, t. II. 2 p. 319. 1856
     —   Ueber die Enstehung von Netzh.-Abl. nach perforirenden Scleralwunden. *Arch ,*
     Opht., t. III, 2. p. 391, 1857.
     —   Zur Prognose d. Netzh.-Abl. *Archiv für Opht.*, t. III, 2, p. 394, 1857.
     —   Zur Lehre von der N. Abl. *Archiv für Opht.*, IV, 2, p. 235, 1858.
     —   Perforation von abgelöst. Netzhauten *Arch f. Opht.*, IX, 2, p. 85-104, 1863.
     —   (Guérison d'un décollement survenu au cours d'un abcès de l'orbite). *Kl.-M.-Bl.*,
     p. 49, 1863.
GROS. Bericht über 170 Fälle von N. Ablösung. Th. de Giessen, 1903.
DE GROSZ. Traitement du déc. rét., 1896. (Rés. *Jahresber. für opht.*, p. 95).
GUAITA. L'ésérine contre le décollement de la rétine, *Ann. d'ocul.*, CXVII, p. 40, 1887.
HAAB. *Atlas-manuel d'ophtalmoscopie*, 3° éd., pl. 55 C, 1900.
HALDER. Ueber spontane N. Ablösung. Th. de Strassburg, 1895.
HALLER. Lapidus scyphus in oculo. obs. LVX ; *Opuscula patholoqica, Lausannae*, 1768.
HIMLY. Amaurotisches Katzenauge. *Krankh. u. Missbild. d. Menschl. Auges.* (Berlin), t. I
     p. 382 et 391, 1843.
     —   Hydrops choroïdeae. *Ibid.*, t. I, p. 375-377, 1843.
VON HIPPEL. (Zur Wiederanlegung der N. Ablösung) *Soc. opht. de Heidelberg. Ber.*, p. 23
     1903.
HIRSCHMANN. Ueber Punction abgelöster Netzhauten *Klin. M.-Bl. für Aug.*, IV, p. 229, 1866
HIRSCHBERG. Notiz zur oper. Behandl. der N. Abl. *Archiv für Aug.*, VIII, 1, p. 37, 1879.
HORSTMANN. Beiträge zum Verlauf der Netzhautablösung. *XXI° Sess. de la Soc. opht. Hei*
     delberg. Ber., p. 140, 1891.
     —   Ueber den Verlauf der spont. N. Ablösung. *Archiv für Aug.*, XXXVI, p. 166
     1897.

IwANOF. Beitr. zur Ablösung des Glaskörpers. *Archiv fur Opht.*, XV, 2, p. 1, 1869.

JAEGER. (Dessin d'un déc. de rét.). *Ueber Staar u. Staaroperat.* (Wien), pl. IV, fig. 26, 1854.

KEMPER. Statistische Beiträge zur Lehre von der Sol. ret. *Thèse de Kiel.*

JUTZRENKA. (10 cas de déc. rét. traités par la méthode de Deutschmann). *Wien. med. Woch.*, n° 20 *et Jahresb.*, p. 510, 1897.

KEILER. Th. de Berlin, 1889. (Cité par LAAS, p. 193).

KNAPP. (Décollement cause de métamorphopsie). *Congr. de Heidelb. Bericht.*, p. 13, 1864.

KNIES. Umschriebenes Netzh. Œdem, eine N. Abl. vortaüschend. *Kl. M. Bl. für Aug.*, p. 107, 1887.

KRONHEIM. Ueber die Erfolge der Scleralpunction bei N. Ablösung. *Deutsch. med. Woch.*, n° 18, 1898.

LAAS. Ein Fall von doppelseit. Orbitalphlegmone, etc. *Zeitschr. für Aug.*, VII, p. 181-187 1902.

LAGGAI. Ueber die Bez. der spont. N. Abl. zu Geschlecht, Lebensalter und Refraction. Th. de Tubinguc, 1900.

LANDESBERG. Beitr. zur Therapie der Netzhautabl. *Archiv fur Opht.*, XV, 1, p. 195, 1869.

LEBER. Die Krankheiten der Netzhaut., etc., p. 670-708. *Graefe-Saemisch*, 1ʳᵉ édit., V, 1877.

— Ueber die Entstehung der N. Ablösung. *XIVᵉ sess. de la Soc. opht. de Heidelberg. Bericht*, p. 18, 1882.

— *Ibid. XXᵉ Sess., Bericht*, p. 137, 1889.

— Discussions du Xᵉ congr. internat. d'opht., p. C. 75, 1904, et *Kl. M.-Bl. für Aug.*, XLII, p. 476.

LIEBREICH. De l'examen de l'œil au moyen de l'ophtalmoscope. *Traité des mal. d. yeux de Mackensie; trad. fr. par Warlomont et Testelin*, II, page LIII, 1857.

— Histolog. ophtalm. Notizen. *Arch. f. opht.*, IV., 2. p. 286, 1858.

— Ophtalmosc. Notizen; Netzhautabl. *Arch. f. Opht.*, V, 2, p. 251-259, 1859.

— *Atlas d'ophtalmoscopie*, pl. VII, p 16-17, 1863.

LODATO. Le injezioni sottocongiuntivali di cloruro di sodio nel distacco di retina. *Arch. di ottalm.*, III, p. 149, 1895.

MACKENSIE. *Traité pratique des mal. de l'œil* (trad. franç. par Warlomont et Testelin, t. II, p. 246, 1857).

MAITRE-JAN, Mᵉ ANT. (obs. de déc. rétinien par exam. anat.) *Traité des maladies de l'œil*, 2ᵉ éd. Paris, 1741, p. 241 et 331.

MARAVAL. De la valeur de l'électrolyse comme trait. du déc. de la rét. *Clin. opht.*, p. 260' 1901, et *Thèse de Paris*, 1895.

MOOREN. *Fünf Lüstren ophthalm. Wirksamkeit. Wiesbaden*, 1882.

MORGAGNI. (Obs. de déc. rét. dans œil atrophique) *De sedibus et causis morborum*. Epist., XIII, Ebroduni 1779.

MÜGLICH. Ueber Spontanheilung der N. Ablösung. Th. de Marburg, 1891.

H. MÜLLER. Beschreibung einiger... Augäpfel, p. 271-272. *Archiv für Opht.*, IV, 2, 1858.

NORDENSON. *Die Netzhautablösung, Wiesbaden*, 1887.

PAGENSTECHER. Ablösung der Netzhaut. *Klin. Beobacht.*, 1, p. 50, 1861.

— Netzhautablösung. *Klin. Beobacht*, p. 24-26, 74-95, 1862.

PAGENSTECHER (H.). Zur Anatomie der Netzhautablösung. *XXᵉ sess. de la Soc. opht. de Heidelberg. Bericht*, p. 140, 1889.

PAGENSTECHER et GENTH. Atlas d'anat. pathol., pl. XXVIII, fig. 3, 4, 5 et 6.

PANIZZA. (Cas de déc. pris pour tumeur maligne). *Sul fungo midollare*, Pavia, appendice p. 9, 1826.

PAUL. Ein Fall von vollständiger Losreissung der Retina von dem Sehnerven nach Bulbusverletzung. *Klin. M. Bl. für Aug.*, XLIII, 1, p. 185 et pl. XIII, 1905.

PONCET. Enquête sur les décollements de la rétine. *Soc. franç. d'opht., Bull. et mém.*, p. 67, 1887.

Raehlmann. Ueber die N. Abl. und die Ursache ihrer Entstehung. *Graefe's Archiv*, XXII, 4, p. 233, 1876.

— Leber's Erkl. der N. Abl. und die Diffusions-theorie kristisch verglichen. *Archiv für Aug.* XXVII, 1, p. 1.

Roemer. Totale Abreissung von der ora serrata. *Klin. M. Bl. für Aug.*, XXXIX, p. 306, 1901.

Rognetta. Déplacement de la rétine. *Cours d'ophtalmologie* (Paris). p. 365-367, 1839.

Ruete. Tuberculosis choroïdeae. *Lehrbuch der Ophtalmologie* (Braunschweig), p. 484. 1845.

Saemisch. Zur Etiologie der Netzhautblösung. *Klin. M.-Bl. fur Aug.*, IV, p. 111, 1866.

Samelsohn. Ueber mechanische Behandl. der N. Ablösung. *Med. Centr. Bl.*, n° 49, 1875.

De Saint-Yves. Des maladies de la rétine, *Nouveau traité des mal. des yeux*, Paris, 1822, p. 331, *Amsterdam*, 1736, p. 246.

Scarpa. (Obs. anat. d'un cas de déc. rét.) *Traité pratique des mal. d. yeux*, trad. franç., par Léveillé, 2° éd. (Paris), t. II, p. 215-217, 1807.

Schmidt-Rimpler. Zur Entstehung d. N. Abl., etc. *XII° Congr. internat. Moscou*, p. 140. 1897.

— Zur Theorie und Behandlung der N. Ablösung. *Deutsche med. Woch.*, n° 44, 1897.

Schoelen. Zur oper. Behandl. und Heilung der N. Abl. *Berlin, et München med. Woch.*, n° 7, p. 107, 1889.

— Zur oper. Behandl. der N. Abl. *Berl. Klin. Woch.*, n° 34, 1890.

— Zur Iodinjection bei Netzhautablösung. *Klin. M. Bl. für Aug.*, p. 382, 1891.

Schweigger. Zur path. Anat. der choroïdea. *Arch. f. Opht.*, IX. 1, p. 199-200, 1863.

— Ablösungen der Netzhaut. *Gebrauch des Augenspiegels*, p. 118-122, 1864.

– Zur Anatomie der Netzhaut ablösung. *XX° sess. de la Soc. opht. de Heidelberg*, Bericht, p. 133, 1889.

— Beobachtungen über N. Ablösung. *Arch. für Aug.*, XII, 1. p. 52, 1882.

Secondi. Sulla cura chirurgica del distacco ret. mediante la Idrodictiotomia, *Ann. di ottalm.*, XXV, p. 352, 1896.

Scheffels. Ueber traumatische Dialyse... der Netzhaut. *Archiv. für Aug.*, XXII. p. 308, 1890.

Sichel. Amaurose rétinienne organique. *Traité de l'ophtalmie, la cataracte et l'amaurose*, (Paris), p. 692, 1837.

— L'hydropisie sous-choroïd. *Ann. d'ocul.*, V, p. 243-246, 1841.

– Diagn. diff. de l'hydrop. sous-choroïdienne et de l'encéphaloïde. *Archives d'opht.* (publiées par Jamain). t. III, p. 199 et 200, 1854.

— Ueber die Heilbarkeit der Netzh.-Abl. *Clinique européenne*, n° 29, 1859.

Staerkle. Ein Beitrag zur Therapie der N. Ablösung. *Th. de Bâle*. 1901.

Stellwag von Carion. *Lehrbuch der prakt. Augenheilkunde*, 1864.

Stilling. Zur Genese der N. Ablösung. *Archiv für Aug.*, XII, p. 332, 1883.

Tavignot. Déplacement de la rétine. *Traité clinique d. mal. d. yeux* (Paris), p. 398 et 401, 1847.

Terson. ... Application de l'électrolyse à 12 cas de déc. de la rét., *Ann. d'ocul.*, CXIV, p. 22. 1895.

Treacher-Collins. *On the origin of* ruptures in detached retina. *Opht. Rev.*, p. 187.

Van Trigt. (Obs. ophtalmoscop. de déc. rét.). *Der Augenspiegel (trad. all. par Schauenburg. Lahr)*. Obs. 32, 33 et 45, pl. II, fig. 12, 1854.

Uhthoff. Zur Wiederanlegung der N. Ablösung. *XXXI° sess. de la Soc. opht. de Heidelbeurg*. Bericht, p. 4, 1903.

Velhagen. Eine sehr seltene Form von N. Abl. und Irido-cyklitis. *Graefe's Archiv.*, XLIX, 3, p. 599, 1900.

Vossius. Zur Frage der Abreissung der N. von der ora serrata. *Deutschmann's Beiträge*, 47, p. 112-121, 1901.

Walter. Klin. Studien über N. Ablösung. *Th. de Zurich*, 1884.

Wardrop. On the dropsy of the choroid coat. *Essays on the morbid anat. of the human eye*, II, p. 64-67, 1818.

Ware. (Ponction faite dans un cas de décollement) *Remark on the ophtalmy* (London), p. 233, 1814.

Wecker (de). La guérison du déc. de la rétine par les inj. sous-conj. et intra-caps. de sel. *Ann. d'ocul.*, CXXVIII, p. 81, 1902.

De Wecker. Pourquoi le décollement de la rétine guérit-il si difficilement ? *Arch. d'opht.*, VIII, p. 271, 1888.

—   *Traité des maladies du fond de l'œil*, p. 151, 1869.

—   *Traité complet d'ophtalmologie*, IV, p. 140-168, 1889.

Weeks. Bericht über zwei Fälle von Augenverletzung. *Archiv für Aug.*, XVI, p. 125, 1886.

Weller. Das amaurotische Katzenauge. *Krankh. d. menschl. Auges.* (Wien), p. 340, 183.

Wolfe. A new operation for the cure of detachment of the retina, *The Lancet*, 1878.

Webster. Ein Fall von N. Abl. einen Tumor vortäuschend. *Archiv für Aug.*, X, p. 318, 1881.

Wessely. Demonstration von künstlich an Tieren erzeugter N. Ablösung. X° *Congr. internat. d'opht.*, p. C. 158, 1904.

Wintersteiner. Abreissung der N. an der ora serrata. XXIX° *sess. de la Soc. opht. de Heidelberg*, 1900. *Bericht*, p. 260.

Yamashita. Beitr. zur Aetiologie und path. Anat. der N. Ablösung, etc. Th. de Rostock, 1900.

CHAPITRE XXII

RÉTINITE PROLIFÉRANTE

Historique. — Manz a donné en 1876 le nom de rétinite proliférante à une curieuse modification du fond de l'œil que déjà Becker en 1867 et Jæger en 1869 avaient dessinée et décrite comme une néoformation de tissu conjoncti dans le corps vitré. De trois cas typiques qu'il avait suivis longuement et don un lui avait fourni l'occasion d'un examen anatomique, Manz (1880) cru devoir conclure à une forme particulière de rétinite diffuse dont l'étiologie lui échappait, mais dont l'indépendance au point de vue pathogénique lu paraissait démontrée.

La qualité d'entité morbide a été contestée à la rétinite proliférante par Leber, qui tenait les membranes néoformées pour un résidu d'anciennes hémorragies, et par de Wecker, qui n'y voyait qu'une forme spéciale de rétinite syphilitique.

Les travaux récents ont confirmé pour la plupart les conclusions de Leber, mais ils ont montré aussi que l'affection décrite par Manz a des caractères ophtalmoscopiques et anatomiques assez tranchés et assez fixes pour justifier qu'on les réunisse sous une dénomination spéciale. Si le terme de « rétinite proliférante » n'est peut-être pas le mieux approprié aux conditions de la pathogénie, il a du moins l'avantage d'être clair et concis et semble avoir acquis depuis quelques années son droit de cité dans la littérature ophtalmologique.

La « rétinite proliférante » de Manz constitue donc dans le groupe des maladies de la rétine une forme distincte au même titre que la « rétinite » ou dégénérescence circinée de Fuchs, qui elle aussi ne serait, selon les derniers travaux, que le state ultime de certaines rétinites hémorragiques.

Les altérations que la production des néo-membranes comporte dans l'anatomie de l'œil, ont été étudiées depuis Manz par Michel, Banholzer, Denig, Purtscher, Wehrli et Scholtz; leur apparence ophtalmoscopique a été rendue dans ses formes diverses, par les dessins de Parent et les planches coloriées de Schleich, de Banholzer, Oeller, v. Hippel et Speiser, de sorte qu'elle est devenue familière à tous les oculistes.

Aspect ophtalmoscopique (voy. pl. X, fig. 18). — Les membranes néoformées, dont la présence à la surface de la rétinite caractérisent la rétine proliférante, présentent une trop grande diversité sous le rapport de leur forme, de leur étendue et de leur situation, pour qu'il soit possible d'en faire une description qui convienne à tous les cas.

Les dessins de JÆGER et de LEBER (reproduits par PANAS et par DE WECKER dans leurs traités) représentent le type le plus fréquemment décrit : c'est une membrane d'un blanc tendineux, parfois un peu verdâtre, qui, s'attachant au voisinage du disque optique, envoie sur la rétine des prolongements inégaux, de nombre et de longueur très variables. Cette membrane pourrait être comparée à une épaisse toile d'araignée ou à une pièce de toile irrégulièrement découpée que l'on aurait tendue au-devant de la rétine : quelquefois elle cache entièrement le disque optique dont la situation ne peut plus alors être déterminée, si ce n'est par approximation d'après la disposition des vaisseaux rétiniens ; le plus souvent il existe une fenêtre par laquelle on aperçoit le point d'émergence des gros vaisseaux, mais ces derniers disparaissent presque aussitôt derrière la membrane pour ne revenir au jour que plus loin vers la périphérie, soit à la distance de 2 ou 3 diamètres papillaires.

L'épaisseur de la membrane est loin d'être uniforme : il en résulte que certaines parties sont tout à fait opaques, tandis que d'autres laissent transparaître quelques détails ou la teinte rouge du fond. De même la surface est rarement unie ; elle montre des saillies et des dépressions qui l'ont fait comparer à la carte d'un pays montagneux ; ces différences de niveau se remarquent parfaitement bien à la faveur du mouvement parallactique.

Les prolongements ne sont pas non plus tous sur un seul et même plan : les uns s'appliquent à la surface de la rétine et se voient à peu près dans les mêmes conditions de réfraction ; les autres débutent par un relief plus accusé et après avoir formé pont par-dessus les artères et les veines, ils viennent s'insérer à leur tour sur le plan de la rétine ; d'autres encore décrivent une arche fort en avant de la papille optique, si bien que la différence de niveau peut s'exprimer par 8 à 12 dioptries et plus ; enfin, quelques-uns de ces prolongements se dirigent droit en avant dans le vitré où ils se terminent librement ; les oscillations que leur impriment les moindres déplacements du miroir à l'image droite, de la lentille à l'image renversée, ou les mouvements de l'œil, font songer, suivant une bonne comparaison de GUILBAUD, à des algues qui onduleraient dans le corps vitré.

Les expansions qui prennent attache sur la rétine se bifurquent fréquemment à leur insertion, ou bien elles s'épanouissent en éventail et se résolvent sur une membranule semi-transparente qui s'étale sur la limitante interne ; quelques tractus accompagnent des artères ou des veines sur une partie de leur trajet.

Lorsque les prolongements se terminent librement dans le corps vitré leur extrémité se voit le plus souvent renflée en forme de massue.

Quand les membranes néoformées siègent au-devant de la papille optique, elles affectent volontiers la forme d'un croissant, dont la concavité regarde vers la macula et dont les cornes s'allongent dans la direction des gros vaisseaux temporaux ; d'autres fois elles se localisent dans l'un des secteurs de la rétine, de la papille à la périphérie.

Plus fréquemment que des membranes étendues au voisinage du disque optique, nos observations nous ont montré des masses pédiculées, comparables à des polypes ou à des massues, et qui occupaient les régions périphériques.

Dans la règle, les vaisseaux de la rétine sont recouverts par les tractus conjonctifs et ne restent visibles par transparence que là où le voile a son minimum d'épaisseur (fig. 18, pl. X).

Exceptionnellement on a décrit une néoformation de même nature en arrière de la rétine, tout au moins *en arrière de la couche des gros vaisseaux*. (*Retinitis proliferans externa*, Speiser, cas I; Œller, C. XVIII; voyez aussi notre figure 18, pl. X, à droite et en bas). Nous en avons observé plusieurs exemples en relations avec des hémorragies rétiniennes de causes diverses. Wehrli (p. 192) a donné l'examen microscopique d'un cas de ce genre où des cordons connectifs se trouvaient entre la couche des bâtonnets et l'épithélium pigmentaire, mais l'œil en question n'avait pas été visible à l'ophtalmoscope.

Les membranes proliférantes sont assez fréquemment parcourues par des vaisseaux néoformés, qu'il est parfois difficile de distinguer des vaisseaux normaux de la rétine avec lesquels on les a même vus s'anastomoser (Becker). Cette distinction est particulièrement malaisée lorsqu'il existe un décollement rétinien.

La plupart des membranes et tractus que nous avons observés étaient dépourvus de vascularisation propre.

Les proliférations rétiniennes s'accompagnent très souvent d'hémorragies, parfois fort étendues, surtout lorsque l'affection est récente; en pareil cas le corps vitré peut être troublé à tel point que le fond de l'œil en devient inéclairable. On note aussi dans le vitré des corps flottants qui sont peut-être des membranes détachées de leurs insertions rétiniennes. Dans les cas de date ancienne, la transparence des milieux se rétablit et les tractus qui recouvrent la rétine peuvent être étudiés dans leurs moindres détails; dans ce stade, les hémorragies peuvent faire complètement défaut. En revanche, on note certains foyers de pigmentation le long des membranes, sur les bords du disque optique ou dans le tissu même de la rétine.

L'aspect extérieur de l'œil est ordinairement normal, bien qu'au début on puisse observer une décoloration de l'iris et même la production d'un hyphaema (Manz). La tension du globe est normale aussi, sauf lorsqu'il y a complication par glaucome ou par décollement rétinien.

L'état de la réaction pupillaire dépend de l'étendue et de l'intensité des altérations rétiniennes.

Troubles visuels. — Les symptômes subjectifs de la rétinite proliférante sont quelquefois ceux des hémorragies rétiniennes, corps flottants, troubles dans la fixation, scotomes partiels, photopsies. Il n'y a pas de sensations douloureuses. D'autres fois le seul symptôme consiste en un abaissement graduel de la vision. Il arrive aussi que le malade demeure dans une ignorance complète sur le début de son amblyopie.

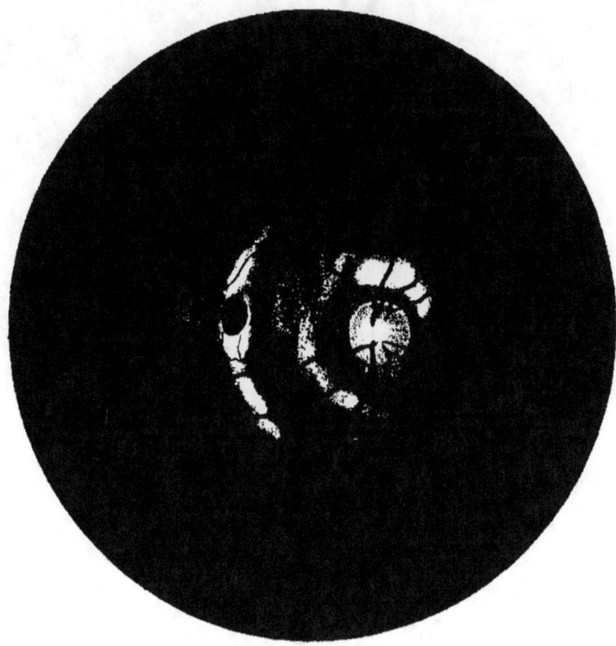

Fig. 17. Perforation traumatique de la fovea avec décollement maculaire.

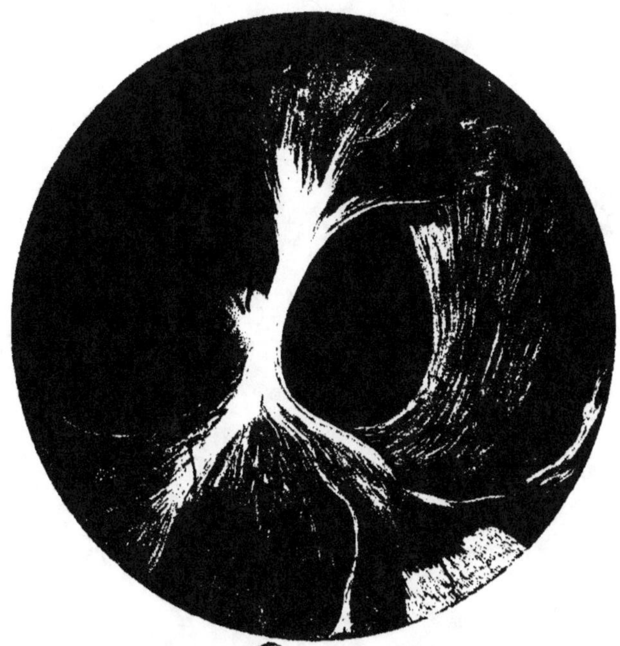

Fig. 18. Rétinite proliférante avec restes hémorrhagiques.

Après que l'affection s'est développée, l'état de la vision dépend essentiellement de la localisation des lésions rétiniennes. A côté de scotomes partiels, relatifs ou absolus, l'acuité centrale peut être normale si la macula est restée libre, très faible lorsque les membranes occupent le pôle postérieur ; il est toutefois difficile d'en estimer le degré d'après le simple résultat de l'examen ophtalmoscopique, car on a observé des amblyopies prononcées en présence d'altérations qui semblaient peu importantes, tandis qu'en d'autres cas l'acuité visuelle demeurait excellente malgré de nombreuses membranes qui voilaient la rétine sur une grande étendue (PURTSCHER, 1er cas, p. 29).

La vision est du reste soumise à des fluctuations lorsqu'elle est influencée par des troubles du vitré ; elle peut être en outre abaissée par certaines complications, telles qu'un état glaucomateux, une atrophie du nerf optique ou bien un décollement rétinien.

Lorsque la rétinite proliférante est seule en cause, le sens lumineux et la perception des couleurs sont dans la règle conservés.

Marche et complications. — La rétinite proliférante est généralement précédée de l'apparition d'hémorragies rétiniennes qui s'annoncent par leurs symptômes habituels. MANZ (1876, cas I à III) a noté en même temps une *décoloration de l'iris*, et de l'*hyphaema*. Dans ces conditions, l'exploration du fond de l'œil peut être rendue difficile ou même impossible par l'état de trouble du corps vitré, mais après quelques mois, ou seulement quelques semaines, on remarque la présence de masses blanchâtres à la surface de la rétine ou plus en avant dans le vitré. Ces productions sont avoisinées par des plaques hémorragiques; elles peuvent montrer une vascularisation assez active qui peu à peu diminue et devient indistincte.

MANZ dit avoir observé une résorption partielle des membranes elles-mêmes; c'est là un fait bien exceptionnel. Aussi longtemps que l'œil garde sa tendance aux hémorragies, les masses conjonctives tendent à augmenter de nombre et d'épaisseur; une fois le calme revenu, on les voit se maintenir pendant des mois et des années sans modifications bien marquées; on n'a jamais observé jusqu'ici que l'une d'elles ait complètement disparu.

Ce sont des phénomènes de *rétraction* qui se produisent, plutôt qu'une résorption véritable. Il peut en résulter une notable amélioration visuelle, ainsi que nous en avons eu dernièrement un exemple intéressant :

Un homme de trente-quatre ans, avec une bonne santé générale et sans antécédents fâcheux, avait été traité pendant l'été 1899 par un de nos confrères pour des hémorragies intra-oculaires récidivantes. Le 17 février 1900, l'œil droit ne percevait les doigts qu'à deux mètres et la rétine était voilée tout entière par une membrane blanchâtre avec quelques restes hémorragiques. Le 2 juin l'acuité centrale se trouva remontée à 5/10, grâce à une déchirure survenue dans la membrane au niveau de la région maculaire. Par cette ouverture on distinguait nettement les vaisseaux de la rétine (voir le dessin ophtalmoscopique, pl. XX, fig. 18). Le malade racontait de son côté que l'amélioration de sa vue s'était produite dans l'espace de très peu de jours et qu'il avait vu comme une fenêtre s'ouvrir au centre du voile épais qui auparavant obscurcissait son œil.

La rétraction des membranes ne conduit pas toujours à une amélioration visuelle; elle peut être au contraire la cause d'une aggravation sous la forme d'un *décollement rétinien*.

Cet accident est ainsi de toutes les complications de la rétinite proliférante, la plus fréquente et la plus directe. Il peut débuter à la périphérie d'une façon très semblable au décollement spontané de la myopie forte, ou bien au voisinage de l'insertion rétinienne d'un tractus connectif, rendant ainsi manifeste l'action de ce dernier : on voit alors la rétine se soulever en un repli très abrupt dont la crête se confond avec le tractus membraneux. Les décollements de cette seconde espèce sont probablement fort lents à se développer; il arrive que des adhérences chorio-rétiniennes se produisent sur les bords du soulèvement à temps pour l'empêcher de s'étendre à la rétine tout entière. Axenfeld a décrit un cas où la traction des brides connectives avait eu pour effet l'arrachement d'un lambeau de rétine; le décollement n'en était pas moins resté circonscrit grâce à ces adhérences de la rétine à la choroïde.

Nous avons une observation du même genre, à cette différence près que la rupture rétinienne s'était produite à l'ora serrata et non point à l'insertion même du tractus sur la rétine. Le plus souvent les détails du décollement rétinien restent indistincts à cause du trouble du corps vitré.

La fréquence relative du décollement rétinien comme complication de la rétinite proliférante nous est affirmée par le fait que nous l'avons constaté plusieurs fois et qu'il est mentionné par toute une série d'auteurs. Purtscher, Denig, Wehrli, Œller et Axenfeld ont donné la description ophtalmoscopique ou anatomique de replis localisés. Axenfeld et Fehr citent des soulèvements qui intéressaient la moitié de l'œil. Purtscher, Manz et Weeks, dans leurs recherches anatomiques, et Speiser, à l'aide de l'ophtalmoscope, ont pu constater un décollement total en corolle de liseron, conduisant à l'atrophie du globe.

Cette grave complication avait atteint *les deux yeux* chez des malades observés par Speiser (p. 56), Axenfeld (p. 227), Purtscher (cas I) et Tornabene, de même que chez un jeune homme que nous avons eu en traitement.

Le *glaucome* doit être considéré comme une complication moins de la rétinite proliférante que des hémorragies rétiniennes et des altérations vasculaires qui les ont provoquées. Il aggravait le tableau nosologique dans les cas de Becker, de Manz, de Purtscher (cas I et II) et de Wehrli.

L'atrophie du nerf optique a été rencontrée plusieurs fois, notamment par Vialet (p. 324). Nous l'avons vue nous aussi avec un amincissement très prononcé des artères en présence d'une rétinite proliférante typique.

Anatomie pathologique. — L'examen anatomique d'une rétinite proliférante n'a été pratiqué que rarement jusqu'ici, si l'on veut faire abstraction des quelques cas où la découverte des membranes néoformées à la surface de la rétine avait un caractère tout à fait fortuit, soit qu'une exploration ophtalmoscopique n'eût pas eu lieu, soit qu'elle n'eût pas révelé de rétinite proliférante(MICHEL, FLEMMING, GOLDZIEHER, etc.).

MANZ (1880) est à tout prendre le seul qui ait eu le privilège de pouvoir étudier au microscope des membranes proliférées dont il avait suivi l'évolution : encore de graves changements s'étaient-ils produits depuis son dernier examen ophtalmoscopique.

DENIG a fait l'autopsie d'un œil qu'il n'avait examiné qu'une seule fois à l'ophtalmoscope, deux jours avant la mort.

Les examens anatomiques de PURTSCHER (cas I) et de WEHRLI portaient sur des yeux glaucomateux dont l'exploration ophtalmoscopique n'était pas possible; aussi le diagnostic de rétinite proliférante n'avait-il été fait que pour l'autre œil, moins fortement atteint. Les membranes rétiniennes étudiées par BANHOLZER, AGABABOFF et SCHOLTZ (p. 450), étant consécutives à de graves traumatismes, faisaient partie d'un état pathologique fort complexe.

Au reste ces divers examens ont donné des résultats semblables; tous ont montré une membrane de tissu conjonctif fibrillaire, adhérente en certains points à la papille optique ou à la rétine, mais qui, sur la plus grande partie de son étendue, était restée distincte de la limitante interne et de la couche des fibres optiques (MANZ, 1880, p. 65; BANHOLZER, p. 196; DENIG, PURTSCHER, p. 25; WEHRLI, fig. 1; SCHOLTZ, AGABABOFF, p. 226, ROEMER). La structure de cette membrane différait quelque peu selon la date de sa formation. MANZ, après quatre ans, n'y a pas trouvé de restes hémorragiques; DENIG, PURTSCHER (p. 23) et WEHRLI (p. 193) ont observé en revanche, dans des masses de néoformation plus récente, la présence de pigment hémorragique, d'hématies en désagrégation, de leucocytes nombreux, et, d'une façon plus constante encore, le développement de nombreux vaisseaux capillaires.

Dans les parties où elle adhère étroitement à la membrane néoformée, la rétine montre des modifications prononcées dans la structure de ses couches internes; les éléments de soutien, principalement les fibres radiaires de MULLER sont fortement hyperplasiées et l'adventice des vaisseaux est en active prolifération (BANHOLZER, DENIG, PURTSCHER, WEHRLI, ROEMER). DENIG a constaté la disparition des fibres optiques au sein du feutrage épais constitué par le tissu de soutien en hyperplasie.

Dans le cas de WEHRLI, certaines traînées conjonctives traversaient la rétine dans toute son épaisseur et se prolongeaient à sa face externe, entre la couche des bâtonnets et l'épithélium pigmentaire, sous la forme de tractus analogues à ceux de la surface interne. Dans ceux de BANHOLZER, de DENIG, d'AGABABOFF et de PURTSCHER, les couches moyennes étaient occupées par de grands espaces lacunaires pareils à ceux qui résultent d'un œdème rétinien. Ces lacunes ou kystes de la rétine contenaient un exsudat albumineux ou des restes hémorragiques.

Les couches externes de la rétine ont en général conservé leur structure normale sauf là où il s'est produit un décollement; c'est à cette dernière complication qu'il faut attribuer les irrégularités de la couche pigmentaire, la dégénérescence et la chute des cônes et bâtonnets, mentionnées dans les descriptions de Manz (1880) et de Purtscher comme aussi dans celle de Michel, car il s'agissait dans les trois cas d'un décollement total, en forme d'entonnoir ou de corolle de liseron, de la papille à l'ora serrata. Dans les cas de Banholzer, les mêmes altérations des épithéliums se retrouvent dans les régions où la rétine a formé des plis, tandis qu'elles font défaut sur les autres points. On ne peut donc les envisager comme résultant de la rétinite proliférante que d'une façon très indirecte, par l'intermédiaire d'un décollement rétinien.

L'intérêt principal réside dans l'étude des relations que la membrane néoformée affecte avec le tissu rétinien proprement dit. Nous avons vu déjà que ces relations ne sont pas partout très intimes.

En effet la limitante est encore reconnaissable par tronçons, bien qu'en d'autres points elle paraisse avoir été rompue ou s'être réfléchie à la surface des masses proliférées. Là où la prolifération du tissu de soutien est la plus intense, les prolongements des fibres de Muller s'étalent à la surface de la rétine en une couche presque homogène, ou bien elles forment un système d'arceaux et d'arcades qui enferment des leucocytes, des hématies et du pigment; ou bien encore elles se terminent librement dans le corps vitré par une succession de mouchets ou de pinceaux de fibrilles (Banholzer). Il est rare que ces prolongements pénètrent directement au sein de la membrane néoformée; c'est par l'intermédiaire des vaisseaux que s'établissent les communications entre les deux tissus.

Le contact de la rétine et de la membrane connective ne se fait d'ailleurs pas à la façon de deux surfaces planes qui seraient juxtaposées, car la rétine offre le plus souvent un plissement de sa surface interne; c'est ce plissement, qui, lorsqu'il intéresse toutes les couches, prend le caractère d'un repli à angle droit de telle sorte que la couche des cônes et bâtonnets de l'un des côtés du repli se trouve appliquée contre celle de l'autre côté (Banholzer, Denig).

Les tractus néoformés relient les parties de la rétine qui font saillie vers le corps vitré, en passant comme des ponts de l'une de ces saillies à l'autre; ils se révèlent ainsi comme la cause immédiate du plissement rétinien.

À l'exception de Manz et de Michel, tous les observateurs ont constaté que le système vasculaire de la rétine était l'objet d'altérations importantes, artériosclérose, dégénérescence hyaline, thromboses veineuses, etc. (Denig, p. 316; Purtscher, p. 25; Wehrli, p. 262; Agababoff p. 225; Roemer, etc.).

Le corps vitré s'est trouvé plusieurs fois décollé et en transformation fibreuse. La choroïde ne présentait des modifications importantes que lorsqu'elle était elle-même détachée de la sclérotique.

Pathogénie. — Quelle est la cause immédiate des masses néoformées qui recouvrent la rétine ? Sont-elles dues aux extravasations sanguines qui les ont précédées dans la majorité des cas, ou faut-il admettre qu'elles émanent d'une activité particulière au tissu rétinien, d'une rétinite idiopathique à tendance proliférante ? C'est une question qui est encore aujourd'hui discutée.

Manz créa le terme de « rétinite proliférante » parce qu'il considérait le tissu rétinien comme le point de départ des néoformations connectives; les hémorragies étendues, que deux fois sur trois il avait vues se produire avant l'apparition des membranes sur la rétine, lui semblaient provenir de l'uvée et n'avoir eu que peu d'influence sur le processus rétinien.

Leber (p. 669) attribua une importance beaucoup plus grande aux extravasations sanguines, surtout à celles qui récidivent fréquemment chez de jeunes sujets; il rapprocha les proliférations spontanées de la rétine de celles que l'on découvre dans certains yeux énucléés à la suite de plaies de l'œil avec abondante hémorragie (*loc. cit.*, p. 666); ainsi les membranes et tractus conjonctifs seraient dus à des résidus hémorragiques.

Ces deux manières de voir ont trouvé des partisans.

Goldzieher, affirmant qu'il a vu des cas typiques évoluer sans hémorragies, tient la rétinite proliférante pour une affection *sui generis* aboutissant à la production de masses connectives par l'allongement des fibres de Muller.

Fehr, de son côté, a suivi le développement d'une membrane sur la papille optique et le long des gros vaisseaux rétiniens chez une jeune fille atteinte de névro-rétinite exsudative, mais chez laquelle on ne put pas constater d'hémorragie rétinienne de quelque importance; il en conclut que la rétinite proliférante peut se produire sur la base d'un processus inflammatoire sans la participation d'épanchements hémorragiques.

Le rôle pathogénique des extravasations sanguines est toutefois mis en relief d'une façon bien frappante par le fait qu'on les a rencontrées dans la très grande majorité des cas de rétinite proliférante. D'après une statistique de Scholtz (p. 459) portant sur 121 observations, dont 14 sont personnelles à l'auteur, les hémorragies n'auraient fait défaut que dans 3,30 p. 100 des cas, soit en tout 4 fois. Encore se peut-il fort bien que dans les quelques occasions où elles ont été notées comme manquantes, elles eussent été reconnues si l'examen avait été fait à une date antérieure.

Ainsi la malade de Hippel ne fut examinée qu'une seule fois, alors que les membranes étaient déjà formées sur la rétine; celle de Fünfstück (p. 44), qui à la première visite ne montrait pas non plus d'extravasations dans la rétine, en fit voir six mois plus tard; de même les observations de Galezowski, de Blessig et d'Axenfeld sont intéressantes par le fait que, si les hémorragies faisaient défaut dans l'œil atteint de proliférations connectives, elles se voyaient du moins dans l'autre œil, ce qui prouve chez le sujet une disposition particulière à ce genre d'accident.

Dans les deux dessins ophtalmoscopiques de Schleich, on ne voit point d'extravasation sur la rétine, mais l'auteur en avait constaté antérieurement de très abondantes. Ces hémorragies avaient disparu sans traces : il faut donc se garder de conclure, à moins d'une observation attentive et prolongée.

Chez un malade dont l'œil droit montrait des productions connectives sur le bord du disque optique et l'œil gauche un cordon de même nature adhérent à la rétine dans le voisinage de gros foyers pigmentés d'origine apparemment chorio-rétinitique, nous aurions pu croire aussi à l'absence du facteur hémorragique s'il ne s'était pas trouvé que vingt-sept ans auparavant le même malade avait été en traitement à Lausanne pour des hémorragies abondantes du corps vitré.

Une fois bien établie l'importance des hémorragies intra-oculaires dans la genèse de la rétinite proliférante, il reste à déterminer dans quelle mesure elles participent à la formation même des membranes et des tractus connectifs. Les examens anatomo-pathologiques nous donnent fort peu d'éclaircissements sur ce point, car ils sont encore en très petit nombre, et chacun d'eux se borne à nous montrer l'état des masses néoformées en un moment donné en nous laissant la tâche de reconstituer les transformations successives par où elles ont dû passer.

Il est plus facile et plus sûr de chercher la solution du problème dans les expériences de PRÖBSTING, qui, après avoir injecté du sang dans le vitré de lapins, a pu suivre stade après stade les modifications de cette masse sanguine, de pair avec celles du corps vitré, de la rétine et de la choroïde.

La série des examens microscopiques de PRÖBSTING embrasse une période de quatre à cent jours dès l'injection. Entre temps, l'ophtalmoscope lui avait montré que la masse injectée devenait graduellement plus claire et même tout à fait blanche en subissant une forte diminution de volume. Un décollement rétinien se produisait tôt ou tard.

Au bout de quatorze à vingt-deux jours, on pouvait constater au centre de la masse et dans les parties avoisinantes du vitré une formation progressive de tissu conjonctif ; en même temps le tissu de soutien de la rétine se mettait à proliférer en plusieurs points, surtout dans le voisinage des plus gros amas de sang ; c'étaient des pinceaux de fins prolongements que les extrémités internes des fibres de Müller envoyaient dans le vitré.

Dans un stade ultérieur (du vingt-quatrième au trente-deuxième jour), les proliférations de la rétine atteignaient jusqu'à 3 ou 4 fois son épaisseur normale. On y pouvait distinguer deux couches, l'une plus superficielle, formée de tissu conjonctif dense et bien caractérisé ; l'autre plus profonde, qui représentait un tissu spongieux enfermant quelques éléments nucléés.

Soixante-dix à cent jours après l'injection, la rétine était par places transformée en un cordon connectif et la masse sanguine s'entourait, à la façon d'un corps étranger, d'une capsule de fibrilles et de cellules nucléées qui semblaient provenir d'une transformation des leucocytes et peut-être des éléments propres du vitré. Des amas pigmentaires attestaient encore l'origine hémorragique de ces agglomérations.

Ces expériences de PRÖBSTING confirment dans leurs traits principaux les données anatomo-pathologiques que nous connaissons.

Elles nous autorisent à conclure que dans la production de la rétinite proliférante les épanchements hémorragiques jouent un rôle important, sinon indispensable, et qu'ils peuvent même constituer la cause déterminante des proliférations pathologiques. Tout en considérant qu'une partie des membranes connectives résultent directement de l'organisation des foyers hémorragiques du vitré, nous devons admettre avec AXENFELD (p. 237), PURTSCHER (p. 49), FUNFSTUCK (p. 16) et SCHOLTZ qu'il se produit simultanément une prolifération secondaire dans la rétine, ayant un caractère réactionnel sous l'influence de l'irritation due aux foyers hémorragiques (FUNFSTUCK).

Plusieurs auteurs ont objecté que si les membranes connectives étaient réellement en étroite relation avec les hémorragies, la rétinite proliférante ne serait pas une affection aussi rare comparée à la fréquence des extravasations rétiniennes.

Notre expérience sur ce point, conforme à celle de GUILBAUD (p. 26), nous a montré que la rareté de la rétinite proliférante est moins grande qu'on ne le croit généralement. La présence des membranes est souvent méconnue, soit à cause des troubles du corps vitré, soit parce que les malades se lassent de se présenter chez le médecin, lorsqu'à la suite d'une hémorragie intra-oculaire ils ne voient survenir aucune amélioration dans leur état. Si l'on ophtalmoscope avec attention et à réitérées fois les jeunes sujets atteints d'hémorragies récidivantes dans le corps vitré, on arrive à recueillir un bon nombre d'observations. Au sein d'un corps vitré, qui pendant plusieurs semaines ou plusieurs mois n'avait présenté qu'un trouble diffus ou des traînées rougeâtres, on parvient à discerner quelques masses grises ou blanches, renflées en massues, qui proéminent fortement mais se trouvent reliées à la rétine par un pédicule.

Les fines membranes étendues sur la papille et la rétine passent plus facilement inaperçues parce qu'elles exigent une assez grande transparence des milieux.

Si les proliférations anormales ne se produisent pas dans tous les cas d'hémorragies rétiniennes, cela tient évidemment à ce que la résorption du sang extravasé peut en bien des cas s'opérer d'une façon complète. DENIG, PURTSCHER et FUNFSTUCK mettent avec raison l'accent sur l'état d'intégrité plus ou moins grande du système vasculaire ; dans la majorité des cas de rétinite proliférante, les veines et les artères étaient en effet le siège d'altérations prononcées. L'artério-sclérose, la syphilis, l'albuminurie, qui plus d'une fois étaient en cause, sont de nature à diminuer la résistance du tissu rétinien.

Au reste, pour qu'un épanchement venu de la rétine fasse irruption dans le corps vitré, il faut qu'il soit d'un volume assez considérable ; pour peu qu'il y ait récidive avant que le premier foyer soit entièrement résorbé, l'élimination définitive peut devenir très difficile. Des extravasations abondantes et répétées doivent être un facteur suffisant d'organisation conjonctive.

Contre l'hypothèse émise par MANZ (1880, p. 76) d'une rétinite diffuse qui serait primaire à la formation des membranes, nous trouvons un nouvel argument dans une de nos observations déjà citées, où la région maculaire étant recouverte par une épaisse membrane conjonctive, il a suffi d'une déchirure de cette membrane pour ramener l'acuité à 5/10 : le cas prouve en effet que la rétine avait pu conserver son intégrité même au niveau d'un important foyer de néoformation.

Quant à la pathogénie du *décollement rétinien*, elle est assez simple et claire. Une membrane néoformée qui adhère à la rétine en plusieurs points très rapprochés ne provoque en se rétractant qu'un plissement de la limitante interne et des couches les plus superficielles ; lorsqu'une expansion de cette membrane ou une bride indépendante va s'attacher à une plus grande distance de l'insertion principale, le raccourcissement possible est plus considérable et la rétine doit céder sur une grande étendue. Il est probable qu'en pareil cas le décollement s'accompagne d'une rupture de la rétine au voisinage de l'ora serrata ou à l'insertion même du tractus connectif, mais AXENFELD est jusqu'ici le seul qui ait pu constater à l'ophtalmoscope le siège exact de cette déchirure.

Lorsque le décollement devient total, il faut admettre un ratatinement du corps vitré tout entier, conformément au mécanisme décrit par LEBER ; cependant au début le rôle principal revient bien à l'action directe des tractus connectifs, ainsi qu'il ressort des observations de PURTSCHER (p. 40), AXENFELD et WEHRLI (p. 187), comme aussi des expériences de PRÖBSTING (p. 137).

Étiologie et fréquence — L'une des particularités de la rétinite proliférante est qu'elle se développe de préférence chez des adolescents en affectant le sexe masculin dans une proportion plus forte que le sexe féminin. Sur un total de 61 observations, GUILBAUD a compté 46 hommes et 15 femmes et la majorité de ces malades se trouvaient entre vingt et quarante ans. Des 8 cas dont nous avons pu observer *le début* dans ces dernières années, 5 concernaient des hommes et tous les 8 des sujets de vingt à trente ans.

TREITEL et SPEISER font mention d'une fillette et d'un jeune garçon de treize et quatorze ans. PURTSCHER et DENIG citent d'autre part un homme et une femme de plus de soixante ans : ce sont là des cas extrêmes.

Cette fréquence relative chez les jeunes sujets concorde avec une remarque déjà faite par LEBER en 1877, à savoir que les proliférations rétiniennes ont pour cause principale les *hémorragies dites spontanées et récidivantes du corps vitré*, que l'on attribue parfois à l'hémophilie et qui sont précisément un apanage des adolescents. SCHOLTZ (p. 459), de 121 cas de rétinite proliférante dont il a recherché l'étiologie, en a trouvé 42 qui avaient été marqués par ces hémorragies spontanées ; un malade de VIALET (p. 322) appartenait à une famille où l'hémophilie était héréditaire. Pour beaucoup d'autres l'anamnèse comporte des épistaxis répétées (PURTSCHER, TREITEL, BLESSIG, SPEISER, SCHULTZE, etc.)

Chez les adultes, *l'albuminurie* paraît être l'un des facteurs les plus fréquents, car elle est citée par PURTSCHER, DENIG, WEHRLI, PRÖBSTING, ŒLLER, ROEMER. Le *diabète* s'est rencontré dans quelques cas de GALEZOWSKI, VAN DER LAAN, MARTINET, GUILBAUD. De plus *l'oxalurie*, que déjà MACKENSIE en 1880 avait mentionnée à propos d'une affection rétinienne très semblable à la rétinite proliférante, vient d'être mise en cause à nouveau par BERGMEISTER.

Enfin, parmi les affections constitutionnelles, il reste à citer la *malaria*, la *syphilis*. Cette dernière a été donnée par quelques praticiens comme cause habituelle des proliférations rétiniennes (DE WECKER) ; en réalité, dans la statistique de SCHOLTZ, elle n'intéresse que le 6,6 p. 100 des cas (8 sur 121).

GOLDZIEHER soutient que les productions de la syphilis doivent être de tinguées de celles d'une rétinite proliférante proprement dite, parce qu'elles sont curables par le traitement spécifique. Il est probable en effet que l'on a plusieurs fois pris pour des tractus conjonctifs les bordures blanches que la périvasculite fait apparaître le long des vaisseaux rétiniens ; à ces dernières on peut le plus souvent reconnaître une origine syphilitique.

Quand les proliférations rétiniennes se produisent chez un vieillard, on accuse l'*artério-sclérose* (DENIG, BLESSIG, HIRSCHBERG) ; c'est dire que toutes les dyscrasies capables de provoquer une rétinite hémorragique se retrouvent dans l'étiologie de la rétinite proliférante. A toutes ces influences constitutionnelles s'ajoutent encore des influences passagères agissant sur la circulation générale, telles des irrégularités dans l'action du cœur, la dysménorrhée ou l'aménorrhée (SCHLEICH, cas II ; VON HIPPEL).

Les *traumatismes oculaires* constituent un dernier facteur, qui n'est pas le moins important, puisqu'il représente dans la statistique de SCHOLTZ le 22 p. 100 du nombre total des rétinites proliférantes.

Il n'y a donc pour ainsi dire pas de causes d'hémorragies rétiniennes qui ne puisse devenir une cause de rétinite proliférante ; cette dernière affection reconnaît-elle en outre des causes qui lui sont propres et pourrait-elle se développer en l'absence de toute extravasation sanguine? C'est ce qui semble ressortir de quelques observations déjà citées (v. HIPPEL, FEHR) ; toutefois cette question demande à être élucidée plus complètement.

Nous avons eu l'occasion de voir plus haut que la rareté de la rétinite proliférante est moindre qu'on ne le dit généralement. Il est singulier que SCHÖBL n'ait pu l'observer que 5 fois sur 180.000 malades, ce qui fait une proportion de 1/36.000.

GUILBAUD dans sa thèse en donne 9 observations personnelles et SCHOLTZ 14 ; nous en recueillons chaque année dans la proportion d'au moins un cas de rétinite proliférante pour 4 ou 5 cas d'hémorragies rétiniennes.

L'affection est bilatérale dans un grand nombre de cas. Elle le serait probablement presque toujours si l'observation était suffisamment prolongée. Il arrive qu'à l'un des yeux les proliférations rétiniennes soient en voie de formation, tandis que l'autre œil est encore sain ou ne montre que des hémorragies de la rétine ; ou bien le fond du premier œil est couvert de membranes conjonctives sans plus traces d'hémorragies, tandis qu'au deuxième œil la rétinite proliférante est en voie d'évolution. En cas de traumatisme l'œil blessé est naturellement le seul qui soit affecté.

Diagnostic. — Lorsque les milieux de l'œil sont limpides, l'existence d'une rétinite proliférante se reconnaît sans difficulté, car il est aisé de différencier les membranes connectives, irrégulières et saillantes dans le corps vitré, des faisceaux de fibres nerveuses à myéline ou des tractus blanchâtres produits par la périvasculite. Si les milieux sont troublés par la coexistence d'hémorragies ou par un processus inflammatoire de l'uvée, le diagnostic peut devenir extrêmement compliqué ; les membranes tendues dans le vitré peuvent faire songer à un décollement rétinien ou même à une tumeur de la choroïde ; c'est ainsi qu'un œil fut énuclée par PANAS comme atteint de sarcome (d'après GUILBAUD p. 58). Dans certains cas douteux, la constatation d'hémorragies sur la rétine ou de lacs hémorragiques dans le corps vitré plaidera pour le diagnostic de rétinite proliférante plutôt que pour celui de décollement rétinien.

Si l'examen ophtalmoscopique ne permet pas de décider entre une membrane néoformée ou bien un décollement de la rétine, nous engagerons le médecin à faire une recherche minutieuse de la fonction ou à déterminer en particulier l'étendue du champ visuel dans un très faible éclairage. Si le malade commet des erreurs dans la projection lumineuse, il y a des raisons de conclure à l'existence d'un décollement, tandis qu'une simple lacune dans le champ visuel est conciliable avec le diagnostic d'une membrane conjonctive dans le corps vitré.

Pronostic et traitement. — Le sort d'un œil atteint de rétinite proliférante n'est pas nécessairement mauvais quant à la vision, lors même que la région maculaire se voit recouverte d'une membrane étendue, car nous avons vu se produire une déchirure dans le voile connectif et l'acuité centrale remonter de 1/20 à 1/2. Cependant dans bien des cas il y a des aggravations successives qui finissent par créer des scotomes centraux ou paracentraux et même par détruire entièrement la vision. Pareille issue se voit surtout en présence de complications telles que le glaucome ou le décollement rétinien.

La possibilité d'une résorption véritable des membranes, comme MANZ croit l'avoir constatée, est fort sujette à caution, sauf dans le cas d'une origine syphilitique et non hémorragique.

La durée probable de la vie du malade est soumise aux mêmes conditions générales que lorsqu'il s'agit d'une simple rétinite hémorragique ; le traitement est également le même dans ces deux affections car les proliférations connectives de la rétine ne présentent sur ce point aucune indication spéciale ; la section opératoire des tractus et des membranes néoformés, bien qu'elle puisse sembler désirable en certains cas, ne saurait apporter que bien difficilement un avantage réel et durable.

MANZ (1876) a recommandé l'emploi du iodure de K. ; 'd'autres praticiens se bornent à prescrire des médicaments destinés à combattre la diathèse hémorragique, acide sulfurique, ergotine, etc. Les expériences faites à ce sujet ont été aussi négatives qu'à l'endroit de la rétinite hémorragique des jeunes sujets (voir le chapitre VIII.) Aucun moyen ne donne une vraie certitude de guérison, mais après avoir essayé de toutes les formes de styptiques et d'altérants, nous avons l'impression que, sans être un spécifique, c'est la *quinine* qui est le remède le moins décevant. Les injections sous-conjonctivales d'*adrénaline* nous ont aussi donné quelques résultats très encourageants, surtout quand il s'agissait de combattre une augmentation de pression imminente, mais sur ce point notre expérience doit être encore complétée.

BIBLIOGRAPHIE

Agababoff. Lésions de l'œil dans le glaucome secondaire. *Arch. d'opht.*, XVIII, août, p. 217, 1898.

Axenfeld. Netzhautruptur bei einem Falle v. Bindegewebsneubild. *Arch. f. Aug.*, XXVI p. 225, 1893.

Banholzer. Zur Path. Anat. u. Pathogen. d. Ret. prol. *Arch. f. Aug.*, XXV, p, 186, 1892.

Becker. Neubildung im Glaskörper. *Ber. über die Augenklinik*, p. 106 et pl. II et III, 1867.

Bergmeister Ueber d. Vorkomen v. Stör. d. Sehorg. bei harnsaur. Diath. *Wien. med. Woch.* 42 et 43 (Rés. Jahresb., p. 528), 1894.

Blessig. Zur Casuistik u. Etiol. d. praeret. Bindegew. bild. *Kl. Mon. Bl.*, XXXI, p. 202, 1893.

Chodin. (Des hém. récid. spont. du vitré, etc). *Westnik opht.*, XI (Jahresber, p. 370), 1894.

Denig. Anat. Bef. bei spont. Bindegewneubild. *Arch., f. Aug.*, XXX, p. 312, 1895.

Fehr. Zur Kenntniss der Ret. prolif. *Centr. Bl. f. Aug.*, XXIV, 1900.

Fünfstück. Ueb. die Entsteh. d. Ret. prolif. *Inaug. diss. Freiburg*, 1897.

Flemming. Retinitis proliferans. *Ophthalm. Review*, p. 188 (Jahresber. p. 311), 1898.

Galezowski. Néomembrane organisée de la papille, etc. *Traité inconogr.*, XXII, fig. 4, 1886.

Goldzieher (Contrib. à la pathol. de la rét. (prolif.). Congrès méd. de Rome. *Ann. d'ocul.*, mars 1894, p. 357, 1894.

—   Zur Pathologie der Ret. prolif. *Centr. Bl. f. Aug.*, XVI, p. 362, 1892.

—   Ueber die Retinitis proliferans XXV° *Vers. Heidelb.*. p. 74, 1896.

Guilbaud. La rétinite proliférante. *Thèse de Paris*, 1897.

Von Hippel. Ein Fall von Ret. proliferans. *Kl. M. Bl. f. Aug.*, XXX, p. 370, 1892.

Jaeger. Bindegewebsneubild. im Glasskörper, *Ophthalm. Handatlas* fig. 84, p. 106, 1869. *Beitr. z. Path. d. Auges.* 2° édit., LV, p. 145, 1870.

Van der Laan. Cinco casos de retinite proliferante. *Rés. Centrbl. f. Aug.*, 1881, p. 150 et Guilbaud. *Thèse de Paris*, 1897, obs. VI, VIII, X, XI, XVII, 1881.

Leber. Spontane Gew. bild. in der Netzhaut. *Graefe-Saemisch.*, V, p. 665, 1877.

Mackensie. Cas d'amaurose coïncidant avec l'oxalurie. *Ann. d'ocul.*, LIII, p. 248, 1865.

Manz. Retinitis proliferans. *Graefe's Arch.*, XXII, 3, p. 229, 1876.

— Anat. Unters. eines mit Ret. prol. behaft. Auges. *Graefe's Arch.*, XXVI, 2 p. 55, 1880,

Markow. Hyalitis striata et Ret. prolif. *Westnik. opht.* (Jahresber, p. 506), 1897.

Michel. Lehrbuch der Augenheilkunde, 1890.

Œller. Retinitis proliferans. *Atlas der ophthalmosc.*, 1, C, XIX et 4 ,C, XVIII, 1896, 1898.

Panas. Rétinite proliférante. *Traité des mal. d. yeux.*, I, p. 647, 1894.

Parent. Etude sur les néomembranes de la rétine. *Rec. d'ophtalm.*, p. 730, 1880.

Pflüger. Zwei Fälle von sog. Ret. prolif. *Corresp. für Schweizer Aertzte*, 1890.

Pröbsting. Ueber Blutinject. in den Glaskörper. *Graefe's Arch.*, XXXVIII, 3. p. 114, 1892.

—   Ein Fall von Retin. proliferans *Kl. M. Bl. f. Aug.*, p. 73, 1890.

Purtscher. Beitr. z. Kennt. d. spont. Bindegew. bild. *Arch. f. Aug.*, XXXIII. Ergänzungs-Heft. p. 1, 1896.

Roemer. ... Beitrag zur path. Anat... der Ret. prol. *Graefe's Arch.*, LII, 3. p. 514, 1901.

Schleich. Ein Beitr. z. d. Entsteh. d. spont. Bindegewebsneubild. *Kl. M. Bl. f. Aug.*, XXVIII, p. 62, 1890.

Schultze. Beitr. z. Ensteh. d. sog. Ret. prol. *Arch. f. Aug.*. p. 298, 1892.

Scholtz. Ueber Ursachen der Bindegewebsproliferat. in der Netzhaut, etc. *Ungar. Beitr.* zur *Aug.*, II, p. 427, 1900.

Schöbl. Hyperplastic hemorrhagic Retinitis. *System of diseases of the eye*, III, p. 454 1900.

Speiser Ein Beitr. z. Casuistik d. Ret. prol. *Festschrift für Prof. Schiess*, 1893.

Treitel. Periodische Glaskörperblut. *Mitth. a. d. Königsb. Kl.*, p. 248, 1880.

Tornabene. Un caso di retinito prolif. da infezione palustre. *Ann. di ottalm.*, (Jahresber. p. 427), 1899.

Vialet. Hémorrh. rét. chez un hémoph. héréd. *Rec. d'ophtalm.*, p. 321, 1895.

Wecker (de). Rétinite syphilitique. *Traité complet*. IV, p. 109. 1889.

Wehrli. Glaucom nach... Neuroretin. prolif. *Arch. f. Aug.*, XXXVII, 3, p. 173, 1898.

Weeks. Retin. proliferans. Transact. of. *Amer. opht. Soc.*, p. 158 (Jahresber, p. 505), 1

CHAPITRE XXIII

STRIES DE LA RÉTINE

Les stries de la rétine sont une altération du fond de l'œil qui a quelque analogie avec la rétinite proliférante, mais elles en diffèrent, soit par leur étiologie, soit par leur siège par rapport à la rétine. Comme elles n'ont pas de symptômes cliniques qui leur soient propres, elles constituent une curiosité ophtalmoscopique bien plutôt qu'une forme spéciale d'affection rétinienne. JAEGER en a représenté deux exemples dans sont atlas d'ophtalmoscopie ; ONISI en décrivit, en 1891, 5 nouveaux cas observés dans la clinique de NAGEL à Tubingue, et pour la première fois il essaya d'en résumer le tableau clinique sous le nom de *retinitis striata*. Les travaux publiés depuis lors ont montré qu'il existe deux types de stries de la rétine assez dissemblables bien qu'ils puissent être asssociés (cas de HOLDEN).

Le premier de ces types est constitué par des tractus d'un blanc plus ou moins brillant, quelquefois pigmentés sur leurs bords, et s'étendant sur le fond de l'œil dans une direction à peu près concentrique à la papille ou transversale à la direction principale des vaisseaux. Ces tractus blancs sont nettement dessinés et dans quelques cas ils font une saillie bien évidente à la surface de la choroïde (GOERLITZ, p. 336), mais ils passent sans exception *au-dessous* des vaisseaux rétiniens et jamais ne proéminent à l'intérieur du corps vitré.

L'autre type comprend des stries brunes ou grisâtres qui font l'impression d'appartenir à un tissu pigmenté et dont la direction est généralement irradiante de la papille optique vers la périphérie du fond de l'œil. Ces stries pigmentaires, elles aussi, siègent plus profondément que la couche des vaisseaux rétiniens et n'ont avec ces derniers aucune relation apparente.

Le premier type de stries, se voit avec une fréquence relative à la suite d'un décollement rétinien guéri (CASPAR, PRAUN), et, conformément à des observations faites par LIEBREICH et par CASPAR, il paraît être l'expression ophtalmoscopique des dépôts de fibrine abandonnés entre la rétine et la choroïde par le liquide rétro-rétinien du décollement. Une des figures de l'atlas de HAAB (voy. fig. 102, à la page 1003), parle bien fortement en faveur de cette étiologie : on y voit une succession de stries qui sont rangées parallèlement à la limite d'un décollement rétinien et semblent marquer comme autant de jalons les limites anciennes de ce décollement. Nous avons pu récemment observer un cas tout semblable chez un malade dont le court séjour à Lausanne ne nous a malheureusement pas permis de prendre du fond de son œil un croquis ophtalmoscopique.

Les stries rétiniennes du second type ont vraisemblablement une origine

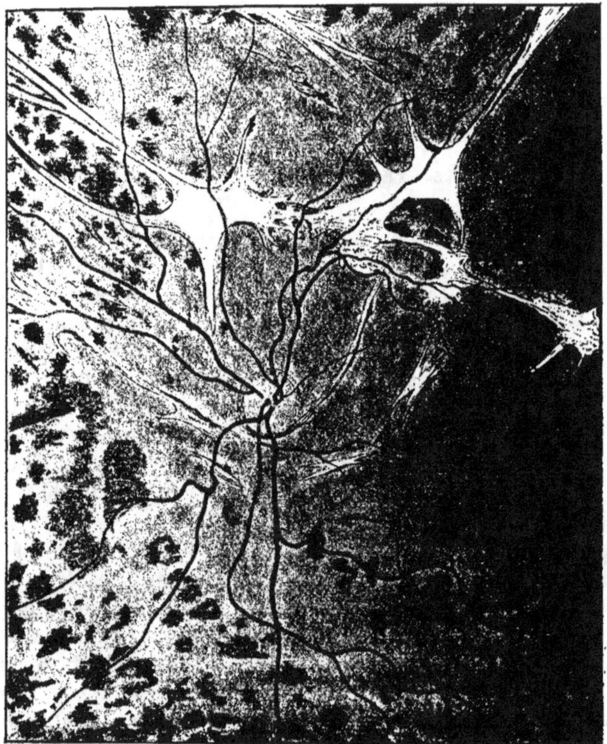

Fig. 108.

Stries de la rétine vraisemblablement consécutives à un décollement rétinien guéri
(d'après Gœrlitz).

tout autre et l'on est tenté de les regarder comme une anomalie congénitale quand elles ne s'accompagnent d'aucune autre altération du fond de l'œil ni d'aucun trouble visuel (Walser, Löhe, p. 12 ; ou bien plutôt de les mettre en relation avec des hémorragies rétiniennes qu'à plusieurs reprises on a pu constater dans leur voisinage immédiat (Plange, Holden, Œller). Ni l'une ni l'autre de ces hypothèses n'est encore appuyée par des faits suffisamment probants et la question de l'origine des stries pigmentaires doit rester en suspens jusqu'à plus ample observation ; si le rôle pathogénique des hémorragies devait se confirmer, il y aurait lieu de faire rentrer ce deuxième type de stries rétiniennes dans le cadre de la rétinite proliférante (*Retinitis proliferans externa*).

Les troubles fonctionnels, qui peuvent être concomitants à la présence de stries dans le fond de l'œil, sont trop variables pour qu'il soit possible d'en tracer un tableau d'ensemble; ils dépendent avant tout de la présence éventuelle d'un foyer de chorio-rétinite ou d'hémorragies dans la région de la macula; les stries en elles-mêmes ne semblent pas être associées à aucun symptôme subjectif; de plus elles ne constituent l'indication d'aucun traitement particulier. Le pronostic et les complications possibles ne diffèrent pas de ce qu'ils sont dans tout autre cas de rétinite proliférante ou de décollement guéri et c'est à notre exposé de ces deux affections rétiniennes que nous renvoyons pour plus de détails.

BIBLIOGRAPHIE

CASPAR. Ein Fall von chorioretinitis striata. *Festschr. f. Helmholtz*, p. 4, 1891.

CASPAR. Zur Casuistik u. Etiologie der Netzhautstränge. *Arch. f. Aug.*, XXX, p. 122, 1895.

DUNN. Ein weiterer eigenthümlicher Fall von Netzhautstreifung. *Archiv für Aug.*, XXXIV, p. 294, 1897.

GOERLITZ. Mittheil. eines. w. Falles v. Chorioret. striata, *Kl. Mon. Bl. f. Aug.*, XXXV, p. 361, 1897.

HAAB. Netzhautstränge und Netzhautablösung. *Atlas-manuel d'ophtalmoscopie*, pl. 46, 1895.

HOLDEN. Ueber die streifigen Erkr. der Retina, etc. *Arch. f. Aug.*, XXXI, 3. p 287, 1895.

JAEGER. Netzhautstränge. *Hand-Atlas*, fig. 73 et 74, 1869. *Beitr. zun Path. d. Auges*, pl. XLVI et XLVII, 1870.

LIEBREICH. (Note concernant les stries rétro-rétiniennes). *Arch. f. Opht.*, V, 2, p. 256, 1859.

LÖHE. Ueber sichtbare Lymphbahnen der Retina. *Thèse de Münich*, 1902.

NATANSON. Ueber chorioretinitis striata, etc. *Kl. M. Bl.*, XXXIV, p. 335, 1896.

OELLER. Melanosis vasculorum retinae. *Atlas selt. ophth. Bef.*, pl. C, V, 1903.

ONISI. Ueber Retinitis mit Bildung langer Streifen, etc. *Thèse de Tubingue* (Jahresber., p. 341), 1890.

PLANGE. Ueber streifenförm. Pigmentbildung mit secund. Veränd. d. Netzhaut, etc. *Arch. f. Augenheilk*, XXIII, 1. p. 78, 1891.

PRAUN. Striae retinae bei NetzhautAblösung. *Deutschmann, Beitr.* (Jahresber., p. 344), 1895.

PRETORI. *Deutschmann's Beitr.*, XXIV, 1897.

SCHILLING. Ein Beitrag zur... Streifenbildung in der Netzhaut. *Thèse de Freiburg*, 1900.

WALSER. Drei Falle eigenth. streif. Pigmentir. des Fundus. *Arch. f. Aug.*, XXXI, 4, p. 345, 1895.

CHAPITRE XXIV

DÉGÉNÉRESCENCE CIRCINÉE DE LA RÉTINE

Historique. — Il y a peu d'années que cette forme nosologique a pris place au nombre des maladies de la rétine.

En 1893 Fuchs décrivit sous le nom de « *retinitis circinata* » un aspect ophtalmoscopique très rare dont il avait pu rassembler une douzaine d'observations. Dès l'année suivante, de Wecker apportait ses remarques personnelles sur 15 cas analogues, tout en exprimant l'opinion qu'il s'agissait, non d'une entité morbide à part, mais d'une dégénérescence consécutive à des apoplexies rétiniennes. Déjà, en 1891, il en avait publié avec Masselon un dessin ophtalmoscopique comme exemple de « dégénérescence graisseuse » de la rétine. De son côté Goldzieher reconnut dans la description de Fuchs les caractères principaux d'une altération spéciale du fond de l'œil qu'il avait précédemment signalée sous le titre fautif d' « altération de Hutchinson ».

Aux observations de ces trois praticiens, il vint s'en ajouter d'autres, et dans le nombre quelques-unes dont l'identité avec la rétinite de Fuchs, apparaît comme fort douteuse (cas de Weltert-Siegrist et de Hoor). Le nombre total des cas étudiés jusqu'ici, est encore très limité ; un seul d'entre eux a fourni l'occasion d'un examen microscopique (Ammann). Cet examen a confirmé l'opinion de Wecker au sujet de la nature dégénérative des altérations : il ne s'agit donc pas à proprement parler d'une « rétinite » ; cette réserve faite, la variété morbide en question paraît assez caractérisée pour qu'il y ait avantage à la séparer du groupe si complexe et si encombré des apoplexies rétiniennes.

Troubles visuels. — Les altérations qui constituent la dégénérescence circinée se développent sans autre phénomène subjectif que l'abaissement graduel de la vision. Elles aboutissent à la production d'un scotome central, relatif ou absolu, d'un diamètre de 10 à 20 degrés. Le champ visuel conserve généralement des limites normales ; en quelques cas il est réduit à un petit territoire excentrique. Le sens lumineux n'est que peu diminué. L'acuité visuelle centrale est en revanche fortement abaissée, le malade ne pouvant compter les doigts qu'à la distance de 1 à 3 mètres.

La marche lente et insidieuse de cette affection fait que bien souvent les sujets qui en sont atteints ne se présentent à l'examen que plusieurs années après qu'elle a débuté.

Aspect ophtalmoscopique. — Les altérations rétiniennes vues à l'ophtalmoscope sont très typiques ; elles consistent, selon Fuchs (p. 254) en une *décoloration grise ou jaunâtre de la macula*, circonscrite à une distance quelque peu variable par une *ceinture de petites taches blanches*.

La tache maculaire n'a pas de limites bien nettes ; elle dépasse généralement en étendue les dimensions du disque optique ; on n'y voit pas de foyers blancs, mais parfois des hémorragies, et dans les cas anciens il s'y développe quelques amas pigmentaires. On reconnaît au-devant-d'elle les dernières ramifications des vaisseaux destinés à la macula.

La ceinture des taches blanches dessine une ellipse à grand diamètre

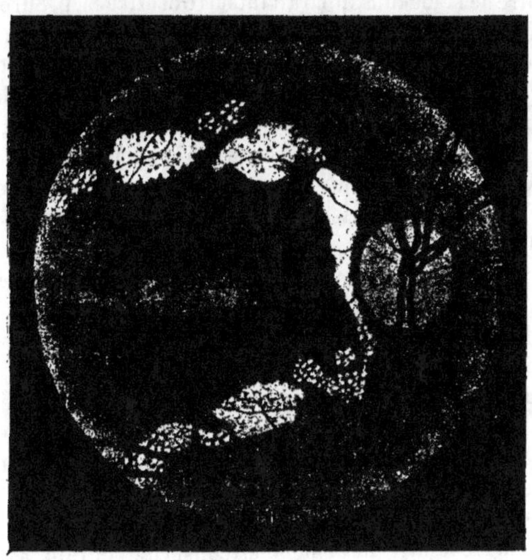

Fig. 109.
Dégénérescence circinée de la rétine avec altération de la région maculaire
(d'après Masselon).

horizontal qui englobe toute la région maculaire et quelquefois aussi la papille optique (de Wecker). Elle n'est presque jamais complètement fermée, mais elle se compose le plus souvent de deux arcs, l'un supérieur, l'autre inférieur, séparés par des intervalles variables du côté nasal et du côté temporal.

Il ne paraît pas y avoir de relation constante entre la situation de la ceinture et celle des branches temporales de l'artère ou de la veine rétiniennes. La règle est que ces vaisseaux contournent la périphérie de l'anneau, mais ils se trouvent quelquefois débordés par les foyers de dégénérescence. En certains cas il semble que les petits foyers se groupent avec préférence à la façon de grappes autour des ramifications secondaires.

La ceinture périmaculaire est caractéristique par sa structure intime plus encore que par sa forme ou sa situation. Les petites taches blanches qui la composent sont arrondies, d'un blanc de lait, très semblables à celles de l'albumine ou du diabète ; elles forment, en confluant, des figures lobulées ou feuillées, que Fuchs compare au dessin de l'*arbor vitæ cerebelli*. Elles n'ont point de bordure de pigment, mais, grâce à leur blancheur, elles tranchent avec tant d'intensité sur le fond rouge de l'œil qu'il y gagne par contraste une teinte très sombre, presque noire. Quelques-uns de ces foyers montrent une légère proéminence, mais ils sont toujours situés en arrière des vaisseaux rétiniens.

Lorsqu'on a l'occasion de surprendre la dégénérescence circinée à son début, le centre de la macula apparaît intact (Goldzieher, p. 80) ou ne montre que des modifications peu prononcées comme un trouble léger ou de fines hémorragies (Fuchs, fig. I et III). La ceinture périmaculaire est encore incomplète, ébauchée seulement par quelques groupes de petites taches blanches ; quant à la zone intermédiaire, elle est constamment indemne et conserve la coloration rouge normale du fond de l'œil (Fuchs, p. 257 ; de Wecker, p. 8). La papille et les vaisseaux rétiniens n'offrent de leur côté aucune anomalie évidente (Fuchs) bien qu'un certain degré d'artério-sclérose ne fasse jamais défaut (Goldzieher, 1897, p. 120).

En étudiant des cas plus avancés, on constate que les altérations se propagent lentement et régulièrement dans le sens centrifuge : la décoloration centrale de la macula, progressant en surface à la façon d'une tache d'huile, tend à rétrécir la zone indemne qui l'environne ; par la multiplication et l'extension des foyers de dégénérescence blanche, la ceinture se complète et s'élargit.

Les *hémorragies*, peu abondantes au début, deviennent plus tard un élément constant du tableau ophtalmoscopique (Wecker, p. 9 ; Goldzieher) ; lorsqu'elles siègent sur les parties proéminentes de l'anneau, elles ont toujours une forme ovalaire nettement circonscrite, offrant à peine l'étendue du calibre d'un gros vaisseau de la rétine ; quand elles se produisent au dehors des parties dégénérées, rien ne les différencie des épanchements ordinaires (Wecker, *loc. cit.*) En quelques occasions, elles prennent un caractère profus et peuvent pénétrer le corps vitré tout entier (Goldzieher).

Si l'affection est ancienne, on voit quelquefois des épaississements de la paroi des artères rétiniennes se produire sous l'influence d'une périvasculite. Goldzieher, Wecker).

Fuchs (p. 258) et Goldzieher (1897, p. 114) disent avoir vu la régression de certains foyers rétiniens, mais Wecker (p. 10-12), qui n'a rien constaté de semblable, considère que la tache maculaire est seule susceptible de s'atténuer à la longue en faisant place à une pigmentation anormale ; selon lui les foyers de dégénérescence blanche sont constamment progressifs et se bornent à s'entourer quelquefois d'un liséré de pigment. Les plaques blanchâtres, diffuses et comme lavées, que Fuchs tient pour le produit d'une atténuation de foyers plus circonscrits, ne sauraient être, selon Wecker, un acheminement vers la disparition complète. Une observation prolongée pendant dix à vingt ans, montre que les parties malades ne font en aucuu cas retour à l'état normal.

Anatomie pathologique. — AMMANN a publié en 1897 la description anatomique d'un œil qui, atteint de glaucome, avait présenté pendant quelque temps un aspect semblable à celui de la dégénérescence circinée ; cependant quinze jours avant la mort, les petits foyers avaient conflué en deux taches jaunâtres, assez étendues, siégeant près du centre de la région maculaire.

A l'autopsie on découvrit en outre une demi-couronne de petites taches grisâtres disposées autour de la papille du côté nasal ; de plus, des hémorragies en assez grande abondance.

L'examen microscopique fit reconnaître dans la couche intergranuleuse la présence de *masses hyalines homogènes ou finement granulées*, analogues à celles de la rétinite albuminurique, et qui semblent être le produit terminal d'une désagrégation des anciens foyers hémorragiques, si l'on en juge par certaines formes de transition. Il y avait çà et là quelques amas de fibrine coagulée, occupant comme les masses hyalines des lacunes ménagées entre les fibres de Müller.

Au niveau des foyers blancs de la rétine, de nombreuses *cellules granulo-graisseuses* venaient se mélanger et peu à peu se substituer aux amas de substance hyaline ; la région centrale de la macula en était farcie et avait quadruplé d'épaisseur : en certains points les fibres rétiniennes de soutien contenaient aussi des gouttelettes graisseuses. Il n'y avait pas de sclérose hypertrophique des fibres nerveuses.

AMMANN conclut de cet examen que les taches blanches reconnues à l'ophtalmoscope étaient uniquement produites par des amas de cellules granulo-graisseuses et qu'elles avaient pris naissance sur le foyer d'anciens épanchements hémorragiques. Quant aux masses hyalines, elles étaient constituées par des hématies en désagrégation et ne se révélaient à l'ophtalmoscope que par une décoloration gris rougeâtre du fond de l'œil. Il admit en outre que les cellules granulo-graisseuses jouaient le rôle de phagocytes et devaient avoir une origine endothéliale.

Toutes les altérations décrites par AMMANN, hémorragies rétiniennes, formation de masses hyalines et d'amas fibrineux dans les lacunes du tissu, développement de cellules granulo-graisseuses et infiltration des éléments de soutien, toutes ces altérations rentrent dans le cadre anatomo-pathologique habituel de la rétinite albuminurique : il n'y manque que l'hypertrophie scléreuse des fibres optiques ; si l'on considère d'une part que le malade avait eu des traces d'albumine dans l'urine, et d'autre part que les modifications rétiniennnes s'étaient notablement écartées du tableau typique de la dégénérescence circinée, on peut se demander si l'observation d'AMMANN est bien un exemple authentique de cette dernière affection et s'il ne s'agissait pas bien plutôt d'un cas de brightisme au début. De nouveaux examens, s'il s'en trouve, seront de nature à trancher cette question.

Pathogénie. — Les constatations d'AMMANN, pour autant qu'elles sont applicables à la dégénérescence circinée comme le pense cet auteur, tendent à prouver que les foyers blancs de l'anneau péri-maculaire sont l'indice de phénomènes de résorption post-hémorragique. Déjà WECKER, en se basant sur des considérations cliniques, s'était vu forcé d'admettre une corrélation intime de la dégénérescence blanche avec la rétinite apoplectiforme. Un point de repère très précis lui avait permis de reconnaître dans un cas longuement suivi que les taches de dégénérescence s'étaient développées exactement à l'endroit où l'on avait noté précédemment une extravasation sanguine.

FUCHS (p. 264) a cru devoir repousser l'hypothèse d'une origine hémorragique des taches blanches et cela pour deux raisons : premièrement, il lui a semblé que plusieurs cas évoluaient sans que des hémorragies aient apparu dans la zone de dégénérescence ; en second lieu, les taches claires que l'on voit se développer fréquemment au sein d'un foyer hémorragique n'offrent aucune ressemblance avec celle de la rétinite circinée.

Nous avons déjà vu (p. 1044) que la constance des hémorragies est affirmée par WECKER et GOLDZIEHER : il s'agit surtout au début de suffusions très fines comme on les voit représentées dans les dessins de MASSELON (publiés par WECKER) et dans ceux de HAAB.

Quant au dernier argument de FUCHS, il n'est pas décisif. En effet les plaques jaunâtres qui font suite aux extravasations sanguines ne sont pas identiques aux taches blanches de la dégénérescence circinée, lesquelles apparaissent beaucoup plus tard. Les premières sont produites probablement par des dépôts de fibrine ; les secondes résulteraient plutôt d'une transformation graisseuse (AMMANN, p. 135) ; WECKER, pas plus que FUCHS, ne prétend avoir observé à l'ophtalmoscope un passage direct des unes aux autres. Entre le moment de l'hémorragie et l'apparition des petits foyers blancs, il y a une période intermédiaire pendant laquelle le tissu rétinien semble revenir à l'état normal. Les recherches d'AMMANN seraient de nature à donner l'explication de ce phénomène : aussi longtemps que les résidus hémorragiques demeurent à l'état de masses hyalines et amorphes, ils ne sont pas apparents à l'examen ophtalmoscopique ; sitôt que se produit une accumulation de cellules granulo-graisseuses, les petites taches blanches de la dégénérescence circinée deviennent reconnaissables.

Pourquoi cette transformation tardive des extravasats sanguins se produit-elle avec tant de régularité dans l'affection qui nous occupe ? Pourquoi reste-t-elle localisée à une zone circulaire circonscrivant la macula ? Questions qui sont loin d'être résolues. WECKER (p. 6) et GOLDZIEHER (1897, p. 115) s'accordent à penser que la disposition spéciale des foyers blancs est en rapport avec le système des vaisseaux rétiniens très fins qui des branches temporales se dirigent vers la macula. GOLDZIEHER parle même d'un ramollissement blanc comparable à celui de la substance cérébrale et qui résulterait d'une obstruction des artérioles maculaires. S'il en est ainsi, rien ne permet de comprendre comment la dégénérescence ne s'étend pas dans le sens centripète jusqu'aux dernières ramifications des vaisseaux, c'est-à-dire jusqu'aux bords mêmes de la fovea et pourquoi la région maculaire proprement dite reste épargnée par les petits foyers blancs.

Les modifications pigmentaires du centre de la rétine ne sont pas mieux expliquées. Fuchs se borne à constater qu'elles doivent avoir pour siège les couches moyennes ou profondes puisqu'elles ne modifient pas l'apparence ophtalmoscopique des petits vaisseaux. Nuel (p. 475) parle d'un œdème maculaire et il voit dans la grande tache plus ou moins pigmentée, qui dans les cas graves s'accompagne d'un scotome absolu, « le résidu d'un décollement fovéal et périfovéal ».

Toutes ces hypothèses ont encore besoin d'être confirmées et complétées par des examens anatomiques.

Étiologie et fréquence. — La dégénérescence circinée de la rétine est une variété extrêmement rare, car Fuchs n'en a observé que 8 cas typiques sur 70.000 malades et de Wecker 15 sur 140.000, ce qui représente environ 1 cas sur 10.000 malades.

Sept fois sur 12, Fuchs ne l'a constatée que dans un seul œil, mais Wecker croit qu'elle est bilatérale dans plus de la moitié des cas ; elle se rencontre presque toujours dans l'âge mûr, au-dessus de cinquante ans, en moyenne à l'âge de soixante ans (Fuchs). Elle est tout à fait exceptionnelle chez les jeunes sujets (Wecker) ; le plus jeune malade de Fuchs avait trente-huit ans (obs. III) ; celui de Wecker dix-sept ans (obs. I). Les observations de Weltert concernant une jeune fille de douze ans et celle de Hoor (un jeune homme de seize ans) sont assez douteuses comme diagnostic. Nous manquons de détails sur celles d'Axenfeld (vingt ans) et de Peters (douze ans).

Fuchs a eu pour patients 10 femmes et 2 hommes ; Goldzieher, 6 femmes et 3 hommes seulement : les autres praticiens mentionnent surtout des malades du sexe masculin (Wecker, 3 ; Nuel, 2 ; Axenfeld, Peters, Ammann et Haab, chacun 1). Nous en connaissons un également âgé de près de soixante ans.

L'étiologie de la dégénérescence circinée est mal connue. Fuchs (p. 266) n'a pu déterminer aucun facteur bien certain. En aucun de ses cas il n'y avait eu de *syphilis* ; deux fois l'urine contenait de *l'acide oxalique* en quantité augmentée, une fois de l'*indican*, une fois des traces de *sucre*, une fois des traces d'*albumine* ; 4 seulement de ses malades étaient artério-scléreux. Goldzieher et Nuel (p. 478) admettent que l'*artério-sclérose* est en jeu dans la plupart des cas. Wecker estime que les taches circinées se rencontrent dans maintes affections dérivant de troubles circulatoires de la rétine ; il les a vues dans leur forme typique sur l'œil droit d'un diabétique dont l'autre œil présentait une rétinite hémorragique caractéristique, telle qu'on l'observe dans le diabète. Goldzieher et Weiss (Heidelberg, 1896) ont eu l'un et l'autre un malade atteint de *glycosurie* ; celui d'Ammann avait des traces d'*albumine* dans l'urine . Strzeminski (p. 282) croit pouvoir taxer de rétinite circinée une affection hémorragique avec ceinture de taches blanches périmaculaires qu'il a vue se développer dans la rétine d'un jeune homme de trente et un ans atteint de *leucémie*.

Complications. — Les complications de la dégénérescence circinée ne sont pas nombreuses et la plupart ne sont probablement que des affections intercurrentes sans relation directe avec les altérations de la rétine. On peut citer cependant les *troubles du corps vitré* (Fuchs) qui dépendent probablement des extravasations sanguines.

Wecker n'a observé que le développement d'une *cataracte polaire postérieure*. Dans l'observation d'Ammann, l'état glaucomateux semble avoir été antérieur à la rétinite. Chez les sujets néphritiques ou diabétiques, l'affection générale peut évidemment s'accompagner d'une rétinite qui complique et probablement dissimule le tableau ophtalmoscopique de la dégénérescence circinée.

Fuchs a vu survenir deux fois chez ses malades un *décollement de rétine*, dont l'un n'intéressait que la région maculaire, particularité que Nuel a notée aussi une fois.

Nous suivons depuis cinq ans les progrès extrêmement lents d'une rétinite circinée compliquée de *glaucome chronique* chez un artério-scléreux.

Diagnostic. — C'est principalement au point de vue du diagnostic qu'il importe de connaître la dégénérescence circinée, car elle pourrait donner lieu à des méprises. Wecker (p. 16) rapporte l'histoire d'un cas fort intéressant où l'on crut avoir affaire à un néoplasme qui devait nécessiter l'énucléation de l'œil. Il croit que chez des enfants on pourrait la confondre avec le début d'un gliome rétinien.

L'âge avancé du malade sera l'un des facteurs principaux du diagnostic, mais il faut se rappeler qu'il y a des exceptions.

La marche très graduelle des troubles visuels (sauf peut-être en cas de décollement maculaire) et le développement extraordinairement lent des altérations ophtalmoscopiques, seront un signe à invoquer en faveur de la dégénérescence circinée s'il y a doute sur les autres points.

Fuchs (p. 274-279) admet que la confusion pourrait se faire avec la rétinite diabétique ou albuminurique, avec la « retinitis punctata albescens » ou encore avec des altérations séniles du fond de l'œil. De ces dernières, la plus fréquente est la production des verrucosités vitreuses de la choroïde ; les taches qu'elle provoque dans la région maculaire se voient quelquefois de concert avec celles de la dégénérescence circinée, mais elles sont plus jaunes, plus diffuses, moins largement confluentes et, lorsqu'elles sont seules en cause, elles n'exercent pas une influence notable sur l'acuité visuelle.

La « retinitis punctata albescens » de Mooren (voy. chap. xv) ne se rapproche guère que par son nom des altérations circinées de la rétine. C'est une affection généralement héréditaire et congénitale dont les symptômes sont analogues à ceux de la dégénérescence pigmentaire. Le pointillé blanc qui la caractérise est réparti sur tout le fond de l'œil et ne montre aucune tendance à former des foyers confluents.

Les rétinites albuminurique et glycosurique, outre la présence de l'*albumine* ou du sucre dans les urines, se reconnaîtront à leur aspect ophtalmoscopique bien connu où les taches blanchâtres n'ont pas la disposition si régulièrement circulaire de la dégénérescence circinée autour de la macula.

De plus, dans ces deux affections, ce sont bien souvent les hémorragies qui prédominent.

Marche et pronostic. — Le développement des altérations rétiniennes se fait avec une telle lenteur que les malades ne s'en aperçoivent le plus souvent que très tard et que plusieurs d'entre eux ne savent plus indiquer à quelle date remonte leurs troubles visuels (Fuchs, Wecker). Une fois le scotome central déclaré, il peut s'écouler bien des années sans changement notable dans l'état de la vision.

Fuchs et Goldzieher disent avoir noté exceptionnellement une amélioration de l'acuité visuelle. Wecker (p. 12) met en doute la possibilité d'un amendedent quelconque et considère la maladie comme « absolument rebelle à tout traitement ».

Au point de vue des modifications objectives de la rétine, on remarque la même allure chronique. Dans l'espace de plusieurs années, on ne constate parfois que des changements insignifiants. Ce fait est illustré d'une façon tout à fait remarquable par 3 dessins de Masselon (publiés par Wecker), pris tous trois à dix ans d'intervalle, et qui font preuve d'une extension si peu considérable des taches blanches de la rétine, que, s'il s'était agi là d'une rétinite albuminurique, les changements en question auraient pu certainement se produire en vingt-quatre heures.

———

BIBLIOGRAPHIE

Amman. Ein Fall von Ret. circ. mit anat. Unters. *Arch. f. Aug.*, XXXV, p. 123, 1897.

Axenfeld (Discussion à la Soc. opht. de Heidelberg), *XXV° Session, Bericht*, p. 94, 1896.

Fuchs. Retinitis circinata. *Graefe's Arch.*, XXXIX, 3, p. 229, 1893.

Goldzieher. Die « Hutchinson'sche Veränderung », etc. *XXV° Vers. Heidelb.*, p. 71, 1896.
— *Archiv für Aug.*, XXXIV, 2, p. 117, 1897.

Haab. Retinitis circinata. *Atlas d'opht.*, 3° éd. pl., 60. 1900.

Hartridge. A case of retinitis circinata. *Trans. Opht. Soc.*, p. 90.

Holmes-Spicer. Case of Retinitis circinata. *Trans. Opht. Soc.*, U. K., XIV (Jahresber., p. 409, 1894.

Hoor. Eine eigenartige Veränd. d. Netzhaut. *Zeitsch. f. Aug.*, III, 1 p, 26, 1900.

Lawford. A case of retinitis circinata. *Trans. Opht. Soc.*, XVI, p. 87, 1896.

Laws. Retinitis circinata. *Trans. Opht. Soc.*, p. 89, 1896.

Nuel. Altérations de la mucula lutea. *Arch. d'opht.*, XVI, août 1896.

Peters. (Discussion à la Soc. opht. de Heidelberg), *XXV° Session Bericht*, p. 94, 1896.

Schnoor. Ueber retinitis circinata. *In. Diss. Berlin*, 1898.

Siegrist. Ueber eine wenig bekannte Form von Netzh. erkr. *XXV° Vers. Heidelb.*, p. 83, 1896.

STRZEMINSKI. Beitrag zur Kenntniss der Degeneratio circinata retinae. *Graefe's Archiv.*, LV, 2, p. 271, 1903.

WECKER et MASSELON *Ophtalmoscopie clinique*, 2ª éd., fig. 44, 1891.

WECKER (DE). Faut-il différencier la rétinite circinée de la rétinite apoplectiforme? *Arch. d'opht.*, XIV, p. 1, 1894.

WELTERT Ein Fall von Retinitis circinata. *Arch. f. Aug.*, XXXII, 3, p. 187, 1896.

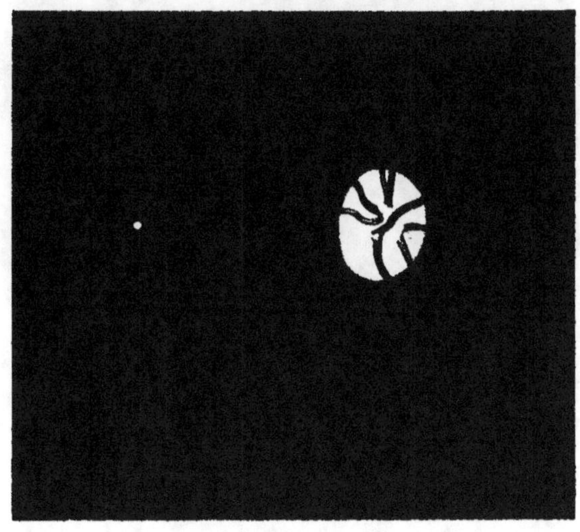

Fig. 19. *Eblouissement rétinien par la lumière du soleil.*

Dr. Schnetzler ad nat. del.

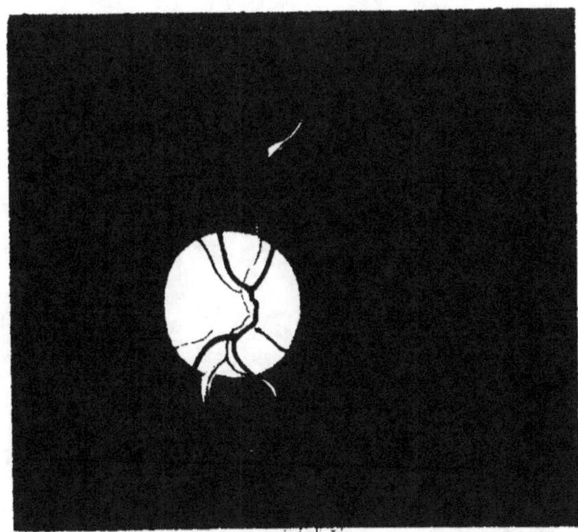

Fig. 20. *Atrophie du nerf optique à la suite d'une obstruction des branches artérielles.*

Dr. Gonin ad nat. del.   Lith. Kunstanstalt F. Reichhold, Münc

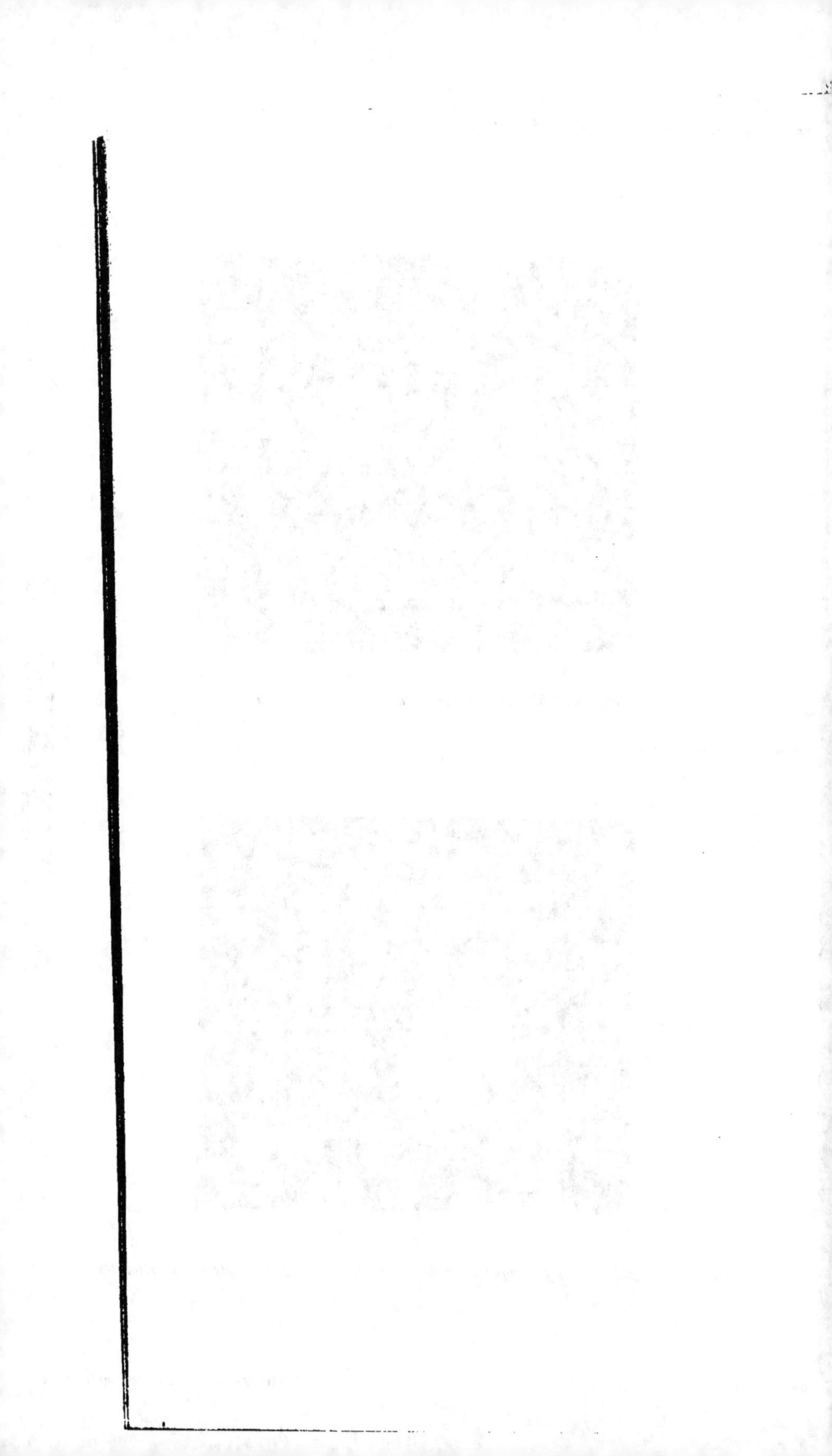

EXPLICATION

DES PLANCHES OPHTALMOSCOPIQUES HORS TEXTE

(PLANCHES I A XI)

REMARQUE. — Dans le choix de nos dessins ophtalmoscopiques, nous avons fait abstraction aussi bien des véritables raretés que des formes les plus communes que l'on peut trouver dans tous les atlas d'ophtalmoscopie. Nous avons tenu spécialement à reproduire ceux de nos croquis qui nous semblaient les plus instructifs au point de vue de la comparaison à faire entre les altérations anatomiques de la rétine et leurs manifestations ophtalmoscopiques, soit qu'il s'agisse d'altérations de nature très voisine se manifestant par des changements ophtalmoscopiques dissemblables, soit au contraire de lésions fort différentes dont les manifestations ophtalmoscopiques sont assez ressemblantes pour pouvoir être confondues les unes avec les autres. A comparer, dans le premier ordre d'idées, les figures 1, 2, 3, 9 et 20 qui toutes cinq ont trait à des obstructions vasculaires ; les figures 4, 5 et 6 montrant les manifestations de l'albuminurie et les figures 10 et 11 (a et b); celles de la syphilis ; les figures 13 et 14, dont la cause est une contusion et les figures 15 et 16 représentant deux formes bien différentes de décollement rétinien. Dans le deuxième ordre d'idées, il est surtout intéressant de mettre en parallèle les figures 1 et 10 (trouble ischémique et trouble congestif de la rétine); les figures 2 et 14, représentant un trouble partiel de la région maculaire et les figures 16 et 17, une perforation de la fovea dont l'étiologie est dans les deux cas fort différente.

Fig. 1 (pl. I, à page 742).

Montagnard de 34 ans souffrant d'insuffisance et de sténose mitrales avec hypertrophie cardiaque ; cécité de l'œil gauche remarquée au réveil le lendemain d'une forte ascension (1.800 mètres). Le même jour on constate l'ischémie de la rétine avec ménagement d'une partie de la région maculaire ; tache rouge cerise très prononcée au niveau de la fovea ; perception des mouvements de la main en dehors du centre de fixation. La figure 1 a été dessinée deux jours plus tard. La région maculaire, qui a conservé sa couleur normale, est irriguée par une artère cilio-rétinienne.

L'acuité visuelle s'éleva peu à peu jusqu'à 1/5, et il persista un champ visuel très rétréci correspondant au territoire maculaire épargné par l'ischémie.

Fig. 2 (pl. I, à page 742).

Négociant de 43 ans ; s'aperçoit à son coucher d'une tache brillante près du centre de la fixation de son œil gauche. Trois semaines auparavant quelques obnubilations passagères s'étaient produites à peu de jours de distance ; arthritisme, pas de troubles cardiaques.

La moitié supérieure de la région papillo-maculaire est occupée par un trouble laiteux qui fait ressortir partiellement la tache rouge de la *fovea* ; une hémorragie et un foyer d'un blanc très opaque (infiltration leucocytaire ?) se voient sur le bord de l'artère maculaire obstruée. Les autres vaisseaux sont d'apparence normale. Acuité visuelle 1/20, remontée plus tard à 1/10. Le scotome central positif, dont le malade pouvait dessiner fort bien les contours, devint graduellement moins précis et prit le caractère d'un scotome négatif.

Fig. 3 (image droite) (pl. II, à page 798).

Paysanne avec albuminurie et myocardite, aucun signe de syphilis. Baisse de la vision gauche il y a trois mois, V = 1/4. Abolition du secteur inféro-interne du champ visuel. L'artère temporale supérieure n'est pas visible sur le disque optique ; à partir du rebord papillaire, elle apparaît sous forme d'un large cordon blanchâtre au centre duquel on reconnaît par tronçons un filet rouge qui représente la colonne sanguine, très rétrécie et partiellement recouverte par l'opacification de la paroi vasculaire. A la surface de la paroi, deux petites écailles brillent d'un éclat très vif comme des paillettes métalliques (représentées en gris sur la figure).

Fig. 4 (pl. II, à page 798).

Paysanne de 66 ans ; état général fort bon en apparence ; c'est la baisse visuelle qui mit sur la trace d'une albuminurie. Artériosclérose généralisée ; aux deux yeux quelques hémorragies rétiniennes avec foyers blanchâtres disposés au centre de la région maculaire en une étoile massive. La figure 4 représente l'œil droit dont l'acuité centrale est abaissée à 1/10.

Fig. 5 (pl. III, à page 812).

Rétinite albuminurique du type le plus commun. Œdème de la rétine, hémorragies et foyers de dégénérescence blanche. A l'autre œil il y avait un commencement d'étoile maculaire.

Fig. 6 (pl. III, à page 812).

Rétinite gravidique bilatérale au neuvième mois de la grossesse. Abondante albuminurie. Fort œdème de la rétine. Veines variqueuses. Grandes plaques de dégénérescence blanche, quelques hémorragies. V = 1/20.

Accouchement à terme ; trois mois plus tard les deux rétines avaient repris leur aspect normal sauf une légère teinte jaune sale qui persistait au voisinage de la papille optique. Hémorragies et foyers blancs avaient entièrement disparu. V = 1/2.

Fig. 7 (pl. IV, à page 838).

Type de la « rétinite ponctuée centrale » décrite par Hirschberg dans le diabète. L'autre œil présentait la forme hémorragique avec trouble du corps vitré.

Voiturier de 50 ans, diabétique avéré depuis quinze ans. Baisse de la vue depuis trois mois. V = 1/4.

Fig. 8 (pl. IV, à page 838).

Jeune fille anémique, avec légère albuminurie (1/2 p. 1000). Hémoglobine 25 p. 100. Baisse subite de la vision depuis huit jours. Pâleur prononcée du fond de l'œil. Etroitesse des veines et des artères. Hémorragies disséminées, dont quelques-unes montrent en leur centre une tache blanche qu'un examen attentif à l'image droite fait reconnaître comme des reflets de la surface antérieure de la rétine (reflets de convexité). Guérison complète après quelques mois.

Fig. 9 (pl. V à page 872).

Menuisier de 30 ans, sans alcoolisme ni syphilis. Artériosclérose généralisée, action du cœur renforcée. L'examen du sang et des urines ne révèle rien d'anormal.

En janvier, baisse rapide de la vision droite : on constate d'abondantes hémorragies veineuses à la périphérie de la rétine. En mai, hémorragies semblables à l'œil gauche ; à cette époque l'œil droit présente le tableau ophtalmoscopique représenté par la figure 9 ;

nombreux foyers hémorragiques dans le secteur inférieur de la rétine ; veines dilatées et invisibles par tronçons (probablement thromboses multiples de ces veines). Petites taches et points blanchâtres semblables à des flocons de neige dans le voisinage de la papille et de la macula, formant une étoile maculaire incomplète. Artères rétiniennes remarquablement sinueuses. V = 1/10.

En septembre, l'acuité visuelle droite est remontée à 1/5 : opacité flottante du corps vitré, mais pas d'hémorragies nouvelles. Les taches blanchâtres sont en voie de s'effacer entièrement.

A l'œil gauche, pas non plus d'hémorragies fraîches, mais quelques masses blanchâtres flottant dans le corps vitré (rétinite proliférante). Cet état s'est maintenu sans changement notable depuis cinq ans.

Fig. 10 (pl. V, à page 872).

Accident primaire il y a cinq ans. Baisse graduelle de la vision depuis quelques mois. Aux deux yeux restes d'iritis ; scotome central quasi absolu jusqu'à 5 degrés du centre, relatif jusqu'à 10 à 15 degrés. Tableau ophtalmoscopique semblable aux deux yeux. Papille hyperhémiée et diffuse. Opacification nacrée et gonflement de la rétine dans la région papillo-maculaire. Cet aspect se distingue d'une obstruction de l'artère centrale par l'hyperhémie, par la saillie légère de la rétine au niveau de la macula avec plissement léger de sa surface, par une teinte plus verdâtre de l'opacité rétinienne, enfin par l'absence de la tache rouge cerise au centre de la fovea. Quelques foyers de choriorétinite disséminés à la périphérie.

Après dix semaines le tableau ophtalmoscopique n'avait subi presque aucun changement.

Fig. 11, A et B (pl. VI, à page 876).

Accident primaire il y a quelques mois. Œil gauche sain. L'œil droit présente un scotome central, les limites périphériques du champ visuel étant normales.

Le 18 mars on constate que la papille est noyée dans un trouble diffus. Dans la région papillo-maculaire, une opacité d'un blanc jaunâtre avec quelques hémorragies ou capillaires dilatés, un peu surélevée, avec des bords irréguliers mais assez nettement dessinés (fig. 11, A).

Le 24 mars se déclare une iritis avec trouble du corps vitré. Le 10 avril l'examen ophtalmoscopique est de nouveau possible : on constate que la plaque maculaire a fortement diminué d'étendue, mais que vers la périphérie, dans la région inférieure de la rétine, sont apparus une multitude de petits points à peine perceptibles à l'image droite et qui à l'image renversée donnent seulement l'impression de traînées grisâtres comme une voie lactée. Les points blancs augmentent de volume et prennent l'aspect représenté dans la figure 11 B (15 juin).

A cette date la plaque maculaire s'est résolue en une plaque centrale d'un diamètre inférieur à 1/2 d. p. et en un grand nombre de petits foyers blanchâtres disséminés sur un fond grisâtre. Sur le bord temporal de la papille se voit en outre un tractus blanchâtre assez fortement surélevé.

Quelques semaines plus tard, le nerf optique gagna une teinte franchement atrophique avec rétrécissement progressif de tous les vaisseaux. Le tractus blanchâtre du bord temporal s'infiltra de grains pigmentaires et prit une grande ressemblance avec une membrane de « rétinite proliférante ». Le foyer maculaire central se rétracta encore plus fortement et les petits foyers qui l'entouraient firent place à une décoloration jaune sale de la région maculaire. Les taches blanches de la périphérie perdirent leur netteté et se transformèrent en petites taches fauves partiellement confluentes. Ce processus qui avait pris environ cinq mois ne put être suivi plus longtemps.

Fig. 12 (pl. VII, à page 904).

Homme de 35 ans, souffrant d'héméralopie dès son enfance (obs. IV, *Ann. d'ocul.*, févr. 1901). Rétinite pigmentaire typique mais encore peu avancée. V = 1/4. Scotome annulaire dans le champ visuel. État presque identique aux deux yeux. Vaisseaux rétiniens rétrécis. Dans les régions supérieure et inférieure on ne voit au sein de la rétine que des mouchetures pigmentaires disséminées en forme de pointes de flèches ou de Y, et quelques filaments noirâtres engainant des vaisseaux. Dans les régions temporale et nasale, la pigmentation est plus dense et l'enchevêtrement des taches noires ramifiées rappelle l'aspect de buissons d'épines. Le maximum de la pigmentation rétinienne siège en deçà de la zone équatoriale de l'œil ; les parties tout à fait périphériques en sont à peu près dépourvues et ne présentent qu'une décoloration terreuse des espaces intervasculaires de la choroïde. Quelques vaisseaux choroïdiens visiblement sclérosés. Tout le réseau vasculaire de la choroïde est plus distinct que normalement. Raréfaction de l'épithélium pigmentaire, rappelant les plaques d'atrophie sénile, dans la région de la macula.

Fig. 13 (pl. VIII, à page 944).

Contusion rétinienne périphérique correspondant à une plaie non perforante de la sclérotique produite par l'explosion d'un mortier chargé de sable et de poudre. Le croquis a été fait vingt heures après l'accident. Croissant blanchâtre constitué par une infinité de petits points avec de petites stries argentées dont la densité augmente le long des vaisseaux. On dirait les reflets normaux de la rétine fortement exagérés. Quelques vaisseaux sont aussi bordés de blanc en dehors des limites du trouble rétinien. Le phénomène s'atténua rapidement et toute coloration anormale avait disparu trois jours après l'accident.

Fig. 14 (pl. VIII, à page 944).

Violente contusion de la région nasale de l'œil, par l'explosion à bout portant d'une cartouche d'exercice avec balle en bois. La partie correspondante de la rétine présente une coloration d'un blanc grisâtre très intense avec de nombreuses plaques hémorragiques. On ne remarque pas sur les bords de cette opacité une dénivellation prononcée des vaisseaux rétiniens.

Dans la région papillo-maculaire, on note un léger trouble gris jaunâtre qui fait ressortir la tache rouge de la fovea avec plus de netteté que normalement. Cet aspect rappelle, avec une intensité moindre, le trouble produit par l'obstruction d'une artère destinée à la macula (fig. 2). Ce phénomène de « contre-coup » se dissipa en quarante-huit heures, tandis que le trouble rétinien périphérique mit cinq à six jours à disparaître et que les épanchements hémorragiques restèrent visibles encore pendant plusieurs semaines.

Fig. 15 (pl. IX, à page 998).

Agriculteur très myope dès son enfance. A l'œil droit décollement rétinien très proéminent avec vaste déchirure dans la région inféro-interne. Notre croquis représente l'œil gauche qui depuis un mois est atteint d'un trouble de la vision avec opacités flottantes du corps vitré. Exemple très important d'un décollement peu saillant qui pourrait facilement passer inaperçu au cours d'un examen rapide. La rétine est décollée dans toute la moitié inférieure, mais elle a conservé presque entièrement sa transparence et le diagnostic exige une certaine attention : le fait ophtalmoscopique le plus évident consiste en l'effacement du dessin des vaisseaux de la choroïde qui, au niveau de la moitié opposée de la rétine, se présentent avec une netteté très grande.

Les vaisseaux choroïdiens redeviennent visibles au niveau de trois ouvertures à l'extrême périphérie de la rétine. Ces ouvertures résultent de la rupture des insertions de la rétine à l'ora serrata.

Les vaisseaux rétiniens au niveau de la partie décollée ne montrent pas de coudures prononcées, mais seulement de petites sinuosités ou brisures comparables à celles d'un bâton aperçu au travers d'une nappe d'eau dont la surface serait légèrement ridée par le vent. Ces vaisseaux, veines et artères, sont de coloration notablement plus foncée que les vaisseaux de la rétine non décollée (ce détail n'a pas été mis en évidence par le lithographe). Sur le trajet de quelques vaisseaux et à la surface antérieure de la rétine, on note quelques petits filaments ou taches de pigment qui dérivent probablement de l'épithélium pigmentaire au travers des déchirures de la rétine.

Fig. 16 (pl. IX, à page 998).

Décollement de la rétine, sans traumatisme connu, datant de plusieurs mois. Baisse très considérable de la vision il y a peu de semaines. Le décollement est très saillant et opaque dans les régions temporale et inféro-temporale ; il intéresse aussi, mais avec une saillie moindre, la région maculaire jusqu'à la papille.

La fovea se présente sous la forme d'une rupture ovalaire, à bords nettement découpés, au travers de laquelle on peut apercevoir des détails de la choroïde. Le déplacement parallactique et la mesure de la réfraction à l'image droite font voir que le plan de la rupture se trouve d'au moins un et-demi millimètre en avant de celui de la choroïde.

Par sa coloration très rouge et par la netteté de ses bords, cette perforation de la fovea diffère des cas beaucoup plus fréquents où la fovea se présente au sein de la rétine décollée sous l'aspect d'une tache rougeâtre un peu irrégulière et légèrement diffuse : c'est alors un simple effet de contraste résultant de la minceur particulière de la rétine au niveau de la fovea.

Fig. 17 (pl. X, à page 1028).

Jeune garçon de 15 ans frappé quatre jours auparavant par une pierre. Trouble blanchâtre de la région papillo-maculaire avec soulèvement de la rétine sous la forme de deux replis concentriques dont l'un circonscrit la papille et l'autre passe par le centre de la macula.

Ce dernier repli s'accompagne d'une ouverture ovalaire qui résulte d'une perforation de la fovea ; les bords en sont nets, sans bavures, et l'on distingue à l'image droite les détails de la choroïde (inégalités de l'épithélium pigmentaire, puis quelques semaines plus tard vaisseaux choroïdiens mis à nu).

Ces perforations traumatiques sont généralement ovalaires à grand axe horizontal : dans le cas particulier le grand axe est vertical par suite du plissement de la rétine.

Plus tard les replis de la rétine s'effacèrent et l'on vit apparaître à leur place quelques points et stries de pigmentation rétinienne.

Le champ visuel présentait un scotome central absolu.

Fig. 18 (pl. X, à page 1028).

Membranes connectives développées en avant de la rétine à la suite d'abondantes hémorragies spontanées chez un jeune homme de 30 ans. La vision resta longtemps abaissée à moins de 1/10 mais dans l'espace de quelques jours elle s'éleva de nouveau à 1/2 ; il s'était produit une déchirure de la fausse membrane immédiatement au-devant de la macula. Grâce à cette fenêtre, que l'on voit sur le croquis, la vision est restée bonne. Au bord inférieur de la déchirure on voit encore un reliquat d'hémorragie. A droite et en bas (image renversée) se trouve une plaque blanchâtre située en arrière des vaisseaux de la rétine (rétinite proliférante « externe »).

Fig. 19 (pl. XI, à page 1052).

Éblouissement rétinien constaté quatre jours après une éclipse de soleil. Scotome central relatif (les principaux détails de cette observation ont été donnés dans le texte à la page 962).

Fig. 20 (image droite) (pl. XI, à page 1052).

Femme de 64 ans, frappée de cécité à l'œil droit avec les symptômes d'une obstruction soudaine et totale de l'artère centrale. Le croquis, exécuté neuf mois plus tard, montre sur le trajet des principales branches artérielles de petites écailles blanchâtres qui représentent des opacités localisées de la paroi artérielle (foyers de périartérite peut-être avec endartérite). Ce sont des opacités de ce genre (voy. aussi la figure 3) que l'on a décrites quelquefois comme des emboles visibles à l'ophtalmoscope.

TUMEURS DE LA RÉTINE

Par le Dʳ Félix LAGRANGE (de Bordeaux).

On sait que la rétine est embryologiquement constituée par les deux feuillets de la vésicule optique secondaire, *le feuillet distal* et *le feuillet proximal*. En décrivant les tumeurs de cette membrane il faut s'occuper de tous les néoplasmes qui peuvent se développer dans l'un comme dans l'autre feuillet.

Le feuillet distal constitue, dans la rétine adulte, de beaucoup la partie la plus vivante, la plus importante pour le fonctionnement de la vision ; c'est en ce point que naissent le plus grand nombre de néoplasmes, mais aux dépens du feuillet proximal il s'en forme aussi qui devront être mentionnés ici afin que le cadre naturel des tumeurs intra-oculaires soit, sinon bien rempli, au moins bien divisé.

Parmi les tumeurs que forment les deux feuillets rétiniens nous distinguerons :

1° Celles qui prennent leur origine *dans la rétine proprement dite,* de l'ora serrata à la papille ;

2° Celles qui naissent *aux dépens du pars ciliaris retinæ,* c'est-à-dire des cellules cylindriques qui représentent le feuillet distal au niveau des procès ciliaires, ou bien encore des cellules épithéliales qui forment la glande de l'humeur aqueuse. Il naît là des tumeurs, aux allures de carcinome, qui sont au propre des néoplasmes de la rétine ;

3° Nous signalerons enfin les tumeurs épithéliales qui se forment *aux dépens du feuillet proximal* c'est-à-dire *de l'épithèle pigmenté.* La ligne de démarcation de ces tumeurs épithéliales avec les sarcomes de la choroïde est encore mal définie. En attendant que des études nouvelles viennent faire la lumière sur ce sujet, une place encore étroite, qui sans doute s'agrandira, doit être faite ici aux épithéliomas nés dans l'épithèle pigmenté.

Voilà donc tout d'abord trois articles distincts dans le chapitre des tumeurs rétiniennes :

1° Les néoplasmes de la rétine proprement dite ;

2° Les néoplasmes du *pars ciliaris retinæ;*

3° Les néoplasmes de l'épithèle pigmenté.

Mais ce n'est pas tout ; il convient de pousser plus loin ce travail d'analyse en ce qui concerne les tumeurs de la rétine proprement dite, celles qui naissent du feuillet distal de l'ora serrata à la papille. Ces néoplasmes sont ceux auxquels on a donné et on donne encore le nom générique, confus et insuffisant, de gliome.

L'embryologie nous apprend que dans cette partie de la rétine se trouvent, non seulement les éléments ectodermiques du feuillet distal, mais encore les éléments mésodermiques apportés par l'artère et la veine centrales de la rétine. Or, les éléments mésodermiques comme les ectodermiques sont éminemment propres à former des néoplasmes, et en présence d'un gliome rétinien il convient de se poser la question de savoir si son origine est mésodermique ou ectodermique.

L'analyse histologique, qui est actuellement à ce sujet sur la voie de grands progrès, permet d'établir une classification déjà ferme et précise et nous pouvons, sans aller trop vite, indiquer ici que les néoplasmes décrits sous le nom de gliome rétinien peuvent être histologiquement et embryologiquement divisés comme il suit :

1° Néoplasmes faits de tissu nerveux ;

2° Neuro-épithéliomes ;

3° Angio-sarcomes tubuleux ;

4° Sarcomes à petites cellules rondes.

Nous aurons dans l'étude anatomique qui va suivre à donner les raisons d'être de cette classification et à faire la part de chacune des variétés, en tenant compte des progrès récents qui ont été réalisés à ce sujet; dans ces quelques lignes d'introduction contentons-nous de placer sous les yeux du lecteur les divisions qu'il rencontrera dans ce chapitre des tumeurs rétiniennes.

Ce que nous venons de dire ne concerne que les tumeurs malignes, les cancers de la rétine, mais pour être complet il faut ouvrir un chapitre pour les tumeurs bénignes, kystes, dégénérescences kystiques, fibreuses, etc.

Par conséquent la classification des tumeurs rétiniennes sera ainsi établie :

I. — Tumeurs bénignes

1° Kystes et dégénérescences kystiques;
2° Kystes à entozoaires de la rétine et du corps vitré.

II. — Tumeurs malignes

A. *Néoplasmes de la rétine proprement dite, gliomes* (feuillet distal).
  - 1° Néoplasme fait de tissus nerveux;
  - 2° Neuro-épithéliome;
  - 3° Angio-sarcome tubuleux;
  - 4° Sarcome à petites cellules rondes;

B. *Néoplasmes du pars ciliaris retinæ* (feuillet distal).
  - 1° Épithélioma cylindrique;
  - 2° Carcinome alvéolaire ou diffus;

C. *Néoplasmes de l'épithèle pigmenté* (feuillet proximal).
  - Epithélioma pigmenté.

Nous allons passer successivement en revue, en autant de chapitres et de paragraphes séparés, ces diverses variétés de néoplasmes.

CHAPITRE PREMIER

TUMEURS BÉNIGNES DE LA RÉTINE

Nous avons vu que ces tumeurs comprennent deux groupes : 1° les kystes et les dégénérescences cystoïdes de la rétine ; 2° les kystes à entozoaires. Nous allons décrire successivement ces deux variétés de néoplasmes.

1. — Kystes et dégénérescences kystiques de la rétine

Si nous ne voulions étudier ici que les tumeurs kystiques ou les kystes purs de la rétine, ce chapitre serait très court, mais il est impossible de séparer l'étude de la dégénérescence cystoïde de celle des kystes rétiniens, et c'est par cette dégénérescence que nous devons commencer.

C'est à Iwanoff que nous sommes redevables de nos meilleures connaissances sur ce point. Cet auteur a démontré que la rétine des sujets âgés présentait quelquefois une sorte d'œdème se compliquant d'une certaine irritation inflammatoire offrant le double caractère de siéger dans la région équatoriale et dans la couche des grains internes de la rétine. Les sujets jeunes peuvent être atteints de la même affection, mais très rarement ; l'âge joue un rôle si prépondérant que Henle a considéré la dégénérescence cystoïde comme un état physiologique se rattachant aux phénomènes de la transformation régressive de la rétine.

Dès le début de la maladie il se forme dans l'épaisseur de la membrane de petites cavités qui ont une tendance à s'élargir.

Ces petites cavités, en s'agrandissant, repoussent les grains et finissent par n'être plus limitées que par des fibres radiées groupées en faisceaux ; les faisceaux de séparation arrivent à se rompre sous la pression croissante du liquide et la cavité s'agrandit ainsi en se fusionnant avec les cavités voisines ; pendant cette évolution la couche des cônes, des bâtonnets, et celle des cellules ganglionnnaires s'altèrent et des symptômes fonctionnels correspondants se développent. L'affection peut être généralisée à une grande étendue de la rétine, mais elle peut être aussi localisée et il se forme de véritables tumeurs kystiques bien isolées, bien saillantes (fig. 110). Le contenu de ces cavités est généralement colloïde, un peu gélatineux. Depuis qu'Iwanoff a appelé l'attention sur ce point, de pareilles altérations ont été assez souvent trouvées dans la rétine. A. Moorfied Hospital, Treacher Collins, dans l'espace de deux ans, en a rencontré neuf cas.

Dans tous ces cas et dans des faits analogues qui ont été rapportés par Nettleship et par Lawford les yeux avaient perdu la vision longtemps avant l'énucléation; la rétine aussi était plus ou moins détachée, et Treacher Collins fait de ce décollement la condition nécessaire de la formation kystique.

La rétine décollée est, en effet, en voie de dégénérescence et il est assez

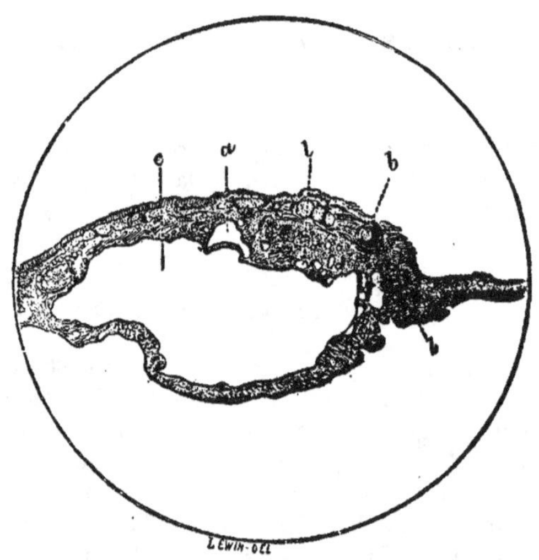

Fig. 110.
Coupe d'un kyste de la rétine.

l, lymphatiques dilatés. — *a*, espace évidemment formé par l'union de lymphatiques dilatés. — *c*, kyste. *b*, vaisseaux sanguins (Treacher Collins).

naturel que cette désorganisation puisse aboutir à des productions kystiques. Leber en a cité une très belle observation.

Ce décollement est donc certainement une condition favorable; mais la dégénérescence cystoïde peut aussi s'observer sans que la membrane soit détachée de la choroïde. L'auteur en rapporte lui-même un exemple tout à fait comparable au cas si remarquable qui a été observé successivement sur l'un et l'autre œil de la même malade par Panas et Darier. Ce fait mérite d'être ici reproduit.

Résumons d'abord l'observation clinique du premier auteur en nous rapportant à son *Anatomie pathologique de l'œil*, écrite en collaboration avec Rémy :

Il s'agissait d'une malade de vingt-trois ans, qui présentait dans le champ pupillaire, en arrière du cristallin, une masse jaunâtre, globuleuse absolument fixe, visible en partie par l'éclairage direct; à sa surface se trouvent des points plus brillants et quelques vaisseaux rétiniens. L'œil est énucléé avec le diagnostic de sarcome de la choroïde.

Quelques années après, Darier put suivre, à la clinique d'Abadie, pendant près de quatre ans, l'évolution de l'affection sur le second œil de la même malade.

Au premier examen (1886), cette malade présentait à la partie inféro-externe de la rétine une masse arrondie, légèrement saillante, d'un diamètre

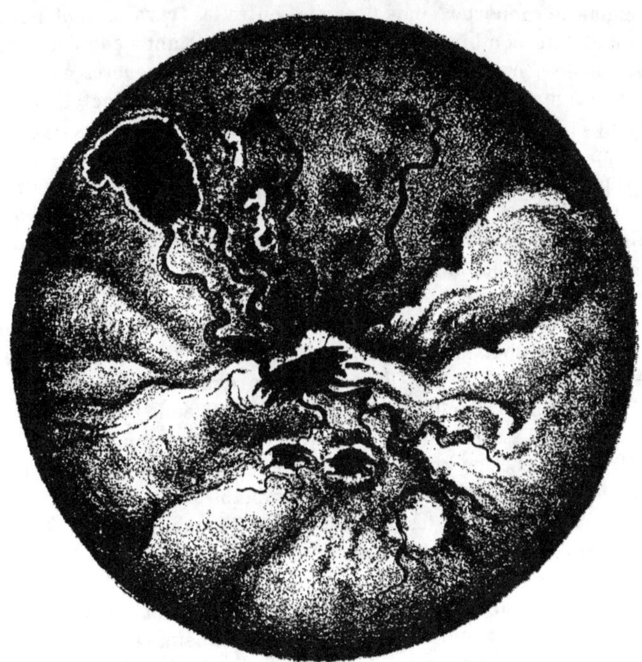

Fig. 111.
Dégénérescence kystique de la rétine (Darier).

égal à celui de la papille, d'un blanc grisâtre avec une tache rouge au centre. La malade se plaint de mouches volantes, d'un trouble dans la partie supérieure du champ visuel ; elle voit autour des objets des cercles colorés avec production presque continuelle d'étincelles et de fusées.

L'affection progressa peu à peu et la masse néoplasique s'entoura d'un réseau de fibrilles nacrées ; en avril 1890 le fond de l'œil présentait à peu près l'aspect décrit par Panas pour l'autre œil. A travers la pupille dilatée on aperçoit une masse grisâtre, occupant presque tout le fond de l'œil, montrant à sa surface de gros vaisseaux et des taches rouges dues à des éclaboussures hémorragiques. La papille n'est plus visible, on ne devine plus son empla-cement primitif qu'à l'émergence de trois gros vaisseaux au milieu de la masse grisâtre bosselée (fig. 111). Un traitement spécifique énergiquement administré ne donna aucun résultat et DARIER reste incertain, comme PANAS, sur la cause de cette altération rétinienne. L'examen histologique de ce second œil ne fut d'ailleurs pas pratiqué, l'ablation de l'organe n'ayant pas été faite.

En cherchant attentivement dans la littérature ophtalmologique, on ne trouve pas d'exemple aussi complet que l'observation de PANAS et DARIER que nous venons de rapporter, mais il existe, outre les travaux dont nous avons parlé, un certain nombre de publications se rapportant à ce sujet. Déjà avant IWANOFF, BLESSIG et SCHULTZE avaient indiqué la dégénérescence kystique comme très fréquente dans la portion équatoriale de la rétine ; depuis, KUHNT et ALT ont étudié les kystes séreux du corps ciliaire sur des yeux atteints d'altération sénile. Ces kystes siègent au voisinage de l'*ora serrata* et se forment, par le décollement des deux feuillets rétiniens, entre la couche des cellules cylindriques du *pars ciliaris* et la lame pigmentée. Le processus atrophique dans les territoires vasculaires de la région est la cause de l'exsudation et de la formation kystique qui n'est en somme qu'un décollement partiel de la rétine.

Peut-être aussi pourrait-on, dans le corps ciliaire, expliquer la présence de certains kystes par l'oblitération inflammatoire de l'une ou plusieurs des cryptes des procès ciliaires et l'accumulation dans la cavité ainsi formée de la véritable sécrétion glandulaire que fournit la glande de l'humeur aqueuse (NICATI). Le kyste serait alors un kyste par rétention. Rien ne permet d'admettre l'existence de kystes de ce genre dans l'œil, mais on est autorisé à en considérer la pathogénie comme vraisemblable.

Une observation de kystes de la rétine a été publiée par R. GREEFF sous le titre de *Grands kystes multiples de la rétine décollée en forme d'entonnoir*.

Il s'agit d'une malade très myope qui perdit la vue et dut être admise dans un établissement d'aveugles ; son œil droit s'enflamma subitement, devint inéclairable ; une masse brune, à forme de cristallin, remplit la chambre antérieure. L'œil est énucléé ; on y trouve, à l'intérieur, la rétine décollée en entonnoir depuis la papille jusqu'à l'ora serrata ; sur la partie externe de cette rétine, par places très épaissies, se trouvent cinq nodules variant du volume d'un pois à celui d'un noyau de cerise, semblables à des groseilles blanches. GREEFF reconnut que ces nodules étaient des kystes à parois délicates avec un contenu transparent, clair, coagulé par l'alcool. Ces kystes ont une large base sur la rétine et font saillie dans l'espace sous-rétinien.

Au microscope, GREEFF trouva une rétine dégénérée, en partie atrophique, en partie hypertrophique ; il y constata, surtout dans la couche externe des grains, de nombreuses petites lacunes arrondies séparées par des fibres radiaires ; ce sont ces cavités qui, en s'unissant, arrivent à former de grands kystes.

BERGER a également décrit dans la rétine, des kystes dont il distingue deux formes.

1° Des *cavités cystoïdes* situées dans la partie postérieure et dans les couches externes de la rétine qui ne sont que des voies lymphatiques élargies et remplies d'un liquide albumineux contenant quelques leucocytes;

2° Des kystes produits par une *dégénérescence muqueuse.*

Ces kystes rétiniens par dégénérescence muqueuse sont analogues à ceux que Berger a décrits dans le corps vitré; le processus est le même de part et d'autre.

Telles sont les publications les plus importantes sur ce sujet, et les notions dignes d'être retenues qui ont été introduites dans la science par ces travaux.

Ces lésions de la rétine n'ont pas la marche et les allures des vrais néoplasmes; ce sont des désordres de dégénérescence, entraînant plutôt la formation de pseudo-tumeurs que de tumeurs à proprement parler. Leur place était cependant indiquée dans notre travail, tant au point de vue du diagnostic différentiel avec les tumeurs de la rétine qu'à cause des rapports qu'ont ces dégénérescences kystiques de la rétine avec les autres kystes intra-oculaires.

2. — Kystes a entozoaires de la rétine et du corps vitré

Les kystes à entozoaires intra-oculaires sont presque toujours dus à des cysticerques; on les rencontre quelquefois dans la rétine, et beaucoup plus souvent dans le vitré; il arrive environ dans un tiers des cas que le cysticerque du vitré a été primitivement sous-rétinien; dans les autres cas il se montre tout d'abord dans le corps vitré lui-même. Nous décrirons dans le même article tous ces cysticerques pour deux raisons : la première, c'est que vraiment le cysticerque est une seule et même affection, qu'il soit placé dans le vitré ou dans la rétine; la seconde, c'est que le vitré n'est le siège d'aucune autre tumeur et qu'il y a intérêt à ne pas ouvrir un autre chapitre pour le consacrer exclusivement aux kystes à entozoaires.

A. — *Historique*

Les cysticerques qui nous occupent sont beaucoup plus fréquents en Allemagne que dans les autres pays, notamment en France et en Autriche. Sur 80.000 malades, de Graefe a observé 80 cas de cysticerques, et sur 100.000, de Wecker, à Paris, n'en a vu que 2 cas. En Autriche, Mauthner n'en a jamais vu. Mitvalsky rapporte, cependant, qu'à Vienne, Arlt en a observé 3 cas, et, à la suite des recherches qu'il a faites en Bohême, il en a trouvé à Prague 3 cas de Hasner, 3 de Satler, 1 de Scholb, 5 de Bayer et 3 qu'il a observés luimême.

Dans un travail sur la fréquence, en Suisse, des entozoaires chez l'homme, Th. Zaeslin établit que le cysticerque de l'œil se rencontre une fois sur 15.000 malades (Dufour, 1 cas; Schoch, 1 cas; Horner, 4 cas).

En Italie, le cysticerque serait plus fréquent; de Bérardinis, dans un travail excellent que nous aurons à mettre largement à contribution, rapporte que son maître de Vincentiis, à lui seul, en a observé 28 cas. La littérature

italienne est d'ailleurs riche à ce sujet et nous aurions à citer, si nous avior
en cette matière le désir et la possibilité d'être complet, des observations d
GRADENIGO, MARINI, FRANCAVIGLIA, LAINATI, DE VINCENTIIS, PERRONCITO, RAMPOLD
REYMOND, PESCHEL, SPERINO, MANFREDI, SALTINI, TORNATOLA, ALBERTOTTI, DEN
MUSILLAMI, GALLENGA, GONELLA, MAZZA, QUAGLINO, SGROSSO, PICCOLI, SCIMENI.

Dans la plupart de ces cas, d'ailleurs, il s'agit d'une simple constatatio
clinique ; les examens anatomiques sont rares et nous devons être reconnai
sants à de BÉRARDINIS d'en avoir rapporté cinq observations bien étudiées.

Ces observations et les nombreuses relations cliniques qui ont é
publiées sur ce sujet par Albert et Alfred DE GRÆFE, HIRSCHBERG, LEBER, Po
CET, DOR, ALBERTOTTI, de BERARDINIS, etc., etc., permettent d'écrire une hi
toire précise du cysticerque intra-oculaire dont nous étudierons ici successi
vement la symptomatologie, le diagnostic, l'anatomie pathologique,
pathogénie et le traitement.

B. — Symptomatologie et diagnostic.

Il faut distinguer, au point de vue des symptômes, le cysticerque so
rétinien et celui du corps vitré. Nous les étudierons successivement.

a. **Cysticerque sous-rétinien.** — Le cyticerque sous-rétinien pa
longtemps inaperçu, à moins que la lésion sous-maculaire n'entraîne un s
tome central supprimant plus ou moins la vision directe. Quand le cysticer
siège entre la macula et l'équateur et à plus forte raison lorsqu'il est p
en avant, il ne donne lieu à aucun signe ; il faudrait, dans un examen cam
métrique attentif, rechercher la lacune du champ visuel ; mais bientôt
cysticerque soulevant la rétine, une saillie plus ou moins arrondie, de coule
blanche à reflet bleuâtre, se forme dans le fond de l'œil ; l'ophtalmosco
permet d'apprécier exactement la forme régulière, bien limitée de cette sail
brillante au sommet, encadrée de jaune à la base.

Le cysticerque est presque toujours *unique ;* on pourrait citer cepend
quelques observations de cysticerque double. SCHŒLL a même publié un
de cysticerque triple ; il décrit, avec des dessins à l'appui, l'aspect extra
dinaire présenté par le fond de l'œil d'un enfant de cinq ans. L'auteur pe
d'abord à un échinocoque, mais l'examen anatomique démontra qu'il s'ag
sait bien de trois cysticerques.

Quand le cysticerque occupe la macula, celle-ci prend une couleur rou
apoplectiforme, qui peut en imposer pour une embolie de l'artère centrale
la rétine ; mais le diagnostic est facile à cause de la marche si différente
l'affection ; dans *l'embolie,* le début est brusque et la perte de la vision
complète immédiatement ; dans *le cysticerque sous-rétinien,* le malade acc
d'abord un scotome qui devient de plus en plus prononcé ; la vision ne dis
raît quelquefois complètement que lorsque le décollement de la rétine se p
duit.

Ce décollement survient d'ailleurs toujours quand la poche acquiert certain volume ; mais ce décollement a lui-même quelque chose de spécial dans son aspect ; la rétine est enflammée, épaissie, vascularisée à cause du processus inflammatoire qui se passe dans la poche kystique et qui se propage dans la rétine, tandis que le décollement rétinien ordinaire laisse voir une rétine blanche, décolorée, atrophiée, amincie. D'ailleurs, la rétine distendue par le cysticerque est souvent perforée par lui et, en règle générale, c'est ainsi que celui-ci passe dans le corps vitré.

Ce n'est pas seulement la rétine décollée qui, dans le cysticerque sous-rétinien, présente un processus inflammatoire, mais le corps vitré qui l'avoisine ; celui-ci est le siège de filaments, d'exsudats membraneux irrégulièrement disposés, quelquefois en réseaux, et se mouvant avec la rétine décollée. Mais, à cette période de l'affection, le diagnostic est encore très difficile ; on sera simplement autorisé à soupçonner la présence du cysticerque en s'appuyant sur les phénomènes inflammatoires qui accompagnent le décollement. Le décollement qui survient dans les néoplasmes et celui qui résulte de la myopie, dans l'immense majorité des cas, ne s'accompagnent d'aucun phénomène d'irritation.

L'examen du fond de l'œil à l'image droite, en armant l'ophtalmoscope d'une lentille de 20 dioptries, permettra de voir dans la zone décollée des détails précis, et il ne faudra pas négliger l'éclairage de contact dont nous avons parlé plus haut à propos des tumeurs.

b. **Cysticerque du corps vitré**. — Lorsque le cysticerque est placé dans le corps vitré, les signes par lesquels il se manifeste sont beaucoup plus évidents que lorsqu'il siège sur la rétine.

La forme du cysticerque, *absolument sphérique*, est tout d'abord assez caractéristique ; en outre, cette vésicule est mobile, si bien qu'elle s'incline toujours du côté le plus déclive de l'œil, ce dont on peut aisément se rendre compte en renversant dans diverses positions la tête du patient ; même en l'absence de la constatation des détails anatomiques de l'animalcule, cette mobilité du corps vésiculaire, absolument sphérique, est, dit de WECKER, suffisante pour le diagnostic.

Ce diagnostic devient d'une évidence manifeste lorsqu'on voit au centre de la vésicule transparente se mouvoir l'animalcule si caractéristique avec sa tête carrée, son cou étranglé près de son point d'insertion, son corps massif et court. On arrive à distinguer aisément, comme nous l'avons fait dans l'unique cas que nous ayons observé à la clinique de la Faculté de Bordeaux, où cette affection est très rare, à distinguer, disons-nous, les mouvements de rotation de la tête et les crochets qui sortent en saccade. Le cou s'allonge, l'appendice céphalique ballotte, se colle au corps, se replie, devient rectiligne dans des mouvements d'oscillation lents et réguliers. Ces mouvements sont parfois incessants, parfois au contraire nuls, et l'animal apparaît inerte et immobile dans sa vésicule.

A la surface de la vésicule on aperçoit quelquefois de petites taches arrondies qui peuvent servir de points de repère pour apprécier les mouvements d'ondulation de la poche. O. Becker a insisté sur ces oscillations de la membrane vésiculaire. Il les compare au déplacemeut péristaltique de l'intestin.

Pour bien voir tous les détails pathognomoniques que nous indiquons ici, il importe que les milieux soient bien éclairables et bien transparents ; il en est ainsi pendant longtemps, mais il arrive un moment où le cysticerque entraine autour de lui des phénomènes inflammatoires (hyalitis, choroïdite, cyclite) qui rendent le diagnostic très difficile pour l'observateur ignorant des antécédents du malade.

Lorsque l'inflammation consécutive au cysticerque acquiert une grande intensité, ses symptômes propres masquent complètement ceux de l'affection première et le diagnostic est impossible ; mais, même au début, quand il existe seulement quelques exsudats ou filaments autour de la vésicule, il arrive que ces filaments gênent ou suppriment la mobilité propre du cysticerque et que les signes majeurs tirés de cette mobilité font défaut.

En même temps que le cysticerque dans le vitré, on observe souvent dans le fond de l'œil des désordres qui corroborent le diagnostic ; c'est ainsi qu'on découvre, en un point circonscrit de la rétine, *les vestiges d'un orifice* formé par un tissu de cicatrice blanc brillant, qui indique la voie sous-rétinienne par laquelle le cysticerque est arrivé au centre de l'œil. O. Becker a signalé, autour de cette ouverture oblitérée, des taches pigmentaires qui se rapporteraient, selon lui, à des tentatives de perforation, et qui peut-être sont simplement dues à des disséminations pigmentaires d'origine inflammatoire. Autour du point par lequel le cysticerque a passé, la rétine est plus ou moins décollée et il n'est guère possible, dit de Wecker, de soumettre l'endroit qui a livré passage au cysticerque à une exploration minutieuse, « parce qu'en général ce point se trouve recouvert d'une opacité composée de couches opaques de corps vitré superposées les unes aux autres ».

Nous avons vu que, sous la rétine, le cysticerque entraîne, outre le décollement de la membrane, des phénomènes inflammatoires très importants ; dans le vitré, les mêmes accidents se produisent fatalement, et la vue, déjà affaiblie par la présence de l'animalcule, devient très mauvaise et même nulle ; il est très rare qu'en s'enkystant dans une portion excentrique, le cysticerque laisse persister un peu de vision.

Il est plus commun et l'anatomie pathologique va, sur ce point, nous donner des détails intéressants, de voir l'affection se terminer par *une iridochoroïdite chronique,* entraînant une phtisie du bulbe ou pis encore, une suppuration intra-oculaire nécessitant l'énucléation. Dans beaucoup d'observations sont mentionnés les phénomènes glaucomateux et dans quelques-unes l'ophtalmie sympathique.

La *marche* de l'affection et des accidents est d'ailleurs variable ; souvent quelques mois de séjour dans le corps vitré suffisent à entraîner ces désordres ; on trouve cependant des observations dans lesquelles le scolex a pu séjourner pendant des années dans le centre de l'œil sans occasionner de désordres appréciables.

Pendant que se déroulent ces accidents, il se produit, dans le cysticerque et autour de lui, des altérations anatomiques très intéressantes dont le lecteur a pu se rendre compte en lisant les observations citées plus haut et que nous allons étudier en détail, en mettant à contribution l'excellent travail déjà cité de BÉRARDINIS.

C. — *Anatomie pathologique.*

Le cysticerque s'accompagne de lésions assez uniformes dont les principales sont le décollement partiel ou total de la rétine avec dégénérescence connective de la membrane ; en outre, il existe sous la rétine un exsudat plus ou moins abondant ; elle est épaissie et souvent infiltrée de corpuscules purulents et parfois en voie d'ossification.

Que le cysticerque soit sous la rétine ou dans le corps vitré, il est logé dans une cavité limitée par une enveloppe adventice (fig. 112). Dans quelques cas, la poche est formée par une membranule très mince (DOLINA) sans structure propre ; dans quelques autres (HIRSCHBERG), la paroi est creusée dans un tissu de granulation ; dans une observation de BECKER, elle était formée à l'extérieur par la rétine et le vitré enflammé et à l'intérieur par une couche de jeunes cellules.

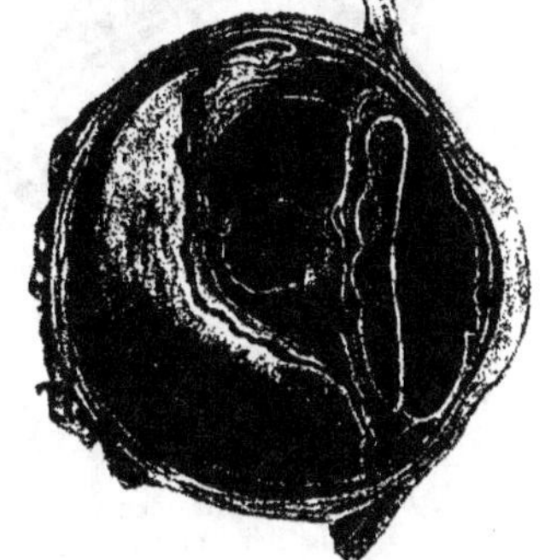

Fig. 112.
Cysticerque du corps vitré
(de BÉRARDINIS).

Dans une autre observation de DOLINA, l'extérieur de la poche était composé de tissu fibreux vascularisé et l'intérieur d'une couche de fibrine. Dans d'autres cas (PINCUS, WAGENMANN), toute la paroi était granuleuse, seules les couches externes étaient formées par un tissu fibreux dense. Souvent on a trouvé dans la paroi, surtout dans la couche interne, des cellules géantes (de VINCENTIIS), comme on en rencontre d'ailleurs dans la paroi de beaucoup de kystes, dans celle des kystes dermoïdes par exemple.

Ces cellules géantes n'ont ni importance ni signification spéciale, et c'est à tort certainement que quelques auteurs, notamment VON SCHROEDER, parlent à leur sujet de néoformations tuberculeuses autour de l'entozoaire.

Le malade de SCHROEDER mourut un an plus tard de tuberculose, mais il est vraisemblable que le cysticerque et les cellules qui l'entouraient n'y furent pour rien. On est fixé depuis longtemps sur la valeur de ces éléments cellulaires et tous les oculistes savent que le chalazion, qui en contient assez souvent, n'a rien à voir avec le processus tuberculeux.

De nombreuses expériences ont d'ailleurs démontré que la seule introduction d'un corps étranger aseptique au milieu des tissus suffit à produire des cellules géantes identiques à celles qu'on rencontre dans la paroi kystique du cysticerque. AXENFELD a trouvé les mêmes cellules dans des processus variés (syphilis, ophtalmie sympathique), n'ayant rien de tuberculeux.

La preuve d'ailleurs qu'en ce qui concerne les cysticerques les cellules géantes n'ont aucune signification de ce genre, c'est que de BÉRARDINIS, qui a étudié avec beaucoup de soin, dans toutes ses observations, ces formations histologiques, n'a jamais pu y déceler les bacilles de KOCH, bien que ces pièces, fixées par le sublimé, fussent bien propres à ce genre de démonstration.

Le kyste adventice n'est pas toujours unique, dans l'une des observations plus haut rapportée de BÉRARDINIS, il y avait deux parties (fig. 113) communiquant entre elles, fait rare dans la littérature; ces poches présentaient deux couches, une couche interne, composée d'éléments endothéliaux ou endothélioïdes, parsemée de nombreuses cellules géantes à noyaux multiples, une couche externe fibreuse; il y avait en outre, autour du cysticerque, une petite membrane très mince en rapport sans doute avec les phénomènes inflammatoires et exsudatifs occasionnés par la présence du scolex.

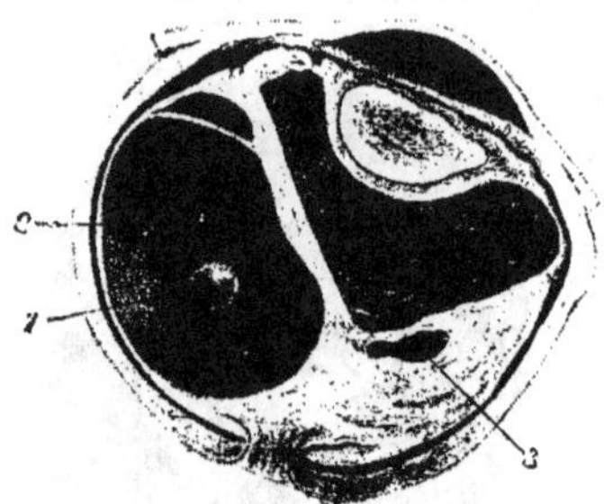

Fig. 113.
Cysticerque intra-oculaire
(de BÉRARDINIS).

1, cysticerque dans le fond de la cavité. — 2, grande cavité kystique. — 3, petite cavité kystique.

Si l'on se demande maintenant par quel *mécanisme* la poche se forme, il est clair qu'on doit tout faire remonter à la cause première : le scolex. Le ver s'installe le plus souvent sous la rétine, quelquefois d'emblée dans le corps vitré, exceptionnellement dans l'épaisseur même de la rétine. Quel que soit le tissu voisin du ver, ce tissu est irrité ; il prolifère, et les éléments migrateurs, s'accumulant, forment la couche fibroïde qui limite extérieurement la cavité; . quand il se forme, ce qui a été observé seulement dans quelques observations (DE BÉRARDINIS), des éléments endothéliaux à la surface interne de la poche on peut admettre que ces éléments résultent de la transformation des cellules connectives du tissu infiltré. Il n'y a là rien qui puisse prêter à la discussion.

Plus difficile à résoudre est la question de savoir si le ver agit sur le tissu avoisinant comme un simple corps étranger, ou d'une manière spéciale par la nature de ses échanges matériels. Il est probable que les échanges matériels dépendant de la vitalité du ver jouent un certain rôle, car on observe des altérations anatomiques qui dépasseraient la sphère d'action du ver, si celui-ci agissait comme simple corps étranger. Les substances sécrétées ou excrétées par le cysticerque sont très probablement capables de passer la barrière offerte par l'épaisseur de la paroi kystique et d'agir ainsi, par irritation, à distance.

Le cysticerque n'a habituellement qu'une poche; mais, nous l'avons vu, il peut en avoir plusieurs qu'il a habitées à des époques successives, ainsi qu'il est possible de s'en convaincre en examinant l'orifice qui permet d'aller d'une poche dans l'autre. La seconde poche est habituellement plus spacieuse que la première ; sa paroi est au contraire en général plus mince, parce que l'épaisseur de la paroi dépend surtout du temps pendant lequel le ver a habité sa loge.

Pour quelle raison le cysticerque *change-t-il de loge ?* De Vincentiis s'est appliqué particulièrement à répondre à cette question; avec lui il convient de considérer que, lorsque le cysticerque a vécu quelque temps dans la poche qu'il s'est créée, la poche, de plus en plus fibreuse, devient rétractile et étreint de tous côtés l'animalcule.

Souvent celui-ci succombe et subit alors les *altérations calcaires* qui sont signalées dans les observations, mais avant de succomber, le cysticerque lutte contre la paroi qui l'étouffe. Si cette paroi kystique n'est pas partout complète et également épaisse; si elle présente ou un point faible ou une solution de continuité, le ver échappe à la mort en perforant la poche et en allant plus loin faire une poche plus vaste.

De Bérardinis a trouvé dans sa quatrième observation la justification de la théorie de son maître; il y avait dans ce cas deux cavités kystiques de la même structure, l'une vide, l'autre occupée par le ver, communiquant entre elles par un canal revêtu des mêmes éléments endothéliaux que la paroi interne des deux poches kystiques. Ce fait, dit-il, indique clairement que le ver a quitté la première poche en forçant lentement un petit espace peu résistant de la paroi; il a ainsi passé dans sa deuxième demeure; son exode, d'ailleurs, a dû être lent, car le canal, assez long, a eu le temps de se revêtir d'une couche endothéliale.

Dans sa cinquième observation, de Bérardinis a trouvé aussi deux cavités, l'une ancienne, bien constituée, l'autre récente, en voie de formation.

Dans sa seconde demeure, comme dans la première, le cysticerque, au bout d'un certain temps, a de la peine à vivre. Schœder a expliqué sa mort et la résorption partielle que subit son cadavre par l'activité nutritive et l'envahissement des cellules géantes ; aucune de ces opinions ne s'accorde avec les observations précises de de Bérardinis qui, avec une luxuriante production de cellules géantes, a trouvé le ver intact. Il est probable, ainsi que nous l'avons exopsé plus haut, que la mort du ver est due à son emprisonnement étroit dans la robuste capsule conjonctive qui l'entoure et qui, par son épaississement, gêne les échanges nutritifs nécessaires à l'existence du cysticerque.

Telles sont les lésions essentielles qu'entraîne dans l'œil le cysticerque; ce n'est pas tout : il se produit quelquefois des désordres plus graves, inflammatoires, voire même infectieux, qui expliquent pourquoi si souvent l'énucléation du globe oculaire a dû être faite pour une irido-choroïdite grave suppurée et même pour une ophtalmie sympathique.

La *suppuration* peut se produire sans micro-organismes et peut-être en est-il ainsi dans les cas de cysticerque suppuré, mais il est plus rationnel d'admettre une infection endogène par la voie sanguine. Le malade, placé dans des conditions générales mauvaises, peut ainsi, dans un œil déjà irrité par un cysticerque, faire, d'une façon en apparence spontanée, les frais d'une véritable suppuration qui se traduit par le cortège symptomatique ordinaire des accidents inflammatoires intra-oculaires.

En ce qui concerne l'*ophtalmie sympathique* consécutive au cysticerque, il convient de remarquer que les observations publiées par Jacobson et Pincus ne sont pas démonstratives; dans le premier cas, il y avait des phénomènes sympathiques et non de l'ophtalmie à proprement parler; dans le second, l'ophtalmie sympathique se développa après une opération de cataracte et il n'est pas douteux que cette ophtalmie n'ait été la conséquence directe de l'opération.

Pour être complet, et à titre d'exception, indiquons les parasites qu'on peut trouver dans le cristallin. Leuckart, dans un travail sur ce sujet, cite le *distomum ophtalmobium* et le *monostomum lentis*.

1° Distomum ophtalmobium. — Cet entozoaire a été trouvé entre le cristallin et la capsule, où il formait de petites opacités visibles à l'œil nu. Il y en avait plusieurs qui mesuraient de 1/2 à 1 millimètre et étaient enveloppés d'une masse blanchâtre qui leur fournissait une sorte de voile. Un des individus, plus libre que les autres dans la position qu'il occupait entre le cristallin et la capsule, était raide et sans mouvements, les suçoirs tournés vers la face postérieure de la capsule antérieure. Deux autres avaient l'extrémité caudale rentrée et lui communiquaient de légers mouvements de va-et-vient. Le quatrième était raidi et couché sur le côté. La ventouse orale est d'un tiers plus petite que la moyenne, demi-circulaire, entourée d'un bourrelet à peine saillant et de fibres radiées. L'œsophage, court et étroit, se continue, après un petit trajet, par un tube digestif de dimensions peu différentes, qui se bifurque près de la ventouse ventrale pour se perdre sur les côtés, dans l'extrémité caudale, où il est recouvert par les ovaires.

2° Monostomum lentis (spc. dubia). — Tout ce qu'on sait de cet animalcule se rapporte à une observation de Nordmann, qui trouva, dans un cristallin extrait par Jungken, huit individus de cette espèce, longs de trois millimm.. Le cristallin, qui était celui d'une femme âgée, était incomplètement opaque et d'une consistance molle. Ces animalcules étaient en partie développés. Kuchenmeister suppose que le monostomum de Nordmann n'appartenait pas au genre trématode, mais était plutôt un jeune cysticerque celluleux.

Après ces faits de Leuckart signalons encore l'histoire rapportée par Gauthier d'une filaire de l'œil humain observée chez une petite Congolaise de cinq à six ans. Au premier examen, on ne voit rien d'anormal si ce n'est un reflet qui passe vivement dans le champ pupillaire. A l'éclairage latéral, on aperçoit distinctement un mince filament qui évolue avec là plus grande rapidité dans le liquide de la chambre antérieure. Ce filament peut mesurer presque 2 centimètres de long et 1 millimètre d'épaisseur. Trop long pour se développer tout droit dans la chambre antérieure, il s'y tient ordinairement plié en deux, ondulant rapidement dans toute sa longueur.

L'auteur fait une revue rapide de la littérature scientifique au sujet des entozoaires qu'on a pu rencontrer dans l'œil.

Nous croyons, dit-il, que ces filaires sont ingérées à l'état embryonnaire et, passant dans la circulation, vont se développer dans les téguments et les organes où la stase veineuse est le plus considérable.

Eversbusch (d'Erlangen) a également cité une observation de filaire du corps vitré chez une jeune femme qui, depuis quelque temps, voyait devant son œil la forme d'une araignée; il trouva dans le corps vitré une opacité filiforme dont l'aspect et la mobilité ne laissaient pas de doute. Kuhnt a également cité à la Société d'ophtalmologie d'Heidelberg le cas d'un parasite du même ordre dont il fit l'extirpation.

Notons encore le cas de Malgat qui a observé, dans un œil atteint d'atrophie du nerf optique et de la rétine, un filament flottant librement dans le corps vitré, fixé par son extrémité supérieure au-dessus de la papille, d'une longueur de 2 centimètres et de la grosseur d'un cheveu noir. Au point de fixation le filament possède un petit renflement et diminue progressivement d'épaisseur. Lorsque le globe oculaire se meut, le filament se meut également; mais même lorsque l'œil est immobile, il exécute spontanément des mouvements variés dans tous les sens, son extrémité libre s'enroule et se déroule. L'auteur croit que le filament est une filaire vivante du corps vitré.

Przybilski a également observé chez un soldat, dans l'œil droit, un parasite particulier sous la forme d'un bâtonnet blanc avec une raie rouge au milieu; la partie supérieure du bâtonnet se terminait par un épaississement qui, en avant et en haut, avait un tubercule brillant avec deux prolongements: ces prolongements changeaient de forme et quelquefois disparaissaient. L'auteur a observé ce parasite pendant trois mois; d'abord, il semblait sortir d'un décollement de la rétine (limité sur la tache jaune); deux semaines après, il se détacha de la rétine et devint libre dans le corps vitré. L'auteur pense que, dans ce cas, il s'agissait d'un nouveau parasite, non décrit jusqu'à présent, qui selon l'opinion du professeur Wrjenewski (de Varsovie), doit être rapporté à la catégorie des *trématodes*.

Enfin, nous pourrions citer encore l'intéressante observation de Kuhnt que Panas reproduit dans son Traité et qui, d'après Rudolf Leuckart, concernait une larve de filaire ou de strongle, ou peut-être un embryon de scolex à une période mal connue de son évolution.

Il serait encore possible de mentionner les cas de filaires du vitré étudiés par Quadri, Fano, Mauthner, Schöler; mais nous terminerons rapidement ici cette étude complémentaire des cysticerques du vitré, en premier lieu parce que en vérité il ne s'agit pas de tumeurs, ensuite parce qu'à l'époque où la plupart de ces observations ont été publiées, l'attention n'était pas appelée sur la persistance anormale de l'artère hyaloïdienne et qu'il a pu sur ce point s'établir bien des confusions.

D. — *Étiologie.*

Après l'anatomie pathologique nous arrivons à l'étiologie, et nous devons nous demander comment un animalcule de la grosseur d'un pois peut arriver à se loger dans l'œil. Il est évident que le cysticerque est amené par le système circulatoire dans les capillaires de la choroïde ou de la rétine. Il peut être *intra-rétinien* et nous en avons cité des exemples, quand le parasite s'engage dans l'artère centrale de la rétine ; mais il y a beaucoup plus de raisons pour qu'il prenne la route de la chorio-capillaire ; aussi le cysticerque est, dans la grande majorité des cas, *sous-rétinien* au début, et il est probable, sinon certain, qu'il envahit le corps vitré après avoir soulevé et perforé la rétine.

L'animalcule, par conséquent, après son transport par les canaux sanguins se déplace, par un mouvement de progression qui lui est propre, dans l'épaisseur des tissus.

Le cysticerque peut d'ailleurs se porter aussi *dans l'iris* et *dans la chambre antérieure ;* mais il y est moins directement conduit par le torrent circulatoire, ce qui s'explique par les mêmes raisons qui rendent l'embolie septique de la choroïde plus fréquente que celle de l'iris. La choroïde reçoit environ 12 ciliaires courtes postérieures, et l'iris seulement 2 ciliaires antérieures.

La notion étiologique prédominante d'ailleurs au sujet du cysticerque concerne la *consommation de la viande crue de porc* et, depuis longtemps, les ophtalmologistes allemands, HIRSCHBERG en particulier, ont insisté sur la nécessité d'une police sanitaire sévère concernant l'inspection des viandes, et sur l'utilité des règles hygiéniques appropriées à répandre dans le public.

E. — *Pronostic et Traitement.*

Le pronostic est toujours fâcheux ; l'amaurose devient totale si l'art n'intervient pas, et nous devons nous arrêter assez longuement sur la thérapeutique qu'il convient d'appliquer à cette affection.

La méthode qui a été en honneur jusque dans ces derniers temps, c'est l'*extraction*, au sujet de laquelle Alfred DE GRÆFE et ses élèves ont écrit de nombreux travaux.

En 1882, Alfred DE GRÆFE publia un travail portant sur 24 cas de cysticerque oculaire, dont 16 avaient été opérés avec un bon résultat ; 8 fois l'opération ne réussit pas, 1 fois elle amena la fonte de l'œil après perte considérable de corps vitré ; dans 3 cas les désordres immédiats causés par l'opération étaient tels que DE GRÆFE se décida à faire immédiatement l'ablation de la moitié antérieure de l'œil. Les cas d'insuccès concernent surtout les cysticerques libres dans le corps vitré.

Il importe beaucoup de déterminer avant l'opération la position de l'animal. Pour cette recherche, DE GRÆFE a fait construire un instrument spécial, l'*ophtalmoscope à localisation*, se composant essentiellement d'un cercle gradué sur lequel se trouve un objet destiné à être fixé par l'œil du malade. En déterminant le point de fixation lorsque le cysticerque apparaît à l'œil observateur, il est facile, en tenant compte de la distance de l'œil

observé et du centre de croisement des rayons dans l'œil, de calculer exactement la position de l'animal. Le gros inconvénient de cette méthode, c'est
qu'elle n'est applicable qu'au cas où la vision centrale est conservée ; Cohn
a proposé de chercher la place du cysticerque à l'aide du *périmètre*. La
délimitation exacte du scotome permet, en effet, de déterminer d'une manière
précise les parties malades de l'œil, mais non toujours exactement le siège du
cysticerque, car souvent la rétine est altérée bien au delà de la place qu'occupe
l'entozoaire ; elle est décollée, enflammée, transformée parfois en tissu
fibroïde.

Après sa publication importante de 1882, DE GRÆFE est revenu souvent sur
la même question ; en août 1885, il nous apprend qu'il a fait 45 opérations et
réussi 30 fois. Il a eu, d'ailleurs, beaucoup d'imitateurs, parmi lesquels nous
citerons TH. LEBER qui, en 1886, rapporte que sur 13 observations il a obtenu
un heureux résultat dans 8 cas, et que dans ces 8 cas, chaque fois qu'il y
avait encore un certain degré de vision, non seulement elle fut conservée,
mais encore souvent elle s'améliora. LEBER incline même à préférer l'extraction à l'énucléation dans les cas où toute vision a disparu, parce qu'il ne lui
parait pas démontré que ces parasites oculaires peuvent donner lieu à
l'ophtalmie sympathique.

Beaucoup d'ophtalmologistes ont suivi les conseils d'Alfred DE GRÆFE et
nous pourrions citer ici nombre d'observations très favorables, notamment celles d'HALTENHOFF, de SOUQUIÈRES, de LANDSBERG, de COHN, de STOL-
TING, etc., etc. D'une manière générale l'intervention a donc, par conséquent,
été très favorablement accueillie ; les seules réserves qui ont été formulées
ont été faites par DE WECKER qui veut restreindre l'opération aux cas de
cysticerque sous-rétinien ; HIRSCHBERG déconscille également l'extraction
lorsque la perte de la vue remonte à une époque éloignée, mais il en est
partisan dans les autres cas.

Pour intervenir utilement, selon la méthode de DE GRÆFE, il faut commencer
par *bien localiser le siège du mal*. Si l'on n'a pas à sa disposition l'ophtalmoscope à localisation, et qu'on éprouve quelque difficulté à utiliser le
périmètre, ce qu'il y a de mieux à faire c'est d'implanter une aiguille bien
aseptique au niveau du siège approximatif du cysticerque et à voir à l'ophtalmoscope, par l'éclairage direct, à quelle distance cette aiguille se trouve du
corps du délit.

Ensuite, dans un premier temps, on *incise la conjonctive et la capsule de
Tenon* en un point assez éloigné de celui où l'on doit inciser la sclérotique
pour qu'il n'y ait pas parallélisme entre les lèvres des plaies conjonctivales
et scléroticales.

Après la dissection de la plaie conjonctivale et la dénudation bien exacte
de la sclérotique, on applique un peu d'eau glacée sur la surface conjonctivale pour obtenir une hémostase parfaite.

Dans un deuxième temps, la *sclérotique est incisée* au point choisi selon
une ligne méridienne. On doit veiller, dit HIRSCHBERG, à ce que l'incision
sclérale ait une étendue d'au moins 5 à 6 millimètres afin que la sortie du ver

puisse s'opérer avec facilité et avec la plus petite perte de vitré possible. Il est nécessaire ou, du moins, très utile de pratiquer l'opération sous le chloroforme avec une anesthésie totale, de manière à obtenir le relâchement complet des muscles droits, et à conserver le vitré que la contraction de ces muscles risque de chasser hors de l'œil. L'instillation de cocaïne, en diminuant la tension de l'œil, servira également à retenir le corps vitré.

Quelquefois, par l'incision faite au bon endroit, le cysticerque s'échappe spontanément ; s'il n'en est pas ainsi, on va doucement le chercher avec des pinces à iridectomie.

Telle est l'opération recommandée et souvent pratiquée par DE GRÆFE et ses élèves. Elle est en effet recommandable, et n'ayant aucune expérience à son sujet à cause de l'extrême rareté des cysticerques intra-oculaires à Bordeaux, nous n'avons aucune bonne raison pour douter de sa valeur ; mais à priori nous croyons pouvoir lui préférer un procédé qui donnerait probablement en pareille circonstance les meilleurs résultats : nous voulons parler de l'électrolyse avec une aiguille positive (pour éviter le dégagement des gaz) selon une méthode analogue à celle que TERSON père a recommandée pour le traitement du décollement de la rétine ; on peut obtenir ainsi la mort du cysticerque, dont le cadavre enkysté dans sa poche resterait compatible avec la conservation de l'œil et d'une certaine partie de la vision.

Les cysticerques ne sont pas les seuls entozoaires qu'on puisse rencontrer dans l'œil ; mais ce sont les seuls qui soient capables de former un kyste et, par conséquent, dont la place soit marquée dans notre article.

CHAPITRE II

TUMEURS MALIGNES

1. — Néoplasmes de la rétine proprement dite. Gliomes.

On désigne sous le nom générique de gliome de la rétine une tumeur primitive de cette membrane, de consistance molle, médullaire, analogue au gliome de la substance cérébrale. Des néoplasmes de structures différentes ont été décrits sous le nom de gliome ; le moment ne paraît pas encore venu de les séparer et de les décrire isolément, mais nous aurons le soin, dans le paragraphe de l'anatomie pathologique, d'indiquer les variétés actuellement connues des divers gliomes rétiniens.

A. — *Historique*.

Wardrop a donné, en 1809, la première description clinique précise du gliome de la rétine sous le nom de *fongus hematodes oculi*. Son travail est basé sur 17 cas, dont la plupart sont personnels, et l'on y trouve de minutieux détails d'anatomie pathologique macroscopique. On y trouve également les principales particularités cliniques de l'affection, la cécité rapide, le reflet jaune du fond de l'œil, la prolifération fongueuse et sanglante, les tumeurs secondaires de l'orbite et du crâne. Wardrop a encore insisté sur l'origine rétinienne de l'affection et mis en relief l'importance d'une préparation d'Astley Cooper qui montrait, de la façon la plus nette, le point de départ de la tumeur dans la rétine. L'origine rétinienne de l'affection fut ensuite confirmée par Panizza, Mackenzie, Lincke et autres.

Un peu plus tard, Maunoir substitua au mot de fongus hématode celui de fongus médullaire, et Laennec celui d'encéphaloïde, qui n'a jamais mieux été approprié que dans les cas de gliome, car l'aspect du néoplasme ferait croire à une hyperplasie simple de la substance nerveuse si l'on n'en connaissait l'extrême malignité.

Tous les auteurs n'admirent pas, à cette époque primitive de l'histoire du gliome, que la tumeur eut une origine exclusivement rétinienne. Un assez grand nombre (Travers, Schon, Chelius), confondant toutes les tumeurs malignes de l'œil, considéraient le gliome comme pouvant avoir son point de départ dans toutes les parties du globe.

Après Langenbeck, qui, à la suite d'examens que les connaissances histologiques de l'époque (1836) ne lui permirent pas de faire complets, considéra à tort le gliome comme une simple hypertrophie maligne de la rétine, ROBIN fit les premières recherches précises sur la structure du gliome ; il chercha à établir qu'il s'agissait d'une prolifération des myélocytes ou des éléments des couches granuleuses de la rétine et montra avec raison qu'il n'existait pas de vraies tumeurs carcinomateuses de cette membrane. Les données histologiques établies par ROBIN ont été, d'une façon générale, consacrées par les recherches ultérieures, mais il eut le tort grave de ne pas insister sur la malignité des tumeurs ainsi formées et de les croire bénignes, parce qu'elles étaient homoplastiques. De nouveaux faits, publiés par de GRÆFE, VIRCHOW et RECKLINGHAUSEN furent reconnus comme de vrais sarcomes médullaires mous, tout en étant de simples hyperplasies des couches granuleuses.

En 1864 VIRCHOW décrit, après les gliomes du cerveau, les gliomes rétiniens ; il admet, avec beaucoup de justesse, que dans la rétine peuvent se trouver deux sortes de néoplasmes : les sarcomes et les gliomes ; nous aurons l'occasion d'insister sur cette distinction capitale, encore mal établie malgré les nombreux travaux faits sur la question, mais il convient ici de faire remarquer d'une façon toute particulière qu'elle n'avait pas échappé à l'admirable sagacité de VIRCHOW.

HIRSCHBERG s'appliqua ensuite à démontrer, à l'aide des riches matériaux de la clinique de DE GRÆFE, que le fongus médullaire et le gliome rétinien étaient des tumeurs *identiques* et DE GRÆFE donna de ces néoplasmes, ainsi que des sarcomes de la choroïde, une description clinique magistrale. Nous aurons à analyser les travaux très remarquables d'HIRSCHBERG qui a décrit sous la même rubrique de *gliome*, toutes les tumeurs malignes de la rétine.

Après les travaux d'HIRSCHBERG il convient de citer ceux de KNAPP, de SCHWEIGER, de MANFREDI, d'IWANOFF qui ont tout particulièrement recherché le point de départ de la tumeur gliomateuse dans les diverses couches de la rétine. Une place à part doit être faite à l'importante monographie de GAMA PINTO qui, après IWANOFF, a insisté d'une façon toute particulière sur la structure tubuleuse et angio-sarcomateuse du gliome. Citons encore les travaux de THIEME, d'EISENLOHR et surtout de WINTERSTEINER qui précisent beaucoup de points intéressants sur la forme, l'origine et la disposition des cellules morbides.

Dans ces derniers temps l'étude anatomique du gliome de la rétine a donc été attentivement fouillée, mais nous n'avons pas encore d'opinion définitive et irréfutable sur la nature des cellules du gliome. La plupart des auteurs s'en tiennent à l'opinion, d'ailleurs vague, de VIRCHOW et estiment que les cellules sont gliomateuses ; d'autres disent que cette opinion n'est pas justifiée et que les tumeurs de la rétine sont de nature sarcomateuse. RINDFLEISCH et surtout ZIEGLER ont défendu cette opinion. Si nous ajoutons à cette théorie celle de WINTERSTEINER, qui considère les gliomes comme des neuro-épithéliomes, on nous accordera que la question d'origine et de nature est encore aujourd'hui aussi obscure qu'à l'époque primitive où WARDROP publia le travail par lequel cet historique a commencé.

Dans ces derniers temps, cependant, la question a fait un pas décisif avec les travaux de Richard Greeff qui le premier a montré dans le gliome la présence de cellules névrogliques hyperplasiées et hypertrophiées, d'un fouillis fibrillaire formé par leurs prolongements, de cellules ganglionnaires et de fibres nerveuses. C'est en appliquant aux gliomes rétiniens la méthode de Golgi-Cajal que Greeff a obtenu ces résultats entre tous remarquables.

La question qui se pose maintenant est la suivante : Tous les gliomes rétiniens ont-ils la structure mise en évidence par ce dernier auteur? N'y a-t-il pas, dans la masse des tumeurs qui méritent le nom d'encéphaloïdes, de fongus médullaire ou de gliome de la rétine, expressions jusqu'ici synonymes, des néoplasmes qui sont des sarcomes et d'autres qui, seuls, sont des tumeurs nerveuses, de vrais gliomes répondant à la description de Greeff?

Il est au moins probable qu'il en est ainsi et qu'il faudrait en revenir à la conception de Virchow, c'est-à-dire admettre : 1° des *sarcomes de la rétine ;* 2° des *gliomes de la rétine.* Mais la démonstration de cette proposition ne peut encore être faite avec une parfaite évidence, car les recherches de Greeff n'ont pas été suffisamment vérifiées et répétées.

Ce qui nous porte cependant à admettre cette division anatomique dans le groupe indistinct et confus des gliomes rétiniens, c'est que la clinique nous a montré que la malignité des néoplasmes rétiniens était loin d'être toujours la même ; il y a des tumeurs rétiniennes qui sont relativement bénignes, d'autres, plus nombreuses, dont la malignité est extrême. Les premières seraient des gliomes, comparables par leurs allures relativement peu graves aux gliomes du cerveau, les autres seraient des sarcomes médullaires, mous, très graves, comme le sont d'habitude les sarcomes embryonnaires, surtout chez les enfants.

Les études statistiques faites par Lawford et Tr. Collins, Wintersteiner et nous-même ont jeté un nouveau jour sur le pronostic du gliome ; elles ont montré, qu'assez souvent, le gliome est curable, ce qui s'accorde très bien avec la division anatomique qui résulte des récentes recherches histologiques. Mais nous devons reconnaître ici que nous sommes encore sur le terrain glissant des hypothèses, et que, dans l'avenir seulement, nous saurons jusqu'à quel point elles sont fondées.

Nous résumerons avec clarté cet historique nécessaire, car il sert ici d'introduction à l'étude d'ensemble des gliomes rétiniens, en le divisant en quatre périodes.

Première période. — La période ancienne, préhistologique, de Wardrop à Langenbeck, qui le premier vit au microscope les cellules rondes du néoplasme.

Deuxième période. — La période histologique, qui va de Langenbeck à Virchow et comprend les travaux de Robin, Sichel, Rindfleisch, dans laquelle l'origine rétinienne du fongus médullaire a été définitivement établie.

Troisième période. — La période dans laquelle les auteurs se sont appliqués à montrer l'origine et l'évolution du néoplasme dans des couches distinctes de la rétine, ainsi que les diverses variétés de la structure. Elle va de Hirsch-berg à Wintersteiner.

Quatrième période. — La quatrième période, ouverte avec le travail de Richard Greeff, est celle dans laquelle s'établira la fréquence relative du gliome vrai, néoplasme du tissu nerveux, et du sarcome rétinien.

B. — Anatomie pathologique.

Nous diviserons cette partie complexe de la question en quatre paragraphes bien distincts : A. — Description macroscopique ; B. — Description microscopique ; C. — Diagnostic histologique ; D. — Autres tumeurs de la rétine, combinaison du gliome avec d'autres néoplasmes.

La description microscopique nécessite elle-même plusieurs subdivisions, si bien que les divers paragraphes que le lecteur va rencontrer dans l'anatomie pathologique se dérouleront dans l'ordre suivant :

A. — Description macroscopique.
B. — Description microscopique.
1° Tissu gliomateux, ses variétés :
    a. Genèse du gliome ;
    b. Nature du gliome.
2° Extension du gliome dans le corps vitré, gliome endophyte.
3° Extension du gliome à la choroïde et au nerf optique, gliome **exophyte**.
4° Exophtalmie fongueuse, métastases, tumeurs récidivantes.
5° Phtisie du bulbe. Régression temporaire du gliome.

L'énumération de ces divers paragraphes servira à rendre plus facile la lecture de la longue description que nous allons commencer.

A. — Description macroscopique. — Au point de vue macroscopique le gliome rétinien se présente sous la forme d'une tumeur *molle, blanchâtre,* quelquefois *légèrement translucide,* souvent piquetée par de petites hémorragies qui, lorsqu'elles sont anciennes, font sur la coupe une traînée rougeâtre.

Quelquefois la tumeur au début prolifère exclusivement du côté du corps vitré *(variété endophyte)* (fig. 114) : dans ce cas il n'y a pas de décollement de la rétine, le vitré est tout entier envahi par le néoplasme qui devient ensuite *exophyte*; après avoir détruit toute la rétine il attaque la choroïde et se répand au dehors de l'œil.

Avant que la tumeur rétinienne ait atteint un volume bien considérable, il s'y produit des *métamorphoses régressives* qui sont un des caractères les plus frappants du gliome. Certaines parties tombent en dégénérescence graisseuse, se ramollissent et se transforment en une bouillie amorphe et, parallèlement, d'autres parties se calcifient, prennent la forme de petites granulations arrondies qui, dans certains cas, s'accumulent en masses volumineuses grosses comme un haricot (LEBER) et faisant croire, à tort, à une *véritable ossification*.

Outre ces parties graisseuses et calcifiées sur lesquelles CH. ROBIN a le premier appelé l'attention, on voit des zones jaunâtres, présentant de vieux foyers de pigmentation hématique, et quelquefois des îlots d'aspect caséeux.

Ces diverses couleurs du tissu gliomateux normal et dégénéré donnent à la coupe du gliome rétinien un aspect spécial, et les difficultés mêmes que le

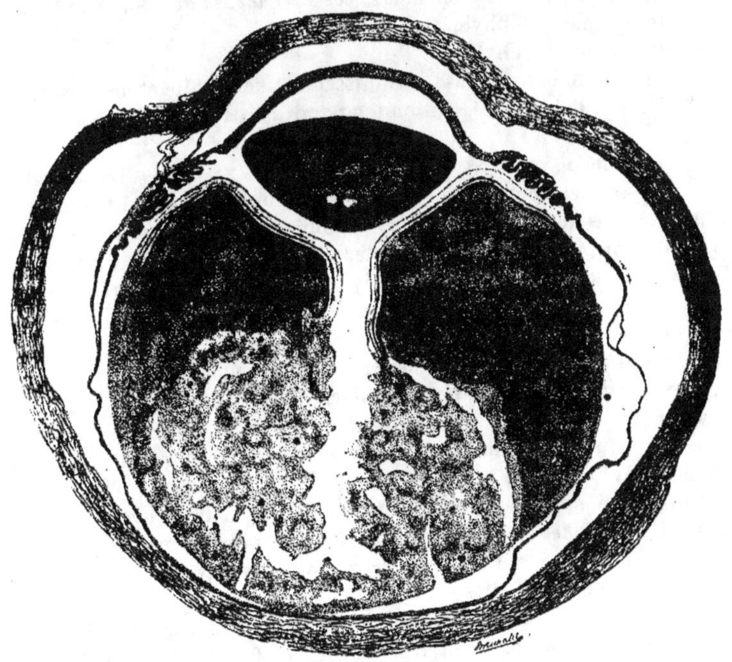

Fig. 114.
Gliome endophyte de la rétine.

rasoir, rencontrant les parties calcifiées, éprouve à faire cette coupe, assignent une physionomie tout à fait particulière à l'anatomie macroscopique du fongus médullaire de la rétine.

C'est d'ailleurs, surtout dans les parties de la tumeur qu'emprisonne la sclérotique, que se produisent toutes ces métamorphoses, graisseuse et crétacée, probablement parce que l'enveloppe fibreuse de l'œil, gênant son extension, empêche la nutrition des cellules qui sont loin des vaisseaux ; lorsque le néoplasme a dépassé l'œil, il prolifère aisément, remplit la cavité orbitaire, envahit la boîte cranienne, attaque le squelette, revêtant partout la forme, l'aspect et les allures de l'encéphaloïde ramolli, fongueux, sanglant, tel que LAENNEC l'a décrit.

B. — **Description microscopique**. — Le tissu qui compose le gliome rétinien mérite une analyse histologique très attentive ; nous lui consacrerons tout d'abord un paragraphe spécial ; nous étudierons ensuite la variété endophyte, puis la propagation à la choroïde, au nerf optique et à la sclérotique (variété exophyte) ; ensuite l'extension extra-oculaire de la tumeur et les métastases, de telle sorte que notre description histologique comprendra les paragraphes suivants :

1° Étude du tissu dit gliomateux, ses variétés, sa genèse, sa nature ;

2° Du gliome endophyte ;

3° Du gliome exophyte ;

4° Exophtalmie fongueuse, envahissement de l'orbite et métastases ;

5° Phtisie du bulbe, régression temporaire du gliome.

1° TISSU GLIOMATEUX, SES VARIÉTÉS, SA GENÈSE, SA NATURE. — Le tissu gliomateux est essentiellement composé de cellules rondes, d'un petit volume, possédant un gros noyau et très peu de protoplasma ; elles sont contenues dans une faible quantité de substance intercellulaire, tassées les unes contre les autres et souvent, sur les coupes, polyédriques par pression réciproque. Du reste, ces cellules ne ressemblent pas toujours à celles des couches granuleuses de la rétine, elles ressemblent souvent aux cellules des sarcomes embryonnaires globo-cellulaires dont les sépare seulement, en général, leur petitesse relative et leur extrême régularité.

Ces notions générales étant bien posées sur la forme des cellules gliomateuses, il importe de faire immédiatement remarquer que les règles ainsi établies sont loin d'être sans exception.

Un certain nombre d'auteurs ont décrit des cellules ovales, allongées, presque *fusiformes* ; et presque tous font remarquer que les cellules dispersées dans les foyers de dégénérescence ont une physionomie spéciale ; les unes sont rondes ou ovales, d'autres nettement coniques avec large base et extrémité en pointe ; la plupart sont plus petites que les cellules gliomateuses ordinaires, quelques-unes ont trois ou quatre fois la grosseur des cellules voisines et ressemblent aux cellules épithélioïdes des tubercules (EISENLOHR, THIEME, etc.).

Les lobules gliomateux développés dans la choroïde présentent un grand nombre de cellules fusiformes, notamment au voisinage des capillaires sanguins. Beaucoup d'observateurs ont été frappés du caractère sarcomateux des nodules gliomateux choroïdiens. D'après BERTHOLD, la choroïde produirait naturellement des éléments sarcomateux sous l'influence de l'excitation que lui apporte le gliome rétinien. D'ailleurs, VIRCHOW n'a-t-il pas expressément dit qu'il y avait des gliomes dans lesquels on pouvait noter le passage direct du gliome au sarcome (*gliosarcome*). PINTO cite cette opinion de VIRCHOW et croit, avec lui, qu'il s'agit d'une transformation néoplasique « amenée par un changement de condition vitale et diverses particularités de terrain ». Cette opinion s'accorde avec les faits constatés par BOCHERT ; cet auteur a étudié un gliome, devenu sarcomateux, dans la choroïde et qui a repris dans le corps

vitré son caractère gliomateux en l'envahissant à travers une perforation de
de la lamelle vitrée. Il faut admettre par conséquent que le changement de
forme des cellules gliomateuses dans la choroïde dépend du mode de nutrition de cette membrane. EISENLOHR a de nouveau, dans son mémoire, insisté
sur cette particularité.

Les cellules du gliome sont plongées dans une faible quantité de substance
intercellulaire qui mérite de nous arrêter. Beaucoup d'auteurs ont signalé
entre les cellules la présence d'un réticulum (fig. 115). « J'ai souvent vu, dit
LEBER, le protoplasma des cellules s'étendre en fibrilles extrêmement nombreuses, fines, entremêlées de telle sorte qu'elles ressemblaient complètement
aux cellules de DEITERS qui ont été trouvées par
GOLGI dans les gliomes du cerveau. »

Ce *réticulum* a été, jusque dans ces derniers
temps, diversement apprécié par les auteurs ;
beaucoup l'ont considéré comme un vestige du
plexus cérébral, décrit par RANVIER, entre les
cellules uni- et multi-polaires, d'autres le considéraient comme un produit artificiel dû aux
réactifs durcissants.

Le voile qui recouvrait la réalité sur ce point
circonscrit, mais capital de la question a été levé

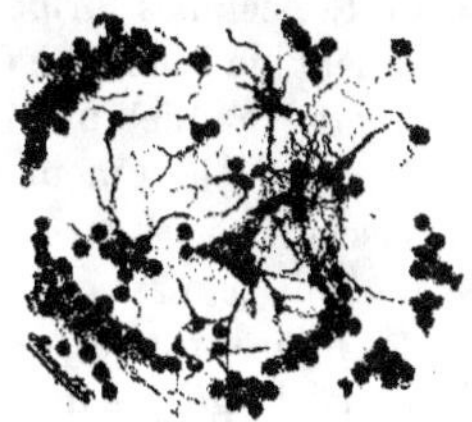

Fig. 115.

par RICHARD GREEFF dans un travail dont nous devons faire ici l'analyse attentive.

R. GREEFF commence par établir qu'entre les petites cellules rondes du
gliome on voit une quantité « tantôt plus grande, tantôt plus petite, de substance intercellulaire finement granuleuse ou finement fibreuse. Il n'est pas
rare de rencontrer, parmi ces cellules rondes, des cellules de même grandeur
ou plus grandes, ovalaires, allongées, en forme d'étoiles. » VIRCHOW, ROMPE,
LEBER ont vu à ces dernières cellules de petits prolongements fins, grâce à la
dissociation ou sur des préparations agitées. Nous avons nous-même étudié
et nous représentons sur la figure 115 ce genre de cellules.

De plus on voit, dit encore GREEFF, des cellules considérablement plus
grosses, d'aspect très spécial, à noyau ovale, pâle, et présentant de longs prolongements. Elles ont été bien décrites par GAMA PINTO qui suppose que ce
sont des cellules ganglionnaires appartenant à la rétine, entraînées par hasard
dans la tumeur.

On voit que, d'après GREEFF, il y a lieu de ne pas admettre l'uniformité
cellulaire dans la structure du gliome et c'est là un point que nous avons déjà
utilisé en parlant du diagnostic différentiel du leuco-sarcome de la choroïde
et du gliome rétinien.

C'est en mettant à contribution les procédés de GOLGI et de RAMON Y CAJAL
que GREEFF a découvert des faits nouveaux et de première importance dans la
structure du gliome de la rétine.

Il a d'abord trouvé dans ses préparations de nombreuses cellules *en forme
d'étoiles*, quelques-unes ovales avec une quantité énorme de prolongements

excessivement déliés qui ne se ramifient pas et ne subissent pas de modification d'épaisseur de leur base à leur extrémité. Ces cellules sont souvent voisines et s'enlacent par leurs prolongements, en formant un fouillis de fibrilles ; cependant, aux endroits où elles sont peu nombreuses, on voit que chaque cellule a une existence séparée, ne contracte pas d'anastomose avec les cellules voisines et forme, non pas un réseau, mais un feutre fibreux. Ce sont, en un mot, *de vraies cellules névrogliques*, comme on en voit dans le cerveau et la rétine normale ; les cellules névrogliques tumorales sont plus ténues, ont des prolongements plus grêles que les cellules névrogliques cérébrales. Ce sont des cellules névrogliques *embryonnaires*.

Ces cellules forment la substance fondamentale de la tumeur ; elles constituent, en beaucoup d'endroits, des intrications cellulaires très épaisses. Elles se rangent quelquefois les unes à côté des autres sous forme de longues travées donnant à la tumeur une apparence fibreuse déjà remarquée par Fritsche et Virchow.

Mais ce n'est pas tout ; entre ces *cellules araignées* on trouve clairsemées des figures rondes, anguleuses, avec des prolongements peu nombreux, épais, à base large, s'amincissant très vite et se ramifiant dichotomiquement. Ces cellules sont *de vraies cellules ganglionnaires* ; elles ne sont pas aussi nombreuses que les cellules névrogliques, mais elles se rencontrent partout au milieu de ces dernières.

Elles se présentent d'ailleurs sous plusieurs types principaux.

α) *Le type géant*. — Ce sont des cellules polygonales épaisses ayant 6 à 8 fois le volume des cellules en araignées (fig. 116) avec de nombreux prolongements ramifiés dichotomiquement, offrant une magnifique arborisation terminale. Ces cellules ont absolument le même aspect dans la couche des cellules ganglionnaires de la rétine normale.

β) *Le type moyen*. — Ce sont encore des cellules ganglionnaires typiques ; dans le gliome, elles revêtent des aspects différents depuis les formes les plus simples jusqu'aux plus compliquées ; elles ont un corps cellulaire parfois rond ou ovale, mais le plus souvent triangulaire (fig. 116).

γ) *Le type petit*. — Ce type correspond à des filaments allongés, présentant un renflement pourvu d'un noyau, c'est-à-dire ayant l'aspect d'une cellule. Ces éléments ont déjà été vus dans le gliome du cerveau par Virchow, qui s'exprime ainsi à leur sujet : « On réussit parfois à isoler, à côté des cellules, des éléments très longs, ayant l'aspect de fibres simples, mais qui contiennent un noyau à certains endroits offrant un renflement fusiforme. Elles ressemblent tantôt aux fibres radiées de la rétine, tantôt aux longues cellules fusiformes que j'ai trouvées entre les éléments des vertèbres et de la moelle ».

Greeff estime que les cellules dont parle Virchow et d'autres types intermédiaires qu'il a constatés, représentent les diverses formes de développement des cellules nerveuses ; elles ressemblent aussi aux cellules embryonnaires que Ramon y Cajal décrit comme premier fondement de la rétine ; les petites cellules à un seul prolongement représentent les *neuroblastes* de His. Il se

produit ensuite des cellules bipolaires avec des prolongements longs et filiformes et toutes les variétés de cellules ganglionnaires.

Tels sont les renseignements précis que nous apportent les plus récentes
méthodes histologiques sur la morphologie des cellules et de la substance
intercellulaire qui compose le gliome.

Il ne faudrait pas croire cependant que les éléments nerveux ne soient
visibles que par la méthode de Golgi-Cajal; par les méthodes de colorations
ordinaires sur des coupes agitées ou pinceautées, il est facile de reconnaître la
présence du reticulum et des cellules névrogliques, on peut même voir de la
sorte des cellules nerveuses; mais les méthodes nouvelles sont incomparablement supérieures lorsqu'il s'agit de déceler ce genre d'éléments anatomiques.

Ascunce a publié deux observations qui confirment l'opinion de Greeff, il

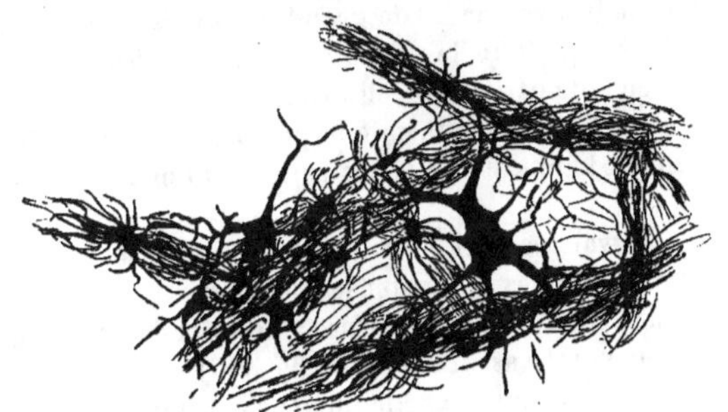

Fig. 116.
Cellules ganglionnaires géantes et moyennes enfermées dans des alvéoles
névrogliques (R. Greeff).

a trouvé les mêmes éléments cellulaires, et considère ces deux faits comme
semblables à ceux de l'auteur allemand.

Sourdille a écrit sur les tumeurs névrogliques du nerf optique et de la
rétine un très intéressant travail qui trouve ici sa place après l'analyse de
celui de Greeff; notre confrère pense qu'il existe deux sortes de gliomes, des
gliomes embryonnaires et des gliomes adultes. Les premiers seraient très
communs dans la rétine, les seconds très communs dans le nerf optique, les
uns seraient très graves, les autres bénins, tous se développeraient aux dépens
de la névroglie.

Il ne nous paraît pas possible de soutenir que toutes les tumeurs de la
rétine sont d'origine névroglique, le neuro-épithélium rétinien et le tissu conjonctif périvasculaire sont évidemment capables de faire des néoplasmes, mais
nous croyons, avec Sourdille, que la névroglie est très souvent en jeu et que
sa division des gliomes en tumeurs névrogliques embryonnaires et adultes,
tout en ayant encore besoin de nouvelles études, est très acceptable.

Un second point reste maintenant à préciser dans la structure du tissu
gliomateux, c'est la vascularisation et les rapports qui existent entre les cellules et les vaisseaux.

Vaisseaux du gliome. Rapports des cellules gliomateuses et des vaisseaux. — Les vaisseaux sont assez nombreux dans le gliome encore encapsulé dans la coque oculaire, et très nombreux dans la portion extra-oculaire qui mérite absolument le nom de fongus hématode.

Les vaisseaux sanguins situés à l'intérieur des lobules sont de gros capillaires variant peu de grosseur. Pinto a insisté sur l'épaississement de leurs parois ; ils présentent une couche vitreuse, légèrement striée, qui double en dehors la tunique intime. L'endothélium, bien visible, est fortement coloré par la fuchsine ; à l'intérieur de la paroi vasculaire, Pinto a décrit de petits noyaux qu'il suppose être de jeunes cellules gliomateuses, en raison de leur faible volume ; Eisenlohr les considère comme des éléments cellulaires appartenant à la paroi vasculaire, fusiformes, et selon le point où la section les intéresse, paraissant plus gros ou plus petits, ronds ou ovales. Dans l'épaisseur des parois on trouve encore de grandes cellules rondes qui sont des globules blancs du sang. Enfin le même auteur, dans les parois vasculaires, a constaté la présence de véritables cellules gliomateuses.

Nous avons assez souvent constaté la prolifération de l'endothélium intravasculaire en même temps que celle des cellules du même ordre qui entourent le vaisseau.

Autour de ces vaisseaux il n'est pas rare de constater des hémorragies répandues dans les cellules gliomateuses voisines.

Gama Pinto a encore décrit autour des vaisseaux de grosses cellules épithélioïdes reliées à la paroi vasculaire (voy. fig. 117).

Outre ces vaisseaux, qui appartiennent aux parties vivantes de la tumeur, quelques auteurs ont décrit dans le gliome de la rétine, au niveau des parties dégénérées, un système de fins *canalicules* s'étendant entre deux foyers gliomateux. La lumière de ces canalicules est à peine le tiers de la grosseur d'une cellule gliomateuse ordinaire. Ces canalicules, munis d'un endothèle bien visible par la fuchsine (Eisenlohr), sont entourés de masses dégénérées qui font bien ressortir le tissu vasculaire ; ils se dirigent et vont se perdre en général vers le manteau gliomateux qui entoure le capillaire sanguin le plus voisin, sans que jamais il ait été possible de constater leur abouchement dans le capillaire.

Ces canalicules sont probablement des vaisseaux lymphatiques préexistant à la tumeur, analogues à ceux que le comte Charles de Bavière a décrits dans le corps vitré d'yeux pathologiques ; peut-être aussi sont-ils le vestige des gaines lymphatiques décrites dans la rétine par His. Nous ne nous y arrêterons pas longtemps, car il n'ont pas en réalité grande place dans l'évolution pathologique du gliome. Bien autrement importants sont les *capillaires sanguins* que nous avons décrits avec ces canalicules ; ceux-là jouent un rôle capital et les cellules se distribuent autour d'eux d'une façon tout à fait caractéristique sur laquelle nous allons insister.

Le gliome de la rétine a très souvent, même presque toujours à un degré variable, ainsi qu'il ressort de récents travaux, la structure tubuleuse ou angiosarcomateuse.

Cette structure résulte de ce fait qu'il y a très régulièrement, autour des vaisseaux, une zone de cellules se colorant d'une façon extrêmement intense avec tous les colorants nucléaires, tandis que les éléments plus éloignés pren-

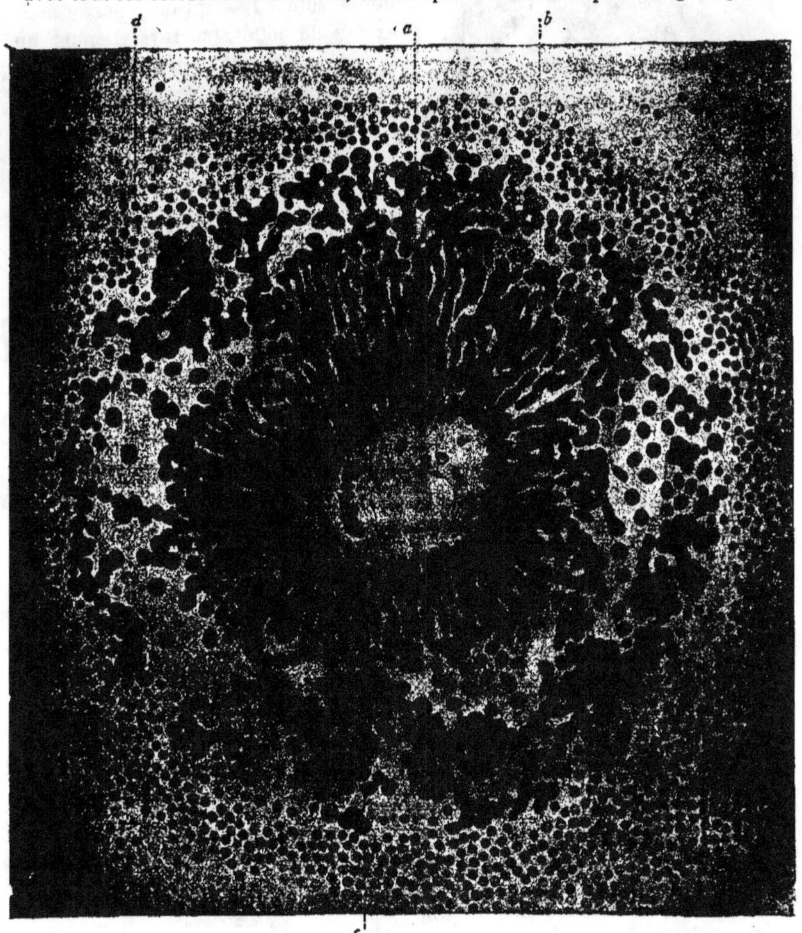

Fig. 117.

Tube sarcomateux à un fort grossissement.

a, vaisseau, ayant subi la dégénérescence hyaline, épaissi. — *b*, cellules sarcomateuses allongées autour de ce vaisseau. — *c*, cellules sarcomateuses rondes. — *d*, cellules gliomateuses en grande partie dégénérées (GAMA PINTO).

nent mal ou pas du tout la coloration, s'imbibent seulement de couleur diffuse dans le protoplasma. Il en résulte des images très caractéristiques (fig. 118), extrêmement nettes, même à un très faible grossissement ; dans une préparation traitée à l'éosine hématoxilique, les coupes transversales des vaisseaux sont entourées d'un anneau bleu se détachant très nettement sur le fond rose du tissu intermédiaire.

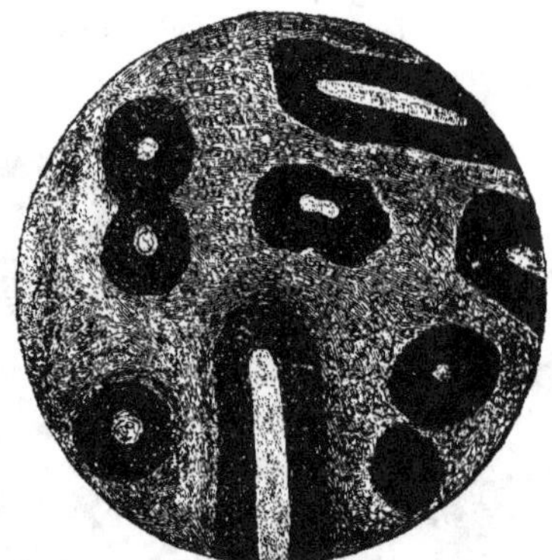

Fig. 118.
Coupe de gliome de la rétine (R. Greef).

Iwanoff, a, le premier, en 1869, donné une description courte mais exacte de cette structure. Depuis, un grand nombre d'auteurs l'ont décrite, les uns comme purement exceptionnelle (Thieme, Eisenlorh, Van Duyse), les autres comme constante. Parmi ces derniers, il faut citer Wintersteiner, qui a insisté d'une façon toute particulière sur sa signification. D'après ce dernier auteur, dont la manière de voir est acceptée par Greeff, *la structure tubuleuse est caractéristique, pathognomonique du gliome* et on la trouve constamment, pourvu que le néoplasme ne soit pas à une période trop avancée. On ne la trouve pas dans les tumeurs secondaires qui remplissent l'orbite; mais, même à la période de généralisation, la partie intra-bulbaire du néoplasme présente encore cette disposition caractéristique.

La différence de coloration des diverses cellules qui donne ainsi l'aspect tubuleux au néoplasme tient à ce que les cellules entourant les vaisseaux sont douées d'une grande vitalité, tandis que les cellules plus éloignées sont mal nourries et en marche vers la nécrose. Le courant plasmatique provenant des vaisseaux ne peut nourrir qu'une certaine zone cellulaire, d'une épaisseur généralement uniforme, et, de plus, la prolifération des cellules morbides a lieu autour des vaisseaux, les cellules les plus jeunes en sont le plus rapprochées, les plus vieilles s'en éloignent davantage.

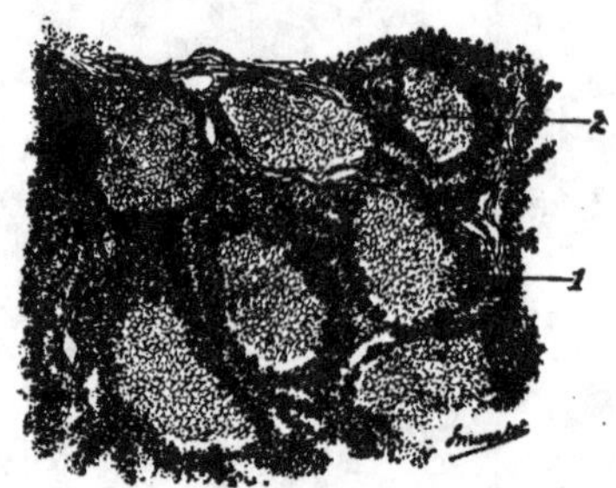

Fig. 119.
1, éléments cellulaires vivants. — 2, foyers de
dégénérescence.

Les dégénérescences des régions intertubulaires sont constantes, avec de grandes différences dans leur étendue et leur intensité, selon les cas (Panas et Rochon-Duvigneaud); le processus s'établit brusquement à la périphérie des manchons, le contact entre les éléments vivants et les cellules dégénérées se fait sans transition; celles-ci se désagrègent, deviennent granuleuses, forment des amas amorphes (fig. 119). Quelques-unes de ces cellules se fusionnent, de façon à former de petits grains contenant des sels calcaires, assez durs pour résister au rasoir.

Panas et Rochon-Duvigneaud ont encore décrit, dans les parties dégénérées des espèces de corpuscules particuliers représentés par une épaisse enveloppe hyaline enserrant un amas cellulaire central, et ressemblant à un gros vaisseau contenant des hématies. Ce n'est là qu'une apparence trompeuse. Il s'agit, non d'une dégénérescence vasculaire, mais d'une altération spéciale du gliome.

En outre, le lobule gliomateux, en se développant, pénètre en quelque sorte dans les masses nécrosées, vieillies du néoplasme et l'on constate ainsi la présence d'un tube vasculaire recouvert de son manteau de cellules, nettement séparées des éléments nécrosés voisins avec lesquels il n'a que des rapports de contact. Ceci explique les figures dans lesquelles on voit une ligne de démarcation très nette entre les tubes colorés et les parties voisines.

A côté des tubes vasculaires de l'angiosarcome (fig. 120 et 121) et des tubes pseudo-glandulaires caractéristiques du neuro-épithéliome, nous devons signaler un grand nombre de canaux, limités par des cellules gliomateuses en constituant directement la paroi. Dans ces canaux ne se trouve aucun globule rouge et ils ne font certainement pas partie de la circulation sanguine; ils ne rappellent en rien non plus les canalicules lymphatiques décrits par EISENLOHR. Que sont-ils donc? Sans doute des espaces dans lesquelles circulent les sucs nourriciers du gliome. Sur une rétine, dont nous avons pu étudier la dégénérescence au début, nous avons pu saisir en quelque

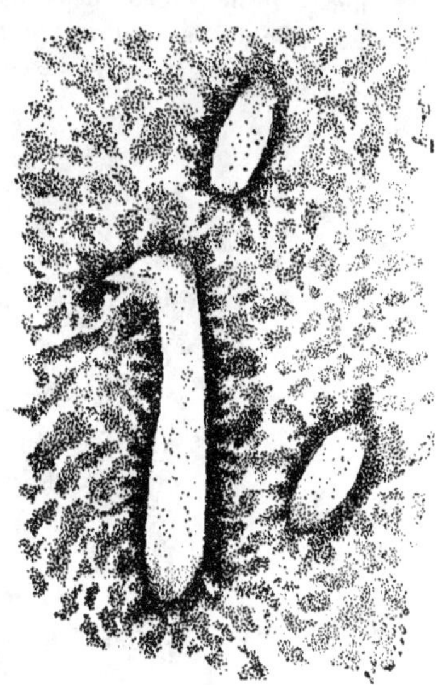

Fig. 120.
Gliome de la rétine.
Structure angiosarcomateuse; manchon de cellules bien vivantes autour des vaisseaux.

sorte le mécanisme de leur formation; ce sont des espaces analogues à ceux qui séparent les grains en voie de prolifération. Leur largeur est variable : il en est qui sont limités seulement par cinq ou six cellules gliomateuses rangées en cercles autour de lui, d'autres qui sont beaucoup plus larges.

D'ailleurs, il importe de remarquer que les vaisseaux ne sont pas dans le gliome de la rétine aussi nombreux que beaucoup d'auteurs se plaisent à le dire. On observe, à ce sujet, beaucoup de différence selon les cas. Ces vaisseaux ne sont très abondants que dans les parties extra-bulbaires, orbitaires ; la partie intra-bulbaire est en général moyennement vascularisée et l'on peut expliquer précisément l'abondance des parties nécrosées par l'insuffisance du système capillaire nourricier du néoplasme.

Par conséquent, dans les portions intra-oculaires de l'affection, c'est-à-dire dans le gliome pur, dont le tissu n'a pas été modifié par les réactions

pathologiques des tissus voisins qui sont infectés plus tard, la structure peut
être ainsi anatomiquement résumée : vaisseaux assez nombreux, entourés
d'un manchon de cellules jeunes formant des tubes séparés les uns des autres
par des zones de dégénérescence plus ou moins avancée.

En examinant, à un grossissement suffisant, le vaisseau et son manchon
périvasculaire, on y constate les détails suivants, qui, après ce que nous
avons dit de la forme des cellules et de leur groupement, compléteront l'étude
générale du tissu gliomateux.

Autour des lumières vasculaires on trouve une zone où les cellules rondes

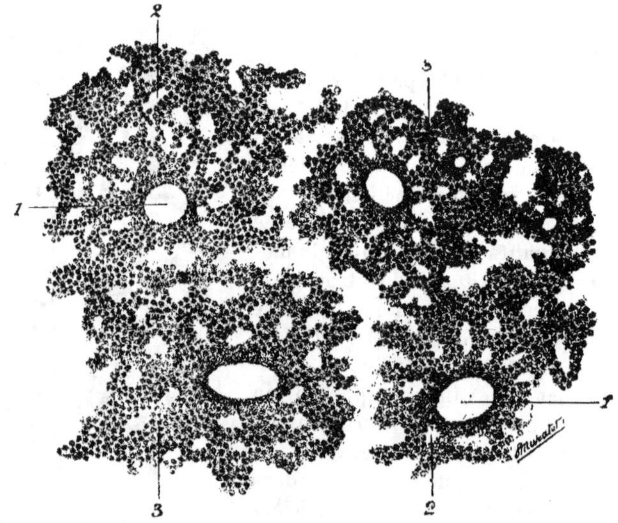

Fig. 121.
Gliome de la rétine ; structure angio-sarcomateuse.

1. tube vasculaire. — 2. vaisseaux plus petits dans lesquels nous n'avons pas vu de globules sanguins et qui
sont peut-être des espaces lymphatiques. — 3, cellules gliomateuses.

jeunes, vivantes, sont massées de façon à entourer complètement le vaisseau.
La question se pose de savoir si ces cellules sont formées aux dépens de la
paroi vasculaire ou si celle-ci ne joue aucun rôle dans leur formation. Dans
l'immense majorité des cas, la formation de ces cellules a lieu par le processus ordinaire de l'angiosarcome de KOLACZECK ; nous avons maintes fois
observé ce processus et c'est pour cela que nous croyons devoir, dans un
bon nombre de cas, considérer le gliome rétinien comme un angiosarcome
tubuleux de cette membrane. Les figures 120 et 121 dessinées d'après nature
montrent bien cette disposition ; sur dix gliomes, nous en avons observé six
au moins qui sont des angiosarcomes.

S'il est possible d'ailleurs de discuter sur l'origine des cellules du manchon
périvasculaire, il est impossible de ne pas reconnaître la fréquence de cette
disposition anatomique, et pour montrer que le fait est connu et bien décrit

depuis longtemps, nous avons reproduit la figure 117 qu'en a donné GAMA PINTO qui du reste n'a fait que confirmer sur ce point la description d'IWANOFF.

Après cette étude d'ensemble sur la morphologie générale du tissu gliomateux, la question de la genèse et celle de la nature du gliome doivent avoir leur place. Nous les envisagerons successivement en deux paragraphes distincts.

a. *Genèse du gliome*. — Les premières couches atteintes dans la rétine ne sont pas toujours les mêmes ; les couches granuleuses, la couche interne en particulier, semblent cependant les plus fréquemment intéressées. Au début du mal les cellules gliomateuses ne se distinguent pas toujours bien des granules normaux de la région ; bientôt les couches voisines sont envahies et un petit nodule se forme. La couche des bâtonnets se maintient intacte parfois assez longtemps ; DELAFIELD, dans un cas de gliome endophyte, l'a trouvée normale sur des points où la prolifération gliomateuse avait détruit toutes les autres couches.

Le lieu initial du développement du gliome, *son point de départ*, serait par ordre de fréquence la couche granuleuse interne (HIRSCHBERG), la couche granuleuse externe (KNAPP), celle des fibres nerveuses (IWANOFF), les cellules ganglionnaires (MANFREDI); mais tout en tenant le plus grand compte des observations de ces auteurs, on est porté aujourd'hui à admettre que le gliome peut partir de n'importe quelle couche.

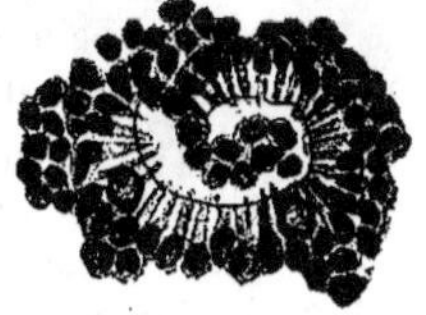

Fig. 122.
Cellules neuro-épithéliales disposées en spirale, avec deux concrétions (WINTERSTEINER).

WINTERSTEINER a dernièrement émis sur la genèse du gliome une théorie qui mérite encore confirmation, mais qui s'accorde avec beaucoup de faits bien observés. Il pense que les tubes qu'on rencontre dans le gliome lui donnent un cachet caractéristique qui le différencie de toutes les autres tumeurs. D'après lui « ces tubes consistent en cellules cylindriques, rangées en petits cercles, avec noyaux ovales situés à l'extrémité distale, de telle sorte qu'une large bordure protoplasmique est tournée vers la lumière limitée par une ligne nette, brillante. De la base de chaque cellule pénètre, dans la lumière de la rosette, un petit appendice pâle, en forme de cône. A côté de ces cercles de cellules, on rencontre aussi des rangées de cellules cylindriques en fer à cheval ou en spirale ou de larges bandes de cellules cylindriques généralement contournées en forme de limaçon à leurs extrémités (fig. 122) ».

WINTERSTEINER n'a jamais trouvé de coupes longitudinales de ces tubes glandulaires, ce qu'il explique en admettant qu'il s'agit là de formations sphériques, souvent ouvertes d'un côté, de telle façon que les cellules voisines de la tumeur peuvent pénétrer dans la sphère. La figure de la rosette varie nécessairement selon l'endroit de la coque épithéliale où porte la coupe.

D'après WINTERSTEINER ces éléments cylindriques, qu'il a rencontrés dans 11 cas de gliome sur 32, correspondent aux fibres des cônes et des bâtonnets et leurs noyaux aux granules de la couche granuleuse externe.

Le gliome de la rétine, d'après cette théorie pathogénique, résulterait donc de la prolifération d'un groupe de cellules non utilisées de la couche granuleuse externe ; ces cellules peuvent proliférer sur place dans la couche même à laquelle elles appartiènnent, elles peuvent aussi immigrer dans les parties voisines et le gliome semble alors débuter ailleurs que dans la région des grains externes, tout en se développant véritablement aux dépens de ces éléments.

Or cette couche étant celle que SCHWALBE a très justement désignée sous le nom de neuro-épithéliale, WINTERSTEINER est logiquement amené à admettre que les tumeurs qui en proviennent méritent, non pas le nom de gliome, mais celui de *neuro-épithéliome*, mot qui résumerait bien les particularités histogénétiques du néoplasme.

FLEXNER a étudié des faits analogues à ceux de WINTERSTEINER, et GREEFF considère également comme exacte la description de ce dernier auteur.

GREEFF rappelle les travaux de CAJAL sur l'émigration des cellules de la rétine dans une autre couche de cette membrane ; on trouve par exemple des cellules de la couche granuleuse externe dans celle des cellules ganglionnaires. Ce sont de véritables malformations de la rétine qui peuvent devenir l'origine d'un néoplasme. Ces cellules n'ont pas été utilisées dans la constitution de l'organisme ; elles peuvent rester longtemps innocentes et tranquilles, puisqu'on en trouve dans les rétines normales, elles peuvent aussi proliférer spontanément ou sous l'influence d'une circonstance quelconque. C'est l'application au gliome de la rétine de la théorie de Cohnheim sur les tumeurs en général. Dans cette théorie, les éléments de la granuleuse externe seraient toujours en jeu ; ce seraient le plus souvent des éléments de cette couche trop abondants, inutilisés, restés dans cette couche elle-même, quelquefois les mêmes éléments immigrés dans une autre.

Telles sont les données les plus précises auxquelles aboutissent les recherches récentes sur la genèse du gliome. Nous remarquons une lacune dans la théorie de WINTERSTEINER, il ne nous dit pas comment il se fait que les cellules cylindriques appartenant et demeurant la plupart du temps dans une couche avasculaire, viennent se ranger autour des vaisseaux de façon à constituer le néoplasme angio-tubuleux, angio-sarcomateux, que nous avons décrit d'après PINTO, EISENLOHR et WINTERSTEINER lui-même, néoplasme dont la structure est patente et bien définie.

VAN DUYSE a décrit des lésions qui ne sont pas sans analogie avec les rosettes de Wintersteiner. Dans la partie choroïdienne d'un gliome il a, *en quelques points seulement*, constaté des particularités représentées sur la figure 123, qu'on ne saurait mieux comparer dans leur ensemble qu'à la disposition des pétales d'une marguerite (fig. 123).

Ces figures, qu'on retrouve de distance en distance dans les manchons périvasculaires, sont disposées autour d'une lumière centrale. Leur extrémité périphérique renflée héberge un noyau généralement ovalaire variant par suite de la compression des cellules voisines. VAN DUYSE rappelle que A. BECKER a donné une représentation schématique d'une disposition ana-

logue, et pense qu'il s'agit dans ces sortes de lobules « d'excroissances villeu-
ses, en massue, partant du capillaire central, semblables à celles que l'on constate dans certains sarcomes de la pie-mère (des angiosarcomes, d'après
Kolaczek) ». Ces excroissances se transformeraient en tissu conjonctif hyalin ou se creuseraient de façon à communiquer à la fin avec le vaisseau central.

Malgré leur apparence, les « lobules » décrits par Van Duyse n'auraient
donc que des rapports très éloignés avec les rosettes de Wintersteiner; nous
ne rapprochons ici ces deux formations anatomiques que pour en faciliter la
comparaison.

En tenant compte de tous les faits observés
on est conduit à admettre deux espèces de
gliomes tubuleux : 1° celui dans lequel les
tubes sont représentés par *un vaisseau*; 2° celui
dans lequel les tubes rappellent la section
horizontale d'un canal *glandulaire*. A ces
deux formes il paraîtra légitime d'ajouter celle
dans laquelle il n'y a *pas de tube du tout*, le
tissu gliomateux étant simplement représenté
par des cellules rondes, tassées les unes contre
les autres, formant un tissu mou, répondant
exactement à l'ancienne description de Virchow.
De pareils faits ont été constatés avec autant
d'évidence que ceux qui répondent à la forme
tubuleuse.

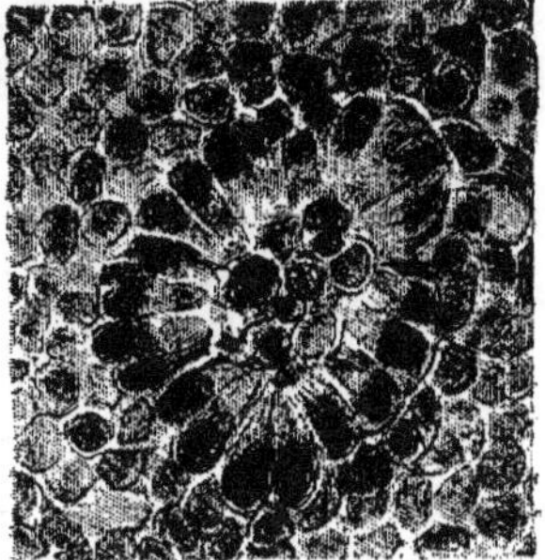

Fig. 123.
Lobule intratubulaire entouré
d'éléments gliomateux (Van
Duyse).

Une large conception de la genèse du gliome doit en effet embrasser tous
les faits certains et bien étudiés. Rien n'autorise à penser que la rétine ne
puisse donner naissance qu'à une seule espèce de néoplasme. Il est au contraire très rationnel d'admettre que cette membrane, qui possède un riche
réseau sanguin, par conséquent de nombreux éléments du feuillet moyen,
inclus dans ceux plus nombreux encore que lui fournit l'ectoderme, peut
être malade tantôt dans l'une, tantôt dans l'autre de ses parties. On s'explique ainsi les différences anatomiques constatées par les auteurs qui ont traité
cette question. Dans le paragraphe suivant où nous étudierons la nature du
gliome de la rétine, mot que nous prenons ici dans le sens vague et général
que l'usage a consacré, nous allons montrer que ce néoplasme mérite tantôt
le nom de sarcome et tantôt celui de neuro-épithéliome que Wintersteiner lui
a donné.

b) *Nature du gliome*. — Les nombreuses études faites sur le gliome, depuis
Robin et Virchow jusqu'à nos jours, permettent, d'une part, de ranger cette
tumeur rétinienne dans les sarcomes, d'autre part les observations récentes
(Wintersteiner, Greeff) ont démontré que le gliome pouvait être une tumeur
nerveuse ; ces deux propositions sont incontestables, mais ainsi placées côte à
côte elles paraissent contradictoires. Si le gliome est une tumeur nerveuse,
il ne peut être sarcomateux et pour que les deux manières de voir soient

exactes il faut, de toute nécessité, admettre que le terme *gliome de la rétine* est un terme complexe répondant à un groupe de néoplasmes différents.

La première explication qui vient à l'esprit pour mettre tout le monde d'accord consiste à dire que les observations anciennes étudiées sans le concours de la méthode Golgi-Cajal ont été, malgré le talent des observateurs, faites dans des conditions insuffisantes et que, par conséquent, ce qu'elles nous ont enseigné doit s'effacer complètement devant les recherches nouvelles. Dans une certaine mesure, ce raisonnement doit être tenu pour vrai ; il est problable qu'un grand nombre de gliomes rétiniens étudiés à la lumière des procédés nouveaux, auraient laissé voir des cellules araignées et des cellules nerveuses, mais il serait téméraire d'affirmer qu'il en aurait été ainsi pour tous les gliomes.

Il ne faut pas oublier, en effet, que les descriptions très attentives et très soignées, faites par les nombreux auteurs qui se sont occupés de la question avant R. Greeff, ont révélé dans le gliome deux sortes de lésions différentes ; souvent on a constaté la structure tubuleuse, angiosarcomateuse, souvent on s'est trouvé en présence d'une tumeur non tubulée, régulièrement formée de petites cellules rondes, à gros noyau, et contenant une quantité variable, quelquefois assez minime de vaisseaux. Encore qu'il soit difficile d'être sur ce point très affirmatif, nous croyons que les tumeurs de ce dernier type sont des sarcomes rétiniens et nous reproduirons ici les bonnes raisons qu'on en a depuis longtemps données.

Virchow lui-même distingue dans les gliomes une variété qu'il appelle *gliosarcome* et qui se différencie des gliomes ordinaires par une phase fongueuse, une extension hétéroplastique et de grosses cellules, notamment des cellules fusiformes.

Delafield conclut de son étude que les gliomes doivent être regardés comme des sarcomes à cellules rondes et qu'il ne faut pas tenir compte de la ressemblance superficielle de leurs éléments avec les granules rétiniens ; d'après cet auteur non seulement le processus anatomique, mais encore la marche clinique et le développement des tumeurs secondaires correspondraient au tableau d'ensemble établi par Virchow pour les sarcomes. Steudener a décrit un sarcome *alvéolaire* de la rétine ; la tumeur consistait en une petite charpente alvéolaire dans chacune des mailles de laquelle se trouvaient deux ou trois grosses cellules rondes ou polygonales, ovalaires avec noyau distinct, et le professeur Leber considère ce cas comme ne différant pas essentiellement du gliome rétinien ; il regarde la charpente alvéolaire comme un état particulièrement accusé du réticulum obtenu sur les gliomes à l'aide du pinceau.

L'éminent professeur d'Heidelberg est d'ailleurs d'avis que, d'une manière générale, on peut ranger le gliome à côté des tumeurs sarcomateuses. Hirschberg, dont l'opinion est d'un grand poids, dit encore à ce sujet « d'une façon générale, je ne touche en rien au nom de gliome de la rétine introduit par Virchow et sanctionné par de nombreuses publications, mais si divers auteurs insistent sur ce que le gliome de la rétine au point de vue anatomique, comme au point de vue clinique doit être rangé parmi les sarcomes à petites cellules, je n'ai rien à objecter à cette manière de voir ».

Alfred Becker conclut dans un très intéressant travail publié sur ce sujet en 1893, que le gliome doit être considéré comme un sarcome du tissu nerveux et qu'un grand nombre de ces tumeurs, grâce à leur structure lobée et aux rapports avec les vaisseaux, peuvent être désignées sous le nom d'angiosarcome tubuleux.

On voit par conséquent que beaucoup d'auteurs de premier ordre ont admis la nature sarcomateuse du gliome ; à vrai dire, leur opinion n'est plus maintenant aussi défendable qu'au moment où ils l'ont exprimée.

Déjà Straub avait fait judicieusement remarquer que la névroglie étant d'origine épithéliale, le sarcome, tumeur de tissu conjonctif, ne pouvait en provenir, et cette objection s'adresse tout particulièrement à ceux qui 'ont admis la naissance directe du gliome dans le tissu nerveux lui-même, mais elle tombe elle-même en partie devant ce fait que dans la rétine il y a des vaisseaux, par conséquent des cellules mésodermiques capables de produire des néoplasmes.

La fréquence des sarcomes rétiniens doit être considérée comme notablement réduite depuis les travaux récents basés sur la méthode de Golgi-Cajal, mais, jusqu'à nouvel ordre, il est permis et logique de leur faire une place dans le groupe des gliomes rétiniens.

Lorsqu'on aura étudié beaucoup de gliomes par la méthode nouvelle on pourra dire exactement, dans quelles proportions, les gliomes du type nerveux, les neuro-épithéliomes l'emportent dans la rétine sur les sarcomes ; peut-être reconnaîtra-t-on qu'il existe peu de sarcomes rétiniens et que les éléments mésodermiques vasculaires jouent toujours un rôle effacé, peut-être au contraire ce groupe prendra-t-il de l'importance ? L'avenir décidera. Mais nous ferons remarquer en terminant que la clinique s'accommoderait bien de l'existence de deux variétés anatomiques de gliome rétinien, car la malignité de ces tumeurs, qu'on a à tort considérée comme toujours très grande, est souvent modérée. Il existe des gliomes curables ; les cas de guérison sont même relativement très nombreux ; il en existe dont la marche est en quelque sorte terrifiante par sa rapidité. Ces différences peuvent tenir à l'idiosyncrasie du sujet ; elles peuvent aussi tenir, et l'explication serait plus satisfaisante, à la structure anatomique du néoplasme. C'est une question à éclaircir, mais, dans l'état actuel de la science, *il faut admettre dans la rétine deux sortes de gliomes, ceux qui se développent aux dépens des éléments ectodermiques, ceux qui viennent des éléments mésodermiques. Les tumeurs de tissu nerveux (Greeff) les neuro-épithéliomes (Wintersteiner) les tumeurs névrogliques embryonnaires ou adultes (Sourdille) sont toujours d'origine ectodermique ; l'angiosarcome tubuleux et surtout le sarcome à cellules rondes sont d'origine mésodermique.*

Ascunce, qui n'accepte pas notre classification, dit que si on l'adoptait il faudrait admettre que le gliome est toujours une tumeur bénigne (*Annales d'oculist.*, p. 108, fév. 1905) ; nous ne disons rien de semblable, au contraire nous croyons que notre classification est la seule qui fasse bien comprendre pourquoi le gliome est tantôt bénin, tantôt malin. Les cas bénins seraient les tumeurs d'origine nerveuse (neuro-gliome, neuro-épithéliome), les cas malins seraient des sarcomes d'origine mésodermique.

2° Extension du gliome du côté du corps vitré. Gliome endophyte. — Nous avons vu qu'Hirschberg, dans ses premières observations, plaçait l'origine du néoplasme au-dessous de la limitante interne, que Manfredi incriminait au début les noyaux situés à la base des fibres radiaires et Iwanoff la couche des fibres nerveuses. Ces tentatives de localisation étaient peut-être excessives, cependant nous croyons que le neuro-épithéliome se développe dans la couche des grains externes ; il en était ainsi du moins dans les deux cas (sur 10) de cette variété de gliomes, que j'ai observés. Les angiosarcomes et les sarcomes à cellules rondes ne sont évidemment pas susceptibles d'une pareille localisation initiale. Si l'on veut parler du gliome en général il faut reconnaître que la tumeur peut se développer dans n'importe quelle couche, mais dans les premiers temps de son évolution elle peut affecter deux tendances différentes spéciales pour que le néoplasme mérite une caractéristique distincte : il peut proliférer en dedans vers le corps vitré, ou en dehors vers la choroïde ; dans le premier cas il revêt la forme endophyte, dans le second la forme exophyte.

Hirschberg est l'auteur qui a le mieux décrit *la variété endophyte* du gliome ; il en a rapporté plusieurs observations dont l'une (1880) est particulièrement typique. Il suffit de la bien connaître pour avoir une opinion précise du gliome endophyte.

Dans ce cas, la prolifération cellulaire qui a engendré la tumeur a eu son point de départ dans la couche la plus interne de la rétine. Les deux couches granuleuses recouvrent extérieurement le nodule et ne prennent pas la moindre part à sa formation. Tandis que la face interne du néoplasme forme une saillie convexe et lobulée du côté du corps vitré, la face externe conserve partout le niveau normal et porte la couche externe des bâtonnets et des cônes, en général peu altérée.

La tumeur elle-même présente cette particularité que sa surface basale surplombe un peu, c'est-à-dire est un peu plus grande que la surface adhérente à la rétine, la masse celluleuse dense de la tumeur présente en grande partie une structure acineuse, c'est-à-dire la structure du tissu que nous connaissons. Près de la base se trouvent de gros vaisseaux sanguins.

Un assez grand nombre de gliomes endophytes ont été étudiés, Grolmann a publié en 1887 sur ce sujet un intéressant travail, à propos d'un cas de gliome observé à la clinique de Von Hippel, dans lequel on avait tout d'abord diagnostiqué un décollement de la rétine avec masses blanchâtres flottant dans le corps vitré. Grolmann passe en revue les faits connus et conclut à l'existence indéniable de cette variété proliférant longtemps exclusivement dans le corps vitré et capable, au début de son évolution, de devenir régressive et de s'arrêter. Hirschberg a rapporté cinq cas authentiques de gliome ayant subi cette métamorphose.

Grolmann insiste sur la multiplicité des lésions et sur la métastase des éléments gliomateux dans le corps vitré. Son observation est un type du genre. Rompe, Gama Pinto en ont signalé de semblables ; Treitel, cité par Grolmann, fait connaître un cas dans lequel le corps vitré était traversé par d'innombrables petits flocons que l'examen histologique montra composés de cellules gliomateuses, complètement semblables à celles de la tumeur principale.

Gama Pinto rapporte aussi un cas de gliome endophyte dans lequel des fragments détachés de la tumeur principale présentaient une prolifération nouvelle « on aurait affaire ainsi, dit-il, à une sorte d'*ensemencement* des germes gliomateux ».

Ces faits ont avec le nôtre une frappante analogie et c'est à cette partie de l'histoire du gliome que nous devons rattacher l'observation personnelle de gliome endophyte, opéré et guéri que nous avons déjà publiée (*Tumeurs de l'œil* t. I, p. 692).

Il s'agissait dans notre cas, non seulement d'un gliome endophyte, mais encore d'un gliome ayant entraîné la formation de foyers gliomateux dans le corps vitré.

Les foyers gliomateux sont rares, il n'y en avait que sept observations à l'époque (1887) où Grolmann a écrit son mémoire ; dans la plupart des cas, il s'agissait de gliome endophyte ayant ensemencé le corps vitré ; le fait de Grolmann, concernait d'un gliome *exophyte* dont les cellules avaient pu gagner l'intérieur de l'œil. Hoensell a décrit en outre deux cas d'affection gliomateuse du corps vitré, mais il est difficile de les rapprocher des précédents car cet auteur admet une dégénérescence gliomateuse primitive du tissu de l'humeur vitrée.

L'affirmation de Treitel, que les métastases dans le corps vitré n'ont lieu que pour les gliomes congénitaux, est contredite par les deux cas de Pinto et par les cas de Grolmann ; Treitel croit que les vaisseaux fœtaux du corps vitré constituent la voie par laquelle y pénètrent les cellules gliomateuses ; cette voie n'est pas nécessaire puisque, dans certains cas, celui de Grolmann par exemple, on a nettement constaté l'ensemencement direct du corps vitré. Treitel oppose à cette manière de voir la rareté de cet ensemencement, mais cette rareté s'explique très bien parce que, pour le gliome exophyte, de beaucoup le plus fréquent, les conditions sont très défavorables à la pénétration des cellules gliomateuses dans le corps vitré ; c'est l'inverse pour les gliomes endophytes, mais ces derniers étant rares et remplissant vite la coque oculaire, l'ensemencement ne peut être ni facilement ni souvent reconnu.

A côté de ces néoformations néoplasiques dans le corps vitré, il convient encore de signaler un processus inflammatoire chronique sur lequel Thieme a appelé l'attention. Il s'agit d'une néoplasie inflammatoire, couenneuse, très compacte en certains endroits remplissant le corps vitré, entourant notamment toute la face postérieure du cristallin.

Après avoir été endophyte pendant la première partie de son évolution, le gliome devient exophyte, c'est-à-dire gagne le tractus uvéal, le nerf optique, etc., etc. ; pendant cette évolution exophytique, la masse gliomateuse, formée primitivement dans le corps vitré, peut dégénérer, se transformer en une masse graisseuse et calcaire ; ainsi le gliome est en quelque sorte caché dans le tractus uvéal, et si ses symptômes sont masqués par des accidents inflammatoires, il peut passer inaperçu. SCHÖBL, qui a observé des faits de ce genre, leur a donné le nom de *crypto-gliome*.

3° EXTENSION DU GLIOME A LA CHOROIDE ET AU NERF OPTIQUE. — GLIOME EXOPHYTE. — ENVAHISSEMENT DE L'ORBITE. — KNAPP a bien étudié l'envahissement de la choroïde. Cet envahissement a lieu de deux façons, par contact direct et par germes dispersés.

Quand il y a contact avec la choroïde, les cellules gliomateuses se développent à l'intérieur de la choroïde, y entraînent la destruction de sa structure spéciale, y détruisent le tissu normal. Cependant, d'après KNAPP, les cellules gliomateuses, en prolifërant, respecteraient longtemps les cellules pigmentaires que l'on trouve plus ou moins désorganisées et dispersées dans les amas de cellules rondes.

L'envahissement par germes dispersés se fait à l'aide de petits fragments microscopiques qui, partis de la tumeur, traversent le liquide sous-rétinien, tombent sur la face interne de la choroïde et y prennent racine. Les foyers isolés ainsi développés grossissent et la choroïde prend un aspect tacheté de jaune, légèrement bosselé, visible à l'œil nu.

Les cellules morbides commencent à se développer entre la membrane pigmentée et la lame vitreuse qui leur oppose une assez longue résistance.

Bientôt la membrane vitreuse cède et les cellules gliomateuses pénètrent dans la choroïde où elles proliférent rapidement ; puis la choroïde est traversée et la masse morbide atteint le tissu supra-choroïdien, plus lâche, où elle se développe aisément. La choroïde ne tarde pas à être détachée de la sclérotique par la masse du néoplasme ; pendant que cette dernière membrane résiste plus ou moins efficacement au contact des éléments gliomateux, la première est repoussée vers l'axe de l'œil en subissant diverses déformations et altérations, mais elle se reconnaît toujours aux bandes noires, irrégulières qui la traversent, car le pigment n'est jamais complètement détruit.

Pendant toute l'évolution de ce processus, selon KNAPP il n'y aurait pas prolifération des éléments normaux de la choroïde autour des noyaux gliomateux. Il est intéressant de constater que ce fait est, d'une façon générale, en désaccord avec l'opinion de VIRCHOW, qui soutient que les germes dispersés des tumeurs excitent *in loco* les cellules normales à la prolifération.

LEBER accepte à peu près sans restriction l'opinion de KNAPP ; mais nous devons noter que GAMA PINTO, fidèle à la théorie de VIRCHOW, la met en

doute parce qu'on ne peut admettre, dit-il, une destruction du tissu choroïdien sous l'influence d'un pareil stimulus sans qu'il y ait réaction de la
part de la choroïde, sans une néoplasie simultanée des éléments choroï-
daux.

EISENLOHR adopte une opinion intermédiaire et il appuie, avec insistance,
sur l'énorme participation du système vasculaire sanguin de la choroïde à
la formation des nodules gliomateux.

D'après lui, au début, la tumeur choroïdienne est constituée par un
nodule plus ou moins gros qui s'étend entre la sclérotique et le pigment
rétinien. Un nodule de ce genre se compose de cellules serrées, partagées
en groupe par de nombreux tractus de tissu conjonctif; à un faible grossissement, le tout ressemble à un terrain traversé par de nombreux canaux.
Les gros vaisseaux sanguins, c'est-à-dire ceux du calibre des vaisseaux de
l'intérieur des masses gliomateuses du corps vitré, sont extrêmement rares.
Par contre, on est frappé du développement colossal des capillaires anastomosés. En dehors de ceux-ci, on remarque encore des lacunes sans paroi, de
forme très variable, en partie complètement vides, en partie remplies d'éléments très fins. Ces petites cellules, qui ont à peine le sixième ou le huitième
du diamètre des cellules gliomateuses voisines, montrent un noyau bien
visible dans son enveloppe protoplasmique. Les lacunes peuvent, dit encore
EISENLOHR, être considérées comme le centre d'un réseau de fentes très
claires, fines, également sans parois, s'anastomosant entre elles et reconnaissables seulement à un fort grossissement. Les capillaires sont caractérisés
par leur endothélium; ils sont nombreux et outre ces canaux sanguins on
rencontre de petits canalicules constitués par des endothéliums délicats,
remplis d'éléments lymphatiques et partant des lacunes décrites. Le pigment
qui se trouve dans le lobule s'y rencontre en grande quantité, d'après
EISENLOHR, dans la végétation du tissu conjonctif séparant les cellules gliomateuses.

En outre, toujours d'après le même auteur que nous suivons fidèlement,
dans le nodule choroïdien les cellules gliomateuses subissent une modification. Les formes rondes et ovales qui prédominent dans le corps vitré cèdent
ici le pas à des formes cellulaires à gros noyau, plus polygonales. Les
cellules gliomateuses, rares dans le corps vitré, sont très nombreuses. Il n'y
a pas dans la tumeur choroïdienne des zones de cellules de couleurs différentes comme dans le gliome du corps vitré. Par la méthode fuschine-
dalhia, les cellules rouges et bleues et les incolores se mélangent d'une façon
irrégulière. Il n'y a que les cellules des parois des capillaires qui se distinguent toujours par leur teinte rouge intense.

Nous avons tenu à rapporter avec tous ses détails importants la description d'EISENLOHR, plus moderne que celle de KNAPP et très différente dans ses
parties essentielles.

La description de KNAPP, très soignée et très minutieuse, a été adoptée
par les classiques allemands au moins jusque dans ces derniers temps;
celle d'EISENLOHR, que nous lui juxtaposons, montre qu'en pareille matière il

faut être réservé et que les gliomes propagés dans la choroïde s'y comportent très différemment.

D'autre part, BOCHERT a observé que le gliome, en pénétrant du corps vitré dans la choroïde prenait une structure particulière, la structure *sarco-mateuse*, et qu'il reprenait la structure lobée en traversant une seconde fois la lame vitrée pour revenir dans le corps vitré ; aussi le changement de forme dans la structure du gliome dépend du stroma de la choroïde et de la nutrition spéciale qu'il y reçoit.

Nos recherches personnelles nous permettent de prendre parti dans le différend qui sépare cês derniers auteurs. Nous sommes de l'avis de GAMA PINTO et d'EISENLOHR ; il est certain que les cellules de la choroïde prennent une large part au processus et que le gliome à ce niveau prend tous les caractères du sarcome.

La divergence de ces opinions s'expliquerait bien si l'on admettait l'hypothèse que nous avons exposée plus haut qui consiste à diviser les gliomes de la rétine en deux groupes : 1° le type commun, du genre nerveux, développé dans les éléments mêmes de la rétine ; 2° Le sarcome développé aux dépens des éléments du feuillet moyen inclus dans la rétine (vaisseaux) variété rare. La première variété étant formée d'un tissu spéci-fique évoluerait dans la choroïde sans que celle-ci prenne part au processus, la seconde variété, par sa nature sarcomateuse, entraînerait dans la choroïde une prolifération morbide de tous les éléments conjonctifs et vasculaires qu'elle contient.

Quoi qu'il en soit, un fait reste constant, c'est que dans la choroïde le gliome rétinien ne conserve plus, quand il la possède au début dans la rétine elle-même, la structure *angio-tubulée* pour revêtir la forme glio-sarcomateuse sur laquelle VIRCHOW a insisté le premier.

Sous l'influence du processus la choroïde se gonfle en forme de gâteau ou en une plaque cohérente atteignant jusqu'à 1 centimètre et plus d'épaisseur, à surface inégale, ondulée en dedans, la choroïde épaissie est séparée de la tumeur primitive, en général déjà complètement ramollie, par l'épithélium pigmentaire visible encore sous la forme d'un tractus plus ou moins altéré. La substance des tumeurs choroïdiennes est plus homogène et plus translucide que celle des tumeurs rétiniennes et d'une consistance plus ferme.

Pendant que se déroule ce processus, la cavité bulbaire est fortement rétrécie par le développement des tumeurs intra-oculaires ; les parties de la rétine qui ne sont pas détruites sont complètement repoussées au fond de l'œil ; le cristallin présente aussi d'intéressantes modifications anatomo-pathologiques qui ont été décrites pour la première fois minutieusement par PINTO.

D'abord la lentille s'aplatit, en partie sous la pression directe de la tumeur, en partie par la résorption de la substance cristallinienne liquéfiée. Le sac capsulaire est allongé de telle façon qu'entre lui et le cristallin il y a à l'équateur un grand intervalle rempli d'exsudats coagulés, comme si la capsule avait été tirée des deux côtés par la zonule, au moment où la tumeur commençait à écarter l'une de l'autre les parois du bulbe.

PINTO remarque que la prolifération de l'épithélium capsulaire est l'un des premiers symptômes de l'envahissement du cristallin par le gliome, et GROLMANN confirme cette opinion. Dans le cas de ce dernier auteur, l'épithélium aurait proliféré ; dans l'espace situé entre le cristallin et la capsule ; en dehors de nombreuses gouttes graisseuses, il y avait des cellules gonflées, de forme discoïde, à protoplasma granuleux. Les fibres cristalliniennes étaient tantôt séparées par l'exsudat, tantôt partiellement détruites et transformées en masses homogènes spéciales de forme irrégulière.

A proximité de la capsule antérieure, GROLMANN a vu de nombreuses cellules vésiculaires provenant manifestement en plusieurs endroits des fibres cristalliniennes. Les fibres cristalliniennes étaient renflées en forme de massue et munies d'un noyau dans l'extrémité épaissie.

En une partie de la capsule antérieure, les éléments gliomateux avaient, toujours dans le cas de GROLMANN, pénétré et s'étaient disposés en chapelet entre les fibres cristalliniennes.

THIEME a également étudié les lésions du cristallin dans le gliome : il a trouvé les fibres cristalliniennes séparées les unes des autres par un exsudat coagulé ; beaucoup .étaient détruites, d'autres transformées en masses globuleuses homogènes. Il insisté sur le siège de l'exsudat au niveau de la région équatoriale.

PANAS et ROCHON-DUVIGNEAUD ont aussi décrit les lésions du cristallin ; dans un de leurs cas, ils ont trouvé la cristalloïde rompue, des globules sanguins avaient pénétré dans le sac capsulaire, les fibres du cristallin étaient transformées en boules hyalines, en amas granuleux ; ils ont de plus constaté une curieuse lésion se rattachant aux altérations de la chambre antérieure : c'est la formation sur la face antérieure de la cristalloïde d'une couche épithélioïde parfaitement régulière, analogue à celle qui double la membrane de DESCEMET. Nous avons également fait l'examen d'un œil dans lequel le cristallin a été envahi et dissocié par le tissu gliomateux.

De très bonne heure, le *nerf optique* est impliqué dans le processus. La prolifération gliomateuse suit d'habitude le centre du nerf, tandis que les gaines et la charpente conjonctive restent indemnes au début, et par là le gliome se distingue essentiellement du sarcome de la choroïde qui se propage le long des gaines vaginales du nerf optique ; nous aurons l'occasion de revenir sur cette distinction capitale à propos du diagnostic anatomique différentiel du gliome de la rétine et du leuco-sarcome de la choroïde.

Ce n'est qu'à une période beaucoup plus avancée qu'apparaissent, dans la gaine du nerf optique, des tumeurs secondaires, qui sont le point de départ de l'infection de l'orbite. Les fibres nerveuses sont d'abord détruites très vite ; les cellules gliomateuses se propagent grâce à elles vers le chiasma, l'atteignent et avec lui la cavité encéphalique.

La sclérotique est également le siège fréquent de noyaux secondaires. Ils se développent d'habitude sur la face externe de cette membrane, plus rare-

ment entre deux de ses lames écartées l'une de l'autre. C'est par les capillair[es]
lymphatiques que se produirait, d'après EISENLOHR, l'infiltration de la sclér[o-]
tique, infiltration qui, au début, revêt pour cette raison l'aspect linéaire. C[es]
infiltrations linéaires déterminent bientôt la formation de grosses mass[es]
gliomateuses par irruption dans les voies lymphatiques voisines et plus c[es]
masses sont volumineuses plus s'efface le mode initial de leur formation. L[es]
vaisseaux sanguins sont entourés de préférence par les cellules gliomateuse[s]
et LEBER signale la présence d'excroissances gliomateuses microscopiques [le]
long des vaisseaux émissaires et des nerfs ; c'est par là que se fait commun[é-]
ment la propagation des cellules morbides de dedans en dehors.

Les nodules épiscléraux sont assez longtemps isolés et bien séparés [du]
néoplasme intra-oculaire ; mais bientôt la sclérotique, prise entre ces deu[x]
foyers de destruction, cède malgré toute sa résistance naturelle ; le néoplasm[e]
intra-oculaire perforant la coque de l'œil va s'unir au nodule épiscléral qui l[ui]
facilite son effraction.

L'évolution de la tumeur dans l'intérieur de la coque oculaire peut abou[-]
tir à deux états distincts sur lesquels il importe de nous arrêter un insta[nt]
avant d'arriver à l'étude de l'extension extra-oculaire du néoplasme, aux méta[-]
tases. Ces deux états sont l'un, fréquent, l'oxophtalmie fongueuse, l'autr[e]
très rare, la phtisie passagère du bulbe. Nous allons successivement l[es]
décrire.

4° EXOPHTALMIE FONGUEUSE, MÉTASTASES, TUMEURS RÉCIDIVANTES. — L'exophta[l-]
mie fongueuse est la règle après la perforation de la cornée ou de la parti[e]
antérieure de la sclérotique ; débarrassée de la barrière qui la retenait, [la]
tumeur se jette en quelque sorte en dehors du bulbe et prolifère abondammen[t]

La perforation de la cornée résulte de l'infiltration de son tissu par le[s]
cellules gliomateuses ou, et peut-être le plus souvent, d'une sorte de *kérati[te*
neuro-paralytique* entraînée, comme dans le glaucome, par l'exagération d[e]
la pression intra-oculaire. Il se produit une fonte purulente de la cornée et [le]
gliome vient bien vite boucher l'ouverture ainsi produite. Il s'étale en dehor[s]
de la perforation sous forme d'un champignon fongueux, mamelonné, sa[n-]
glant, grossissant avec rapidité, pouvant atteindre le volume d'un gros œu[f]
du poing, et même celui d'une tête de fœtus (fig. 124).

Pendant que l'exophtalmie fongueuse s'établit, et aussi lorsque la corné[e]
et la sclérotique se défendent efficacement, le fongus médullaire n'appara[ît]
pas entre les paupières, les phénomènes de métastase s'affirment dans l'orbit[e]
et dans l'économie.

La tumeur gagne le tissu orbitaire, quelquefois par la gaine du ner[f]
optique, plus souvent par les tumeurs épisclérales qui entourent peu à peu [le]
bulbe et finissent par le recouvrir complètement. L'infiltration se fait lente[-]
ment dans les parties voisines, à l'aide de petits foyers microscopiques qu[i]
deviennent de gros nodules, se multiplient et s'unissent de façon à remplace[r]
complètement le tissu orbitaire.

La dissection minutieuse du contenu de l'orbite permet de reconnaître a[u] milieu du néoplasme le nerf optique très altéré, les muscles et les nerfs plus ou moins intacts. Bientôt le squelette de l'orbite est attaqué et les cellules gliomateuses prolifèrent dans l'os. Les cavités voisines, les tissus, surtout la cavité cranienne, sont envahis ; de grosses tumeurs apparaissent dans les régions frontale et temporale, donnant au petit malade une physionomie caractéristique.

C'est surtout le nerf optique devenu gliomateux qui apporte l'affection dans la cavité cranienne ; le chiasma, le nerf optique du côté opposé et bientôt

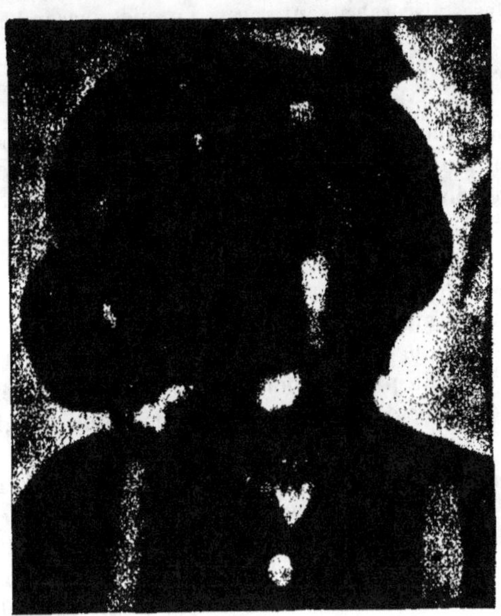

Fig. 124.
Gliome de la rétine, énorme récidive orbitaire (ROHMER).

le cerveau lui-même sont envahis. De grosses masses gliomateuses prennent place dans le crâne cérébral et détruisent, avant que l'enfant succombe, une quantité relativement énorme de substance cérébrale.

La pie-mère et la dure-mère, la première membrane surtout, sont également le siège de foyers néoplasiques abondants et volumineux. Les nerfs craniens sont englobés dans leur trajet intracranien jusqu'à la moelle et aux méninges rachidiennes.

Les ganglions lymphatiques parotidiens et sous-maxillaires deviennent malades ; PANIZZA a même constaté la dégénérescence gliomateuse de la glande parotide ; mais il convient de remarquer que les engorgements ganglionnaires sont relativement rares et que ce n'est pas en somme par la voie lymphatique que se généralise le gliome de la rétine.

Il se généralise surtout par la *voie sanguine*. Les tumeurs gliomateuses apparaissent de préférence dans les os, dans ceux du crâne d'abord, soit au niveau du diploé, soit dans le périoste cranien, ou dans la dure-mère. La clavicule est également le siège de foyers métastatiques ; viennent ensuite les côtes, l'humérus, etc.

L'organe interne le plus souvent atteint est le *foie*, ainsi qu'il fallait s'y attendre puisque les colonies métastatiques suivent la voie sanguine. Bizzozero les y a étudiées ; les reins et les ovaires ont été intéressés dans des cas de Rusconi, et de Heymann et Fielder ; mais il est juste de remarquer avec Leber que ces métastases viscérales sont rares. Le sujet succombe d'habitude avec des lésions orbitaires et crâniennes.

Ajoutons, enfin, que les tumeurs qui se produisent après l'ablation chirurgicale du mal naissent d'habitude du tronc du nerf optique, excisé seulement jusqu'au trou optique, ou des nodules gliomateux déjà inclus dans les parois osseuses de l'orbite et que l'exentération la plus complète n'a pu supprimer. Ces tumeurs récidivantes sont remarquables par l'extrême rapidité de leur développement.

5° Phtisie du bulbe. — Régression temporaire du gliome. — On a signalé dans l'évolution du gliome la possibilité d'une régression temporaire qui n'est pas niable dans le vrai gliome, mais qu'on a souvent confondue avec l'évolution normale du pseudo-gliome ; dans la vieille littérature, avant le diagnostic histologique des tumeurs de l'œil, de pareilles confusions ont souvent été faites.

Lorsque la régression temporaire se produit sur un vrai gliome, après quelques semaines ou quelques mois, la tumeur se remet à croître ; le bulbe se remplit de nouveau, éclate, et la masse spongieuse envahit l'orbite.

Von Ammon, qui observa un de ces cas pendant le recroquevillement, crut que c'était la guérison, mais Weller, qui vit plus tard l'enfant, put suivre jusqu'à la mort l'évolution du fongus.

Sichel, qui a cru à la possibilité de la guérison spontanée ou médicale du gliome, a fait connaître l'observation d'un enfant atteint dans les deux yeux d'encéphaloïde congénital. La marche avait d'abord été la même des deux côtés, mais l'un des yeux se rompit et s'atrophia, pendant que le deuxième présentait les signes d'un cancer encéphaloïde auquel l'enfant succomba. Sur l'œil atrophié on ne voyait, à la coupe, aucune trace du cancer encéphaloïde et Sichel considéra de ce côté la guérison comme démontrée. On est en droit d'objecter que, si la mort de l'enfant n'était pas venue si vite, le gliome de l'œil en régression aurait repullulé, et avec Wintersteiner nous pensons que ce cas, dont l'examen anatomique est incomplet, ne démontre nullement la réalité de la guérison spontanée.

La possibilité de cette guérison avait, avant Sichel, été admise par Maunoir ; elle a été également défendue par Brailey, qui a fait connaître à ce sujet une observation analogue à celle de Sichel.

Chez une petite fille de seize mois, dans les yeux de laquelle les parents remarquaient depuis deux semaines des reflets particuliers, l'œil gauche présentait les phénomènes typiques d'une tumeur rétinienne, et l'œil droit un reflet gris, ayant l'aspect d'un décollement de la rétine. On fit le diagnostic de gliome exophyte ; dix mois plus tard, l'enfant fut pris des symptômes d'une panophtalmie aiguë suppurative de l'œil droit, avec stupeur et phénomènes méningitiques. Les [accidents s'amendèrent et dans l'espace de trois mois le globe oculaire se recroquevilla jusqu'à n'être plus qu'un moignon atrophique, indolore. Ce moignon resta plus de deux ans dans cet état, tandis que la tumeur de l'œil gauche évolua, comme évoluent les gliomes, en remplissant l'orbite, en provoquant des métastases et la mort. Ces deux faits manquent d'un examen histologique attentif et la guérison spontanée du gliome n'est pas prouvée.

Mais la régression *temporaire* du gliome de la rétine est certaine. C'est ainsi qu'Hirschberg a découvert 5 cas bien établis dans lesquels l'évolution rétrocéda. Dans 4 de ces cas il y eut d'abord vive inflammation et perforation de la cornée, après quoi se produisit le processus régressif (Wardrop, de Graefe, Weller, Knapp). De Graefe pensait que cette rétraction de la tumeur était toujours la conséquence d'inflammations et généralement d'inflammation purulente intra-oculaire, favorisée par la nécrose du néoplasme. Leber adopta cette manière de voir, mais il tint compte également de l'indication de Vrchow que « les masses désagrégées, en dégénérescence graisseuse, sont particulièrement propres à la résorption. » Avec raison Hirschberg a d'ailleurs fait remarquer que la grande richesse vasculaire de la tumeur favorise ce processus de résorption. Cet auteur écrit : « Dans ma collection se trouvent les yeux d'un enfant chez lequel, immédiatement après la naissance, j'ai reconnu un encéphaloïde des deux rétines et qui, au bout d'un an environ, a succombé à cette affection. La marche de la maladie a d'abord été la même dans les deux yeux ; plus tard l'un d'eux s'était rompu et atrophié ; dans celui-ci la dissection n'a montré aucune trace du gliome. L'autre œil, très volumineux, présente tous les caractères anatomiques du cancer encéphaloïde à sa dernière période. Nous avons d'ailleurs dans notre *Traité des tumeurs*, t. I p. 648, réuni les faits connus en 1901, de régression temporaire.

Cette partie de la question nous intéresse d'autant plus que nous avons nous-même fait l'examen histologique attentif d'un cas de régression temporaire qui offre un grand intérêt. Avant d'en entretenir le lecteur, il sera nécessaire de passer en revue les faits les plus intéressants qui ont été publiés sur ce sujet. Ce sont ceux de Wadsworth, de Knapp, de Grolmann, de Treacher Collins et de Wintersteiner. Ces deux derniers faits seulement sont appuyés par un examen histologique.

Le cas de Wadsworth concerne un enfant de six mois, chez lequel la mère remarqua une tache de la grosseur d'une tête d'épingle ; jusqu'au quatorzième mois l'œil resta sans modification ; à ce moment il se produisit des phénomènes inflammatoires qui se terminèrent par une diminution du volume de l'œil. Cette diminution persista pendant vingt mois. Lorsque, à cette époque, WADSWORTH observa l'enfant, il y avait du gonflement et de la rougeur des paupières, du chémosis, de l'exophtalmie et de l'opacité dans la cornée. On fit l'extirpation du bulbe, qui fut suivie d'une prompte récidive dans l'orbite et de la mort rapide du sujet.

Le cas de KNAPP est remarquable par l'alternance répétée de grossissement et de diminution de l'œil.

Chez un garçon de quinze mois, au milieu de violents phénomènes inflammatoires, l'œil augmenta de volume ; huit jours auparavant, on avait remarqué un reflet jaune dans la pupille ; huit jours après, l'œil se rompit, se vida, et bientôt se rétracta de telle façon qu'au bout de trois semaines il n'était plus qu'un petit moignon indolore.

Cette rétraction ou régression ne dura que trois mois ; à ce moment l'œil gonfla de nouveau, se rompit encore, se referma et recommença à diminuer de volume. Neuf mois après le début visible de la maladie, la tumeur sortant de la fente palpébrale avait la grosseur d'une grosse noisette et fut extirpée ; il y eut récidive rapide dans l'orbite et, malgré le curettage qui fut pratiqué, l'enfant succomba.

Le cas de GROLMANN est remarquable parce que les phases de la régression ont pu être suivies à l'ophtalmoscope et que la tumeur régressa sans recroquevillement du bulbe.

Il s'agit d'un enfant de six ans dont, quatre ans auparavant, l'œil droit avait été énucléé pour gliome de la rétine. L'œil gauche présentait les signes évidents de la même tumeur.

Deux jours après le début d'une cure de frictions, la masse diminuait de telle sorte que la papille, invisible avant, devenait visible ; dix jours après, les bords de la tumeur se dentelèrent ; des extrémités jaunes blanchâtres se détachèrent et tombèrent dans le corps vitré. Au bout de sept autres jours, la tumeur était si petite que le reflet jaune n'était visible que lorsqu'on faisait abaisser le regard et qu'on dilatait la pupille. Cinq semaines après, apparurent tout à coup dans le corps vitré de nombreux nodules à reflets dorés fixés à de fines membranes ou flottant librement.

L'acuité égalait 2/3. Deux mois après se produisirent des phénomènes d'inflammation, la tumeur recommença à croître, l'œil se remplit, le segment antérieur devint ectasique, la cornée se perfora et l'enfant succomba à des métastases. La maladie avait duré deux mois en présentant cette particularité que, pendant la diminution du néoplasme, le bulbe n'avait pas changé de volume.

On remarquera que ces observations de WADSWORTH, de KNAPP et de GROLMANN, malgré leur intérêt évident, ne contiennent aucun renseignement histologique sur ce qui se passe au sein de la tumeur pendant la régression. Il y a en effet très peu d'examens anatomiques d'yeux énucléés pendant cette période. Nous ne pouvons citer ici que le fait de TREACHER COLLINS et celui de WINTERSTEINER :

TREACHER COLLINS décrit ainsi son cas :

« L'œil gauche, fortement revenu sur lui-même, mesurait seulement

12mm,5 dans son diamètre antéro-postérieur et transversal. Le diamètre
vertical de la cornée est fortement diminué ; cette dernière, ainsi que la
sclérotique, est épaissie. Toute la cavité de l'œil est remplie d'une substance
grise. Absence de cristallin. Au microscope, la néoformation se montra

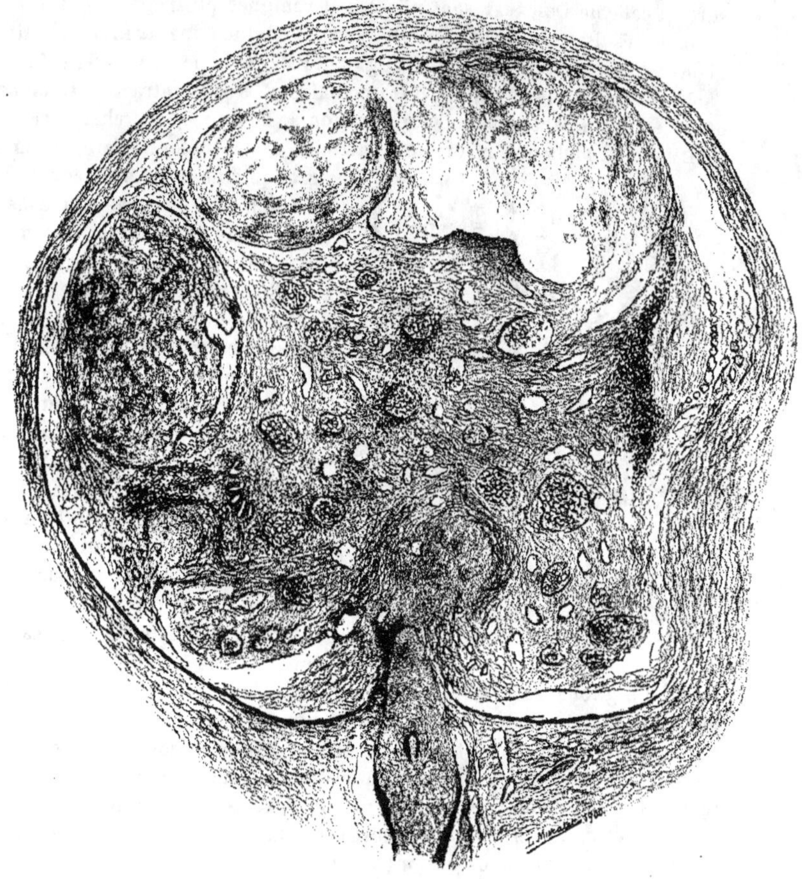

Fig. 125.

Gliome en voie de régression. On y distingue en particulier des îlots dégénérés ; à droite,
près de la sclérotique, se trouve le cristallin limité du côté de la tumeur par des débris
d'uvée.

.composée des mêmes cellules que la tumeur remplissant l'œil droit. Le
caractère et la disposition des cellules sont ceux du gliome ; dans la choroïde il
existe des signes d'une inflammation antérieure. La cornée est vascularisée,
ne possède ni membrane de Bowman, ni membrane de Descemet, elle est
visiblement perforée. »

Le cas de Wintersteiner concerne un globe oculaire qui, malgré une
énorme perforation épibulbaire, n'était pas augmenté de volume. « La cornée
est plate et épaissie, ses lamelles sont ondulées, la membrane de Bowman et
surtout celle de Descemet sont plissées et rompues plusieurs fois. J'interpré-
terai ce résultat en disant que la cornée, tendue auparavant à la suite du
glaucome secondaire et ayant augmenté de volume, s'est affaissée après
l'abaissement de la pression intra-oculaire et s'est contractée. Il faudrait
dans ce cas, en l'absence d'une perforation de la cornée, chercher la cause du
ratatinement dans une résorption partielle de la tumeur nécrosée sur une

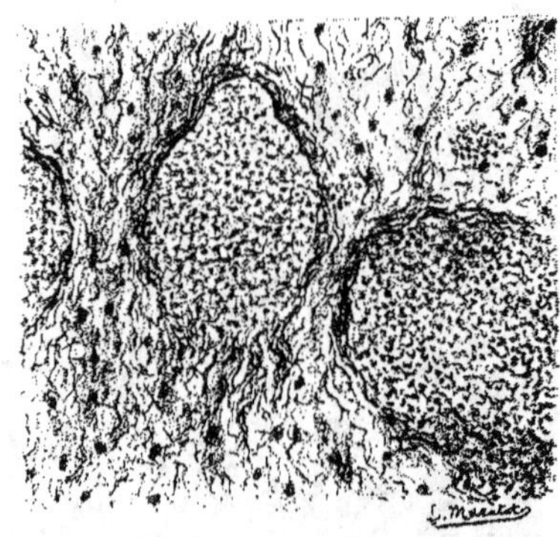

grande étendue. En faveur de cette
manière de voir parle la constitution sèche et caséeuse des masses
existant encore. »

Nous avons tenu à faire connaître
cette dernière observation de Wintersteiner, mais nous croyons devoir
faire remarquer qu'elle ne se présente pas avec les caractères ordinaires de la régression temporaire.
Il n'y a qu'à voir à ce sujet dans le
livre de l'auteur la figure 12 de la
planche II qui représente la pièce
en question. Il s'agissait d'un gliome
exophyte largement propagé à l'orbite.

Bien différent est le cas que
nous avons à faire connaître. Il

Fig. 126.

Gliome en voie de régression. Ilots en voie
de dégénérescence graisseuse et calcaire au
milieu d'un tissu fibro-sarcomateux.

trait à un gliome enlevé à la période de régression temporaire et dont l'examen histologique complet a pu être pratiqué.

Ce gliome appartenait à la variété de l'angiosarcome et il nous a été
possible de faire le diagnostic, d'une part à cause des masses abondantes
tombées en nécrobiose et de l'autre par l'exclusion de toute autre tumeur
intra-oculaire. Le tissu était d'ailleurs celui du gliome par sa structure intime.
L'étude histologique nous a montré que ce tissu gliomateux se transformait
en éléments conjonctifs adultes, fibreux, et ceci n'étonnera pas ceux qui
croient, comme nous, que le gliome peut être d'origine mésodermique lorsqu'il se développe aux dépens des vaisseaux rétiniens et de leurs gaines
adventices. Les figures 125 et 126 montrent tous les détails de la structure
font comprendre les étapes de cette marche régressive.

Ce cas mérite donc d'être rangé à côté de ceux qui ont présenté une phase
de régression temporaire. Les signes cliniques, consignés dans cette observation par M. le Dr Cabannes, qui a observé le petit malade, étaient manifestement ceux d'une tumeur qui rétrocède et d'un œil qui s'atrophie.

Il reste donc bien acquis que les cas de prétendues guérisons du gliome
par un traitement médicamenteux sont très probablement de simples cas

régression temporaire ; mais il n'est pas moins certain que ce processus régressif tient une certaine place dans l'histoire du gliome et qu'en clinique il faut compter avec lui.

En terminant ce paragraphe nous devons appeler l'attention sur les combinaisons du gliome avec d'autres affections ; il peut se développer sur un moignon résultant d'une panophtalmie, sur un œil atrophié après une blessure, sur un œil en dégénérescence staphylomateuse.

C. — *Étiologie et pathogénie.*

Les causes du gliome rétinien sont très obscures et nous ne connaissons rien de précis sur le mécanisme intime qui préside à sa formation.

Un certain nombre de données étiologiques méritent cependant d'être connues, ainsi que quelques hypothèses vraisemblables. Nous allons les rapporter avec tous les détails nécessaires.

Le gliome de la rétine est une affection *de l'enfance,* apparaissant surtout de un à quatre ans, et inconnue après douze ans. Il est souvent congénital et le nombre des cas de ce genre est sans doute beaucoup plus fréquent qu'on ne l'a dit, car bien souvent l'affection ayant débuté dans la vie intra-utérine n'apparaît à l'observateur que dans les premiers mois ou même les premières années.

Le germe morbide peut tenir à une disposition *héréditaire.* Sichel a vu quatre enfants de la même famille successivement atteints de gliome, DE GRÆFE deux enfants sur six, et VIRCHOW a constaté l'affection sur huit enfants de la même famille. On a quelquefois signalé chez les ascendants collatéraux des jeunes gliomateux la présence du cancer de l'œil (DE GRÆFE, KNAPP, THOMSON).

Le *sexe masculin* est un peu plus exposé au gliome que le sexe féminin.

L'œil droit et l'œil gauche sont atteints dans la même proportion et la bilatéralité n'est pas rare ; on l'observera, d'après HIRSCHBERG, dans 18 p. 100 des cas ; les cas congénitaux intéressent presque toujours les deux yeux. On l'a vu se développer sur un œil microphtalme (GINSBERG).

La *fréquence,* par rapport aux autres maladies de l'œil, est de 0,04 à 0,06 p. 100 ; si nous ajoutons à ces données que le gliome de la rétine est au début une affection purement locale, survenant chez des sujets sains, vigoureux, nous aurons épuisé tout ce qu'il importe de savoir des circonstances étiologiques que la clinique nous a fait connaître au sujet de cette affection.

Essayons maintenant de pénétrer le mécanisme de sa formation.

Éliminons tout d'abord les bactéries au sujet desquelles KNAPP et LEBER ont fait des expériences négatives d'inoculation et de culture, et examinons attentivement le rôle des éléments embryonnaires aberrants, anormalement immigrés dans une couche de la rétine qui n'est pas la leur et s'y comportant, pour former un néoplasme, selon le processus invoqué par COHNHEIM dans sa théorie sur le développement des tumeurs.

A l'appui de cette théorie, il convient de remarquer l'apparition simultanée du gliome sur les deux yeux, sa production exclusive chez l'enfant, les cas congénitaux et enfin ceux qui concernent plusieurs enfants de la même famille.

EISENLOHR insiste, après KÖLLIKER, sur la présence dans le corps vitré de cellules mésodermiques embryonnaires qui se trouvent particulièrement le long des vaisseaux pendant la période embryogénique de l'œil. La production du gliome pourrait tenir à un défaut de régression des cellules qui les accompagnent, à cause des anastomoses qui existent entre le système vasculaire périphérique du corps vitré et l'artère centrale de la rétine. La communication du système circulatoire transitoire avec le système durable de l'artère centrale de la rétine peut expliquer la présence, dans cette membrane, de cellules mésodermiques aberrantes. S'il en est ainsi, les éléments morbides doivent évoluer de préférence dans la région ciliaire, car c'est à ce niveau qu'ont lieu les anastomoses des deux réseaux sanguins chez l'embryon.

La clinique appuie, dans une certaine mesure, cette manière de voir. Après avoir examiné tous les cas où le siège du mal à son début a été précisé, EISENLOHR a constaté que 11 fois sur 18, le gliome s'était développé dans le segment antérieur de la rétine, ce qui tend à faire admettre qu'il y a, ou qu'il y a eu à un certain moment, dans la région du corps ciliaire des conditions anatomiques spéciales favorables à l'éclosion des germes gliomateux.

KLEBS et ZIEGLER sont d'avis que le développement du gliome remonte à l'époque de la vie fœtale, et leur opinion est bien d'accord avec celle d'EISENLOHR puisque les vaisseaux du corps vitré subissent la régression dans le dernier tiers de la vie intra-utérine.

Le cas très intéressant d'HELFREICH appuie cette manière de voir. Il s'agit d'une fillette de dix-huit mois chez laquelle un gliome bilatéral était accompagné de décollement rétinien, de microphtalmie, absence de nerf optique et défaut de développement des couches optiques. La rétine complètement détachée, même au niveau de la papille était repoussée en avant et avait subi une dégénérescence gliomateuse totale. L'enfant ayant succombé à dix-huit mois à une affection intercurrente, l'examen des yeux montra qu'ils étaient tous les deux gliomateux ; sur l'œil gauche le néoplasme commence derrière le cristallin pour s'étendre ensuite dans tout le globe ; dans l'œil droit le gliome moins avancé, a le même point de départ dans les parties antérieures de la rétine.

La théorie hypothétique que nous exposons ici, d'après EISENLOHR, rend surtout compte du développement du gliome pendant la vie intra-utérine ; mais il peut aussi, à la rigueur, s'appliquer au développement du néoplasme après la naissance. En effet, une infection de la rétine par des cellules mésodermiques dans la période post-embryonnaire est possible pourvu que les conditions de l'infection existent, notamment la conservation de cellules mésodermiques et la pénétration des vaisseaux embryonnaires du corps vitré qui s'anastomosent avec l'artère centrale. Dans ces cas d'infection extra-utérine la régression des vaisseaux embryonnaires aurait été très retardée, de façon que le moment favorable pour une émigration éventuelle des germes de tumeur dans la rétine a pu être prolongé jusqu'à une période assez avancée de la vie. On voit des cas, dit EISENLOHR, dans lesquels une prolifération déjà commencée reste longtemps stationnaire et même rétrocède; il n'est donc pas étonnant que le début proprement dit du développement gliomateux ne se produisent qu'après des années.

Nous avons tenu à exposer assez complètement cette théorie, parce qu'elle est séduisante à certains égards et nous fait comprendre assez bien quelques particularités dans le développement du gliome, mais elle se heurte à une bien grave objection. Elle ne peut s'appliquer qu'au gliome rétinien de nature sarcomateuse d'origine mésodermique ou conjonctive ; il existe, sans doute ainsi que nous l'avons dit, des tumeurs de ce genre, dans une proportion encore imprécise, mais il est au moins probable que beaucoup de gliomes rétininiens sont des tumeurs d'*origine ectodermique*, et ceux-là ne peuvent s'expliquer par la théorie chère à EISENLOHR.

Il faut admettre, pour appliquer au neuro-gliome ganglionnaire et au neuro-épithéliome la théorie de COHNHEIM, que, dans la rétine, des cellules appartenant à une couche peuvent immigrer dans une couche voisine. CAJAL a d'ailleurs établi ce fait par des observations nombreuses ; il a trouvé souvent dans la couche des cellules ganglionnaires des cellules appartenant à la couche granuleuse. Récemment, WINTERSTEINER a découvert ce fait intéressant que, dans le début du gliome, on rencontre des amas cellulaires dans des couches auxquelles, a cause même de leur nature, ils n'appartiennent pas. Dans le cas de neuro-gliome ganglionnaire le germe du mal serait donc, comme dans le cas de sarcome rétinien, une malformation de la rétine ; ce sont des cellules embryonnaires, d'origine ectodermique, « émigrées », qui n'ont pas été employées dans la constitution de l'organisme et demeurent tranquilles jusqu'à ce qu'un jour elles commencent à proliférer spontanément ou sous l'influence d'une circonstance inconnue.

C'est là tout ce qu'on peut dire de précis sur l'étiologie et la pathogénie du gliome ; c'est peu, car le problème est loin d'être ainsi résolu. Nous arrivons simplement à admettre pour les diverses variétés de tumeurs rétiniennes la théorie de COHNHEIM pour les tumeurs en général. Il nous suffira de remarquer que, dans la rétine, les malformations signalées par CAJAL sont très fréquentes alors que les gliomes sont très rares pour établir une fois de plus qu'il y a au-dessous ou plutôt au-dessus de tout ceci une cause inconnue, un *primum movens* que la pathologie générale n'a pas encore dégagé et dont la connaissance pourrait seule satisfaire ici notre curiosité inquiète.

D. — Symptomatologie.

Nous diviserons l'étude clinique du gliome de la rétine, comme celle des sarcomes de la choroïde, en quatre périodes bien distinctes :

1° La période des troubles visuels ;
2° La période glaucomateuse ;
3° La période de perforation de la coque oculaire ;
4° La période de généralisation.

Nous ferons une courte description de chacune de ces périodes, nous réser-
vant d'insister particulièrement sur le diagnostic.

1° Période des troubles visuels. — Les débuts de l'affection passent généralement inaperçus à cause de l'âge de l'enfant, habituellement trop jeun[e]
pour appeler l'attention sur des troubles d'abord purement subjectifs. Lorsqu[e]
le hasard permet à l'ophtalmologiste d'examiner un gliome dans le premier stad[e]

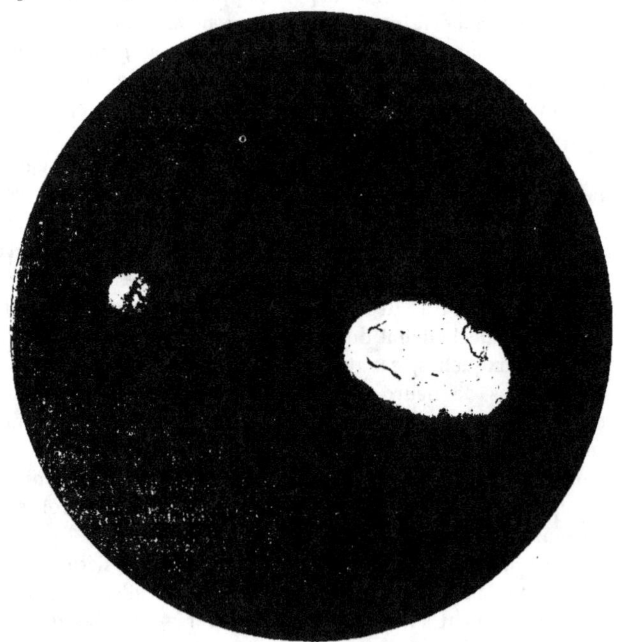

Fig. 127.

Gliome au début, œil droit, image renversée ; enfant de dix-huit mois dont l'autre œ[il]
était atteint d'un gliome à la période glaucomateuse Gonin).

de l'affection, il aperçoit une masse cotonneuse (fig. 127), blanc brillant, no[n]
vascularisée avec des contours indécis. Autour des foyers principaux on vo[it]
des foyers secondaires ; quelquefois le corps vitré envahi présente dans so[n]
intérieur de petits nodules gliomateux en voie d'évolution. De Wecker insist[e]
beaucoup sur la ressemblance de la production gliomateuse avec une mass[e]
cotonneuse et les foyers de rétinite albuminurique.

Bientôt le siège change, parce qu'à la dégénérescence de la rétine s'ajou[te]
le décollement de la partie qui n'est pas dégénérée. La cécité devient com[plète], et la pupille se dilate. C'est à ce moment qu'apparaît le reflet de l'œil d[u]
chat amaurotique sur lequel, depuis, Beer et tous les auteurs ont tant insist[é] ;
on voit, en effet, dans le fond de l'œil un reflet analogue à celui que donn[e]

le *tapetum lucidum* de l'œil de chat. La production de ce reflet dans le gliome s'explique facilement puisqu'on y trouve toutes les conditions de cette production : surface blanche, fortement réfléchissante, située bien avant du foyer postérieur de l'œil, et forte dilatation de la pupille.

Le reflet clair venant du fond de l'œil apparaît d'abord uniquement dans la demi-obscurité, quand la pupille est bien dilatée, ensuite dans un jour plus considérable, et plus tard au grand jour ; son éclat varie d'ailleurs selon la situation qu'occupe l'observateur par rapport au malade ; très visible sous une certaine incidence, il peut dans une autre position passer inaperçu.

L'examen ophtalmoscopique, rarement pratiqué à cette période, permet de voir les masses cotonneuses, la dégénérescence de la rétine et son décollement ; il peut arriver, ainsi que la chose avait lieu dans un cas personnel, que l'éclairage latéral, direct, et à l'image renversée ne montre que la rétine décollée et bombée au-dessus du néoplasme de façon à en masquer les symptômes objectifs.

Peu à peu la tumeur grossit et envahit le globe de façon à prendre la place de la rétine décollée ; le reflet augmente d'intensité : on distingue nettement des parties plus brillantes que d'autres ; ce sont celles dans lesquelles la rétine a subi la dégénérescence graisseuse et calcaire. Au lieu des vaisseaux normaux de la rétine, on voit, à la surface de la tumeur, un réseau plus ou moins étendu de vaisseaux serrés. On peut ainsi suivre les progrès du néoplasme intra-oculaire à travers une pupille de plus en plus large, limitée par un iris atrophié et aminci, jusqu'au moment où le cristallin, gêné dans sa nutrition, perd sa transparence et empêche tout examen direct du néoplasme.

Ajoutons, pour achever le tableau des symptômes de cette première période, que la dilatation de la pupille est toujours grande, malgré l'intégrité de l'autre œil, parce que la compression de l'iris empêche le libre jeu du réflexe pupillaire et que la cécité de l'œil intéressé est habituellement complète au moment où le reflet apparaît ; quelquefois cependant une perception lumineuse, relativement importante, est conservée. Cela dépend évidemment de l'étendue du décollement qui peut pendant assez longtemps ne pas être total.

2° **Période glaucomateuse.** — Cette période est celle de l'hypertension glaucomateuse ; elle met plus longtemps à venir que dans les cas de sarcome de la choroïde parce que chez les sujets en bas âge la sclérotique est très extensible et atténue, par son élasticicité, la lutte entre le contenant et le contenu qui constitue le glaucome.

Le bulbe augmenté de volume est fortement tendu, la chambre antérieure rétrécie, la pupille dilatée et rigide ; bientôt apparaît une saillie staphylomateuse au niveau du limbe ou de la région équatoriale. La cornée et l'humeur aqueuse s'opacifient, l'iris est ordinairement le siège de synéchies postérieures multiples ; il y a des dépôts pupillaires et souvent l'œil rappelle davantage l'irido-choroïdite devenue glaucomateuse que le glaucome chronique, irritatif, qui est un fait constant dans les sarcomes choroïdiens.

Le trouble de la cornée, les exsudats pupillaires, l'opacité du cristallin empêchent, à cette période, de voir le reflet caractéristique de la pupille; mais la nature spéciale du mal n'en est pas moins démontrée par la dilatation excessive des vaisseaux périkératiques et par la tension glaucomateuse qui, dans les yeux d'enfants, n'accompagne jamais l'irido-choroïdite. Le glaucome peut, chez les petits enfants, acquérir une grande intensité, comme chez l'adulte il peut occasionner de violentes douleurs, de maux de tête, etc., etc.

Ce qui distingue le glaucome consécutif au gliome, c'est qu'il peut s'accompagner d'une véritable inflammation intra-oculaire, pouvant prendre le caractère purulent ou plastique et conduire le sujet à une atrophie passagère du bulbe. C'est précisément cette phtisie temporaire du bulbe qui a apporté une grande confusion dans les idées de beaucoup de médecins, SICHEL entre autres, qui ont cru à la possibilité de la guérison spontanée, d'autant mieux que quelques-uns des cas observés et pris pour des gliomes étaient des cyclites purulentes capables, en effet, de guérir. Il est certain aujourd'hui que, dans le véritable gliome, la phtisie du bulbe n'est que passagère et fait bientôt place au développement des tumeurs extra-bulbaires.

DE GRAEFE a constaté la réduction temporaire du bulbe après la perforation de la cornée; mais c'est là un fait très exceptionnel ; la phtisie transitoire dans le gliome vient pendant la première ou la seconde période de l'affection, avant la perforation de la coque oculaire.

3° **Période de perforation**. — La perforation dans le gliome se produit plus souvent au niveau de la sclérotique ; la destruction de la membrane transparente de l'œil résulte d'habitude d'une kératite neuro-paralytique.

Dans la sclérotique on voit se produire des infiltrations linéaires de tissu gliomateux qui résultent de l'infection des capillaires lymphatiques. Ces infiltrations linéaires peuvent déterminer la formation de grosses masses gliomateuses qui siègent de préférence là où les vaisseaux sont le plus abondants, notamment au niveau du limbe. La conjonctive s'infiltre également de cellules gliomateuses à cause de sa riche vascularisation. On trouve des nodules gliomateux disséminés dans le tissu sous-conjonctival et plus particulièrement autour des vaisseaux.

Bientôt tous ces petits nodules prolifèrent avec rapidité, se réunissent et forment une seule masse qui caractérise l'exophtalmie fongueuse dont nous avons plus haut précisé les caractères.

4° **Période de généralisation**. — Cette période est celle des généralisations orbitaires et des métastases ; elle apparaît lorsque les mouvements du bulbe, libres jusque-là, sont entravés par la formation des tumeurs épisclérales et orbitaires; le bulbe lui-même est poussé en avant et devient bientôt méconnaissable. De fait, il ne tarde pas à disparaître.

Pendant que se forment les tumeurs épisclérales et que se produit la perforation de la cornée, le nerf optique subit les atteintes de la propagation; au début le néoplasme secondaire du nerf optique ne se traduit par aucun phénomène spécial ; plus tard il devient très volumineux et contribue beaucoup à l'exophtalmie.

Les tumeurs secondaires métastatiques viennent ensuite ; elles intéressent surtout la *face* et le *crâne* ; les ganglions lymphatiques préauriculaires et sous-maxillaires acquièrent un volume énorme (fig. 128) ; les autres ganglions sont plus rarement atteints, mais ils ne sont pas toujours indemnes ; le gliome peut se faire sentir jusque dans les ganglions mésentériques .

Les tumeurs osseuses qui se développent dans le crâne simultanément en plusieurs endroits atteignent un énorme volume, donnent à la tête de l'enfant un monstrueux aspect. Les os de la face et même ceux des membres sont également le siège de métas-tases.

Souvent les tumeurs métasta-tiques passent inaperçues au début ; dans la cavité cranienne elles peu-vent atteindre un volume important sans se traduire par des symptômes précis ; les accidents cérébraux qui éclatent ensuite entraînent vite la mort.

Plusieurs nerfs cérébraux peu-vent être intéressés à la fois ; en même temps que la cécité bilatérale, on constate la perte de l'odorat, du goût ou de l'ouïe ; il y a de la para-lysie faciale, des convulsions géné-ralisées, etc.

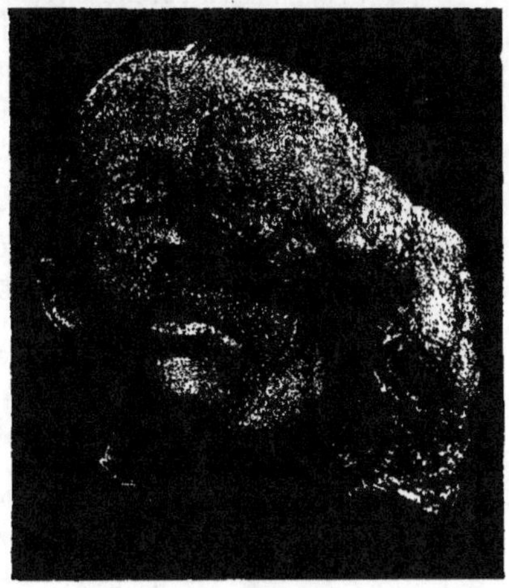

Fig. 128.
Gliome récidive de l'orbite (Van Duyse).

Quand le canal rachidien est intéressé, on voit survenir des phénomènes paralytiques dans les membres, ou de vives douleurs névralgiques correspondant aux nerfs intéressés.

Pendant que se déroulent ces phénomènes métastatiques, les forces du sujet s'épuisent autant par les vives douleurs qu'il endure que par la proliféra-tion incessante de son fongus orbitaire. La cachexie, la fièvre hectique, par-fois une hémorragie profuse entraînent la mort.

E. — Diagnostic.

Dans la première periode, on peut confondre le gliome et la *rétinite brigh-tique,* et il ne faut pas trop compter pour le diagnostic sur le siège bilatéral de la rétinite, car d'une part la rétinite peut être monolatérale et, d'autre part le gliome peut siéger dans les deux yeux.

La rétinite se reconnaîtra aux symptômes urinaires, à la disposition péri-papillaire des hémorragies, au siège maculaire des lésions, à la tendance régressive de ces lésions qui contraste avec l'accroissement rapide des plaques gliomateuses ; la question du diagnostic se posera d'ailleurs bien rarement, car les enfants en bas âge ne sont pas fréquemment atteints d'albuminurie

Les *tubercules de la choroïde* se présentent sous la forme de petits nodules grisâtres, siégeant dans la choroïde et soulevant une rétine intacte; ils s montrent d'ailleurs presque toujours dans la tuberculose miliaire avérée.

Lorsque le reflet de l'œil de chat amaurotique est très apparent, et c'es habituellement quand ce phénomène a été constaté que le praticien est con sulté, le diagnostic se pose entre le gliome et ce qu'on appelle le *pseudo gliome*. Il convient d'insister longuement sur les moyens d'éviter une erreu souvent commise en pareille circonstance.

Dans les cas de gliome, le chatoiement du fond de l'œil tient à une mass morbide qui prolifère et s'avance vers le cristallin à mesure qu'elle remplit l chambre du vitré. En général, la rétine, dont on doit étudier les détails l'image droite ou renversée, est en partie dégénérée, en partie décollée les points dégénérés forment une masse inégale, mal limitée, diffluente cotonneuse, jaunâtre, et, par place, nacrée; des vaisseaux de nouvelle formá tion sont souvent visibles à la surface du néoplasme; mais souvent aussi o n'aperçoit aucun vaisseau, et ce signe n'a qu'une importance relative.

A côté de la partie dégénérée de la rétine, on voit la partie décollée flot tante; le diagnostic s'impose en pareil cas, mais il devient épineux lorsque l décollement très étendu vient, comme un tablier, recouvrir le néoplasme encore au début. Nous rappellerons ici que le décollement simple de la rétin est extrêmement rare chez l'enfant, et que lorsque la rétine est décollée pa un gliome, on voit à sa surface, en l'examinant attentivement, des marbrures des taches claires, des parties néoformées. Quand on voit flotter des masse blanches, brillantes et opaques, il faut songer aux colonies cellulaires déta chées de la masse principale (GAMA PINTO) et considérer comme évident le dia gnostic de gliome. Nous avons observé ce signe chez un de nos malade avec la plus grande évidence.

Le reflet de l'œil de chat amaurotique peut d'ailleurs se rencontrer dan deux états distincts. En premier lieu, ce reflet peut coïncider avec une pupill élargie, une chambre antérieure un peu effacée, une tension plus ou moin exagérée; il s'agit alors d'un gliome, ou bien, et en second lieu, la pupille es rétrécie et irrégulière, l'œil est hypotone, la chambre antérieure profonde, i y a lieu de songer au pseudo-gliome.

Il existe, en effet, dans l'œil une série d'affections qui, entraînant le refle de l'œil de chat amaurotique, peuvent en imposer pour un gliome. Ces affec tions sont l'*hyalitis suppurée*, les *choroïdites métastatiques*, l'*organisation fibreuse du vitré*, les *affections tuberculeuses*, le *décollement simple de la rétine* et quelques affections congénitales.

L'hyalitis suppurée s'observe chez les enfants atteints de méningite céré bro-spinale, dans ce cas l'état général du sujet met sur la voie du diagnostic les choroïdites métastatiques résultent d'une affection fébrile générale et peuvent tenir, soit à une invasion microbienne dans la choroïde, soit à la pré sence de toxines dans le tractus uvéal. Nous avons pu recueillir une très curieuse observation concernant la choroïdite métastique; il s'agissait d'un petit malade qui, à la suite d'une affection pyrétique de nature indéterminée, probablement une scarlatine, a présenté dans un œil tous les signes ordinaires du gliome rétinien, sauf l'hypertonie. La pupille était élargie, l'iris non enflammé et le reflet de l'œil de chat amaurotique était évident ; l'œil, à la vérité, n'était pas hypertone, mais il n'y avait pas non plus d'hypotonie, et le diagnostic était vraiment difficile.

Sæmisch, dans un cas remarquable, s'est trouvé aux prises avec les mêmes difficultés ; aux signes du gliome à la première période s'ajoutaient l'hypertension et une forte exophtalmie avec limitation de la mobilité, de telle sorte que le gliome paraissait incontestable.

L'examen de l'œil démontra cependant qu'il n'y avait pas de gliome, mais un décollement étendu de la rétine par choroïde avec dégénérescence conjonctive circonscrite et adhérence de la choroïdite à la rétine. La cause de l'exophtalmie était une tumeur fibreuse de la face externe de la sclérotique dont la bénignité fut démontrée par l'absence de récidive constatée plus de deux ans après l'intervention. Il s'agissait dans le cas de Sæmisch, encore que l'anatomie pathologique en soit un peu sommaire, d'une inflammation intra et péri-oculaire simulant le gliome rétinien.

Pendant l'évolution du gliome, on peut voir s'épancher dans la chambre antérieure des masses gliomateuses qui ont contourné le cristallin ; ces masses peuvent rappeler la suppuration par leur diffluence et leur couleur ; mais les nuages jaunâtres et irréguliers du gliome se différencient des suppurations intra-oculaires en ce qu'ils ne se déposent pas sous forme d'hypopion dans le bas de la chambre antérieure, et en ce qu'ils ne s'accompagnent pas d'inflammation irienne. Il ne faut cependant pas trop compter sur ce dernier signe, car le gliome prend quelquefois la forme inflammatoire et provoque des adhérences iriennes et des exsudats pupillaires. Il vaut mieux s'appuyer, pour faire le diagnostic, sur l'élévation du tonus qui, constante dans le gliome, à la deuxième période, est toujours absente dans les inflammations chroniques du globe.

De ces inflammations oculaires, on peut rapprocher l'inflammation chronique du corps vitré aboutissant à son organisation fibreuse, ainsi que certaines lésions tuberculeuses affectant le segment postérieur de l'œil et entraînant, par leur envahissement de la rétine, le reflet de l'œil de chat amaurotique. Le gliome a encore été confondu avec des désordres congénitaux caractérisés par des brides de tissu conjonctif et la persistance de l'artère hyaloïdienne (de Wries).

Telles sont succinctement résumées, les principales affections qui peuvent être confondues avec le gliome dans les deux premières périodes de son évolution ; nous devons ajouter que sans doute le diagnostic peut être quelquefois difficile, mais qu'en général, cependant, l'erreur ne sera pas commise si l'on se pénètre bien de cette idée directrice et capitale : *dans le cas de gliome, l'œil est glaucomateux ou tend au glaucome ; dans le cas de pseudogliome l'œil est hypotone ou tend à la phtisie.*

Il existe cependant des affections intra-oculaires qui tendent au glaucome

et qui ne sont pas des gliomes : ce sont les cysticerques et les sarcomes de
choroïde.

Les *cysticerques,* après leur encapsulement sous la rétine, peuvent abso
ment offrir le tableau du glaucome amaurotique, avec le reflet caractéristiq
De Greffe, chez un enfant portant un cysticerque qui n'entraîna que tardi
ment des accidents inflammatoires, ne put tout d'abord établir son diagnos
avec certitude ; mais on se trouvera bien rarement en présence de pareil
difficultés, surtout en France où le cysticerque de l'œil, loin d'être comm
n'a peut-être jamais été observé chez les enfants.

Le *sarcome de la choroïde* entraîne les mêmes phénomènes d'hyperte
sion que le glaucome et il faudra d'autant plus songer à cette affection qu'e
est plus commune chez l'enfant qu'on ne l'a cru jusqu'ici. Le sarcome chor
dien se distingue du gliome parce qu'il occasionne de bonne heure un déc
lement très étendu, total même de la rétine qui cache complètement le n
plasme ; dans le gliome la rétine est malade, on voit à sa surface les saill
gliomateuses avec leurs couleurs spéciales, tandis que dans le sarcome elle
présente avec ses vaisseaux et l'aspect ordinaire qu'elle a dans le décolleme
simple. Brière a insisté sur l'utilité de rechercher le double plan de vaisseau
vaisseaux rétiniens et vaisseaux du néoplasme, qu'on constaterait dans le s
come choroïdien et non dans le gliome. C'est là un signe pathognomoniq
en effet, mais souvent d'une constatation difficile. En réalité la confusion
facile, et le diagnostic de ces deux grandes variétés de néoplasmes intra-oc
laires chez les enfants est assez épineux pour qu'au premier examen il cc
vienne souvent de rester sur la réserve. Nous devons ajouter qu'il n'a pas u
grande importance, puisque dans les deux cas une large opération s'i
pose.

Telle est la première partie du diagnostic que nous avions à établi
voyons maintenant avec quelles affections le gliome peut être confondu à s
dernières périodes.

Étudions les modifications secondaires que peut subir un œil atteint : 1°
gliome ; 2° de pseudo-gliome.

1° *Dans le gliome,* l'état glaucomateux conduit à la distension du globe
à sa perforation, le plus souvent au niveau de la cornée et du limbe ; [quelqu
fois avant d'en arriver là l'affection détermine une véritable [buphtalmie ;
chambre antérieure devient profonde, la cornée augmente de volume, ma
l'hypertonie est toujours manifeste et s'accroît régulièrement ; les inflamm
tions chroniques qui occasionnent ainsi la buphtalmie et l'augmentation
largeur de la chambre antérieure n'entraînent pas d'exagération dans la pre
sion.

Lorsque la coque de l'œil s'est rompue, on se trouve en présence
tableau clinique très caractéristique que nous avons décrit sous le no
d'exophtalmie fongueuse, et le diagnostic s'impose. Il s'impose de même à
période de généralisation ; il suffit de se rappeler ce que nous savons de la pr
pagation du gliome aux ganglions lymphatiques et au squelette.

Les autres tumeurs malignes du globe de l'œil se généralisent surtout distance et surviennent chez des sujets plus âgés ; d'ailleurs, le diagnostic du gliome avec les autres tumeurs malignes intra-oculaires n'a plus, à cette période, aucun intérêt.

2° Les *pseudo-gliomes* tendent en général à la destruction du globe oculaire, non par perforation, mais en atrophiant l'organe ; ils entraînent de l'iritis, de l'occlusion pupillaire et bientôt une cataracte qui est rare pendant le processus gliomateux ; quelquefois, cependant, les pseudo-néoplasmes intra-oculaires sortent du globe : c'est là ce qui se passe dans les cyclites tuberculeuses hyperplasiques dont nous avons pu étudier un fait typique. Dans ce cas la déformation du globe de l'œil n'est pas précédée par le glaucome et son cortège ordinaire (douleurs excessives, insomnie tenace, anorexie, vomissements). Plusieurs saillies soulèvent la conjonctive autour de la cornée qui finit pas être entourée de bosselures staphylomateuses ; quand cette membrane n'a pas perdu sa transparence, elle laisse entrevoir un iris dégénéré, semé de granulations. La palpation du globe de l'œil, son exploration attentive montrent d'ailleurs que le segment postérieur est libre et que le néoplasme occupe le seul segment antérieur du globe.

Les pseudo-gliomes, qui n'entraînent pas la phtisie et l'atrophie complète du bulbe, se font jour au dehors sans avoir déterminé de glaucome, par destruction lente et progressive de la paroi oculaire en s'accompagnant d'accidents inflammatoires manifestes ; les gliomes au contraire ne perforent le globe de l'œil qu'après avoir produit une hypertension dont les phénomènes ne sauraient échapper à l'entourage du malade quand celui-ci, à cause de son bas âge, ne peut rendre compte de ce qu'il éprouve.

F. — *Pronostic.*

Le gliome ne mérite pas le pronostic très sévère qui lui a été attribué jusque dans ces derniers temps ; dans un travail que nous avons publié sur ce sujet en 1890, nous avons, le premier, attiré l'attention sur la grande exagération des classiques à ce sujet. A l'époque où PANAS, qui ensuite changea d'opinion, considérait cette affection comme le *noli me tangere* de la chirurgie oculaire, où DE WECKER lui reconnaissait une gravité excessive, nous avons écrit que « loin d'être une tumeur extrêmement maligne, le gliome de la rétine est, au contraire, une affection curable lorsqu'on intervient assez tôt ». « En intervenant de très bonne heure, disons-nous encore dans l'une des conclusions de ce travail, au début de l'affection si c'est possible, au moins avant que la coque de l'œil soit perforée, on pourra compter sur un excellent résultat dans plus d'un cinquième des cas. »

Notre opinion différait tellement de l'opinion classique que l'un de nos cas de guérison ayant été reproduite dans la thèse de l'un de nos élèves, le professeur PANAS, devant qui la thèse était soutenue, n'hésita pas à déclarer que du moment où le petit malade était guéri, il ne s'agissait pas d'un gliome et qu'il y avait dans ce cas de guérison une erreur de diagnostic anatomique.

Il n'y avait erreur de diagnostic ni anatomique, ni clinique, et ce petit détail historique qu'il n'est pas mauvais de rapporter ici montre combien les conclusions de notre mémoire de 1890 heurtaient la manière de voir des maîtres du jour.

Nous croyons d'ailleurs que la part que nous avons prise dans la démonstration de la bénignité relative du gliome mérite d'être signalée, d'autant mieux que plusieurs, parmi les auteurs récents, paraissent l'avoir oubliée.

Depuis, la question a marché dans le sens que nous avions ainsi indiqué. Dans l'ouvrage de PANAS et ROCHON-DUVIGNEAUD, nous lisons : « Malgré tout, il ressort de la statistique de WINTERSTEINER ce qu'un certain nombre de travaux récents et nos propres résultats tendaient à nous faire admettre ; à la suite des interventions précoces, le gliome guérit plus souvent que ne le pensaient les anciens opérateurs. »

WINTERSTEINER, en effet, dans son travail très étendu et très complet, a démontré par des chiffres plus importants que les nôtres la même vérité clinique au sujet du pronostic de l'affection que nous étudions ; nous n'avons retrouvé à cette époque (1890) que 94 cas de gliomes authentiques parmi lesquels nous avons signalé 20 guérisons ; WINSTERSTEINER a pu faire une beaucoup plus ample moisson, et dans son magistral ouvrage (1897) il ne rapporte pas moins de 497 cas, avec 68 guérisons. JESSOP estime que le pronostic est favorable dans tous les cas pris au début. Sur 17 cas HIRSCHBERG, dans un travail récent accuse 10 guérisons, c'est-à-dire que l'opération a été suivie d'un heureux résultat toutes les fois qu'elle a été précoce. Nous pourrions citer ici une statistique presque aussi favorable que celle de JESSOP et de HIRSCHBERG, sur 12 cas nous comptons 7 guérisons suivies plus d'un an. ROCHON-DUVIGNEAUD rapporte cinq guérisons sur 8 cas.

Il nous sera permis de dire ici que nous avons insisté sur la curabilité de cette affection avant WINTERSTEINER, avant PANAS et ROCHON-DUVIGNEAUD et avant tous les auteurs que nous venons de citer.

Nous pensons, avec WINTERSTEINER et contrairement à l'opinion de KNAPP et de VETSCH[1], que la survie d'un an est suffisante pour affirmer la guérison ; le gliome de la rétine, quand il a envahi le nerf optique ou l'orbite, récidive très vite et il est, pour ainsi dire, constant de voir la récidive survenir en quelques mois dans la cavité orbitaire ou dans les os du crâne.

Une question intéressante, pour le pronostic, est celle qui se pose lorsque le gliome rétinien apparaît *des deux côtés successivement*. La maladie du deuxième œil se montre quelquefois plusieurs mois et même plusieurs années après ; et, parmi ces cas, il s'en trouve dans lesquels l'œil, atteint le premier, a été enlevé avec succès en restant libre de récidive, tandis que le néoplasme du second œil, extirpé, ou non extirpé, avait comme conséquence la mort de l'enfant.

Dans ce cas la maladie du second œil ne peut pas être considérée comme métastase ou récidive, mais comme maladie propre ; et l'on peut compter comme un cas de guérison le premier gliome enlevé avec succès.

D'une manière générale, d'ailleurs, ce sont les enfants très jeunes qui sont ainsi susceptibles d'être atteints des deux côtés ; à partir de la deuxième année, il n'y a presque plus de gliome bilatéral.

Il importe de remarquer que, dans les cas de guérison, le stade auquel se trouvait l'affection est presque toujours un stade de début; dans la plupart des cas, la tension était encore normale; dans un seul cas, il y avait une forte expansion du segment antérieur du bulbe (VETSCH); dans deux cas, perforation de la sclérotique (VETSCH, BOTETER). Quelquefois la guérison a été obtenue après récidive dans l'orbite et curettage de cet orbite. NELLESSEN et BRIÈRE ont rapporté des faits de ce genre, qui sont de pures exceptions.

En résumé et dans l'ensemble, c'est le gliome circonscrit à l'intérieur du globe, celui qui n'a pas encore distendu les membranes, qui n'a pas atteint le stade glaucomateux qui est curable. Dans la courte analyse qu'il fait de notre travail, WINTERSTEINER nous fait dire qu'il faut distinguer deux variétés de gliome : l'une très maligne qui serait un leuco-sarcome de la choroïde, et une deuxième forme, bénigne, curable par une intervention faite à temps. Ce n'est pas là ce que nous avons pensé et écrit. Nous croyons que la variété endophyte du gliome, tant qu'elle a imparfaitement rempli le globe de l'œil, est la forme bénigne; si la membrane vitrée de la choroïde n'a pas été franchie, le tractus uvéal n'a pas été infecté et la guérison est presque facile. Nous croyons fermement qu'en pareil cas elle est la règle, et nous revendiquons l'honneur d'avoir le premier (ou tout au moins l'un des premiers) parlé dans ce sens du *pronostic bénin du gliome*; au contraire, quand le tractus uvéal est envahi, la contamination de l'orbite est prochaine, rapide, et l'intervention d'un résultat douteux. Il est arrivé certainement que les leuco-sarcomes embryonnaires de la choroïde ont été confondus avec le gliome; mais c'est là une autre question qui n'a rien à voir avec le pronostic du gliome, à proprement parler. Nous croyons encore qu'il faut distinguer dans le gliome rétinien deux variétés très différentes au point de vue du pronostic : la première, *relativement bénigne*, d'origine ectodermique (neuro-gliome, neuro-épithéliome); la seconde, *très maligne*, d'origine mésodermique (angiosarcome tubuleux, sarcome à cellules rondes). Ce que nous savons de la bénignité des neuro-gliomes des centres nerveux permet cette classification que justifient les notions actuellement acquises sur le pronostic du gliome rétinien.

Ce pronostic est aujourd'hui beaucoup moins sombre qu'autrefois; avec un diagnostic et une intervention précoces on peut espérer guérir un très grand nombre de sujets.

G. — *Traitement.*

Nous ne nous arrêterons pas au *traitement médical* du gliome : il n'existera que lorsque le cancer, en général, sera traité par la sérothérapie; on pourra alors songer à instituer pour le gliome une thérapeutique générale. Cette heure n'est malheureusement pas encore venue.

Il faut nous contenter du *traitement chirurgical*, efficace, nous l'avons vu, lorsqu'on intervient à la première période. La bonne, l'indispensable condition de ce traitement est un diagnostic précoce.

Deux opérations différentes peuvent être pratiquées : l'*énucléation du bulbe*, *l'exentération de l'orbite*.

L'énucléation de l'œil aura lieu selon les procédés ordinaires; mais il faudra avoir soin de sectionner le nerf optique aussi loin que possible derrière le globe. Après l'énucléation ordinaire et la section du nerf au ras de la sclérotique, on peut aller à la recherche du nerf et l'exciser en dernier lieu; ce procédé n'est pas recommandable, parce qu'il est difficile, chez un jeune enfant, de saisir le nerf optique dans le tissu cellulaire de l'orbite lorsque l'œil est enlevé; si ce nerf n'est pas augmenté de volume, on risque de ne pas le retrouver.

Au contraire, avant l'énucléation, il est possible d'attirer fortement l'œil en avant, de tendre le nerf comme une corde et d'en faire l'excision très en arrière avec un névrotome et des ciseaux appropriés. DE GRÆFE a, depuis longtemps, insisté sur cette petite manœuvre très recommandable.

Pour bien l'exécuter, nous conseillons de détacher le tendon du droit externe, de luxer l'œil fortement en dedans, en exerçant en même temps une forte traction en avant. La pince à fixer trouve sur l'attache du droit externe un point de traction solide. Le nerf est ainsi tendu sous le doigt et sous les ciseaux de l'opérateur qui, sans aucune crainte d'hémorragie, doit faire porter sa section sur le paquet vasculo-nerveux du sommet de l'orbite, au ras du trou optique. Sans doute l'hémorragie qui peut en résulter n'est pas toujours négligeable, mais on en viendra facilement à bout, une fois l'œil enlevé, soit par le tamponnement, soit par le thermocautère et, au besoin, par ces deux moyens d'hémostase réunis.

Sans doute, quand le gliome est à la première période, le nerf optique peut être complètement sain et son excision inutile; il ne faut pas s'arrêter à ce détail, et dans la situation périlleuse où l'on se trouve, on devra toujours exciser le nerf optique.

Cette excision du nerf ne complique pas beaucoup l'énucléation et laisse un moignon aussi favorable à la prothèse que celui qui résulte de l'énucléation pure et simple.

Lorsque l'œil gliomateux est à la période glaucomateuse (nous disons période glaucomateuse et non période de propagation orbitaire) il faut pratiquer l'exentération de l'orbite; à cette période glaucomateuse, il n'est pas impossible d'aboutir, mais il y a vraiment peu d'espoir de guérison; lorsque l'orbite est envahi, le gliome est devenu l'effroyable tumeur qu'ont décrite nos devanciers et la guérison est tout à fait exceptionnelle.

À la période glaucomateuse, la perforation est menaçante; les cellules, à l'étroit dans la coque oculaire, menacent de passer dans l'orbite le long des vasa-vorticosa par l'intermédiaire de leur gaine lymphatique; l'énucléation pourrait peut-être suffire, mais il convient de ne pas s'y fier et d'avoir recours à l'exentération de tout le contenu orbitaire.

L'enlèvement du périoste, recommandé par COLLINS, LANGENBECK et SNELLEN, n'augmente pas beaucoup les difficultés de l'opération. Ce décollement est très facile à réaliser avec un détache-tendon. LANGENBECK et SNELLEN ont conseillé, pour pratiquer facilement l'exentération orbitaire, de *détacher temporairement les paupières* en leur laissant un point adhérent du côté externe et en les recousant ensuite à leur place après l'opération. Ce procédé est tout à fait inutile et nous le repoussons formellement, parce qu'il complique vraiment une opération très simple. Pour aborder facilement la base de l'orbite, il suffit de faire à l'angle externe un large débridement, de passer, au travers des paupières supérieure et inférieure, un fil pour pouvoir les récliner, les écarter facilement ; la base de l'orbite est ainsi sous le doigt dans toute son étendue, et avec un couteau trapu à forte lame on fait une incision sur le pourtour osseux de cette base, de façon à entraîner toutes les parties molles jusqu'au périoste inclusivement ; le détache-tendon est ensuite introduit dans la plaie et le périoste décollé, détaché avec la plus grande facilité possible ; en le décollant du rebord de l'orbite vers le sommet, on obtient une sorte de cornet membraneux qui contient tout le tissu orbitaire, y compris le nerf optique et l'œil lui-même. Un coup de ciseau termine l'opération en tranchant le sommet du cornet. Le tamponnement suffit à l'hémostase en général ; dans quelques cas particuliers, le thermocautère pourra rendre de grands services ; une fois nous avons dû laisser, selon la méthode de VERNEUIL, une pince à demeure sur le paquet vasculaire dont l'hémostase ne paraissait pas suffisante.

Cette opération, que nous recommandons dès que l'œil est à la seconde période, à la période glaucomateuse, devient encore plus nécessaire évidemment lorsque le tissu orbitaire est envahi. Malheureusement elle ne sera pas curative dans ces conditions ; mais elle sera palliative, supprimera la douleur, l'écoulement de sanie fétide, et par là rendra encore quelques faibles services.

C'est ainsi que quelquefois on agira contre les récidives qui suivent les opérations infructueuses, récidives méritant d'ailleurs quelques considérations qui trouveront ici naturellement leur place.

Quand après une opération insuffisante la récidive doit se produire, elle vient rapidement. Quelques semaines ou quelques mois après l'opération la cavité orbitaire se remplit de masses néoplasiques. Ces masses néoplasiques peuvent être pendant quelque temps confondues avec le bourgeonnement des parois orbitaires qui suit l'énucléation, mais l'erreur ou l'illusion est de courte durée ; la granulation du tissu morbide marche si vite que l'opérateur est promptement fixé sur la gravité de la situation. La masse morbide qui se développe après une opération s'accroît même plus rapidement que le gliome non opéré à la période d'exophtalmie fongueuse.

Sur 193 cas de la statistique de WINTERSTEINER dans lesquels l'opération fut infructueuse, il en est 100 sur lesquels on a des données exactes au point de vue de la marche ultérieure, de la production des récidives, de l'apparition des métastases et de la mort :

Sept furent opérés dans le premier stade ; la récidive se montra quatre mois en moyenne après l'intervention ;

Soixante-six, dans le second stade ; la récidive se présenta de deux à sept mois en moyenne après l'intervention ;

Vingt-sept cas, dans le troisième stade ; la récidive survint deux mois en moyenne après l'excision du bulbe ou l'exentération de l'orbite.

On remarque, que plus avancé est le mal au moment de l'intervention, plus rapide est la récidive. Le temps le plus court fut de huit jours dans un cas de Forster ; le plus long, de neuf mois dans des cas de Lawford et Collins ; de onze mois dans le cas de Wolf, de douze mois dans un fait de Snell.

Après l'intervention, la mort survient quelquefois assez vite pour que la récidive n'ait pas le temps de se produire ; l'exentération, et même l'énucléation avec résection du nerf optique· peuvent se compliquer d'accidents infectieux capables de se propager aux méninges. Il est arrivé ainsi qu'avant l'apparition de la récidive la mort a été occasionnée par une maladie intercurrente. Enfin il existe également des faits peu nombreux dans lesquels, sans récidive dans l'orbite, l'enfant succomba à une métastase voisine ou éloignée, dans le crâne, dans le maxillaire.

Ce qu'il faut retenir surtout de ces récidives, c'est leur extrême gravité qui donne à la thérapeutique une valeur absolument illusoire. Le sujet est voué à une mort certaine.

2. — ÉPITHÉLIOMA ET CARCINOME PRIMITIF DES PROCÈS ET DU CORPS CILIAIRES

L'épithélium des procès ciliaires rappelle, par sa structure, une véritable glande, et il est naturel qu'à son niveau il se développe parfois de véritables cancers épithéliaux. Nous ne saurions à ce sujet partager la surprise de Hirschberg et Birnbacher qui, dans l'étude d'une tumeur de ce genre que nous rapporterons plus loin, s'étonnent qu'une pareille production puisse se rencontrer dans l'œil.

Nous croyons, au contraire, que rien n'est moins surprenant, étant donnée la structure intime de la région, que d'y voir se développer des tumeurs épithéliales. Il n'en a été encore signalé qu'un petit nombre d'exemples ; mais ces observations sont déjà en quantité suffisante pour qu'on puisse écrire sur ce sujet un chapitre assez étendu, d'autant mieux que dans ces derniers temps la question a été étudiée avec soin par un certain nombre d'auteurs et que les opinions émises appellent d'elles-mêmes la discussion.

Nous dirons à ceux qui veulent appeler *gliomes* les néoplasmes du *pars ciliaris retinæ* qu'il n'y a aucun avantage à cette appellation. Le groupe des gliomes est déjà assez confus sans qu'on vienne l'alourdir davantage. Dans la discussion à laquelle il se livre à ce sujet, le Dr Carl Emmanuel fait de grands efforts pour montrer que notre cas personnel (voir plus loin) doit être considéré comme un gliome ; ce cas est évidemment un *cancer épithélial* en tout point semblable à un carcinome glandulaire ; mais bien certainement c'est aussi une tumeur maligne de la rétine, et il est possible de le jeter dans le gouffre du gliome où l'on a jusqu'ici confondu toutes les tumeurs de la rétine.

Notre confrère allemand a publié une observation analogue à la nôtre ; il est d'accord avec nous sur la nature et la pathogénie de notre cas ; nous sommes d'accord avec lui sur la nature et la pathogénie du sien ; nous ne sommes séparés que par une question de mots.

Nous désirons séparer des gliomes le groupe des tumeurs épithéliales nées dans le *pars ciliaris retinæ*; il veut, au contraire, les confondre. Nous croyons que l'étude à laquelle nous allons nous livrer va montrer la nécessité de cette séparation. Nous ne ferons la lumière dans ce groupe confus des tumeurs rétiniennes qu'en les divisant judicieusement et en les encadrant dans des groupes distincts.

Sans doute, entre le *pars ciliaris retinæ* et la rétine elle-même, au niveau de l'ora serrata il y a une zone de transition où se forment des gliomes proprement dits, avec participation plus ou moins grande de l'épithélium cylindrique. Ces cas sont particulièrement favorables à la formation des rosettes de WINTERSTEINER; au Congrès de Rome, en 1894, au sujet d'une communication de cet auteur, nous avons déjà fait publiquement la remarque que le *pars ciliaris retinæ*, la glande de l'humeur aqueuse, devait jouer un rôle important dans la formation des tumeurs rétiniennes. Cette affirmation, d'ailleurs contredite par HIRSCHBERG dans la même séance, était plus exacte encore que nous le croyions alors, et nous inclinons à penser que dans les cas, rares d'ailleurs, où WINTERSTEINER a trouvé ses rosettes, le *pars ciliaris retinæ* était en jeu.

Nous ne nous occupons pas ici des faits dans lesquels le *pars ciliaris retinæ* est malade, concurremment avec les autres parties de la rétine; cette étude est déjà faite; dans ce chapitre, nous nous occuperons uniquement des faits dans lesquels le *pars ciliaris retinæ* est seul malade. Avant d'aborder l'étude de ses désordres, jetons un coup d'œil sur l'épithélium des procès ciliaires.

I. — Épithélium « du pars ciliaris ». Sa valeur anatomique. — Après la description que donne MULLER de cet épithélium, en 1857, SCHWALBE en 1874 nota sa ressemblance avec l'épithélium glandulaire. BOUCHERON dans une intéressante étude formula d'une façon expresse cette opinion à laquelle les travaux de NICATI ont donné une consécration définitive.

Il suffit de regarder les figures qui accompagnent le remarquable travail de cet auteur pour reconnaître qu'il s'agit bien là d'un revêtement épithélial en tout semblable à celui des culs-de-sac glandulaires. On voit sur les procès ciliaires un grand nombre de cryptes et replis tapissés par de grosses cellules à forme prismatique présentant sur les côtés les effets de la compression réciproque et à l'intérieur un gros noyau ovalaire.

TREACHER COLLINS a publié, en 1891, un excellent et substantiel travail qui se rattache directement à notre sujet. Il rappelle les expériences de DEUTSCHMANN qui, après avoir excisé l'iris et le corps ciliaire de l'œil d'un lapin, s'aperçoit que la sécrétion de l'humeur aqueuse est arrêtée et que le corps vitré est en souffrance.

Il cite les travaux de SCHALER et UHTHOF qui, en faisant des injections sous-cutanées de fluorescéine constatent, quelques minutes après l'injection, que la matière colorante, visible à travers la pupille, envahit la chambre antérieure. La dissection de l'œil démontre, qu'au moment même où la pupille est ainsi colorée, les procès ciliaires renferment aussi la matière colorante. De plus, le corps vitré est envahi par une coloration qui vient évidemment des procès ciliaires. Si, au préalable, la région ciliaire est atrophiée ou détruite, nulle matière colorante, d'après ces auteurs, ne rentre dans l'œil.

Tous ces travaux conduisent à la même conclusion que les travaux français de BOUCHERON et de NICATI.

Les recherches histologiques personnelles à TREACHER COLLINS l'ont également porté à admettre que, dans la région ciliaire, existe une véritable glande tubulée, dans laquelle il localise la maladie décrite en 1808 par WARDROP sous le nom d'aquo-capsulite, affection qui pour lui ne serait que le catarrhe de cette glande.

On s'est demandé à quels éléments de la rétine proprement dite correspondaient les cellules cylindriques du *pars ciliaris*. TERRIEN, dans un travail récent, cherche à prouver qu'elles correspondent aux cellules de la couche granuleuse interne ; une figure très démonstrative du beau mémoire qu'il a publié dans les *Archives d'ophtalmologie* paraît l'établir ; mais il y a à ce sujet trop d'opinions différentes et autorisées pour les passer sous silence.

MULLER considère l'épithélium du *pars ciliaris* comme la continuation de la charpente de la rétine ALEX. HALL et SCHWALBE font de ces cellules des éléments indépendants, non différenciés, représentant tout le feuillet distal, et à première vue il n'est pas possible de nier que cette manière de voir a une grande vraisemblance.

La partie ciliaire ne correspondrait pas par conséquent à une couche, mais à toutes les couches.

Les recherches de KOGANEI sur le développement de la rétine des animaux, confirmées chez l'homme par CHIEVITZ appuient cette opinion ; d'après ces auteurs la rétine se développe de la façon suivante : à la périphérie du feuillet interne de la vésicule optique secondaire apparaissent de très vivants processus karyokynétiques. Les cellules néoformées sont repoussées de plus en plus vers l'intérieur, tandis que la prolifération des nouvelles cellules rétiniennes se produit exclusivement et d'une façon continue dans la couche cellulaire périphérique que KOGANEI nomme proliférante. La différenciation des couches se fait de dedans en dehors, de telle sorte que la couche des cônes et des bâtonnets se forme la dernière. La couche proliférante qui, au début, se trouvait à l'endroit occupé plus tard par la couche granuleuse externe disparaît pour faire place à cette dernière. Il est probable que c'est aux dépens de cette couche proliférante que se forment les néoplasmes rétiniens ; mais cette couche proliférante elle-même n'est que le résultat de l'évolution des cellules épithéliales ectodermiques qui forment le feuillet distal. Dans le cas de tumeur rétinienne, les cellules cylindriques primitives peuvent ne pas avoir toutes évolué de la même manière, quelques-unes peuvent se réunir en tubes glandulaires, en rosettes, et former par conséquent les figures sur lesquelles WINTERSTEINER a insisté.

Dans le *pars ciliaris retinæ* l'anatomie normale nous montre ces cellules épithéliales intactes, ayant échappé à l'évolution, à la prolifération décrite par Koganeï; ces cellules ont les mêmes aptitudes que les cellules à cul-de-sac glandulaires, et il n'y a rien d'étonnant à cela puisqu'elles ont, comme elles, une origine ectodermique. L'anatomie pathologique va nous montrer qu'à ce niveau peuvent se former les tumeurs épithéliales les plus diverses, excroissances verruqueuses, adénomes, épithéliomes, carcinomes.

II. **Tumeurs dérivées de l'épithélium du « pars ciliaris retinæ ».** — Avec les progrès de l'âge, et dans les affections inflammatoires chroniques l'épithélium cylindrique prolifère, ses cellules se multiplient par kariokynèse; il se produit de cette façon des hyperplasies épithéliales avec ou sans dégénérescence consécutive. Les cellules forment ainsi de petites saillies festonnées, avec une lumière de diverse grandeur placée dans le centre; plus tard, ces éminences arrivent à former de véritables bourgeons (Rosa Kerschbaumer). A côté de ces excroissances, on trouve des saillies aplaties, composées de cellules de la portion ciliaire atteignant de grandes dimensions et occupant les procès ciliaires tout entiers. Ces productions épithéliales du pars ciliairis peuvent entraîner une irritation dans la couche sous-jascente qui appartient à l'épithèle pigmenté (feuillet proximal); dans ce cas le petit néoplasme est pigmenté à des degrés divers.

Gama Pinto a décrit des proliférations cellulaires de ce genre dans toute la région ciliaire d'un œil atteint de cyclite. Les cellules néoformées ont, dit-il, un caractère épithélial : elles sont grandes, riches en protoplasma, pigmentées ou non. Elles forment ainsi en se conglomérant de gros amas dans lesquels se trouve enfermé, soit du corps vitré modifié, soit de l'exsudat coagulé.

De pareilles lésions, quoi qu'en dise Carl Emmanuel, méritent aussi bien le nom d'épithélioma que les productions épithéliales cornées qu'on rencontre si souvent sur la peau des vieillards; ce sont des productions bénignes, des *enthéliomes;* mais ce sont des productions épithéliales dont peuvent douter seulement ceux qui étudient la question avec un esprit prévenu et veulent incliner les faits devant les hypothèses.

Adénomes. — Après avoir signalé la possibilité des productions verruqueuses nous devons étudier dans la région ciliaire une autre variété d'enthéliomes; ce sont les tumeurs qu'on a décrites sous le nom d'adénomes du corps ciliaire.

Citons d'abord le cas de Pergens, concernant un homme de cinquante-six ans, qui avait reçu, quatre ans avant, un éclat de fer dans l'œil.

L'énucléation fut faite après une iridectomie répétée deux fois. On trouve dans le corps ciliaire épaissi une petite tumeur de $0^{mm},75$ de longueur sur $0^{mm},25$ de large qui, examinée à un fort grossissement, présente un caractère tubuleux. Il y a en outre une sorte de masse gélatineuse qui est ramifiée et qui, à quelques endroits, se trouve dans les tubes. Les cellules du néoplasme sont d'une ressemblance frappante avec l'épithélium de la région ciliaire.

Hanke a étudié sous le nom de tumeur épithéliale de la région ciliaire un fait de même ordre, et Alt a publié 5 cas analogues. Ce sont, dit Carl Emmanuel, de prétendus adénomes ; la description histologique montre très bien, selon lui, qu'il s'agit d'excroissances de la région ciliaire. Évidemment, mais pourquoi ces excroissances ne seraient-elles pas des adénomes, c'est-à-dire des tumeurs épithéliales ? Y a-t-il là rien qui heurte nos connaissances anatomiques ? et lorsque Pergens, Alt et Hanke nous offrent des interprétations aussi raisonnables, aussi scientifiques, pourquoi les écarter ?

Nous pouvons citer ici les cas de Robertson, de Michel, de Treacher Collins, de Hirschberg et Birnbacher, de Carl Emmanuel, et nous croyons appeler l'attention sur le fait que nous avons publié et qui, en suivant l'ordre chronologique, est le premier cas authentique. Notre observation se place après le fait contestable de Michel ; elle est la première vraiment indiscutable.

Elle concerne une tumeur intéressante à la fois par son siège, par son origine, par son développement : par son siège, parce qu'il a été constaté très peu de lésions semblables dans le corps ciliaire ; par son origine, parce que l'épithélium cylindrique des procès ciliaires a pris dans sa genèse une part prépondérante ; par son développement, parce qu'il a été possible de suivre pas à pas l'évolution du néoplasme et de montrer, ainsi que la chose est faite depuis longtemps pour les carcinomes glandulaires, ceux du sein par exemple, que les éléments essentiels de la néoplasie dérivaient de l'épithélium normal, primitif, de la région.

Le lecteur trouvera d'ailleurs tous les détails qui concernent notre observation et les faits analogues dans notre *Traité des tumeurs de l'œil*, p. 730 et suivantes.

Dans le cas de Carl Emmanuel il s'agit d'un enfant de cinq ans et demi, venu à la clinique pour un staphylome de la région ciliaire avec forte inflammation de l'œil droit. D'après les parents, l'affection remontait à la naissance ; à l'âge de trois ans, l'enfant dut être traité pour les yeux ; l'œil droit était rouge et occasionnait des douleurs permanentes ; la pupille était dilatée ; la mère affirme qu'à cette époque la vue était déjà perdue ; trois mois avant la présentation à la clinique, l'œil commença à devenir plus gros.

Quand l'enfant se présente, la chambre antérieure est pleine de sang ; il existe autour de la cornée un staphylome ciliaire très marqué ; l'œil droit est très tendu, sans être douloureux, l'injection ciliaire modérée. L'œil gauche est sain.

L'examen anatomique révèle l'existence d'une tumeur placée dans la région ciliaire et limbique et il s'agit, comme dans notre cas, d'une tumeur épithéliale développée dans la glande de l'humeur aqueuse.

De pareils faits ont une grande signification scientifique, ils démontrent qu'en pathologie l'épithélium du *pars ciliaris retinæ* se comporte comme l'épithélium des glandes ordinaires, et c'est là une donnée de premier ordre qui vient apporter une preuve nouvelle anatomo-clinique de la réalité de cette glande dont les travaux de Boucheron, de Treacher Collins et surtout de

Nicati ont démontré l'existence. La pathologie vient ici, une fois de plus, démontrer la vérité d'une conception physiologique.

Les cas où l'épithélium de cette glande a donné lieu à un néoplasme sont encore rares, mais maintenant que l'attention des observateurs est attirée sur ce sujet, ils vont sans nul doute devenir plus fréquents. La distinction que nous avons proposée entre le gliome de la rétine et ces tumeurs épithéliales du *pars ciliaris*, distinction qui a le mérite de reposer sur une structure de part et d'autre bien définie, aura, croyons-nous, l'avantage de rendre plus difficiles les confusions qui ont sans doute été faites souvent à ce sujet.

3. — Tumeurs de l'épithèle pigmenté (feuillet proximal)

Nous aurons très peu de choses à dire des néoplasmes qui prennent naissance dans cette couche de la rétine ; nous ne connaissons aucune tumeur qui s'y soit développée exclusivement, mais il nous paraît très probable que cette absence de documents tient à ce que les observateurs, dans les examens histologiques, n'ont pas suffisamment porté leur attention de ce côté.

Nous croyons qu'il y a une grande part de vérité dans la phrase suivante, que nous relevons dans le *Manuel d'anatomie pathologique*, de Bard (de Lyon).

« La couche pigmentaire de la choroïde possède deux sortes de cellules pigmentaires : les unes sont des cellules étoilées, d'aspect conjonctif, situées dans la profondeur, au voisinage des vaisseaux ; les autres, beaucoup plus nombreuses, forment la couche pavimenteuse épithéliale qui unit la choroïde à la rétine. Les auteurs admettent d'ordinaire que les tumeurs mélaniques émanent des corpuscules conjonctifs étoilés. Cette affirmation procède sans doute de la croyance encore générale au rôle prédominant du tissu conjonctif dans la genèse de toutes les tumeurs ; en réalité l'étude anatomique de ces néoplasmes montre que la plupart se rapprochent des types épithéliaux et émanent de l'épithélium pavimenteux choroïdien. »

Nous trouvons une preuve de la grande place que doit tenir, en pathologie oculaire, l'épithèle pigmenté dans le travail déjà cité de Leber, intitulé : *Les sarcomes choroïdiens et l'origine de leur pigment*. Cet auteur démontre qu'une partie des cellules pigmentées des sarcomes de la choroïde proviennent de l'épithélium pigmenté et sont immigrées de l'extérieur dans la tumeur.

Les cellules de cette couche pigmentée jouent le rôle de phagocytes par rapport aux débris de globules extravasés autour et dans le néoplasme ; elles jouent d'ailleurs ce rôle à l'état normal, où, à l'état physiologique elles fonctionnent comme des éléments glandulaires, et dans les cas de séjour de corps étranger dans l'œil reçoivent des débris de bâtonnets et d'autres produits de décomposition de la rétine.

Ces épithéliums pigmentés, chargés de ces débris d'autant plus nombreux que les hémorragies et les diapédèses de globules sont plus abondantes, pénètrent dans l'intérieur de la masse tumorale et jouent par conséquent un grand rôle dans sa structure.

Leber n'est pas le seul à avoir fait de pareilles constatations. Weinbaum avait, avant lui, observé à la surface d'une choroïde de grosses cellules sphériques pigmentées en présence desquelles il fallait songer à une provenance épithéliale.

Mitvalsky a également décrit dans un cas de sarcome choroïdien une participation active de l'épithélium pigmenté qu'il considère comme secondaire et désigne comme une dégénérescence sarcomateuse de cet épithélium ; il explique par cette altération la production de nodules miliaires siégeant sur la rétine. Ces nodules seraient occasionnés par une prolifération considérable de l'épithélium pigmenté, dont les cellules se transformeraient en cellules de sarcome.

Le fait constaté par Mitvalsky est à retenir, mais non son interprétation, car il n'est pas conforme aux lois de l'anatomie pathologique d'admettre la transformation d'une cellule ectodermique en une cellule mésodermique. L'épithélium reste de l'épithélium dans toutes ses métamorphoses.

Ewetsky a également montré la participation des éléments pigmentés à l'évolution des néoplasmes choroïdiens. Il cite un cas dans lequel la surface de la tumeur était couverte, du côté du corps vitré, de grosses cellules pigmentées qui dérivaient très probablement de la couche épithéliale. De pareilles cellules étaient disséminées en foule dans le corps vitré où elles apportaient les éléments de nombreuses métastases locales. Ewetsky ne pense pas que ces éléments viennent de l'épithèle, mais Mitvalsky et Leber admettent, au contraire, cette origine.

Cette participation de l'épithélium pigmenté à la structure du sarcome choroïdien ne semble pas être, dit Leber, une modification secondaire, accessoire de la tumeur, comparable à une infiltration inflammatoire. Puisque la pigmentation des cellules est une des particularités les plus importantes de ces tumeurs, et puisqu'une grande partie des cellules pigmentées viennent de l'épithélium, il faut admettre, avec l'éminent ophtalmologiste d'Heidelberg que ce dernier joue un rôle très important dans la structure du néoplasme. Leber se pose même la question de savoir si la première origine du sarcome choroïdien n'est pas localisable dans l'épithélium pigmenté ! Sans trancher cette question difficile, l'auteur rapporte que sur un petit mélanome siégeant à la limite scléro-cornéenne, il lui sembla d'abord que l'épithélium recouvrait simplement la prolifération cellulaire alvéolaire incluse dans le stroma vasculaire conjonctif ; après un examen plus attentif, il découvrit dans l'épithélium des îlots de cellules pigmentées qui étaient en rapport direct avec les nids cellulaires situés dans le stroma, fait explicable seulement par la prolifération profonde des cellules épithéliales pigmentées de la région.

Leber rapporte encore que dans une tumeur mélanotique de l'iris, où tout le tissu était parsemé de grosses cellules pigmentées, cette infiltration cellulaire procédait directement de l'épithélium pigmenté proliféré et pouvait être considérée comme en provenant. On pouvait observer dans ce cas une abondante immigration de grosses cellules de pigment en forme de crosses dans l'intérieur des vaisseaux.

Tout ceci n'est pas suffisant à une démonstration, mais ouvre un horizon nouveau sur le rôle de l'épithélium pigmenté, et en vérité on ne peut être que bien disposé à considérer ce rôle comme important si l'on réfléchit à ce qui se passe en dehors de l'œil. Les productions épithéliales sont extrêmement fréquentes ; il est des organes, comme la langue, dont toutes les tumeurs malignes sont des épithéliomas ; les tumeurs de la peau sont plus souvent d'origine épithéliale que d'origine connective. Unna a établi, pour les néoplasmes mélanotiques se développant sur le nævus, qu'ils ne sont pas des sarcomes, mais des carcinomes provenant de cellules épithéliales. Certes, sur ce point on pourrait élever des contestations et nous devons dire que l'opinion même d'Unna a été énergiquement combattue par Lubarsch ; il n'en est pas moins vrai que le rôle de l'épithèle pigmenté dans l'évolution des sarcomes choroïdiens, encore mal connu, doit être de premier ordre.

John Griffith a étudié un cas très curieux qui trouve ici sa place naturelle. Il s'agit d'une forme rare de mélanome intra-oculaire primitif, dont on peut ainsi résumer l'observation en empruntant à l'auteur les parties essentielles de sa description.

Un homme de trente-sept ans avait perdu la vue de l'œil gauche depuis deux ans ; il y avait des phénomènes glaucomateux ; la chambre antérieure était effacée ; on fit le diagnostic de sarcome mélanique de la choroïde. L'œil fut énucléé, la tumeur récidiva dans l'orbite et dans le maxillaire supérieur et le malade succomba ; l'autopsie ne fut pas faite.

L'examen de l'œil énucléé montra qu'il s'agissait d'une tumeur noire comme le jais, semblant sortir de la partie antérieure de la choroïde et du corps ciliaire.

La partie intra-oculaire de la tumeur fait saillie en arrière et en dedans avec une légère constriction en son milieu ; elle a 2 centimètres dans son diamètre longitudinal et 12 millimètres dans son diamètre transversal ; dans son intérieur on voit quelques petites cavités kystiques. L'examen histologique a démontré à John Griffith que le néoplasme avait pour siège primitif l'épithèle pigmenté.

La région des glandes ciliaires de Treacher Collins apparaît saine. En suivant le *tapetum nigrum* en arrière, depuis la partie non plissée, on voit qu'il se perd dans la tumeur à l'endroit où la rétine y est adhérente et il redevient visible de nouveau sous forme d'une membrane distincte sur la partie postérieure de la tumeur ; puis, en arrière, il se continue avec la choroïde saine. La sclérotique est infiltrée et perforée à peu près au centre de la base du néoplasme.

La tumeur elle-même est différente dans sa structure ; en arrière, les cellules pigmentées sont disposées tubulairement ; la masse de la tumeur présente des colonnes de cellules qui communiquent librement et forment un réseau cellulaire dense assez semblable à ce que l'on voit dans l'*ulcus rodens*. Dans quelques endroits elles sont si étroitement agrégées qu'on ne peut plus apercevoir d'arrangement défini. Le stroma est cellulaire ; il contient un petit nombre de cellules pigmentées isolées, quelques granulations pigmentaires et à quelques endroits, surtout dans la moitié antérieure, il est très vasculaire. A un fort grossissement, la dimension, la forme et l'arrangement des cellules excluent la possibilité que la tumeur soit sarcomateuse. Les cellules sont plus grandes que celles du sarcome, sauf du sarcome à myéloplaxes ; leurs contours varient beaucoup ; quelques-unes sont aplaties, quelques-unes sphéroïdales, d'autres polygonales affectent toutes les formes imaginables. Il ne paraît pas y avoir, dans n'importe quelle partie de la tumeur, de réticulum intercellulaire. La quantité de granules pigmentaires dans ces éléments cellulaires varie : quelques-uns de ces granules sont presque noirs, la majeure partie présente une nuance dorée et un tout petit nombre n'est pas du tout pigmenté. C'est principalement grâce à ces cellules que l'on peut démontrer le caractère épithélial, parce que ces cellules sont constituées par de larges masses de protoplasma, chacune avec un grand noyau ovale et central. Celles qui ne sont pas beaucoup pigmentées présentent de larges noyaux semblables, très bien visibles, parce qu'ils ne contiennent pas dans leur corps de granulations de mélanine.

Des coupes traitées par la potasse montrent bien le caractère épithélial des cellules.

Après avoir étudié les parois des kystes intra-néoplasiques qui sont formées par un épithélium mélanique, John Griffith conclut ainsi :

Je n'ai pas pu arriver à une conclusion déterminée quant à la nature exacte de la tumeur. Il y a assez de preuves pour l'exclure de la classe des sarcomes. *Il ne peut pas y avoir de doutes que c'est une tumeur épithéliale mélanique et maligne prenant son point de départ dans l'épithélium pigmentaire ;* quant à sa nature épithéliale, je reçois une forte confirmation de M. Blaud Sutton qui a examiné quelques-unes des coupes. Il m'a fait ressortir que la tumeur n'appartient pas à un type reconnu de carcinome ; mais je me permets de dire que sa malignité unie à sa structure épithéliale m'indique fortement qu'on devrait la placer dans cette catégorie.

Quelles que soient les réserves faites par l'auteur sur le nom que mérite cette tumeur, son origine dans l'épithèle pigmenté n'en est pas moins constante. C'est un très bel exemple de néoplasme développé dans le feuillet proximal de la vésicule optique secondaire.

Dans l'étude que nous avons faite de nos cas personnels, nous nous sommes préoccupé de ce rôle de l'épithèle pigmenté, et nous avons pu faire à ce sujet diverses constatations intéressantes.

Tout d'abord nous signalerons le rôle joué par l'épithèle dans beaucoup de cas de sarcome mélanique.

Nous ne pouvons reprendre à cet égard ce qui a été dit dans l'étude de ces tumeurs et nous renvoyons particulièrement le lecteur que ce sujet pourrait intéresser à la page 744 et suivantes du tome I de notre *Traité des Tumeurs de l'œil :* nous nous bornerons à signaler ici l'un des faits les plus curieux que nous ayons observé.

Cette observation est un exemple de la participation de l'épithèle à la formation des sarcomes de la choroïde. La tumeur dont la figure 129 représente une coupe à un faible grossissement est composée de deux parties au premier abord bien distinctes, une partie mélanique, une partie leucotique ; la partie mélanique vient de l'épithèle qui recouvre probablement le néoplasme dont la rétine ne s'est d'ailleurs pas détachée ; on voit

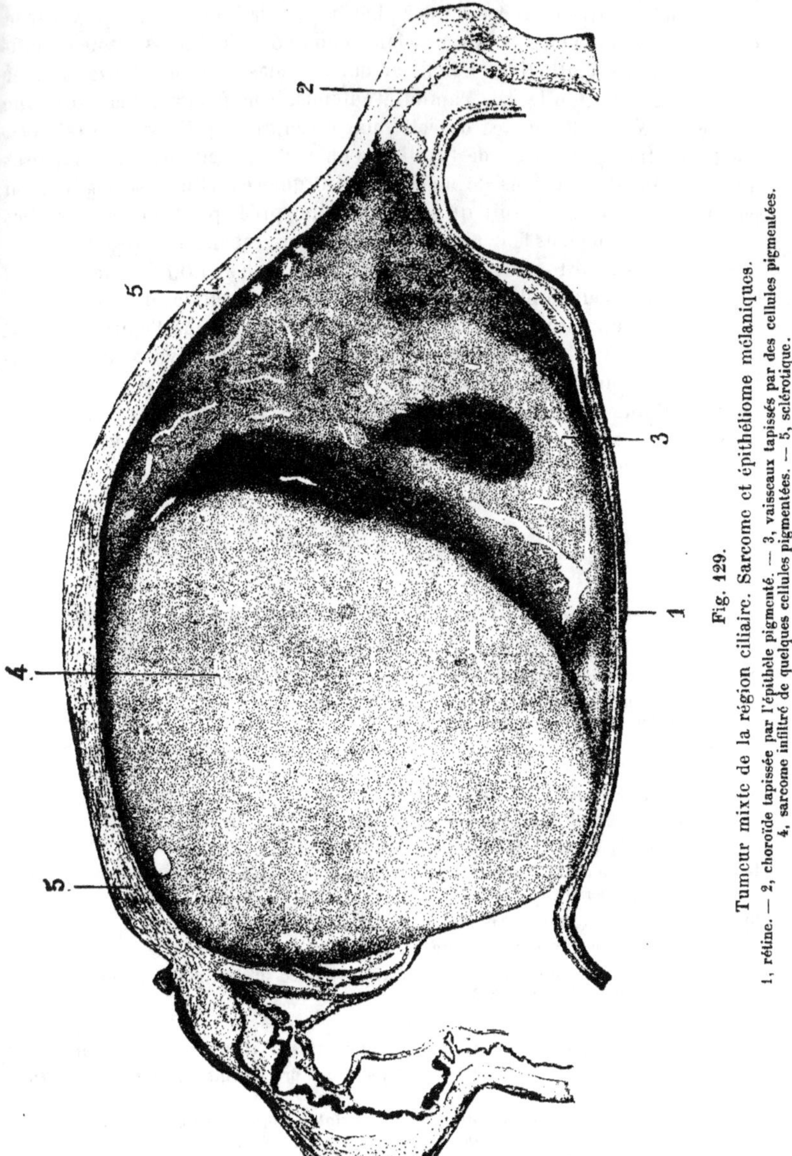

Fig. 129.

Tumeur mixte de la région ciliaire. Sarcome et épithéliome mélaniques.

1, rétine. — 2, choroïde tapissée par l'épithèle pigmenté. — 3, vaisseaux tapissés par des cellules pigmentées. — 4, sarcome infiltré de quelques cellules pigmentées. — 5, sclérotique.

directement les cellules noires qui proviennent directement de l'épithélium pigmentaire et infiltrent ou pour mieux dire constituent le néoplasme en totalité sur une très large bande périphérique ; à la limite qui sépare sur la figure 129 la zone noire de la zone blanche, on voit à un grossissement suffisant les cellules épithéliales s'infiltrer dans la masse sarcomateuse et jouer dans la pigmentation le rôle capital. Toutefois, il ne faudrait pas croire que tous les éléments pigmentés de cette masse centrale, qui n'est que relativement leucotique, viennent de l'épithèle ; on voit des cellules sarcomateuses qui contiennent des grains de mélanine, soit que ces cellules se pigmentent par la voie hématogène, soit qu'en vertu d'une prédisposition spéciale elles fabriquent elles-mêmes leur pigment ; la question, est encore à résoudre.

En somme, cette tumeur est un *épithélio-sarcome mélanique*, dans lequel le pigment est pour la plus large part fourni par les cellules de l'épithèle.

Dans une autre tumeur nous avons encore constaté que l'épithèle jouait un rôle, mais un rôle effacé, dans la pigmentation ; nous avons dans ce cas nettement obtenu la réaction du fer au niveau de l'épithèle et constaté ce que LEBER a dit du rôle phagocytaire des cellules à l'égard des débris hématiques, mais dans cette tumeur il était bien évident que la pigmentation venait d'ailleurs. probablement des cellules mêmes de la choroïde.

BIBLIOGRAPHIE DES TUMEURS DE LA RÉTINE

ALT. Adénome of a ciliary process. *Americ. Journ. of Ophthalm.*, vol. XV, 1898.

AMMON (VON). Ausgang eines Medularsarkoms des Auges in Atrophia bulbi. *Zeitschrift f. Ophtal., Dresden*, 1830, Bd. I, p. 117.

ASCUNCE (de Pampelune). Etude sur le gliome de la rétine. *Annales d'Ocul.*, t. CXXXIII 1905, p. 85-112.

AXENFELD. Société Ophtalm. d'Heidelberg. 1897.

BADAL et LAGRANGE. *Archives d'Ophtalmol.*, 1892.

BARD. Manuel d'Anatomie pathologique, 1890, p. 103-104.

BECKER (A.). Beitrage zur Kenntniss des Netzhautglioms. *Arch. f. Ophth.*, 1893, Bd. XXXI, fig. 3, p. 280.

BECKER (O.). Atlas der pathol. Topogr. d. Auges. Bd. III, 1878.

BEER. Lehre von den Augenkrankheiten, II, p. 222. *Wien*, 1817.

BÉRARDINIS (DE). Contributo anatomo-pathologico e clinico su'cisticerchi endoculari. *Annali di Ottalm.*, t. XXVIII, 1899, p. 349.

BLESSIG. Dissertation inaugurale. Dorpat, 1853.

BOCHERT. Untersuchungen über das Netzhautgliom. *Dissertation inaug. Kœnigsberg*, 1888.

BOUCHERON. Sur l'épithélium aquipare et vitréipare des procès ciliaires. *Soc. franc. d'Oph.*, 1883.

BRAILEY. Double retinal gliome resulting in the shrinking of one eye and the perforation of the other. *Trans. of the Opht. Soc. of the U. K.*, 1885.

CARL EMMANUEL. Ein fall von Gliom der pars ciliaris retinæ. nehst Bemerkungen von den Netzhaut-tumoren. *Virchow's Arch.*, B. 161, 1900.

CHÉLIUS. Chirurgische Kupfertafeln. Weimar, 1824, *Heft*, XXII, *Tofel* CIX, et *Handbuch f. Augenheilk*, 1839.

CHIEVITZ. Die area und fonca central ret. beim menschlichen fötus Internat. Zeitschrift f.
    Anat. und Physiol., 1887. Bd. IV, und *Arch. f. Anat. und Physiol.*, 1890.

COHN. *Breslauer aertzliche Zeitschrift* et *Revue gén. d'Opht.*, 1882, p. 121.

DARIER. *Archives d'Ophtalm.*, t. X, p. 203, 1890.

DELAFIELD. Ueber Netzhautgeschwülste. *Arch. f. Augenheilk und Ohrenheilk.*, II. 1, p. 172,
    1871.

DOLINA. Dissertation inaugurale. Kœnigsberg, 1889.

EISENLOHR. Beitrag zur Kenntniss des Glioms der Netzhaut. *Virchow's Arch.*, CXXIII, 3.
    p. 429, 1891.

EVERSBUCH. Un cas de filaire du corps vitré. *Société d'Opht. d'Heidelberg*, septembre 1890.

EWETZKY. Ueber dissemination der Sarkome des Uvealtractus. *Arch. f. Ophtalm.*, 1896, XLII.
    1, p. 170.

FLEXNER. A peculiar glioma (neuro-epithelioma) of the retina. *The John Hopkin's Hosp.
    Reports*, nº 15. août 1891.

FOUCHART. Thèse de Paris, 1885, p. 74.

GAMA PINTO. Untersuchungen über intraoculären Tumoren Wiesbaden, 1886.

GAUTHIER. Filaire de l'œil humain. *Annales de l'Institut Chirurg. de Bruxelles.* 1895.

GINSBERG. Ueber embryonale Keinerlagerung in Retina und *Centralnervensystem, ein Beitrag
    zur Kenntniss des Netzhautglioms. Arch. f. Ophth,,* Bd. XLVIII, p. 92.

GOLDZIEHER. Ueber eine von der membrana limitans int. retinæ. ausgehende Geschwulste-
    form. *Klin. Monatsbl. f. Augenheilk.*, 1879, p. 45.

GRAEFE (DE). (1) Zur Casuistik d. amaurotisch. Katzenauges. *Zehender's Klin. Monatsbl. f.
    Augenheilk.*, 1863, p. 237.

  — (2) Zur Casuistik der Tumoren. *Arch. f. Ophthalm.*, 1864, X, 1, p. 216.

  — (·) *Archiv. f. Ophthalm.*, XXII, p. 174, 1876.

GRAEFE (DE) et SCHWEIGGER. *Arch. f. Ophthalm.*, Bd. VII.

GRAEFE (ALFRED DE). *Arch. f. Ophtalm.*, 1882, t. XXVIII, p. 187 ; et 1885, t. XXXI, 4, p. 33.

GREEFF. (1) Zur Kenntniss der intraoculären Cysten. *Archiv. f. Augenheilk.*, t. XXV, p. 395,
    1892.

  — (2) Der Baud und das Wesen des glioma Retinæ. Bericht über die Versammelung der
    opht. Geselschafft, p. 245. 1896. *Deutsch medicinischen Wochenschrift*, nº 21.

JOHN GRIFFITH. Intraocular melanoma originating in the pigmented epithelium of the
    retina. Transact. of ophtalm. *Society of United Kingdom.* vol. XIV, 1894, p. 160.

GROLMANN. Beitrag zur Kenntniss der Netzhautgliome. *Arch. f. Ophth.*, 1887, XXXIII, 2,
    p. 47.

HALTENHOFF. Une extraction de cysticerque du corps vitré. *Annales d'Ocul.*, décembre 1886,
    p. 236.

HANKE. Zur Kenntniss der intraocularen Tumoren. *Arch. f. Ophthalm.*, 43, 3, S. 474.

HELFREICH. Beitrag zur Lehre von Glioma retinæ. *Arch. f. Opht.*, 1875, XXI, 2, p. 236.

HIRSCHBERG. (1) Anatomische Untersuchungen über glioma retinæ. *Arch. f. Opht.*, XIV, 2,
    p. 30, 1868.
  — (2) *Arch. de Virchow*, Bd. XLV.
  — (3) *Arch. f. Ophthalm.*, Bd. XXII, Abtheil., 4, 1877.
  — (4) *Arch. f. Augenheilk.*, Bd. I, p. 138 ; 1880, p. 40 ; 1880. p. 6.
  — (5) Sur le gliome de la rétine. *Centralbl. f. praktish. Augenh.*, avril 1904.

HIRSCHBERG und BIRNBACHER. Schwammkrebs der Iris Hinterschtich. *Centralbl. f. praekt.
    Augenheilk.*, 1896, Bd. 20, S. 289.

HIRSCHBERG und HAPPE. Glioma retina endophytum. *Arch. f. Ophtalm.*, 1870, XVI, 1,
    p. 295-296.

HOENSELL. *Bulletin de la clinique des Quinze-Vingts*, 1884, p. 70.

IHLO. *Dissertation Inaug. Leipsig*, 1875 et *Nagel's Jahresbericht*, 1875, p. 321.

IWANOFF. (1) *Arch. f. Ophtalm.*, XV. 2, p. 88 et p. 1.
  — (2) Beiträge zur normal u. pathol. Anat. des Auges. *Arch. f. Opht.*, XV, 2, p. 1, 1869.

JACOBSON. *Arch. f. Opht.*, Bd. XI, p. 147 et 158, 1855.

JESSOP. Pronostic du gliome de la rétine. Congrès international de Madrid, mai 1903.

KAMOCKI. Des altérations anatomo-pathol. dues au cysticerque intra-oculaire. *Mémoires de la Société de med. de Varsovie*, 1893.

KLEBS. Beitrage zur Geschwulstelehre. Prager Vierteljahrsschrift, Bd. CXXXIII, p. 68, 1877.

KNAPP. (1) Die intraoculären Geschwulste. Karlsruhe, 1868, p. 55 et suiv., p. 61 et suiv., p. 110, pl. II.

— (2) Leber in Wintersteiner. *Das neuro-epithelioma retinæ*, p. 193.

KUHNT. (1) Atrophie des Uvealtractus. *Zehender's Klin. Monatsbl.*, 1881.

— (2) *Arch. f. Augenheilk.*, XXIV, 1892, p. 205.

LAGRANGE. *Archives d'Ophtal.*, 1890. Contribution à l'étude anatomique et clinique du gliome de la rétine.

LANDSBERG. Extraction d'un cysticerque sous-rétinien. *Centralbl. f. Augenheilk.*, mai 1886.

LANGENBECK. De retinæ observat. anat. path. Gœttingen, 1836, p. 168.

LAWFORT. *Opht. Hospit. Rep.*, t. IX, p. 108.

LAWFORT and TREACHER COLLINS. Notes on glioma retinæ. *Royal London Opht. Hosp. Rep.*, XIII. 1, p. 12, 1890.

LEBER. (1) Ueber die Aderhautsarcome und die Herkunft ihres Pigmentes, 44, Bd. III, p. 683 et p. 700, 1897.

— (2) *Arch. f. Ophtalm.*, t. XXXII, 1, p. 282, 1886.

— (3) Art. Gliome. Handbuch Græfe Sœmisch, 1880.

LEUCKHART. Des parasites du cristallin de l'homme. *Klin. Monatsbl. f. Augenh.*, t. I, 1861.

LINCKE. *Dissertation inaugurale. Leipsig*, 1833.

MACKENZIE. Traité des maladies des yeux, *Londres*, 1830.

MALGAT. Filaire ou dragonneau du corps vitré. *Recueil d'Opht.*, 1893, p. 280.

MANFREDI. Un caso di glioma della retina. *Revista clinica*, mai 1868, p. 1.

MANNOIR. Mémoire sur le fongus médullaire hématode. *Genève*, 1820.

MAUTHNER. Lehrb. d. Ophtalmoscopie, p. 461.

MICHEL, Ueber Geschwülste des Uvealtractus. V. *Graefe's Arch.*, 1878, Bd. XXIV, S. 140.

MITVALSKY. (1) Du cysticerque oculaire en Bohême. *Cent. f. Augenheilk.*, juillet, août 1893, p. 198 et suiv.

— (2) Zur Kenntniss der Aderhautgeschwülste. *Arch. f. Augenheilk.*, 1894, XXVIII, p. 321.

NELLESSEN. Casuistiche Beiträge zur Kenntniss des Glioms des Netzhaut. *Inaug. Dissert.*, Halle, 1872.

NETTLESHIP. *Opht. Hospit. Rep.*, t. VIII, 1872. p. 143.

NICATI. La glande de l'humeur aqueuse (avec planches). *Arch. d'Ophtalm.*, 1890, p. 490.

NUEL. Démonstration de préparations microscopiques de tumeurs rétiniennes. Congrès d'Amsterdam, septembre 1879. *Annales d'Ocul.*, 1879.

PAGENSTECHER et GENTH. Atlas der pathol. Anat. des Augapfels, 1875.

PANAS. Traité des maladies des yeux, t. I, p. 481.

PANAS et REMY. Anatomie pathol. de l'œil, *Paris*, 1879, p. 88 à 93.

PANAS et ROCHON-DUVIGNEAU. Recherches sur le glaucome et les tumeurs intra-oculaires, p. 403, 397, 409, 377.

PANIZZA. Annotazioni anatomico-chirurgicale sul fungo medull. dell ochiv. *Pavie*, 1821.

PERGENS. Ueber Adenom des Ciliarkorpers als Ursache von Glaukom. *Arch. f. Augenheilk.*, 1896, Bd. XXXII. S. 293.

PINCUS. *Graefe's Arch. f. Ophth.*, Bd. XL, 1894.

PONCET (de Cluny). (1) Du gliome de la rétine. *Arch. d'Ophtalm.*, 1882.

— (2) *Gazette méd. de Paris*, 1874, n° 10.

PRZYBILSKI. Un cas de parasite particulier dans le corps vitré. III° Congrès des médecins russes. Section d'Ophtalm., janvier 1889.

RAMPOLDI. *Annali di ottalmologia*, 1880, vol. IX, p. 264.

ROBERTSON. Carcinoma involving iris and ciliary body. *The Ophtalm. Review*, 1895, t. XIV, p. 374.

ROBIN. *Gazette méd. de Paris*, 1854; et *Dictionn. de méd. de Nysten, art Myéloctyes*, 1855.

ROCHON-DUVIGNEAUD. Gliome de la rétine. *Société d'ophtalmologie de Paris*, mars 1906,

ROMPE. Beiträg zur Kenntniss des glioma retinæ. *Inaug. Dissert. Göttingen*, 1884.

SALZER. *Arch. f. Ophthalm.*, 1892, XXXVIII, 3, p. 33.

SCHIESS-GEMUSSEUS. Ophtalmologische Mittheilungen. *V. Graefe's Arch.*, Bd. XXXIV, 3. p. 247.

SCHLIPP. Tumeur épithéliale primaire du corps ciliaire. *Arch. f. Ophth.*, 1899, p. 353.

SCHÖB (JOSEPH). Diseases of the retina. System of diseases of the eye. vol. III, p. 564, 1898

SCHOELL. *Centralbl. f. Augenheilk.*, avril 1893, p. 101.

SCHÖN. Handbuch der pathol. Anat. des menschligen Auges. *Hamburg*, 1828.

SCHRŒDER. *Arch. f. Ophthalm.*, XXXV, 3, p. 97.

SCHWEIGGER Vorlesungen über den Gebrauch des Augenspiegel. *Berlin*, 1864, p. 122.

SICHEL. De l'encéphaloïde et du pseudo-encéphaloïde de la rétine et du nerf optique. Iconographie Ophtalmologique, p. 573, obs. 204, 1859.

SOEMISCH. (1) *Klinische Monatsbl. f. Augenheilk.*. Bd. VIII, p. 170.

— (2) *Arch. f. Augenheilk.*, t. II, p. 15.

SOLBERG-WELLS. *Opht. Hospit. Rep.*, t. III, p. 324.

SOUQUIÈRES. Un cas de cysticerque du corps vitré. *Lyon méd.*, 14 novembre 1883.

SOURDILLE. Tumeurs névrogliques du nerf optique. *Archives d'Opht.*, 1904.

SPÉVILLE. Gliome de la rétine. *Société d'ophtalmologie de Paris*, mars 1906,

STEUDENER. Alveolares recidivirendes Sarkom der retina, *Virchow's Arch.*, Bd. 59, p. 421, 1874.

STOLTING. Extraction d'un cysticerque encapsulé. *Arch. f. Ophtal.*, t. XXXIV, 4. p. 139.

STRAUB. Die gliome des Sehorgans. *Arch. f. Ophtal.*, 1886, XXXII, 1. p. 205.

TERRIEN. *Archives d'Ophtalmologie*, 1898, p. 508.

THIEME. Ueber Gliome der Retina. *Arch. f. Ophtalm.*, XXXIX, p. 175, 1893.

TRAVERS. Synopsis of the diseases of the Eye and their treatment. 2e éd., *London*, 1821.

TREACHER COLLINS. (1) On the pathologie of intra ocular cysts. Royal London. *Ophtalmic Hosp. Rep.*, t. XII, part. I.

— (2) Ophtalmic Society Transactions, 12 mars 1891, t. XI.

TREITEL. Beitrag zur Lehre von Glioma Retinæ. *Arch. f. Ophtalm.*, t. XXXII, 1 p. 151, 1886.

VAN DUYSE. Du glio-angio-sarcome tubuleux de la rétine. *Arch. d'Opht.*, t. XIII, p. 726, 1893.

VETSCH et KNAPP. In Wintersteiner. *Loc. cit.*, p. 174 et 175.

DE VINCENTIIS. *Movimento med. ch. Napoli*, 1877.

VIRCHOW. Onkologie, t. II, 123, 1864; Pathologie des tumeurs, t. II. p. 128-129, 1869.

VOGLER. *Arch. f. Augenheilk.*, 1879, t. IX.

WAGENMANN. *Arch. f. Ophtal.*, Bd. XXXVII.

WARDROP. Observations an fongus hematodes or soft cancer. *Edimburg*. 1809.

WECKER (DE). Traité d'Ophtalmologie, t. II, p. 581.

WEINBAUM. Beitrag zur Kenntniss der Sarkomerkrankung der Augenhaüte. *Arch. f. Opht.*, 1891, XXVII, 1, p. 185.

WINTERSTEINER. Das neuro-epithelioma Retinæ, 1897, p. 5 et suiv.: p. 12 et suiv. p. 169.

WRIES (DE). Gliome et pseudogliome de la rétine. *Société néerlandaise d'Ophtalm.*, décembre 1902.

ZAESLEIN. Sur la distribution géographique et la fréquence, en Suisse, des entozoaires chez l'homme. *Corresp. Blatt. f. Schwœiz Aertze*, 1er novembre 1881.

ZIEGLER. Lehrbuch der spec. pathol. Anat., 1890, S. 974.

ADDENDA

———

Il a été question dans le tome IV, p. 231 des *loupes binoculaires* de JACKSON et de BERGER, à propos desquelles celui-ci craindrait une confusion. Voici donc la description de ces deux appareils :

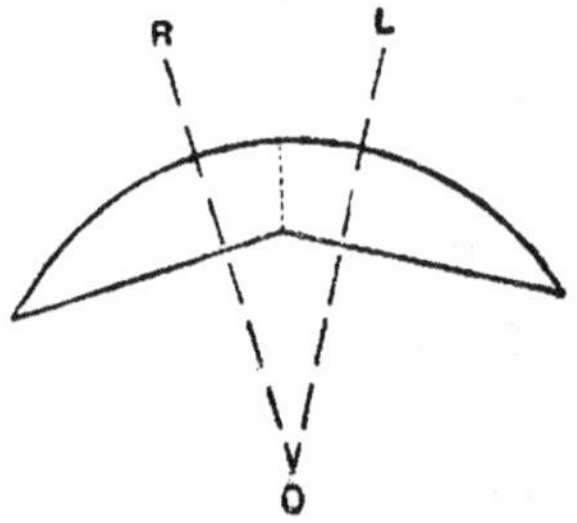

La *loupe de Jackson* se compose de deux lentilles plan-convexes (fig. 130); ses axes optiques correspondant aux lignes visuelles (RO et LO) sont perpendiculaires aux plans principaux des lentilles et dirigés vers l'objet (O).

Elle représente la forme la plus simple des loupes binoculaires à axes convergents et dont le principe fut appliqué, en 1678, par CHERUBIN au système KEPPLER (microscope) et, en 1886, par VON ZEHENDER et WESTIEN au système Galilée (loupe CHEVALIER-BRÜCKE).

Fig. 130.
Schéma de la loupe de JACKSON (1896).

Si la théorie de cette loupe est simple, son usage, aux dires mêmes de l'auteur, présente des grandes difficultés, car il faut maintenir l'appareil (qui doit servir pour l'examen de l'œil à l'éclairage oblique et à une distance de 30 à 35 centimètres), de façon que les lignes visuelles coïncident avec les axes optiques. Dans les cas, assez fréquents, où cette coïncidence n'a pas lieu, les deux images sont si différentes, que leur fusion devient impossible ou alors une des images ne se développe pas, les rayons se perdant par réflexion totale.

Déjà en 1897, JACKSON a dû abandonner ce premier modèle et le remplacer par le modèle actuel (fig. 131) consistant en deux tubes convergents avec prismes abducteurs comme oculaires et lentilles plan-convexes centrées comme objectifs.

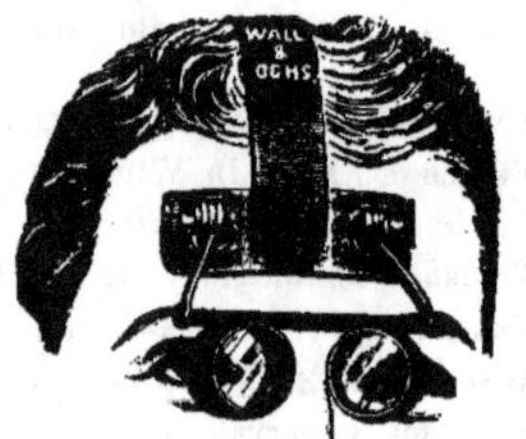

Fig. 131.
Loupe de JACKSON (1897).

La *loupe de Berger* se compose, elle, de deux lentilles décentrées vers le nez et inclinées sur l'horizontale (fig. 132). Cette inclinaison servait à utiliser la zone des lentilles, où l'action prismatique est forte, sans que les rayons émanant d'un objet rapproché se perdent par réflexion. Les lignes visuelles ne sont pas dirigées vers l'objet (O) comme dans la loupe JACKSON, mais vers les images virtuelles déplacées du côté des tempes (*ld, lg*). L'inclinaison sur l'horizontale des lignes visuelles provoque un astigmatisme contre la règle qui est corrigé par une (seconde) inclinaison à la verticale, que l'on varie selon l'astigmatisme de l'observateur. Les observateurs ayant un astigmatisme contre la règle ou à axes obliques conservent leurs verres correcteurs pendant l'observation.

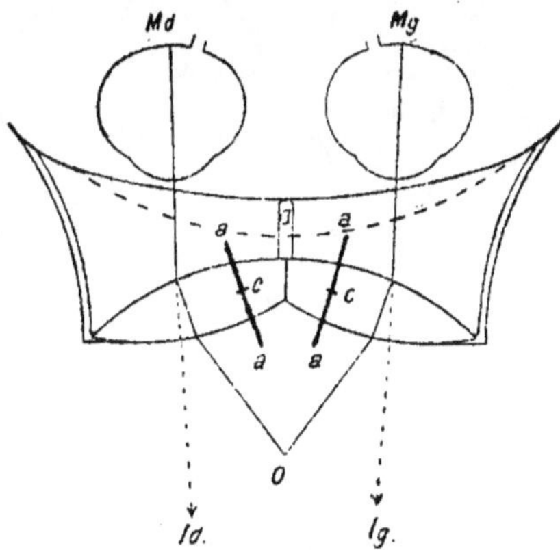

Fig. 132.
Schéma de la loupe de BERGER.

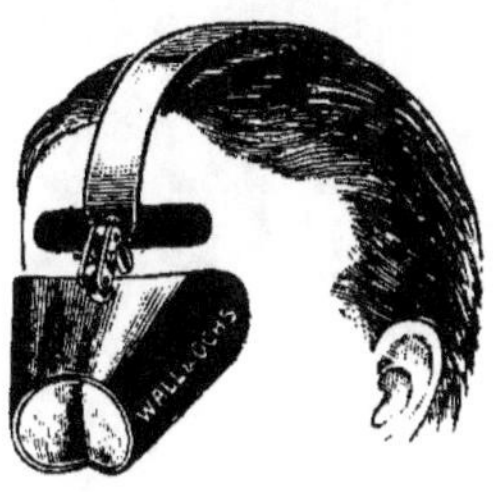

Fig. 133.
Loupe de BERGER.

La loupe de BERGER est applicable pour l'emmétrope jusqu'à un foyer de 20 D, tandis que les lentilles décentrées en monture droite (lunette de dissection de BRÜCKE, lunettes décentrées de LIEBREICH, H. SCHEFFLER, TRIEPEL) ne permettent que 6 D.

La loupe de BERGER, dont les verres sont montés en chambre noire (fig. 133) ou sur bésicle, est destinée à remplacer dans l'art (miniature, gravure) et dans l'industrie (horlogerie, bijouterie) la loupe monoculaire ; elle convient, en ophtalmologie, pour l'examen de l'œil et de ses annexes, ainsi que pour l'exécution d'opérations délicates.

HALTENHOFF a réuni tout ce qui concerne l'emploi de la loupe de BERGER en ophtalmologie et le compare à celle de JACKSON « dont le dernier modèle est certainement utilisable, mais en tous cas d'une construction moins simple... et d'un emploi moins commode que celle de BERGER ».

BIBLIOGRAPHIE

BERGER. *Revue générale d'Ophtalmologie*, 1900. N° 3.

HALTENHOFF. *Clinique ophtalmologique*, 1905. N° 19.

JACKSON. *Ophthalmic Review*, mai 1896. — *Archives of Ophthalmology*, avril 1897.

TABLE DES MATIÈRES

AFFECTIONS DU TRACTUS UVÉAL

TUMEURS DU TRACTUS UVÉAL

MALADIES DU CORPS VITRÉ

MALADIES DE LA RÉTINE

TUMEURS DE LA RÉTINE

ÉVREUX, IMPRIMERIE DE CHARLES HÉRISSEY